国内名院、名科、知名专家临床病理"一书一网络平台"丛书

临床病理诊断与鉴别诊断

——皮肤疾病

主　编　刘业强　薛汝增
副主编　姜祎群　郑　松　陈明亮　陈思远
编　委
（以姓氏笔画为序）

于　艳（吉林大学第一医院）
万　川（南昌大学第一附属医院）
马　英（复旦大学附属华山医院）
马　寒（中山大学附属第五医院）
王　卓（中山大学附属第一医院）
王　涛（北京协和医院）
王　雷（空军军医大学西京医院）
王小坡（中国医学科学院皮肤病医院）
王艳青（山西医科大学第二医院）
巴　伟（中国人民解放军总医院）
孔祥君（天津市中医药研究院附属医院）
冉立伟（首都医科大学附属北京朝阳医院）
冯义国（西安交通大学第二附属医院）
毕新岭（海军军医大学第一附属医院）
乔建军（浙江大学医学院附属第一医院）
伍洲炜（上海市第一人民医院）
任发亮（重庆医科大学附属第一医院）
刘　玲（空军军医大学西京医院）
刘　琬（北京医院）
刘业强（上海市皮肤病医院/同济大学附属
　　　　皮肤病医院）
刘彤云（昆明医科大学第一附属医院）
刘宏杰（四川大学华西医院）
齐　庆（广州医科大学附属第二医院）
纪　超（福建医科大学附属第一医院）
苏　飞（武汉市第一医院）
苏忠兰（江苏省人民医院）
杜旭峰（无锡市人民医院）
杨红玉（美国印第安那州埃维斯尔市
　　　　St Vincent 医学中心）
余　红（上海交通大学医学院附属新华医院）
汪　旸（北京大学第一医院）
沈　宏（杭州市第三人民医院）

宋亚丽（山东省公共卫生临床中心）
张　悦（中国医科大学附属盛京医院）
张桂英（中南大学湘雅二医院）
张德志（新疆维吾尔自治区人民医院）
陈　佳（上海市皮肤病医院/同济大学附属皮肤病医院）
陈　浩（中国医学科学院皮肤病研究所）
陈　琢（上海交通大学医学院附属上海儿童医学中心）
陈　静（中南大学湘雅三医院）
陈声利（山东第一医科大学附属皮肤病医院）
陈明亮（中南大学湘雅医院）
陈柳青（武汉市第一医院）
陈思远（华中科技大学同济医学院附属协和医院）
陈洪晓（临沂市皮肤病医院）
罗　颖（南方医科大学皮肤病医院）
金　江（北京大学人民医院）
周　英（中南大学湘雅二医院）
郑　松（中国医科大学附属第一医院）
赵肖庆（上海交通大学医学院附属瑞金医院）
胡云峰（暨南大学附属第一医院）
施　为（中南大学湘雅医院）
姜祎群（中国医学科学院皮肤病医院）
夏建新（吉林大学第二医院）
顾黎雄（南通大学附属医院）
党　林（深圳市龙岗中心医院）
渠　涛（北京协和医院）
梁键莹（上海交通大学医学院附属新华医院）
葛新红（宁夏医科大学总医院）
董正邦（东南大学附属中大医院）
蔡绥勍（浙江大学医学院附属第二医院）
翟志芳（陆军军医大学第一附属医院）
薛汝增（南方医科大学皮肤病医院）
魏　国（山东大学第二医院）

人民卫生出版社

图书在版编目(CIP)数据

临床病理诊断与鉴别诊断.皮肤疾病/刘业强,薛汝增主编.—北京:人民卫生出版社,2023.10(2024.5重印)
ISBN 978-7-117-35536-0

Ⅰ.①临… Ⅱ.①刘…②薛… Ⅲ.①皮肤病-病理学-诊断学②皮肤病-鉴别诊断 Ⅳ.①R446.8②R447

中国国家版本馆 CIP 数据核字(2023)第 198649 号

| 人卫智网 | www.ipmph.com | 医学教育、学术、考试、健康,购书智慧智能综合服务平台 |
| 人卫官网 | www.pmph.com | 人卫官方资讯发布平台 |

临床病理诊断与鉴别诊断——皮肤疾病
Linchuang Bingli Zhenduan yu Jianbie Zhenduan
——Pifu Jibing

主　　编:刘业强　薛汝增
出版发行:人民卫生出版社(中继线 010-59780011)
地　　址:北京市朝阳区潘家园南里 19 号
邮　　编:100021
E - mail:pmph @ pmph.com
购书热线:010-59787592　010-59787584　010-65264830
印　　刷:人卫印务(北京)有限公司
经　　销:新华书店
开　　本:889×1194　1/16　印张:56
字　　数:1892 千字
版　　次:2023 年 10 月第 1 版
印　　次:2024 年 5 月第 2 次印刷
标准书号:ISBN 978-7-117-35536-0
定　　价:599.00 元

打击盗版举报电话:010-59787491　E-mail:WQ @ pmph.com
质量问题联系电话:010-59787234　E-mail:zhiliang @ pmph.com
数字融合服务电话:4001118166　E-mail:zengzhi @ pmph.com

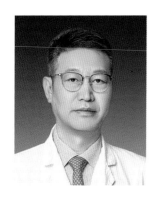

刘业强　医学博士，美国阿克曼皮肤病理学院高级访问学者，教授，主任医师，同济大学博士生导师，上海市皮肤病医院/同济大学附属皮肤病医院皮肤病理科主任。　现任中国康复医学会皮肤病康复专业委员会皮肤病理学组组长，上海市临床病理质量控制中心皮肤病理学组组长，上海市疑难病理会诊中心皮肤病理会诊首席专家。

长期工作在皮肤科诊疗工作的第一线，擅长皮肤黑色素瘤、皮肤附属器肿瘤及炎症性皮肤病的病理诊断，课题组主要研究方向为先天巨痣和皮肤黑色素瘤的发生发展关键基因探索，以及人工智能在皮肤病理诊断中的辅助应用，近年来以第一作者和通信作者身份发表包括《新英格兰杂志》在内的 SCI 收录及中文核心期刊论文 100 余篇。曾获中国医师协会皮肤科医师分会杰出青年医师奖、光明未来奖，2017 首届中国平安好医师奖，2018 年"仁心医者·上海市杰出专科医师"提名奖，荣获 2021 上海市"医务工匠"称号，创办《强哥谈病说理》皮肤病理继续教育普及栏目，为中国皮肤病理诊断的普及作出了有益探索。

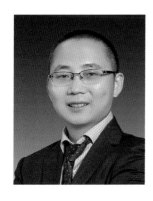

薛汝增　副主任医师，硕士研究生导师，南方医科大学皮肤病医院皮肤病理科主任，入选 2020 年度羊城青年好医生及岭南名医录，现任中国医师协会皮肤科医师分会第六届青年委员会委员、中国康复医学会皮肤病康复专业委员会病理学组副组长、广东省麻风皮肤病防治协会皮肤病理专业委员会主任委员、广东省医学会皮肤性病学分会皮肤病理组副组长、广东省医师协会皮肤科医师分会皮肤病理学组副组长。

从事皮肤性一线诊疗工作 10 余年，先后于北京大学第一医院皮肤科（2009年）、中国医学科学院南京皮肤病研究所（2012.12—2013.5）进行皮肤病理培训，并于美国 Ackerman 皮肤病理学院（2014.5—2015.4）研修一年，具有扎实的皮肤病理基础，专注炎症性皮肤病的模式诊断及疑难复杂皮肤病的病理诊断。　近年来，主持国家自然基金青年项目及省级科研项目各 1 项，以第一作者或通信作者身份发表 SCI 文章 20 余篇，国家级及省级学术论文 20 余篇，报道了诸如眉部瘢痕性红斑、套细胞淋巴瘤伴虫咬样皮肤反应、母细胞性浆细胞样树突细胞肿瘤、持久性豆状角化过度症、丘疹性弹性组织离解、软化斑等少见病、罕见病。　参与翻译《利弗皮肤组织病理学》，副主译《系统性疾病皮肤表现》和《Weedon 皮肤病理学精要》。

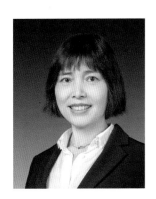

姜祎群 主任医师，博士生导师。 就职于中国医学科学院皮肤病医院，美国 Ackerman Academy of Dermatopathology 访问学者，目前担任中国抗癌协会皮肤肿瘤专业委员会副主任委员；中国医师协会皮肤科医师分会病理委员会委员；中华医学会皮肤性病学分会毛发学组委员，江苏省医学会皮肤性病学分会皮肤病理学组组长、毛发学组委员；江苏省整形美容协会毛发分会副主任委员。

专注皮肤病理和毛发疾病，从事皮肤肿瘤和毛发疾病的临床和基础研究，在 *Lancet Oncology*、*JAMA Oncology*、*BJD* 等国内外专业期刊发表中英文论文 60 余篇，获国家专利 3 项。

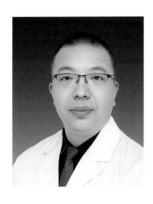

郑松 副主任医师，副教授，硕士研究生导师。 从事临床工作 23 年，专业方向为皮肤病理学，美国纽约 Ackerman Academy of Dermatopathology 访问学者，获取国际皮肤病理学会（ICDP）颁发的皮肤病理资质考试合格证书。

曾任中华医学会皮肤性病学分会青年委员；中国医师协会皮肤科医师分会青年委员；中华医学会皮肤性病学分会皮肤病理学组委员；中国医师协会皮肤科医师分会皮肤病理亚专业委员；中华医学会病理学分会第一届皮肤病理学组委员；中国康复医学会皮肤病康复专业委员会皮肤病理学组副组长；辽宁省医学会皮肤性病学分会秘书。

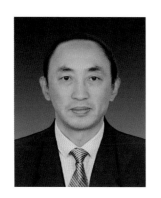

陈明亮 教授，硕士生导师。 中南大学湘雅医院皮肤科党支部书记，中国医师协会皮肤科医师分会病理亚专业委员会委员，中国中西医结合学会皮肤性病专业委员会委员兼老年皮肤病学组副组长，中国康复医学会皮肤病康复专业委员会病理学组副组长，湖南省医学会性病学专业委员会主任委员，湖南省医学会皮肤病学专业委员会病理学组组长，湖南省医师协会皮肤科医师分会常务委员，湖南省预防医学会麻风病防治专业委员会副主任委员。

从事皮肤科临床、教学与科研工作 35 年，主攻皮肤病理，主要研究领域是以黑色素瘤为主的皮肤肿瘤，先后参与国家自然科学基金 3 项，主持湖南省自然科学基金 2 项，参与获得湖南省自然科学奖二等奖 1 项、教育部高等学校科学研究优秀成果奖一等奖 1 项。

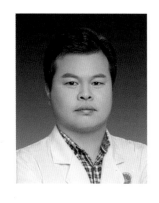

陈思远 教授，主任医师，博士研究生导师。 中华医学会病理学分会皮肤病理学组委员，中国医师协会皮肤科医师分会罕见病遗传病专业委员会委员，中国抗癌协会皮肤肿瘤专业委员会委员，中国康复医学会皮肤病康复专业委员会皮肤病理学组委员，湖北省中西医结合学会皮肤性病专业委员会委员，武汉市医学会皮肤性病学分会皮肤病理学组秘书，《临床皮肤科杂志》编委。

主要从事皮肤肿瘤及皮肤病理学的临床医疗和科研工作，日本九州大学医学院皮肤科访问研究员，并获"麻生和雄"奖学金，在中国医学科学院皮肤病研究所进修学习皮肤病理学和临床。 先后主持及参与多项国家自然科学基金项目的研究，在 SCI 期刊、国内权威或核心期刊发表论文 120 余篇。 副主编《英汉皮肤性病学》，副主译《利弗皮肤组织病理学》（第 11 版），参编皮肤病学专著 11 部。

出版说明

病理诊断是很多疾病明确诊断的主要依据,但即便是经验丰富的病理专家,在日常病理诊断中也经常会遇到以往从来没有见过的"疑难病变"。病理诊断水平的提升需要不断学习、反复实践,只有"见多",才能"识广"。从"多见"的角度来讲,由于人口基数大,国内病理专家所诊断的病例无疑是最丰富的,这方面的临床经验尤其值得总结和推广。

为了充分展现病理学"靠图说话、百闻不如一见"的特点,最大程度发挥互联网的载体优势,最大程度满足病理科医师临床诊疗水平提升的需求,进而更好地服务于国家"强基层""医疗卫生资源下沉"的医疗体制改革战略目标,人民卫生出版社决定邀请国内名院、名科的知名病理专家围绕病理诊断所涉及的各个领域策划出版临床病理"一书一网络平台"丛书,即围绕每个领域编写一本书(如"临床病理诊断与鉴别诊断——乳腺疾病"),搭建一个网络平台(如"中国临床病理电子切片库——乳腺疾病病理电子切片库")。目的是对国内几十家名院病理专家曾经诊断的所有疾病进行系统的梳理和全面的总结。

希望该套丛书对病理科住院医师、专科医师的培养以及国内病理诊断水平的整体提升发挥重要的引领和推动作用。

扫描下方的二维码

点击"关注公众号"

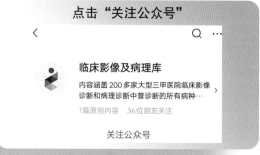

点击"病理库"菜单，进入"中国临床病理电子切片库"

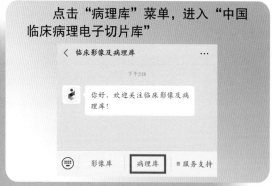

购书前免费试用

"登录"→"商城"→"产品试用"→成功开通"中国临床病理电子切片库"

购书后兑换使用权

"登录"→"商城"→"兑换"→输入激活码（刮开封底涂层获取激活码）→

"激活"→成功开通"中国临床病理电子切片库"

皮肤病理学是为了诊断目的,在更精细的视野下,对皮肤疾病进行分析的一门亚专科。临床皮损和显微镜下的形态等同于硬币的两个面,虽然看似不同,但本质上它们是相辅相成的,正如我们经常说的,有什么样的病理改变就有什么样的临床表现。很多皮肤病理的从业者是具有皮肤病学专业背景的医生,相对而言,对大病理基础缺乏系统掌握,然而一些具有大病理背景从事皮肤病理方向的医师,对一些炎症性皮肤病及其模仿者的临床表现有时也缺乏相应的认识,导致诊断偏倚,故临床和病理的紧密结合至关重要。本书的初衷就是要把临床的皮损形态和病理改变紧密地联系起来,重点对临床和病理形态进行客观地展示和描述,文字力求精练,简明实用,希望本书的出版不是让读者在书架上多了一本书,而是希望读者每周甚至每天都在用,在皮肤病理临床实践中像是多了一个值得信赖的"同事"。

本书是人民卫生出版社规划的临床病理诊断与鉴别诊断系列丛书的皮肤疾病分册。本书的主要内容分为炎症篇(即非肿瘤篇)和肿瘤篇。在炎症篇中,我们共分为十七章,每章下又细分多节,除了炎症性疾病的常见病理模式改变,还囊括了脱发、甲病、物理性疾病、代谢性疾病和感染性疾病等多种皮肤疾病,病种丰富,病例的临床及病理特点典型,同时不断增加内容,如在药物反应章节增加生物制剂及肿瘤靶向药物引起的药疹等。在肿瘤篇中,部分分类进行了一些更新,例如组织细胞来源肿瘤分类,按新的分类方法分为 L 组、R 组等。皮肤淋巴瘤的分类我们参照新版的 WHO-EORTC 分类。汗腺肿瘤我们按照 WHO 皮肤肿瘤的第 4 版分类,不再按照传统的小汗腺肿瘤和大汗腺肿瘤分类方法进行叙述。皮肤黑色素瘤知识更新较快,我们按照光损伤和非光损伤的不同路径进行介绍,增加了 BAP1 失活的黑素细胞肿瘤新的疾病介绍,从诊断和治疗角度考虑,我们增加了一些新的免疫组化抗体及分子检测的内容,比如 PRAME 抗体及 NGS 的使用等,并且更新了一些软组织肿瘤名称,比如皮肤科医生既往习惯使用的恶性纤维组织细胞肿瘤,有些被归类

为纤维肉瘤范畴,有些被归类为未分化多形性肉瘤范畴。实用、前沿、先进是我们在编写本书过程中的展望目标。

皮肤病理学和其他学科一样,近年来进展迅速,内容不断更新,我们按照系列丛书的战略定位要求,力争使内容系统全面,成为临床实用性很强的一部皮肤病理参考书。编写时间紧,任务重,我们编委会人员组成主要以来自临床一线的、年富力强的中国康复医学会皮肤病康复专业委员会皮肤病理学组委员为班底,邀请南方医科大学皮肤病医院薛汝增教授和我作为共同主编,发挥皮肤专科医院病种多的优势,同时考虑到专科医院的局限性,我们又邀请了中国医学科学院皮肤病医院的姜祎群教授,中国医科大学附属第一医院的郑松教授,中南大学湘雅医院的陈明亮教授和华中科技大学同济医学院附属协和医院的陈思远教授作为副主编共同编写。我们这本书的编写时间是从新冠疫情暴发武汉封城开始,到目前新冠疫情结束,遗憾的是我们未开过一次线下编委会,但丝毫未影响大家对本书编写质量的重视,我们多次网络在线讨论书籍的目录编排,内容更新,编写分工,歧义概念的统一,大家倾力合作,为了共同的目标,对稿件进行一遍遍审校,不论从语言的描述,还是从图片的选取,都尽量做到尽善尽美。

本书适用于皮肤科医生、皮肤病理医生、从事皮肤病理方向的大病理医生,以及皮肤科和病理科住院医生、进修医师等。

本书的编写过程中,特别是对一些少见病例临床及病理图片资料的征集中,得到了国内外同行的大力支持,需要感谢的单位和个人名单很长,我们在此就不一一致谢,我们会在相应的临床及病理图片中标明惠赠者,以示感谢!在这里我们还是要特别感谢一些国际友人,在一些罕见皮肤病例的征集中,得到了我和汝增教授的共同老师,曾任美国皮肤病理学会主席,现任 *JAAD* 主编 Dirk M. Elston 教授的大力支持,也得到了日本著名皮肤病理专家 Tetsunori Kimura 教授的无私帮助。部分皮肤软组织肿瘤的编写和审校也得到了著名美籍华人皮肤病理专家

杨红玉教授的大力支持。这里我们还要感谢本书的三位编写秘书徐明圆、吴南辉和李佳峰医师,她们在编委的联系,文字的校正,切片的扫描,图片的剪裁中付出了大量宝贵时间,我也很欣喜地看到,通过这本书的编写,她们的业务水平也得到了快速提升。此外还要感谢我和汝增教授两家医院的技术组老师,对切片重新制作所付出的劳动,也感谢两家医院的医生团队提供的临床图片,还要感谢我们两家医院的李斌院长和杨斌院长对我们编写工作的支持和鼓励!

最后我们要衷心感谢人民卫生出版社的鲁志强主任和靳飞老师,感谢他们对我们的信任,也感谢他们在编写过程中的细心指导和帮助,使本书能够顺利出版!心心在一艺,其艺必工;心心在一职,其职必举,我们会一如既往认认真真、踏踏实实、沉心静气,在后续的修订及电子书的出版中不断完善这部皮肤病理书籍,希望读者们能够真正喜欢这本书,让买这本书的人付出的钱能得到真正的回报,阅读付出的时间能够获得有价值的信息。

因时间和水平有限,不足之处在所难免,也欢迎批评指正,我们在后续再版时,给予修正和完善。

刘业强　薛汝增
2023 年 5 月

目　录

第二篇 肿瘤性疾病

第一篇

第一节　海绵水肿型

一、特应性皮炎

【概念】

特应性皮炎(atopic dermatitis,AD)是一种慢性、复发性、瘙痒性、炎症性皮肤病,常合并过敏性鼻炎、哮喘等其他特应性疾病。患者往往有遗传背景,以皮肤屏障功能减弱和Th2细胞活化为特征的免疫失衡是其发病的重要环节。大多数有外周血IgE水平升高及嗜酸性粒细胞增多。

【临床特点】

1. 临床表现　不同年龄段在发病率、皮损分布、皮损形态等方面有不同表现,根据其表现,分为婴儿期(出生至2岁)、儿童期(2~12岁)、青少年与成人期(12~60岁)、老年期(>60岁)四个阶段。

(1)发病率:在过去的30年,全球范围内AD的患病率逐渐增加,发达国家儿童AD的患病率达10%~20%。我国2012年采用Williams诊断标准,上海地区3~6岁儿童的患病率达8.3%。2014年,采用临床医生诊断标准,我国12个城市1~7岁儿童AD的患病率达到12.94%,1~12个月婴儿AD的患病率达30.48%。

(2)发病年龄:在婴幼儿、青少年、成年,甚至老年阶段均可发病,但通常初发于婴儿期。1岁前发病者约占全部患者的60%,5岁前发病者约占全部患者的85%,60岁以后发病的老年AD最少见。

(3)性别:总体无明显性别差异,老年期患者男性多于女性。

(4)部位:婴儿期,皮损多分布于两颊、额部和头皮,后逐渐蔓延至四肢伸侧;儿童期,多发生于面颈、肘窝、腘窝和小腿伸侧;青少年与成人期,主要发生在肘窝、腘窝、颈前等部位,也可发生于躯干、四肢、面部、手部;老年期,皮疹通常严重而泛发,甚至出现红皮病。

从皮损特点来说,各阶段也有不同表现。婴儿期,皮疹以急性湿疹表现为主;儿童期,多由婴儿期演变而来,也可不经过婴儿期而发生,以亚急性和慢性皮损为主要表现,皮疹往往干燥肥厚,有明显苔藓样变;青少年与成人期,皮损与儿童期类似,也以亚急性和慢性皮炎为主,大部分呈干燥、肥厚性皮炎损害,部分患者也可表现为痒疹样;老年期,是近几年来逐渐被重视的一个特殊类型,皮疹通常严重而泛发,甚至出现红皮病。

此外,AD患者经常伴随其他一些特征性表现,包括皮肤干燥、鱼鳞病、毛周角化、掌纹症、眶周黑晕、眶下褶痕(Dennie-Morgan线)、鼻周和眶周苍白(照明灯征)、圆锥形角膜、白色糠疹、手足部皮炎/湿疹、眼睑湿疹、乳头湿疹、鼻下和耳根皱褶处湿疹、唇炎、复发性结膜炎、出汗时瘙痒、对羊毛敏感、过度虫咬反应、白色划痕等,这些表现都有助于诊断(图1-1-1-1-1A~图1-1-1-1-1H)。部分患者可同时有其他过敏性疾病,如过敏性哮喘、过敏性鼻

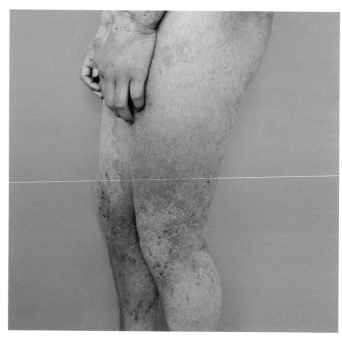

图1-1-1-1-1A　AD,皮肤干燥

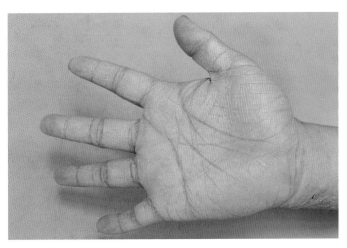

图 1-1-1-1-1B　AD,掌纹征

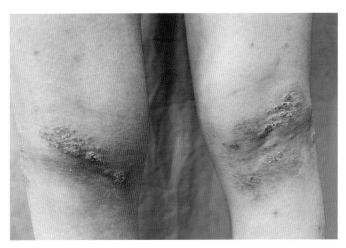

图 1-1-1-1-1E　AD,屈侧湿疹

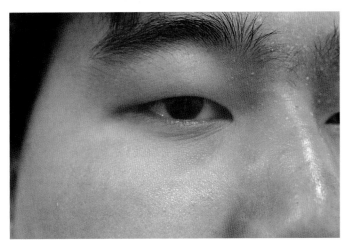

图 1-1-1-1-1C　AD,Dennie-Morgan 线

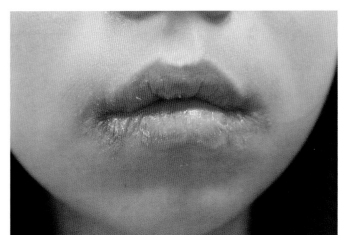

图 1-1-1-1-1F　AD,唇炎

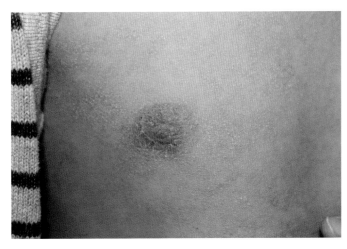

图 1-1-1-1-1D　AD,乳头湿疹

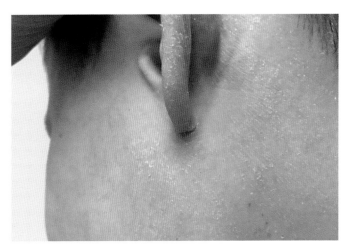

图 1-1-1-1-1G　AD,耳垂下裂隙

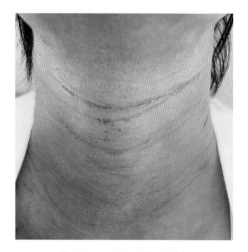

图 1-1-1-1-1H　AD,颈纹征

结膜炎等。我国研究数据显示,16.7% 的 AD 患者同时患有哮喘,33.7% 同时患有过敏性鼻结膜炎,这些皮肤以外过敏性疾病的发病率随着年龄的增长而增长。因此,AD 被认为是一种系统性疾病。

由于皮肤物理屏障和微生物屏障破坏、免疫异常,患者易继发金黄色葡萄球菌、单纯疱疹病毒、人乳头瘤病毒、传染性软疣病毒等感染,发生细菌性毛囊炎、疱疹性湿疹(Kaposi 水痘样疹,图 1-1-1-1-1I)、扁平疣、传染性软疣等感染性皮肤病。疱疹性湿疹皮损处可见明显脐窝状水疱,患儿常伴随发热、乏力等系统症状。此外,慢性病程患者合并发生类风湿性关节炎、炎症性肠病、精神神经系统疾病、心血管疾病和淋巴瘤的风险明显增高。

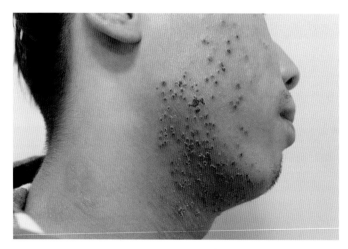

图 1-1-1-1-1I　Kaposi 水痘样疹

2. 治疗　AD 是慢性复发性疾病,患者及其家属应有长期治疗和护理的思想准备。使用保湿润肤剂以恢复和保持皮肤屏障功能,寻找并避免诱发因素,对所有的患者都很重要。在此基础上,根据病情的严重程度,选择合适的治疗方案。

外用药物是主要的治疗手段,包括局部糖皮质激素

制剂(TCS)、钙调磷酸酶抑制剂(TCI)、磷酸二酯酶-4(PDE-4)抑制剂、JAK 抑制剂、中药外治等。疾病严重时需结合光疗或系统药物治疗。

对于轻症患者,根据皮损及部位选择外用药物对症治疗,必要时口服抗组胺药治疗合并过敏症或止痒;对症抗感染治疗。

对于中度患者,可同时予口服中医药治疗、NB-UVB 或 UVA1 光疗,必要时湿包治疗控制急性症状。

对于重度患者,还需要系统使用免疫抑制剂,如环孢素、甲氨蝶呤、硫唑嘌呤、吗替麦考酚酯等。急性严重顽固性皮损可短期系统使用糖皮质激素。近几年新兴的生物制剂 Dupilumab、JAK 抑制剂在症状控制和安全性方面表现不俗,给重症特应性皮炎治疗带来了新的希望。

缓解期采用 TCS/TCI 主动维持治疗有利于减少复发。

3. 预后　大部分患者迁延反复,病程可以延续至成年后。规范治疗和科学的皮肤护理可以获得长期缓解,减少复发或不复发。

【发病机制】

目前研究认为,皮肤屏障功能障碍、免疫异常、皮肤菌群失调等因素是本病发病的重要环节。FLG 等基因突变导致的皮肤屏障功能障碍,使外界环境物质(如微生物和过敏原)易于侵入表皮而启动 Th2 型炎症。Th2 型炎症是 AD 的基本特征,IL-4 和 IL-13 是介导 AD 发病的重要细胞因子。Th2 型炎症因子可以抑制角质形成细胞屏障相关蛋白的表达,进一步破坏皮肤屏障功能。同时,AD 患者的皮肤常伴有以金黄色葡萄球菌定植增加和菌群多样性下降为主要表现的皮肤菌群紊乱,这种物理性和微生物性屏障破坏可引发天然免疫反应,而 NF-κB 是将固有免疫反应和获得性免疫反应联系在一起的纽带。在 AD 的慢性期,皮损中还可见 Th1、Th17 和 Th22 的混合炎症细胞浸润。

【病理变化】

镜下观　特应性皮炎不同阶段的皮损,组织学表现有所不同。

急性皮炎主要表现为表皮内水肿,伴或不伴真皮浅层水肿。表皮内水肿包括表皮细胞间水肿及细胞内水肿。前者又称海绵水肿,由于棘细胞间液体增加,细胞间隙增宽,细胞间桥拉长而形成海绵样结构(图 1-1-1-1-2A),严重时出现海绵形成性水疱。后者在严重时可使细胞膨胀破裂,邻近残留的胞膜连成多数网状中隔,形成多房性水疱,称为网状变性(图 1-1-1-1-2B)。有时可以见到朗格汉斯细胞聚集,形成朗格汉斯细胞肉芽肿(Langerhans cell granuloma)(图 1-1-1-1-2C)。真皮内水肿可有可

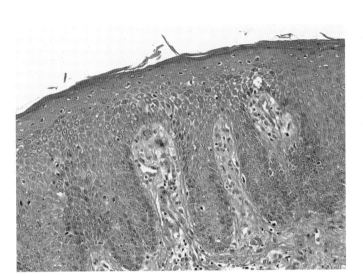

图 1-1-1-1-2A　棘层海绵水肿

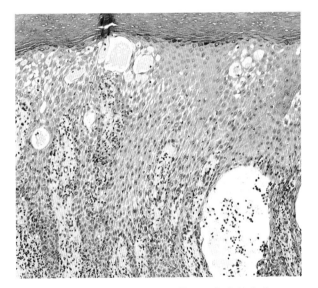

图 1-1-1-1-2B　网状变性,棘层见多房性水疱

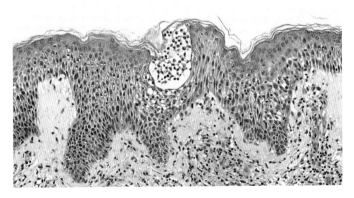

图 1-1-1-1-2C　可见朗格汉斯细胞肉芽肿

层增厚,可见角化不全(图 1-1-1-1-2D)。真皮浅层血管周围出现以淋巴细胞为主的炎症细胞浸润,较少移入表皮。

慢性皮炎表皮增生更显著,而水肿不明显。角质层一般增厚,伴或不伴角化不全。真皮内炎症细胞浸润一般较轻,但胶原增生相对明显。长期搔抓部位的皮损可以在真皮乳头见到垂直于表皮生长的胶原纤维(图 1-1-1-1-2E)。

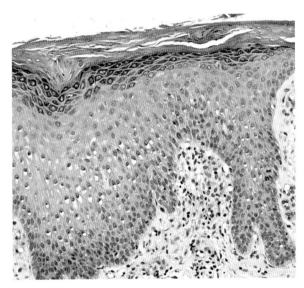

图 1-1-1-1-2D　表皮棘层增厚,轻度海绵水肿,可见角化不全

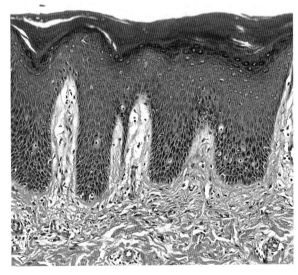

图 1-1-1-1-2E　表皮增生,真皮乳头可见垂直于表皮生长的胶原纤维

无,浅层血管周围出现以淋巴细胞为主的炎症细胞浸润,可伴有数量不等的嗜酸性粒细胞。部分炎症细胞可移入表皮。有渗出的皮损还可以见到角质层内浆痂形成。

亚急性皮炎可有轻度水肿,但不形成水疱。表皮棘

总体上来说,AD 的组织病理如上所述,与皮炎/湿疹的病理改变较为一致,但是某些情况下可有一些特殊改变,如疱疹性湿疹的皮损,可能见到角质形成细胞气球状变性(图 1-1-1-1-2F)。这是由于感染疱疹病毒后发生高度细胞内水肿及细胞棘突松解而形成的变化,注意与网

5

状变性鉴别;另外,继发细菌感染则可以出现较多中性粒细胞浸润,甚至形成角层下或表皮内中性粒细胞脓疱(图1-1-1-1-2G)。

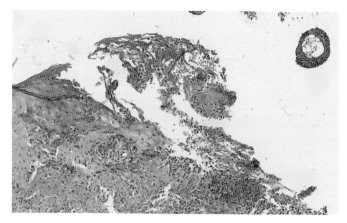

图 1-1-1-1-2F　Kaposi 水痘样疹,角质形成细胞气球状变性,并可见中性粒细胞浸润

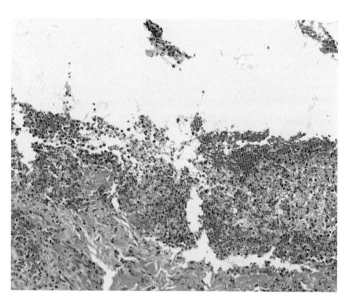

图 1-1-1-1-2G　Kaposi 水痘样疹,较多中性粒细胞浸润

【鉴别诊断】

1. 湿疹　AD 是一种特殊的湿疹,和普通湿疹在病理上基本无法区别。二者之间的区别主要在于特应性皮炎患者有"特应性"体质和遗传背景,临床上在皮损分布及形态特点上有其特征性表现,实验室检查外周血嗜酸性粒细胞和 IgE 增高也有助于特应性皮炎的诊断。

2. 神经性皮炎　组织病理表现与慢性期的特应性皮炎难以鉴别。AD 曾经被称为"泛发性神经性皮炎",二者之间可能有某种关联。"特应性"体质和遗传背景、外周血嗜酸性粒细胞和 IgE 增高有助于鉴别。

3. 疥疮　病史较长的疥疮患者皮疹往往明显湿疹化,瘙痒剧烈,而且血嗜酸性粒细胞可以增高,有时易误诊为 AD。成人患者注意检查指缝、腋窝、腹股沟等疥螨

好寄生的部位,如果发现隧道等特征性皮损,尤其是镜下找到虫体或虫卵,则可以确诊疥疮。婴幼儿疥疮皮损分布与成人不同,一般比较广泛,可累及掌跖和头面部,更易被误诊,注意其皮疹一般表现为离散的结痂的小丘疹、肢端丘疱疹、丘疹性荨麻疹等,腋窝和尿布区常受累。AD 患者合并疥疮更具有麻痹性,仔细查体及询问传染史对于鉴别诊断非常重要。

4. 蕈样肉芽肿　偶尔与慢性期 AD 皮损类似,呈慢性瘙痒性干燥性斑片表现,对外用糖皮质激素治疗反应差的青少年和成人,应考虑蕈样肉芽肿的可能。组织病理检查蕈样肉芽肿可见到亲表皮的异型淋巴细胞,典型者可形成 Pautrier 微脓肿。免疫组化肿瘤细胞 CD3、CD5 等 T 淋巴细胞标记阳性,而 CD20、CD79a 等 B 淋巴细胞标记阴性,TCR 基因重排呈单克隆增生,可以鉴别。早期蕈样肉芽肿的组织学表现可能不典型,此时最好取未治疗部位皮损进行活检,必要时多处活检。

5. 朗格汉斯细胞组织细胞增生症　对于疗效不佳的婴幼儿 AD 患者,尤其是皮损分布于脂溢部位,伴有紫癜样改变,或腹股沟出现糜烂时,应注意排除朗格汉斯细胞组织细胞增生症。组织病理检查肿瘤细胞主要位于真皮浅层,可移入表皮,细胞具有肾形核,免疫组化 CD1a 和 Langerin 阳性。

6. 有特应性皮炎样表现的一些综合征　有些原发性免疫缺陷综合征也可以出现湿疹样皮损,如 Wiskott-Aldrich 综合征、高 IgE 综合征、IPEX(免疫失调、多内分泌腺病、肠病、X 连锁)综合征、Omenn 综合征、DiGeorge 综合征(先天性胸腺发育不全)等。这些疾病除了湿疹,还有其他异常,主要根据临床表现进行鉴别。

(陈　佳)

二、钱币状湿疹

【概念】

钱币状湿疹(nummular eczema)是一种慢性、瘙痒性、播散性湿疹,以钱币状皮损为特征。可以是特应性皮炎、乏脂性湿疹及淤积性皮炎的一种表现。

【临床特点】

1. 临床表现

(1)发病率:文献中报道的发病率为 0.1%~9.1%。这一差异可能反映了研究者对钱币状湿疹与其他湿疹患者中出现钱币状皮损的区分程度不同。

(2)发病年龄:中老年人多见。

(3)性别:男性稍多于女性。

(4)部位:几乎均见于四肢。男性常见于小腿,女性常见于前臂及手背。

皮损边界清楚,直径 1～3cm 或更大,急性期可有水疱及渗出,慢性期更常见,表现为角化过度和苔藓化(图 1-1-1-2-1)。皮损播散性分布,以四肢为主,瘙痒明显。

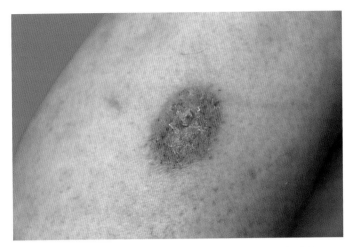

图 1-1-1-2-1　小腿部钱币大小红色斑块,局部浅表剥蚀

2. 治疗　避免搔抓及不良刺激;外用中效或强效糖皮质激素软膏、钙调磷酸酶抑制剂及润肤剂。瘙痒明显者可口服抗组胺药。

3. 预后　慢性病程,与湿疹类似。部分病例对治疗特别抵抗,称为"oid-oid 病"、渗出性盘状和苔藓型慢性皮炎(Sulzberger-Garbe 综合征)。

【发病机制】

病因不明。一般无特应性疾病临床及实验室特征。

【病理变化】

镜下观　可呈现不同阶段皮炎/湿疹改变,无特异性(图 1-1-1-2-2A、图 1-1-1-2-2B)。

【鉴别诊断】

1. 其他湿疹/皮炎患者中出现的钱币状皮损　往往有该病本身具有的其他特点,如特应性皮炎有"特应性"体质及遗传背景;淤积性皮炎有静脉曲张;接触性皮炎有

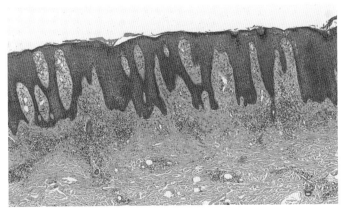

图 1-1-1-2-2A　低倍镜扫视,角化不全,棘层肥厚,轻度海绵水肿,浅层血管周围炎症细胞浸润

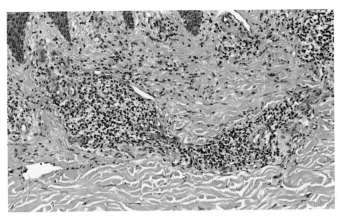

图 1-1-1-2-2B　血管周围淋巴细胞、组织细胞浸润,伴少量嗜酸性粒细胞

局部致敏物接触史等。病理无法鉴别。

2. 银屑病　红斑或斑块上覆鳞屑是重要特征,皮损冬重夏轻,多分布于躯干及四肢伸侧,常累及头皮及指(趾)甲,Auspitz 征阳性。病理检查典型者呈融合性角化不全、颗粒层变薄或消失、表皮突下延呈棒槌样,至同一水平面,真皮乳头上方表皮变薄,乳头内血管迂曲扩张。

3. 体癣　一般边界清晰,边缘轻微隆起,真菌镜检可查到菌丝。

(陈　佳)

三、出汗不良性湿疹

【概念】

出汗不良性湿疹(dyshidrotic eczema),又称汗疱疹(pompholyx)、急性复发性手部水疱性皮肤病(acute and recurrent vesicular hand dermatitis),是一种常见的慢性复发性掌跖湿疹性皮肤病,其临床特征为坚实、瘙痒的小水疱和大疱,往往与特应性皮炎和刺激性或变应性接触性皮炎相关。

【临床特点】

1. 临床表现　手掌和手指侧缘及指间可见对称、坚固的深在性瘙痒性小水疱(图 1-1-1-3-1)。疱液初起清亮,水疱干涸后形成特征性领圈样脱屑。足底和足趾较为少见。

层板状出汗不良(又称剥脱性角质松解症)是一种少见的变异类型,临床表现无水疱,无瘙痒,仅表现为薄纸样白色鳞屑。

2. 治疗　局部使用糖皮质激素是主要的治疗方法。早期水疱性损害为主时,可使用炉甘石洗剂,开始脱皮后用糖皮质激素软膏。对于层板状出汗不良,外用焦油制剂疗效较好。

3. 预后　容易反复。

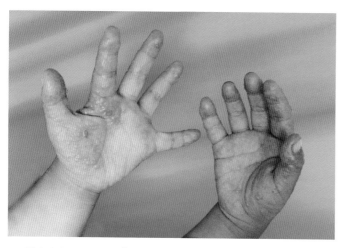

图 1-1-1-3-1 双手掌及手指部表皮深处的小水疱,局部脱屑

【发病机制】

病因不明,与汗腺功能障碍或表皮内汗液封闭无关。可能与接触变应原或刺激物、精神因素有关。

【病理变化】

镜下观 海绵水肿性皮炎,形成表皮内水疱。与汗腺无关(图 1-1-1-3-2)。

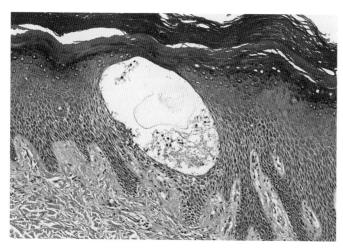

图 1-1-1-3-2 表皮增生,棘层见细胞内及细胞间水肿,形成表皮内水疱

【鉴别诊断】

1. 水疱型手足癣 手足癣有时呈单侧分布,特别是手癣,常单侧发病。而汗疱疹多双侧对称分布;手足癣可侵犯指(趾)甲引起甲癣;真菌镜检可以找到菌丝;病理上手足癣的水疱也表现为海绵水肿性皮炎,形成表皮内水疱,这一点与汗疱疹表现类似。但是手足癣角质层可找到菌丝,还可以出现角化不全及中性粒细胞微脓肿。PAS染色更容易找到菌丝。

2. 汗疱型癣菌疹 主要见于足部真菌感染时,在手掌及指侧有疹样反应。大多为小水疱,剧痒,有时有压痛。局部真菌镜检阴性,病理检查也呈海绵水肿性皮炎

改变,但若出现真皮浅层水肿和血管扩张充血,则更倾向于癣菌疹。

3. 掌跖脓疱病 需与汗疱疹继发感染进行鉴别。掌跖脓疱病以掌跖部位无菌性脓疱间有黄褐色斑点为特征,一般发生在红斑的基础上,伴有脱屑。病理呈海绵水肿性皮炎伴表皮内中性粒细胞脓疱形成。

4. 汗疱疹样型类天疱疮(dyshidrosiform pemphigoid) 是大疱性类天疱疮的罕见变型,其特征为掌跖部表皮下紧张和出血性疱,在发病的早期阶段,可能被误诊为汗疱疹。常规病理和免疫病理与类天疱疮完全一致,表现为表皮下疱伴嗜酸性粒细胞增多,免疫荧光示基底膜带 IgG、C3 线状沉积,盐裂免疫荧光示抗原沉积在表皮侧,可以明确鉴别。血清中抗 BP180、BP230 抗体阳性也支持类天疱疮的诊断。

5. 汗疱疹型 T 细胞淋巴瘤(dyshidrotic T cell lymphoma) 罕见,文献中曾有汗疱疹型蕈样肉芽肿(dyshidrotic MF)、汗疱疹型成人 T 细胞白血病/淋巴瘤的报道,临床表现与掌跖汗疱疹类似。二者的组织病理表现相似,均表现为在海绵水肿的基础上出现蕈样肉芽肿的特征性表现,包括淋巴样细胞亲表皮、脑回样核、表皮内 Pautrier 微脓肿。经典的皮肤 T 细胞淋巴瘤一般没有海绵水肿,此处需提高警惕,以免误诊。免疫组化和 TCR 基因重排有助于明确诊断。成人 T 细胞白血病/淋巴瘤还可检测到外周血淋巴细胞增多、HTLV-Ⅰ阳性。

(陈 佳)

四、自身敏感性皮炎

【概念】

自身敏感性皮炎(autosensitization dermatitis),又叫疹性反应(Id reaction),是指患者在远隔原发皮炎、湿疹或皮肤感染灶的部位发生继发性湿疹样皮炎。有明显的对称性分布倾向,可以泛发。原发病灶好转后,此湿疹样皮炎即可自然缓解或消退,这种现象被称为自身敏感性皮炎。

【临床特点】

1. 临床表现 常见于变应性接触性皮炎、淤积性皮炎,也可见于钱币状湿疹、严重足癣患者,在原有皮损出现或加重几天到几周后,突然在远隔部位或全身发生对称性丘疹、丘疱疹、小水疱、斑疹,瘙痒剧烈(图 1-1-1-4-1)。原发病灶好转后,此湿疹样皮炎即可自然缓解或消退。

2. 治疗 避免搔抓及不良刺激;积极治疗原发疾病;抗过敏治疗,需要时短期给予系统性糖皮质激素治疗。按皮肤病外治原则根据皮损类型给予合适的外用药治疗。

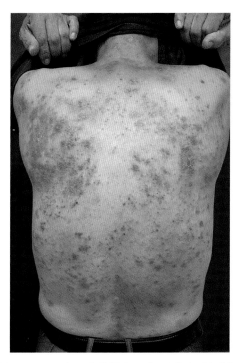

图 1-1-1-4-1　躯干多数散在丘疹、丘疱疹,呈群集性

3. 预后　原发病灶好转后,即可自然缓解或消退。可以复发。

【发病机制】

有变应原发生血源性播散、微生物产物发生血源性播散、细胞毒自身抗体介导的对表皮抗原"自身敏感"反应等假说,可能与循环中活化的记忆 T 细胞有关。对于具体的发病机制,仍有很多未完全明了。

【病理变化】

镜下观　表现为急性或亚急性皮炎改变(详见特应性皮炎)(图 1-1-1-4-2)。

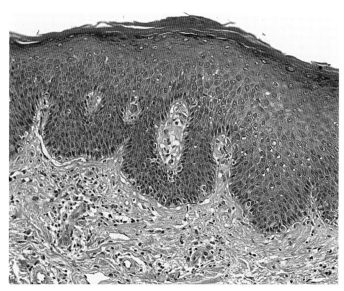

图 1-1-1-4-2　灶状角化不全,表皮增生,轻度海绵形成,呈亚急性皮炎改变

【鉴别诊断】

1. 传染性湿疹样皮炎　该病是局部感染灶脓性分泌物引起的湿疹样反应,皮疹从感染性病灶周围向外播散,而自身敏感性皮炎的皮疹距原始皮损有一定距离。病理上均表现为急性或亚急性皮炎,主要根据临床表现进行鉴别。

2. 需要与出现泛发或播散性皮损的湿疹性疾病相鉴别,包括特应性皮炎、气源性接触性皮炎、纺织品接触性皮炎、光变应性接触性皮炎、药疹等。根据临床表现和病史可以鉴别。

(陈　佳)

五、接触性皮炎

【概念】

接触性皮炎(contact dermatitis,CD)是指皮肤或黏膜单次或多次接触外源性物质后,在接触部位甚至接触以外的部位发生的炎症性反应,可分为刺激性接触性皮炎和变应性接触性皮炎两类,前者约占接触性皮炎的 80%,后者约占 20%。刺激性接触性皮炎(irritant contact dermatitis,ICD)是化学或物理因素直接产生细胞毒性效应,进而激活固有免疫系统引起的一种皮肤炎症性疾病;而变应性接触性皮炎(allergic contact dermatitis,ACD)则是由半抗原特异性 T 细胞介导的迟发型超敏反应。已接触致敏的个体,通过口服、静脉注射、肌内注射、吸入、经皮肤或黏膜等途径系统摄入相同的过敏原或交叉反应过敏原后,可能在既往接触部位或斑贴试验阳性部位皮炎复发,或在既往未受影响的区域出现汗疱疹、泛发性斑丘疹及水疱、屈侧皮炎、狒狒综合征、血管炎样皮疹,这种情况称为系统性接触性皮炎(systemic contact dermatitis)。

【临床特点】

1. 临床表现

(1) 发病率:在一项对 5 个欧洲国家的 12 377 名受试者进行的横断面研究中,接触性皮炎的患病率为 8.2%。我国尚未有确切的发病率统计。

(2) 发病年龄:ACD 可出现于各年龄组人群;ICD 是最常见的职业性皮肤病,大约占全部职业性皮肤病的 95%。婴幼儿和老人因皮肤屏障功能薄弱而更易患 ICD。

(3) 性别:可能出现性别差异。主要是由于女性佩戴首饰、使用护肤品和化妆品、从事家务劳动更多。

(4) 部位:一般局限于刺激物或变应原接触部位,境界鲜明(图 1-1-1-5-1)。但以下情况皮损分布可能比较弥漫,边界不清:①接触物为气体、粉尘,则皮损分布弥散,且多位于暴露部位;②处于高度敏感状态时皮损可蔓延或出现于远隔部位;③系统性接触性皮炎,有时表现为汗疱疹,或泛发性非特异性斑丘疹、水疱。

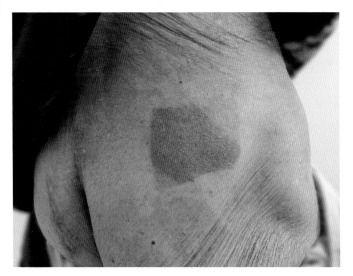

图 1-1-1-5-1 接触性皮炎,外敷膏药后局部区域出现境界清楚的红斑

1) 刺激性接触性皮炎无个体差异,任何人接触后均可发生皮炎。根据接触刺激物的性质和接触时间长短,临床上可以表现为以下类型:

①急性刺激性接触性皮炎:是接触强刺激物后很短时间内引起的急性皮炎,通常于接触后数分钟或数小时内迅速达到顶峰,然后开始恢复。主要表现为接触部位发生明显的红斑、水疱、水肿或大疱,有时可见坏死。皮损边界清晰。自觉患处烧灼感、刺痛、疼痛。

②延迟性急性刺激性接触性皮炎:在接触刺激物后8~24小时(或更久)发生皮炎,皮损表现与急性刺激性接触性皮炎类似。

③刺激性反应:常见于经常暴露于潮湿环境的工作者,表现为红斑、水疱、脓疱,或皮肤干燥、脱屑、皲裂。长期接触可进一步发展为慢性累积性ICD。

④慢性累积性刺激性接触性皮炎:常见于频繁接触弱强度刺激物如肥皂、去污剂、表面活性剂者。接触物刺激性较弱,但反复接触时间间隔太短,皮肤屏障功能未能完全恢复,当累积损伤超过激发阈值时即表现出临床症状。开始时表现为局限性干燥性斑片伴痒痛,后出现红斑、鳞屑、角化、皲裂、苔藓样变,边界不清。

⑤脓疱性和痤疮样刺激性皮炎:某些化学物如金属、油类及煤焦油等,可引起痤疮样反应。常在反复密闭性接触后发生。脓疱为"无菌性"。

⑥物理性刺激性接触性皮炎:反复微创或反复搔抓、烫洗等可引起此类ICD。特点为湿疹样皮损,常进一步发展为角化过度、苔藓样变、硬化。最常见于手部。

⑦主观性或感觉性刺激性接触性皮炎(又称敏感性皮肤):患者常主诉刺痛或烧灼感,而无明显的皮肤刺激体征。多发生于面部。化妆品、某些深层清洁类产品常

含有此类刺激物。

⑧气源性刺激性接触性皮炎:常由接触浮尘、纤维、挥发性溶剂或喷雾引起。皮损分布于暴露接触部位。

⑨接触性荨麻疹:非免疫性接触性荨麻疹更常见,无既往暴露也可发生,接触物包括毛虫、水母、荨麻属和食物等;免疫性接触性荨麻疹刺激物包括防腐剂对羟苯甲酸酯、指甲花、氧化剂过硫酸铵和胶乳等。

2) 变应性接触性皮炎只发生于对该接触物过敏的患者。患者既往有暴露于该变应原的历史,再次接触该变应原8~96小时后(多在24小时内),在接触部位发生皮疹。皮疹形状与接触物形状一致,典型者边界清楚;无定形接触物引起的皮炎可以范围弥散,边界不清。皮疹表现可分为急性和慢性,前者表现为水疱、渗出和/或水肿,后者表现为苔藓化、肥厚性斑块。

2. 治疗 确定刺激物和/或变应原,去除并避免再次接触刺激物和/或变应原;避免搔抓及不良刺激;根据皮损类型及部位选择合适的外用药。可同时口服抗组胺药。对于严重、面积大的急性期皮损,可短期系统使用糖皮质激素。

3. 预后 预后取决于患者是否能避免接触刺激物或变应原。对于急性期皮损,去除刺激物和/或变应原,给予适当的处理,一般皮损能在1~2周内消退。再次接触可再发。反复接触刺激物和/或变应原者皮损迁延反复,可以形成慢性皮炎。皮炎持续性存在的危险因素包括:已有较长病史、呼吸道特应性素质、皮肤特应性素质和反复接触刺激物和/或变应原。

【发病机制】

ICD由刺激物对表皮角质形成细胞的直接毒性作用引起,导致皮肤屏障破坏,并触发固有免疫系统;也可以被TLR和Nod样受体识别,激活炎症和NF-κB通路。ACD是一种迟发型超敏反应。

【病理变化】

不同性质刺激物引起的ICD组织病理特征有较大差别。这与其临床表现异质性较大是相对应的。而ACD的病理表现相对来说比较一致。急性期,ICD和ACD的病理表现具备一定特征性,二者之间也有较大不同。而慢性期,二者的病理表现与其他慢性皮炎表现类似,互相之间也比较接近。轻症ICD与ACD病理表现类似。

镜下观 总的来说,急性期ICD表现为海绵水肿、角质形成细胞坏死和以中性粒细胞为主的炎症细胞浸润。浅层血管周围大量中性粒细胞浸润及坏死角质形成细胞广泛分布是其最典型的病理学特征。严重者可出现水疱、表皮全层坏死、表皮下裂隙形成(图1-1-1-5-2A~图1-1-1-5-2C)。

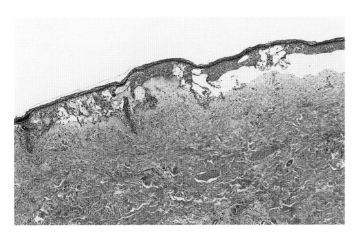

图 1-1-1-5-2A　表皮海绵水肿、水疱,可见表皮下裂隙形成

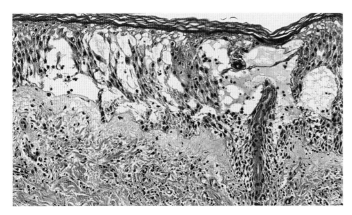

图 1-1-1-5-2B　表皮内疱,可见中性粒细胞浸润

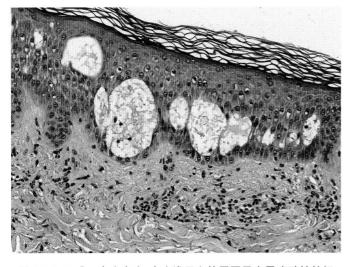

图 1-1-1-5-2C　表皮内疱,真皮浅层血管周围见少量嗜酸性粒细胞浸润

慢性期 ICD 可出现角化过度、颗粒层增厚、棘层肥厚等慢性增生性表现。

急性期 ACD 表现为表皮不同程度的海绵水肿,严重者可形成表皮内水疱。真皮内混合性炎症细胞浸润,包括淋巴细胞、组织细胞及不同数量的嗜酸性粒细胞。

慢性期 ACD 出现表皮增生,常表现为银屑病样增生。

【鉴别诊断】

1. **其他皮肤病**　接触性皮炎的皮损表现及其海绵水肿性皮炎的病理表现模式都不是唯一的,需要与其他皮炎、湿疹相鉴别。皮损分布的部位、形状、接触史对接触性皮炎的诊断非常重要。有时候慢性接触性皮炎临床上需与 MF 相鉴别,此时病理活检就比较有意义。MF 一般海绵样水肿不明显,淋巴样细胞亲表皮,可在表皮内形成 Pautrier 微脓肿,免疫组化显示 T 细胞增生。斑贴试验也有助于 ACD 与其他皮肤病的鉴别和变应原的寻找。此外,还需注意警惕接触性皮炎与其他皮肤病,比如特应性皮炎,合并存在的情况。

2. **ACD 与 ICD 的鉴别**　ACD 可以通过斑贴试验阳性确证,慢性 ICD 是排除性诊断(表 1-1-1-5-1)。

表 1-1-1-5-1　刺激性接触性皮炎和变应性接触性皮炎鉴别表

	刺激性接触性皮炎	变应性接触性皮炎
发病率	任何人可以发生 占接触性皮炎的 80%	仅发生于已致敏个体 占接触性皮炎的 20%
发病年龄	任何年龄,成人多见	任何年龄,成人多见
个人或家族特应性病史	可有或无	常有
症状	烧灼感、疼痛、刺痛、瘙痒	瘙痒为主
皮疹分布	局限于接触部位	多局限于接触部位,可远处播散
发病机制	非免疫反应,对皮肤造成直接化学或物理损伤	IV 型变态反应,T 细胞介导的对外界过敏原的迟发型超敏反应
发病时间	数分钟至数小时 无须既往接触史	8~96 小时,多在 48 小时内发病 既往已接触致敏
病程	脱离刺激物皮损很快消退	脱离过敏原后仍可持续存在
斑贴试验	斑贴试验阴性	斑贴试验阳性
病理表现	急性期表皮水肿、角质形成细胞坏死、中性粒细胞浸润	急性期表皮水肿、混合性炎症细胞浸润,常见嗜酸性粒细胞浸润

(陈　佳)

六、脂溢性皮炎

【概念】

脂溢性皮炎(seborrheic dermatitis),亦称脂溢性湿疹,是发生在皮脂溢出部位的一种慢性丘疹鳞屑性、浅表炎症性皮肤病,好发于头面、胸背等皮脂腺丰富区,成人和新生儿多见,可伴有不同程度的瘙痒。

【临床特点】

1. 临床表现

（1）发病率:尚未有确切的发病率统计。帕金森病患者常出现脂溢性皮炎;艾滋病患者易出现泛发及严重的脂溢性皮炎。

（2）发病年龄:婴儿脂溢性皮炎主要发生于 3 个月内的婴儿,通常于出生后 2~10 周发病。成人脂溢性皮炎中年人多见,40~60 岁最常见。

（3）性别:男性比女性更易患病。

（4）部位:好发于皮脂腺丰富的区域,如头皮、耳部、面中部、胸前区、肩胛间区及间擦部位。头皮、眉部、鼻唇沟、耳部最常见。成人脂溢性皮炎以头面部为主,间擦部位少见。皮损通常局限,偶见泛发型或红皮病型,如婴儿的脱屑性红皮病/Leiner 病。

典型皮损表现为境界清楚的黄红色斑片,上覆油腻性鳞屑或结痂,往往由毛囊周围炎症性丘疹融合而来。

成人头皮脂溢性皮炎在头皮内弥漫性分布,伴有不同程度瘙痒。皮损边界一般在发际处或稍超出发际,境界清楚。可并发毛囊炎、雄激素性脱发,也可以仅表现为头皮屑增多,在须发覆盖部位出现弥漫性轻到中度细小白色或油腻性鳞屑,没有红斑或刺激反应,称为头部单纯糠疹(头皮屑),是头皮脂溢性皮炎的最轻型(图 1-1-1-6-1A)。

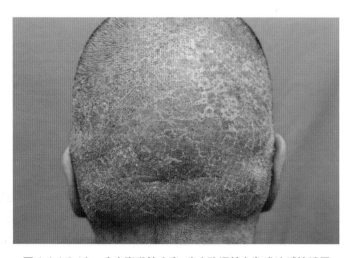

图 1-1-1-6-1A 头皮脂溢性皮炎,头皮弥漫性白色或油腻性鳞屑

严重的婴儿头部脂溢性皮炎可以扩展至整个头皮,形成黏着性鳞屑和厚痂,覆盖整个头皮并侵及前额,称为"摇篮帽"(图 1-1-1-6-1B)。

面部脂溢性皮炎常对称分布于鼻唇沟、鼻翼、前额、眉部及眉间区域、眼睑、外耳道、耳后,表现为黄红色斑片,覆油腻性或麸皮状鳞屑(图 1-1-1-6-1C)。

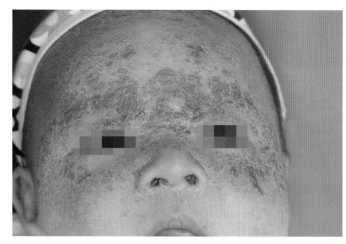

图 1-1-1-6-1B 婴儿脂溢性皮炎,眉区、鼻唇沟红斑,上覆有厚薄不等、油腻、黄褐色鳞屑或鳞屑性痂

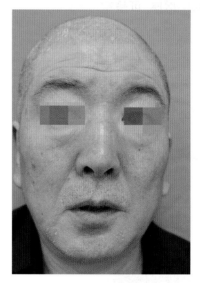

图 1-1-1-6-1C 面部脂溢性皮炎,双眉弓、鼻唇沟下颌黄红色斑片,覆油腻性鳞屑

腋下、腹股沟、脐部等间擦部位脂溢性皮炎常呈急性炎症改变,有渗出,易继发念珠菌或细菌感染,婴儿比成人更多见。

皮损部位皮肤对刺激敏感,日晒、高温、发热性疾病或局部治疗过度均可引起皮疹突然加重及播散。泛发及严重的脂溢性皮炎应考虑 HIV 感染的可能。

2. 治疗 作息规律;避免高糖、高脂及辛辣刺激食物;适当清洁,避免使用碱性过强的洗涤用品;保湿润肤。

局部治疗可使用含有酮康唑、二硫化硒或环吡酮胺的香波洗头,外用抗真菌剂,根据皮损部位及病情严重程度选择合适的糖皮质激素制剂。吡硫翁锌、局部钙调磷酸酶抑制剂等可作为二线治疗。

系统治疗包括口服 B 族维生素调节脂肪酸代谢、抗组胺药止痒、四环素族抗生素消炎,对于泛发、严重、常规治疗疗效不佳者,有报道予伊曲康唑口服。

3. **预后**　婴儿脂溢性皮炎有自限性,一般合理清洁、保湿到位能明显好转,不太复发。成人脂溢性皮炎呈慢性复发性病程,需长期随访。

【发病机制】

病因尚不清楚。皮脂分泌增多、马拉色菌在脂溢性皮炎发病中的作用有待进一步研究。皮脂组成成分改变及皮损表面菌群失调可能与致病相关。

【病理变化】

镜下观　毛囊口角化不全是脂溢性皮炎角质层的特点,但不一定都能看到;急性期及亚急性期脂溢性皮炎表皮轻至中度海绵水肿,真皮浅层血管和毛囊周围淋巴细胞为主的炎症细胞浸润;慢性期脂溢性皮炎在此基础上表皮不规则棘层增厚,可呈银屑病样增生模式。真皮内可能有毛细血管扩张(图1-1-1-6-2A、图1-1-1-6-2B)。

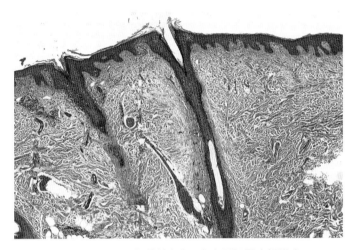

图1-1-1-6-2A　低倍镜扫视,表皮呈银屑病样增生

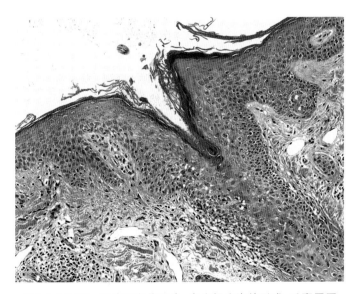

图1-1-1-6-2B　毛囊口角化不全,表皮轻度海绵形成,毛囊周围淋巴细胞浸润

【鉴别诊断】

1. **银屑病**　临床上,发生在头皮、面部、间擦部位的脂溢性皮炎分别需要和头皮银屑病、面部银屑病、反向银屑病进行鉴别。它们在皮损和组织学表现上有时很难区分。发病冬重夏轻、有家族史、皮损边界清晰、鳞屑呈银白色、束状发、不脱发、有指甲损害、Auspitz征阳性、其他部位有典型银屑病皮损等,都更支持银屑病的诊断。病理上,典型的银屑病病理表现还是颇具特征性的(融合性角化不全、Munro微脓肿、表皮突规则向下延伸、真皮乳头上方表皮变薄、乳头内毛细血管迂曲扩张),但归类为银屑病样增生模式的银屑病可同时伴表皮海绵水肿,归类为海绵水肿性皮炎模式的脂溢性皮炎慢性期可呈现表皮银屑病样增生,在二者不太典型的时候,要寻找蛛丝马迹,仔细甄别。比如二者虽然都可出现灶状角化不全,但脂溢性皮炎的角化不全多位于毛囊口,一般没有中性粒细胞微脓肿。

2. **湿疹**　同样为海绵水肿性皮炎,也可有角化不全,但其角化不全与毛囊没有特别关联。如果有浆痂、嗜酸性粒细胞,则更倾向于湿疹的病理学表现。临床上湿疹的分布不仅局限于脂溢部位,皮损更具有多形性,急性湿疹有渗出过程。

3. **头癣**　头皮脂溢性皮炎还需与头癣鉴别,后者常见断发、脱发,真菌镜检可查到发内或发外孢子。

4. **红斑型天疱疮**　皮损同样好发于脂溢部位,常见鳞屑性红斑及油腻性结痂,但偶尔可见的小疱、糜烂面、尼科利斯基征(以下简称尼氏征)阳性支持红斑型天疱疮的诊断。病理表现可见棘层松解现象,免疫荧光阳性,易于鉴别。

5. **朗格汉斯细胞组织细胞增生症**　常在头面、胸背部出现脂溢性皮炎样损害,组织病理检查易于鉴别。

(陈　佳)

七、玫瑰糠疹

【概念】

玫瑰糠疹(pityriasis rosea,PR)是一种急性炎症性红斑、丘疹鳞屑性皮肤病。皮损以分布于躯干、四肢,被覆糠秕状鳞屑的玫瑰色斑丘疹为特征,具有自限性。

【临床特点】

1. 临床表现

(1) 发病率:玫瑰糠疹在普通人群中的总发病率为0.5%~2%,美国的发病率估计为1.31%,非洲为2%,约占所有皮肤病的6.8/1 000。虽然玫瑰糠疹在世界范围内都有发生,但在黑色人种和拥挤的地区更为常见。

(2) 发病年龄:玫瑰糠疹主要发生在10~35岁的人群中,在青春期达到高峰。6%~12%的患者年龄在10岁以下,2 岁以下的儿童很少见。

(3)性别:女性多于男性(男女比例约为 1:1.4)。

(4)部位:好发于躯干,其次是颈部和四肢近端。偶有报道先驱斑出现在面部、头皮、生殖器和手足部位。

约 50% 的患者出现轻度前驱症状,包括头痛、发热、不适、疲劳、厌食、咽痛、淋巴结肿大和关节痛。

约 80% 的患者出现"先驱斑"或"母斑"。初起为光滑的红色斑丘疹或斑疹,数天内扩大,中央消退,形成一个椭圆形或圆形的斑片或斑块。皮疹中央凹陷,边缘轻微隆起,鳞屑呈"领圈"样附着在皮损周围,游离缘向内部延伸。直径可以从 1~10cm 不等,通常为 2~5cm。前驱斑出现后 4~14 天内分批出现全身性对称性皮疹。典型的皮损是 0.5~1cm 椭圆形鳞屑性红斑,长轴沿皮纹(Langer 线)方向分布。因此背部的皮损分布可呈典型的"圣诞树"或"枞树"外观,而上胸部的皮损分布呈"V"形图案。大约 25% 的成人和 69%~90% 的儿童玫瑰糠疹患者自觉瘙痒(图 1-1-1-7-1)。

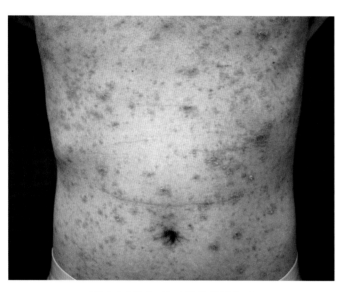

图 1-1-1-7-1 玫瑰糠疹典型表现

16%~28% 的玫瑰糠疹患者可发生口咽部皮损,儿童比成人更常见。表现为阿弗他溃疡(最常见)、红斑、丘疹、丘疱疹、水疱、大疱、瘀点、点状出血、环状红斑和斑块等,可出现草莓舌和地图舌。前驱症状在口咽病变患者中更为常见。口咽部病变通常随皮疹消退而消失。

此外,还有一些特殊类型玫瑰糠疹:丘疹型(多见于 5 岁以下的儿童、孕妇和深色皮肤个体)、毛囊型、斑块样、荨麻疹型、水疱或大疱型、脓疱型、紫癜型、出血型、苔藓样型、多形性红斑样型、剥脱性皮炎、单侧型或节段型、反向型、巨大型、顿挫型(只出现先驱斑,不出现继发斑)等,比较少见,在同一时间可出现多种不典型损害。

2. 治疗 本病有自限性,治疗目的的主要是减轻症状,缩短病程。

中医中药,包括复方青黛丸、雷公藤,对玫瑰糠疹有较好疗效。治疗原则是清热凉血,祛风止痒。

紫外线光疗似乎能加速皮疹的消退,但在相关研究中并没有显著性差异。

分别有文献报道口服红霉素、阿昔洛韦、赖氨酸可有效控制玫瑰糠疹进展及促进皮疹消退,而且一项头对头研究报道,口服阿昔洛韦比口服红霉素更有效。

可酌情选用抗组胺药口服,糖皮质激素制剂和润肤剂外用。

3. 预后 本病有自限性,皮损往往约 6 周内消失,留有暂时性色素减退或色素沉着斑,但有个体差异。部分患者病程持续 3 个月以上,称为持续性玫瑰糠疹。与经典型玫瑰糠疹患者相比,持续性玫瑰糠疹患者的全身症状和口咽部皮损更为频繁和严重。

很小部分患者可以复发。复发性玫瑰糠疹通常没有母斑,皮损数量和大小减少,持续时间缩短,相关的系统症状不那么严重。

【发病机制】

病因仍不十分清楚。越来越多的证据提示病原体,特别是病毒,与玫瑰糠疹的发生有密切的关系。研究表明,人类疱疹病毒 HHV-6 和 HHV-7 的再激活(而不是原发感染)可能在玫瑰糠疹的发病机制中起重要作用。近期也有感染新型冠状病毒 COVID-19 或注射新冠肺炎疫苗后出现玫瑰糠疹或玫瑰糠疹样皮疹的报道。病原体的感染可能通过诱发 T 细胞介导的迟发型超敏反应来推动疾病进程。

【病理变化】

镜下观 表皮灶状角化不全,灶状海绵水肿,真皮浅层血管周围及乳头间质内轻度淋巴细胞浸润;可有轻微的红细胞外渗,部分可进入表皮下半部(图 1-1-1-7-2A、图 1-1-1-7-2B)。

【鉴别诊断】

1. 点滴状银屑病、苔藓样糠疹、远心性环状红斑 玫瑰糠疹与这三种病的病理表现非常接近,其共同特点是浅层血管周围炎、灶状海绵水肿及灶状角化不全,区别很细微。玫瑰糠疹的母斑、点滴状银屑病和苔藓样糠疹常有表皮轻度增厚,而远心性环状红斑表皮是不增厚的。真皮炎性浸润在远心性环状红斑最为明显,常呈套袖状,有时在中层和深层血管周围也有浸润,在苔藓样糠疹最为轻微。

和玫瑰糠疹相比,点滴状银屑病更常见角化过度、棘层增厚、真皮乳头毛细血管扩张,炎症细胞浸润更轻,红

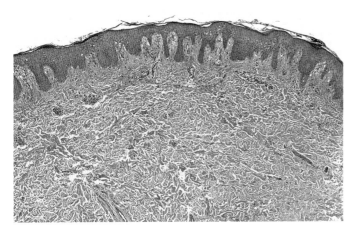

图 1-1-1-7-2A 低倍镜扫视,灶状角化不全,表皮增生,灶状海绵水肿

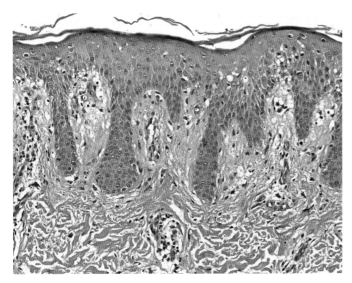

图 1-1-1-7-2B 真皮浅层血管周围及乳头间质内少量淋巴细胞浸润,可见红细胞外渗

细胞渗出更少。会在角化不全灶中出现中性粒细胞(而玫瑰糠疹不会)。表皮和真皮内 CD1a 阳性细胞和 Langerin 阳性细胞在玫瑰糠疹中更为常见。

和玫瑰糠疹相比,苔藓样糠疹炎症细胞浸润细胞更少,海绵水肿更轻微,血管外红细胞很少或无。

尽管这四种病在组织病理学上相似,但在临床上各有其特点,不难鉴别。

2. **二期梅毒** 临床上有时难以区分。但二期梅毒常有特征性掌跖损害,一般无明显自觉症状,而玫瑰糠疹更易出现瘙痒。组织学上,梅毒有大量浆细胞浸润,免疫组化示梅毒螺旋体阳性。血清学检查也易于鉴别。

(陈 佳)

八、浆细胞性龟头炎及外阴炎

【概念】

浆细胞性龟头炎(plasma cell balanitis),又称 Zoon 龟头炎、良性浆细胞性增殖性红斑、局限性浆细胞性龟头炎,是发生于男性外生殖器的浆细胞浸润性慢性良性炎症性黏膜疾病,临床上表现为局限性、持久性斑块,主要发生于未行包皮环切术的中老年男性。类似病情发生在女性则称为浆细胞性外阴炎(plasma cell vulvitis),多见于绝经后女性。浆细胞性外阴炎是否为一独立疾病,仍有争议。

【临床特点】

1. **临床表现**

(1) 发病率:尚未有确切的发病率统计。

(2) 发病年龄:可发生于任何年龄,但是常见于 30 岁以上未行包皮环切术的中老年男性和绝经后女性。

(3) 性别:男女均可以发生。

(4) 部位:男性发生于阴茎龟头和包皮,女性发生于外阴任何部位。

皮疹表现为局限性暗红斑块,表面光滑潮湿,有浸润感。边界一般清楚,不形成溃疡(图 1-1-1-8-1)。龟头包皮邻近面可见"接吻样"皮损。可以没有自觉症状,在男性也可发生瘙痒或排尿障碍,女性可能引起性交困难,排尿困难,瘙痒及疼痛。

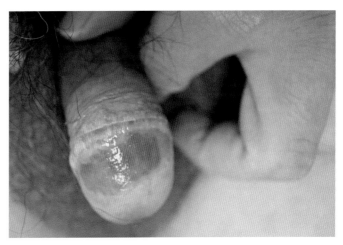

图 1-1-1-8-1 龟头局限性暗红斑块

2. **治疗** 保持清洁,避免刺激。包皮过长者行包皮环切术后常能治愈,被认为是治疗本病的"金标准"。有文献报道,外用钙调磷酸酶抑制剂可获得良好疗效。

3. **预后** 病程慢性,容易反复发作。包皮过长的男性患者行包皮环切术后一般能治愈。

【发病机制】

病因不明,可能与慢性刺激有关。

【病理变化】

镜下观 表皮海绵水肿,可见"钻石样"水肿的角质形成细胞,真皮浅层带状致密慢性炎症细胞浸润,含大量浆细胞。间质内毛细血管扩张,有红细胞外渗,含铁血黄素沉积(图 1-1-1-8-2A~图 1-1-1-8-2C)。

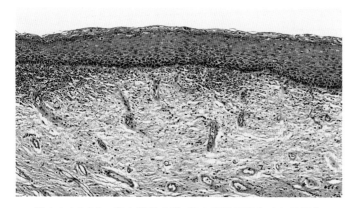

图 1-1-1-8-2A 表皮海绵水肿,真皮浅层慢性炎症细胞浸润

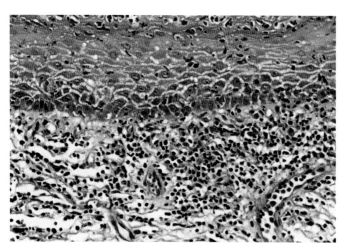

图 1-1-1-8-2B "钻石样"水肿的角质形成细胞

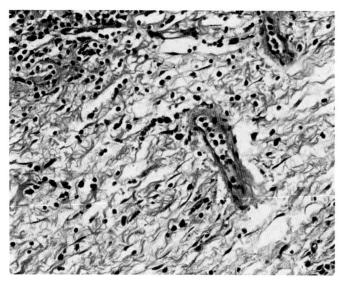

图 1-1-1-8-2C 间质及血管周围较多浆细胞浸润

病理检查具有诊断价值。

【鉴别诊断】

1. **糜烂性扁平苔藓** 临床和组织学表现非常接近,

特别是在女性患者,有时候很难鉴别。如果患者同时有口腔黏膜受累、扁平苔藓的指甲损害,浆细胞浸润较少,以淋巴细胞为主,则扁平苔藓的诊断更明确。

2. **原位鳞状细胞癌** 临床表现很相似,病理上可见全层角质形成细胞排列紊乱及细胞异型,可以鉴别。

3. **乳房外 Paget 病** 病理上可见沿基底膜带分布为主的苍白淡染的 Paget 肿瘤细胞,可以鉴别。

4. **硬化性苔藓** 病理检查可见基底液化、真表皮交界处纯一化变性带、下方带状分布的淋巴细胞为主的炎症细胞浸润,可以鉴别。

5. **黏膜类天疱疮** 病理检查可见表皮下疱伴嗜酸性粒细胞增多。直接和间接免疫荧光、血清疱病抗体检测均有助于明确诊断。

(陈　佳)

参 考 文 献

[1] 顾恒,张建中. 中国特应性皮炎诊疗指南(2020 版). 中华皮肤科杂志,2020,53(2):81-88.

[2] Xu F,Yan S,Li F,et al. Prevalence of childhood atopic dermatitis:an urban and rural community-based study in Shanghai,China. PLoS One,2012,7(5):e36174.

[3] Guo Y,Li P,Tang J,et al. Prevalence of atopic dermatitis in Chinese children aged 1-7 ys. Sci Rep,2016,6:29751.

[4] Guo Y,Zhang H,Liu Q,et al. Phenotypic analysis of atopic dermatitis in children aged 1-12 months:elaboration of novel diagnostic criteria for infants in China and estimation of prevalence. J Eur Acad Dermatol Venereol,2019,33(8):1569-1576.

[5] Jean L Bolognia,Joseph L Jorizzo,Julie V Schaffer. Dermatology. 4th ed. Philadelphia:Elsevier Saunders,2017.

[6] Brunner PM,Guttman-Yassky E,Leung DY. The immunology of atopic dermatitis and its reversibility with broad-spectrum and targeted therapies. J Allergy Clin Immunol,2017,139(4S):S65-S76.

[7] Han Y,Chen Y,Liu X,et al. Efficacy and safety of dupilumab for the treatment of adult atopic dermatitis:a meta-analysis of randomized clinical trials. J Allergy Clin Immunol,2017,140(3):888-891.

[8] Thyssen JP,Kezic S. Causes of epidermal filaggrin reduction and their role in the pathogenesis of atopic dermatitis. J Allergy Clin Immunol,2014,134(4):792-799.

[9] Dainichi T,Kitoh A,Otsuka A,et al. The epithelial immune microenvironment(EIME)in atopic dermatitis and psoriasis. Nat Immunol,2018,19(12):1286-1298.

[10] Qian G,Hou L,Guo W. A Fussy Infant with a Generalized Papulovesicular Rash. The Journal of the American Medical Association,2019,321(6):604-605.

[11] Bonamonte D,Foti C,Vestita M,et al. Nummular eczema and

contact allergy：a retrospective study. Dermatitis, 2012, 23（4）：153-157.

[12] Ogbechie OA, Eastham AB, Vleugels RA. Tense Bullae on the Palms and Soles, 2015, 151（1）：2014-2015.

[13] T Jakob, M Tiemann, C Kuwert, et al. Dyshidrotic cutaneous T-cell lymphoma. Journal of the American Academy of Dermatology, 1996, 34（2）：295-297.

[14] Diehl Joseph, Sarantopoulos G Peter, Chiu Melvin W. Dyshidrotic mycosis fungoides. J Cutan Pathol, 2011, 38（7）：590-592.

[15] Bittencourt Achiléa L, Mota Karla, Oliveira Rodrigo F, et al. A dyshidrosis-like variant of adult T-cell leukemia/lymphoma with clinicopathological aspects of mycosis fungoides. A case report. Am J Dermatopathol, 2009, 31（8）：834-837.

[16] 赵辨. 中国临床皮肤病学. 南京：江苏科学技术出版社, 2012.

[17] Rashid Rabia Sofia, Shim Tang Ngee. Contact dermatitis. BMJ, 2016, 353：i3299.

[18] Keegel Tessa, Moyle Mignon, Dharmage Shyamali, et al. The epidemiology of occupational contact dermatitis（1990-2007）：a systematic review. Int J Dermatol, 2009, 48（6）：571-578.

[19] Bains Sonia N, Nash Pembroke, Fonacier Luz. Irritant Contact Dermatitis. Clin Rev Allergy Immunol, 2019, 56（1）：99-109.

[20] T Mälkönen, K Alanko, R Jolanki, et al. Long-term follow-up study of occupational hand eczema. Br J Dermatol, 2010, 163（5）：999-1006.

[21] Litchman G, Nair PA, Le JK. Pityriasis rosea. Treasure Island（FL）：StatPearls Publishing, 2020.

[22] Chuah SY, Chia HY, Tan HH. Recurrent and persistent pityriasis rosea：an atypical case presentation. Singapore Med J, 2014, 55（1）：e4-e6.

[23] Leung AK, Barankin B. A pink patch on the teen's abdomen, and a "Christmas tree" on her back：Pityriasis rosea. Consultant for Pediatrician, 2015, 14：499-502.

[24] Leung A, Lam J M, Leong K F, et al. Pityriasis Rosea：An Updated Review. Curr Pediatr Rev, 2021, 17（3）：201-211.

[25] Eisman S, Sinclair R. Pityriasis rosea. BMJ, 2015, 351：h5233.

[26] Ahmed N, Iftikhar N, Bashir U, et al. Efficacy of clarithromycin in pityriasis rosea. J Coll Physicians Surg Pak, 2014, 24（11）：802-805.

[27] Gay JT, Gross GP. Herald Patch. Treasure Island（FL）：StatPearls Publishing, 2020.

[28] Polat M, Yildirim Y, Makara A. Palmar herald patch in pityriasis rosea. Australas J Dermatol, 2012, 53（3）：e64-e65.

[29] V eraldi S, Pontini P, Nazzaro G. An erythematous-squamous lesion of the foot：A quiz. Acta Derm Venereol, 2018, 98（8）：813-814.

[30] Urbina F, Das A, Sudy E. Clinical variants of pityriasis rosea. World J Clin Cases, 2017, 5（6）：203-211.

[31] Sharma PK, Yadav TP, Gautam RK, et al. Erythromycin in pityri-

asis rosea：A double-blind, placebo-con-trolled clinical trial. J Am Acad Dermatol, 2000, 42（2 Pt 1）：241-244.

[32] Ganguly S. A randomized, double-blind, placebo-controlled study efficacy of oral acyclovir in the treatment of pityriasis rosea. J Clin Diagn Res, 2014, 8（5）：YC01-YC04.

[33] Pedrazini MC, Groppo FC. L-lysine therapy to control the clinical evolution of pityriasis rosea：Clinical case report and literature review. Dermatologic Therapy, 2021, 34（1）：e14679.

[34] Ehsani A, Esmaily N, Noormohammadpour P, et al. The comparison between the efficacy of high dose acyclovir and erythromycin on the period and signs of pitiriasis rosea. Indian J Dermatol, 2010, 55（3）：246-248.

[35] Schwartz RA, Lambert WC. Pityriasis rosea and activation of latent herpesvirus infections. J Am Acad Dermatol, 2014, 70（1）：197.

[36] Busto-Leis J M, Servera-Negre G, Mayor-Ibarguren A, et al. Pityriasis rosea, COVID-19 and vaccination：new keys to understand an old acquaintance. J Eur Acad Dermatol Venereol, 2021, 35（8）：e489-e491.

[37] Ji HY, Park EJ, Park HR, et al. Histological and immunohistopathological differentiation between guttate psoriasis and pityriasis rosea. Australasian Journal of Dermatology, 2020, 61（4）：e481-e484.

[38] Kyriakou A, PatsatsiA, Patsialas C, et al. Therapeutic Efficacy of Topical Calcineurin Inhibitors in Plasma Cell Balanitis：Case Series and Review of the Literature. Dermatology, 2014, 228（1）：18-23.

[39] Weyers W, Ende Y, Schalla W, et al. Balanitis of Zoon：a clinico-pathologic study of 45 cases. Am J Dermatopathol, 2002, 24（6）：459-467.

第二节　银屑病样型

银屑病样反应模式指表皮增生相当一致，且表皮突明显增宽。除寻常性银屑病以外，表现为银屑病样增生模式的疾病还有很多，可涉及炎症、感染、肿瘤等多种类型皮肤病，包括副银屑病、毛发红糠疹、玫瑰糠疹、慢性单纯性苔藓、结节性痒疹、银屑病样药疹、真菌和梅毒等感染性皮肤病、炎性线状疣状表皮痣、表皮松解坏死性游走性红斑、肠病性肢端皮炎和烟酸缺乏症等。

一、寻常性银屑病

【概念】

银屑病（psoriasis）是一种遗传与环境共同作用诱发、免疫介导的慢性、复发性、炎症性、系统性疾病，分为寻常性、脓疱性、红皮病性、关节病性四种类型，其中以寻常性银屑病（psoriasis vulgaris, PV）最常见，典型的临床表现为鳞屑性红斑或斑块,局限或广泛分布。

【临床特点】

1. 临床表现

(1)发病率:2008年中国6省市银屑病流行病学调查结果为0.47%;美国银屑病患病率0.5%~3.15%,而欧洲为0.75%~2.9%。30%的患者有家族史,多数患者冬季复发或加重,夏季缓解。

(2)发病年龄:可发生于各年龄段,约2/3的患者在40岁以前发病。

(3)性别:无性别差异。

(4)部位:一般好发于躯干、四肢伸侧,常累及毛发和指(趾)甲。反向型银屑病可发生于面部、腋下、腹股沟,甚至累及外阴。

寻常性银屑病分为点滴状和斑块状两型。

点滴状银屑病:发疹前2~3周可有溶血性链球菌引起的上呼吸道感染病史,皮疹初发呈向心性分布,多位于躯干和四肢近端,临床表现为1~10mm大小境界清晰的红色丘疹、斑丘疹,色泽潮红,覆以少许鳞屑(图1-1-2-1-1A)。点滴状银屑病可能是银屑病的首发表现,也可能是斑块状银屑病的急性加重。

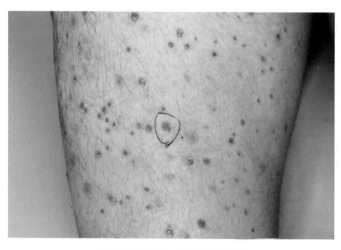

图1-1-2-1-1A 点滴状银屑病

斑块状银屑病:是银屑病最常见的类型,占银屑病的80%~90%。表现为界限清楚的红色斑块,直径1cm到数厘米不等,数量不一,可少量散在分布,也可多发,小斑块融合成大斑块,甚至覆盖全身(图1-1-2-1-1B)。皮疹通常好发于头皮、躯干、臀部和四肢伸侧面,斑块表面通常干燥,脱屑明显,轻刮表面鳞屑,犹如蜡滴,称为蜡滴现象;刮去表面白色鳞屑后,可露出一层淡红发亮的半透明薄膜,称为薄膜现象;再继续刮除薄膜,可见小出血点,称点状出血现象(Auspitz征)。部分斑块状银屑病也可单独发生于头皮,由于头皮皮损鳞屑较厚,常超出发际,皮

损处毛发由于厚积的鳞屑紧缩而成束状,称为"束状发"(图1-1-2-1-1C)。

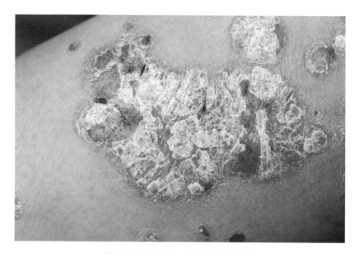

图1-1-2-1-1B 斑块状银屑病

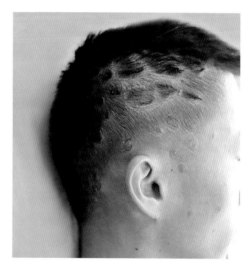

图1-1-2-1-1C 束状发

2. 治疗

(1)点滴状银屑病:主要以外用药或光疗为主。外用药可选用维生素D₃衍生物和糖皮质激素制剂。前者如他卡西醇,适用于急性点滴状银屑病;后者可选用弱效或中效糖皮质激素(如氢化可的松/糠酸莫米松/丙酸氟替卡松软膏等),二者可联合使用或单用,也可与光疗联合。光疗优先选择NB-UVB;联合保湿剂、糖皮质激素或维生素D₃衍生物疗效更好。

(2)斑块状银屑病:根据病情轻重程度选择治疗方案。轻度患者以局部治疗为主,大多能有效控制病情。外用制剂包括维生素D₃衍生物、维A酸类、中效或强效糖皮质激素及钙调磷酸酶抑制剂等。局部光疗也可选用。单一用药不良反应明显或疗效不好时,可选择两种或多种药物交替或联合。常用联合方案包括:糖皮质激素+维生素D₃衍生物、糖皮质激素+维A酸类等。中重度

患者需系统治疗,包括中药、维 A 酸类、免疫抑制剂(如MTX、环孢素、雷公藤制剂)和生物制剂等。

近年来,生物制剂在银屑病的治疗中应用越来越广泛,疗效突出。可用于中重度斑块状银屑病的生物制剂,包括 IL-17A 抑制剂依奇珠单抗、司库奇尤单抗,TNF-α 抑制剂依那西普、英夫利昔单抗、阿达木单抗等。使用生物治疗之前要对患者的健康状况进行充分评估,治疗过程中要进行动态随访观察,以确保患者安全。

3. 预后　多迁延反复,逐渐失去季节性。治疗得当,注意健康的生活方式,可能控制多年不复发。点滴状银屑病多有自限性,但也有一定比例的个体可能发展为慢性斑块状银屑病。

【发病机制】

银屑病发病机制涉及遗传、免疫、环境等多种因素,通过以 Th17 淋巴细胞介导为主、多种免疫细胞共同参与的免疫反应,引起角质形成细胞过度增殖、关节滑膜细胞与软骨细胞炎症发生。其中 IL-23/Th17 通路是银屑病发病机制研究所取得的重大突破。中医认为本病多属血分热毒炽盛,营血亏耗,瘀血阻滞,化燥生风,肌肤失养。

【病理变化】

镜下观　角化过度、角化不全。典型银屑病呈连续性或融合状角化不全,点滴状银屑病呈灶状角化不全。在早期皮损中,角质层内或角质层下可见中性粒细胞聚集,形成 Munro 微脓肿。颗粒层变薄或消失,棘层增厚,表皮突延长成杵状,其末端常较宽,可与邻近的表皮嵴相结合。表皮内一般无海绵形成,但在真皮乳头顶部的棘层可见显著的细胞间水肿。真皮乳头上顶,其上方棘层变薄,该处颗粒层常消失。乳头内血管迂曲扩张,血管周围可见组织细胞、淋巴细胞、中性粒细胞浸润。(图 1-1-2-1-2A ~ 图 1-1-2-1-2C)

【鉴别诊断】

斑块状银屑病表现不典型时,需要与毛发红糠疹、特应性皮炎、扁平苔藓、慢性苔藓样糠疹、玫瑰糠疹、二期梅毒、蕈样肉芽肿、Bazex 综合征等疾病鉴别。头皮和面部受累者需注意与脂溢性皮炎、头癣鉴别;指(趾)甲受累者需与甲真菌病、甲扁平苔藓等鉴别;生殖器部位银屑病需要与性传播疾病相鉴别;点滴状银屑病主要与苔藓样糠疹、玫瑰糠疹进行鉴别。

1. 毛发红糠疹　与银屑病在临床和组织学上均易混淆。其不同之处在于:银屑病呈融合性角化不全,毛发红糠疹角化过度与角化不全在垂直方向和水平方向交替出现,呈棋盘格样改变。毛发红糠疹有毛囊角栓,一般无真皮乳头上顶及乳头内毛细血管迂曲扩张。除非继发感

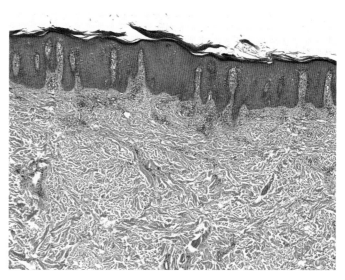

图 1-1-2-1-2A　低倍镜扫视,融合性角化不全,表皮呈银屑病样增生,真皮乳头上顶,浅层血管周围炎症细胞浸润

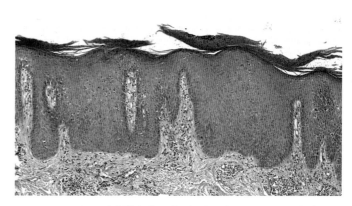

图 1-1-2-1-2B　融合性角化不全,角质层内见 Munro 微脓肿,颗粒层变薄,表皮呈银屑病样增生,真皮乳头上顶,浅层血管周围出现以淋巴细胞为主的炎症细胞浸润

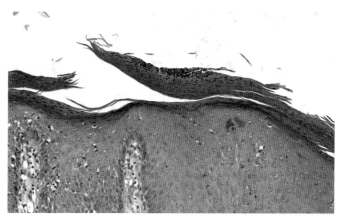

图 1-1-2-1-2C　角质层内见 Munro 微脓肿

染,一般角质层中无中性粒细胞浸润。当病理表现不典型时,结合临床非常有必要。掌跖角化、躯干弥漫性皮损间隙可见正常皮岛,是诊断毛发红糠疹的依据。

2. 特应性皮炎　具有特征性个人和家族特应性体质遗传背景,大多数患者血嗜酸性粒细胞及 IgE 显著升高,

常具有皮肤干燥、白色糠疹等其他体征,病理上,急性期及亚急性期多呈海绵水肿性皮炎改变,伴不同程度嗜酸性粒细胞浸润,慢性期呈增生性改变,胶原增生相对明显。

3. 扁平苔藓　为苔藓样炎症细胞浸润,基底液化,病理特征鲜明。

4. 慢性单纯性苔藓　角化过度、棘层肥厚非常明显,一般没有角化不全。经常搔抓者,真皮乳头可见胶原纤维垂直于表皮生长。乳头上方表皮一般不变薄。

5. 脂溢性皮炎　头皮和面部受累者需注意与脂溢性皮炎鉴别,有时候二者的临床和病理表现均难以区分。脂溢性皮炎一般有明显的海绵水肿。早期银屑病也可以出现海绵水肿,但较轻微。

6. 丘疹鳞屑型药疹　与银屑病不同之处在于:浸润细胞中含有较多嗜酸性粒细胞,有时可见角化不良细胞。仔细询问病史,有助于鉴别。

7. 二期梅毒　可见以浆细胞为主的炎症细胞浸润,血管周围的炎症细胞呈袖套状浸润,具有特征性。梅毒螺旋体免疫组化及血清学检测可以明确。

8. 蕈样肉芽肿　可见异型淋巴样细胞亲表皮,甚至形成Pautrier微脓肿,免疫组化有助于鉴别。

9. 银屑病样角化病　临床表现为孤立性鳞屑性丘疹或斑块,似脂溢性角化病、日光性角化病或皮肤鳞状细胞癌,病理与寻常性银屑病非常类似。一般发生于下肢,无头皮、指甲等累及,无银屑病家族史,糖皮质激素制剂外用无效。

10. 慢性苔藓样糠疹、玫瑰糠疹　点滴状银屑病、慢性苔藓样糠疹、玫瑰糠疹三者在病理上非常接近,详见第一节的玫瑰糠疹。

(陈　佳)

二、副银屑病

【概念】

副银屑病(parapsoriasis)为一组病因不明的,以慢性、复发性红斑、丘疹、鳞屑为主要表现的异质性疾病的总称,皮损类似银屑病,因而得名。既往根据皮损类型分为急性苔藓痘疮样糠疹(pityriasis lichenoides et varioliformis acuta,PLEVA)、慢性苔藓样糠疹(pityriasis lichenoides chronica,PLC)、小斑块型副银屑病(small plaque parapsoriasis,SPP)、大斑块型副银屑病(large plaque parapsoriasis,LPP)。这组疾病之间的皮损容易共存或重叠,呈谱系性变化,但临床过程及转归又各具特点。目前认为,PLC和PLEVA不论从临床表现,还是病理特征,与副银屑病都有显著差别,因而不再将其列入副银屑病范畴。副银屑病

主要指SPP和LPP,但两者是本质不同的两种疾病,后者与皮肤T细胞淋巴瘤的关系十分密切。

有学者认为淋巴瘤样丘疹病(LyP)是苔藓样糠疹的变型,但有争议。其病理表现上也不属于银屑病样型炎症模式,因此不在本章节叙述。

【临床特点】

1. 临床表现

(1) 发病率:尚未有确切的发病率统计。

(2) 发病年龄:国外研究显示,小斑块副银屑病和大斑块副银屑病多见于中年或老年人,也可见于儿童。但近期国内有学者观察,副银屑病总体好发于青年人。

(3) 性别:总体以男性多见。

(4) 部位:均好发于躯干、四肢,以屈侧为主,罕少累及面部、掌跖和黏膜部位。根据皮损分布可分为中心型(面部、躯干、腹股沟区域受累)、外周型(四肢及掌跖部位受累)、弥漫型(躯干及四肢皆受累),以弥漫型最常见。

由于翻译的原因,小斑块副银屑病和大斑块副银屑病的病名上都有"斑块"两个字,但是这两个疾病的皮损是以斑片为特征,而不是斑块。病程慢性,一般无明显自觉症状,或仅轻微瘙痒。

1) 小斑块型副银屑病:又称"慢性浅表性(鳞屑性)皮炎",典型皮损是直径小于5cm的圆形或椭圆形红色斑片,边界清楚,上覆细小鳞屑(图1-1-2-2-1A)。有些皮损带有黄色色调,又称"持久性黄色红皮病(xanthoerythro-dermia perstans)"。对称性分布于躯干和四肢。

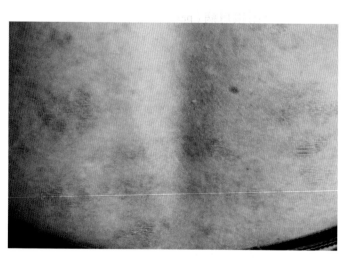

图1-1-2-2-1A　小斑块型副银屑病,背部散在直径小于5cm的红褐色斑片

"指状皮肤病"是小斑块型副银屑病的特殊亚型,表现为胁肋部对称分布的长条形指状斑片,沿皮肤张力线排列,皮损长轴可以达到甚至超过10cm。

2）大斑块型副银屑病：皮损大于 5cm，表现为圆形或不规则形、上覆鳞屑的红色斑片，或很薄的斑块（图 1-1-2-2-1B）。部分患者同时伴有皮肤异色症的改变，出现皮肤萎缩、毛细血管扩张及斑驳状色素沉着和色素减退，此时称"皮肤异色症样副银屑病（poikilodermatous parapsoriasis）"或"血管萎缩性皮肤异色症样副银屑病（poikiloderma atrophicans vasculare parapsoriasis）"。

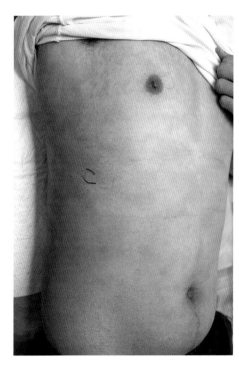

图 1-1-2-2-1B　大斑块型副银屑病，躯干部散在圆形或不规则形、上覆鳞屑的淡红色斑片

"网状型副银屑病（parapsoriasis retiformis）"是大斑块型副银屑病的特殊亚型，又称"苔藓样型副银屑病（lichenoid parapsoriasis）"，表现为边界不清的红色至棕红色斑片，或类似扁平苔藓的粟粒大小扁平丘疹，表面覆盖细薄鳞屑，丛集成网状或斑马线样带状分布。好发于颈部两侧、躯干、四肢近端及乳房处，有时可泛发全身，但同其他类型副银屑病一样，颜面、掌跖及黏膜极少累及。此型罕见，可转变为皮肤异色病样改变。

2. 治疗　SPP 可局部外用糖皮质激素制剂、煤焦油及各种光疗。贝沙罗汀、钙调磷酸酶抑制剂、咪喹莫特等疗效待定。对于怀疑向淋巴瘤转变的 SPP，应避免使用钙调磷酸酶抑制剂。LPP 无论是否已经表现出或有可能发展为 MF，都应采取治疗措施。初期治疗手段与 SPP 类似，对符合 MF 病理学诊断标准的 LPP，可采用治疗早期 MF 的药物，如口服阿维 A 或异维 A 酸、薄芝注射液肌内注射、皮下注射 α 干扰素、IL-12 治疗，外用氮芥、卡氮芥、贝沙罗汀等。

3. 预后　不同类型副银屑病的预后差异较大。

（1）小斑块型副银屑病：病程慢性，少数患者可自行消退，但可能复发。大多持久存在甚至终生不愈。不会转变为淋巴瘤。

（2）大斑块型副银屑病：约 11% 的大斑块型副银屑病可发展至蕈样肉芽肿型皮肤 T 细胞淋巴瘤，又称"蕈样前期副银屑病"。特别是网状型副银屑病，长期随访表明此型都将会进展为蕈样肉芽肿。

【发病机制】

SPP 和 LPP 的发病机制未明。两种疾病都是以真皮浅层 CD4+ T 细胞为主的淋巴样细胞浸润为特点，可视为克隆性皮炎，构成了从慢性皮炎到皮肤 T 细胞淋巴瘤的中间或过渡阶段，尽管只有 LPP 可进展为淋巴瘤。

【病理变化】

1. 镜下观　SPP 组织学改变不特异，大多呈海绵水肿性皮炎和角化不全，基底液化也常轻微。LPP 有不同程度的苔藓样浸润，可出现异型淋巴细胞进入表皮，有时和 MF 难以区分，这时应考虑诊断为 MF。LPP 和 SPP 的病理变化特异性相对低，病理表现的差异性较大，有些 LPP 与 SPP 的病理表现很轻微，仅是灶状基底细胞空泡化变性伴浅层血管周围淋巴细胞浸润，因此准确诊断须结合临床表现与组织病理。（图 1-1-2-2-2A、图 1-1-2-2-2B）

2. 辅助检查　免疫组化示 SPP、LPP 中皮损浸润的淋巴细胞表达 CD4。

【鉴别诊断】

1. 玫瑰糠疹　SPP 需要与其他红斑鳞屑性疾病鉴别，特别是玫瑰糠疹及点滴状银屑病。玫瑰糠疹的病程较短，一般 4~6 周可消退，皮损呈向心性分布，初起可有一个较大的前驱母斑。病理上有时难以鉴别，但玫瑰糠

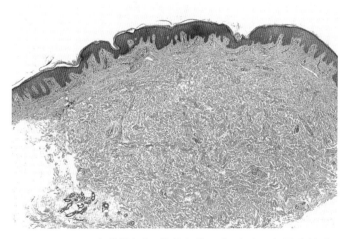

图 1-1-2-2-2A　低倍镜扫视，灶状角化不全，表皮呈银屑病样增生，局部海绵形成，真皮浅层及血管周围炎症细胞浸润

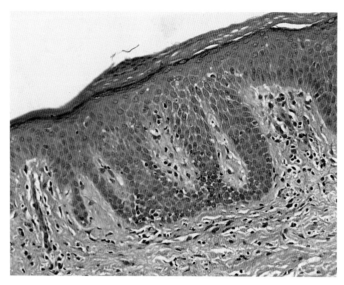

图 1-1-2-2-2B 灶状角化不全,局部海绵形成,灶状基底细胞空泡化变性,真皮浅层血管周围炎症细胞浸润

疹往往能见到管外红细胞。

2. 点滴状银屑病 起病前常有上呼吸道链球菌感染史,皮损表面的鳞屑较粗大,组织学上可见 Munro 微脓肿。SPP 一般无中性粒细胞浸润。

3. 二期梅毒 二期梅毒有特征性的掌跖红棕色斑疹,病理上可见以浆细胞为主的炎症细胞浸润,围绕血管周围呈袖套状分布。可疑病例必要时可行梅毒血清学检查或 TP 免疫组化明确诊断。

4. 斑片期蕈样肉芽肿 LPP 需与斑片期蕈样肉芽肿鉴别,临床上 LPP 的皮损有消长的过程,且持续时间较短,斑片可能于夏季消退,而蕈样肉芽肿皮损持续时间长,且无明显的消退现象;组织学上,蕈样肉芽肿可见单个异形淋巴细胞亲表皮性或形成 Pautrier 微脓肿,不伴表皮海绵水肿,然而有时在早期蕈样肉芽肿,以上所述的组织学特点可能不典型或缺失,诊断可参照欧洲诊断标准。

目前的研究支持副银屑病为一组原因不明的 T 淋巴细胞增生性疾病,但其良恶性本质仍未明确,除了 LPP,越来越多的研究也报道了其他种类的副银屑病转化为淋巴瘤,但即使通过免疫组化和 T 细胞受体基因重排也不能完全区分良恶性及预测这些副银屑病未来的发展趋势。因此,对于各型副银屑病,需结合临床和病理综合诊断,长期随访也是必要的。

（陈 佳）

三、毛发红糠疹

【概念】

毛发红糠疹(pityriasis rubra pilaris,PRP),又称毛发糠疹(pityriasis pilaris)、尖锐红苔藓(lichen rubra acumina-

tus),是一种少见的慢性鳞屑性角化性炎症性皮肤病,以黄红色鳞屑性斑片、毛囊性角化性丘疹和掌跖角化为特征。

【临床特点】

1. 临床表现

(1) 发病率:占皮肤病患者的 1∶50 000(印度)～1∶5 000(大不列颠)。儿童发病率略高,约为 1∶500。

(2) 发病年龄:可见于 1 个月的婴儿至 80 岁以上的任何年龄,但有明显双峰现象,即 10 岁以前及 40～60 岁之间形成两个发病高峰组,后者多于前者。

(3) 性别:男女发病率相等,或男性稍高于女性。

(4) 部位:头皮、面部、躯干、四肢、掌跖均是好发部位,常有甲损害,黏膜极少受累,但也可有口腔黏膜、睑结膜受累。

1980 年,Griffiths 根据发病年龄、病程和预后等因素将 PRP 分为典型成人型、非典型成人型、典型幼年型、幼年局限型、非典型幼年型等 5 型。后 Miralles 提出 HIV 相关型 PRP 作为Ⅵ型。虽然也有人提出恶性肿瘤相关型 PRP 作为Ⅶ型,但目前普遍使用的是 6 型分型。

1) 典型成人型(Ⅰ型):最常见,占所有病例的55%。通常急性起病,常初起于头皮,出现较厚的灰白色糠秕样鳞屑,很快累及面部,出现黄红色干性细薄糠秕状鳞屑性损害,类似干性脂溢性皮炎,继而可泛发全身。也有半数病例初发于掌跖。特征性皮疹是小的毛囊角化性丘疹和糠秕状鳞屑性棕红色或橘红色斑片或斑块,对称分布。丘疹为针头或粟粒大小,干燥而坚硬,顶部尖锐或呈现圆锥形,淡红色和/或棕红色,其顶端中心有一个角质小栓,常贯穿一根失去光泽的细弱毛发。角质栓伸入毛囊较深,不易剥去,除去角栓遗留凹陷小坑。毛囊性丘疹多初发于颈旁、四肢伸侧、躯干和臀部,特别在手指的第一和第二指节的背面最为清楚,具有诊断意义。多数丘疹聚集成片,呈鸡皮样外观,触摸时有粗糙或刺手感。逐渐发展,丘疹可互相融合成黄红色或淡红色斑块,边界清楚,表面覆盖糠秕状鳞屑,好发于两肘膝伸侧、髋部和坐骨结节处。此种皮损酷似银屑病或扁平苔藓,但其边缘仍可见到孤立的毛囊角化性丘疹,可以鉴别。也可播散全身,甚至发展为红皮病,但弥漫性皮损中常可见到夹杂着约 1cm 大小、境界清楚的正常皮岛,常见于胸部及腋下,具有鉴别诊断意义。

77%～97% 的患者有掌跖角化过度,为境界清楚的橙黄色、蜡样光泽的弥漫性角化,易继发皲裂。有作者认为此橙黄色、水肿样的掌跖角化症是其第二个具有诊断意义的特征。指(趾)甲受累表现为甲板增厚、表面粗糙不平、甲浑浊、变色、甲下碎屑、横沟或纵嵴、甲下角化过度、裂片形出血,也可出现萎缩。口腔黏膜很少受累,可出现白色或灰白色斑块,红斑基础上的白色丘疹、结节,或上有白色条纹的红斑性损害,斑块呈花边状。发生于颊黏膜、软腭、硬腭、舌背和齿龈,可伴有疼痛。长时间面部受累者可能发生睑外翻。(图1-1-2-3-1A～图1-1-2-3-1C)

患者可有瘙痒或烧灼感,部分患者可伴发血清反应阴性对称性或非对称性的关节炎、关节痛、肢端骨质吸收和淋巴结病。

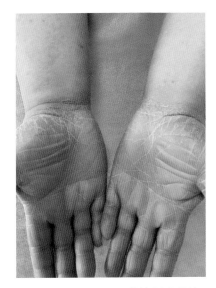

图1-1-2-3-1C　双手掌境界清楚的橙黄色、蜡样光泽的弥漫性角化

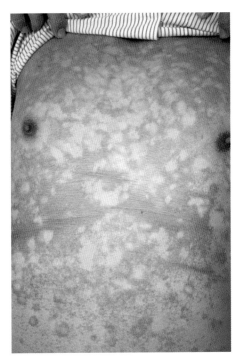

图1-1-2-3-1A　典型成人型PRP,躯干散在毛囊角化性丘疹和糠秕状鳞屑性棕红色或橘红色斑片或斑块,可见正常皮岛

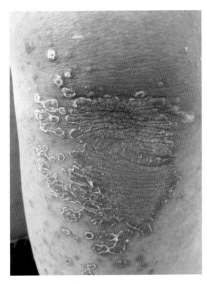

图1-1-2-3-1B　典型成人型PRP,膝部鳞屑性毛囊性丘疹、斑块,境界清楚

2)非典型成人型(Ⅱ型):约占所有PRP病例的5%。始发于成人,好发于下肢,不像Ⅰ型一样从头颈部开始下行性发展。以鱼鳞病样皮炎为典型表现,掌跖角化,覆层板状鳞屑。有些患者可出现头发稀少和脱发。一般不会发展成红皮病。本型通常呈慢性,病程超过20年,3年内临床症状消失的患者不到20%。

3)典型幼年型(Ⅲ型):约占所有PRP病例的10%,幼年PRP患儿的45%。临床表现与Ⅰ型相似,但起病于儿童期,通常在5～10岁。约有3/4的患儿继发于急性感染,创伤可诱发或加重本病。部分患儿皮损消退后转化为Ⅳ型PRP。预后良好,大部分病灶在1年内自行消退。近来有报告1例本型患者伴发唐氏综合征(Down syndrome)。

4)幼年局限型(Ⅳ型):相对多见,约占所有PRP病例的25%,幼年PRP的半数。青春期前发病,皮损主要局限于肘、膝、踝和手足背部,临床表现为境界清楚的鳞屑性红斑,表面布满毛囊或非毛囊性的丘疹,角质栓明显。有时头皮或躯干也可发现散在的类似损害。病情发展后,部分病例也可出现轻至中度的掌跖角化。预后不如经典的青少年PRP,只有1/3的患者在3年内得到缓解,部分患儿可在10多岁时完全缓解。本型也可伴发唐氏综合征。

5)非典型幼年型(Ⅴ型):本型少见,约占所有PRP病例的5%,幼年PRP的5%。大多数家族性PRP病例属于这一亚型。出生或2岁后开始发病,临床表现为红斑和/或角化过度,以轻中度的红斑、毛囊角质栓、掌跖角皮症为特征。常伴有毛囊性鱼鳞病。少数患儿可有指(趾)硬皮病样改变。本型起病早,病程长,常对治疗抵抗,倾向于自然缓解。有家族史者一般持续终生。

6)HIV相关型(Ⅵ型):发病率不详,可发生于不同年龄阶段,以青壮年多见,有时是HIV感染的首发表现。

皮损类似典型 PRP,常对称分布,伴瘙痒。面部、躯干出现的丝状角化是本病的一个重要特征,可合并明显的迟发性聚合性痤疮、化脓性汗腺炎和小棘苔藓。丘疹鳞屑性红斑倾向于互相融合,进而发展为红皮病。与 I 型 PRP 一样,可遗留正常皮岛;所不同的是,此型毛囊性损害(角质栓和角质小棘)很少消退。由于病例较少,其病情演变和预后不清楚,但有 2 例红皮病患者死于其合并症:1 例死于肺部感染和败血症;1 例死于念珠菌性败血症和弥散性血管内凝血。即使治疗有效的病例,也可随着 AIDS 的进展或治疗的终止而复发。

7)肿瘤相关型/副肿瘤型:发病率不详,多见于老年人。报道的病例提示此型常与一些实体性的肿瘤如原发性或继发性肝癌、肾细胞癌、转移性腺癌、支气管肺癌等和血液系统肿瘤如白血病、多发性骨髓瘤,以及皮肤梅克尔细胞

癌、鳞癌伴发。临床表现类似典型或非典型性的 PRP 皮损,包括丘疹鳞屑性皮疹、融合性的红斑角化性斑块,可有掌跖角化过度、甲增厚。有时在面部出现伴有毛囊角栓的丝状角化。部分病例原发疾病经过治疗后,PRP 可以消退。

2. **治疗**　关于 PRP 的治疗缺乏高质量的循证医学证据,至今仍是一个挑战。口服维 A 酸是一线系统治疗,对大多数患者都有效,但对家族性 PRP 疗效不确切。甲氨蝶呤也可显著改善 PRP 的病情,长期使用应注意肝毒性和骨髓抑制等副作用。近年来,生物制剂已成为治疗 PRP 的一种有前途的药物,特别是在顽固性病例中,表现出良好的疗效,但一般不作为一线药物使用,需要更多的前瞻性临床研究进一步观察。对于儿童或皮损局限的患者,考虑到疾病有自限性可能,及长期治疗的副作用,一般采取局部治疗。详见表 1-1-2-3-1。

表 1-1-2-3-1　毛发红糠疹治疗方法

治疗方法	指征	循证等级
外用 糖皮质激素	可能足以诱导局限型(如IV型 PRP)皮损消退 其他外用药物:钙泊三醇、钙调神经磷酸酶抑制剂、维 A 酸	4
口服维 A 酸	治疗 PRP 的一线系统用药 可与光疗结合使用 成人剂量: 异维 A 酸:可达 1mg/(kg·d^{-1})(停药后 1 个月内避免受孕) 阿维 A:可达 0.5mg/(kg·d^{-1})(停药后 3 年内避免受孕)	4
MTX	如果对维 A 酸治疗有禁忌证或效果不佳,可选用 MTX,也可与口服维 A 酸同时使用(注意监测肝毒性) 成人剂量:5~25mg/周 用于青少年 PRP 的经验非常有限	4
生物制剂	大多用于难治性 PRP,很少用作一线治疗 有大量证据支持使用英夫利昔单抗治疗 PRP 一种生物制剂无效并不能排除同一类的其他生物制剂无效 可与甲氨蝶呤或维 A 酸联合使用 使用剂量同银屑病 　第 0、2、6 周静脉滴注英夫利昔单抗 5mg/kg,以后每 8 周 1 次 　皮下注射依那西普 50mg/周 　第 0 天皮下注射阿达木单抗 80mg,第 7 天 40mg,以后每 2 周使用 1 次 　皮下注射乌司奴单抗 体重≤100kg:第 0 周和第 4 周 45mg,以后每 12 周 1 次 体重>100kg:第 0 周和第 4 周 90mg,以后每 12 周 1 次 　皮下注射苏金单抗第 0、1、2、3 和 4 周 150 或 300mg,以后每 4 周使用 1 次 　皮下注射依奇珠单抗第 0 周 160mg,第 2、4、6、8、10、12 周 80mg,以后每 4 周使用 1 次 适用于皮损泛发,但拒绝或禁忌系统用药的患者 光疗前先行光敏试验	4
光疗	单独或与全身药物一起使用 NB-UVB 和 PUVA、UVA1 在光致加重的 PRP 中,用非干扰光谱治疗有效 VI型 PRP 予 HAART(高效抗逆转录病毒疗法)治疗 环孢霉素:疗效证据薄弱且不一致	5
其他	硫唑嘌呤:早期有报道成功治疗 3~8 例患者;自 1990 年以来没有成功治疗的报告 体外光分离置换法:成功治疗 3 例患者 青霉素:成功治疗 2 例患者 延胡索酸盐、阿普斯特、霉酚酸酯、IVIg:各有 1 例报道	5 4 4

注:1 级,随机试验或随机试验的系统评价;2 级,随机试验或具有显著效果的观察性研究;3 级,非随机对照队列/随访研究;4 级,病例系列或病例对照研究或历史对照研究;5 级,基于机制的推理。

3. **预后** 除了非经典型 RPR,本病病程有自限性,几乎所有患者均在 3~5 年内痊愈。

Ⅰ型:预后最好,平均 3 年缓解率达 80%。

Ⅱ型:通常呈慢性,病程超过 20 年,3 年内临床症状消失的患者不到 20%。

Ⅲ型:预后良好,大部分病灶在 1 年内自行消退。

Ⅳ型:预后不如经典的青少年 PRP,只有 1/3 的患者在 3 年内得到缓解,部分患儿可在 10 多岁时完全缓解。

Ⅴ型:起病早,病程长,口服维 A 酸能改善,但停药后复发。有家族史者一般持续终生。

Ⅵ型:预后不详。即使治疗有效的病例,也可随着 AIDS 的进展或治疗的终止而复发。

肿瘤相关型 PRP:预后取决于原发肿瘤的恶性程度。部分病例原发疾病经过治疗后,PRP 可以消退。

【发病机制】

目前研究发现,毛发红糠疹是定位染色体 17q25.3 的 CARD14 杂合突变,使 NF-κB 的信号转导通路激活所致,且 p53 在毛发红糠疹皮损的表皮细胞中的表达增加。也有学者提出,毛发红糠疹是由 T 细胞介导的自身免疫的高敏反应。角化障碍、维生素缺乏、内分泌功能障碍、肝功能障碍或某些感染因素等也可能是本病的诱发因素。

【病理变化】

镜下观 表皮呈银屑病样增生,角质层内角化过度和角化不全在垂直方向和水平方向交替出现,呈棋盘格样改变,这种角质层改变具有特征性(图 1-1-2-3-2A)。毛囊扩张,内含角栓,有时局灶性的角化不全在毛囊开口周围形成"唇"样结构,有一定的特异性(图 1-1-2-3-2B)。毛囊间表皮颗粒层增厚,棘层不规则肥厚,表皮突短而粗。真皮乳头毛细血管轻度扩张,浅层血管周围有稀疏至中等程度的淋巴细胞浸润。偶有表皮内棘层松解或局

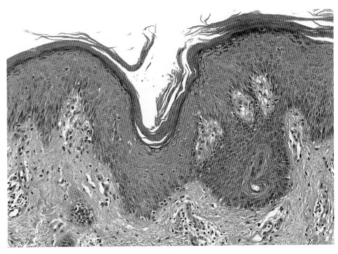

图 1-1-2-3-2B 毛囊扩张,内含角栓,灶性角化不全在毛囊开口周围形成"唇"样结构

灶性棘层松解性角化不良,有助于与银屑病的鉴别。此外,有些回顾性研究还发现有苔藓样浸润、嗜酸性粒细胞浸润的少见现象。

【鉴别诊断】

1. **银屑病** PRP 最需要与银屑病鉴别,尤其是近几年提出的毛囊型银屑病,二者在临床上也很难鉴别,需借助组织病理学检查。虽然二者都是银屑病样皮炎模式,但一般来说,PRP 角质层内不会出现中性粒细胞,没有 Munro 微脓肿,可出现颗粒层增生,而银屑病则表现为颗粒层减少或消失,也没有银屑病中的真皮乳头血管迂曲扩张。此外,在高达 22% 的 PRP 病例中可以看到棘层松解,这从未在银屑病中出现过。

2. **扁平苔藓** 扁平苔藓具有特征性紫蓝色或暗红色发亮的多角形扁平丘疹,通常无头皮、颜面和掌跖受累。组织病理上呈苔藓样皮炎模式,不出现角化不全。

3. **维生素 A 缺乏症** 维生素 A 缺乏症皮损表现与 PRP 相似,但以夜盲、暗适应减退和眼部等症状,以及血液中维生素 A 水平降低为特征。

4. **其他** 本病(尤其是儿童患者)也应与毛发苔藓、小棘苔藓、毛囊角化病等鉴别。此外,还有病例报道,风湿性疾病如皮肌炎(Wong 型)、皮肤 T 细胞淋巴瘤可伴有 PRP 样损害。

(陈 佳)

四、慢性单纯性苔藓

【概念】

慢性单纯性苔藓(lichen simplex chronicus,LSC),又名神经性皮炎(neurodermatitis)、vidal 苔藓,是以阵发性剧痒和皮肤苔藓样变为特征的慢性皮肤神经功能障碍性皮肤病。

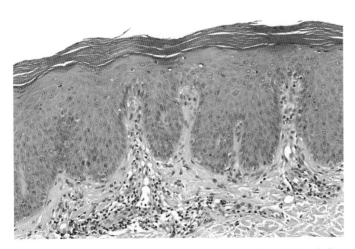

图 1-1-2-3-2A 表皮呈银屑病样增生,角质层内角化过度和角化不全在垂直方向和水平方向交替出现,呈棋盘格样改变

【临床特点】

1. 临床表现

（1）发病率：发病率约12%。

（2）发病年龄：中年人多见,30～50岁是发病高峰。儿童少见。

（3）性别：女性多见,男女比例为1:2。

（4）部位：最好发于颈项部、肘关节伸侧、眼睑、腰、骶、阴部、会阴、股侧、小腿及前臂等处亦可发生。

本病以中青年占多数,老年人少见,儿童一般不发病。病程呈慢性经过,皮损反复发作,无渗出倾向。临床上可分为局限性和播散性两种：

1）局限性：多见。最好发于颈项部、肘关节伸侧、眼睑、腰、骶、阴部、会阴、股侧、小腿及前臂等处亦可发生。开始先感到局部阵发性瘙痒,经搔抓或摩擦后,出现成群粟粒至米粒大肤色、淡褐色或淡红色圆形或多角形扁平丘疹,质较坚实而带光泽,表面或覆有糠秕状菲薄鳞屑,久之丘疹融合、扩大,颜色暗褐,皮峰增高,皮纹加深,互相交错,呈菱形或多角形,皮肤肥厚形成苔藓样变。皮损境界清楚,皮损及其周围常见抓痕或血痂。（图1-1-2-4-1A）

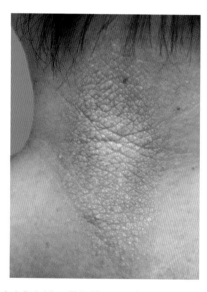

图 1-1-2-4-1A 局限性,颈后暗红色肥厚性斑块

2）播散性：皮损与局限性慢性单纯性苔藓相似,但分布广泛。既有疏散性褐色或淡红色扁平丘疹,亦有大小不一的片状苔藓样变;自觉阵发性剧痒,夜间尤甚,病程迁延反复。（图1-1-2-4-1B）

2. 治疗 避免搔抓及不良刺激,打断瘙痒-搔抓-瘙痒的恶性循环;限制烟酒及辛辣刺激食物,避免用搔抓、摩擦、热水洗烫等方法止痒,不用碱性过强肥皂洗涤。如有神经衰弱、胃肠功能紊乱、内分泌紊乱、感染病灶等,应

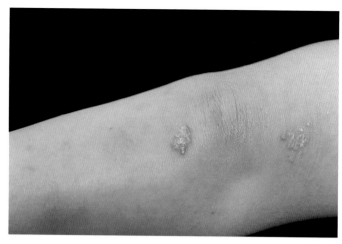

图 1-1-2-4-1B 播散性,右上肢可见片状苔藓样变,其上方见散在淡红色扁平丘疹

给予相应治疗。

（1）局部治疗：根据皮损类型、部位不同,合理选用药物种类（止痒剂、焦油类或糖皮质激素）和剂型。苔藓样变明显者,可用糖皮质激素软膏封包治疗;皮损肥厚且范围较小者,可予糖皮质激素皮损内注射。可酌情选用紫外线、同位素局部敷贴、磁疗、矿泉浴、氦氖激光照射、液氮冷冻等物理治疗。

（2）系统治疗：瘙痒剧烈或外用药效果欠佳者,可口服抗组胺药,配合应用谷维素、复合维生素B族等;瘙痒严重影响睡眠者,可加用镇静安眠类药物如多虑平等。若口服药疗欠佳,可用普鲁卡因静脉封闭。

3. 预后 一般经治容易消退,但经常反复。部分病例可持续存在,特别是外阴部位慢性单纯性苔藓,以及有神经精神障碍的患者。

【发病机制】

发病机制尚不清楚,可能与大脑皮层兴奋和抑制功能失调有关。此外,从本病好发部位推测,可能脊椎病变致使相应的脊神经营养功能发生某些障碍,从而造成其所支配的皮肤发生神经营养功能紊乱。

【病理变化】

镜下观 表皮角化过度,棘层肥厚,表皮突延长,也可伴有轻度海绵形成;真皮浅层毛细血管增生,管壁增厚,血管周围有少量淋巴细胞浸润,真皮乳头可见垂直生长的胶原纤维。（图1-1-2-4-2A、图1-1-2-4-2B）

【鉴别诊断】

1. 慢性湿疹 常有糜烂、渗出等急性发病过程,皮损无一定好发部位,苔藓样变不如神经性皮炎显著,皮损边界不清,呈多形性改变。

2. 皮肤淀粉样变 皮损好发于小腿伸侧及上背部,为粟粒至绿豆大、圆形、类圆形的半球形丘疹,质硬,密集

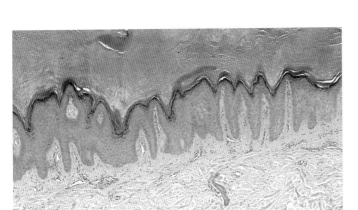

图 1-1-2-4-2A　表皮角化过度,棘层肥厚,表皮突延长,真皮浅层血管周围有少量淋巴细胞浸润

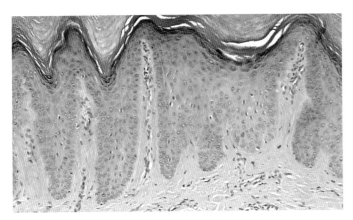

图 1-1-2-4-2B　真皮乳头可见垂直生长的胶原纤维

成群,有的呈串珠样排列;组织病理有特异性变化,刚果红试验阳性。

3. 扁平苔藓　皮损为紫红色、暗红色多角形扁平丘疹,表面有光泽及白色细纹,可累及黏膜、指(趾)甲;组织病理有特征性改变。

4. 特应性皮炎　皮损类似播散性神经性皮炎;常有哮喘、过敏性鼻炎、荨麻疹、花粉症等遗传过敏性家族史及婴儿湿疹史;血清 IgE 及嗜酸性粒细胞增高。

5. 瘙痒症　无原发皮损,仅有剧烈瘙痒,可见抓痕,病程较长者可有苔藓样变。

（陈　佳）

五、结节性痒疹

【概念】

结节性痒疹(prurigo nodularis,PN),又称疣状固定性荨麻疹或结节性苔藓,是一种好发于四肢伸侧、以疣状结节性损害为主、伴剧烈瘙痒的慢性炎症性皮肤病。

【临床特点】

1. 临床表现

（1）发病率:尚未有确切的发病率统计。

（2）发病年龄:可见于任何年龄,中老年人好发。

（3）性别:女性多于男性。

（4）部位:好发于四肢,尤以小腿伸侧为显著。

皮损初起为小的淡红色丘疹,逐渐增大呈半球形、坚实隆起的丘疹或结节,绿豆至黄豆大小,部分呈疣状外观,表面粗糙,呈红褐色或灰褐色,孤立分布（图 1-1-2-5-1）。常因剧烈搔抓,导致表皮剥脱及结痂。

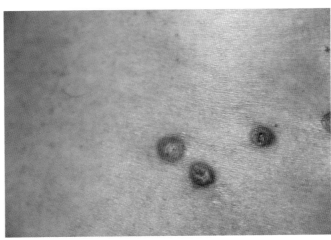

图 1-1-2-5-1　黄豆大小半球形结节,呈疣状外观,表面粗糙,散在孤立,可见表皮剥脱

2. 治疗　防止虫咬,寻找可能的致病因素并予以适当处理,避免搔抓。常用治疗方法有:

（1）全身治疗:传统的药物有抗组胺药物（包括 H_1 受体拮抗剂及 H_2 受体拮抗剂）、糖皮质激素及环孢菌素 A 等免疫抑制剂,均可用于 PN 系统的治疗,但缺乏正规的临床观察研究。最近的研究包括抗癫痫药物（加巴喷丁、普瑞巴林）、沙利度胺、神经激肽受体 1（NKR1）拮抗剂（如阿瑞匹坦）、5-HT$_3$ 型受体拮抗剂（如枢复宁）和阿片受体拮抗剂（如纳洛酮及纳曲酮等）,对瘙痒均有较好疗效。

（2）局部治疗:糖皮质激素霜剂及维 A 酸制剂封包;5%～10% 硫磺焦油软膏、肤疾宁硬膏、20% 水杨酸冰醋酸外用;维生素 D$_3$ 软膏适用于其他外用治疗无效者。糖皮质激素皮损内注射可取得一定疗效,适用于皮损局限者。

（3）物理疗法:液氮冷冻、激光、PUVA、放射性同位素敷贴或浅层 X 线放射治疗均有一定疗效。

3. 预后　病程慢性,容易反复。

【发病机制】

尚不完全清楚。结节性痒疹中 Th2 型炎症占主导,特应性体质可能是主要因素,"瘙痒-搔抓"恶性循环是形成 PN 的重要环节,神经元的可塑性、某些介质和神经纤维的相互作用是其重要发病机制。

【病理变化】

镜下观　不规则表皮增生或假性上皮瘤样增生,真皮乳头纤维化,胶原纤维垂直排列,血管周围和间质淋巴细胞、嗜酸性粒细胞和肥大细胞炎性浸润。结节中央或边缘有增生的神经组织。(图 1-1-2-5-2A、图 1-1-2-5-2B)

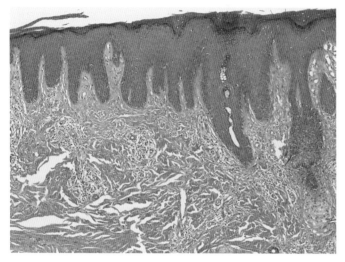

图 1-1-2-5-2A 表皮不规则增生,真皮乳头纤维化,胶原纤维垂直排列

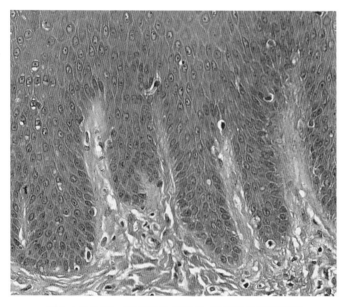

图 1-1-2-5-2B 真皮乳头纤维化,胶原纤维垂直排列

【鉴别诊断】

1. **寻常疣** 皮损表面角质增厚呈乳头样,色灰白或污黄,多无自觉症状,好发于儿童及青年。

2. **丘疹性荨麻疹** 主要表现为纺锤状风团样丘疹,顶端有小水疱形成,病程较短,好发于儿童。

3. **原发性皮肤淀粉样变** 好发于小腿伸侧及上背部,皮损为粟粒至绿豆大、圆形、类圆形的半球形丘疹,质硬,密集成群,有的呈串珠样排列;组织病理有特异性变化,结晶紫和刚果红染色阳性。

4. **疣状扁平苔藓** 皮损为疣状增生的肥厚性斑块,

周围可有散在紫红色、暗红色多角形扁平丘疹,可累及黏膜、指(趾)甲;组织病理有苔藓样界面改变。

5. **反应性穿通性胶原病** 当结节性痒疹患者剧烈搔抓,出现表皮剥脱和结痂时,组织病理可出现穿通表现,表现为胶原纤维及炎性浆痂经表皮排出,称为获得性反应性穿通性胶原病,而原发性反应性穿通性胶原病尽管组织学表现一样,但伴随疾病不同,常伴发糖尿病、慢性肾功能不全等,需要结合临床病史资料鉴别。

(陈 佳)

六、炎性线状疣状表皮痣

【概念】

炎性线状疣状表皮痣(inflammatory linear verrucous epi-dermal nevus,ILVEN)是线状疣状表皮痣的一个特殊类型,皮损表现为沿 Blaschko 线分布的红色鳞屑性斑块,常伴瘙痒,病理上呈银屑病样增生模式。

【临床特点】

1. **临床表现**

(1)发病率:尚无确切统计,约占表皮痣的 5%。

(2)发病年龄:通常见于儿童,尤其是 5 岁以前,但也有成人发病的报道。

(3)性别:女性多见(男女比例为 1∶4),没有发现种族优势。

(4)部位:最常见于下肢和臀部,躯干、上肢和生殖器区域也有报道。多单侧分布。

临床表现为瘙痒性持续性沿着 Blaschko 线排列的、大小不一的鳞屑性红斑、丘疹和斑块。Altman 和 Mehregan 描述了 ILVEN 的 6 个特征性表现:①发病年龄早;②女性多见;③常累及左下肢;④剧烈瘙痒;⑤持续性难治性病变;⑥银屑病样和炎性组织学表现。在少数儿童中,ILVEN 被发现与肌肉骨骼或其他异常有关,包括多指和斜视、同侧肢体先天性骨性异常等。(图 1-1-2-6-1)

2. **治疗** 对症处理为主,治疗方法多样。

局部和病灶内注射皮质类固醇、局部外用 0.1% 维 A 酸联合 5% 氟尿嘧啶、局部蒽林、焦油和维生素 D_3 类似物等有一定疗效,但常见复发。

口服阿维 A 并联合外用 5-氟尿嘧啶、他扎罗汀和卤米松乳膏简单易行,不遗留瘢痕,对泛发皮损疗效确切,可予选用。

手术治疗效果好,但遗留瘢痕,仅对小面积的皮损适用。也可采取冷冻、CO_2 激光、Er-YAG 激光治疗。

还有使用依那西普或联合外用醋酸氟轻松乳膏和他克莫司软膏治疗的报道。

3. **预后** 部分患者成年后可停止进展。经治好转,

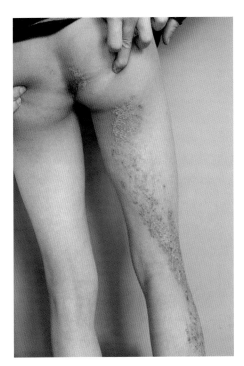

图 1-1-2-6-1　右臀部、右下肢沿 Blaschko 线排列的、大小不一的鳞屑性红斑、丘疹和斑块

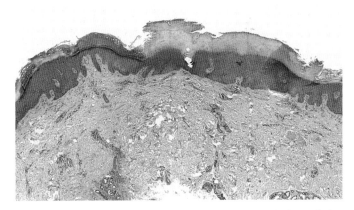

图 1-1-2-6-2A　边界清楚的角化过度和角化不全交替出现，表皮呈银屑病样增生，真皮浅层血管周围炎症细胞浸润

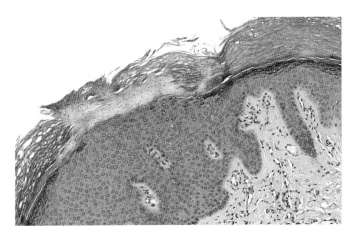

图 1-1-2-6-2B　角化过度下方颗粒层增厚，角化不全下方颗粒层变薄或消失

但易复发。

【发病机制】

病因尚不清楚。大多病例散发，也有家族性发病的报道。多认为是由遗传嵌合体引起的合子后突变引起。可能与银屑病有共同的发病机制，由细胞因子如 IL-1、IL-6、TNF-α、ICAM（细胞间黏附分子）-1 介导。也有人提出感染刺激克隆性炎症机制。

【病理变化】

1. **镜下观**　典型组织学表现是边界清楚的角化过度和角化不全交替出现。角化过度下方颗粒层增厚，角化不全下方颗粒层变薄或消失。表皮呈银屑病样增生，灶状海绵水肿，同时有乳头瘤样改变，有时可见 Munro 微脓肿。真皮浅层血管周围淋巴细胞浸润。（图 1-1-2-6-2A、图 1-1-2-6-2B）

2. **辅助检查**　免疫组化（不是必需）染色主要包括外膜蛋白（involucrin）、Ki-67 和角蛋白-10 染色。ILVEN 中外膜蛋白染色不连续，角化不全区域下方的染色相对较弱或呈阴性；与银屑病的染色模式相比，Ki-67 阳性细胞数量较少，阳性强度较弱；而 CK-10、HLA-DR 阳性细胞数量较多。

【鉴别诊断】

1. **线状银屑病**　较难和 ILVEN 区分。一些作者认为线状银屑病是一种具有银屑病样特征的表皮痣，而另一些人认为 ILVEN 是银屑病的一种镶嵌形式。鉴别要点如下：①银屑病是一种多基因疾病，而 ILVEN 是一种散发

性疾病，家族聚集现象较少见；②ILVEN 对抗银屑病治疗无效；③线状银屑病可有 Koebner 现象；④线状银屑病的组织病理学特征与银屑病相似，包括中性粒细胞聚集的融合性角化不全、Munro 微脓肿、颗粒层变薄或缺失、长度均匀的上皮脚下延、乳头上方表皮变薄、乳头处毛细血管扩张、真皮上部有明显的中性粒细胞浸润；⑤免疫组化，与银屑病相比，ILVEN 的外膜蛋白染色不连续，角化不全区域下的表皮棘层和颗粒层染色缺失，角化不全区域染色增加，Ki-67 阳性角质形成细胞的数量和强度更低，CK-10 阳性细胞数量更高。CD8⁺、CD45RO⁺、CD2⁺、CD94 和 CD161 的密度在 ILVEN 和银屑病之间也有显著差异。此外，ILVEN 中与银屑病发病相关的 T 细胞数量明显减少。

2. **CHILD 综合征（先天性半侧发育不良伴鱼鳞病样红皮病和肢体缺损）**　ILVEN 有时伴有同侧骨骼异常，以短缺畸形多见，称为 PENCIL 综合征（银屑病样表皮痣伴先天性同侧肢体缺陷），有人认为是 CHILD 综合征的顿挫型。CHILD 综合征皮损表现为节段性分布的无症状性疣状红斑，与同侧肢体缺损有关，范围从手指发育不全到肢体发育不全。

3. **其他** ILVEN需要与其他线状分布的皮肤病进行鉴别,如线状苔藓、线状汗孔角化症、线状毛囊角化病、单侧线性基底细胞痣伴粉刺等,结合临床及病理不难鉴别。

(陈 佳)

参考文献

[1] 全国银屑病流行调查组. 全国1984年银屑病流行调查报告. 中华皮肤科杂志,1986,19(5):253-261.

[2] 丁晓岚,王婷琳,沈佚葳,等. 中国六省市银屑病流行病学调查. 中国皮肤性病学杂志,2010,24(7):598-601.

[3] 王晓晖. 西南4省市银屑病流行病学调查研究. 哈尔滨医药,2017,37(5):426-427.

[4] Helmick CG,Lee-Han H,Hirsch SC,et al. Prevalence of psoriasis among adults in the U. S.:2003-2006 and 2009-2010 national health and nutrition examination surveys. Am J Prev Med,2014,47(1):37-45.

[5] 赵娜,吴卫志,杨平. 银屑病流行病学研究进展. 山东医药,2013,53(39):95-97.

[6] 中华医学会皮肤性病学分会银屑病专业委员会. 中国银屑病诊疗指南(2018完整版). 中华皮肤科杂志,2019,52(10):667-710.

[7] Pires Carla Andréa Avelar,Sousa Brena Andrade de,Nascimento Carla do Socorro Silva do,et al. Psoriasiform keratosis-case report. An Bras Dermatol,2014,89(2):318-319.

[8] Bolognia JL,schaffer JV,Cerroni L. Dematology. 4th ed. Philadelphia:Elsevier Saunders,2018.

[9] 林冠廷,陈喜雪,汪旸,等. 副银屑病81例临床及病理分析. 中华皮肤科杂志,2019,52(11):832-836.

[10] 徐秀莲,王光平,陈浩,等. 急性苔藓痘疮样糠疹60例临床病理分析. 中华皮肤科杂志,2015,48(2):90-93.

[11] Gelmetti C,Rigoni C,Alessi E,et al. Pityriasis lichenoides in children:a long-term follow-up of eighty-nine cases. J Am Acad Dermatol,1990,23(3 Pt 1):473-478.

[12] Reichel Alexandra,Grothaus Julia,Ott Hagen. Pityriasis lichenoides acuta(PLEVA)pemphigoides:A rarc bullous variant of PLEVA. Pediatr Dermatol,2020,37(4):710-712.

[13] Jung F,Sibbald C,Bohdanowicz M,et al. Systematic review of the efficacies and adverse effects of treatments for pityriasis lichenoides. Br J Dermatol,2020,183(6):1026-1032.

[14] Bellinato F,Maurelli M,Gisondi P,et al. A systematic review of treatments for pityriasis lichenoides. J Eur Acad Dermatol Venereol,2019,33(11):2039-2049.

[15] 冯素英,靳培英. 苔藓样糠疹. 中华皮肤科杂志,2009,42(11):804-806.

[16] Menzinger Sébastien,Frassati-Biaggi Annonciade,Leclerc-Mercier Stéphanie,et al. Pityriasis Lichenoides:A Large Histopathological Case Series With a Focus on Adnexotropism. Am J Dermatopathol,2020,42(1):1-10.

[17] Wang Dingyuan,Chong Vanessa Cui-Lian,Chong Wei-Sheng,et al. A Review on Pityriasis Rubra Pilaris. Am J Clin Dermatol,2018,19(3):377-390.

[18] Gelmetti C,Schiuma AA,Cerri D,et al. Pityriasis rubra pilaris in childhood:a long-term study of 29 cases. Pediatr Dermatol,1986,3(6):446-451.

[19] 赵辨. 中国临床皮肤病学. 南京:江苏科学技术出版社,2012.

[20] Miralles E S,Nez M,Heras M,et al. Pityriasis rubra pilaris and human immunodeficiency virus infection. British Journal of Dermatology,1995,133(6):990-993.

[21] Griffiths WA. Pityriasis rubra pilaris. Clin Exp Dermatol,1980,5(1):105-112.

[22] Bar-Ilan E,Gat A,Sprecher E,et al. Paraneoplastic pityriasis rubra pilaris:case report and literature review. Clin Exp Dermatol,2017,42(1):54-57.

[23] Kromer Christian,Sabat Robert,Celis Daniel,et al. Systemic therapies of pityriasis rubra pilaris:a systematic review. J Dtsch Dermatol Ges,2019,17(3):243-259.

[24] 赵恬,唐志平,张锡宝. 毛发红糠疹发病机制的研究进展. 国际皮肤性病学杂志,2014,40(4):274.

[25] 曾磊,付黎影,王培光. 毛发红糠疹研究进展. 中国麻风皮肤病杂志,2016,32(7):442-445.

[26] Ko CJ,Milstone LM,Choi J,et al. Pityriasis rubra pilaris:the clinical context of acantholysis and other histologic features. Int J Dermatol,2011,50(12):1480-1485.

[27] Rashidghamat E,Griffiths WAD,Mellerio JE,et al. Pityriasis rubra pilaris with histologic features of lichen nitidus. J Am Acad Dermatol,2015,73(2):336-337.

[28] Marrouche N,Kurban M,Kibbi A-G,et al. Pityriasis rubra pilaris:clinicopathological study of 32 cases from Lebanon. Int J Dermatol,2014,53(4):434-439.

[29] 苏丽娜,丁杨峰,宋宁静,等. 毛发红糠疹28例临床分析. 中国麻风皮肤病杂志,2014,30(5):288-290.

[30] Nguyen Cuong V,Farah Ronda S,Maguiness Sheilagh M,et al. Follicular Psoriasis:Differentiation from Pityriasis Rubra Pilaris-An Illustrative Case and Review of the Literature. Pediatr Dermatol,2017,34(1):e65-e68.

[31] Ahmad. Lichen Simplex Chronicus. Treasure Island(FL):StatPearls Publishing,2021.

[32] Zeidler C,Stander S. The pathogenesis of Prurigo nodularis-'Super-Itch' in exploration. Eur J Pain,2016,20(1):37-40.

[33] Tsianakas A,Zeidler C,Stander S. Prurigo nodularis management. Curr Probl Dermatol,2016,50:94-101.

[34] Iking A,Grundmann S,Chatzigeorgakidis E,et al. Prurigo as a symptom of atopic and non-atopic diseases:aetiological survey in a consecutive cohort of 108 patients. J Eur Acad Dermatol Venereol,2013,27(5):550-557.

[35] Gon Ados S,Minelli L,Franzon PG. Case for diagnosis. Inflam-

matory linear verrucous epidermal nevus. An Bras Dermatol, 2010,85(5):729-731.

[36] 曾跃平,渠涛,马东来,等. 疣状表皮痣 62 例临床与病理分析. 中国皮肤性病学杂志,2010,24(10):915-917.

[37] Altman J,Mehregan AH. Inflammatory linear verrucose epidermal nevus. Arch Dermatol,1971,104(4):385-389.

[38] Renner R,Colsman A,Sticherling M. ILVEN:is it psoriasis? Debate based on successful treatment with etanercept. Acta Derm Venereol,2008,88(6):631-632.

[39] Khachemoune A,Janjua SA,Guldbakke KK. Inflammatory linear verrucous epidermal nevus:a case report and short review of the literature. Cutis,2006,78(4):261-267.

[40] Tseng Hui-Wen,Liao Jia-Bin,Wei Yu-An. Adult-onset inflammatory linear verrucous epidermal nevus:Immunohistochemical studies and review of the literature. J Cutan Pathol,2021,48(1):140-146.

[41] Ginarte M,Fernández-Redondo V,Toribio J. Unilateral psoriasis:a case individualized by means of involucrin. Cutis,2000,65(3):167-170.

[42] Peng J,Sun SB,Yang PP,et al. Is Ki-67,keratin 16,involucrin, and filaggrin immunostaining sufficient to diagnose inflammatory linear verrucous epidermal nevus? A report of eight cases and a comparison with psoriasis vulgaris. An Bras Dermatol,2017,92(5):682-685.

第三节　苔藓样界面皮炎型

一、扁平苔藓

【概念】

扁平苔藓(lichen planus,LP)系特发性急性和慢性炎症性苔藓样皮病,可累及皮肤、毛发、指(趾)甲和/或黏膜。特征性皮损为平顶紫红色瘙痒性丘疹。

【临床特点】

1. **临床表现**　扁平苔藓是一种常见的好发于皮肤及黏膜的瘙痒性炎症性皮肤病。中国尚未有确切的发病率统计,美国为 0.5% ~ 1%。在中老年人中多见,特别是 40 ~ 70 岁好发,女性略多于男性(3:2)。

原发损害为紫红色多角形的扁平丘疹伴剧烈瘙痒(图 1-1-3-1-1A),可归纳为"五 P 征":瘙痒性(pruritic)、平顶(planar)、紫色(purple)、多角形丘疹(polygonal papules)。

典型的丘疹中央常可见白线条细网格样损害(Wickham 纹,图 1-1-3-1-1B),对应于附属器周围增厚的颗粒层。同形反应常见,可诱导出线状或串珠状排列损害(图 1-1-3-1-1C)。

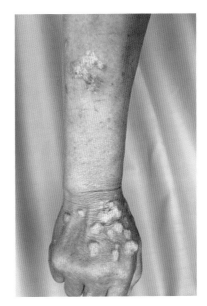

图 1-1-3-1-1A　多角形紫红色丘疹及斑块

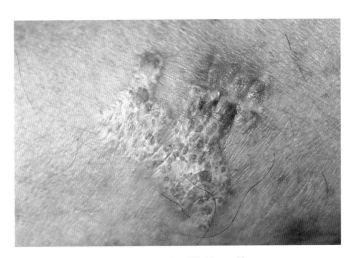

图 1-1-3-1-1B　Wickham 纹

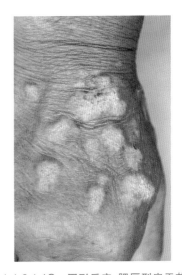

图 1-1-3-1-1C　同形反应,肥厚型扁平苔藓

LP 可在全身任意部位发病,但以腕屈侧、前臂、手背、胫前、腰骶区、阴茎、头皮及口腔多见。黏膜 LP 常与皮肤 LP 合并发病,也可单独出现,表现多样,最常见类型为网状型,即表现为颊黏膜对称性白色条纹网,牙龈通常受累,其余有萎缩型、丘疹型、斑块型、大疱型及糜烂型等类型。儿童常可出现线状或者带状分布皮损,常不伴黏膜损害。其余毛发 LP 详见第八章,甲 LP 详见第十七章。

LP 有多种亚型,除共有表现以外,还各自有不同之处。

（1）光线性扁平苔藓:中东后裔更常见,通常发生在曝光部位(面、颈、前臂屈侧和手部),常表现为红棕色环形斑块,周围色素减退。还可表现为黄褐斑样色素沉着斑、色素减退斑、苔藓样丘疹或斑块。

（2）急性扁平苔藓(又称发疹性扁平苔藓):可从腕屈侧很快向全身播散分布,需要 3～6 个月缓解,通常伴有继发性色素沉着。

（3）环形扁平苔藓:大约 10% 的扁平苔藓患者可以出现环形损害,可累及间擦部位(腋部及腹股沟)和唇红。

（4）萎缩性扁平苔藓:通常累及下肢,临床上与硬化性苔藓极为相似,有些与汗孔角化症相似。

（5）环形萎缩性扁平苔藓:与普通型扁平苔藓累及区域相同,但可出现增大的紫色斑块,中央萎缩。

（6）类天疱疮样扁平苔藓:在 LP 皮损或正常皮肤上出现大疱,血清学 180kDa 类天疱疮抗原的循环 IgG 自身抗体检查阳性。直接免疫荧光(DIF)显示真表皮交界处 IgG 和 C3 线状沉积带,这有别于大疱性扁平苔藓。

（7）大疱性扁平苔藓:大疱常出现于下肢 LP 皮损上或毗邻皮肤,通常是由于长期存在的扁平苔藓,伴组织学上 Max-Joseph 裂隙增大。无介导大疱形成的自身抗体出现。

（8）肥厚型扁平苔藓:也称疣状扁平苔藓,由于慢性摩擦出现胫前对称性皮损,通常病史要持续平均 6 年,组织学上可出现单纯性苔藓的特征。本亚型可继发皮肤鳞癌。

（9）线状扁平苔藓:苔藓样紫色丘疹,自发性沿 Blaschko 线分布,好发于 25～30 岁的成人。

（10）扁平苔藓-红斑狼疮重叠综合征:通常累及四肢末端,患者同时出现扁平苔藓和红斑狼疮的特征(包括抗核抗体升高和出现其他的红斑狼疮血清学指标)。

（11）色素性扁平苔藓:出现在面部、颈部、屈侧皱褶部位网状模式,皮损为灰色到棕色的斑片及丘疹,组织学上难以与持久性色素异常性红斑区别。西班牙裔及印度裔多见。

（12）溃疡性扁平苔藓:通常在掌跖和黏膜出现溃疡及糜烂,皮损恶性转化的概率轻微增加。

（13）外阴-阴道-牙龈综合征:表现为累及外阴、阴道、牙龈的糜烂性损害。

（14）其他类型。

2. 治疗　避免搔抓及不良刺激;外用药可选择中强效激素、维 A 酸类药物、0.1% 他克莫司软膏等;系统治疗可依据病情选择选择糖皮质激素、维 A 酸类药物及抗疟药、抗组胺药等。并可辅以光疗及光动力疗法等物理治疗。

3. 预后　一般持续数月,有些可持续数年,通常在 6～18 个月缓解。

【发病机制】

病因不明,有些研究表明,皮肤扁平苔藓与慢性肝病特别是丙肝相关,其次为接触过敏原(汞合金、铜等)和药物(最常见 β 受体阻滞剂、ACE 抑制剂等)。

【病理变化】

1. 镜下观　致密的角化过度,通常不伴有角化不全(创伤引起的除外);颗粒层增厚,特征性为楔形改变,可围绕在毛囊口或者末端汗孔周围;真皮浅层及浅层血管周围以 CD4[+] 辅助 T 淋巴细胞为主形成带状浸润,导致真表皮交界模糊不清(图 1-1-3-1-2A、图 1-1-3-1-2B);肥厚型扁平苔藓可有棘层肥厚及嗜酸性粒细胞、浆细胞浸润改变。

表皮不规则的棘层增厚,可以表现为"锯齿状"表皮突(图 1-1-3-1-2C),可见单个的坏死角质形成细胞分布,伴有胶样小体(civatte 小体)的基底细胞液化变性(图 1-1-3-1-2D),严重时可出现裂隙。

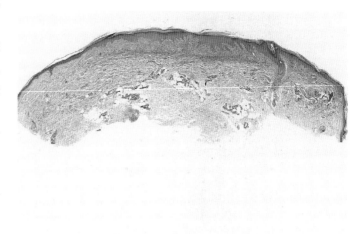

图 1-1-3-1-2A　低倍镜扫视

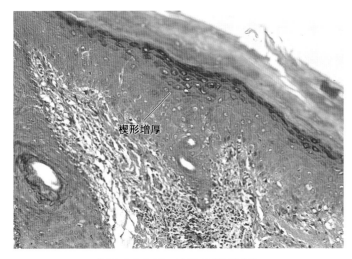

图 1-1-3-1-2B　颗粒层楔形增厚

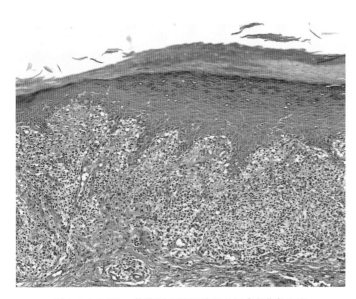

图 1-1-3-1-2C　苔藓样界面改变及"锯齿状"表皮突

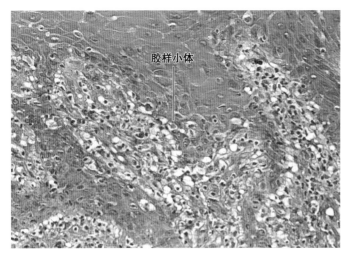

图 1-1-3-1-2D　胶样小体

2. **免疫荧光**　胶样小体的纤维蛋白染色阳性主要是 IgM,其次是 IgA、IgG、C3。

【鉴别诊断】

1. **苔藓样药疹**　更趋向湿疹化和/或银屑病样改变外观,好发于曝光部位,Wickham 纹少见;组织学出现苔藓样界面皮炎改变,但常常伴有嗜酸性粒细胞和角化不全。

2. **良性苔藓样角化病**　常单发,除苔藓样界面皮炎外,可以出现角化不全及局灶海绵水肿,可见嗜酸性粒细胞,相邻皮肤可以出现日光性黑子或脂溢性角化病的组织学。与 LP 鉴别需结合临床及病史。

3. **红斑狼疮**　除了界面苔藓样浸润,淋巴/浆细胞常常累及真皮中下部血管和附属器周围,甚至皮下脂肪组织,直接免疫荧光可出现连续的 IgG、IgA、IgM、C3 基底膜带沉积。

4. **鳞状细胞癌**　肥厚性 LP 可能会误诊为 SCC 或角化棘皮瘤(KA),KA 或 SCC 多伴有 p53 高表达,并可见弹力纤维穿通的现象。

（罗　颖）

二、线状苔藓

【概念】

线状苔藓(lichen striatus,LS)表现为躯干及四肢沿 Blaschko 线分布的红色至肤色的丘疹,单侧发病。不常见,呈自限性,无自觉症状。

【临床特点】

1. **临床表现**　好发于春季和夏季,多见于 9 个月至 9 岁的儿童,女性比男性更易受累,可见沿 Blaschko 线排列的红色至肤色的丘疹,单侧发病(图 1-1-3-2-1A、图 1-1-3-2-1B),通常累及四肢或躯干,无明显自觉症状,1/3 的患者可伴有瘙痒。

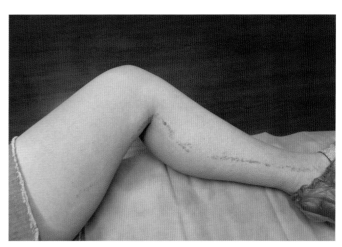

图 1-1-3-2-1A　左下肢沿 Blaschko 线排列的红色丘疹

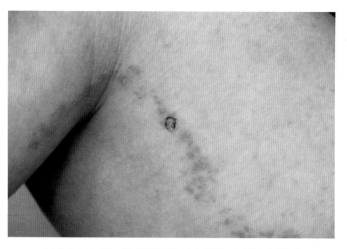

图 1-1-3-2-1B 线状排列的红色丘疹,上覆少许鳞屑

2. **治疗** 局部外用糖皮质激素对症治疗,对于面部的皮疹,可以使用 0.03% 他克莫司软膏。

3. **预后** 通常 6 个月或数年之内可自行缓解,极少数病例病程较长。

【发病机制】

春季和夏季好发提示可能伴有环境或感染因素,另外,机制上可能存在细胞介导的自身免疫反应。

【病理变化】

镜下观 可见角化不全,表皮全层可见角化不良细胞,轻度的海绵水肿及棘层肥厚,真皮可见淋巴细胞,组织细胞和嗜色素细胞呈苔藓样浸润(图 1-1-3-2-2A),但无扁平苔藓致密,毛囊及汗腺周围可见炎症细胞浸润(图 1-1-3-2-2B、图 1-1-3-2-2C)。

【鉴别诊断】

1. **线状扁平苔藓** 扁平苔藓(LP)的炎症性浸润更重,浸润往往局限于浅表真皮(LS 延伸更深);表皮中角化不良细胞不常见;海绵水肿及角化不全少见。

2. **Blaschko 皮炎** 组织学特征相似,但发生于成人。

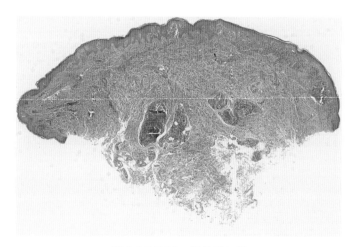

图 1-1-3-2-2A 低倍镜扫视

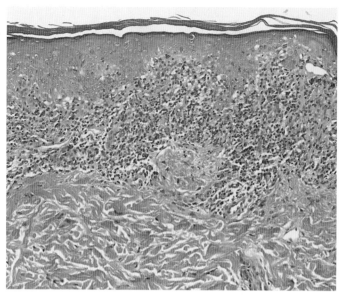

图 1-1-3-2-2B 苔藓样炎症细胞浸润

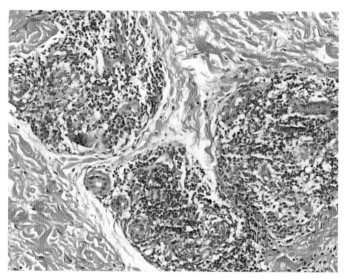

图 1-1-3-2-2C 汗腺周围炎症细胞浸润

(罗 颖)

三、光泽苔藓

【概念】

光泽苔藓(lichen nitidus,LN)是一种少见的、无自觉症状的、炎性丘疹性皮肤病,表现为多个小的、孤立的、苔藓样分布的肤色丘疹,好发于儿童和青年。

【临床特点】

1. **临床表现** 男女均可发生,平均发病年龄 4 岁,50% 的儿童患者伴有特应性体质。皮肤可见散在红色、粉红色或肤色平顶或圆顶状丘疹(图 1-1-3-3-1),一般无症状,偶尔瘙痒;继发于同形反应的丘疹可沿线状排列;炎症后可能会出现色素沉着。光线型(又称光化 LN)通常发生在夏季,经常与光化性扁平苔藓重叠发生,最常见于亚热带地区(例如中亚、印度东部)。泛发型同形反应

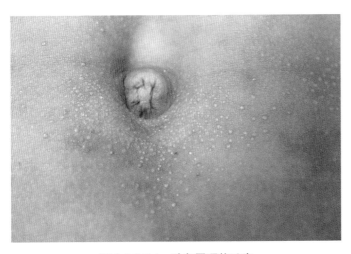

图 1-1-3-3-1 肤色圆顶状丘疹

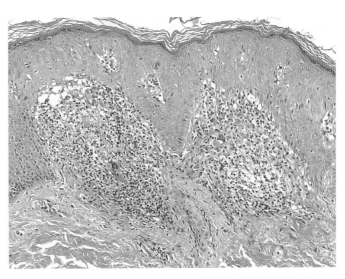

图 1-1-3-3-2B 淋巴细胞及组织细胞浸润，偶见多核巨细胞

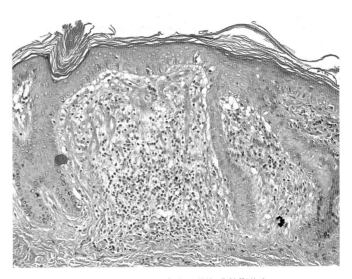

图 1-1-3-3-2C 表皮呈"抱球状"增生

更为常见，女性多发。10%的病例中可以出现甲的病变，表现为点蚀状、波纹状、纵向隆起或末端分裂。黏膜受累时，呈灰黄色丘疹。

2. 治疗 若伴有瘙痒症状，外用类固醇或口服抗组胺药治疗瘙痒；儿童局部使用 0.03% 他克莫司软膏；抗结核药、低剂量环孢菌素、窄谱 UVB 等治疗也有报道。光线型应避免日照。

3. 预后 大多数患者发病的 1 年或几年内会自愈。

【发病机制】

病因不明，有些研究表明与闭经、克罗恩病、HIV、特应性皮炎和乙肝疫苗接种相关。

【病理变化】

镜下观 表皮下限于 1~2 个相邻的真皮乳头内可见边界清楚、致密的炎性浸润灶（图 1-1-3-3-2A），炎性浸润由淋巴细胞、组织细胞、嗜色素细胞和偶尔的巨细胞组成（图 1-1-3-3-2B），形成"抱球状"（图 1-1-3-3-2C），浸润灶上方表皮萎缩，可见角化不全。

【鉴别诊断】

1. 扁平苔藓 无"抱球状"炎症细胞浸润，浸润细胞主要以淋巴细胞为主，可见显著的颗粒层增厚，直接免疫荧光可见 IgM、IgA 或 C3 阳性的 Civatte 小体。

2. 瘰疬性苔藓 肉芽肿的浸润不局限于真皮乳头，浸润细胞以组织细胞为主。

3. 朗格汉斯细胞组织细胞增生症 组织学表现为真皮和表皮内朗格汉斯细胞浸润，细胞呈圆形，胞质苍白、颗粒状或嗜酸性，具有肾型核，S100 和 CD1a 染色阳性。

（罗 颖）

四、苔藓样角化病

【概念】

苔藓样角化病（lichen planus-like keratosis，LP-LK）指伴有苔藓样浸润的角化症。

【临床特点】

1. 临床表现 中老年人好发，女性多于男性，85%发

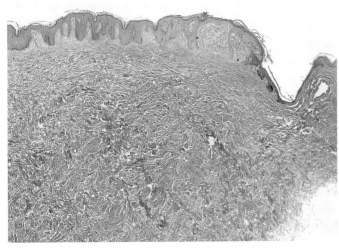

图 1-1-3-3-2A 低倍镜扫视

生在 35～65 岁,单发性红色、紫红色的丘疹或斑块(图 1-1-3-4-1),直径可达 1cm,好发于上肢和躯干,可伴有瘙痒或灼烧感。

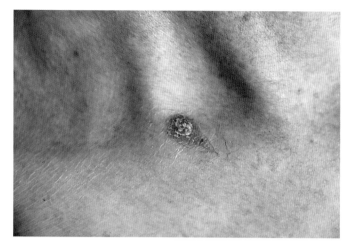

图 1-1-3-4-1 前胸部红色鳞屑性丘疹

2. 治疗 冷冻、二氧化碳激光或手术切除。

3. 预后 一般不复发。

【发病机制】

常伴有细胞介导的免疫反应,通常是由日光性黑子或脂溢性角化病继发炎症所致。

【病理变化】

镜下观 角化过度或角化不全、棘层肥厚,伴有散在凋亡的角质形成细胞,界面空泡变性,Civatte 小体和色素失禁,真皮浅层主要表现为淋巴细胞和组织细胞为主的苔藓样浸润,可伴有日光性黑子或脂溢性角化病的病理改变(图 1-1-3-4-2A、图 1-1-3-4-2B)。

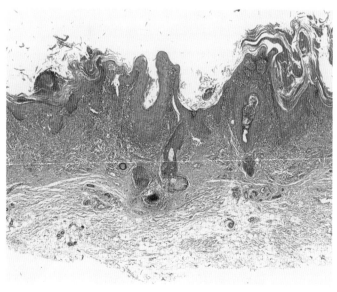

图 1-1-3-4-2A 低倍镜扫视可见表皮棘层增厚,真皮浅层炎症细胞浸润

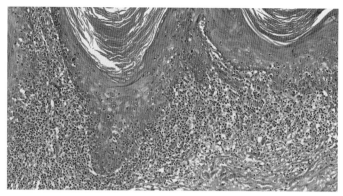

图 1-1-3-4-2B 真皮浅层炎症细胞苔藓样浸润

【鉴别诊断】

主要与脂溢性角化病、扁平苔藓、鳞状细胞癌等疾病相鉴别。值得注意是,Elston 教授指出,高达 1%～2% 的诊断为 LP-LK 的病例中,后续证明存在退行的原位黑色素瘤,值得临床注意。

(罗 颖)

五、苔藓样色素性紫癜性皮病

【概念】

苔藓样色素性紫癜性皮病(pigmented purpuric dermatoses,PPD)是色素性紫癜性皮病的一种表现形式,以双下肢瘀点和古铜色外观为特点。

【临床特点】

1. 临床表现 好发于 30～60 岁的男性,通常为双下肢胫骨前和脚踝上紫癜性病变,有时躯干和上肢也可见。色素紫癜性皮肤病可有不同的临床外观和名称,其组织学表现相同。

(1)进行性色素性紫癜性皮肤病(Schamberg disease):表现为胡椒粉样点状含铁血黄素沉着,极少出现丘疹融合成斑片(图 1-1-3-5-1A)。

(2)毛细血管扩张性环状紫癜(Majocchi purpura):伴有显著的环状毛细管扩张(图 1-1-3-5-1B)。

(3)苔藓样色素性紫癜性皮病(Gougerot-Blum purpura):苔藓样丘疹、斑块、斑疹,与 Schamberg 病相关(图 1-1-3-5-1C)。

(4)湿疹样色素性紫癜性皮病(pigmenting purpura of Doucas and Kapetanakis):伴有丘疹、鳞屑和苔藓化。

(5)金黄色苔藓(lichen aureus):四肢或躯干局限性分布的、一个或数个铁锈色的、紫色或金色的斑片或斑块,男性居多(图 1-1-3-5-1D)。近年来,关于罕见的肉芽肿变异型 PPD 的报道,无一例外均为东亚血统的患者。

2. 治疗 光线疗法在一些病例中有效。

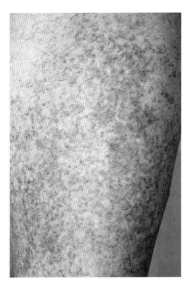

图 1-1-3-5-1A　进行性色素性紫癜性皮肤病

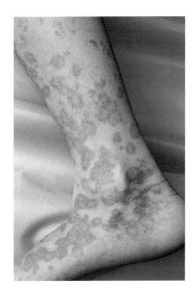

图 1-1-3-5-1B　毛细血管扩张性环状紫癜

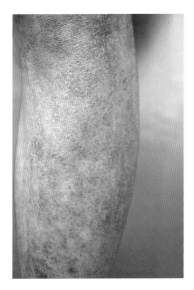

图 1-1-3-5-1C　苔藓样色素性紫癜性皮病

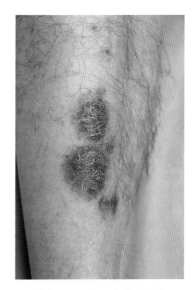

图 1-1-3-5-1D　金黄色苔藓

3. **预后**　慢性病程(数月到数年),缓慢进展和缓解。

【发病机制】

病因不明。

【病理变化】

镜下观　主要的组织学表现为真皮乳头层血管周围淋巴细胞带状或苔藓状浸润(图 1-1-3-5-2A、图 1-1-3-5-2B),在毛细血管周围可见红细胞外渗,伴有含铁血黄素沉积(图 1-1-3-5-2C)。血管损伤通常很小,病程越长,细胞浸润越少,伴有毛细血管管腔扩张和血管内皮增生,红细胞外渗消失,常伴有含铁血黄素沉积,Perl 铁染色可证实(图 1-1-3-5-2D)。

在湿疹样色素性紫癜性皮病中海绵水肿和角化不全显著。肉芽肿亚型可表现为真皮浅层非坏死性肉芽肿性浸润,伴红细胞外渗及含铁血黄素沉积。

【鉴别诊断】

1. **淤积性皮炎**　通常累及真皮深层,伴有明显的表皮变化和真皮纤维化。

2. **非典型 T 细胞增生性疾病**　应仔细评估淋巴细

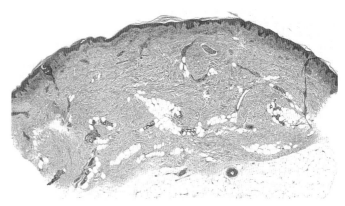

图 1-1-3-5-2A　低倍镜扫视

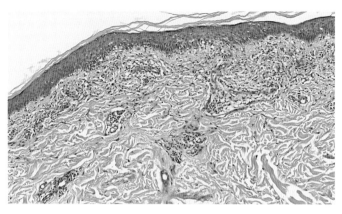

图 1-1-3-5-2B　基底液化变性,真皮浅层炎症细胞大致带状浸润

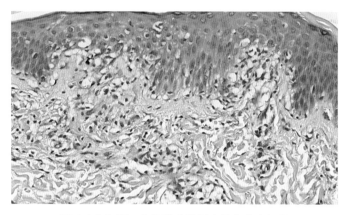

图 1-1-3-5-2C　红细胞外渗及含铁血黄素沉积

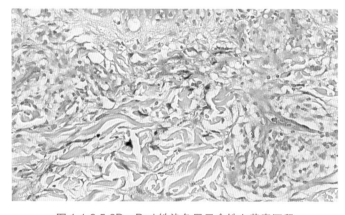

图 1-1-3-5-2D　Perl 铁染色显示含铁血黄素沉积

胞的亲表皮性和异型性,以及临床病理的相关性,T 细胞基因重排的意义不大。

3. 苔藓样药物反应 可见坏死角质形成细胞,基底细胞空泡化变性和 Civatte 小体,浸润细胞可见嗜酸性粒细胞,少有含铁血黄素沉积。

(罗　颖)

六、苔藓样药疹

【概念】

苔藓样药疹(lichenoid drug eruption,LDE)是指临床

和病理上与扁平苔藓相似的药物反应。

【临床特点】

1. 临床表现　潜伏期从几周到 3 年不等,停药后也需要几周到几年的时间恢复。皮疹最初为躯干和四肢对称分布的红斑,逐渐发展为鳞屑性紫色丘疹(图 1-1-3-6-1),通常无 Wickham 纹,与典型的扁平苔藓相比,间擦部位一般不受累,伴有瘙痒。尽管经典的 LDE 中黏膜受累罕见,但仍有多个报道显示口腔或生殖器皮损与 β 受体阻滞剂使用相关;有报道显示,口腔的苔藓样反应与汞合金填充物有关,取出后其临床和组织学改变明显改善。LDE 皮疹可按光暴露部位分布,尤其是噻嗪类利尿剂、抗疟药和四环素引起的皮疹。此外,LDE 也可表现出银屑病样或湿疹样皮损,常出现严重的炎症后色素沉着。

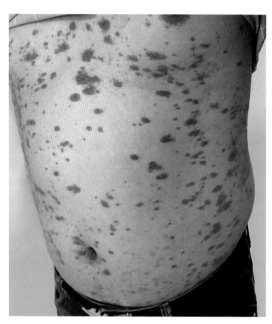

图 1-1-3-6-1　躯干部紫红色丘疹、斑块(口服 β 受体阻滞剂后出现)

2. 治疗　除了停止使用致敏药物外,还可给予局部或口服皮质类固醇药物治疗。

3. 预后　停止使用致敏药物后,皮疹可迅速缓解或持续数月,并伴有长期显著的炎症后色素沉着。

【发病机制】

病因多与药物相关,在 LDE 中,表皮受损的细胞凋亡与细胞毒性 T 淋巴细胞和 NK 细胞相关。

【病理变化】

1. 镜下观　非曝光分布 LDE 表现为苔藓样界面皮炎(图 1-1-3-6-2A),以及浅深层血管和附属器周围淋巴细胞浸润。同时伴有锯齿状皮突、角化不全和嗜酸性粒细胞(图 1-1-3-6-2B)。

沿曝光部位分布的 LDE 在组织学上可能与 LP 没有

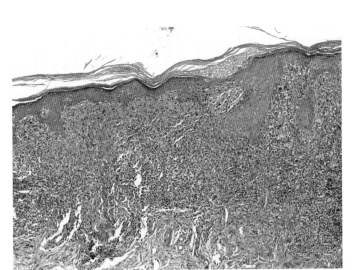

图 1-1-3-6-2A　灶状角化不全,基底液化变性,真皮浅层炎症细胞带状浸润

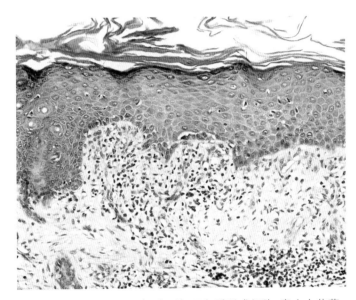

图 1-1-3-6-2B　角化不全,个别坏死角质形成细胞,真皮内苔藓样界面皮炎,可见嗜酸性粒细胞浸润

区别,其他的病理特点包括坏死角质形成细胞数量增加,簇状分布,淋巴细胞的移入和真皮内浆细胞浸润。

2. 免疫荧光　通常直接免疫荧光(DIF)在 LDE 中为阴性,这一点有助于区分 LDE 和 LP 及红斑狼疮(LE)。

【鉴别诊断】

1. 扁平苔藓　尽管没有单一的组织学特征可以鉴别 LP 与 LDE,局灶性角化不全,间断分布的颗粒层和胶样小体,倾向诊断为 LDE。LP 不太可能表现出深层炎症细胞和嗜酸性粒细胞浸润。LP 多伴有楔形的颗粒层,真皮乳头层增厚伴嗜色素细胞,红细胞外渗和表真皮交界处的裂隙。DIF 中几乎所有的病例均显示真皮表皮交界处粗糙的纤维蛋白原带状沉积和真皮乳头层的胶样小体 IgM 阳性表达。总而言之,需要结合病史、临床和组织学检查结果来鉴别诊断。

2. 皮肤红斑狼疮　LDE 中无表皮萎缩、基底膜增厚和毛囊角栓,虽然两种疾病都伴有浆细胞的浸润,但是红斑狼疮中嗜酸性粒细胞缺如。DIF 有助于区分 LE 与 LP 和 LDE,LE 病变皮肤的 DIF 显示多种免疫复合物沉积,其中最常见的是 IgM,其次是 IgG,以及与 IgM 配对的 C3。

3. 苔藓样接触性皮炎　存在重叠的临床和组织学特征,但苔藓样接触性皮炎显示苔藓样浸润的基础上有亚急性海绵状变性和嗜酸性粒细胞。此外,致病因素有所不同,已知苔藓样接触性皮炎的病因包括接触彩色胶片显影剂、苯二胺和氯苯那敏。

4. 皮肤 T 细胞淋巴瘤　LDE 偶尔会表现蕈样肉芽肿的特点,但通常缺乏淋巴细胞异型和亲表皮性。

(罗　颖)

七、苔藓样糠疹

【概念】

苔藓样糠疹(pityriasis lichenoides,PL),分为急性苔藓痘疮样糠疹(pityriasis lichenoides et varioliformis acuta,PLEVA)和慢性苔藓样糠疹(pityriasis lichenoides chronica,PLC),代表疾病谱系的两个亚型,两者都具有复发和自愈的特征。

【临床特点】

1. 临床表现

(1)急性苔藓痘疮样糠疹(pityriasis lichenoides et varioliformis acuta,PLEVA):儿童多见,男性居多,皮损主要表现为出血坏死性丘疹或丘疱疹(图 1-1-3-7-1A),通常无自觉症状,在几周内可自行消退,愈合后留有瘢痕。急性发热性溃疡坏死型是其严重型,常伴系统症状,包括发热、关节炎和淋巴结肿大。

(2)慢性苔藓样糠疹(pityriasis lichenoides chronica,PLC):任何年龄组都可能受累,但多见于儿童,表现为鳞

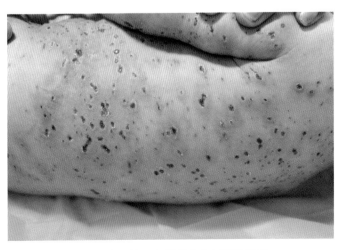

图 1-1-3-7-1A　躯干部散在坏死性丘疹

屑性红棕色丘疹(图 1-1-3-7-1B),数月后自行缓解,消退后往往留有色素减退,慢性复发病程之间有较长的缓解期。

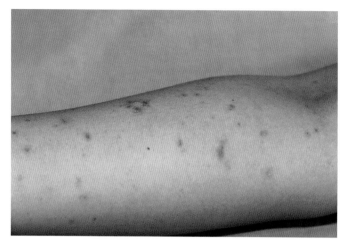

图 1-1-3-7-1B 上肢鳞屑性红棕色丘疹

2. 治疗 一线治疗包括外用皮质类固醇、煤焦油、光疗,或口服四环素或红霉素抗炎治疗,难治性病例可给予甲氨蝶呤治疗。

3. 预后 ①急性苔藓痘疮样糠疹:数周后自愈,其急性发热性溃疡坏死型通常持续数月后,最终转变为经典型,典型成人病例中死亡的报道较罕见,虽然极少病例最终发展为 T 细胞淋巴瘤。②PLC 的病程持续数月后,最终自愈。

【发病机制】

病因不明,可能存在对病毒的过敏反应,也可能与自身免疫性疾病(风湿性关节炎、甲状腺功能减退)、恶性贫血或药物诱导等因素有关。

【病理变化】

镜下观

(1) PLEVA:主要表现为苔藓样界面皮炎,表皮改变显著(图 1-1-3-7-2A)。表皮局灶性角化不全,呈丘状,角化不全内可见中性粒细胞聚集;棘层海绵水肿,可见散在坏死角质形成细胞,基底细胞液化变性,淋巴细胞移入表皮(图 1-1-3-7-2B)。真皮浅层以淋巴细胞为主的带状浸润,可见管外红细胞,偶见淋巴细胞性血管炎,真皮血管内可见中性粒细胞贴壁现象;PLEVA 血管周围的浸润主要是 CD8⁺细胞毒性 T 细胞。无嗜酸性粒细胞。

(2) PLC:病理变化较 PLEVA 轻,角化不全,真皮中淋巴细胞浸润较少,真表皮交界处的界面变化轻微(图 1-1-3-7-2C),见局灶性凋亡角质形成细胞。浅表血管周围淋巴细胞炎症细胞浸润,真皮内可见红细胞外渗(图 1-1-3-7-2D);PLEVA 或 PLC 中都没有异型淋巴细胞,无嗜酸

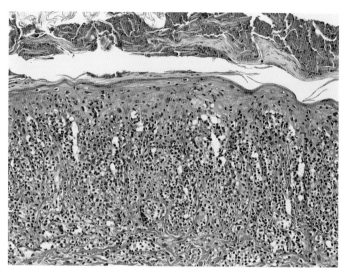

图 1-1-3-7-2A 角化不全,浆痂形成,可见苔藓样界面皮炎

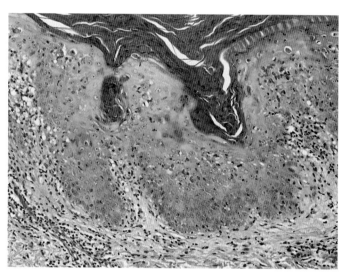

图 1-1-3-7-2B 表皮内见坏死的角质形成细胞,淋巴细胞移入表皮,可见红细胞外溢

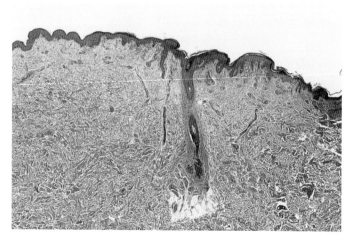

图 1-1-3-7-2C PLC 低倍镜扫视

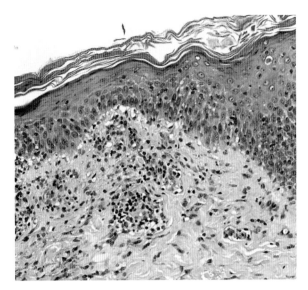

图 1-1-3-7-2D　角化不全,可见角化不良细胞,基底液化变性,浅层血管周围炎症细胞浸润,伴红细胞外溢

性粒细胞。

【鉴别诊断】

1. **淋巴瘤样丘疹病**　组织学上偏恶性,伴有良性可自愈的病程。镜下见致密的非典型淋巴细胞呈楔形浸润或苔藓样浸润,大细胞通常 CD30[+]。

2. **药物疹**　真皮浅层血管周围淋巴组织细胞浸润,伴明显嗜酸性粒细胞,这一点可与 PLEVA 相鉴别;界面改变更倾向为空泡状而非苔藓样。

3. **节肢动物叮咬反应**　组织学上真皮内伴有嗜酸性粒细胞在内的混合炎症细胞呈楔形浸润,表皮海绵水肿,见浆痂,偶尔可见昆虫喙部分。

4. **点滴状银屑病**　年轻人好发,呈弥漫或散在的椭圆形丘疹和鳞屑性斑丘疹,虽有灶状角化不全伴中性粒细胞聚集,但颗粒层消失和轻度棘层肥厚,坏死角质形成细胞少见;真皮浅层血管周围浸润和血管扩张,少见管外红细胞。

5. **玫瑰糠疹**　典型表现为鲑鱼色卵圆形丘疹,初发疹为母斑或更大的单发鳞屑斑,沿皮纹方向走行。组织学特征主要表现为海绵水肿性皮炎,局灶性角化过度和角化不全,虽有红细胞外渗,但缺少界面改变及坏死角质形成细胞。

（罗　颖）

八、硬化性苔藓

【概念】

硬化性苔藓(lichen sclerosus,LS)是一种好发于生殖器部位的慢性皮肤病,主要表现为白色硬化性斑片或斑块。

【临床特点】

1. **临床表现**　女性好发,白种人群高发,疾病有两个

发病高峰:第一高峰为绝经后女性(40～50 岁),第二高峰为青春期前的女孩(8～13 岁)。15% 的患者合并自身免疫性甲状腺疾病。大多数生殖器部位受累,男性患者可出现包茎,可能存在性交困难。病变可为线状或沿 Blaschko 线分布,伴有不同程度的瘙痒和/或疼痛。皮损主要表现为边界清晰的乳白色到浅粉色斑片或斑块,表皮萎缩,呈羊皮纸样外观(图 1-1-3-8-1);可出现毛囊角栓、毛细血管扩张或紫癜;有时可出现大疱型硬化性苔藓。

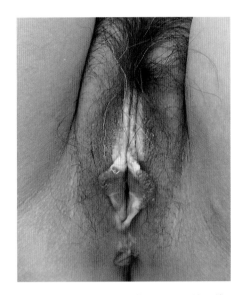

图 1-1-3-8-1　外阴、阴蒂白色硬化性斑片

2. **治疗**　局部外用激素乳膏、他克莫司乳膏,或者光动力治疗。

3. **预后**　病程较长的生殖器部位病变可能癌变,常见为鳞状细胞癌。

【发病机制】

尚不清楚,但认为具有遗传易感性,与 HLA-DQ7 相关;80% 的患者有针对 ECM-1 的循环性 IgG 自身抗体;在欧洲患者皮损内发现伯氏疏螺旋体,提示与感染也有一定关系。

【病理变化】

1. **镜下观**　早期皮疹表现为淋巴细胞呈苔藓样浸润;充分发展期的皮疹可见基底细胞空泡改变,基底膜增厚,真皮乳头胶原均质化,呈透明样变性(图 1-1-3-8-2A、图 1-1-3-8-2B)。透明变性区内可见扩张的血管和红细胞外渗,其下方,血管周围的炎症细胞(尤其是淋巴细胞)呈带状浸润(图 1-1-3-8-2B)。在所有病变中,均伴有不同程度的角化过度、表皮可能萎缩,但也可见棘层肥厚,角化过度伴有毛囊角栓形成(图 1-1-3-8-2C)。

2. **特殊染色**　弹力纤维染色(VG)显示真皮浅层透明样变性区弹力纤维减少。

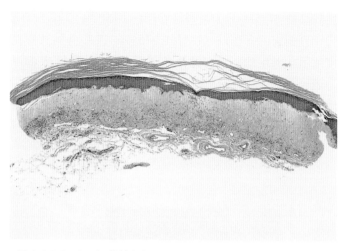

图 1-1-3-8-2A 低倍镜扫视可见真皮乳头胶原均一化变性,下方炎症细胞大致带状浸润

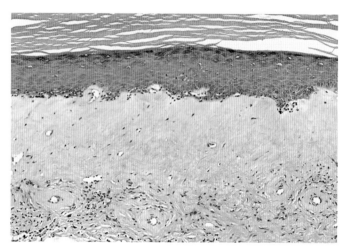

图 1-1-3-8-2B 基底层液化变性,真皮乳头胶原均一化变性

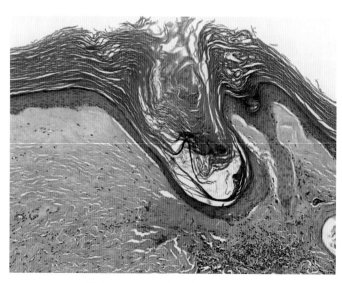

图 1-1-3-8-2C 角化过度,毛囊角栓

【鉴别诊断】

1. **扁平苔藓** 临床为紫红色丘疹和斑块。组织学可见真表皮交界处淋巴细胞带状浸润,Civatte 小体,角化过度和颗粒层楔形增厚,棘层肥厚,真皮浅层无透明变性区。

2. **蕈样肉芽肿** 硬化性苔藓的早期病变真表皮交界处可见淋巴细胞浸润,淋巴细胞进入表皮,类似蕈样肉芽肿,因此临床病理的联系非常重要。

3. **局限性硬皮病** 临床上与会阴区外的硬化性苔藓相重叠,但表皮一般不表现出羊皮纸样萎缩。组织病理上,一般胶原纤维增粗硬化累及真皮全层,附属器周围以浆细胞为主的浸润,缺少苔藓样浸润,弹力纤维无减少。

（罗　颖）

参 考 文 献

[1] Brian J Hall, Clay J Cockerell, Cary Chisholm, et al. Diagnostic Pathology Non-neoplastic Dermatopathology. 2nd ed. Philadelphia:Lippincott Williams & Wilkins,2017.

[2] Ali Alikhan, Thomas L. H. Hocker. Review of Dermatology. Netherlands:Elsevier,2017.

[3] Dirk M. Elston, Tammie Ferringer. Dermatopathology. 3rd ed. China:Elsevier,2018.

第四节　空泡化界面皮炎型

一、多形红斑

【概念】

多形红斑(erythema multiforme,EM)是一种急性、自限性皮肤病,典型皮损呈靶形损害。目前认为是由某些抗原(感染、药物等)刺激引起的皮肤和黏膜Ⅳ型超敏反应,症状可轻可重。

【临床特点】

1. **临床表现** 多形红斑是一种相对少见,可累及皮肤和黏膜的自限性皮肤病。确切的发病率不详,但世界范围内,其年发病率预估为 1.2~6/100 万。青年人多见,儿童及老年人少见,男性稍多,男女比例 3:2~2:1。

原发损害为突发的丘疹样"靶形"皮损,大部分皮损出现在 24 小时内,早期皮损常有一个中央暗黑带区,一个外周红色带区,部分可演变成为三个同心圆组成的典型靶形损害。典型的靶形皮损至少可见三个不同带区,边界清晰(图 1-1-4-1-1A);非典型的,仅有两个不同带区,或边界不清(图 1-1-4-1-1B)。

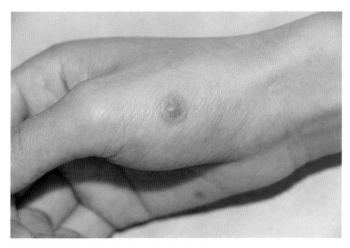

图 1-1-4-1-1A　典型靶形损害,边界清晰,见三个不同带区

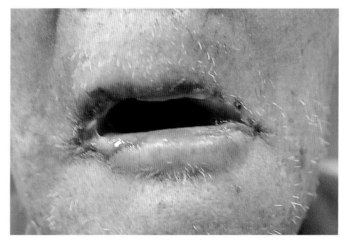

图 1-1-4-1-1C　黏膜受累,见糜烂面

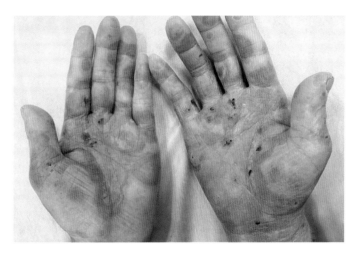

图 1-1-4-1-1B　非典型靶形损害,边界不清

EM 皮损变化多样,通常会有多种皮损,好发于四肢,伴有不同程度的黏膜受累。可分为轻型 EM 和重型 EM,两者都可表现为典型或偶尔表现为非典型"靶形"损害,最常见的基本皮损为丘疹样靶形皮损,直径一般小于 3cm,表现为规则的圆形,边界清楚,至少有三层带区;而重型常常伴有严重的黏膜受累和系统症状,原发疹通常为水疱、大疱,可迅速发展为片状糜烂面(图 1-1-4-1-1C),疼痛明显,多发生于颊、唇、眼及外生殖器黏膜等部位。

2. **治疗**　对于轻型 EM,以对症治疗为主,可口服抗组胺药减轻刺痛/烧灼感,局部治疗可选用抗菌治疗,如用抗菌药冲洗或麻醉溶液漱口等,同时做好眼部等受累黏膜的护理。对于重型 EM,除做好上述对症治疗外,还可根据病情选择加用适量糖皮质激素或免疫抑制剂。而对于反复发作的单纯疱疹病毒感染相关 EM,有研究表明可选用阿昔洛韦等抗病毒药物进行预防性治疗。

3. **预后**　本病有自限性,大多数患者的皮损可在 2 周内自然消退,痊愈后一般无并发症,但易复发,重型 EM 病程可延长并可伴有并发症。

【发病机制】

目前认为 EM 很可能是易感个体在发生感染时产生的一种直接免疫反应。单纯疱疹病毒是最常见相关感染病原体。

【病理变化】

1. **镜下观**　主要表现为典型的空泡化界面皮炎改变,可见网篮状角质层,无角化不全,棘层海绵水肿,基底层散在坏死角质形成细胞,局灶性空泡变性(图 1-1-4-1-2A、图 1-1-4-1-2B);真皮浅层水肿,可伴有红细胞外溢,可有明显的淋巴细胞浸润(图 1-1-4-1-2C),部分淋巴细胞可通过细胞外渗进入表皮;严重者,可表现为融合性表皮坏死(图 1-1-4-1-2D)。

2. **直接免疫荧光**　无特异性,主要用于与其他自身免疫性水疱病鉴别。

【鉴别诊断】

1. **荨麻疹**　与早期 EM 相鉴别,通常表现为风团,中央为正常皮肤,无靶形损害,皮损持续时间一般不超过 24 小时。荨麻疹的主要病理改变为真皮水肿,血管腔内见中性粒细胞,管周见淋巴细胞及嗜酸性粒细胞浸润,表皮

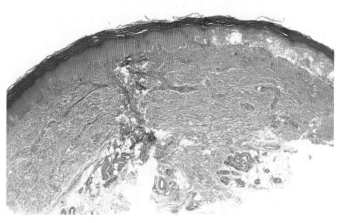

图 1-1-4-1-2A　低倍镜扫视,呈空泡化界面皮炎改变

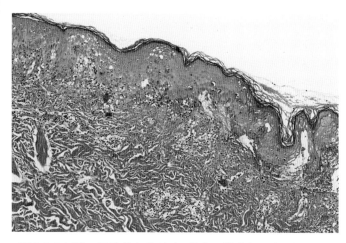

图 1-1-4-1-2B 网篮状角化过度，基底层散在坏死角质形成细胞，局灶性空泡变性

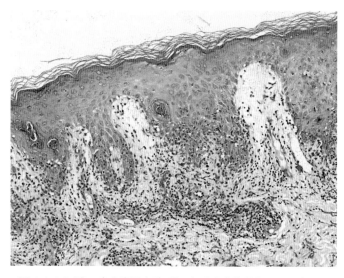

图 1-1-4-1-2C 真皮浅层水肿，淋巴细胞为主的浸润及红细胞外溢

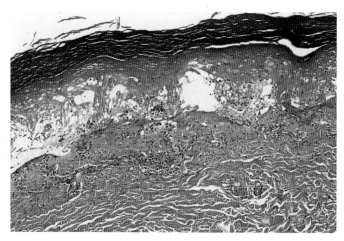

图 1-1-4-1-2D 融合性表皮坏死

无明显坏死角质形成细胞，无空泡界面改变。

2. 中毒性表皮坏死松解症（TEN） 本病表现为表皮大片剥脱/坏死，呈烫伤样外观，尼氏征阳性，表皮剥脱后可遗留大片糜烂面，可伴有内脏损害。病理上与多形

红斑类似，但 TEN 较多形红斑表皮坏死更重，真皮炎症和细胞外渗较轻。

3. 固定性药疹 表现为单个或多个暗红色斑块，可伴有中央大疱、坏死，临床及病理上与多形红斑可相互重叠，但病理上往往有嗜酸性粒细胞浸润及色素失禁，其用药史也可以帮助鉴别诊断。

（薛汝增）

二、史蒂芬-约翰逊综合征及中毒性表皮坏死松解症

【概念】

史蒂芬-约翰逊综合征（Stevens-Johnson syndrome, SJS）及中毒性表皮坏死松解症（toxic epidermal necrolysis, TEN）是两种相对少见的急性重症皮肤病，常由药物引起，其临床特征为红斑、水疱、广泛表皮剥脱、多部位黏膜炎，常常合并系统症状。

【临床特点】

1. 临床表现 SJS 和 TEN 是两种少见的好发于皮肤及黏膜的急性重症皮肤病，中国尚未有确切的发病率统计。TEN 患者一般女性多于男性，比例约为 1.5∶1，发病率随年龄增大而升高。超过 100 种药物与 SJS/TEN 发病有关，最常见的有非甾体抗炎药、抗生素、抗癫痫药等。

原发损害为暗褐色和/或暗红色斑疹，形状不规则，可融合（图 1-1-4-2-1A）。SJS 初期，部分斑疹可见暗色中心，但缺乏典型靶形皮损的三个同心环特征。随病情进展，暗红的斑疹呈现出典型的灰色，出现松弛性大疱或表皮剥脱，轻度触碰或牵拉可导致大面积剥离（Nikolsky 征），呈现大片不规则潮湿出血糜烂面，如"烫伤样"外观（图 1-1-4-2-1B）。

SJS 皮损多首发于躯干，延及面、颈及上肢近端。常有发热和眼部疼痛等不适，出现扁平非典型靶形、红斑性

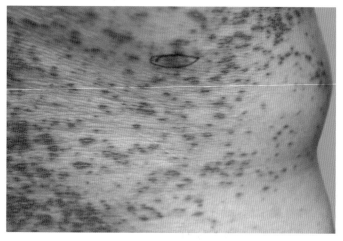

图 1-1-4-2-1A 暗褐色和/或暗红色斑疹

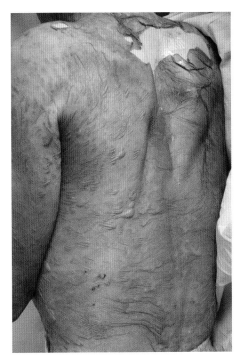

图 1-1-4-2-1B　松弛性大疱,表皮剥脱及糜烂面

斑疹等皮损,表皮剥脱面积一般小于 10% 体表面积。随着病情进展,SJS 可向 TEN 转化。

TEN 的特征是泛发性全层表皮坏死,一般大于 30% 体表面积。典型发病开始为疼痛性局部红斑,很快蔓延,在红斑的基础上发生松弛性大疱或表皮剥离。常见黏膜受累,严重的患者可在 24~72 小时内发生广泛的糜烂,累及气管、眼部、外生殖器多部位黏膜,并可引起多系统症状。SJS/TEN 重叠是指表皮剥脱面积介于体表面积的 10% ~ 30%。

2. 治疗　重要的治疗原则是早期诊断,立即停用致病药物、支持治疗和特殊药物治疗。①系统治疗:早期联合大剂量丙种球蛋白和糖皮质激素治疗。早期应用丙种球蛋白治疗有利于促进皮损恢复、缩短病程及减少继发性感染。同时应加强支持治疗,注意适当补充液体,防止水电解质紊乱。此外,有研究表明,TEN 患者应用环孢素等免疫抑制剂治疗有效。②局部治疗:做好口腔、眼、外生殖器部位的黏膜护理,如用抗生素眼药水滴眼、红霉素眼药膏融痂、金霉素软膏外涂外生殖器部位等。同时保持皮肤清洁,减少患者的搬运。针对皮损方面,大疱可用无菌穿刺抽液,遗留疱壁,糜烂面可按照烧伤皮肤原则护理等。

3. 预后　SJS 预后相对 TEN 要好,TEN 致死性高,预后较差,与患者年龄、剥脱面积、用药的剂量、个体基础疾病、并发症等相关,此外常有眼睑粘连、皮肤瘢痕等后遗症。

【发病机制】

迄今为止,导致 SJS/TEN 发生的确切发病机制只有部分明确,主要是对某些药物产生迟发型超敏反应,但所提出的病因需要考虑到此反应的罕见性和所涉及的特殊药物类型。

【病理变化】

1. 镜下观　早期可表现为基底层上散在的坏死角质形成细胞,随皮损进一步进展可出现较多坏死角质形成细胞,甚至全层表皮融合坏死,表皮下水疱形成,疱内可见红细胞外溢(图 1-1-4-2-2A),真皮浅层血管周围稀疏淋巴细胞浸润,甚至无炎症细胞浸润(图 1-1-4-2-2B)。

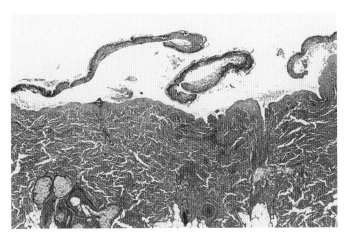

图 1-1-4-2-2A　片状坏死角质形成细胞,甚至全层表皮融合坏死,表皮下水疱形成,疱内可见红细胞外溢

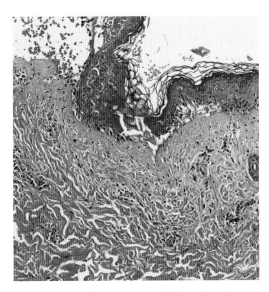

图 1-1-4-2-2B　真皮浅层稀疏淋巴细胞浸润

2. 直接免疫荧光　无特异性,主要用于与其他自身免疫性水疱病鉴别。

【鉴别诊断】

1. 多形红斑　皮损通常可发展为三个同心圆形成的典型靶形损害,表皮剥脱面积小。多形红斑、SJS、TEN 组织学特点可相互重叠,通常而言,多形红斑表现为表皮坏死较轻,真皮炎症细胞浸润和细胞外渗较多见。而 SJS/TEN 表皮坏死更重,真皮炎症和细胞外渗较轻。

2. 葡萄球菌烫伤样皮肤综合征（staphylococcal scalded skin syndrome，SSSS） 具有广泛表皮剥脱的 TEN 患者需与 SSSS 相鉴别，组织学上 TEN 可表现为全层表皮坏死，表皮下水疱；而 SSSS 多表现为角层下裂隙，多位于角层下或颗粒层上，可见中性粒细胞聚集，无坏死角质形成细胞。

（薛汝增）

三、盘状红斑狼疮

盘状红斑狼疮（discoid lupus erythematosus，DLE）作为红斑狼疮的一个亚型，临床上主要表现为圆形、类圆形或不规则形的斑块或丘疹，表面可见毛细血管扩张和黏着性鳞屑，伴有毛囊角栓。皮损好发于曝光部位，如鼻梁、头皮等，可持续存在或反复数年。组织病理学改变，除基底层空泡化改变外，还有毛囊角栓，基底膜带增厚，真皮血管附属器周围淋巴细胞、浆细胞浸润，胶原纤维束间黏蛋白沉积等，具体详见第九章第一节。

（薛汝增）

四、二期梅毒疹

梅毒（syphilis）由梅毒螺旋体感染引起，分为胎传梅毒和获得性梅毒，获得性梅毒可分为一期、二期和三期。其中二期梅毒疹的临床表现多样化，典型皮损为铜红色鳞屑性斑丘疹，可累及黏膜，在肛门生殖器附近呈灰白色扁平丘疹（扁平湿疣），累及头皮可致脱发，色素脱失性白斑，也可致全身淋巴结肿大。

梅毒的组织病理对诊断具有较好的提示意义。二期梅毒疹的典型特征有：①角质层内可见中性粒细胞聚集或中性粒细胞微脓肿；②棘层不规则增厚或银屑病样增生，部分皮突纤细，向真皮延伸；③空泡样界面皮炎；④真皮浅深层血管、毛囊和汗腺周围以浆细胞为主的混合炎症细胞浸润（1/3 的病例可见不到浆细胞），常见间质性浸润；⑤小血管内皮细胞肿胀，管腔闭塞。一项多中心的回顾性研究显示，当组织病理出现血管内皮细胞肿胀、间质性炎症细胞浸润、棘层不规则增厚及空泡界面皮炎时，需要警惕梅毒的可能。当然，梅毒的诊断，除临床特征及详细病史外，往往需要借助相关实验室检查包括组织病理，进一步区分和明确诊断。具体详见第十六章第三节。

（薛汝增）

五、副肿瘤型天疱疮

副肿瘤型天疱疮（paraneoplastic pemphigus，PNP）是一类副肿瘤性皮肤黏膜水疱性疾病，属于天疱疮的一种特殊亚型。表现为严重黏膜糜烂和多形性皮肤损害，包括松弛性水疱、多形红斑样和扁平苔藓样皮疹等。皮肤或黏膜活组织病理学检查除基底层上棘层松解外，还可以见到空泡界面皮炎或苔藓样皮炎改变，表皮内个别坏死的角质形成细胞，部分呈卫星样细胞坏死有提示意义；直接免疫荧光检查提示棘细胞间和/或基底膜 IgG 和 C3 沉积，具体详见第二章第一节。

（薛汝增）

六、持久性色素异常性红斑

【概念】

持久性色素异常性红斑（erythema dyschromicum perstans，EDP）是一种慢性、进行性、特发性、获得性色素沉着紊乱，由 Ramirez 在 1957 年首次报道，因其皮损呈灰色、蓝褐色，在报道时被称为灰皮病（ashy dermatosis）。

【临床特点】

1. 临床表现 持久性色素异常性红斑的发病率尚不明确，好发于 20~30 岁的青年人，女性多于男性，报道病例多位于亚洲及拉丁美洲。

本病典型皮损为无症状性椭圆形、多环形或不规则形状的蓝灰色色素沉着斑（图 1-1-4-6-1），直径 0.5~2cm，皮损边缘差异性大，部分病变早期可见高出皮肤表面的、可触及的红色边缘带，1~2mm 宽，数月后消失，但 Fitzpatrick Ⅳ、Ⅴ 型皮肤的患者，病变早期较少出现红色边缘带。

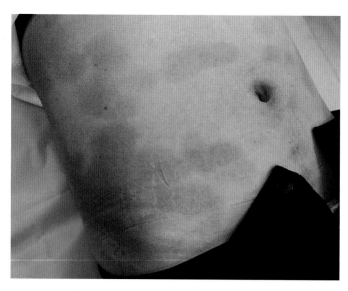

图 1-1-4-6-1　椭圆形、蓝灰色色素沉着斑

本病好发于面颈部、胸部、躯干及上肢，但几乎不累及手掌、足部、头皮及黏膜。

2. 治疗 迄今仍无有效治疗方法，可外用 1% 他克莫司软膏或窄谱紫外线治疗。系统治疗可每天口服氯法齐明 100mg，连续服用 3 个月，此法疗效佳，但副作用大；

或者每天口服氨苯砜 100mg，连续服用 3 个月，但停药后症状易反复。

3. 预后 很难自行消退，但文献报道，部分青春期前儿童可于 2~3 年内消退。

【发病机制】

病因不明，研究表明与摄入硝酸铵和硫酸钡，以及 HCV、HIV、鞭虫感染后的免疫应答相关。

【病理变化】

镜下观 活动性边缘皮损基底细胞空泡变性、真皮浅层少量单核细胞浸润、嗜黑素细胞增多（图 1-1-4-6-2）。在非活动性皮损中，炎症细胞浸润减少且不出现基底细胞空泡变性。

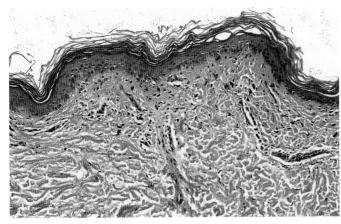

图 1-1-4-6-2 基底细胞空泡变性，色素失禁，较多嗜黑素细胞

【鉴别诊断】

1. 色素性扁平苔藓 皮损常为褐色，边缘不规则且不清晰，早期通常无红斑边缘；两者组织学表现相似，可见真皮浅层嗜黑素细胞，伴有或不伴有空泡变性（表 1-1-4-6-1）。

表 1-1-4-6-1 持久性色素异常性红斑与色素性扁平苔藓鉴别

	持久性色素异常性红斑	色素性扁平苔藓
好发人群	女性，中至深肤色人群	深肤色人群，与性别无关
皮损形态	灰蓝色、灰褐色斑片，部分有红色边缘带	深褐色、形状不规则的不清晰斑片
皮损分布	躯干居多，亦可分布于面颈部、手臂、腿部，一般不累及皮肤皱褶处及黏膜	面颈部多见，可累及皮肤皱褶及黏膜
病理表现	基底细胞空泡化，真皮浅层血管周围炎症细胞浸润，见嗜黑素细胞	与持久性色素异常性红斑相似
治疗	外用他克莫司乳膏，窄谱紫外线，口服氨苯砜、氯法齐明等	外用皮质类固醇、他克莫司，避光，口服羟氯喹等

2. 特发性发疹性斑状色素沉着（idiopathic eruptive macular pigmentation, IEMP） 皮损为褐色斑片，无炎症史；组织学表现为基底层色素增加，真皮浅层见嗜黑素细胞，无基底层空泡化改变。

3. 苔藓样药疹 更趋向湿疹化和/或银屑病样改变外观；组织学上可以出现界面皮炎改变，但出现特征性嗜酸性粒细胞和角化不全。

（薛汝增）

七、移植物抗宿主病

【概念】

移植物抗宿主病（graft-versus-host disease, GVHD）是供体异基因反应性淋巴细胞识别宿主（受体）抗原提呈细胞提呈的组织相容性抗原，发生同种异基因免疫反应，攻击宿主组织器官而引起的一系列临床表现，主要累及皮肤、胃肠道和肝脏等。受累皮肤急性期通常表现为轻微的弥漫性红斑丘疹，类似猩红热样药疹，慢性期皮疹表现多样化，常表现为扁平苔藓样、皮肤异色症样或硬斑病样改变。

【临床特点】

1. 临床表现 移植物抗宿主病常见于异基因外周造血干细胞移植术后，为同种异体骨髓移植的严重并发症，可累及多器官、多系统。6%～90% 的骨髓移植患者可发生急性 GVHD，发病率主要与 HLA 配型不合、患者年龄及用药方案有关。慢性 GVHD 见于 10% 的同种异体骨髓移植患者及 30% 的长期生存者。

GVHD 可分为两期：①急性 GVHD。通常发生在移植后 3 个月以内（多数发生在移植后 7～21 天）。皮损表现为突然出现的面部红斑、累及掌跖的泛发性麻疹样斑丘疹，黏膜亦可受累。其他皮肤表现包括紫癜、瘀斑、脱屑及毛囊炎样损害。较重者出现红皮病，甚至中毒性表皮坏死松解症样反应。皮疹好发于上半身及颈部，耳部及肩部也是好发部位（图 1-1-4-7-1A～图 1-1-4-7-1C）。②慢性 GVHD。通常发生在移植 3 个月后。原发损害可表现为扁平苔藓样、皮肤异色症样或硬皮病样改变。早期典型的皮损常是苔藓样皮疹，为红色或紫色多角形丘疹，表面有 Wickham 纹（图 1-1-4-7-1D）。眶周、耳部及掌跖为好发部位。口腔黏膜损害包括典型的网状白色条纹，可形成溃疡，颊部、舌、上颚及唇部为好发部位。晚期表现为硬皮病样，初起为皮肤异色症样改变，后出现萎缩及硬化，最终表现类似于硬斑病或系统性硬化症（图 1-1-4-7-1E）。可伴有慢性溃疡，特别是在受压部位。偶尔可形成水疱、大疱。虽然慢性 GVHD 的早期典型皮疹为苔藓样，晚期为硬皮病样，但有些患者，这两种损害可同时出现。

2. 治疗 目前急性 GVHD 的治疗分为一线（初始

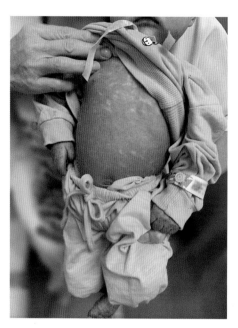

图 1-1-4-7-1A　急性 GVHD,麻疹样斑丘疹、斑片(复旦大学附属儿科医院钱晓文教授、孙利教授惠赠)

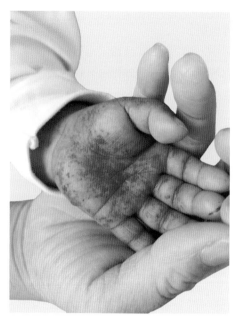

图 1-1-4-7-1C　急性 GVHD,紫癜改变(复旦大学附属儿科医院钱晓文教授、孙利教授惠赠)

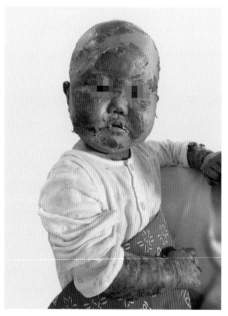

图 1-1-4-7-1B　急性 GVHD,中毒性表皮坏死松解症样改变(复旦大学附属儿科医院钱晓文教授、孙利教授惠赠)

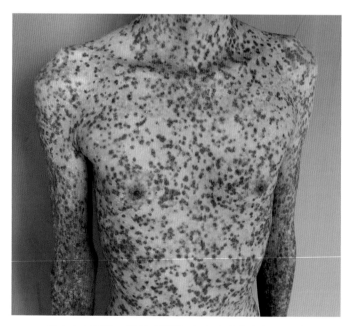

图 1-1-4-7-1D　慢性 GVHD,红色或紫色多角形丘疹

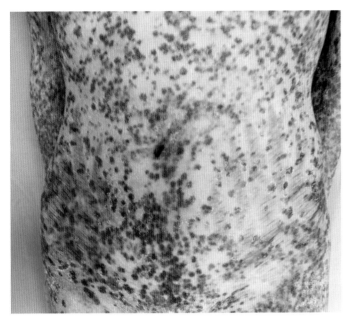

图 1-1-4-7-1E　慢性 GVHD,硬斑病样改变

和二线治疗。一线(初始)治疗为在原有免疫抑制预防用药的基础上,首选加用糖皮质激素,常用甲泼尼龙或相当量的其他类激素治疗。二线治疗药物有免疫抑制剂,如环磷酰胺(CTX)、霉酚酸酯(MMF);生物制剂如抗 CD25单抗、抗 TNF-α 单抗(英夫利昔单抗)、抗 CD23 单抗等。

慢性 GVHD 的一线治疗,若仅为皮肤、口腔、眼部等局部症状,一般只需要采取局部缓解症状的治疗,如地塞米松漱口液含漱、类固醇类激素局部涂抹等。当局部症状加重或器官广泛受累时,应全身性使用免疫抑制剂。二线治疗的主要药物为大剂量激素、MMF、西罗莫司、他克莫司、沙利度胺等。

3. 预后　不同分期预后不同,急性 GVHD 存活的患者,皮疹可完全消退,也可逐渐演变为慢性 GVHD 样损害。急性 GVHD 较重者会出现中毒性表皮坏死松解症样反应,预后差,通常表现为大面积皮肤受累,伴黏膜损害及严重的肝脏和胃肠道损害,死亡率高达 50%,与皮疹的严重程度及治疗效果有关。慢性 GVHD 的死亡率高达40%,死亡原因包括感染、恶病质及肝功能衰竭等。

【发病机制】
在移植受者免疫抑制条件下,当供者免疫功能正常的 T 淋巴细胞活化并增殖,对宿主的异源性主要组织相容性复合物(MHC)发生反应时,即产生 GVHD。

【病理变化】
镜下观　急性 GVHD 皮疹的组织学特征为灶状或弥漫性基底细胞液化变性。表皮全层可见凋亡细胞及角化不良细胞,周围伴淋巴细胞(卫星样细胞坏死),具有特征性。毛囊受累常见,通常累及隆突部。其他特征包括海绵水肿,不同程度的淋巴细胞外渗;有时表皮真皮交界处

形成微水疱;血管改变包括内皮细胞肿胀及脱落,血管周围淋巴细胞浸润(图 1-1-4-7-2A~图 1-1-4-7-2C)。

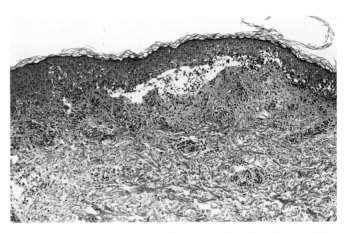

图 1-1-4-7-2A　灶状或弥漫性基底细胞液化变性,可见表皮下裂隙(Tetsunori Kimura 教授惠赠)

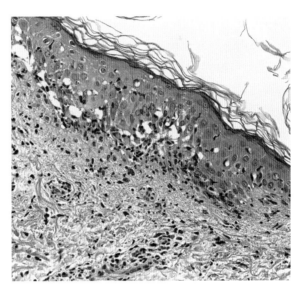

图 1-1-4-7-2B　角化不良细胞及星样细胞坏死(Tetsunori Kimura 教授惠赠)

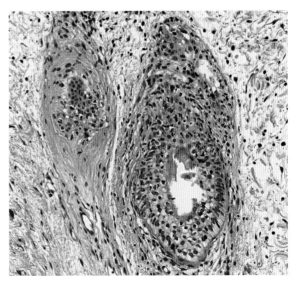

图 1-1-4-7-2C　毛囊受累(Tetsunori Kimura 教授惠赠)

中毒性表皮坏死松解症样皮疹可见严重的表皮坏死伴表皮下疱形成,汗腺常受累,可见汗孔开口角栓形成,分泌导管呈现细胞变性及增生性改变。急性 GVHD 的组织学表现可分为四级(表 1-1-4-7-1)。

表 1-1-4-7-1　急性 GVHD 的组织学分级

分级	特征
Ⅰ	基底细胞灶状或弥漫性空泡变性
Ⅱ	基底细胞空泡变性、表皮海绵水肿及角化不良细胞
Ⅲ	表皮下裂隙形成,伴角化不良及海绵水肿
Ⅳ	表皮完全缺失

慢性移植物抗宿主病(GVHD)组织学上呈典型的苔藓样界面皮炎改变(图 1-1-4-7-2D),与特发性扁平苔藓难以鉴别,其特征为角化过度、颗粒层增厚、棘层不规则增生、基底细胞液化变性、胶样小体形成、色素失禁,以及真皮浅层淋巴组织细胞带状浸润。与特发性扁平苔藓不同的是,慢性 GVHD 早期可出现卫星样细胞坏死,浸润炎症细胞中可见浆细胞和嗜酸性粒细胞。有时可见外泌汗腺导管鳞状化生。慢性 GVHD 的晚期组织学表现为表皮萎缩、表皮突变平、真皮浅深层瘢痕化和皮肤附属器减少,甚至消失(图 1-1-4-7-2E)。

【鉴别诊断】

1. 急性 GVHD 需和以下疾病鉴别:

(1)多形红斑:临床皮损主要表现为靶形损害,组织学上除表现空泡界面皮炎外,角质形成细胞坏死主要集中在表皮下层,无卫星样细胞坏死。

(2)中毒性表皮坏死松解症:组织学虽有严重的表皮坏死伴表皮下水疱形成,但汗腺导管上皮及毛囊较少

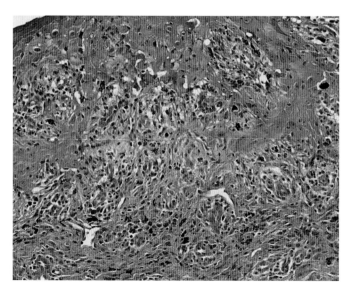

图 1-1-4-7-2D　苔藓样界面皮炎,可见浆细胞和嗜酸性粒细胞

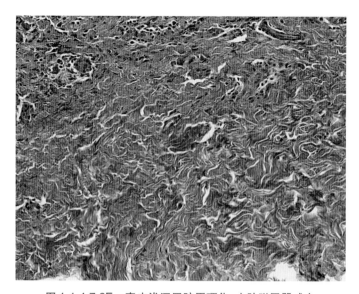

图 1-1-4-7-2E　真皮浅深层胶原硬化,皮肤附属器减少

累及。

2. 慢性 GVHD 需和以下疾病鉴别:

(1)扁平苔藓:与早期慢性 GVHD 有时较难区分,共有特征为角化过度、颗粒层增厚、棘层不规则增生、基底细胞液化变性、胶样小体形成、色素失禁,以及真皮浅层淋巴组织细胞带状浸润,但若出现角化不全、浸润炎症细胞中出现浆细胞和嗜酸性粒细胞,则强烈不支持扁平苔藓的诊断。

(2)硬斑病:真皮网状层变化最显著,胶原束增粗硬化红染,强嗜酸性,与表皮平行排列,皮下脂肪间隔受累,伴脂肪细胞萎缩,附属器萎缩或缺如。晚期慢性 GVHD 则表现为浅深层瘢痕化改变。

(薛汝增)

参 考 文 献

[1] Jean L Bolognia, Joseph L Jorizzo, Ronald PRapini. Dermatology. 2nd ed. Singapore: Elsevier Pte Ltd. ,2010.

[2] Dirk M. Elston, Tammie Ferringer. Dermatopathology. 2nd ed. New York: Saunders Ltd. ,2014.

[3] David E. Elder. Lever's Histopathology of the Skin. 11th ed. New York: Lippincott Williams& Wilkins, 2014.

[4] Hafsi W, Badri T. Erythema Multiforme. In: StatPearls. Treasure Island(FL): StatPearls Publishing, 2020.

[5] Grünwald P, Mockenhaupt M, Panzer R, et al. Erythema multiforme, Stevens-Johnson syndrome/toxic epidermal necrolysis-diagnosis and treatment. J Dtsch Dermatol Ges, 2020, 18 (6): 547-553.

[6] 迪尔克·M.埃尔斯顿,塔米·弗雷格. 皮肤病理学. 2 版. 张建中,译. 天津:天津科技翻译出版有限公司,2017.

[7] Alexandra Flamm, Kruti Parikh, Qiang Xie, et al. Histologic features of secondary syphilis: A multicenter retrospective review.

Journal of the American Academy of Dermatology, 2015, 73 (6): 1025-1030.

[8] Amatya B. Ashy dermatosis: A comprehensive review. Our Dermatol Online, 2017, 8 (2): 143-148.

[9] Leung N, Oliveira M, Selim MA, et al. Erythema dyschromicum perstans: A case report and systematic review of histologic presentation and treatment. Int J Womens Dermatol, 2018, 4 (4): 216-222.

[10] Kumarasinghe SPW, Pandya A, Chandran V, et al. A global consensus statement on ashy dermatosis, erythema dyschromicum perstans, lichen planus pigmentosus, idiopathic eruptive macular pigmentation, and Riehl's melanosis. Int J Dermatol, 2019, 58 (3): 263-272.

[11] Karla Strong Rodrigues, Carla Oliveira-Ribeiro, Silvia de Abreu Fiuza Gomes, et al. Cutaneous Graft-Versus-Host Disease: Diagnosis and Treatment. American Journal of Clinical Dermatology, 2018, 19 (1): 33-50.

[12] Dustin H Marks, Jason S Naftulin, Lauren R Penzi, et al. Histologic and clinical cross-sectional study of chronic hair loss in patients with cutaneous chronic graft-versus-host disease. Journal of the American Academy of Dermatology, 2019, 81 (5): 1134-1141.

[13] Lerner KG, Kao GF, Storb R, et al. Histopathology of graft-vs-host reaction (GvHR) in human recipients of marrow from HLA-matched sibling donors. Transplant Proc, 1974, 6 (4): 367-371.

第一节 表皮内疱

天疱疮及其亚型

【概念】

天疱疮（pemphigus）为一组由表皮棘层细胞松解引起的慢性、复发性、自身免疫性表皮内水疱性皮肤病。该病的临床特点是在正常皮肤及黏膜上出现松弛性水疱或大疱，疱壁薄且易破，形成糜烂面，容易合并感染，Nikolsky征阳性。

【临床特点】

1. 流行病学

（1）发病率：在全球范围差异较大，与种族、环境及地域相关。

（2）发病年龄：中老年人发病居多，也可于儿童期发病，常见发病年龄为50~60岁。

（3）性别：发病无明显性别差异。

（4）好发部位：大疱可发生于全身任何部位，但以头面、颈、胸背、腋下、腹股沟多见。寻常型及副肿瘤型天疱疮常有黏膜损害，以口腔黏膜最常受累。

2. 临床表现 天疱疮有多种亚型，主要包括寻常型天疱疮及其变异型（增殖型天疱疮）、落叶型天疱疮及其变异型（红斑型天疱疮和地方型巴西落叶型天疱疮）、疱疹样天疱疮、IgA天疱疮（详见第二章第三节）、副肿瘤型天疱疮和药物诱发天疱疮等。

（1）寻常型天疱疮（pemphigus vulgaris，PV）：天疱疮最常见的类型，约占所有天疱疮的70%以上。寻常型天疱疮的主要皮损为黏膜或皮肤上先后或同时出现松弛性水疱及糜烂面。大多数患者有口腔黏膜的糜烂，自觉疼痛，常发生于皮损之前3个月到1年，常为本病早期的唯一表现。口腔黏膜糜烂可累及口腔任何部位，以颊部、上颚多见，初发为松弛性水疱，很快破裂形成大小形态不规则的单发或多发的红色糜烂面（图1-2-1-0-1A），较少看到

未破的松弛性水疱，严重者可发展为溃疡，疼痛明显，有时损害波及唇部，在唇红处形成厚的痂皮伴唇皲裂。此外，鼻、咽喉、食管、眼结膜、外阴等处黏膜亦可受累，咽喉受累可以出现声嘶及吞咽困难，常因疼痛影响进食。皮肤上松弛性水疱、大疱大多出现在正常皮肤上，少数发生在红斑基础上，可发生于全身任何部位，好发于头面颈、胸背、腹股沟处，严重者可泛发全身，疱液初始清亮，后续可以变为血性或脓性，疱壁薄而易破，形成糜烂面（图1-2-1-0-1B），常伴疼痛，糜烂面渗液较多，常形成结痂，容易合并感染，出现恶臭味，尼氏征阳性。皮损消退后遗留色素沉着，无瘢痕形成。寻常型天疱疮又细分为黏膜主导型、皮肤黏膜型和皮肤型，黏膜主导型多数为黏膜损害，皮损轻微或没有，皮肤黏膜型皮损广泛伴严重的黏膜损害，预后差；皮肤型主要表现为皮肤损害，黏膜损害无或后期出现。寻常型天疱疮如果出现大面积糜烂，易合并感染，形成败血症或脓毒血症，或导致体液丢失引起电解质紊乱，最终会危及生命。

（2）增殖型天疱疮（pemphigus vegetans，PVE）：此型相对罕见，占天疱疮的1%~2%。由于增殖型天疱疮与寻常型天疱疮的抗原成分相同，均为基底细胞层上方棘细胞松解性水疱，寻常型天疱疮在褶皱部位也可出现增

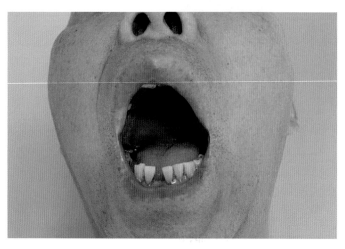

图1-2-1-0-1A　口腔右侧颊部不规则红色糜烂面

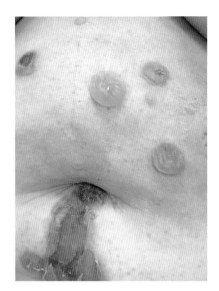

图 1-2-1-0-1B　胸腹部松弛性大疱,脐周可见糜烂面

殖型改变,故一般认为增殖型天疱疮为寻常型天疱疮的"顿挫型"或"良性型"。与寻常型相比,增殖型天疱疮一般发病年龄偏小,口腔黏膜损害出现较晚,病程的早期,口腔、舌黏膜可出现脑回样图案。皮损好发于头面、腋下、脐窝、腹股沟、外阴、肛门周围等褶皱部位。初期为松弛性水疱,破裂后在糜烂面上出现乳头样、肉芽性增生,在褶皱、间擦部位尤为明显,表面渗出较多,可形成痂皮(图 1-2-1-0-2)。褶皱部位皮损容易继发细菌及念珠菌感染,有腥臭味。该型病程较长,预后较好。增殖型天疱疮分为两型:Neumann 型(经典型,严重)和 Hallopeau 型(轻微、局限),前者临床表现为寻常型天疱疮伴疣状增生,早期可能出现小脓疱,后者皮损主要表现为皱褶部位发生脓疱,然后形成疣状增生的斑块。

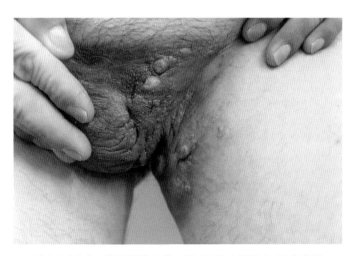

图 1-2-1-0-2　腹股沟增殖性斑块,呈乳头样增生,浅表糜烂

(3)落叶型天疱疮(pemphigus foliaceus,PF):皮损好发于头面及胸背上部,初期为外观正常的皮肤或红斑上发生薄壁的松弛性水疱,疱壁更薄,极易破裂形成黄褐色、油腻性、落叶状的痂皮(图 1-2-1-0-3),剥除痂皮可见红色湿润的浅表糜烂面,轻微摩擦新鲜皮损或皮损周围皮肤就可引出尼氏征。与寻常型相比,该型口腔黏膜损害少见且不严重,病情较轻,仅表现为浅表糜烂性口炎。多预后良好。严重的可以泛发全身表现,出现剥脱性皮炎或红皮病。部分患者可以发展为 PV,血中同时会出现抗 Dsg1、Dsg3 的抗体。

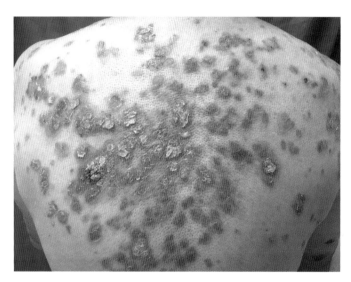

图 1-2-1-0-3　背部红斑、糜烂面,可见黄褐色、油腻性、落叶状痂皮

(4)红斑型天疱疮(pemphigus erythematosus,PE):本型为落叶型天疱疮的良性型,皮损好发于头面、胸背上部等皮脂腺丰富的部位,较少累及四肢和黏膜。主要临床表现为红斑基础上的薄壁松弛的水疱、鳞屑及结痂,有时仅见边界清楚的红斑结痂,尼氏征阳性(图 1-2-1-0-4)。皮损发生在面部时,常累及鼻、两面颊,呈蝶形分布,应注意与红斑狼疮鉴别。该型病程慢性,一般全身症状轻。

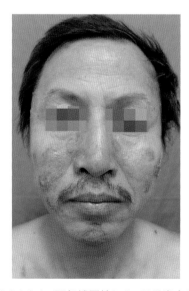

图 1-2-1-0-4　面部鳞屑性红斑,可见浅表糜烂

该型的抗原成分与落叶型相同,血清中可检测到抗核抗体和 Dsg1 抗体,无 Dsg3 抗体。皮损棘细胞间和基底膜带可同时发现有 IgG 及 C3 沉积,基底膜带沉积物往往呈线状或颗粒状沉积,如同红斑狼疮所见。

(5)疱疹样天疱疮(pemphigus herpetiformis,PH):大多数 PH 是落叶型天疱疮的变异型,其余的可能是寻常型天疱疮的变异型。该型多见于中老年人,好发于胸、腹、背部及四肢近端,肢体伸侧更易受累,典型皮损为荨麻疹样的浮肿性红斑、斑块,多呈环形,周边常见针尖至绿豆大小的水疱排列呈环(图 1-2-1-0-5),尼氏征多为阴性,亦可有大疱。黏膜损害偶见,皮损剧痒,类似疱疹样皮炎。该病预后较好,少数病例可转变为寻常型、落叶型或红斑型天疱疮。

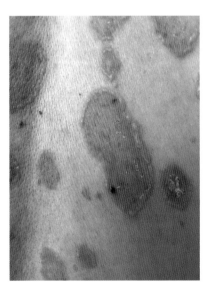

图 1-2-1-0-5 躯干水肿性红斑、斑块,周边可见水疱、糜烂面,排列呈环形

(6)副肿瘤型天疱疮(paraneoplastic pemphigus,PNP):PNP 是一种特殊类型的天疱,任何年龄均可发生,以中老年人多见。常与良性或恶性肿瘤伴发,以淋巴源性及骨髓源性肿瘤最多见,我国良性肿瘤以 Castleman 肿瘤和胸腺瘤多见,恶性肿瘤以非霍奇金淋巴瘤、慢性淋巴细胞白血病、肉瘤和巨球蛋白血症等多见。临床主要表现为三大特征:第一是黏膜损害突出,常表现为难治性的、疼痛性的、糜烂性的口腔炎、唇黏膜炎(图 1-2-1-0-6A)和眼结膜炎(图 1-2-1-0-6B),常形成溃疡,伴有出血、结痂及大量分泌物,类似于 Stevens-Johnson 综合征,支气管、消化道及会阴部黏膜亦可受累。第二是皮损多形性,躯干、四肢均可累及,可出现水疱、大疱、红斑、丘疹、糜烂、结痂和多形红斑样损害,不同类型的皮损可同时存在。典型皮疹至少分 6 个类型:天疱疮样、大疱性类天疱疮样、瘢痕性类天疱疮样、多形红斑样、移植物抗宿主病样和扁平

苔藓样,其中,扁平苔藓样皮疹最常见(图 1-2-1-0-6C)。第三是常出现掌跖红斑角化性损害及甲破坏。PNP 常累及多器官,部分患者支气管黏膜广泛受累或发生阻塞性支气管炎,严重者可致呼吸衰竭而死亡。另一个严重并发症是重症肌无力,如发生肌无力危象,死亡率高。PNP

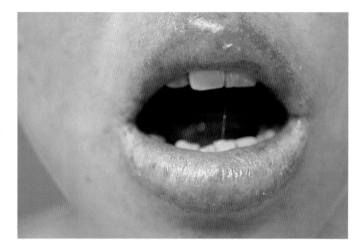

图 1-2-1-0-6A 糜烂性唇黏膜炎

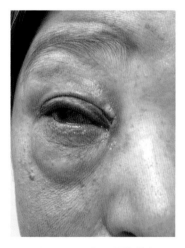

图 1-2-1-0-6B 眼结膜炎

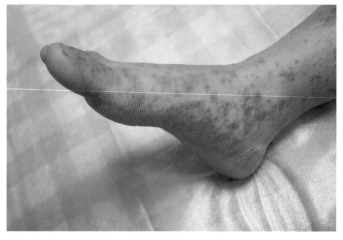

图 1-2-1-0-6C 肢端多形红斑样损害,局部见水疱

患者大多对治疗抵抗,预后差,大多数患者死于恶性肿瘤或其严重的并发症。故 PNP 应尽早确诊,早期切除肿瘤,部分患者症状缓解。

(7)药物诱发天疱疮(drug induced pemphigus):患者多有用药病史,可以在用药数天或数月后发生,典型皮损可出现红斑、风团及松弛性水疱,水疱常发生在红斑基础上,少数出现在正常皮肤上,可以表现为红斑型、落叶型天疱疮或寻常型天疱疮类型,但多数临床症状轻微(图 1-2-1-0-7)。多由青霉胺、卡托普利、利福平、速尿等含巯基的药物诱发,青霉素、头孢菌素、万古霉素也有报道,停药后可逐渐缓解。

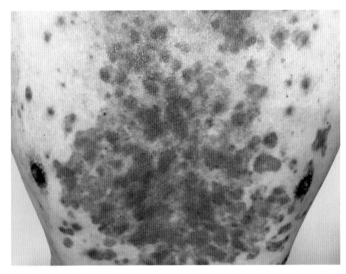

图 1-2-1-0-7　前胸部散在红斑,浅表糜烂,类似红斑型天疱疮(口服速尿后出现)

3. 治疗　根据天疱疮类型、病情严重程度、患者一般情况、年龄、合并症、是否有反复发作的历史,并参照国内外天疱疮治疗指南制定最佳的个体化治疗方案。

治疗目的在于控制炎症、保护皮肤创面,促使皮损和黏膜尽快愈合,防止新水疱生成和糜烂发生,减少天疱疮抗体的产生,诱导疾病缓解,防止合并的基础病加重和新的并发症产生。怀疑副肿瘤型天疱疮者,需行肿瘤相关指标筛查。对药物诱发天疱疮,需及时发现并停用相关诱发药物。治疗前常规行三大常规、肝肾功能、电解质、血糖、糖化血红蛋白、血脂、结核抗体或 T-spot、肝炎病毒全套、免疫球蛋白、淋巴细胞亚群、创面或血液细菌培养、心电图、胸片、腹部 B 超等检查,全面评估患者病情,了解患者是否有内脏疾病、糖尿病、高血压和感染等。

(1)一般治疗:皮损面积广泛者,应注意加强营养支持,给予高蛋白、高热量、低盐饮食,保持水电解质平衡,注意创面护理,防止继发感染。对于伴发感染者,应及时行细菌培养及药敏,给予足量、足疗程敏感的抗生素治疗,同时加强创面的处理。

(2)全身治疗

1)糖皮质激素:是目前治疗天疱疮最有效的药物,应及时、足量、足疗程给药,规律减量,最小剂量长期维持。可根据皮损范围、严重程度决定首次给药量,目前对于疾病严重程度的判断无统一标准,可采用天疱疮疾病面积指数(PADI)和自身免疫性大疱性皮肤病严重程度评分(ABSIS)评估患者病情的严重程度。国内有学者提出按皮损面积分类,体表面积小于 10% 为轻症,30% 左右为中症,大于 50% 为重症。一般用量泼尼松 30~120mg/d。轻度患者(PDAI 0~8)0.5mg/(kg·d⁻¹),中度患者(PDAI 9~24)1mg/(kg·d⁻¹),重度患者(PDAI ≥ 25)1.5mg/(kg·d⁻¹)。对于使用激素联合利妥昔单抗治疗的患者,建议中度患者泼尼松 0.5mg/(kg·d⁻¹),重度患者初始剂量 1mg/(kg·d⁻¹)。给药后密切观察,根据新发水疱数目、糜烂愈合速度、天疱疮抗体滴度来判断疗效。若治疗 1 周后临床症状无明显改善,可增加激素用量或联合其他免疫抑制剂。皮损控制后应继续用药 2~3 周后逐渐减量。病情严重者可给予激素冲击疗法,如甲泼尼龙 250~1 000mg/d 静脉滴注,连续 3~5 天,半个月到 1 个月后可再次冲击治疗。

2)免疫抑制剂:通常与糖皮质激素联合使用,可减少糖皮质激素的给药量,尽早控制病情,提高早期的临床治愈率。可根据患者的具体情况选择不同的药物,如硫唑嘌呤、霉酚酸酯、环孢素、环磷酰胺、甲氨蝶呤、他克莫司等。国外天疱疮指南首先推荐硫唑嘌呤和霉酚酸酯,硫唑嘌呤 2.5mg/(kg·d⁻¹)与糖皮质激素联合应用较单纯糖皮质激素更有效,应用前需做基因检测,同时监测硫嘌呤甲基转移酶(TPMT)水平,水平较低者提示患者 TPMT 水平不足,需换其他药物治疗。霉酚酸酯能快速降低天疱疮抗体滴度,降低疾病活动度,对硫唑嘌呤无效者亦有作用,剂量通常为 1.5~3g/d,分两次服用。环磷酰胺免疫抑制剂一般起效慢,多在应用 1 个月后出现疗效,此时可先减少糖皮质激素用量,再减免疫抑制剂剂量至维持剂量。

3)静脉注射用丙种球蛋白(IVIG):目前已经成为天疱疮的常规治疗手段之一,可使病情快速缓解,但持续时间短,常规剂量 0.4g/(kg·d⁻¹),静脉给药,连续 3~5 天;必要时可每隔 2~4 周重复使用 1 次。多和激素及免疫抑制剂联合应用,与利妥昔单抗合用效果更佳。

4)血浆置换术/免疫吸附疗法:两种治疗方法的目的均是清除致病性抗体,对于常规疗法疗效不佳或有禁忌证者,可单独使用或与糖皮质激素、其他免疫抑制剂和利妥昔单抗联合应用。

5）利妥昔单抗：是一种耗竭 B 细胞的人-鼠嵌合型单克隆抗体，最初用于治疗恶性肿瘤，2017 年英国皮肤科医师协会和 2018 年国际专家组提出的天疱疮诊疗建议均将利妥昔单抗作为初始中重度天疱疮患者的一线治疗选择，可单独应用或联合激素、细胞毒性药物、IVIG 或免疫吸附治疗。有两种治疗方案，第一种：375mg/m²，每周 1 次，连续 4 周；第二种：1g 静脉滴注 2 次，间隔 2 周，两种方案疗效相似，但第二种方案是天疱疮的首选方案。维持治疗阶段可在第 12 个月静脉滴注利妥昔单抗 500mg，后续每 6 个月给药一次或根据临床评估决定用药时间。如疾病复发，予以静脉滴注利妥昔单抗 1 000mg，并根据临床评估调整激素和/或免疫抑制剂剂量。

6）氨苯砜：寻常型及增殖型天疱疮可用氨苯砜治疗，100mg/d。对于疱疹样天疱疮，糖皮质激素与氨苯砜联用效果较好，泼尼松 20～60mg/d，氨苯砜 100mg/d，轻症者也可单独应用氨苯砜。应用前需做基因检测和监测葡萄糖-6-磷酸脱氢酶（G6PD）水平，对氨苯砜及磺胺类药物过敏者禁用。

增殖型天疱疮的治疗方法与寻常型天疱疮相似，局部及系统加用抗生素有效。

对于副肿瘤型天疱疮，需进行全面的体检，认真寻找原发肿瘤并采取积极的治疗方法。伴发良性肿瘤者，手术切除肿瘤，同时根据病情轻、中、重程度，给予适量的糖皮质激素治疗，大部分患者肿瘤切除后皮损得到明显改善或完全消退；对于伴发恶性肿瘤者，目前尚无一致且有效的治疗方法。副肿瘤型天疱疮激素治疗大多数抵抗，且应与肿瘤的治疗相权衡，有联合环孢素 A、硫唑嘌呤、霉酚酸酯或环磷酰胺、血浆置换法、免疫置换法和生物制剂如利妥昔单抗治疗成功的报道。术前、术中和术后给予静脉滴注大剂量免疫球蛋白以封闭肿瘤释放的自身抗体。

（3）局部治疗：对皮损广泛者给予暴露疗法，用生理盐水清洁创面，保持创面干洁或外用湿性敷料，避免用易粘连的敷料；渗出严重者可用 1∶10 000 高锰酸钾溶液湿敷或药浴，去除痂屑，感染性皮损可外用抗生素。口腔黏膜损害可用利多卡因、制霉菌素、激素和/或抗生素的含漱液漱口，疼痛严重者外涂 3% 达克罗宁液或 1% 普鲁卡因溶液漱口；外用他克莫司软膏、表皮生长因子溶液。眼部受累者每天外用生理盐水冲洗，外用抗生素眼膏、地塞米松妥布霉素眼药膏、他克莫司或环孢素眼药水。鼻腔病灶可以使用激素和抗生素鼻腔喷剂治疗。

4. 预后　各种天疱疮亚型的预后具有个体差异。一般来讲，中重度寻常型天疱疮皮损面积大，病情严重的常危及生命，预后差。增殖型天疱疮预后较寻常型天疱疮好。落叶型及红斑型天疱疮病程慢性，预后良好，但是严重的落叶型天疱疮也危及生命。疱疹样天疱疮预后较好，多数病例治疗后能达到长期控制，少数可转变成寻常型、落叶型或红斑型天疱疮。药物诱发天疱疮停药后多可逐渐缓解，预后较好。副肿瘤型天疱疮一般预后较差，特别是合并恶性肿瘤者，患者常死于恶性肿瘤及其合并症，包括肺受累所致的呼吸衰竭。

【发病机制】

目前认为天疱疮是一种自身免疫性疾病，患者血清中存在针对自身抗原的天疱疮抗体，可以识别相应的天疱疮抗原。天疱疮抗原主要为桥粒黏蛋白（Dsg）1 和 Dsg3，抗桥粒黏蛋白抗体与桥粒黏蛋白抗原结合，通过空间效应、信号转导或凋亡等途径导致表皮细胞间黏附破坏，引起棘层松解，形成表皮内的水疱。寻常型天疱疮水疱位于基底层上，落叶型和红斑型水疱位于棘层上部或颗粒层，水疱在表皮中位置的多样性可用桥粒黏蛋白补偿理论解释，Dsg1 和 Dsg3 在皮肤表达的模式不同，Dsg3 在表皮基底部的角质形成细胞高表达，Dsg1 在表皮全层表达，特别是表皮的上部表达更高，Dsg1 和 Dsg3 均存在黏膜全层，但 Dsg1 比 Dsg3 的表达水平明显要低。寻常型及增殖型天疱疮靶抗原为 Dsg3（分子量为 130kDa），寻常型水疱位于基底层上，黏膜损害多见；落叶型和红斑型天疱疮靶抗原为 Dsg1（分子量为 160kDa），水疱位于颗粒层，黏膜损害较轻或无。疱疹样天疱疮靶抗原部分为 Dsg1，部分为 Dsg3。已知副肿瘤型天疱疮的靶抗原之一为表皮棘细胞间的连接蛋白桥粒斑蛋白。药物诱发的天疱疮针对 Dsg1 和 Dsg3 的抗体均有报道。天疱疮抗体主要为 IgG，少数为 IgA，抗体与抗原结合导致棘层松解。

关于副肿瘤型天疱疮的发病机制，目前有四种学说：①交叉反应学说，患者体内产生抗肿瘤抗原的抗体，与皮肤抗原产生交叉反应；②细胞免疫学说；③表位扩散学说，初次免疫应答或炎症过程中导致组织损伤，从而使一些隐蔽的抗原暴露，激发继发性免疫应答；④细胞因子学说，如 IL-6 及 IFN-α。

【病理变化】

1. 镜下观

（1）寻常型天疱疮：典型的组织病理特点为表皮基底层上方棘层松解，形成水疱或裂隙，仅剩一层基底细胞与基底膜相连，呈"墓碑样"外观（图 1-2-1-0-8A），疱内单个或成群棘层松解细胞（圆形核大的细胞，周围有浓缩的细胞质），偶尔也可见到少量中性粒细胞及嗜酸性粒细胞，裂隙或水疱上方的表皮一般是完整的。基底层上的裂隙可向下延伸至附属器，如毛囊基底层上方（图 1-2-1-0-8B）。真皮浅层血管周围可见轻度混合炎症细胞浸润，

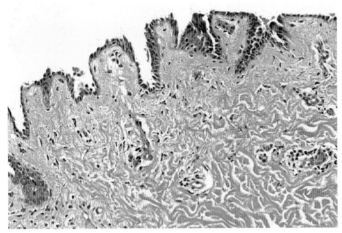

图 1-2-1-0-8A 表皮基底层上方棘层松解，呈"墓碑样"外观

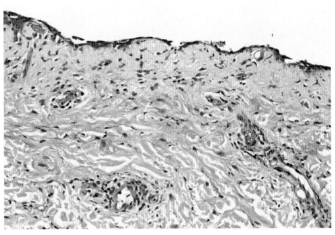

图 1-2-1-0-8C 未见表皮，仅见单层基底层细胞

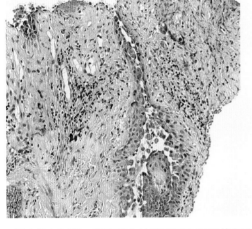

图 1-2-1-0-8B 基底层上的裂隙可向下延伸至毛囊上皮，见棘层松解细胞

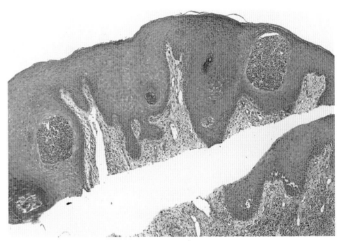

图 1-2-1-0-9 乳头瘤样增生，表皮内见嗜酸性粒细胞微脓肿及棘层松解细胞

以淋巴细胞浸润为主，偶见数量不等的中性粒细胞和嗜酸性粒细胞。早期损害如为红斑取材，此时看不到典型水疱，病理上可能看不到典型的基底层上水疱，仅能看到局限性的基底层上方裂隙或表皮下部的海绵水肿（嗜酸性海绵水肿多见），有时能看到表皮及相连附属器的棘层松解现象，真皮浅层轻度淋巴细胞浸润伴真皮水肿。有时候因取材或制作的原因，看不到疱顶上皮，仅能看到单层的基底层细胞及痂屑（图 1-2-1-0-8C）。

（2）增殖型天疱疮：表皮及附属器基底层上方棘层松解，形成表皮内水疱或裂隙，疱内有松解的棘层细胞，通常表皮内水疱及疱内松解棘层细胞少见，表皮增生明显，常表现为乳头瘤样增生，在增生的棘层内可见嗜酸性粒细胞为主的微脓疡，Hallopeau 型早期皮损更常见（图1-2-1-0-9）。真皮浅层血管周围混合炎症细胞伴大量嗜酸性粒细胞浸润。

（3）落叶型天疱疮：颗粒层或角层下裂隙或大疱，疱内可见纤维素、棘层松解细胞（少见，且形状常为纺锤形而非圆形），有时继发细菌感染疱内可见数量不等的中性

粒细胞，此时注意与大疱性脓疱疮鉴别（图 1-2-1-0-10）。真皮乳头水肿，浅层血管周围有淋巴细胞、组织细胞及数量不等的中性粒细胞浸润，常见嗜酸性粒细胞。有时候因取材或制作的原因，很难看到水疱，仅能看到缺失表皮

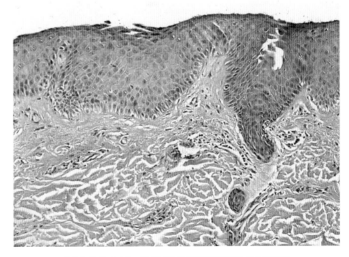

图 1-2-1-0-10 颗粒层见纺锤形棘层松解细胞

角质层或颗粒层的上皮,此时疱底上皮的表皮常可见到松解的棘层细胞。

(4) 红斑型天疱疮:红斑型天疱疮与落叶型天疱疮病理改变相同,极少数病例有明显的界面皮炎,类似红斑狼疮。

(5) 疱疹样天疱疮:棘层中部水疱,疱内可见棘层松解细胞,以及嗜酸性粒细胞和/或中性粒细胞,疱周海绵水肿明显,有时可见嗜酸性海绵水肿,真皮浅层血管周围淋巴细胞、组织细胞伴少许嗜酸性粒细胞浸润(图1-2-1-0-11)。

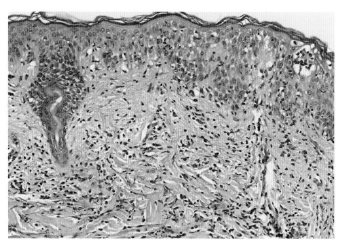

图 1-2-1-0-11 表皮内疱,可见嗜酸性海绵形成,真皮浅层嗜酸性粒细胞为主的炎症细胞浸润

(6) IgA天疱疮的病理特点详见第二章第三节。

(7) 副肿瘤型天疱疮:临床皮损形态具有多样性,其病理表现也具有多样性,反映了其临床的多样性,基底层上方的棘层松解及表皮坏死角质形成细胞是PNP的共同特征。红斑或水疱皮损取材表现为基底层上的裂隙或水疱,可见棘层松解细胞及表皮内坏死角质形成细胞,基底细胞液化变性,真皮浅层淋巴细胞为主的混合炎症细胞苔藓样浸润,嗜酸性粒细胞少见,红细胞外溢(图1-2-1-0-12A)。苔藓样损害的病理变化主要为基底细胞液化变性,界面模糊不清,表皮全层散在坏死的角质形成细胞,真皮乳头层血管扩张、红细胞外溢,管周较致密淋巴细胞为主的浸润(图1-2-1-0-12B)。在大疱性类天疱疮样或瘢痕性类天疱疮样皮损中,可见表皮下大疱。口腔黏膜炎为炎症或溃疡的非特异性表现,皮损周围则见散在的角化不良细胞及坏死的角质形成细胞,可见不同程度的基底层上棘层松解。

(8) 药物诱发天疱疮:其病理表现同寻常型天疱疮或落叶型天疱疮,疱内及真皮内嗜酸性粒细胞常见;早期皮疹如取材红斑处,常呈非特异性,此时表皮内嗜酸性海

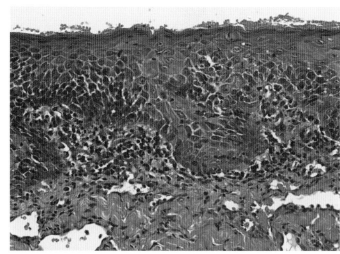

图 1-2-1-0-12A 表皮内见棘层松解细胞,基底细胞液化变性,浅层炎症细胞苔藓样浸润

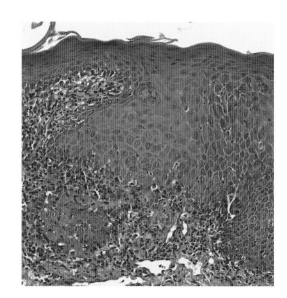

图 1-2-1-0-12B 界面模糊不清,表皮内散在坏死的角质形成细胞

绵水肿多见,真皮内可见数量不等的嗜酸性粒细胞。

2. 辅助检查 发现天疱疮患者外周血存在针对Dsg1、Dsg3的抗体是诊断天疱疮的"金标准",也是区分天疱疮与其他大疱性、水疱性或脓疱性皮肤病的方法。可以通过直接免疫荧光(DIF)、间接免疫荧光(IIF)、免疫沉淀、免疫印迹和酶联免疫吸附试验(ELISA)检查天疱疮抗体。

(1) 直接免疫荧光(DIF):是诊断所有类型天疱疮最可靠、最敏感的方法。取皮损周围正常皮肤或黏膜做DIF检查,示IgG、C3棘细胞间呈网状沉积(图1-2-1-0-13)。寻常型及增殖型主要沉积在棘层中下方,落叶型及红斑型主要沉积在棘层上方或颗粒层;部分红斑型暴露部位的皮肤还可见基底膜带IgG、C3呈线状沉积。疱疹样天疱疮主要沉积在棘层中层,但滴度较低。药物诱

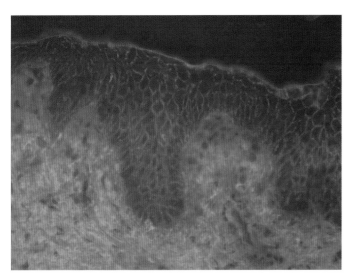

图 1-2-1-0-13 DIF 示 IgG、C3 棘细胞间呈网状沉积

发天疱疮同寻常型或落叶型。副肿瘤型天疱疮 IgG 可沉积于表皮全层，C3 只出现在表皮下层，C3 也可呈线状或颗粒状沉积于真表皮交界处。

（2）间接免疫荧光（IIF）：检查患者血清中存在抗表皮细胞间物质的 IgG 抗体，IIF 呈阳性，但阳性率要低于 DIF，其滴度常与病情活动度有关。副肿瘤型天疱疮患者的血清中存在针对多种抗原的循环自身抗体：Dsg1、Dsg3、BPAG1、桥粒斑蛋白Ⅰ、桥粒斑蛋白Ⅱ；周斑蛋白；网蛋白等，其血清和鼠膀胱上皮结合有高度特异性，IIF 呈阳性，但 25% 的患者是阴性的。

（3）免疫沉淀、免疫印迹：是以表皮蛋白提取物为底物，通过电泳分离出特定分子量的蛋白条带来检测各种类型天疱疮的靶抗原（表皮棘层细胞间链接蛋白）。黏膜主导型 PV 或增殖型天疱疮靶抗原为 Dsg3（130kDa），皮肤黏膜型 PV Dsg3 和 Dsg1（160kDa）同时存在。落叶型及红斑型天疱疮靶抗原为 Dsg1（160kDa）。疱疹样天疱疮主要为 Dsg1，其次是 Dsg3。药物诱发型天疱疮很难测出。副肿瘤型天疱疮的靶抗原主要为桥粒斑蛋白Ⅰ（250kDa）、桥粒斑蛋白Ⅱ（210kDa）；BPAG1（230kDa），周斑蛋白（190kDa）和 Dsg1、Dsg3。

（4）酶联免疫吸附试验（ELISA）：主要检测 Dsg1 和 Dsg3 抗体，黏膜主导型 PV 以 Dsg3 为主，皮肤黏膜型 PV Dsg1 和 Dsg3 抗体均为阳性，其抗体含量与病情严重程度相平行。落叶型及红斑型 Dsg1 抗体阳性，Dsg3 阴性。

【鉴别诊断】

1. 临床表现

（1）大疱性类天疱疮：本病好发于老年人，发病年龄一般比寻常型天疱疮大；临床特点为正常皮肤或红斑上紧张性水疱、大疱，不易破溃，尼氏征阴性，糜烂面易愈合，黏膜损害少而轻微，瘙痒明显，好发于腹股沟、腋部、躯干、大腿和前臂屈侧等处；而寻常型天疱疮为正常皮肤上松弛性大疱，易破，尼氏征阳性，糜烂面难以愈合，常合并感染有臭味，黏膜损害常见且较重。

（2）疱疹样皮炎：多见于成年人，好发于腋后、肩胛部、臀部、肘膝及四肢伸侧，皮疹为多形性，水疱呈环形排列，不易破，尼氏征阴性，自觉剧痒，此病患者常有谷胶过敏性肠病。

（3）线状 IgA 大疱性皮病：多见于儿童或成年人，好发于口周、躯干、四肢部，在红斑或正常皮肤上发生环形排列的紧张性水疱，疱液清，尼氏征阴性，伴轻到中度瘙痒，可有口腔黏膜损害。

（4）单纯性大疱性表皮松解症：是显性或隐性遗传性疾病，有家族史。多于出生后或 1 岁内发病，常于手、足、肘、膝等易受摩擦部位发生松弛性水疱，疱液清或呈血性。愈后部分留下瘢痕。痒感不明显，黏膜损害少见。

（5）获得性大疱表皮松解症：罕见，常发生在成人，典型的临床表现为四肢伸侧等易受外伤皮肤上的张力性水疱、血疱、糜烂，愈合后形成瘢痕及粟丘疹，可累及口腔黏膜，常伴瘙痒。

（6）家族性良性慢性天疱疮：本病为常染色体显性遗传，无性别差异，多在 20~30 岁发病，好发于颈部、腋、腹股沟、肛周或生殖器，以及女性乳房下等皱褶部位的皮肤，无黏膜受累。典型皮损表现为正常皮肤或红斑上的松弛性小水疱，水疱易破结痂，局部常潮湿，呈湿疹样外观，尼氏征阳性。夏季或多汗时加重，冬季减轻。常有家族史。

2. 组织病理学

（1）大疱性类天疱疮：表皮下大疱，疱内及真皮内炎症细胞嗜酸性粒细胞较多，基底膜带有 IgG、C3 线状沉积；而寻常型天疱疮为表皮内基底层上方水疱，真皮内浸润的嗜酸性粒细胞少，DIF 示 IgG、C3 棘细胞间呈网状沉积。

（2）疱疹样皮炎：表皮下疱，真皮乳头顶部可见中性粒细胞微脓肿，导致其与表皮分离，形成多房性水疱，真皮乳头内胶原嗜碱性变，浅层血管周围淋巴细胞及中性粒细胞浸润。DIF 示真皮乳头 IgA 颗粒状沉积，有的病例在基底膜带亦可见 IgA 颗粒状沉积。以猴食管黏膜为底物，间接免疫荧检查可发现患者血清中存在抗肌内膜的循环 IgA 抗体。而寻常型天疱疮为表皮内基底层上方水疱，真皮炎症细胞浸润以淋巴组织细胞为主，少见中性粒细胞；DIF 示 IgG、C3 棘细胞间呈网状沉积。

（3）线状 IgA 大疱性皮病：表皮下水疱，疱内及真皮浅层淋巴细胞及中性粒细胞浸润，少数患者可见嗜酸性粒细胞，部分患者真皮乳头可见中性粒细胞微脓肿。直接免疫荧光检查见基底膜带有 IgA 呈线状沉积,间接免疫荧光检查发现 20% 的患者有抗基底膜 IgA 抗体阳性。

（4）单纯大疱性表皮松解症:某些局部可见基底层内裂隙,大部分为表皮下疱,疱周基底细胞液化变性,真皮浅层及疱内炎症细胞少,甚至没有。直接、间接免疫荧光检查均为阴性。

（5）家族性良性慢性天疱疮:本病与寻常型天疱疮均为表皮内疱,但本病为全层表皮或表皮下半部棘细胞松解,犹如倒塌的砖墙,棘细胞松解不累及表皮附属器,可有表皮增生;寻常型天疱疮仅为基底层上棘细胞松解,棘细胞松解可累及毛囊、小汗腺导管等附属器,无表皮增生;本病 DIF 无免疫球蛋白及补体沉积,IIF 阴性。

（张桂英）

参 考 文 献

［1］ William D. James,Timothy G. Berger,Dirk M. Elston,et al. 安德鲁斯临床皮肤病学. 12 版. 雷铁池,译. 北京:科学出版社,2019.

［2］ Jean L. Bolognia,Julie V. Schaffer,Lorenzo Cerroni. 皮肤病学. 4版.朱学骏,王宝玺,孙建方,等译. 北京:北京大学医学出版社,2019.

［3］ K. E. Harman,D. Brown,L. S. Exton,et al. British Association of Dermatologists' guidelines for themanagement of pemphigus vulgaris 2017. Br J Dermatol,2017,177（5）:1170-1201.

第二节　表 皮 下 疱

一、大疱性类天疱疮

【概念】

大疱性类天疱疮（bullous pemphigoid,BP）是最常见的自身免疫性表皮下大疱性皮肤病,主要表现为在正常皮肤或红斑上发生紧张性大疱,常伴瘙痒。

【临床特点】

1. 流行病学　每年新发病率为 6.6/100 万,在西欧、北欧及新加坡等地区多见。该病好发于 70 岁以上的老年人,平均发病年龄为 74 岁。许多研究表明,80 岁之前该病好发于女性,之后男性更为多见。90 岁以上该病的发病率是 60 岁人群发病率的 300 倍。也可发生于儿童,但较罕见。

2. 好发部位　体表任何部位都可受累,最常见于下腹部、股内侧、前臂屈侧、腋窝和腹股沟。1/3 的病例口腔黏膜受累。与黏膜性类天疱疮不同,泛发性大疱性类天疱疮的黏膜损害一般不留瘢痕。

3. 临床表现　典型皮损为正常皮肤或红斑上发生

紧张性水疱或大疱（图 1-2-2-1-1A）。直径可达数厘米,经常为完整的半球形水疱,内容物常为清亮或血性液体。尼氏征通常为阴性。皮损常伴瘙痒,有时伴烧灼感。早期皮损可表现为浮肿性红斑或呈风团样（图 1-2-2-1-1B）。

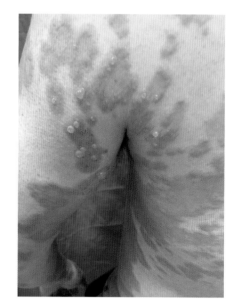

图 1-2-2-1-1A　红斑基础上紧张性水疱、大疱

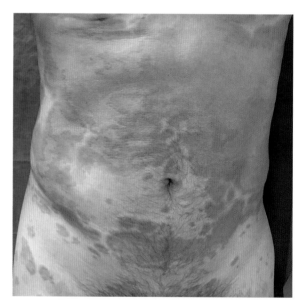

图 1-2-2-1-1B　躯干部散在水肿性红斑

大疱性类天疱疮可以非特异性皮疹或少见皮疹发病,如荨麻疹样、湿疹样、增殖性、结节性、红皮病性、脂溢性、多形红斑样、扁平苔藓样、汗疱疹样等,又称非大疱性的类天疱疮（图 1-2-2-1-1C）。还有仅表现为瘙痒而无可见的皮损（瘙痒性类天疱疮）,这种情况下,免疫荧光检查对于确诊是至关重要的。Lamberts 等对 69 例非大疱性的类天疱疮患者进行回顾性研究,DIF 的阳性率为 60%,在

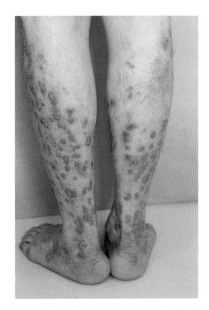

图 1-2-2-1-1C　结节型类天疱疮,双下肢、足背散在红褐色丘疹、结节,浅表剥蚀

DIF 阴性的患者中,IIF、ELISA 和免疫印迹试验的阳性率分别为96%、78% 和63%。ELISA 和免疫印迹试验显示,非大疱性的类天疱疮患者自身抗体以针对 BP230 为主。

4. **治疗**　需要根据病情的严重程度和并发症选择治疗方法。对皮损泛发的大疱性类天疱疮,最普遍使用的是系统用糖皮质激素。口服泼尼松 $0.5 \sim 1mg/(kg \cdot d^{-1})$,通常可以在 1~2 周控制病情,然后在 6~9 个月或更长时间逐渐减量。局部应用强效皮质激素同样有效,更重要的是系统性的不良反应更少。

单独使用糖皮质激素不能控制病情,或患者有使用糖皮质激素的禁忌证时,可以使用免疫抑制剂。最常用的是硫唑嘌呤、霉酚酸酯(1.5~3g/d)、甲氨蝶呤(7.5~15mg/周)、苯丁酸氮芥(2~4mg/d)、环磷酰胺。硫唑嘌呤的剂量 $[0.5 \sim 2.5mg/(kg \cdot d^{-1})]$ 应根据硫嘌呤甲基转移酶的水平进行调整。

联合使用烟酰胺和米诺环素在小部分患者中取得成功,有系统使用糖皮质激素禁忌证的患者可以作为治疗的替代选择。如果没有葡萄糖-6-磷酸脱氢酶缺乏,也可以应用氨苯砜,尤其是有黏膜受累时。对难治的病例,可以应用 IVIg、抗 CD20 单抗(利妥昔)或奥马珠单抗。

5. **预后**　该病的风险与患者的年龄和一般健康状况更相关,而不是水疱的严重程度。

【发病机制】

BP 是一种免疫介导的疾病。类天疱疮抗体可结合两种抗原:一种是 180kDa 蛋白(BP180 或 BPAg2),另一种为 230kDa 蛋白(BP230 或 BPAg1)。目前认为,致病性自身抗体(主要为 IgG)与自身抗原结合,激活补体系统,肥大细胞活化并脱颗粒,趋化中性粒细胞、嗜酸性粒细胞

等炎症细胞在局部浸润并释放多种蛋白水解酶和炎性介质,最终导致皮肤基底膜带分子结构和功能损伤,发生表皮下水疱。

【病理变化】

1. **镜下观**　组织学特点一定程度上取决于活检处皮损的发展阶段。早期皮损可见表皮海绵水肿形成,真皮乳头水肿伴嗜酸性粒细胞及淋巴细胞浸润(图 1-2-2-1-2A)。成熟期皮损表现为大疱性损害,组织学为表皮下疱,疱内及真皮浅层血管周围有明显的嗜酸性粒细胞浸润,伴数量不等的淋巴细胞,可有少数中性粒细胞浸润(图 1-2-2-1-2B、图 1-2-2-1-2C)。但有时炎症细胞稀疏。

2. **直接免疫荧光**　水疱性皮损周围的 DIF 显示,几乎 100% 真表皮交界处有连续性线状 C3 沉积,95% 以上有 IgG 沉积(图 1-2-2-1-3)。

3. **盐裂 DIF**　皮损周围正常皮肤做盐裂后 DIF 检查,可见免疫沉积物在表皮侧或同时出现在表皮和真皮侧。该试验可用于鉴别 BP 和获得性大疱性表皮松解症(EBA),EBA 的免疫沉积物在盐裂皮肤的真皮侧。

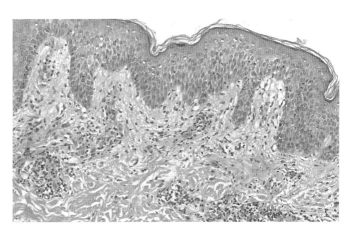

图 1-2-2-1-2A　表皮海绵水肿,真皮乳头层水肿伴嗜酸性粒细胞浸润

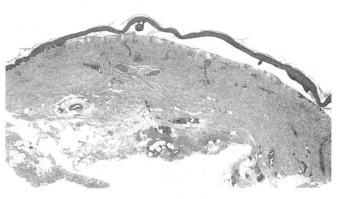

图 1-2-2-1-2B　低倍镜扫视,表皮下疱

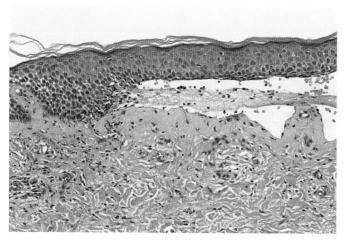

图 1-2-2-1-2C　疱内及真皮浅层血管周围嗜酸性粒细胞、淋巴细胞浸润

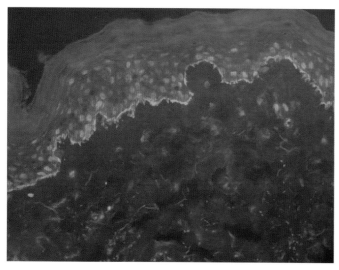

图 1-2-2-1-3　DIF 示 C3 在真表皮交界处呈连续性线状沉积

4. 其他实验室检查

（1）IIF：60%～80% 的患者的循环中可检测到抗基底膜带抗体 IgG，以及少见的 IgA 和 IgM 类抗体，呈连续细线状沉积。抗体滴度与病情严重程度无关，但最近发现，针对 BP180NC16A 片段（大疱性类天疱疮抗原的一个亚单位）的抗体滴度与病情轻重相关。

（2）盐裂 IIF：用盐裂的正常人皮肤做底物，敏感性可提高到 90%。

（3）ELISA：商品化试剂可检测 230kDa 蛋白和 180kDa 蛋白的抗体。

【鉴别诊断】

1. 获得性大疱性表皮松解症　盐裂 DIF 试验和盐裂 IIF 试验有助于鉴别 BP 和 EBA。BP 的免疫沉积物在盐裂皮肤的表皮侧或同时在表皮和真皮侧；而 EBA 的免疫沉积物在盐裂皮肤的真皮侧。ELISA 和免疫印迹试验可用于检测二者的靶抗原，BP 的靶抗原是 BP180 和

BP230,EBA 的靶抗原是 290kDa 的Ⅶ型胶原。此外，HE 切片中，BP 的浸润细胞主要是嗜酸性粒细胞，而 EBA 的浸润细胞常见中性粒细胞。

2. 成人线状 IgA 大疱性皮病（LABD）　直接免疫荧光检查基底膜带 IgA 线状沉积，而不是 IgG。此外，HE 切片中，LABD 的真皮浸润炎症细胞以中性粒细胞和淋巴细胞为主，而 BP 中嗜酸性粒细胞和淋巴细胞浸润更常见。两者的临床表现亦有区别，LABD 以小疱为主，常常排列呈环状、多环状、腊肠状等特殊形式，BP 中大疱更常见。

3. 大疱性药疹　有明确的用药史，大疱发生在红斑基础上，部分患者皮疹有多形性，伴有不同程度的发热等全身症状，DIF 检查阴性。

（陈声利）

二、妊娠性类天疱疮

【概念】

妊娠性类天疱疮（pemphigoid gestationis，PG）由 Milton 于 1872 年首先描述，是妊娠期和产后不久特有的疾病，表现为泛发性、张力性水疱。

【临床特点】

1. 流行病学　妊娠性类天疱疮的发病率为 1∶50 000～1∶10 000。尽管 PG 在中国的发病率不详，但是低于白种人。多见于首次怀孕的女性，常于怀孕的第 4～6 个月发病，也可见于产后期，以 30～40 岁的女性发病为主。随着产次的增加，该病的再发率呈增加趋势。

2. 好发部位　90% 的妊娠性类天疱疮患者皮损的初发部位是脐周，之后迅速波及腹部、背部、胸部和四肢等处，而面部、头皮、颈部和黏膜偶可累及，约 20% 累及口腔黏膜。如果皮损累及面部，则意味着病情较重，病程迁延。

3. 临床表现　初发皮疹为瘙痒性、多形性、图案状红斑、丘疹、风团和斑块，与妊娠瘙痒性荨麻疹性丘疹及斑块（pruritic urticarial papules and plaques of pregnancy，PUPPP）的皮损类似，数天至数周后发展为大疱性类天疱疮样皮疹，表现为泛发性、张力性、浆液性大疱和糜烂，尼氏征阴性，水疱常排列呈环状（图 1-2-2-2-1）。

4. 治疗　因为患者是孕妇，所以治疗妊娠性类天疱疮时需要格外谨慎，以免治疗对胎儿产生明显的不良反应。轻症者可外用糖皮质激素和润肤剂，口服抗组胺药物；病情较重者，需系统地应用糖皮质激素，如效果仍不佳，可选择静脉注射用免疫球蛋白、免疫抑制剂、血浆置换等，病程迁延、严重者可考虑利妥昔单抗，但均应权衡利弊。

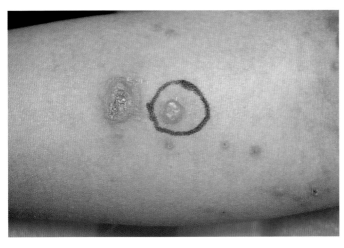

图 1-2-2-2-1　手臂散在红色丘疹,可见紧张性水疱、大疱(孕 38 周)

5. 预后　妊娠后期可自发缓解。常在再次妊娠时复发。10% 的新生儿受累,但病情通常很轻且有自限性。

【发病机制】

研究显示,61%～80% 的妊娠性类天疱疮患者单体型 HLA-DR3 阳性,52%～53% 的单体型 HLA-DR4 阳性,50% 的患者两者皆阳性。妊娠性类天疱疮的自身抗原主要为 BP180。BP180 抗体主要是 IgG4,IgG4 可通过胎盘,因而胎儿逐渐产生针对母体不同 BP180 的免疫反应。由此可解释本病常发生在妊娠数月之后、产后消退的现象。少数病例除检测到 BP180 抗体外,还可检测到针对 BP230 和 290kDa 抗原(Ⅶ胶原,EBA 的特异性抗原)的抗体,这一现象可能属于表位扩展即特定抗原刺激机体后,免疫系统首先针对优势表位产生应答,但往往尚不足以清除该抗原,随着免疫应答过程的持续,机体可相继针对更多抗原表位产生应答。

【病理变化】

1. 镜下观　妊娠性类天疱疮的组织病理与大疱性类天疱疮相似。早期皮损病理改变为表皮的嗜酸性海绵形成,真皮浅层水肿,真皮血管周围淋巴细胞、组织细胞及嗜酸性粒细胞浸润。水疱期病理改变为表皮下水疱,疱内和真皮浅层可见较多嗜酸性粒细胞浸润(图 1-2-2-2-2A、图 1-2-2-2-2B)。

2. 免疫荧光　直接免疫荧光显示,妊娠性类天疱疮皮损处皮肤基底膜带处 C3 呈线状沉积,阳性率达 100%,25%～50% 的患者伴有 IgG 沉积。

3. ELISA　BP180 抗体是妊娠性类天疱疮的主要致病抗体,且抗体水平与患者病情相一致,因此,BP180 抗体可以用于评估病情,判定疗效。检测 BP180 抗体时与间接免疫荧光法相比,ELISA 更为敏感,特异性两种方法相似。此外,部分患者尚可检测到 BP230 抗体和Ⅶ型胶原抗体。

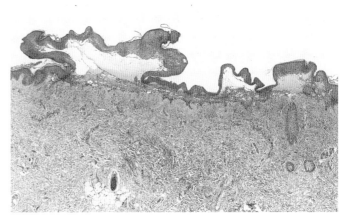

图 1-2-2-2-2A　低倍镜扫视,表皮下水疱

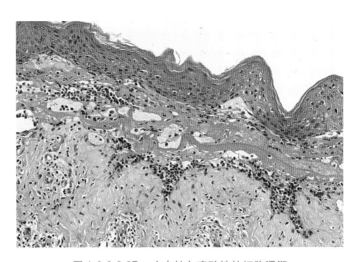

图 1-2-2-2-2B　疱内较多嗜酸性粒细胞浸润

【鉴别诊断】

妊娠瘙痒性荨麻疹性丘疹及斑块(pruritic urticarial papules and plaques of pregnancy,PUPPP)　妊娠性类天疱疮和 PUPPP 的相同之处为孕妇的初期皮疹很相似,二者的不同之处为 PUPPP 主要累及初产妇,再次妊娠一般不反复,且一般不影响胎儿,免疫荧光和自身抗体的检测是鉴别二者的重要依据,PUPPP 的免疫荧光和 ELISA 阴性。

(陈声利)

三、瘢痕性类天疱疮

【概念】

瘢痕性类天疱疮(cicatricial pemphigoid,CP)是黏膜类天疱疮的一种亚型。黏膜类天疱疮(membrane pemphigoid,MMP)则是一组主要累及全身黏膜组织的自身免疫性疾病,病变可以局限在一个或累及多个器官黏膜;伴或不伴有瘢痕的形成。最常见的病变部位是口腔,其次是眼部。

【临床特点】

1. 流行病学　每百万人群中约有 25 人起病。德国和法国发病率较低,平均每年每百万人群中分别约有 0.9 和 1.3 个新发病例。该病好发于 40 岁之后,平均发病年龄段在 60~65 岁,女性多于男性,比例为 2:1。

2. **临床表现** 常发生于老年人。最常受累的部位是口腔黏膜和眼结膜。85%~95% 的患者口腔受累,牙龈黏膜最易受累,颊黏膜和上腭也较常见。常表现为小水疱、糜烂和红斑。咽部(19% 的患者)和食管(4% 的患者)的损害所致的瘢痕可导致狭窄。15% 的患者鼻腔累及,可导致阻塞、瘢痕性狭窄和鼻中隔穿孔。8% 的患者喉部受累,当合并严重狭窄和水肿时,为挽救生命需行气管切开术。约 64% 的患者眼部受累,结膜受累常见,可发生结膜充血、睑球粘连,最终导致失明(图 1-2-2-3-1)。

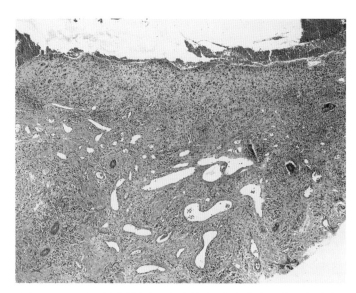

图 1-2-2-3-2A 低倍镜扫视,表皮缺失,真皮内弥漫炎症细胞浸润(上海交通大学附属仁济医院吴琼医师惠赠)

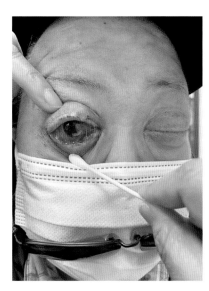

图 1-2-2-3-1 眼结膜充血、睑球粘连(中南大学湘雅二医院张桂英教授惠赠)

3. **治疗** 治疗取决于病情的程度和严重性。局部用药只能暂时缓解症状,不能阻止疾病的进展。系统用药包括氨苯砜、环磷酰胺、甲氨蝶呤等。

4. **预后** 瘢痕性类天疱疮是一种慢性、具有潜在毁损性、但很少致死的疾病。最重要的并发症是眼部受累导致视觉受损。

【发病机制】

黏膜类天疱疮的亚型与所针对的抗原不同相关,包括层粘连蛋白 5、BP180、α6β4 整合素 β4 亚单位。

【病理变化】

1. **镜下观** 多数 CP 患者的组织病理学特点和 BP 类似,表现为表皮下水疱,嗜酸性粒细胞浸润明显,但数量较泛发性 BP 少。真皮血管周围有淋巴组织细胞、浆细胞、中性粒细胞和嗜酸性粒细胞浸润。陈旧或复发皮损表皮下有层状纤维化(图 1-2-2-3-2A、图 1-2-2-3-2B)。

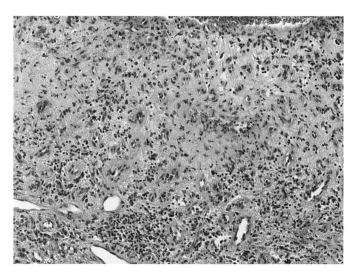

图 1-2-2-3-2B 真皮血管周围有淋巴细胞、组织细胞、嗜酸性粒细胞为主的炎症细胞浸润(上海交通大学附属仁济医院吴琼医师惠赠)

2. **直接免疫荧光(DIF)** 基底膜带 IgG 和 C3 线状沉积。

3. **间接免疫荧光(IIF)** 20%~30% CP 患者的血清中可以检测到抗基底膜带抗体。抗体主要是 IgG,但 IgA 及更少见的 IgM 也可检测到。抗体的滴度通常很低。

4. **盐裂 IIF** 以盐裂皮肤为底物做 IIF,自身抗体多结合在表皮侧,而抗层粘连蛋白 5 患者的 IgG 结合在真皮侧。

【鉴别诊断】

1. **复发性口腔溃疡** 黏膜类天疱疮发生于口腔黏膜时,易误诊为复发性口腔溃疡。黏膜类天疱疮的损害多发生在牙龈,均表现为片状糜烂,而不是溃疡,且病情顽固,可与一般口腔溃疡鉴别,组织病理和直接免疫荧光可明确诊断。

2. **大疱性类天疱疮** 大疱性类天疱疮的损害以皮肤上出现张力性水疱及大疱为主，仅少数患者有黏膜损害，并且一般不形成瘢痕，而瘢痕性类天疱疮的黏膜损害严重程度远远高于皮肤损害，并且通常为首发表现。

（陈声利）

四、扁平苔藓样类天疱疮

【概念】

扁平苔藓样类天疱疮（lichen planus pemphigoids，LPP）是指扁平苔藓与大疱性类天疱疮伴发，该病是一种罕见的疾病。

【临床特点】

1. **临床表现** 主要发生在 30~50 岁的青年人，偶尔发生于儿童。皮损好发于四肢，亦可累及黏膜。临床上类天疱疮样皮损通常在典型扁平苔藓皮损之后出现，偶见大疱首发。水疱可发生在扁平苔藓的皮损或正常皮肤上（图1-2-2-4-1）。疱液澄清，疱壁紧张，尼氏征阴性。

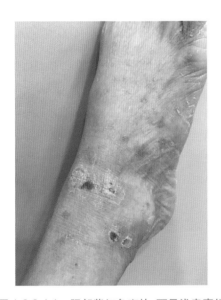

图 1-2-2-4-1 踝部紫红色斑块，可见浅表糜烂

2. **治疗** 本病对糖皮质激素治疗反应良好，中等剂量的糖皮质激素即能控制病情。此外，四环素和烟酰胺联用、氨苯砜、灰黄霉素、阿维 A 也能有效控制。

【发病机制】

发病机制尚不明确，可能是由于扁平苔藓皮损中的淋巴细胞浸润导致基底细胞及角质形成细胞损害，诱发自身抗体形成，从而形成表皮下大疱。

【病理变化】

1. **镜下观** 扁平苔藓样皮损的组织病理改变具有扁平苔藓的特点。水疱部位组织病理可见表皮下水疱，疱

腔顶部基底细胞完整，无扁平苔藓组织病理学特点（图1-2-2-4-2A、图 1-2-2-4-2B）。

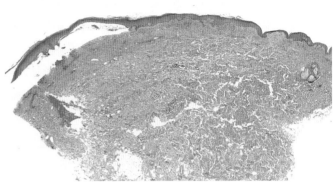

图 1-2-2-4-2A 低倍镜扫视，表皮下疱，具有扁平苔藓样改变

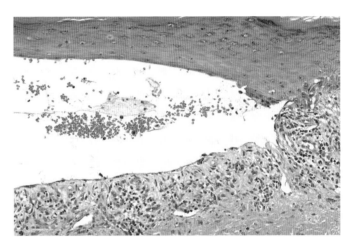

图 1-2-2-4-2B 表皮下疱，疱内及真皮浅层以嗜酸性粒细胞为主浸润

2. **直接免疫荧光（DIF）** 水疱周围正常皮肤直接免疫荧光检查可见基底膜带 IgG 和 C3 呈线状沉积（图1-2-2-4-3）。

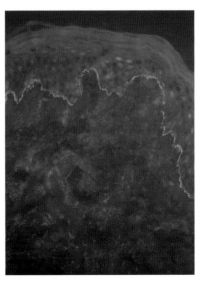

图 1-2-2-4-3 DIF 示 IgG 在基底膜带呈线状沉积

3. **间接免疫荧光(IIF)** 血清中有抗基底膜带抗体。

【鉴别诊断】

1. **大疱性类天疱疮** 与典型大疱性类天疱疮相比，扁平苔藓样类天疱疮多发生于较年轻的人群，且临床症状较轻。另外，扁平苔藓样类天疱疮的水疱多发生于肢端，而大疱性类天疱疮的水疱主要集中在躯干部。

2. **大疱性扁平苔藓** 该病的水疱多发生在原有皮损上，同一区域既有基底细胞液化变性，又有表皮下水疱形成。临床上常伴指(趾)甲缺失及瘢痕性脱发。直接免疫荧光阴性，也没有针对基底膜蛋白的循环抗体。

（陈声利）

五、疱疹样皮炎

【概念】

疱疹样皮炎(dermatitis herpetiformis,DH)是乳糜泻(celiac disease,CD)的特定皮肤表现，是有相同遗传倾向自身免疫病的不同表现。

【临床特点】

1. **临床表现** 好发于高加索人，尤其是北欧地区，多见于成年人，好发年龄是30~40岁，男女发病比例为1.5∶1~2∶1，儿童和老年人少见。2~13岁的儿童中，女童发病率较高。在欧洲和美国，DH的患病率为(11.2~75.3)/10万，以芬兰最高，DH的年发病率为(0.4~2.6)/10万。10%的患者具有家族史。亚洲人群中报告较少，2020年，一项回顾性分析发现，中国人群中报告的符合诊断标准的DH共有55例。

DH的皮损对称分布，好发于肘部和膝部伸侧、臀部、肩胛部和头皮。无口腔损害。原发损害呈多形性，红斑基础上出现张力性厚壁水疱，也可表现为荨麻疹样红斑、风团和丘疹为主的无水疱皮损，直径为2~10mm，伴剧烈瘙痒(图1-2-2-5-1)。病程慢性，发作与缓解循环交替；缓解期达到数月，个别病例可自发性完全缓解。40%的患

者伴有肠病史，表现为腹泻、便秘或脂肪泻。中国人少见。

2. **治疗** 严格无谷蛋白饮食。氨苯砜是治疗DH的首选药物，对于不能耐受的患者，可使用柳氮磺胺吡啶、秋水仙碱、环孢素、麦酚酸酯、硫唑嘌呤、四环素联合烟酰胺等进行替代治疗。

【发病机制】

DH具有显著的遗传倾向，白色人种中DH和CD均与HLA-DQ2和/或HLA-DQ8等位基因强相关。中国DH患者的遗传易感性与高加索人不同，罕见的HLA-B * 0801、HLA-DRB1 * 0301等位基因被认为是中国DH患者的风险基因；同时研究显示，HLA-DRB1 * 0301与DH患者无胃肠道症状有关，因此仅少数中国DH患者表现出CD肠道症状(便秘、腹泻或脂肪泻等)。

研究表明，表皮型转谷氨酰胺酶(eTG)是疱疹样皮炎的主要抗原。IgA抗体与eTG结合后，生成循环免疫复合物，沉积在基底膜带及皮肤血管周围。激活的IgA-eTG免疫复合物，可结合纤维蛋白原，进一步激活补体的旁路途径，产生活性物质如C3a、C5a等，促进白细胞趋化因子释放，从而吸引炎症细胞如中性粒细胞等进入真皮乳头层，同时炎症细胞分泌炎症介质如细胞因子和溶酶体酶等造成组织解离，形成表皮下水疱。

【病理变化】

1. **镜下观** 在邻近早期水疱的红斑性皮肤中可观察到典型组织学特点。在这些区域，中性粒细胞聚集在真皮乳头顶端，数量增多形成微脓肿，可能混合有较多的嗜酸性粒细胞(图1-2-2-5-2A、图1-2-2-5-2B)。

2. **直接免疫荧光(DIF)** 在真皮乳头和基底膜带，IgA呈颗粒状沉积，在真皮乳头内也可出现纤维状IgA沉积(图1-2-2-5-3)。

3. **间接免疫荧光(IIF)** 抗肌内膜抗体或组织型转

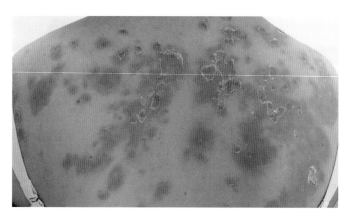

图 1-2-2-5-1 肩胛部荨麻疹样红斑,伴脱屑(中南大学湘雅二医院张桂英教授惠赠)

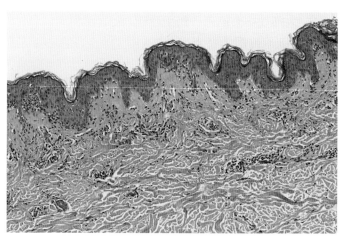

图 1-2-2-5-2A 低倍镜扫视

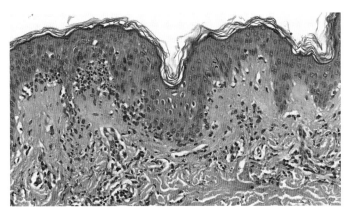

图 1-2-2-5-2B 真皮乳头可见中性粒细胞聚集,伴嗜酸性粒细胞浸润

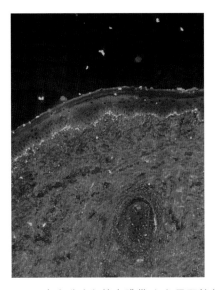

图 1-2-2-5-3 真皮乳头和基底膜带,IgA 呈颗粒状沉积
(中南大学湘雅二医院张桂英教授惠赠)

谷氨酰胺酶自身抗体阳性。

【鉴别诊断】

1. **线状 IgA 大疱性皮病** 直接免疫荧光显示,线状 IgA 大疱性皮病在基底膜带呈线状均质沉积,而疱疹样皮炎在乳头顶部及基底膜带呈颗粒状或纤维状沉积。

2. **大疱性类天疱疮** 组织学上,大疱性类天疱疮以嗜酸性粒细胞浸润为特点,直接免疫荧光显示基底膜带线状 IgG 及 C3 沉积。

(陈声利)

六、线状 IgA 大疱性皮病

【概念】

线状 IgA 大疱性皮病(linear IgA bullous dermatosis, LABD)可发生于儿童和成人,是一组由 IgA 抗体介导的表皮下水疱病。

【临床特点】

1. **临床表现** 英国南部每年发病率为 1/250 000。

法国和德国中部,发病率为 0.5/1 000 000。新加坡的发病率估计为 0.26/1 000 000。美国的发病率未报告,但犹他州的发病率为 0.6/100 000。

成人 LABD 的男女发病率相同,在青少年期、青年期和 60 岁时呈现发病高峰。临床表现类似疱疹样皮炎或大疱性类天疱疮。典型的临床表现是在环形红斑边缘发生水疱(串珠征)(图 1-2-2-6-1)。好发部位依次为躯干、四肢、手、头皮、面部和口周。儿童 LABD 女性多于男性,平均发病年龄 6 岁。早期皮损为瘙痒或灼热的、发生于正常皮肤上,呈风团样、环状或多环状皮损,随后以水疱和大疱为主。尽管口周和生殖器部位易受累,但皮损也累及面部、耳、躯干、四肢和手足。黏膜损害常见。

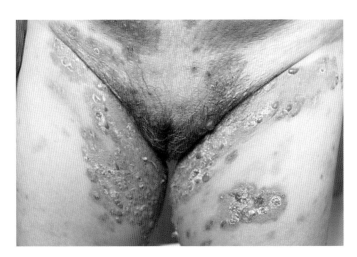

图 1-2-2-6-1 环状红斑,周边见串珠样排列的水疱

2. **治疗** 使用氨苯砜或磺胺吡啶有效。

【发病机制】

LABD 循环自身抗体的靶抗原具有异质性,靶抗原包括 BP180、层粘连蛋白、Ⅶ型胶原等。

【病理变化】

1. **镜下观** 表皮下疱,特点与疱疹样皮炎相似。真皮乳头顶部可见中性粒细胞集聚而成的微脓肿。少数病例与大疱性类天疱疮相似,在真皮浅层可见嗜酸性粒细胞浸润(图 1-2-2-6-2A、图 1-2-2-6-2B)。

2. **直接免疫荧光(DIF)** 100% 的病例皮损周围皮肤 DIF 显示,在表皮基底膜带有线状 IgA 沉积(图 1-2-2-6-3)。

【鉴别诊断】

临床和组织学上,本病不易与疱疹样皮炎或大疱性类天疱疮区别。需要依靠皮损周围的 DIF 检查。

1. **疱疹样皮炎** 疱疹样皮炎 DIF 显示,乳头顶部及基底膜带颗粒状或纤维状 IgA 沉积,而 LABD 为基底膜带线状均质沉积。

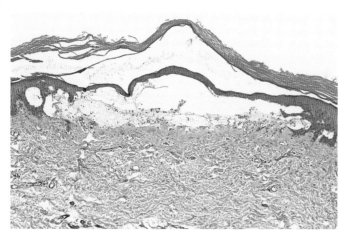

图 1-2-2-6-2A　低倍镜扫视，表皮下疱

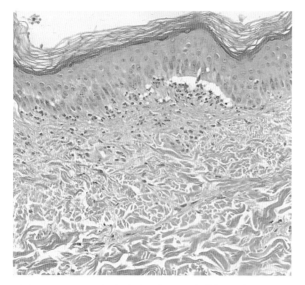

图 1-2-2-6-2B　真皮乳头顶部可见中性粒细胞集聚而成的微脓肿

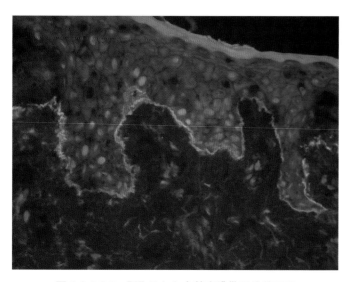

图 1-2-2-6-3　DIF 示 IgA 在基底膜带呈线状沉积

2. 大疱性类天疱疮　大疱性类天疱疮 DIF 显示为基底膜带线状 IgG 和 C3 沉积。

（陈声利）

七、获得性大疱性表皮松解症

【概念】

获得性大疱性表皮松解症（epidermolysis bullosa acquisita，EBA）是一种少见的自身免疫性大疱性皮肤病，与针对真皮表皮连接的锚丝主要成分Ⅶ型胶原有关。

【临床特点】

1. 临床表现　法国和德国每年的发病率为 0.17～0.26/100 万。本病好发于中老年人。经典型 EBA 的临床表现为皮肤脆性增加，轻微外伤后出现糜烂、大疱和结痂，好发于四肢远端摩擦部位，愈后出现瘢痕和粟丘疹，类似大疱性表皮松解症（图 1-2-2-7-1）。也有表现为大疱性类天疱疮样、黏膜型类天疱疮样等亚型。

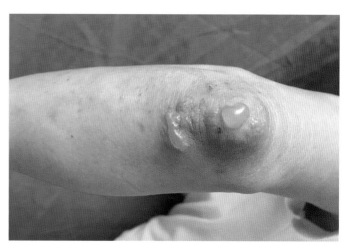

图 1-2-2-7-1　关节摩擦部位红斑、大疱

2. 治疗　相对于大疱性类天疱疮，本病常对治疗抵抗。系统应用糖皮质激素联合免疫抑制剂如硫唑嘌呤、甲氨蝶呤、霉酚酸酯、环磷酰胺等有助于控制 BP 样亚型的 EBA。有报告秋水仙碱、氨苯砜、金制剂、环孢素治疗有效。对传统免疫抑制剂抵抗严重的 EBA、IVIG 有效。一些作者推荐对儿童 EBA 应用氨苯砜和泼尼松龙联合治疗。

3. 预后　本病通常为慢性病程，很少危及生命。

【发病机制】

目前已明确 EBA 是一种自身免疫性皮肤病，靶抗原是Ⅶ型胶原（290kDa），从Ⅶ型胶原裂解出的 145kDa 抗原有时也被认为是其靶抗原。

【病理变化】

1. 镜下观　经典型 EBA 中，摩擦性水疱表现为表皮下水疱,常无明显炎症细胞浸润。常见真皮有纤维化和粟丘疹。BP 样型 EBA 中,病理表现为表皮下水疱,混合性炎症细胞浸润,包括淋巴细胞、中性粒细胞和嗜酸性粒细胞(图 1-2-2-7-2A、图 1-2-2-7-2B)。

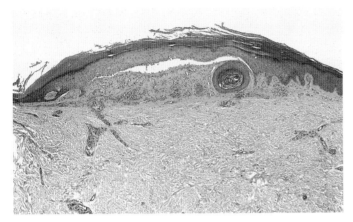

图 1-2-2-7-2A　低倍镜扫视,表皮下疱

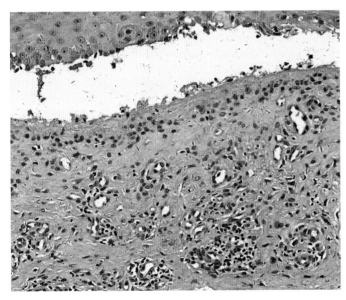

图 1-2-2-7-2B　疱内及真皮浅层以淋巴细胞为主的炎症细胞浸润

2. **直接免疫荧光(DIF)**　IgG 和 C3 呈线状沉积于基底膜带。

3. **间接免疫荧光(IIF)**　25%~50% 的患者血清中可检出抗基底膜带 IgG 抗体。

4. **盐裂 IIF**　以盐裂皮肤为底物做 IIF 比单纯做 IIF 更敏感,免疫沉积物呈线状沉积于真皮侧(图 1-2-2-7-3)。

5. **其他**　ELISA 可以检测到血清中Ⅶ型胶原抗体。

【鉴别诊断】

1. **大疱性类天疱疮**　病理上疱内及浅层血管周围有显著的嗜酸性粒细胞浸润,而 EBA 组织病理表现为中性

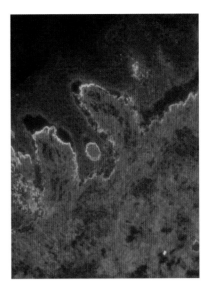

图 1-2-2-7-3　盐裂试验示 C3 真皮侧线状沉积

粒细胞为主的浸润。盐裂 IIF 检查示,大疱性类天疱疮的荧光沉积在盐裂皮肤的表皮侧或同时在表皮和真皮侧,而 EBA 的荧光沉积在真皮侧。

2. **经典型 EBA**　需要与大疱性表皮松解症鉴别。大疱性表皮松解症是先天性疾病,发病早,有家族史。而 EBA 是获得性疾病,发病晚,无家族史。依靠免疫荧光可区别两者,大疱性表皮松解症没有免疫荧光沉积,而 EBA 有免疫荧光沉积。

(陈声利)

八、大疱性系统性红斑狼疮

【概念】

系统性红斑狼疮(SLE)患者可发生水疱和大疱,即为大疱性系统性红斑狼疮(bullous systemic lupus erythematosus,BSLE),罕见情况下患者以水疱为首发症状。

【临床特点】

1. **临床表现**　BSLE 往往见于重症活动性患者。好发于 20~30 岁。皮损常见于暴露于日光的部位,如面、胸、背及上肢伸侧,表现为张力性水疱、大疱(图 1-2-2-8-1A、图 1-2-2-8-1B)。

2. **治疗**　应评估其系统性红斑狼疮的体征,以受累器官为依据进行治疗(具体参见第九章第一节)。

【发病机制】

参见第九章第一节。

【病理变化】

1. **镜下观**　BSLE 的组织学表现为表皮下疱,真皮乳头内形成中性粒细胞微脓肿。BSLE 的炎症细胞位于真皮浅层和深层血管周围,有时可见血管炎及中性粒细胞核

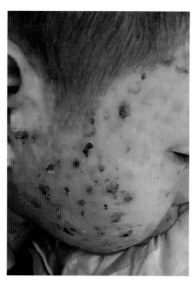

图 1-2-2-8-1A　面部散在红斑,见糜烂、结痂

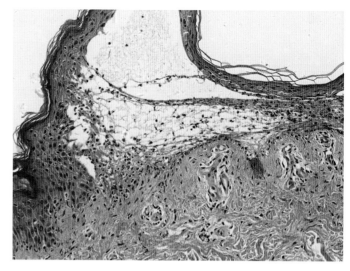

图 1-2-2-8-2B　疱内及真皮乳头见中性粒细胞浸润

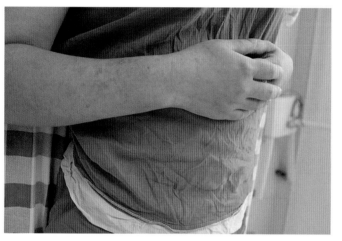

图 1-2-2-8-1B　上肢伸侧红斑,可见水疱

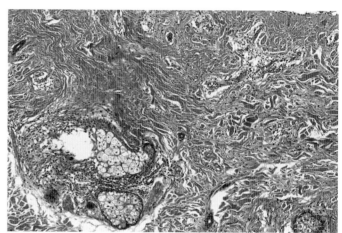

图 1-2-2-8-2C　附属器周围炎症细胞浸润,胶原间黏蛋白沉积

碎裂,并且真皮内有多数黏蛋白的沉积(图 1-2-2-8-2A ～
图 1-2-2-8-2C)。

2. **直接免疫荧光(DIF)**　IgG 和 C3 沉积于基底膜
带,呈线状或"颗粒状带状"模式。大约 50% 和 60% 的病

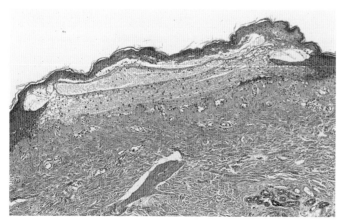

图 1-2-2-8-2A　低倍镜扫视,表皮下疱

例分别有 IgM 和 IgA 出现。

3. **间接免疫荧光(IIF)**　25% ～ 50% 的患者血清中
可检出抗基底膜带 IgG 抗体。

4. **盐裂 IIF**　和获得性大疱性表皮松解症一样,以
盐裂皮肤为底物做 IIF 比单纯做 IIF 更敏感,免疫沉积物
沉积于真皮侧。

5. **ELISA**　可以检测到血清中Ⅶ型胶原抗体。

【鉴别诊断】

BSLE 需要与疱疹样皮炎、线状 IgA 大疱性皮病相鉴
别,结合临床和免疫学检查鉴别是不困难的。

(陈声利)

九、遗传性大疱性表皮松解症

【概念】

大疱性表皮松解症(epidermolysis bullosa,EB)是一组
常染色体遗传性大疱性皮肤病,临床表现为皮肤或黏膜

受到轻微外伤即可引起水疱或糜烂。传统上根据临床特点、抗原谱和电镜观察结果分为三类：单纯型（EBS）、交界型（JEB）和营养不良型（DEB），之后增加了第四类Kindler综合征（表1-2-2-9-1）。

表1-2-2-9-1 大疱性表皮松解症的分类

主要的EB分类	主要的EB亚型	基因产物
EBS	**基底上型**	
	致死性棘层松解性EB	斑蛋白
	Plakophilin缺陷	Plakophilin-1
	浅表型（EBSS）	?
	基底层	
	EBS，局限型（EBS-loc，Weber-Cockayne）	K5,K14
	EBS，Dowling-Meara（EBS-DM）	K5,K14
	EBS，其他泛发型（EBS,gen-nonDM；EBS,gen-nDM）	K5,K14
	EBS 伴斑状色素沉着（EBS-MP）	K5
	EBS 伴肌肉萎缩（EBS-MD）	Plectin
	EBS 伴幽门闭锁（EBS-PA）	Plectin,α6β4整合素
	EBS，常染色体隐性（EBS-AR）	K14
	EBS,Ogna（EBS-Og）	Plectin
	EBS，移行性环形红斑型（EBS-migr）	K5
交界型EB	JEB,Herlitz（JEB-H）	层粘连蛋白-332（层粘连蛋白-5）
	JEB,其他（JEB-O）	
	JEB,non-Herlitz,泛发型（JEB-nH gen）	层粘连蛋白-332；17型胶原蛋白（BP180）
	JEB,non-Herlitz,局限型（JEB-nH loc）	17型胶原蛋白
	JEB 伴幽门闭锁（JEB-PA）	α6β4整合素
	JEB,反转型（JEB-I）	层粘连蛋白-332
	JEB,迟发型（JEB-lo）	?
	LO 综合征（喉-甲-皮肤综合征）	层粘连蛋白-332α3链
DEB（真皮松解性EB）	**显性营养不良型EB（DDEB）**	
	DDEB,泛发型（DDEB-gen）	VII型胶原
	DDEB,肢端型（DDEB-ac）	VII型胶原
	DDEB,胫前型（DDEB-Pt）	VII型胶原
	DDEB,痒疹型（DDEB-Pr）	VII型胶原
	DDEB,新生儿大疱性表皮松解症（DDEB-BDN）	VII型胶原
	隐性营养不良型EB（RDEB）	
	RDEB,重症泛发型（RDEB-sev gen）	VII型胶原
	RDEB,其他泛发型（RDEB-O）	VII型胶原
	RDEB,反转型（RDEB-I）	VII型胶原
	RDEB,胫前型（RDEB-Pt）	VII型胶原
	RDEB,痒疹型（RDEB-Pr）	VII型胶原
	RDEB,向心型（RDEB-Ce）	VII型胶原
	RDEB,新生儿大疱性表皮松解症（RDEB-BDN）	VII型胶原
Kindler综合征		Kindlin-1

?：未知。

【临床特点】

1. **临床表现** 发病率约为1/20 000，所有的种族都可能罹患此病，男女发病率相同。不同类型的特点有所不同：

（1）单纯型（以前称表皮松解型）：包括12个亚型。例如局限型单纯型EB（Weber-Cockayne），是EB最常见的一型，皮损局限于手掌和足跖，常在婴儿期或生后2~3年发病。部分轻症的患者直到儿童期或成年早期剧烈活动后才会发生水疱或糜烂。皮损有季节性变化,经常仅发生在夏季,有时愈后可遗留萎缩性瘢痕。有时可有多汗症。粟丘疹、萎缩性瘢痕和甲萎缩并不常见。疱疹样单纯型EB(Dowling-Meara),这种亚型是第二常见的单纯型EB,临床特征类似疱疹样皮炎。疱疹样群集的水疱是其特征。通常出生时即有皮损,有时皮损分布类似严重营养不良型或交界型EB。部分患者由于感染、体液丢失或电解质紊乱死于婴儿期。粟丘疹常见,萎缩和瘢痕罕见。甲萎缩常见。掌跖角化是其特征。其他泛发型单纯型EB(包括Koebner变型),这种亚型包括先前名为Koebner型和其他泛发亚型的单纯型EB。Koebner型患者水疱可在出生时或生后不久出现。尽管全身都有可能受累,但四肢末端,尤其是背面皮损更严重。这种水疱通常不留瘢痕或萎缩。粟丘疹罕见。夏季加重。甲萎缩罕见,无牙齿异常。虽然婴儿期可出现口腔损害,但无系统受累。

(2)交界型:病情相对严重,预后欠佳。常有指甲损害,黏膜常受累,多遗留萎缩性瘢痕和粟丘疹(图1-2-2-9-1A)。呼吸道和胃肠道受累导致高死亡率的发生。

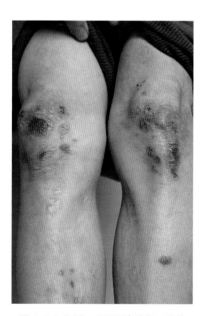

图1-2-2-9-1A 双下肢膝部、胫前红斑、糜烂,可见萎缩性瘢痕

(3)营养不良型:包括显性遗传和隐性遗传营养不良型EB。家族史明确,好发于肢端,愈后常遗留粟丘疹和瘢痕。国内报告主要为痒疹型,好发于四肢伸侧,以剧痒和结节性损害为特征(图1-2-2-9-1B)。

(4)Kindler综合征:于1954年被首次报道。其皮肤脆弱性类似于其他形式的EB,但具有其他EB没有的皮肤异色症和光敏现象。创伤引起的水疱随着年龄的增长而明显改善。

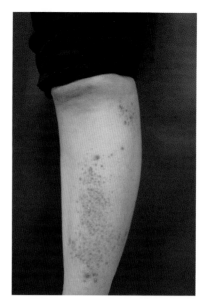

图1-2-2-9-1B 胫前丘疹和结节

2. 治疗 对症处理。

3. 预后 交界型患者多数于数天或数月内死亡。单纯型与其他型相比预后相对较好。由于大量EB亚型的基因缺陷是已知的,使得产前诊断成为可能。

【发病机制】

各种类型的EB均可用免疫荧光抗原定位谱来确定裂隙发生的部位。单纯型EB,所有三种抗原都位于水疱底部。交界型EB,大疱性类天疱疮抗原-1主要在水疱顶部,Ⅳ型胶原和层粘连蛋白-332位于水疱底部。营养不良型EB,裂隙位于致密板下方,因此所有三种基底膜抗原都位于水疱顶部。

单纯型EB的主要亚型中是直接由角蛋白基因突变引起的,但是在一些罕见亚型中也发现了斑蛋白、Plakophilin、网格蛋白和α6β4整合素的基因突变。已证实EBS患者的染色体12和17位点可见角蛋白5和14的突变,且所表达的这些蛋白可减少或缺失。角蛋白丝的组装异常导致基底层角质细胞内张力丝簇集。EBS的罕见亚型已被证实与α6β4整合素和网格蛋白的基因突变导致的角蛋白丝无法整合进半桥粒相关。表皮内裂隙形成见于由Plakophilin和桥粒斑蛋白缺乏所引起的亚型。

交界型EB,基因突变被发现可存在于任意3个层粘连蛋白-332的多肽链上。这种突变降低了表皮和真皮之间的黏附。

营养不良型EB的致病基因是COL7A1,其主要编码Ⅶ型胶原,Ⅶ型胶原是锚原纤维的主要成分,而锚原纤维对表真皮的连接起着重要作用,其缺失会导致皮肤出现机械诱导性水疱。

Kindler综合征的突变基因是*FERMT1*基因,其编码的 Kindler 蛋白在角质形成细胞的迁移、黏附和增殖中发挥重要作用。角质形成细胞中缺少 Kindler 蛋白会导致细胞黏附和增殖减少、细胞凋亡增加和细胞极性丧失。

【病理变化】

镜下观　组织病理示表皮下裂隙或水疱形成，真皮浅层小血管和胶原组织增生，并见小的表皮样囊肿形成，真皮内程度不等的炎症细胞浸润，数量常常较少（图 1-2-2-9-2A ～图 1-2-2-9-2C）。

【鉴别诊断】

大疱性表皮松解症需要与经典型 EBA 鉴别，大疱性表皮松解症是先天性疾病，发病早，有家族史。而 EBA 是获得性疾病，发病晚，无家族史。依靠免疫荧光可区别两者，大疱性表皮松解症没有免疫荧光沉积，而 EBA 有免疫荧光沉积。基因检测有助于最终诊断。痒疹型 EB 需要与结节性痒疹、结节性类天疱疮鉴别。结节性痒疹发生于成人，组织病理有助于鉴别。结节性类天疱疮好发于老年

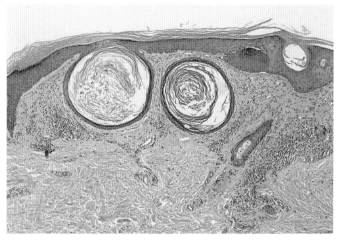

图 1-2-2-9-2C　表皮下裂隙及小的表皮样囊肿

人，直接免疫荧光显示皮肤基底膜带处 IgG 和 C3 沉积。

（陈声利）

十、迟发性皮肤卟啉病

【概念】

卟啉症（porphyria）是以卟啉或其前体产生过多为特征的一组代谢障碍性疾病，由血红素合成途径中的各种酶缺陷导致。目前已知的卟啉症有 8 种类型。迟发性皮肤卟啉病（porphyria cutanea tarda，PCT）是卟啉症中最常见的类型。

【临床特点】

1. 临床表现　迟发性皮肤卟啉病在南非的班图人发病率最高。也常见于欧洲和北美洲。多见于中年人。男性明显多于女性。典型表现为光敏感性皮炎，面部、手背等曝光部位发生红斑、丘疹、水疱，皮肤脆性增加，轻微外伤后出现水疱，遗留萎缩性瘢痕和色素沉着（图 1-2-2-10-1）。另

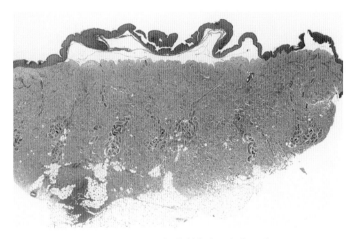

图 1-2-2-9-2A　低倍镜扫视，表皮下疱

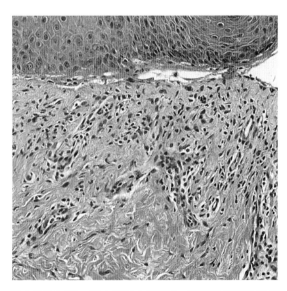

图 1-2-2-9-2B　真皮浅层血管增生，稀疏炎症细胞浸润

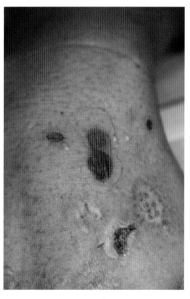

图 1-2-2-10-1　手背红斑、水疱、糜烂面，可见萎缩性瘢痕及色素沉着

外,可有多毛、脱发、硬皮病样皮损。

2. **治疗** 消除各种诱因,如饮酒、药物、铁剂等,避免日晒和外伤。静脉放血疗法、氯喹等治疗有效。

3. **预后** 预后取决于毒性物质的性质和肝受损的程度。

【发病机制】

迟发性皮肤卟啉病是由于尿卟啉原脱羧酶,即血红素合成过程中的第五种酶的催化活性降低所致。

【病理变化】

1. **镜下观** 水疱性皮损的组织病理示表皮下疱,炎症细胞很少,真皮血管壁增厚,血管壁及周围见均质红染的沉积物(图 1-2-2-10-2A、图 1-2-2-10-2B),且 PAS 染色呈阳性,不能被淀粉酶消化(图 1-2-2-10-2C),有时表皮内可见到嗜伊红染物质,类似"毛虫小体"(图 1-2-2-10-2D)。

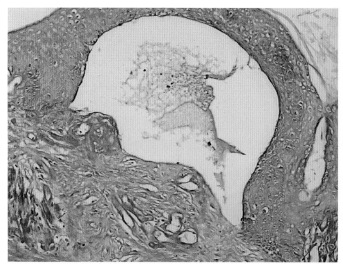

图 1-2-2-10-2C　PAS 染色阳性

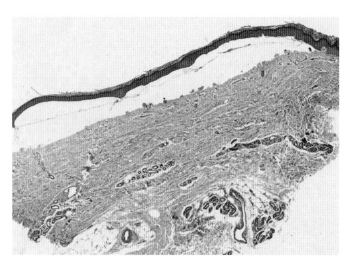

图 1-2-2-10-2A　低倍镜扫视,表皮下疱

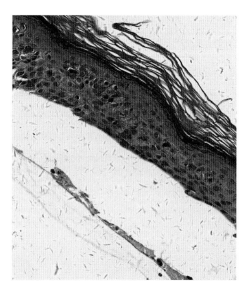

图 1-2-2-10-2D　表皮内见嗜伊红小体,"毛虫小体"

2. **直接免疫荧光(DIF)** 可以显示表皮-真皮交界处和真皮乳头血管周围免疫球蛋白(主要是 IgG,较少为 IgM)、补体和纤维蛋白原的沉积。

3. **其他实验室检查** 尿中尿卟啉和粪卟啉明显增加,荧光红细胞阴性。

【鉴别诊断】

需要和多形性日光疹、着色性干皮病等光敏性疾病鉴别。本病特有的临床表现是皮肤脆性增加,结合组织学表现和尿卟啉增加可以鉴别。

(陈声利)

参 考 文 献

[1] Jean L Bolognia,Julie V. Schaffer,Lorenzo Cerroni. Dermatology 4th ed. China:Elsevier,2018.

[2] Eduardo Calonje,Thomas Brenn,Alexander Lazar,et al. McKee's pathology of the skin. 4th ed. Philadelphia:Saunders,2012.

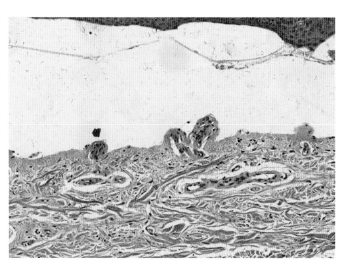

图 1-2-2-10-2B　真皮血管壁增厚,血管壁及周围见均质红染的沉积物

[3] David E. Elder. Lever's Histopathology of the Skin. 11th ed. New York：Lippincott Williams & Wilkins，2014.

[4] Vornicescu C，Şenila SC，Cosgarea R，et al. Pemphigoid nodularis-rare presentation of bullous pemphigoid：a case report and literature review. Exp Ther Med，2019，17（2）：1132-1138.

[5] Lamberts A，Meijer JM，Pas HH，et al. Nonbullous pemphigoid：Insights in clinical and diagnostic findings，treatment responses，and prognosis. J Am Acad Dermatol，2019，81（2）：355-363.

[6] Huilaja L，Mkikallio K，Tasanen K. Gestational pemphi-goid. Orphanet J Rare Dis，2014，2（9）：136.

[7] Yang B，Wang C，Wu M，et al. A case of pemphigoid gestationis with concurrent IgG antibodies to BP180，BP230 and type Ⅶ collagen. Australas J Dermatol，2014，55（1）：e15-e18.

[8] Al-Fouzan AW，Galadari I，OumeishI，et al. Herpes gestationis（Pemphigoid gestationis）. Clin Dermatol，2006，24（2）：109-112.

[9] Hon KL，Chiu LS，Lam MC，et al. Normal neonatal out-come in a Chinese woman with pemphigoid gestationis，Graves' disease，and history of placental chorioangioma. Int J Dermatol，2007，46（9）：996-997.

[10] Sentürk S，Dilek N，Tekin YB，et al. Pemphigoid gestationis in a third trimester pregnancy. Case Rep ObstetGynecol，2014，2014：127628.

[11] Pérez J，Aspillaga S，Castro A，et al. Dyshidrosiformpresentation（pompholyx-like）of pemphigoid gestationis with intrauterine fetal death. Int J Dermatol，2014，53（11）：1383-1385.

[12] 张朝然. 瘢痕性类天疱疮眼部病变 1 例病例评析. 中国眼耳鼻喉科杂志，2019，19（2）：90-91.

[13] 常瑞雪，刘金丽，张思平，等. 扁平苔藓样类天疱疮 1 例. 中国皮肤性病学杂志，2019，33（1）：60-63.

[14] Salmi Teea，Hervonen Kaisa. Current Concepts of Dermatitis Herpetiformis. Acta Derm Venereol，2020，100（5）：adv00056.

[15] 林燕，周桂芝，卢宪梅，等. 疱疹样皮炎 15 例临床及病理学分析. 临床皮肤科杂志，2012，41（1）：3-6.

[16] Antiga E，Maglie R，Quintarelli L，et al. Dermatitis herpetiformis：novel perspectives. Front Immunol，2019，10：1290.

[17] 夏倩倩，孙勇虎，张福仁. 中国疱疹样皮炎特征分析：1958—2018 年文献回顾. 中华皮肤科杂志，2020，53（11）：928-931.

[18] Fine JD，Bruckner-Tuderman L，Eady RA，et al. Inherited epidermolysis bullosa：updated recommendations on diagnosis and classification. J Am Acad Dermatol，2014，70（6）：1103-1126.

第三节 脓 疱

一、脓疱性银屑病

【概念】

脓疱性银屑病（pustular psoriasis）为银屑病中较严重

的一种亚型，一般可分为泛发性和局限性两种。该病泛发性脓疱性银屑病的临床特点是在正常皮肤或银屑病红斑的基础上出现群集性无菌性小脓疱，常伴有高热、白细胞升高和低蛋白血症。局限性脓疱性银屑病包括掌跖脓疱病和连续性肢端皮炎，详见第二章第三节（二、四）部分。

【临床特点】

1. 流行病学

（1）发病率：临床少见，约占银屑病患者的 0.77%。

（2）发病年龄：年龄成人多见，也可发生于妊娠期妇女及儿童。

（3）性别：性别发病无明显性别差异。

（4）好发部位：部位可分布全身，常见于皱褶部位、躯干及四肢屈侧。

2. 临床表现

（1）泛发性脓疱性银屑病（generalized pustular psoriasis，GPP）大多由于寻常性银屑病患者感染、妊娠、应用刺激性外用药或激素快速减量停药所诱发，部分患者既往无银屑病病史。GPP 临床分为五型：急性泛发性脓疱性银屑病（von Zumbusch 型）、妊娠泛发性脓疱性银屑病、婴幼儿及儿童脓疱性银屑病、环状泛发性脓疱性银屑病和泛发性脓疱性银屑病的局限型。

1）急性泛发性脓疱性银屑病：起病多急剧，临床主要表现为在正常皮肤或寻常性银屑病皮损的基础上出现群集性、浅表的无菌性脓疱，表面可覆盖不典型的鳞屑，可融合成脓湖，几天后脓疱干涸脱屑，反复发作（图 1-2-3-1-1A）。以四肢屈侧和皱褶部位多见，常可泛发全身，可累及指（趾）甲及口腔黏膜，地图舌、沟纹舌常见，指（趾）甲可增厚，混浊，发黄，严重者出现甲板分离、萎缩或脱落。常伴有发热、寒战、关节痛和肿胀、白细胞增多、血沉增快等全身症状。患者发热与脓疱多呈周期性发作，缓

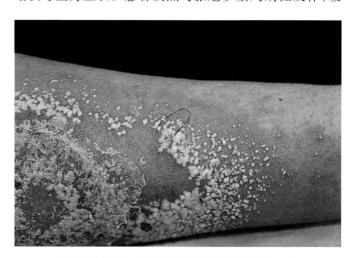

图 1-2-3-1-1A 红斑基础上可见脓疱、脓湖、结痂

解期常出现典型银屑病皮损或转变为红皮病。有时脓疱与典型银屑病皮疹同时存在。常可并发肝、肾等系统性损害,亦可因继发感染、电解质紊乱或器官功能衰竭而危及生命。本型大多有银屑病病史,脓疱发生前或消退后可见银屑病皮疹。

2）妊娠泛发性脓疱性银屑病:又称疱疹样脓疱病,是一种发生于妊娠期晚期的严重的脓疱性银屑病,急性发病,临床特点是在红斑的基础上有对称性分布的群集性小脓疱,常成批出现,呈环状或多环状排列,数天后干燥结痂,好发于皱褶部位,也可泛发全身,可反复发生(图1-2-3-1-1B)。皮疹瘙痒明显,常伴有严重的全身症状,如高热、寒战、呕吐、抽搐、昏迷、低钙血症、白细胞升高、血沉增快、CRP升高等全身症状,可因胎盘功能下降导致死胎及畸胎。分娩后常可缓解或消退,再次妊娠时可能复发,且下次复发时常更为严重,且出现时间相对提前。部分患者既往有银屑病史或家族史。

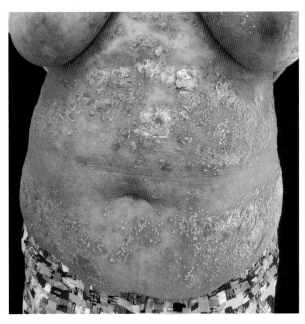

图 1-2-3-1-1B　可见红斑、脱屑、脓疱,局部脓疱融合形成脓湖

3）婴幼儿及儿童脓疱性银屑病:是儿童银屑病中较严重的类型,临床表现同成人脓疱性银屑病,但症状顽固、易反复发作(图 1-2-3-1-1C)。可累及指(趾)甲、黏膜,但较成人少。患儿常伴有瘙痒、发热(常为高热、不规则热或稽留热)、关节肿胀疼痛、白细胞、血小板计数增多、血沉增快等全身症状,严重者可出现肝肾功能不全等系统性损害。

4）环状泛发性脓疱性银屑病:临床表现以红斑基础上呈环状分布的无菌性脓疱为特征,呈亚急性或慢性经过(图1-2-3-1-1D)。发病常以红斑开始,呈离心性扩大,并在其基础上发生脓疱,脓疱干燥脱落后可留下色素沉

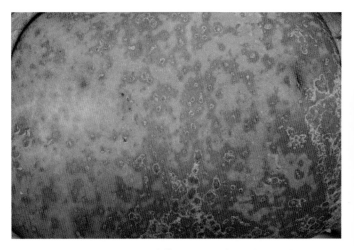

图 1-2-3-1-1C　红斑的基础上可见脓疱、脓湖及结痂

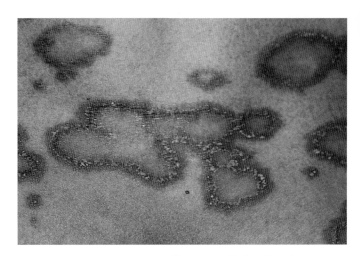

图 1-2-3-1-1D　红斑基础上呈环状分布的脓疱

着斑。此类型全身症状轻或无。

5）泛发性脓疱性银屑病的局限型:寻常性银屑病患者局部区域皮损外用刺激药物如芥子气、蒽林、水杨酸或他扎罗汀软膏后,局部常发生群集性脓疱,局部炎症明显,常自觉灼热疼痛。

(2) 局限性脓疱性银屑病包括掌跖脓疱病和连续性肢端皮炎,详见第二章第三节(二、四)部分。

3. 治疗

(1) 一般治疗:皮损面积广泛者,应注意加强营养支持与皮损护理,给予高蛋白、高热量、低盐饮食,补液维持水电解质平衡。对于妊娠期泛发性脓疱性银屑病患者,需密切监测血钙浓度,防止癫痫、抽搐等并发症,严重者终止妊娠。

(2) 系统治疗

1）维 A 酸类药物:此类药物治疗银屑病的主要机制是调节表皮增殖与分化及免疫功能等,适用于泛发性脓疱性银屑病。阿维 A 为治疗泛发性脓疱性银屑病的首选药物,起始剂量要大,每天 25～50mg,儿童可按 0.5～1mg/

（kg·d⁻¹）给药，一般用药后 1 周起效，脓疱消退后逐渐减量维持治疗数月，维持剂量通常为 0.2mg/（kg·d⁻¹）。此类药物主要的副作用为致畸，以及引起骨骼异常，因此，育龄期妇女在停药后的 3 年内应采取避孕措施，妊娠期禁用。儿童患者长期用药应进行骨骼 X 线检查。

2）甲氨蝶呤（MTX）：MTX 可用于治疗泛发性脓疱性银屑病，但有肝肾功能异常、妊娠或哺乳期、严重贫血、白细胞减少、活动性感染性疾病、活动性溃疡、免疫缺陷等疾病时不宜使用。治疗前及治疗期间需定期监测肝肾功能，以及血、尿常规和血药浓度。一般剂量为每次 10 ～ 15mg，每周 1 次，口服或肌内注射或皮下或静脉注射，儿童脓疱性银屑病可给予每周 0.2～0.4mg/kg。一般在 7 ～ 14 天内起效，4～8 周后疗效最明显。

3）环孢素（CyA）：通常用于治疗严重的脓疱性银屑病。常用剂量为 3～5mg/（kg·d⁻¹），分 2 次口服，维持量为 3mg/（kg·d⁻¹），一般用药后 1 周内起效，4～8 周后大部分病例可临床治愈，然后逐渐减量维持，不宜超过 1 年。

4）糖皮质激素：目前一般不主张系统应用糖皮质激素，因有效剂量往往较大，足以引起严重副作用，且减量或停药后易出现"反跳"或诱发严重的脓疱性或红皮病性银屑病。一般用于泛发性脓疱性银屑病且使用其他药无效者，并需联合治疗。对于妊娠期泛发性脓疱性银屑病患者，可首选泼尼松 30～60mg/d，最大剂量可达 80mg/d。

5）生物制剂：如依那西普、英夫利昔单抗、阿达木单抗、司库奇尤单抗、依奇珠单抗、乌司奴单抗、古塞奇尤单抗在成人斑块型银屑病的应用已有广泛报道，并被中外银屑病治疗指南推荐，近年来均有成功治疗 GPP 的文献报道。

6）抗生素：对于有感染灶的患者，应根据药敏结果选择相应抗生素治疗。有些抗生素同时具有调节免疫及抑制角质形成细胞增生的作用，如甲砜霉素、甲硝唑、红霉素等。甲砜霉素 1～1.5g/d，分 3～4 次口服，或肌内注射 0.4g，每天 2 次对脓疱性银屑病效果较好，主要副作用有骨髓抑制及恶心、呕吐、腹痛、腹泻、食欲不振等胃肠道症状。

（3）局部治疗

1）糖皮质激素类：一般选用弱效或中效的糖皮质激素，可根据不同部位选择不同效能的糖皮质激素或剂型。封包疗法可增强疗效。单一糖皮质激素外用以小面积为主，一般不应超过体表面积的 10%，每天 1～2 次。糖皮质激素多可与其他外用药如维生素 D₃ 衍生物、维 A 酸类、润肤剂联合外用，在减少不良反应的同时提高疗效。

长期外用糖皮质激素有可能导致皮肤萎缩、毛细血管扩张、痤疮及色素沉着等，大面积、大量使用可能产生库欣综合征等不良反应。

2）维生素 D₃ 衍生物：可诱导表皮分化、抑制角质形成细胞增殖及中性粒细胞聚集，同时具有免疫调节作用。常用药物有卡泊三醇软膏或搽剂，后者主要用于头皮，每天 1～2 次外用，一般 2 周起效。一般每周用量不超过 100g，过量可导致高钙血症，停药后 1 周左右血钙可恢复正常。因有局部刺激作用，一般不用于面部及腹股沟等皮肤薄嫩的地方。卡泊三醇常可与强效糖皮质激素联合治疗，如序贯、轮换疗法，或者应用卡泊三醇及糖皮质激素复合制剂。

3）维 A 酸类药物：该类药物可调节角质形成细胞过度增殖及分化，并抑制局部炎症。常用药物有 0.05% ～ 0.1% 他扎罗汀凝胶或乳膏、0.025% ～ 0.1% 维 A 酸霜或凝胶，每晚 1 次。该类药物外用可引起局部刺激或光敏现象，因此治疗期间应注意防晒。孕妇、哺乳期妇女及近期有生育意愿的妇女禁用，儿童亦应避免使用。

4）焦油制剂：焦油有抗表皮增生、止痒、抗炎、抗菌、免疫抑制等作用，一般用于掌跖脓疱性银屑病，禁用于妊娠期妇女。常用制剂为 5% 煤焦油，包括软膏、霜剂、凝胶、洗剂等剂型，可常规外涂、封包治疗或联合其他药物治疗。

（4）物理疗法：包括光化学疗法（PUVA）、宽谱中波紫外线（BB-UVB）、窄谱中波紫外线（NB-UVB）、308nm 单频准分子激光疗法、光动力学疗法、水疗、热疗、药浴等。

（5）其他：如中医中药治疗。

4. 预后 本病易反复发作，不能根治，严重者预后不良，特别是急性泛发性脓疱性银屑病及妊娠期泛发性脓疱性银屑病，可因继发系统性损害而衰竭、死亡或导致畸胎、死胎。

【发病机制】

目前，银屑病的发病机制尚未完全阐明，主要认为与遗传因素、免疫因素、感染因素、内分泌-神经精神因素等相关。细菌、真菌、病毒感染，某些药物刺激，激素减量过快或突然停用均可诱发或加重疾病。

【病理变化】

1. 镜下观 表皮银屑病样增生，角质层增厚，角化不全，有时角化不全的痂屑中可见到较多中性粒细胞，棘层轻度增生，棘层中上部出现 Kogoj 海绵状微脓肿（疱内以中性粒细胞为主），也可见角层下脓疱（图 1-2-3-1-2A、图 1-2-3-1-2B）。真皮浅层及乳头内血管扩张，管周淋巴细胞、组织细胞及中性粒细胞浸润，无嗜酸性粒细胞。

2. 辅助检查 直接免疫荧光阴性。

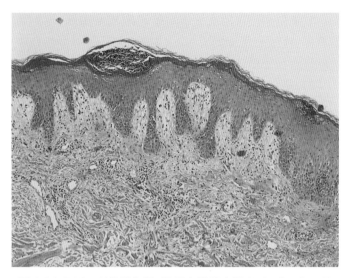

图 1-2-3-1-2A　低倍镜扫视,银屑病样增生模式,角质层内可见中性粒细胞微脓肿

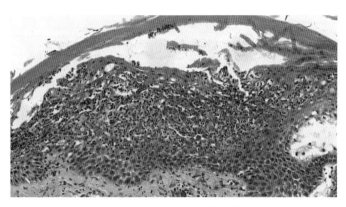

图 1-2-3-1-2B　Kogoj 海绵状微脓肿

【鉴别诊断】

1. 临床　泛发性脓疱性银屑病需与以下疾病鉴别:

(1)急性泛发性发疹性脓疱病:该病好发于成人,近期有药物暴露史,主要表现为红斑基础上的脓疱伴发热,可见紫癜、水疱、靶形红斑等皮疹,多于停药后 1~2 周消退,消退后留"领圈"样脱屑,无银屑病病史。而泛发性脓疱性银屑病在成人、儿童、幼儿、妊娠期均可发生,治疗不当、妊娠、感染为主要诱因,皮损较单一,以脓疱为主,伴有高热、关节痛等全身症状,可有黏膜及指(趾)甲损害,大多有银屑病病史,周期性反复发作。

(2)角层下脓疱性皮肤病:该病中年女性多见,好发于皱褶部及腹部,不侵犯面部及黏膜,典型皮损为浅表性松弛性脓疱,群集呈环形或匐形,玄月状,对称分布;全身症状较轻;发作与缓解交替;轻度瘙痒。

(3)Reiter 病:尿道炎、结膜炎、非化脓性关节炎和皮肤黏膜病变综合征。主要表现为掌跖部脓疱、厚痂、角化性斑块,龟头环状皮炎,常累及甲及黏膜,严重者泛发伴全身症状,类似蛎壳状银屑病。HLA-B27 多阳性。

(4)新生儿暂时性脓疱性黑变病:皮损出生即可发生,特征性损害为松弛、浅表易破的脓疱,周围无红晕,脓疱破裂后结褐色痂;有时可见色素沉着斑,受累婴儿其他状况良好。

(5)IgA 型天疱疮:好发于中老年女性,皮损好发于皱褶部位。临床上可分为两型:表皮内型(IEN 型)和角层下脓疱型(SPD 型)。典型表现为红斑或正常皮肤上出现的松弛性水疱或脓疱,有融合倾向,常排列呈环状或旋涡状,皮损中央结痂伴瘙痒,尼氏征常阴性。脓疱形成向日葵构型是 IEN 型的特征。黏膜极少受累,指(趾)甲无累及,瘙痒明显,不伴有发热等症状。DIF 显示表皮细胞间有 IgA 沉积。

2. 组织病理学

(1)急性泛发性发疹性脓疱病:主要为角层内、下或表皮内脓疱,真皮乳头水肿,血管周围混合细胞浸润,疱内及真皮内均可见嗜酸性粒细胞;表皮内常可见坏死的角质形成细胞,无真皮乳头血管迂曲扩张及表皮银屑病样增生。

(2)角层下脓疱性皮肤病:组织病理为角层下海绵状脓疱,疱底由颗粒层和棘细胞层的最上层组成,疱内以中性粒细胞为主,偶可见嗜酸性粒细胞,真皮浅层血管周围淋巴细胞、中性粒细胞伴少量嗜酸性粒细胞浸润。直接免疫荧光阴性。

(3)Reiter 病:组织病理常表现为银屑病样皮炎或脓疱性银屑病样表现。

(4)新生儿暂时性脓疱性黑变病:脓疱损害见角层内或角层下脓疱,含有较多中性粒细胞,少数有嗜酸性粒细胞。色素沉着斑见基底层及其上方色素增加,无色素失禁。

(5)IgA 型天疱疮:组织病理为角层下或表皮内脓疱,疱内充满中性粒细胞,可见少量嗜酸性粒细胞;直接免疫荧光可见 IgA 沉积于棘细胞间,间接免疫荧光可检测到循环抗表皮细胞间 IgA 抗体。

(张桂英)

二、掌跖脓疱病

【概念】

掌跖脓疱病(palmoplantar pustulosis)是指限于手掌和足跖的慢性复发性脓疱性皮肤病。

【临床特点】

1. 临床表现　女性患者显著多于男性(9∶1)。好发于 40~60 岁。发生在手掌、足底或两处均有。红斑鳞屑上可见小的深在脓疱(图 1-2-3-2-1)。5~7 天干燥后脱屑,结褐黄色痂皮,鳞屑往往四周游离,中央固着,可伴有

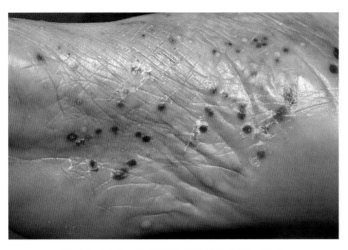

图 1-2-3-2-1 红斑鳞屑上可见小的深在脓疱

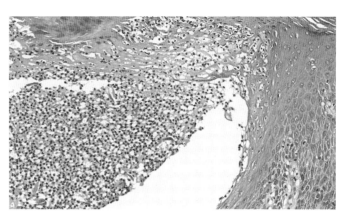

图 1-2-3-2-2B 疱内见较多中性粒细胞

真菌菌丝及孢子,PAS 染色阳性。

（陈声利）

点状糜烂面、皲裂。自觉烧灼、疼痛。脓疱成批出现,反复发作。脓疱细菌培养阴性。

2. 治疗 局部类固醇、维 A 酸类药物、钙泊三醇或大环内酰胺类药物有部分疗效。阿维 A、氨苯砜、秋水仙碱和霉酚酸酯均有报告有效。

3. 预后 病程慢性,常反复发作。

【发病机制】

由 T 细胞、树突状细胞等免疫相关性细胞介导的、多细胞因子、趋化因子及抗菌多肽参与的非感染性炎性应答过程,金属致敏、感染及尼古丁可加速该免疫应答反应。

【病理变化】

镜下观 表皮内可见到一个大的单房性脓疱。疱内见较多中性粒细胞。脓疱周围的表皮有轻度的棘层肥厚,真皮浅层可见淋巴细胞浸润(图 1-2-3-2-2A、图 1-2-3-2-2B)。

【鉴别诊断】

1. 连续性肢端皮炎 手指及足趾出现发疹性脓疱,甲常受累。

2. 脓疱性皮肤癣菌病 组织病理上可在角质层查到

三、急性泛发性发疹性脓疱病

【概念】

急性泛发性发疹性脓疱病(acute generalized exanthematous pustulosis,AGEP)是一种少见的皮肤病,于 1980 年由 Beylot 等报道并命名。该病可由药物、感染或其他因素诱发,约 90% 的患者发病前有用药史。

【临床特点】

1. 临床表现 发病率仅为 $1 \sim 5/1\,000\,000$。临床表现为红斑基础上发生的非毛囊性、浅表性、无菌性脓疱(图 1-2-3-3-1A、图 1-2-3-3-1B)。最初常发生于面部或间擦部位,数小时后播散全身。黏膜及掌跖部位很少受累,少数患者有黏膜损害,但症状表现常轻微且局限。常伴高热、白细胞计数升高。

2. 治疗和预后 AGEP 具有自限性,病程短,预后良好。停止接触可疑诱因和给予对症支持治疗可使大部分

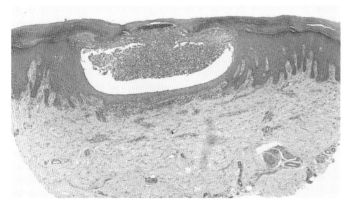

图 1-2-3-2-2A 表皮内见单房性脓疱

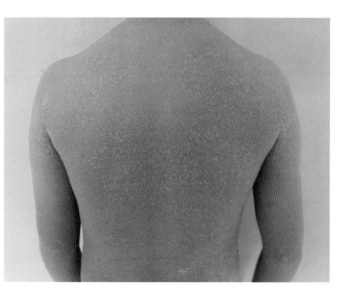

图 1-2-3-3-1A 弥漫红斑,其上泛发性脓疱

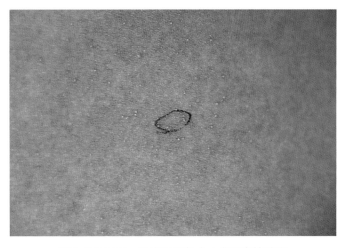

图 1-2-3-3-1B　针尖至粟粒大小非毛囊性脓疱

患者病情恢复。严重者则需使用糖皮质激素,皮损通常在用药数天内消退。

【发病机制】

一般认为 AGEP 是一种 T 细胞介导的迟发型超敏反应。近年来,有学者发现,部分 AGEP 患者携带 *IL36RN* 基因突变,显示 AGEP 发病可能具有遗传学基础。

【病理变化】

镜下观　组织病理学特征为角层下脓疱或棘层上部的 Kogoj 海绵状微脓肿,角质形成细胞坏死;真皮乳头水肿,白细胞破碎性血管炎及血管周围炎症细胞浸润(主要为中性粒细胞及嗜酸性粒细胞)(图 1-2-3-3-2A、图 1-2-3-3-2B)。

【鉴别诊断】

1. 泛发性脓疱性银屑病　该病常反复发作,在脓疱出现前可有典型银屑病的皮损,在原有斑块或红皮病皮疹上出现脓疱,脓疱可扩大融合形成脓湖。部分患者有家族史。组织病理表现为表皮呈银屑病样增生伴角化不全,棘层上部可见 Kogoj 微脓肿,真皮浅层毛细血管扩张、迂曲,很少出现嗜酸性粒细胞浸润。

2. 角层下脓疱性皮肤病　该病是一种慢性良性复发性脓疱性皮肤病,中年妇女多见,临床表现为环状或匐形

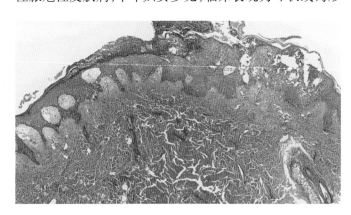

图 1-2-3-3-2A　低倍镜扫视,棘层上部 Kogoj 海绵状微脓肿,真皮乳头水肿

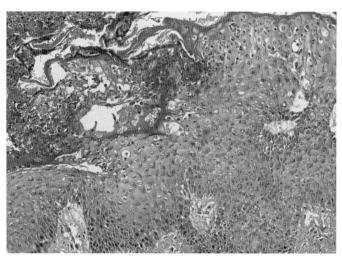

图 1-2-3-3-2B　棘层上部表皮坏死,可见较多中性粒细胞浸润

性群集、片状分布的浅表松弛性脓疱。好发于身体皱褶处,如腋窝、腹股沟、乳房下及腹壁。黏膜、面部、头部及肢端很少累及。组织病理改变为位于表皮浅层的角层下脓疱,脓疱内主要为中性粒细胞,偶有嗜酸性粒细胞。脓疱下方表皮几乎无改变,仅见浸润的中性粒细胞、轻微的细胞间水肿。

(陈声利)

四、连续性肢端皮炎

【概念】

连续性肢端皮炎(acrodermatitis continua)是指手足远端出现发疹性脓疱。有时会发展成泛发性连续性肢端皮炎。

【临床特点】

1. 临床表现　一般从某个指(趾)远端开始,可以是甲床上的单发脓疱,也可以是甲沟炎,随后出现许多新的脓疱,伴角化过度和结痂,损害开始常为单侧,在整个病程中呈非对称分布,随着病情发展,一个或多个指(趾)甲出现营养不良或漂浮于脓湖之上(图 1-2-3-4-1A、图 1-2-3-4-1B)。指甲可以脱落、萎缩。皮损可累及整个指(趾)、手背、足背,很少越过腕关节、踝关节。有时可波及全身,称为泛发性连续性肢端皮炎,此时伴全身症状。可累及黏膜,表现为地图舌或沟纹舌。

2. 治疗　多种治疗方法可供选择,有应用糖皮质激素、米诺环素、雷公藤、氨苯砜、磺胺吡啶、甲氨蝶呤、阿维 A、环孢素、PUVA、生物制剂等治疗成功的个案。局部可外用糖皮质激素、钙泊三醇。

【发病机制】

病因不明,有学者认为连续性肢端皮炎是脓疱性银屑病的一种,编码白细胞介素(IL)-36 受体拮抗剂(IL36RN)的基因发生突变可导致此病。

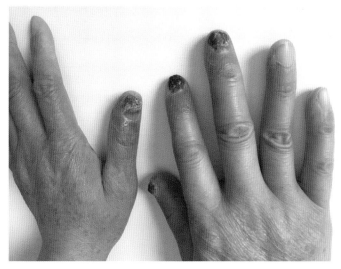

图 1-2-3-4-1A　多个指甲远端红斑、脓疱,可见甲板角化过度及结痂

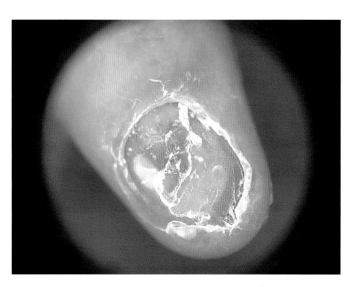

图 1-2-3-4-1B　皮肤镜示甲板下脓疱

【病理变化】

镜下观　急性期与脓疱性银屑病类似,可见表皮内海绵状脓疱,晚期可见角化过度伴角化不全或萎缩(图1-2-3-4-2A、图1-2-3-4-2B)。

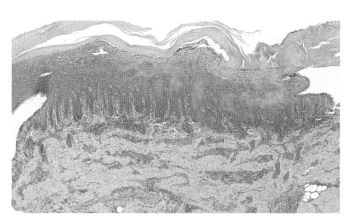

图 1-2-3-4-2A　低倍镜扫视,表皮增生,表皮内见海绵状脓疱

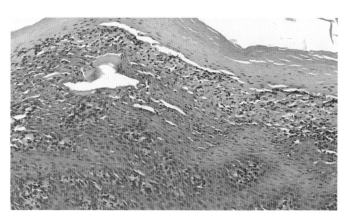

图 1-2-3-4-2B　表皮内见中性粒细胞浸润

【鉴别诊断】

泛发性连续性肢端皮炎皮疹的特点与病理改变与脓疱性银屑病类似,但脓疱性银屑病常有银屑病史,部分患者有家族史,组织学表现 Kogoj 海绵状脓疱周围常有银屑病的病理改变。

(陈声利)

五、角层下脓疱性皮肤病

【概念】

角层下脓疱性皮肤病(subcorneal pustular dermatosis,SPD)是一种病因不明的慢性复发性脓疱性皮肤病,临床少见。以无菌性脓疱为特征,于 1956 年由 Sneddon 和 Wilkinson 首次描述。

【临床特点】

1. 临床表现　好发于中年妇女,男女比例为 1∶4。主要发生在腹部、腋下和腹股沟处,几乎不侵犯面部和口腔黏膜。临床表现为红斑基础上出现针帽至黄豆大脓疱,呈环状和匐形性排列,尼氏征阴性,脓疱破溃后留有薄痂,不发生萎缩,常伴有色素沉着(图 1-2-3-5-1)。

2. 治疗　无标准治疗方法,以个案报告为主。外用糖皮质激素有效。氨苯砜、磺胺吡啶、阿维 A、秋水仙碱、阿奇霉素、生物制剂和四环素联合烟酰胺、NB-UVB 光疗等治疗均有效。

【发病机制】

本病发病机制不清,国外有学者认为角层下脓疱性皮肤病在组织病理上有中性粒细胞浸润,属于嗜中性皮病,且有报道脓疱内存在中性粒细胞趋化因子,包括肿瘤坏死因子 TNF-α、IL-8、补体活化产物 C5a。推测 SPD 的发病机制是中性粒细胞趋化因子异常增加,引起中性粒细胞向表皮迁移,形成无菌性脓疱。

【病理变化】

1. 镜下观　角层下脓疱,疱内主要为中性粒细胞浸

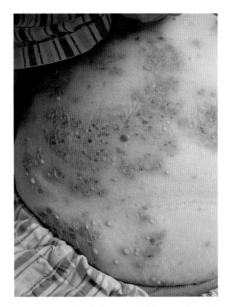

图 1-2-3-5-1 在腹部红斑的基础上出现针帽至黄豆大脓疱,脓疱破溃后留有薄痂

润,真皮浅层血管周围轻度炎症细胞浸润,主要是中性粒细胞和少量嗜酸性粒细胞(图 1-2-3-5-2)。

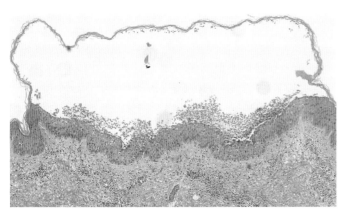

图 1-2-3-5-2 角层下脓疱,疱内主要为中性粒细胞浸润

2. 直接免疫荧光(DIF) 阴性。

【鉴别诊断】

1. **急性泛发性发疹性脓疱病** 常有明确的用药史,发病急,常伴有发热、白细胞计数增高等。角层下脓疱性皮肤病没有全身症状。

2. **脓疱性银屑病** 急性发病,常有发热、关节疼痛、血沉增快、白细胞计数增高等全身症状,既往常有银屑病病史。角层下脓疱性皮肤病没有全身症状和银屑病病史。

3. **疱疹样皮炎** 皮损为多形性,对称分布,好发于肘部和膝部伸侧、臀部、肩胛部和头皮。有剧烈瘙痒。直接免疫荧光检查在真皮乳头内有颗粒状或纤维状 IgA 沉积。

(陈声利)

六、IgA 天疱疮

【概念】

IgA 天疱疮是一种少见的自身免疫性表皮内疱病,系天疱疮的一种罕见亚型,其特征是皱褶部位的松弛性水疱或脓疱,直接免疫荧光显示表皮细胞间 IgA 沉积。主要分为两个亚型:角层下脓疱性皮病(SPD)型和表皮内嗜中性皮病(IEN)型。

【临床特点】

1. **临床表现** 由于报道较少,目前尚未确定其发病率,种族分布也未知。据目前报道的患者来看,IgA 天疱疮的男女比例为 1:1.33,年龄分布 1 个月到 85 岁不等。主要发生于中年人和老年人。常见的受累部位为腋窝和腹股沟,躯干和四肢近端也可受累。黏膜受累罕见。临床上表现为松弛性脓疱或水疱,出现在红斑或正常皮肤上。脓疱有融合成环形或旋涡状趋势,皮损中央有结痂,伴有瘙痒(图 1-2-3-6-1)。

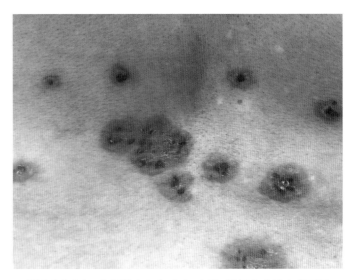

图 1-2-3-6-1 背部散在红色丘疹、斑块,局部水疱融合成环形

2. **治疗** 首选氨苯砜(50~150mg/d),常在 24~48 小时起效,病情控制后逐渐减量至每天 25~50mg 维持治疗。氨苯砜不良反应常见且严重,应用氨苯砜治疗前,患者应检查血尿常规、肝肾功能、葡萄糖-6-磷酸脱氢酶和 HLA-B * 1301 基因等。对氨苯砜不能耐受或无效者,柳氮磺胺吡啶、秋水仙碱、四环素等抗炎药,以及雷公藤、阿维 A 等药物均报道治疗有效。病情较重可应用糖皮质激素,如泼尼松 20~40mg/d,见效后缓慢减量。

3. **预后** 由于本病较少,对疾病预后的统计具有一定的限制性,但就其整体表现来看,本病预后较其他类型天疱疮好。

【发病机制】

目前认为 IgA 天疱疮的主要致病原因为角质形成细胞表面的 IgA 抗原-抗体反应。已明确 SPD 型的抗原为桥粒糖蛋白 Dsc1，而 IEN 型的抗原仍然未知，虽然有少数病例报道患者血清中可查到针对 Dsg1 或 Dsg3 的 IgA 抗体。也有研究认为发病涉及抗原表位扩散现象，即炎症释放导致新的靶抗原形成，引起免疫系统的反应，随后诱导产生新的自身免疫性相关抗原。

【病理变化】

1. 镜下观 SPD 型的脓疱位于角层下，IEN 型的脓疱累及表皮下部或全层。可伴有轻度棘层松解（图 1-2-3-6-2A、图 1-2-3-6-2B）。

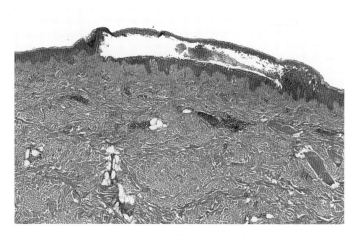

图 1-2-3-6-2A 低倍镜扫视，表皮内见脓疱

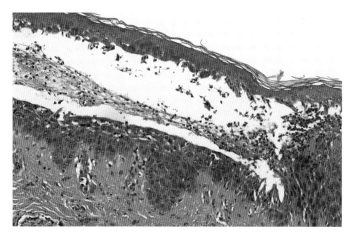

图 1-2-3-6-2B 脓疱内见棘层松解细胞

2. 直接免疫荧光（DIF） 可在皮损周围正常皮肤的角质形成细胞间见到 IgA 沉积（图 1-2-3-6-3）。

3. 间接免疫荧光（IIF） 约 50% 的患者有抗表皮细胞间 IgA 抗体，自身抗体的滴度低于经典型天疱疮。

【鉴别诊断】

1. 角层下脓疱性皮肤病 临床和病理上都难以与

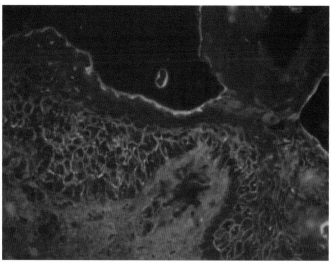

图 1-2-3-6-3 DIF 示棘细胞间 IgA 呈网状沉积

IgA 天疱疮相区别，需要免疫荧光检查鉴别，IgA 天疱疮显示表皮细胞间 IgA 沉积，而角层下脓疱性皮肤病 DIF 检查阴性。

2. 脓疱性银屑病 IgA 天疱疮 DIF 显示表皮细胞间 IgA 沉积，而脓疱性银屑病 DIF 检查阴性。

3. 落叶型天疱疮 IgA 天疱疮 DIF 显示表皮细胞间 IgA 沉积，而落叶型天疱疮显示 IgG 沉积。

（陈声利）

七、新生儿中毒性红斑

【概念】

新生儿中毒性红斑（neonatal erythema toxicum），又称新生儿变应性红斑，其临床特征为短暂性出现的红斑、风团、丘疹和脓疱，是新生儿科临床常见的一种良性、自限性疾病。

【临床特点】

1. 临床表现 40% 的婴儿在出生后 12~48 小时发生，最迟发病者为出生后 2 周。皮疹好发于面部、四肢近端，以及臀、肩等受压部位，全身皮肤均可累及，但掌跖部通常不累及。皮疹初起表现为无症状性红色斑疹、斑片，随后表面出现粟粒至黄豆大淡黄色丘疹及脓疱（图 1-2-3-7-1）。皮损常在数小时消退，很少持续 1 天以上，少数持续 2~3 天，本病有自限性，7~10 天自愈。

2. 治疗和预后 无须特殊治疗，5~7 天可自行消退。

【发病机制】

目前病因病机尚不明确，但多数学者认为，其病因可能为胃肠吸收某种过敏原物质或母体内分泌激素经胎盘或乳汁进入到新生儿体内引发变态反应所致。

【病理变化】

镜下观 早期红斑表现为真皮浅层的血管周围有稀

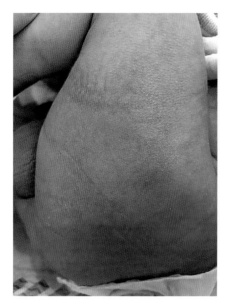

图 1-2-3-7-1 臀部红斑,局部可见脓疱

疏嗜酸性粒细胞浸润和轻度真皮乳头水肿。丘疹表现为毛囊区及其上表皮见较多嗜酸性粒细胞和部分中性粒细胞,真皮乳头水肿更显著,嗜酸性粒细胞数量更多。脓疱位于角层下,充满嗜酸性粒细胞,偶有中性粒细胞。脓疱形成由嗜酸性粒细胞从毛囊内及其周围向上移行至表皮所致。

【鉴别诊断】

1. 婴儿嗜酸性脓疱性毛囊炎 组织学和新生儿中毒性红斑相似,但临床特点不同,常常在刚出生时或出生后数天乃至数周于头皮、偶尔手足出现皮损,反复发生,可持续数年后自愈。

2. 新生儿脓疱疮 组织学表现主要是中性粒细胞浸润,而不是嗜酸性粒细胞。

3. 脓痱 脓疱与汗管相关而不是与毛囊相关,主要是淋巴细胞浸润而不是嗜酸性粒细胞。有明显的季节性,在炎热环境中发病,天气转凉后好转。

(陈声利)

八、新生儿暂时性脓疱性黑变病

【概念】

新生儿暂时性脓疱性黑变病(transient neonatal pustular melanosis)是一种少见的新生儿良性自限性皮肤病变,Ramamurthy 等于 1976 年首次报道。

【临床特点】

1. 临床表现 新生儿暂时性脓疱性黑变病在深肤色新生儿的发病率是 4% ~ 8%,而在白肤色新生儿不足 1%。常见于经阴道分娩的足月新生儿,男女发病率相同。脓疱可见于身体的任何部位,好发于额部、颈胸背部及臀部,较少累及手掌及足底,是在非红斑基础上以小脓

疱为特征的罕见脓疱疹,刚出生或出生第 1 天内发生,不伴系统症状。疱液病原微生物检查阴性,24~48 小时内脓疱干涸,遗留扁平棕褐色结痂,痂易脱落,可以留下(也可不留)色素沉着斑,色素沉着斑常在 3~10 周内自行消失。

2. 治疗和预后 本病是新生儿期良性自限性疾病,无须特殊治疗。

【发病机制】

其发病机制尚不清楚,与母亲孕期感染及接触毒物无直接关系。

【病理变化】

镜下观 组织病理学检查可见角质层内或角质层下中性粒细胞浸润,偶可见嗜酸性粒细胞浸润。色素沉着斑见基底层及其上方色素增加,无色素失禁。

【鉴别诊断】

本病需与新生儿脓疱疮、新生儿脓痱、新生儿中毒性红斑、新生儿痤疮、先天性梅毒疹、新生儿嗜酸性脓疱性毛囊炎等鉴别。根据临床表现、血液、脓疱液病原微生物检查及组织病理学检查辅助诊断。

(陈声利)

九、婴儿肢端脓疱病

【概念】

婴儿肢端脓疱病(infantile acropustulosis)是发生于婴儿手足部、以瘙痒性丘疹及脓疱为特征的皮肤病,临床上少见。

【临床特点】

1. 临床表现 肤色较深的患者常发,在出生时或出生后第 1 年发病,男性婴儿多见。皮损主要发生于掌跖、手足背、腕部、踝部,初发皮疹为针头大小红色丘疹,1~2 天变成直径 1~3mm 的小脓疱,孤立或群集,不融合,伴剧烈瘙痒。皮损常持续 1~2 周后干涸脱屑愈合,每隔 2~4 周复发一次。愈后留色素沉着(图 1-2-3-9-1)。本病常夏季加重,冬季消失,且具有自限性,常在 1~2 岁后自愈。

2. 治疗 对症处理。

【发病机制】

病因不明,可能与某些感染因素有关,部分病例见于婴儿感染疥疮后,故认为本病可能是对疥疮的过敏反应所致。

【病理变化】

镜下观 呈表皮内或角层下脓疱,其中主要为中性粒细胞和稀疏的嗜酸性粒细胞。真皮乳头轻度水肿。

【鉴别诊断】

1. 婴儿疥疮 婴儿被感染后,在手掌心、腕部及手背、指间、腋窝、腹部可发生小丘疹、水疱及小脓疱,瘙痒以夜晚为著,可见隧道征和生殖器损害,可查见疥螨。

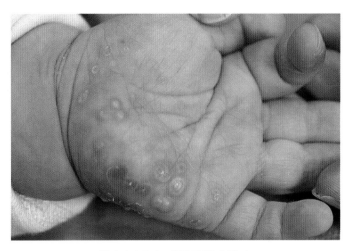

图 1-2-3-9-1 掌跖部散在脓疱

2. **暂时性新生儿脓疱性黑变病** 该病的皮疹出生后即可出现,好发于额部、颈胸背部及臀部,较少累及手掌及足底。皮疹多在 1~2 天后干枯结痂,中心留有色素沉着。而婴儿肢端脓疱病好发于手掌和足跖,反复发作。

(陈声利)

十、头皮糜烂性脓疱性皮病

【概念】

头皮糜烂性脓疱性皮病(erosive pustular dermatosis of the scalp,EPDS)是一种非感染性炎症性少见疾病。

【临床特点】

1. **临床表现** 最常见于老年人头皮,女性多见。以反复出现的红斑、脓疱、糜烂及结痂为特点。这些皮疹常经过数月甚至数年发展,最终导致瘢痕性脱发,皮疹活动区域与瘢痕性秃发区共存。脓疱数量变化很大,有时呈多发性,有时没有脓疱(图 1-2-3-10-1)。

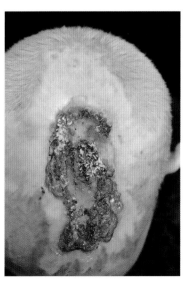

图 1-2-3-10-1 头皮可见不规则溃疡伴脓痂,溃疡周围环绕瘢痕,毛发缺失(太原中心医院牛旭平主任惠赠)

2. **治疗** 仅有个例报道。糖皮质激素治疗反应较好,亦可口服阿维 A、四环素、尼美舒利、硫酸锌治疗,局部用药包括糖皮质激素、他克莫司、卡泊三醇。

【发病机制】

病因和发病机制不清。

【病理变化】

镜下观 无特异性。真皮内淋巴细胞和浆细胞弥漫性或局灶性浸润,常伴有中性粒细胞。晚期皮损可见真皮纤维化、毛囊萎缩、弹性组织减少(图 1-2-3-10-2A、图 1-2-3-10-2B)。

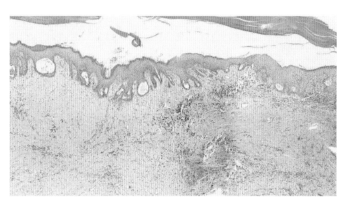

图 1-2-3-10-2A 低倍镜扫视,表皮不规则增生,真皮内胶原纤维硬化伴弥漫炎症浸润,毛囊结构缺失(太原中心医院牛旭平主任惠赠)

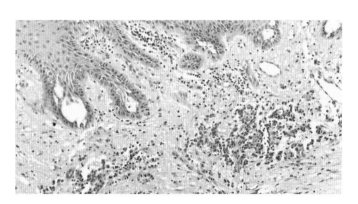

图 1-2-3-10-2B 浸润细胞以淋巴细胞、浆细胞及中性粒细胞为主(太原中心医院牛旭平主任惠赠)

【鉴别诊断】

头部脓肿性穿掘性毛囊周围炎 多发生于成年男性。初起为毛囊炎和毛囊周围炎,渐增大为结节,软化破溃后形成脓肿、瘘孔、瘢痕和脱发。组织学表现为毛囊及毛囊周围大量混合炎症细胞浸润,包括中性粒细胞、淋巴细胞、浆细胞和组织细胞,上皮样细胞和异物巨细胞伴肉芽肿形成。而头皮糜烂性脓疱性皮病不是以中性粒细胞为主的浸润。

(陈声利)

参 考 文 献

［1］ KM Hoegler, AM John, MZ Handler, et al. Generalized pustular psoriasis：a review and update on treatment. J Eur Acad Dermatol Venereol, 2018, 32(10)：1645-1651.

［2］ Jesse Szatkowski, Robert A, Schwartz. Acute generalized exanthematous pustulosis(AGEP)：A review and update. J Am Acad Dermatol, 2015, 73(5)：843-848.

［3］ William D. James, Timothy G. Berger, Dirk M. Elston, et al. 安德鲁斯临床皮肤病学. 12 版. 雷铁池, 译. 北京：科学出版社, 2019.

［4］ Jean L. Bolognia, Julie V. Schaffer, Lorenzo Cerroni. 皮肤病学. 4 版. 朱学骏, 王宝玺, 孙建方, 等译. 北京：北京大学医学出版社, 2019.

［5］ 赵珲, 施仲香, 周桂芝, 等. IgA 天疱疮. 临床皮肤科杂志, 2020, 49(8)：472-475.

［6］ David E. Elder. 利弗皮肤组织病理学. 陶娟, 黄长征, 刘业强, 译. 北京：科学出版社, 2019.

［7］ Jean L Bolognia, Julie V. Schaffer, Lorenzo Cerroni. Dermatology. 4th ed. China：Elsevier, 2018.

［8］ 李娜, 吕新翔. 掌跖脓疱病发病机制研究进展. 内蒙古医学杂志, 2018, 50(1)：16-19.

［9］ Huang Chang-Ming, Tsai Tsen-Fang. Clinical characteristics, genetics, comorbidities and treatment of palmoplantar pustulosis：A retrospective analysis of 66 cases in a single center in Taiwan. J Dermatol, 2020, 47(9)：1046-1049.

［10］ David E. Elder. Lever's Histopathology of the Skin. 11th ed. New York：Lippincott Williams & Wilkins, 2014.

［11］ 何永萍, 汪盛. 急性泛发性发疹性脓疱病研究进展. 中国皮肤性病学杂志, 2018, 32(12)：1464-1468.

［12］ Domonkos AN, Arnold HL, Odom RB. Andrew diseases of the skin. 8th ed. New York：Saunders Company, 1990.

［13］ Smith Mary Patricia, Ly Karen, Thibodeaux Quinn, et al. Acrodermatitis continua of Hallopeau：clinical perspectives. Psoriasis (Auckl), 2019, 9：65-72.

［14］ 王萍萍, 孙扬, 雷娜, 等. 米诺环素治疗角层下脓疱病一例并文献复习. 中国麻风皮肤病杂志, 2019, 35(9)：545-548.

［15］ 赵珲, 施仲香, 周桂芝, 等. IgA 天疱疮. 临床皮肤科杂志, 2020, 49(8)：472-475.

［16］ Eduardo Calonje, Thomas Brenn, Alexander Lazar, et al. McKee's pathology of the skin. 4th ed. Amsterdam：Elsevier, 2012.

［17］ 刘引引, 周虎, 米新陵, 等. 新生儿暂时性脓疱性黑变病 1 例. 中国中西医结合皮肤性病学杂志, 2019, 18(2)：162-163.

［18］ 孔玉沙. 婴儿肢端脓疱病 6 例临床分析. 中国皮肤性病学杂志, 2007(8)：481-482.

［19］ Sandra Ferreira, Susana Machado, Manuela Selores. INFANTILE ACROPUSTULOSIS. J Paediatr Child Health, 2020, 56(7)：1165-1166.

［20］ 刘雨溪, 宋智琦, 韩世新, 等. 头皮糜烂性脓疱性皮病一例. 中华皮肤科杂志, 2015, 48(7)：505-506.

［21］ 甘璐, 陈浩. 头皮糜烂性脓疱性皮病. 临床皮肤杂志, 2018, 47(6)：331-332.

第三章

血管炎及血管病

第一节 血 管 炎

几乎所有的系统性血管炎都有皮肤表现,包括大血管炎,尽管这类血管不在皮肤分布。这些皮肤表现可以与血管支配的解剖部位有直接关系,也可以是血管炎相关的非特异性损害。常用的血管炎的分类标准为 Chapel Hill 诊断标准,该标准强调受累血管大小及组织病理特征。美国风湿病学分会(ACR)的诊断标准则主要根据临床表现分类,不强调组织病理表现。目前为止,任何血管炎的分类都有局限性。临床通常根据病变累及大小不同的血管,浸润炎症细胞的类型,是否有内皮细胞坏死,与系统损害的关系,免疫荧光的类型和实验室、影像学检查结果等综合考虑,最终作出明确的诊断。

本章的病理改变着笔于与疾病相关的直接受累血管改变。

一、变应性血管炎

【概念】

变应性血管炎(hypersensitivity vasculitis)不是真正的独立的疾病种类,而是一种组织病理上的血管反应模式,通常继发于各种潜在的基础疾病,也有人称之为坏死性血管炎、过敏性血管炎、超敏性血管炎,目前更常使用白细胞碎裂性血管炎(leukocytoclastic vasculitis, LCV)这一称谓来表示,但这些名字均不能涵盖这一组血管炎的定义,如有些临床典型的白细胞碎裂性血管炎病理下缺乏白细胞碎裂的表现,有些血管炎只见到非常轻的血管外纤维素沉积。

【临床特点】

1. 临床表现 通常表现为小腿部位的压不褪色的红斑(可触及的紫癜),可以表现为多形红斑样、丘疹、结节、水疱、大疱、血疱、脓疱、坏死结痂及溃疡,针头至钱币大小(图 1-3-1-1-1A、图 1-3-1-1-1B),可以累及足、足踝、上肢、躯干、臀部和面部,可以无症状,也可以伴有瘙痒、灼

热、疼痛,全身症状常见发热、关节痛和肌痛等。少数患者肾脏及胃肠道也可受累。

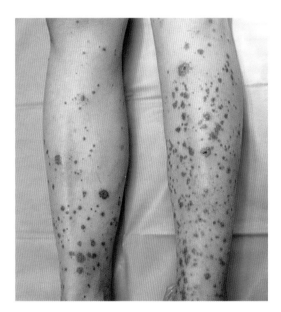

图 1-3-1-1-1A 双下肢多形性皮损

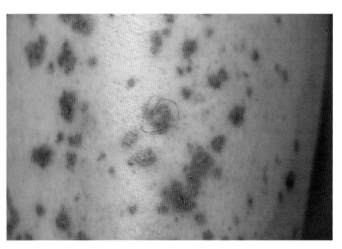

图 1-3-1-1-1B 可见红斑、丘疹、血疱、坏死结痂

2. 治疗 本病通常是自限性的,如果是感染或者药物引起的,应去除病因或者对症治疗。轻症者可以外用糖皮质激素结合抗组胺药物减轻瘙痒及灼烧症状,注意

非甾体抗炎药也可能是诱因之一,尽量避免使用。严重的或者慢性复发的患者可以系统使用糖皮质激素及免疫抑制剂如硫唑嘌呤、甲氨蝶呤和环孢素等。氨苯砜可用于局部的轻度 LCV,顽固的患者可以使用 IVIg、血浆置换及生物制剂如 TNF-α 抑制剂、抗 CD20 拮抗剂等,但这些药物同时也报道会引起血管炎。

3. 预后 该病通常有自限性,但易反复转为慢性。典型的皮疹持续 3~4 周逐渐愈合,留下色素沉着。大约 2% 的患者死于系统疾病,通常继发于肾功能衰竭。

【发病机制】

最常见的发病诱因为感染、药物,除此之外还包括异种蛋白、潜在的系统疾病、肿瘤、血管胶原病、炎症性肠病等,约 40% 的患者属于特发性,未能找到明确诱因。以上各种原因导致免疫复合物沉积于血管壁,补体活化产生 C5a,导致中性粒细胞聚集,释放溶酶体酶,造成血管壁损伤、纤维素沉积及红细胞外溢至血管周围结缔组织中,最终可能会导致血栓形成。TNF-α 和 IL-1 的活化可能参与变应性血管炎的发病。

【病理变化】

1. 镜下观 纤维素样坏死是几乎所有早期血管炎的共同特征,如果血管壁有纤维素沉积伴血管壁上或者血管周围炎症细胞浸润,可以确诊为血管炎。通常可以见到血管内皮细胞损伤的特点,如内皮细胞肿胀、皱缩(凋亡)和/或脱落。血管外红细胞和皮肤坏死支持血管炎,但不是诊断血管炎的依据,因为出血或者血管闭塞性疾病也可引起(假性血管炎)。

LCV 是动态过程,不是所有特征都出现在整个疾病的过程中。病检的时间选择非常重要,极早期可能只见到非常轻的血管外纤维素沉积,而陈旧的皮损会失去典型组织学特征,不出现免疫球蛋白沉积。LCV 以小血管炎为主,毛细血管后静脉和毛细血管襻(非微动脉)最常受累。主要特征包括血管壁内纤维素沉积、内皮细胞肿胀、血管周围中性粒细胞浸润,以及由于白细胞破坏和核碎裂而形成的明显的核尘(死亡的中性粒细胞核破碎的片段),偶然伴有淋巴细胞、嗜酸性粒细胞或者组织细胞浸润(图 1-3-1-1-2A、图 1-3-1-1-2B)。偶尔有炎症细胞穿透血管壁,这些被穿透的血管多为连接真皮乳头下和深层血管丛的垂直性血管。罕见内皮细胞坏死。通常均可以见到红细胞溢出,可以有血栓形成、局部缺血性坏死、上方表皮水疱及脓疱形成(图 1-3-1-1-2C)。继发性改变包括血管外红细胞、坏死(梗死)和溃疡。其他血管壁损伤的间接证据包括血管周围核尘,但没有纤维素沉积,见于早期的 LCV 和荨麻疹性血管炎。同心性(洋葱皮样)或者图案化(轮辐状或层状)纤维化见于慢性局限性皮肤

血管炎(如面部肉芽肿、持久性隆起性红斑、炎性假瘤),血管外膜新生血管形成见于结节性多动脉炎和巨细胞动脉炎,以及反应性血管内皮细胞增生等。

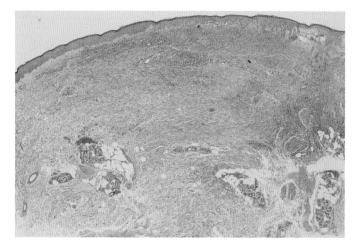

图 1-3-1-1-2A 低倍镜扫视

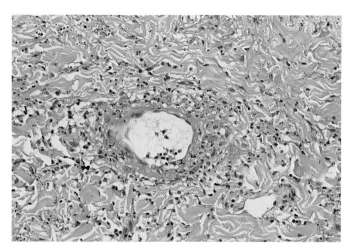

图 1-3-1-1-2B 血管壁纤维素样变性,管周中性粒细胞、嗜酸性粒细胞为主浸润,可见核尘

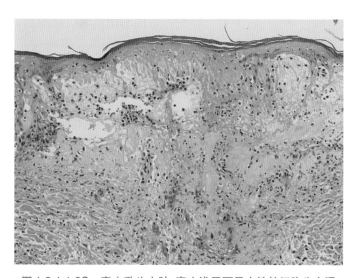

图 1-3-1-1-2C 真皮乳头水肿,真皮浅层可见中性粒细胞为主浸润,红细胞外溢

LCV 可以与大血管的血管炎共存,需要重点关注病理切片上是否有大血管累及,尤其在临床需要除外大血管炎时,应注意病理切片真皮深部网状层或者脂肪组织的血管病变,以除外大(中)血管炎合并出现的 LCV。

2. 直接免疫荧光 早期纤维蛋白原、C3 和 IgM 沉积,充分发展的皮损可见纤维蛋白原及 IgG 沉积,晚期为纤维蛋白原及 C3 沉积。

【鉴别诊断】

1. 感染性或者脓毒性血管炎 临床上引起败血症的病原体包括脑膜炎球菌、淋球菌、链球菌、葡萄球菌(感染性心内膜炎),某些立克次体感染和二期梅毒。皮疹最常见于脑膜炎球菌败血症(80%),好发于肢端和压力部位。播散性淋球菌感染可以表现为伴有发热和关节痛的紫癜。落基山斑点热于蜱虫叮咬后发病,在早期表现为发热、恶心、呕吐、头疼和肌肉痛,晚期表现为向心性扩散的皮疹,有时伴有瘀点,也有腹痛和关节痛。虽然临床表现各异,取决于感染的器官和临床疾病的严重程度,但不论发病原因是什么,小血管血管炎是最常见的。在怀疑任何感染性血管炎时,应详细询问,并对组织病理切片进行相关特殊染色。

2. 单纯性冷球蛋白血症性血管炎 血管腔内有嗜酸性透明质血栓形成,PAS 阳性。

3. Sweet 综合征 早期没有血管损伤的 LCV 与 Sweet 病难以区别。中性粒细胞浸润多呈弥漫性而非局限于血管周围,缺乏血管壁纤维素样变性及坏死支持 Sweet 综合征,临床表现很容易鉴别。

4. 肠病相关性皮病关节痛综合征 通常见于病态肥胖的旁路手术或者肠道细菌过度生长等,常见的组织学表现为真皮浅层水肿,真皮浅中层严重的、弥漫性和血管周围中性粒细胞浸润,伴有程度不等的白细胞碎裂,血管壁可以出现纤维素沉积。临床表现是鉴别的主要依据。

5. 青斑样血管病(白色萎缩) 可以有楔形的表皮和真皮坏死,典型病例在浅中层真皮可以见到血管壁玻璃样变并有纤维素样物质沉积,血管内微血栓形成,浸润的炎症细胞稀少并且不侵犯血管壁,偶见 LCV 改变。临床表现通常具有节段性坏死、网状青斑和瓷白色萎缩三联征,青少年女性好发(国外文献中老年女性好发)。

6. 面部肉芽肿 有无浸润带的慢性局限性 LCV,伴有中性粒细胞、嗜酸性粒细胞等炎症细胞浸润。早期皮损难以与 LCV 鉴别,LCV 的典型表现通常有更多的中性粒细胞核尘,更多的血管外红细胞,炎症细胞浸润密度较面部肉芽肿少。

7. 持久性隆起性红斑 早期皮损难以与 LCV 鉴别,晚期皮损显示洋葱皮样纤维素围绕在血管周围,可以见到细胞外胆固醇裂隙。

8. 过敏性紫癜 组织病理与 LCV 难以鉴别,临床有紫癜、关节痛、腹痛三联征。

9. 结节性多动脉炎 表现为发热、乏力、疲惫和皮疹,皮疹可以表现为网状青斑,有时表现为紫癜、溃疡、坏疽。系统性结节性多动脉炎可以出现致命损害(肾功能衰竭、心肌梗死、脑卒中)。

10. 显微镜下多血管炎 典型病例多具有皮肤-肾-肺的临床表现,可以表现为发热、体重下降、疲惫、肾功能衰竭、咳血等,皮疹表现为网状青斑,有时可以出现紫癜。

(施　为)

二、过敏性紫癜

【概念】

这是一个容易引起歧义的命名,因为该病不是 I 型速发型超敏反应,而是由 IgA 免疫复合物沉积于血管壁引起的炎症反应。目前称为 IgA 血管炎或者 Henoch-Schönlein 紫癜。

【临床特点】

1. 临床表现 儿童常见,冬季多发,急性发病,往往在起病 1～2 周前有上呼吸道感染病史。皮损常对称发生,初起为红斑及荨麻疹样皮疹,最终表现为针头至硬币大小的紫癜、炎性瘀斑,下肢及臀部最常受累,通常 10～14 天消退(图 1-3-1-2-1A、图 1-3-1-2-1B)。很少累及中等大小的血管,除非患者有潜在的 IgA 单克隆蛋白血症。可以伴有关节痛,主要累及膝关节及踝关节。累及胃肠道时,可出现腹痛、胃肠道出血等症状。最常见的四个临床特征是可触及的紫癜、关节炎、消化道受累和肾小球肾炎,偶有心血管及神经系统症状。

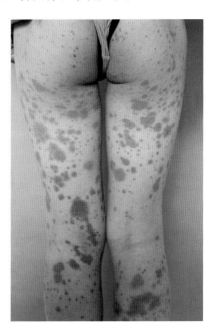

图 1-3-1-2-1A　臀部、双下肢可见紫癜、瘀斑

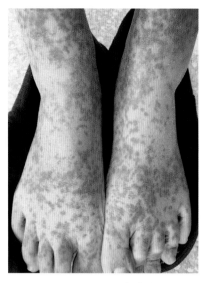

图 1-3-1-2-1B 双足部紫癜、瘀斑

2. 治疗 通常是自限性疾病,不需要特殊治疗。糖皮质激素、硫唑嘌呤、环孢素可用于严重伴有消化道及肾脏受累的患者,缓解组织水肿及关节痛、腹痛症状,但不会改善肾脏受累进展,也不会缩短病程。合并使用环孢素等细胞毒性药物有助于活动性肾小球肾炎及进行性肾功能不全的治疗。氨苯砜可用于皮疹,NSAIDs 药物作用有限,应该避免用于肾炎患者。

3. 预后 通常预后很好。数周至数月恢复,40% 的患者会复发,通常发生在首次起病的 3 个月以内。20% ～ 50% 的患儿可以出现血尿或蛋白尿,2% ～ 5% 进展为终末期肾病。成人发病肾脏受累更常见,预后比儿童差。

【发病机制】

发病原因和机制至今未完全阐明,可能与链球菌感染、病毒感染、药物、食物、虫咬等有关,抗原与抗体结合形成免疫复合物在血管壁沉积,激活补体,导致毛细血管壁和小血管壁及其周围产生炎症,使血管壁通透性增高,从而产生各种临床表现。

【病理变化】

1. 镜下观 真皮上部白细胞碎裂性血管炎改变(图 1-3-1-2-2A、图 1-3-1-2-2B)。

2. 直接免疫荧光 在血管壁有 IgA 或者 C3 沉积,不累及表皮。有些病例特别是陈旧性皮损 DIF 可以阴性。

【鉴别诊断】

鉴别诊断包括变应性血管炎(hypersensitivity vasculitis),显微镜下多血管炎,非过敏性紫癜如冷球蛋白血症,药物引起的超敏性血管炎及其他原因(疱疹样皮炎、酒精中毒、强直性脊柱炎、干燥综合征及类风湿性关节炎)引起的血管炎。

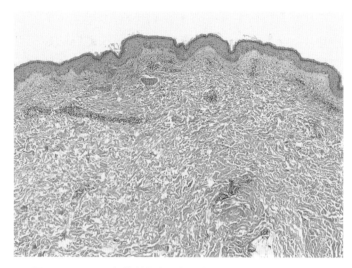

图 1-3-1-2-2A 低倍镜扫视,真皮浅层白细胞碎裂性血管炎

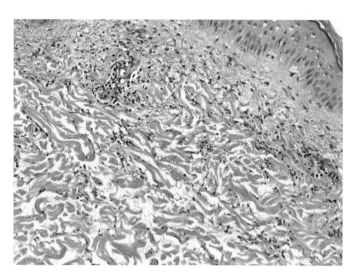

图 1-3-1-2-2B 血管周围淋巴细胞、中性粒细胞为主浸润,可见红细胞外渗

(施 为)

三、荨麻疹性血管炎

【概念】

这是一个临床病理的命名,而不是一个疾病诊断。临床表现为荨麻疹,组织病理表现为 LCV。

【临床特点】

1. 临床表现 风团持续时间 24～72 小时(通常为慢性荨麻疹),可以出现紫癜和炎症后色素沉着,自觉疼痛或烧灼感而不是以瘙痒为主,往往提示荨麻疹性血管炎(图 1-3-1-3-1)。低补体血症性荨麻疹较正常补体血症性荨麻疹更加容易发展为系统性疾病,可以伴有类似 SLE 的系统症状。

2. 治疗 非甾体抗炎药尤其是吲哚美辛,对约 50% 的患者有效,泼尼松大部分都有效,细胞毒性药物的使用可以减少系统糖皮质激素引起的副作用,氨苯砜、秋水仙

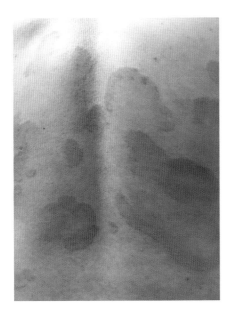

图 1-3-1-3-1 水肿性红斑,环形或半环形,可见色沉

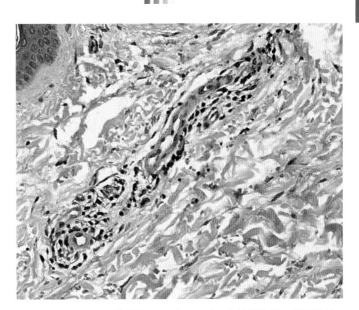

图 1-3-1-3-2B 血管周围可见淋巴细胞、中性粒细胞、嗜酸性粒细胞浸润,较多红细胞外渗

碱、羟氯喹报道有效,氨苯砜联合多西环素、吗替麦考酚酯报道治疗有效。若伴有瘙痒症状,可使用抗组胺药物对症处理。

3. 预后 自然病程难以预期,平均病程3年。

【发病机制】

荨麻疹血管炎与抗原抗体复合物参与有关,常伴有自身免疫性疾病如干燥综合征和系统性红斑狼疮、血清病、IgG或者IgM升高、感染、药物及血液系统恶性肿瘤。紫外光、冷或者运动诱发的也有报道。

【病理变化】

1. 镜下观 组织学改变可以从不明显的血管损伤到充分发展的坏死性血管炎。通常表现为白细胞碎裂、血管外红细胞和真皮水肿(图1-3-1-3-2A、图1-3-1-3-2B)。白细胞碎裂性血管炎的表现是核碎裂和血管壁纤维素样

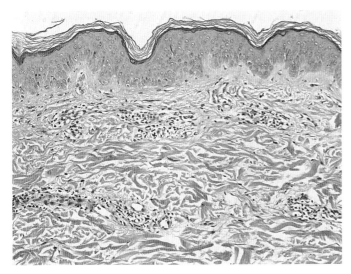

图 1-3-1-3-2A 血管内皮细胞肿胀,血管周围稀疏炎症细胞浸润

物质,红细胞外渗很常见。病理改变可能非常不明显,因而临床病理结合非常重要,直接免疫荧光检查有助于诊断。组织病理上显示间质内中性粒细胞浸润而不是嗜酸性细胞浸润有助于区别低补体血症性荨麻疹样血管炎。

2. 直接免疫荧光 显示血管壁免疫反应物沉积。

【鉴别诊断】

1. 荨麻疹及变异型 荨麻疹表现为皮肤的血管反应形成的风团(白色或者红色一过性斑块),绕以红晕,风团为一过性的,通常瘙痒伴有肿胀,持续1个小时或者数个小时。可以分为急性或者慢性(6周以上)。该病非常常见,大约20%的人群在生命中的某个节点发病。可以伴有其他过敏反应,包括喉头水肿、气促、气短,过敏性休克可导致猝死。临床症状与诱因及荨麻疹的亚型有关。大多数发病为特发性,常见诱因包括:急性感染(包括病毒、寄生虫)、过敏刺激(如吸入物、食物和药物)、情绪压力、肿瘤、酒精等。药物是最常见的原因。食物最常见的是坚果(特别是花生)、鱼及贝类。组织病理:大部分呈非特异性,非常难以观察。最常见的表现包括:血管周围或者间质间炎症细胞浸润,包括嗜酸性粒细胞、中性粒细胞和淋巴细胞。早期浸润细胞非常少,典型表现为单纯在血管周围聚集。晚期炎症细胞进入真皮间质伴有水肿和血管扩张。真皮水肿可以轻重不一,以真皮胶原纤维分离为依据,可见扩张的血管和淋巴管。除了在慢性荨麻疹中,肥大细胞数量通常不增多。

2. 嗜酸性血管炎 新的罕见病种,特征为伴有丰富的嗜酸性细胞浸润的坏死性小血管炎,累及浅层血管周围,有时累及深部血管。可以是特发,也可以与结缔组织疾病或嗜酸性粒细胞增多综合征有关。

3. Schnitzler综合征 包括荨麻疹性血管炎、发热、

关节痛、单克隆 IgM 血症,ESR、WBC 升高,肝脏肿大等。

4. 皮肤癣菌病 可以有血管周围稀疏的多形性细胞浸润,类似荨麻疹,在角质层可以见到真菌结构,PAS 或者 GMS 染色有助于识别。

(施 为)

四、混合型冷球蛋白性血管炎

【概念】

冷球蛋白是冷沉淀的单克隆或多克隆免疫球蛋白,通常分为三型:Ⅰ型包括单克隆 IgM,通常与恶性血液系统疾病有关;Ⅱ型包括抗 IgG 的单克隆 IgM;Ⅲ型包括抗 IgG 的多克隆 IgM。混合型冷球蛋白包括Ⅱ型和Ⅲ型。由于 IgM、IgG 复合物沉积和随后的补体激活导致的血管炎症,冷球蛋白血症易引起系统性血管炎。

【临床特点】

1. 临床表现 最常见的是紫癜、关节痛、关节炎及疲惫。皮疹更常见于丙肝患者中,外周神经病变、肾炎和肾病综合征也常见。皮疹最常见的是可触及的紫癜,下肢受累为主,寒冷加重的只占 10% ~ 30%,20% ~ 50% 有雷诺现象,皮下结节见于 20% 的患者。皮肤坏死、网状青斑、大疱和溃疡不常见。大腿和下腹部也可以见到皮损,面部和躯干通常不受累。Ⅰ型冷球蛋白性血管炎常累及头面部,出现青斑样血管病、坏疽、雷诺现象和寒冷导致的耳轮发绀,而混合型冷球蛋白性血管炎典型的皮疹为紫癜和荨麻疹样皮疹(70% ~ 90% vs 15% ~ 30%)(图 1-3-1-4-1)。

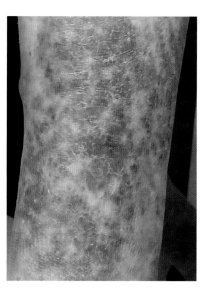

图 1-3-1-4-1 下肢紫癜、瘀斑

2. 治疗 由于冷球蛋白性血管炎与丙肝相关,IFN-α 是治疗丙肝的选择之一,60% ~ 80% 的患者对于该药有效,出现皮肤、肾脏和关节症状缓解,以及冷球蛋白水平下降。短期的糖皮质激素治疗有效,紫癜、关节痛及乏力选择低剂量 $[0.1 ~ 0.3\text{mg}/(\text{kg} \cdot \text{d}^{-1})]$,伴有肾脏和神经

系统受累选择高剂量 $[0.5 ~ 1.5\text{mg}/(\text{kg} \cdot \text{d}^{-1})]$。伴有淋巴增殖性疾病和结缔组织疾病者,应积极治疗原发病。秋水仙碱、环孢素、吗替麦考酚酯、IVIg 可能有效,羟氯喹、抗组胺药物、青霉胺可能无效。

3. 预后 取决于合并的潜在疾病,与丙肝相关者抗病毒治疗非常有效,预后很好。

【发病机制】

常与慢性感染,特别是丙型肝炎病毒感染有关。自身免疫性疾病及淋巴增殖性疾病可出现冷球蛋白血症。HIV 也可以出现循环冷球蛋白。低补体血症见于 90% 的患者,C4 通常下降,而 C3 正常或者轻度下降。血清冷球蛋白水平与疾病严重程度无关。冷球蛋白在低温下沉淀于小血管,导致补体激活引起急性血管炎改变。

【病理变化】

1. 镜下观 真皮层和皮下组织的小至中等大小血管出现血管炎改变,表现为白细胞碎裂性血管炎,伴有冷球蛋白沉积(图 1-3-1-4-2A、图 1-3-1-4-2B)。

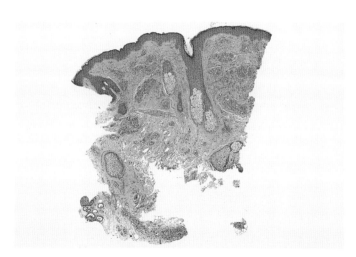

图 1-3-1-4-2A 真皮内中小血管炎(Dirk M. Elston 教授惠赠)

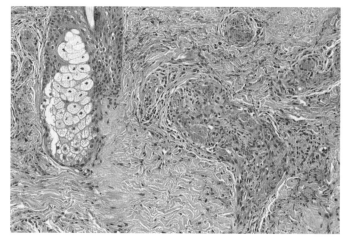

图 1-3-1-4-2B 血管壁纤维素样坏死,中性粒细胞为主的炎症细胞浸润(Dirk M. Elston 教授惠赠)

2. **直接免疫荧光**　通常为 IgM 沉积。

【鉴别诊断】

无。

（施　为）

五、面部肉芽肿

【概念】

面部肉芽肿（granuloma faciale，GF）是局限于面部的、伴有多形性炎症细胞浸润的小血管白细胞碎裂性血管炎。临床症状像肉芽肿，但组织病理看不到肉芽肿改变。

【临床特点】

1. **临床表现**　成年男性多发，高加索人多见，大部分表现为面部的红棕色斑块（图 1-3-1-5-1），面部外也可以见到。通常是单一皮损，约 1/3 的患者可以见到多发皮损。通常无症状或轻微瘙痒和刺痛，病程慢性，有周期性复发和部分缓解现象。

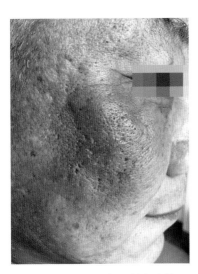

图 1-3-1-5-1　面部红棕色斑块

2. **治疗**　抵抗治疗，无有效治疗方法。

3. **预后**　除美观问题外，预后良好。

【发病机制】

未知，血管损伤被认为参与发病。

【病理变化】

镜下观　典型表现为真皮上 2/3 部位的多形性炎症细胞浸润。真表皮之间可以见到境界带，真皮浅层毛细血管扩张。浸润细胞以中性粒细胞为主，包括淋巴细胞、浆细胞和嗜酸性粒细胞，通常可以见到红细胞外渗和含铁血黄素沉着（临床表现为棕红色斑块）。早期皮损可以见到血管周围中性粒细胞浸润、白细胞碎裂和血管壁纤维素样变性。在某些病例中可以见到 PAS 阳性的嗜酸性纤维素样物质围绕血管沉积。晚期可以见到围绕真皮毛细血管周围的同心圆样纤维化（图 1-3-1-5-2A～图 1-3-1-5-2C）。

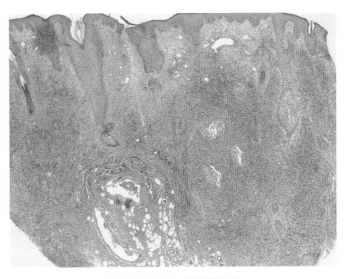

图 1-3-1-5-2A　低倍镜扫视

图 1-3-1-5-2B　真皮内混合炎症细胞弥漫浸润

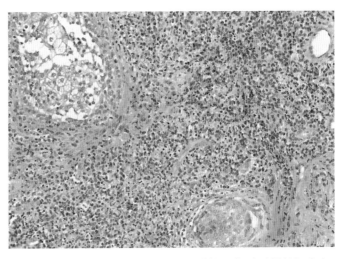

图 1-3-1-5-2C　间质及血管周围以中性粒细胞、嗜酸性粒细胞为主的炎症细胞浸润，可见核尘

【鉴别诊断】

1. **Sweet 综合征**　通常见不到血管炎，炎症细胞浸润细胞单一，几乎全部是中性粒细胞。临床表现为突然发病的疼痛性红色斑块，伴有发热和触痛。除了面部，通常发生于肢端。

2. **持久性隆起性红斑**　有人认为是 GF 的变异型。面部罕见，好发于关节伸侧面，年轻女性好发，皮疹通常是双侧且对称。嗜酸性粒细胞少见或者缺乏，特征性的皮损（陈旧性皮疹）有平行排列的纤维化伴中性粒细胞浸润。

3. **局限性慢性纤维化血管炎**　推测是 GF 及持久性隆起性红斑病谱的一部分，纤维化和浸润的炎症细胞模式与两者相似。临床不侵犯面部和对称性肢端关节伸侧面。

4. **虫咬性皮炎**　多发于肢体暴露部位，表现为梭形及水肿性红斑，瘙痒明显，浸润的多形性炎症细胞主要位于血管周围且呈楔形，浸润的细胞以嗜酸性粒细胞为主。

5. **伴嗜酸性粒细胞增多的血管淋巴样增生**　好发于头颈部、耳周等，组织病理上表现为血管内皮细胞增生，呈上皮细胞样，伴嗜酸性粒细胞为主的炎症细胞浸润。

（施　为）

六、持久性隆起性红斑

【概念】

持久性隆起性红斑（erythema elevatum diutinum，EED）是以修复和纤维化为特征的少见慢性白细胞碎裂性血管炎。

【临床特点】

1. **临床表现**　好发于中年，常见于老年男性和伴有风湿性疾病的年轻女性。皮损通常位于肢端伸侧面，可以是丘疹、斑块或者结节，红色、紫色、棕色或黄色（图1-3-1-6-1A、图1-3-1-6-1B）。常对称分布，有时像瘢痕疙瘩。

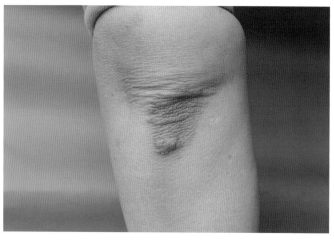

图1-3-1-6-1A　关节伸侧紫红色隆起性斑块

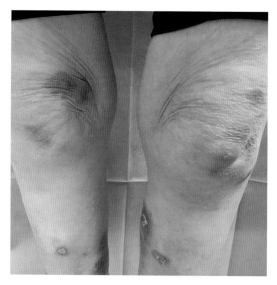

图1-3-1-6-1B　双下肢紫红色斑块、结节，局部可见脓疱结痂

2. **治疗**　氨苯砜治疗通常有效。

3. **预后**　无。

【发病机制】

涉及免疫复合物沉积于小血管导致炎症反应和白细胞招募，机体对于反复感染刺激形成高水平的循环抗体。相关的感染因素包括病毒或者细菌抗原，尤其是链球菌抗原、大肠杆菌、HIV、结核等。相关疾病包括：自身免疫性疾病如类风湿性关节炎、副蛋白血症、骨髓增生异常综合征、炎症性肠病、恶性肿瘤（尤其是造血系统）、小肠吸收不良症。

【病理变化】

镜下观　早期表现为 LCV 样，中性粒细胞浸润为主。早期与其他中性粒细胞皮病难以鉴别。特征性病理改变见于陈旧皮损，包括几乎真皮全层均可以见到毛细血管增生（肉芽组织）伴中性粒细胞浸润，在早期皮损中毛细血管显示纤维化增厚或者纤维素样物质沉积在血管壁，围绕在血管周围的洋葱皮样纤维化易误诊为皮肤纤维瘤，可伴细胞外胆固醇裂隙，出现 LCV 和中性粒细胞浸润可提示 EED 存在的可能（图1-3-1-6-2A～图1-3-1-6-2C）。大部分纤维化切片中均可见到局灶性中性粒细胞浸润。晚期充分发展的皮损可能缺乏血管炎（图1-3-1-6-2D）。

【鉴别诊断】

1. **面部肉芽肿**　发病部位不同，见于面部而非肢端。病理上同样是 LCV，典型皮损缺少纤维化的特点，嗜酸性粒细胞更多，有境界带。

2. **慢性纤维化血管炎**　EED 和 GF 的病谱，当诊断不符合上述两种时需要考虑。

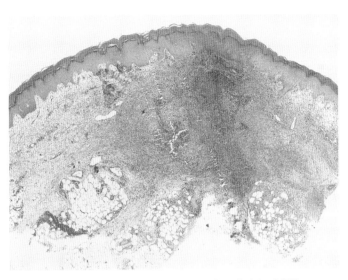

图 1-3-1-6-2A　低倍镜扫视,真皮全层炎症细胞浸润

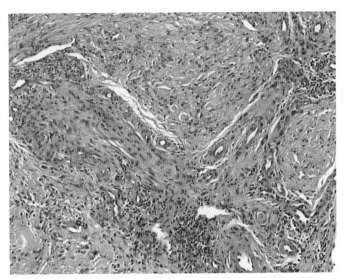

图 1-3-1-6-2D　晚期改变,血管壁纤维性增厚,间质胶原增生

3. 急性发热性嗜中性皮病　通常见不到血管炎,炎症细胞浸润细胞单一,几乎全部是中性粒细胞。临床表现为红色、皮温高、有触痛的皮损,伴有发热和中性粒细胞升高。

4. 白塞综合征　病理上属于 LCV,但主要依据临床表现进行诊断,可累及多个器官,包括口腔、皮肤、关节、眼睛、心脏、肺和神经系统。主要表现为反复的口腔和外阴溃疡,眼部虹膜炎、结节性红斑等。

5. 类风湿性中性粒细胞皮病　临床上有类风湿性关节炎,组织病理早期与 EED 难以鉴别。

晚期 EED 临床上需要与腱黄瘤、类风湿结节、多中心网状组织细胞增生症、环状肉芽肿、结节病和皮肤纤维瘤等相鉴别。

(施　为)

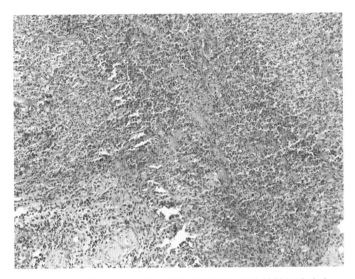

图 1-3-1-6-2B　真皮内致密炎症细胞浸润,以中性粒细胞为主

七、巨细胞动脉炎

【概念】

巨细胞动脉炎(giant cell arteritis,GCA),又称颞动脉炎、颅动脉炎,是指主要累及主动脉的大动脉分支,尤其是颈动脉颅外支,最常见为颞动脉的系统性肉芽肿性血管炎。

【临床特点】

1. 临床表现　发病年龄大于 50 岁,女性多见,北欧高加索人多见。颞浅动脉最常见且持续受累,常有压痛。临床症状包括头痛,累及整个颞部和枕部,发热,贫血,舌头和下颌肌肉间歇性运动停顿,脑卒中,部分或者完全失明,舌梗死,主动脉瘤,皮肤溃疡和坏死。最常见的皮肤表现为颞部和头皮皮肤轻触即破,伴或者不伴有坏死和溃疡(图 1-3-1-7-1)。约 40% 的患者伴有风湿性多肌痛症,肩部疼痛和骨盆晨僵现象。

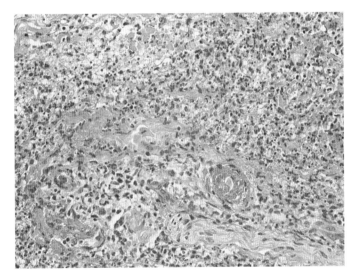

图 1-3-1-6-2C　浸润细胞主要为中性粒细胞,可见核尘,血管壁纤维素样坏死

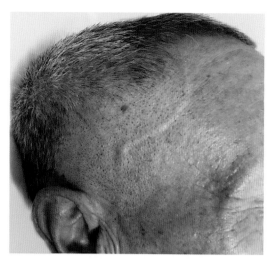

图 1-3-1-7-1 颞动脉炎(复旦大学附属中山医院姜林娣教授惠赠)

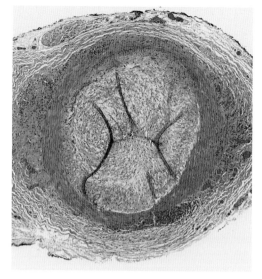

图 1-3-1-7-2 环状肌性动脉,动脉壁内炎症细胞浸润(Dirk M. Elston 教授惠赠)

2. **治疗** 系统使用糖皮质激素是一线治疗,初始剂量 40~60mg/d,持续 2~4 周,在 1~2 年内逐渐减量,免疫抑制剂可以用于糖皮质激素治疗抵抗的病例,生物制剂托珠单抗被报道治疗该病有效。

3. **预后** 在诊断 GCA 后的两年内死亡风险明显增加,但是之后降至正常,以女性和年龄>70 岁的人群易感,最主要的并发症是失明(在使用糖皮质激素前约占 20%),脑血管意外、脑卒中、短暂性脑缺血发作在 GCA 的发病率为 1.5%~7%。

【发病机制】

环境和遗传因素如 HLA-DRB1 * 04、PTPN22、PLG、P4HA2 均起作用,难治性的巨细胞动脉炎有时由水痘-带状疱疹病毒引起,尤其是免疫功能低下和长期服用糖皮质激素的患者。

【病理变化】

1. **镜下观** 当大血管受累发生血管炎时,关键是确定受累的血管是动脉还是静脉。动脉的特点是呈圆形,有花环状肌肉及内弹力膜。静脉呈卵圆形,有捆扎状肌肉及静脉瓣膜,没有内弹力膜。当静脉压力升高时,有时可以见到静脉"动脉化",静脉出现明显的内弹力膜,但仍保持静脉壁血管的捆扎状肌肉特征。巨细胞动脉炎通常见到花环状肌性动脉及显著的内弹性膜,动脉壁内密集的炎症细胞浸润,内膜增厚,可伴有动脉管腔几乎完全闭塞。内皮细胞下肉芽肿性炎症,浸润的炎症细胞包括淋巴细胞、活化的巨噬细胞和嗜酸性粒细胞(图 1-3-1-7-2)。约 50% 可以见到多核巨细胞。随着病情进展,形成透壁炎症,内弹力膜破坏。有时在血管壁内发生粥样硬化改变(内膜下钙化斑块)。颞动脉炎为非连续性皮损,呈串珠状局灶性血管累及,因而建议检查时观察足够长的血管(最好 2cm)。

2. **特殊染色** Elastic van Gieson 染色示弹力纤维破坏。

【鉴别诊断】

1. **肉芽肿性多血管炎(韦格纳肉芽肿)** 累及上下呼吸道和肾脏,组织病理可以看到肉芽肿性坏死性血管炎伴中性粒细胞浸润,可以累及颞动脉,但是中小动脉也会累及。

2. **大动脉炎** 累及主动脉及其主要分支的慢性进行性肉芽肿性动脉炎,导致上肢脉搏搏动消失,临床表现为结节性红斑、坏疽溃疡、坏死性血管炎和发疹性或者荨麻疹样皮疹。

3. **Churg-Strauss 综合征** 肉芽肿性血管炎伴嗜酸性细胞浸润,是一种血管外肉芽肿,临床诊断必须具备 6 个特征中的 4 个,包括外周血嗜酸性细胞>10%、哮喘、鼻旁窦炎、肺部浸润、血管炎、多神经炎。

4. **淋巴瘤样肉芽肿病** 原发于肺部但是也会有肺部外浸润,皮肤科可能是首发表现,病理表现为坏死性血管炎伴有混合性炎症细胞浸润,病理上血管既有坏死也有梗死。

(施 为)

八、大动脉炎

【概念】

大动脉炎(Takayasu arteritis, TKA)是一种可累及主动脉及其主要分支的慢性进行性肉芽肿性非特异性炎症,可以引起节段性动脉管腔狭窄以致闭塞,并继发血栓形成,肺动脉及冠状动脉也可以受累。

【临床特点】

1. **临床表现** 本病在亚洲、中东地区多见,欧美少见。年轻女性发病率高。发病年龄常<40 岁,肢体间歇性跛行,脉搏减弱,双上肢动脉压差>10mmHg,锁骨下或腹主动脉闻及血管杂音,动脉造影异常。符合 6 条中的 3 条可诊断本病。皮肤症状见于 2.8%~28% 的患者,部分与大血管梗死直接相关,如单侧的雷诺现象、肢端梗死,或者杵状指。其余的与系统性血管炎相关,如欧美人种中,皮肤通常表现为急性炎性结节及结节性红斑样皮损,硬红斑与坏死的皮下脂肪层结节有关。网状青斑及丘疹、坏死性丘疹和浅表血栓性静脉炎也可以见到。而在日本,更常见到的是坏疽性脓皮病样皮损,与非大动脉炎的坏疽性脓皮病相比,前者更加泛发而常位于上肢,同时下肢、躯干、臀部和下腹部也常受累。Sweet 综合征样伴炎症后弹性组织溶解也有报道。其余的相关皮损包括荨麻疹、血管性水肿、多形红斑、发疹性皮疹和皮炎。

2. **治疗** 糖皮质激素可以控制炎症、改善症状,使病情稳定,通常为 $1mg/(kg \cdot d^{-1})$,4 周,之后逐渐减量。也可以联合使用免疫抑制剂如甲氨蝶呤、环磷酰胺、硫唑嘌呤、吗替麦考酚酯等,生物制剂可以用于顽固的 TKA,TNF-α 拮抗剂特别是英夫利昔单抗(3~10mg/kg,每 4~8 周)、抗 IL-6 单抗(托珠单抗)、CTLA4-Ig(阿巴西普)均报道有效。

3. **预后** 本病易复发,在一项 318 例患者的随访研究中发现,患者中位发病时间为 6.1 年,43% 复发,38% 有血管并发症,5% 死亡。

【发病机制】

病因未明,链球菌、结核杆菌、立克次体等可以诱发主动脉壁及其主要分支动脉壁的抗原性,诱发机体产生抗动脉壁的自身抗体,引起自身免疫反应,导致血管的炎症损伤。遗传因素 *HLA-B52*、*FCGR2A/FCGR3A*、*IL12B*、*IL6*、*RPS9/LILRB3* 等基因及雌激素过多、营养不良也与发病有关。与克罗恩病及强直性脊柱炎的相关性也有报道。

【病理变化】

镜下观 为全层动脉炎,呈节段性分布,早期受累的动脉壁全层均有炎症反应,伴大量淋巴细胞、多核巨细胞浸润,通常外膜为重,中层次之,后期动脉壁纤维化,不规则增厚及硬化,动脉不同程度狭窄,内膜广泛增厚,动脉硬化及动脉壁钙化,管腔狭窄。动脉壁的弹力纤维及平滑肌破坏可以造成中层组织坏死,不足以承受血流冲击,动脉壁膨胀形成动脉瘤(图 1-3-1-8-1A、图 1-3-1-8-1B)。

【鉴别诊断】

巨细胞动脉炎 主要累及主动脉的大动脉分支,尤其是颈动脉颅外支,最常见为颞动脉的系统性肉芽肿性血管炎。

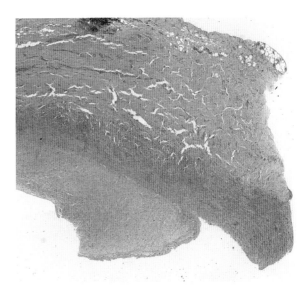

图 1-3-1-8-1A 低倍镜扫视,受累的动脉壁可见炎症反应(Dirk M. Elston 教授惠赠)

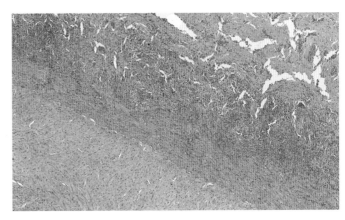

图 1-3-1-8-1B 外膜大量淋巴细胞、多核巨细胞浸润(Dirk M. Elston 教授惠赠)

(施 为)

九、结节性多动脉炎

【概念】

结节性多动脉炎(polyarteritis nodosa,PAN)是一种罕见累及皮肤深层或皮下组织中等大小动脉及其血管分支的系统性血管炎。

【临床特点】

1. **临床表现** 主要的临床表现为体重下降、高血压、发热、心衰、腹痛、睾丸炎、周围神经炎,同时也可累及骨骼肌肉、胃肠道、肾脏、皮肤。经典型 PAN 不累及肺部。具有反复发作的特点。周围神经病变是最常见及最早的症状之一,累及 50%~75% 的患者,中枢神经系统受累仅占 2%~10%。25%~50% 的 PAN 伴有皮肤表现,最常见的是可触及的紫癜,提示为中等大小血管受累的皮肤损害,包括伴有大的凿孔样溃疡、网状青斑、下肢疼痛性结节(0.5~2cm 大小),通常对称分布,好发于膝部、小腿伸侧和足背(图 1-3-1-9-1),少数病例也可以见到肢端梗阻。

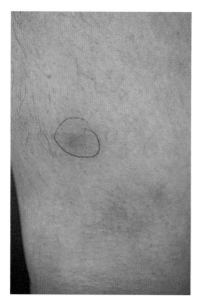

图 1-3-1-9-1 下肢疼痛性结节

皮肤型结节性多动脉炎(cutaneous polyarteritis nodosa)指局限于皮肤的 PAN,通常只伴有发热、肌肉疼痛、关节痛及外周神经病变而无其他系统症状,很少转变为系统性结节性多动脉炎。儿童多见,皮疹多为疼痛性的皮下结节,可以出现溃疡,但很不明显,出现星爆样模式的网状青斑,以及愈合后形成萎缩性象牙白色星状瘢痕,类似白色萎缩。通常位于小腿足踝附近。可以延及大腿和臀部,偶尔可发生于手部和胳膊,可以出现肢端梗阻。

2. 治疗　对于预后不佳的患者,主要采用糖皮质激素和环磷酰胺进行治疗。糖皮质激素治疗可以将 PAN 的 5 年生存率提高至 10% ~ 57%。环磷酰胺有助于提高 5 年生存率。合并乙肝者,抗病毒治疗联合血浆置换有助于疾病缓解。皮肤型 PAN 使用 NSAIDs、秋水仙碱、局部糖皮质激素进行治疗,但通常需要大剂量的糖皮质激素治疗并缓慢撤药。由于通常与链球菌感染有关,青霉素治疗常用于儿童,既用于治疗也用于预防。静脉滴注丙种球蛋白及柳氮磺胺吡啶、甲氨蝶呤、多西环素、前列腺素、硝苯地平等也有报道。

3. 预后　系统受累者预后差,5 年生存率为 54% ~ 88%。皮肤型结节性多动脉炎预后良好,有时可以自行消退,但容易复发,尤其是与链球菌感染相关的儿童患者。

【发病机制】

病因不明,与乙肝、人类细小病毒 B19 和 HIV 病毒感染有关。其他相关疾病包括红斑狼疮、克罗恩病、类风湿性关节炎、川崎病。

【病理变化】

1. 镜下观　病变主要累及真皮深层及脂肪层中等大

小动脉血管,急性期显示内皮细胞破坏丢失与纤维蛋白血栓伴中性粒细胞浸润及核碎形成,没有明显的内弹力膜破坏或者中膜的纤维素样坏死;亚急性期有内膜靶样纤维蛋白样坏死伴有中性粒细胞、巨噬细胞、淋巴细胞浸润,同时也可以通过破坏的内弹力膜延伸至中膜;修复期内膜成纤维细胞增殖与血管周围血管新生伴有巨噬细胞及淋巴细胞为主的炎症细胞浸润。慢性期有肉芽肿成分。恢复阶段炎症细胞很少而显示管腔内膜纤维阻塞(闭塞性动脉炎)。内部弹性层明显缺损,并伴有瘢痕组织形成,提示肌性血管炎的恢复,可以伴随进行性管腔狭窄及动脉瘤形成。

早期镜下见血管内皮肿胀,充分发展的皮损可以见到中性粒细胞及淋巴细胞在动脉血管壁和血管周围浸润,中等大小血管有血栓。浸润细胞严重时,可导致血管壁完全破坏。晚期皮损见到血管内膜纤维化。常有脂肪坏死(图 1-3-1-9-2A、图 1-3-1-9-2B)。

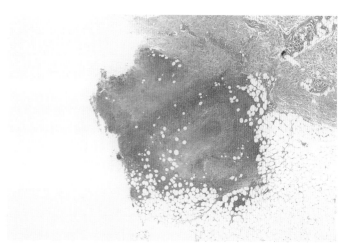

图 1-3-1-9-2A 低倍镜扫视,皮下脂肪坏死,中等动脉见白细胞碎裂性血管炎

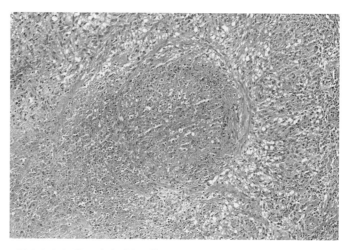

图 1-3-1-9-2B 动脉破坏,管壁及管周中性粒细胞、巨噬细胞、淋巴细胞浸润

2. **免疫荧光** 显示血管壁 C3 和 IgM 沉积。

3. **其他辅助检查** Verhoeff-van Gieson 或 Elastic van Gieson 可以标记血管内膜弹力纤维和破坏的残余血管（图 1-3-1-9-2C）。

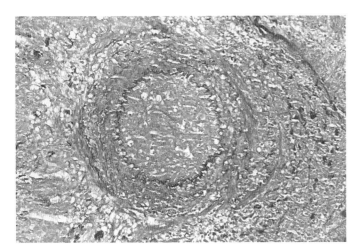

图 1-3-1-9-2C 弹力纤维染色显示管壁断裂的内弹力膜

【鉴别诊断】

1. **结节性血管炎** 炎症延伸至脂肪小叶。血管炎波及动脉和静脉。炎症主要位于皮下脂肪层，呈小叶性肉芽肿性脂膜炎改变。

2. **白细胞碎裂性血管炎** 主要累及真皮浅层小血管，出现白细胞碎裂（中性粒细胞碎片）和红细胞外渗，通常是静脉受累，偶尔有表皮下水肿。

3. **显微镜下多血管炎** 小血管（包括动脉和静脉）中性粒细胞血管炎。主要是真皮浅层，P-ANCA 阳性。

4. **肉芽肿性多血管炎** 伴有肉芽肿的坏死性血管炎，局灶的真皮坏死伴有栅栏状肉芽肿，累及中小血管。C-ANCA 阳性。

5. **Churg-Strauss 综合征** 坏死性血管炎伴有嗜酸性细胞及肉芽肿。累及小动脉和静脉，有时候包括大血管。释放嗜酸性颗粒，外周血嗜酸性细胞升高。

（施 为）

十、血栓性静脉炎

【概念】

血栓性静脉炎（thrombophlebitis）是指与静脉血栓相关的浅表静脉血管炎，通常位于下肢，呈慢性自限性。也可以见于深部血管栓塞和肺部栓塞相关的其他浅部血管。

【临床特点】

1. **临床表现** 通常表现为疼痛性红斑及绳索状结节，主要累及小腿，也可累及胸壁（图 1-3-1-10-1）。常继发于静脉曲张引起的持久的瘀滞状态，多发于育龄妇女。相关疾病包括创伤后感染、恶性疾病、白塞综合征、血栓闭塞性脉管炎（Buerger 病）、高凝状态等。通常 2 周至 6 个月自行消退。其他部位发病可能与深静脉血栓和肺栓塞有关。

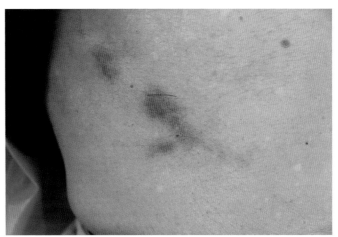

图 1-3-1-10-1 胸壁条索状红斑、结节

2. **治疗** 无。

3. **预后** 通常预后良好，预后留下皮肤色素沉着。发病时容易合并皮肤感染形成脓肿。当浅表血栓性静脉炎累及邻近深部静脉时，深静脉血栓及肺栓塞的风险提高至 18%。

【发病机制】

与其他血栓性疾病的发病机制类似，静脉曲张是最常见的病因，高达 88%。久坐不动、高凝状态、血管壁创伤如静脉插管都可以导致发病，其他危险因素包括长途旅行、近期手术、怀孕、雌激素治疗和恶性疾病（5%～20%）。

【病理变化】

1. **镜下观** 累及真皮深层及皮下脂肪组织的中等大小血管，急性阶段可以见到致密的中性粒细胞浸润，血管壁增厚，常见到血栓（图 1-3-1-10-2A、图 1-3-1-10-2B）。慢性阶段血管壁可以见到淋巴细胞、组织细胞和多核巨细胞，显著的血管壁增厚，血栓再通。通常从平滑肌分布模式可以鉴别动静脉：动脉有连续的花环状肌纤维。静脉穿插胶原蛋白的肌肉呈捆扎式分布，血管内没有内弹力膜，可有瓣膜。

2. **弹力纤维染色** 通过染内弹力膜来鉴别动静脉。

【鉴别诊断】

1. **特鲁索综合征（Trousseau syndrome）** 自发性血管内凝血，癌症患者并发各种血栓栓塞事件，与内脏肿瘤相关的迁徙性血栓性静脉炎，并非真正的迁徙性，而是沿着一根静脉不连续累及。

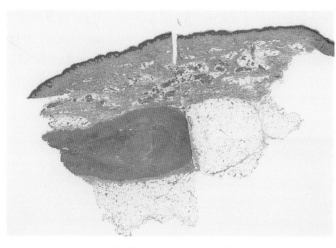

图 1-3-1-10-2A　低倍镜扫视,病变位于真皮深部(Tetsunori Kimura 教授惠赠)

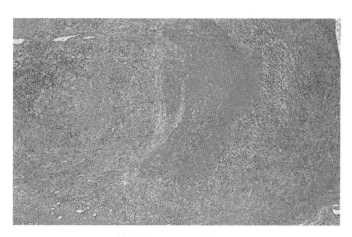

图 1-3-1-10-2B　血管壁增厚,以中性粒细胞为主的炎症细胞浸润,可见血栓(Tetsunori Kimura 教授惠赠)

2. **胸壁浅表血栓性静脉炎(Mondor disease)**　胸壁或乳腺浅表血栓性静脉炎,与创伤、外科手术和带状疱疹相关。

3. **动脉炎(各种类型)**　侵犯的是动脉而非静脉,弹力纤维染色可以染出内弹力膜,平滑肌分布模式有助于确定动脉结构。

4. **脂膜炎**　可以出现血管炎,小叶性或间隔性或混合型脂膜炎浸润模式,可以伴有脂肪坏死。临床特征不同可以鉴别。

5. **蜂窝织炎**　表现为疼痛性的红色斑块,境界不清。由感染引起,非静脉来源,受累血管继发于炎症感染。

6. **深静脉血栓**　发生于大静脉,由于太深没有皮肤表现,超声检查确定位置。

7. **阴茎硬化性淋巴管炎**　阴茎背侧绳结样结节,管腔内有纤维素血栓或嗜酸性物质。可以是淋巴管或者静脉。

（施　为）

十一、伴多血管炎肉芽肿病

【概念】

伴多血管炎肉芽肿病(granulomatosis with polyangiitis,GPA),既往称韦格纳肉芽肿病(Wegener's granulomatosis),是一种系统性坏死性血管炎,常影响中、小血管,与 ANCA(抗中性粒细胞胞质抗体)相关,属自身免疫性疾病。

【临床特点】

1. **临床表现**　伴多血管炎肉芽肿病是一种主要累及上、下呼吸道和肾脏的疾病。中国尚未有确切的发病率统计,欧洲为 20~150/1 000 000。45~60 岁高发,男女比例相当。

一般症状有疲劳、嗜睡、体重减轻、食欲不振、发热和盗汗等非特异性表现。开始常表现为持续的流涕、咳嗽等上感样症状,但对常规治疗无效。

本病几乎所有患者都有上呼吸道和肺部受累,表现为咳嗽、呼吸困难、胸痛或咯血。不同严重程度的肺泡出血和实质性结节是本病的特征,约 16% 的病例发现气管和声门下狭窄,有时合并支气管内狭窄。影像学表现包括肺上叶浸润(常与肺炎混淆),以及单发或多发的肺结节影。

18% 的患者发病时即有肾脏受累,85% 的患者在病程中累及肾脏,常表现为蛋白尿,红细胞、白细胞及管型尿,可伴有高血压和肾病综合征,最终导致肾功能衰竭。

70%~100% 的患者可出现眼、耳和鼻部的病变,表现为结膜炎、眼球突出(图 1-3-1-11-1A)、鼻窦炎、慢性中耳炎,面部软骨损伤可导致马鞍鼻畸形等,但鼻中隔、上颌或耳郭的穿孔较少见。

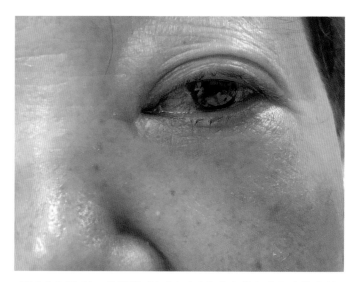

图 1-3-1-11-1A　结膜炎、眼球突出(中南大学湘雅医院施为教授惠赠)

30%～50%的患者可出现皮肤症状，紫癜是常见表现，通常为可触及的紫癜、多形红斑、脓疱性损害或皮下结节等，四肢是皮肤病变最常见的部位（图 1-3-1-11-1B），亦有报道可累及黏膜，表现为草莓状牙龈炎（图 1-3-1-11-1C），生殖器溃疡也可发生。

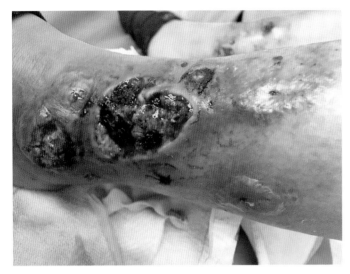

图 1-3-1-11-1B　下肢多发溃疡（中南大学湘雅医院施为教授惠赠）

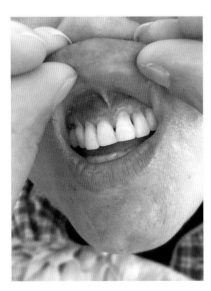

图 1-3-1-11-1C　牙龈炎（中南大学湘雅医院施为教授惠赠）

神经系统疾病约见于 20%的患者，表现为周围神经系统受累和颅神经异常。约 10%的患者可累及心脏，发生心包炎、心肌炎等。5%～11%的患者累及胃肠道，发生溃疡性病变，甚至肠道穿孔。大部分患者可伴发关节症状，如关节疼痛、关节畸形等。

2. 治疗　目前的治疗方案主要分为诱导缓解、维持缓解和控制复发。首选治疗方案是糖皮质激素联合免疫抑制剂（如环磷酰胺等）治疗，80%以上的病例达到缓解，特别是肾脏和具有严重呼吸系统受累的患者，必要时两者可再联合丙种球蛋白冲击治疗。血浆置换适用于严重的 ANCA 相关血管炎并快速进展为肾功能衰竭的患者。生物制剂的使用也可大大缓解病程进展，近年利妥昔单抗已成为最佳的维持治疗药物。

3. 预后　GPA 是一种严重的系统性疾病，未治疗的平均生存期是 6 个月，82%的患者 1 年内死亡，90%的患者 2 年内死亡。经合理治疗，5 年和 10 年死亡率分别为 28% 和 36%。本病易复发，25%的患者在诊断后 2 年内复发，超过 50%的患者在 5 年内复发。病程中要严密预防感染和肾功能衰竭，可大大降低死亡率。

【发病机制】

GPA 的发病机制尚不清楚，研究表明，T 细胞、内皮细胞、抗内皮细胞抗体（AECA）及 ANCA 等参与本病发生。中性粒细胞产生的蛋白酶 3（PR3）作为自身抗原在本病的发病中也发挥关键作用。凋亡中性粒细胞膜上表达的 PR3 自身抗原破坏了巨噬细胞对其的清除，PR3 在活化的中性粒细胞膜上表达可以阻止炎症缓解，是 GPA 发病的重要因素。吸入抗原、免疫反应改变、遗传易感性和宿主因素决定了肉芽肿的形成，也有报告鼻咽部定植的金黄色葡萄球菌可能是本病暴发的一个因素。

【病理变化】

镜下观　主要表现为小血管的炎性反应，血管周围有中性粒细胞浸润，局部可出现肉芽肿形成，典型的病理改变包括坏死性血管炎及坏死性肉芽肿。紫癜样损害常表现为白细胞碎裂性血管炎，表皮可有缺血性坏死，常侵犯小动脉、小静脉等，血管壁纤维蛋白样变性，管壁及周围有炎症细胞浸润，以中性粒细胞为主（图 1-3-1-11-2A）。结节、溃疡性损害常表现为坏死性肉芽肿，坏死灶中可有大量白细胞浸润，若坏死灶中有大量中性粒细胞聚集，则形成微脓肿（图 1-3-1-11-2B）；部分患者可表现为栅栏状中性粒细胞及肉芽肿性皮炎（图 1-3-1-11-2C）。

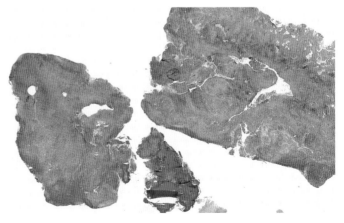

图 1-3-1-11-2A　低倍镜扫视，可见坏死性肉芽肿（Dirk M. Elston 教授惠赠）

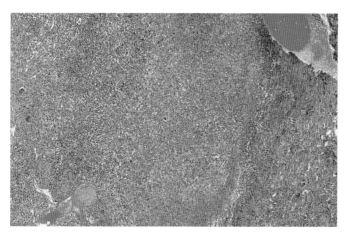

图 1-3-1-11-2B　坏死灶中可见中性粒细胞微脓肿（Dirk M. Elston 教授惠赠）

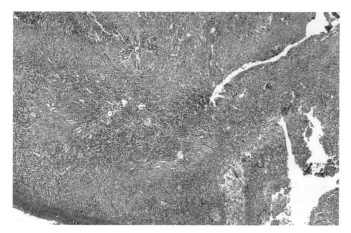

图 1-3-1-11-2C　栅栏状中性粒细胞及肉芽肿性炎症改变（Dirk M. Elston 教授惠赠）

【鉴别诊断】

GPA 的鉴别诊断包括多种以小血管受累为主的血管炎，但本病 90% 的患者可出现 ANCA 阳性，其中 PR3 对本病具有较高特异性。

1. **显微镜下多血管炎（MPA）**　是一种主要累及小血管的系统性坏死性血管炎，与 GPA 的相似点是肺、肾损害基本一致，也可出现全身反应，但是 MPA 上呼吸道损伤少、肺部空洞少，P-ANCA 或者 MPO-ANCA 阳性常见。

2. **嗜酸性肉芽肿病多血管炎（EGPA）**　典型表现为重度哮喘，以及坏死性肉芽肿、外周血嗜酸性粒细胞计数升高，也会出现 ANCA 阳性，患者几乎 100% 有哮喘，且无上呼吸道坏死。

3. **淋巴瘤样肉芽肿病**　表现为多形细胞浸润性血管炎和血管中心性坏死性肉芽肿，浸润细胞为浆细胞、组织细胞及非典型淋巴细胞。也会出现肺空洞、结节，可有全身症状，但主要累及肺、肾、皮肤及神经系统，很少累及上呼吸道。

4. **肺出血-肾炎综合征**　该病以弥漫性肺出血和急进性肾小球肾炎为特征，抗肾小球基底膜抗体阳性。临床表现以发热、咳嗽、咯血及肾炎为主，但一般无血管炎征象，很少累及其他器官。

（毕新岭）

十二、变应性肉芽肿病

【概念】

变应性肉芽肿病（allergic granulomatosis，AG），又称 Churg-Strauss 综合征（CSS）、嗜酸性肉芽肿伴多血管炎（eosinophilic granulomatosis with polyangiitis，EGPA），是一组累及全身中小血管的坏死性血管炎。临床以哮喘、肺浸润、血管外坏死性肉芽肿和嗜酸性粒细胞增多为特征。

【临床特点】

1. **临床表现**　本病临床表现通常分为 3 个阶段。第一阶段：通常持续数月至数年，表现为哮喘、关节炎，可伴发热、乏力和体重减轻等，96%～100% 的患者有哮喘。另外，多数患者（47%～93%）存在上呼吸道反应症状，包括鼻息肉、过敏性鼻炎、复发性或慢性鼻窦炎。部分患者有隐匿性中耳炎、神经性听力下降和面神经麻痹，少数有眼睑受累。第二阶段：通常患者外周血嗜酸性粒细胞增多和多器官组织嗜酸性粒细胞浸润，常见有结节状肺浸润、嗜酸性胃肠炎和浆膜积液。第三阶段：是血管炎全身性发作阶段，一般从哮喘出现开始到本阶段需 3～9 年的时间，重要标志是患者出现神经症状。

本病可累及全身各个系统，表现如下：

（1）呼吸及肺部表现：发病初期哮喘是本病最常见的症状之一，平均发病年龄段为 35～50 岁。多见于成人，常伴有鼻炎、鼻窦炎和鼻息肉。哮喘常呈进行性，可演变为激素依赖型哮喘。在前两个临床阶段中，常见短暂性肺浸润和嗜酸性粒细胞增多；在血管炎阶段，坏死性血管炎和肉芽肿更为常见。

（2）心脏表现：62% 的患者可出现心脏受累的症状，包括冠状动脉疾病、原发性心律不齐、心肌病、急性缩窄性心包炎、心肌炎和嗜酸性心包积液等。如未及时治疗，心肌炎导致纤维化和限制性心肌病、充血性心力衰竭，是本病最常见的死亡原因。

（3）胃肠道表现：嗜酸性胃肠炎和肠系膜血管炎同时发生，表现为腹痛、恶心、呕吐和腹泻等症状，严重时黏膜下结节性肿块可引起出血或肠梗阻。肠系膜血管炎易导致肠缺血，黏膜溃疡甚至穿孔。浆膜受累可引起嗜酸性腹水和腹膜炎。

（4）肾脏表现：25% 的患者可出现肾脏受累。最常见的表现是坏死性新月体性肾小球肾炎，也可出现 IgA

肾病或嗜酸性间质性肾炎。

（5）神经系统表现：75%的患者可出现神经系统受累，常见症状为多发性神经炎或周围神经受累引起的手腕、足下垂。10%～39%的神经系统受累可出现中枢神经系统血管炎，从而引起脑梗死或脑出血。

（6）皮肤表现：有近2/3的患者出现皮肤症状，常见皮损是可触及紫癜和浸润性结节，通常位于头皮和四肢伸侧。也可出现游走性红斑、网状青斑、无菌性脓疱和荨麻疹样改变（图1-3-1-12-1）。

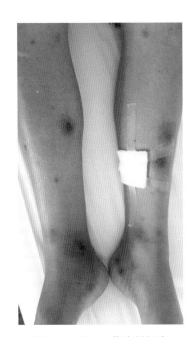

图1-3-1-12-1 紫癜样损害

2. 治疗 及早诊断和应用糖皮质激素及免疫抑制剂可有效缓解病程进展、改善预后。轻中度患者单用糖皮质激素治疗有效，通常每天口服泼尼松1mg/kg，重症患者可使用甲泼尼龙冲击治疗（1.5mg/kg，静脉滴注3天）或加用环磷酰胺治疗。

对频繁复发或难治性患者，治疗方案可根据器官受累的情况调整，如急进性肾小球肾炎和肺泡出血，可首选血浆置换疗法；神经性疾病及心肌炎患者，可静脉滴注丙种球蛋白；利妥昔单抗和肿瘤坏死因子拮抗剂也可用于治疗顽固性病例。

3. 预后 及早发现和积极治疗，通常CSS的预后良好，5年生存率为90%，复发率为20%～30%。法国血管炎研究组确定了坏死性血管炎患者的5个预后因素，统称为五因素评分（FFS），包括蛋白尿（>1g/d）、肾功能不全（Cr>1.58mg/dL）、心肌病、胃肠道、中枢神经系统受累。

【发病机制】

本病发病机制尚不明确，目前认为过敏原、药物、疫苗、感染等因素均可诱发CSS，嗜酸性粒细胞浸润和ANCA诱导的内皮损伤可能是疾病发病的重要机制。由Th2反应诱导的嗜酸性粒细胞是引起本病的效应细胞，另外，Th2细胞与肉芽肿形成有关。

【组织病理】

镜下观 本病组织病理特征包括内脏及皮肤组织嗜酸性粒细胞浸润，中、小血管坏死性血管炎和血管外肉芽肿形成。三种特征性病理表现可同时出现，也可分别出现在疾病的不同进程中。血管炎的特点是纤维蛋白样坏死和血管壁嗜酸性粒细胞浸润。肉芽肿常累及动脉，但EGPA更具特征性的病变是血管外肉芽肿、中央胶原坏死，外周为栅栏状排列的上皮样细胞、组织细胞、嗜酸性粒细胞和多核巨细胞（图1-3-1-12-2A、图1-3-1-12-2B）。

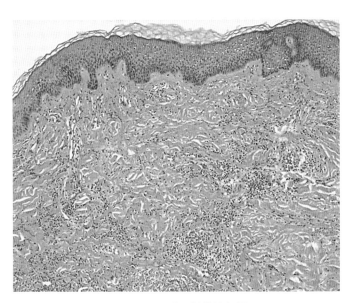

图1-3-1-12-2A 低倍镜扫视

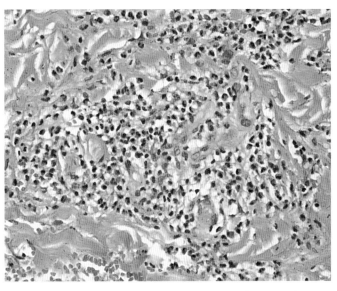

图1-3-1-12-2B 血管炎改变伴较多嗜酸性粒细胞浸润

【鉴别诊断】

1. 结节性多动脉炎(PAN) 两者均为坏死性系统性血管炎,均有广泛的组织和器官受累。但 PAN 无哮喘症状,外周血嗜酸性粒细胞不增多,组织嗜酸性粒细胞浸润少见。

2. 伴多血管炎肉芽肿性(韦格纳肉芽肿) 两者均易侵犯呼吸系统,但韦格纳肉芽肿常形成破坏性损害,多无哮喘症状,无外周血嗜酸性粒细胞增多,但肾脏受累往往更严重。

3. 特发性嗜酸性粒细胞增多综合征(HES) 表现为不明原因外周血嗜酸性粒细胞持续增高,连续 6 个月以上计数超过 1 500/μL,并出现器官功能障碍或损伤,其组织学特征为嗜酸性粒细胞浸润、无哮喘、血管炎病理改变、血清 ANCA 为阴性。

(毕新岭)

十三、显微镜下多血管炎

【概念】

显微镜下多血管炎(microscopic polyangiitis, MPA)是一种系统性、坏死性血管炎,少或无免疫复合物沉积,无肉芽肿性炎症,主要累及小血管(小动脉、小静脉和毛细血管),坏死性动脉炎也可累及中动脉。与肉芽肿性多血管炎(granulomatosis with polyangiitis, GPA,以前称为 Wegener granulomatosis)、嗜酸性肉芽肿性多血管炎(eosinophilic granulomatosis with polyangiitis, EGPA,以前称为 Churg-Strauss syndrome)同属于抗中性粒细胞胞质抗体(ANCA)相关性血管炎(AAV)。

【临床特点】

1. 临床表现

(1) 全身症状:发热、体重减轻、肌肉痛、关节痛。

(2) 肾脏损害:80% ~ 100% 的患者有肾脏损害表现,急进性肾小球肾炎是最常见的临床表现,可见蛋白尿、持续性镜下血尿、红细胞管型。

(3) 肺损害:25% ~ 60% 的患者有肺脏损害表现,12% ~ 55% 的患者可有因肺毛细血管炎引起的弥漫性肺泡出血,可表现为咳嗽、咯血、呼吸困难、胸膜痛。

(4) 皮肤损害:30% ~ 60% 的患者可有皮肤损害,最常见的是可触及性紫癜,另外还有网状青斑、荨麻疹、红斑、溃疡等(图 1-3-1-13-1)。

(5) 神经损害:20% ~ 58% 的患者可有周围神经病变,常累及运动神经和感觉神经,最常表现为多发性神经炎,腓神经、肘神经、正中神经可受累,中枢神经病变较少见,>50% 的患者可发展为慢性神经病变。

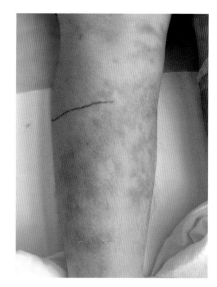

图 1-3-1-13-1 下肢网状青斑(中南大学湘雅医院施为教授惠赠)

(6) 其他器官损害:心脏可发生心包炎和心肌炎,消化道可发生胃肠道出血和穿孔,中枢神经系统可发生蛛网膜出血、脑膜炎、脑血管疾病,另外还可发生鼻窦炎、听力丧失、虹膜炎、视网膜血管炎。

2. 治疗 分为诱导期、维持缓解期、治疗复发期。治疗药物包括糖皮质激素、免疫抑制剂如环磷酰胺、生物制剂如利妥昔单抗等。肾功能损害严重时需要透析治疗。

3. 预后 本病患病率为 9.0/1 000 000 ~ 94.0/1 000 000,中老年人多见,平均发病年龄段为 50 ~ 60 岁,男性略多于女性(约 1.8 : 1),具有一定的复发率。

未经治疗的显微镜下多血管炎 1 年后的死亡率约 90%,免疫抑制剂的使用可改善预后,5 年生存率为 45% ~ 76%,合并肺泡出血和急进性肾小球肾炎的患者预后较差。

【发病机制】

遗传、环境、年龄、感染、炎症等因素导致 T 细胞和 B 细胞对中性粒细胞中的蛋白酶 3(PR3)和髓过氧化物酶(MPO)耐受性丧失,导致抗中性粒细胞胞质抗体(ANCA)的产生。ANCA 启动并激活中性粒细胞,使中性粒细胞定植于靶组织的微血管,效应 T 细胞也可以识别抗原,产生促炎因子并进一步募集白细胞,对血管内皮和组织造成损伤。

【病理变化】

镜下观 病变可累及多个系统,如肾脏、肺、皮肤、胃肠道、心脏、眼、耳鼻喉等。早期表现为白细胞碎裂性血管炎,血管壁纤维素样变性,中性粒细胞浸润伴核尘。晚期为淋巴细胞浸润,偶见肌性动脉的坏死性血管炎。很少或没有免疫复合物沉积、没有肉芽肿性炎症(图 1-3-1-13-2A、图 1-3-1-13-2B)。

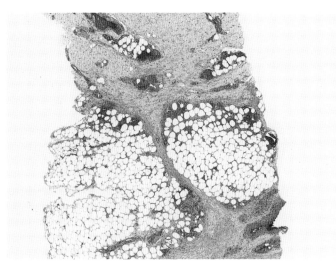

图 1-3-1-13-2A 低倍镜扫视,病变位于真皮中下部及皮下组织 (Tetsunori Kimura 教授惠赠)

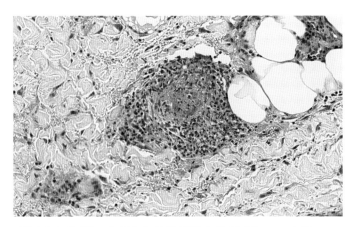

图 1-3-1-13-2B 典型白细胞碎裂性血管炎 (Tetsunori Kimura 教授惠赠)

肾脏病理表现为肾小球毛细血管节段性纤维素样坏死,血栓形成,新月体形成。急性和慢性肾脏病变可在同一肾活检中发现,细胞性新月体结构可进展为纤维化新月体和局灶节段性肾小球硬化。

【鉴别诊断】

主要与以下两种疾病鉴别:

1. **肉芽肿性多血管炎** 临床主要累及鼻、上下呼吸道,大多发生在小至中等大小的血管(如毛细血管、小静脉、小动脉、动脉、静脉),可有肺泡出血和肉芽肿性炎症形成,坏死性肾小球肾炎常见。PR3-ANCA 的阳性率为 65% ~ 75% , MPO-ANCA 的阳性率为 20% ~ 30% , ANCA 的阴性率为 5% ,复发率较 MPA 高。

2. **嗜酸性肉芽肿性多血管炎** 临床以哮喘和嗜酸性粒细胞增多常见,主要累及小至中等血管,PR3-ANCA 的阳性率<5% , MPO-ANCA 的阳性率为 30% ~ 40% , ANCA 的阴性率为 55% ~ 65% 。

(毕新岭)

十四、类风湿性血管炎

【概念】

类风湿性血管炎(rheumatoid vasculitis ,RV)是类风湿性关节炎患者血管发生炎症性病变。常累及小血管,也可累及中、大血管。其组织病理特征为坏死性或白细胞碎裂性血管炎。

【临床特点】

1. **临床表现** 类风湿性血管炎具有异质性表现,可累及几乎所有器官中的中小血管。最常累及的器官有皮肤、周围神经系统、眼、心脏、肾、肺、胃肠系统和中枢神经系统等。

(1) 皮肤:甲皱襞梗死是最常见的表现,常见难愈性下肢溃疡(图 1-3-1-14-1A)、可触及性紫癜(图 1-3-1-14-1B)、坏疽性脓皮病和肢端缺血,其他较少见的皮肤表现包括非特异性斑丘疹或结节性红斑、出血性水疱、网状青斑、持久性隆起性红斑和白色萎缩等。

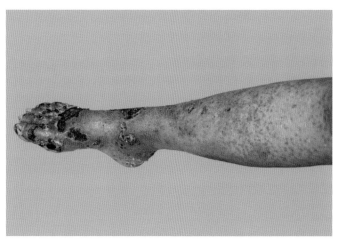

图 1-3-1-14-1A 难愈性下肢溃疡(南方医科大学皮肤病医院罗光浦主任医师惠赠)

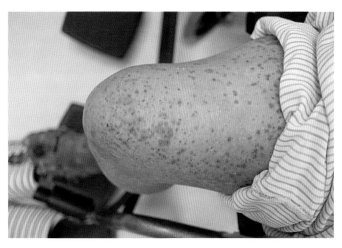

图 1-3-1-14-1B 下肢成簇的可触及性紫癜(南方医科大学皮肤病医院罗光浦主任医师惠赠)

（2）周围神经系统：伴有远端感觉和运动神经病变，或更严重的多发性神经炎。

（3）眼：巩膜炎常见，最严重的表现是边缘溃疡性角膜炎。

（4）心脏：心包炎、心肌炎等。

（5）肺部、肾脏、肠道和中枢神经系统：受累较少，但可危及生命。常表现为弥漫性肺泡出血和肺毛细血管炎，类似于 ANCA 相关血管炎或肺出血-肾炎综合征；肾脏出现肾坏死性血管炎；肠道受累出现肠系膜血管炎。

（6）RV 也可以模拟结节性多动脉炎，引起单神经炎、多发性紫癜和胃肠道血管炎，但没有小动脉瘤。最近有阑尾、胆囊和睾丸受累的病例报告。

2. 治疗 根据其受累的严重程度进行治疗，传统治疗包括大剂量的糖皮质激素联合应用免疫抑制剂，如环磷酰胺，在控制病情的同时可减少糖皮质激素的用量。

（1）甲皱襞血管炎：不需要积极治疗，也可以通过调整 DMARDs（改善病情的抗风湿药物）或生物制剂治疗。

（2）下肢溃疡和白细胞碎裂性血管炎：通常用中剂量糖皮质激素、DMARDs 或生物制剂治疗。

（3）较严重的 RV，如多发性神经炎、指端梗死、肠系膜血管炎或皮肤血管炎，对保守治疗无效，可采取大剂量糖皮质激素和环磷酰胺，或考虑生物治疗，特别是利妥昔单抗。

（4）中枢神经系统血管炎：鞘内给药甲氨蝶呤（MTX）等；其他用于 RV 的治疗方法，可以单独使用或与皮质类固醇联合使用，包括环孢素、硫唑嘌呤、来氟米特、抗 TNF-α 治疗、利妥昔单抗、静脉免疫球蛋白（IVIg）和血浆置换，抗 TNF-α 和其他生物制剂治疗 RV 的效果令人鼓舞。

（5）戒烟、控制血压、局部皮肤溃疡护理是重要的辅助治疗措施。

3. 预后 平均发生在 RA 发病后的 10~14 年，也可以发生在 RA 诊断前或诊断时；其年总发病率<1%，男性发病率高于女性；本病死亡率高达 43%，多在发生血管炎后的 6 个月内，1 年死亡率为 12%，5 年死亡率为 60%；诊断 RV 的年龄越小、诊断延迟、高滴度 RF 和高丙种球蛋白血症等因素会降低生存率；此外，心脏受累、坏疽、多发性神经炎和肠梗死多提示预后不良。

【发病机制】

1. RV 的发生主要是由于 RF 对血管壁的作用，含有 IgG 和 IgA 类风湿因子的循环免疫复合物的沉积、补体系统的激活，以及自身抗体（如抗内皮细胞抗体 AECA）的存在，这些抗体在血管壁沉积，引发炎症反应。

2. 细胞黏附分子和 TNF-α 也可能参与了发病机制。

研究发现，ICAM-1（细胞间黏附分子）、E-选择素和 TNF-α 在活动期 RV 患者中表达显著，但在无血管炎的 RA 患者中表达不显著。

3. CD4⁺CD28null T 细胞可能与血管损伤有关。

4. 糖皮质激素和病毒感染被认为是 RV 的可能诱因，但缺乏有力证据。

5. 吸烟是一个风险因素，通过免疫调节效应，包括 B 细胞和 T 细胞介导动脉内膜损伤及内皮细胞功能障碍。

6. HLA-DRB1 共享表位基因型 * 0401/ * 0401、* 0401/ * 0404、* 0101/ * 0401 可能与 RV 的发生有关；在缺乏 HLA-DRB1 * 04 共享表位等位基因的患者中，HLA-C3 与之相关。

【病理变化】

镜下观 ①白细胞碎裂性血管炎及混合性血管炎（毛细血管后微静脉和较大的深在性血管受累）；②内皮细胞常有坏死；③浅表和深在性血管周围中性粒细胞浸润，伴核碎裂，血管壁肿胀，血管壁内纤维素沉积，红细胞外渗（图 1-3-1-14-2A～图 1-3-1-14-2C）。

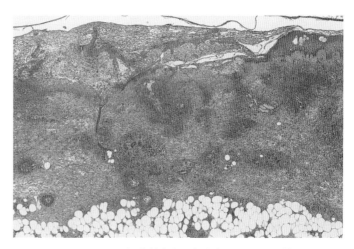

图 1-3-1-14-2A 低倍镜扫视，真皮浅层及深层血管受累

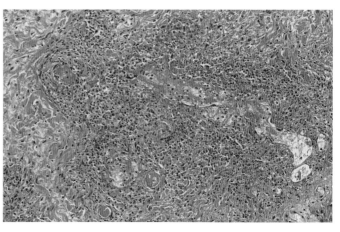

图 1-3-1-14-2B 白细胞碎裂性血管炎

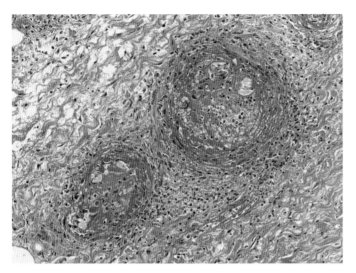

图 1-3-1-14-2C 血管壁纤维素样变性,内皮细胞坏死

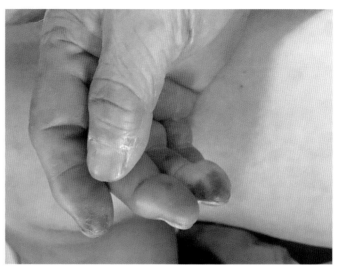

图 1-3-1-15-1A 指尖坏死(中南大学湘雅医院施为教授惠赠)

【鉴别诊断】

1. **特发性血小板减少性紫癜** 与 RV 患者下肢的瘀点和紫癜相鉴别,ITP 除皮肤黏膜出血外,常有血小板计数减少,骨髓巨核细胞发育成熟障碍。

2. **动脉粥样硬化所致的难愈性溃疡** 溃疡不愈合最常见的原因是动脉粥样硬化,可通过其对治疗的反应来判断,RV 所致的溃疡一般在使用激素和免疫抑制剂后可控制,而动脉粥样硬化所致的溃疡主要与血管堵塞、血供差、氧供不良有关,需要抗血小板凝集等治疗。必要时行活检予以鉴别。

3. **药物诱导血管炎** 使用生物制剂如 TNF-α 抑制剂和托珠单抗与 RV 风险增加有关,需与此相鉴别。

4. 其他需要考虑的鉴别诊断包括 HBV 相关结节性多动脉炎、HCV 相关冷球蛋白血症、HIV 和其他感染相关的血管炎。

(毕新岭)

十五、败血症性血管炎

【概念】

败血症性血管炎(septic vasculitis)系由于败血症引起全身皮肤血管受累,可表现为皮肤紫癜、脓疱、坏疽等。

【临床特点】

1. **临床表现** 败血症患者早期或者晚期皮肤出现紫癜、水疱、坏疽等皮损,尤其以受压迫部位和肢端皮肤最明显(图 1-3-1-15-1A、图 1-3-1-15-1B)。

2. **治疗** 明确诊断后检测致病微生物,进行敏感抗生素治疗最为重要,其次针对不同皮损可以采取对症处理,避免进一步感染。

3. **预后** 本病总体预后较差,死亡率高,与引起败血症相关的微生物、机体免疫情况密切相关。

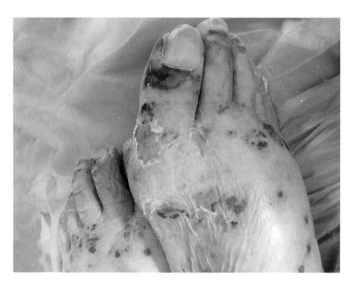

图 1-3-1-15-1B 双足散在紫癜,局部见坏死(中南大学湘雅医院施为教授惠赠)

【发病机制】

败血症性血管炎的发病机制复杂,至少包括四个主要方面:弥散性血管内凝血(DIC)、微生物直接入侵破坏血管壁、免疫复合物沉积在血管壁引起的超敏反应和败血症性栓塞。

【病理变化】

镜下观 包括多种大小血管的血管炎(毛细血管后微静脉加上较大较深的血管),血管内皮细胞坏死很常见,可见大量中性粒细胞碎片。败血症血管炎通常伴有小动脉坏死。由于动脉累及,网状青斑和星状梗死在临床上很常见(图 1-3-1-15-2A、图 1-3-1-15-2B)。

【鉴别诊断】

1. **血小板减少性紫癜** 是一种以血小板减少为特征的出血性疾病,主要表现为皮肤及脏器的出血性倾向和血小板显著减少,皮肤出现瘀点、瘀斑样损害。

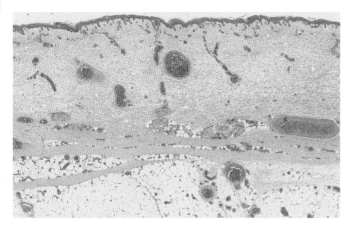

图 1-3-1-15-2A 低倍镜扫视，可见血管炎（Dirk M. Elston 教授惠赠）

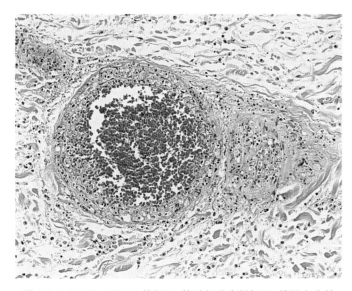

图 1-3-1-15-2B 可见血管梗死，管壁纤维素样坏死，管周有中性粒细胞浸润（Dirk M. Elston 教授惠赠）

2. 其他类型血管炎 可与本病临床皮肤表现相似，具有血管炎相关临床表现，需结合病史及病理活检鉴别。

（毕新岭）

参考文献

［1］ Sunderkötter CH，Zelger B，Chen K-R，et al. Dermatological addendum to the 2012 international Chapel Hill consensus conference nomenclature of vasculitides. Arthritis Rheum，2018，70：171e84.

［2］ Aggarwal R，Ringold S，Khanna D，et al. Distinctions between diagnostic and classification criteria？ Arthritis Care Res（Hoboken），2015，67（7）：891e7.

［3］ Lotti T，Ghersetich I，Comacchi C，et al. Cutaneous small-vessel vasculitis. J Am Acad Dermatol，1998，39（5 Pt 1）：667-687.

［4］ Fredenberg MF，Malkinson FD. Sulfone therapy in the treatment of leukocytoclastic vasculitis. Report of three cases. J Am Acad Dermatol，1987，16（4）：772-778.

［5］ Chung L，Funke AA，Chakravarty EF，et al. Successful use of rituximab for cutaneous vasculitis. Arch Dermatol，2006，142（11）：1407-1410.

［6］ Sais G，Vidaller A，Jucglà A，et al. Prognostic factors in leukocytoclastic vasculitis：a clinicopathologic study of 160 patients. Arch Dermatol，1998，134（3）：309-315.

［7］ Carlson JA，LeBoit PE. Localized chronic fibrosing vasculitis of the skin：an inflammatory reaction that occurs in settings other than erythema elevatum diutinum and granuloma faciale. Am J Surg Pathol，1997，21（6）：698-705.

［8］ Carlson JA. The histological assessment of cutaneous vasculitis. Histopathology，2010，56（1）：3-23.

［9］ Meadow SR，Glasgow EF，White RHR，et al. Schonlein-Henoch nephritis. QJM，1972，41（163）：241-258.

［10］ Fiorentino DF. Cutaneous vasculitis. J Am Acad Dermatol，2003，48（3）：311-340.

［11］ Worm M，Muche M，Schulze P，et al. Hypocomplementaemic urticarial vasculitis：successful treatment with cyclophosphamide-dexamethasone pulse therapy. Br J Dermatol，1998，139（4）：704-707.

［12］ Wiles JC，Hansen RC，Lynch PJ. Urticarial vasculitis treated with colchicine. ArchDermatol，1985，121（6）：802-805.

［13］ Davis MD，Daoud MS，Kirby B，et al. Clinicopathologic correlation of hypocomplementemic and normocomplementemic urticarial vasculitis. J Am Acad Dermatol，1998，38（6 Pt 1）：899-905.

［14］ Quartuccio L，Isola M，Corazza L，et al. Validation of the classification criteria for cryoglobulinaemic vasculitis. Rheumatology（Oxford），2014，53（12）：2209e13.

［15］ Brouet JC，Clauvel JP，Danon F，et al. Biologic and clinical significance of cryoglobulins. A report of 86 cases. Am J Med，1974，57（5）：775-788.

［16］ Trejo O，Ramos-Casals M，Garcia-Carrasco M，et al. Cryoglobulinemia：study of etiologic factors and clinical and immunologic features in 443 patients from a single center. Medicine，2001，80（4）：252-262.

［17］ Dispenzieri A，Gorevic PD. Cryoglobulinemia. Hematol Oncol Clin North Am，1999，13（6）：1315-1349.

［18］ Donada C，Crucitti A，Donadon V，et al. Interferon and ribavirin combination therapy in patients with chronic hepatitis C and mixed cryoglobulinemia. Blood，1998，92（8）：2983-2984.

［19］ Monti G，Saccardo F，Rinaldi G，et al. Colchicinein the treatment of mixed cryoglobulinemia. Clin Exp Rheumatol，1995，13（Suppl13）：S197-S199.

［20］ Kuhl V，Vogt T，Anghelescu I. Intravenous immunoglo bulin and prednisolone treatment of cryoglobulinemic polyneuropathy. Nervenarzt，2001，72：445-448.

［21］ Vassallo C，Derlino F，Croci GA，et al. Chronic localized leukocytoclastic vasculitis: clinicopathological spectrum of granuloma faciale with and without extrafacial and mucosal involvement. G Ital Dermatol Venereol, 2015, 150(1): 87-94.

[22] Teixeira DA, Estrozi B, Ianhez M. Granuloma faciale: a rare disease from a dermoscopy perspective. An Bras Dermatol, 2013, 88(6 Suppl 1): 97-100.

[23] Ortonne N, Wechsler J, Bagot M, et al. Granuloma faciale: a clinicopathologic study of 66 patients. J Am Acad Dermatol, 2005, 53(6): 1002-1009.

[24] Marcoval J, Moreno A, Peyr J. Granuloma faciale: a clinicopathological study of 11 cases. J Am Acad Dermatol, 2004, 51(2): 269-273.

[25] Bansal R, Aron J, Rajnish I. Erythema Elevatum Diutinum. Am J Med Sci, 2017, 353(2): 189.

[26] Doktor V, Hadi A, Hadi A, et al. Erythema elevatum diutinum: a case report and review of literature. Int J Dermatol, 2019, 58(4): 408-415.

[27] Wetter DA, Lutz JP, Shinkai K, et al. Cutaneous vasculitis. In: Bologna JL, Schaffer JV, Cerroni L, eds. Bolognia's Dermatology, 4th ed. China: Elsevier, 2017.

[28] Kinmont PD, Mccallum DI. Skin manifestations of giant-cell arteritis. Br J Dermatol, 1964, 76: 299-308.

[29] Salvarani C, Cantini F, Boiardi L, et al. Polymyalgia rheumatica and giant-cell arteritis. Nengl J Med, 2002, 347: 261-271.

[30] Hoffman GS, Cid MC, Hellmann DB, et al. A multicenter, randomized, double-blind, placebo-controlled trial of adjuvant methotrexate treatment for giant cell arteritis. Arthritis Rheum, 2002, 46(5): 1309-1318.

[31] Soriano A, Muratore F, Pipitone N, et al. Visualloss and other cranialis chaemic complicationsin giant cell arteritis. Nat Rev Rheumatol, 2017, 13(8): 476-484.

[32] Rocha LK, Romitti R, Shinjo S, et al. Cutaneous manifestations and comorbidities in 60 cases of Takayasu arteritis. J Rheumatol, 2013, 40(5): 734-738.

[33] Perniciaro CV, Winkelmann RK, Hunder GG. Cutaneous manifestations of Takayasu's arteritis. A clinicopathologic correlation. J Am Acad Dermatol, 1987, 17(6): 998-1005.

[34] Comarmond C, Biard L, Lambert M, et al. Long-Term Outcomes and Prognostic Factors of Complications in Takayasu Arteritis. Circulation, 2017, 136(12): 1114e22.

[35] Chasset F, Francès C. Cutaneous Manifestations of Medium and Large-Vessel Vasculitis. Clin Rev Allergy Immunol, 2017, 53(3): 452-468.

[36] Guillevin L, Lhote F. Poly arteritis nodosa and microscopic polyangiitis. Clin Exp Immunol, 1995, 101(Suppl 1): 22-23.

[37] Bonsib SM. Polyarteritis nodosa. Semin Diagn Pathol, 2001, 18(1): 14-23.

[38] Stone JH, Nousari HC. "Essential" cutaneous vasculitis: what every rheumatologist should know about vasculitis of the skin. Curr Opin Rheumatol, 2001, 13(1): 23-34.

[39] Leib E, Restivo C, Paulus H. Immunosuppressive and corticosteroid therapy of polyarteritis nodsosa. Am J Med, 1979, 67(6): 941-947.

[40] Schartz NE, Alaoui S, Vignon-Pennamen MD, et al. Successful treatment in two cases of steroid-dependent cutaneous polyarteritis nodosa with low dose methotrexate. Dermatology, 2001, 203(4): 336-338.

[41] Guillevin L, Lhote F, Gayraud M, et al. Prognostic factors in polyarteritis nodosa and Churg-Strauss syndrome. A prospective study in 342 patients. Medicine, 1996, 75(1): 17-28.

[42] Till SH, Amos RS. Long-term follow-up of juvenile-onset cutaneous polyarteritis nodosa associated with streptococcal infection. Br J Rheumatol, 1997, 36(8): 909-911.

[43] Sheth AP, Olson JC, Esterly NB. Cutaneous polyarteritis nodosa of childhood. J Am Acad Dermatol, 1994, 31(4): 561-566.

[44] Ishibashi M, Chen KR. A morphological study of evolution of cutaneous polyarteritis nodosa. Am J Dermatopathol, 2008, 30(4): 319-326.

[45] Decousus H, Bertoletti L, Frappe P, et al. Recent findings in the epidemiology, diagnosis and treatment of superficial-vein thrombosis. Thrombosis Res, 2011, 127(suppl 3): S81-S85.

[46] De Maeseneer MGR. Superficial thrombophlebitis of the lower limb: practical recommendations for diagnosis and treatment. Acta Chir Belg, 2005, 105(2): 145-147.

[47] Bergqvist D, Jaroszewski H. Deep vein thrombosis in patients with superficial thrombophlebitis of the leg. BMJ, 1986, 292(6521): 658-659.

[48] Carlson JA. The histological assessment of cutaneous vasculitis. Histopathology, 2010, 56(1): 3-23.

[49] Hayat S, Berney SM. Cutaneous vasculitis. Curr Rheumatol Rep, 2005, 7(4): 276-280.

[50] Sunderkötter CH, Zelger B, Chen KR, et al. Nomenclature of Cutaneous Vasculitis: Dermatologic Addendum to the 2012 Revised International Chapel Hill Consensus Conference Nomenclature of Vasculitides. Arthritis Rheumatol, 2018, 70(2): 171-184.

[51] Caproni M, Verdelli A. An update on the nomenclature for cutaneous vasculitis. Curr Opin Rheumatol, 2019, 31(1): 46-52.

[52] Marzano AV, Vezzoli P, Berti E. Skin involvement in cutaneous and systemic vasculitis. Autoimmun Rev, 2013, 12(4): 467-476.

[53] Langford CA. Vasculitis. J Allergy Clin Immunol, 2010, 125(2 Suppl 2): S216-S225.

[54] Watts RA, Robson J. Introduction, epidemiology and classification of vasculitis. Best Pract Res Clin Rheumatol, 2018, 32(1): 3-20.

[55] Cloé Comarmond, Patrice Cacoub. Granulomatosis with polyangi-

itis(Wegener):Clinical aspects and treatment. Autoimmunity Reviews,2014,13(11):1121-1125.

[56] Alexandre Karras,Elsa Guiard,Charlène Lévi,et al. Granulomatosis with polyangiitis(Wegener's granulomatosis). Presse Med,2012,41(10):1014-1023.

[57] Lawrence W Weeda Jr,Stephen A Coffey. Wegener's Granulomatosis. Oral Maxillofacial Surg Clin N Am,2008,20(4):643-649.

[58] Nguyen Y,Guillevin L. Semin Respir Crit Care Med,2018,39(4):471-481.

[59] 赵辨. 中国临床皮肤病学.2版.南京:江苏凤凰科学技术出版社,2017.

[60] Kitching A Richard,Anders Hans-Joachim,Basu Neil,et al. ANCA-associated vasculitis Nat Rev Dis Primers,2020,6(1):71.

[61] Greco Antonio,De Virgilio Armando,Rizzo Maria Ida,et al. Microscopic polyangiitis:Advances in diagnostic and therapeutic approaches. Autoimmun Rev,2015,14(9):837-844.

[62] Kallenberg CG. The diagnosis and classification of microscopic polyangiitis. Journal of Autoimmunity,2014(48-49):90-93.

[63] Mehul Jariwala,Ronald M Laxer. Childhood GPA,EGPA,and MPA. Clin Immunol,2020,211:108325.

[64] Karras Alexandre. Microscopic Polyangiitis:New Insights into Pathogenesis,Clinical Features and Therapy Semin Respir Crit Care Med,2018,39(4):459-464.

[65] Takaharu Ikeda,Naoya Mikita,Fukumi Furukawa,et al. A case of rheumatoid vasculitis with acquired reactive perforating collagenosis. Mod Rheumatol,2019,29(3):547-550.

[66] Daniele Cammelli,Gianfranco Vitiello. A case of rheumatoid vasculitis. Rheumatology(Oxford),2016,55(6):1126.

[67] Ronald B. Johnston. Weedon's Skin Pathology. 4th ed. Amsterdam:Elsevier,2017.

[68] Joel Horton M. D,Anand Kumthekar MBBS. A Vanishing Entity:Rheumatoid Vasculitis,The American Journal of Medicine(2018).

[69] Ashima Makol,Eric L Matteson,Kenneth J Warrington. Rheumatoid vasculitis:an update. Curr Opin Rheumatol,2015,27(1):63-70.

[70] Shweta Kishore,Lisa Maher,Vikas Majithia. Rheumatoid Vasculitis:A Diminishing Yet Devastating Menace. Curr Rheumatol Rep,2017,19(7):39.

[71] C Tomaaini. Septic vasculitis and vasculopathy in some infectious emergencies:the perspective of the histopathologist. Gital Dermatol Venereol,2015,150(1):73-85.

第二节 血 管 病

一、青斑样血管病

【概念】

青斑样血管病(livedoid vasculopathy),又称白色萎缩(atrophie blanche,AB),是一种慢性复发性非炎症性血栓闭塞性皮肤疾病,好发于中青年女性,常对称分布于双小腿、脚踝和足背。特征性皮损为网状疼痛性紫癜性溃疡,愈合后形成白色萎缩性星状瘢痕。

【临床特点】

1. **临床表现** 发病率为1%~5%,好发于青中年,女性多于男性(3:1),平均发病年龄为45岁。皮疹好发于双下肢,在病程的不同时期表现不同,初发表现为网状青斑,周边伴有毛细血管扩张的紫癜样损害(图 1-3-2-1-1A),之后中间出现疼痛性溃疡(图 1-3-2-1-1B),部分患者瘙痒明显,溃疡愈合缓慢,易复发;愈合后形成萎缩性、瓷白色的卫星状瘢痕(图 1-3-2-1-1C)。溃疡的好发区域是踝关节附近,其次是双足背。

2. **治疗** 注意抬高患肢,卧床休息;以对症治疗为主,缓解疼痛,控制皮损进展:可系统使用免疫抑制剂,血管扩张剂(己酮可可碱),抗血小板制剂及抗凝剂(阿司匹林、潘生丁、利伐沙班等),促蛋白合成类固醇达那唑、丙

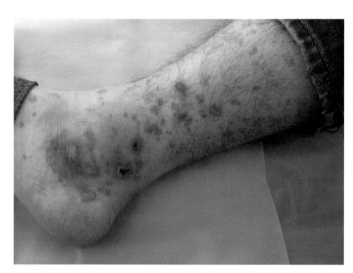

图 1-3-2-1-1A　下肢紫癜、溃疡

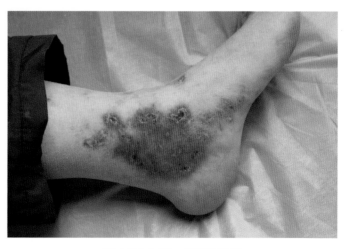

图 1-3-2-1-1B　疼痛性溃疡

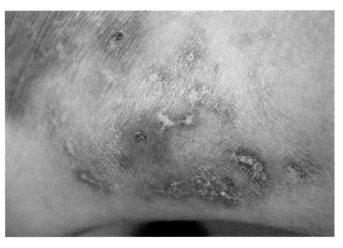

图 1-3-2-1-1C　萎缩性、瓷白色的卫星状瘢痕

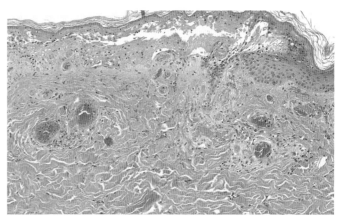

图 1-3-2-1-2B　血管壁增厚,有透明样变性

种球蛋白也有一定疗效,并辅以高压氧疗等物理疗法。

3. 预后　无内脏系统累及,慢性进展,易复发。

【发病机制】

确切的发病机制不明,可能与有机体高凝状态,纤维蛋白溶解障碍和/或免疫系统疾病相关,引发真皮微静脉内血栓形成,供血区域缺血坏死,最终形成溃疡、白色萎缩性瘢痕。

【病理变化】

1. 镜下观　早期真皮浅中层血管内透明血栓形成,管壁轻度纤维样变性(图 1-3-2-1-2A);进展期血管壁增厚,有透明样变性,血管内皮细胞水肿和增生(图 1-3-2-1-2B);溃疡期真皮浅层血管阻塞伴红细胞外溢(图 1-3-2-1-2C)。

2. 免疫荧光　可见免疫球蛋白 IgG、IgM 和补体 C3 沉积。

【鉴别诊断】

1. 变应性皮肤血管炎　常急性起病,以下肢为主,可泛发全身。皮损呈多样性,表现为瘀点、瘀斑、水疱、大疱、血疱等。组织病理表现为真皮上部毛细血管及小血管的坏死性血管炎,一般无血栓形成。

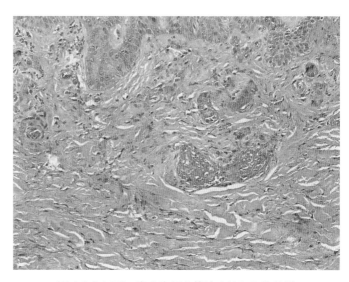

图 1-3-2-1-2C　真皮浅层血管栓塞伴红细胞外溢

2. 其他脉管性疾病　如静脉曲张、下肢静脉功能不全等引起静脉瘀滞,回流不畅,引起局部皮肤红斑、丘疹和脱屑等,搔抓后可继发糜烂、渗出,通常没有本病特征性溃疡的表现。

(毕新岭)

二、恶性萎缩性丘疹病

【概念】

恶性萎缩性丘疹病(malignant atrophic papulosis),又称德戈斯病(Degos disease),是一种罕见的慢性血栓闭塞性血管病,其特征是丘疹性皮肤病变,中央有瓷白色萎缩,边缘伴有血管扩张。目前该病分为恶性系统型和良性皮肤型,前者可累及内脏系统,危及生命,预后差,后者仅有皮肤累及。

【临床特点】

1. 临床表现　通常发生在年轻的白种人,在其他种族和所有年龄段也有报道。

恶性萎缩性丘疹病常以皮肤病变为首发症状,表现

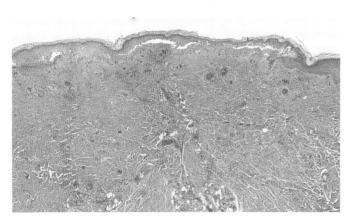

图 1-3-2-1-2A　低倍镜扫视,真皮浅中层血管内血栓形成

为全身散在绿豆至黄豆大淡红色丘疹,周边有红色环状隆起,中央凹陷,呈瓷白色,表面有细小的鳞屑,周围可见暗红斑及毛细血管扩张(图1-3-2-2-1A、图1-3-2-2-1B)。

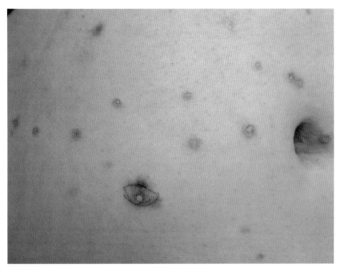

图1-3-2-2-1A 绿豆至黄豆大淡红色坏死性丘疹

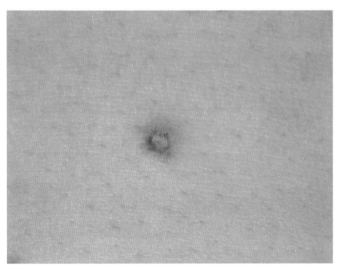

图1-3-2-2-1B 丘疹周边有红色环状隆起,中央凹陷,呈瓷白色

系统性受累的患者中50%可伴有胃肠道受累,导致如肠穿孔等严重的并发症,临床表现为突发性腹痛、便血、恶心、呕吐等。20%的恶性萎缩性丘疹病患者可伴有神经系统受累,导致脑梗死、癫痫及其他非特异性神经系统症状,如头痛、脑膜刺激征等。

2. 治疗 目前无特效治疗方案,仅皮肤受累者可使用阿司匹林和双嘧达莫等抗血小板药物治疗促进血流灌注。依库珠单抗能降低补体C5b-9的沉积,可以用于治疗皮肤及胃肠道损害,但是不能阻止疾病的进展。纤溶治疗和免疫抑制治疗(如环孢素、硫唑嘌呤、环磷酰胺、糖皮质激素)对该病无效。

3. 预后 单纯皮肤受累的恶性萎缩性丘疹病患者预后较好;系统病变的患者预后较差,可导致多个器官受累,患者多在2~3年内死亡,死亡原因通常是肠穿孔。

【发病机制】

病因尚不明确,可能与病毒感染、自身免疫功能紊乱有关。

【病理变化】

1. 镜下观 皮损区域示缺血区域楔形的皮肤坏死,坏死周围稀疏的淋巴组织细胞浸润。上覆表皮萎缩及轻度角化过度,皮损底部可伴有血管损伤和血栓形成。疾病早期,可见水肿及黏蛋白沉积。疾病后期,真皮出现纤维化改变(图1-3-2-2-2A~图1-3-2-2-2C)。

2. 免疫组化 MXA蛋白(Ⅰ型干扰素诱导型蛋白)在内皮细胞、血管壁、炎症细胞、表皮角质形成细胞和血管周围间质中广泛表达。

3. 免疫荧光 免疫荧光显示C5b-9在皮肤血管壁大量沉积。

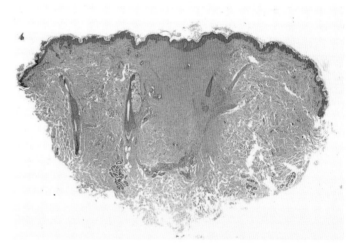

图1-3-2-2-2A 楔形胶原增生

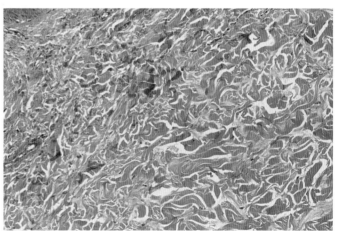

图1-3-2-2-2B 胶原增粗,胶原束间黏蛋白沉积

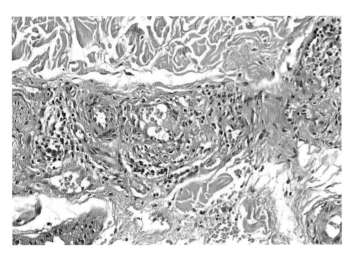

图 1-3-2-2-2C 真皮深层血管壁纤维素样变性,淋巴细胞浸润

【鉴别诊断】

1. **淋巴瘤样丘疹病** 该病也可表现为丘疹性损害,中央可坏死、萎缩,但皮损组织病理学改变在真皮层可见淋巴细胞为主的浸润,少见血管炎改变。

2. **急性苔藓痘疮样糠疹** 该病发病急,皮损呈多形性,广泛分布,可融合、坏死、出血,皮损组织病理学检查可见表皮内坏死角质形成细胞,有程度不等的真皮浅层红细胞外溢。

(毕新岭)

三、胆固醇栓塞

【概念】

胆固醇栓塞(cholesterol embolism)是一种具有多种临床表现的多系统疾病,主要是由于动脉粥样硬化斑块破裂,使斑块内胆固醇结晶脱落至远端血管及外周血管,造成栓塞,并引起栓塞部位炎性反应和终末器官损伤的综合征,临床可由介入性和外科手术引起,也可自发。

【临床特点】

1. **临床表现**

(1) 全身症状:发热、疲倦、厌食、体重下降和肌痛。

(2) 皮肤表现:约34%的患者有皮肤受累,表现为网状青斑、紫绀、坏疽、溃疡等,当足部血管受累时,可使足趾呈蓝紫色,称为"蓝趾综合征"(图 1-3-2-3-1A、图 1-3-2-3-1B)。

(3) 肾脏受累:肾脏是第二大受累部位,严重者出现急性、亚急性或慢性肾功能衰竭。大量的胆固醇结晶栓塞可以在促发因素发生后的 1 周内引起急性肾功能衰竭;亚急性肾功能衰竭可在促发因素后数周发生;慢性栓塞表现为进行性肾功能障碍,较难诊断。胆固醇结晶栓塞肾脏还可引起高血压、蛋白尿等。

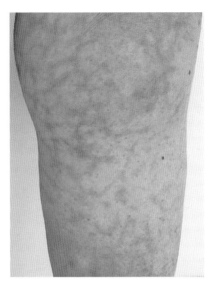

图 1-3-2-3-1A 网状青斑

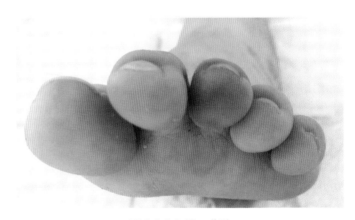

图 1-3-2-3-1B 蓝趾

(4) 消化道损害:累及消化道血管的发生率为10%~36%,临床表现为腹痛、腹泻、消化道溃疡、出血,胃和结肠缺血、梗死等。

(5) 中枢神经系统和眼部损害:胆固醇栓塞中枢神经系统通常导致弥漫性脑损伤,临床表现包括短暂性脑缺血发作、脑卒中、神志不清、头痛、头晕、记忆混乱和丧失。眼部受累引起眼痛、视力模糊,如果视网膜动脉出现明亮的折射性斑块病变,提示胆固醇栓塞。

(6) 其他表现:有报道胆固醇栓塞导致心肌梗死、肾上腺功能不全、阴茎坏死、脾梗死。

2. **治疗**

(1) 一般措施和预防:主要是对终末器官损伤的对症、支持治疗,如肾功能衰竭、消化道出血等的治疗;胆固醇栓塞综合征是动脉粥样硬化晚期的一种表现,因此心血管疾病的二级预防在此类患者中至关重要,预防措施包括控制血压、血糖、体重,戒烟和预防斑块破裂的治疗,如他汀类药物可降低低密度脂蛋白水平,稳定斑块。

（2）抗炎治疗：胆固醇栓塞综合征发病的重要机制还包括免疫系统激活导致器官进一步损伤，因此抗炎能够有效缓解症状，可适当应用激素、环磷酰胺等，但也有报道激素无效，应避免长期使用。

（3）介入和外科治疗：血管内干预和手术治疗，如内膜剥脱术和旁路手术。

3. 预后 累及多脏器的预后极差，1 年的病死率高达 64%～87%，多死于心力衰竭、肾功能衰竭或多器官衰竭。有一项研究报道，648 例医源性胆固醇栓塞病例，死亡率为 64%。总体预后取决于患者的一般情况、合并症及病程进展等因素，同时也取决于能否及时确诊并治疗。

【发病机制】

主要的发病机制是胆固醇斑块破裂，导致胆固醇结晶释放，进入血液循环流至远端小血管，导致直径为 100～200μm 的小动脉阻塞，其闭塞可引起远端梗死。另外，胆固醇结晶可激发局部的炎症反应，致使血管进行性纤维化。

【病理变化】

镜下观 在小血管腔内可发现由于胆固醇结晶被有机溶剂溶解所遗留的针状空隙，同时周围有纤维蛋白和血小板血栓围绕，常伴有异物巨细胞浸润和血管内膜增厚（图 1-3-2-3-2A、图 1-3-2-3-2B）。

【鉴别诊断】

胆固醇栓塞临床表现多样，常缺乏特异性。当出现皮肤损害如网状青斑时，应与雷诺现象、血管炎、抗磷脂抗体综合征、系统性红斑狼疮、皮肌炎等鉴别。表现为肾脏损害时，需与造影剂肾病、急性间质性肾炎等鉴别。表现为消化道症状时，需要与类似表现的消化道疾病鉴别。

1. 动脉血栓栓塞 二者均有动脉粥样硬化基础疾病，但胆固醇栓塞综合征是动脉粥样硬化斑块内胆固醇结晶脱落后造成远端动脉栓塞，主要阻塞成分是胆固醇

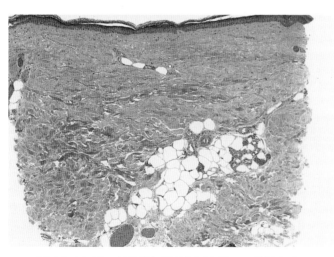

图 1-3-2-3-2A 低倍镜扫视（Dirk M. Elston 教授惠赠）

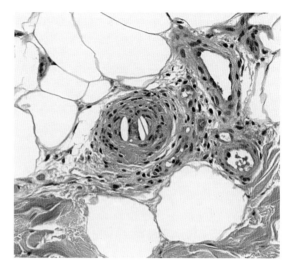

图 1-3-2-3-2B 血管腔内见针状空隙（Dirk M. Elston 教授惠赠）

结晶，阻塞的血管为小动脉和微动脉，常造成多处微栓塞；而动脉血栓栓塞大部分是动脉粥样硬化斑块破裂后，血小板黏附、聚集和血栓形成，造成斑块处阻塞，阻塞的主要成分是血小板、纤维蛋白和红细胞等。

2. 造影剂肾病 两者均可发生于有创性心血管检查后，但胆固醇栓塞患者的血肌酐进行性升高，直至不可逆的肾功能衰竭；而造影剂肾病患者早期血肌酐常升高，7～10 天达到高峰，数周后血肌酐可逐步恢复正常。

3. 系统性血管炎 与胆固醇栓塞共有的临床表现包括皮肤表现，如紫癜、网状青斑和溃疡等，也可出现肾功能不全和嗜酸性粒细胞升高。但系统性血管炎 ANCA 阳性，胆固醇栓塞出现低补体血症，有助于两者的鉴别。肾脏或受累部位皮肤活检，两者的病理表现不同，对于诊断有重要意义。

（毕新岭）

四、钙化防御

【概念】

钙化防御（calciphylaxis）是一种罕见的、危及生命的血管钙化综合征，其特征是皮下脂肪组织和真皮中的微血管闭塞，导致剧烈疼痛、缺血性皮肤病变。一旦诊断为钙化防御，预后一般较差。

【临床特点】

1. 流行病学 尽管在世界范围内很少见，但报告显示，在美国接受血液透析的患者中，每 10 000 例的年发病率为 35 例。本病的发病率升高，可能是由于病例实际增加，或者提高了对疾病的认识，或两者兼而有之。从开始透析到出现钙化的间隔时间在美国报道为 30 个月。另一项研究显示，接受腹膜透析治疗的患者，血管钙化的发生率高于血液透析治疗的患者，然而，其基本机制尚不清

楚。在肾脏移植受者和慢性肾脏疾病早期患者的发病率尚不清楚。目前患者的诊断平均年龄段为50~70岁,儿童少见;60%~70%的钙化患者是女性。

2. 危险因素 钙化防御的危险因素包括:①终末期肾病;②女性肥胖;③糖尿病、高钙血症、高磷血症;④甲状旁腺功能亢进症(原发性和继发性);⑤抑制过高的甲状旁腺素伴动脉粥样硬化性骨病(低骨周转率);⑥碱性磷酸酶升高、维生素K缺乏的肝胆疾病;⑦血友病(如抗凝血酶缺乏、蛋白C缺乏等);⑧自身免疫性疾病(如系统性红斑狼疮);⑨低铝血症;⑩转移癌(如结肠癌或肺癌)和POEMS综合征;⑪遗传多态性(如存在rs4431401和rs9444348);⑫皮肤创伤(如皮下注射);⑬反复低血压;⑭快速减肥;⑮暴露于紫外线照射;⑯药物(如华法林、钙、维生素D、铁和重组甲状旁腺素)等,肥胖和糖尿病也是非终末期肾脏病(end stage renal disease,ESRD)患者钙化防御的危险因素。

3. 临床表现

(1)疼痛:躯体的疼痛可能先于皮肤损伤出现,疼痛程度不一,常伴有触觉异常。

(2)皮肤表现:初期皮肤表现包括结节、斑块、疣状物、网状青斑或紫癜,皮损变暗常表明即将发生坏死。皮损通常多发,双侧对称分布,周围皮肤呈皮革样。病变迅速发展为星状坏死,伴恶臭溃疡与黑色痂皮形成(图1-3-2-4-1)。脓毒血症是最常见的死因之一。

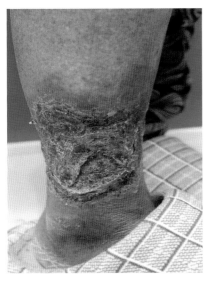

图1-3-2-4-1 右下肢近踝关节处疼痛性溃疡、结痂(中南大学湘雅二医院周英教授惠赠)

(3)骨外钙化:骨骼外钙化经常在影像检查中被发现。

(4)并发症:在罕见的情况下,皮外血管钙化导致骨骼肌病、肠道出血或视力障碍。

4. 分型 钙化防御分为尿毒症(ESRD患者)或非尿毒症(肾功能正常或慢性肾脏疾病早期患者)。钙化防御根据病变可分为中枢受累(包括皮下脂肪组织的中心区域,如腹部或大腿)、外周受累(仅限于脂肪组织有限的周围部位)。病变可以是非溃疡性(在疾病的早期阶段)或溃疡性(在后期阶段)。无论患者是否患有肾脏疾病,病变都是相似的;然而,ESRD患者70%~80%的病变具有中心分布。无ESRD的患者的预后(1年死亡率为25%~45%)优于ESRD患者(1年死亡率为45%~80%)。合并疾病、皮损分布位置、体重指数等影响患者的预后,如溃疡晚期的患者6个月生存率为20%,女性比例更大。

5. 治疗 硫代硫酸钠是一种具有抗氧化和血管舒张特性的药物,也能抑制脂肪细胞钙化,阻断脂肪细胞诱导血管平滑肌细胞钙化的能力。双膦酸盐是焦磷酸盐类似物,已成功地用于治疗遗传外核苷酸焦磷酸酶/磷酸二酯酶1(ENPP1)缺陷患者。

在评估出血风险和血栓形成风险后,抗凝治疗应该个体化,药物的选择也应该根据患者的肾功能等指标来选择。

6. 预后 钙化防御是一种复杂的微血管钙化紊乱,通常表现为疼痛的皮肤病变,并导致不良的结果。目前已经更好地理解了一些钙化的危险因素,有待建立动物模型更好地了解发病机制和测试新的治疗药物。

【发病机制】

钙化防御的发病机制尚不明确,组织学分析表明,钙化、变窄的微血管可导致慢性缺血,并且由内皮损伤和微血栓形成引起的血管进一步阻塞会导致梗死。钙化防御患者的组织学特征相似,另外,微血管钙化的发展取决于钙化促进剂和抑制剂之间的平衡。

钙化防御患者的血清样品显示磷酸钙沉淀的抑制作用减弱,这可能是钙化抑制剂缺乏的结果。基质Gla蛋白(MGP)是由血管平滑肌和内皮细胞合成的细胞外基质蛋白。羧化的MGP是一种有效的钙化抑制剂,其羧化程度取决于维生素K。羧化MGP缺乏会加速小鼠的自发钙化,人类钙化防御症是由于皮肤组织和循环中羧化MGP的相对减少,此外,循环水平降低预示着更广泛的病变和溃疡形成。

羧化的MGP不仅是直接钙化抑制剂,还抑制钙化因子人骨形成蛋白2(BMP-2)和人骨形成蛋白4(BMP-4)。在钙化防御中,羧化MGP的缺乏可能会促进BMP-221和BMP-445的瞬时表达增加,并进一步促进成骨转录。另一种钙化抑制剂是胎球蛋白-A(Fetuin-A),参与运输矿物质纳米晶体的钙蛋白颗粒的形成,在包括慢性肾脏疾病在内的慢性炎症条件下被下调。

钙化防御常发生在脂肪组织丰富的腹部和股部,提示脂肪细胞在发病过程中发挥重要作用。暴露于高磷酸盐水平的成熟脂肪细胞可能会通过释放脂肪因子而诱导血管平滑肌细胞钙化。血管内皮生长因子 A(VEGF-A)是一种潜在的脂肪因子,显示可通过 BMP-4 促进钙化反应。另外,钙化防御易感性差异是否与脂肪组织的遗传或环境变化相关尚不清楚。

【病理变化】

镜下观 钙化防御的特征性组织学表现为皮下脂肪组织和真皮微血管钙化、内膜增生和血栓形成,常伴有表皮和脂肪组织坏死、真皮表皮分离、血管炎、内皮细胞增殖和血管外钙化(图 1-3-2-4-2A、图 1-3-2-4-2B)。所涉及的微血管的平均直径为 100μm(范围为 40~600μm)。钙化病变由钙和磷酸盐组成,摩尔比为 1.7,与羟基磷灰石的摩尔比相同。

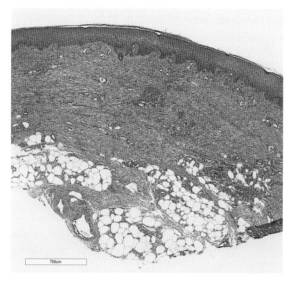

图 1-3-2-4-2A 低倍镜扫视(中南大学湘雅二医院周英教授惠赠)

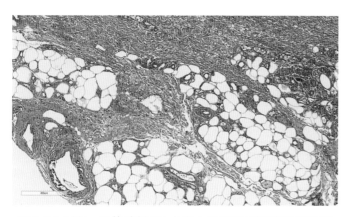

图 1-3-2-4-2B 血管壁钙化(中南大学湘雅二医院周英教授惠赠)

【鉴别诊断】

早期诊断非常重要,血清钙或磷酸盐水平不是恒定升高。最近德国钙化防御的数据分析表明,86% 的透析依赖型钙化防御的患者,其血浆钙水平、血浆磷酸盐水平正常或偏低。皮肤活检是确诊钙化防御的标准方法,然而可能引起新的、不愈合的溃疡和感染。对于 ESRD 患者和典型的黑色焦痂覆盖的疼痛坏死性溃疡患者,不需要活检。然而,对于早期不典型病变,或者在没有 ESRD 的患者中怀疑钙化防御时,建议早期考虑活检。对于骶尾、阴茎或感染部位的病变,避免活检。环钻活检比切除活检更安全,但深度有限。Von Kossa 等特殊染色,有助于发现磷酸盐。ESRD 患者可能有皮肤微血管钙化,原因不是钙化防御,也可以是转移性钙化或动脉中层钙化(Monckeberg 动脉硬化)。

临床鉴别诊断包括:华法林致皮肤坏死、动脉粥样硬化性血管病、静脉淤滞性溃疡、蜂窝织炎、胆固醇栓塞、营养性钙化、肾源性纤维化、坏疽性脓皮病、坏死性血管炎、高血压缺血性溃疡(Martorell 溃疡)等。

(毕新岭)

五、单纯性冷球蛋白血症

【概念】

冷球蛋白是一种免疫球蛋白,在低于 37℃ 时发生沉淀,并于复温后重新溶解,可分为三型,Ⅰ 型由单克隆免疫球蛋白组成,通常为 IgM 或 IgG,Ⅱ 型冷球蛋白为单克隆抗体 IgM(具有类风湿因子活性)及多克隆抗体 IgG 的混合物,Ⅲ 型冷球蛋白是多克隆抗体 IgM 和 IgG 的混合物。冷球蛋白血症(cryoglobulinemia)是指血清中存在冷球蛋白,特征表现为紫癜、关节痛和乏力(Meltzer 三联征)。Ⅱ 型和 Ⅲ 型合并称为混合型冷球蛋白血症。

【临床特点】

1. 临床表现 冷球蛋白血症的流行率不明确,主要是由于冷球蛋白检测的局限性、缺乏标准的临床评估方法等。目前已知的是混合型冷球蛋白血症与丙型肝炎病毒感染密切相关,发病率为 30%~100%。

有循环冷球蛋白的患者出现临床症状的比例为 2%~50%,其中 80% 的患者可表现为紫癜、关节痛、乏力三联征,症状的进展受年龄、疾病(HCV 感染)和冷球蛋白类型等因素的影响。

高凝血症主要见于血液系统肿瘤相关的 Ⅰ 型冷球蛋白血症,极少见于混合型冷球蛋白血症,主要累及神经系统(头痛、意识模糊),眼(视物模糊、失明),耳(听力下降),鼻(鼻出血),大量肾小管内沉淀会导致急性肾衰竭。

冷球蛋白血管炎多见于混合型冷球蛋白血症。常表现为发热、虚弱、肌肉关节痛、紫癜(图1-3-2-5-1A)。发热通常无明显诱因。手、膝、腕关节表现为单纯性关节疼痛,无炎症反应,与类风湿关节炎相比,影像学未见骨侵蚀,抗瓜氨酸抗体检测阴性。

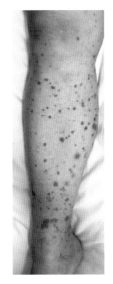

图 1-3-2-5-1A　下肢紫癜

除此之外,紫癜是最具代表性的表现,可出现斑疹性紫癜或可触及紫癜,典型的损害局限于下肢。单纯的紫癜通常预后较好,1周之内即可恢复,若合并溃疡(通常在踝关节附近,图1-3-2-5-1B)或远端(手、脚、唇、耳、鼻)缺血坏死,预后变差。

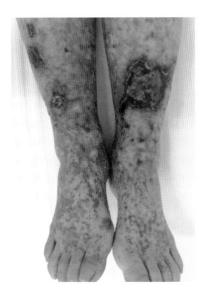

图 1-3-2-5-1B　在血管炎的基础上出现皮肤溃疡

近1/5的冷球蛋白血症患者伴有肾脏疾病,表现为蛋白尿、无痛性镜下血尿和不同程度的肾功能不全。

周围神经病变是冷球蛋白血症的前期症状,发生率为17%~60%。主要表现为感觉异常,伴有下肢疼痛或烧灼感,或两者兼而有之,夜间明显。

累及胃肠道出现肠缺血,表现为急性腹痛和全身不适,其中1/3的患者有发热和便血,一些患者出现肠穿孔和休克。

极少数患者会出现肺部受累,发生率不足5%,可有肺部纤维化(轻至中度呼吸困难和干咳)、急性肺泡出血(咯血、呼吸困难、弥漫性肺部阴影),通常很难确诊冷球蛋白血症。

特殊皮肤症状有荨麻疹样及网状青斑样表现,另有少数报道中枢神经系统受累,表现为脑卒中(运动感觉障碍、失语症、构音障碍)。

2. 治疗　应根据冷球蛋白血症的潜在原因和临床表现制订治疗方案。

(1) 大剂量糖皮质激素和环磷酰胺可以快速控制病情进展。

(2) HCV 相关的冷球蛋白血症可以使用抗病毒药物(如聚乙二醇干扰素 α 和利巴韦林)治疗丙型肝炎。

(3) 利妥昔单抗抑制 B 淋巴细胞增殖,减少抗体产生。

(4) 用血浆置换处理高凝血症。

(5) 免疫球蛋白静脉滴注可有效治疗严重的冷球蛋白血症。

3. 预后　冷球蛋白血症的发展变化很大,半数患者并发慢性疾病,未累及重要脏器者预后较好;1/3 的患者有中重度疾病,伴有慢性肾功能衰竭或肝硬化,此类患者预后较差。并发肾小球肾炎的患者 10 年生存率为33%~49%。目前认为的高危因素有高龄男性、肾小球肾炎、胃肠道或肺部受累和慢性丙型肝炎。混合型冷球蛋白血症常伴有明显的 B 淋巴细胞增生。

【发病机制】

冷球蛋白血症与冷球蛋白的生成相关,冷球蛋白是由 B 淋巴细胞在感染或自身免疫病引起的持续刺激下产生的。有研究表明,在 HCV 感染患者的外周血、骨髓和肝脏中可以发现慢性 B 淋巴细胞刺激。冷球蛋白在低温时发生沉淀,在 I 型冷球蛋白血症中常发生血管阻塞。在混合型冷球蛋白血症常见由免疫复合物介导的血管炎症。

【病理变化】

镜下观　单纯型主要表现为血管扩张、内皮肿胀、管腔内透明血栓形成;混合型可见管壁变性、红细胞外溢等白细胞碎裂性血管炎表现(图1-3-2-5-2)。

【鉴别诊断】

冷球蛋白血症的鉴别诊断包括所有的中小血管炎,血中检测出冷球蛋白可以明确本病。

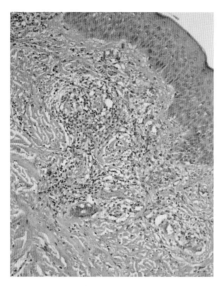

图 1-3-2-5-2　内皮细胞肿胀,红细胞外溢

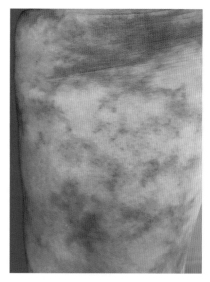

图 1-3-2-6-1　树枝状或网状青紫色斑片

1. 冷纤维蛋白原血症　临床表现一般无症状,可表现为紫癜、肢端麻木、关节痛,冷纤维蛋白原沉淀中含有纤维蛋白、纤维蛋白原、白蛋白。与冷球蛋白血症相比,该病预后好。

2. Waldenstrom 巨球蛋白血症　是一种浆细胞样淋巴细胞淋巴瘤,巨球蛋白即 IgM,可与凝血因子结合,引起口腔、鼻腔、视网膜出血,常有高黏血症,伴淋巴结增大、肝脾大和贫血。

3. 暴发性紫癜　又称坏疽性紫癜,伴发于急性感染,起病急骤,严重者发生 DIC,儿童发病较成人多见,病情进展较快,有呼吸困难、发绀、全身多处瘀斑等表现。

（毕新岭）

六、网状青斑

【概念】

网状青斑(livedo reticularis,LR),又名环状青斑、树枝状青斑、树枝状皮炎,是一种皮肤血管性疾病,特征性皮损通常表现为网状或树枝状分布的青紫色斑,常遇冷后加重。

【临床特点】

1. 临床表现　好发于足、下肢,也可累及躯干、上肢。发病率为 1/100 000,男女比例为 1:4.3,以中青年女性为主。

原发损害为网状或树枝状青紫色斑纹,网纹间可见正常或苍白皮肤,多无明显自觉症状,遇冷后可加重。皮损有时呈分枝状结构,称葡萄状青斑(Livedo racemosa)(图 1-3-2-6-1)。

临床上根据病因可分为 5 型:

（1）生理性网状青斑:又称大理石样皮肤,特征性皮损呈大理石样青紫色斑点,弥漫性,下肢多发,是一种遇冷发生的短暂生理反应,50% 的正常儿童和部分成人可见,可伴冻疮、肢端青紫症等。

（2）先天性网状青斑:又称先天性毛细血管扩张性大理石样皮肤,常染色体显性遗传病,主要特点是大理石样皮肤、浅表溃疡、毛细血管及静脉扩张,伴多系统异常。有研究认为系毛细血管和静脉的联合畸形导致。

（3）获得性特发性网状青斑:多见于青中年女性,病因不明,常在 30~40 岁发疹,可合并生理性网状青斑,一般病情较轻,起初遇冷发病,后可持续发作,伴疼痛或麻木,严重者可进展发生溃疡,溃疡愈合缓慢,愈后留有瘢痕。

（4）伴系统损害的特发性网状青斑:即 Sneddon 综合征,较少见,以严重、广泛的网状青斑,同时伴有脑动脉、冠状动脉、肾动脉、周围动脉的病变为特征。其中 40% 的患者会出现抗磷脂抗体(APL-Ab)阳性,可诊断为抗磷脂抗体综合征(APS)。

（5）继发性网状青斑:可能为某些潜在性疾病的临床表现,皮损多为斑片状且不对称,如系统性红斑狼疮、结节性多动脉炎、青斑样血管病、胆固醇栓塞,其他包括皮肌炎、类风湿性关节炎、淋巴瘤、草酸血症和冷球蛋白血症等,或因服用某些药物如金刚烷胺导致。

2. 治疗　对于生理性或先天性 LR,无须特殊药物治疗,以保暖避寒及休息为主;继发性 LR 以治疗原发病为主或停用致病药物;对于 APS 患者或伴血栓形成的患者,建议在糖皮质激素治疗的基础上联合抗栓治疗;严重患者可使用抗凝药如肝素、低分子右旋糖酐及血管扩张剂等,必要时可进行手术。

3. 预后　多数情况预后较好。

【发病机制】

病因未明。网状青斑的临床表现与皮肤微血管系统的解剖及生理学相关。大部分学者认为,皮肤血液供给构成血管网,局部吻合区的血液供给相对较少,所以一旦吻合区毛细血管和细静脉扩张,以及血管内血液障碍,相应的静脉区域就会出现明显的青紫色。

【病理变化】

组织病理结果通常取决于活检的部位(周围红斑区域与中央发白区域)。部分研究表明,在病变中心(白色区域)进行的活检比其他区域的诊断率更高。

镜下观 常可见真皮深层血管壁增厚,真皮深层和皮下组织伴有动脉闭塞的血管炎(图1-3-2-6-2A)。一般早期出现血管周围炎症和内皮细胞炎症;后期可见淋巴细胞、组织细胞炎症和纤维蛋白部分或完全阻塞血管腔;晚期可出现血管纤维化和收缩;也可能出现血管扩张(图1-3-2-6-2B)。

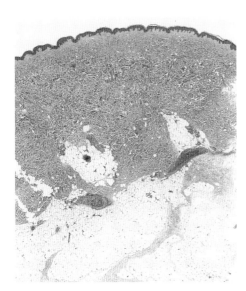

图1-3-2-6-2A 低倍镜扫视,真皮深层和皮下组织伴有动脉闭塞的血管炎

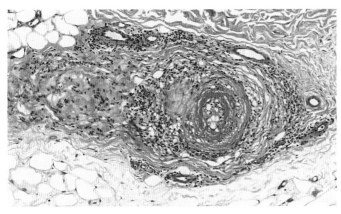

图1-3-2-6-2B 血管周围及血管壁淋巴细胞、组织细胞浸润,可见血管壁纤维素样坏死

在不明原因的网状青斑并提示系统性疾病的情况下,多次活检有利于诊断,至少从中央变白区域及周围红斑区各进行一次活检。在继发性网状青斑中,可以发现多种病理变化,包括血管炎、血管壁内的钙沉积(钙化防御)、血管内嗜酸性物质堵塞(单克隆冷球蛋白血症)、管腔内血栓形成(高凝状态)、胆固醇结晶(胆固醇栓塞)和晶体沉积(草酸沉着症)。在Sneddon综合征中,血管壁显示内皮炎症和内皮下肌内膜增生,部分或完全阻塞了受累小动脉。

【鉴别诊断】

1. **火激红斑** 由于皮肤长期暴露于高热,如用火炉或暖气片烘烤,引起局部毛细血管扩张性网状红斑,早期病变可逆,反复发作则红斑明显,最后呈网状色素沉着,经久不退。自觉灼痒。根据病史和临床特点通常可以鉴别。

2. **匐行性血管瘤** 为累及真皮浅层的少见血管组织肿瘤,多见于16岁以下女孩。皮损为细小的鲜红或深红色斑疹,可微隆起成丘疹,压之褪色。病程呈慢性,新发与消退并存,但不会完全消失。镜下可见真皮乳头层和真皮上层毛细血管扭曲扩张,无炎症细胞浸润,无出血、含铁血黄素沉着。

3. **其他** 结节性多动脉炎、抗中性粒细胞胞质抗体(ANCA)相关性血管炎及其他自身免疫性炎症性疾病,如冷球蛋白血症性血管炎和坏疽性脓皮病也可能出现类似网状青斑的表现,需通过组织病理及临床实验室检查予以鉴别。

(毕新岭)

参 考 文 献

[1] Harper CD. Atrophie Blanche. Treasure Island;StatPearls,2020.

[2] Franco Marques G. The management of livedoid vasculopathy focused on direct oral anticoagulants(DOACs):four case reports successfully treated with rivaroxaban. Int J Dermatol, 2018, 57(6):732-741.

[3] Weishaupt C. Characteristics, risk factors and treatment reality in livedoid vasculopathy-a multicentre analysis. J Eur Acad Dermatol Venereol,2019,33(9):1784-1791.

[4] Kunzler E. Ulcerative livedoid vasculopathy responding to clopidogrel. JAAD,2018,4(2):203-205.

[5] Degos R. Malignant atrophic papulosis. British Journal of Dermatology,1979,100(1):21-35.

[6] 卢忠明. 恶性萎缩性丘疹病. 临床皮肤科杂志,2006,35(10):687-688.

[7] 敖俊红,杨蓉娅,郝震锋,等. 恶性萎缩性丘疹病伴肠穿孔1

例. 临床皮肤科杂志,2004,33(10):611-613.

[8] Scheinfeld N. Malignant atrophic papulosis. Clin Exp Dermatol, 2007,32(5):483-487.

[9] Theodoridis A, Makrantonaki E, Zouboulis CC. Malignant atrophic papulosis(Köhlmeier-Degos disease)-A review. Orphanet journal of rare diseases,2013,8(1):10.

[10] Magro C M, Poe J C, Kim C, et al. Degos Disease: A C5b-9/Interferon-α-Mediated Endotheliopathy Syndrome. American journal of clinical pathology,2011,135(4):599-610.

[11] Abdullah Ozkok. Cholesterol-embolization syndrome:current perspectives. Vascular Health and Risk Management, 2019:15:209-220.

[12] Fine MJ, Kappor W, Falanga V. Cholesterolcrystal embolization:a review of 221 casesin the English literature. Angiology,1987,38:769-784.

[13] 刘兆平,丁文惠. 胆固醇结晶栓塞症. 中华老年心血管病杂志,2006(10):13-15.

[14] 张之瀛,尹勇,徐泽升. 胆固醇结晶栓塞. 血管病学进展,2008,29(5):785-788.

[15] Nigwekar SU, Zhao S, Wenger J, et al. A nationally representative study of calcific uremic arteriolopathy risk factors. J Am Soc Nephrol,2016,27(11):3421-3429.

[16] McCarthy JT, ElAzhary RA, Patzelt MT, et al. Survival, risk factors, and effect of treatment in 101 patients with calciphylaxis. Mayo Clin Proc,2016,91(10):1384-1394.

[17] Brandenburg VM, Evenepoel P, Floege J, et al. Lack of evidence does not justify neglect:how can we address unmet medical needs in calciphylaxis? Nephrol Dial Transplant, 2016, 31 (8):1211-1219.

[18] Brandenburg VM, Kramann R, Rothe H, et al. Calcific uraemic arteriolopathy(calciphylaxis):data from a large nation-wide registry. Nephrol Dial Transplant,2017,32(1):126-132.

[19] Honda Y, Endo Y, Tanizaki H, et al. Calciphylaxis associated with acute renal failure in multicentric Castleman's disease. Eur J Dermatol,2015,25(5):497-499.

[20] Brandenburg VM, Reinartz S, Kaesler N, et al. Slower progress of aortic valve calcification with vitamin K supplementation:results from a prospective inter ventional proof-of-concept study. Circulation,2017,135(21):2081-2083.

[21] Jean L Bolognia. Dermatology. New Haven:Elsevier,2008.

[22] William D. James. Andrews'Disease of the skin:Clinical Dermatology. Philadelphia:Elsevier,2016.

[23] 陈明. 皮肤病症状鉴别诊断学. 上海:第二军医大学出版社,2014.

[24] Phillip H. Mckee. Pathology of the Skin. Philadelphia: Elsevier,2007.

[25] Manuel R. Casals. The cryoglobulinaemias. Lancet,2012,379:348.

[26] Fabrizio Fabrizi. Hepatitis C Virus Infection, Mixed Cryoglobulinemia, and Kidney Disease. Am J Kidney Dis, 2013,61(4):623-637.

[27] 王岚琦. 以寒冷性荨麻疹为表现的混合型冷球蛋白血症. 临床皮肤科杂志,2018,47(9):574-577.

[28] 赵辨. 中国临床皮肤病学. 南京:江苏科学技术出版社,2010.

[29] Gibbs MB, English JC, Zirwas MJ. Livedo reticularis:An update. J Am Acad Dermatol,2005,526(6):1009-1019.

[30] Wohlrab J, Fischer M, Wolter M, et al. Diagnostic impact and sensitivity of skin biopsies in Sneddon's syndrome. A report of 15 cases. Br J Dermatol,2001,1452(2):285-288.

[31] In SI, Han JH, Kang HY, et al. The Histopathological characteristics of livedo reticularis. J Cutan Pathol, 2009, 612 (12):1275-1278.

[32] Sangle SR, D'Cruz DP. Livedo Reticularis:An Enigma. Isr Med Assoc J,2015,172(2):104-107.

[33] Vijaya Veeranna Sajjan, Snehal Lunge, Manjunathswamy Basavapuruda Swamy, et al. Livedo reticularis:A review of the literature. Indian Dermatol Online J,2015,6(5):315-321.

第四章

脂膜炎

第一节　小叶性脂膜炎/间隔-小叶混合性脂膜炎

一、硬红斑/结节性血管炎

【概念】

硬红斑(erythema induratum)和结节性血管炎(nodular vasculitis),既往认为是同一种疾病,皮损好发于中青年女性小腿屈侧皮肤的红色结节或斑块,显微镜下为小叶性或混合性脂膜炎伴小动脉或静脉血管炎。有潜在结核感染时,称为 Bazin 病,而结节性血管炎可能与多种因素有关,并不一定与结核感染相关。目前分为三种亚型:结核感染相关性硬红斑(Bazin 病)、其他疾病和药物相关性硬红斑、特发性硬红斑。

【临床特点】

1. **临床表现**　好发于小腿,亦可见于足踝、臀部及上肢。患者大多数为女性,男性也可发病,无明显种族差异,发病人群范围广,平均发病年龄段在 30~40 岁。主要表现为屈侧疼痛性的红色或紫红色结节、斑块,皮疹可发生破溃,愈后遗留瘢痕,有复发倾向(图 1-4-1-1-1A、图 1-4-1-1-1B)。结节性血管炎可表现为沿静脉走行排列的疼痛性皮下结节。

2. **治疗**　如果可以找到潜在性疾病,应针对病因进行治疗,结核感染相关的应联合抗结核药物,其他感染相关的应选择适当的抗生素治疗,停止使用可能加重病情的药物。其他有效的治疗药物有皮质类固醇、非甾体抗炎药、钾制剂、四环素、金制剂及吗替麦考酚酯等。支持治疗包括卧床休息、绷带包扎、穿弹力袜、避免吸烟等加重疾病的诱因。

3. **预后**　需要针对病因治疗,否则容易复发。

【发病机制】

部分病例与结核感染有着非常密切的关系,PCR 法

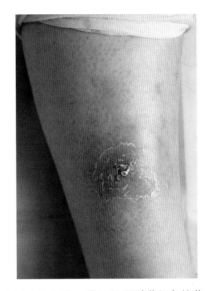

图 1-4-1-1-1A　硬红斑,下肢紫红色结节,表面破溃

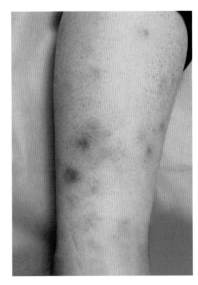

图 1-4-1-1-1B　结节性血管炎,下肢屈侧散在紫红色疼痛性结节

可在皮损内检测到分枝杆菌的 DNA,非结核性病例也与其他感染因素或药物有关,大多数研究者认为它是一种抗原刺激发生的细胞介导的Ⅳ型变态反应。

【病理变化】

镜下观 小叶性或间隔-小叶混合性脂膜炎,浸润细胞包括中性粒细胞、淋巴细胞、组织细胞、多核巨细胞,常伴有血管炎,累及中小血管,以中性粒细胞、淋巴细胞或肉芽肿性血管炎为主(图 1-4-1-1-2A、图 1-4-1-1-2B),可出现凝固性或干酪样坏死,有时伴有栅栏状肉芽肿(图 1-4-1-1-2C)。结节性血管炎可见动脉管壁有纤维素沉积或血管内有血栓形成,在动脉管壁内或管周有核尘(图 1-4-1-1-2D)。

【鉴别诊断】

感染性脂膜炎表现为大量中性粒细胞浸润伴嗜碱性坏死、汗腺坏死和小血管增生,特殊染色可帮助判定病原体。狼疮性脂膜炎较少形成肉芽肿,而以淋巴细胞、浆细胞浸润为主,可见黏蛋白沉积,有时合并红斑狼疮典型的表皮和真皮改变。结节性多动脉炎和血栓性静脉炎,多为血管周围的局限性炎症。

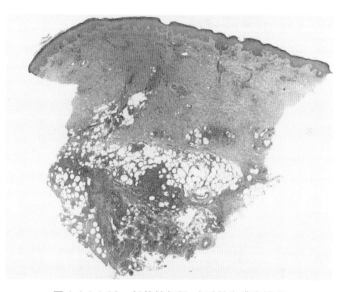

图 1-4-1-1-2A 低倍镜扫视,小叶性脂膜炎模式

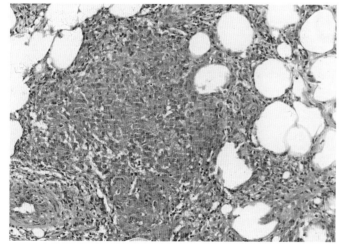

图 1-4-1-1-2B 浸润细胞包括中性粒细胞、淋巴细胞、组织细胞、多核巨细胞

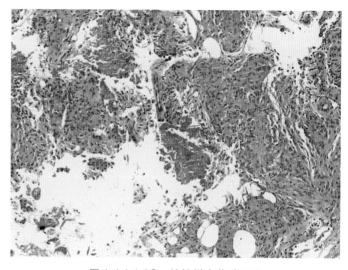

图 1-4-1-1-2C 结核样肉芽肿可见

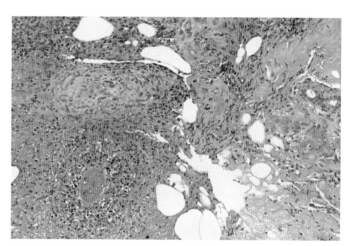

图 1-4-1-1-2D 管壁有纤维素沉积,血管壁内及管周可见中性粒细胞浸润及核尘

(马 英)

二、硬化性脂膜炎

【概念】

硬化性脂膜炎(sclerosing panniculitis)为间隔和小叶性脂膜炎,一侧或两双侧小腿下端出现红斑、硬化和色素沉着,通常伴有慢性静脉供血不足。

【临床特点】

1. **临床表现** 好发于 40 岁以上女性,尤其是肥胖人群。急性期出现疼痛、灼热、红斑,多发于踝以上小腿内侧皮肤,其他部位如下腹部也可发生。慢性期真皮和皮下有明显的硬化,导致皮肤变硬,与正常皮肤分界清楚,这些特征使受累的小腿呈倒立的酒瓶样外观(图 1-4-1-2-1)。

2. **治疗** 抬高患肢,持续加压包扎是治疗的主要手段。皮损内注射皮质类固醇结合加压治疗可能有效,但传统的抗炎治疗通常无效。促进合成代谢的类固醇,如

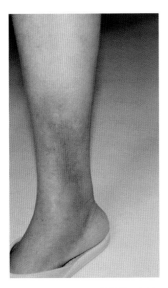

图 1-4-1-2-1 下肢结节、斑块

司坦唑醇或氧甲氢龙,可以促进纤维蛋白溶解,减轻疼痛,减少受累皮肤的范围和硬度。其他治疗方法包括超声、筋膜切开术和静脉切除术。

3. 预后 病情迁延,容易复发。

【发病机制】

大多患者存在静脉供血不足和纤维蛋白溶解异常,静脉高压导致毛细血管通透性增加,纤维蛋白原渗漏,聚合在血管周围形成纤维蛋白套,阻碍氧的交换,导致组织缺氧。

【病理变化】

镜下观 早期损害显示小叶中央缺血性坏死,脂肪间隔大量淋巴细胞环绕脂肪小叶,毛细血管不同程度充血,血栓形成和出血伴含铁血红素沉积。随着病情的发展,间隔增厚,脂肪细胞玻璃样硬化,出现噬脂细胞和混合性的炎症细胞浸润。晚期皮损的炎症显著减轻,可见明显间隔硬化、微囊肿形成及膜性改变(图 1-4-1-2-2A~图 1-4-1-2-2D)。

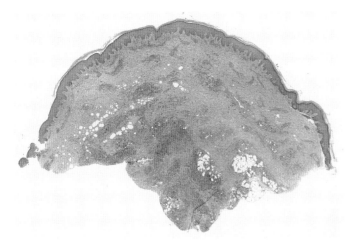

图 1-4-1-2-2A 低倍镜扫视

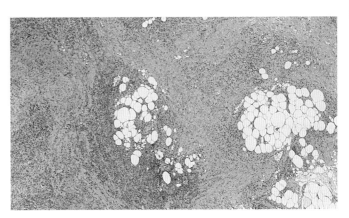

图 1-4-1-2-2B 小叶坏死,小叶间隔及血管周围淋巴细胞为主细胞浸润,间隔增厚

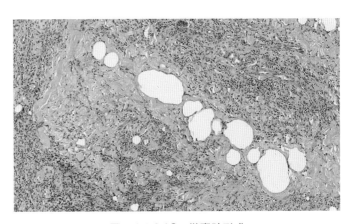

图 1-4-1-2-2C 微囊肿形成

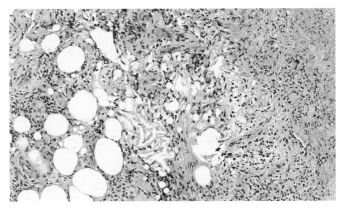

图 1-4-1-2-2D 膜性脂肪坏死

【鉴别诊断】

早期皮疹泛发、潮红时鉴别常有困难,需考虑蜂窝织炎、结节性红斑或硬红斑,皮疹顽固不退且停止变化和抗生素治疗无反应,可进行鉴别诊断。硬化期需与局限性硬皮病相鉴别,当表现为皮下组织受累时,硬皮病主要是间隔受累,脂肪分解和脂肪代谢障碍改变不明显,对静脉功能的评估,也有助于疾病的诊断。

(马 英)

三、狼疮性脂膜炎

【概念】

狼疮性脂膜炎(lupus panniculitis)表现为面部、四肢近端和躯干触痛性皮下结节和斑块,常合并有红斑狼疮其他临床表现。特征性的病理变化,包括小叶性脂膜炎伴玻璃样变性和淋巴细胞、浆细胞为主的炎症细胞浸润,常有淋巴细胞团块状聚集,其上方表皮和真皮可伴有红斑狼疮的改变。

【临床特点】

1. **临床表现** 是红斑狼疮的一个亚型,占全部红斑狼疮患者的 2%～3%,好发于成年女性。表现为成批出现的皮下触痛性结节和斑块。好发于面部、上臂、髋部和躯干,皮疹也可表现为淡红色或暗红色覆有黏着鳞屑的斑块,有时表面皮肤与皮下结节或斑块粘连,表面出现凹陷。反复发作,最终发展为毁容性的皮下萎缩(图 1-4-1-3-1)。

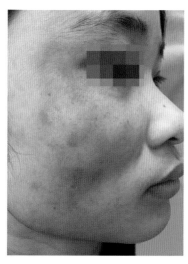

图 1-4-1-3-1 右面部紫红色斑块、结节,局部表面凹陷

2. **治疗** 抗疟药常用于治疗狼疮性脂膜炎,可使大部分患者病情改善,其他治疗包括氨苯砜、沙利度胺、环磷酰胺和丙种免疫球蛋白等。

3. **预后** 早期诊断有助于改善预后,伴有系统性红斑狼疮的患者预后较差。

【发病机制】

自身免疫学机制与其他类型的红斑狼疮相似,以 T 淋巴细胞和巨噬细胞浸润为主,补体缺乏导致对免疫复合物的调理缺陷,进而导致疾病发生。

【病理变化】

镜下观 主要为小叶或小叶-间隔混合性脂膜炎,脂肪小叶透明坏死,以淋巴细胞和浆细胞为主的炎症细胞浸润,淋巴细胞呈团块状聚集或形成滤泡样结构(图 1-4-1-3-2A、图 1-4-1-3-2B),可伴胶原束间黏蛋白沉积。

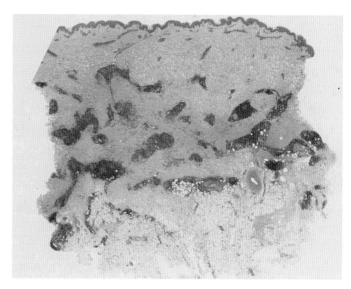

图 1-4-1-3-2A 低倍镜扫视,小叶性脂膜炎

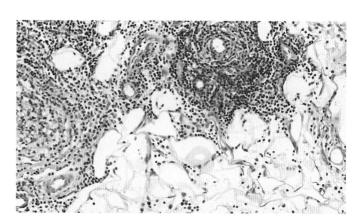

图 1-4-1-3-2B 脂肪小叶内浆细胞、淋巴细胞为主炎症细胞浸润

【鉴别诊断】

狼疮性脂膜炎很少累及肢体远端的特点,有助于与结节性红斑和硬红斑区分开,当病变上方的表皮和真皮出现狼疮样改变时,有助于排除其他类型脂膜炎,还需要与皮下脂膜炎样 T 细胞淋巴瘤相鉴别,常为间隔-小叶混合性脂膜炎伴有脂肪坏死,浸润细胞以淋巴细胞为主,可见不典型淋巴样细胞,免疫分型或基因重组有助于诊断。

(马 英)

四、胰腺性脂膜炎

【概念】

胰腺性脂膜炎(pancreatic panniculitis)的皮损表现为红色水肿性皮下结节,伴有发热、关节炎和腹痛,常伴有胰腺疾病,组织病理以鬼影细胞为特征的间隔-小叶混合性脂膜炎,钙盐与脂肪发生皂化,导致嗜碱性物质沉积。

【临床特点】

1. **临床表现** 超过 2% 的胰腺病患者可出现脂膜炎,无地理、种族、性别差异,好发于四肢远端,多位于双腿,也可出现在腹部、胸部、上肢和头皮。可发生于急慢性胰腺炎、胰腺肿瘤、外伤性胰腺炎等。主要表现为红色水肿性皮下结节,可伴有疼痛,也可呈红斑性、水肿性伴有疼痛,或呈游走性结节,可有波动感,出现破溃,排出油状物质(图 1-4-1-4-1)。患者可以出现发热、腹痛、炎症性多关节炎、腹水和胸水。同时出现皮下结节、多发性关节炎和嗜酸性粒细胞增多,称为 Schmid 三联征。随着潜在胰腺疾患被治愈,皮损可在几周内消退,遗留色素沉着性瘢痕。

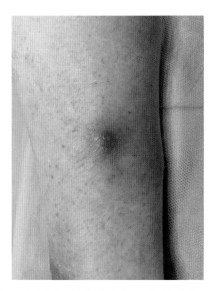

图 1-4-1-4-1 暗红色皮下结节(中国医科大学附属第一医院郑松教授惠赠)

2. **治疗** 支持治疗如加压包扎和抬高患肢有帮助,但最有效的处理依赖于对各种潜在胰腺疾病的治疗。奥曲肽是一种合成的类似生长抑素的多肽,可用于抑制胰酶的生成,有一定的治疗效果。

3. **预后** 对潜在的各种胰腺疾病的及时诊断和治疗,有助于改善预后。

【发病机制】

胰蛋白酶和淀粉酶促进血管壁通透性增加,导致脂肪酶进入组织,水解中性脂肪生成甘油和游离脂肪酸,最终导致脂肪坏死和炎症产生。

【病理变化】

镜下观 早期可表现为间隔性脂膜炎,随着病情的发展,逐渐表现为小叶性或间隔-小叶混合性脂膜炎,疾病早期可出现脂肪液化变性坏死和囊肿形成,脂肪细胞胞核消失,胞壁变模糊增厚,形成特征性的鬼影细胞。脂肪被钙盐皂化生成嗜碱性物质,呈颗粒状或均质状沉积。

脂肪间隔出现中性粒细胞,偶有嗜酸性粒细胞、巨噬细胞和多核巨细胞浸润(图 1-4-1-4-2A、图 1-4-1-4-2B)。病变晚期炎症逐渐消退,出现纤维化及脂肪组织萎缩。

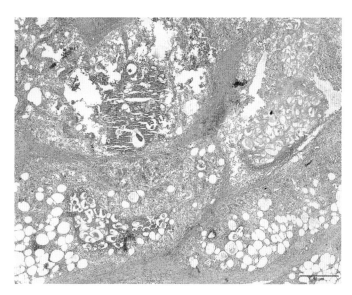

图 1-4-1-4-2A 小叶性为主脂膜炎,可见脂肪坏死(中国医科大学附属第一医院郑松教授惠赠)

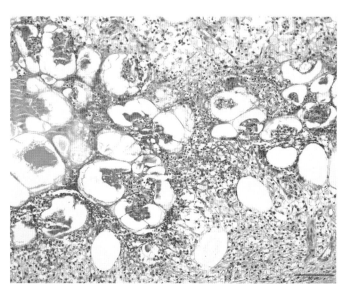

图 1-4-1-4-2B 可见"鬼影样"脂肪细胞,坏死周边伴中性粒细胞、淋巴细胞、多核巨细胞浸润(中国医科大学附属第一医院郑松教授惠赠)

【鉴别诊断】

需与多种其他类型的脂膜炎相鉴别,有溃疡和排出物,可以和硬红斑相鉴别。血淀粉酶和脂肪酶水平升高有助于诊断,组织学上有鬼影细胞形成和脂肪皂化可与其他脂膜炎相鉴别。狼疮性脂膜炎多见嗜酸性物质的玻璃样变性,胰腺性脂膜炎多为颗粒状或均质状嗜碱性物质坏死。

(马 英)

五、创伤性脂膜炎

【概念】

创伤性脂膜炎(traumatic panniculitis)，又称外伤性脂膜炎，由于外伤引起皮下脂肪坏死，坏死组织可通过破口排出体外，轻微外伤即可发病。

【临床特点】

1. 临床表现　本病多见于肥胖女性，好发于 20~60 岁，以 50 岁左右发病率最高。

临床上好发于胸部、腹部和四肢，皮损表现为皮下坚实的硬性结节或斑块，有不同程度的触痛，离心性扩大并与深部组织粘连，表面皮肤水肿呈橘皮样外观（图 1-4-1-5-1）。

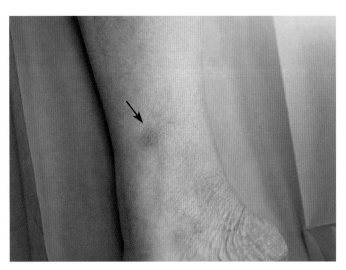

图 1-4-1-5-1　下肢硬性斑块，表面橘皮样外观

2. 治疗　可选择外科手术切除病灶。

3. 预后　皮损可自然缓解，留下萎缩性瘢痕。

【发病机制】

外伤是病因，具体机制不明。可能是损伤了血管，使毛细血管破裂，引起脂肪细胞坏死。

【病理变化】

镜下观　早期损害表现为皮下脂肪坏死，有大量中性粒细胞等炎症细胞浸润，可见出血，由泡沫细胞、组织细胞等组成脂肪肉芽肿、异物肉芽肿，以及囊腔形成。晚期发生纤维化，脂肪间隔增宽，可见钙质沉着、含铁血黄素沉积（图 1-4-1-5-2A、图 1-4-1-5-2B）。

【鉴别诊断】

1. 硬红斑　好发于小腿屈侧，易破溃，愈后常留有瘢痕。病理上以小叶性脂膜炎为主，可伴有皮下大血管受累的血管炎。

2. 硬斑病　斑块状硬斑病可发生于胸部、腹部和四

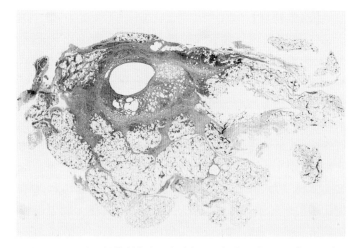

图 1-4-1-5-2A　低倍镜扫视，脂肪坏死、囊腔形成，可见炎症细胞浸润

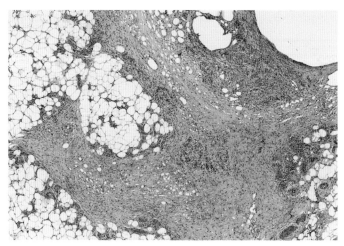

图 1-4-1-5-2B　脂肪间隔增宽，可见肉芽肿性炎症

肢，常无外伤史，皮损表面光滑，无触痛。病理上表现为淋巴细胞、浆细胞浸润为主的间隔性脂膜炎，伴有真皮及皮下脂肪硬化。

3. 癌性病变　皮损发生于胸部，与皮肤粘连，表面呈橘皮样外观者需与乳腺癌鉴别。

（刘　琬）

六、嗜酸性脂膜炎

【概念】

嗜酸性脂膜炎(eosinophilic panniculitis)为病理性诊断，为一种反应性过程，多数有原发疾病。其特征是皮下脂肪坏死伴显著的嗜酸性粒细胞浸润。

【临床特点】

1. 临床表现　皮损有结节、斑块，可出现紫癜、风团样丘疹、脓疱（图 1-4-1-6-1）。常反复发作，病程缓慢。

2. 治疗　使用糖皮质激素治疗有效，部分病例可并用抗生素。要针对病因及基础病治疗。

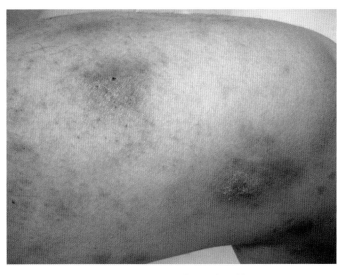

图 1-4-1-6-1 下肢红褐色斑块

3. 预后 本病有自限性。

【发病机制】

本病可由节肢动物叮咬、感染、药物等引起，是一种炎症性或免疫反应性脂膜炎。在炎症反应中，中性粒细胞、淋巴细胞和肥大细胞均可产生趋化因子，趋化嗜酸性粒细胞到皮下组织的病变区。

【病理变化】

镜下观 皮下脂肪间隔及小叶内有大量嗜酸性粒细胞及单一核细胞浸润，有时可见"火焰征"，即部分破碎的嗜酸性粒细胞碎屑黏附在纤维蛋白样变性区或渐进性坏死的胶原纤维周围，外有组织细胞和多核巨细胞环绕成栅栏状。真皮及筋膜中也有嗜酸性粒细胞散在分布，血管变化不明显（图 1-4-1-6-2A、图 1-4-1-6-2B）。

【鉴别诊断】

1. 嗜酸性蜂窝织炎（Wells 综合征） 临床上表现为四肢和躯干复发性瘙痒性水肿性红斑或风团样损害，有

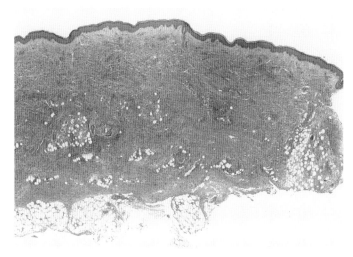

图 1-4-1-6-2A 低倍镜扫视，真皮及脂肪小叶间炎症细胞浸润

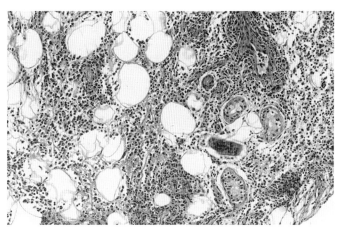

图 1-4-1-6-2B 脂肪小叶内见较多嗜酸性粒细胞浸润

时类似硬皮病外观。病理上表现为真皮内弥漫性嗜酸性粒细胞、组织细胞浸润，可见"火焰征"。

2. 深在性硬斑病 病理上表现为以淋巴细胞和浆细胞浸润为主的间隔性脂膜炎，同时伴有真皮和皮下组织硬化，有时可见少量嗜酸性粒细胞和组织细胞。

3. 狼疮性脂膜炎 病理上表现为小叶或小叶/间隔混合性脂膜炎，脂肪小叶透明坏死，可见淋巴细胞、浆细胞浸润及黏蛋白沉积，其上方表皮或真皮出现狼疮样改变。

（刘 琬）

七、组织细胞吞噬性脂膜炎

【概念】

组织细胞吞噬性脂膜炎（cytophagic histiocytic panniculitis）为多系统疾病，指具有吞噬能力的组织细胞增生引起的脂肪小叶性脂膜炎。

【临床特点】

1. 临床表现 本病较少见，好发于中青年人，男女均可发病。临床上急性或慢性发病，可反复发热、体重减轻。皮损好发于四肢，也可发生于躯干及面部。表现为多发的红色或肤色皮下结节和斑块，常有触痛，可发展为紫癜性或青肿样外观，出现破溃（图 1-4-1-7-1）。良性型患者系统症状轻，趋于慢性。较多病例呈暴发性，出现持续发热、肝脾肿大、黏膜溃疡、浆膜渗出、各类血细胞减少、血管内凝血障碍和肝衰竭，随后出现出血倾向，很快死亡。

2. 治疗 尚无特效治疗方法。治疗药物包括糖皮质激素、环孢素和氨苯砜。有恶性病的患者建议使用细胞毒药物化疗。

3. 预后 本病死亡率高，常因累及骨髓和肝脏发生内脏出血而死亡。但也可自然或经治疗后长期缓解。判断患者是否合并嗜血细胞综合征、淋巴瘤或其他非肿瘤

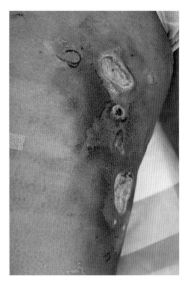

图 1-4-1-7-1　下肢多发的红色皮下结节和斑块,见多处浅表溃疡,伴触痛,局部色素沉着

性疾病很重要。

【发病机制】

推测本病为组织细胞对潜在良性或恶性 T 细胞增生的反应。凝血功能障碍的机制不清。

【病理变化】

镜下观　本病为间隔/小叶混合性脂膜炎,有灶性脂肪坏死和组织细胞(无异型性)增生。浸润细胞以淋巴细胞为主,也有组织细胞、中性粒细胞和浆细胞浸润。在炎症边缘区可见组织细胞吞噬淋巴细胞、中性粒细胞、红细胞、血小板及其细胞碎片,形成特征性的"豆袋"细胞(图 1-4-1-7-2A～图 1-4-1-7-2C)。不典型的淋巴样细胞通常出现在皮下脂膜炎样 T 细胞淋巴瘤中。骨髓、肝、脾和淋巴结受累时也可见相似浸润。

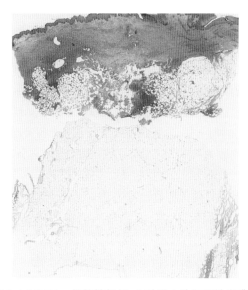

图 1-4-1-7-2A　低倍镜扫视,小叶及小叶间隔性脂膜炎

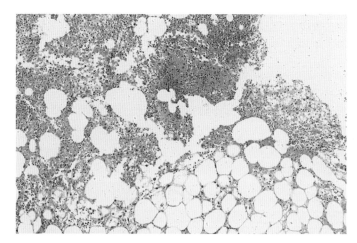

图 1-4-1-7-2B　浸润细胞以淋巴细胞为主,伴组织细胞、中性粒细胞浸润,可见脂肪坏死

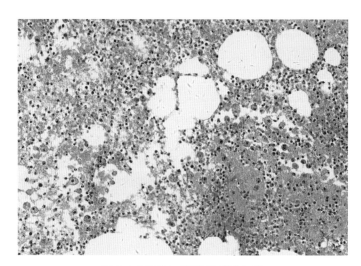

图 1-4-1-7-2C　可见"豆袋"细胞

【鉴别诊断】

1. 皮下脂膜炎样 T 细胞淋巴瘤　发生在脂肪组织的皮肤 T 细胞淋巴瘤,相当一部分患者伴有嗜血细胞综合征。组织学为小叶性淋巴细胞为主的浸润,淋巴细胞具有不典型性,常常围绕脂肪细胞形成花边状外观,可伴有肉芽肿性炎症。肿瘤性淋巴细胞表达 CD8 和细胞毒标记,T 细胞受体重排显示克隆性重排。

2. 恶性组织细胞增生症　该病增生的组织细胞有异型性,临床症状更重,病程短,一般 3～6 个月死亡。

(刘　琬)

八、新生儿硬肿病

【概念】

新生儿硬肿病(sclerema neonatorum)是一种少见的严重的新生儿小叶性脂膜炎。

【临床特点】

1. 临床表现　本病好发于早产儿或虚弱婴儿,多于出生后第一周起病,常于冬季发病。男性稍多,死亡率无明显性别差异。

开始常发生于臀、股部或小腿,很快进行性对称性发展至全身皮肤,但掌跖、外生殖器不受累。表现为皮肤增厚、干燥、黄白色,呈蜡样外观,间有青紫色,触之硬而冷,压之无凹陷,肢体活动受限,全身皮肤呈半冰冻状态。患儿低体温、脉搏微弱,可伴有呼吸困难、充血性心衰、肠梗阻、腹泻等。

2. **治疗** 保暖、防止体温散失,低体温者可进行缓慢复温。给予高营养、纠正水电平衡、出血,预防感染。换血疗法可能有效。

3. **预后** 本病预后差,死亡率高。

【发病机制】

病因不明,可能与寒冷、血液循环功能不全、严重的致命性原发内脏疾病(如严重感染、先天性心脏病及其他严重的发育缺陷)有关。新生儿尤其是早产儿皮下脂肪中饱和脂肪酸比例较高,体温下降时更容易发生凝固。

【病理变化】

镜下观 真皮结缔组织增生,皮下脂肪增厚,主要是由于脂肪细胞增大和小叶间结缔组织水肿增宽,脂肪坏死不显著。脂肪细胞内可见放射状排列的针形结晶是其特征性表现(图1-4-1-8-1A、图1-4-1-8-1B)。炎症细胞稀疏或无。

【鉴别诊断】

1. **新生儿水肿** 非皮下脂肪疾病。皮肤肿胀发硬初起于背部、肩部、小腿伸侧,后可累及全身,水肿以下半身为著,掌跖、外生殖器均可受累,压之有凹陷。病理上表现为皮下组织水肿,淋巴管、血管扩张,无脂肪坏死。

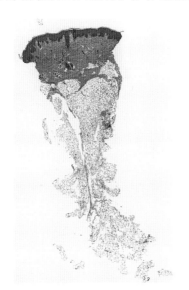

图1-4-1-8-1A 低倍镜扫视,皮下脂肪层增厚,炎症细胞浸润轻(Dirk M. Elston教授惠赠)

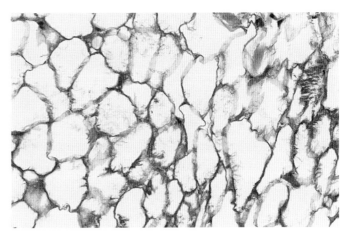

图1-4-1-8-1B 脂肪细胞内见放射状排列的针形结晶(Dirk M. Elston教授惠赠)

2. **新生儿皮下脂肪坏死** 常见于足月产或过期产婴儿,通常2~3周发病,表现为对称分布于臀部、四肢近端、面部的红色或紫红色深在性硬结,数月后可消退,全身状态好。病理上表现为小叶性脂膜炎,脂肪细胞坏死和肉芽肿性炎症,组织细胞内可见针状结晶。

3. **原发性淋巴水肿** 出生时即有水肿,初发于小腿,发展缓慢,有家族史。

(刘 琬)

九、新生儿皮下脂肪坏死

【概念】

新生儿皮下脂肪坏死(adiponecrosis subcutanea neonatorum)是一种新生儿小叶性脂膜炎。

【临床特点】

1. **临床表现** 本病好发于足月产或过期产婴儿,常有异常分娩史,多于出生后1~6周(通常2~3周)起病。

皮损对称分布于臀部、四肢近端、上背部、面部和其他受压部位,表现为局限性红斑、质硬的皮下结节,表面光滑,红色或紫红色,可有波动感。数月后结节变软,可逐渐消退(图1-4-1-9-1A、图1-4-1-9-1B)。全身状况良好,少数有高钙血症、血小板减少、高甘油三酯血症。

2. **治疗** 支持治疗。重症者可使用糖皮质激素。需持续监测血钙水平。

3. **预后** 本病预后良好,可自然缓解,常有皮下脂肪萎缩。

【发病机制】

病因不明,可能与分娩时外伤、受冷、窒息、难产和患儿母亲患糖尿病有关。也可能有潜在的脂肪成分和代谢异常。

【病理变化】

镜下观 表现为小叶性脂膜炎,脂肪细胞变性坏

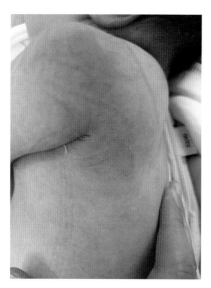

图 1-4-1-9-1A 上背部局限性红斑

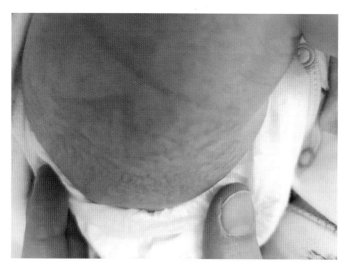

图 1-4-1-9-1B 臀部红斑

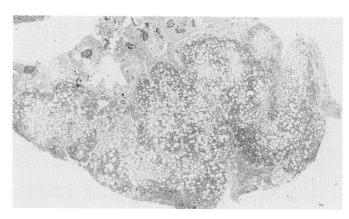

图 1-4-1-9-2A 低倍镜扫视，小叶为主脂膜炎，显著炎症细胞浸润

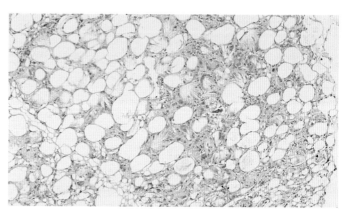

图 1-4-1-9-2B 浸润细胞为混合炎症细胞，以组织细胞、多核巨细胞为主

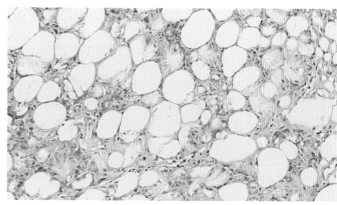

图 1-4-1-9-2C 组织细胞内见放射状排列的针形结晶

死,脂肪细胞、组织细胞、巨细胞中可见放射状排列的针形结晶。有显著的炎症细胞浸润,包括组织细胞、巨细胞、泡沫细胞、淋巴细胞、中性粒细胞、嗜酸性粒细胞。脂肪小叶间隔水肿、增厚,血管增生、扩张。晚期纤维化,坏死区可见钙质沉着(图 1-4-1-9-2A ~ 图 1-4-1-9-2C)。

【鉴别诊断】

1. **新生儿硬肿病** 常见于早产儿或身体虚弱的婴儿,多于出生后第 1 周起病,全身皮肤弥漫性硬化,伴有严重的系统症状,预后差。病理上同为小叶性脂膜炎,但炎症细胞少或无,脂肪细胞坏死不显著,表现为脂肪细胞内针形结晶。

2. **皮质类固醇后脂膜炎** 病理表现很难鉴别,但临床表现不同。该病好发于 1~14 岁的儿童,多由皮质类固醇快速撤药引起,表现为面部、上肢、躯干的硬红斑块,散在或融合。

(刘 琬)

参 考 文 献

[1] Michael Marker,Susana Ortiz-Urda,Nikolaus Lilgenau,et al. Erythema induratum-nodular vasculitis. J Dtsch Dermatol Ges,2004,2(3):206-214.

[2] Liang Joo Leow,Sylvia Pintens,Peter C Pigott,et al. Erythema induratum-a hypersensitivity reaction to Mycobacterium tuberculosis. Aust Fam Physician,2006,35(7):521-522.

［3］ José M Mascaró Jr,Eulalia Baselga. Erythema induratum of bazin. Dermatol Clin,2008,26(4):439-445.

［4］ Heidi Gilchrist,James W Patterson. Erythema nodosum and erythema induratum(nodular vasculitis):diagnosis and management. Dermatol Ther,2010,23(4):320-327.

［5］ Parajuli S,Dhital KR. Methotrexate in the Treatment of Recalcitrant Nodular Vasculitis. JNMA J Nepal Med Assoc,2015,53(200):298-300.

［6］ Miho Kabuto,Gen Nakanishi,Hiromi Kimura,et al. Erythema induratum(nodular vasculitis)associated with Takayasu arteritis. Eur J Dermatol,2017,27(4):410-412.

［7］ Tiara Souza Magalhães,Valerie Gisela Dammert,Luciana Paula Samorano,et al. Erythema induratum of Bazin:Epidemiological, clinical and laboratorial profile of 54 patients. J Dermatol,2018,45(5):628-629.

［8］ Asude Kara Polat,Muge Gore Karaali,Ayse Esra Koku Aksu,et al. A rare cutaneous tuberculosis form,erythema induratum of Bazin:6 years' experience. Acta Dermatovenerol Alp Pannonica Adriat,2020,29(3):123-128.

［9］ Saori Uesugi-Uchida,Noritaka Oyama,Haruka Koizumi,et al. Tuberculosis-unrelated erythema induratum occurring after commencing tumor necrosis factor(TNF)-α antagonist therapy in a case with ulcerative colitis:A rare comorbidity interconnected by TNF-α blockade pathway. J Dermatol,2020,47(9):e326-e328.

［10］ Requena L,Yus ES,Panniculitis. Part I. Mostly septal panniculitis. J Am Acad Dermatol,2001,45(2):163-183.

［11］ Requena L,Sánchez YE,Panniculitis. Part Ⅱ. Mostly lobular panniculitis. J Am Acad Dermatol,2001,45(3):325-361.

［12］ Celia Requena,Onofre Sanmartín,Luis Requena. Sclerosing panniculitis. Dermatol Clin,2008,26(4):501-504,vii.

［13］ Maria Miteva,Paolo Romanelli,Robert S Kirsner. Lipodermatosclerosis. Dermatol Ther,2010,23(4):375-388.

［14］ Sarah N Walsh,Daniel J Santa Cruz. Lipodermatosclerosis:a clinicopathological study of 25 cases. J Am Acad Dermatol,2010,62(6):1005-1012.

［15］ Wick MR. Panniculitis:A summary. Semin Diagn Pathol,2017,34(3):261-272.

［16］ Magro CM,Crowson AN,Kovatich AJ,et al. Lupus profundus,indeterminate lymphocytic lobular panniculitis and subcutaneous T-cell lymphoma:a spectrum of subcuticular T-cell lymphoid dyscrasia. J Cutan Pathol,2001,28(5):235-247.

［17］ Cribier B. pus panniculitis. Presse Med,2005,34(3):243-248.

［18］ Velter C,Lipsker D. Cutaneous panniculitis. Rev Med Interne,2016,37(11):743-750.

［19］ Lucía Prieto-Torres,Victoria Alegría-Landa,Ana Luisa Morales-Moya,et al. Lupus panniculitis refractory to multiple therapies treated successfully with rituximab:A case report and literature review. Australas J Dermatol,2018,59(2):e159-e160.

［20］ Carlos González-Cruz,Gloria Aparicio Español,Berta Ferrer Fábrega,et al. Lupus panniculitis:Clinicopathological features of a series of 12 patients. Med Clin(Barc),2018,151(11):444-449.

［21］ Lauren K Rangel,Camila Villa-Ruiz,Kelly Lo,et al. Clinical Characteristics of Lupus Erythematosus Panniculitis/Profundus:A Retrospective Review of 61 Patients. JAMA Dermatol,2020,156(11):1264-1266.

［22］ Madarasingha NP,Satgurunathan K,Ruchira Fernando. Pancreatic panniculitis:A rare form of panniculitis. Dermatol Online J,2009,15(3):17.

［23］ Rongioletti F,Caputo V. Pancreatic panniculitis. G Ital Dermatol Venereol,2013,148(4):419,425.

［24］ André Laureano,Tiago Mestre,Leonel Ricardo,et al. Pancreatic panniculitis-a cutaneous manifestation of acute pancreatitis. J Dermatol Case Rep,2014,8(1):35-37.

［25］ Alvaro Arbeláez-Cortés,Adriana L Vanegas-García,Mauricio Restrepo-Escobar,et al. Polyarthritis and pancreatic panniculitis associated with pancreatic carcinoma:review of the literature. J Clin Rheumatol,2014,20(8):433-436.

［26］ Ignacio Torres-Navarro,Nohelia Rojas-Ferrer,Rafael Botella-Estrada. Pancreatic panniculitis. Rev Esp Enferm Dig,2019,111(10):812-813.

［27］ Raluca Miulescu,Daniel Vasile Balaban,Florica Sandru,et al. Cutaneous Manifestations in Pancreatic Diseases-A Review. J Clin Med,2020,9(8):2611.

［28］ 赵辨. 中国临床皮肤病学. 南京:江苏科学技术出版社,2012.

［29］ Jean L. Bolognia,Julie V. Schaffer,Lorenzo Cerroni. 皮肤病学. 4版. 朱学骏,王宝玺,孙建方,等译. 北京:北京大学医学出版社,2019.

［30］ Eduardo Calonje,Thomas Brenn,Alexander Lazar,et al. 麦基皮肤病理学——与临床的联系. 4版. 孙建方,高天文,涂平,译. 北京:北京大学医学出版社,2017.

第二节　间隔性脂膜炎

一、结节性红斑

【概念】

结节性红斑(erythema nodosum)是一种常见的炎症性脂膜炎。临床特征为下肢伸侧疼痛性红斑、结节,组织病理表现为间隔性脂膜炎改变。

【临床特点】

1. 临床表现　结节性红斑是一种常见的炎症性脂膜炎,春秋季好发,有自限性。年发病率为(1~5)/10万,好发年龄为20~30岁,女性好发。

临床上有两种亚型:

（1）急性结节性红斑：表现为突然发生对称分布的多个红色结节、斑块，表面光滑，周围水肿，自觉疼痛或压痛，常见于双侧小腿胫前、膝部、踝部，也可见于大腿、上肢、面颈部等。结节无破溃，可伴有低热、乏力、关节痛等全身不适（图1-4-2-1-1）。

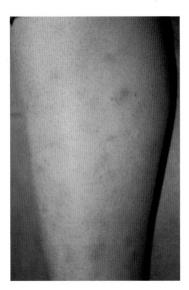

图 1-4-2-1-1　小腿胫前多个疼痛性红色结节

（2）慢性结节性红斑：较少见，也称迁移性结节性红斑，发病年龄较大，多为单个损害，缓慢向周围扩展，形成环状皮下结节性斑块，病程可长达数年。

2. 治疗　急性期应卧床休息，系统治疗可选择非甾体抗炎药、碘化钾、秋水仙碱、羟氯喹、氨苯砜、沙利度胺，严重病例可使用糖皮质激素、环孢素，有明显感染者可使用抗生素。

3. 预后　皮损常于3~6周内自行缓解，愈后不留瘢痕，超过1/3的患者可复发。慢性平均病程为4个半月。

【发病机制】

1/3~1/2的患者为特发性。部分患者与多种抗原包括细菌、病毒及化学物质诱发的迟发型超敏反应相关，还与一些系统性疾病包括结节病、炎症性肠病、白塞综合征等相关。

【病理变化】

镜下观　早期皮损表现为脂肪间隔水肿，以淋巴细胞、组织细胞浸润为主，可伴有数量不等的中性粒细胞、嗜酸性粒细胞，可有泡沫细胞、多核巨细胞，可见特征性Miescher结节（指组织细胞围绕细小静脉或卫星形裂隙周围呈放射性排列）。晚期皮损表现为脂肪间隔增宽、间隔周围纤维化及脂肪萎缩（图1-4-2-1-2A ~ 图1-4-2-1-2C）。

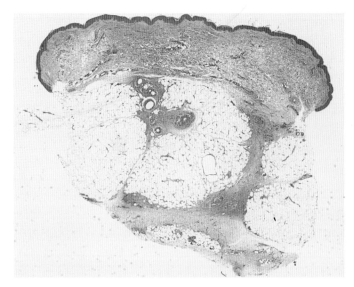

图 1-4-2-1-2A　低倍镜扫视，间隔性脂膜炎

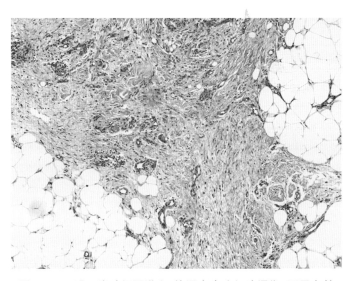

图 1-4-2-1-2B　脂肪间隔增宽，伴混合炎症细胞浸润，可见多核巨细胞

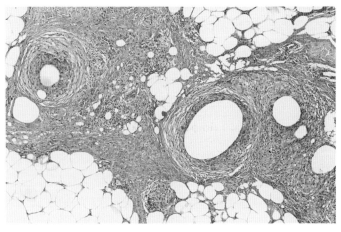

图 1-4-2-1-2C　Miescher 结节

【鉴别诊断】

1. 硬红斑/结节性血管炎　通常与结核相关。好发于小腿屈侧，易破溃，愈后常留有瘢痕。病理上以小叶性

脂膜炎为主,可伴有皮下大血管受累的血管炎。

2. 胰腺性脂膜炎 小腿是好发部位,但更常发生于其他部位,常伴有关节炎和浆膜炎,血中淀粉酶和脂肪酶水平升高。早期皮损也主要为间隔性脂膜炎,但最终表现为特征性的脂肪小叶坏死伴有皂化和鬼影细胞。

3. 结节性多动脉炎 有多脏器损害症状,皮疹多形,结节常沿血管排列,慢性经过,通常伴有葡萄状青斑、坏死和溃疡。病理上为真皮深部与皮下交界处的中、小动脉的坏死性血管炎。

(刘 琬)

二、硬斑病/硬皮病性脂膜炎

【概念】

硬皮病(scleroderma)是以局限性或弥漫性皮肤及内脏器官结缔组织的纤维化或硬化,最后发生萎缩为特点的疾病。其中深部硬斑病(deep morphea or morphea profunda)主要累及真皮深部和皮下脂肪组织,又称皮下型硬斑病(subcutaneous morphea)或硬皮病性脂膜炎(sclerosing panniculitis)。系统性硬皮病发生脂膜炎少见。

【临床特点】

1. 临床表现 临床上主要表现为边界不清、有紧绷感的斑块,可局限,也可泛发,可出现色素减退或色素沉着,炎症轻微,后期可出现皮肤萎缩,触之有皮革样硬度(图1-4-2-2-1)。

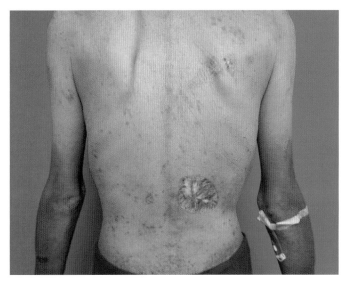

图1-4-2-2-1 腰背部局限性萎缩性斑片伴色素减退,触之皮革样硬度

当硬化性皮损跨越关节时,可引起伸缩功能障碍,为此类型脂膜炎的严重并发症。硬皮病患者发生脂膜炎时,有发生系统受累的高风险,主要表现为关节痛、肺部受累等。

2. 治疗 硬皮病包括硬皮病性脂膜炎,目前尚无特效疗法。PUVA或UVA1光疗可使60%的硬斑病患者病情改善。局部皮损内注射糖皮质激素的疗效尚有争议。口服维生素E,每天200~300mg,有一定疗效。对进展期患者可谨慎使用糖皮质激素。青霉胺、秋水仙碱、积雪苷、抗血管痉挛药物、活血化瘀中药、血浆置换等均有一定疗效。

3. 预后 病程多变,进展期为3~5年,之后进入停滞期,部分可自行缓解或经治疗消退,局部残留萎缩性瘢痕,并有色素沉着,但有肾、心和肺受累者预后差。

【发病机制】

病因不明,目前有免疫学说、胶原合成异常学说、血管学说等。

【病理变化】

镜下观 硬皮病性脂膜炎的原发部位就在脂肪,以淋巴细胞和浆细胞浸润为主的间隔性脂膜炎,同时伴有真皮和皮下组织硬化是其独特的病理特征(图1-4-2-2-2A)。在炎症期,尤其在真皮和皮下脂肪交界处可见血管内皮细胞肿胀,周围淋巴细胞、浆细胞浸润,可有少量嗜酸性粒细胞和巨噬细胞(图1-4-2-2-2B),脂肪层可见间隔增宽,黏蛋白沉积,轻度淋巴细胞浸润。在硬化后期,炎症细胞浸润减轻至最后完全消失,真皮深层及脂肪间隔胶原显著增粗硬化红染,脂肪组织萎缩,被透明样变性的结缔组织取代(图1-4-2-2-2C)。

【鉴别诊断】

1. 狼疮性脂膜炎 仅少数患者伴发系统性红斑狼疮。皮损好发于面部(尤其是双颊部)、上臂、肩部、髋部、躯干,表现为疼痛性皮下结节或斑块,可能与盘状红斑狼疮皮损重叠。病理上表现为小叶或小叶/间隔混合性脂

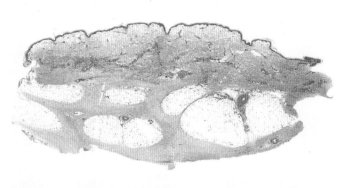

图1-4-2-2-2A 低倍镜扫视,真皮中下部胶原硬化,呈间隔性脂膜炎

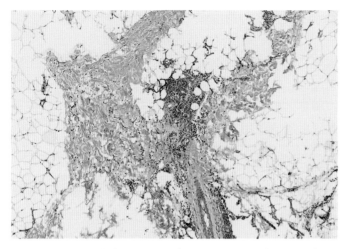

图 1-4-2-2-2B 脂肪间隔增宽,胶原硬化,淋巴细胞及浆细胞为主炎症细胞浸润

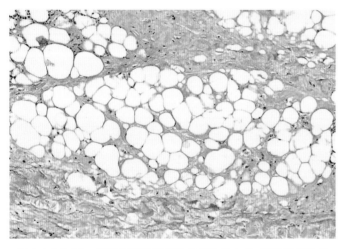

图 1-4-2-2-2C 脂肪间隔胶原显著增粗硬化红染,脂肪组织萎缩

膜炎,脂肪小叶透明坏死,可见淋巴细胞、浆细胞浸润及黏蛋白沉积。其上方表皮或真皮出现狼疮样改变有助于鉴别。

2. 皮肌炎性脂膜炎 可发生于确诊皮肌炎的患者,也可在疾病的其他症状出现前发生。皮损好发于臀部、腹部、大腿、上肢,表现为硬化性、疼痛性斑块和结节,可出现溃疡。病理上表现为小叶或小叶/间隔混合性脂膜炎,脂肪坏死,脂肪细胞膜改变,可见淋巴细胞、浆细胞浸润及钙化。其上方的表皮基底细胞液化变性、真皮水肿或黏蛋白沉积伴血管周围淋巴细胞浸润等表现有助于鉴别。

3. 硬化性脂膜炎 好发于踝部、小腿内侧,急性期出现红斑、灼热、疼痛,慢性期皮肤变硬,与正常皮肤分界清楚,伴色素沉着。病理上脂膜改变是其主要特征,脂肪细胞膜增厚、波形弯曲,形成囊性和乳头状结构。

（刘 琬）

三、其他

具有小叶性或间隔性脂膜炎的疾病还可见于类脂质渐进性坏死和皮下型环状肉芽肿等疾病,具体鉴别要点见表 1-4-2-3-1。

表 1-4-2-3-1 类脂质渐进性坏死和皮下型环状肉芽肿的鉴别诊断

	类脂质渐进性坏死（NLD）	皮下型环状肉芽肿（GA）
好发年龄	中年	儿童及青壮年
好发性别	女性多见	无
好发部位	下肢远端的伸侧	四肢尤其是关节伸侧
临床特点	中央为黄红色,表面光滑,有光泽的硬化性斑块,边缘为红色或紫红色的活动皮损	无症状的皮下结节
相关疾病	糖尿病	糖尿病罕见,HIV 感染,恶性肿瘤
组织病理	弥漫性栅栏状肉芽肿累及整个真皮并延伸至皮下脂肪组织间隔,可见多核巨细胞,炎症细胞层间可见水平排列,大小、形状不一的变性胶原,呈"三明治"样,表皮正常或萎缩,真皮浅、深层血管周围以淋巴细胞、浆细胞为主的浸润	病变位于真皮深部和皮下脂肪组织,组织细胞排列呈栅栏状,中心可见黏蛋白沉积,浅层及深层血管丛周围淋巴组织细胞浸润
病变部位	真皮全层和皮下组织	皮下脂肪组织
黏蛋白沉积	无或少量	常有
胶原变性	显著	明显
血管改变	组织细胞浸润为主的肉芽肿性血管炎	无
浆细胞浸润	有	很少见

（马 英）

参 考 文 献

[1] 赵辨. 中国临床皮肤病学. 南京:江苏科学技术出版社,2012.

[2] Bolognia JL,Schaffer JV,Cerroni L. 皮肤病学. 朱学俊,王宝玺,孙建方,等译. 北京:北京大学医学出版社,2019.

[3] Eduardo Calonje,Thomas Brenn,Alexander Lazar,et al. 麦基皮肤病理学——与临床的联系. 4 版. 孙建方,高天文,涂平,译. 北京:北京大学医学出版社,2017.

[4] Hansen CB,Callen JP. Connective tissue panniculitis:lupus panniculitis,dermatomyositis,morphea/scleroderma. Dermatol Ther,

2010,23(4):341-349.

［5］ Ferreli C,Gasparini G,Parodi A,et al. Cutaneous Manifestations of Scleroderma and Scleroderma-Like Disorders：a Comprehensive Review. Clin Rev Allergy Immunol,2017,53(3):306-336.

［6］ Fregonese L,Stolk J. Hereditary alpha-1-antitrypsin deficiency and its clinical consequences. Orphanet J Rare Dis,2008,3:16.

［7］ Blanco I,Lipsker D,Lara B,et al. Neutrophilic panniculitis associated with alpha-1-antitrypsin deficiency：an update. Br J Dermatol,2016,174(4):753-762.

［8］ Cardoso JC. Panniculitis associated with alpha-1 antitrypsin deficiency：from early descriptions to current targeted therapy. Br J

Dermatol,2016,174(4):711-712.

［9］ Emma F Johnson,Stanislav N Tolkachjov,Lawrence E Gibson. Alpha-1 antitrypsin deficiency panniculitis：clinical and pathologic characteristics of 10 cases. Int J Dermatol,2018,57(8):952-958.

［10］ María Torres-Durán,José Luis Lopez-Campos,Miriam Barrecheguren,et al. Alpha-1 antitrypsin deficiency：outstanding questions and future directions. Orphanet J Rare Dis,2018,13(1):114.

［11］ Karim Hamesch, Pavel Strnad. Non-Invasive Assessment and Management of Liver Involvement in Adults With Alpha-1 Antitrypsin Deficiency. Chronic Obstr Pulm Dis, 2020, 7 (3): 260-271.

第五章

结节性/弥漫性皮炎

第一节　中性粒细胞为主

一、急性发热性嗜中性皮病

【概念】

急性发热性嗜中性皮病（acute febrile neutrophilic dermatosis），也称 Sweet 综合征，以皮肤上突然出现疼痛性、水肿性红色丘疹、斑块或结节为特点。可伴有发热和白细胞增多。此外，也可能累及眼部、肌肉骨骼系统和内脏器官。Sweet 综合征可能与感染、恶性肿瘤、妊娠及药物暴露有关。

【临床特点】

1. 临床表现

（1）皮肤表现：通常表现为触痛性水肿性炎性丘疹、斑块及结节。皮损直径通常为数毫米到数厘米不等，呈明亮的红色或紫罗兰色（图 1-5-1-1-1A）。炎性丘疹和斑块通常表现为乳头状表面。浅层真皮常出现明显水肿，使皮损呈假性水疱特征，也可能存在脓疱（图 1-5-1-1-1B）。皮疹分布通常不对称，上肢可能是最常受累的部

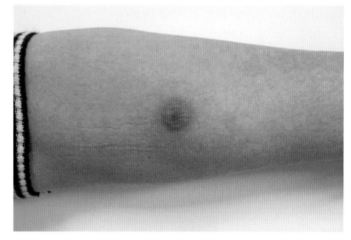

图 1-5-1-1-1B　皮疹呈假性水疱特征

位，也可累及躯干、下肢及头颈部。Sweet 综合征皮损的疼痛常表现为触痛或灼烧感，极少出现瘙痒。Sweet 综合征患者也可能出现针刺反应阳性（pathergy test），即微小创伤（如针刺伤）也可能诱发皮损。

Sweet 综合征还可以出现各种少见类型：

1）大疱性 Sweet 综合征：是 Sweet 综合征的一种少见表现，表现为红色至紫罗兰色斑块上出现水疱和松弛性大疱。大疱性 Sweet 综合征可发生类似于坏疽性脓皮病的溃疡，该表现常伴发血液系统恶性肿瘤。

2）皮下型 Sweet 综合征：因中性粒细胞浸润皮下脂肪层，而非真皮层，从而使病变表现为红色结节。结节直径通常为 2~3cm，常累及四肢，当累及小腿时，可与结节性红斑非常类似。

3）手背嗜中性皮病：又称手背脓疱性血管炎，可能是从 Sweet 综合征发展而来的一种局部病变，受累患者手背可出现炎性、脓疱性斑块。

4）坏死性筋膜炎样 Sweet 综合征：患者常存在 Sweet 综合征潜在危险因素（暴露于 G-CSF、恶性肿瘤和/或 HIV 感染），这些免疫抑制患者会出现发热并伴有红色至紫罗兰色增大的斑块。

（2）口腔表现：经典 Sweet 综合征中口腔受累少见。

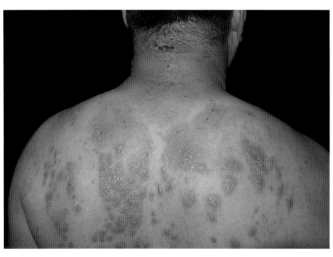

图 1-5-1-1-1A　红色至紫罗兰色丘疹和斑块

然而,与血液系统恶性肿瘤相关的 Sweet 综合征患者中约有 12% 出现口腔溃疡,好发于颊黏膜或舌。其他报道的口腔病变包括大疱、水疱、牙龈增生、坏死性溃疡性牙周炎、结节、丘疹、脓疱和舌肿胀。

（3）伴随症状:发热常高于 38℃,药物性 Sweet 综合征患者几乎都有发热,但经典或恶性肿瘤相关 Sweet 综合征患者中可能有 10% ~ 20% 无发热。关节痛、不适、头痛及肌痛是 Sweet 综合征常见的其他症状。

（4）皮肤外表现:Sweet 综合征中可能出现其他器官系统(如眼、肌肉、肺、骨骼、肝、脾、心、肾、中枢神经系统和胃肠系统)的中性粒细胞浸润,从而导致皮肤以外组织器官炎症的特异性症状或体征。

2. 相关实验室检查　外周血白细胞增多伴中性粒细胞升高是 Sweet 综合征患者最常见的实验室检查异常。绝大多数经典型 Sweet 综合征患者,以及很大一部分恶性肿瘤相关和药物性 Sweet 综合征患者存在中性粒细胞增多。Sweet 综合征患者的非特异性炎症标记物,如红细胞沉降率(erythrocyte sedimentation rate,ESR)和 C 反应蛋白(C-reactive protein,CRP)水平也常有升高。贫血和血小板异常多见于恶性肿瘤相关或药物性 Sweet 综合征,但很少出现在经典 Sweet 综合征中。生化功能和尿液分析存在异常可能表明有肝脏或肾脏受累。

3. 治疗　系统性糖皮质激素治疗是 Sweet 综合征的一线疗法,通常可使临床症状显著改善。另外,秋水仙碱、氨苯砜和碘化钾也有效。

4. 预后　如果不进行治疗,Sweet 综合征病程不可预知,也有可能在数周至数月后自愈。

【发病机制】

病因不明。发生因素包括超敏反应、细胞因子调节异常和遗传易感性。

【病理变化】

镜下观　表皮大致正常,真皮浅层显著水肿,真皮浅中层致密中性粒细胞浸润,可见白细胞碎裂,血管内皮肿胀,但无血管炎表现(图 1-5-1-1-2A、图 1-5-1-1-2B);可出现少量嗜酸性粒细胞,陈旧病变可能有少量淋巴细胞或巨噬细胞浸润。虽然认为无血管炎改变是 Sweet 综合征的一个特征性表现,但有时可出现继发性血管炎改变。

Sweet 综合征病理变异型包括皮下型 Sweet 综合征和组织细胞样 Sweet 综合征。皮下型 Sweet 综合征的特征为皮下组织中有密集中性粒细胞浸润,虽然脂肪小叶的炎症通常最突出,但结缔组织间隔和脂肪小叶都可受累。组织细胞样 Sweet 综合征的病理表现为真皮炎性浸润主要由组织细胞样、不成熟的髓样细胞组成。组织细胞样 Sweet 综合征很难与皮肤白血病鉴别。

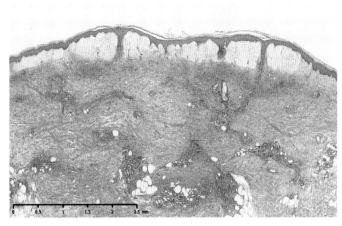

图 1-5-1-1-2A　表皮大致正常,真皮浅层显著水肿,真皮浅中层致密炎症细胞浸润

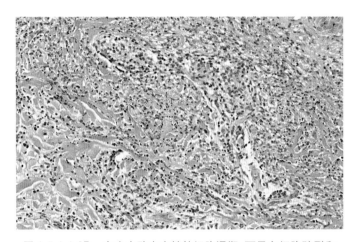

图 1-5-1-1-2B　真皮内致密中性粒细胞浸润,可见白细胞碎裂和核尘,血管内皮肿胀,但无血管炎表现

【鉴别诊断】

Sweet 综合征的鉴别诊断取决于皮损形态、临床病史、体格检查、病理表现及微生物检查。

1. 经典型 Sweet 综合征的鉴别诊断

（1）皮肤感染(细菌、真菌和分枝杆菌)。

（2）荨麻疹和荨麻疹性血管炎。

（3）其他嗜中性皮病(如坏疽性脓皮病、嗜中性外分泌腺汗腺炎、白塞综合征、皮肤转移性克罗恩病)。

（4）药疹。

（5）卤素皮疹(如溴疹、碘疹)。

2. 皮下型 Sweet 综合征的鉴别诊断

（1）皮肤感染(如深部真菌感染、Majocchi 肉芽肿、不典型分枝杆菌感染)。

（2）恶性肿瘤(如皮肤淋巴瘤、皮肤白血病、转移癌)。

（3）皮下型结节病。

（4）血管炎(皮肤型结节性多动脉炎)。

（5）结节性红斑。

3. 大疱性 Sweet 综合征的鉴别诊断

（1）大疱性坏疽性脓皮病。

（2）大疱性白细胞碎裂性血管炎。

（3）自身免疫性大疱性疾病（如大疱性类天疱疮、大疱性系统性红斑狼疮、获得性大疱性表皮松解症、线状 IgA 大疱性皮病）。

（4）伴大疱性和出血性或坏死性改变的感染，如大疱性蜂窝织炎、血管侵袭性感染（曲霉菌病、坏疽性深脓疱等）。

（王小坡）

二、坏疽性脓皮病

【概念】

坏疽性脓皮病（pyoderma gangrenosum，PG）是一种少见的嗜中性皮病，常表现为正常或创伤后皮肤出现快速进展的单个或多个疼痛性、化脓性溃疡伴潜行性边缘。PG 还可表现为大疱型、增殖型、造口周围和皮肤外病变。半数以上 PG 患者伴发相关系统性疾病，以炎症性肠病、血液系统疾病和关节炎最多见。

【临床特点】

1. 临床表现 PG 可发生于任何年龄，但好发于中青年和女性。PG 的临床表现多样，可分为四大亚型：溃疡型（经典型，最常见）、大疱型（非典型）、脓疱型和增殖型。

2. 临床分型 临床上，四大亚型有相同的临床病程，起初为炎性丘疹、脓疱、水疱或结节，随后扩展融合形成糜烂或溃疡。除增殖型 PG 以外，病程通常进展较迅速，并且疼痛程度通常大于根据溃疡表现所预期的疼痛程度，伴或不伴发热。可出现针刺反应阳性，即意外或医源性创伤处（如针刺伤）皮肤发生 PG 或原有 PG 恶化。

PG 的主要亚型：

（1）溃疡型（经典型）：最常见，初起在外观正常的皮肤或外伤部位出现疼痛性炎性丘疹、脓疱或水疱，躯干和下肢最常受累（图 1-5-1-2-1A）。随后向四周扩展，中心坏死，形成溃疡，溃疡边缘皮肤呈蓝色或紫红色（图 1-5-1-2-1B），向周围破坏性进展（潜行性），受累组织不规则扩大可能呈现匍行性外观。溃疡基底呈化脓性和坏死性，溃疡通常深达皮下脂肪层，有时甚至达筋膜层。病灶可为单个或多个。溃疡愈合后常形成萎缩性筛状瘢痕（图 1-5-1-2-1C）。

（2）大疱型（非典型）：一种相对少见的浅表性 PG，最常发生于血液系统疾病相关 PG 患者中。与溃疡型 PG 不同，手臂和面部最易受累。常表现为受累区域中快速发生的蓝灰色、炎性水疱和大疱，迅速糜烂，形成浅表溃疡。

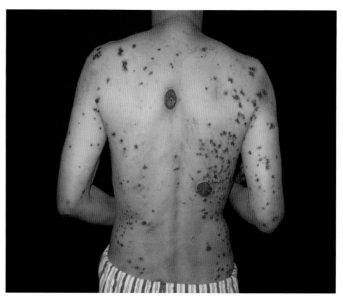

图 1-5-1-2-1A 全身泛发性炎性丘疹、水疱及溃疡

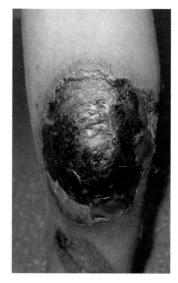

图 1-5-1-2-1B 下肢溃疡边缘皮肤呈紫红色

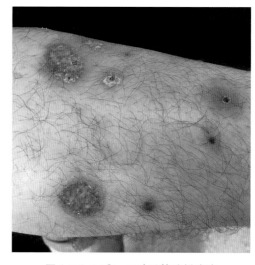

图 1-5-1-2-1C 下肢见筛孔样瘢痕

（3）脓疱型：常发生于炎症性肠病患者中，且往往发生于肠病的急性加重期。表现为快速进展的疼痛性脓疱，周边绕以红斑。常伴随发热和关节痛。增殖性脓性口炎可能是溃疡型 PG 的一种变异型，表现为口腔黏膜多发小脓疱和糜烂。

（4）增殖型：又称浅表肉芽肿性脓皮病，头颈部最好发，是一种局限性、单发的浅表性 PG，表现为惰性、疼痛较轻的结节、斑块或溃疡，通常表现出疣状性质，无溃疡型 PG 的潜行性边缘和脓性基底。

（5）特殊部位：根据发病的特殊部位命名了几种特殊的 PG，例如造口周围 PG、生殖器 PG 和皮肤外 PG。

PG 可能是某些自身炎症综合征的一个特征，如 PAPA（化脓性关节炎、PG 和痤疮）综合征、PAPASH（化脓性关节炎、PG、痤疮和化脓性汗腺炎）综合征和 PASH（PG、痤疮和化脓性汗腺炎）综合征。

3. 治疗　由于可能出现针刺反应阳性，应避免不必要的创伤。轻度、局限性 PG 患者，可外用高效价或超强效价皮质类固醇或外用他克莫司作为初始治疗。对更广泛或快速进展性的 PG 患者，需要接受系统性治疗。一线治疗应系统用糖皮质激素，而环孢素是不能耐受系统性糖皮质激素治疗的患者替代性一线治疗选择。多种其他免疫调节药物可作为替代或辅助治疗，如生物制剂、传统免疫抑制剂、氨苯砜及米诺环素等。静脉用免疫球蛋白及烷化剂通常只用于严重的难治性患者。

4. 预后　超过半数的 PG 患者会在 1 年内实现创面愈合，随访更长时间会发现几乎所有的患者实现了缓解。然而，疾病可在长时间缓解后出现复发。

【发病机制】

PG 发病因素尚不明确。有假说认为，促发 PG 的因素包括中性粒细胞功能异常、遗传易感性和免疫系统失调。

【病理变化】

PG 组织病理变化不具有特异性。早期病理示毛囊周围炎和真皮内脓肿形成。溃疡期常可见到表皮和浅表真皮坏死，真皮内可见潜行性坏死边缘（图 1-5-1-2-2A），其下有混合性炎症细胞浸润和脓肿形成（图 1-5-1-2-2B），有时见多核巨细胞，并且病变边缘的组织可能出现淋巴细胞性血管炎改变，白细胞碎裂性血管炎也可能存在。

PG 的不同亚型会呈现独特的病理表现。大疱型 PG 的样本显示表皮下水疱。增殖型 PG 可见假上皮瘤样增生、窦道、栅栏状肉芽肿等。

【鉴别诊断】

PG 需要鉴别的疾病包括血管闭塞性疾病、静脉疾病、血管炎、恶性肿瘤、皮肤感染、药物、外界原因导致的

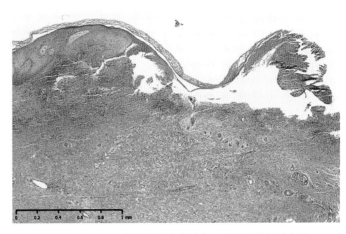

图 1-5-1-2-2A　表皮和浅表真皮坏死，可见潜行性边缘

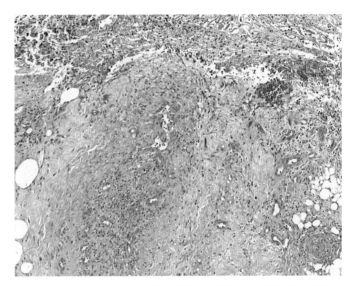

图 1-5-1-2-2B　混合性炎症细胞浸润和脓肿形成，见较多中性粒细胞

组织损伤性及溃疡性炎性疾病（如皮肤克罗恩病和溃疡性类脂质渐进性坏死）。抗磷脂抗体综合征是最易被误诊为 PG 的疾病之一；其他易误诊为 PG 的疾病包括：静脉淤积性溃疡、Wegener 肉芽肿、人为诱发的溃疡、孢子丝菌病、结节性多动脉炎、青斑样血管病、血管中心性 T 细胞淋巴瘤及冷球蛋白血症等。此外，PG 也可能被误诊为坏死性筋膜炎。

（王小坡）

三、类风湿相关嗜中性皮病

【概念】

类风湿相关嗜中性皮病（rheumatoid neutrophilic dermatitis，RND）是类风湿性关节炎的一种罕见关节外表现，类风湿因子阳性或阴性。常见于严重类风湿性关节炎且病程较长者，表现为对称性红斑、丘疹、结节、斑块和荨麻疹样皮损。组织学表现为真皮密集中性粒细胞浸润，白细胞碎裂，但无血管炎。

【临床特点】

1. **临床表现** 最常见的临床表现为荨麻疹样丘疹、红至黄色丘疹、可触及性紫癜、斑块和结节(图 1-5-1-3-1A、图 1-5-1-3-1B)。环形、水疱性、溃疡或结痂性皮损少见。躯干、肩膀、颈部和四肢伸侧好发,皮损通常对称分布。皮损可能有轻度瘙痒、疼痛。皮损可自发或随类风湿性关节炎病情的改善而消退,往往随着类风湿性关节炎的恶化而复发。预后通常无瘢痕,可出现暂时性色素沉着。

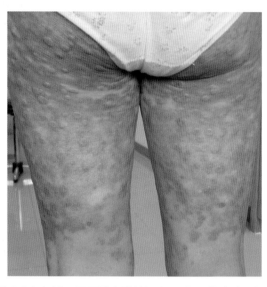

图 1-5-1-3-1A 双下肢水肿性红斑,可见环状水疱(中国医学科学院皮肤病医院孙建方教授惠赠)

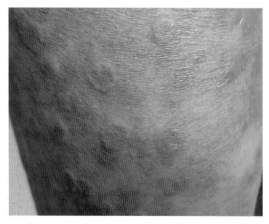

图 1-5-1-3-1B 双下肢水肿性红斑,可见环状水疱(中国医学科学院皮肤病医院孙建方教授惠赠)

2. **治疗** 包括口服羟氯喹、氨苯砜、环磷酰胺、糖皮质激素等。

3. **预后** 部分患者随着类风湿性关节炎的好转而消退,有自限性。

【发病机制】

发病机制还不是很清楚。免疫复合物活化、细胞迁移和黏附,以及趋化因子的释放(如 IL-6 和 IL-8)被认为是可能的发病机制。

【病理变化】

镜下观 表皮常正常,可出现角化过度,角化不全,海绵水肿,表皮内大疱形成或局灶性溃疡,上覆浆痂(图 1-5-1-3-2A)。真皮密集中性粒细胞浸润,可延伸至皮下脂肪,中性粒细胞可形成真皮乳头微脓肿,类似疱疹样皮炎,可见明显白细胞碎裂,但不伴有血管炎,可见散在嗜酸性粒细胞及浆细胞浸润(图 1-5-1-3-2B)。

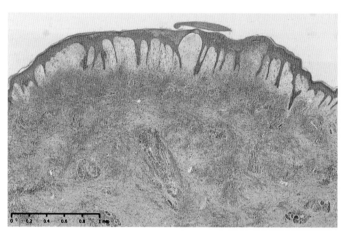

图 1-5-1-3-2A 角化过度伴角化不全,浅表浆痂形成,皮突延长,真皮乳头水肿,真皮密集炎症细胞浸润

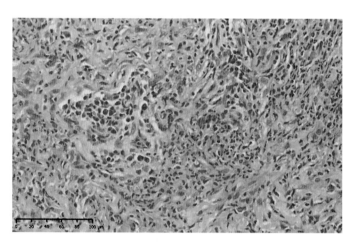

图 1-5-1-3-2B 真皮内有密集中性粒细胞浸润,可见白细胞碎裂,不伴有血管炎

【鉴别诊断】

1. **Sweet 综合征** 常发生在中年女性呼吸道或胃肠道非特异性感染后,表现为疼痛性、隆起性、水肿性斑块,表面呈颗粒状,似假性水疱,好发于胸部、四肢、颈部、面部,常伴有发热、乏力、关节痛等全身症状。可与淋巴增生性疾病如白血病、妊娠等相关,RND 缺乏上述特点,但两者组织病理相似。

2. **持久性隆起性红斑** 多表现为四肢伸侧紫红色丘

疹、结节或斑块,躯干受累罕见,组织病理可见白细胞碎裂性血管炎,陈旧性损害可有成纤维细胞和毛细血管增生,可资鉴别。

3. 坏疽性脓皮病　表现为正常或创伤后的皮肤出现快速进展的单个或多个疼痛性、化脓性溃疡,伴潜行性边缘,病理变化不具有特征性,与本病不同。

4. 白塞综合征　是口腔阿弗他溃疡、外生殖器溃疡和虹膜炎三联征,组织病理可见血管炎,与本病明显不同。

（王小坡）

参 考 文 献

[1] Cohen PR. Sweet's syndrome—a comprehensive review of an acute febrile neutrophilic dermatosis. Orphanet J Rare Dis,2007,2:34.

[2] Ytting H,Vind I,Bang D,et al. Sweet's syndrome—an extraintestinal manifestation in inflammatory bowel disease. Digestion,2005,72(2-3):195-200.

[3] Cohen PR,Kurzrock R. Sweet's syndrome and cancer. Clin Dermatol,1993,11(1):149-157.

[4] Raza S,Kirkland RS,Patel AA,et al. Insight into Sweet's syndrome and associated-malignancy:a review of the current literature. Int J Oncol,2013,42(5):1516-1522.

[5] Miranda CV,Filgueiras Fde M,Obadia DL,et al. Sweet's Syndrome associated with Hodgkin's disease:case report. An Bras Dermatol,2011,86(5):1016-1018.

[6] Yorio JT,Mays SR,Ciurea AM,et al. Case of vemurafenib-induced Sweet's syndrome. J Dermatol,2014,41(9):817-820.

[7] Ruocco E,Sangiuliano S,Gravina AG,et al. Pyoderma gangrenosum:an updated review. J Eur Acad Dermatol Venereol,2009,23(9):1008-1017.

[8] von den Driesch P. Pyoderma gangrenosum:a report of 44 cases with follow-up. Br J Dermatol,1997,137(6):1000-1005.

[9] Saracino A,Kelly R,Liew D,et al. Pyoderma gangrenosum requiring inpatient management:a report of 26 cases with follow up. Australas J Dermatol,2011,52(3):218-221.

[10] Scherlinger M,Guillet S,Doutre MS,et al. Pyoderma gangrenosum with extensive pulmonary involvement. J Eur Acad Dermatol Venereol,2017,31(4):e214-e216.

[11] Su WP,Davis MD,Weenig RH,et al. Pyoderma gangrenosum:clinicopathologic correlation and proposed diagnostic criteria. Int J Dermatol,2004,43(11):790-800.

[12] Wollina U,Karamfilov T. Treatment of recalcitrant ulcers in pyoderma gangrenosum with mycophenolate mofetil and autologous keratinocyte transplantation on a hyaluronic acid matrix. J Eur Acad Dermatol Venereol,2000,14(3):187-190.

[13] Larsen CG,Thyssen JP. Pustular penile pyoderma gangrenosum successfully treated with topical tacrolimus ointment. Acta Derm Venereol,2012,92(1):104-105.

[14] Fujio Y,Funakoshi T,Nakayama K,et al. Rheumatoid neutrophilic dermatosis with tense blister formation:a case report and review of the literature. Australas J Dermatol,2014,55(1):e12-e14.

[15] Xue Y,Cohen JM,Wright NA,et al. Skin Signs of Rheuma-toid Arthritis and its Therapy-Induced Cutaneous Side Effects. Am J Clin Dermatol,2016,17(2):147-162.

[16] Brown TS,Fearneyhough PK,Burruss JB,et al. Rheumatoid neutrophilic dermatitis in a woman with seronegative rheu-matoid arthritis. J Am Acad Dermatol,2001,45(4):596-600.

[17] Lora V,Cerroni L,Cota C. Skin manifestations of rheumatoid arthritis. G Ital Dermatol Venereol,2018,153(2):243-255.

第二节 嗜酸性粒细胞为主

一、嗜酸性蜂窝织炎

【概念】

嗜酸性蜂窝织炎(eosinophilic cellulitis,EC),又称Wells综合征,是一种少见的炎症性皮肤病,表现为类似感染性蜂窝织炎的瘙痒性红色斑块,组织学表现为真皮水肿,嗜酸性粒细胞浸润和"火焰征"。

【临床特点】

1. 临床表现　EC主要发生于成人,特别是20~40岁,男女发病率无明显差别。

EC的特点是突然出现单发或多发瘙痒性红色斑块(图1-5-2-1-1),皮疹通常在2~3天内发展,2~8周内消退而不留瘢痕。皮疹可局限或弥漫,通常位于躯干和四肢,但也可累及面部、眼睑、耳朵、头皮、腋窝和腹股沟,甚

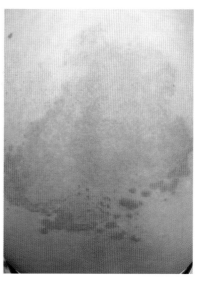

图1-5-2-1-1　背部瘙痒性红色斑块(中国医学科学院皮肤病医院孙建方教授惠赠)

至累及舌头和喉咙。临床皮疹存在异质性,在同一个患者中,可存在形态不同的皮疹。已报道有7种临床变异型:斑块型、环状肉芽肿样、荨麻疹样、丘疹水疱型、大疱型、丘疹结节型和固定型药疹样。

瘙痒和灼热可先于皮疹发生或同时发生。皮疹一般无触痛,对抗生素治疗没有反应。约1/5可出现全身症状,包括发热、疲劳和/或关节痛。EC中出现全身症状,表明病情严重或进展。

实验室异常包括外周白细胞及血嗜酸性粒细胞增多、血沉加快、C反应蛋白和血清免疫球蛋白E(IgE)升高、抗核抗体阳性等。

2. 治疗 局部皮疹可使用中到强效类固醇皮质激素。皮疹泛发或局部激素治疗欠佳的患者,可给予短疗程系统用类固醇皮质激素。对复发或难治性病例,可使用疗法包括:美泊利单抗、奥马珠单抗、环孢素、氨苯砜、硫唑嘌呤、灰黄霉素、米诺环素、秋水仙碱、α干扰素和PUVA等。

3. 预后 EC的总体预后良好。皮损可自发缓解或在治疗潜在疾病后改善。然而,复发在成人和儿童中都很常见,特别是多个身体部位受累的患者,并且皮疹扩散到最初受累的区域之外。

【发病机制】

发病机制尚不清楚。可能是对各种刺激的反应模式,而不是单一病因的疾病。推测的触发因素包括寄生虫感染、昆虫叮咬、疫苗、迟发型致敏剂、药物和恶性肿瘤等。

【病理变化】

镜下观 组织学特征为真皮水肿,血管周围及胶原间可见淋巴细胞及嗜酸性粒细胞浸润,可见"火焰征"(图1-5-2-1-2A、图1-5-2-1-2B)。"火焰征"主要是由围绕胶原纤维的嗜酸性粒细胞的碱性蛋白形成。病变的不同阶

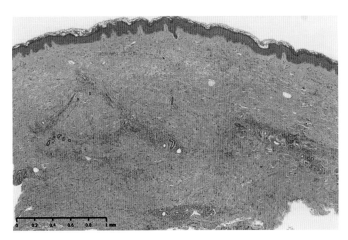

图1-5-2-1-2A 真皮水肿,血管周围及胶原间可见炎症细胞浸润

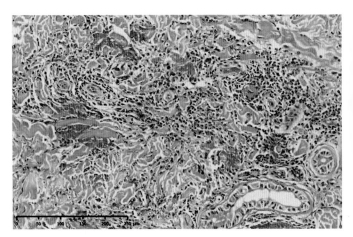

图1-5-2-1-2B 胶原间淋巴细胞及嗜酸性粒细胞浸润,可见"火焰征"

段病理表现可有不同,皮损早期出现真皮水肿(急性期),随后形成"火焰征"(亚急性期),随着EC病情缓解(消退期),火焰征周围可能出现吞噬组织细胞呈栅栏状排列,有异物巨细胞和肉芽肿形成。表皮和/或真皮严重水肿可导致大疱形成。

【鉴别诊断】

1. 细菌性蜂窝织炎 表现为边界清楚、红肿发热性皮损,通常伴有系统症状,如发热、寒战和疲劳不适。皮损多常位于单侧下肢。白细胞升高伴中性粒细胞增多。组织病理上可见真皮水肿,以及非特异性中性粒细胞和淋巴细胞浸润。

2. 弓蛔虫病 是犬蛔虫幼虫感染的一种疾病。严重感染可表现为发热、厌食、疲劳不适、肝肿大和瘙痒性荨麻疹样皮损。酶联免疫吸附试验(ELISA)检测弓形虫抗原的免疫球蛋白G(IgG)可确诊。

3. 游走性红斑 游走性红斑是伯氏疏螺旋体(早期莱姆病)感染最常见的表现。蜱虫叮咬部位出现红色斑块,通常在数天或数周内缓慢扩展,常伴随中央消退。游走性红斑常出现在免疫反应之前,早期莱姆病的诊断需要相关流行病学接触史。

4. 节肢动物叮咬 是对蚊子或其他昆虫叮咬的过敏反应,表现为瘙痒性水肿性皮损,有时伴有低热和身体疲劳不适。诊断线索包括昆虫叮咬病史和皮疹迅速进展,通常在叮咬后几个小时内出现。

5. 大疱性类天疱疮 前驱期表现为瘙痒性炎性斑块,类似嗜酸性蜂窝织炎。组织病理表现为嗜酸性海绵水肿伴浅层真皮淋巴细胞、嗜酸性粒细胞和中性粒细胞浸润。直接免疫荧光可见IgG/C3基底膜带线状沉积,BP180 NC16A抗体阳性。

6. 伴嗜酸性粒细胞增多和系统症状的药物反应(DRESS) 是一种潜在危及生命的全身超敏反应,特征

表现为斑丘疹样融合性皮损伴发热、疲劳不适、淋巴结肿大。内脏器官受累不一,最常见为肝脏。实验室检查可见白细胞增多伴嗜酸性粒细胞升高和/或非典型淋巴细胞。诊断主要根据可疑药物接触史,以及典型的临床和实验室检查结果。

7. 发作性血管水肿伴嗜酸性粒细胞增多症(Gleich 综合征) 该病罕见,特征是复发性发作性血管水肿、荨麻疹、瘙痒、发热、体重增加、血清 IgM 升高伴明显嗜酸性粒细胞增多,每隔 3~4 周出现一次并自行消退。

(王小坡)

二、丘疹性荨麻疹

【概念】

丘疹性荨麻疹(papular urticaria),又称虫咬皮炎,是昆虫叮咬皮肤后发生的过敏反应,临床上常见。多发生于暴露部位,如头面部、手足,也可发生于腰部、臀部,表现为突然发生的 3~10mm 大小的丘疹或丘疱疹,常为圆形或纺锤形。搔抓或遇热后皮疹扩大形成坚实的风团,甚至结节、斑块,常有剧烈瘙痒,严重者可影响日常起居和生活。

【临床特点】

1. 临床表现 多见于婴幼儿和儿童,也可见于成人。有季节性,以春、夏、秋季多见。往往分批发生于皮肤暴露部位或衣物开口处。典型皮疹为突然发生群集或散在的纺锤形风团样丘疹,3~10mm 大小,顶端常可见小水疱(图 1-5-2-2-1A、图 1-5-2-2-1B),新旧皮疹常同时存在。患者常有剧烈瘙痒,可影响睡眠,搔抓可引起继发感染,皮疹慢性演变可形成结节性痒疹。

2. 治疗 改变生活环境,减少昆虫叮咬。以对症和抗过敏治疗为主,可口服抗组胺药物和外用止痒药物,继发感染时应抗菌治疗。严重时可系统用糖皮质激素。

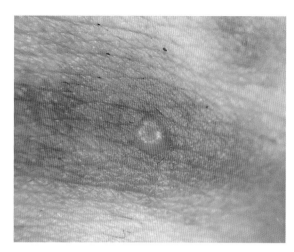

图 1-5-2-2-1B 皮肤镜下见红色背景,上可见水疱

3. 预后 本病有自愈性,恢复后可遗留暂时性色素沉着。反复发作或处理不当可形成单纯性痒疹或结节性痒疹,随着时间推移,症状会逐渐减轻,最终可消退。

【发病机制】

与昆虫叮咬有关,如跳蚤、虱子、螨、蚊、臭虫等,叮咬时注入皮肤的唾液可导致人体出现过敏反应。

【病理变化】

镜下观 表皮海绵水肿伴水疱形成,可见嗜酸性粒细胞微脓肿,真皮水肿,真皮血管周围及间质可见淋巴细胞、嗜酸性粒细胞为主的炎症细胞浸润(图 1-5-2-2-2A、图 1-5-2-2-2B)。

【鉴别诊断】

1. 毛囊炎 浅表性毛囊炎以毛囊处小的炎性丘疹和脓疱为特征,其脓疱内容物培养有助于鉴定致病微生物。

2. 淋巴瘤样丘疹病 淋巴瘤样丘疹病是一种少见慢性复发性皮肤病,表现为红棕色丘疹或结节,可结痂、坏死或出血。症状通常持续数周。少数患者可进展为蕈样

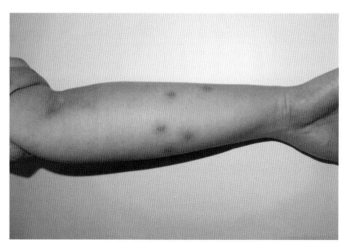

图 1-5-2-2-1A 上肢纺锤形风团样丘疹,上见小水疱

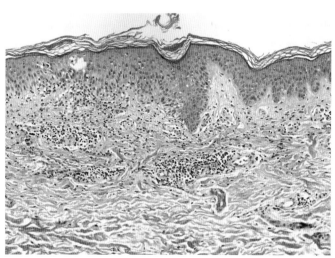

图 1-5-2-2-2A 表皮海绵水肿伴水疱形成,水疱内及真皮浅层可见嗜酸性粒细胞浸润

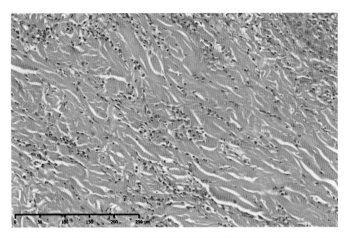

图 1-5-2-2-2B 真皮血管周围及间质可见淋巴细胞、嗜酸性粒细胞为主的炎症细胞浸润

肉芽肿、间变性大细胞淋巴瘤或霍奇金病。组织病理可见 CD30 阳性大细胞。

3. 急性苔藓痘疮样糠疹 是一种少见的良性皮肤病,表现为反复出现的出血坏死性丘疹,组织病理表现为界面皮炎改变。

(王小坡)

三、嗜酸性粒细胞增多性皮炎

【概念】

嗜酸性粒细胞增多性皮炎(hypereosinophilic dermatitis,HED)是一组病因不明的慢性复发性疾病,表现为外周血和骨髓中嗜酸性粒细胞持续增多,皮肤组织中嗜酸性粒细胞浸润,但不伴有其他组织和脏器受累,属于嗜酸性粒细胞增多综合征的轻型或此疾病谱的良性端。

【临床特点】

1. 临床表现 以中老年男性多见,瘙痒明显。皮疹多形性,如红斑、丘疹、结节、风团或血管性水肿等(图 1-5-2-3-1),常泛发全身,簇集成片,尤其以较坚实的风团样丘疹更具有特征性。少数可见水疱、离心性环状红斑、红皮病和苔藓样皮损。部分患者可伴有发热、疲劳、肌痛、体重下降、浅表淋巴结肿大等。

2. 实验室检查 间隔至少 1 个月的 2 次检查发现血常规嗜酸性粒细胞绝对计数 $> 1.5 \times 10^9$/L(或 $> 1\,500$/μL)。骨髓穿刺细胞学检查显示骨髓有核细胞增生活跃,以成熟嗜酸性粒细胞为主(10% ~ 45%),无异形细胞。

3. 治疗 HED 的治疗以消除患者皮损和瘙痒症状为主要目的,血液中嗜酸性粒细胞计数下降可作为治疗有效的观察指标之一。系统用糖皮质激素是治疗 HED 的首选药物,如果糖皮质激素疗效欠佳或减量困难,可以加用小剂量羟基脲。其他药物如雷公藤、DDS、沙利度胺、环孢素、UVA1 或 PUVA 可一定程度上缓解病情。

4. 预后 预后好,但有转化为嗜酸性粒细胞增多综合征和慢性嗜酸性粒细胞白血病的风险,应长期临床随访。

【发病机制】

发病原因目前尚不清楚,其发病机制为骨髓中嗜酸性粒细胞增多,在多种趋化因子的作用下释放进入血液中,然后黏附穿过血管壁,移行进入皮肤组织中,释放多种毒性介质,发挥促炎症作用,从而导致 HED 各种皮损的发生。

【病理变化】

镜下观 组织病理呈非特异性,且随着取材皮损的不同而有差异。典型的组织病理表现为真皮浅中层血管周围明显嗜酸性粒细胞和淋巴细胞浸润(图 1-5-2-3-2A、图 1-5-2-3-2B)。

【鉴别诊断】

1. 嗜酸性蜂窝织炎 类似感染性蜂窝织炎的瘙痒性红色斑块,组织学表现为真皮水肿,嗜酸性粒细胞浸润和"火焰征"。HED 组织上"火焰征"并不常见。

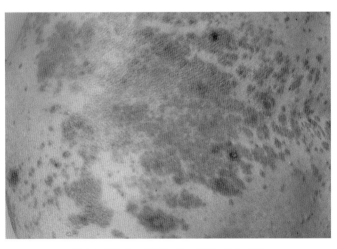

图 1-5-2-3-1 背部红斑、丘疹,融合成片

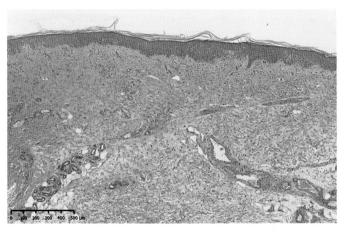

图 1-5-2-3-2A 表皮轻度角化过度,棘层海绵水肿,真皮浅中层血管周围及胶原间炎症细胞浸润

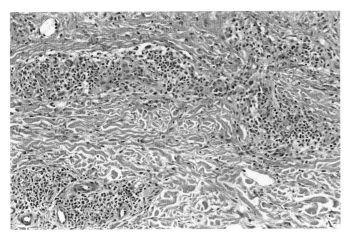

图 1-5-2-3-2B　较多嗜酸性粒细胞浸润

2. Chrug-strauss 综合征　表现为哮喘伴其他器官受累。皮损表现为发生于头皮或四肢的丘疹、结节,以及从瘀点到出血性痂的出血性损害。组织病理为中等大小动脉和静脉的血管炎,有血管外肉芽肿和嗜酸性粒细胞浸润。

3. 寄生虫感染　曾经到访流行地区或可疑食物接触史可提示肠蠕虫病,需要进行抗管圆线虫抗体血清学检查,以及粪便虫卵和寄生虫检查。

4. 炎症性和过敏性皮肤病　包括特异性皮炎、接触性皮炎、湿疹等,根据临床、实验室检查和组织病理不难鉴别。

（王小坡）

四、木村病

【概念】

木村病(Kimura disease,KD),又名嗜酸性粒细胞淋巴肉芽肿,是一种良性淋巴组织细胞增生性疾病;好发于头颈部,主要累及皮下组织、淋巴结、大唾液腺等组织器官,其中以腮腺区最为常见,表现为皮下无痛性肿物,区域淋巴结肿大伴外周血嗜酸性粒细胞增多,血清免疫球蛋白 E(IgE)水平升高。

【临床特点】

1. 临床表现　确切流行率和发病率尚不清楚。主要发生在亚洲年轻男性,发病高峰为 20~30 岁。典型表现是位于头颈部的无痛性皮下结节或肿块(图 1-5-2-4-1),直径 1~7cm,大多数情况下合并区域淋巴结肿大。孤立性淋巴结肿大可能是一些患者的最初表现。皮外受累部位包括腮腺、眼眶、口腔和鼻窦。通常不伴有系统症状。实验室检查显示,几乎所有患者出现外周血嗜酸性粒细胞增多和血清 IgE 水平升高。据报道,20% 的患者伴肾脏疾病,包括微小病变性肾病、系膜增生性肾小球肾炎和膜

性肾病。12%~16% 的患者可进展为肾病综合征。有些患者可能在皮损出现前就有蛋白尿。

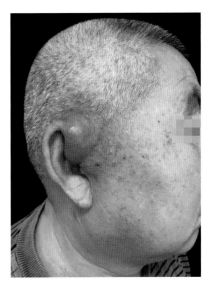

图 1-5-2-4-1　右侧耳前无痛性肿块(中国医学科学院皮肤病医院孙建方教授惠赠)

2. 治疗　局部病变首选的治疗方法是手术切除。其他治疗方法包括手术切除后低剂量放疗、单纯放疗和药物治疗,如类固醇皮质激素、环孢素、霉酚酸酯和来氟米特。

3. 预后　整体预后良好,合并肾脏受累的患者预后取决于肾病的形式和严重程度。

【发病机制】

发病机制尚不清楚。创伤、感染、免疫球蛋白 E(IgE)介导的超敏反应或自身免疫过程被认为是可能的原因。

【病理变化】

镜下观　可见密集的炎症细胞浸润,包括广泛淋巴滤泡样结构形成,大量嗜酸性粒细胞浸润于淋巴滤泡间区,嗜酸性微脓肿形成是本病的特征性表现(图 1-5-2-4-2A)。血管成分不如血管淋巴样增生伴嗜酸性粒细胞增多突出,内皮细胞亦无上皮样或组织细胞样外观(图 1-5-2-4-2B)。几乎所有的病例可见间质纤维化(图 1-5-2-4-2C)。

区域淋巴结组织的病理特征是淋巴结结构完整,滤泡增生伴反应性生发中心和完整套区,生发中心 IgE 沉积。在滤泡间区、淋巴窦和结节旁软组织可见嗜酸性粒细胞浸润,毛细血管后微静脉增生。淋巴结也可见间质纤维化。

【鉴别诊断】

1. 嗜酸性蜂窝织炎　木村病皮肤肿胀伴瘙痒,血嗜酸性粒细胞增多,糖皮质激素治疗有效,与之类似,但嗜酸性蜂窝织炎皮损好发于躯干和四肢,组织病理改变为

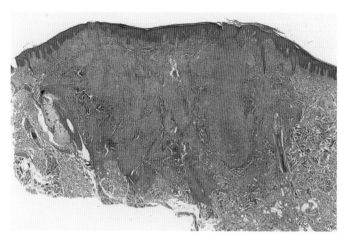

图 1-5-2-4-2A 镜下见密集炎症细胞浸润,可见淋巴滤泡样结构形成

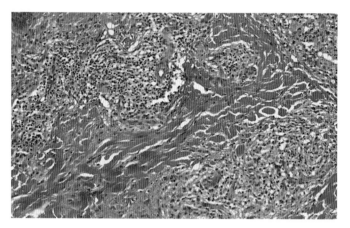

图 1-5-2-4-2B 镜下见密集炎症细胞浸润伴血管增生

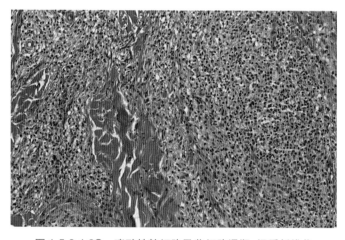

图 1-5-2-4-2C 嗜酸性粒细胞及浆细胞浸润,间质纤维化

真皮水肿,伴明显嗜酸性粒细胞浸润,可见到"火焰征",可资鉴别。

2. 血管淋巴样增生伴嗜酸性粒细胞增多 与木村病曾被认为是同一疾病的不同阶段,目前认为两者是不同疾病。血管淋巴样增生伴嗜酸性粒细胞增多的皮损为单发或多发的皮内或皮下丘疹、结节,病变范围局限,一般不侵犯淋巴结和腮腺。血嗜酸性粒细胞及 IgE 增高较少

见。组织病理方面,病变位于真皮内及皮下,血管显著增生,表现为从毛细血管到肌样血管呈血管瘤样增生;淋巴滤泡增生、生发中心坏死和血管形成少见,嗜酸性微脓肿少见。

3. 嗜酸性肉芽肿伴多血管炎(Churg-Strauss 综合征) 是一种以慢性鼻窦炎、哮喘和外周血嗜酸性粒细胞增多症为特征的多系统疾病。大多数患者在手臂的伸侧(尤其是肘部)、手部和腿部有皮损和触痛性皮下结节。组织病理显示肉芽肿性炎,嗜酸性粒细胞浸润和中小血管血管炎。

(王小坡)

参 考 文 献

[1] Heelan K, Ryan JF, Shear NH, et al. Wells syndrome (eosinophilic cellulitis): Proposed diagnostic criteria and a literature review of the drug-induced variant. J Dermatol Case Rep, 2013, 7 (4): 113-120.

[2] Nacaroglu HT, Celegen M, Karkıner CS, et al. Eosinophilic cellulitis (Wells' syndrome) caused by a temporary henna tattoo. Postepy Dermatol Alergol, 2014, 31 (5): 322-324.

[3] Calvert J, Shors AR, Hornung RL, et al. Relapse of Wells' syndrome in a child after tetanus-diphtheria immunization. J Am Acad Dermatol, 2006, 54 (5 Suppl): S232-S233.

[4] Yu AM, Ito S, Leibson T, et al. Pediatric Wells syndrome (eosinophilic cellulitis) after vaccination: A case report and review of the literature. Pediatr Dermatol, 2018, 35 (5): e262-e264.

[5] Caputo R, Marzano AV, Vezzoli P, et al. Wells syndrome in adults and children: a report of 19 cases. Arch Dermatol, 2006, 142 (9): 1157-1161.

[6] Omigawa C, Namiki T, Ueno M, et al. Case of Wells' syndrome: A rare association with the clinical course of chronic lymphocytic leukemia. J Dermatol, 2019, 46 (2): e57-e50.

[7] Sinno H, Lacroix JP, Lee J, et al. Diagnosis and management of eosinophilic cellulitis (Wells' syndrome): A case series and literature review. Can J Plast Surg, 2012, 20 (2): 91-97.

[8] Millikan LE. Papular urticaria. Sem Dermatol, 1993, 12 (1): 53-56.

[9] Howard R, Frieden IJ. Papular urticaria in children. Pediatr Dermatol, 1996, 13 (3): 246-249.

[10] Jordaan HF, Schneider JW. Papular urticaria: a histopathologic study of 30 patients. Am J Dermatopathol, 1997, 19 (2): 119-126.

[11] Kemmler N, Peitsch WK, Glorer E, et al. Hypereosinophilic dermatitis. An overlooked diagnosis? Hautarzt, 2005, 56 (11): 1060-1067.

[12] Yadav D, Sharma A, Agarwal S, et al. Hypereosinophilic dermatitis: generalised lichenification and gyrate erythema as the sole manifestation of idiopathic hypereosinophilic syndrome. BMJ

Case Rep,2019,12(10):e232142.

[13] Chen H,Thompson LD,Aguilera NS,et al. Kimura disease:a clinicopathologic study of 21 cases. Am J Surg Pathol,2004,28(4):505-513.

[14] Xu X,Fu J,Fang Y,et al. Kimura disease in children:a case report and a summary of the literature in Chinese. J Pediatr Hematol Oncol,2011,33(4):306-311.

[15] Zhang L,Yao L,Zhou WW,et al. Computerized tomography features and clinicopathological analysis of Kimura disease in head and neck. Exp Ther Med,2018,16(3):2087-2093.

[16] Liu C,Hu W,Chen H,et al. Clinical and pathological study of Kimura's disease with renal involvement. J Nephrol,2008,21(4):517-525.

[17] Chen QL,Dwa S,Gong ZC,et al. Kimura's disease:risk factors of recurrence and prognosis. Int J Clin Exp Med,2015,8(11):21414-21420.

[18] Lee S,Yi YJ,Ah Jo H,et al. Remission of secondary membranous nephropathy in a patient with Kimura disease after surgical resection. Kidney Res Clin Pract,2014,33(3):157-160.

第三节 淋巴细胞为主

一、皮肤淋巴细胞浸润症

【概念】

皮肤淋巴细胞浸润症(lymphocytic infiltration of skin,LIS),又称 Jessner-Kanof 综合征或 Jessner 皮肤淋巴细胞浸润症。表现为头面部紫红色丘疹、斑块,呈自行缓解特点。有人认为与红斑狼疮属一个谱系性疾病。

【临床特点】

1. 临床表现 主要发生于中年人,儿童极少发病,无性别差异。皮损特征为单个或多个无症状紫红色或黄红色浸润性丘疹、斑块(图 1-5-3-1-1),偶见结节,好发于头颈部、上背部。皮损表面无鳞屑等继发性改变,环状斑块中央通常是正常的。皮损持续数周至数月,无系统受累。

2. 治疗 局部外用或皮损内注射糖皮质激素,系统用药可选择羟氯喹、糖皮质激素或沙利度胺等。

3. 预后 预后良好,皮疹可自行消退,一般不会转变为恶性淋巴瘤。

【发病机制】

本病病因不明,外界刺激、昆虫叮咬和局部创伤可诱发本病,但多数患者发病无明确诱因。

【病理变化】

镜下观 表皮无明显变化,真皮浅层及深层血管周围有成熟的淋巴细胞浸润,毛囊周围炎症细胞浸润较少

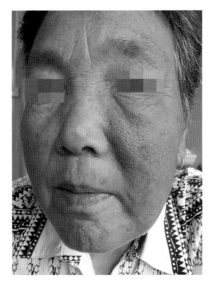
图 1-5-3-1-1 面部紫红色浸润性斑块(中国医学科学院皮肤病医院孙建方教授惠赠)

见,可见黏蛋白沉积,偶尔可出现组织细胞及散在浆细胞(图 1-5-3-1-2A、图 1-5-3-1-2B)。直接免疫荧光阴性。

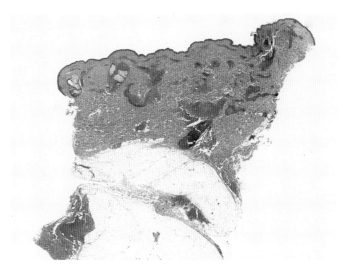
图 1-5-3-1-2A 表皮大致正常,真皮浅深血管及附属器周围成熟淋巴细胞浸润

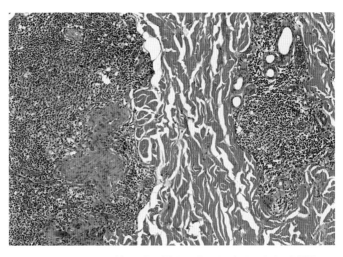
图 1-5-3-1-2B 血管及附属器周围淋巴细胞及组织细胞浸润

【鉴别诊断】

1. **红斑狼疮** 皮损常发生继发性改变,如脱屑、毛囊角栓和皮疹中央色素脱失;组织学上,可见基底细胞液化变性和角质形成细胞坏死,这是本病与红斑狼疮皮损的鉴别要点。

2. **多形性日光疹** 与日晒有关,且呈自限性,与本病易于鉴别。组织病理上,多形性日光疹常有明显的真皮乳头水肿,这在皮肤淋巴细胞浸润症中不常见,此外,光敏试验可能有帮助。

3. **皮肤淋巴瘤** 皮肤淋巴瘤与皮肤淋巴细胞浸润症在临床和组织学上有明显重叠。如果真皮淋巴细胞浸润广泛,免疫表型和基因型分析有助于判断浸润的细胞是混合性的还是单克隆性的。

4. **假性淋巴瘤** 原因不明的单发或多发淡红色结节或斑块,好发于头面部,与皮肤淋巴细胞浸润症表型极为相似。假性淋巴瘤组织病理主要在真皮层上部有大量的淋巴细胞浸润,还可见嗜酸性粒细胞、中性粒细胞、浆细胞浸润。偶可见生发中心,其内可见 Tingible 小体。

（王小坡）

二、假性淋巴瘤

【概念】

假性淋巴瘤(cutaneous pseudolymphoma,CPL)是指一组临床表现或组织病理类似恶性淋巴瘤,但又不满足恶性淋巴瘤诊断标准的淋巴细胞增生性病变。临床表现多样,通常为红色丘疹、斑块或结节,头颈部多见。

【临床特点】

1. **临床表现** 常见于头颈部及上肢等暴露部位,也可见于臀部,其他部位少见。皮肤损害主要有以下表现:

（1）红色或褐色斑疹、丘疹或斑块（图 1-5-3-2-1A、

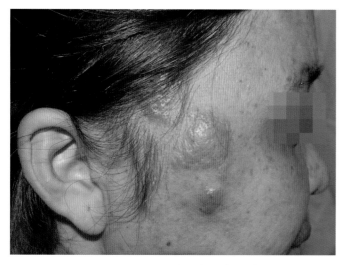

图 1-5-3-2-1A 面部红色斑块、结节

图 1-5-3-2-1B），也可出现水疱、鳞屑等,如皮炎湿疹样,可伴瘙痒,常见于接触性皮炎患者,多数患者接触含防腐剂、染料、金属复合物等成分的物品,过敏原检测多数呈阳性。

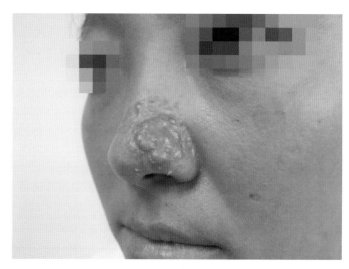

图 1-5-3-2-1B 鼻部丘疹、斑块

（2）皮下结节或大片硬性红斑,通常坚实,单个或数个,成簇或全身泛发,可见于梅毒螺旋体感染、疫苗引起的 CPL 及侵犯毛囊的 CPL。

（3）麻疹样或类似 Sézary 综合征的红皮病样皮损,病程长短不一,皮疹可持续数周、数月或数年,一般无自觉症状,可有淋巴结肿大,常见于药物引起的 CPL。

2. **治疗** 局限型 CPL,手术切除是首选方法,也可以选择干扰素皮损内注射,其他治疗方法包括外用或皮损内注射糖皮质激素、冷冻、TNF 拮抗剂、局部放疗等。泛发性 CPL,可系统给予糖皮质激素或干扰素治疗。

3. **预后** 有明确病因的 CPL,去除诱因后常可自行缓解,药物引起的 CPL,停用相关药物后数周皮疹可完全消退;病因不明者,通常病程较长,皮疹可能自行消退,也可能数月或数年后又在局部复发。

【发病机制】

病因尚不清楚,与药物、疫苗、感染和外源性抗原等因素有关。

【病理变化】

镜下观 根据皮损中浸润淋巴细胞的主要类型,皮肤假性淋巴瘤可分为皮肤 B 细胞假性淋巴瘤（CBPL）和皮肤 T 细胞假性淋巴瘤（CTPL）。

（1）CBPL:真皮层可见淋巴细胞结节性或弥散性浸润,常以小淋巴细胞为主,伴组织细胞、嗜酸性粒细胞和浆细胞浸润（图 1-5-3-2-2A、图 1-5-3-2-2B）;可有淋巴滤泡及生发中心形成,偶见皮肤附属器周围有散在大中淋巴细胞。免疫组化:CD20[+]、CD79a[+]、BCL-6[+]、CD10[+],而

BCL-2⁻ 及 MUM1⁻。胞质免疫球蛋白轻链和重链基因重排阴性,BCL-2 基因重排阴性。

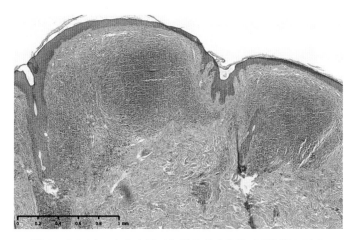

图 1-5-3-2-2A 真皮内淋巴细胞结节状浸润,可见滤泡形成

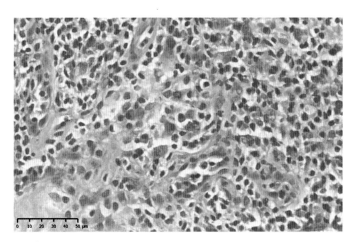

图 1-5-3-2-2B 细胞以小淋巴细胞为主,伴组织细胞和浆细胞浸润

(2) CTPL:可见真皮乳头、附属器及浅层血管周围淋巴细胞浸润。免疫组化:CD2⁺、CD3⁺、CD4⁺、CD5⁺、CD8⁺。CD4⁺/CD8⁺ T 细胞比值在 1:1 到 3:1 之间。可见一定数量散在的 CD20⁺ B 细胞群和 CD68⁺组织细胞;TCR 基因重排检测阴性。

【鉴别诊断】

1. CBPL 鉴别诊断

(1) 原发性皮肤边缘区 B 细胞淋巴瘤:通常是上肢或躯干单发的红色结节。组织病理见边缘区细胞增生,淋巴滤泡、生发中心形成,血管周围或滤泡内浆细胞聚集。免疫组化:CD20⁺、CD79a⁺、CD22⁺、BCL-2⁺、CD5⁻、CD10⁻、CD23⁻和 BCL-6⁻。主要可根据胞质轻链和重链基因重排阳性与 CBPL 相鉴别。

(2) 原发性皮肤滤泡中心性 B 细胞淋巴瘤:主要表现为头颈部的斑块,少数可位于腿部。多见于老年人。根据肿瘤细胞的浸润方式,可分为弥散型和滤泡型。

①弥散型:组织病理表现为>75% 的异形大/中等 CD20⁺ 中心细胞浸润,界限不清,累及真皮深层甚至皮下组织,真皮胶原纤维间也可见浸润,但一般不累及表皮。免疫组化:CD20⁺、CD79a⁺、CD5⁻、CD10⁻、Ki-67 增殖指数高。综上可与弥散型 CBPL 相鉴别。②滤泡型:组织病理表现为肿瘤性滤泡间伴或不伴少量异形淋巴细胞,滤泡界限不清,无极性,单一均匀生发中心,易染体巨噬细胞缺如,滤泡中可见大量中心细胞,肿瘤性滤泡可侵犯到皮下层,滤泡间可见异形细胞。免疫组化:CD20⁺、CD79a⁺、CD10⁺、BCL-6⁺,据此可与结节型 CBPL 相鉴别。

2. CTPL 鉴别诊断 蕈样肉芽肿:通常发生在非暴露部位,一般经过红斑期、斑块期和肿瘤期;组织病理可见脑回状核的中小淋巴细胞亲表皮浸润、单个核有聚集成 Pautrier 微脓肿的趋势,无明显海绵水肿,根据 TCR 基因重排检测阳性容易与 CTPL 鉴别。

(王小坡)

参 考 文 献

[1] Toonstra J, Wildschut A, Boer J, et al. Jessner's lymphocytic infiltration of the skin. A clinical study of 100 patients. Arch Dermatol, 1989, 125(11): 1525-1530.

[2] Weber F, Schmith M, Fritsch P, et al. Lymphocytic infiltration of the skin is a photosensitive variant of lupus erythematosus: evidence by phototesting. Br J Dermatol, 2001, 144(2): 1-7.

[3] Lipsker D, Mitschler A, Grosshans E, et al. Could Jessner's lymphocytic infiltrate of the skin be a dermal variant of lupus erythematosus? An analysis of 210 cases. Dermatology, 2006, 213(1): 15-22.

[4] Laurinaviciene R, Clemmensen O, Bygum A. Successful treatment of Jessner's lymphocytic infiltration of the skin with methotrexate. Acta Derm Venereol, 2009, 89(5): 542-543.

[5] Ploysangam T, Breneman DL, Mutasim DF. Cutaneous pseudolymphomas. J Am Acad Dermatol, 1998, 38(6 Pt 1): 877-895.

[6] Miguel D, Peckruhn M, Elsner P. Treatment of cutaneous pseudolymphoma: a systematic review. Acta Derm Venereol, 2018, 98(3): 310-317.

[7] Mitteldorf C, Kempf W. Cutaneous pseudolymphoma-A review on the spectrum and a proposal for a new classification. J Cutan Pathol, 2020, 47(1): 76-97.

第四节 肥大细胞为主

皮肤肥大细胞增多症

【概念】

皮肤肥大细胞增多症(cutaneous mastocytosis, CM)是一类以皮肤肥大细胞增生为特征的疾病。这类患者不符合系统性肥大细胞增生症的诊断标准,除皮肤外,没有其他器官受累的证据。

【临床特点】

1. 临床表现 多种累及皮肤的肥大细胞增多症都会出现 Darier 征。Darier 征是指肥大细胞严重浸润的皮肤或皮损受到摩擦、抓挠或划过后,出现局限性荨麻疹和红斑(5 分钟内)(图 1-5-4-0-1A)。当物理刺激触发肥大细胞介质局部释放时,会出现该现象。注意不得有意揉搓肥大细胞瘤,因为可能引发严重症状。

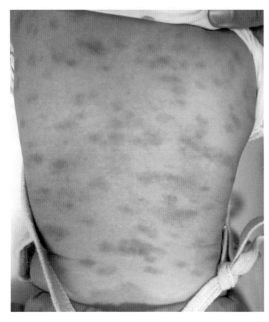

图 1-5-4-0-1A Darier 征阳性,搔抓后皮损出现红斑、风团样皮疹

皮肤肥大细胞增多症皮损可分为以下亚型:

(1) 色素性荨麻疹(urticaria pigmentosa, UP):也称作斑丘疹性 CM(maculopapular cutaneous mastocytosis, MPCM),是儿童和成人肥大细胞增多症最常见的类型。MPCM 皮损表现为黄褐色至红棕色小斑疹或稍隆起的小丘疹(图 1-5-4-0-1B),起初可能被误认为雀斑,还可能出现斑块样皮损和结节。上下肢最易受累,其次是胸部和腹部。成人患者的掌跖、面部、头皮及其他暴露于日光的部位一般无皮损。而儿童的面部和头皮可能受累。UP 相关的瘙痒可能因温度改变、运动、热水淋浴、局部摩擦、摄入热饮、辛辣食物、酒精、情绪应激或某些药物而加重。

(2) 弥漫性皮肤肥大细胞增多症(diffuse cutaneous mastocytosis, DCM):罕见,DCM 由真皮中弥漫性肥大细胞浸润所致。皮肤呈肤色,或呈黄棕色,伴厚度增加。其特征性表现为整体皮肤受累,而非单独区域受累。DCM 和 MPCM 患者可出现伴出血的大疱。皮疹可为自发性出现或由感染甚至疫苗接种触发。水疱液含有组胺、前列腺

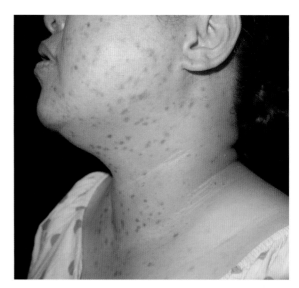

图 1-5-4-0-1B 黄褐色至红棕色小斑疹或稍隆起小丘疹

素类及血小板活化因子。水疱可能在出生时即出现,在鉴别新生儿水疱性疾病时应考虑 CM。

(3) 皮肤肥大细胞瘤:通常见于婴幼儿。孤立性或多发性皮肤肥大细胞瘤较 UP 少见,通常见于儿童期。常观察到自发性消退。病变性质和 UP 类似,但可能更大(达数厘米)。一些肥大细胞瘤为黄色至橙色(图 1-5-4-0-1C)。可能出现大疱,通常位于四肢、腋窝、腹股沟或皮肤易受摩擦或搔抓的部位。瘙痒情况不一。也可能出现潮红,尤其在肿瘤受到物理刺激后,所以不应该用力摩擦患处,可能引发严重症状,包括低血压。

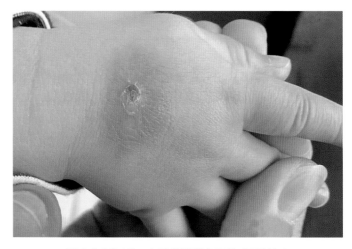

图 1-5-4-0-1C 右手背橙黄色斑块,可见结痂

(4) 持久性发疹性斑状毛细血管扩张症(telangiectasia macularis eruptiva perstans, TMEP):是 CM 最少见的类型,占比不到 1%。其主要发生于成人,特点为黄褐色至褐色斑疹伴毛细血管扩张。浅表血管丛的毛细血管和小静脉周围肥大细胞增加。TMEP 患者无瘙痒和水疱。罕见情况下,与系统性受累相关。

2.治疗　治疗的主要目的在于缓解症状,避免触发肥大细胞脱颗粒的诱因和相关药物。对于弥漫性皮损或 UP 引起瘙痒或潮红的患者,可使用 H_1 抗组胺药或抗白三烯药物治疗。色甘酸盐软膏也有助于控制皮损。对于存在胃肠道症状的患者,如腹痛、烧心、绞痛和/或腹泻,可使用 H_2 抗组胺药和/或口服色甘酸盐或加用抗白三烯药物。

3.预后　皮肤肥大细胞增生症幼儿的预后良好,因为大多数患儿会在青春期前自愈。但是应随访这些患儿以确保症状稳定或消退。相比之下,2 岁后首发的皮损往往持续存在,许多患者将发展为系统性肥大细胞增生症。

【发病机制】

尚不完全清楚,与 *KIT*(编码 KIT 的基因)功能获得性突变和干细胞生长因子反应性增高有关。

【病理变化】

1.镜下观　表皮基底层色素增加,真皮乳头层和真皮浅层血管周围灶状分布圆形或梭形细胞,细胞胞质丰富,细胞核卵圆形均一深染,可见散在嗜酸性粒细胞(图 1-5-4-0-2A、图 1-5-4-0-2B)。

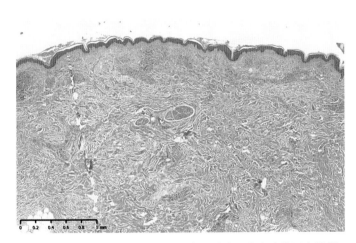

图 1-5-4-0-2A　基底层色素增加,真皮乳头层和真皮浅层血管周围灶性炎症细胞浸润

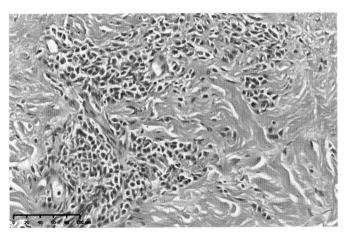

图 1-5-4-0-2B　以肥大细胞为主,细胞胞质丰富,细胞核卵圆形均一深染

2.特殊染色　Giemsa 染色或甲苯胺蓝染色阳性(图 1-5-4-0-2C)。

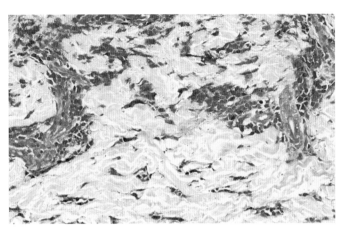

图 1-5-4-0-2C　Giemsa 染色阳性

【鉴别诊断】

儿童和成人肥大细胞增多症皮疹较特异,不易和其他皮肤病混淆。儿童色素性荨麻疹可自动产生风团,会误诊为荨麻疹,但荨麻疹皮损仅持续数小时,不会出现 UP 中的色素沉着。一些肥大细胞增多症的儿童会出现大疱,因此应和儿童水疱性疾病鉴别,包括大疱性节肢动物叮咬、大疱性脓疱疮、单纯疱疹病毒感染、线状 IgA 大疱性疾病,偶尔还应与其他自身免疫性大疱性疾病鉴别。另外,弥漫性肥大细胞增多症的儿童患者,在疾病早期可出现泛发的水疱,可能被误诊为大疱性表皮松解症或中毒性表皮坏死。在患者的疱液中或活检皮疹中有增多的肥大细胞有助于作出正确诊断。

(王小坡)

参 考 文 献

[1] Méni C,Bruneau J,Georgin-Lavialle S,et al. Paediatric mastocytosis:a systematic review of 1747 cases. Br J Dermatol,2015,172(3):642-651.

[2] Akoglu G,Erkin G,Cakir B,et al. Cutaneous mastocytosis:demographic aspects and clinical features of 55 patients. J Eur Acad Dermatol Venereol,2006,20(8):969-973.

[3] Berezowska S,Flaig MJ,Ruëff F,et al. Adult-onset mastocytosis in the skin is highly suggestive of systemic mastocytosis. Mod Pathol,2014,27(1):19-29.

[4] Longley BJ,Tyrrell L,Lu SZ,et al. Somatic c-KIT activating mutation in urticaria pigmentosa and aggressive mastocytosis:establishment of clonality in a human mast cell neoplasm. Nat Genet,1996,12(3):312-314.

第五节 组织细胞为主

一、结节病

【概念】

结节病(sarcoidosis)是一种病因不明的多系统疾病,其特征为器官组织中出现非干酪性肉芽肿,如皮肤、肺、淋巴结、眼部、关节、脑部、肾脏和心脏。皮肤损害可表现为多种形态,包括丘疹、结节、斑块和浸润性瘢痕。

【临床特点】

1. 临床表现 结节病皮损可以多种形态出现,但最常表现为丘疹或结节,皮损通常无症状。

临床分型:

(1) 丘疹型:是一种常见的结节病特异性皮肤表现,表现为多发1~10mm的无鳞屑丘疹。皮损可为肤色、黄褐色、红褐色、紫罗兰色或色素减退(图1-5-5-1-1A)。在一些病例中,丘疹中央轻微凹陷。虽然慢性病患者也可发生丘疹,但此类结节病在急性病变患者中更为常见。

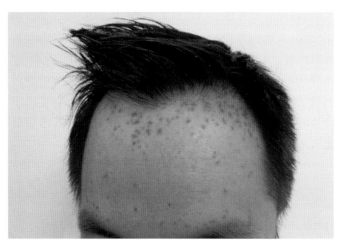

图1-5-5-1-1A 面部多发红棕色丘疹

最常发生于面部、眼睑和鼻唇沟,皮损融合可形成环状或非环状斑块。皮损消退后,受累部位可能留有轻度褪色的斑疹,偶有萎缩。

(2) 结节型:是相对常见的皮肤结节病,是由真皮或皮下组织中裸结节大量聚集所致。结节直径一般为1~2cm,可为单个或多个。鼻部的结节型结节病可类似于鼻赘。

(3) 皮下型:主要累及皮下组织的结节型结节病。皮下型结节病表现为红色、肉色、紫罗兰色或色素沉着过度的结节。前臂的皮损通常呈线状分布,甚至汇合形成带状。

结节病患者发生结节性红斑的风险增加,结节性红斑也可表现为压痛性结节。对于表现出结节性皮损的结节病患者,特别是结节位于小腿时,应考虑结节性红斑的可能。与结节性红斑不同,皮下型结节病的结节主要位于上肢,通常无压痛或仅有轻度压痛。

(4) 斑丘疹型:由轻度浸润且略有色素沉着的斑片构成,其上可见直径通常为1mm左右的轻微隆起性丘疹。皮损通常为红色、棕色或紫罗兰色,偶有瘙痒。面部皮肤(特别是口周或眼睑区域)是最常受累的部位。皮损也可发生于颈部、躯干、四肢或黏膜。

(5) 斑块型:通常表现为卵圆形或环状的不连续硬化斑块,可为肉色、红色或棕色,偶尔存在鳞屑(图1-5-5-1-1B)。常见受累部位包括肩部、手臂、背部和臀部。

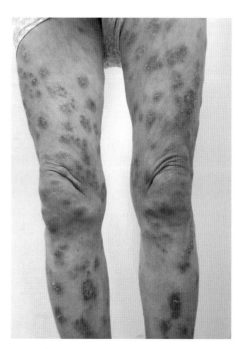

图1-5-5-1-1B 下肢红棕色结节、斑块,表面可见鳞屑

(6) 冻疮样狼疮:特征是紫罗兰色或红色硬化性浸润型斑块,主要分布于面中部,通常是鼻翼缘、鼻尖和颊部。其他常见受累部位包括耳部和唇部。少见情况下,皮损可能累及手背、手指或脚趾。如不经治疗,皮损可逐渐浸润并硬化,最终侵蚀下方软骨和骨骼,造成严重的破坏和外形毁损。皮损愈合过程伴有瘢痕形成,瘢痕在愈合后常存留。

(7) 色素减退型:几乎只发生在深色皮肤的非裔人群。皮损表现为边界清楚的色素减退性圆形至卵圆形斑片或斑块,斑块略微隆起。在一些色素减退型结节病皮损的中央可见肤色或红色丘疹,使其外观似煎蛋。

(8) 萎缩和溃疡型:萎缩型结节病是斑块型结节病的一种形式,表现为凹陷而非隆起的斑块。临床可能伴有溃疡形成。可用萎缩和溃疡型结节病描述既有萎缩又有溃疡的皮损。

（9）罕见类型：毛细血管扩张性狼疮疹样、银屑病型和疣状结节病是罕见的斑块型结节病类型。鱼鳞病型和红皮病型结节病表现为广泛皮肤受累，也为少见类型。

（10）其他特殊部位结节病，包括：

1）瘢痕结节病：瘢痕组织存在裸结节是皮肤结节病一种相对常见的表现。手术切口、静脉穿刺、痤疮、须部假性毛囊炎、带状疱疹病毒感染和其他类型皮肤创伤所致的瘢痕是可能发生皮损的部位。受累瘢痕出现增厚，偶尔会变为红色或紫罗兰色。皮损通常无症状，但有些患者可能有刺激感。

2）文身结节病：裸结节可出现在文身部位，并且在一些患者中可能是结节病的首发表现。文身结节病可发生在文身后1年内，或几十年后。尽管红色墨水（朱砂）文身最常引起该病，但使用其他颜料制作文身的部位也可以出现结节病性浸润。也有文眉和文唇发生结节病的报道。受累文身内出现丘疹，或逐渐凸起、变坚实和水肿。患者可出现受累部位疼痛或瘙痒。

3）脱发：脱发是结节病一种少见的特异性表现。脱发性结节病主要见于头皮，但也可能见于其他部位，如面部。脱发部位可能有瘢痕形成，也可能没有。目前报道的病例大多为黑种人患者。

4）头皮结节病：头皮皮损通常表现为局限性萎缩性斑块、环形斑块或硬化性斑块，或为肤色或红色结节。伴发脱发的程度取决于毛囊受结节病累及的程度，有时并不出现。通常没有鳞屑，但一些病例可能会出现。如果头皮病变进展，局部毛囊破坏和瘢痕形成可导致永久性脱发，而这种脱发无法与Brocq假性斑秃相区分。在一些病例中，头皮受累可能变得很广泛，导致显著脱发。结节病继发脱发的患者也可能出现与盘状红斑狼疮中类似的毛囊角栓。

5）甲结节病：累及手指或足趾的结节病可产生多种甲板改变，如变薄、脆性增加、凹陷、增厚、横向分层（甲分裂）、甲凸度增加、甲剥离、甲床角化过度、杵状变、假性杵状变、甲沟炎伴甲襞皲裂、甲胬肉、甲纵脊、裂片形出血和甲床呈红色或棕色改变。疾病进展最终可导致甲胬肉形成（近端甲襞附着于甲床）和甲全部丢失（无甲）。甲母质肉芽肿性浸润和结节病性肉芽肿对甲结构的压迫可能促使甲营养不良出现。结节病性甲板营养不良常伴有指（趾）骨病变。结节病性指（趾）炎可出现甲病伴骨受累，该型结节病表现为双手手指呈梭形或腊肠形肿胀。受累指（趾）X线检查显示远节指（趾）骨侵蚀。"鼓槌样指（趾）炎"是结节病性指（趾）炎的一种罕见严重形式，其

特征为指尖球根状肿胀，与冻疮样狼疮相关。

6）生殖器结节病：目前仅有少量关于外阴结节病的报道，可表现为丘疹、斑块或结节。男性生殖器结节病可表现为硬化性丘疹、伴或不伴溃疡的痛性结节，或阴囊/阴茎肿胀。

7）口腔结节病：结节病很少累及口腔，累及口腔的结节病表现为丘疹、结节、水肿、溃疡或牙龈异常（如牙龈炎、牙龈增生或牙龈退缩）。

结节性红斑是结节病最常见的非特异性皮疹，其他非特异性皮疹包括皮肤钙化、多形红斑、痒疹、Sweet综合征和杵状指（趾）。

2. 治疗 对于躯干或肢体局限性皮损，可外用超强效皮质类固醇或皮损内注射皮质类固醇。某些患者应用局部疗法的效果不佳或因皮损广泛而不能进行局部治疗，可使用抗疟药或甲氨蝶呤进行治疗，也可以选用米诺环素或多西环素。若疾病快速进展或损容加重，应选择系统性糖皮质激素治疗。若上述治疗对皮肤结节病无效，可以试用抗TNF治疗。

3. 预后 预后良好，超过60%的患者2~5年可以愈合，但也有10%~30%的患者可呈慢性病变或进展呈纤维化。

【发病机制】

结节病的确切病因和发病机制仍未知。其发病机制被认为涉及针对一种或多种外源性抗原的Th1免疫应答存在受遗传因素影响的调节异常，导致炎症通路过度活化，随后导致肉芽肿形成。多种异物、感染病原体和药物可能促进结节病的发生。

【病理变化】

镜下观 特征性组织病理学表现为结节病性非干酪样肉芽肿，由上皮样细胞、多核巨细胞和成熟巨噬细胞聚集而成（图1-5-5-1-2A、图1-5-5-1-2B）。这些肉芽肿周围有稀疏淋巴细胞浸润，主要是CD4$^+$ T淋巴细胞和少量的CD8$^+$淋巴细胞。由于没有致密淋巴细胞浸润，所以有人使用术语"裸结节"来描述结节病中这种典型的组织病理学表现。

【鉴别诊断】

1. 异物反应 偏振光镜检查识别出折光物质，则提示异物反应，通常存在核排列紊乱的多核巨细胞（异物巨细胞）。

2. 结核病（寻常狼疮型） 寻常狼疮组织病理学特征可与结节病非常相似。如果肉芽肿浸润主要位于真皮浅层、周围淋巴细胞炎症性浸润更为突出，并且肉芽肿存在显著中央坏死，则提示诊断为寻常狼疮。寻常狼疮皮损也可表现出溃疡、棘层肥厚和假上皮瘤样增生。抗酸

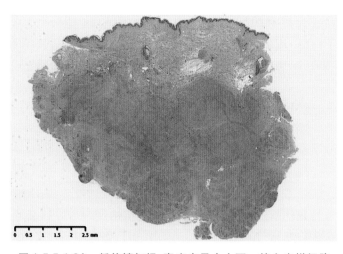

图 1-5-5-1-2A 低倍镜扫视,真皮内见大小不一的上皮样细胞结节

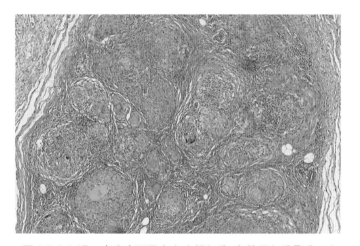

图 1-5-5-1-2B 真皮内可见由上皮样细胞、多核巨细胞聚集,形成"裸结节",周围稀疏淋巴细胞浸润

染色阴性不能排除寻常狼疮。

3. 结核样型麻风 结核样型麻风的肉芽肿常为细长型,沿神经走行分布。与结节病不同,中央干酪样变是结核样型麻风中肉芽肿的一个常见特征。少数结核样型麻风病例抗酸染色显示存在抗酸杆菌。

结节病的组织病理学鉴别诊断还应考虑深部真菌和非典型分枝杆菌感染。微生物染色和新鲜组织培养有助于排除这些诊断。

（王小坡）

二、皮肤克罗恩病

【概念】

皮肤克罗恩病(cutaneous Crohn's disease),较少见,特征为皮肤溃疡性结节和紫罗兰色斑块,其组织病理学表现类似于肠道克罗恩病,活检可见非干酪样肉芽肿。这些病损见于身体的任何部位,但最常见于乳腺下区域的前腹壁、间擦部位皮肤和四肢。

【临床特点】

1. 临床表现 皮肤克罗恩病可出现生殖器或生殖器外皮损,生殖器受累见于约 2/3 的儿童和半数成人患者,常表现为外阴红斑、肿胀。生殖器外皮损表现为暗红色斑块,常发生溃疡,溃疡边缘潜行,可出现窦道、瘘管及瘢痕形成。皮损也可累及下肢和跖部、腹部和躯干、上肢和手掌、面和唇部,以及皱褶部位,也有泛发性报道。肛周皮损表现为溃疡、裂隙、窦道或增殖性斑块,常扩展至邻近的会阴区、臀部或腹部(图 1-5-5-2-1)。近 1/3 的肠道克罗恩病患者出现肛周皮损。腹部手术部位(如剖宫产术后瘢痕、结肠造口术、回肠造口术等)也是本病的好发部位,这些部位的皮损应视为"邻近的"克罗恩病,而非转移性克罗恩病,其组织病理学也表现为非干酪性肉芽肿。

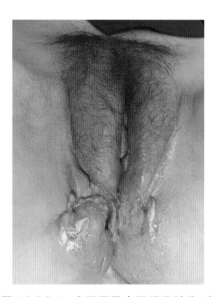

图 1-5-5-2-1 大阴唇及会阴明显肿胀、变硬,会阴部及肛周散在多发红色斑块,结节及窦道形成(中国医学科学院皮肤病医院孙建方教授惠赠)

5%~20% 的克罗恩病患者出现口腔损害,表现为鹅卵石样颊黏膜、牙龈小结节、小的阿弗他样溃疡、线状溃疡、口角炎和溃疡、增殖性脓性口炎、牙龈增生、肉芽肿性唇炎、弥漫性口腔肿胀、下唇硬结性裂隙。克罗恩病的其他反应性皮肤表现包括:皮肤结节性多动脉炎、结节性红斑、多形红斑、杵状指、白细胞碎裂性血管炎、获得性大疱性表皮松解症、掌红斑、外伤后脓疱反应、坏疽性脓皮病。锌缺乏可导致严重的克罗恩病,患者出现肠病性肢端皮炎样症状。

皮肤损害与肠道克罗恩病的活动程度并无相关性,但皮肤克罗恩病伴发结直肠病变者较小肠病变者更常见。

2. 治疗 口服甲硝唑(250mg,t.i.d.)治疗有效,常配合局部外用或皮损内注射糖皮质激素。已报道的系统治疗药物包括：口服糖皮质激素、柳氮磺吡啶、硫唑嘌呤、TNF-α 抑制剂如英夫利昔单抗和阿达木单抗。

3. 预后　本病为慢性病程，皮损的严重程度与患者肠道病变无关。

【发病机制】

本病存在多种基因异常，这些基因蛋白产物具有多种功能，如：调节 NF-κb 功能（CARD15、PPARG）、维持上皮细胞结构完整性（DLG5）。其异常可导致对特定肠道共生菌产生过高强度的 T 细胞应答、微生物清除缺陷（包括黏膜屏障破坏或肠道菌群失调）。与银屑病类似，克罗恩病也主要有 Th1 和 Th17 介导，病变组织内 IL-23、IL-17 水平升高。

【病理变化】

镜下观　表皮棘层肥厚，假上皮瘤样增生，真皮浅、深层非干酪样坏死性上皮样细胞结节，可见散在少量 Langhans 型多核巨细胞，周围淋巴细胞肉芽肿（图 1-5-5-2-2A、图 1-5-5-2-2B）。

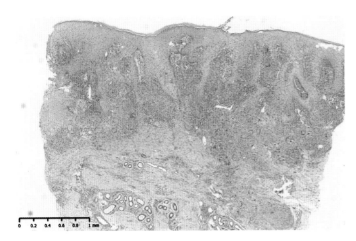

图 1-5-5-2-2A　表皮棘层肥厚，假上皮瘤样增生，真皮浅、深层非干酪样坏死性上皮样细胞结节

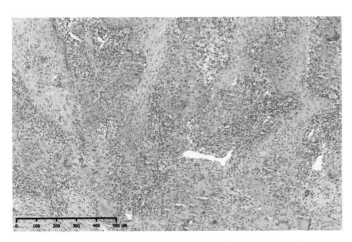

图 1-5-5-2-2B　散在少量 Langhans 型多核巨细胞，周围淋巴细胞浸润

【鉴别诊断】

临床鉴别诊断包括其他肉芽肿性疾病，如皮肤结节病、分枝杆菌感染、深部真菌病、异物反应。其他感染（如放线菌病、蜂窝织炎）的临床表现也可以类似皮肤克罗恩病。溃疡性损害需鉴别坏疽性脓皮病。如患者表现为生殖器肿胀和溃疡，应注意鉴别腹股沟肉芽肿、血吸虫病、化脓性汗腺炎、慢性阻塞性淋巴水肿等。组织培养、胸部放射性检查、皮肤结核菌素试验、内镜检查等可提供更多信息，有助于提高诊断的准确性。

本病的组织学表现有时与其他结核样肉芽肿性疾病难以鉴别，如寻常狼疮，但后者的结节中央常出现坏死。尽管克罗恩病淋巴细胞浸润更致密，但与结节病的鉴别诊断同样困难。需要与本病进行组织学鉴别的疾病还有：锆肉芽肿、铍肉芽肿、其他异物肉芽肿、感染性肉芽肿，必要时应进行特殊染色，寻找抗酸杆菌、真菌的证据，所有的皮肤活检标本应行偏振光显微镜检查，以确定是否存在异物。

（王小坡）

三、肉芽肿性玫瑰痤疮

【概念】

肉芽肿性玫瑰痤疮（granulomatous rosacea）是一种罕见慢性炎症性疾病，特征表现为面部红棕色丘疹。肉芽肿性玫瑰痤疮不是玫瑰痤疮的一种亚型，由于其独特的临床特点和组织学上肉芽肿改变，肉芽肿性玫瑰痤疮被认为是玫瑰痤疮的一种变异型。

【临床特点】

1. 临床表现　主要发生在中年妇女，表现为局限于眼、鼻、口周围相对正常的皮肤上，形态单一、坚实、黄色、棕色或肤色丘疹或结节（图 1-5-5-3-1），特征性地分布于

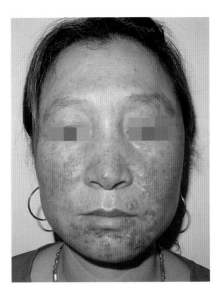

图 1-5-5-3-1　面部黄色、棕色丘疹、结节

面部外侧和下颌骨下方的颈部。玫瑰痤疮的其他症状，如潮红、红斑或毛细血管扩张并非诊断必需。然而，如果出现肉芽肿性玫瑰痤疮和玫瑰痤疮重叠，可能会有烧灼或刺痛、瘙痒、面部肿胀症状。

2. 治疗 口服四环素类药物是首选的治疗方法，其他治疗药物包括口服甲硝唑、异维A酸、红霉素等，或外用壬二酸、过氧苯甲酰、吡美莫司乳膏等。

3. 预后 临床病程从6个月至4年不等。

【发病机制】

病因不清，一些激发和加重的因素包括系统或局部用糖皮质激素、紫外线、高温、辛辣食物、酒精和感染（如蠕形螨和胃肠道细菌）。

【病理变化】

镜下观 表皮轻度海绵水肿，真皮浅、中层非干酪样坏死性上皮样细胞肉芽肿，可破坏毛囊，周围可见淋巴细胞浸润，偶尔可见毛囊口蠕形螨结构（图1-5-5-3-2A、图1-5-5-3-2B）。

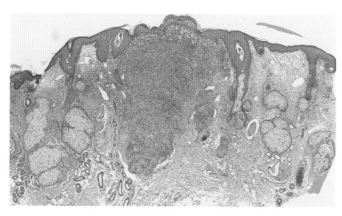

图1-5-5-3-2A 真皮浅层、中层非干酪样坏死性肉芽肿

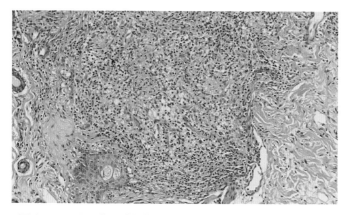

图1-5-5-3-2B 非干酪样坏死性肉芽肿，周围可见淋巴细胞浸润

【鉴别诊断】

1. 肉芽肿性口周皮炎 肉芽肿性口周皮炎是一种丘疹脓疱型面部皮炎，通常不累及口唇边缘。组织病理学上，肉芽肿性口周皮炎与肉芽肿性玫瑰痤疮相似，但通常肉芽肿较少，对治疗反应好，临床病程较短。

2. 颜面播散性粟粒性狼疮 是一种罕见的慢性皮肤病，特征性丘疹对称分布于面部，且组织学上常可见干酪坏死性肉芽肿。颜面播散性粟粒性狼疮愈合后常留下永久性瘢痕。

3. 结节病 也可引起面部丘疹，但通常有其他皮肤外表现，如疲劳、发热、体重减轻和肺部症状等，组织学上可见裸结节。

（王小坡）

四、肉芽肿性口周皮炎

【概念】

肉芽肿性口周皮炎（periorificial dermatitis）是肉芽肿性面部皮炎中的一种类型，临床特点为面部、口腔周围红斑基础上1～3mm大小淡红色或黄棕色坚实小丘疹，皮损与唇红间有正常皮肤。组织病理可见真皮血管及毛囊周围上皮样细胞肉芽肿。

【临床特点】

1. 临床表现 好发于儿童，男孩多见。皮损多分布于面部，主要累及口周、鼻周、眼睑及耳郭，部分可累及颈、胸背上部，皮损与唇红缘之间有正常皮肤。皮疹一般为直径1～3mm的孤立肤色或淡红色或淡黄色丘疹，可融合成片（图1-5-5-4-1）。一般无自觉症状。

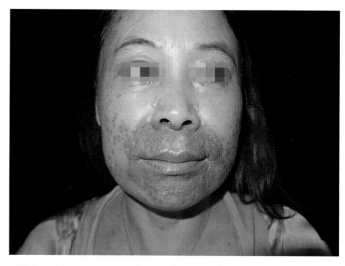

图1-5-5-4-1 面部，尤以口周、眼睑周围常见，为淡红色丘疹，部分融合，皮损与唇红缘之间有正常皮肤

2. 治疗 口服四环素类药物是首选治疗方法，其他治疗药物包括口服甲硝唑、异维A酸、红霉素，或外用甲硝唑、红霉素、过氧苯甲酰、吡美莫司乳膏等。

3. 预后 本病有自限性，3～5个月可自然消退，预后不留瘢痕。

【发病机制】

本病病因不明,有人认为与长期外用强效糖皮质激素、使用含氟牙膏或毛囊虫感染有关。

【病理变化】

镜下观 表皮轻度角化过度,棘层肥厚伴轻度海绵水肿,真皮血管和毛囊周围上皮样细胞团块,周围有淋巴细胞浸润(图1-5-5-4-2A、图1-5-5-4-2B)。

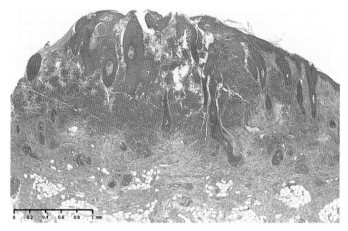

图1-5-5-4-2A 表皮轻度角化过度,棘层肥厚伴轻度海绵水肿,真皮血管和毛囊周围上皮样细胞团块

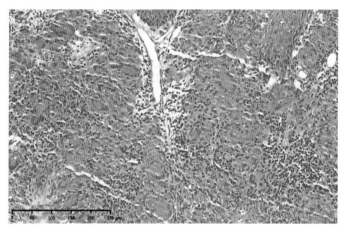

图1-5-5-4-2B 真皮血管和毛囊周围上皮样细胞团块,周围淋巴细胞浸润

【鉴别诊断】

1. **玫瑰痤疮** 临床表现为面部毛细血管扩张性红斑,针头至绿豆大小的丘疹、脓疱伴脱屑,以鼻部为中心分布,镜检或病理上可见到毛囊开口有毛囊虫,组织病理上无毛囊周围上皮细胞肉芽肿。

2. **肉芽肿性玫瑰痤疮** 一种特殊形式的丘疹性玫瑰痤疮,皮损可累及鼻部、面颊、前额和下颌,可有明显的毛细血管扩张和潮红,治疗周期长,容易反复。

3. **颜面播散性粟粒性狼疮** 是一种罕见的慢性皮肤

病,主要于面部发生粟粒至绿豆大小的光滑半透明丘疹或小结节,淡红色或淡褐色,以眼睑、面颊、鼻两侧分布较多,尤以下眼睑呈条状排列为特点,颜面播散性粟粒性狼疮愈合后常留下永久性瘢痕,组织学上常可见干酪坏死性肉芽肿。

4. **结节病** 也可引起面部丘疹,但通常有其他皮肤外表现,如疲劳、发热、体重减轻和肺部症状等,组织学上可见裸结节。

（王小坡）

五、肉芽肿性唇炎

【概念】

肉芽肿性唇炎(cheilitis granulomatosa),又称口面部肉芽肿病,表现为唇部非压痛性肿胀,周期性发作,当伴发复发性神经性面瘫、裂纹舌时,又称Melkersson-Rosenthal综合征。

【临床特点】

1. **临床表现** 本病的特征为唇和/或面部非压痛性肿胀,其中唇部肿胀是重要的临床表现,常呈周期性发作,进行性加重。首发症状多于20岁左右出现,无性别倾向,最初肿胀可消退,渐进展为持续性肿胀,常伴牙龈肿胀(图1-5-5-5-1A、图1-5-5-5-1B)。偶可伴发复发性神经性面瘫、裂纹舌,即为Melkersson-Rosenthal综合征。目前认为肉芽肿性唇炎是Melkersson-Rosenthal综合征的单症状型。

2. **治疗** 局部注射糖皮质激素有效,通常需要重复注射。系统治疗药物包括氯法齐明、羟氯喹、沙利度胺、四环素类、肿瘤坏死因子抑制剂和糖皮质激素,必要时外科手术切除部分组织。

3. **预后** 很多文献提到肉芽肿性唇炎与克罗恩病的

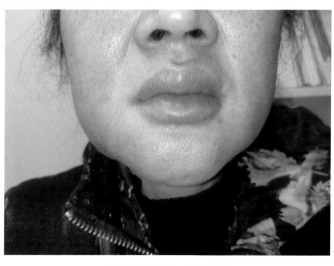

图1-5-5-5-1A 唇部肿胀

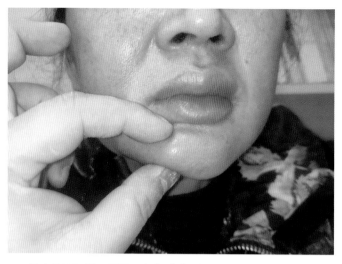

图 1-5-5-5-1B　唇及下颌部肿胀,有浸润感,皮肤不易捏起

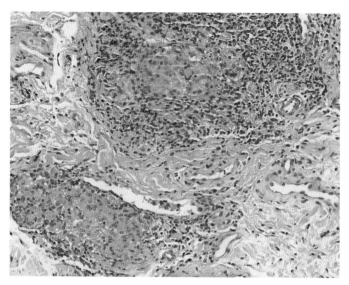

图 1-5-5-5-2B　非干酪样坏死性肉芽肿,周围见稀疏淋巴细胞浸润

（宋亚丽）

联系,但大样本调查并未发现二者存在相关性,因此并不推荐患者常规进行胃肠镜检查。

【发病机制】

病因不清,可能与牙源性感染、金属所引起的超敏反应有关,最新研究认为,发病是由 T 细胞介导的迟发型超敏反应。

【病理变化】

镜下观　典型的组织学改变为非干酪样坏死性肉芽肿,肉芽肿数量不等,多数为裸结节,也可见到稀疏分布的结核样肉芽肿或散在的多核巨细胞。真皮水肿显著,血管周围可见以淋巴细胞、浆细胞为主的炎症细胞浸润,以及淋巴管扩张(图 1-5-5-5-2A、图 1-5-5-5-2B)。

【鉴别诊断】

鉴别诊断主要包括血管神经性水肿、感染性肉芽肿、Ascher 综合征、结节病和克罗恩病等,鉴别需要依靠病史、临床表现及相关辅助检查。腔口部皮肤结核和口腔克罗恩病与本病在组织学上难以区分,但临床表现显著不同,可帮助鉴别。

六、环状肉芽肿

【概念】

环状肉芽肿(granuloma annulare,GA)是一种良性、自限性皮肤病,好发于青年人,肢端多见,典型皮疹为弧形至环形斑块。

【临床特点】

1. 临床表现　年轻人多见,女性好发。可能的诱发因素包括蚊虫叮咬、创伤及日晒等。主要临床表现类型包括局限型(经典型)、泛发型、穿通型、皮下(深在)型、丘疹型和线状型。

(1)局限型:最常见,年轻人多见,常位于手和上肢,尤其是指关节伸侧。皮损为皮色、粉红色或紫色丘疹,环状、群集性分布(图 1-5-5-6-1A)。

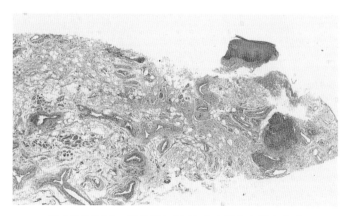

图 1-5-5-5-2A　低倍镜扫视,真皮内见上皮样肉芽肿

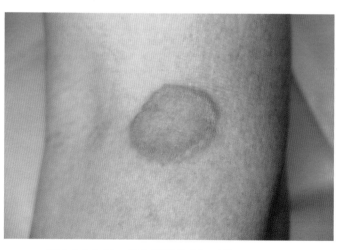

图 1-5-5-6-1A　经典局限型 GA,肘伸侧环状斑块

（2）泛发型：躯干和四肢均受累或上下肢同时受累，见于15%的GA患者，成人多见，该型患者HLA-BW35等位基因频率高，发病可能与别嘌呤醇、糖尿病、HIV感染等有关。皮损为丘疹或结节，红色或褐色，数目自数十至数百个不等，排列呈环状（图1-5-5-6-1B）。

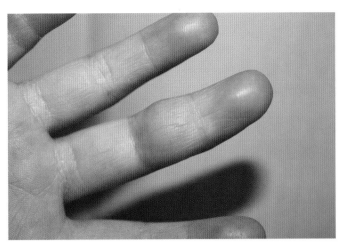

图1-5-5-6-1D 皮下型GA

择冷冻、PUVA等。本病多具有自限性，系统治疗仅适用于严重病例，根据病情可选择口服异维A酸、羟氯喹、环孢素A等。

3. 预后 本病多数（约50%）患者在2年内可自行消退，但复发率高达40%。

【发病机制】

本病的发病机制不清。部分患者可与结节病、丙型肝炎、HIV感染、痛风、淋巴瘤等系统性疾病并发。泛发型GA可能与HLA-BW35相关。近年研究提示，发病可能与免疫复合物性血管病和细胞介导的迟发型超敏反应有关。

【病理变化】

1. 镜下观

（1）经典型：病理表现为栅栏状肉芽肿，见于25%的GA患者，肉芽肿中央为渐进性变性坏死区（为变性的胶原纤维），周边淋巴细胞、组织细胞、嗜酸性粒细胞和成纤维细胞呈放射状排列。可见大量黏液，无纤维化，无浆细胞及中性粒细胞（图1-5-5-6-2A、图1-5-5-6-2B）。

（2）皮下型：位于真皮深部和皮下，病灶范围大，常

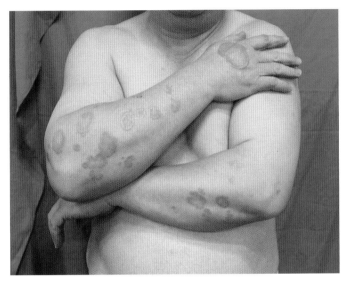

图1-5-5-6-1B 泛发型GA

（3）穿通型：特点为皮损经表皮向外排出坏死性物质。多位于手背和四肢，表现为群集的丘疹，中央结痂或脐窝样（图1-5-5-6-1C）。

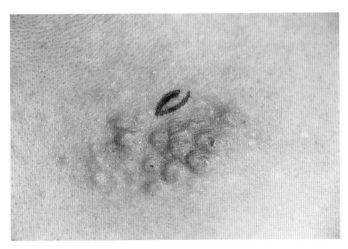

图1-5-5-6-1C 穿通型GA

（4）皮下型：又称深在型，多见于5~6岁儿童，累及下肢伸侧、手指和手掌，表现为质地坚实的结节，皮色，无明显疼痛（图1-5-5-6-1D）。

（5）丘疹型：多见于男童手背，皮损为肉色或浅色丘疹。

2. 治疗 强效糖皮质激素乳膏外用或封包、皮损内注射糖皮质激素是常用的一线局部治疗方法。其他可选

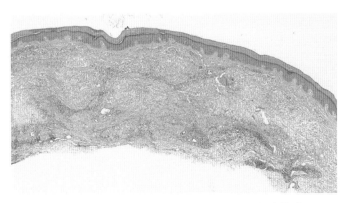

图1-5-5-6-2A 低倍镜扫视，真皮内见栅栏状肉芽肿

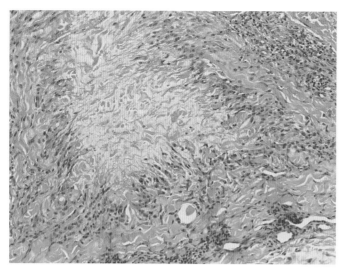

图1-5-5-6-2B 肉芽肿中央为渐进性变性坏死区,周边淋巴细胞、组织细胞、嗜酸性粒细胞和成纤维细胞呈放射状排列

由多个结节组成,表现为大片变性坏死区,周围绕以栅栏状排列的淋巴细胞和组织细胞。

(3)穿通型:组织学可见变性的胶原经表皮排出,下方为渐进性坏死性肉芽肿,变性胶原多分布在接近表皮的位置。(图1-5-5-6-2C、图1-5-5-6-2D)

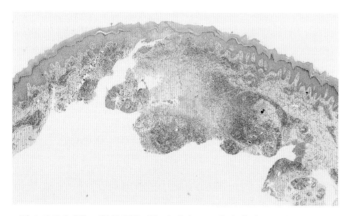

图1-5-5-6-2C 低倍镜扫视,表皮坏死,真皮浅中层见栅栏状肉芽肿

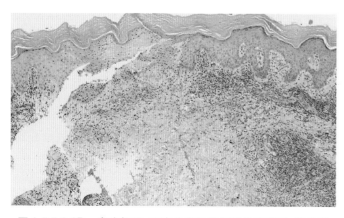

图1-5-5-6-2D 表皮坏死,下方为渐进性坏死性肉芽肿,变性胶原多分布在接近表皮的位置

(4)间质型:真皮内炎症细胞增多,以组织细胞和淋巴细胞为主,主要分布在血管周围和胶原间,组织细胞围绕变性的胶原呈不完全栅栏状或线状排列,无坏死灶。

(5)结节病样或结核样:罕见,组织学表现为结节病样或结核样结节,较多巨细胞,可见到嗜酸性粒细胞和黏液(在结节病中不出现)。

2. 直接免疫荧光(DIF) 血管壁可见C3、IgM和纤维素沉积。

【鉴别诊断】

1. 类脂质渐进性坏死 病变位于真皮深部和皮下组织,渐进性坏死区域呈弥漫性分布,常见脂滴和纤维化,可见血管病变及浆细胞浸润。

2. 类风湿结节 病变位于真皮深部和皮下组织,坏死区域界限清楚,纤维化显著,缺少黏蛋白沉积。

(宋亚丽)

七、类脂质渐进性坏死

【概念】

类脂质渐进性坏死(necrobiosis lipoidica, NLD)是以胫前硬皮病样斑块为主要临床表现,常伴发糖尿病的一种皮肤病变。

【临床特点】

1. 临床表现 30岁左右女性多见,可能与糖耐量异常或糖尿病有关。皮损多位于小腿,75%的患者双侧受累。皮损为边界清楚的丘疹、斑块,直径数毫米至数厘米,中央萎缩,呈亮黄褐色,边缘略高起,呈红色或紫红色,表面可见明显扩张的毛细血管(图1-5-5-7-1)。约13%可发生溃疡。可伴随感觉减弱、少汗、秃发等。

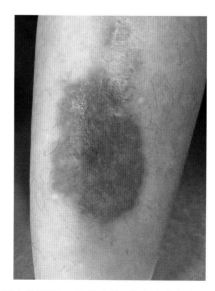

图1-5-5-7-1 胫前斑块,中央为黄褐色,边缘为淡红色,见毛细血管扩张(糖尿病患者)

2. **治疗**　一线治疗为外用强效糖皮质乳膏,皮损内注射糖皮质激素,严重的患者可系统应用糖皮质激素,注意密切监测血糖变化。其他可以选择的系统治疗药物包括环孢素、羟氯喹、沙利度胺,以及降低血小板聚集的药物如阿司匹林、烟酰胺等。

3. **预后**　病程缓慢,陈旧皮损可能发展为鳞状细胞癌,需临床注意随访。

【发病机制】

机制不清。最初认为发病与糖尿病有关,二者常合并发生,硬化区域胶原表达 GLUT-1 蛋白(糖转运蛋白),提示存在某种内在联系。

【病理变化】

1. **镜下观**　典型的组织学改变为栅栏状渐进坏死性肉芽肿,渐进坏死灶为嗜酸性、肿胀或变性的胶原纤维,周围数量不等的淋巴细胞和组织细胞浸润。整个真皮广泛受累,肉芽肿中央的坏死区域常与表皮平行,可见脂滴,纤维化明显,弹力纤维消失,一般无黏液沉积,浆细胞多见。血管病变常见,表现为血管壁增厚、血管腔狭窄及内皮细胞增生(图 1-5-5-7-2A、图 1-5-5-7-2B)。慢性期皮损可见显著的纤维化和硬化(图 1-5-5-7-2C)。

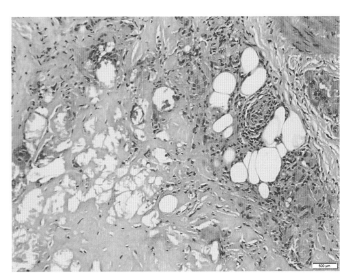

图 1-5-5-7-2C　纤维化和硬化明显,可见栅栏状肉芽肿、多核巨细胞和血管壁病变

2. **直接免疫荧光(DIF)**　血管壁可见 IgM 和 C3 沉积。

【鉴别诊断】

渐进性坏死性黄色肉芽肿　临床表现为眶周及躯干部淡黄色斑块,组织病理可见大量渐进性坏死,较多胆固醇裂隙、多核巨细胞和 Touton 巨细胞。

(宋亚丽)

八、类风湿结节

【概念】

类风湿结节(rheumatoid nodules)指类风湿性关节炎患者的关节(如肘关节)旁出现的圆形无痛性结节,组织病理显示,病灶中心有胶原纤维坏死(或称纤维素样坏死),周围有栅栏状排列的组织细胞及纤维细胞。结节可持续存在数周、数月甚至数年之久,少数患者的结节可软化、缩小甚至消失。出现于心、肺、脑膜等处的类风湿结节,常引起相应的系统症状。类风湿活动期过后,结节可以消退。

【临床特点】

1. **临床表现**　见于约 20% 的类风湿性关节炎患者,5% 的 SLE 患者。临床好发于易受外伤和受压部位,最常见于关节周围伸侧,皮损为多发性皮下结节,质地坚实,半活动(图 1-5-5-8-1),常持续存在数月至数年。

值得注意的是,使用甲氨蝶呤治疗可能诱发类风湿性关节炎患者出现多发性结节,多位于手足,又称速发性类风湿结节病。

2. **治疗**　主要治疗类风湿性关节炎或其他合并疾病。局部切除,但常可复发。皮损内注射糖皮质激素可缩小结节。

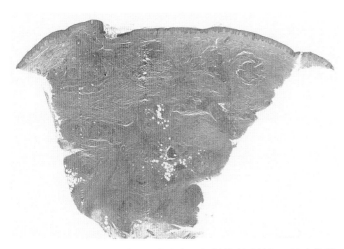

图 1-5-5-7-2A　低倍镜扫视,真皮内见栅栏状渐进坏死性肉芽肿

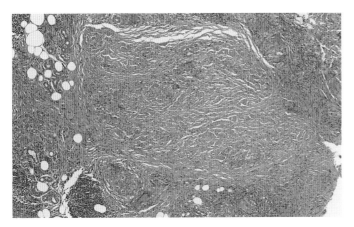

图 1-5-5-7-2B　肉芽肿中央坏死区与表皮平行,纤维化明显,周围数量不等的淋巴细胞、组织细胞浸润,见较多浆细胞

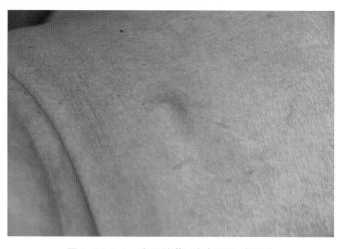

图 1-5-5-8-1　皮下结节,质地坚实,半活动

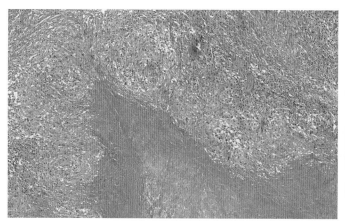

图 1-5-5-8-2B　坏死区域形状不规则,呈嗜酸性、均一红染区,其内可见明显的纤维素沉积,坏死区域周边为栅栏状排列的组织细胞

3. 预后　类风湿活动期过后或经治疗,可消退。

【发病机制】

可能与血管病变有关。

【病理变化】

镜下观　组织学表现为栅栏状肉芽肿,位于皮下组织内,呈结节状。坏死区域形状不规则,呈嗜酸性、均一红染区,其内可见明显的纤维素沉积,坏死区域周边为栅栏状排列的组织细胞,也可见到嗜酸性粒细胞和淋巴细胞浸润,一般无黏液沉积(图 1-5-5-8-2A、图 1-5-5-8-2B)。

【鉴别诊断】

1. 风湿热结节　临床已很少见,病变中央为纤细的纤维条索。

2. 上皮样肉瘤　可见地图样坏死灶,周边浸润细胞核有异型性和多形性,需免疫组化协助诊断。

3. 皮下型环状肉芽肿　虽表现为皮下结节,但栅栏

状肉芽肿渐进性坏死区可见较多黏蛋白沉积,而类风湿结节少见。

（宋亚丽）

九、环状弹力纤维溶解性巨细胞肉芽肿

【概念】

环状弹力纤维溶解性巨细胞肉芽肿(annular elasto-lytic giant cell granuloma)是由肉芽肿性浸润导致弹力纤维原发损伤所致,包含光化性肉芽肿和不伴有日光弹力纤维变性的弹力纤维溶解性肉芽肿。部分患者与成人 T 细胞淋巴瘤相关。

【临床特点】

1. 临床表现　光化性肉芽肿(actinic granuloma):有学者认为可能是环状肉芽肿在光暴露部位的特殊类型。中年女性多见,发病部位多伴有光老化等光线性损伤表现。皮损为环状斑块,边缘红色,略高起,中央萎缩,伴有色素减退(图 1-5-5-9-1)。

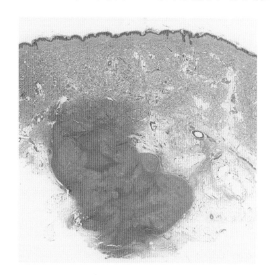

图 1-5-5-8-2A　低倍镜扫视,皮下组织见栅栏状肉芽肿

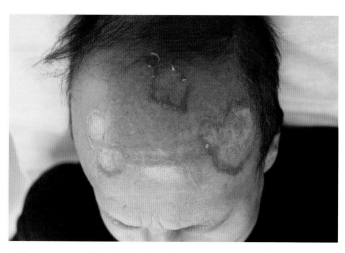

图 1-5-5-9-1　额部多发环状斑块,边缘红色,略高起,中央萎缩,伴有色素减退

2. **治疗**　本病无特殊治疗方法。可口服或外用糖皮质激素,系统应用氨苯砜、羟氯喹、维 A 酸、甲氨蝶呤、环孢素等均有报道。窄谱 UVB 也有报道有效。

3. **预后**　不定,有些患者皮损可自行消退。

【发病机制】

无。

【病理变化】

镜下观　组织学特点为同一水平面上可见到三带现象:周围正常皮肤可见日光弹力纤维变性,病变边缘为肉芽肿反应,可见吞噬弹力纤维碎片的巨噬细胞,中央区域弹力纤维缺失。无黏蛋白沉积和坏死(图 1-5-5-9-2A~图 1-5-5-9-2C)。

【鉴别诊断】

需与环状肉芽肿和类脂质渐进性坏死鉴别,本病无黏液沉积和坏死区域面部光化性肉芽肿,需与局限于面部的非典型性类脂质渐进性坏死进行鉴别,后者多发生在女性面上部和头皮的环状皮损,组织学特征是真皮内有大量肉芽肿性浸润,可见较多巨细胞,常见星状小体,典型的肉芽肿炎症区弹力纤维缺如。

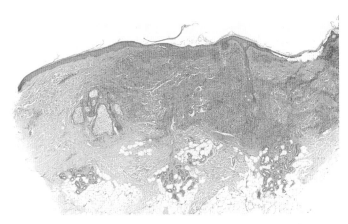

图 1-5-5-9-2A　低倍镜扫视,真皮内见肉芽肿性团块

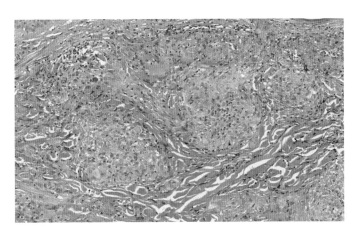

图 1-5-5-9-2B　肉芽肿边缘有多核巨细胞,伴淋巴细胞浸润

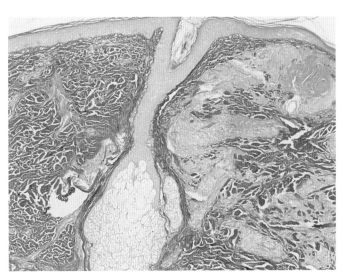

图 1-5-5-9-2C　弹力纤维染色示病变区弹力纤维缺失

（宋亚丽）

十、渐进性坏死性黄色肉芽肿

【概念】

渐进性坏死性黄色肉芽肿(necrobiotic xanthogranuloma,NXG),又名伴副球蛋白血症的渐进性坏死黄色肉芽肿,表现为红色或黄红色斑块或结节,常伴发系统性疾病。

【临床特点】

1. **临床表现**　老年人多见,多为 60 岁左右,易伴发多种浆细胞和淋巴组织细胞增生性疾病、多发性骨髓瘤等,常有多器官受累。80% 的患者伴随副球蛋白血症,通常为单克隆 IgG κ 或 λ 球蛋白血症。

皮损好发于眶周、躯干和四肢,表现为斑块或结节,呈紫罗兰色或红色,局部黄色瘤样外观(图 1-5-5-10-1A、图 1-5-5-10-1B)。

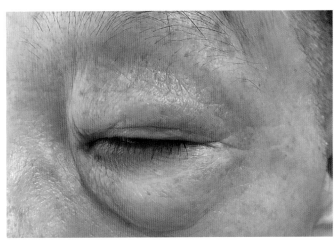

图 1-5-5-10-1A　眶周黄色斑块

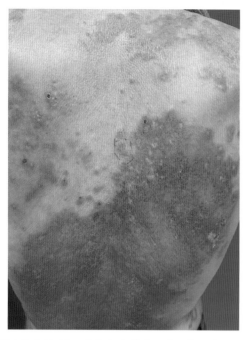

图 1-5-5-10-1B　背部红色结节及黄褐色斑块、结节

2. **治疗**　可选择小剂量苯丁酸氮芥、环磷酰胺,单独或联合糖皮质激素、放疗。也有报道沙利度胺治疗有效。

3. **预后**　本病死因主要为多发性骨髓瘤,也可为其他实体肿瘤。

【发病机制】

目前发病机制不明。

【病理变化】

镜下观　组织学表现独特,由大片渐进性坏死与黄色肉芽肿样浸润灶交替分布于整个真皮层,可延伸至皮下组织。渐进性坏死灶表现为无结构的嗜酸性碎片,黄色肉芽肿浸润灶由上皮样细胞和泡沫样细胞组成,也可见到栅栏状肉芽肿。可见大量巨细胞、泡沫细胞和奇形怪状的巨细胞,胆固醇结晶常见(图 1-5-5-10-2A、图 1-5-5-10-2B)。

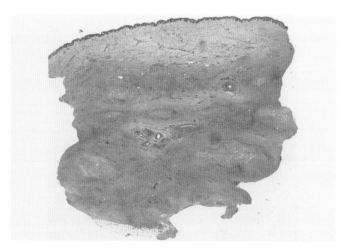

图 1-5-5-10-2A　低倍镜扫视,大片渐进性坏死与肉芽肿性浸润灶交替分布于真皮中下层,延伸至皮下组织(金华市第五医院刘冬梅主任惠赠)

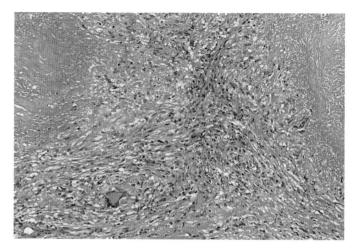

图 1-5-5-10-2B　栅栏状肉芽肿改变,间质可见无结构的嗜酸性碎片,周围上皮样细胞、多核巨细胞浸润(金华市第五医院刘冬梅主任惠赠)

【鉴别诊断】

类脂质渐进性坏死　组织病理上虽有栅栏状肉芽肿及组织细胞浸润,但巨细胞少见,浆细胞多见,临床皮损也显著不同。

(宋亚丽)

十一、间质性肉芽肿性皮炎

【概念】

间质性肉芽肿性皮炎(interstitial granulomatous dermatitis,IGD),又称栅栏状伴中性粒细胞浸润的肉芽肿性皮炎(palisaded neutrophilic and granulomatous dermatitis,PNGD),伴关节炎的间质性肉芽肿性皮炎。目前越来越多的学者认为,上述疾病属于同一临床病理谱系,组织病理表现为渐进性坏死伴中性粒细胞浸润。

【临床特点】

1. **临床表现**　多位于躯体伸侧面,皮损为皮色或红色丘疹、结节,中央脐凹、结痂或穿通,排列呈线状或互相融合成带状、条索状(rope sign)(图 1-5-5-11-1)。常伴关节痛。

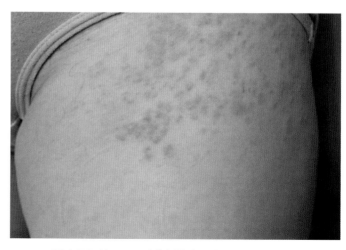

图 1-5-5-11-1　下肢伸侧散在红色丘疹,局部融合

2. **治疗** 治疗伴发的系统性疾病,可促使皮损消退,预防复发。外用糖皮质激素乳膏、口服羟氯喹、抗 TNF-α 的生物制剂可减轻症状。

3. **预后** 预后取决于潜在相关的系统疾病,需长期随访。

【发病机制】

发病常与自身免疫性疾病(类风湿性关节炎、SLE、甲状腺炎等)或恶性淋巴细胞增生性疾病(淋巴瘤)、感染性疾病等有关。发病机制可能为自身免疫介导的血管炎,外伤可加重或促发反应。

【病理变化】

1. **镜下观** 组织学表现多种多样,共同点为渐进性坏死和组织细胞反应,类似于环状肉芽肿,但出现以中性粒细胞为主的混合性炎症细胞浸润,可见大量核碎裂。也可伴随血管炎改变(图 1-5-5-11-2A、图 1-5-5-11-2B)。

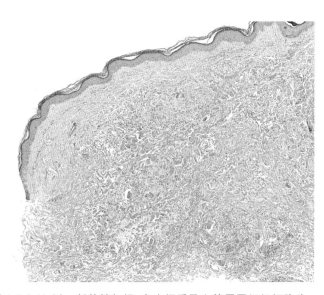

图 1-5-5-11-2A 低倍镜扫视,真皮间质及血管周围组织细胞为主的炎症细胞浸润

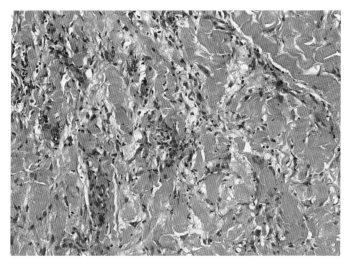

图 1-5-5-11-2B 组织细胞散在于胶原束间,局部围绕在小片状胶原坏死灶周围,可见中性粒细胞浸润

2. **直接免疫荧光(DIF)** 显示血管壁 IgM、C3 沉积。

【鉴别诊断】

间质性肉芽肿性药物反应 可见到界面空泡变性,炎症细胞浸润细胞可见嗜酸性粒细胞和中性粒细胞,胶原变性少见,结合用药史,可资鉴别。

（宋亚丽）

十二、皮肤结核及其亚型

皮肤结核及其亚型将在感染性疾病章节详细介绍(详见第十六章第二节)。皮肤结核的典型病理表现为结核性肉芽肿,常呈结节状分布,中央为干酪样坏死灶,呈无定形颗粒状,周围为上皮样细胞和多核巨细胞,边缘常有大量淋巴细胞浸润。值得注意的是,结核性肉芽肿也可见于结节病,后者无干酪样坏死灶。

（宋亚丽）

十三、结核疹

结核疹(tuberculoid)是一种对身体其他部位(多为内脏结核)的皮肤免疫反应,系结核杆菌(或抗原)自原发病灶血行播散导致的一种肉芽肿性炎症反应。丘疹坏死性结核疹是目前最常见的结核疹,其次为硬红斑,瘰疬性苔藓较为少见。其他原先认为是结核疹的疾病如颜面播散性粟粒狼疮、结节性红斑等,现在不再归于此类。

（一）丘疹坏死性结核疹

【临床特点】

1. **临床表现** 皮损为分批出现、对称分布的暗红色丘疹或丘疱疹,可出现脓疱、溃疡及结痂,愈后留有瘢痕。常累及四肢伸侧,耳和臀部也可受累。通常无自觉症状,偶有瘙痒。患者结核菌素试验阳性。(图 1-5-5-13-1)

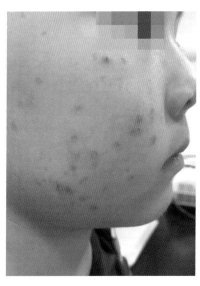

图 1-5-5-13-1 面部散在暗红色丘疹或丘疱疹,可出现结痂,愈后留有瘢痕

2. 治疗 积极寻找潜在的结核病灶,早期、足量、足疗程抗结核治疗。早期多选用异烟肼、利福平、乙胺丁醇、吡嗪酰胺四联药物治疗。

【病理变化】

镜下观 主要表现为血管炎与坏死的不同组合,中重度淋巴组织细胞浸润和肉芽肿性炎症。成熟皮损表现为表皮坏死伴溃疡,真皮 V 形凝固性坏死,伴致密慢性炎症细胞浸润,散布多核巨细胞。血管壁增厚并有纤维素样变性,血管壁及周围致密炎症细胞浸润。散布多核巨细胞,结核样肉芽肿也可见到。部分患者 PCR 方法可以检测到结核分枝杆菌 DNA。(图 1-5-5-13-2A、图 1-5-5-13-2B)

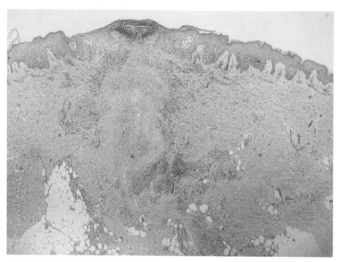

图 1-5-5-13-2A 低倍镜扫视,表皮局灶性坏死和溃疡,下方可见楔形坏死

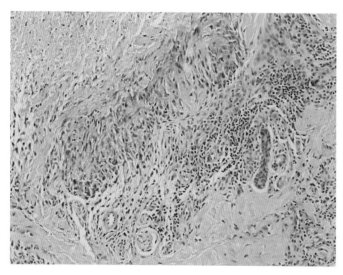

图 1-5-5-13-2B 真皮内组织细胞、多核巨细胞和淋巴细胞浸润,局部可见坏死

【鉴别诊断】

丘疹坏死性结核疹 临床需与急性苔藓痘疮样糠疹、变应性皮肤血管炎和毛囊性脓疱疮鉴别,结核病史及结核相关检查,组织学真皮 V 形坏死,以及血管炎和肉芽肿的组合表现,可帮助鉴别。

（二）颜面播散性粟粒狼疮

【概念】

颜面播散性粟粒狼疮(lupus miliaris disseminatus faciei,LMDF),目前研究已排除本病与结核的关系,认为可能是机体对破裂毛囊的一种异常肉芽肿反应。部分学者认为本病与肉芽肿性玫瑰痤疮是同一种疾病,最新命名为面部特发性退行性肉芽肿(facial idiopathic granulomata,FIGURE),但此命名似乎并未获得广泛认可。

【临床特点】

1. 临床表现 患者多为中青年,无性别差异。皮损为形态基本一致的粟粒至绿豆粒大小、黄褐或红褐色丘疹,玻片压诊可呈苹果酱色。主要累及面中部,尤其是眼周及眼睑,多对称分布(图 1-5-5-13-3)。

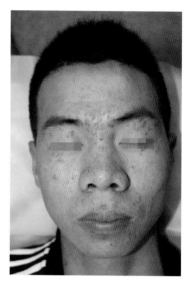

图 1-5-5-13-3 眼周、面中部散在黄褐、红褐色丘疹

2. 治疗 对常规肉芽肿性玫瑰痤疮的治疗药物反应不好。文献报道,有效的治疗方法包括口服四环素类抗生素、异维 A 酸、小剂量糖皮质激素,外用 0.03% 他克莫司软膏,激光治疗等。

3. 预后 皮损经数月至数年后常自行缓解,愈后留有萎缩性瘢痕。

【发病机制】

不详。可能与周围的毛囊皮脂腺结构破裂有关,连续切片常可证实。

【病理变化】

镜下观 典型的组织学表现为结核性肉芽肿,病变中央为干酪样坏死灶,周边有上皮样细胞和多核巨细胞包绕,周围有中性粒细胞及淋巴细胞浸润。早期皮损表现为血管及毛囊周围淋巴细胞为主的炎症细胞浸润,可见少许中性粒细胞;晚期皮损表现为毛囊周围纤维化伴混合性炎症细胞浸润。(图 1-5-5-13-4A、图 1-5-5-13-4B)

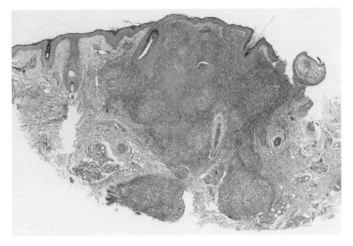

图 1-5-5-13-4A　低倍镜扫视,真皮内见上皮样细胞团块

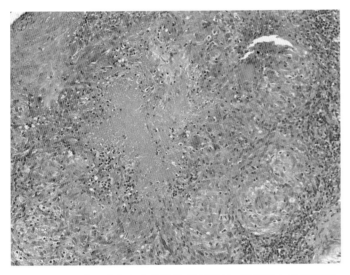

图 1-5-5-13-4B　病变中央为干酪样坏死灶,周围有上皮样细胞和多核巨细胞包绕

【鉴别诊断】

临床易误诊为痤疮、玫瑰痤疮、结节性硬化等,组织病理发现典型结核性肉芽肿可帮助鉴别。

(宋亚丽)

十四、异物肉芽肿

【概念】

异物反应是对进入皮肤内不能降解的无机物质和高分子量有机物质发生的炎症反应,临床表现为肉芽肿性炎症导致的红色、棕红色丘疹、结节或斑块,也可发生溃疡。

根据异物来源不同,分为内源性、外源性和医源性。大部分异物肉芽肿由外来异物造成,手术缝线最常见,内源性物质主要是毛发角蛋白,多来自毛囊炎或囊肿破裂、内生毛发。医源性物质主要为注射美容制剂,也可见于注射糖皮质激素混悬剂。

【临床特点】

1. 临床表现

(1) 硅肉芽肿(silicone granuloma):硅酮(聚二甲基硅氧烷)作为组织填充剂已广泛应用于临床。部分患者使用数月或数年后出现肉芽肿反应。临床表现为红斑、结节或溃疡。

(2) 铝肉芽肿(aluminum granuloma):是注射含有促吸收剂氢氧化铝的疫苗或脱敏剂出现的罕见肉芽肿反应,文身中含有的铝盐,活检部位电灼时局部应用的三氯化铝也有报道。临床表现为注射部位大小不等的持久性结节。

(3) 缝线肉芽肿(suture granuloma):临床表现为缝合伤口部位炎症反应,表现为红、肿,发展至丘疹、结节,甚至开口成瘘(图 1-5-5-14-1A)。

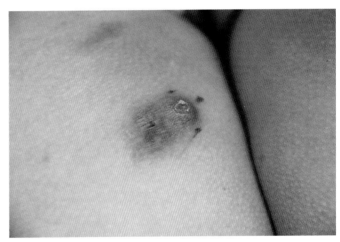

图 1-5-5-14-1A　右臀部红褐色结节

(4) 注射美容肉芽肿:注射玻尿酸、生物塑形剂(polymethylsiloxane)和 artecoll(PMPM-微体)、Dermalive 等引起的肉芽肿。

(5) 文身(tatoo):由外源可溶性色素注射入真皮所致。临床表现为文身处丘疹,结节(图 1-5-5-14-1B)。

(6) 囊肿破裂所致肉芽肿反应:多见于表皮囊肿、毛鞘囊肿等受外伤或继发感染等因素导致囊壁破裂所致的肉芽肿反应。临床表现为原囊肿部位出现红肿热痛等炎症反应,进而形成结节(图 1-5-5-14-1C)。

2. 治疗　针对引起异物肉芽肿的原发病因治疗,可行外科手术切除、局部注射溶解治疗等。

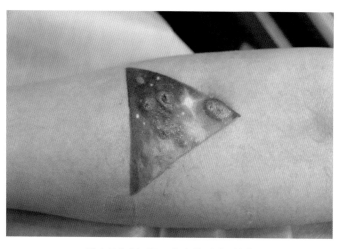

图 1-5-5-14-1B　文身处丘疹、结节

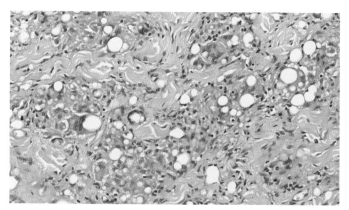

图 1-5-5-14-2A　低倍镜扫视,真皮下内见弥漫及结节状炎症细胞浸润

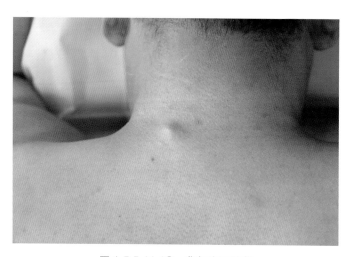

图 1-5-5-14-1C　背部皮下结节

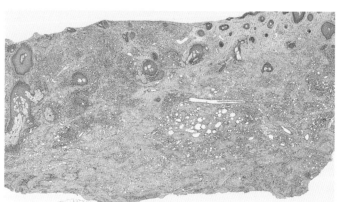

图 1-5-5-14-2B　真皮内见散在硅酮潴留的空洞,空洞周围有组织细胞、淋巴细胞和嗜酸性粒细胞为主的异物肉芽肿,空洞之间可见纤维分隔

3. 预后　对于皮损较小者,手术切除后预后好,皮损泛发者,预后差。

【发病机制】

具体发病机制不清,巨噬细胞极化、辅助性 T 细胞介导的免疫反应均参与发病。

【病理变化】

镜下观

(1) 硅肉芽肿:组织学可见硅酮潴留的空洞,空洞周围有组织细胞、淋巴细胞和嗜酸性粒细胞为主的异物肉芽肿,空洞之间可见纤维分隔。组织细胞泡沫样,脂质染色阴性(图 1-5-5-14-2A、图 1-5-5-14-2B)。X 线摄片不透射线。

(2) 铝肉芽肿:组织学可见中央为颗粒状碎屑,周围套状分布致密的淋巴细胞、嗜酸性粒细胞浸润,呈肉芽肿性假性淋巴瘤表现,铝文身或电灼可见到胞质呈斑点状的巨细胞。X 线检查可以确认铝的沉积。

(3) 缝线肉芽肿:组织学特点鲜明,可见缝线碎片,多核巨细胞浸润,缝线碎片双折光(图 1-5-5-14-3)。

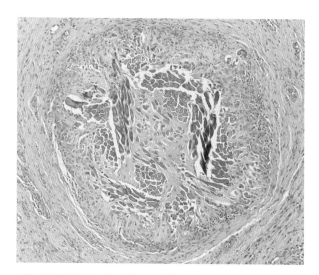

图 1-5-5-14-3　真皮内可见缝线碎片,周边组织细胞、多核巨细胞浸润

(4) 注射美容肉芽肿:PMPM-微体、Dermalive 所致的肉芽肿可见不规则的囊性空腔,内含透明非双折射光物质;透明质酸肉芽肿可见无定形嗜碱性物质,伴嗜酸性粒细胞和中性粒细胞浸润,阿辛蓝染色可证实(图 1-5-5-14-4)。

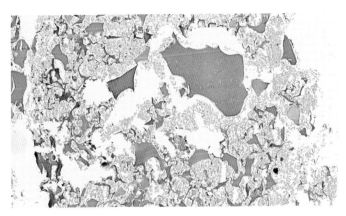

图 1-5-5-14-4　玻尿酸所致的肉芽肿可见不规则的囊性空腔,内含透明非双折射光物质

（5）文身:组织学表现为真皮内大小不等、形状颜色各异(多数为黑色,也可呈黄色、红色)的颗粒,位于巨噬细胞内或外。可见异物反应或结节病样肉芽肿,也可导致假性淋巴瘤样浸润(图 1-5-5-14-5A、图 1-5-5-14-5B)。

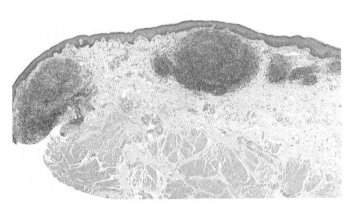

图 1-5-5-14-5A　低倍镜扫视,真皮浅中层见数个上皮样团块

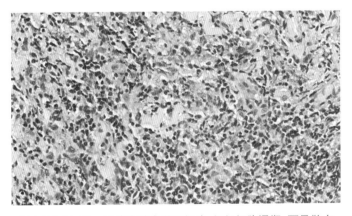

图 1-5-5-14-5B　团块内致密淋巴细胞、组织细胞浸润,可见散在黄红色颗粒

（6）囊肿破裂所致肉芽肿反应:组织学可见化脓性肉芽肿形成,邻近破裂的囊肿或毛囊漏斗,也可见到瘢痕组织(图 1-5-5-14-6A、图 1-5-5-14-6B)。

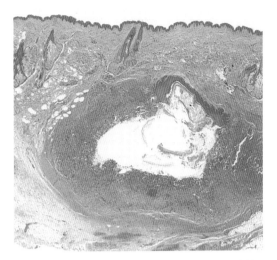

图 1-5-5-14-6A　低倍镜扫视,真皮内见化脓性肉芽肿形成,邻近破裂的囊肿

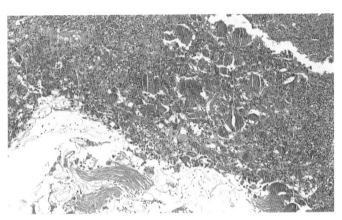

图 1-5-5-14-6B　混合炎症细胞浸润,可见多核巨细胞

【鉴别诊断】

异物肉芽肿需与原发性肉芽肿性疾病进行鉴别,详尽的病史询问及体格检查通常可以鉴别。当组织学表现为肉芽肿性炎但病因不明确时,应对切片进行偏振光检测,以排除异物反应的可能。

（宋亚丽）

十五、化脓感染性肉芽肿

化脓感染性肉芽肿,即肉芽肿性和化脓混合性炎症,镜下可见致密中性粒细胞浸润、小脓肿形成,伴有上皮样细胞、多核巨细胞及淋巴细胞、浆细胞浸润,有时可见嗜酸性粒细胞。发现肉芽肿性炎症时,应同时进行针对多种病原体的特殊染色和培养。化脓感染性肉芽肿可能由非典型分枝杆菌和深部真菌感染所致,详见第十六章感染性疾病章节。

（宋亚丽）

参 考 文 献

[1] English JC 3rd, Patel PJ, Greer KE. Sarcoidosis. J Am Acad Dermatol, 2001, 44(5): 725-743.

[2] Samtsov AV. Cutaneous sarcoidosis. Int J Dermatol, 1992, 31(6): 385-391.

[3] Mangas C, Fernández-Figueras MT, Fité E, et al. Clinical spectrum and histological analysis of 32 cases of specific cutaneous sarcoidosis. J Cutan Pathol, 2006, 33(12): 772-777.

[4] Sanchez M, Haimovic A, Prystowsky S. Sarcoidosis. Dermatol Clin, 2015, 33(3): 389-416.

[5] Ali MM, Atwan AA, Gonzalez ML. Cutaneous sarcoidosis: updates in the pathogenesis. J Eur Acad Dermatol Venereol, 2010, 24(7): 747-755.

[6] Ball NJ, Kho GT, Martinka M. The histologic spectrum of cutaneous sarcoidosis: a study of twenty-eight cases. J Cutan Pathol, 2004, 31(2): 160-168.

[7] Cardoso JC, Cravo M, Reis JP, et al. Cutaneous sarcoidosis: a histopathological study. J Eur Acad Dermatol Venereol, 2009, 23(6): 678-682.

[8] Esteves TC, Aparicio G, Ferrer B, et al. Prognostic value of skin lesions in sarcoidosis: clinical and histopathological clues. Eur J Dermatol, 2015, 25(6): 556-562.

[9] García-Colmenero L, Sánchez-Schmidt JM, Barranco C, et al. The natural history of cutaneous sarcoidosis. Clinical spectrum and histological analysis of 40 cases. Int J Dermatol, 2019, 58(2): 178-184.

[10] Haimovic A, Sanchez M, Judson MA, et al. Sarcoidosis: a comprehensive review and update for the dermatologist: part I. Cutaneous disease. J Am Acad Dermatol, 2012, 66(5): 699. e1-e18.

[11] Schneider SL, Foster K, Patel D, et al. Cutaneous manifestations of metastatic Crohn's disease. Pediatr Dermatol, 2018, 35(5): 566-574.

[12] Hagen JW, Swoger JM, Grandinetti LM. Cutaneous Manifestations of Crohn Disease. Dermatol Clin, 2015, 33(3): 417-431.

[13] Teixeira M, Machado S, Lago P, et al. Cutaneous Crohn's disease. Int J Dermatol, 2006, 45(9): 1074-1076.

[14] Lee GL, Zirwas MJ. Granulomatous Rosacea and Periorificial Dermatitis: Controversies and Review of Management and Treatment. Dermatol Clin, 2015, 33(3): 447-455.

[15] Sánchez JL, Berlingeri-Ramos AC, Dueño DV. Granulomatous rosacea. Am J Dermatopathol, 2008, 30(1): 6-9.

[16] Tarm K, Creel NB, Krivda SJ, et al. Granulomatous periorificial dermatitis. Cutis, 2004, 73(6): 399-402.

[17] Hatanaka M, Kanekura T. Case of childhood granulomatous periorificial dermatitis. J Dermatol, 2018, 45(9): e256-e257.

[18] Lucas CR, Korman NJ, Gilliam AC. Granulomatous periorificial dermatitis: a variant of granulomatous rosacea in children? J Cutan Med Surg, 2009, 13(2): 115-118.

[19] Goetz Wehl, Markus Rauchenzauner. A Systematic Review of the Literature of the Three Related Disease Entities Cheilitis Granulomatosa, Orofacial Granulomatosis and Melkersson-Rosenthal Syndrome. Curr Pediatr Rev, 2018, 14(3): 196-203.

[20] 王小坡, 陈浩, 姜祎群, 等. 18例肉芽肿性唇炎临床与病理特点分析. 国际皮肤性病学杂志, 2015, 41(6): 345-347.

[21] 李不言, 卢宪梅, 孙勇虎, 等. 36例肉芽肿性唇炎临床及病理分析. 中国麻风皮肤病杂志, 2019, 35(1): 13-16.

[22] 黄萌, 陈柳青, 覃莉, 等. 环状肉芽肿142例临床和组织病理分析. 临床皮肤科杂志, 2011, 40(3): 142-144.

[23] 刘宇, 王雷, 李春英, 等. 深在型环状肉芽肿20例临床及组织病理分析. 临床皮肤科杂志, 2015, 44(12): 835-837.

[24] 刘春研, 粟玉珍. 类脂质渐进性坏死研究进展. 中国麻风皮肤病杂志, 2018, 34(5): 317-319.

[25] 陈税莹, 陈晓红, 杨英, 等. 非糖尿病性类脂质渐进性坏死2例并文献复习. 中国皮肤性病学杂志, 2017, 31(9): 1007-1009.

[26] Tilstra JS, Lienesch DW. Rheumatoid Nodules. Dermatol Clin, 2015, 33(3): 361-371.

[27] 郭颖. 小剂量泼尼松联合甲氨蝶呤治疗环状弹力纤维溶解性巨细胞肉芽肿. 中国皮肤性病学杂志, 2018, 32(11): 1301-1303.

[28] 崔炳南, 李理. 环状弹性纤维溶解性巨细胞肉芽肿1例. 临床皮肤科杂志, 2011, 40(1): 34-35.

[29] 刘薇, 刘佳玮, 付兰芹, 等. 环状弹性纤维溶解性巨细胞肉芽肿. 临床皮肤科杂志, 2016, 45(10): 705-707.

[30] 孙兰, 严志, 陈柳青. 不伴副球蛋白血症的渐进性坏死性黄色肉芽肿一例并文献复习. 中国麻风皮肤病杂志, 2019, 35(6): 352-354.

[31] 房现刚, 李会贤, 单秀娟, 等. 伴IgG-κ型副球蛋白血症和眼睛受累的渐进性坏死性黄色肉芽肿. 中华皮肤科杂志, 2013, 46(9): 679-680.

[32] Coutinho I, Pereira N, Gouveia M, et al. Interstitial Granulomatous Dermatitis: A Clinicopathological Study. Am J Dermatopathol, 2015, 37(8): 614-619.

[33] Rosenbach M, English JC 3rd. Reactive Granulomatous Dermatitis: A Review of Palisaded Neutrophilic and Granulomatous Dermatitis, Interstitial Granulomatous Dermatitis, Interstitial Granulomatous Drug Reaction, and a Proposed Reclassification. Dermatol Clin, 2015, 33(3): 373-387.

[34] 余忠平. 丘疹坏死性结核疹11例临床分析. 中国麻风皮肤病杂志, 2012, 28(3): 167.

[35] 罗娜,钟白玉,杨希川,等. 丘疹坏死性结核疹 1 例. 临床皮肤科杂志,2009,38(11):739-740.

[36] 刘建军,赵梓纲,刘军连,等. 丘疹坏死性结核疹 1 例. 临床皮肤科杂志,2014,43(2):111.

[37] 刘长花,柏冰雪. 颜面播散性粟粒性狼疮诊断与治疗研究进展. 实用皮肤病学杂志,2016,9(5):316-318.

[38] 瓦庆彪,陈前明,李烜,等. 颜面播散性粟粒性狼疮 21 例临床分析. 中国皮肤性病学杂志,2014,28(1):43-45.

[39] Ana M Molina-Ruiz, Luis Requena. Foreign Body Granulomas. Dermatol Clin,2015,33(3):497-523.

胶原及弹力改变为主的皮炎

第一节 胶原改变为主的皮炎

一、硬皮病

硬皮病(scleroderma)包括了一组由于胶原的生成和降解失衡导致的纤维化和硬化性疾病。局限性皮肤病变表现为硬斑病或线状硬皮病,弥漫性系统性硬皮病和局限性系统性硬皮病中除了皮肤改变,还伴有雷诺现象和不同程度的器官受累。各型硬皮病组织病理改变基本一致,均表现为真皮胶原增粗和均质化,后期可累及皮下组织和肌肉筋膜(详见第九章第二节)。

(张 悦)

二、放射性皮炎

【概念】

放射性皮炎(radiodermatitis)是指皮肤因受到放射性物质辐射而引起的组织损伤,常见于肿瘤患者放疗后,也可见于长期从事放射线工作的人员,如冠脉造影、导管、介入治疗等。

【临床特点】

1. 临床表现 根据起病时间,放射性皮炎一般分为急性和慢性两大类。

(1)急性放射性皮炎:通常发生于接触放射性物质90天之内,临床表现为红斑、水肿、毛发脱落,湿性表皮剥脱及溃疡。与烧伤的分级相似,从轻度的红斑到脱屑、溃疡等,分为3期。

(2)慢性放射性皮炎:常发生于数月或数年之后。临床表现可见皮肤异色症改变(色素异常及毛细血管扩张),表皮萎缩、脆弱,但因真皮纤维化,皮肤触感可较硬。可见永久性脱发,软组织溃疡及坏死,也可继发肿瘤如基底细胞癌、鳞状细胞癌及非典型纤维黄瘤等(图1-6-1-2-1)。

2. 治疗 急性放射性皮炎可外用柔和的清洗剂、润肤剂、防晒剂及激素类乳膏。如果需要放疗,建议在放疗

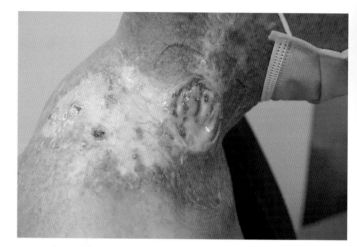

图1-6-1-2-1 慢性放射性皮炎,皮肤干燥萎缩、发硬,色素沉着、色素脱失及毛细血管扩张,局部见溃疡

开始时即外用润肤霜。

无癌变的慢性放射性皮炎需注意防晒,避免过度的冷热刺激,用柔和的清洗剂,注意润肤。外用激素类和止痛类药物可帮助缓解瘙痒及疼痛症状。对于癌前病变及溃疡最好尽早治疗。如已发生癌变,可对症处理。

3. 预后 急性放射性皮炎通常有自限性,慢性病变通常病程持久、进展缓慢,需长期监测其发生恶变的可能。

【发病机制】

外源性电离辐射可直接伤害表皮及血管,导致急性和慢性病变,病变的严重程度取决于辐射源的类型、剂量及个体因素。

【病理变化】

镜下观

(1)急性放射性皮炎:主要根据临床进行诊断,很少进行病理活检。病理可见表皮海绵水肿及细胞内水肿,坏死的角质形成细胞,基底细胞液化变性、色素增多,真皮水肿,红细胞外溢,血管内纤维素性血栓及出血。

(2)慢性放射性皮炎:角化过度,局灶性角化不全,不同程度的表皮萎缩、棘层增厚,局灶性基底细胞液化变性。真皮乳头层可见均质化红染的胶原组织形成致密带,真皮甚至筋膜层可见纤维化改变,细胞核较大、不规

则、深染的星状成纤维细胞呈放射状排列在真皮内。血管壁增厚,纤维内膜增生,毛细血管扩张,附属器减少,毛囊减少明显(图 1-6-1-2-2A～图 1-6-1-2-2D)。

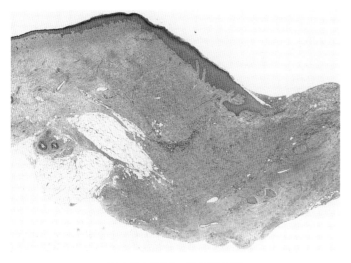

图 1-6-1-2-2A　低倍镜扫视

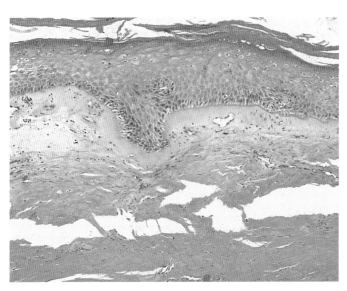

图 1-6-1-2-2B　真皮乳头均一化,红染,可见扩张的毛细血管

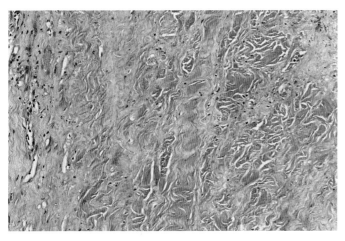

图 1-6-1-2-2C　真皮内纤维化改变

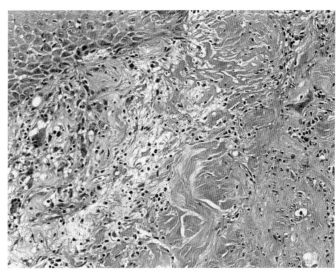

图 1-6-1-2-2D　真皮浅层见大的、多形核、形状奇特的成纤维细胞

目前由于放射性治疗技术日趋精细化及多选择性,可以更多地避免这些毒性反应的发生,病理改变也变得并不常见,但在放疗后硬化性脂膜炎中可能也会见到类似改变。

【鉴别诊断】

1. 急性放射性皮炎临床应注意与蜂窝织炎、节肢动物叮咬反应、带状疱疹、固定型药疹及大疱性疾病鉴别。其病理上与急性移植物抗宿主病类似,均可见界面皮炎改变及明显的角质形成细胞坏死;与药疹也不易区分,需要依靠临床信息。

2. 慢性放射性皮炎应与以下疾病进行鉴别:

(1) 硬皮病:硬皮病通常没有溃疡及角化过度等表皮改变,也没有特征性的成纤维细胞,可见粗大红染的胶原束,但慢性放射性皮炎可以并发放射后硬斑病。如缺少浆细胞,多提示为慢性放射性皮炎。

(2) 硬化性苔藓:可见正角化,真皮浅层均质化改变伴苔藓样浸润,缺少慢性放射性皮炎中的特征性成纤维细胞,并且治疗部位并发硬化性苔藓的情况并不常见。

(张　悦)

三、淤积性皮炎

【概念】

淤积性皮炎(stasis dermatitis)是发生在慢性静脉功能不全患者下肢的一种皮肤病变。

【临床特点】

1. 临床表现　淤积性皮炎在不同种族人群中发病率不同。在中欧,约有 15% 的成年人会有慢性静脉功能不全的症状,约 1% 会出现静脉性溃疡。随着年龄增长,发病率明显升高。无明显性别差异。

病变多发生于肢体远端,尤其是双侧踝周。上肢病变可能是继发于肾病终末期的动静脉瘘管,下肢病变多是继发于充血性心衰、糖尿病、静脉高压等引起的静脉回流障碍。初始多表现为小腿、踝周的凹陷性水肿,夜间明显,晨起减轻。另可见淤积性紫癜、含铁血黄素沉积。此期淤积性皮炎表现轻微,皮肤干燥、瘙痒。之后小腿的水肿范围逐渐扩大,可能出现筋膜下水肿,通常同时伴有炎症改变,临床表现类似蜂窝织炎。随着病情进展,皮肤及皮下脂肪组织、筋膜进行性硬化,相互融合,小腿下方变硬变细,形成"倒置的酒瓶"样外观。这个阶段会出现自发性静脉溃疡,或由于搔抓、创伤引起的溃疡。皮肤脂肪硬化的同时,也会出现内踝周围的红斑、鳞屑,逐渐扩展,伴有明显的瘙痒,可见多发的表皮剥脱、渗出和结痂。慢性淤积性皮炎可见明显的皮肤苔藓样变,一旦出现溃疡,皮肤就会变得极为敏感,经常出现渗出、糜烂(图 1-6-1-3-1)。

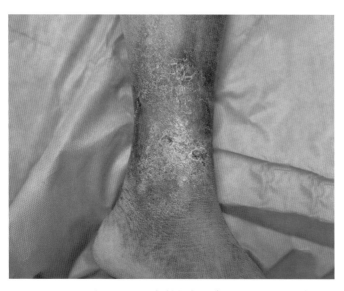

图 1-6-1-3-1　小腿远端、踝部棕褐色斑块,可见结痂,周围色沉

2. **治疗**　主要是针对静脉高压的治疗,基本措施包括常规使用有足够压力的绷带或袜子促进静脉回流,改变不当的生活方式,抬高患肢,增强小腿肌肉力量的针对性训练等。必要时需手术治疗,如针对病变静脉的栓塞、剥脱及结扎。但手术治疗后仍需进行局部压迫性治疗。外用药物原则与湿疹相同,可以外用润肤剂、抗微生物药物和弱、中效的糖皮质激素。

3. **预后**　常并发溃疡、蜂窝织炎、接触性皮炎、自身湿疹化、皮肤脂肪硬化症、伤口不易愈合等。

【发病机制】

长期的静脉功能不全是淤积性皮炎发病的主要原因。静脉功能不全可使血流变缓或倒流,血管内压升高会使毛细血管充血、扩张,血流淤滞,降低组织含氧量,形成慢性缺血改变。血管内皮损伤使血管通透屏障能力受损,体液、血浆蛋白、红细胞等渗漏至组织内,形成水肿、血红蛋白降解、含铁血黄素沉积,日益加重而形成严重的微血管病变。临床可见淤积性紫癜、色素沉着。微血栓形成导致局部坏死、溃疡。真皮内慢性炎症及炎性介质的释放、血管的反复充血会引起瘙痒,患者的搔抓或摩擦动作又会加重皮炎,使其经久不愈。有时患者外用一些药物或制剂来缓解瘙痒或干燥的症状,可能会导致接触性皮炎的发生,使病情加重。

【病理变化】

镜下观　急性期以表皮内水肿为主,可形成小水疱,真皮浅层血管周围可见淋巴细胞,部分淋巴细胞向表皮内游走,可见局灶性角化不全。

亚急性期仍可见海绵水肿,但可较轻微,表皮内水疱减少,表皮不同程度变厚,仍可见角化不全,表皮真皮都可见淋巴细胞。急性期和亚急性期均可见到真皮乳头层水肿。

慢性期表皮增厚愈加明显,可形成较规则的、银屑病样增生模式或不规则增生,炎症改变和海绵水肿减轻甚至消失。

淤积性皮炎病理改变中可见到静脉高压的表现,如毛细血管扩张,周边纤维素样物质环绕,小静脉增生(有时可见血栓),红细胞外溢,不同程度的含铁血黄素沉积及真皮结缔组织、脂肪组织硬化和纤维化改变(图 1-6-1-3-2A～图 1-6-1-3-2C)。

【鉴别诊断】

1. **肢端血管皮炎**　出现血管增生的范围更深更广,小静脉和毛细血管的增生更为迂曲。

2. **Kaposi 肉瘤**　非成形的血管呈裂隙样分布在真皮胶原内,伴红细胞外溢,通常 HHV-8 免疫组化染色阳性。

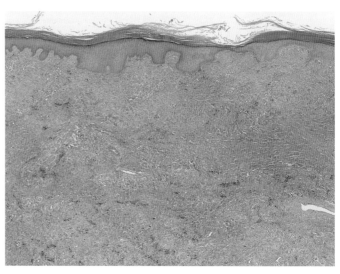

图 1-6-1-3-2A　低倍镜扫视,表皮不规则增生,真皮内血管增生

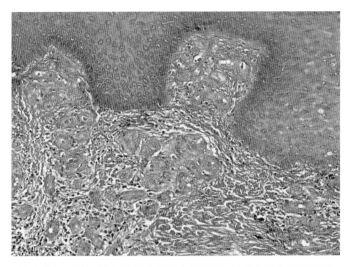

图 1-6-1-3-2B　真皮乳头内毛细血管断面,可见含铁血黄素沉积

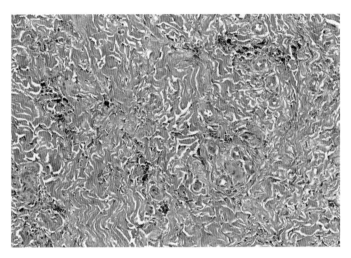

图 1-6-1-3-2C　真皮内见较多含铁血黄素沉积,胶原纤维化改变

3. **青斑样血管病**　主要与淤积性皮炎的紫癜及溃疡性病变相鉴别,但组织病理不同,其血管壁可见纤维素样物质沉积,小血管内可见纤维素样血栓。

（张　悦）

四、肾源性纤维化皮肤病

【概念】

肾源性纤维化皮肤病(nephrogenic fibrosing dermopathy,NFD)是发生在肾功能衰竭患者的、类似硬化性黏液水肿的一种皮肤病变。

【临床特点】

1. **临床表现**　肾源性纤维化皮肤病较少见,任何年龄都可发生,多见于成人,也可见于儿童及老年患者。患者有肾衰或肾功能不全病史,不一定有透析史。通常表现为隐匿性、对称性分布的肥厚、浸润性斑块,四肢多于躯干,可呈红斑样,也可呈色素沉着样,多角形、网状分布,呈鹅卵石样或橘皮样外观,可持续数天、数周或数月。

手部受累时可见指端硬化和/或关节挛缩。可伴有肌力下降、疼痛及瘙痒。患者常伴有钙代谢异常,如钙化防御、钙质沉着及转移性钙化。皮肤外表现可见发生于心脏、肺部、骨骼肌、硬脑膜、膈肌、肾小管的黄色硬化性斑块及对称性纤维化。

2. **治疗**　本病对治疗较抵抗,积极治疗肾脏病变可以减缓本病进程。物理治疗有助于帮助患者预防关节挛缩。有个别报道应用伊马替尼、雷帕霉素、光动力疗法、UVA-1、IVIG、血浆置换、体外光分离置换等有效。

3. **预后**　慢性、进展性病程,2 年病死率约 50%。

【发病机制】

发病机制不太明确,认为皮肤及内脏的纤维化和钙化可能与内皮素-1/内皮素受体信号转导通路及 Toll 样受体(TLR4、7)作用有关。可能与肾功能不全患者应用含钆的造影剂有关。有假说认为,钆剂渗透至组织内后,巨噬细胞将其吞噬后释放促纤维生成的细胞因子及生长因子,使循环性纤维细胞重新进入皮肤,刺激胶原和细胞外基质过度增殖。

【病理变化】

镜下观　主要病理变化为累及真皮及皮下的硬化,伴丰富的成纤维细胞增生。可见不同程度的黏蛋白沉积。表皮通常无特异性改变。真皮内大量的 CD34+、上皮样及星形成纤维细胞,胶原纤维束间有较多组织细胞,可见多核巨细胞。纤维化程度较深,可以累及脂肪层及筋膜层。弹力纤维增多变粗。偶尔可见钙化或骨化。

【鉴别诊断】

1. **硬化性黏液水肿**　纤维化及黏蛋白沉积通常位于真皮中上部,不常累及皮下脂肪间隔,常见簇集的浆细胞。

2. **硬皮病**　真皮明显纤维增生,无明显黏蛋白沉积。

3. **胫前黏液水肿**　通常同时患有甲亢,真皮中下层可见明显的黏蛋白沉积,无明显的纤维化及成纤维细胞增生。

4. **硬肿病**　胶原束呈水肿样变,束间间隔增大,可见黏蛋白沉积,无成纤维细胞增生。与感染或糖尿病相关。

（张　悦）

五、硬化性苔藓

硬化性苔藓(lichen sclerosus,LS)多发生在肛周生殖器部位,也可发生于其他部位。任何年龄均可发病,但40~50 岁绝经后女性及青春期前好发。皮损主要表现为象牙色萎缩的斑片或斑块。早期主要病理变化为苔藓样淋巴细胞浸润,后逐渐出现真皮浅层透明样变或水肿带,真皮乳头层胶原均质化,内见扩张的血管及红细胞外溢,透明样变区下方可见血管周围炎症细胞,尤其是淋巴细胞带状浸润。表皮多萎缩,但有时可能有棘层增厚,可见毛囊角栓(详见第一章第三节)。

(张　悦)

六、僵硬皮肤综合征

【概念】

僵硬皮肤综合征(stiff skin syndrome),又名先天性筋膜萎缩,是一种常染色体显性遗传病。

【临床特点】

1. **临床表现**　主要表现为股部、臀部、下背部及肩部的皮肤及皮下组织进展性石头样硬化,腹股沟部位、手足通常不受累。病变部位可见多毛(图 1-6-1-6-1)及色素沉着。可伴有关节挛缩,尤其累及大关节。可见脊柱侧凸、前弯,踮脚步态,胸腔狭窄导致的肺部限制性病变等,除此之外无其他内脏器官受累。临床症状进展很缓慢且非致命性。

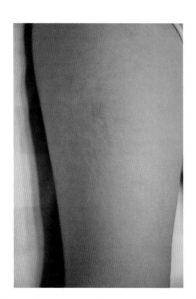

图 1-6-1-6-1　右大腿进展性石头样硬化,局部见轻微多毛

2. **治疗**　本病进展缓慢,暂无确切的有效治疗。国外有文献报道,霉酚酸酯、氯沙坦对节段型治疗有效。物理治疗可能有助于延缓关节挛缩的进一步加重。

3. **预后**　不详。

【发病机制】

目前认为僵硬皮肤综合征是由于编码原纤蛋白-1(fibrillin-1,FBN1)的基因发生突变,筋膜内大量"石棉样"胶原纤维增生,引起细胞外基质内的胶原及葡糖氨基葡聚糖分布紊乱。

【病理变化】

1. **镜下观**　典型的病理改变为成纤维细胞增生,真皮网状层及皮下脂肪间隔内可见增厚、硬化、水平分布的

胶原束,无炎症细胞浸润,胶原束间见黏蛋白样物质沉积,可伴筋膜硬化(图 1-6-1-6-2A、图 1-6-1-6-2B)。

2. **特殊染色**　阿辛蓝染色可见胶原束间黏蛋白沉积(图 1-6-1-6-2C)。

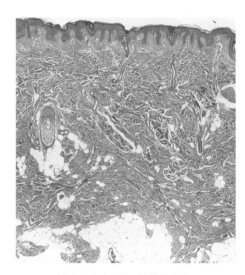

图 1-6-1-6-2A　低倍镜扫视

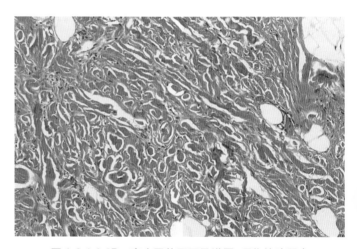

图 1-6-1-6-2B　真皮网状层可见增厚、硬化的胶原束

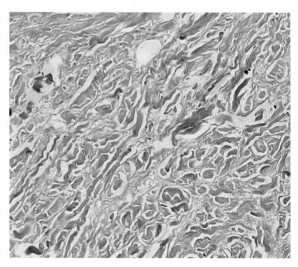

图 1-6-1-6-2C　阿辛蓝染色示胶原束间黏蛋白沉积

【鉴别诊断】

皮肤及皮下组织的硬化性表现,需要与硬皮病、硬肿病及 Buschke-Ollendorff 综合征等鉴别,组织病理上有差异,必要时需要行基因检测,进一步明确诊断。

（张　悦）

七、结节性耳轮软骨皮炎

【概念】

结节性耳轮软骨皮炎(chondrodermatitis nodularis helicis,CNH)是发生在耳轮的、小的结节性、疼痛性、慢性炎症性病变,常继发于创伤之后。

【临床特点】

1. 临床表现　多发生于 40 岁以上男性,平均患病年龄 60 岁。男性多于女性,女性患者占 10%～35%,女性多发生于对耳轮的位置。临床常表现为直径 2～6mm 的卵圆形、红色、痛性结节,与下方软骨相连,表面覆盖黏附性鳞屑或溃疡。常持续多年,通常为单发,但也可见沿着耳轮外缘线性分布的多发性病变。本病临床上易与基底细胞癌或鳞状细胞癌混淆,可通过病理进行鉴别,另外本病无恶变转移的可能(图 1-6-1-7-1)。

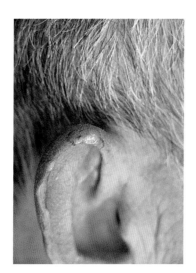

图 1-6-1-7-1　右耳见一个黄白色结节,
边界清楚,质地较硬,活动度差

2. 治疗　可以用特殊的枕垫来减轻压痛,也可采用冷冻治疗、外用或局部注射糖皮质激素、激光消融、软组织填充、硝酸甘油凝胶及贴膏外用、手术治疗等方法。

3. 预后　多由于持续性疼痛而寻求治疗。预后较好,但术后可能复发。

【发病机制】

结节性耳轮软骨皮炎为多因素致病,环境暴露因素为主要发病原因,患者常有慢性日光暴露、物理性创伤或冻伤史,进而引起继发性的软骨退行性变,也有些病变继发于局部血供障碍。也有研究认为,本病可能是真皮内退行性变的胶原的一种跨表皮降解过程。

【病理变化】

镜下观　病理改变多为位于中央的火山口样溃疡,伴有鳞屑、结痂,周边相邻表皮可见棘层肥厚、角化过度及角化不全,溃疡为真皮胶原的纤维蛋白样变性及坏死,下方真皮可见水肿。病变的基底部多是肉芽组织,偶见慢性炎性浸润。通常病变可累及至软骨,可见软骨退行性改变及软骨膜慢性炎症性浸润。已经愈合的病变处可见软骨膜及真皮的纤维化改变。病变周边的真皮内可见扩张的毛细血管及日光性弹力纤维变性(图 1-6-1-7-2A、图 1-6-1-7-2B)。有时活检取材可能较浅或没有取到病变基底部位,也可以根据真皮内纤维蛋白沉积、扩张的毛细血管及周边的角化不全、棘层肥厚来诊断。

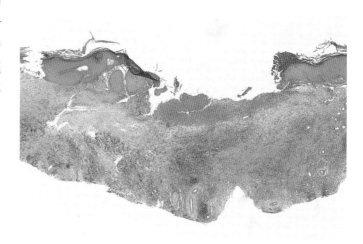

图 1-6-1-7-2A　低倍镜扫视,病变中央溃疡、坏死

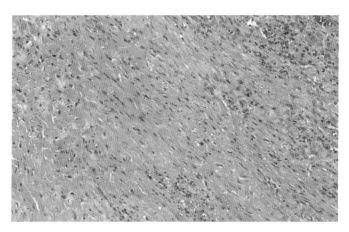

图 1-6-1-7-2B　真皮内纤维化改变

【鉴别诊断】

1. 复发性多软骨炎　患者通常患有多发性关节及鼻部受累,病理改变可见真皮内软骨周围混合性炎性浸润,软骨细胞被破坏,呈固缩、空泡样,缺乏嗜碱性,甚至被纤

维组织替代。

2. 基底细胞癌和鳞状细胞癌 临床表现有时相似，病理改变较容易鉴别。

3. 角化棘皮瘤 充分发展的角化棘皮瘤较对称，中央为较大的角栓，呈火山口样，两侧明显的鳞状上皮增生，向上隆起呈衣领状，但组织病理与结节性耳轮软骨皮炎不同。

（张　悦）

参 考 文 献

[1] Sergio Santos-Alarcón, Omar Francisco López-López, Miguel Ángel Flores-Terry, et al. Collagen Anomalies as Clues for Diagnosis: Part 2. Am J Dermatopathol, 2017, 39(8): 559-586.

[2] Brian J Hall, Clay J Cockerell, Cary Chisholm, et al. Diagnostic Pathology: Nonneoplastic Dermatopathology. 2nd ed. Amsterdam: Elsevier, 2016.

[3] Ronald B. Johnston. Weedon's Skin Pathology. 4th ed. Amsterdam: Elsevier, 2017.

[4] Ali Alikhan, Thomas L. H. Hocker. Review of Dermatology. Netherlands: Elsevier, 2017.

[5] Jean L. Bolognia, Julie V. Schaffer, Lorenzo Cerroni. Dermatology. 4th ed. China: Elsevier, 2018.

[6] Ronald B. Johnston. Weedon's Skin Pathology. 4th ed. Amsterdam: Elsevier, 2017.

[7] Palmer B, Yang Xia, Sunghun Cho, et al. Acroangiodermatitis secondary to chronic venous insufficiency. Cutis, 2020, 86(5): 239-240.

[8] Daniel A Hyman, Philip R Cohen. Stasis dermatitis as a complication of recurrent levofloxacin-associated bilateral leg edema. Dermatol Online J, 2013, 19(11): 20399.

[9] Thomsen HS. Nephrogenic systemic fibrosis: a serious adverse reaction to gadolinium-1997-2006-2016. Part 1. Acta Radiol, 2016, 57(5): 515-520.

[10] Gilles Soulez, Daniel C Bloomgarden, Neil M Rofsky, et al. Prospective Cohort Study of Nephrogenic Systemic Fibrosis in Patients With Stage 3-5 Chronic Kidney Disease Undergoing MRI With Injected Gadobenate Dimeglumine or Gadoteridol. Am J Roentgenol, 2015, 205(3): 469-478.

[11] Kurtzman DJ, Wright NA, Patel M. Segmental stiff skin syndrome (SSS): Two additional cases with a positive response to mycophenolate mofetil and physical therapy. J Am Acad Dermatol, 2016, 75(6): e237-e239.

[12] Maillet-Lebel N, Kokta V, Coulombe J. A case of segmental stiff skin syndrome treated with systemic losartan. Pediatr Dermatol, 2018, 35(1): e66-e67.

[13] Gunnar Wagner, Jan Liefeith, Michael Max Sachse. Clinical appearance, differential diagnoses and therapeutical options of chondrodermatitis nodularis chronica helicis Winkler. J Dtsch Dermatol Ges, 2011, 9(4): 287-291.

第二节　弹力改变为主的皮炎

一、斑状萎缩

【概念】

斑状萎缩（macular atrophy），又称局限性皮肤松垂（anetoderma）、斑状萎缩性皮肤和斑状特发性皮肤萎缩，是一种由于弹力纤维缺失引起的获得性皮肤病，表现为多发、境界清楚的 0.5～3cm 大小的圆形或卵圆形、起皱、松弛的疝样斑。

【临床特点】

1. 临床表现 青春期和年轻成人发病，常见于 15～25 岁的年轻人，女性多见。皮损多发于躯干上部、上肢近端，但也可累及颈部和股部。主要表现为 0.5～3cm 大小、多发、皮色圆形或卵圆形、萎缩松弛的疝样斑，表面有细小皱纹，轻度凹陷或膨出，手压向内凹陷。皮损融合可形成大的脂肪疝（图 1-6-2-1-1）。

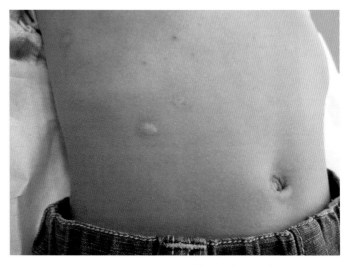

图 1-6-2-1-1　躯干部散在圆形或椭圆形萎缩松弛的疝样斑

斑状萎缩分为原发性和继发性：

（1）原发性：发生于正常皮肤，既往分为两型。①红斑炎症型（Jadassohn-Pellizzari 型），即在出现典型皮损之前，常有红斑或荨麻疹样皮损发生。②非炎症型（Schweninger-Buzzi 型），此型临床常见。目前认为二者在组织病理上都可见到炎症阶段，且发病初期有无炎症和预后也没有关系，因此这种分类已经过时了。

（2）继发性：在其他系统性疾病的病程中出现。皮损和原发性类似，病变分布在原皮损的同一位置。在诊断为原发性皮肤斑状萎缩之前,应排除潜在疾病(如感染、药物、炎症性疾病、自身免疫性疾病等)。

2.**治疗**　各种不同治疗被使用,但均未能改善萎缩性皮损。秋水仙碱可用于控制原发性斑状萎缩皮损的形成,继发性萎缩斑应积极治疗原发病。对于局限皮损影响美容者,可行整形手术治疗。

3.**预后**　不详。

【**发病机制**】

确切的发病机制尚不清楚,可能与弹力纤维合成减少,破坏增加有关,最终引起弹力纤维缺失。炎症细胞释放的弹性蛋白酶、细胞因子如白介素-6、明胶酶原 A 和 B,巨噬细胞吞噬弹力纤维,导致弹力纤维的破坏增加。另外,免疫学机制在本病的发病中有重要作用,如抗心磷脂抗抗体、抗抗核抗体、梅毒血清学假阳性。继发性皮损发生于原发性炎症性皮肤病、皮肤感染、皮肤肿瘤和自身免疫性疾病。

【**病理变化**】

镜下观　早期炎症阶段真皮可见血管周围和间质淋巴细胞、浆细胞、嗜酸性粒细胞,更早期的皮损偶见中性粒细胞。充分发展皮损显示表皮萎缩,基底色素减少。真皮外观正常,受累区胶原正常、变细或者反应性增粗,弹力纤维染色示真皮乳头层和网状层弹力纤维完全丧失。散在巨噬细胞和巨细胞,一些可见弹力纤维吞噬现象,肉芽肿形成(图 1-6-2-1-2A～图 1-6-2-1-2C)。

【**鉴别诊断**】

1.**神经纤维瘤**(neurofibroma)　幼年发病,皮疹不萎缩,常为隆起悬垂或形成大的赘瘤,质软,广泛的咖啡斑及中枢神经系统受累。病理表现为真皮呈逗号样梭形细胞形成相对境界清楚的瘤团,伴有间质反应,常见肥大细胞。

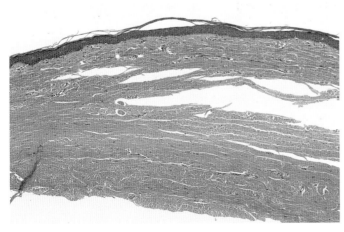

图 1-6-2-1-2A　表皮轻度萎缩,真皮内稀疏炎症细胞浸润

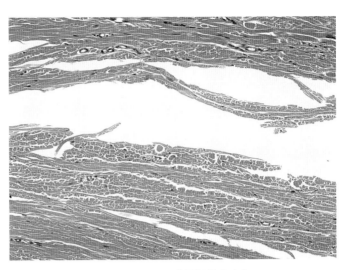

图 1-6-2-1-2B　胶原纤维束变细

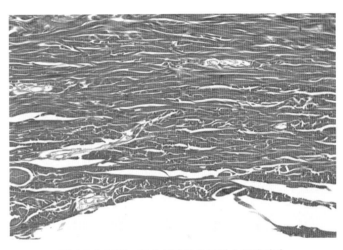

图 1-6-2-1-2C　弹力纤维染色示弹力纤维消失

2.**弹性假黄瘤样真皮乳头层弹力组织溶解症**(pseudoxanthoma elasticum-like papillary dermal elastolysis)　与年龄相关的纤维弹性组织溶解症,发生于老年女性的罕见疾病,临床表现为颈侧及锁骨上窝无症状或有轻度瘙痒的2～4mm 黄色、对称性、非毛囊性、质软的丘疹。皮损常融合成大鹅卵石样斑块,与弹性假黄瘤相似。组织病理为表皮变平,真皮乳头层部分或完全弹力纤维溶解。

3.**毛囊周围弹性组织溶解症**(perifollicular elastolysis)　为发生于头部、上肢和躯干的细小(2～4mm)圆形或卵圆形灰白色的,以毛囊为中心的皱缩性皮损,部分可见皮肤松垂样膨出,推测可能与一种产生弹力酶的表皮葡萄球菌菌株相关。组织病理为毛囊周围弹性组织溶解。

4.**丘疹性弹力纤维解离**(papular elastorrhexis)　获得性坚实、白色非毛囊性丘疹,直径 2～5mm,均匀分布在躯干和四肢。

5.**创伤后瘢痕**(post-traumatic scars)　为局限性斑块,质硬向下凹陷,病理为真皮中上层胶原纤维增生变硬,中有垂直走向的增生的血管。

（王艳青）

二、进行性特发性皮肤萎缩

【概念】

进行性特发性皮肤萎缩（progressive idiopathic atrophoderma）是 1923 年由 Pasini 首次描述的一种特殊类型的色素性真皮萎缩。之后几年,阿根廷的 Pierini 等报道了许多类似病例。1958 年,Canizares 将其命名为特发性 Pasini-Pierini 萎缩性皮病,本病先发生色素沉着和萎缩,后发生反应性硬化。是否代表一种不典型、原发性硬斑病、消退期硬斑病或为一种独立疾病仍在争论。

【临床特点】

1. **临床表现** 发病隐匿,常见于青少年和年轻成人,然而,也有较多小于 13 岁的病例报道。近年来,有极为少见的先天性病例的报道。女性多见,男女比例为 1:6,常见于躯干尤其是背部,也可累及四肢近端及其他部位。皮损单发或多发,通常不对称,为圆形、卵圆形或不规则形,钱币至手掌大小或更大、境界清楚的凹陷性斑片,边缘呈"陡峭山崖"样外观,呈青紫色或深棕色,表面光滑,可见其下方的静脉纹理,无不适（图 1-6-2-2-1）。

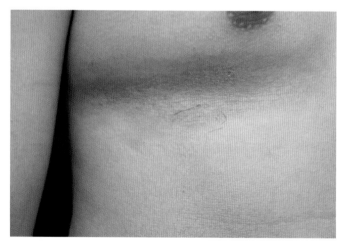

图 1-6-2-2-1 躯干部不规则形红褐色凹陷性斑片

2. **治疗** 本病无特效治疗方法。可给予按摩、频谱、氦氖激光照射治疗,也可口服丹参、维生素 E 类药物。

3. **预后** 本病经过良性,经数月或更久最终可自然缓解,但某些病例可长期存在。

【发病机制】

病因及发病机制不明。感染、外伤、手术失血等都可能成为诱因。40%~50% 的欧洲病例有伯氏疏螺旋体感染,血清学检测阳性,其感染可能为发病的原因。未发现

与遗传因素有关。部分病例皮损呈带状分布,提示可能与神经因素有关。鉴于本病与硬斑病有重叠,也许研究硬斑病的发病机制可能会给本病提供线索。

【病理变化】

镜下观 病理改变轻微而无特异性,表皮正常或轻度萎缩,基底色素增加。相比周围正常皮肤,真皮萎缩变薄,真皮中下层胶原反应性增粗硬化,呈玻璃样变,弹力纤维无明显改变。真皮上部有稀疏的血管周围炎症细胞浸润。皮肤附属器通常保留,脂肪组织不受累。（图 1-6-2-2-2A～图 1-6-2-2-2C）

【鉴别诊断】

1. **血管萎缩性皮肤异色症** 好发于面部、四肢,对称分布,红斑脱屑,色素沉着、毛细血管扩张和皮肤萎缩,皮损境界不清。组织病理显示基底细胞液化变性,真皮浅层不同程度的淋巴组织细胞浸润,胶原纤维无改变。

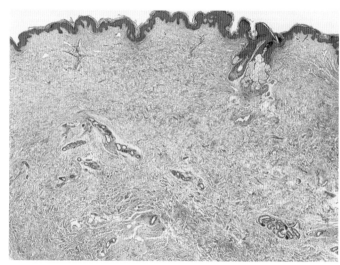

图 1-6-2-2-2A 低倍镜扫视,表皮正常,真皮中下层胶原增生

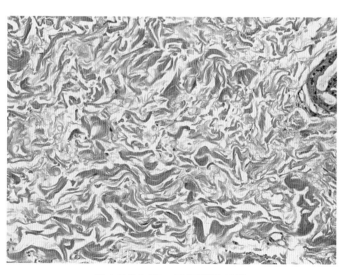

图 1-6-2-2-2B 胶原增粗、硬化

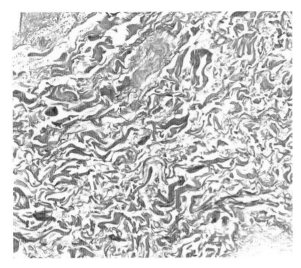

图 1-6-2-2-2C 弹力纤维染色未见明显异常

2. **硬斑病** 皮损中央变硬呈象牙白色，周围皮肤呈紫红色水肿斑，病理可见真皮及皮下组织胶原纤维变性，增粗红染，玻璃样变，毛囊、皮脂腺、汗腺萎缩萎缩或缺如。

3. **斑状萎缩** 临床表现呈肤色的、多发的、圆形或卵圆形、萎缩性或松弛性皮损，可呈疝样斑，组织病理为真皮乳头层及网状层弹力纤维完全消失。

4. **局限性脂肪萎缩** 病变仅有皮下脂肪萎缩，表皮虽有凹陷，但表皮厚度和色泽均正常。组织病理变化为皮下脂肪减少或缺乏。

（王艳青）

三、弹力纤维假黄瘤

【概念】

弹力纤维假黄瘤（pseudoxanthoma elasticum，PXE）最早于 1896 年由 Darier 命名为假黄瘤，明确本病明显不同于黄瘤病。1929 年，Gröenblad 和 Strandberg 首先明确了眼底血管样纹和皮损的联系，因而也被称为 Gröenblad-Strandberg 综合征。本病是一种弹力纤维变性钙化的先天性疾病，累及皮肤、眼睛和/或心血管等多器官系统，特征性皮损为发生于颈部、腋窝的黄色鹅卵石样丘疹，病理为真皮中层弹性组织变性（或退行）。

【临床特点】

1. **临床表现** 发病率为 1∶100 000～1∶25 000，无明显种族差异。发病常在 11～20 岁，女性多见，少数在儿童期。好发于屈侧，颈部、腋窝最常见，其次为脐部、腹股沟等，除皮肤外，还可累及口唇黏膜、硬腭、颊黏膜。皮损表现为 1～5mm 大小的黄色或皮色丘疹，排列呈网状，逐渐融合呈鹅卵石样斑块（图 1-6-2-3-1），受累皮肤松弛、起皱。随着时间延长，钙质沉积，皮损变硬。有黄色物质经

表皮排出时，称为穿通性弹力纤维假黄瘤。泛发型皮损可伴发皮肤松弛，偶见网状色素增加及显著的黑头粉刺样损害。可见同形反应明显。累及黏膜表现为黄色浸润性斑片。患者一般无自觉症状。

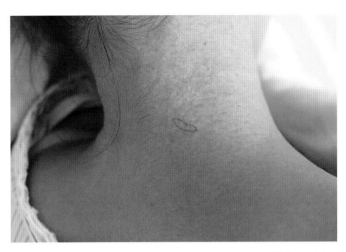

图 1-6-2-3-1 颈部淡黄色丘疹、斑块，呈鹅卵石样（南方医科大学皮肤病医院陈文静主任医师惠赠）

眼部检查可见血管样纹及中动脉钙化斑，反映出视网膜和脉络丛的 Bruch 膜的弹力层钙化断裂。常表现为双侧视网膜黄斑周围出现不规则、灰色至红色、锯齿状的辐射线。此病变典型但不特异。

动脉内弹力膜钙化，累及心血管系统、胃肠道，可出现心绞痛、高血压、心肌梗死、限制性心肌病、脑血管意外、胃肠道出血，其中胃最常受累，大出血可危及生命。

少数表现为获得性弹力纤维假黄瘤，发病晚，没有家族史，有报道发生于慢性肾功能衰竭的血液透析的患者。皮损只限于皮肤，不伴系统受累。但是病理改变相同。

2. **治疗** 无特殊治疗方法。

3. **预后** 本病的预后主要取决于内脏受累情况。

【发病机制】

PXE 是一种常染色体隐性遗传疾病，90% 的患者发病，与位于 16p13.1 的 *ABCC6* 基因突变而功能丧失有关。*ABCC6* 基因编码的 ABCC6 蛋白是 ATP 结合（ABC）转运体[与多重药耐药相关蛋白（MRP6）高度同源]，其主要表达在肝细胞的基底外侧膜，发挥外流泵作用。PXE 患者中 ABCC6 蛋白的功能缺失导致肝细胞 ATP 分泌减少，从而导致无机焦磷酸（PPi）（矿化物抑制剂）血浆浓度降低。PXE 患者的血清胎素 A（一种主要的抗矿化蛋白，由肝脏分泌）水平也显著降低。低水平的 PPi 及血清胎素 A 导致皮肤、眼、动脉血管的弹力纤维钙化，从而形成了 PXE 的特征性临床和组织病理学改变。

【病理变化】

1. **镜下观** 真皮中上部弹力纤维扭曲、短而卷曲或

呈颗粒状,紫红色(图1-6-2-3-2A、图1-6-2-3-2B),真皮乳头层不受累。如果有穿通,表现为灶性的、中央糜烂或通道形成,嗜碱性弹力纤维由此排出。周围可见假上皮瘤样增生或棘层明显肥厚。有时可见异物巨细胞、组织细胞。

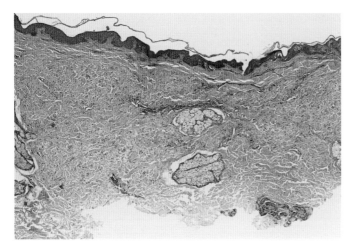

图1-6-2-3-2A　低倍镜扫视,病变位于真皮中部

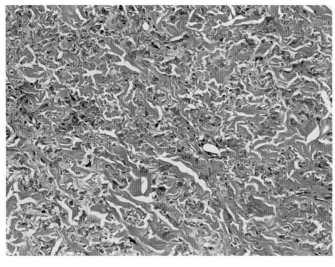

图1-6-2-3-2B　断裂、集簇的嗜碱性碎片状或颗粒状物

2. 特殊染色　钙染色阳性。弹力纤维染色示深蓝黑色弹力纤维增多、增粗、断裂,呈破毛线团状或碎片状(图1-6-2-3-2C)。

【鉴别诊断】

本病中弹力纤维的改变非常明显,其他疾病如手部胶原和弹力纤维斑、匐行性穿通性弹力纤维病都没有这种钙化的弹力纤维。有时,在有些疾病中,这种钙化可能作为一种伴随或偶发表现,如类脂质渐进性坏死。

1. 弹力纤维假黄瘤样真皮乳头层弹性组织溶解症(pseudoxanthoma elasticum-like papillary dermal elastolysis)　为一种发生于老年女性的、可能与年龄和紫外

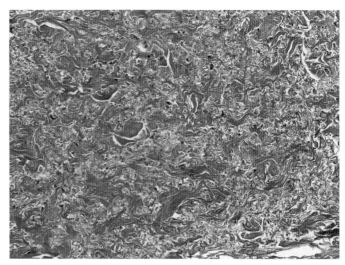

图1-6-2-3-2C　弹力纤维染色示深蓝黑色弹力纤维增多、增粗、断裂,呈破毛线团状或碎片状

线相关的真皮乳头层弹力纤维溶解,是皮肤老化的一种表现。皮色或黄色的丘疹或斑块,对称分布于颈部或锁骨上区,类似弹力纤维假黄瘤。病理表现为常规HE染色无明显异常,EVG可显示真皮乳头缺失或明显减少的弹力纤维,无钙化。

2. 匐行性穿通性弹力纤维病(elastosis perforans serpiginosa)　皮损好发于颈部、躯干上部或腋窝,表现为皮色或红色丘疹或结节,中央角栓结痂,呈匐行性或环状分布。表皮中可见扭曲的通道内断裂的弹力纤维,并经表皮排出,无钙沉积。

3. 迟发性局灶性真皮弹力纤维变性(late-onset focal dermal elastosis)　常发生于70~90岁的患者,表现为颈部或屈侧黄白色丘疹,类似弹力纤维假黄瘤,病理与弹力纤维假黄瘤不同的是,真皮中部、深部网状层有弹力纤维增粗、增多,相互交织在一起,无钙化。本病也无相关系统损害。

4. 灶性线状弹力纤维病(linear focal elastosis, LFE)　是一种获得性皮肤病,老年男性多见,常见于腰骶部,表现为水平分布的线状黄色或红色可触及的斑块,病理为真皮浅层胶原呈水平分布,真皮弹力纤维增加,末端呈毛笔样外观。

5. 日光弹力组织变性　是一种由于长期日光暴露引起的弹力纤维变性,临床表现为黄色增厚的、干燥性、表面有皱纹,伴有毛细血管扩张的斑状损害,失去正常的皮纹结构。镜下可见弹力纤维呈灰蓝色,可见境界带。弹力纤维染色示,真皮中下层弹力纤维增粗、分枝、缠绕,并趋向于聚集形成致密的嗜碱性团块。

(王艳青)

四、真皮中层弹力纤维溶解症

【概念】

真皮中层弹力纤维溶解症(mid-dermal elastolysis)由Shelley和Wood医生于1977年首次报道,是一种罕见的获得性皮肤病,由多种原因引起真皮中层弹力纤维丢失或溶解,表现为广泛分布的、表面具有细小褶皱的斑片或斑块。

【临床特点】

1. **临床表现**　本病极为罕见,至今报道有100例,多数患者为年轻或中年高加索人。女性多发(女性和男性比为8∶1),无家族发病倾向。皮损大部累及上肢、颈部和躯干,一般不累及面部和手部等。

临床表现轻微,分为三型:①广泛分布的无症状、表面轻度皱缩斑片,直径1~2cm,往往沿皮纹分布,进展缓慢;②毛囊周围皮肤松弛,呈橘皮样外观,或皮色毛囊周围丘疹;③网状红斑或斑片。(图1-6-2-4-1)

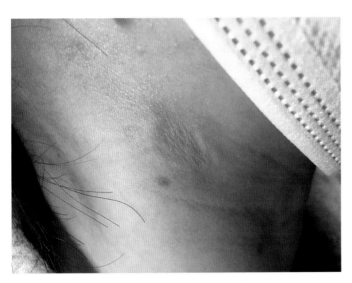

图1-6-2-4-1　颈部皱缩性斑片

2. **治疗**　无特效疗法。避免光照,外用遮光剂,可能会减少并发症。药物可采用秋水仙碱、维生素E、羟氯喹;若有免疫因素,可使用免疫抑制剂;局部外用维生素A及糖皮质激素,但疗效不明显。

3. **预后**　不详。

【发病机制】

病因不明,可能与下列因素有关:

1. 紫外线暴露(诱导或加重)。紫外线照射可诱导成纤维细胞样细胞表达MMP-9(金属弹性蛋白酶-9),引起弹力纤维变性。

2. 炎症后弹性组织溶解和自身免疫。

3. 抽烟者发病率增加。免疫组化检查发现,皮损处

CD34⁺、CD68⁺细胞、MMP-1(金属弹性蛋白酶-1)高表达,MMP-1活性增加,与弹力纤维退行性变相关。另有学者认为,赖氨酰氧化酶样蛋白质表达减少,导致弹力纤维变性。另外,弹力纤维组装减少在本病中也发挥着重要作用。

【病理变化】

1. **镜下观**　早期真皮中部血管周围和间质轻度淋巴细胞为主浸润,包括单核细胞、组织细胞、嗜酸性粒细胞等。在网状红斑型,可见不同程度的血管扩张和内皮细胞肿胀。梭形细胞、大的多核细胞呈多角形散在于胶原纤维中,偶可见多核巨细胞及其内吞的弹性组织。晚期无明显炎症细胞浸润,真皮内与表皮平行的胶原纤维轻度增厚。(图1-6-2-4-2A、图1-6-2-4-2B)

2. **弹力纤维染色**　真皮中部弹力纤维呈带状减少或完全消失,但是在附属器周围保留弹力纤维,即使是累及毛囊的临床亚型。真皮浅层和真皮深层不受累。无日光弹力组织变性或不明显。(图1-6-2-4-2C)

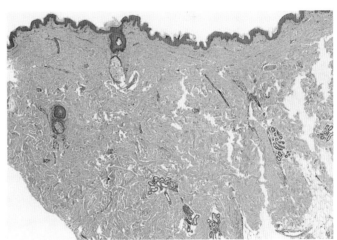

图1-6-2-4-2A　低倍镜扫视,无炎症细胞浸润

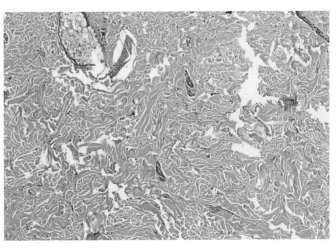

图1-6-2-4-2B　真皮中层胶原增粗

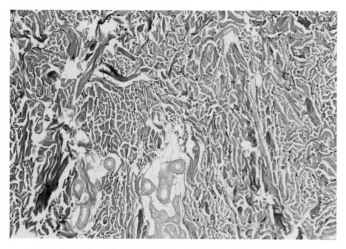

图 1-6-2-4-2C 弹力纤维染色示真皮中部弹力纤维碎裂减少

【鉴别诊断】

1. **斑状萎缩(anetoderma)** 是一种由于弹力纤维缺失而导致的获得性皮肤病,好发于青年女性,仅有皮肤异常,为 0.5~3cm 大小的、多发的肤色圆形或卵圆形萎缩性、松弛的疝样斑。轻度凹陷或膨出,手压向内凹陷。病理显示皮损真皮乳头层、网状层弹力纤维完全消失。

2. **皮肤松弛症** 一组发生于弹性组织的少见疾病,表现为皮肤松弛、下垂,呈早老外观,主要累及面颈部及皱褶部位。可累及多系统如肺、胃肠道及主动脉等处的弹力纤维。真皮乳头层、网状层完整的弹力纤维缺失,残留的弹力纤维常常变短、粗细不等、边界不清。

3. **弹性假黄瘤样真皮乳头弹性组织溶解症** 少见的获得性疾病,发病可能和年龄、紫外线有关。常见于老年女性。临床表现与弹力纤维假黄瘤相似,没有系统并发症,但组织病理表现为真皮乳头层和毛囊周围弹力纤维完全消失,无钙化。

(王艳青)

五、丘疹性弹力纤维解离

【概念】

丘疹性弹力纤维解离(papular elastorrhexis,PE)是一种罕见的弹力纤维减少性皮肤病,常发生于儿童或青少年。临床表现为突然出现的无症状、非毛囊性的坚实白色丘疹。

关于丘疹性弹力纤维解离与无弹力纤维痣二者的关系尚有争议。无弹力纤维痣(nevus anelasticus,NA)是 Staricco 和 Mehregan 于 1961 命名的,为早年发病的弹力纤维断裂或缺失,用于区别弹力纤维增加的疾病如弹力纤维瘤和弹力纤维痣。最初认为 NA 和 PE 为同一疾病,Bordas 等认为 PE 是 NA 的一种变异。也有学者认为 NA 和发疹性胶原瘤(eruptive collagenoma,EC)是 PE 的变异。

同时也有作者认为无弹力纤维痣、丘疹性弹力纤维解离、发疹性胶原瘤是同一疾病。

【临床特点】

1. **临床表现** 罕见,儿童和青少年发病,男女发病比例为 1:4。至今,只有一例为家族性发病,余为散发病例。常见于躯干和四肢,其次为头部和颈部。表现为多发的、无症状、非毛囊性、直径<1cm 的白色或色素减退性坚实丘疹(图 1-6-2-5-1),不伴有脆弱性骨硬化。

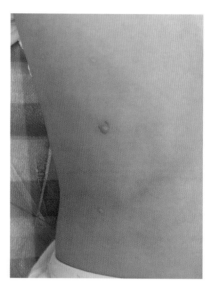

图 1-6-2-5-1 躯干散在白色坚实丘疹

2. **治疗** 无特殊治疗。口服抗组胺药物、口服或外用维 A 酸均无效。可试用皮损内注射糖皮质激素进行治疗。

3. **预后** 不详。

【发病机制】

发病机制尚不清楚。曾认为是无弹性组织痣、结缔组织痣的一种形式,或 Buschke-Ollendorf 综合征的不全型。

【病理变化】

镜下观 表皮正常或轻度增厚,真皮上中部灶性弹性组织断裂、减少至缺失,胶原增粗,有时呈均一化,浅深层血管周围有明显的成纤维细胞和少量淋巴组织细胞浸润(图 1-6-2-5-2A~图 1-6-2-5-2C)。无弹力纤维痣中无炎症,但是丘疹性弹力纤维解离中可见真皮中层炎症,但这种炎症反应并不能区别这些疾病,因为不同的弹力纤维疾病都有炎症反应阶段。

【鉴别诊断】

1. **Buschke-Ollendorf 综合征** 即幼年弹力纤维瘤伴脆弱性骨硬化综合征,以弹力纤维增加为典型表现,而非弹力纤维减少或断裂。Buschke-Ollendorf 综合征是一种常染色体显性遗传病,特点是广泛的白色丘疹和脆弱性骨硬化。

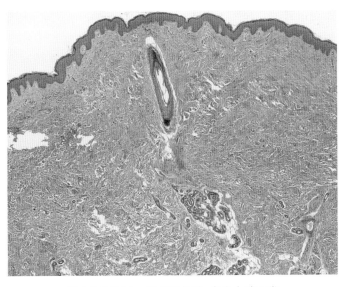

图 1-6-2-5-2A　低倍镜扫视,表皮大致正常

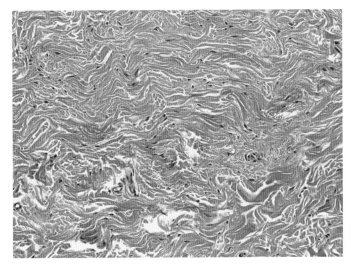

图 1-6-2-5-2B　真皮中上部胶原纤维增生、增粗,成纤维细胞增多

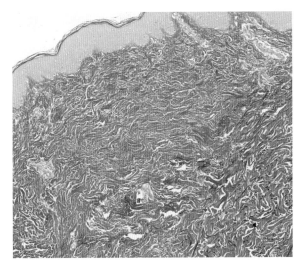

图 1-6-2-5-2C　弹力纤维染色示真皮中上部灶性弹力纤维断裂或消失

2. 丘疹性痤疮瘢痕　皮损主要发生于躯干上部,表现为毛囊周围瘢痕,伴随弹性组织减少。

3. 无弹力纤维痣　丘疹性弹力纤维解离曾被认为是无弹力纤维痣的一种亚型。经典临床表现为毛囊周围丘疹,病理上表现为弹力纤维断裂或者缺失,很少累及胶原纤维,与 PE 是否构成谱系性疾病存在争议。

（王艳青）

六、皮肤松弛症

【概念】

皮肤松弛症(cutis laxa,CL),又称泛发性弹性组织溶解症(generalized elastolysis),是由各种不同原因引起的一组发生于弹性组织的系统性疾病,表现为皮肤松弛、起皱、下垂,呈早老外观,也可累及多系统如肺、胃肠道及主动脉等处的弹力纤维。

【临床特点】

1. 临床表现　遗传性皮肤松弛症极少见,其患病率无法准确估计,没有明显的种族差异,出生或儿童期发病,但也有时延迟至成年发病,而获得性一般发病较晚。典型的皮损为皮肤松弛、起皱、下垂,呈早老外观,多发性疝和憩室。当累及到肺、胃肠道和主动脉,有广泛的弹力纤维丢失时,出现肺气肿、疝气、憩室和动脉瘤。

根据发病原因分为先天性和获得性两型。先天性有典型的面部特征,鹰钩鼻、长上唇。有报道皮肤松弛症的年轻男性合并有 Kabuki 化妆综合征。也有一名由于游离甲状腺素缺陷(isolated thyrotropin deficiency),伴有先天性甲状腺功能减退症的新生儿患病报道。遗传性皮肤松弛症是一种严重的疾病,常由于心脏及呼吸系统的并发症导致死亡。

（1）先天性皮肤松弛症:呈基因多态性,有下面几种遗传类型。

1）常染色体隐性遗传 ARCL Ⅰ:可有肺不张、肺气肿、多发性憩室、疝和血管异常,潜在性威胁生命。

2）常染色隐性遗传 ARCL Ⅱ（ⅡA 和 ⅡB）:由一系列疾病形成病谱,包括生长延缓、畸形及骨骼异常,和一些相关疾病有重叠,包括 De Barsy 综合征、骨发育不良性老年样皮肤营养不良（Gerodermia osteodysplastica）。

3）常染色体显性遗传:不是很严重,其中一种显性类型是 William-Beuren 综合征的等位基因,与弹性蛋白(ELN)基因突变有关。

4）性连锁隐性遗传:赖氨酸氧化酶缺陷,现认为是 Menkes 综合征的一种类型。这两个是等位的,是由 ATP7A 基因突变引起的。除皮肤松弛外,尚有关节伸展过度、伤口愈合受损、膀胱憩室及轻度认知障碍。

（2）获得性皮肤松弛症：皮损可以是泛发的，也可以是局灶性的，局灶性皮损常见于肢端和头部。获得性皮损发病隐匿，或发生于炎症性疾病后，如多形红斑、荨麻疹、水疱性疾病（疱疹样皮炎）和 Sweet 综合征等（图 1-6-2-6-1）；有些病例发生于对青霉素的过敏反应，有些和异烟肼治疗相关，亦有与肥大细胞瘤、髓性白血病、皮肤淋巴瘤、类风湿性关节炎、系统性红斑狼疮、肾病综合征等疾病有关的报道，也可表现为弹力纤维假黄瘤样皮损。迟发性皮肤松弛症可见于遗传性凝溶胶蛋白淀粉样变性（hereditary gelsolin amyloidosis），即家族性淀粉样变性，由染色体 9q34 上 *G654A* 或 *G654T* 凝溶胶蛋白基因突变引起。

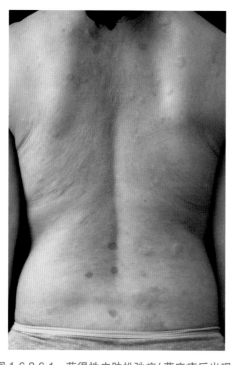

图 1-6-2-6-1 获得性皮肤松弛症（荨麻疹后出现）

2. 治疗 无特殊治疗，也无法阻止疾病进展，美容缺陷可做整形手术，形成疝气可做疝气修补术。呼吸功能测定可早期确定是否存在肺气肿。氨苯砜可有效控制获得性皮肤松弛症中受累皮肤的急性肿胀。

3. 预后 不详。

【发病机制】

先天性皮肤松弛症是由于弹性组织的合成或组装缺陷所致，具有多态性。常染色体隐性遗传 ARCL Ⅰ型，为 *FBL5*（fibulin-5 gene）基因突变导致，fibulin-4 错义突变也可导致 ARCL Ⅰ型皮肤松弛症。*ATP6-V0A2* 基因突变与 ARCL Ⅱ型相关。常染色体显性遗传型是由于 7q11.2 染色体弹性蛋白基因突变，导致异常弹力蛋白原和异常弹力纤维。性连锁遗传型患者的赖氨酰氧化酶活性降低，

铜离子代谢广泛异常，而这种酶是胶原纤维相互交连的重要因素。近来还发现 *ATP7A*（P 型 ATP 酶家族中的一员）基因突变，导致铜代谢异常，而引起弹力纤维的合成或组装缺陷。

获得性的发病机制尚不清楚，可能和真皮严重的炎症有关，粒细胞内的弹力蛋白酶活性增加，导致弹力纤维退变。其他因素如高水平的组织蛋白酶 G 和低水平的赖氨酸氧化酶，循环蛋白酶抑制剂减少均与弹性蛋白的丢失有关。胶原酶和明胶酶 A、B 在转录水平上调。还可能与药物的不良反应有关。部分患者发现有免疫球蛋白沉积于弹力纤维之间，可能与免疫紊乱有关。

【病理变化】

镜下观 真皮乳头处的细弹力纤维消失，真皮其他部位的纤维减少，而残留的弹力纤维常常变短、粗细不等、边界不清，但是没有弹性假黄瘤中的钙化（图 1-6-2-6-2A～图 1-6-2-6-2C）。偶见巨细胞吞噬弹力纤维。获得性皮肤松弛可见不同程度的炎症反应，有时炎症反应明显，在真皮浅层和深层有中性粒细胞、嗜酸性粒细胞及淋巴细胞。有报道显示，在弹力纤维之间有免疫球蛋白沉积。

【鉴别诊断】

皮肤松垂、弹性组织吞噬性混合炎症性疾病、丘疹性弹力纤维溶解症、原发弹力纤维溶解症，这些疾病都可出现弹力纤维减少和缺失，但是没有一种会有弹力纤维异常，包括变短、粗细不等。

1. 斑状萎缩 是一种由于弹力纤维缺失导致的获得性皮肤病，仅有皮肤异常，为 0.5～3cm 大小的多发性肤色圆形或卵圆形萎缩性、松弛的疝样斑。轻度凹陷或膨出，手压向内凹陷。病理表现为真皮乳头层及中层弹力

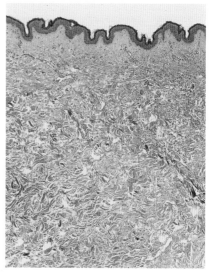

图 1-6-2-6-2A 低倍镜扫视，真皮内血管周围稀疏炎症细胞浸润

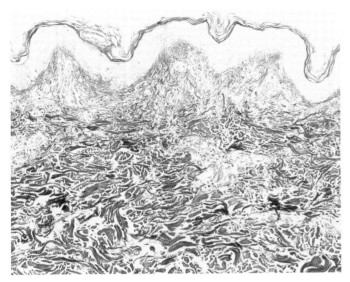

图 1-6-2-6-2B　弹力纤维染色示真皮乳头处的细弹力纤维消失

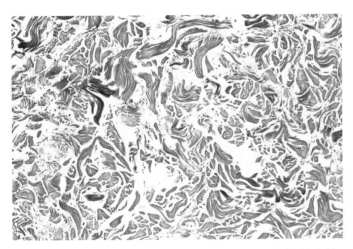

图 1-6-2-6-2C　弹力纤维染色示真皮内弹力纤维减少,并有断裂、破损呈颗粒状

纤维完全消失。

2. **弹性组织溶解性肉芽肿、光化性肉芽肿和面部非典型性类脂质间进行性坏死**　病理表现为明显肉芽肿样炎症反应及弹力纤维吞噬现象,可呈环状排列,中央弹力纤维缺失,有些可伴有日光弹力变性。

3. **丘疹性弹力纤维溶解症**　发生于头部、上肢和躯干的小的(2~4mm)圆形或卵圆形灰白色的、以毛囊为中心的皱缩性皮损,部分可见皮肤松垂样膨出,推测可能与一种产生弹力酶的表皮葡萄球菌菌株相关,组织病理为毛囊周围弹性组织溶解。

（王艳青）

七、囊性黑头粉刺性皮肤结节性弹性组织变性

【概念】

囊性黑头粉刺性皮肤结节性弹性组织变性(nodu-

lar elastosis with cysts and comedones)由 Favre 和 Racouchot 于 1951 年首次报道,又称 Favre-Racouchot 综合征,是日光弹力变性的其中一种表现,表现为增厚的黄色斑块上有囊肿和黑头粉刺,可与其他退行性变同时存在。

【临床特点】

1. **临床表现**　好发于长期光暴露的 50 岁以上的老年男性,也有放射治疗和低剂量同位素治疗后的病例报道。皮损常累及眼周、鬓角、面颊部和颈部,少数可见于肩部、下颌和鼻部。常对称分布,也有单侧分布的病例报道。表现为黄色增厚斑块,上有囊肿和黑头粉刺,皮损弹性降低,上有较深的皱纹或呈橘皮样外观(图 1-6-2-7-1)。通常炎症不明显。

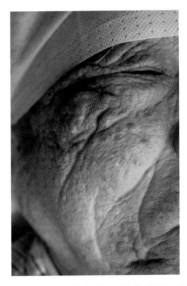

图 1-6-2-7-1　颧部有多枚大小不一的丘疹及黑头粉刺,密集形成高出皮面的淡黄色斑块,斑块表面凹凸不平

2. **治疗**　避免长时间日晒,在烈日下戴帽或外涂遮光剂,如二氧化钛,外用维 A 酸也有效。若有大的囊肿,可手术切除。

3. **预后**　不详。

【发病机制】

长期日光照射和吸烟为诱因。

【病理变化】

镜下观　表皮萎缩,严重日光弹力变性,可见大量的毛囊角栓和/或充满角质物的囊肿(图 1-6-2-7-2A)。毛囊和皮脂腺萎缩。弹力纤维染色显示真皮弹力纤维数量增加,伴有肿胀、弯曲和颗粒样变性(图 1-6-2-7-2B)。

【鉴别诊断】

本病临床和病理均有特征性表现,诊断相对容易,也不易与其他疾病相混淆。

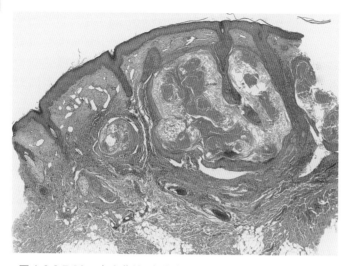

图 1-6-2-7-2A 表皮萎缩,真皮浅层明显嗜碱性变,可见充满角质物的囊肿

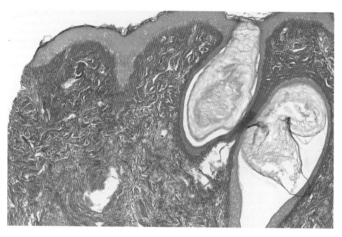

图 1-6-2-7-2B 弹力纤维染色示真皮弹力纤维数量增加,伴弯曲和颗粒状变性

（王艳青）

八、手部边缘弹性组织变性的胶原斑

【概念】

手部边缘弹性组织变性的胶原斑(collagenous and elastotic plaques of the hands)最初由 Burks、Wise 和 Clark 等学者于 1960 年命名为手部退行性胶原斑(degenerative collagenous plaques of the hand,DCPH),为一种位于手背和掌侧交界线、对称性、慢性、进行性皮肤病。典型表现为线状丘疹,蜡样或半透明斑块,部分中央有脐凹。1964 年,Koscard 报道了类似病例,命名为边缘性角化类弹力纤维病(keratoelastoidosis marginalis,KM),并提出紫外线暴露和慢性压迫可为促发因素。目前认为 DCPH 和 KM 是同一种疾病,是日光性弹性变疾病的变异型,发病与年龄和慢性光线损伤有关。

【临床特点】

1. 临床表现 男女均可受累,老年白人男性居多。好发于桡侧手背和掌侧交界线处,也可累及拇指内侧及与之相邻的示指外侧,类似遗传性角化性类弹力纤维病(genodermatosis acrokeratoelastoidosis)。典型表现为线状分布的丘疹,部分丘疹中央可见脐凹,或蜡样、半透明斑块,表面有角化(图 1-6-2-8-1)。

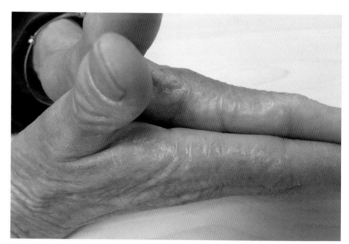

图 1-6-2-8-1 拇指内侧及与之相邻的示指外侧线状分布的蜡样、半透明丘疹及斑块

2. 治疗 临床无症状,可不需要治疗。角质溶解剂如维 A 酸霜有效,依曲替酯有一定效果。

3. 预后 不详。

【发病机制】

反复物理创伤或持续的日光暴露可能在手部胶原和弹性组织病变的病因学中发挥作用。

【病理变化】

镜下观 表皮正角化过度伴或不伴棘层肥厚,部分真表皮交界可呈锯齿状。真皮上部弹力纤维嗜碱性变,真皮乳头层下及上中部胶原明显增厚,杂乱排列,部分胶原和表皮垂直,弹力纤维染色显示真皮网状层颗粒状的弹力纤维和大的胶原纤维束交织在一起,其间常有钙化(图 1-6-2-8-2A ~ 图 1-6-2-8-2C)。真皮缺乏成纤维细胞。汗腺导管在不同区域可见扩张或被压缩。

【鉴别诊断】

1. 肢端角化性类弹力纤维病(acrokeratoelastoidosis,AKE) 临床表现类似,AKE 与遗传相关,发病较早,皮损限于手足,无外伤和光暴露病史。

2. 局灶性肢端角化过度(focal acral hyperkeratosis) 主要见于美国黑人,年龄较小,临床表现类似,病理变化限于表皮,真皮正常,没有弹力纤维的改变。

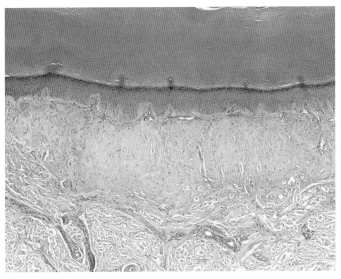

图 1-6-2-8-2A　低倍镜扫视,表皮正角化过度,真皮上部弹力纤维嗜碱性变

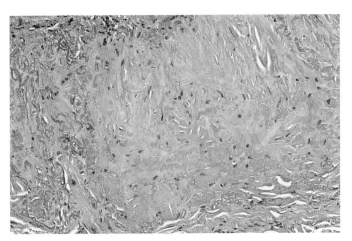

图 1-6-2-8-2B　真皮内见嗜碱性团块状变性

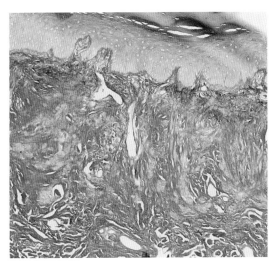

图 1-6-2-8-2C　弹力纤维染色示真皮网状层颗粒状弹力纤维和大的胶原纤维束交织排列

（王艳青）

九、肢端角化性类弹力纤维病

【概念】

肢端角化性类弹力纤维病(acrokeratoelastoidosis, AKE)是一种罕见的发生于手足部的、以弹性组织变性为特征的常染色体显性遗传性皮肤病,又称手足胶原斑(collagenous plaques of the hands and feet)。主要特征为弹性组织变性且伴有肢端角化,1953 年由 Costa 首先报道,是边缘性丘疹角化皮病(marginal papular keratodermas)病谱的一部分。

【临床特点】

1. 临床表现　好发于儿童或青少年,与性别种族无关。病变常累及手掌的大鱼际和小鱼际,以及手掌和背侧交界处,也可发生于足部。表现为多发的、直径 2 ~ 4mm 大小、圆形或多角形、黄色或白色半透明丘疹,呈线状或铺路石样排列(图 1-6-2-9-1),常无自觉症状。也可表现为单侧病变,这种情况不易识别。病情进展缓慢,可持续数年不退。

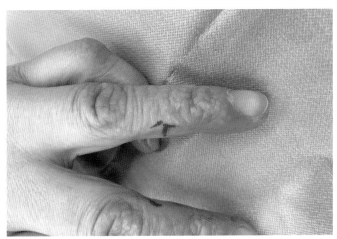

图 1-6-2-9-1　手指多发圆形半透明状角化性丘疹,呈铺路石样

2. 治疗　无特效治疗方法。局部可液氮冷冻,或者水杨酸、焦油、硝酸银等外用。据报道,口服阿维 A 有效,但停药后均复发。

3. 预后　不详。

【发病机制】

病因不明,Hight 认为有两种类型,一种为幼年或青年发病,为常染色体显性遗传,可能与 2 号染色体相关。另一种为成年型,成年期发病,与创伤和日光照射有关。弹力纤维断裂、数量减少是本病的原发性改变,而之后的皮肤角化则是继发于慢性创伤。

【病理表现】

尽管在病原学上,弹力纤维断裂、溶解是原发性改变,伴发的皮肤角化是慢性创伤的继发性改变,但表皮的改变较真皮弹力纤维变化更明显。

镜下观 灶性角化过度,棘层肥厚,颗粒层明显。弹力纤维断裂、溶解主要见于真皮中下部,真皮乳头不受累。血管周围稀疏淋巴细胞浸润,这种病理表现也可见于非皮损区。在伴有硬皮病的皮损中,胶原纤维均一化,周围未受累的皮肤可出现轻度的纤维化。(图 1-6-2-9-2A、图 1-6-2-9-2B)

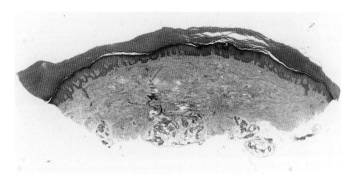

图 1-6-2-9-2A 低倍镜扫视,灶性角化过度,棘层肥厚,胶原纤维增粗

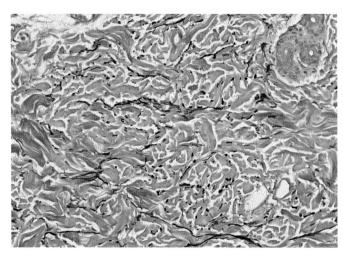

图 1-6-2-9-2B 弹力纤维染色示真皮中下部弹力纤维断裂、溶解

【鉴别诊断】

1. **手部边缘性角化类弹力纤维病**(collagenous and elastotic plaques of the hands) 是日光性弹性组织变性疾病的一种类型,发病与年龄和慢性光线损伤有关。临床表现类似,但皮损限于手部,表皮正角化过度,真皮上中部胶原明显增厚,杂乱排列,部分胶原和表皮垂直,真皮上部弹力纤维嗜碱性变。弹力纤维染色显示真皮网状层颗粒状的弹力纤维和大的胶原纤维交织在一起,其间常有钙化。

2. **灶性肢端角化病**(focal acral hyperkeratosis) 主要见于美国黑人,年龄较小,临床表现类似,病理变化

限于表皮,真皮正常,无弹力纤维改变。

3. **掌跖点状角皮病** 为常染色体显性遗传,青春期多见,典型皮损为散在分布的角化性丘疹,圆形或卵圆形,皮色或黄色,直径 2～10mm,主要在手掌而非手背。丘疹脱落后,呈现火山口样小凹陷,偶可见指甲发育不良。

(王艳青)

参 考 文 献

[1] Irene Andrés-Ramos, Victoria Alegría-Landa, Ignacio Gimeno, et al. Cutaneous Elastic Tissue Anomalies. Am J Dermatopathol, 2019, 41 (2): 85-117.

[2] Jean L. Bolognia, Julie V. Schaffer, Lorenzo Cerroni. Dermatology. 4th ed. China: Elsevier, 2018.

[3] Venencie PY, Winkelmann RK, Moore BA. Anetoderma: clinical findings, associations, and long-term follow-up evaluations. Arch Dermatol, 1984, 120 (8): 1032-1039.

[4] Eduardo Calonje, Thomas Brenn, Alexander Lazar, et al. McKee's pathology of the skin. 4th ed. Amsterdam: Elsevier, 2012.

[5] Ronald B. Johnston. Weedon's Skin Pathology. 4th ed. Amsterdam: Elsevier, 2017.

[6] Hodak E, Feureman H, David M. Primary anetoderma is a cutaneous sign of antiphospholipid antibodies. J Am Acad Dermatol, 2008, 58 (2): 351.

[7] Canizares O, Sachs PM, Jaimovich L, et al. Idiopathic atrophoderma of Pasini and Pierini. AMA Arch Dermatol, 1958, 77 (1): 42-60.

[8] Kang CY, Lam J. Congenital idiopathic atrophoderma of Pierini and Pasini. Int J Dermatol, 2015, 54 (1): e44-e46.

[9] Kencka D, Blaszczyk M, Jablonska S. Atrophoderma Pasini-Pierini is a primary atrophic abortive morphea. Dermatology, 1995, 190 (3): 203-206.

[10] 赵辨. 中国临床皮肤病学. 南京: 江苏科学技术出版社, 2012.

[11] Buechner SA, Rufli T. Atrophoderma of Pasini and Pierini: clinical and histopathologic findings and antibodies to Borrelia burgdorferi in thirty-four patients. J Am Acad Dermatol, 1994, 30 (3): 441-446.

[12] Yokoyama Y, Akimoto S, Ishikawa O. Disaccharide analysis of skin glycosaminoglycans in atrophoderma of Pasini and Pierini. Clin Exp Dermatol, 2000, 25 (5): 436-440.

[13] Jansen RS, Duijst S, Mahakena S, et al. ABCC6-Mediated ATP Secretion by the Liver is the Main Source of the Mineralization Inhibitor Inorganic Pyrophosphate in the Systemic Circulation-Brief Report. Arterioscler Thromb Vasc Biol, 2014, 34 (9): 1985-1989.

[14] Hendig D, Schulz V, Arndt M, et al. Role of serum fetuin-A, a major inhibitor of systemic calcification, in pseudoxanthoma elas-

ticum. Clin Chem,2006,52(2):227-234.

[15] Shelley WB,Wood MG. Wrinkles due to idiopathic loss of mid-dermal elastic tissue. Br J Dermatol,1977,97(4):441-445.

[16] Patroi I,Annessi G,Girolomoni G. Mid-dermal elastolysis:A clinical,histologic,and immunohistochemical study of 11 patients. J Am Acad Dermatol,2003,48(6):846-851.

[17] Meyer A,Aaron D,Perry A,et al. Erythematous reticular patches:A rare presentation of mid-dermal elastolysis. J Am Acad Dermatol,2012,67(5):e216-e217.

[18] Martin LK,Kossard S,Murrell DF. Reticular variant of mid-dermal elastolysis. Am J Dermatopathol,2008,30(3):287-290.

[19] Gambichler T,Stücker M,Kreuter A,et al. Expression of extracellular matrix proteins in reticular variant of mid-dermal elastolysis. J Eur Acad Dermatol Venereol,2010,24(12):1481-1484.

[20] Gambichler T,Skrygan M. Decreased lysyl oxidase-like 2 expression in mid-dermal elastolysis. Arch Dermatol Res,2013,305(4):359-363.

[21] Gambichler T,Reininghaus L,Skrygan M,et al. Fibulin protein expression in mid-dermal elastolysis and anetoderma:a study of 23 cases. Acta Derm Venereol,2016,96(5):708-710.

[22] Maghraoui S,Grossin M,Crickx B,et al. Mid dermal elastolysis. Report of a case with a predominant perifollicular pattern. J Am Acad Dermatol,1992,26(3 Pt 2):490-492.

[23] Staricco RG,Mehregan AH. Nevus elasticus and nevus elasticus vascularis. Arch Dermatol,1961,84:943-947.

[24] Bordas X,Ferrandiz C,Ribera M,et al. Papular elastorrhexis:a variety of nevus anelasticus? Arch Dermatol,1987,123(4):433-434.

[25] Choonhakarn C,Jirarattanapochai K. Papular elastorrhexis:a distinct variant of connective tissue nevi or an incomplete form of BuschkeOllendorff syndrome? Clin Exp Dermatol,2002,27(6):454-457.

[26] Ryder HF,Antaya RJ. Nevus anelasticus,papular elastorrhexis,and eruptive collagenoma:clinically similar entities with focal absence of elastic fibers in childhood. Pediatr Dermatol,2005,22(2):153-157.

[27] Lee SH,Sung NH. The importance of collagen tissue in papular elastorrhexis,eruptive collagenoma,and nevus anelasticus. Ann Dermatol,2016,28(2):210-215.

[28] George S,Jacob M,Pulimood S,et al. Cutis laxa. Clin Exp Dermatol,1998,23(5):211-213.

[29] Vaccaro M,Salpietro DC,Briuglia S,et al. Cutis laxa in Kabuki make-up syndrome. J Am Acad Dermatol,2005,53(5 Suppl 1):S247-S251.

[30] Salpietro DC,Guarneri F,Rigoli L,et al. What syndrome is this? Kabuki make-up syndrome. Pediatr Dermatol,2007,24(3):309-312.

[31] Patterson WM,Fox MD,Schwartz RA. Favre-Racouchot disease. Int J Dermatol,2004,43(3):167-169.

[32] Breit S,Flaig MJ,Wolff H,et al. Favre-Racouchot-like disease after radiation therapy. J Am Acad Dermatol,2003,49(1):117-119.

[33] Hoff NP,Reifenberger J,Bolke E,et al. Radiation-induced Favre-Racouchot disease. Hautarzt,2012,63(10):766-767.

[34] Siragusa M,Maglioli E,Batolo D,et al. An unusual location of nodular elastosis with cysts and comedones(Favre-Racouchot's disease). Acta Derm Venereol,2000,80(6):452.

[35] Burks JW,Wise LJ Jr,Clark WH Jr. Degenerative collagenous plaques of the hands. Arch Dermatol,1960,82:362-366.

[36] Shahrad P,Marks R. The wages of warmth:changes in erythema ab igne. Br J Dermatol,1977,97(2):179-186.

[37] Abulafifia J,Vignale RA. Degenerative collagenous plaques of the hands and acrokeratoelastoidosis:pathogenesis and relationship with knuckle pads. Int J Dermatol,2000,39(6):424-432.

[38] Tieu KD,Satter EK. Thickened plaques on the hands. Collagenous and elastotic marginal plaques of the hands(CEMPH). Arch Dermatol,2011,147(4):499-504.

[39] Costa OG. Acrokeratoelastoidosis. AMA Arch Derm Syphilol,1954,70(2):228-231.

[40] Hu W,Cook TF,Vicki GJ,et al. Acrokeratoelastoidosis. Pediatr Dermatol,2002,19(4):320-322.

[41] Mu EW,Mir A,Meehan SA,et al. Acrokeratoelastoidosis. Dermatol Online J,2015,21(12):13030.

[42] Bogle MA,Hwang LY,Tschen JA. Acrokeratoelastoidosis. J Am Acad Dermatol,2002,47(3):448-451.

[43] AlKahtani HS,AlHumidi AA,Al-Hargan AH,et al. A sporadic case of unilateral acrokeratoelastoidosis in Saudi Arabia:a case report. J Med Case Rep,2014,8:143.

[44] Fiallo P,Pesce C,Brusasco A,et al. Acrokeratoelastoidosis of Costa:a primary disease of the elastic tissue? J Cutan Pathol,1998,25(10):580-582.

[45] Shbaklo Z,Jamaleddine NF,Kibbi AG,et al. Acrokeratoelastoidosis. Int J Dermatol,1990,29(5):333-336.

[46] Tajima S,Tanaka N,Ishibashi A,et al. A variant of acrokeratoelastoidosis in systemic scleroderma:report of 7 cases. J Am Acad Dermatol,2002,46(5):767-770.

毛囊及毛囊周围炎

第一节　浅毛囊炎及毛囊周围炎

一、葡萄球菌毛囊炎

【概念】

毛囊炎（folliculitis）是指毛囊上皮内有炎症细胞浸润，可以是感染性，也可以是非感染性。按照病程可分为急性、慢性。最常见的是金黄色葡萄球菌感染，当皮肤发生微小创伤时，皮肤表面的这类细菌进入皮肤引起毛囊感染，称为葡萄球菌毛囊炎。

【临床特点】

1. 临床表现　毛囊炎一般以感染性多见，浸润细胞常以嗜中性粒细胞为主。主要表现为毛囊周围形成红肿、瘙痒性或疼痛性的丘疹、脓疱，身体任何有毛发的部位都可能发生，最常见于胡须区、头面部、颈部、臀部和外阴（图 1-7-1-1-1）。

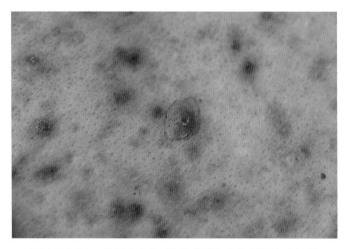

图 1-7-1-1-1　糖尿病患者，臀部毛囊性丘疹，可见色素沉着

2. 治疗　表浅的葡萄球菌性毛囊炎可用含有氯己定或次氯酸钠的抗菌洗剂。对局部皮损，也可以外用莫匹罗星或克林霉素 7~10 天。当葡萄球菌性毛囊炎泛发或复发时，可选用口服 β-内酰胺类抗生素（如抗 β-内酰胺酶的青霉素或一代头孢）、四环素类、大环内酯类抗生素。

3. 预后　通常抗菌药物治疗后可消退，免疫功能抑制人群可导致感染扩散。

【发病机制】

病原菌为葡萄球菌，主要发生于免疫力低下或糖尿病患者，多因抓搔，皮肤受损，病原菌乘机入侵毛囊而引起炎症。可与职业或与某些治疗因素有关。经常接触焦油类物质，或长期应用焦油类物质或类固醇皮质激素药物，以及皮肤经常接受摩擦等刺激，均为本病的诱发因素。

【病理变化】

1. 镜下观　急性病变可能表现为毛囊内脓肿或化脓，有时炎症可导致毛囊漏斗部破裂。而慢性或长期病变可能表现为周围肉芽肿或瘢痕。毛囊漏斗部周围、浅层血管丛周围有以中性粒细胞为主的浸润，同时可伴有淋巴细胞、组织细胞浸润，偶见嗜酸性粒细胞及浆细胞浸润（图 1-7-1-1-2A、图 1-7-1-1-2B）。在病变部位，特别是在脓液中可找到病原菌。

2. 辅助检查　革兰氏染色可见成群的革兰氏阳性球菌。

【鉴别诊断】

1. 痤疮　多见于面部，除丘疹、脓疱外，尚有粉刺、囊

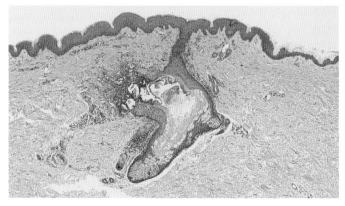

图 1-7-1-1-2A　低倍镜扫视，毛囊漏斗部破裂伴炎症细胞浸润

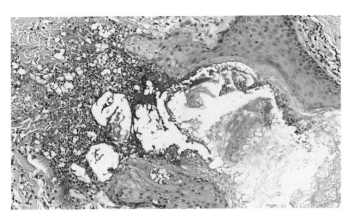

图 1-7-1-1-2B 毛囊漏斗部周围以中性粒细胞为主的炎症细胞浸润

肿、结节、瘢痕等损害。

2. 化脓性汗腺炎 是一种慢性复发性化脓性炎症，多发于顶泌腺部位，如腋下、腹股沟、会阴、生殖器和乳晕区。早期在腹股沟和腋部可出现疼痛性结节，可缓慢退化或通过皮肤排出脓液，病程慢性且常有恶臭；晚期可形成互通的窦道。

3. 嗜酸性脓疱性毛囊炎 皮损主要分布在面部和背部，表现为成群的瘙痒性无菌性毛囊性丘疹，毛囊和外毛根鞘周围伴有嗜酸性粒细胞浸润。

（杜旭峰）

二、糠秕孢子菌性毛囊炎

【概念】

糠秕孢子菌性毛囊炎（pityrosporum folliculitis），又称马拉色菌性毛囊炎（Malassezia folliculitis），是由糠秕孢子菌引起的皮肤毛囊性损害，表现为瘙痒性毛囊性丘疹和脓疱。

【临床特点】

1. 临床表现 多见于中青年人，男性多于女性，平均发病年龄在 30 岁。典型皮损为直径 2～4mm 的圆顶形毛囊性红色小丘疹和小脓疱，基底发红，散发或密集，孤立不融合，对称分布（图 1-7-1-2-1）。自觉不同程度的瘙痒。好发于皮脂腺丰富的部位，如上背部和前胸，亦可发生于面部、肩部、前臂、腰部及臀部。长期服用糖皮质激素或广谱抗生素的患者易并发本病。本病往往并发花斑癣、面部痤疮。常见于多汗症、油性皮肤和脂溢性皮炎的患者。

2. 治疗 外用抗真菌药、二硫化硒洗剂、50% 丙二醇水溶液。系统用药：氟康唑 100～200mg/d 共 3 周或 200～300mg 每周 1 次共 1～2 个月，伊曲康唑 200mg/d 共 1～3 周。

3. 预后 在有效治疗和消除病因后，愈后不留瘢痕，

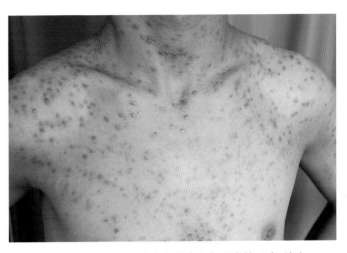

图 1-7-1-2-1 颈部、前胸部散在红色毛囊性丘疹、脓疱

预后可。

【发病机制】

糠秕孢子菌性毛囊炎的病原菌是圆形或卵圆形糠秕孢子菌。由于毛囊局部受刺激后，糠秕孢子菌过度繁殖、皮脂潴留、细胞碎片的积聚和游离脂肪酸刺激等因素，引起阻塞的毛囊扩张破裂，内容物释入组织内并激活化学介质（如胺、多肽、蛋白酶）而发生炎症。

【病理变化】

镜下观 扩张的毛囊漏斗部被嗜碱性染色的角蛋白和成堆的马拉色菌孢子堵塞，有时孢子会出现在角质层内。毛囊周围有轻微的淋巴细胞及组织细胞浸润。真皮内毛囊扩张破裂会引起以毛囊为中心的化脓性炎症细胞浸润。毛囊周围可出现异物肉芽肿反应（图 1-7-1-2-2A、图 1-7-1-2-2B）。

【鉴别诊断】

1. 痤疮 多见于面部，除丘疹、脓疱外，尚有粉刺、囊肿、结节、瘢痕等损害。

2. 细菌性毛囊炎 一般炎症反应较重，疼痛明显，皮损周围有红晕，给予抗生素治疗效果好。

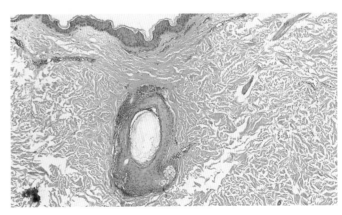

图 1-7-1-2-2A 低倍镜扫视，真皮内毛囊周围轻微炎症细胞浸润

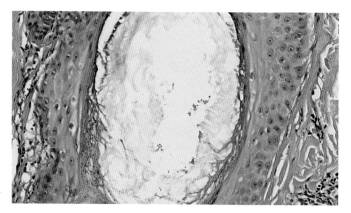

图 1-7-1-2-2B　角蛋白内见散在或簇状孢子

3. 化脓性汗腺炎　是一种慢性复发性化脓性炎症,多发于顶泌腺部位,如腋下、腹股沟皱襞、会阴、生殖器和乳晕区。早期在腹股沟和腋部可出现疼痛性结节,结节可缓慢退化或通过皮肤排出脓液,病程慢性且常有恶臭,晚期可形成互通的窦道系统。

（杜旭峰）

三、疖/痈

【概念】

疖(furuncle),又称疖肿病,是单个毛囊及其周围组织的急性细菌性化脓性炎症,而痈(carbuncle)是由多个疖肿组成,常由金黄色葡萄球菌引起,好发于头面部、颈部、臀部。

【临床特点】

1. 临床表现　疖为炎性浸润较深的结节,红肿隆起皮面,成熟时中央为脓栓,疼痛较剧烈,愈后留下瘢痕。开始表现为略微隆起的红色疼痛小结,迅速发展为半球形坚实的结节,表面皮肤出现红、肿、热痛,边界不清。肿痛范围不断扩大,小硬结渐渐变软而有波动感,其中心出现黄白色的脓头,脓头脱落破溃后可排出脓液,随后疼痛、肿胀减轻,几天内可愈合。有时疼痛、坚实的红色结节不化脓也不溃破,可自然吸收。可发生于任何部位,较常见于头面部、颈部和臀部(图 1-7-1-3-1)。

2. 治疗　对于单发疖,热敷可促进皮损成熟、引流和恢复。大的或深在有波动的皮损需要切开引流。以下情况推荐系统使用抗生素(可与切开引流结合):①毛囊炎位于鼻周、外耳道或其他引流困难的地方(如面部的其他部位,手和生殖器区域);②严重和广泛的损害;③皮损周围有蜂窝织炎/静脉炎或合并系统疾病的表现;④皮损对局部治疗无反应;⑤患者有并存疾病或免疫抑制。

3. 预后　疖通常数天后,结节中央因组织坏死而变软,出现黄白色小脓栓;红、肿、痛范围扩大。数天后,脓栓脱落,排出脓液,炎症便逐渐消失而愈。而痈初为弥漫

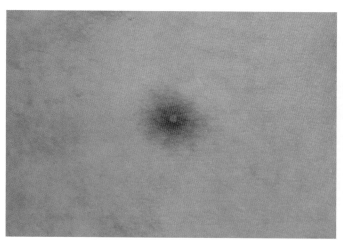

图 1-7-1-3-1　颈部红色结节,中央可见脓头

性浸润性紫红色斑疹或斑块,表面紧张发亮,触痛明显,之后局部出现多个脓头,有较多脓栓和血性分泌物排出,伴有组织坏死和溃疡形成,可见窦道,局部淋巴结肿大。愈合缓慢,伴有瘢痕形成。

【发病机制】

大多由浅表化脓性细菌所致的感染性毛囊炎发展而来,当毛囊漏斗部的病原菌沿着毛囊向下蔓延时,最终将侵及整个毛囊及毛囊周围组织,起病以金黄色葡萄球菌居多。

【病理变化】

镜下观　整个毛囊及其周围组织的脓肿,脓肿内有大量中性粒细胞及坏死组织,包括坏死的毛囊及皮脂腺,有时可见残存而尚未被破坏的毛囊上皮(图 1-7-1-3-2A、图 1-7-1-3-2B)。在脓肿中央可见成簇的致病菌金黄色葡萄球菌。

几个相邻的疖肿相互融合成痈,浸润范围更大更深,其上有多个脓头,疼痛剧烈,患者有发热等全身症状。毛

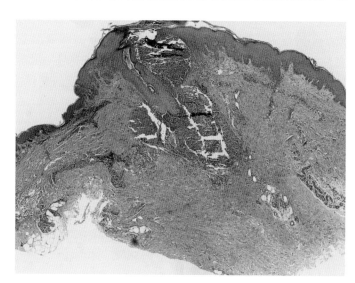

图 1-7-1-3-2A　低倍镜扫视,毛囊内及毛囊周围脓肿

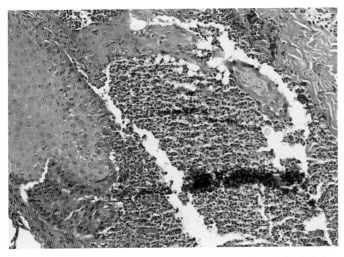

图 1-7-1-3-2B 毛囊及毛囊周围见以中性粒细胞为主的炎症细胞浸润,可见残存毛囊上皮

囊周围聚集中性粒细胞,形成和海绵水肿相关的脓肿及邻近毛囊上皮的炎症细胞浸润。浅表性化脓性毛囊炎可通过毛囊口排出脓液而很快痊愈。也可能向深部发展,损毁毛囊上皮;脓肿扩展到毛囊周围真皮,进而环绕整个毛囊。化脓性毛囊上皮及毛干形成疖的化脓坏死性核心。愈合前可见淋巴细胞、组织细胞或肉芽肿性炎症的阶段,随之出现瘢痕及受累区域的毛发脱落。

【鉴别诊断】

1. **痤疮** 多见于面部,除丘疹、脓疱外,尚有粉刺、囊肿、结节、瘢痕等损害。

2. **脓癣** 是一种严重的、炎症明显的头癣,常由疣状毛癣菌及须癣毛癣菌引起。表现为区域性炎症性脱发,由于毛囊化脓,患区的断裂毛发松动而易脱落,严重时脓液可通过窦道排出,组织病理 PAS 染色容易发现真菌。

3. **化脓性汗腺炎** 一种慢性复发性化脓性炎症,多发于顶泌腺部位,如腋下、腹股沟皱襞、会阴、生殖器和乳晕区。早期在腹股沟和腋部可出现疼痛性结节,结节可缓慢退化或通过皮肤排出脓液,病程慢性且常有恶臭。

(杜旭峰)

四、真菌性肉芽肿

【概念】

Majocchi 肉芽肿(Majocchi granuloma, MG)是由于皮肤癣菌感染皮肤和皮下组织引起的一种罕见疾病,病理特征为毛囊周围肉芽肿性炎症的真菌性肉芽肿,因为最早由 Domenico Majocchi 于 1833 年描述,所以又称马约基肉芽肿,也有报道称其为真菌性肉芽肿或结节性肉芽肿性毛囊周围炎。

【临床特点】

1. **临床表现** 健康个体和免疫抑制患者的临床表现有所不同。穿透性创伤引起的毛囊性丘疹形式主要见于健康个体,而肉芽肿形式与免疫抑制有关,皮损表现为结节状,除丘疹和结节外,在病灶上也可见斑块或结痂等多种皮损形态共存(图 1-7-1-4-1)。

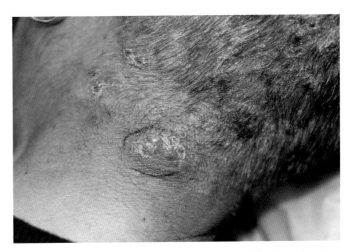

图 1-7-1-4-1 头皮、枕后红斑、毛囊性丘疹、结节,表面见脓痂

2. **治疗** 外用抗真菌药通常效果常不佳。推荐口服抗真菌药:特比萘芬 250mg/d,口服,2~3 周;微粒化或超微粒化的灰黄霉素,剂量分别为 500~1000mg/d 或 500~700mg/d,口服,4~6 周;伊曲康唑 200mg,口服,每天 2 次,每月服用 1 周,共冲击 2 次。治疗至少持续 4~6 周,直到所有的皮肤损伤治愈,对于免疫缺陷患者,还需要延长治疗。

3. **预后** 真菌性肉芽肿在应用有效的抗真菌感染的药剂后,一般预后良好。

【发病机制】

95% 以上由皮肤癣菌引起,最常见的是红色毛癣菌,小部分由非皮肤癣菌属所致,如霉菌,也会引起该病。皮肤癣菌降解角化组织中的角蛋白得以生存,但目前尚不清楚 MG 的确切发病机制。

【病理变化】

1. **镜下观** 通常组织病理学检查被认为是肉芽肿浸润的"金标准",毛囊周围和真皮可见肉芽肿形成及慢性炎症,有时可见反应性淋巴滤泡,部分切片可能观察到真菌成分(图 1-7-1-4-2A、图 1-7-1-4-2B)。

2. **辅助检查** 最常用的真菌染色方法是 PAS 和 GMS 方法(图 1-7-1-4-2C)。也可以在免疫荧光显微镜下检查 HE 染色的切片,真菌显示为自发荧光颗粒。

【鉴别诊断】

鉴别诊断包括细菌感染、肉芽肿性酒渣鼻和面部肉芽肿。痛性结节需排除结节性红斑、血栓性静脉炎和 Bazin 病(结核性硬红斑)。

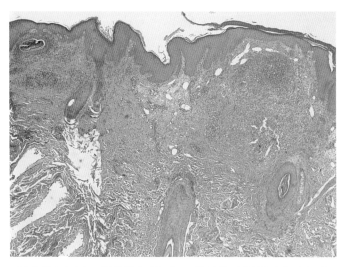

图 1-7-1-4-2A　低倍镜扫视,真皮浅层及毛囊周围炎症细胞浸润

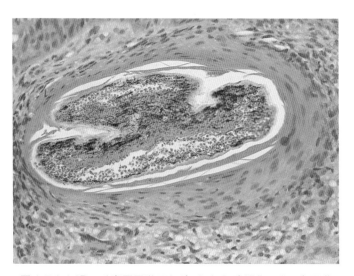

图 1-7-1-4-2B　毛囊周围淋巴细胞、组织细胞浸润,毛干内见菌丝及孢子

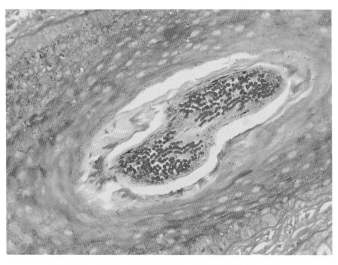

图 1-7-1-4-2C　PAS 染色在毛干中见菌丝及孢子

（杜旭峰）

五、嗜酸性脓疱性毛囊炎

【概念】

嗜酸性脓疱性毛囊炎（eosinophilic pustular folliculitis,EPF）,又称 Ofuji 病（Ofuji's disease）,1970 年由日本学者 Ofuji 首次命名报告,是一种原因不明的皮肤、毛囊性疾病。其特点为伴外周血嗜酸性粒细胞增多和毛囊内浸润的无菌性脓疱性毛囊炎。

【临床特点】

1. 临床表现　目前大多将嗜酸性脓疱性毛囊炎分为3 型,即经典型、免疫抑制相关型（大部分患者血清 HIV 抗体阳性）和婴儿型。90% 以上的报道来自日本,多见于男性,男女比例为 50∶1,发病年龄为 16～61 岁,20～30 岁多见。

（1）经典型嗜酸性脓疱性毛囊炎:皮疹好发于面部、躯干、上肢伸侧,为红斑基础上出现成簇毛囊性红色丘疹,顶端常有脓疱,直径 1～2mm,皮损向四周扩展而中心消退,留有色素沉着,扩至一定程度就不再增大,边界清晰（图 1-7-1-5-1）。成簇皮损可持续 7～10 天,可反复发作。掌跖发疹类似掌跖脓疱病。皮疹处有轻度瘙痒,加剧时可有全身不适。多数患者有痤疮或脂溢性皮炎史。常伴特应性体质,实验室检查显示嗜酸性粒细胞计数显著增高,细菌培养阴性。病程呈慢性,反复发作可达数年。

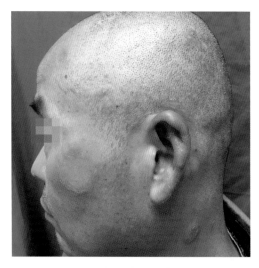

图 1-7-1-5-1　头部毛囊性丘疹、脓疱,面颈部浸润性斑块,边缘少许鳞屑

（2）免疫抑制相关型嗜酸性脓疱性毛囊炎:绝大多数属艾滋病患者的皮肤表现（即 HIV 相关型嗜酸性脓疱性毛囊炎）,由 Soeprono 等于 1986 年首先描述,与经典型的区别在于常伴有剧烈瘙痒,且皮损往往在荨麻疹样红斑的基础上,伴有剥脱和水肿的毛囊性丘疹散在分布,血清 IgE 增高,诊断较为困难,常需对皮损行多次组织病理检查。

（3）婴幼儿嗜酸性脓疱性毛囊炎：1984 年由 Lucky 首次报道，大部分发生在 1 岁以内，男婴多见，主要见于头皮及前额，典型皮疹为 1~3mm 大的丘疹、脓疱或水疱，基底红晕，皮损成群分布，陆续或成批出现后 1 个月~3 年内可自行消退，且无瘢痕形成；患儿常有外周血白细胞增多及嗜酸性粒细胞增多。

2. 治疗 系统用药包括非甾体抗炎药、糖皮质激素、四环素类药物等，外用药包括糖皮质激素和他克莫司等，其他还有物理治疗如紫外线照射等。系统应用吲哚美辛被认为是目前经典型 EPF 的一线治疗方案，而四环素类药物（多西环素或米诺环素）是经典型及免疫抑制相关型 EPF 的二线治疗方案。

3. 预后 皮损容易消退，但容易留色素沉着。

【发病机制】

病因尚未明确，多数学者认为是由于抗原刺激使免疫系统受损导致的一种非特异性反应。目前认为嗜酸性粒细胞趋化蛋白-1 和 Th2 细胞因子（白介素-13、4 和 5）在嗜酸性脓疱性毛囊炎发病过程中的嗜酸性粒细胞补充、炎症和组织损伤起决定性作用。

【病理变化】

镜下观 最常见的表现为以毛囊为中心的炎症，以嗜酸性粒细胞浸润为主，但也可能有间质或血管周围的嗜酸性粒细胞浸润。大部分毛囊完整，也可因炎症细胞浸润出现毛囊壁破裂，高倍镜下可见大量嗜酸性粒细胞破坏毛囊，且在毛囊皮脂腺单位中通常可发现黏蛋白沉积（图 1-7-1-5-2A~图 1-7-1-5-2C）。

【鉴别诊断】

1. 嗜酸性蜂窝织炎 起病急，发展快，皮肤大片红色斑块，无毛囊性丘疹，外周血及骨髓中嗜酸性粒细胞增多。组织学病变：嗜酸性粒细胞浸润，可形成大疱，真皮内嗜酸性粒细胞脱颗粒围绕胶原纤维，呈特征性的火焰征，而毛囊皮脂腺通常不受累。

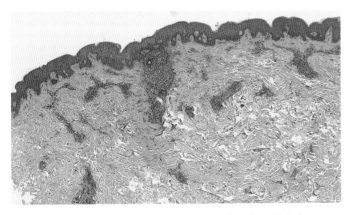

图 1-7-1-5-2A 低倍镜扫视，见以毛囊为中心的炎症

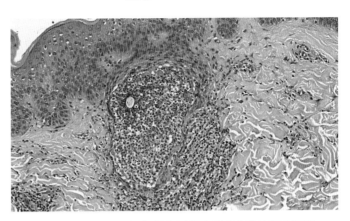

图 1-7-1-5-2B 毛囊壁破裂，可见大量嗜酸性粒细胞浸润

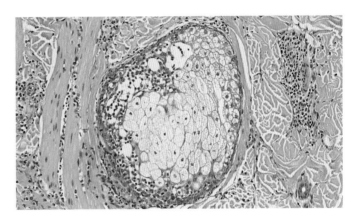

图 1-7-1-5-2C 毛囊皮脂腺上皮水肿，可见较多嗜酸性粒细胞浸润

2. 葡萄球菌性毛囊炎 由毛囊性脓疱开始，一般为直径>3mm 的孤立性丘疹性脓疱，周围有红晕。病理变化：毛囊口、毛囊深部毛囊壁及周围组织急性化脓性炎，无明显嗜酸性粒细胞浸润。

（杜旭峰）

六、复发性播散性漏斗部毛囊炎

【概念】

复发性播散性漏斗部毛囊炎（disseminate and recurrent infundibulofolliculitis，DRIF）是一种罕见的无症状性毛囊炎，由 Hitch 和 Lurid 于 1968 年首先报道，主要发生在黑人人群中，通常无症状或轻度瘙痒，皮肤颜色的毛囊性丘疹主要分布在躯干和四肢。

【临床特点】

1. 临床表现 少见，男女发病比例为 4∶1，好发于中青年，也有报道在儿童发病。因最初见于黑人青年，本病曾一度被认为只有黑人发病。之后陆续报道了在高加索等其他人群中发病。1985 年，邵长庚等首次在我国报道了 8 例患者，至今国内已经报道了十几例。通常无症状或轻度瘙痒，呈肤色毛囊性丘疹，分布于躯干和四肢（图 1-7-1-6-1）。

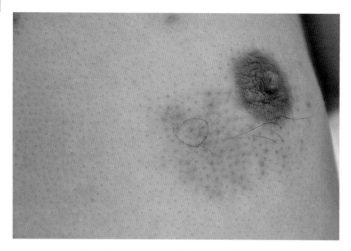

图 1-7-1-6-1　前胸部淡褐色毛囊性丘疹

2. **治疗**　局部外用皮质激素有时有效,12% 的乳酸制剂或 20%~40% 的尿素软膏可能有效。如果外用药物治疗失败,可以尝试 PUVA(每周 3 次,治疗 3 周,之后每月 2 次维持治疗)。也可尝试维生素 A 50 000IU,每天 2 次,和异维 A 酸 $0.5mg/(kg \cdot d^{-1})$ 治疗 16 周。

3. **预后**　通常治疗抵抗,皮损可持续数周、数月甚至数年。

【发病机制】

Owen 和 Wood 认为可能是毛囊内源性自身产物引起的迟发型超敏反应。由于本病发病机制不明确,邵长庚教授建议将 DRIF 命名为特发性漏斗部毛囊炎。

【病理变化】

镜下观　毛囊性丘疹可见单核细胞为主的炎症细胞浸润于毛囊漏斗部,浸润的单核细胞主要为淋巴细胞、组织细胞,伴有毛囊上皮细胞内水肿、色素失禁。可有毛囊角栓及毛囊上部的角化不全,毛囊周围有纤维蛋白性坏死。(图 1-7-1-6-2A、图 1-7-1-6-2B)

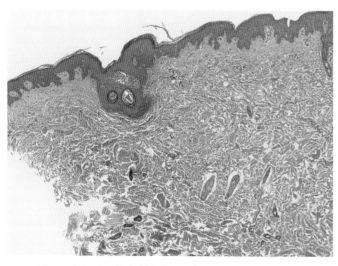

图 1-7-1-6-2A　低倍镜扫视,毛囊漏斗部炎症细胞浸润

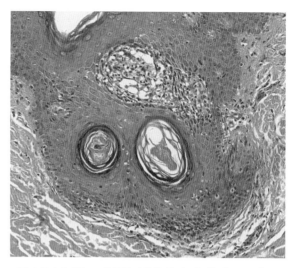

图 1-7-1-6-2B　毛囊漏斗部海绵水肿,伴淋巴细胞为主浸润

【鉴别诊断】

1. **细菌性毛囊炎**　一般炎症反应较重,疼痛明显,皮损周围有红晕,给予抗生素治疗效果好,组织病理主要为毛囊内中性粒细胞浸润。

2. **化脓性汗腺炎**　是一种慢性复发性化脓性炎症,多发于顶泌腺部位,如腋下、腹股沟皱襞、会阴、生殖器和乳晕区。

3. **痤疮**　多见于面部,除丘疹、脓疱外,尚有粉刺、囊肿、结节、瘢痕等损害。

（杜旭峰）

七、福克斯-福代斯病

【概念】

福克斯-福代斯病(Fox-Fordyce disease),又称腋窝阴阜顶泌汗腺炎、大汗腺痒疹,也有人称为大汗腺毛囊角化病,只发生在顶泌汗腺分布部位的皮肤。病因与发病机制不甚明确,可能是一种特殊类型的顶泌汗腺汗液潴留所致,由于表皮内大汗腺管的破裂,汗液外渗,导致表皮出现增生和炎症性改变。

【临床特点】

1. **临床表现**　皮疹为针尖至小米粒大小、淡红色、青红色、肉色或淡黄色圆形或半球形扁平丘疹,界限清楚,质地坚实,表面光滑,稀疏、散在或排列呈串珠状或密集分布,但互不融合。皮疹常对称分布,好发于大汗腺分布区,如腋窝、乳晕、脐窝、耻骨部、阴阜、外阴及肛门周围,患部毛发稀疏或缺失(图 1-7-1-7-1)。

2. **治疗**　Fox-Fordyce 病的治疗十分困难。通常一线治疗方法为外用或病灶内使用糖皮质激素,但由于有发生皮肤萎缩的风险,其应用受到限制。局部外用钙调

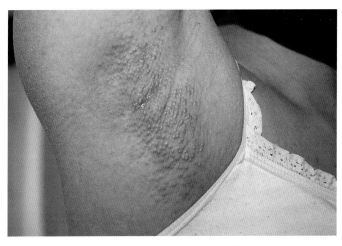

图 1-7-1-7-1 腋下粟粒大小肤色圆形或半球形扁平丘疹,质地坚实

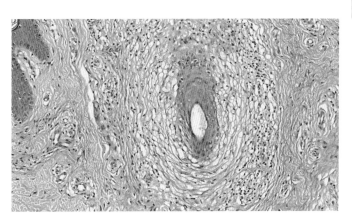

图 1-7-1-7-2B 毛囊及汗腺周围泡沫样细胞浸润

磷酸酶抑制剂可能会减轻瘙痒并改善皮肤外观。外用维A酸可减轻瘙痒,但对于其临床表现作用不大,并可能出现刺激。克林霉素洗剂每天2次外用也可减轻症状。口服避孕药治疗对部分女性有效,一些患者口服异维A酸可暂时缓解症状。物理治疗包括光疗、电灼及切除乳晕周围皮肤也可能有效。

3. 预后　治疗主要针对症状,避免敏感因素可减少复发。

【发病机制】

病因不明,可能为内分泌失调,导致大汗腺开口角栓形成和闭塞,使大汗腺表皮部腺管扩张和破裂、汗液溢入表皮内所致,情感因素可促使发作。

【病理变化】

镜下观　毛囊漏斗部的角质物沉积,毛囊漏斗部上皮及大汗腺导管开口处海绵水肿和角质形成细胞空泡化变性。毛囊和导管周围的炎症细胞浸润主要为淋巴细胞,偶尔可见嗜酸性粒细胞,且炎症不累及汗腺导管,毛囊及大汗腺导管周围可见泡沫样细胞(特异性诊断线索)(图 1-7-1-7-2A、图 1-7-1-7-2B)。有时可见大汗腺导管扩张及汗液潴留(图 1-7-1-7-2C)。

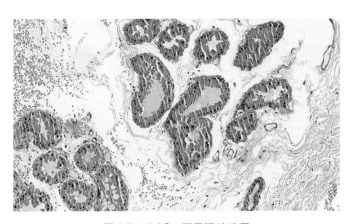

图 1-7-1-7-2C　可见汗腺潴留

【鉴别诊断】

1. 毛囊炎　以毛囊为中心的急、慢性炎症,有时可在毛囊中发现细菌等微生物。

2. 痤疮　出现毛囊角栓,毛囊内细菌增殖,毛囊周围急、慢性或肉芽肿性炎症。

3. 毛周角化病　大多在年轻患者的手臂和大腿上,有毛囊角栓,毛囊周淋巴细胞性或中性粒细胞性炎症,同时伴或不伴毛囊周围纤维化。

(杜旭峰)

参 考 文 献

[1] William D James, Dirk Elston. Andrews Diseases of the Skin: Clinical Dermatology. 13th ed. Mumbai: Elsevier Health Scie, 2019.

[2] Brian J. Hall, Clay J. Cockerell. Diagnostic Pathology: Nonneoplastic Dermatopathology. 2nd ed. Philadelphia: Elsevier, 2016.

[3] Eduardo Calonje, Thomas Brenn, Alexander Lazar, et al. McKee's pathology of the skin. 4th ed. Philadelphia: Saunders, 2012.

[4] Dirk M. Elston, Tammie Ferringer. Dermatopathology. 3rd ed. China: Elsevier, 2018.

[5] James W Patterson. Weedon's Skin Pathology. 4th ed. Mumbai: Elsevier Health Scie, 2015.

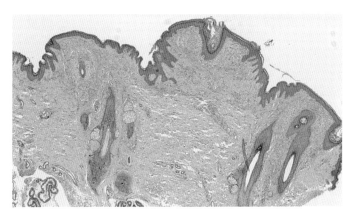

图 1-7-1-7-2A　毛囊角栓

第二节 深毛囊炎及毛囊周围炎

一、项部瘢痕疙瘩性毛囊炎

【概念】

项部瘢痕疙瘩性毛囊炎（folliculitis keloidalis nuchae），也称项部瘢痕疙瘩性痤疮（acne keloidalis nuchae，AKN），是一种慢性瘢痕性脱发，最常见于非洲裔男性。该病的临床特点为枕颈部出现丘疹、脓疱，偶见瘢痕疙瘩样肿块。

【临床特点】

1. 临床表现 多发于非洲裔年轻男性（14~25岁），据报道，在高加索人和其他种族群体中也有发生。男性的发病率是女性的20倍。确切的疾病患病率尚不清楚，但文献报道，在加勒比黑人中可低至0.45%，而美式橄榄球运动员中可高达13.6%。主要表现为枕部头皮、颈部的瘙痒或疼痛性毛囊性丘疹和脓疱（图1-7-2-1-1）。随着时间推移，个别病变会融合为带状硬化性斑块。皮损出现前往往有理发或其他形式的局部刺激、使用帽子或头盔等。避免这些行为将有助于防止其发生或复发。

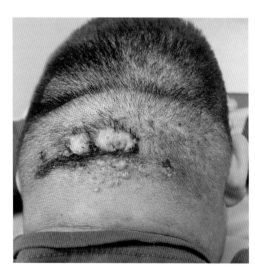

图1-7-2-1-1 枕后头皮毛囊性丘疹、结节

2. 治疗 避免抠挠或搔抓受累区域，避免患处皮肤损伤。以小丘疹和斑状脱发为主的轻度和中度疾病，对外用强效类固醇（如氯倍他索）和口服多西环素的抗炎治疗方案反应良好。标准的治疗方案包括外用0.05%氯倍他索软膏（每天1次）和口服多西环素100mg（每天1次）。治疗必须持续非常长的时间（通常为数年），因为该疾病为慢性和渐进性的。大多数关于治疗的文章集中在疾病晚期出现的巨大瘢痕疙瘩样结节上，对这些患者，外科治疗切除皮损和二期愈合产生良好的效果。巨大的皮损对于单纯的皮损内注射皮质类固醇或消除大部分肿块，难以获得持续性改善。较大的病灶切除后，对于较轻微的损害，也必须使用相同的慢性抗炎症治疗方案，以免皮损复发并出现进行性脱发。

3. 预后 该病每次炎症发作，严重程度可有一定程度的不同，结痂或表皮剥脱可能较明显，重度病例可能存在引流窦道或化脓，可形成瘢痕及瘢痕性脱发。

【发病机制】

已知部分因素如遗传因素、雄激素、感染、炎症、创伤和内生发可能会导致易感个体发病。非洲裔患者独特的发质和卷曲形状与AKN的发病相关，但不是唯一相关因素。局部创伤造成挤压、摩擦和肥胖等也共同促进慢性炎症的产生。自身免疫、毛囊蠕形螨、皮肤菌群、脱落的角质形成细胞、皮脂和美发产品，都可成为潜在诱因。某些药物如环孢素等也可能诱发AKN。

【病理变化】

镜下观 疾病的不同阶段，其病理表现各不相同，且不具有特异性，均可在其他瘢痕性脱发中观察到。早期表现为毛囊峡部、漏斗及周围皮脂腺的急性中性粒细胞浸润。Sperling曾报道浆细胞及淋巴细胞性慢性毛囊周围炎症改变，且在峡部及漏斗下部的炎症更加明显。晚期为峡部和漏斗部的慢性淋巴细胞及浆细胞为主的炎症细胞浸润。晚期出现毛囊壁、皮脂腺缺如或破坏、真皮纤维化，同时有散在分布于真皮的裸露毛干，同时可出现肉芽肿性炎症、内毛根鞘脱落、簇状发改变。随后的改变即是毛囊消失并被结缔组织替代，继发性细菌感染、微脓肿及窦道形成（图1-7-2-1-2A、图1-7-2-1-2B）。

【鉴别诊断】

1. 秃发性毛囊炎（folliculitis decalvans，FD） 组织

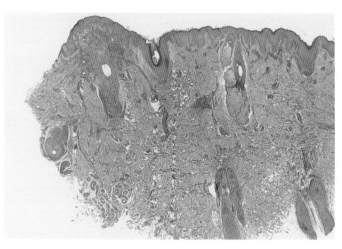

图1-7-2-1-2A 低倍镜扫视，毛囊破坏，毛囊及毛囊周围炎症细胞浸润

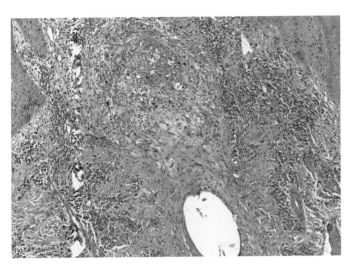

图 1-7-2-1-2B　毛囊及毛囊周围中性粒细胞、淋巴细胞、浆细胞为主的炎症细胞浸润，间质胶原增生

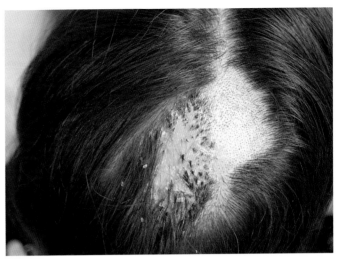

图 1-7-2-2-1　头皮散在毛囊性脓疱、丘疹、红斑，可见脱发区，局部上覆淡黄色痂屑

病理虽有许多共同的特征，但本病纤维化通常较轻，临床表现不同，可资鉴别。

2. **深在感染性毛囊炎**　炎性浸润倾向紧密围绕在受累毛囊的周围，而较少出现广泛的毛囊破坏或真皮瘢痕。特殊染色、细菌培养也可辅助鉴别诊断。

3. **化脓性汗腺炎**（hidradenitis suppurativa，HS）好发部位及临床表现均不同。

（杜旭峰）

二、秃发性毛囊炎

【概念】

秃发性毛囊炎（folliculitis decalvans，FD）最早由 Ququiaid 于 1888 年描述，是一种原发性瘢痕性脱发，可导致毛囊周围疼痛性炎症反应，并造成不可逆的毛囊破坏。临床上，炎性皮损和脱发斑多发生在头顶和枕部区域。该病的发病机制尚不完全清楚，然而大多数病例中金黄色葡萄球菌的存在和患者局部免疫反应的异常改变，可能为触发因素。

【临床特点】

1. **临床表现**　约占所有瘢痕性脱发的 10%。该病多出现在 35 岁左右的中年人中，部分研究发现男性发病率略高。未发现该病与特定人种间有明确的相关性。头皮的头顶和枕部区域是最常见的，但也有其他部位受累的报道，如面部，包括胡须和眉毛，以及颈项部，但头皮外累及相对少见。在疾病早期可观察到一些临床及毛发镜特征：毛囊性脓疱、丘疹、红斑、毛囊周围角化过度、"丛状发"及淡黄色痂屑（图 1-7-2-2-1）。

2. **治疗**　每天外用强效糖皮质激素（如 0.05% 氯倍他索软膏）联合抗炎类抗生素，如多西环素（每天 100mg）口服，可以作为"阶梯治疗"的第一阶段。这种治疗可以

作为长期的维持治疗。短期口服糖皮质激素（如泼尼松）对控制疾病的炎症通常是有效的，可以作为一种选择。顽固或严重的疾病可能需要 10 周的利福平和克林霉素治疗（均为 300mg，每天 2 次）。

3. **预后**　该病为慢性病程，治疗不及时或药物治疗效果不佳时可遗留瘢痕性秃发。

【发病机制】

发病机制尚不清楚，最受支持的假说是在遗传易感性个体中，金黄色葡萄球菌的感染和毛囊中细胞毒性物质（超抗原）的释放导致中性粒细胞大量向表皮和毛囊周围的真皮中迁移，这是由先天免疫机制招募的。中性粒细胞破坏毛囊上皮、穿透毛囊，在局部吞噬金黄色葡萄球菌并引发慢性炎症，导致纤维化、萎缩，最终形成瘢痕，毛囊皮脂腺单位完全被破坏。

【病理变化】

1. **镜下观**　疾病早期表现为毛囊上段扩张，同时伴有毛囊内和毛囊周围中性粒细胞集聚，通过革兰氏染色可见炎症累及的毛囊中常有金黄色葡萄球菌。毛囊开口中存在含有中性粒细胞的痂屑。早期还可出现内毛根鞘的提前剥落。

进展期常表现为大量伴有真皮弹力纤维消失的瘢痕形成，横切面可以观察到毛囊内出现融合性的毛干。可见真皮内纤维化、游离毛干、肉芽肿及毛囊周围同心纤维化，并存在间质性淋巴细胞、浆细胞等单核细胞炎症浸润（图 1-7-2-2-2A、图 1-7-2-2-2B）。

2. **辅助检查**　弹力染色对于鉴别晚期瘢痕性秃发具有重要意义，瘢痕中通常缺乏弹力纤维。

【鉴别诊断】

1. **头皮脓肿穿掘性毛囊炎**　多表现为头皮脓肿及窦道形成，FD 一般不出现多发性脓肿及窦道。

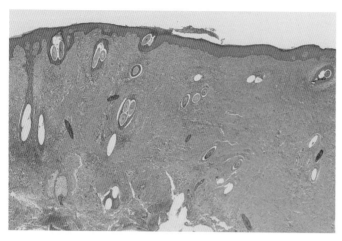

图 1-7-2-2-2A　低倍镜扫视,真皮内瘢痕形成,毛囊及毛囊周围炎症细胞浸润(Tetsunori Kimura 教授惠赠)

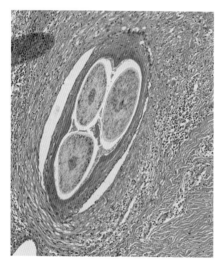

图 1-7-2-2-2B　毛囊内见融合性毛干(Tetsunori Kimura 教授惠赠)

2. 感染性毛囊炎　通常不成组分布,但所有 FD 病例均应行微生物培养,以排除原发性感染性毛囊炎。

3. 毛发扁平苔藓　进展期的临床表现为伴毛囊周围红斑和角化过度的不规则脱发斑块。组织学表现主要为局限于毛囊上部的淋巴细胞炎症,其次 FD 多见浆细胞及中性粒细胞浸润,但在毛发扁平苔藓中少见。终末期形成楔形瘢痕,而非广泛性瘢痕。

4. 中央离心性瘢痕性秃发　多为非洲裔妇女头顶部的隐匿进行性、无症状、非炎症性脱发斑块。组织病理学可与晚期 FD 重叠(内毛根鞘的提前剥落、毛囊周围同心性黏液样纤维化和毛发纤维肉芽肿)。

(杜旭峰)

三、头部脓肿性穿掘性毛囊炎

【概念】

头部脓肿性穿掘性毛囊炎(perifolliculitis capitis ab-

scedens et suffodiens,PCAS),又称头皮分割性蜂窝织炎(dissecting cellulitis of the scalp),是一种罕见的中性粒细胞性头皮脱发性疾病,可能导致局部毁容,如瘢痕和脱发。

【临床特点】

1. 临床表现　PCAS 是一种少见的瘢痕性脱发,仅占其 1.4%~4.5%。主要发生在 20~40 岁的非裔美国男性中,偶可发生于高加索人和女性。尽管其通常发生在青春期之后,但在儿童中也有报道。发病诱因主要有激素水平、工作环境中接触较多的油性物质。PCAS 受累区域主要位于头皮顶部、枕部,临床表现为在枕部或顶部相互连接的波动性炎症结节,随着时间的推移逐渐消退(图 1-7-2-3-1)。

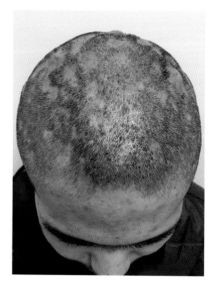

图 1-7-2-3-1　头皮散在囊肿、结节,可见瘢痕性脱发区

2. 治疗　每天外用强效糖皮质激素(如 0.05% 氯倍他索软膏)联合抗炎类抗生素,如多西环素(每天 100mg)口服,可以作为"阶梯治疗"的第一阶段。这种治疗可以作为长期的维持治疗。短期口服糖皮质激素(如泼尼松)对控制疾病的炎症通常是有效的,可以作为一种选择。顽固或严重的疾病可能需要 10 周的利福平和克林霉素治疗(均为 300mg,每天 2 次)。

3. 预后　该病为慢性病程,治疗不及时或药物治疗效果不佳时可遗留瘢痕性秃发。

【发病机制】

PCAS 的病因尚不清楚,可能与自身炎症反应、环境接触、性激素、细菌感染、遗传因素相关。

【病理变化】

镜下观　PCAS 早期病变的组织病理学特征是毛囊扩张、毛囊角栓及中性粒细胞浸润,在此阶段还可以观察到毛球周围及毛囊下段淋巴细胞、组织细胞和浆细胞浸润。当炎症破坏毛囊上皮时,真皮和皮下组织即出现由窦道互相连通的脓肿(图 1-7-2-3-2A、图 1-7-2-3-2B)。

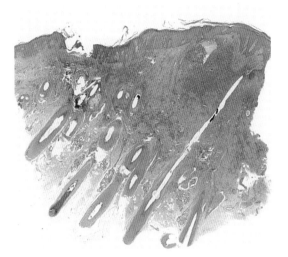

图 1-7-2-3-2A　低倍镜扫视,真皮内混合炎症细胞浸润,伴毛囊破坏

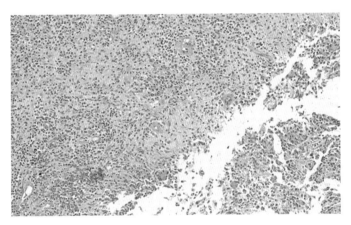

图 1-7-2-3-2B　真皮深层见以淋巴细胞、组织细胞和浆细胞为主的炎症细胞浸润,可见多核巨细胞

由于炎症导致急性退行期转化,处于退行期和休止期的毛发数量增加。与急性或亚急性斑秃一样,PCAS 也常见毛囊索中的色素管型化(图 1-7-2-3-2C)。疾病早期皮脂腺不受累,但晚期会被破坏。

晚期可见由淋巴细胞、浆细胞和异物巨细胞组成的慢性肉芽肿。可见由多层鳞状上皮构成的窦道,其上皮

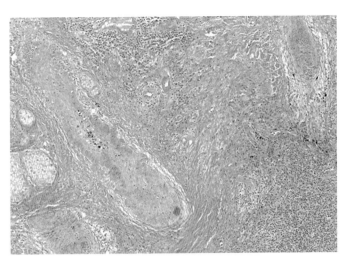

图 1-7-2-3-2C　毛囊索中见色素管型化

源于外毛根鞘,是 PCAS 最具特征性的组织病理学特征。毛囊的破坏导致瘢痕性秃发,随着毛囊完全毁损、炎症消退,取而代之的是真皮和脂肪浅层致密的纤维化。

【鉴别诊断】

秃发性毛囊炎　多发于头顶及枕部,伴有毛囊周围红斑及簇状发。组织学上为原发的中性粒细胞性瘢痕性秃发,伴有漏斗部扩张和角蛋白积聚,以及毛囊融合。

(杜旭峰)

参 考 文 献

[1] William D James, Dirk Elston. Andrews Diseases of the Skin:Clinical Dermatology. 13th ed. Mumbai:Elsevier Health Scie,2019.

[2] Brian J. Hall, Clay J. Cockerell. Diagnostic Pathology:Nonneoplastic Dermatopathology. 2nd ed. Philadelphia:Elsevier,2016.

[3] Eduardo Calonje,Thomas Brenn, Alexander Lazar,et al. McKee's pathology of the skin. 4th ed. Philadelphia:Saunders,2012.

[4] Leonard C Sperling,Shawn E. Cowper. An Atlas of Hair Pathology with Clinical Correlations. 2nd ed. Los Angeles:CRC Press,2012.

[5] Mariya Miteva. Alopecia. Mumbai:Elsevier Health Scie,2018.

[6] Dirk M. Elston,Tammie Ferringer. Dermatopathology. 3rd ed. China:Elsevier,2018.

[7] James W Patterson. Weedon's Skin Pathology. 4th ed. Mumbai:Elsevier Health Scie,2015.

[8] Ali Alikhan,Thomas L. H. Hocker. Review of Dermatology. Netherlands:Elsevier,2017.

第八章

第一节　瘢痕性脱发

一、毛发扁平苔藓

【概念】

毛发扁平苔藓(lichen planopilaris,LPP)于1905年由Pringle首先提出,目前认为是一种以淋巴细胞介导的、以苔藓样炎症反应为特点的瘢痕性脱发。根据北美毛发研究协会2003年原发性瘢痕性秃发分类,LPP包括三种主要临床类型:经典型LPP、前额纤维性秃发(frontal fibrosing alopecia,FFA)、Graham-Little综合征。近来,雄秃样纤维性秃发(fibrosing alopecia in a pattern distribution,FAPD)也被认为是LPP的一种亚型。

【临床特点】

1. 临床表现　经典型LPP表现为斑片状瘢痕性脱发,可单发或多发,早期皮肤镜下可发现毛囊周围红斑、毛囊角栓形成,晚期表现为毛囊开口消失及融合性白点征形成,在一般人群中的患病率不高,通常影响50岁后的中年人,女性较男性多见(图1-8-1-1-1A、图1-8-1-1-1B)。

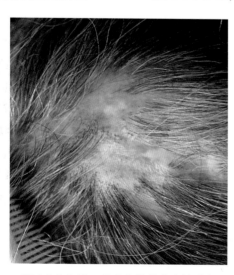

图1-8-1-1-1A　头皮斑片状瘢痕性脱发

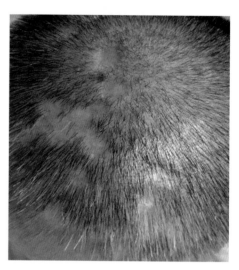

图1-8-1-1-1B　头皮斑片状瘢痕性脱发(中国医学科学院皮肤病医院姜祎群教授惠赠)

2. 治疗　治疗困难,推荐的治疗方案包括口服抗疟药(如羟氯喹)和皮质类固醇(外用、皮损内注射和口服)。有盐酸吡格列酮(PPAR-γ激动剂)治疗成功的报道。多个个例或非对照研究报道,口服环孢素、吗替麦考酚酯、维A酸或每周小剂量甲氨蝶呤对一些患者可能有效,后者应小心使用,因其自身可导致某种程度的秃发和潜在的严重不良反应。

3. 预后　尽管一些患者可能自发缓解,但多数患者病程可持续数年,早期治疗很关键,治疗不及时或疗效不佳时会遗留瘢痕性秃发。

【发病机制】

LPP是一种由T淋巴细胞介导的特发性炎症性脱发,目前其病因尚不明确。

【病理变化】

1. 镜下观　疾病早期炎症浸润的特点是片状至带状的空泡样界面皮炎改变,主要累及漏斗部和峡部的毛囊上皮,浸润深度不会达到毛囊的下部1/3。在炎症程度严重的毛囊峡部可发生内毛根鞘过早脱落。横切面可观察到毛囊上皮的不对称萎缩,残留受损的毛囊漏斗部可能融合在一起,形成护目镜样结构。有时可见Civatte小体。基底膜可被炎症破坏而轮廓不规则,但无增厚。毛囊间表皮可受累,当表皮累及时,表皮突可呈锯齿样。真皮中常见血管周围淋巴细胞浸润。晚期出现毛囊周围同心层状纤维化,此时可表现为纤维化的胶原将浸润的淋巴细胞与毛囊上皮分隔开。后期毛囊皮脂腺单位完全消失,整个毛囊被一束结缔组织条带取代,残留立毛肌结构(图 1-8-1-1-2A~图 1-8-1-1-2D)。

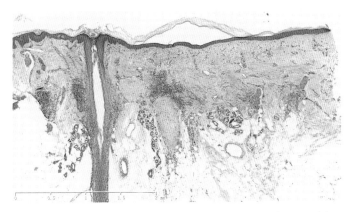

图 1-8-1-1-2A LPP 纵切面,低倍镜扫视毛囊漏斗部及上峡部炎症细胞浸润(中国医学科学院皮肤病医院姜祎群教授惠赠)

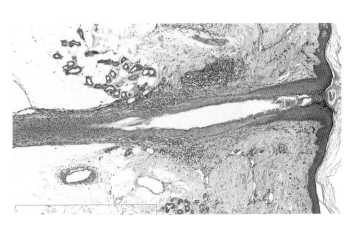

图 1-8-1-1-2B LPP 纵切面,漏斗部炎症细胞浸润(中国医学科学院皮肤病医院姜祎群教授惠赠)

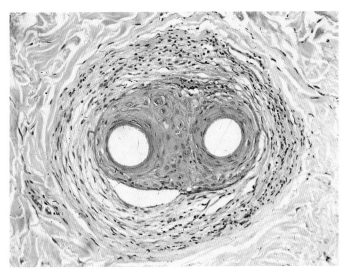

图 1-8-1-1-2C LPP 横切面,护目镜样结构

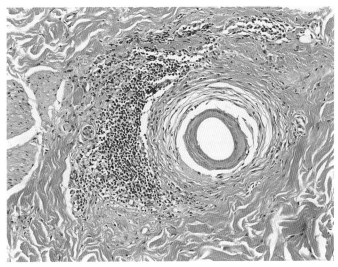

图 1-8-1-1-2D LPP 横切面,毛囊周围淋巴细胞苔藓样浸润及毛周纤维化

2. 辅助检查 弹力纤维染色可见真皮浅层楔形弹力纤维减少、瘢痕形成(图 1-8-1-1-2E)。

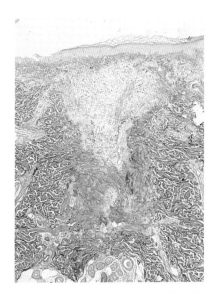

图 1-8-1-1-2E 弹力纤维染色示真皮浅层楔形弹力纤维减少

【鉴别诊断】

1. **前额纤维性秃发(FFA)** 与 LPP 相比,炎症密度较低且凋亡细胞较少,LPP 中可出现毛囊间表皮的改变,但在 FFA 中不会发生。

2. **雄秃样纤维性秃发(FAPD)** 仅累及雄激素依赖区,毳毛比例增加,炎症浸润类似于 FFA,一般无毛囊间表皮的累及。

3. **盘状红斑狼疮** 常出现真表皮及皮下组织的炎症浸润,汗腺受累,毛囊间真皮纤维束间出现黏蛋白沉积、毛囊角栓、表皮萎缩,这几种特点一般不会出现在 LPP

中。直接免疫荧光盘状红斑狼疮显示基底膜带 IgG、IgM 和 C3 阳性沉积。

（杜旭峰）

二、前额纤维性秃发

【概念】

前额纤维性秃发（frontal fibrosing alopecia，FFA）是由 Kossard 在 1994 年首次提出的一种原发性淋巴细胞性瘢痕性秃发。

【临床特点】

1. 临床表现　自最初报道以来，全世界报告的病例也越来越多，发病率呈上升趋势。本病多发于绝经后女性，但近年的研究发现，绝经前女性、男性亦有发病的报道。其临床特点是选择性地导致额颞部发际线带状瘢痕性秃发，眉毛往往亦受累、稀疏（图 1-8-1-2-1）。

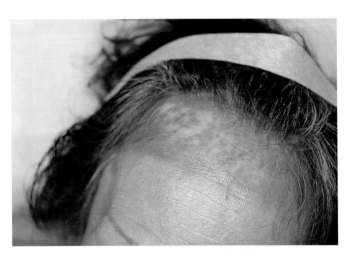

图 1-8-1-2-1　前额发际线带状瘢痕性秃发

2. 治疗　FFA 的治疗在疾病早期主要外用强效皮质类固醇（卤米松、氟替卡松、倍他米松等）、钙调磷酸酶抑制剂、米诺地尔等。亦可在皮损区域内注射皮质类固醇。系统性治疗为口服羟氯喹、5α 还原酶抑制剂（非那雄胺、度他雄胺）等。

3. 预后　早期诊断和及时治疗是预防永久性脱发的必要条件，及时的治疗可控制炎症并预防毛囊瘢痕形成。治疗不及时会导致不可再生性大面积瘢痕性秃发区。

【发病机制】

FFA 的病因尚不明确，遗传、甲状腺功能异常、毛囊免疫豁免缺失、护肤品及吸烟等因素都可能对 FFA 的发病有或多或少的影响。

【病理变化】

镜下观　FFA 的组织病理学表现与毛发扁平苔藓几乎相同，免疫荧光检测分析二者并无显著差异。

早期的组织学表现为中等密度的炎性淋巴细胞浸润累及毛囊的峡部和漏斗部，毛囊上皮出现空泡化界面皮炎，伴有毛囊上皮与真皮之间界面的模糊。淋巴细胞移入外毛根鞘内，出现外毛根鞘细胞凋亡。炎症浸润的同时发生毛囊周围同心层状的纤维增生。与 LPP 不同的是，FFA 不累及毛囊间表皮。（图 1-8-1-2-2）

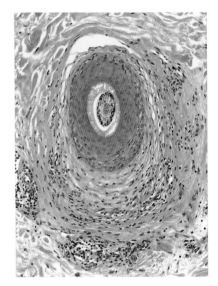

图 1-8-1-2-2　FFA 横切面，毛囊周围淋巴细胞苔藓样浸润

晚期毛囊及皮脂腺消失，毛囊性瘢痕形成，原毛囊皮脂腺单位被纤维结缔组织取代。

【鉴别诊断】

1. 毛发扁平苔藓　与 FFA 组织学表现极为类似，但毛发扁平苔藓中常出现毛囊间表皮的受累，但在 FFA 中较少见，炎症密度较高且凋亡细胞较多。

2. 盘状红斑狼疮　常出现鳞屑性红斑，组织学上有毛囊全层的累及和小汗腺受累，炎症浸润细胞中常见浆细胞，伴有毛囊角栓。

（杜旭峰）

三、盘状红斑狼疮性脱发

【概念】

盘状红斑狼疮（discoid lupus erythematosus，DLE）是慢性皮肤型红斑狼疮（chronic cutaneous lupus erythematosus，CCLE）的主要亚型，文献中这两个术语往往视为等同。皮损通常局限于头颈部，但也可能发生在身体的其他部位；盘状病变患者中 60% 累及头皮，且 10% 的患者仅有头皮受累。

【临床特点】

1. 临床表现　DLE 多见于育龄期女性，约 15% 的系统性红斑狼疮(SLE)患者可伴有 DLE 皮损,约5%的 DLE 患者可发展为 SLE。白种人患病率为 14.6~50.8/10 万人。亚洲人发病率较高,患病率为 41~70/10 万人。患者可无症状,或表现为受累部位烧灼、瘙痒或压痛。开始时可为鳞屑性丘疹,逐渐扩大形成圆形或不规则斑块,还可见萎缩、黏着性鳞屑、毛囊角栓、毛细血管扩张和色素脱失等,斑块通常表现为中央红斑(图 1-8-1-3-1)。

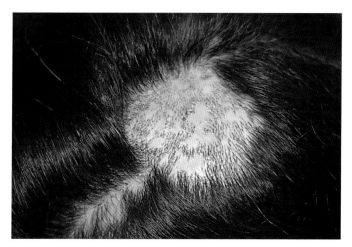

图 1-8-1-3-1 头顶散在不规则红色及淡黄色萎缩性斑块,上覆少许黏着性鳞屑

2. 治疗 通常口服抗疟药(如羟基氯喹)和皮质类固醇(外用、皮损内注射、口服)治疗有效。如果早期开始治疗,多数毛发可再生。据个例和非对照研究报道,口服药物包括吗替麦考酚酯、维 A 酸类、沙利度胺、硫唑嘌呤、每周低剂量甲氨蝶呤、环孢素,及 TNF-α 抑制剂可能有效。一个外用沙丁胺醇治疗的对照研究和一个脉冲染料激光治疗的开放性研究,也观察到了临床改善。

3. 预后 虽然 DLE 可在系统性 LE 患者中存在,但大多数患者没有系统性病变。仅有皮肤病变的患者中,约 50% 有头皮损害,局限于头皮的盘状红斑狼疮患者几乎不会发展为系统性红斑狼疮。

【发病机制】

发病机制较复杂,目前认为发病主要是在遗传因素的基础上,受环境因素诸如感染、药物、紫外线照射、心理等的影响,发生了机体自身免疫紊乱,表现为 B 细胞多克隆活化、自身抗体增多引发的抗原抗体相关反应。

【病理变化】

1. 镜下观 低倍镜下最显著的特征是浅深部血管和附属器周围的炎症细胞垂直浸润,且沿毛囊上皮基底层和毛囊间皮肤的真表皮交界处的界面空泡变性,伴角质

形成细胞凋亡。淋巴细胞累及浅层和深层真皮血管、汗腺导管和汗腺腺体,炎症范围涉及整个毛囊全段。浸润的炎症细胞中含有浆细胞,炎症细胞的密度和角质形成细胞凋亡程度不等。也可见到其他组织学特征,如表皮萎缩伴角化过度、毛囊角栓、基底膜增厚及毛细血管扩张、真皮胶原间黏蛋白沉积。终末期毛囊皮脂腺结构消失,残留少许炎症,真皮胶原束间黏蛋白沉积及弹力纤维变性(图 1-8-1-3-2A、图 1-8-1-3-2B)。

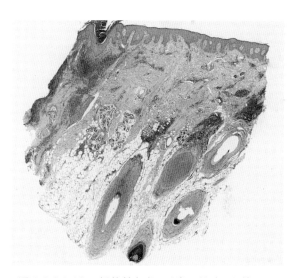

图 1-8-1-3-2A 低倍镜扫视,毛囊口扩张,血管周围及毛囊周围炎症细胞垂直浸润

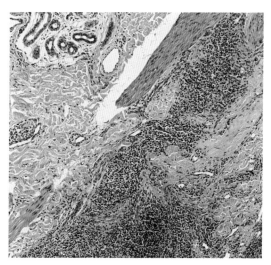

图 1-8-1-3-2B 毛囊破坏,见残存立毛肌结构,间质致密淋巴细胞为主炎症细胞浸润

2. 辅助检查 阿辛蓝染色可见真皮胶原束间黏蛋白沉积,PAS 染色可见基底膜带增厚(图 1-8-1-3-2C)。

【鉴别诊断】

毛发扁平苔藓 毛囊漏斗周围楔形弹力纤维减少、多见胶样小体、缺乏真皮黏蛋白沉积及深层附属器和血管周围炎症,可以与 DLE 区分。

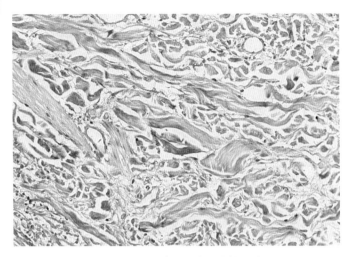

图 1-8-1-3-2C　阿辛蓝染色示真皮内较多黏蛋白沉积

（杜旭峰）

四、硬皮病性脱发

【概念】

硬皮病性脱发（alopecia scleroderma）通常见于局限性硬皮病，是发生于头皮的线状硬皮病（linear morphea），临床特征表现为前额或额顶部带状分布的硬斑，并伴有瘢痕性秃发，因其形状像用军刀砍伤后形成的瘢痕，因此又称军刀伤（En Coup de Sabre，ECDS）。亦有部分患者呈硬斑病样、斑片状皮损。

【临床特点】

1. **临床表现**　头皮线状硬皮病是线状硬皮病的罕见类型，每 10 万人中有 0.2~4.7 例患线状硬皮病，白人女性及儿童患者发病率较高，其中白人女性与男性发病率比为 3∶1，尽管该病发病高峰在 40 岁左右，但儿童线状硬皮病多在 2~14 岁得到明确诊断。发生于儿童面部的线状硬皮病会导致终生的损容。该病常合并神经系统损害，包括癫痫发作、眼部异常、三叉神经痛和头痛等。通常发展缓慢，开始表现为局限性红色斑片或斑块，可伴水肿，向头部呈带状纵向延伸。随着疾病的发展，带状皮损中央呈亮白色，周边则呈现出具有淡紫色炎症边界，提示疾病处于活动期。随后局部出现萎缩、脱发，最终残留带状皮损，中央呈亮白色，也可残留炎症后色沉，以及瘢痕形成（图 1-8-1-4-1）。

2. **治疗**　硬皮病性脱发的治疗与局限性硬皮病大致相同，包括外用或皮损内注射类固醇皮质激素，外用钙调磷酸酶抑制剂和咪喹莫特，系统性治疗包括环孢素、甲氨蝶呤、霉酚酸酯等。也有文献证实 UVA1 光疗对于硬斑病有治疗效果。

3. **预后**　硬斑病很少危及生命，其生存率和普通人群无明显差异。不过，累及肢体时患者有一定概率会出现残疾。

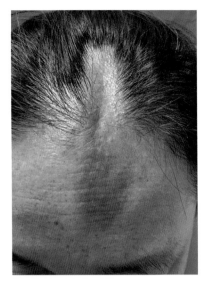

图 1-8-1-4-1　额顶部带状分布萎缩性斑片，"刀砍状"外观

【发病机制】

该病的确切病因尚未明确，但其特征是继发于大量的胶原纤维产生后发生的皮肤变硬。CD4 辅助性 T 细胞可能参与病理性纤维化。在疾病过程的早期，Th1 和 Th17 炎症途径占主导地位，而晚期纤维化，则与向 Th2 炎症途径的转移更为相关。

【病理变化】

1. **镜下观**　组织学改变随病期不同而不同。早期病变炎症边界活检显示真表皮交界空泡状界面皮炎改变、色素失禁，间质和血管周围密集的慢性炎症细胞浸润，包括淋巴细胞、组织细胞和浆细胞，炎症细胞浸润主要在血管和附属器周围，累及毛囊、皮脂腺、汗腺、神经。真皮及皮下交界处也可见炎症浸润，皮下脂肪受累可出现脂肪细胞萎缩，随后发生纤维化，进而表现为间隔增厚、胶原增加。

后期病变特点是炎症缺乏，真皮乳头层可不受累或出现均一化改变，网状真皮中则是厚而紧密的低细胞胶原束沉积，胶原纤维束肿胀，平行于表皮排列，呈强嗜酸性、血管减少，毛囊、皮脂腺、汗腺等附属器及其周围的脂肪细胞逐渐萎缩、消失（图 1-8-1-4-2A、图 1-8-1-4-2B）。

2. **特殊染色及免疫组化**　CD34 组化显示真皮内阳性胶原减少，甚至消失，弹力纤维染色示弹力纤维无明显改变。

【鉴别诊断】

1. **硬化性苔藓**　好发于肛门生殖器等区域，临床上典型皮损为瓷白色的斑块，表面皱缩，有剧烈的瘙痒，组织学上往往有表皮萎缩变薄伴界面变化，真皮浅层有宽的透明样变性带，在透明样变性带下方有淋巴细胞和组织细胞组成的带状浸润。

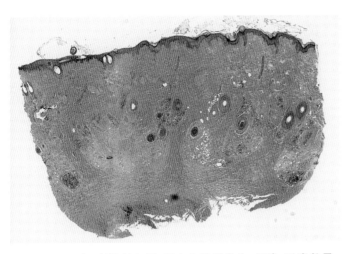

图 1-8-1-4-2A　低倍镜扫视，真皮内胶原增生、红染，毛囊数量减少

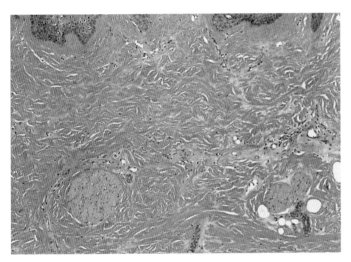

图 1-8-1-4-2B　胶原硬化，毛囊等附属器结构减少，间质稀疏，炎症细胞浸润

2. 进行性面部偏侧萎缩（Parry-Romberg 综合征，PHS）　表现为面部的单侧萎缩，主要累及三叉神经分布区域的皮肤、皮下组织、肌肉及其下骨骼。目前认为 PHS 和 ECDS 都存在于线状硬皮病病谱中，并且可能在同一患者中共存。

3. 硬皮病样移植物抗宿主反应　有器官移植史，早期可表现为表皮角质形成细胞坏死或异型性，基底层轻微空泡化改变、苔藓样变；后期表现为真皮增厚、硬化，皮肤附属器破坏。

4. 瘢痕　多由与皮肤表面平行走行的成纤维细胞组成，其间穿插与表皮垂直走行的血管腔。

（杜旭峰）

五、中央离心性瘢痕性秃发

【概念】

中央离心性瘢痕性秃发（central centrifugal cicatricial alopecia，CCCA），曾经被称作"毛囊退行综合征（follicular degeneration syndrome）""热梳性脱发"等，由 Lo-Presti 等在 1968 年初次提出，但之后发现该病与使用热梳无关，根据其临床特点命名为"中央离心性瘢痕性秃发"。

【临床特点】

1. 临床表现　好发于成年非洲裔女性，自头皮顶部或冠状区中心开始出现进行性、永久性的头发脱落。表现为多发损害，单个皮损直径只有几厘米，这些皮损可逐渐融合。因炎症反应程度的不同，多数患者仅注意到受累区有轻度的、断续的瘙痒或触痛，文献描述为"针刺感"。炎症程度高者可出现显著红斑、脓疱和结痂。

2. 治疗　及时治疗可以终止或减慢疾病进程，每天外用强效糖皮质激素（如氯倍他索等）联合口服抗炎症性抗生素如多西环素（每天 100mg）效果良好。维持治疗需要持续到炎症及脱发得到控制，这一过程可能是数年。

3. 预后　预后与开始治疗的时间及治疗效果相关，可遗留瘢痕性秃发。

【发病机制】

CCCA 的发病机制尚不清楚，与多种因素相关，如种族遗传、个体间的免疫反应差异、护发习惯等。

【病理变化】

1. 镜下观　毛囊上皮最有特征的组织学表现为内毛根鞘的提前脱失（premature desquamation of the inner root sheath，PDIRS），同时外毛根鞘细胞变得扁平，胞质嗜酸性增加。PDIRS 导致毛囊内部的屏障受损，可能使外界抗原进入到毛囊下段。早期临床表现基本正常的毛囊中也可见到 PDIRS，在疾病发展过程中 PDIRS 可持续存在直至毛囊被纤维结缔组织替代。

其他组织学表现为偏心性的毛囊上皮萎缩，毛囊周围不同程度的淋巴细胞浸润和纤维化。毛囊在峡部和漏斗部水平发生融合，类似于护目镜样，一个漏斗部内出现多个毛干。

晚期毛囊完全破坏，残留的毛干可诱发异物肉芽肿性炎症。同时受累毛囊可出现其他瘢痕性秃发中可见的特征，如受炎症累及的毛囊单位缺少皮脂腺、毛囊周围同心性层状黏液性纤维增生。

2. 辅助检查　弹力染色示终末期 CCCA 所致瘢痕为真皮从浅到深的"树干状"宽大的纤维化（broad tree trunk-like pattern）。

【鉴别诊断】

1. 毛发扁平苔藓（lichen planopilaris，LPP）　LPP 不出现 CCCA 中特征性的 PDIRS，终末期 LPP 留下的楔形瘢痕也可与 CCCA 鉴别。

2. 盘状红斑狼疮(discoid lupus erythematosus, DLE) 常出现特征性的表皮萎缩、毛囊角栓、界面皮炎、小汗腺和脂肪累及,以及真皮黏蛋白沉积,这些表现均不会出现在 CCCA 中,且 DLE 不会出现 PDRIS。

（杜旭峰）

参 考 文 献

[1] Dirk M. Elston, Tammie Ferringer. Dermatopathology. 3rd ed. China: Elsevier, 2018.

[2] William D. James, Dirk Elston. Andrews Diseases of the Skin: Clinical Dermatology. 13th ed. Mumbai: Elsevier Health Scie, 2019.

[3] Brian J. Hall, Clay J. Cockerell. Diagnostic Pathology: Nonneoplastic Dermatopathology. 2nd ed. Philadelphia: Elsevier, 2016.

[4] James W Patterson. Weedon's Skin Pathology. 4th ed. Mumbai: Elsevier Health Scie, 2015.

[5] J. Eduardo Calonje, Thomas Brenn. McKee's Pathology of the Skin. 4th ed. Philadelphia: Saunders, 2011.

[6] Leonard C Sperling, Shawn E. Cowper. An Atlas of Hair Pathology with Clinical Correlations. 2nd ed. Los Angeles: CRC Press, 2012.

[7] MARIYA MITEVA. Alopecia. Mumbai: Elsevier Health Scie, 2018.

[8] Mai P. Hoang. Immunohistochemistry in Diagnostic Dermatopathology. Cambridge: Cambridge University Press, 2017.

[9] Ali Alikhan, Thomas L. H. Hocker. Review of Dermatology. Netherlands: Elsevier, 2017.

第二节　非瘢痕性脱发

一、雄激素性脱发

【概念】

雄激素性脱发(androgenetic alopecia, AGA)为最常见的脱发类型之一,是起始于青春期或青春期后的一种进行性毛囊微小化的脱发性疾病。

【临床特点】

1. 临床表现 本病男女均可罹患,但表现为不同的脱发模式,通常起于青春期或青春期后,表现为前额发际、头顶部或头皮弥漫性脱发。本病的患病率在不同种族有明显不同,白种人的发生率较高,黑种人和黄种人较低。在我国,男性患病率约为 21.3%,女性患病率约为 6.0%。

在男性主要表现为前额发际后移和/或头顶部毛发进行性减少和变细,称为男性型秃发(图 1-8-2-1-1A);在女性主要表现为头顶部毛发进行性减少和变细(图 1-8-2-1-1B),少部分表现为弥漫性头发变稀发际线不后移,称为女性型秃发。

2. 治疗 应当尽早治疗,方法主要包括内服药物、外用药物和毛发移植等,根据病情,一般推荐联合疗法。男性

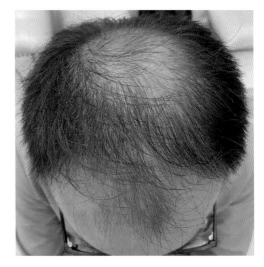

图 1-8-2-1-1A　男性型秃发

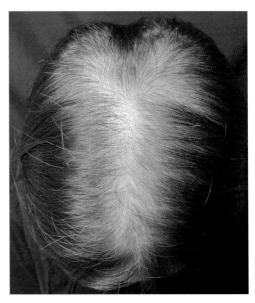

图 1-8-2-1-1B　女性型秃发(北京大学人民医院周城教授惠赠)

患者可口服非那雄胺,推荐治疗 1 年或更长时间。女性患者可口服螺内酯或环丙孕酮。外用药物主要为米诺地尔。

3. 预后 如不治疗,常进行性加重。

【发病机制】

5α-双氢睾酮是主要致病分子。睾酮和雄烯二酮通过 5α-还原酶催化转化为 5α-双氢睾酮,后者与敏感区域毛囊细胞上的雄激素受体结合导致毛囊微小化、毛发变细、生长周期缩短、毳毛化,最终由于毛囊萎缩消失,毳毛脱落,导致秃发。

【病理变化】

镜下观 生长期毛囊直径不等,可见微小化的生长期毛囊;进展期可见毳毛增多(毛干直径小于内毛根鞘宽度);病程长者可见真皮日光弹力纤维变性及残留的纤维束;男性患者可有皮脂腺增大(图 1-8-2-1-2)。

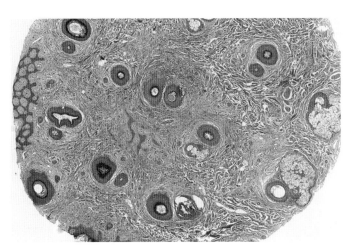

图 1-8-2-1-2 雄激素性脱发病理横切面,毳毛增加,皮脂腺增大

【鉴别诊断】

1. 弥漫性斑秃 部分弥漫性斑秃容易与雄激素性脱发混淆,弥漫性斑秃进展快,拉发试验阳性,可见感叹号样发和锥形发,而雄激素性脱发发病缓慢,拉发试验阴性,秃发呈模式分布,头顶部毛发进行性减少和变细。病理上两者均可见毛囊微小化、生长期/休止期毛发比例降低及残留的纤维束,但斑秃属于炎症性非瘢痕性脱发,可见毛球水平的淋巴细胞浸润,毛囊中可见黑素颗粒管型,残留纤维束中可见淋巴细胞、嗜酸性粒细胞及黑素颗粒。

2. 女性绝经期后前额纤维性秃发 常发生于绝经期后女性,前额出现发际线后退而类似于男性型脱发,但可伴有头皮以外的扁平苔藓皮疹。在病理改变上两者显著不同,前额纤维性秃发表现为苔藓样界面皮炎(详见前额纤维性秃发)。

(金 江)

二、斑秃

【概念】

斑秃(alopecia areata,AA)是一种 T 淋巴细胞介导的毛发特异性自身免疫病,是一种常见的炎症性非瘢痕性脱发。表现为突发的边界清晰的圆形或卵圆形脱发,轻症患者大部分可自愈,约半数患者反复发作,少数患者病情严重,累及整个头皮甚至全身被毛。

【临床特点】

1. 临床表现 本病可发生于任何年龄,中青年多见,无明显性别差异。我国斑秃的患病率为 0.27%,国外研究显示,人群终生患病率约 2%。

临床表现为单发或多发、圆形或椭圆形区域出现毛发快速而完全的脱落,常见于头皮、胡须、眉毛、睫毛等处。脱发斑直径 1~5cm 不等,内可见数根残余毛发,毛发镜下常可见短的"惊叹号"样发。脱发斑通常边界清晰,皮肤外观基本正常,多数患者无明显自觉症状,并在无意间发现。部分患者可有指(趾)甲变化,如甲点状凹陷、点状白甲和甲纵嵴等。部分患者合并桥本甲状腺炎、红斑狼疮及白癜风等其他自身免疫性或炎症性疾病。

临床上斑秃可分为多个类型:

(1) 斑片型:可单发或多发,呈圆形或椭圆形,界限清楚,脱发斑面积小者易于恢复(图 1-8-2-2-1A)。

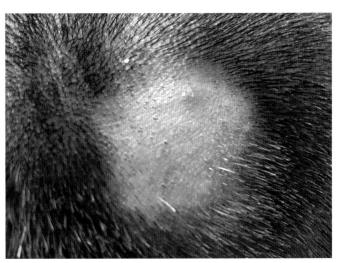

图 1-8-2-2-1A 头顶单发类圆形脱发区,境界清楚

(2) 网状型:脱发斑多而密集,呈网状。

(3) 匍行型:即带状型,为沿颞部及枕部头皮边缘的条带状脱发,治疗反应比较差(图 1-8-2-2-1B)。

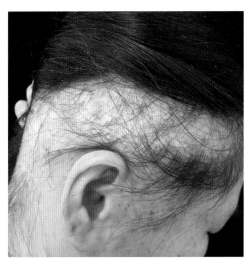

图 1-8-2-2-1B 匍行型脱发

(4) 中央型或反匍行型:与匍行型脱发相反的一种类型,表现为头顶中央秃发,而头皮边缘不受累。

(5) 弥漫型:全头皮弥漫受累,多呈急性经过,一般不形成全秃,通常在旧发完全脱落前已经有新发生长,仔细检查可以发现其中有斑状脱发。

（6）全秃（alopecia totalis）：指头发全部脱落（图 1-8-2-2-1C）。

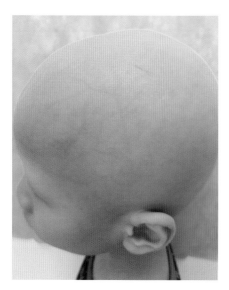

图 1-8-2-2-1C 全秃

（7）普秃（alopecia universalis）：指头发及全身毛发全部脱落。

根据病情进展情况，斑秃可分进展期（活动期）、稳定期（静止期）和恢复期。进展期脱发斑扩大或数量增加，拉发试验阳性；稳定期毛发脱落停止，拉发试验阴性；恢复期在脱发区有新生毛发长出，最初为纤细、柔软及色浅的细发，逐渐转变为黑色毛发。

2. **治疗** 治疗的目的是控制病情进展、促使毛发再生、预防或减少复发，提高患者生活质量。对于单发型或脱发斑数目较少、面积小的患者可以随访观察，或仅使用外用药；对于脱发面积大、进展快者，应早期积极治疗；对于久治不愈的全秃、普秃或匍行型斑秃患者，也可佩戴假发遮盖。

（1）一般治疗：包括避免精神紧张、缓解精神压力、保持健康的生活方式和充足的睡眠，保证均衡饮食，适当参加体育锻炼，积极治疗并发的炎症或免疫性疾病。

（2）局部治疗：强效或超强效糖皮质激素是轻中度斑秃的主要外用药物；脱发面积较小的稳定期成人患者，如轻度或中度的单发型和多发型斑秃者，首选皮损内注射糖皮质激素（复方倍他米松注射液或曲安奈德注射液）；其他包括外用米诺地尔及局部免疫疗法。

（3）系统治疗：对于急性进展期和脱发面积较大的中、重度成人患者，可酌情系统使用糖皮质激素；当患者病情重，或不宜系统应用糖皮质激素，或对糖皮质激素无效，可酌情使用免疫抑制剂。

其他治疗方法如口服 JAK 抑制剂、复方甘草酸苷片，外用前列腺素类似物，以及应用补脂骨素长波紫外线（PUVA）、窄谱中波紫外线（UVB）、308nm 准分子激光、低能量激光等，其疗效及安全性还有待进一步评估。

3. **预后** 斑秃预后因人而异，轻度患者多数可自愈或在治疗后痊愈，部分患者呈缓解与复发交替，部分患者脱发逐步加重，形成终生秃发状态。欧美研究结果显示，34%～50% 的轻症患者可在 1 年内自愈，14%～25% 的患者病情持续或进展到全秃或普秃。全秃及普秃的自然恢复率<10%。一般病程>2 年者对治疗反应差。

【发病机制】

病因尚不完全清楚，目前认为斑秃是由遗传因素与环境因素共同作用所致的毛囊特异性自身免疫性疾病。约 1/3 的患者有阳性家族史。

【病理变化】

镜下观

（1）毛球部周围以淋巴细胞为主的炎症细胞浸润，可呈"蜂拥状"，可伴少量嗜酸性粒细胞和肥大细胞；细胞浸润的程度常与病情严重程度不成比例（图 1-8-2-2-2A）。

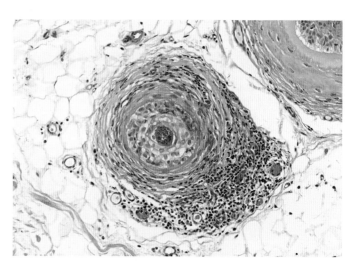

图 1-8-2-2-2A 毛球部周围以淋巴细胞为主的炎症细胞浸润

（2）生长期毛囊减少，退行期和休止期毛囊增多（比例>50%）（图 1-8-2-2-2B）。

（3）可见毛囊微小化及营养不良的生长期毛囊（图 1-8-2-2-2C）。

（4）慢性皮损中炎症浸润不明显，残留的纤维束中可见淋巴细胞、嗜酸性粒细胞、黑素颗粒。

（5）毛囊管中见黑素颗粒管型（图 1-8-2-2-2D）。

在同一患者的不同区域可同时出现不同时期的组织病理表现。

【鉴别诊断】

1. **雄激素性脱发** 有时需要和弥漫进展性斑秃鉴

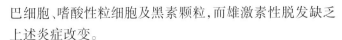

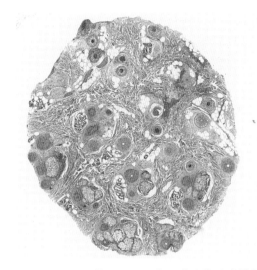

图 1-8-2-2-2B　横切面,退行期和休止期毛囊增多

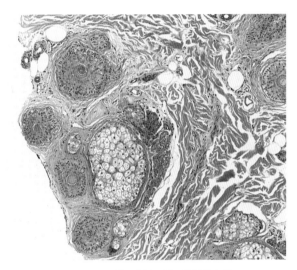

图 1-8-2-2-2C　横切面,毛囊微小化

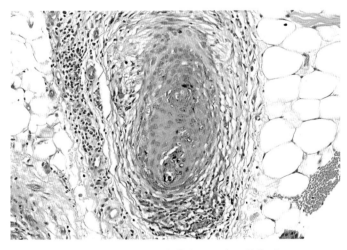

图 1-8-2-2-2D　毛囊管中见黑素颗粒管型

别。病理上两者均可见毛囊微小化、生长期/休止期毛发比例降低及残留的纤维束,但斑秃属于炎症性非瘢痕性脱发,可见毛球水平的淋巴细胞浸润,大量退行期/休止期毛囊,毛囊中可见黑素颗粒管型,残留纤维束中可见淋

巴细胞、嗜酸性粒细胞及黑素颗粒,而雄激素性脱发缺乏上述炎症改变。

2. **梅毒性脱发**　临床上需要鉴别,但是梅毒血清学试验阳性,并可出现二期梅毒其他皮肤表现。组织学上两者相似,但梅毒性脱发常伴有组织样细胞和浆细胞浸润,有时候梅毒螺旋体组织化学染色可见毛囊上皮内螺旋体结构,部分研究者认为,嗜酸性细胞在斑秃中比梅毒性脱发中常见。

3. **瘢痕性脱发**　终末期毛囊密度明显减少,毛发皮脂腺结构异常,常常残留少量皮脂腺,甚至皮脂腺完全消失,原来毛囊的位置仅见立毛肌结构。炎症期常常见到导致瘢痕性脱发的原发疾病改变,例如红斑狼疮可见深浅血管、毛囊及汗腺周围以淋巴细胞为主的浸润,伴真表皮界面空泡化改变、毛囊角栓及胶原束间黏蛋白沉积;毛发扁平苔藓可见苔藓样界面皮炎、毛囊漏斗部及峡部淋巴细胞浸润。

（金　江）

三、梅毒性脱发

【概念】

梅毒性脱发(syphilitic alopecia)见于二期梅毒患者,常表现为局限性虫蚀状非瘢痕性脱发。

【临床特点】

1. **临床表现**　典型表现为枕部头皮蚕食状脱发(图1-8-2-3-1),部分患者头发普遍变细及稀疏。虫蚀状脱发较常见,临床上易误诊为斑秃、拔毛癖和头癣等,常发生在梅毒感染后半年至 1 年,伴典型二期梅毒疹时较易诊断。严重时可有眉毛、睫毛、阴毛、腋毛的脱落,而易误诊为普秃。

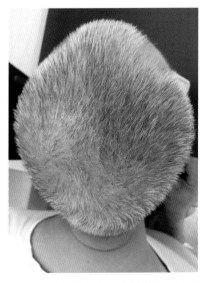

图 1-8-2-3-1　头皮散在虫蚀状脱发区(南方医科大学皮肤病医院何仁亮教授惠赠)

2. **治疗** 首选苄星青霉素,青霉素过敏者可考虑四环素、多西环素治疗。

3. **预后** 通常在治疗后3个月内好转。部分梅毒性脱发患者在首次治疗时出现吉海反应,伴发急性弥漫性脱发现象,可能为吉海反应的一种表现。

【发病机制】

免疫组化可在梅毒性脱发患者的毛囊中检测到梅毒螺旋体,提示螺旋体可能导致了脱发,但具体机制尚未明确。

【病理变化】

1. **镜下观** 梅毒性脱发组织病理表现与斑秃相似,2/3的患者可见浆细胞浸润,嗜酸性粒细胞少见(图1-8-2-3-2A、图1-8-2-3-2B)。

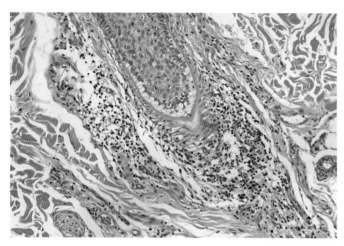

图1-8-2-3-2A 纵切面,毛囊周围以淋巴细胞、浆细胞为主的炎症细胞浸润

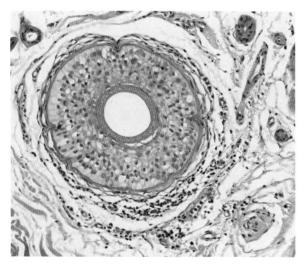

图1-8-2-3-2B 横切面,毛囊周围以淋巴细胞、浆细胞为主的炎症细胞浸润

2. **梅毒螺旋体免疫组化染色** 组织切片行梅毒螺旋体免疫组化染色,在毛球周围及毛母质中可见数量不等的梅毒螺旋体,还可见于毛囊周围血管及毛囊漏斗下部至峡部稍上方的外毛根鞘内。

【鉴别诊断】

斑秃 两者的临床病史、其他实验室检查相差甚远,梅毒性脱发患者螺旋体染色及梅毒血清学实验室检查阳性。

(金 江)

四、拔毛癖

【概念】

拔毛癖(trichotillomania)是指将头发、眉毛或睫毛等拔去的一种强迫性行为。

【临床特点】

1. **临床表现** 本病患者儿童较成人多见,常初发于5~12岁,女性较男性多见。常见部位为头发,也可见于眉毛、睫毛及阴毛,可与斑秃合并发生。

患者最常拔掉头发,导致头皮斑片状秃发或全秃。其他部位毛发,如眉毛、睫毛、面部、肢端或阴部毛发也可受累。拔毛区域可呈波浪形跨越头皮,或以一个起始部位呈离心性扩大。秃发区形状及边界常极不规则,其内毛发长短不一,并可见断发(图1-8-2-4-1A、图1-8-2-4-1B)。

2. **治疗** 行为调整及心理治疗。

3. **预后** 部分儿童患者不予治疗,拔毛行为可自行消失。

【发病机制】

通常认为拔毛癖属于强迫观念与行为性疾病,也可能与抑郁或焦虑有关。

【病理变化】

镜下观 空的生长期毛囊;退行期毛囊中见凋亡的角

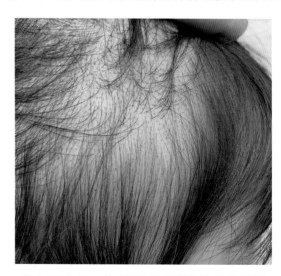

图1-8-2-4-1A 头皮散在片状脱发区,可见长短不一断发(上海交通大学附属上海儿童医学中心陈琢医生惠赠)

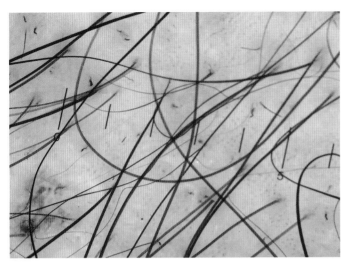

图 1-8-2-4-1B　拔毛癖皮肤镜可见大量扭曲发、断发、火焰状发、出血点（无锡市人民医院杜旭峰教授惠赠）

质形成细胞（图 1-8-2-4-2A）；毛囊漏斗部色素管型（图 1-8-2-4-2B）；毛发软化（毛囊内扭曲的发干）（图 1-8-2-4-2C）。

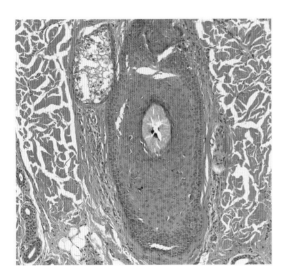

图 1-8-2-4-2A　退行期毛囊中见凋亡的角质形成细胞

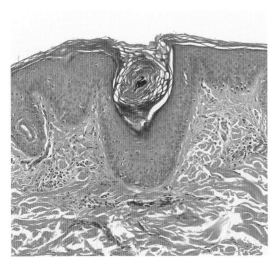

图 1-8-2-4-2B　毛囊漏斗部色素管型

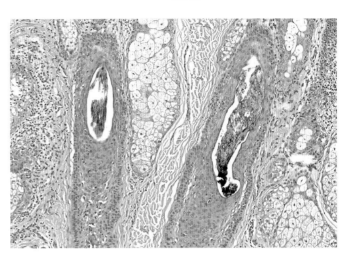

图 1-8-2-4-2C　毛囊内扭曲的发干

【鉴别诊断】

斑秃　斑秃的病理中也可见毛囊黑素颗粒管型，但斑秃属于炎症性非瘢痕性脱发，可见毛球水平的淋巴细胞浸润，残留纤维束中也可见炎症浸润，但有时候两者难以鉴别，或可合并发生。

（金　江）

五、休止期脱发

【概念】

休止期脱发（telogen effluvium）常由诸如手术、节食、发热、分娩等一些刺激因素导致，在刺激后 3~5 个月内发生，表现为休止期杵状发过多脱落。

【临床特点】

1. 临床表现　休止期脱发可分为急性和慢性，表现为累及整个头皮的非簇集发生的从根部脱落的毛发，每根脱落的毛发可见色素脱失的毛球结构，但无毛根鞘（图 1-8-2-5-1）。部分患者有头皮敏感和疼痛。急性休止期

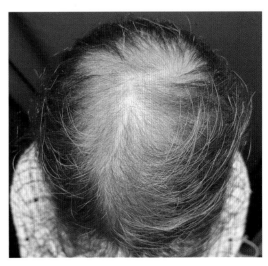

图 1-8-2-5-1　头皮弥散性脱发区（北京大学人民医院周城教授惠赠）

脱发病程往往不超过 6 个月,包括新生儿脱发、产后脱发、外用米诺地尔或口服维 A 酸类药物导致发热、创伤后的脱发;而慢性休止期脱发持续更长时间,可能是雄激素性脱发的前期或可与雄激素性脱发合并发生。

2. 治疗 无须特殊治疗,多数可在数月内停止脱发,头发可重新生长。

3. 预后 多数预后良好,特别是病因明确者。

【发病机制】

常见发病机制为各种刺激发生后 3~5 个月许多生长

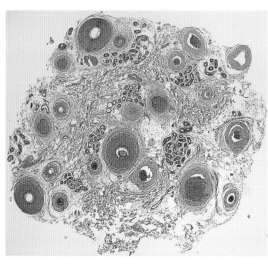

图 1-8-2-5-2　横切面,休止期毛囊数量增加(无锡市人民医院杜旭峰教授惠赠)

期毛囊向休止期转化,而出现休止期脱发。此外,也可由毛囊长时间停滞于生长期进而同时进入休止期、外用米诺地尔使休止期缩短等机制诱发。

【病理变化】

镜下观　休止期毛发增多(图 1-8-2-5-2)。无炎症反应。

【鉴别诊断】

雄激素性脱发 雄激素性脱发及休止期脱发均为非炎症性非瘢痕性脱发,但前者主要表现为毛囊微小化,而后者表现为明显的休止期毛发增多,但两者可合并发生。

(金 江)

参 考 文 献

［1］Wang TL,Zhou C,Shen YW,et al. Prevalence of androgenetic alopecia in China:a community-based study in six cities. Br J Dematol,2010,162(4):843-847.

［2］Xu F,Sheng YY,Mu ZL,et al. Prevalence and types of androgenetic alopecia in Shanghai,China:a community-based study. Br J Dematol,2009,160(3):629-632.

［3］Dirk M. Elston,Tammie Ferringer. Dermatopathology. 3rd ed. China:Elsevier,2018.

［4］中华医学会皮肤性病学分会毛发学组. 中国雄激素性秃发诊疗指南. 临床皮肤科杂志,2014,43(3):182-186.

［5］中华医学会皮肤性病学分会毛发学组. 中国斑秃诊疗指南(2019). 临床皮肤科杂志,2020,49(2):69-72.

第九章

第一节 红斑狼疮及其亚型

【概念】

红斑狼疮（lupus erythematosus，LE）是一种器官非特异性自身免疫性疾病，具有多种临床表现和症状，以及一系列实验室异常的复杂疾病，为病谱性疾病，包括多种临床亚型（表1-9-1-0-1）。一端为皮肤型红斑狼疮，即病变主要局限于皮肤，另一端为潜在致命性系统性疾病，即系统性红斑狼疮，可累及全身多系统。红斑狼疮的病因不清，可能与遗传、自身抗体、免疫复合物、激素水平，以及其他因素密切相关。

表1-9-1-0-1 红斑狼疮亚型

红斑狼疮亚型	冻疮样红斑狼疮
盘状红斑狼疮（局限型）	深在性红斑狼疮
盘状红斑狼疮（播散型）	亚急性皮肤红斑狼疮
疣状红斑狼疮	新生儿红斑狼疮
肿胀性红斑狼疮	

【临床特点】

1. 流行病学

（1）发病率：新生儿红斑狼疮非常少见，发生率大约为1/20 000，儿童红斑狼疮发病率约为0.6/10万。系统性红斑狼疮，非洲-加勒比人发病率高，牙买加约150个女性可出现一个患者，美国发病率约为1/100。

（2）发病年龄：红斑狼疮多发病于21~50岁，常见于育龄期女性。

（3）性别：女性多发。

2. 临床表现

（1）盘状红斑狼疮（discoid lupus erythematosus，DLE）：最常见的一型，病程持久，最常发生于头皮、面部、耳部及口唇。典型表现为境界清楚的盘状红斑、斑块，表面黏着性鳞屑，剥离鳞屑可见其背面有毛囊角栓，外周色素沉着，中央色素减退，轻度萎缩，愈后可产生萎缩性瘢

痕（图1-9-1-0-1A），发生于头皮、眉毛处的DLE可导致不可逆的瘢痕性脱发（图1-9-1-0-1B）。患者多无自觉症状，少数可有轻度瘙痒。DLE分两型：皮损仅限于头面颈部的为局限型，若皮损波及躯干和四肢，则为泛发型，又称播散型DLE（图1-9-1-0-1C）。发生在唇部的可形成瘢痕，并有发展成皮肤鳞状细胞癌的风险（图1-9-1-0-1D）。

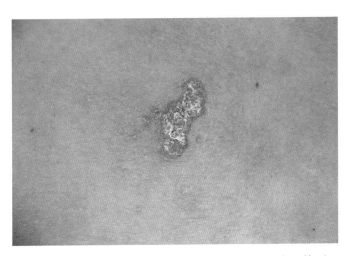

图1-9-1-0-1A 典型DLE皮损，前胸部境界清楚的红色斑块，上覆黏着性鳞屑

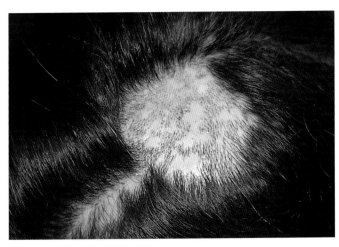

图1-9-1-0-1B DLE头皮瘢痕性脱发，头顶散在不规则红色及淡黄色萎缩性斑块，上覆少许黏着性鳞屑

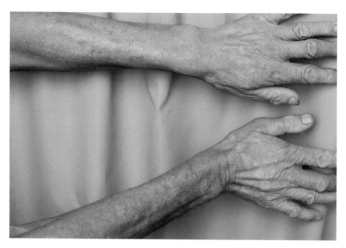

图 1-9-1-0-1C 播散型 DLE,双手、双上肢散在红色斑块,局部萎缩,上覆黏着性鳞屑

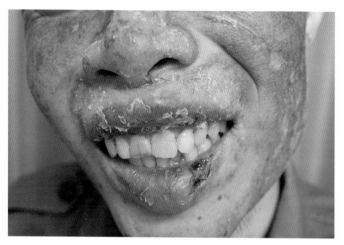

图 1-9-1-0-1D 播散型 DLE 患者下唇皮疹反复糜烂溃疡,继发皮肤鳞状细胞癌

（2） 疣状（肥厚性）红斑狼疮（verrucous/hypertrophic discoid lupus erythematosus）:临床较少见,多发于面部、头皮、唇黏膜及上肢,表现为疣状、角化过度的丘疹和斑块,大约 2% 的慢性盘状红斑狼疮患者出现疣状损害（图 1-9-1-0-2）。

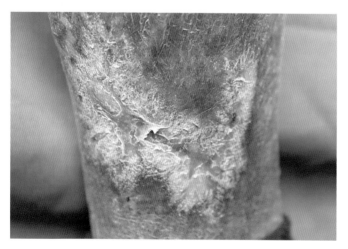

图 1-9-1-0-2 疣状 LE,下肢疣状、角化过度的斑块

（3） 肿胀性红斑狼疮（lupus erythematosus tumidus）: 是皮肤型红斑狼疮的一种特殊亚型,临床主要出现在 DLE 患者,SLE 患者罕见,表现为红色水肿性浸润性斑块,甚至呈荨麻疹样外观的结节,好发于面、颈、躯干曝光部位皮肤,不出现瘢痕（图 1-9-1-0-3）。

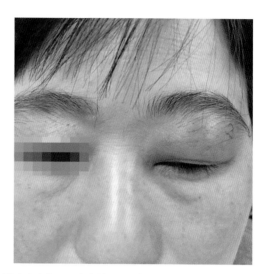

图 1-9-1-0-3 肿胀性红斑狼疮,上睑红色水肿性斑块

（4） 冻疮样红斑狼疮（chilblain lupus erythematosus）:大约 11% 的 DLE 患者出现冻疮样红斑狼疮,好发于女性患者,冬季易出现。患者手指、足跟或跖部出现红斑、丘疹或蓝紫色斑块或结节（图 1-9-1-0-4）,自觉痒、痛;较少累及手、小腿屈侧、膝盖、指（趾）关节、肘部、鼻和耳。该型多数患者有光敏感和雷诺现象,但大部分患者缺乏与冷球蛋白或冷凝集素相关的证据。

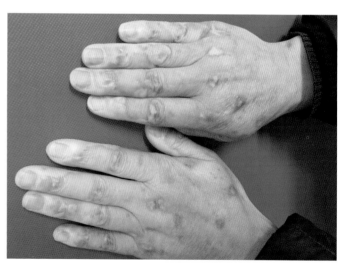

图 1-9-1-0-4 冻疮样红斑狼疮,双手多发紫红色斑片、斑块,局部可见色素沉着

（5） 深在性红斑狼疮（lupus erythematosus profunda, LEP）:又称狼疮性脂膜炎（lupus erythematosus panniculitis,LEP),好发于面部、上肢(尤其三角肌部位)和臀部,皮损为境界清楚的皮下结节或斑块,表面皮肤正常或暗紫红色,极少破溃,可单发或多发,病程长,消退后可形成凹陷性瘢痕(图1-9-1-0-5)。

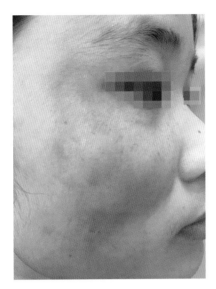

图1-9-1-0-5 深在性红斑狼疮,面部皮下结节,表面皮肤紫红色,局部凹陷

(6)亚急性皮肤型红斑狼疮(subacute cutaneous lupus erythematosus,SCLE):5%~10%的红斑狼疮患者为亚急性皮肤型红斑狼疮。可依皮疹特点分为两型:丘疹鳞屑型和环形多环型。前者皮损近似于银屑病样(图1-9-1-0-6A),后者呈环形或多环形红斑表现(图1-9-1-0-6B)。皮损好发于曝光部位,如上背、肩、手臂伸侧、颈胸V形区,常伴光敏感。

(7)系统性红斑狼疮(systemic lupus erythematosus,SLE):75%~88%的系统性红斑狼疮患者会出现皮肤损

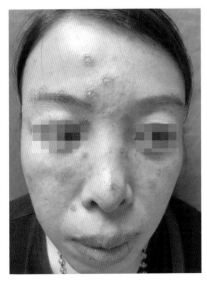

图1-9-1-0-6A 丘疹鳞屑型SCLE,面部散在红色丘疹,上覆鳞屑,似银屑病样

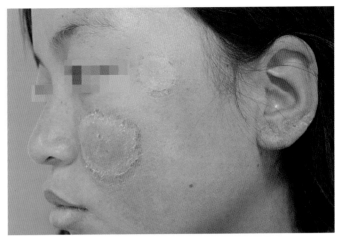

图1-9-1-0-6B 环形多环型SCLE,面部环形红斑,边缘红色、隆起,内侧缘覆细小鳞屑

害。可分为两型:局限型和泛发型。局限型皮损限于颈部及以上,经典表现为面颊和鼻背融合性水肿性红斑,即蝶形红斑(图1-9-1-0-7A),泛发型皮损多表现为全身对称分布的融合性小斑疹、丘疹,夹杂有紫癜样皮损,可发生于身体的任何部位,口腔和鼻腔黏膜可见红斑、糜烂及浅溃疡,多发生在硬腭中央、口唇和颊黏膜。

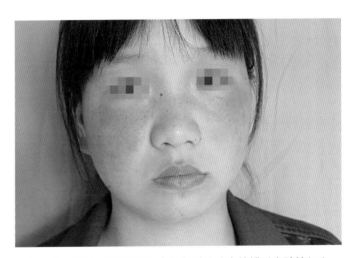

图1-9-1-0-7A 蝶形红斑,鼻颊部对称分布的蝶形水肿性红斑

SLE患者也可出现SCLE、DLE或其他慢性皮肤型红斑狼疮样皮损。脱发也为SLE的一种常见特征,常表现为弥漫性脱发,可分为两种类型:①休止期脱发,表现为累及整个头皮的明显脱发,病情缓解后可恢复;②狼疮发,又叫"羊毛发",表现为额部发际线下降、头发散乱、干燥、变细、脆弱、无光泽、容易拔脱及在头皮上方折断,以上改变在前发际线及头皮外周尤其明显(图1-9-1-0-7B)。光敏现象在SLE患者中的出现率很高,日光暴晒可诱发或加重。其他皮损包括类风湿结节、皮肤黏蛋白沉积症、水疱和大疱、血栓形成性血小板减少性紫癜、混合性冷球蛋白血症和软组织硬化等。

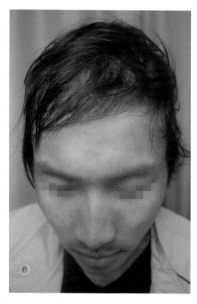

图 1-9-1-0-7B　狼疮发,额部发际线下降、头发散乱、干燥、变细、脆弱、无光泽,在前发际线及头皮外周尤其明显

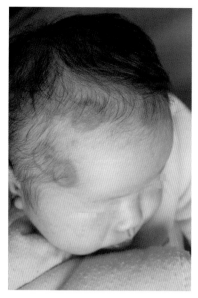

图 1-9-1-0-8　新生儿红斑狼疮,头面部散在环形红斑

（8）药物性红斑狼疮（drug-induced lupus erythematosus,DILE）:是由于服用某些药物后出现类似于自发性 SLE 表现的一种综合征,常见致病药物有肼屈嗪、异烟肼和最近新报道的肿瘤坏死因子 α 抑制剂等。多数 DILE 的症状轻,常有关节痛和肌痛,其次为胸膜炎、肺部异常及心包炎,面部红斑、口腔溃疡、脱发、肾脏及神经系统损害较少见。常伴有 ANA 阳性,但抗 ds-DNA 抗体常阴性。大部分 DILE 为自限性,停用药物后即可恢复,症状明显者需药物治疗。

（9）新生儿红斑狼疮（neonatal lupus erythematosus,NLE）:是由母亲体内的自身抗体（主要为抗 Ro/SSA 和/或抗 La/SSB 抗体）经胎盘转移给婴儿所致,多见于出生后几周的女婴,患儿母亲可以是 SLE 患者,也可以是其他结缔组织病患者。皮损表现为环形多环型红斑（图 1-9-1-0-8）,特别是在眼周（“熊猫眼”或“眼罩”）和头皮出现环形红斑、鳞屑性斑块,尤其可波及躯干和四肢,可发生完全或不全性先天性房室传导阻滞,也可有血小板减少、溶血性贫血、白细胞减少、肝炎等系统症状。皮损通常在 6 个月内自动消失、不留瘢痕,但心脏损害通常不可逆。

3. 实验室检查

（1）常规检查及各系统特异性检查:血常规可表现为贫血、淋巴细胞和/或白细胞减少、血小板减少。约 15% 的患者 Coombs 试验为阳性,在疾病活动期常有血沉增快、补体下降、循环免疫复合物水平升高。部分患者类风湿因子可为阳性,可有丙种球蛋白升高、白蛋白/球蛋白比率倒置。肾脏受累时尿常规检查可有蛋白尿、血尿、管型尿,24 小时尿蛋白定量是判断狼疮肾病病情活动的重要指标之一。当其他内脏器官受累时,可出现相应的肺功能、胸部 X 线、心电图、超声、头部磁共振和脑脊液等检查异常。

（2）免疫学检查:对 LE 的诊断至关重要。主要有以下几种:

1）抗核抗体（anti-nuclear antibody,ANA）:95% 以上的 SLE 患者 ANA 阳性,为目前最佳的 SLE 筛选试验,周边型为 SLE 所特有的。

2）抗双链 DNA（ds-DNA）抗体:特异性 96%～99%,敏感性 50%～70%,阳性表明狼疮活动和肾病的高危性。

3）抗盐水可提取物抗原（extractable nuclear antigen,ENA）抗体:为一个抗体谱,其中抗 Sm 抗体是 SLE 标记抗体之一。

4）抗组蛋白抗体（anti-histone antibody）:药物引起的 SLE 患者 90% 以上的病例可发现此抗体,而在特发性 SLE 中发生率较低。

5）抗增生性细胞核抗原（proliferative cell nuclear antigen,PCNA）抗体:少见,但在 SLE 中有高度特异性。

6）抗磷脂抗体（anti-phospholipid antibody）:SLE 患者常有梅毒血清反应假阳性,还有凝血抑制物存在,称为狼疮抗凝物（lupus anticoagulant,LAC）。LAC 是一类抗磷脂抗体,该类抗体阳性的 SLE 患者常可伴有复发性静脉或动脉栓塞和习惯性流产、血小板减少症,称为抗磷脂综合征。

7）狼疮带试验（lupus band test,LBT）:在皮肤的真表皮交界处有 IgG 和/或 C3 带状颗粒状沉积,即为 LBT 阳性（图 1-9-1-0-9）。LBT 特异性高,有助于 LE 的诊断及鉴别。

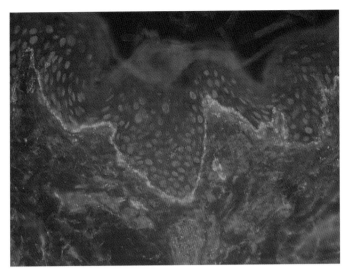

图 1-9-1-0-9 狼疮带试验显示真表皮交界处 IgG 线状沉积

4. 治疗

（1）预防：对患者进行教育，消除其恐惧心理，注意防寒，避免日晒，避免劳累，应避免使用可导致光敏性的药物。女性患者处于活动期应避孕。

（2）局部治疗：皮肤型红斑狼疮最初应外用糖皮质激素治疗。对于早期表浅的皮肤受累，可使用氢化可的松。但对于更深层的皮损，应使用更强效的外用糖皮质激素（尤其是氟化制剂）联合或不联合封包，或者在皮损内注射糖皮质激素。黏膜病变可外用糖皮质激素、0.1%他克莫司软膏或病灶内注射糖皮质激素。

（3）系统治疗：除大疱性皮损外，很少需要系统应用糖皮质激素和免疫抑制剂来清除皮损。当局部治疗不充分时，系统用糖皮质激素和甲氨蝶呤是有效的。有文献报道，可能有效的药物包括羟氯喹和口服维 A 酸类、硫唑嘌呤、环孢素、环磷酰胺、苯丁酸氮芥、沙利度胺、静脉用免疫球蛋白、抗-CD4 抗体、吗替麦考酚酯、来氟米特、阿达木单抗和利妥昔单抗等。氨苯砜可能对大疱性皮损尤其有效。

5. 预后
皮肤型红斑狼疮预后好，但部分皮肤型红斑狼疮可以演变成系统性红斑狼疮，系统性红斑狼疮成人患者的 10 年生存率超过 90%，但是出现肾和/或神经损害表明预后不好。儿童系统性红斑狼疮是一种严重的疾病，由于肾脏损害，病死率可达 15%。

【发病机制】

目前研究认为 LE 是具有遗传易感性的个体在多种内外环境因素共同作用下发生的自身免疫性疾病，包括天然免疫系统的异常激活、自身反应性 T、B 细胞增殖活化、多种自身抗体的产生、细胞因子分泌及其受体表达的异常、免疫复合物清除功能障碍、补体系统缺陷、NK 细胞功能异常等。

【病理变化】
镜下观

（1）DLE 组织病理表现：表皮萎缩、角化过度、毛囊角栓、基底层空泡液化变性，真皮内血管和皮肤附属器周围片状淋巴细胞为主的浸润（图 1-9-1-0-10A、图 1-9-1-0-10B）。基底膜带通常增厚，PAS 染色后更为显著（图 1-9-1-0-10C），也存在真皮黏蛋白沉积。狼疮带试验可见皮损部位真表皮交界处 IgG 抗体和/或 C3 带状颗粒状沉积。

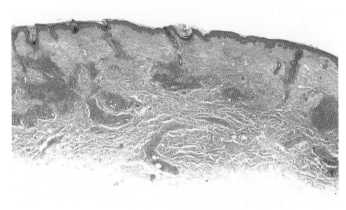

图 1-9-1-0-10A 低倍镜扫视，毛囊角栓，真皮内血管及皮肤附属器周围致密炎症细胞浸润

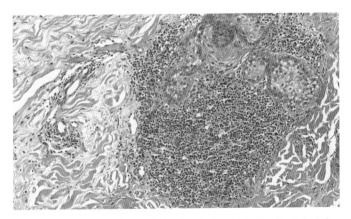

图 1-9-1-0-10B 血管及附属器周围有致密以淋巴细胞为主的炎症细胞浸润，并可见散在浆细胞浸润

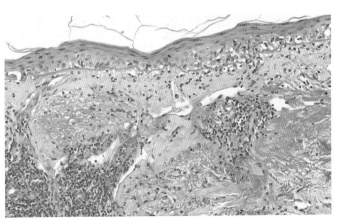

图 1-9-1-0-10C PAS 染色显示基底膜带增厚

（2）疣状（肥厚性）红斑狼疮组织病理表现：与 DLE 相似，但表皮疣状增生伴有角化过度及颗粒层增厚（图 1-9-1-0-11）。

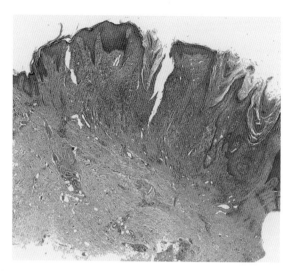

图 1-9-1-0-11 表皮角化过度伴疣状增生，颗粒层、棘层增厚、基底层液化变性、血管及附属器周围炎症细胞浸润

（3）LET 组织病理表现：表皮无异常，真皮浅层和深层、血管和附属器周围的淋巴细胞浸润，间质黏蛋白沉积明显（图 1-9-1-0-12A、图 1-9-1-0-12B）。

（4）冻疮样红斑狼疮组织病理表现：表皮萎缩，基底细胞液化变性，真皮血管和毛囊皮脂腺周围大量淋巴细胞浸润。

（5）LEP 组织病理表现：真皮深部及脂肪小叶内致密的淋巴细胞和浆细胞浸润（图 1-9-1-0-13A、图 1-9-1-0-13B），有时可见淋巴样滤泡伴生发中心形成，陈旧皮损脂肪小叶被增厚的胶原纤维代替。表皮和真皮浅层改变轻微，有时可以见到 DLE 的表现。

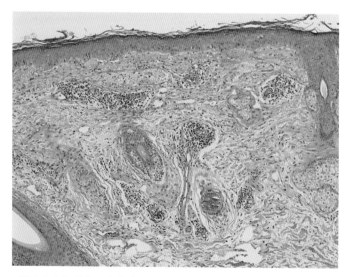

图 1-9-1-0-12A 真皮浅层和深层、血管和附属器周围淋巴细胞浸润

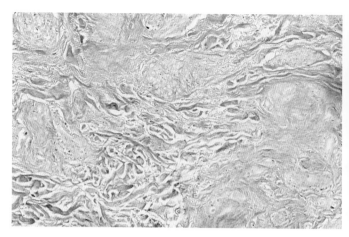

图 1-9-1-0-12B 阿辛蓝染色示胶原间大量黏蛋白沉积

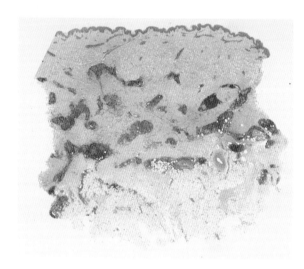

图 1-9-1-0-13A 低倍镜扫视，真皮深部及脂肪小叶间有炎症细胞浸润

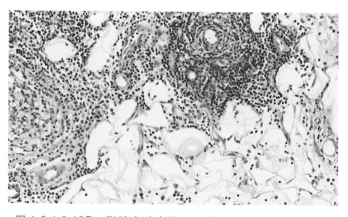

图 1-9-1-0-13B 脂肪小叶内淋巴细胞为主浸润，散在浆细胞浸润

（6）SCLE 组织病理表现：可见角质形成细胞坏死，形成胶样小体，表皮萎缩较 DLE 轻，基底细胞轻度液化变性，真皮浅层淋巴细胞苔藓样浸润及血管周围浸润，浸润深度较 DLE 浅。SCLE 没有角化过度、基底膜增厚、毛囊角栓或瘢痕形成，病理改变与新生儿红斑狼疮相似，皮损处狼疮带试验阳性（图 1-9-1-0-14）。

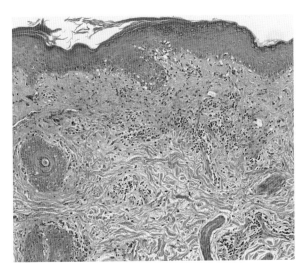

图 1-9-1-0-14 基底液化变性,真皮浅中层血管及附属器周围稀疏炎症细胞浸润,胶原间黏蛋白沉积

(7) SLE 组织病理表现:表皮萎缩,基底细胞液化变性;真皮浅层水肿,皮肤附属器周围散在或灶状淋巴细胞浸润。真皮上部水肿区及真皮毛细血管壁可有纤维蛋白样沉积。狼疮带试验在皮损、曝光处和非曝光处的外观正常皮肤,均可阳性,有助于与 DLE 的鉴别诊断,后者正常皮肤处为阴性。

【鉴别诊断】

1. DLE 临床皮疹与脂溢性皮炎、浅部真菌感染、寻常狼疮等疾病鉴别。脂溢性皮炎常表现为面部的红斑及易脱落的油腻性鳞屑,但其分布对称,没有毛囊角栓,皮损没有萎缩。真菌感染同样可形成盘状损害,伴有鳞屑,但其没有萎缩。寻常狼疮在后期可出现瘢痕,类似于DLE,但寻常狼疮早期呈红褐色质软斑块,玻片压诊可见"苹果酱色"改变,而后期瘢痕、萎缩常较 DLE 明显,且病程中可出现破溃,这与 DLE 存在差异。病理上需要与其他有基底细胞液化变性的疾病相鉴别,特别是扁平苔藓。红斑狼疮缺乏扁平苔藓所见的楔形颗粒层增厚和犬齿状表皮突,炎症细胞浸润出现在附属器周围而非带状分布。偶尔肥厚性红斑狼疮与扁平苔藓难以区别,这时需要依赖狼疮带试验。

2. LEP 病理改变具有特征性,但相似的组织学表现也可见于其他结缔组织疾病,包括线状硬皮病、深在性硬斑病、系统性硬化症、皮肌炎、混合结缔组织病和多发性肌炎,需要结合临床及实验室检查结果进行鉴别诊断。

3. SCLE 临床皮疹需与银屑病、玫瑰糠疹、离心性环状红斑鉴别。银屑病可出现类似于 SCLE 的鳞屑性圆形红斑,但银屑病可全身多发,伸侧多见,不局限于曝光部位,皮损在日光照射后可得到一定程度缓解,鳞屑表现为云母状脱屑,Auspitz 征阳性,不伴皮肤萎缩。玫瑰糠疹同样不局限于曝光部位,皮损沿皮纹方向走行。离心性

环状红斑皮损表现可类似于 SCLE,但离心性环状红斑分布同样不局限于曝光部位,界面改变不明显。此外,以上疾病通常自身免疫抗体呈阴性。

4. SLE 根据累及的相应系统而出现的临床症状与皮肌炎、成人斯蒂尔病、系统性血管炎、类风湿关节炎、急性风湿热、感染性疾病及原发性肾小球疾病等相鉴别。组织学上有时难以与多形性日光疹鉴别,多形性日光疹组织学常表现为真皮浅层水肿、轻度或中度浅部和深部血管周围淋巴细胞、组织细胞浸润。SLE 早期皮损以诱导性-辅助性 T 淋巴细胞为主,表皮朗格汉斯细胞增多。慢性皮损以细胞毒性-抑制性 T 淋巴细胞为主,通常缺乏基底细胞液化变性,不出现表皮萎缩。

(于 艳)

参 考 文 献

[1] Gilliam JN, Sontheimer RD. Distinctive cutaneous subsets in the spectrum of lupus erythematosus. J Am Acad Dermatol, 1981, 4 (4):471-475.

[2] Provost T. The relationship between discoid lupus erythematosus and systemic lupus erythematosus. A hypothesis. Am J Dermatopathol, 1979, 1(2):181-184.

[3] Prystowsky SD, Gilliam JN. Discoid lupus erythematosus as part of a larger disease spectrum. Correlation of clinical features with laboratory findings in lupus erythematosus. Arch Dermatol, 1975, 111(11):1448-1452.

[4] Wechsler HL. Lupus erythematosus, A clinician's coign of vantage. Arch Dermatol, 1983, 119(11):887-892.

[5] Amy S Paller, Anthony J Mancini. Hurwitz clinical pediatric dermatology. 4th ed. Amsterdam:Elsevier Medicine, 2011.

[6] Moschella SL. Dermatologic overview of lupus erythematosus and its subsets. Dermatol, 1989, 16(6):417-428.

[7] Roundtree J, Weigand D, Burgdorf W. Lupus erythematosus with oral and perianal mucous membrane involvement. Arch Dermatol, 1982, 118(1):55-56.

[8] Rubenstein DJ, Huntley AC. Keratotic lupus erythematosus:treatment with isotretinoun. J Am Acad Dermatol, 1986, 14(5 Pt 2):910-914.

[9] Hymes SR, Jordon RE. Chronic cutaneous lupus erythematosus. Med Clin North Am, 1989, 73(5):1055-1071.

[10] Millard LG, Rowell NR. Chilblain lupus erythematosus(Hutchinson). A clinical and laboratory study of 17 patients. Br J Dermatol, 1978, 98(5):497-506.

[11] Magana M, Vazquez R. Discoid lupus erythematosus in childhood. Pediatr Dermatol, 2000, 17(3):241-242.

[12] Watson, R. Cutancous lesions in systemic lupus erythematosus. Med Clin North Am, 1989, 73(5):1091-1111.

[13] Jonsson R, Heyden G, Westberg NG, et al. Oral mucosal lesions in systemic lupus erythematosus:a clinical, histopathological and

immunopathological study. J Rheumatol, 1984, 11(1): 38-42.

[14] Wollina U, Barta U, Uhlemann C, et al. Lupus erythematosus-associated red lunula. J Am Acad Dermatol, 1999, 41(3 Pt 1): 419-421.

[15] Fowler JF Jr, Callen JP. Cutaneous mucinosis associated with lupus erythematosus. Rheumatol, 1984, 11(3): 380-383.

[16] Quismorio FP, Dubois EL, Chandor SB. Soft tissue calcification in systemic lupuserythematosus. Arch Dermatol, 1975, 111(3): 352-356.

[17] Tuffanelli DL. Lupus erythematosus. J Am Acad Dermatol, 1981, 4(2): 127-142.

[18] Ilchyshyn L, Hawk JL, Millard TP. Photoprotection: does it work? Lupus, 2008, 17(8): 705-707.

[19] Lampropoulos CE, Sangle S, Harrison P, et al. Topical tacrolimus therapy of resistant cutaneous lesions in lupus ery-thematosus: a possible alternative. Rheumatology (Oxford), 2004, 43(11): 1383-1385.

[20] Wozniacka A, Mccauliffe DP. Optimal use of antimalarials in treating cutaneous lupus erythematosus. Am J Clin Dermatol, 2005, 6(1): 1-11.

[21] Fabbri P, Cardinali C, Giomi B, et al. Cutaneous lupus erythematosus: diagnosis and management. Am J Clin Dermatol, 2003, 27(3): 449-465.

[22] Buoncopagni A, Barbano GC, Pistoia V, et al. Childhood systemic lupus erythematosus: a review of 30 cases. Clm Exp Rheumatol, 1991, 9(4): 425-430.

[23] Norris PG, Morris J, McGibbon DM, et al. Polymorphic light eruption: an immu-nopathological study of evolving lesions. Br J Dermatol, 1989, 120(2): 171-183.

第二节 其他结缔组织病

一、硬皮病

【概念】

硬皮病(scleroderma),又称硬化症(sclerosis),包括了两种截然不同的临床类型:局限于皮肤的局限性硬皮病/硬斑病(localized scleroderma/morphea)和累及多器官的系统性硬皮病/系统性硬化症(systemic scleroderma/systemic sclerosis)。

【临床特点】

1. 临床表现

(1)局限性硬皮病(localized scleroderma, LoS):亦称硬斑病(morphea),目前最常用的分类方法是梅奥临床分类(Mayo Clinic Classification),将该病分为五型,分别为斑块型硬斑病、泛发型硬斑病、大疱型硬斑病、线状硬斑病、深在型硬斑病。

1)斑块型硬斑病:是成人最为常见的亚型,早期皮损边缘可呈紫罗兰色,后期表现为境界清晰的局限性皮肤萎缩,呈圆形或椭圆形,质硬,表面发亮(图 1-9-2-1-1A),好发于躯干及四肢近端。

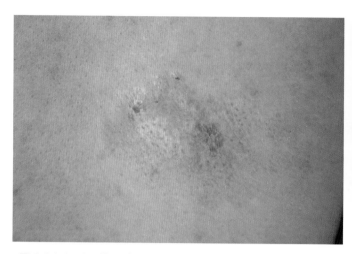

图 1-9-2-1-1A 境界清晰的局限性皮肤硬化,呈类圆形,质硬,表面发亮,伴有皮肤颜色异常,即皮肤色素沉着和色素减退

2)泛发型硬斑病:是指超过 2 个身体解剖部位出现硬斑病样斑块(图 1-9-2-1-1B),这在女性中更为常见,进展较快,通常在几个月内出现皮肤硬化。患者可出现手指硬化,但通常不会出现溃疡、指骨吸收、甲皱襞毛细血管改变或雷诺现象等,这与系统性硬皮病不同。颜面部一般不受累。

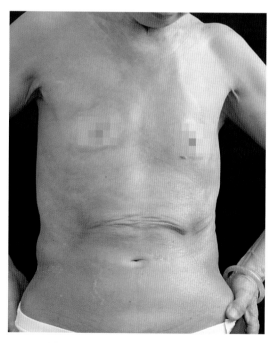

图 1-9-2-1-1B 前胸、腹部皮肤硬化

3)大疱型硬斑病:是一种罕见的亚型,临床特征为硬斑病样斑块的基础上出现大疱或糜烂。

4）线状硬皮病：临床通常表现为线性分布的单侧病变，可累及四肢或头面部，常沿 Blaschko 线分布（图 1-9-2-1-1C）。其中包括三种特殊的亚型：局限于头面部的亚型、Parry Romberg 综合征和刀砍状线状硬皮病（Linear scleroderma "en coup de sabre"，LScs）。Parry Romberg 综合征又称为进行性偏侧颜面萎缩（progressive facial hemiatrophy，PFH），是指病变完全累及一侧面部时导致脂肪组织萎缩、肌肉和骨骼变形。而 LScs 病变早期通常表现为受累皮肤僵硬，在顶叶区域形成凹陷并延伸至头皮、鼻部、上唇，形成线状脱发区（图 1-9-2-1-1D），易出现皮肤外病变，尤其是骨骼、眼部和神经系统。

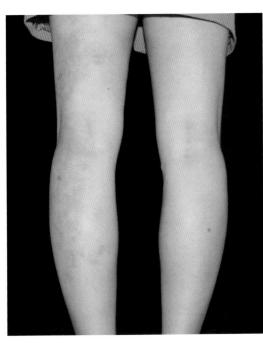

图 1-9-2-1-1C　左下肢屈侧浅褐色斑硬化斑片，呈线状分布

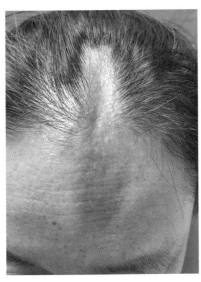

图 1-9-2-1-1D　前额及头皮条带状皮肤萎缩，表面僵硬发亮，中央色素沉着，呈"刀砍状"

5）深在型硬斑病：通常表现为近脊柱的单一病变，受累皮肤外观正常、萎缩或硬化，通常不累及内脏。

6）混合型硬斑病为两种或两种以上亚型并存（线状-局限性），可发生于儿童，而成年人罕见。

另外，有超过 20% 的 LoS 患者会出现皮肤外表现，如关节炎、癫痫和葡萄膜炎。因此，一旦诊断为 LoS，应特别注意内脏器官的受累情况及转变为系统性硬皮病的可能。

LoS 的实验室变化是多变的。混合型硬斑病患者 ANA 呈阳性，37%～50% 的线性硬皮病患者 ANA 呈均匀斑点状阳性。抗组蛋白抗体和 III 型前胶原血清水平升高是预示 LoS 严重程度的指标，常见于泛发型硬斑病和深在型硬斑病患者。类风湿因子阳性是 LoS 患者关节受累的一个危险因素。

（2）系统性硬皮病（systemic scleroderma，SSc）：SSc 分为两种主要的亚型，局限型 SSc 和弥漫型 SSc。局限型 SSc 表现为四肢远端到肘部或膝部的缓慢渐进性累及（无论是否累及面部和颈部），内脏器官受累晚且进展缓慢。而弥漫型 SSc 主要是躯干的快速渐进性硬化及早期、快速进展的内脏器官受累。

然而这两种亚型在皮肤表现和内脏器官受累方面同样存在许多共同点。

疾病早期皮肤可出现雷诺现象（Raynaud's phenomenon），表现为手指或脚趾因暂时性血管痉挛而呈现三相色改变（白-紫-红）。除了与雷诺现象相关的症状外，肢端水肿是另一个典型的表现，早期表现为"香肠手指"，后期皮肤逐渐紧绷形成纺锤形手指（亦称为"麦当娜手指"）。若出现肢端坏死或指尖溃疡，则被称"鼠咬"样溃疡。其他典型的皮肤体征包括张口受限、口周放射状皮纹、尖鼻、舌系带变短变硬、面部皮肤缩紧致面部表情减少、面部毛细血管扩张，以及手指关节、肘部、膝部的钙化（图 1-9-2-1-2A、图 1-9-2-1-2B）。甲皱襞毛细血管也有相关的形态学改变。另外可以使用改良的 Rodnan 皮肤评分（Modified Rodnan Skin Score，mRSS）来量化不同时期的皮肤硬化程度。

SSc 最常累及的内脏器官包括心脏、肺部、肾脏和胃肠道。10%～25% 的患者可能会出现先前未发现的严重心脏病。除心包/心肌纤维化和心包积液外，主要表现为心脏瓣膜硬化和因传导系统异常导致的心律失常。隐匿性心脏受累会导致患者猝死，并经常与潜在的败血症相关。肺部受累发生在 40%～80% 的病例中，可表现为肺纤维化或间质性肺病和肺动脉高压。与其他内脏器官受累（通常在弥漫型 SSc 中更为常见和严重）不同，肺动脉高压在局限型 SSc 中更为常见。

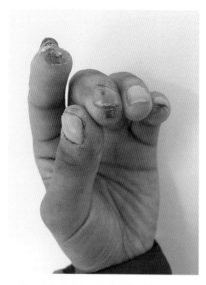

图 1-9-2-1-2A 指尖"鼠咬"样溃疡

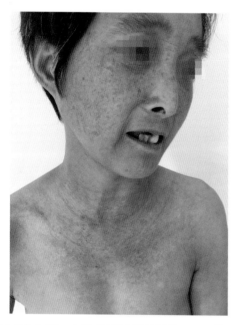

图 1-9-2-1-2B 尖鼻、面部皮肤缩紧伴毛细血管扩张

肾脏异常包括肾硬化、尿素和肌酐水平升高、肌酐清除率降低和蛋白尿。硬皮病肾危象是一种罕见的肾脏严重并发症，其定义是血栓性微血管病变伴有高血压和急性进行性肾损伤。另外一些硬皮病肾危象患者血压可正常，这往往提示预后差。胃肠道受累几乎普遍发生在系统性硬皮病中，临床表现为食管动力减退、胃食管反流和Barrett食管。与许多慢性炎症性疾病一致，SSc患者罹患恶性肿瘤的风险增加，可能的原因包括潜在的全身炎症反应和长期的免疫抑制治疗。

一般来说，建议早期开始监测及筛查器官受累情况。在确诊后的3~5年内定期检查肺功能，并持续进行家庭血压监测。此外需警惕恶性肿瘤可能。

SSc的两个亚型除共有的表现外，还各自有不同之

处，其中自身抗体是SSc亚型分类的重要标准。

90%的SSc患者抗核抗体(antinuclear antibody，ANA)阳性。局限型SSc以抗着丝粒抗体阳性为特征，而弥漫型SSc则以抗Scl70/拓扑异构酶Ⅰ抗体阳性为特征。

除上述伴有皮肤表现的SSc患者外，有少数患者存在SSc的临床特征和自身抗体，但无皮肤受累，称为无皮肤硬化的硬皮病(sine scleroderma)。

2. 流行病学

（1）局限性硬皮病：LoS是一种罕见的疾病，每100 000人每年有0.3~3人发病。白种人女性更为常见，男女比例为2~4∶1。成人好发年龄为50岁，而儿童好发于2~14岁。

（2）系统性硬皮病：女性明显多于男性（3∶1）。许多患者在20~30岁开始出现雷诺现象，在40~50岁出现皮肤和内脏的进行性硬化，并伴有相关的临床症状。

3. 治疗

（1）局限性硬皮病：典型的LoS表现为自限性进程，在3~5年后有自发消退的趋势。然而，面部等非典型硬皮病疾病进展呈不确定性，需要及时进行治疗干预，以防止内脏器官受累和严重的损容性损害。目前，对于LoS的治疗尚无共识，治疗方法多样，包括D-青霉胺、外用或口服维生素D、PUVA光化学疗法、苯妥英钠、糖皮质激素、甲氨蝶呤、环孢素和干扰素。另外还包括整形和理疗等治疗方法。

（2）系统性硬皮病：目前尚无有效的治疗方法能够防止或延缓疾病进展和器官受累。

1）患者教育：包括戒烟、日常皮肤护理、局部防寒等，可改善肢体灌注，减少雷诺现象发作的次数和严重程度。

2）抗炎、抑制免疫：全身光疗特别是中高剂量的UVA1疗法，是减缓皮肤硬化过程的有效方法。由于糖皮质激素可能会诱发肾危象，故应避免使用。另外还可应用霉酚酸酯、甲氨蝶呤、硫唑嘌呤和环孢素等免疫抑制剂。

3）改善外周循环：钙拮抗剂可用于改善受损的外周循环，也可能有助于维持肾功能，亦可使用前列腺素衍生物作为替代治疗。目前用于治疗指端溃疡的药物是选择性内皮素1受体拮抗剂波生坦。

4）对症支持治疗：存在胃肠道受累者应每天少食多餐，必要时口服抑酸剂、质子泵抑制剂、促胃动力药物等。

5）随着各学科的发展，新型生物制剂和干细胞移植等方法相继用于治疗SSc。

【发病机制】

局限性硬皮病和系统性硬皮病的发病机制是相似

的,都十分复杂。致病因素除了遗传易感性外,可能还包括感染(特别是巨细胞病毒和细小病毒)、毒素、吸烟等环境因素,以及自身免疫、血管病变等。

【病理变化】

1. **镜下观** 真皮胶原纤维束硬化和均质化,后期可累及皮下组织和肌肉筋膜;附属器结构萎缩,成纤维细胞减少;皮下脂肪层内血管周围及间质淋巴细胞和浆细胞浸润;表皮可有萎缩;血管可出现不同程度的营养不良性钙化(图 1-9-2-1-3A、图 1-9-2-1-3B)。

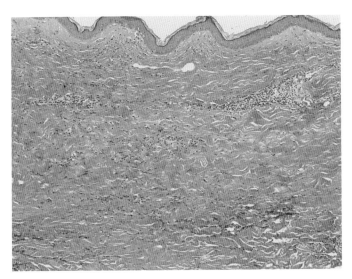

图 1-9-2-1-3A 低倍镜扫视,表皮萎缩,真皮内胶原纤维束硬化表现

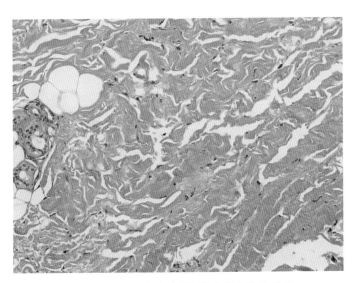

图 1-9-2-1-3B 真皮胶原纤维束增宽和均质化

2. **免疫组化** 真皮内 CD34+ 细胞数减少(图 1-9-2-1-3C)。

【鉴别诊断】

1. **局限性硬皮病需与以下疾病鉴别:**

(1)硬化性苔藓:可累及生殖器外皮肤、生殖器、肛

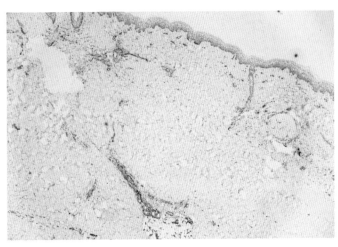

图 1-9-2-1-3C 与正常真皮相比,CD34 阳性细胞显著减少

门,晚期形成白色瘢痕样萎缩。典型病理表现为真皮浅层胶原均质化,其下方淋巴细胞呈带状浸润,其上方表皮变薄,正角化过度。另可见弹力纤维减少,硬斑病无此表现。

(2)硬化性脂膜炎:通常好发于小腿下 1/3,伴有慢性静脉功能不全,临床可表现为硬化性斑块,可使小腿像倒置的香槟酒瓶。组织病理早期表现为皮下脂肪间隔内少量淋巴细胞浸润,可见"鬼影细胞"。中期特征性改变是脂肪微囊肿和脂膜性脂肪坏死。后期纤维化、硬化显著。

(3)铠甲状癌:常见于乳腺癌患者中,肿瘤浸润皮肤和皮下组织,致胸部弥漫性硬化改变。病理活检可与局限性硬皮病鉴别,镜下表现为病变部位纤维化,肿瘤细胞与成纤维细胞相似,核长较大,呈多角形、嗜碱性,局部肿瘤细胞呈团块状,或呈列兵样排列。

(4)系统性硬皮病:是一种自身免疫性疾病,其特征在于皮肤硬化和内脏器官受累。通常始于雷诺现象,并常伴有甲皱襞毛细血管扩张等改变。这在局限性硬皮病患者中极少存在。

2. **系统性硬皮病需与以下疾病鉴别:**

(1)红斑狼疮:系统性红斑狼疮可出现雷诺现象。好发于女性患者,可分为皮肤型和系统性。皮肤型又可分为急性、亚急性和慢性,其中盘状红斑狼疮最为常见,典型病理表现为基底膜带增厚、苔藓样界面皮炎、附属器周围淋巴细胞片状浸润。

(2)皮肌炎:典型表现为 Gottron 征、Heliotrope 疹、皮肤异色症等,大约 70% 的皮肌炎患者存在肌炎特异性自身抗体。少部分患者可出现雷诺现象。病理表现为表皮萎缩、空泡样界面皮炎及黏蛋白沉积等,必要时行肌肉活检及肌电图明确诊断。

(3)硬化性黏液水肿:多表现为手、前臂、头颈部、躯干上部密集排列的蜡样丘疹,周围皮肤质硬,似硬皮病表

现。伴有副蛋白血症。病理表现为真皮网状层中上部广泛的黏蛋白沉积。

（4）硬肿病：伴或不伴有糖尿病，表现为面颈部、项背部木板样硬化。可有浆膜炎、吞咽困难等系统性表现。无肢端受累及雷诺现象。病理表现为真皮网状层增厚，胶原间隙疏松，内有黏蛋白沉积。

（5）嗜酸性筋膜炎：主要症状为剧烈运动或体力活动后几天至1~2周内出现四肢对称的肿胀、肢体远端板状硬化。特征性表现包括受累皮肤出现橘皮样外观或沟槽征。活检组织病理可见筋膜明显增厚，以淋巴细胞和浆细胞为主的炎症细胞浸润，早期可出现嗜酸性粒细胞浸润。

（纪　超）

二、皮肌炎

【概念】

皮肌炎（dermatomyositis，DM）是一种特发性炎症性肌病，且临床表现多样，以皮肤病变和表现各异的系统性病变为特征。

【临床特点】

1. 临床表现

（1）皮肤表现：DM的皮肤表现多种多样，目前被分为6类，特异性表现、特征性表现、兼容性表现、少见表现、罕见表现和非特异性表现。

1）特异性表现：包括Gottron丘疹，即掌指关节和指间关节紫罗兰色丘疹（图1-9-2-2-1A）；Gottron征，即肘部、指关节、膝关节、踝关节伸侧红色斑片（图1-9-2-2-1B）；Heliotrope疹，即眶周水肿性紫红斑（图1-9-2-2-1C）。

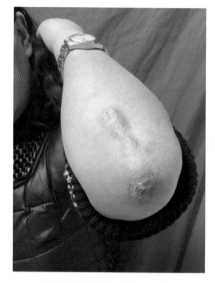

图1-9-2-2-1B　Gottron征

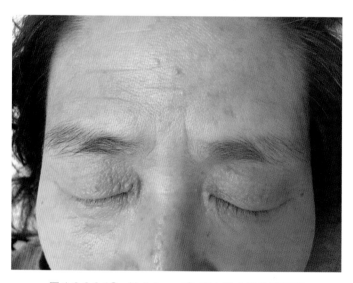

图1-9-2-2-1C　Heliotrope疹，双上睑水肿性紫红斑

2）特征性表现：包括甲皱襞改变，可见甲周红斑和毛细血管扩张等（图1-9-2-2-1D）；披肩征，肩后段、颈部、

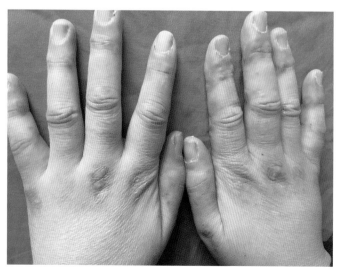

图1-9-2-2-1A　Gottron丘疹

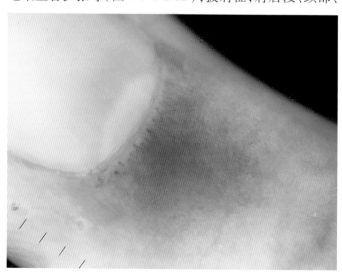

图1-9-2-2-1D　皮肤镜示甲皱襞毛细血管扩张

上背部紫罗兰色或红色斑疹、斑片（图 1-9-2-2-1E）；颈前下部、上胸部连续性红色斑疹、斑片（V 型征）；手枪套征，大转子下方髋部和大腿外侧对称性的皮肤异色症（图 1-9-2-2-1F）；头皮红色萎缩性斑块，上覆鳞屑。

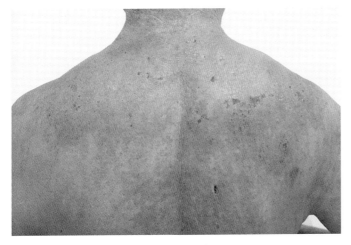

图 1-9-2-2-1E 披肩征

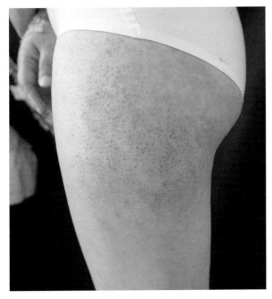

图 1-9-2-2-1F 手枪套征

3）兼容性表现：包括皮肤异色症、眶周和面部水肿。

4）少见表现：指水疱、大疱、坏死、溃疡、网状青斑、皮肤钙沉着。

5）罕见表现：为技工手、鞭打样红斑、折椅征、毛囊角化过度、口腔黏膜改变等。部分 DM 患者可出现雷诺现象，此为 DM 的非特异性表现。

6）仅有皮肤损害但无肌肉病变的患者称为临床无肌病性皮肌炎（clinically amyopathic dermatomyositis，CADM）。CADM 可以表现为微肌炎型和无肌炎型。微肌炎型是指患者无乏力症状，但有实验室检查、活检、影像学检查显示亚临床肌肉受累的证据。无肌炎型指无肌肉受累

证据。

（2）肌肉表现：大约 80% 的 DM 患者存在肌肉病变，经典表现为对称性近端肌无力。通常无痛，常有 CK、AST 和 ALT 升高。患者若出现吞咽困难、发音困难，则表明咽部和食管的横纹肌可能受累，并且提示预后不良。

肌电图的特征性表现为肌源性损害，包括插入和自发活动增加，伴有颤动电位，尖锐的正波，偶有假性强直或复杂的重复性放电；持续时间短，振幅低的多相运动单位动作电位（MUAPs）；早期募集 MUAPs。

（3）系统表现：DM 可累及肺、心、血管、胃肠道、内分泌等系统表现，包括间质性肺疾病、各种心律失常、充血性心力衰竭、心肌炎、吞咽困难、脂质代谢异常等。

DM 与恶性肿瘤密切相关，包括卵巢癌、肺癌、胰腺癌、胃癌和结肠直肠癌等。幼年 DM 患者和普通人相比更易罹患白血病和淋巴瘤。老年男性、披肩征、疾病复发，或抗 TIF1-γ 抗体阳性等因素为潜在恶性肿瘤的危险因素。

在没有肌肉活检和临床表现不典型的情况下，DM 特异性自身抗体可协助诊断、指导治疗并与预后相关。分别为抗 Mi2 自身抗体、抗 MDA5 自身抗体、抗 NXP2 自身抗体、抗 TIF1-γ 自身抗体和抗 SAE 自身抗体。其中抗 Mi2 自身抗体阳性的 DM 患者预后良好，与发生恶性肿瘤或间质性肺疾病的风险增加无关。而抗 TIF1-γ 自身抗体阳性的临床意义是与潜在的恶性肿瘤密切相关。抗 MDA5 自身抗体阳性与发生间质性肺疾病的风险增加相关，并偶发高度致命的快速进展性间质性肺病。

2. 流行病学　DM 的男女比例为 1∶2，无种族差异。幼年皮肌炎最常见的诊断年龄为 4~14 岁，而成人诊断年龄在 40~60 岁之间。

3. 治疗　早期、积极的治疗可预防、延缓或缓解器官损伤和减低相关并发症的发生风险。DM 患者应当联合日常防晒、局部治疗（糖皮质激素/钙调磷酸酶抑制剂）及系统性用药。

不存在血管病变或钙沉积的情况下，吗替麦考酚酯和甲氨蝶呤是一线系统性治疗药物。若上述方法不能有效控制疾病，可选择羟氯喹作为替代药物。当存在 DM 相关性肌病时，上述药物应与系统性糖皮质激素联合应用。但 CADM 患者或肌病治疗后，不推荐应用系统性糖皮质激素。对于重症患者或难治性病例，可考虑利妥昔单抗、英夫利昔单抗、硫唑嘌呤和环磷酰胺等药物。幼年 DM 最主要的治疗方法是系统性应用糖皮质激素联合 MTX、环孢素 A 等药物。

【发病机制】

DM 的发病机制十分复杂，遗传、环境和免疫机制在

DM 的发生发展中发挥着重要作用。他汀类药物、病毒感染、吸烟、紫外线暴露和维生素 D 缺乏都可成为该病的诱因。

【病理变化】

1. **皮肤组织镜下观** 表皮萎缩,空泡样界面皮炎,黏蛋白沉积(图 1-9-2-2-2A、图 1-9-2-2-2B)。

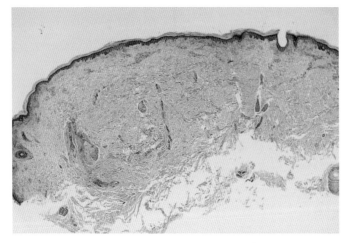

图 1-9-2-2-2A 低倍镜扫视,表皮萎缩

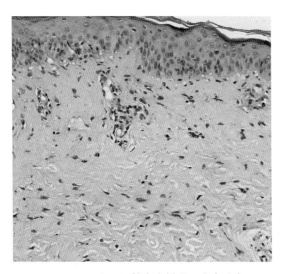

图 1-9-2-2-2B 局灶空泡样界面皮炎改变

2. **特殊染色** 阿辛蓝染色阳性,示胶原间黏蛋白沉积(图 1-9-2-2-2C)。

3. **肌肉组织镜下观** 肌束膜和血管周围巨噬细胞、淋巴细胞、浆细胞等炎症细胞浸润。肌纤维局灶性变性、肌横纹消失甚至肌溶解。

【鉴别诊断】

1. **系统性硬皮病** 临床可出现甲皱襞毛细血管扩张等改变,但另一典型表现为肢端水肿,存在特异性自身抗体如抗 Scl70/拓扑异构酶 I 抗体。病理表现为真皮和皮下组织胶原致密和透明化,真皮内 CD34$^+$ 细胞数目减少。

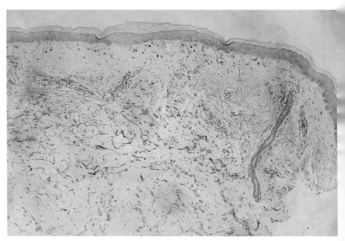

图 1-9-2-2-2C 阿辛蓝染色示胶原间黏蛋白沉积

2. **系统性红斑狼疮** 临床同样可出现雷诺现象及皮肤异色症。本病好发于女性患者,可分为皮肤型和系统性。皮肤型中以盘状红斑狼疮最为常见,典型病理表现为基底膜带增厚、苔藓样界面皮炎、附属器周围淋巴细胞片状浸润。

3. **银屑病** 本病累及肘、膝部出现丘疹鳞屑性皮疹时可导致误诊。斑块型银屑病的典型病理表现为角质层内中性粒细胞和角化不全交替出现,颗粒层减少或消失,棘层规则增厚。

4. **蕈样肉芽肿** 亦可出现皮肤异色症样皮损。典型组织病理表现为异型淋巴细胞亲表皮现象,肿瘤期真皮全层及皮下脂肪组织内大量单一核细胞浸润,核大深染。肿瘤细胞一般表达 CD3、CD4,而不表达 CD8。

(纪 超)

三、嗜酸性筋膜炎

【概念】

嗜酸性筋膜炎(eosinophilic fasciitis,EF)是一种罕见的自身免疫性疾病。临床表现为剧烈运动或体力活动后几天至 1～2 周内出现四肢对称的肿胀、肢体远端板状硬化。

【临床特点】

1. **临床表现** 典型病例在发病前几天至 1～2 周内有剧烈运动或体力活动史,主要症状为四肢对称的肿胀和远端肢体板状硬化,可延伸至近端,不累及面部或手指;早期伴有发红和疼痛,可出现发热或全身乏力等全身症状。特征性表现包括受累皮肤出现橘皮样外观和沟槽征,即沿静脉走向的线性凹陷,四肢抬高时加重(图 1-9-2-3-1)。

50%～56% 的病例会出现关节挛缩及四肢关节活动受限。另外,EF 患者还可伴有血液异常,包括外周嗜酸

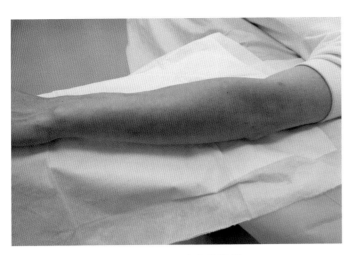

图 1-9-2-3-1 左上肢肿胀

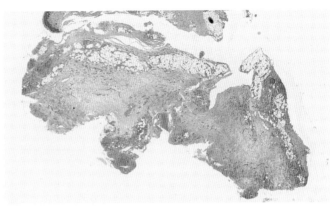

图 1-9-2-3-2A 低倍镜扫视,病变位于筋膜

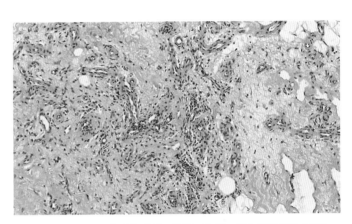

图 1-9-2-3-2B 筋膜纤维化,见淋巴细胞、嗜酸性粒细胞浸润

胞、嗜酸性粒细胞、浆细胞和巨噬细胞浸润(图 1-9-2-3-2A、图 1-9-2-3-2B)。但嗜酸性粒细胞仅在疾病早期短暂存在。

性粒细胞增多、高丙种球蛋白血症和单克隆免疫球蛋白血症。

29%~41% 的 EF 患者伴有斑块型硬斑病,有人认为 EF 是硬斑病的一种变异型,或与硬斑病处于同一个疾病谱系。

2. 流行病学 EF 是一种罕见的疾病,通常的发病年龄为 47~57 岁。男性患者较女性患者多,男女比例为 1.5:1。

3. 治疗 EF 的治疗具有挑战性,为防止发生永久性纤维化和硬化,强调应早期开始治疗。系统应用糖皮质激素是一线治疗,起始剂量为 20~30mg/d,后逐渐减量,根据疗效不同可在 1~2 年内终止激素治疗。本病及时治疗者预后良好。

部分并发斑块型硬斑病、累及躯干、合并血液系统疾病和实体恶性肿瘤的患者,可对激素治疗产生抵抗,因此对难治性患者,应注意进行血液学疾病等相关筛查。

若糖皮质激素治疗无效,可改用环孢素、环磷酰胺或甲氨蝶呤等免疫抑制剂疗法。针对关节挛缩患者,应进行物理治疗。PUVA 光化学治疗及其他紫外线疗法也可能有效。近年来各类新型生物制剂也被相继用于治疗 EF。

【发病机制】

目前认为 EF 是一种自身免疫性疾病,发病机制尚不清楚。部分 EF 患者是由剧烈运动或体力活动引起的,可能是因为剧烈运动等引发了针对受损筋膜的自身免疫反应。另外,嗜酸性粒细胞、肥大细胞及相关细胞因子均参与了该疾病的病理过程。

【病理变化】

镜下观 皮肤至筋膜的全层病理活检是诊断 EF 的"金标准"。典型表现为筋膜增厚和硬化,可伴有淋巴细

最近发现,磁共振成像、超声和正电子发射断层摄影不仅可以减小深部组织活检取样的错误概率,也有助于检测筋膜情况,进而帮助确定诊断。

【鉴别诊断】

1. 局限性硬皮病 皮损可为单侧或双侧,但主要为单侧,且边界清楚,组织病理特点表现为真皮硬化。而 EF 则表现为双侧、对称、四肢弥漫性肿胀,镜下为筋膜硬化。

2. 系统性硬皮病 可出现面部和肢端侵犯,伴内脏器官受累,并且可出现雷诺现象、甲襞襞毛细血管扩张、特异性自身抗体,这些特点在 EF 中均不存在。病理表现为真皮和皮下组织胶原纤维束硬化和均质化。

3. 嗜酸性粒细胞增多-肌痛综合征(eosinophilia-myalgia syndrome,EMS) 由摄入 L-色氨酸引起,可有明显肌痛和肌肉痉挛,数月后出现硬皮病样皮肤改变。部分患者可出现嗜酸性筋膜炎的表现,但可伴内脏器官受累。病理可表现为真皮胶原增厚和均质化,嗜酸性粒细胞少见。骨骼肌活检显示淋巴细胞和独特的反应性间充质细胞伴有嗜酸性粒细胞浸润。

4. 晚期肾功能衰竭 该病患者可能发生肾源性全身纤维性硬化。患者存在肾功能不全病史,并可累及肢端,并且缺乏嗜酸性粒细胞。

（纪 超）

四、复发性多软骨炎

【概念】

复发性多软骨炎(relapsing polychondritis,RP)是一种罕见的结缔组织疾病,可累及皮肤、耳、鼻、喉-气管-支气管、心血管系统和关节等部位,其特征为反复发作的软骨炎症。

【临床特点】

1. 临床表现

(1) 皮肤表现:12%的复发性多软骨炎以皮肤表现为首发表现。最常见的皮肤表现包括口腔溃疡、紫癜、丘疹、下肢结节性红斑样皮损、青斑病样皮损、远端溃疡和坏死。少部分患者可表现为荨麻疹样皮疹,通常呈环形,最常位于肩部、颈部和躯干上部,组织学表现为淋巴细胞性血管炎。

(2) 耳部表现:耳部受累是复发性多软骨炎的特征性表现,大约91%的男性和78%的女性会有耳部受累。临床表现为耳郭疼痛性肿胀性红斑,可累及耳后淋巴结,引起肿大。炎症存在自限性,通常在5~10天内好转。由于长期反复发作,软骨基质严重受损,被纤维结缔组织取代,最终导致耳郭变形松弛或出现菜花样改变。复发性多软骨炎的其他耳部表现包括咽鼓管功能障碍、慢性鼓膜炎、感觉神经性耳聋、非位置性眩晕和耳鸣。

(3) 鼻部表现:53%的RP患者会发生鼻软骨炎,起病迅速,典型表现为鼻梁及其周围组织肿胀,伴触痛。可伴有轻度的鼻出血、鼻涕和/或结痂。鼻软骨逐渐破坏,最终将导致无痛、不可逆的"鞍鼻"畸形。

(4) 喉-气管-支气管表现:接近一半的患者最终将出现喉-气管-支气管软骨的累及,且在女性患者中更常见。当炎症仅限于喉部时,临床表现为甲状软骨和气管的疼痛和压痛,随后致喉软化或永久性狭窄,同时伴声音嘶哑、干咳、呼吸困难、喘鸣等。

若出现气管支气管受累,则提示预后较差。其特征是气管壁增厚伴软骨环破坏,可引起继发性肺部感染。严重者可发生危及生命的气道塌陷。

(5) 心血管系统表现:复发性多软骨炎可出现多种心血管并发症,包括心脏瓣膜病、主动脉瘤、主动脉夹层、心肌炎、心包炎、房室传导阻滞和血管炎(如Takayasu动脉炎、Churg-Strauss综合征、结节性多动脉炎等),尤其好

发于男性RP患者。故应实行严格的超声心动图监测。

(6) 关节表现:有50%~85%的RP患者会出现关节受累症状。通常表现为多发性关节炎,最常累及掌指关节、近端指间关节、膝关节等部位。少数患者会出现关节破坏或畸形。

(7) 其他表现:复发性多软骨炎也可并发生眼部炎症,表现为结膜炎、虹膜炎、巩膜炎等。另外有少部分患者会出现肋软骨受累,引起胸壁疼痛。越来越多的RP患者被证实与恶性肿瘤(尤其是骨髓增生异常综合征)相关。Sweet综合征和RP很少同时发现,其同时发生更常见于伴有血液恶性肿瘤的患者。

2. 治疗
RP的治疗尚无循证指南支持,长期治疗目标是控制炎症。轻度RP可采用氨苯砜或秋水仙碱治疗,仅累及鼻部、外耳或关节的RP患者可使用非甾体抗炎药(non-steroidal anti-inflammatory drugs,NSAIDs)控制疼痛和炎症。在NSAIDs耐药、重度RP(眼、喉-气管-支气管、心脏受累)或全身性血管炎的患者中,首选系统性应用糖皮质激素,通常从口服泼尼松$0.25~1mg/(kg \cdot d^{-1})$的剂量开始,逐渐减量。另外可根据患者病情,酌情予甲泼尼龙冲击治疗。在对激素治疗不耐受或无反应,以及需要激素减量的患者中,免疫抑制剂发挥着重要作用,其中包括环磷酰胺、硫唑嘌呤、甲氨蝶呤等,可单独使用或联合激素使用。近年来生物制剂的到来为对经典免疫抑制疗法耐药的患者开辟了新的前景。

3. 预后
复发性多软骨炎的症状演变过程无法预测,可呈全身性和侵袭性,复发后往往出现病情加重或产生耐药。最常见的死亡原因是肺部感染,其中多由于气道狭窄、塌陷或激素治疗所致。

【发病机制】

本病的病因尚不明确,目前认为可能与针对软骨和巩膜的Ⅱ型胶原产生的自身免疫反应相关。其他病因还包括环境、遗传易感性等。

【病理变化】

镜下观 早期病理表现为真皮内混合性炎症细胞浸润,软骨组织尚未累及。中期炎症细胞浸润至软骨。最终透明软骨基质中的胶原和弹力纤维分解,细胞固缩、凋亡,软骨组织降解(图1-9-2-4-1A、图1-9-2-4-1B)。

【鉴别诊断】

1. 皮肤结核 由结核分枝杆菌引起的皮肤感染,临床表现多样,可累及鼻部引起鼻软骨改变,此时需与RP鉴别。组织病理可表现为大量的上皮样细胞和数目不等的多核巨细胞,中心可出现干酪样坏死。另外可联合结核菌纯蛋白衍生物试验和结核感染T细胞检测以明确诊断。

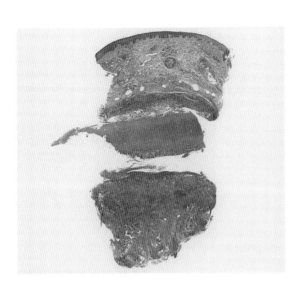

图 1-9-2-4-1A　低倍镜扫视,真皮深部以软骨为中心混合炎症细胞浸润(Tetsunori Kimura 教授惠赠)

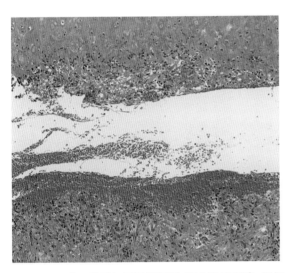

图 1-9-2-4-1B　软骨组织局部坏死,下方淋巴细胞、组织细胞为主炎症细胞浸润(Tetsunori Kimura 教授惠赠)

2. 梅毒　由梅毒螺旋体感染引起,临床可表现为生殖器溃疡、丘疹鳞屑性皮损及肉芽肿样结节等,也可致软骨周围炎。二期梅毒的典型病理表现为空泡样界面皮炎,伴表皮突延长,另可见浆细胞等。结合梅毒血清学试验、脑脊液检查等可与 RP 鉴别。

3. 韦格纳肉芽肿　常累及上呼吸道,鼻部皮肤常坏死及塌陷。病理表现为中等血管的白细胞碎裂性血管炎,后出现中央中性粒细胞聚集的栅栏样肉芽肿结构。

4. 结节性多动脉炎　临床可表现为网状青斑或红色皮下结节,伴肌肉疼痛,可有眼部受累等症状。病理典型表现为皮下脂肪层大动脉白细胞碎裂性血管炎。

(纪　超)

参 考 文 献

[1] Sticherling M. Systemic sclerosis-the dermatological perspective. J Dtsch Dermatol Ges,2019,17(7):716-728.

[2] Ferreli C,Gasparini G,Parodi A,et al. Cutaneous Manifestations of Scleroderma and Scleroderma-Like Disorders:a Comprehensive Review. Clin Rev Allergy Immunol,2017,53(3):306-336.

[3] 宋萌萌,吴文育,傅雯雯. 局限性硬皮病的研究新进展. 中国皮肤性病学杂志,2010,24(4):376-378.

[4] Careta MF,Romiti R. Localized scleroderma:clinical spectrum and therapeutic update. An Bras Dermatol,2015,90(1):62-73.

[5] Denton CP,Khanna D. Systemic sclerosis. Lancet,2017,390(10103):1685-1699.

[6] 李杨,邓丹琪. 系统性硬皮病治疗的研究进展. 中国皮肤性病学杂志,2011,25(5):393-396,400.

[7] Findlay AR,Goyal NA,Mozaffar T. An overview of polymyositis and dermatomyositis. Muscle Nerve,2015,51(5):638-656.

[8] Waldman R,DeWane ME,Lu J. Dermatomyositis:Diagnosis and treatment. J Am Acad Dermatol,2020,82(2):283-296.

[9] DeWane ME,Waldman R,Lu J. Dermatomyositis:Clinical features and pathogenesis. J Am Acad Dermatol,2020,82(2):267-281.

[10] Bellutti Enders F,Bader-Meunier B,Baildam E,et al. Consensus-based recommendations for the management of juvenile dermatomyositis. Ann Rheum Dis,2017,76(2):329-340.

[11] Mazori DR,Femia AN,Vleugels RA. Eosinophilic Fasciitis:an Updated Review on Diagnosis and Treatment. Curr Rheumatol Rep,2017,19(12):74.

[12] Ihn H. Eosinophilic fasciitis:From pathophysiology to treatment. Allergol Int,2019,68(4):437-439.

[13] Mertens JS,Seyger MMB,Thurlings RM,et al. Morphea and Eosinophilic Fasciitis:An Update. Am J Clin Dermatol,2017,18(4):491-512.

[14] 陈永艳,瓦庆彪,晏文. 嗜酸性筋膜炎 18 例临床及病理分析. 中国皮肤性病学杂志,2004(3):22-23.

第十章

代谢相关性皮肤病

第一节　黏　蛋　白　病

一、皮肤局灶性黏蛋白病

【概念】

皮肤局灶性黏蛋白病(cutaneous focal mucinosis)是一种良性的、局灶性累及皮肤真皮的黏蛋白病。

【临床特点】

1. **临床表现**　皮肤局灶性黏蛋白病的临床表现为无症状的孤立性皮色丘疹或结节,有些皮疹可呈囊肿样外观,偶有息肉样增生和斑块状皮疹的报道,也有个别多发性皮疹的报道(图 1-10-1-1-1)。除关节附近以外,全身各处均可发生。多见于成年人,男女患病率相当。

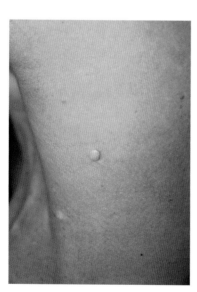

图 1-10-1-1-1　下肢见孤立性肤色丘疹

2. **治疗**　手术完全切除即可。

3. **预后**　良好,切除后很少复发。

【发病机制】

病因尚不明,有研究显示,该病的黏液沉积是外伤诱发的反应性改变。

【病理变化】

镜下观　表皮不受累,真皮内边界不清的局限性黏液沉积,伴梭形或星状成纤维细胞,与表皮之间有无浸润带,一般不累及皮下脂肪。可伴有轻度的小血管增生,周围可有轻度淋巴细胞浸润(图 1-10-1-1-2A、图 1-10-1-1-2B)。

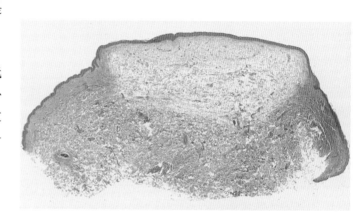

图 1-10-1-1-2A　低倍镜扫视,真皮内局灶性黏液沉积

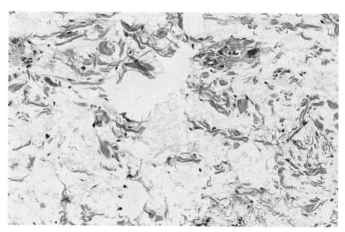

图 1-10-1-1-2B　胶原疏松,可见轻度增生的小血管,伴梭形细胞

【鉴别诊断】

1. **浅表性血管黏液瘤**　为良性黏液肿瘤,可出现在 Carney 综合征中。临床上更大,通常直径大于 1cm,位置更深在;病理上黏液沉积累及真皮和皮下脂肪,呈小叶状

增生，里面很少有胶原，间质内可出现中性粒细胞浸润。

2. 黏液样囊肿　早期皮疹在病理上和皮肤局灶性黏蛋白病很难区分，但临床上前者位于肢端关节周围。

（赵肖庆）

二、黏液性水肿性苔藓

【概念】

黏液性水肿性苔藓（lichen myxoedematosus，LM），又名丘疹性黏蛋白病（papular mucinosis），是一种慢性皮肤黏蛋白病，表现为苔藓样丘疹、结节和斑块，病理上表现为真皮内异常黏蛋白沉积和不同程度的成纤维细胞增生及胶原增生，和甲状腺疾病无关。

黏液性水肿性苔藓可分为两大类：一是表现为泛发性丘疹和硬化，伴有系统表现和单克隆丙球蛋白病，称为硬化性黏液性水肿（scleromyxoedema）；二是表现为局限性丘疹且不伴有系统症状的局限性黏液性水肿性苔藓，包括肢端持久性丘疹性黏蛋白沉积症、离散性丘疹性黏液性水肿性苔藓、婴儿皮肤黏蛋白病和结节性黏液性水肿性苔藓。

【临床特点】

1. 临床表现

（1）硬化性黏液性水肿：多见于成年人，男女患病相当。典型皮疹为泛发性 2～3mm 圆顶状或平顶丘疹，结实、光滑，排列紧密，累及上肢、头颈、上躯干和大腿（图1-10-1-2-1A）。丘疹通常呈线状排列。周围的皮肤发亮增厚，呈硬皮病样外观。眉间常有纵向深皱褶，产生狮面样改变。躯干、肩膀和四肢上也有明显的沟纹（沙皮征）。在受累部位可出现红斑、水肿和褐色改变。瘙痒并不少见。眉毛、腋毛和阴毛可能稀疏，但不累及黏膜。随着病

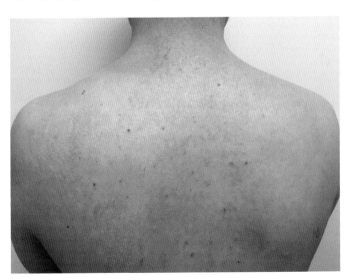

图 1-10-1-2-1A　颈后、背部泛发性 2～3mm 圆顶状或平顶状象牙色丘疹

情的发展，皮肤逐渐硬化，呈现为红色浸润性斑块；出现指（趾）硬化，张口困难，关节活动度下降。在近端指间关节上方，皮肤增厚导致中央凹陷、边缘隆起，呈甜甜圈样改变。不伴毛细血管扩张和钙化，雷诺现象也很罕见。

几乎所有的硬化性黏液性水肿患者都有单克隆丙种球蛋白病，大部分为 IgG-λ 链，但很少进展为真正的骨髓瘤。30% 会出现神经系统表现，中枢神经系统和外周神经系统均可受累。部分患者会累及心肺，包括充血性心力衰竭、阻塞性和限制性肺病。3%～60% 的患者会出现吞咽困难。

（2）局限性黏液性水肿性苔藓：在局限性 LM 中，基本皮损为局限性坚实、光滑的小丘疹，可融合为结节和斑块。无皮肤硬化，没有系统受累，与单克隆丙种球蛋白病和甲状腺疾病无关。局部性 LM 分为四个亚型：

1）肢端持久性丘疹性黏蛋白沉积症：局限于手背和前臂远端伸侧的多发象牙色至皮色丘疹（图 1-10-1-2-1B）。

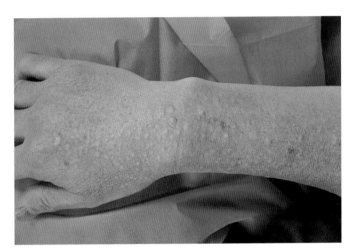

图 1-10-1-2-1B　肢端持久性丘疹性黏蛋白沉积症：手背及前臂伸侧多发象牙色或皮色丘疹

2）离散性丘疹性黏液性水肿性苔藓：呈红色、紫色或皮色丘疹，大小为 2～5mm，数量从几个到几百个，对称性分布于躯干和四肢。

3）婴儿皮肤黏蛋白病：好发于婴幼儿的上臂、颈部和躯干，典型皮疹为坚实的乳白色丘疹（图 1-10-1-2-1C）。

4）结节性黏液性水肿性苔藓：基本皮损为皮色结节，丘疹很少。

2. 治疗

（1）硬化性黏液性水肿：目前证据有限。一线治疗是静脉用丙种球蛋白；二线治疗是沙利度胺、来那度胺和系统性糖皮质激素，常与静脉用丙种球蛋白联用；三线治疗是自体外周血干细胞移植。

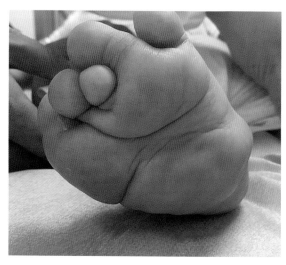

图 1-10-1-2-1C 婴儿皮肤黏蛋白病,跖部结节

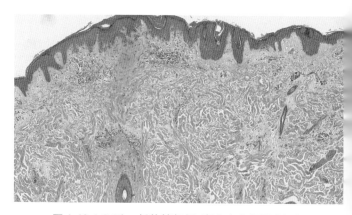

图 1-10-1-2-2A 低倍镜扫视,真皮中上部黏液沉积

（2）局限性黏液性水肿性苔藓:通常预后良好,部分患者能自行消退,因此可以选择不治疗。顽固皮疹可以尝试磨削、激光、局部糖皮质激素和紫外线光疗等。

3. 预后 硬化性黏液性水肿通常缓慢进展。出现中枢神经、心脏、肾脏病变,以及进展为多发性骨髓瘤是预后不良的表现。局限性 LM 预后良好,几乎不会进展为硬化性黏液性水肿。

【发病机制】

病因尚不明。

【病理变化】

镜下观

（1）硬化性黏液性水肿的主要病理特征如下:

1）真皮中上部的黏液沉积,这些黏液是透明质酸,可以被 pH 2.5 的阿辛蓝染色显示。

2）胶原纤维增生。

3）成纤维细胞增生。在硬化显著的阶段,胶原纤维增生和成纤维细胞增生明显,黏液沉积可能轻微。近年来,有学者报道了硬化性黏液性水肿的肉芽肿亚型,表现为间质内组织细胞浸润,伴有巨细胞,类似于间质性环状肉芽肿和间质性肉芽肿性皮炎,显著的黏液沉积、胶原增粗和成纤维细胞增生是硬化性黏液性水肿的病理特征,而少见于后两者（图 1-10-1-2-2A、图 1-10-1-2-2B）。

（2）局限性 LM 的病理不如硬化性黏液性水肿具备特征性,真皮中上部仍有黏液沉积,但成纤维细胞增生程度不一,常常没有胶原纤维增生。肢端持久性丘疹性黏蛋白沉积症的黏液沉积局限于真皮浅层,成纤维细胞增生不明显（图 1-10-1-2-2C）。

【鉴别诊断】

1. 系统性硬皮病 硬皮病的皮肤硬化类似于硬化性黏液性水肿,但不会出现硬化性黏液性水肿特征性的坚

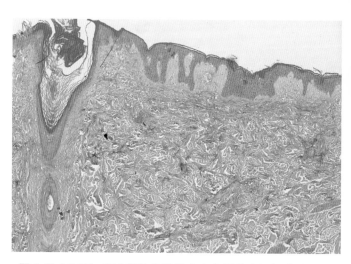

图 1-10-1-2-2B 阿辛蓝染色示真皮中上层黏液沉积,纤维化和成纤维细胞增生表现不明显

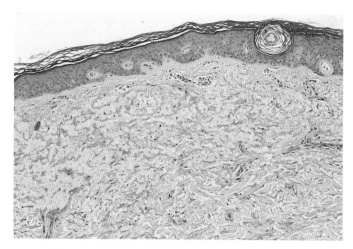

图 1-10-1-2-2C 低倍镜扫视,真皮中上部黏液沉积

实小丘疹;系统性硬皮病易出现雷诺现象、毛细血管扩张和钙沉着,容易出现抗核抗体、着丝点抗体、抗 Scl-70 等自身抗体。病理表现为胶原纤维束硬化,缺乏黏液沉积,无成纤维细胞增生表现。

2. 硬肿病 好发于颈部和躯干上部,表现为非凹陷性肿胀硬化,不会出现硬化性黏液性水肿特征性的坚实

小丘疹。常伴有糖尿病和上呼吸道感染,也可伴有单克隆丙种球蛋白病。病理上,可出现胶原硬化伴黏液沉积,但不会出现成纤维细胞增生。

3. 肾源性系统性纤维化　如果没有临床信息,硬化性黏液性水肿和肾源性系统性纤维化很难从病理上区分,后者可能浸润略深,至皮下脂肪间隔。但临床上有肾功能不全和使用含钆造影剂的病史能区分两者,另外,肾源性系统性纤维化一般不累及面部,不伴有单克隆丙种球蛋白病。

（赵肖庆）

三、胫前黏液性水肿

【概念】

胫前黏液性水肿(pretibial myxedema)是一种通常累及胫前皮肤的黏蛋白病,常伴有 Graves 病。

【临床特点】

1. 临床表现　在 Graves 病患者中,胫前黏液性水肿的发生率为 1%~5%,合并突眼的患者高达 25%。女性受累比男性多(3:1),发病年龄高峰在 50~60 岁。桥本甲状腺炎和没有甲状腺疾病的患者偶有胫前黏液性水肿发生的报道。临床表现为双侧胫前和足背皮肤增厚和硬化。有四种主要的临床亚型:弥漫性非凹陷性水肿(43%);斑块型(27%);结节状(18%)和象皮肿(5%)(图 1-10-1-3-1A~图 1-10-1-3-1D)。皮疹中由于有突出的毛囊而呈现特征性的橘皮样。脚趾、大腿、上肢和面部都可能受累。可伴多汗和多毛。

2. 治疗　甲状腺疾病的控制是基础,但即使甲状腺疾病得到控制,胫前黏液性水肿可能并不会改善。皮肤的一线治疗是中强效糖皮质激素封包和皮损内注射糖皮质激素。对于象皮肿患者,可以选择的二线治疗包括利妥昔单抗、血浆置换、静脉用丙种球蛋白和奥曲肽。

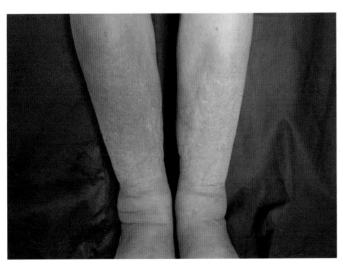

图 1-10-1-3-1A　弥漫性非凹陷性水肿

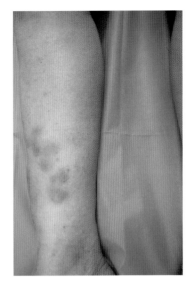

图 1-10-1-3-1B　斑块型

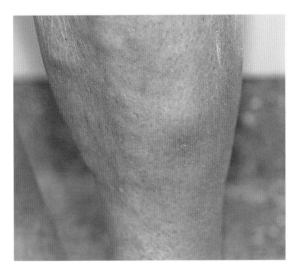

图 1-10-1-3-1C　结节状

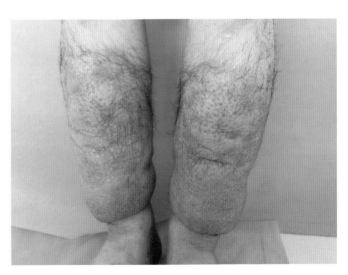

图 1-10-1-3-1D　象皮肿

3. 预后　除了外观,一般无严重并发症。部分皮疹局限的患者会自行消退。

【发病机制】

正常的皮肤成纤维细胞表达促甲状腺素受体,表明促甲状腺素受体抗体可能会刺激这些细胞产生黏蛋白。促甲状腺素受体抗体激活的 Th1 淋巴细胞分泌的某些细胞因子,例如肿瘤坏死因子 α 和 γ 干扰素,也可能诱导成纤维细胞合成黏蛋白。与来自身体其他部位的成纤维细胞相比,下肢真皮的成纤维细胞对促甲状腺素受体抗体更为敏感。

【病理变化】

镜下观　表皮角化过度、棘层肥厚,呈乳头瘤样增生。真皮胶原被增生的黏蛋白分隔。成纤维细胞一般没有明显增生(图 1-10-1-3-2A、图 1-10-1-3-2B)。

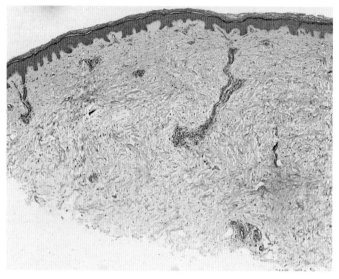

图 1-10-1-3-2A　低倍镜扫视,真皮胶原被增生的黏蛋白分隔

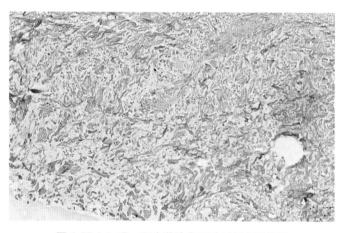

图 1-10-1-3-2B　阿辛蓝染色示胶原间弥漫阳性

【鉴别诊断】

肥胖相关淋巴水肿性黏蛋白病　本病为肥胖相关的淋巴水肿导致的,与胫前黏液性水肿不同,此病的表皮常萎缩,黏蛋白较后者少,常局限于真皮浅层,伴有明显的血管增生和成纤维细胞增生。

（赵肖庆）

四、网状红斑性黏蛋白病

【概念】

网状红斑性黏蛋白病(reticular erythematous mucinosis)是一种罕见的慢性原发性皮肤黏蛋白病。

【临床特点】

1. 临床表现　好发于中年女性。临床特征是胸背部中线持续存在的网状红色斑疹、丘疹和斑块,不伴鳞屑。手臂、腹部、面部和腿部等非典型区域偶尔会累及(图 1-10-1-4-1)。皮损偶尔瘙痒。

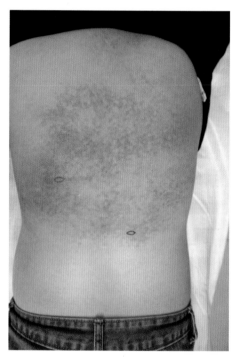

图 1-10-1-4-1　背部网状红斑

2. 治疗　抗疟药(如羟氯喹)是一线治疗,通常可在 1~2 个月内使皮疹得到改善,但复发并不少见。二线治疗包括局部和系统性应用糖皮质激素、局部外用他克莫司和吡美莫司、口服抗组胺药、四环素类、环孢菌素,以及脉冲染料激光治疗等,对这些治疗的反应有较大个体差异。尽管有加剧皮疹的可能性,但也有报道称 UVB 和 UVA1 照射可使皮疹缓解。

3. 预后　慢性病程,若不治疗,可存在较长时间。多数患者并无系统疾病,但也有伴恶性肿瘤、自身免疫性疾病,甚至 HIV 感染的报道。

【发病机制】

尚不明确。

【病理变化】

1. 镜下观　表皮正常,真皮浅层可见黏蛋白沉积,伴随浅层血管和毛囊周围淋巴细胞浸润,深部血管也有不同程度的淋巴细胞浸润(图 1-10-1-4-2A、图 1-10-1-4-2B)。

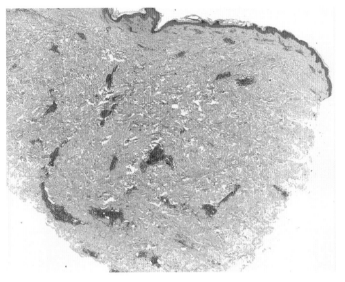

图 1-10-1-4-2A　低倍镜扫视,真皮内血管及附属器周围致密炎症细胞浸润

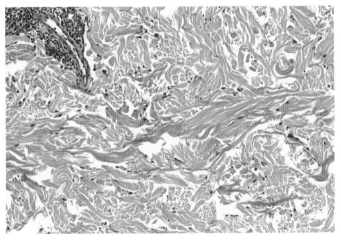

图 1-10-1-4-2B　浸润细胞以淋巴细胞为主,间质有较多黏蛋白沉积

2. 直接免疫荧光　通常是阴性的,但也有报道在真皮表皮交界处 IgM、IgA 和 C3 的颗粒状沉积。

【鉴别诊断】

1. 肿胀性红斑狼疮　两者有相当多的重叠,包括相似的临床和病理表现,缺乏血清自身抗体,对抗疟药反应良好。但肿胀性红斑狼疮较少呈现网状模式,有更明显的光敏,更易出现狼疮带试验阳性,有时还可出现红斑狼疮的其他表现。

2. 多形性日光疹　多形性日光疹的黏蛋白沉积较少,多局限于真皮浅层,毛囊周围淋巴细胞浸润不明显,有时会出现表皮海绵水肿。临床上,多形性日光疹在避免日光照射后能消退,而网状红斑性黏蛋白病会持续

存在。

3. Jessner 淋巴细胞浸润　在组织学上两者有重叠,但 Jessner 淋巴细胞浸润的黏蛋白少而淋巴细胞浸润更多。

(赵肖庆)

五、硬肿病

【概念】

硬肿病(scleredema)是一种表现为颈部和躯干上部非凹陷性肿胀硬化的黏蛋白病。

【临床特点】

1. 临床表现　临床特征是坚实的非凹陷性水肿,通常始于颈部,并蔓延至上背部、肩膀和头皮(图 1-10-1-5-1)。皮疹呈红色,严重的会呈现橘皮样外观。手足不受累。部分患者会出现运动受限,包括身体活动受限和面部表情缺乏,咀嚼和张口困难。

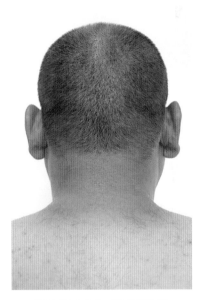

图 1-10-1-5-1　颈背部肿胀

硬肿病与较多疾病相关:25%～50% 的患者和糖尿病相关,特别是血糖控制不佳的患者;25%～50% 的患者和前驱感染相关,特别是链球菌感染,这些患者通常在数月至 2 年内缓解;10%～20% 的患者伴有单克隆丙种球蛋白病;25% 的患者呈特发性。

2. 治疗　硬肿病的治疗非常困难。目前尚无对该疾病的有效治疗。对于影响器官功能的患者,首选光疗,如 UVA1、PUVA 和窄波 UVB 都有一定的证据支持。对于链球菌感染相关的硬肿病,多数患者可自愈。对于和多发性骨髓瘤相关的患者,针对骨髓瘤的治疗(如硼替佐米)可能有效。一部分糖尿病相关性硬肿病的患者可以通过控制血糖改善病情。其他证据有限的治疗包括环孢素

A、甲氨蝶呤、大剂量青霉素、糖皮质激素(外用,皮损内注射和系统性)、他莫昔芬、别嘌呤醇和静脉注射免疫球蛋白。运动或呼吸障碍的患者应辅以康复治疗。

3. 预后　主要取决于合并症。

【发病机制】

尚不明确。

【病理变化】

镜下观　表皮正常,真皮增厚,胶原纤维肿胀,间隔增宽,深层黏蛋白沉积;皮下脂肪部分被增粗的胶原纤维取代,炎症轻微,成纤维细胞无明显增殖(图 1-10-1-5-2A、图 1-10-1-5-2B)。

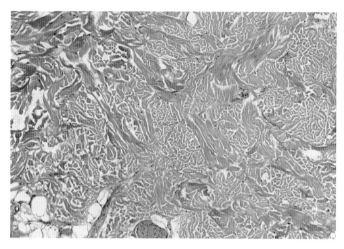

图 1-10-1-5-2A　真皮内胶原纤维肿胀,间隔增宽,黏蛋白沉积

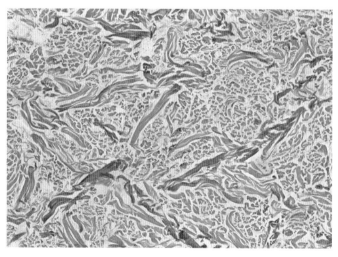

图 1-10-1-5-2B　阿辛蓝染色示胶原间黏蛋白沉积

【鉴别诊断】

系统性硬皮病　系统性硬皮病易出现雷诺现象、毛细血管扩张和钙沉着,容易出现抗核抗体、着丝点抗体、抗 Scl-70 等自身抗体。病理上以胶原纤维束硬化及均质化为主,常伴有淋巴细胞和浆细胞浸润,缺乏黏液。

(赵肖庆)

六、毛囊黏蛋白病

【概念】

毛囊黏蛋白病(follicular mucinosis)指黏蛋白沉积在毛囊上皮和皮脂腺内,但此组织病理改变并不具备特异性,也可以出现于其他皮肤病中,特别是嗜毛囊性蕈样肉芽肿。

【临床特点】

1. 临床表现　毛囊黏蛋白病是一种罕见的炎症性疾病,多见于儿童。表现为急性或亚急性发疹,为一个或几个界限分明的红斑,毛囊突出,伴鳞屑和脱发,也有结节、环形斑块、毛囊炎、痤疮样和斑秃样表现(图 1-10-1-6-1)。既往认为 Pinkus 毛囊黏蛋白病存在另一个亚型,发生于成人的慢性多发性斑块,可累及四肢、躯干和面部,面积更大,数量更多。现在认为最好将这个亚型视为与皮肤 T 细胞淋巴瘤相关的毛囊黏蛋白病。

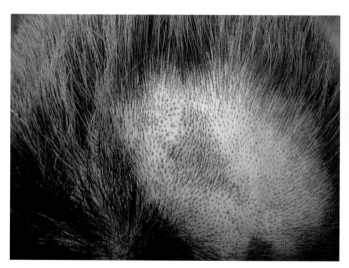

图 1-10-1-6-1　头皮淡红色斑块

2. 治疗　目前尚无对该疾病的有效治疗。

3. 预后　较好,部分患者的皮疹能在数月至数年内自行消退。

【发病机制】

尚不明确。普遍认为黏蛋白来源于受刺激的毛囊角质形成细胞。

【病理变化】

镜下观　黏蛋白沉积于毛囊上皮和皮脂腺内,导致角质形成细胞彼此分离。在更严重的病变中,毛囊转变为富含黏液的囊样病变(黏液池形成),伴淋巴细胞、组织细胞和嗜酸性粒细胞的毛囊内浸润(图 1-10-1-6-2A、图 1-10-1-6-2B)。

【鉴别诊断】

嗜毛囊性蕈样肉芽肿　特发性毛囊黏蛋白病和蕈样

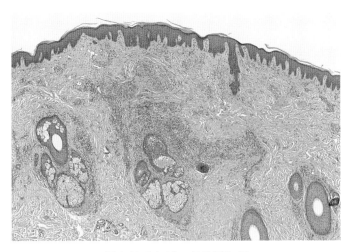

图 1-10-1-6-2A　低倍镜扫视

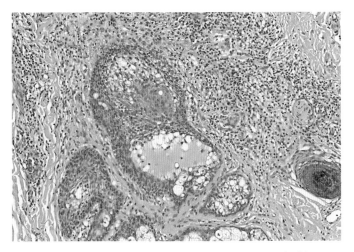

图 1-10-1-6-2B　黏蛋白沉积于毛囊上皮，可见毛囊破坏

霉菌病相关的毛囊黏蛋白病之间的区分非常困难，没有一个可靠的标准。有学者甚至认为不存在特发性毛囊黏蛋白病，它们只是一种较为惰性局限的皮肤 T 细胞淋巴瘤亚型。支持特发性毛囊黏蛋白病是独立疾病的线索，包括特发性毛囊黏蛋白病发病早，多表现为头颈部孤立的病灶，缺乏亲表皮的非典型淋巴细胞。克隆性 T 细胞受体基因重排并不总是有助于区分这两者。在这种情况下，长期临床随访十分重要。

（赵肖庆）

参 考 文 献

[1] Kempf W, von Stumberg B, Denisjuk N, et al. Trauma-induced cutaneous focal mucinosis of the mammary areola: an unusual presentation. Dermatopathology(Karger), 2014, 1(1):24-28.

[2] Shlyankevich J, Stetsenko GY, George E, et al. Granulomatous scleromyxedema: case report and literature review. Am J Dermatopathol, 2015, 37(3):240-245.

[3] Fatourechi V. Thyroid dermopathy and acropachy. Best Pract Res Clin EndocrinolMetab, 2012, 26(4):553.

[4] Rongioletti F, Merlo V, Riva S, et al. Reticular erythematous mucinosis: a review of patients' characteristics, associated conditions, therapy and outcome in 25 cases. British Journal of Dermatology, 2013, 169(6):1207-1211.

[5] Rongioletti F, Kaiser F, Cinotti E, et al. Scleredema. A multicentre study of characteristics, comorbidities, course and therapy in 44 patients. Journal of the European Academy of Dermatology and Venereology, 2015, 29(12):2399-2404.

[6] Rongioletti F, De Lucchi S, Meyes D, et al. Follicular mucinosis: a clinicopatho-logic, histochemical, immunohistochemical and molecular study comparing theprimary benign form and the mycosis fungoidesssociated follicular mucinosis. J Cutan Pathol, 2010, 37(1):15-19.

第二节　淀粉样变

淀粉样物质（amyloid）是一类遇碘变蓝的胞外沉积物的总称。尽管之后发现这些物质都属于蛋白质而不是碳水化合物，但"淀粉样"这个名字还是保留了下来。淀粉样物质沉积导致的疾病被称为淀粉样变性（amyloidosis）。根据沉积部位可分为皮肤淀粉样变和系统性淀粉样变。皮肤淀粉样变又细分为原发性皮肤淀粉样变和继发性皮肤淀粉样变。原发性皮肤淀粉样变（primary localized cutaneous amyloidosis, PLCA）又根据皮疹的临床特点分为苔藓样淀粉样变、斑状淀粉样变和结节性淀粉样变。本文不详细介绍少见的遗传性淀粉样变。

一、皮肤苔藓样淀粉样变

【概念】

皮肤苔藓样淀粉样变是指表现为丘疹的原发性皮肤淀粉样变，是亚洲人中最常见的亚型，约占全部原发性皮肤淀粉样变的 75%。

【临床特点】

1. 临床表现　表现为多发性丘疹，部分可融合成斑块，表面可有鳞屑，部分伴有色素沉着，常伴有严重瘙痒，可有抓痕、苔藓化，甚至呈结节性痒疹样表现。好发于四肢，特别是胫前和前臂伸侧（图 1-10-2-1-1）。年轻成年人是好发人群，男女均可发生。虽然有和其他系统疾病并存的报道，但其因果关系尚不明确。

2. 治疗　首选糖皮质激素外用封包治疗，对于个别顽固皮疹，也可以选择糖皮质激素局部注射、手术切除、磨削、冷冻和激光治疗。泛发皮疹可以联合紫外线光疗。严重的泛发皮疹可以尝试口服阿维 A，也有口服环磷酰胺成功治疗的报道。

3. 预后　一般无系统损害，但皮疹可持续存在，严重瘙痒对患者生活常带来较大影响。

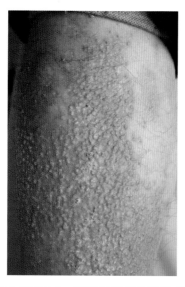

图 1-10-2-1-1　胫前坚实褐色丘疹,融合成斑块,呈苔藓化

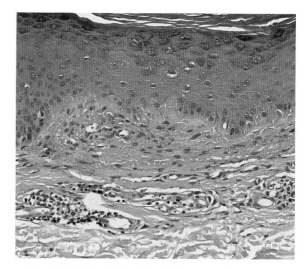

图 1-10-2-1-2B　真皮乳头嗜酸性无定形物质沉积,可见噬黑素细胞浸润

【发病机制】

皮肤苔藓样淀粉样变和皮肤斑状淀粉样变中的淀粉样物质均来源于表皮凋亡的角质形成细胞中的角蛋白。角质形成细胞凋亡之后释放角蛋白,被真皮乳头内巨噬细胞吞噬,降解形成淀粉样物质 K。角质形成细胞凋亡的原因尚不明确,推测搔抓可能起一定作用,特别是在皮肤斑状淀粉样变中。

【病理变化】

1. 镜下观　表皮角化过度、颗粒层增厚、棘层肥厚,基底细胞灶状液化变性散在坏死角质形成细胞。真皮乳头增宽并被嗜酸性无定形物质沉积填充,其间可见裂隙,伴有少量炎症细胞和噬黑素细胞浸润(图 1-10-2-1-2A、图 1-10-2-1-2B)。

2. 特殊染色　甲紫染色及刚果红染色可见淀粉样蛋白染色阳性(图 1-10-2-1-3A、图 1-10-2-1-3B)。

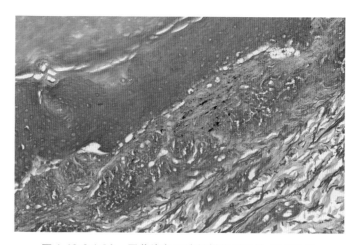

图 1-10-2-1-3A　甲紫染色示淀粉样物质阳性,呈紫红色

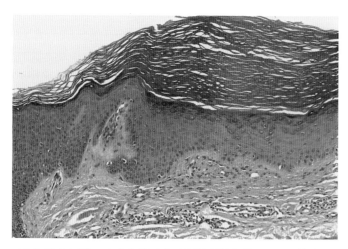

图 1-10-2-1-2A　表皮角化过度、颗粒层增厚、棘层肥厚,基底细胞灶状液化变性真皮乳头增宽,嗜酸性无定形物质沉积

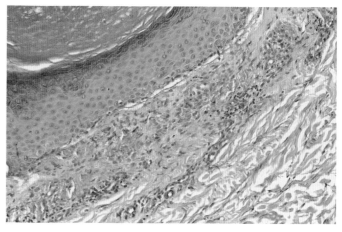

图 1-10-2-1-3B　刚果红染色示淀粉样物质呈砖红色

【鉴别诊断】

扁平苔藓　病理上都有表皮增生、基底细胞液化变性、角化不良细胞和色素失禁。但扁平苔藓的颗粒层楔形增厚和基底细胞液化变性更显著,有明显的淋巴细胞带状浸润,没有明显的淀粉样物质沉积。

(赵肖庆)

二、皮肤斑状淀粉样变

【概念】

皮肤斑状淀粉样变是指基本皮疹为斑疹的原发性皮肤淀粉样变,约占全部原发性皮肤淀粉样变的 10%,有部分患者属于兼具苔藓样和斑状两种皮损的混合型皮肤淀粉样变。

【临床特点】

1. 临床表现　多见于躯干上部,特别是肩胛间区,表现为灰褐色斑疹,可呈网状或波纹状分布(图 1-10-2-2-1)。常伴有中等程度瘙痒。少见的情况下,皮肤斑状淀粉样变可以表现为色素减退,类似于点状白斑和白癜风。

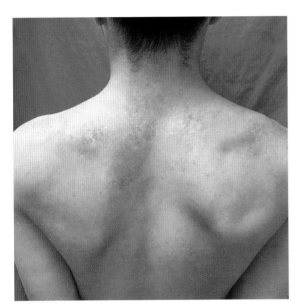

图 1-10-2-2-1　躯干上部,特别是肩胛间区散在灰褐色斑疹,可见色素减退

2. 治疗　和皮肤苔藓样淀粉样变相似

3. 预后　和皮肤苔藓样淀粉样变相似。

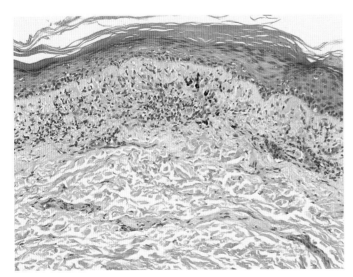

图 1-10-2-2-2　轻度角化过度,基底液化变性,真皮乳头嗜酸性物质沉积,伴淋巴细胞浸润,可见色素失禁

【发病机制】

和皮肤苔藓样淀粉样变相似,搔抓可能是重要诱发因素。

【病理变化】

镜下观　与皮肤苔藓样淀粉样变相似,但表皮病变更轻,淀粉样物质也更少(图 1-10-2-2-2)。

【鉴别诊断】

色素性扁平苔藓　病理上都有基底细胞液化变性、角化不良细胞和色素失禁,特殊染色证实是否有淀粉样物质沉积,可以鉴别。

（赵肖庆）

三、皮肤结节性淀粉样变

【概念】

皮肤结节性淀粉样变是指基本皮疹为结节的原发性皮肤淀粉样变,是原发性皮肤淀粉样变中最少见的一种,只占全部原发性皮肤淀粉样变的 1.5%,与苔藓样和斑状皮肤淀粉样变有不一样的发病机制。

【临床特点】

1. 临床表现　基本皮疹为皮色、粉色至褐色的结节,结节表面有蜡样光泽,表皮可萎缩甚至溃疡,可单发或多发。躯干、四肢及头面均可发病(图 1-10-2-3-1)。

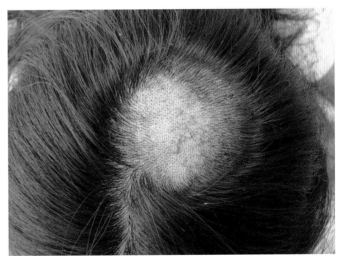

图 1-10-2-3-1　头皮散在黄色丘疹、小结节

2. 治疗　皮疹局限,多可手术切除。

3. 预后　皮肤结节性淀粉样变局部有单克隆的浆细胞增生,有 5%~15% 的患者会进展为系统性淀粉样变,需长期随访。

【发病机制】

皮疹内浸润浆细胞分泌单克隆免疫球蛋白轻链,经过代谢后形成淀粉样物质。

【病理变化】

镜下观　表皮基本正常;真皮乳头层、网状层甚至皮下脂肪层均可出现团块状淀粉样物质沉积,在血管周围和淀粉样物质周围可见浆细胞浸润(图 1-10-2-3-2)。

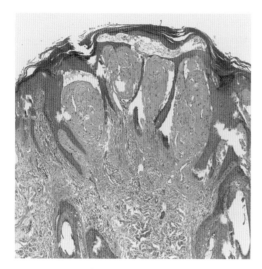

图 1-10-2-3-2　真皮乳头层团块状淀粉样物质沉积

【鉴别诊断】

1. 成人胶样粟丘疹　为分布在曝光部位的多发皮色丘疹,病理上为无定形嗜酸性物质在真皮内沉积,但一般无浆细胞浸润。两者在病理上类似,特殊染色亦无法可靠区分,免疫组化标记 pan-cytokeratin 阴性有助于和原发性皮肤淀粉样变性鉴别。

2. 系统性淀粉样变　单纯病理无法区分这两者,两者沉积的淀粉样物质都是单克隆免疫球蛋白轻链来源的淀粉样物质 AL,但临床上系统性淀粉样变皮疹更多,有系统损害和外周血单克隆球蛋白血症。

(赵肖庆)

四、继发性皮肤淀粉样变

【概念】

继发于其他皮肤疾病的淀粉样变被称为继发性皮肤淀粉样变。多种皮肤肿瘤可以出现镜下淀粉样物质沉积,包括基底细胞癌、鳞状细胞癌和附属器肿瘤、皮内痣、皮肤纤维瘤、脂溢性角化病和日光性角化病等。也有报告汗孔角化病中的角质形成细胞凋亡导致皮肤淀粉样变。蕈样霉菌病和盘状红斑狼疮也有局部皮肤淀粉样变的报道。PUVA治疗后慢性表皮损伤也有导致皮肤淀粉样变的报道。在同一部位重复注射胰岛素可诱导皮肤中的淀粉样物质沉积。

【临床特点】

1. 临床表现　没有相应的皮肤淀粉样变性表现,取决于原发疾病(图 1-10-2-4-1)。

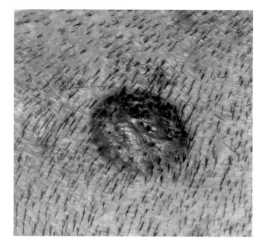

图 1-10-2-4-1　基底细胞癌患者继发皮肤淀粉样变,左颞部黑色结节

2. 治疗　以治疗原发病为主。

3. 预后　取决于原发病。

【发病机制】

淀粉样蛋白可能源自肿瘤细胞。部分疾病来源于损伤的角质形成细胞。

【病理变化】

镜下观　淀粉样物质一般沉积于原发病变周围(图 1-10-2-4-2)。

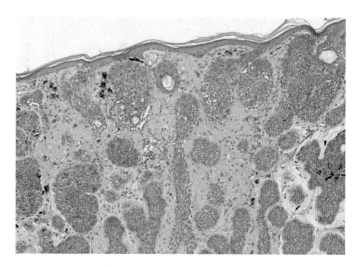

图 1-10-2-4-2　基底细胞癌肿瘤团块间质内见淀粉样物质沉积

【鉴别诊断】

原发性皮肤淀粉样变　继发性淀粉样变的淀粉样物质沉积于原发肿瘤周边,而原发性皮肤淀粉样变的淀粉样物质大多沉积于真皮乳头。

(赵肖庆)

五、系统性淀粉样变

【概念】

系统性皮肤淀粉样变是指具有系统性疾病的淀粉样

变,淀粉样物质可沉积于全身各脏器,包括皮肤。根据其系统病变可分为遗传性系统性疾病和非遗传性系统性疾病。前者较为罕见,不在此详细展开;后者又可分为伴有单克隆球蛋白血症的系统性淀粉样变、伴有系统性炎症性疾病的系统性淀粉样变和血液透析相关系统性淀粉样变。

【临床特点】

1. 临床表现

(1) 骨髓瘤相关系统性淀粉样变:主要影响老年人,平均发病年龄为65岁,男性略多。约15%的骨髓瘤患者有系统性淀粉样变。早期临床变化通常为轻微的非特异性症状,包括体重减轻、声嘶、呼吸困难、疲劳、感觉异常和头昏。随着病情进展,最常见的特征是腕管综合征和继发于心脏和肾脏受累的水肿。双侧腕管综合征可能是系统性淀粉样变的首发症状。

40%的系统性皮肤淀粉样变患者会出现皮肤病变。最常见的皮肤表现是由淀粉样物质沉积于血管壁导致的出血,即紫癜。这些紫癜好发于面颈部和间擦部位。部分紫癜可能在剧烈咳嗽或呕吐后出现,通常发生在手部(通常在创伤后)和眶周,这种情况下易被误诊为压力性紫癜(图1-10-2-5-1)。有时系统性淀粉样变可以出现皮肤水疱和大疱,这是由于淀粉样物质沉积导致皮肤脆性增加所致。这些水疱通常是出血性的,最常发生在舌头、颊或唇黏膜上,有时可能更广泛,类似于大疱性类天疱疮。水疱有时出现于手背和前臂伸侧,这时需要和获得性大疱性表皮松解症鉴别。愈合后的皮肤有时会出现粟丘疹。

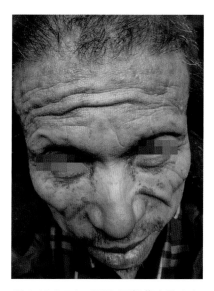

图1-10-2-5-1　眶周、面颊紫癜及瘀斑

更晚期的皮疹表现为蜡状丘疹、斑块和结节。丘疹为肤色或黄色,呈圆顶状。主要在面部(尤其是眼睑)、头颈、腋窝、脐、腹股沟区和会阴部。在严重的患者中,皮肤

硬化(尤其是影响面部和手指)类似于硬皮病。有时会出现脱发和甲营养不良。这些皮疹与巨舌和腕管综合征一起出现高度提示骨髓瘤相关的系统性淀粉样变。除巨舌症外,舌头还可出现蜡状丘疹、结节和斑块,偶尔会溃疡或裂开,这些病变会导致发声和吞咽困难。干燥综合征也可以是原发性系统性淀粉样变的表现。

约有50%的病例有肝肿大,也可以出现心肌病伴有心律不齐或心力衰竭、周围神经病变、肾功能衰竭和肾病综合征。近10%的病例有脾肿大。肠道受累可致吸收不良或溃疡性结肠炎样表现。目前尚无有效的治疗系统性原发性淀粉样变性的方法,因此预后很差,死亡率主要与心脏和肾脏受累有关。

(2) 伴有系统性炎症性疾病的系统性淀粉样变:很少出现皮肤损害。因此,当有怀疑伴慢性炎症的系统性淀粉样变又无皮疹时,可以进行随机腹部脂肪穿刺,使用刚果红等特殊染色来寻找淀粉样物质。

(3) 血液透析相关系统性淀粉样变:该病中淀粉样物质源于β_2-微球蛋白,多见于长期血液透析的患者。最常见的受累器官是心脏、胃肠道和肺。皮肤受累罕见,有表现为臀部和肩膀的皮下包块、苔藓样丘疹和手指掌侧皮肤皱纹的病例报道。

2. 治疗　以治疗原发病为主。常出现多脏器受累,治疗需要多学科联合。

3. 预后　取决于原发病。系统炎症导致的系统性淀粉样变患者在炎症得到控制后能缓解。骨髓瘤相关的系统性淀粉样变预后较差,死亡主要与心脏和肾脏受累有关。

【发病机制】

大多数非遗传性原发性系统性淀粉样物质是由单克隆浆细胞增殖引起的。潜在的疾病包括多发性骨髓瘤、Waldenström病、浆细胞瘤、重链病、恶性淋巴瘤等。这些疾病的共同特征是单克隆免疫球蛋白的产生。这些单克隆免疫球蛋白轻链转变为淀粉样物质L。尽管皮疹多形,但面部和间擦区域的瘀点和紫癜被视为系统性淀粉样变的皮肤特征。皮肤出血的原因包括凝血因子X与淀粉样物质原纤维结合而减少,并且淀粉样物质沉积在血管壁中增加了血管壁的脆性。

慢性炎症和散发的基因缺陷导致一种急性期蛋白血清淀粉样蛋白A(SAA)的产生增加。IL-1刺激肝脏产生SAA,巨噬细胞将SAA降解为淀粉样物质A。血液透析相关系统性淀粉样变性中的淀粉样物质源于β_2-微球蛋白,称为淀粉样物质β_2M。

【病理变化】

镜下观　早期皮疹淀粉样物质沉积仅限于血管周围,但在更晚期的皮疹中,通常会在真皮甚至皮下脂肪出

现团块状淀粉样物质(图 1-10-2-5-2)。立毛肌和附属器也可受累,毛囊皮脂腺周围的淀粉样物质沉积可能伴有毛囊萎缩,导致脱发,继发性炎症细胞浸润少见。

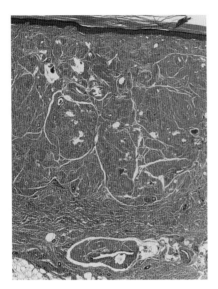

图 1-10-2-5-2 真皮全层弥漫性团块状淀粉样物质沉积,深部可见血管周围淀粉样物质沉积

水疱大疱性损害中,水疱多位于表皮内,也可出现在表皮下。除了血管周围淀粉样物质沉积外,真皮内团块状淀粉样物质有较明显裂隙,常伴有较多血管外红细胞。

系统性淀粉样变患者临床上正常的皮肤也有约 50% 的概率能发现淀粉样物质沉积的组织学证据。

【鉴别诊断】

1. **硬化性黏液性水肿** 也可出现坚实丘疹、皮肤硬化和单克隆球蛋白血症,但病理上表现为黏液沉积,不难鉴别。

2. **类脂质蛋白沉积症** 可出现蜡样丘疹、巨舌和声嘶,但常幼年起病,在睑缘有特征性的珍珠状丘疹。病理上也有均质化物质沉积,PAS 染色阳性,刚果红染色阴性,这些物质来源于细胞外基质蛋白 1(ECM1)。

(赵肖庆)

参 考 文 献

[1] Vijaya B,Dalal BS,Sunila,et al. Primary cutaneous amyloidosis:A clinico-pathological study with emphasis on polarized microscopy. Indian J Pathol Microbiol,2012,55(2):170-174.

[2] Ho MS,Ho J,Tan SH. Hypopigmented macular amyloidosis with or without hyperpigmentation. Clin Exp Dermatol,2009,34(8):e547-e551.

[3] Northcutt AD,Vanover MJ. Nodular cutaneous amyloidosis involving the vulva. Case report and literature review. Arch Dermatol,1985,121(4):518-521.

[4] Lai KW,Lambert E,Coleman S,et al. Nodular amyloidosis:differ-entiation from colloid milium by electron microscopy. Am J Derma-topathol,2009,31(5):472-474.

[5] Nam CH,Park MK,Choi MS,et al. Secondary Cutaneous Amyloid-osis in a Patient with Mycosis Fungoides. Ann Dermatol,2017,29(1):79-82.

[6] Schreml S,Szeimies RM,Vogt T,et al. Cutaneous amyloidoses and systemic amyloidoses with cutaneous involvement. Eur J Dermatol,2010,20(2):152-160.

[7] Li WM. Histopathology of primary cutaneous amyloidoses and sys-temic amyloidosis. Clin Dermatol,1990,8(2):30-35.

第三节 脂质代谢性皮病

黄瘤及其亚型

【概念】

黄瘤(xanthomas)为真皮中脂类物质沉积所致,巨噬细胞吞噬脂类物质后胞质呈泡沫样,称为泡沫细胞。特征性皮损为黄色或棕黄色丘疹、结节或斑块。

【临床特点】

1. **临床表现** 虽然黄瘤常与脂蛋白代谢紊乱相关,但是后者只有少部分会发生黄瘤。依据临床特征和皮疹分布部位,黄瘤可分为以下类型:发疹性黄瘤、结节性黄瘤、睑黄瘤、腱黄瘤、扁平黄瘤和疣状黄瘤等。

(1) 发疹性黄瘤(eruptive xanthoma):皮损表现为多发小的红色至黄色丘疹,直径 1~5mm(图 1-10-3-1-1A)。早期皮损周围可有炎性红晕,可伴有触痛和瘙痒。皮疹可随病程进展,黄色色调加深。皮损常发生于躯体和四肢伸侧。个别病例自觉瘙痒,分布更为广泛。

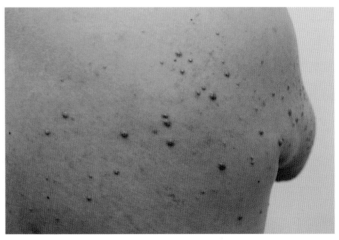

图 1-10-3-1-1A 发疹性黄瘤,肩背部及上肢密集分布的红色、红黄色坚实的丘疹

本病源于高甘油三酯血症,常伴发视网膜脂血症和乳糜血。

（2）结节性黄瘤(tuberous xanthoma)：典型皮损表现为坚实的黄红色结节，无痛，但可有痒感。本型皮损初起为小的丘疹，常发生于肘膝伸侧及臀部，之后发展为明显外生性皮损，直径及高度可达数厘米。也可累及其他受压部位，尤其是足跟及跖部（图 1-10-3-1-1B），单发或多发。

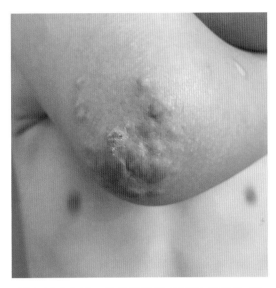

图 1-10-3-1-1B 结节性黄瘤，肘部伸侧黄色、黄红色结节、斑块

本型患者乳糜微粒与极低密度脂蛋白增高。皮损对于家族性异常 β 脂蛋白血症（Ⅱ型）来说，非常具有特征性，但也可见于纯合子和杂合子家族性高胆固醇血症、肝脏胆汁淤积症、脑腱黄瘤病和 β-谷固醇血症。

（3）睑黄瘤(xanthelasma)：亦是一种扁平黄瘤，为黄瘤最常见类型。特征性皮损为发生于眼睑或眶周的黄色斑块。皮损质地相对较软，单发或多发，并可相互融合（图 1-10-3-1-1C）。

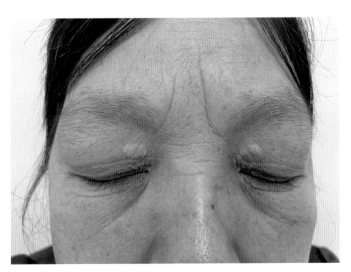

图 1-10-3-1-1C 睑黄瘤，双上睑黄色斑块

大约 50% 的患者血脂水平正常，而年轻患者中高胆固醇血症发病率更高。

（4）腱黄瘤(tendon xanthoma)：典型皮损为生长缓慢的皮下结节，表面肤色，质地坚硬，与皮肤不粘连，通常可移动。皮损大小不一，常常发生于韧带、筋膜和肌腱，尤其是手足伸肌腱和跟腱。

本型常与杂合子家族性高胆固醇血症有关，亦可见于脑腱黄瘤病、β-谷固醇血症、家族性高脂血症（Ⅲ型）和肝脏胆汁淤积症，偶见于血脂正常者。

（5）扁平黄瘤(planar xanthoma)：典型皮损为黄色、柔软的斑疹或轻度隆起的斑块（图 1-10-3-1-1D）。

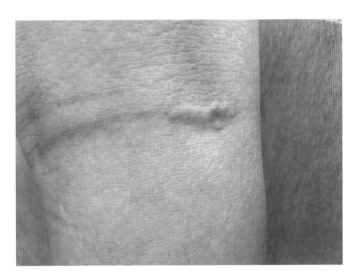

图 1-10-3-1-1D 扁平黄瘤，肘部屈侧黄色扁平斑块

本型为一组疾病，根据发病部位分为睑黄瘤、间擦性黄瘤、掌纹黄瘤和泛发性扁平黄瘤，以及胆汁淤积性扁平黄瘤。

间擦性黄瘤见于间擦部位，有时可发展至间擦部位之外，是纯合子家族性高胆固醇血症（Ⅱa 型）的特殊病征。

掌纹黄瘤为沿掌跖褶皱分布的线条状黄色斑疹或斑块，偶可发生于腕部屈侧褶皱处。有时皮损不易察觉，需要借助合适的光线才可辨认出，为家族性高脂血症（Ⅲ型）的特征性皮损。

泛发性扁平黄瘤罕见，主要表现为黄色斑疹，有时为黄色斑块。好发于躯干、颈部，有时发生于面部。好发于成人，罕见于儿童。大部分患者血脂正常，少部分有高脂血症。与淋巴网状系统肿瘤有明显相关性，尤其是骨髓瘤，有时甚至是此型黄瘤发生若干年后才出现淋巴网状系统肿瘤。

胆汁淤积性扁平黄瘤好发于面部、四肢屈侧和手足，为肝胆淤积性疾病的特征性皮损。

（6）疣状黄瘤（verruciform xanthoma）：典型皮损为扁平斑块或疣状皮损，颜色可为灰色、粉色或黄色（图 1-10-3-1-1E）。一般单发，偶有多发。直径可达 2cm，甚至更大。倾向发生于口腔，也可发生于外阴、肛周、阴囊、阴茎，偶见于生殖器外皮肤。

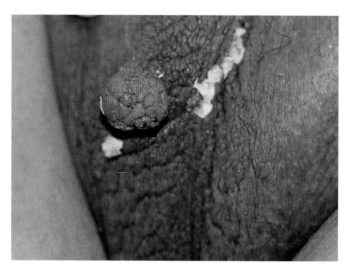

图 1-10-3-1-1E　疣状黄瘤，阴囊黄红色疣状赘生物

本型脂代谢一般正常，亦有报道与非特定系统性脂贮积疾病有关。可发生于免疫抑制患者，例如 HIV-1 感染者、移植物抗宿主病患者和人乳头瘤病毒（HPV）感染者。皮损内黄瘤细胞被认为来自真皮树突状细胞，其形成是由于上表皮细胞变性或破坏、膜脂质被吞噬。

2. 治疗　避免搔抓及不良刺激。伴高脂血症者宜低脂饮食。系统治疗可选用降脂药如洛伐他汀、辛伐他汀、非诺贝特等。局部治疗可用手术切除或液氮冷冻、CO_2 激光等物理治疗。

3. 预后　预后良好，可好转、治愈或复发。

【发病机制】

发病机制尚不完全明确。血浆脂质例如胆固醇、甘油三酯或其他类型血脂的升高可是其主要原因。

【病理变化】

1. 镜下观

（1）发疹性黄瘤：真皮浅层及网状层大量泡沫细胞，部分可见细胞外脂质沉积，嗜酸性脂质沉积于胶原束间，炎症细胞浸润轻微（图 1-10-3-1-2A、图 1-10-3-1-2B）。

（2）结节性黄瘤：真皮内泡沫细胞聚集，呈大的结节状，无 Touton 巨细胞，成纤维细胞增多，胶原纤维增生（图 1-10-3-1-2C）。

（3）睑黄瘤和扁平黄瘤：真皮上部泡沫细胞呈小团状或条带状浸润，没有纤维化。有时血管周围少量淋巴细胞浸润。偶可见泡沫状巨噬细胞、Touton 细胞、甚或胆

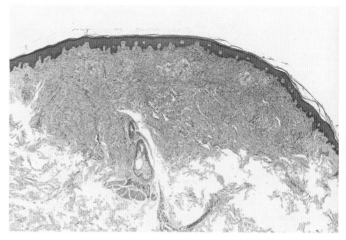

图 1-10-3-1-2A　低倍镜扫视，真皮浅中层弥漫性泡沫样细胞浸润

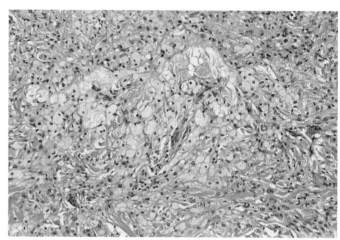

图 1-10-3-1-2B　可见大量泡沫细胞，可见细胞外脂质沉积，炎症反应轻微

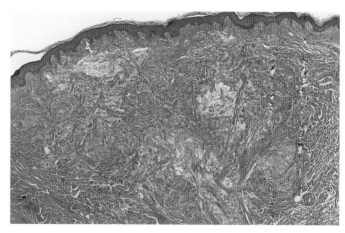

图 1-10-3-1-2C　真皮内泡沫细胞聚集，呈结节状，间质胶原纤维增生

固醇裂隙及渐进性坏死（图 1-10-3-1-2D）。

（4）腱黄瘤：病理改变类似于结节性黄瘤。

（5）疣状黄瘤：低倍镜下呈疣状外观。角化过度、角化不全，疣状棘层肥厚，增厚的角质层可呈柱状向下

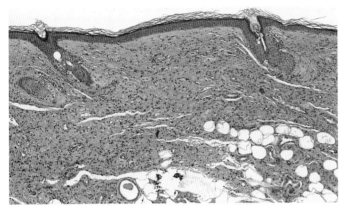

图 1-10-3-1-2D 真皮内泡沫细胞呈小团状或条带状浸润,间有稀疏淋巴细胞浸润

延伸至表皮陷窝内,中性粒细胞可外溢至表皮上部和角化不全灶内(图 1-10-3-1-2E、图 1-10-3-1-2F)。真皮乳头有大量富含脂质的泡沫细胞浸润,伴有淋巴细胞、浆细胞、中性粒细胞和嗜酸性粒细胞浸润(图 1-10-3-1-2G)。

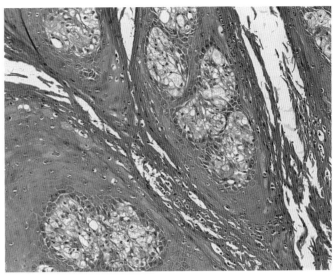

图 1-10-3-1-2G 真皮乳头有大量富含脂质的泡沫细胞浸润

2. **免疫组化** 发疹性黄瘤中组织细胞 CD68 和 CD163 阳性;结节性黄瘤、睑黄瘤/扁平黄瘤中泡沫细胞 CD68 阳性,adipophilin 阳性;疣状黄瘤中泡沫细胞 CD68 阳性,adipophilin 阳性,CK 弱阳性,Factor ⅩⅢa 弱阳性,S100 阴性(图 1-10-3-1-3)。

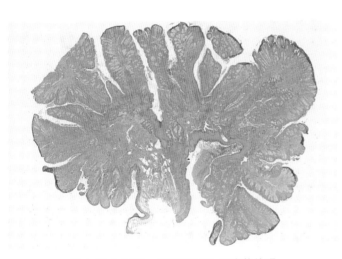

图 1-10-3-1-2E 低倍镜扫视,呈疣状外观

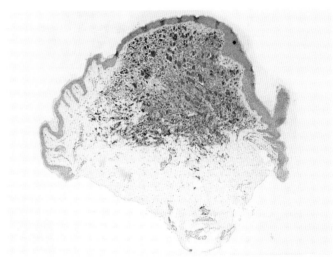

图 1-10-3-1-3 结节性黄瘤泡沫细胞 CD68 染色阳性

3. **特殊染色** 巨噬细胞胞质油红 O 染色阳性。

【鉴别诊断】

1. **弥漫性血脂正常性扁平黄瘤** 是组织细胞增生症的少见类型,常与副蛋白血症或其他系统血液/淋巴增生性基础疾病有关,血脂水平正常。

2. **渐进性坏死性黄色肉芽肿** 为罕见的慢性进展性组织细胞增生性疾病,与血液系统恶性肿瘤高度相关。特征性皮损为紫罗兰色至红色、有黄瘤样的斑块和结节,好发于眶周。组织病理表现为真皮层明显的渐进性坏死与黄色肉芽肿样浸润灶交替分布,后者由上皮样细胞、泡

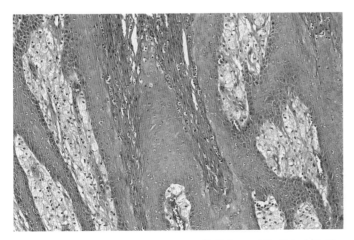

图 1-10-3-1-2F 增厚的角质层可呈柱状向下延伸至表皮陷窝内,中性粒细胞可外溢至表皮上部和角化不全灶内

沫细胞、Touton 细胞等组成。

3. 疣状癌 为一种生长缓慢、通常较大的疣状肿瘤,可侵入相邻组织,但很少转移。通常好发于口唇、外生殖器和足跖部。肿瘤呈内外双相生长模式,仔细观察可发现上皮细胞异型,无泡沫细胞。

（冉立伟）

参考文献

［1］James W. Patterson. Weedon's skin patholohy. 4th ed. Amsterdam：Elsevier，2016.

［2］Jean L. Bolognia，Julie V. Schaffer，Lorenzo Cerroni. Dermatology. 4th ed. China：Elsevier，2018.

［3］Christopher E. M. Griffiths，Jonathan Barker，tanya Bleiker，et al. Rook's textbook of dermatology. 9th ed. New York：John Wiley & Sons，2016.

［4］Eduardo Calonje，Thomas Brenn，Alexander Lazar，et al. McKee's pathology of the skin. 4th ed. Philadelphia：Saunders，2012.

第四节 沉积性疾病

一、痛风

【概念】

痛风（gout）为一组嘌呤代谢异常性疾病,血清尿酸水平升高,特征性皮损为尿酸结晶沉积于皮肤和软组织形成的痛风石。

【临床特点】

1. 临床表现 痛风可引起急性单一关节的关节炎反复发作。典型受累部位为大跗趾跖趾关节。高尿酸血症未治疗者可累及多个关节,症状可以更为严重。受累关节疼痛、灼热、红肿,疼痛显著。随着病情慢性进展,可出现致残性关节炎。尿酸性肾病和/或尿酸性肾石病是重要的并发症。

皮肤痛风石表现为真皮或皮下组织中坚硬的丘疹、结节或梭形肿块,表面光滑或分叶状,红色、黄色、黄白色、肤色或乳白色（图 1-10-4-1-1）,皮损较大者表面皮肤可有破溃,形成溃疡,排出白垩样物质。

痛风石常见于耳郭、肘部、跟腱和指（趾）。少见的部位有眼、鼻、喉、胸和心脏瓣膜。

2. 治疗 避免搔抓及不良刺激。减少进食富含嘌呤的食物如动物内脏等。系统治疗中,短效非甾体抗炎药如吲哚美辛可减轻急性痛风的炎症和疼痛,秋水仙碱可缓解疼痛和肿胀,黄嘌呤氧化酶抑制剂别嘌呤醇可阻断尿酸形成。

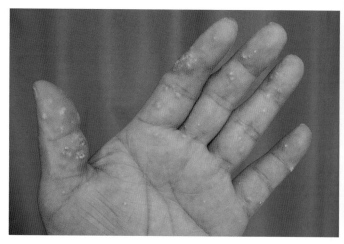

图 1-10-4-1-1 手部多发黄色、黄白色丘疹、结节,局部融合,可见白垩样物质排出

3. 预后 当血清尿酸水平恢复正常后,痛风石依据其大小、部位的不同而发生不同程度的消退,包括完全、部分或轻度消退。

【发病机制】

痛风是由于尿酸盐结晶从过饱和体液中析出并沉积于组织中,引发急性炎症所致。当机体尿酸生成增加或肾脏不能将其充分排出时,会导致高尿酸血症。

【病理变化】

1. 镜下观 痛风石是沉积于真皮和皮下组织的尿酸盐结晶,在乙醇固定和无水处理的切片中,表现为特征性的针状棕色结晶,排列紧密呈束状,具有折光性。

在甲醛固定切片中,甲醛破坏了尿酸盐结晶,从而表现为嗜酸性的无定形物质,周围绕以肉芽肿性反应,有明显的多核巨细胞,也可有散在的慢性炎症细胞浸润（图 1-10-4-1-2A、图 1-10-4-1-2B）。偶可继发钙化,甚至骨化。罕见结晶经皮排出。

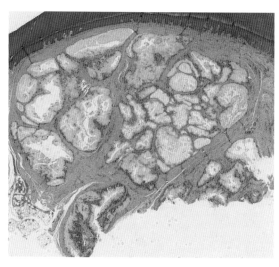

图 1-10-4-1-2A 低倍镜扫视,真皮内可见嗜酸性无定形物质

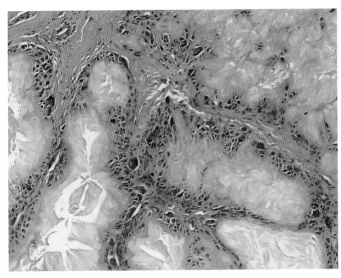

图 1-10-4-1-2B　尿酸盐结晶周围组织细胞、多核巨细胞浸润

2. 特殊染色　20% 硝酸银溶液染色显示,尿酸盐结晶呈黑色,其周围组织黄色;De Galantha 染色显示,尿酸盐结晶呈棕色至黑色。

【鉴别诊断】

皮肤钙沉积症　皮肤痛风石需与之鉴别,用偏振光检查流出的液体或白垩样物质有助于鉴别诊断。另外,皮肤钙沉积症组织病理检查 HE 染色时钙盐呈蓝色,von Kossa 染色可将其染成黑色。

（冉立伟）

二、类脂蛋白沉积症

【概念】

类脂蛋白沉积症（lipoid proteinosis）,又称皮肤黏膜透明变性（hyalinosis cutiset mucosae）、Urbach-Wiethe 病,是一种罕见的常染色体隐性遗传沉积性疾病,为透明蛋白样物质沉积于多个器官,包括皮肤、口腔黏膜、喉和脑部。特征性皮损为发生于面部的丘疹、结节及点状瘢痕,尤其是上下睑缘串珠状半透明丘疹。

【临床特点】

1. 临床表现　在婴儿期,由于累及喉黏膜,可表现为声音嘶哑,甚至发展至完全失声。口唇、咽、软腭、小舌和扁桃体可有黄白色的黏膜下浸润。舌增大、变硬,舌系带变短、增厚并可限制舌的活动,因此伸舌困难。唾液腺可反复发炎。常有癫痫等神经系统表现。

皮损通常出现在 2 岁内。初发皮损通常为水疱,轻微创伤后可糜烂、结痂。面部和其他部位在创伤后或可自发地形成痤疮样痘状瘢痕。真皮透明蛋白沉积增加可导致蜡样丘疹、角化过度或疣状斑块,随着时间推移,颜色会变暗,主要累及手掌、手背、前额或肘部。典型的串珠状半透明丘疹位于眼睑边缘（图 1-10-4-2-1）。由于头皮受累,可出现睫毛脱落或片状脱发。

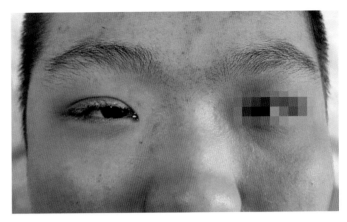

图 1-10-4-2-1　眼睑边缘串珠状排列半透明丘疹（中国医科大学附属第一医院李久宏教授惠赠）

2. 治疗　本病尚没有有效的治疗方法;有报道口服维 A 酸、D-青霉胺或二甲基亚砜有效;整形手术、磨削术、CO_2 激光可能有帮助。

3. 预后　无。

【发病机制】

类脂蛋白沉积症是由于细胞外基质蛋白 1（extracellular matrix protein 1, ECM1）基因功能缺失突变引起的,后者编码一种分泌性糖蛋白,可作为软骨内骨化的负调控因子、血管生成的启动子。此外,在基底膜带发现 ECM1,其可增强 IV 型胶原与层粘连蛋白的结合,也可与细胞外基质成分相互作用,例如纤维粘连蛋白、透明质酸、硫酸软骨素。

【病理变化】

1. 镜下观　淡染、嗜酸性的透明样物质渐进性沉积于真皮全层,最初局限于小血管和汗腺周围。小的毛细血管有时增多。在进展期皮损中,血管周围的沉积物可有洋葱皮外观,也可有汗腺进行性萎缩,也可沉积于立毛肌和毛囊皮脂腺周围（图 1-10-4-2-2A、图 1-10-4-2-2B）。钙化罕见。

对于水疱皮损来说,表皮呈广泛的非角化不良性棘层松解,有表皮下裂隙。

2. 特殊染色　PAS 染色阳性并耐淀粉酶。pH 值 2.5 时,胶体铁和阿辛蓝染色阳性。冰冻切片上苏丹黑和油红 O 染色阳性。

【鉴别诊断】

胶样粟丘疹　典型皮损为密集分布于光暴露部位、直径多为 1~3mm、半透明的黄色丘疹。结节状、均质化、嗜酸性团块物质沉积于真皮乳头,并可延至真皮中部,裂隙将这些物质分成更小的岛屿状。

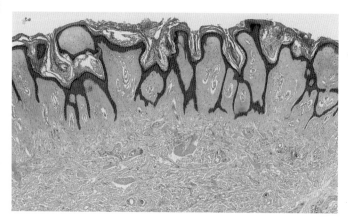

图 1-10-4-2-2A　低倍镜扫视，乳头瘤样增生，真皮浅层可见淡染、嗜酸性的透明样物质沉积（Dirk M. Elston 教授惠赠）

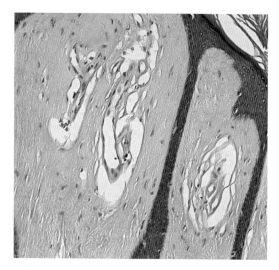

图 1-10-4-2-2B　血管周围嗜酸性沉积物呈洋葱皮外观（Dirk M. Elston 教授惠赠）

（冉立伟）

三、胶样粟丘疹和胶样变性

【概念】

胶样粟丘疹（colloid milium）和胶样变性（colloid degeneration）为真皮内无定形嗜酸性物质的沉积。胶样粟丘疹的特征性皮损为密集分布于光暴露部位、直径多为1~3mm、半透明的黄色丘疹。胶样变性的特征性皮损为光暴露部位黄色、半透明的丘疹、结节或斑块。

【临床特点】

1. 临床表现

（1）成年型胶样粟丘疹：常由于过度日光暴露和/或接触石油产品引起。可发生于青中年，表现为大量黄褐色、半透明、圆顶状丘疹，直径1~4mm 或更大，散在或聚集呈斑块状（图 1-10-4-3-1）。好发于面部、耳部、颈部和手背。对司机而言，可发生于单侧光暴露的上肢。

（2）青少年胶样粟丘疹：罕见。一般发生于青春期

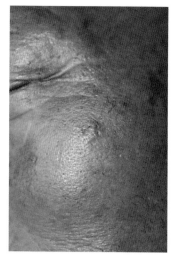

图 1-10-4-3-1　颧部黄色圆顶状丘疹，融合成斑块

前，好发于面部和颈部，典型皮损为黄褐色、散在或融合的丘疹或斑块。

（3）色素型胶样粟丘疹：发生于过度使用氢醌美白霜后，为发生于面部的灰色至黑色、簇集或融合的斑块。

（4）胶样变性：好发于慢性光暴露部位，尤其是面部，表现为结节性、斑块状皮损。

（5）伴真皮嗜酸性物质沉积的肢端角化病：由 Saeed、Sagatys 和 Morgan 命名报道，为发生于手指远端的孤立性或聚集性丘疹，组织病理表现为真皮无定形的嗜酸性物质沉积。皮损进展缓慢。共报道有 6 例患者，仅 1 例有慢性日光暴露和接触氢醌的病史。

2. 治疗　避免长期日光暴晒及接触石油、脱色剂等。目前尚无令人完全满意的治疗方法，有报道磨削术和长脉冲 Er:YAG 激光可获得较好疗效。

【发病机制】

本病病因及发病机制尚不完全清楚。可能与遗传、长期日光暴露、接触石油产品或脱色剂等有关。

【病理变化】

镜下观

（1）成人型胶样粟丘疹：结节状、均质化、嗜酸性团块物质沉积于真皮乳头，并可延至真皮中部，裂隙将这些物质分成更小的岛屿状，成纤维细胞常沿裂隙排列。未受累的胶原将这些胶样物质与其上表皮分离，形成狭窄的 Grenz 区（图 1-10-4-3-2A、图 1-10-4-3-2B）。在 Grenz 区、胶样团块之间及其下方可见成团的、变性的弹力纤维，但胶样物质本身弹力纤维染色不着色或轻微着色。特殊染色检查见胶样物质 PAS 染色阳性并耐淀粉酶，结晶紫染色、刚果红染色阳性、硫酸素 T 荧光阳性。

（2）青少年胶样粟丘疹：细胞成分很少的、无定形的胶样物质沉积于扩大的真皮乳头，这些物质有裂隙且伴

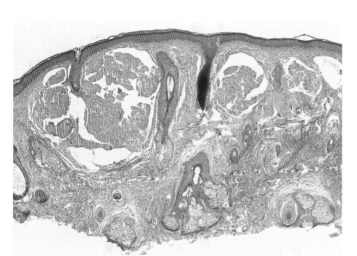

图 1-10-4-3-2A 低倍镜扫视,真皮浅中层可见结节状、均质化、嗜酸性无定形物质沉积

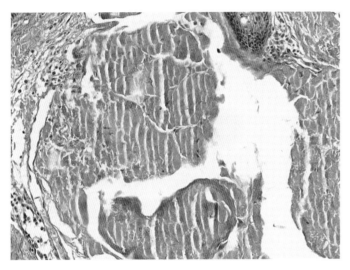

图 1-10-4-3-2B 团块状、嗜酸性、均一的无定形物质,其间有裂隙

有梭形或星形成纤维细胞。一般无 Grenz 区,基底层可有透明变性,并向真皮沉积物过渡。特殊染色及免疫组化方面,胶样物质 PAS 染色阳性,有时甲基紫染色阳性,刚果红染色通常阴性或弱阳性,结晶紫染色阴性,多克隆 CK 抗体阳性,Ⅳ型胶原和 AE1/AE3 常常阳性。

(3) 色素型胶样粟丘疹:真皮上部有轻度色素性胶样物质呈岛屿状沉积。

(4) 伴真皮嗜酸性物质沉积的肢端角化病:有程度不等的角化过度和乳头瘤样增生,境界清楚的无定形、嗜酸性物质沉积于真皮乳头,报道中仅 1 例有裂隙。特殊染色及免疫组化检查中,这些物质 PAS 染色阳性并耐淀粉酶,三色染色阳性,淀粉样蛋白、P 蛋白、Ⅳ型胶原及 pan-CK 抗体阴性。

【鉴别诊断】

1. **皮肤淀粉样变** 皮疹好发于小腿和前臂伸侧、背

部,为褐色丘疹、斑疹,可有融合,剧痒。组织病理表现为淀粉样蛋白沉积于真皮乳头,角蛋白抗体阳性。

2. **汗管瘤** 女性多见,好发部位为眼周、额部,多为对称分布的、多发的、无症状的、皮色或淡黄色的丘疹。组织病理表现为真皮上部、分散于纤维基质中的上皮条索和导管,有时导管与上皮条索相连,形成特征性的蝌蚪样结构。

(冉立伟)

四、皮肤钙沉积症

【概念】

皮肤钙沉积症(calcinosis cutis)即钙盐沉积于皮肤。

【临床特点】

1. 临床表现

(1) 表皮下钙化结节:好发于婴幼儿,好发部位是头部,尤其是耳部,或四肢,亦可发生于足跖部。一般为单发结节,为一种特发性钙沉积。

(2) 特发性阴囊钙沉积症:好发于儿童或年轻人的阴囊皮肤,皮损单发或多发,为坚实的丘疹、结节或肿块,直径可达 3cm 或以上,可以破溃并排出白垩样物质(图 1-10-4-4-1)。尽管有争议,但一般认为本病皮损为表皮囊肿或小汗腺导管粟粒疹的营养不良性钙化。

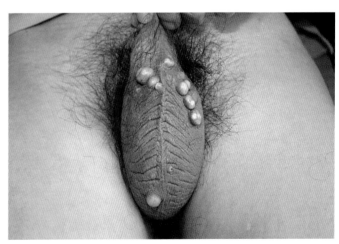

图 1-10-4-4-1 阴囊多发黄白色、坚实的结节

(3) 肿瘤性钙沉积症:好发于黑种人,特征性改变为大的、多发的羟基磷灰石钙化物沉积于大关节伸侧的关节周围软组织内。病因未明,有一项研究表明,发生本病的易感情况包括高磷血症、硬皮病、骨关节炎、肾衰和先天性畸形,亦有家族发病者。有研究表明,在钙盐沉积之前,可能存在纤维组织细胞性和囊性结节。

(4) 耳钙沉积症:罕见,单耳或双耳发病。本病表现为耳软骨的钙化,罕有伴发骨化。可能继发于局部炎症、

冻伤或创伤,或与全身性疾病如原发性慢性肾上腺皮质功能减退症、衰老或垂体功能减退有关。

（5）婴儿足跟钙沉积症:发病机制不详,可发生于婴儿足跟多次针刺验血后。在 10~12 个月大时被诊断,大约 1 年后消失,可认为是一种发育不良钙化。

（6）粟粒疹样钙沉积症:发生于儿童,好发部位是生殖器、股部或膝部。表现为针头大结节,可自发消退,部分病例数周后复发,也可发生于唐氏综合征患者。

（7）营养不良性钙化:可为泛发性、大块的钙沉积,发生于皮肌炎、迟发性皮肤卟啉病,偶尔见于红斑狼疮。也可为少量、小的钙沉积,见于硬皮病。也有报道泛发性者为特发性改变,不伴任何潜在的疾病或磷酸钙水平异常。营养不良性钙化还罕见于烧伤瘢痕、瘢痕疙瘩、痤疮瘢痕、受创伤部位、静脉溃疡、放射部位及注射部位等(图 1-10-4-4-2)。

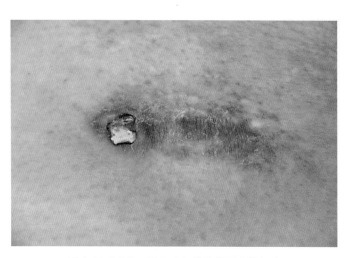

图 1-10-4-4-2　硬皮病合并营养不良性钙化

（8）转移性钙化:转移性钙化罕见皮肤受累,可能伴有原发性或继发性甲状旁腺功能亢进相关的高钙血症、骨骼的破坏性病变及维生素 D 过多症等,通常是慢性肾功能衰竭的晚期并发症。钙沉积物位于真皮深部或皮下组织,好发部位是腋窝、腹部、大腿内侧、外阴和褶皱部位。

2. 治疗　根据皮肤钙沉积症类型和病因等的不同,治疗方法也不同。要去除病因,低钙低磷饮食。可应用氢氧化铝、二磷酸盐化合物或秋水仙碱、丙磺舒等,或皮损内注射 25% 硫代硫酸钠,或手术切除、CO_2 激光等。

【发病机制】

正常钙调节途径破坏导致无定形、不溶性钙盐沉积。

【病理变化】

1. 镜下观　HE 染色时钙呈蓝色,为均质化的、嗜碱性、深蓝色物质。表皮下真皮层钙化结节是小而多发的、

球状沉积,肿瘤性钙沉积症、转移性和营养不良钙化灶的皮下沉积物往往大而致密(图 1-10-4-4-3)。皮肤钙沉积可引起不同程度的异物反应,有时其周边可见异物巨细胞,有时可见慢性炎症细胞浸润和钙质碎片经表皮排出。

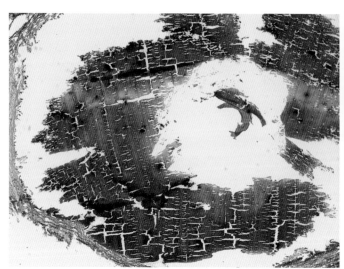

图 1-10-4-4-3　真皮内团块状、嗜碱性钙盐沉积

家族性肿瘤性钙沉积症的初期特征是水肿、胶原变性、黏蛋白沉积、玻璃样变伴坏死及囊肿形成,随后发生钙化,表明这是对组织损伤的迟发反应。

粟粒疹样钙沉积症表现为分散的、结节样钙化灶,部分病例钙化灶周围绕以薄层上皮。

可有潜在疾病的组织学表现,例如继发于结缔组织病的泛发性营养不良性钙化可有胶原变性。

2. 特殊染色　Von Kossa 染色显示,钙化沉积物呈黑色。

【鉴别诊断】

痛风　血清尿酸水平升高,特征性皮损为尿酸结晶沉积于皮肤和软组织形成痛风石,HE 染色表现为嗜酸性的无定形物质,周围绕以肉芽肿性反应,有明显的多核巨细胞。

（冉立伟）

五、皮肤骨化

【概念】

皮肤骨化(cutaneous ossification)传统上分为原发性(皮肤骨瘤)和继发性(骨化生)两种类型,后者骨化的发生与广泛的炎症、创伤和肿瘤过程相关或为其继发改变。

【临床特点】

1. 临床表现　目前分为以下类型:

（1）多发性骨瘤:出生时就有或儿童期发生,为多发性皮肤骨化。可有家族史,需要排除 Albright 遗传性骨营

养不良。

（2）面部多发性粟粒性骨瘤：虽然常有面部痤疮和/或磨削术的病史，但本病被认为是真正的原发性疾病。表现为发生于面部的、多发的、坚硬的、肤色丘疹，直径几毫米。

（3）耳郭骨化：又称耳郭异位性骨化（ectopic ossification of the auricle），罕见。与局部创伤、炎症或系统疾病有关，冻伤为常见诱因，也可与假假性甲状旁腺功能减退有关。单侧或双侧发病，可仅累及软骨，也可局限于软组织。

（4）肢端骨瘤：包括主要来源于软骨的甲下外生骨疣，以及一组罕见的没有软骨或骨连接的指（趾）骨肿瘤。

（5）Albright 遗传性骨营养不良：幼年发生皮肤骨化，可以是真皮、皮下组织或筋膜组织的骨化。还有假性甲状旁腺功能减退、假假性甲状旁腺功能减退，以及短指（趾）畸形、肥胖、身材矮小和圆脸等表现。

（6）进行性骨发育异常：是一种极其罕见的常染色体显性遗传疾病，父系遗传的 20q13 染色体上的 GNAS1 基因失活突变与本病发病机制有关。婴儿期表现为真皮骨化，随后是皮肤、皮下脂肪和深层结缔组织的进行性骨化。皮肤表现为无症状的丘疹和结节，部分为斑块状皮损，其上布满丘疹，形成稻穗样外观。并发症包括皮肤溃疡、骨质排出、反复感染、关节强直和生长发育迟缓。

（7）先天性斑块（板）样骨瘤病：可能是进行性骨发育异常的亚型，与其有着同样的 GNAS1 基因缺陷。出生时即有或出生后不久出现。表现为真皮下部或皮下组织中缓慢生成大量的骨，可累及大腿、头皮、背部和小腿。

（8）进行性骨化性纤维发育不良：极为罕见，常染色体显性遗传，是由染色体 2q23 上的 ACVR1 基因突变引起。表现为拇外翻、蹈趾和拇指缩短、肌肉和结缔组织骨化，伴真皮骨化，可有软骨成分，肩部和中轴骨骼肌肉常受累。

（9）继发性骨化：绝大多数皮肤骨化为继发性骨化，大部分钙化性疾病可发生骨化。骨化可继发于炎症或肿瘤，可见于色素痣、基底细胞癌、毛母质瘤，少见于毛发上皮瘤、血管瘤、化脓性肉芽肿、神经鞘瘤、脂肪瘤、软骨样汗管瘤、骨化性丛状肿瘤、器官样痣、表皮囊肿、皮样囊肿、皮肤纤维瘤、结缔组织增生性黑色素瘤和皮肤转移癌（图 1-10-4-5-1A、图 1-10-4-5-1B）。

2. 治疗　皮肤骨化治疗困难。应当处理潜在的钙磷代谢异常。当发生骨化时，唯一的治疗措施是切除新生骨，但对于遗传因素所致皮肤骨化来说，常见手术后骨沉积复发。面部多发性粟粒性骨瘤主要选择手术治疗，将皮损切开，用手术刀轻柔地刮除皮损内骨质，然后缝合，或可激光磨削后刮除暴露的骨碎片。有报道外用维 A 酸凝胶也有效。

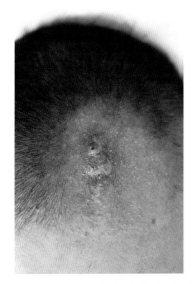

图 1-10-4-5-1A　头皮红色丘疹、结节，融合成斑块，可见簇状毛发

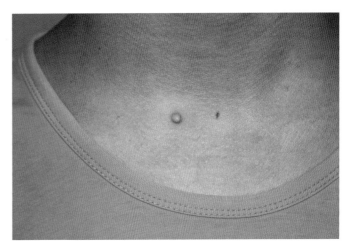

图 1-10-4-5-1B　颈前质硬黄白色丘疹

【发病机制】

原发性或继发性，或与遗传有关，或继发于炎症或肿瘤等。

【病理变化】

镜下观　皮肤骨化通常由膜性（间质）骨化发展而来，没有软骨前体，在真皮深部及皮下组织可见小骨针或大块骨，通常有哈佛氏系统和黏合线（图 1-10-4-5-2）。偶尔有活跃的成骨细胞活动，特别是在 Albright 遗传性骨营养不良中，但对于原发性、孤立性皮损和继发于痤疮瘢痕的皮损来说并不常见。进行性骨发育异常在真皮、皮下和肌肉处有广泛的骨化。破骨细胞不常见。基质中常有脂肪成分，偶尔也有造血细胞。在先天性斑块（板）样骨瘤病中，骨质可以延伸到真皮附属器周围。骨的晶体成分是羟基磷灰石，与骨骼一样。

【鉴别诊断】

甲下骨软骨瘤　其与甲下外生骨疣可能是同一疾病

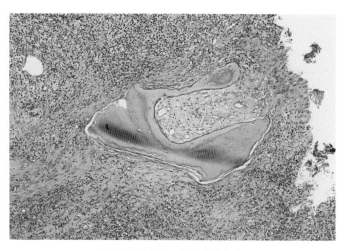

图 1-10-4-5-2 真皮内骨组织

的不同亚型,但在某些临床及组织学方面仍有差异,有学者认为两者是不同的。与甲下骨软骨瘤不同,甲下外生骨疣多发于女性,发病之前常有创伤或感染,多发于指(趾)骨远端,而非骨骺线;甲下外生骨疣有纤维软骨帽而非透明软骨帽,远端指(趾)骨损害是通过内生软骨骨化形成的;组织学上,纤维软骨帽有细胞成分,多核且胞核丰满,与甲下骨软骨瘤的透明软骨帽不同,后者软骨细胞排列方式类似于正常生长的骨骺。

(冉立伟)

六、褐黄病

【概念】

褐黄病(ochronosis)有两种主要类型,即内源性褐黄病(尿黑酸尿)和外源性褐黄病。特征性皮损为蓝黑色皮肤色素沉着,显微镜下显示为褐黄色色素沉积。

【临床特点】

1. 临床表现

(1) 内源性褐黄病(尿黑酸尿):最常见的表现是耳软骨、巩膜和结膜变黑,较少见的表现是腋窝皮肤色素沉着,面部、颈部和躯干褐色、斑点状色素沉着(有时呈蝶状分布),罕见掌跖部皮肤色素沉着。

皮肤外表现包括静置尿液变黑、疾病晚期关节炎,肾脏的并发症包括肾结石,偶有肾功能衰竭,也可出现主动脉狭窄、冠状动脉钙化。

(2) 外源性褐黄病:本病的皮肤色素沉积与内源性褐黄病相同。表现为与氢醌接触的皮肤上出现灰褐色或蓝黑色斑点,通常发生于面部、颈部、背部和四肢伸侧,软骨、巩膜或结膜无色素沉着。

2. 治疗

(1) 内源性褐黄病(尿黑酸尿)尚无明确疗效的治疗方法,每天分次服用尼替西农(羟苯丙酮酸二氧酶抑制药)或抗坏血酸、限制蛋白质饮食可能是有益的。

(2) 外源性褐黄病应停止使用氢醌,严格防晒。二氧化碳激光、果酸疗法或调 Q 激光进行表面皮肤磨削可能有助于改善皮肤色素沉着。

【发病机制】

1. 内源性褐黄病为常染色体隐性遗传性疾病,是由于尿黑酸氧化酶缺乏,导致苯丙氨酸和酪氨酸代谢中间产物尿黑酸不能进一步代谢而沉积于体液和组织中。

2. 外源性褐黄病的确切发病机制不详,可能的机制是氢醌抑制皮肤中的尿黑酸 1,2-二氧化酶,从而导致色素形成所致。

【病理变化】

1. 镜下观 在内源性褐黄病与氢醌所致的外源性褐黄病中,褐黄色色素沉积具有明显的相似性。发病初期,真皮上部胶原纤维有一些嗜碱性物质,随后出现肿胀的、轮廓清晰的褐黄色纤维,可呈新月形、蠕虫状或香蕉状。可有碎片状纤维和小的色素沉积,后者游离于真皮中或在巨噬细胞中(图 1-10-4-6-1)。色素颗粒也可见于血管内皮细胞及汗腺基底膜中。氢醌所致皮损常出现胶样粟丘疹样改变,可无褐黄色色素,或仅部分纤维着色。巨噬细胞数目不定,但内源性褐黄病一般不常见。罕有异物巨细胞围绕胶原纤维。

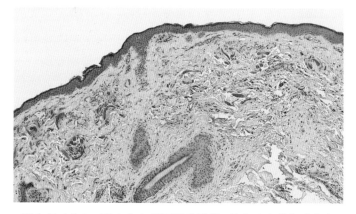

图 1-10-4-6-1 真皮中上部可见肿胀的、轮廓清晰的褐黄色纤维,呈新月形或蠕虫状(Dirk M. Elston 教授惠赠)

在氢醌诱导的色素沉着中,基底层黑色素通常减少,但真皮乳头巨噬细胞中黑色素明显。

2. 特殊染色 褐黄色色素自发荧光,美蓝染色呈黑色。

【鉴别诊断】

1. Civatte 皮肤异色症 特征性皮损为红色至褐色、边界不规则、对称分布的网状斑疹,可累及颈部 V 形区域、上胸部和部分面部。组织病理表现为轻度表皮萎缩、轻度空泡化改变,不同程度的毛细血管扩张和色素失禁,血管周围稀疏淋巴细胞浸润。

2. **炎症后色素沉着**　可发生于任何炎症性皮肤病和应用外源性物质后,还可见于皮肤创伤和化学剥脱等美容操作后。组织病理表现为表皮基底层色素增加,真皮乳头有数量不等的噬黑素细胞。

(冉立伟)

参 考 文 献

[1] James W. Patterson. Weedon's skin patholohy. 4th ed. Amsterdam: Elsevier, 2016.

[2] Christopher E. M. Griffiths, Jonathan Barker, tanya Bleiker, et al. Rook's textbook of dermatology. 9th ed. New York: John Wiley & Sons, 2016.

[3] Eduardo Calonje, Thomas Brenn, Alexander Lazar, et al. McKee's pathology of the skin. 4th ed. Philadelphia: Saunders, 2012.

[4] Jean L. Bolognia, Julie V. Schaffer, Lorenzo Cerroni. Dermatology. 4th ed. China: Elsevier, 2018.

第五节　其他代谢及营养相关性皮肤病

一、黑棘皮病

【概念】

黑棘皮病(acanthosis nigricans)是皮肤皱褶部位呈现灰黑色的颜色异常,同时伴有表皮乳头瘤样增生的皮肤疾病,多与肥胖和胰岛素抵抗相关。

【临床特点】

1. **临床表现**　皮肤皱褶部位,包括颈部两侧及项部、腋窝、腹股沟和腹部皱褶部位等,呈现灰黑色天鹅绒样外观,病灶基础上常发生皮赘(图1-10-5-1-1)。严重病例可累及手指节背侧甚至手掌。手掌皮肤由于表皮乳头瘤样增生而表面毛糙,称为牛肚掌(tripe palms),多与潜在的恶性肿瘤相关。

2. **治疗**　外用药物治疗包括卡泊三醇、尿素软膏、水杨酸和果酸剥脱等,但效果不理想。可试用胰岛素增敏剂如二甲双胍。

治疗潜在疾病通常有效,如肥胖患者减重后本病缓解甚至痊愈。合并恶性肿瘤(多数病例为胃癌)的病例在治疗肿瘤后本病明显改善,肿瘤复发时本病再次加重。

3. **预后**　取决于潜在相关疾病。

【发病机制】

大多数病例与胰岛素抵抗有关,体内过多的胰岛素(insulin)通过与角质形成细胞表面受体(IGF1R)结合刺激后者增生。

【病理变化】

镜下观　表皮乳头瘤样增生及角化过度,但棘层肥厚不明显,基底层黑色素增加(图1-10-5-1-2)。

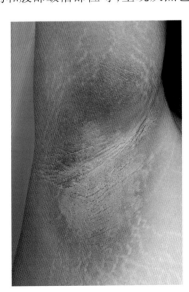

图1-10-5-1-1　黑棘皮病,14岁,男性,肥胖症和胰岛素抵抗患者腋窝部位皮肤黑色天鹅绒样外观,是本病典型的临床表现

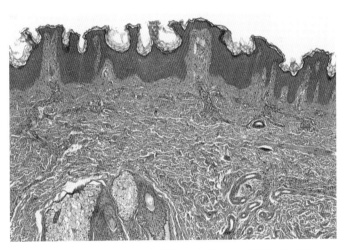

图1-10-5-1-2　表皮乳头瘤样增生,角化过度,基底层色素增加

【鉴别诊断】

病理上,黑棘皮病应该与其他表现为表皮乳头瘤样增生的疾病相鉴别,包括表皮痣和角化型脂溢性角化症,结合临床表现鉴别不难。黑棘皮病与融合性网状乳头瘤的病理表现相似,无法鉴别,需要结合临床表现诊断,后者主要表现为胸背部网状乳头瘤样斑丘疹。

(郑　松)

二、坏死性松解性游走性红斑

【概念】

坏死性松解性游走性红斑(necrolytic migratory erythema, NEM)是一种副肿瘤性皮疹,多与胰高血糖素瘤(glucagonoma)相关,主要表现为环状或地图状红斑,边缘糜烂。

【临床特点】

1. 临床表现 NEM 非常罕见,胰高血糖素瘤的发病率为 1/200 万,多为老年人(>60 岁)。

NEM 的原发疹为红色斑片,在此基础上发生水疱、糜烂结痂。皮疹逐渐扩展融合可形成环形和地图形状,伴有明显的痒痛感。皮疹好发生在皮肤皱褶部位,如腹股沟、会阴部、臀部和下腹部(图 1-10-5-2-1)。黏膜表现为舌炎、口角炎和唇炎,并可累及甲,出现甲营养不良表现。

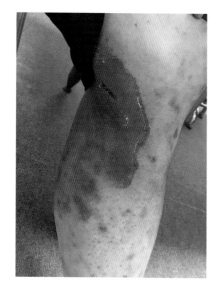

图 1-10-5-2-1 下肢地图状红斑,边缘鳞屑

NEM 是胰高血糖素瘤的标志性表现,除皮疹外,其他临床表现包括体重下降、腹泻、糖尿病、贫血、深静脉血栓和精神异常等。

少数 NEM 患者并不合并胰高血糖素瘤,称为假性胰高血糖素瘤综合征(pseudoglucagonoma syndrome),这些 NEM 患者常见的合并症包括肝病、胰腺炎、脂肪痢、炎症性肠病和非胰腺部位恶性肿瘤等。

实验室检查异常包括高胰高血糖素血症[通常>1 000pg/mL(参考值 50~150pg/mL)]、血糖升高、低白蛋白血症、贫血等。影像学检查有助于发现潜在的胰高血糖素瘤。

2. 治疗 主要是发现并治疗潜在合并症。如胰高血糖素瘤局限于胰腺未发生转移,切除肿瘤本病可自愈。对于处于肿瘤晚期失去手术时机的患者,应用生长抑素(somatostatin)类似物如奥曲肽(octreotide)能延缓肿瘤发展并改善皮肤症状。

3. 预后 对于合并胰高血糖素瘤的患者,NEM 患者的预后取决于肿瘤临床分期,如能早期诊断并及时切除,皮疹可完全消退,但多数 NEM 患者就诊时肿瘤已经发生转移。

【发病机制】

尚未清楚,皮疹发生可能源于代谢异常。高胰高血糖素导致肝脏糖异生,消耗大量氨基酸,发生低氨基酸血症,后者导致表皮缺乏营养支持(尤其组氨酸和色氨酸),从而在表皮上半部发生坏死。

【病理变化】

镜下观 急性期病灶具有特征性,即棘层上半部细胞水肿变性坏死,染色苍白,与棘层下半部仍存活的正常细胞分界清楚,即所谓的"突然坏死",有时可见角层下脓疱形成(图 1-10-5-2-2)。这种特征性病理表现具有诊断价值,但无特异性,也可见于其他营养缺乏性疾病,包括烟酸缺乏症和肠病性肢端皮炎等,需要结合临床诊断。

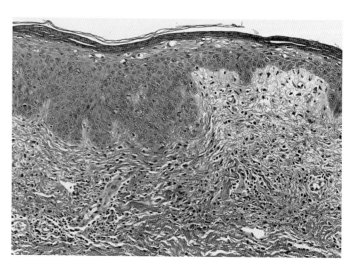

图 1-10-5-2-2 角化不全,棘层上半部细胞水肿变性坏死,染色苍白(Dirk M. Elston 教授惠赠)

慢性期病灶表皮显示银屑病样增生,颗粒层消失及角化不全,需要结合临床与银屑病相鉴别。

【鉴别诊断】

应与烟酸缺乏症、肠病性肢端皮炎、红斑型天疱疮和银屑病相鉴别。

NEM 的病理表现与烟酸缺乏症和肠病性肢端皮炎类似,需要结合临床鉴别。

NEM 急性期病灶类似红斑型天疱疮和化疗导致的中毒性红斑,但红斑型天疱疮无胰高血糖素瘤的相关临床表现,Dsg-1 抗体阳性,病理表现为棘层上部或颗粒层水平的表皮内棘层松解性水疱,直接免疫荧光显示 IgG 和/或 C3 在表皮内细胞间呈网状沉积。

NEM 慢性期病灶临床和病理表现都类似银屑病,但银屑病患者无胰高血糖素瘤的相关临床表现,可鉴别。

(郑 松)

三、烟酸缺乏症

【概念】

烟酸缺乏症,又称糙皮病(pellagra),是机体缺乏烟酸导致的皮炎,并伴有系统症状。

【临床特点】

1. **临床表现** 烟酸缺乏症的临床表现可以总结为4个"D":即皮炎(dermatitis)、腹泻(diarrhea)、痴呆(dementia)和死亡(death)。

初发疹为红斑片,伴有痒痛,并逐渐出现水疱结痂,后皮疹逐渐形成斑块。皮疹好发生在曝光部位,手背皮疹向腕部扩展,形成手套样外观,掌跖部位皮疹可出现皲裂(图1-10-5-3-1A);面部皮疹由鼻部向颊部扩展,出现蝶形外观(图1-10-5-3-1B);颈部和躯干上部皮疹可形成项链和领结样表现。本病可出现黏膜症状,包括唇炎、口角炎、红舌、颊部和外阴溃疡(图1-10-5-3-1C)。胃肠道症状可能是本病最早出现的异常,包括腹泻、恶心、呕吐、腹痛和厌食。神经症状包括疲倦、失眠、神经质、冷漠、健忘和抑郁,可发展为精神异常和痴呆。本病未经及时诊治,患者最终会因多器官衰竭导致死亡。患者出现特征性临床表现,要考虑本病;补充烟酸试验治疗快速起效可确定诊断。

2. **治疗** 补充烟酰胺或烟酸治疗,每天剂量为500mg,烟酰胺优于烟酸,因后者能导致头痛和皮肤潮红。治疗后,神经精神症状在24~48小时即可缓解,皮肤症状则需要3~4周消退。

3. **预后** 本病如能及早诊断和及时治疗,完全可以治愈。

【发病机制】

烟酸可从膳食中获得或由色氨酸体内合成,烟酸缺

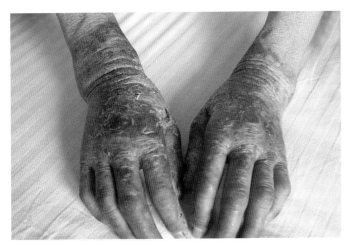

图1-10-5-3-1A 双手背露出部位见境界清楚的红棕色损害,其上粗糙伴鳞屑、焦痂,呈"手套样"外观

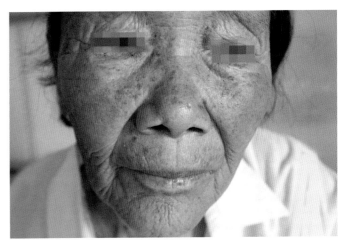

图1-10-5-3-1B 面部蝶形红斑

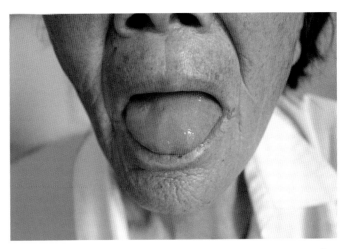

图1-10-5-3-1C 口角和口唇干燥皲裂,舌边充血发红,舌侧缘有齿痕

乏症的发生源于烟酸摄入不足、经肠道吸收减少或体内消耗增多。

全谷食品、坚果、肉类、干黄豆和蘑菇中富含烟酸。玉米含有结合形式的烟酸,在没有碱性水解的情况下,不能被机体吸收,因此以玉米为主食的人群容易发生本病。另外,有饮食限制情况的人群也容易患病,包括神经性厌食、食物过敏和食物盲从。

烟酸主要在肠道中吸收,胃肠疾病会导致烟酸和色氨酸吸收减少,容易发生本病,常见情况包括空回肠炎、慢性腹泻、溃疡性结肠炎、Crohn病、胃肠吻合术、胃大部切除术和肝硬化。嗜酒者因不良饮食和肠道吸收障碍易患烟酸缺乏症。

类癌综合征(carcinoid syndrome)患者体内色氨酸被大量(>60%)消耗转变为5-羟色胺(serotonin)亦可导致烟酸缺乏症。

【病理变化】

镜下观 早期病灶表现为表皮上半部变性坏死,即

"突然坏死"(图1-10-5-3-2),类似NEM,角层下中性粒细胞聚集,真皮浅层有不同程度的淋巴细胞浸润;慢性病灶表现为表皮银屑病样增生,散在坏死细胞,角化不全及颗粒层变薄,真皮浅层有不同程度的淋巴细胞浸润。

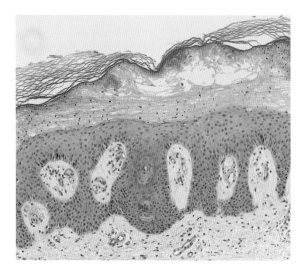

图1-10-5-3-2 表皮上半部见"突然坏死"(Dirk M. Elston 教授惠赠)

【鉴别诊断】

烟酸缺乏症的病理表现与锌缺乏症和肠病性肢端皮炎类似,需要结合临床鉴别,本病皮疹好发于曝光部位,并出现特征性的肢端手套样、颈前和胸前项链样和领结样及面部蝶形外观,结合其他系统症状可与后两种疾病相区别。

(郑 松)

四、锌缺乏症

【概念】

锌缺乏症(zinc deficiency)是由于多种原因导致的锌离子缺乏从而引起的皮炎表现,并伴有系统症状。

【临床特点】

1. 临床表现

(1)遗传性锌缺乏症:又称肠病性肢端皮炎(acrodermatitis enteropathica,AE),在婴儿期即可发病。患儿多在停止母乳喂养后或生后未经母乳喂养4~10周发病,在腔口(包括口、眼和肛门外生殖器)周围和肢端出现湿疹/皮炎表现,随着疾病进展,皮疹出现水疱及糜烂结痂(图1-10-5-4-1A、图1-10-5-4-1B),且易于继发感染,如白念珠菌和细菌(金黄色葡萄球菌感染最为常见)。其他临床表现包括脱发、甲沟炎、睑缘炎、结膜炎、畏光、腹泻和缺乏活力等,如延误治疗可导致死亡。

(2)获得性锌缺乏症(acquired zinc deficiency,AZD):

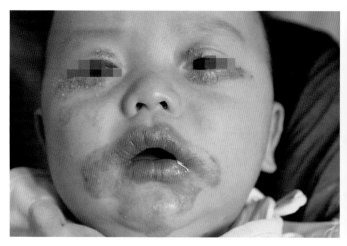

图1-10-5-4-1A 患儿眼部、口周不规则境界清楚的暗红斑,边缘有炎晕伴脓痂、鳞屑

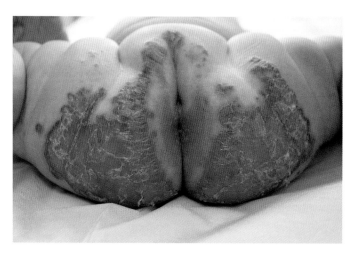

图1-10-5-4-1B 患儿臀部境界清楚的暗红斑,可见脓痂

患者多为成年人,急性型AZT临床表现类似AE,可发生于减重术后;亚急性或者慢性型AZD表现为青少年生长发育迟缓、男性性腺功能低下、味觉异常、食欲减退、夜盲症和精神异常。如有皮肤症状,临床表现为主要累及手足部位的类似银屑病样的皮炎。

血浆锌离子浓度降低是诊断本病的"金标准",正常参考值为75~250mcg/dL。另外,检测血清碱性磷酸酶(一种锌离子依赖性酶)有助于诊断,锌缺乏时此酶下降,补充锌离子治疗后,此酶增加。诊断不确定的患者,可考虑皮肤活检。

2. 治疗 补充锌是首先治疗,推荐剂量为:儿童0.5~1mg/(kg·d^{-1}),成年人15~30mg/d。常用药物为硫酸锌口服,对于胃肠外给药,推荐氯化锌。治疗起效快速,通常几天内就可见皮疹改善;治疗期间应监测血锌浓度,避免锌过剩影响铜离子代谢。

3. 预后 AE患者需要终生补充锌治疗。AZD患者需要查明发病原因,除补充锌治疗外,还应治疗导致锌缺乏的基础疾病。

【发病机制】

本病可分为遗传性发病和获得性发病两种情况。

AE 为一种罕见的常染色体隐性遗传病,SLC39A4 基因编码的锌离子转运蛋白 ZIP4 功能障碍,导致患者经小肠吸收的锌离子减少,引起本病,故称为肠病性肢端皮炎。

AZD 是由于锌摄入不足、肠道吸收障碍和过多丢失导致的。食物中肉类、鱼和贝类富含锌离子,而蔬菜水果中含量甚微,另外,过多的植物酸和纤维素会影响肠道中锌离子的吸收。初乳(1~2 个月)中富含锌离子和锌离子结合物,后者能促进锌离子的生物利用,而牛乳中虽然也富含锌离子,但生物利用度低。导致肠道吸收障碍的情况包括炎症性肠病和囊性纤维化,而嗜酒和肾病综合征能导致锌离子经肾排泄增加。皮肤大面积烧伤、红皮病,甚至过度排汗,都能导致锌离子过多丢失。

【病理变化】

镜下观 AE 和急性型 AZD 表皮上半部染色苍白,继发于细胞水肿变性,并可见角化不全及角层下脓疱形成(图 1-10-5-4-2A、图 1-10-5-4-2B),病理表现类似 NEM。

亚急性和慢性型 AZT 表皮银屑病样增生、角化不全及颗粒层变薄,类似银屑病,应仔细检查,必要时深切蜡块制片可见特征性表皮上半部苍白,有助于诊断。

【鉴别诊断】

AE 应该与婴儿湿疹/特应性皮炎相鉴别,前者临床表现类似湿疹/皮炎,但多发生在停止母乳喂养后,皮疹特征性分布于腔口周围和肢端,伴有脱发、甲沟炎和系统症状,如腹泻和缺乏活力等,可与之鉴别,低血锌离子浓度可明确诊断。

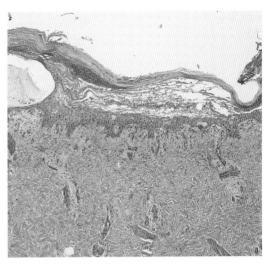

图 1-10-5-4-2B 表皮上半部苍白,与表皮下半部分界清楚

亚急性和慢性型 AZD 的临床表现类似银屑病,应结合临床和病理与之鉴别。

锌缺乏症的病理表现类似 NEM 和糙皮病,应结合临床表现与之鉴别。

(郑 松)

五、维生素 C 缺乏症

【概念】

维生素 C 缺乏症,又称坏血病(scurvy),是由于机体缺乏维生素 C 导致的皮炎和系统疾病。

【临床特点】

1. **临床表现** 维生素 C 缺乏症的临床表现可以总结为 4 个"H",即出血表现(hemorrhagic signs)、毛囊角化(hyperkeratosis of hair follicles)、臆想症(hypochondriasis)和血液异常(hematologic abnormalities)。

糙皮症(phrynoderma)是最早出现的皮肤异常,表现为毛孔扩张及角栓,最先发生在上臂后外侧,渐波及后背、臀部、股后及小腿,毛囊内毛发卷曲呈螺旋样外观。随着疾病进展,毛囊周围充血,最终出血。其他皮肤表现包括甲下出血、下肢痛性水肿及出血、皮肤干燥症、痤疮和创口难以愈合。口腔疾病常见,表现为齿龈水肿、出血和牙齿松动。其他表现包括肌肉关节内出血、骨膜下出血(在儿童可导致骨发育异常)、鼻衄、结膜下出血、血尿、胃肠道出血、颅内出血、正色素正细胞性贫血、臆想症等。

2. **治疗** 补充维生素 C 每天 100~300mg 治疗,通常几天内即可缓解症状,直至所有症状消失。

3. **预后** 本病如能及早诊断和及时治疗,完全可以治愈。

【发病机制】

由于无古洛糖酸内酯氧化酶(gulonolactone oxidase)

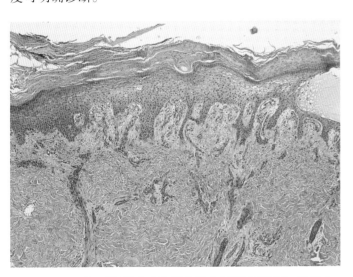

图 1-10-5-4-2A AE 的病理表现为表皮银屑病样增生,表皮上半部苍白,与表皮下半部分界清楚,是本病的诊断线索

不能由葡萄糖合成维生素C,只能依赖食物摄入。本病的发生主要源于维生素C摄入不足和机体对维生素C的消耗量增加。水果和蔬菜中富含维生素C。嗜酒者和饮食限制者包括溃疡性结肠炎、胃溃疡、胃食管反流及全胃肠外营养等,由饮食摄入维生素C减少。吸烟、某些药物如阿司匹林、吲哚美辛、四环素、避孕药及糖皮质激素、血液透析和化疗等情况会导致维生素C消耗增加。

维生素C对前胶原蛋白(procollagen)的脯氨酸残基羟基化至关重要,后者是前胶原蛋白组装成成熟的三聚体结构的基础。因此维生素C缺乏导致的胶原合成受阻是本病的病理基础。

【病理变化】

毛囊角化,毛发卷曲,毛囊周围红细胞外溢及含铁血黄素沉积(图1-10-5-5-1)。

【鉴别诊断】

维生素C缺乏症的毛囊角化表现需要与其他表现为毛囊角化的皮肤疾病相鉴别,包括维生素A缺乏症、毛周角化症、小棘苔藓、毛发红糠疹、毛发扁平苔藓和亲毛囊性MF。本病除毛囊角化外,毛发卷曲及螺旋状外观和毛囊周围出血三种表现共存,并结合其他临床表现可与以上疾病鉴别。

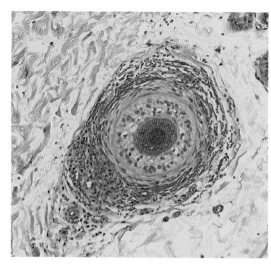

图1-10-5-5-1 毛囊周围红细胞外溢(Dirk M. Elston教授惠赠)

(郑 松)

参 考 文 献

[1] Sewon Kang, Masayuki Amagai, Anna L. Bruckner, et al. Fitzpatrick's Dermatology. 9th ed. New York:McGraw-Hill,2019.

[2] David E. Elder. Lever's Histopathology of the Skin. 11th ed. Alphen:Wolters Kluwer,2015.

第十一章

穿通性皮肤病

第一节 原发性穿通性皮病

一、反应性穿通性胶原病

【概念】

反应性穿通性胶原病（reactive perforating collagenosis，RPC）是一种罕见的遗传性或获得性皮肤疾病，患者轻度外伤即可产生异常皮肤反应，表现为受损的胶原经过表皮排出，特征性皮损为中央有脐凹的多形性皮色丘疹。

【临床特点】

1. **临床表现** 本病少见，男女发病率相同，常儿童期发病，最早发病年龄为9个月，但病情可持续至成年期。患者发疹前常有轻度外伤史，如搔抓、昆虫叮咬或其他刺激皮肤方式。

皮疹开始为一个或多个直径1~2mm的皮色丘疹，然后逐渐增大，中央出现脐凹，4~6周皮疹直径可达5~10mm。罕见情况下可出现巨大的皮疹。脐凹内充填角化性物质，外观棕褐色，质硬如皮革样，角质栓黏着紧密（图1-11-1-1-1），不易剥离，剥除后不出血或可出血。

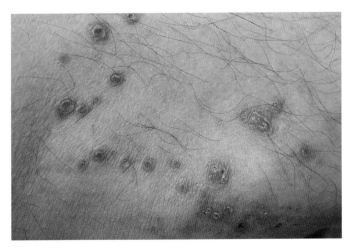

图1-11-1-1-1 脐凹内充填角化性棕褐色物质

Koebner征阳性是本病的特征性反应，轻度针刺即可诱发皮损。皮疹表现为多形性，可排列呈线状、群集或不规则，伴有轻度瘙痒。本病皮疹好发于四肢及面部，躯干也可受累。罕见掌跖部、黏膜受累报道。皮损一般冬季更加严重，夏季时数量减少。

成年期起病的获得性反应性穿通性胶原病（acquired reactive perforating collagenosis，ARPC）可合并很多疾病，包括严重的糖尿病、慢性肾功能不全、肺纤维化、结核样型麻风、艾滋病、带状疱疹病毒感染、巨细胞病毒感染、疥疮、淋巴瘤、甲状腺功能异常、白血病和癌症（包括甲状腺乳头状癌和肝细胞癌）等。近年来，有学者报道ARPC与活动性SLE、皮肌炎相关。皮损常伴有明显的瘙痒，皮损表现为结痂性丘疹。

2. **治疗** 本病目前无特效治疗方法。如有明确的诱因需积极排除。治疗可包括局部外用糖皮质激素、局部和口服维A酸。对合并局部感染者，可外用/全身使用抗生素。最近有报道口服别嘌呤醇、外用苯甲酰过氧化物、NB-UVB、308nm准分子激光等方法治疗ARPC。

3. **预后** 一般6~8周后皮疹可自行消退，遗留瘢痕或色素减退，一般不引起皮肤萎缩。在旧的皮疹消退的同时或其后，又会起新疹，如此反复可达数年。

【发病机制】

本病病因不明，目前发现Ⅳ型胶原经表皮排出，而其中机制不清。多数文献报道，本病有遗传特征，并且多为常染色体显性遗传，也可为常染色体隐性遗传。据报道本病与Treacher-Collins综合征相关。

【病理变化】

1. **镜下观** 本病组织病理表现具有特征性。早期未形成脐凹的皮损表现为真皮乳头增宽，内含变性的嗜碱性胶原纤维。充分发展的有脐凹的皮损，表皮呈杯状下陷，中央角质栓由角化不全物质、变性的胶原纤维、炎症细胞和碎片组成（图1-11-1-1-2A）。角栓底部的表皮明显变薄，可见垂直穿过表皮的胶原纤维，但不含弹力纤维（图1-11-1-1-2B）。在杯状变性结构的两侧，表皮棘层肥厚和角化过度。真皮浅层可见淋巴组织细胞浸润,弹力纤维数量并不增加。

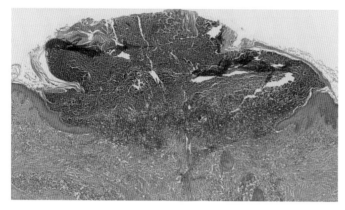

图 1-11-1-1-2A　表皮呈杯状下陷,中央可见角质栓(空军军医大学西京医院刘玲教授惠赠)

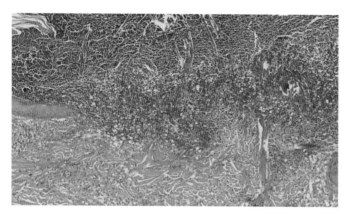

图 1-11-1-1-2B　可见垂直穿过表皮的胶原纤维(空军军医大学西京医院刘玲教授惠赠)

2. 辅助检查　Masson 三色染色法有助于判定经表皮排出的为胶原纤维,而不是弹力纤维(图 1-11-1-1-3)。

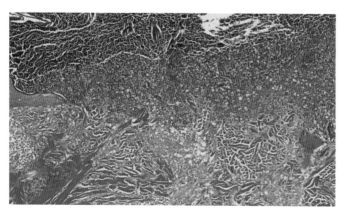

图 1-11-1-1-3　Masson 三色染色显示经表皮排出的胶原纤维(蓝色)(空军军医大学西京医院刘玲教授惠赠)

【鉴别诊断】

在临床上,相对"正常"皮肤的患者外伤后也可出现与本病相同的改变。有些结节性痒疹/慢性单纯性苔藓

患者(不符合反应性穿通性胶原病标准)在组织病理上也可见胶原纤维经表皮排出。

在组织病理上,本病需与其他类型穿通性皮肤病如匐行性穿通性弹力纤维病、穿通性毛囊炎及 Kyrle 病等相鉴别,其鉴别要点详见表 1-11-1-1-1。

二、匐行性穿通性弹力纤维病

【概念】

匐行性穿通性弹力纤维病(elastosis perforans serpiginosa,EPS)是一种罕见的表现为异常弹力纤维组织经表皮排出的皮肤疾病。

【临床特点】

1. 临床表现　本病以男性多发(男女比例 4∶1),常见于 11~20 岁。原发性皮损表现为直径 2~5mm 的肤色或淡红色角化性丘疹,有黏着性角栓,剥除后有出血。皮损典型排列为环状、匐行状、马蹄状,有时不规则成群分布,四周可见卫星状分布的皮疹。环形皮疹中央可有不同程度萎缩性改变,颜色稍淡(图 1-11-1-2-1A、图 1-11-1-2-1B)。患者常无自觉症状,有时可有轻度瘙痒。皮损最常局限于一个部位,以颈侧和背部最为常见,罕见对称分布的皮疹。其他可能累及的部位,按频率由高到低依次是上肢、面部、下肢和腹部。有阴茎受累的罕见报道。对于皮疹累及多个部位的病例,对称分布为其特征性表现。偶有皮损播散全身的病例。

临床上,本病可分为以下 3 型:

(1)特发性 EPS:占 65%,可能与遗传素质有关(显性遗传或隐性遗传)。

(2)反应性 EPS:占 25%~30%,常与遗传性、系统性或结缔组织疾病相伴,如 Down 综合征等,并常与其他经典穿通性疾病并发,少数也可继发于某些内分泌或代谢性疾病。

(3)药物诱发性 EPS:如长期服用青霉胺可诱发,通常在用药 1 年后发病。

尽管本病可作为一独立疾病发生,但有相当一部分患者可合并其他疾病,如 Rothmund-Thomson 综合征、肢端早老症、Marfan 综合征、成骨不全、弹力纤维假黄瘤、Ehlers-Danlos 综合征、Down 综合征、皮肤松弛症和烟雾病等。

2. 治疗　本病能自然缓解和自愈。文献报道的治疗方法包括局部皮损浅层 X 线照射、紫外线治疗、冷冻治疗、激光治疗(CO₂ 激光、脉冲染料激光、Er∶YAG 激光)、光动力治疗,口服或外用维 A 酸、全身应用抗生素、维生素 A、维生素 D、维生素 E、钙剂、砷剂、氯喹,糖皮质激素外用或病灶内注射,外用他扎罗汀或咪喹莫特等。对少数病变亦可采用手术切除。最近报道使用环孢素和别嘌呤醇治疗 D-青霉胺诱导的 EPS 有良好疗效。

表 1-11-1-1　穿通性疾病的鉴别要点

病名	发生率	发病年龄	性别比（男:女）	遗传	皮损特点	分布部位	皮疹数量	病程	Kobner 反应	相关疾病	病理变化	排出成分
反应性穿通性胶原纤维病	很少	12 岁以下儿童为主	1:1	有关	孤立性丘疹，小约 6mm，中央有脐凹，内有棕黑色角质栓，一般 6~8 周消失	四肢、面部和躯干	多	慢性经过，反复发作，病程持久	+	不明	早期：表皮增生肥厚。真皮乳头变宽并含各变性的胶原纤维；后期：可见杯形表皮下凹，凹内含有大的圆柱形角化不全的角质，由角质、细胞变性的胶原纤维组成	渐进性坏死的嗜碱性胶原纤维排入杯状表皮回陷内
穿通性毛囊炎	较常见	任何年龄，21~30 多岁多见	1:2	无关	孤立性斑丘疹，以毛囊为中心，大小 2~8mm，中心见白色角质栓，栓内有卷曲毛发	四肢，尤其是上肢有毛部位，前臂和大腿	多	时好时发，可自然消退	—	无关	毛囊扩张，内填角化不全性角栓，并含各苏木紫碎片和卷曲的毛发	卷曲的毛发，变性的毛囊内容物，偶见蓝色胶原物，弹力纤维排入毛囊
Kyrle 病	少见	20~60 岁（平均 30 岁）	1:1	无关	棕红色丘疹，大小 1~8mm，丘疹中心有圆锥形角质栓，此病角质变也可发生于毛囊和毛囊旁	下肢伸侧，上肢，头颈和躯干	少或多	慢性	偶尔+	糖尿病、肾衰竭、肝功能不全、充血性心力衰竭	角化不全性角栓伸入陷下部分，含有嗜苏木紫碎片组织，在穿通的基底部有肉芽肿性炎症反应	肉芽肿物质排入陷下的表皮内，为嗜碱性碎片
匐行性穿通性弹力纤维病	少见	90%<30 岁，尤其 11~20 岁	4:1	有关	红色或正常色角化性丘疹，大小 2~5mm，中心脱屑或萎缩，丘疹呈匍行性，环形	颈部、背部、上肢、面部、下肢	通常少数	病程持久，可消退或复发	偶尔+	Down 综合征、Ehlers-Danlos 综合征、成骨不全、弹力纤维假黄瘤等	可见狭长的穿通表皮或毛囊角栓，由角化不全性角质、嗜苏木紫碎片和弹力纤维组成	变性的弹力纤维排入容管内
穿通性环状肉芽肿	少见	各种年龄	1:2	可能有关	散在群集的凹状丘疹或结节，0.5~1cm 大小，环状分布，中心有痂	四肢伸侧，手足背部	少或多	慢性	—	可并发糖尿病	真皮胶原纤维变性，并有渐进性坏死，环死区周围有上皮样细胞和慢性炎症细胞	渐进性坏死组织

（张德志）

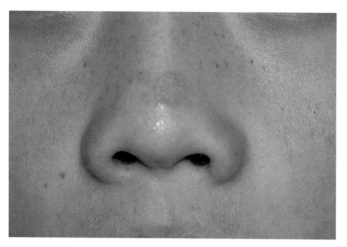

图 1-11-1-2-1A　鼻部淡红色角化性丘疹排列为环状，中央略有萎缩（空军军医大学西京医院刘玲教授惠赠）

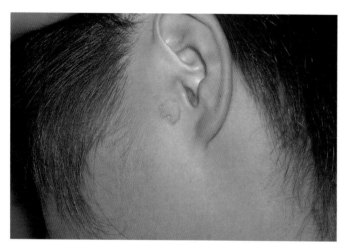

图 1-11-1-2-1B　耳前淡红色角化性丘疹排列为环状（空军军医大学西京医院刘玲教授惠赠）

3. 预后　本病经过慢性，旧疹消退中，可出现新疹，并呈匐行性扩展。有的皮疹短期内吸收消退，留下浅色瘢痕。有的皮疹可持续 4~5 年。

【发病机制】

本病的发病机制尚未完全清楚。

家族性发病的现象提示遗传因素在一部分患者中起作用。本病和多种结缔组织病相关，研究证实，弹性组织参与了本病的跨表皮排出过程：电子显微镜显示弹力纤维变粗、蜷曲和形成分叉。最近的研究发现，67kDa 弹力纤维受体表达于角质形成细胞，前者与弹性物质向外排出相关。有报道称，患者在长期应用铜螯合剂青霉胺后出现本病，推测可能是青霉胺耗尽了真皮局部的铜离子，引起弹性组织异常产生，并最终导致本病。

【病理变化】

1. 镜下观　在充分发展的病变组织内真皮网状层和乳头层的弹力纤维显著增加。乳头层内垂直排列的纤维

比正常更粗，可穿入真皮内。经过皮损中央的切片可见特征性的跨表皮穿通的隧道形成，这种隧道呈漏斗状或螺旋状（图 1-11-1-2-2A）。隧道的内容物为嗜碱性团块，由变性的上皮细胞、炎症细胞碎片和大量弹力纤维组成（图 1-11-1-2-2B）。通道两侧的表皮棘层肥厚，可形成假乳头瘤样增生。真皮浅层常见异物巨细胞肉芽肿慢性炎症，偶可见弹力纤维被吞噬。由青霉胺引起的病变中，变性的弹力纤维表现为锯齿状边缘或侧面呈荆棘样细枝状。

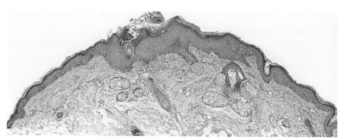

图 1-11-1-2-2A　特征性的跨表皮穿通性的漏斗状或螺旋状隧道（空军军医大学西京医院刘玲教授惠赠）

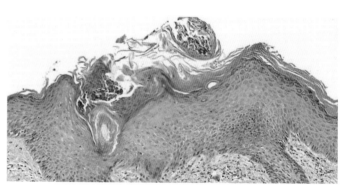

图 1-11-1-2-2B　隧道内容物由变性的上皮细胞、炎症细胞碎片和大量弹力纤维组成（空军军医大学西京医院刘玲教授惠赠）

2. 辅助检查　弹力 Van Gieson 染色示真皮浅层弹力纤维染色强阳性，而经表皮排出的纤维呈弱阳性（图 1-11-1-2-3）。

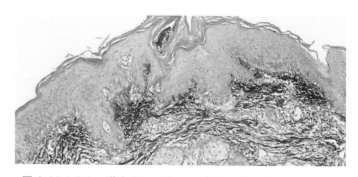

图 1-11-1-2-3　弹力 Van Gieson 染色示真皮浅层及经表皮排出的弹力纤维染色呈阳性（空军军医大学西京医院刘玲教授惠赠）

【鉴别诊断】

尽管穿通性毛囊炎扩张的毛囊内也可有弹力纤维，但其外观正常，数量也不像匐行性穿通性弹力纤维病那样增多。毛发角化病有角栓，多数以毛囊为中心，穿通和炎症不常见。Kyrle 病皮损基底部可见穿通性角质栓和蜷曲的毛发，可与匐行性穿通性弹力纤维病相鉴别。鉴别诊断要点详见表 1-11-1-1-1。

（张德志）

参 考 文 献

［1］ Saenz Aguirre A, Martínez-González M I, García-Río I, et al. Acquired reactive perforating collagenosis in a patient with chronic renal failure and nephrogenic systemic fibrosis. Australasian Journal of Dermatology, 2021, 62(1): e141-e142.

［2］ Matsui A, Nakano H, Aizu T, et al. Treatment of acquired reactive perforating collagenosis with 308-nm excimer laser. Clinical and Experimental Dermatology, 2016, 41(7): 820-821.

［3］ Brian J. Hall, Clay J. Cockerell. Diagnostic Pathology: Nonneoplastic Dermatopathology. 2nd ed. Philadelphia: Elsevier, 2016.

［4］ Poliak SC, Lebwohl MG, Parris A, et al. Reactive perforating collagenosis associated with diabetes mellitus. N Engl J Med, 1982, 306(2): 81-84.

［5］ Ohashi T, Yamamoto T. Acquired reactive perforating collagenosis associated with systemic lupus erythematosus. Journal of Dermatology, 2016, 43(9): 1097-1099.

［6］ Amano H, Nagai Y, Kishi C, et al. Acquired reactive perforating collagenosis in dermatomyositis. Journal of Dermatology, 2011, 38(12): 1199-1201.

［7］ Kikuchi N, Ohtsuka M, Yamamoto T. Acquired Reactive Perforating Collagenosis: A Rare Association with Dermatomyositis. Acta Dermato-Venereologica, 2013, 93(6): 735-736.

［8］ Hoque SR, Ameen M, Holden CA. Acquired reactive perforating collagenosis: four patients with a giant variant treated with allopurinol. Br J Dermatol, 2006, 154(4): 759-762.

［9］ Lee FY, Chiu HY, Chiu HC. Treatment of acquired reactive perforating collagenosis with allopurinol incidentally improves scleredema diabeticorum. Journal of the American Academy of Dermatology, 2011, 65(4): e115-e117.

［10］ Miyanaga M, Oyama N, Sakai Y, et al. Successful treatment of acquired reactive perforating collagenosis with topical benzoyl peroxide: A possible therapeutic action underlying structural and metabolic turnover. The Journal of Dermatology, 2020, 47(1): e12-e14.

［11］ Scola N, Gambichler T, Altmeyer P, et al. Erworbene reaktive perforierende Kollagenose nach Herpes zoster als isotopische Antwort? Der Hautarzt, 2011, 62(9): 683-687.

［12］ Sehgal VN, Verma P, Bhattacharya SN, et al. Familial Reactive Perforating Collagenosis in a Child: Response to Narrow-Band UVB. Pediatric Dermatology, 2013, 30(6): 762-764.

［13］ Ronald B. Johnston. Weedons Skin Pathology Essentials. 2nd ed. China: Elsevier, 2017.

［14］ Dirk M. Elston, Tammie Ferringer. Dermatopathology. 3rd ed. China: Elsevier, 2018.

［15］ Eduardo Calonje, Thomas Brenn, Alexander Lazar, et al. McKee's pathology of the skin. 4th ed. Philadelphia: Saunders, 2012.

［16］ 赵辨. 中国临床皮肤病学. 2 版. 南京: 江苏凤凰科学技术出版社, 2017.

［17］ Lewis KG, Bercovitch L, Dill SW, et al. Acquired disorders of elastic tissue: part I. Increased elastic tissue and solar elastotic syndromes. J Am Acad Dermatol, 2004, 51(1): 1-21.

［18］ Kalkan G, Şahin M, Vahaboğlu G, et al. A case of elastosis perforans serpiginosa treatment with cryotherapy. International Journal of Dermatology, 2012, 51(12): 1487-1490.

［19］ Kelati A, Lagrange S, Le Duff F, et al. Treatment of Elastosis Perforans Serpiginosa Using a Fractional Carbon Dioxide Laser. JAMA Dermatol, 2017, 153(10): 1063-1064.

［20］ Saxena M, Tope WD. Response of elastosis perforans serpiginosa to pulsed CO_2, Er: YAG, and dye laser. Dermatol Surg, 2003, 29(6): 677-678.

［21］ Wang D, Liang J, Xu J, et al. Effective treatment of d-penicillamine induced elastosis perforans serpiginosa with ALA-PDT. Photodiagnosis Photodyn Ther, 2015, 12(1): 140-142.

［22］ Kelly SC, Purcell SM. Imiquimod therapy for elastosis perforans serpiginosa. Arch Dermatol, 2006, 142(7): 829-830.

［23］ Valenzuela-Ubiña S, Jiménez-Gallo D, Russo-de la Torre F, et al. Elastosis perforans serpiginosa induced by d-penicillamine treated with cyclosporine and allopurinol. Dermatol Ther, 2020, 33(4): e13692.

第二节　获得性穿通性皮病

一、穿通性环状肉芽肿

【概念】

环状肉芽肿病灶发生经表皮穿通，称为穿通性环状肉芽肿。

【临床特点】

1. **临床表现**　约 5% 的环状肉芽肿患者发生穿通性环状肉芽肿。本病多发于四肢，尤其手背部位多见，表现为丘疹中央脐状凹陷结痂或环形斑块出现结痂（图 1-11-2-1-1）。

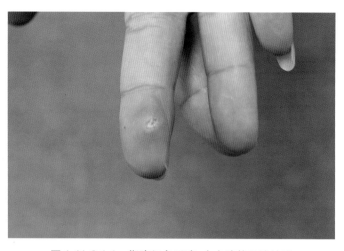

图 1-11-2-1-1　指腹红色丘疹，中央脐状凹陷结痂

2. **治疗**　同环状肉芽肿，详见第五章第五节。

3. **预后**　同环状肉芽肿，详见第五章第五节。

【发病机制】

尚不明确。

【病理变化】

镜下观　表皮灶性杯状凹陷，内充满坏死物质，底部窦道与环状肉芽肿病灶真皮浅表部分相连通（必要时需要连续切片显示）（图 1-11-2-1-2A、图 1-11-2-1-2B）。

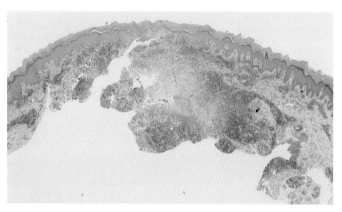

图 1-11-2-1-2A　低倍镜扫视，表皮坏死，真皮浅中层见栅栏状肉芽肿

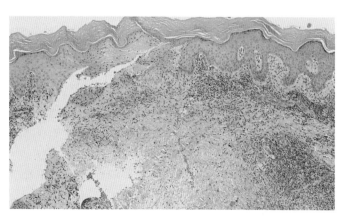

图 1-11-2-1-2B　表皮坏死，下方为栅栏状肉芽肿，变性胶原多分布在接近表皮的位置

【鉴别诊断】

与其他所有穿通性疾病相鉴别，鉴别要点是真皮内可见环状肉芽肿表现，即栅状肉芽肿围绕黏蛋白沉积，必要时做特殊染色，包括胶体铁/阿新蓝染色和弹力纤维染色，以鉴别其他穿通性疾病。

（郑　松）

二、其他获得性穿通性疾病

【概念】

发生于成年人的穿通性疾病的统称，通常与慢性肾病和/或糖尿病相关，大多数为肾功能衰竭透析治疗患者或糖尿病肾病患者。有些学者认为获得性穿通性疾病与 Kyrle 病为同一疾病。

【临床特点】

1. **临床表现**　本病多发于四肢，尤其伸侧多见，表现为散在丘疹结节，中央凹陷充满角质栓（图 1-11-2-2-1）。少数患者可出现播散性病灶，甚至巨大病灶（最大径> 2cm）和继发感染，包括细菌（金黄色葡萄球菌）感染、非典型分枝杆菌（脓肿分枝杆菌）感染和真菌（毛霉菌）感染。

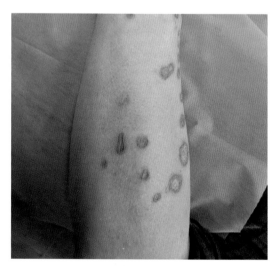

图 1-11-2-2-1　前臂伸侧散在丘疹、结节，中央凹陷充满角质栓

2. **治疗**　口服具有镇静作用的抗组胺药物如多塞平缓解瘙痒症状。局部外用糖皮质激素或维 A 酸类药物。对伴发慢性肾病的患者治疗首选光疗（UVB 或 PUVA），能显著缓解瘙痒症状。

3. **预后**　播散性病灶患者难以治疗，患者预后取决于原发疾病。

【发病机制】

尚不明确。

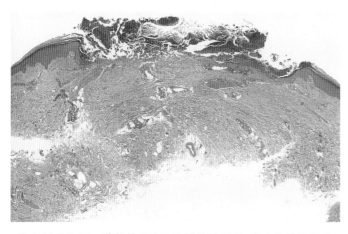

图 1-11-2-2-2A 获得性反应性穿通性胶原病：表皮灶性凹陷及缺失，上方结痂

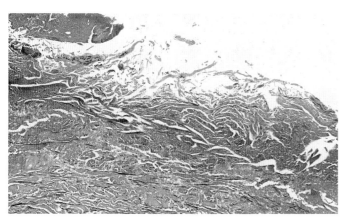

图 1-11-2-2-2B 获得性反应性穿通性胶原病：EVG 染色见胶原纤维和弹力纤维穿通

【病理变化】

镜下观 病理表现与原发性 RPC 或者 EPS 相同，但一些病例可同时出现胶原纤维和弹力纤维穿通（图 1-11-2-2-2A、图 1-11-2-2-2B）。弹力纤维染色可清晰显示以上两种纤维，即胶原纤维呈红色，弹力纤维呈黑色。一些病例的病理表现缺乏特异性，穿通处充满不定形变性物质，不能确定为胶原纤维或弹力纤维。

【鉴别诊断】

同 RPC 和 EPS。需要注意的是，多数患者出现获得性穿通性皮肤病伴发结节性痒疹和毛囊炎，单个活检并不能代表疾病全貌，需要多处取材送检病理明确诊断。

（郑 松）

参 考 文 献

[1] Jean L. Bolognia, Julie V. Schaffer, Lorenzo Cerroni. Dermatology. 4th ed. China：Elsevier，2018.

[2] Eduardo Calonje, Thomas Brenn, Alexander Lazar, et al. McKee's pathology of the skin. 4th ed. Philadelphia：Saunders，2012.

[3] Rapini RP, Hebert AA, Drucker CR, et al. Acquired perforating dermatosis. Evidence of combined transepidermal elimination of both collagen and elastic fibers. Arch Dermatol，1989，125(8)：1074.

第十二章

药物反应

第一节　界面改变为主的药疹

一、发疹性药疹

【概念】

又称麻疹型药疹(morbilliform drug eruption)或斑丘疹型药疹(maculopapular drug eruption),为最常见药疹类型。

【临床特点】

1. **临床表现**　发疹性药疹多在首次用药后1~2周内发生,但已激发的患者可在1周内发生。初发皮疹为红斑、丘疹或荨麻疹样皮疹,对称分布于躯干及四肢,随疾病进展,皮疹逐渐融合,并且下肢可出现紫癜样皮疹(图1-12-1-1-1A、图1-12-1-1-1B)。皮疹可伴有瘙痒,通常无系统症状。

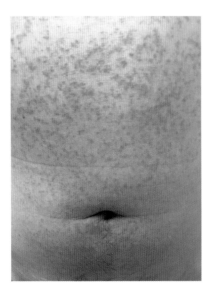

图 1-12-1-1-1A　躯干部散在红斑、斑丘疹(口服阿莫西林后)

对于大多数药物,发疹性药疹发生率<1%,但对于少数高风险药物,发生率>3%,这些药物包括阿莫西

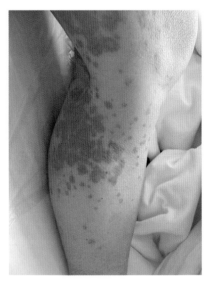

图 1-12-1-1-1B　下肢散在红斑、紫癜(口服阿莫西林后)

林、别嘌醇、磺胺类药物、头孢类抗生素和芳环类抗惊厥药物。

2. **治疗**　停用致敏药物后皮疹可自行消退,通常无须特殊治疗。对于症状明显者,可考虑对症处理,如口服抗组胺药物和外用糖皮质激素。

对于不能停用致敏药物(可疑药物对患者治疗至关重要或无替代药物)的患者,通常皮疹也会逐渐消退,但少数患者可发展为红皮病。

3. **预后**　停用致敏药物后,皮疹多在1~2周内逐渐消退,不留痕迹。

【发病机制】

药物作为半抗原诱导的细胞免疫反应,药物特异性CD4$^+$和CD8$^+$T细胞被招募至皮肤,导致表皮细胞坏死及炎症反应。

【病理变化】

镜下观　真皮浅层血管周围淋巴细胞,伴或不伴有嗜酸性粒细胞浸润;表皮基底层空泡样变性,表皮内散在坏死角质形成细胞(图1-12-1-1-2A、图1-12-1-1-2B)。

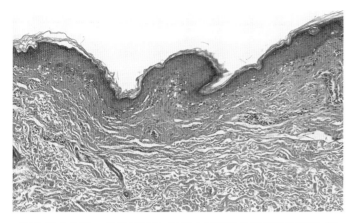

图 1-12-1-1-2A 角质层正常,表皮内见坏死的角质形成细胞,基底层细胞空泡化改变

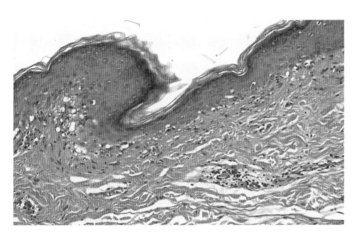

图 1-12-1-1-2B 表皮内见坏死的角质形成细胞,基底层细胞空泡化改变,浅层血管周围淋巴细胞浸润

【鉴别诊断】

发疹性药疹主要与病毒疹相鉴别。皮疹多形性和外周血嗜酸性粒细胞升高有助于诊断发疹性药疹;发疹性药疹多见于成年人,而病毒疹则多发生于儿童。另外值得注意的是,某些病毒感染能增加发疹性药疹的发生率,如传染性单核细胞增多症患者,阿莫西林导致的发疹性药疹的发生率为33%～100%。

少数发疹性药疹患者可出现环状皮疹和不典型靶样皮疹,应注意与多形红斑鉴别。

(郑 松)

二、固定性药疹

【概念】

固定性药疹(fixed drug eruption,FDE)为多次发生药疹的部位一致,即发生药疹的位置固定,称为固定性药疹。

【临床特点】

1. 临床表现 固定性药疹在初次用药后几天至2周内发生,复发的固定性药疹可在24小时内发生。临床表

现为一个或数个境界清楚的红色或暗紫色水肿性斑块,在此基础上可出现水疱、大疱及表皮糜烂(图1-12-1-2-1A)。数天后,病灶消退,遗留炎症后色素沉着。固定性药疹可发生在任何部位,但口唇、外生殖器(图1-12-1-2-1B)和手足是好发部位。

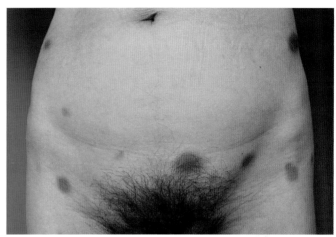

图 1-12-1-2-1A 腰腹部多发紫红色、红褐色斑片,外周红晕,中央晦暗(口服复方氨酚烷胺胶囊后出现)

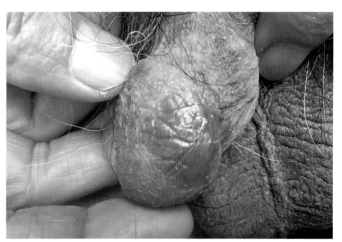

图 1-12-1-2-1B 龟头类圆形斑片(口服安定后出现)

复发的固定性药疹的发生部位与既往发作过的部位完全一致,但也可在既往未发生过的部位出现病灶,病灶数量较多时称为泛发性(大疱型)固定性药疹。

引起固定性药疹的常见药物包括磺胺类药物、四环素类抗生素、β-内酰胺类抗生素、氟喹诺酮类抗生素、大环内酯类抗生素和NSAIDs等。

2. 治疗 局部对症处理,避免再次服用致敏药物最为重要。对于泛发性(大疱型)固定性药疹,可以考虑短期系统应用糖皮质激素。

3. 预后 停用致敏药物数天后,皮疹自行消退,多数遗留色素沉着。

【发病机制】

药物诱导产生的特异性 CD4⁺ 和 CD8⁺ T 细胞游走至皮肤内,即外周记忆性 T 细胞,再次服药后激发免疫反应,CD8⁺ T 细胞杀伤表皮细胞。

【病理变化】

镜下观 表皮角化过度,基底层液化变性,表皮内散在坏死细胞,严重者出现表皮大片坏死及剥脱;真皮浅层血管周围淋巴细胞、中性粒细胞及嗜酸性粒细胞浸润,色素脱失和嗜黑素细胞浸润(在复发病灶更为显著)(图 1-12-1-2-2A、图 1-12-1-2-2B)。

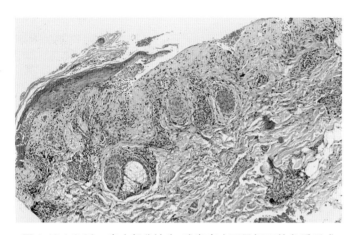

图 1-12-1-2-2A 表皮部分缺失,残存表皮可见坏死的角质形成细胞,基底液化变性,真皮浅层血管周围淋巴细胞及散在嗜黑素细胞浸润

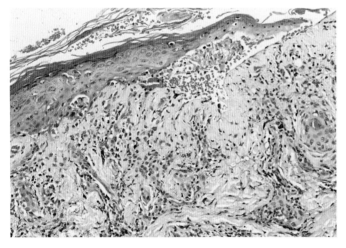

图 1-12-1-2-2B 表皮内散在坏死的角质形成细胞,真皮浅层血管周围淋巴细胞及散在嗜黑素细胞浸润

【鉴别诊断】

泛发性(大疱性)固定性药疹应该注意与多形红斑和 SJS-TEN 相鉴别。

（郑 松）

三、苔藓样药疹

【概念】

苔藓样药疹(lichenoid drug eruption,LDE)为药物诱发的临床和病理表现都类似于扁平苔藓的一种不良反应。

【临床特点】

1. 临床表现 潜伏期长,服药后数月甚至超过 1 年发生。临床表现为躯干和四肢红色或紫红色丘疹或斑块,类似扁平苔藓。导致苔藓样药疹的常见药物包括降压药(卡托普利、依那普利、甲基多巴和普萘洛尔)、羟氯喹、TNF-α 抑制剂(依那西普和英夫利昔单抗)、利尿剂(氯噻嗪和氢氯噻嗪)和 PD-1/PD-L1 单抗(图 1-12-1-3-1)。

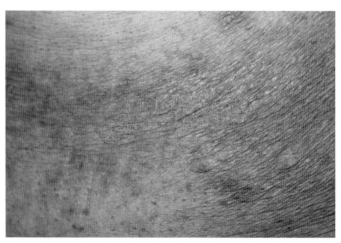

图 1-12-1-3-1 躯干部散在紫红色、褐色斑块,局部见色沉(口服降压药卡托普利后出现)

2. 治疗 对于所有扁平苔藓病例都要考虑药物导致的可能性,仔细筛查可疑药物。对于明确的苔藓样药疹,首先考虑停用致敏药物。由于停药后皮疹通常不能快速消失,可酌情参考扁平苔藓的治疗方法进行治疗。

3. 预后 停药后通常需要数周甚至数月皮疹才能消失。

【发病机制】

药物作为半抗原诱导的细胞免疫反应,药物特异性 CD4⁺ 和 CD8⁺ T 细胞被招募至皮肤,导致表皮细胞坏死及炎症反应。PD-1/PD-L1 单抗引发的苔藓样药疹与正常免疫耐受被打破和自身免疫相关。

【病理变化】

镜下观 病理表现类似扁平苔藓,但可出现角化不全,浆细胞和嗜酸性粒细胞浸润(图 1-12-1-3-2A ~ 图 1-12-1-3-2C)。

【鉴别诊断】

苔藓样药疹应该与扁平苔藓相鉴别。发病前有明确

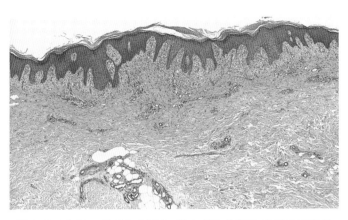

图 1-12-1-3-2A 灶状角化不全，表皮突呈犬齿状，真表皮交界处炎症细胞浸润

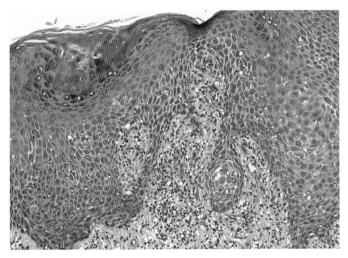

图 1-12-1-3-2B 真皮浅层淋巴细胞、嗜酸性粒细胞为主炎症细胞浸润

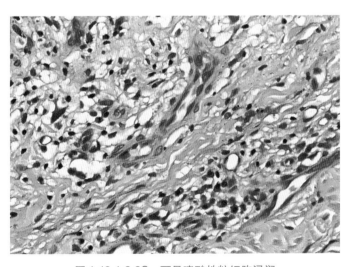

图 1-12-1-3-2C 可见嗜酸性粒细胞浸润

服药史、皮疹多为泛发、Wickham 纹少见、皮疹可局限于曝光部位、黏膜受累少见和病理表现可见角化不全、浆细胞和嗜酸性粒细胞浸润有助于诊断苔藓样药疹。

（郑 松）

四、化疗相关的中毒性红斑

【概念】

多种化疗引起的皮肤毒性反应总称，这些反应包括手足综合征（hand-foot syndrome，HFS）和化疗导致的间擦疹（intertrigo eruption of chemotherapy）等。

【临床特点】

1. **临床表现** 以上疾病尽管发病部位不同，但临床表现均有相似之处：即化疗后出现对称分布的红色或者暗红色水肿性斑片，伴有疼痛或者感觉异常，愈后脱屑及色素沉着，这些反应以 HFS 最为常见和具有代表性。HFS 的前驱症状为手足疼痛或刺痛，然后在掌跖部位出现对称分布的境界清楚的红斑片，并最终发生水疱和大疱，并且随着病情发展，HFS 可波及手足背侧。多种化疗药物可导致 HFS，其中以 5-FU、卡培他滨、多柔比星和阿糖胞苷最为常见；HFS 初次发作多在用药第一轮或第二轮发生，再次用药时复发。（图 1-12-1-4-1A、图 1-12-1-4-1B）

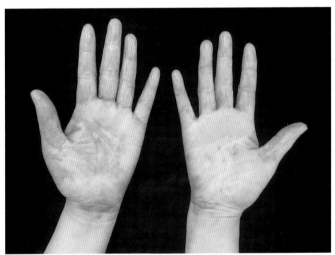

图 1-12-1-4-1A 双手掌散在疼痛性红斑（乳腺癌患者多西他赛治疗）

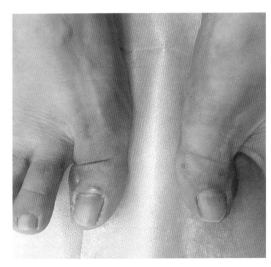

图 1-12-1-4-1B 同一患者双足部红斑，右足跛趾内侧缘见大疱

273

2. **治疗** HFS 轻度反应可外用糖皮质激素;HFS 重度反应,即水疱、大疱伴有明显疼痛症状导致功能受限,可考虑停药和局部外用糖皮质激素治疗。

3. **预后** HFS 重度反应,愈后会产生皮肤脱屑和色素沉着。

【发病机制】

化疗药物导致表皮坏死,引发炎症反应。

【病理变化】

镜下观 HFS 可见真皮浅层血管周围淋巴细胞及中性粒细胞浸润,表皮内散在坏死角质形成细胞,严重者可出现表皮大片坏死及水疱。

【鉴别诊断】

传统化疗药导致的 HFS 需要与靶向抗肿瘤药物导致的手足皮肤综合征(hand-foot skin syndrome,HFSS)相鉴别。后者多在应用多激酶非选择性抑制剂如索拉菲尼或苏尼替尼治疗 2~4 周内发生,临床表现为手足侧缘、足跟及指(趾)间等易受摩擦部位出现疼痛性角化性斑片,亦可发生水疱。HFSS 的病理表现为表皮角化过度和角化不全,可与 HFS 鉴别。

(郑 松)

五、光敏性药物皮炎

【概念】

药物导致的光敏性皮炎。

【临床特点】

1. **临床表现** 潜伏期长,临床表现为曝光部位皮炎/湿疹表现或类似扁平苔藓,伴有明显瘙痒,并可逐渐累及避光部位。部分患者可在停药后仍持续数月甚至数年,临床表现类似慢性光化性皮炎(chronic actinic dermatitis)。(图 1-12-1-5-1A、图 1-12-1-5-1B)

化学结构中含有硫原子的药物是导致本病最常见的药物,如噻嗪类利尿药、磺胺类抗生素、磺酰脲类药物和吩噻嗪类药物。

2. **治疗** 停用可疑致敏药物,注意紫外线防护和外用糖皮质激素和钙调神经磷酸酶抑制剂类药物。

3. **预后** 停用致敏药物后,皮损可逐渐消退。

【发病机制】

药物或其代谢产物经紫外线(UVA)照射后产生变应原(allergen),后者启动免疫反应,属Ⅳ型变态反应。

【病理变化】

镜下观 表皮棘层肥厚及海绵水肿,真皮浅层血管周围淋巴细胞及不同程度嗜酸性粒细胞浸润。(图 1-12-1-5-2A、图 1-12-1-5-2B)

【鉴别诊断】

对于光敏性皮炎,要考虑到药物导致的可能性,仔细询问用药史。光斑贴试验有助于诊断。

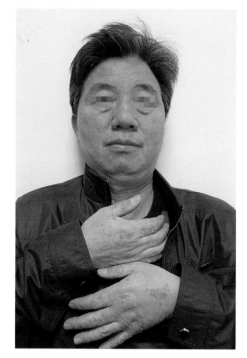

图 1-12-1-5-1A 面颈部、双手背曝光部位水肿性紫红色斑伴轻度鳞屑(噻嗪类利尿剂引起)

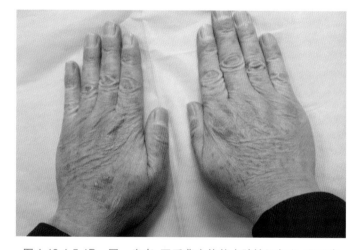

图 1-12-1-5-1B 同一患者,双手背小片状水肿性红色斑、斑丘疹伴轻度鳞屑

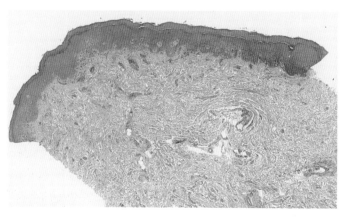

图 1-12-1-5-2A 低倍镜扫视,表皮增生,基底层灶状空泡化改变,局部海绵水肿,真皮浅层炎症细胞浸润

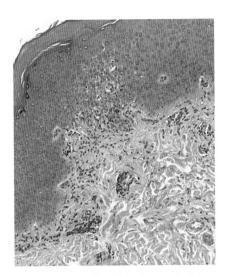

图 1-12-1-5-2B 基底层灶状空泡化改变,局部海绵水肿,血管周围淋巴细胞、少量嗜酸性粒细胞浸润,浅层胶原嗜碱性变

(郑 松)

参考文献

[1] Jean L. Bolognia, Julie V. Schaffer, Lorenzo Cerroni. Dermatology. 4th ed. China: Elsevier, 2018.

[2] David E. Elder. Lever's Histopathology of the Skin. 11th ed. Alphen: Wolters Kluwer, 2015.

[3] Christopher E. M. Griffiths, Jonathan Barker, tanya Bleiker, et al. Rook's textbook of dermatology. 9th ed. New York: John Wiley & Sons, 2016.

[4] Claire Marie Reyes-Habito, Ellen K. Roh. Cutaneous reactions to chemotherapeutic drugs and targeted therapies for cancer. Part I. Conventional chemotherapeutic drugs. J Am Acad Dermatol, 2014, 71(2): 203.

[5] Claire Marie Reyes-Habito, Ellen K. Roh. Cutaneous reactions to chemotherapeutic drugs and targeted therapies for cancer. Part Ⅱ. Targeted therapies. J Am Acad Dermatol, 2014, 71(2): 217.

第二节 角质形成细胞坏死为主的药疹

一、多形红斑型药疹

多形红斑是一种急性、自限性皮肤病,可累及皮肤,也可累及黏膜,典型皮损呈靶形损害。目前认为除感染因素外,药物也可引起,此时称为多形红斑型药疹,症状可轻可重。导致多形红斑型药疹的常见药物有 NSAIDs、磺胺类药物、青霉素类等。其临床特点及组织学表现详见第一章第四节。

(郑 松)

二、史蒂文斯-约翰逊综合征/中毒性表皮坏死松解症

史蒂文斯-约翰逊综合征/中毒性表皮坏死松解症(SJS-TEN)是最为严重的药疹,主要表现为皮肤黏膜表皮坏死剥脱及明显的系统损害,病死率高,预后差。发病率约为每年 1/100 万,但免疫功能抑制者的发生风险显著增加,如 HIV 感染者的发生风险为正常人的 1 000 倍。导致 SJS-TEN 的最常见药物包括别嘌醇、新诺明(磺胺类)、卡马西平、拉莫三嗪(与丙戊酸合用时风险增加)和苯妥英钠等。其临床特点及组织学表现详见第一章第四节。

(郑 松)

三、光毒性药物皮炎

【概念】
药物导致的光毒性皮炎。

【临床特点】

1. 临床表现 光毒性药物皮炎较光敏性药物皮炎更为常见,临床表现类似过度反应的日晒伤,皮疹局限于曝光部位,愈后遗留色素沉着。少数患者可发生假性卟啉症(pseudoporphyria),临床表现为面部和手背皮肤脆性增加、糜烂、水疱及愈后萎缩性瘢痕,但血卟啉水平正常。(图 1-12-2-3-1)

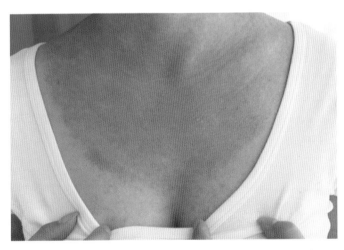

图 1-12-2-3-1 胸前"V"字区片状红斑(服用多西环素后引起)

导致光毒性药物皮炎的常见药物包括多西环素、喹诺酮类、NSAIDs、噻嗪类利尿药、胺碘酮、伏立康唑、氯丙嗪和维莫非尼等;导致假性卟啉症的最常见药物是萘普生。

2. 治疗 停用致敏药物,其他治疗同日晒伤。

3. 预后 预后会产生色素沉着,主要避免再次应用

致敏药物。另外,对于半衰期短的药物,夜间给药能明显降低发生光毒性药物皮炎的发生率。

【发病机制】

药物或其代谢产物在皮肤内被紫外线照射后产生氧自由基,后者导致细胞损伤及炎症反应。

【病理变化】

镜下观 真皮浅层血管周围淋巴细胞浸润及不同程度水肿,表皮内散在坏死细胞(图 1-12-2-3-2A、图 1-12-2-3-2B)。

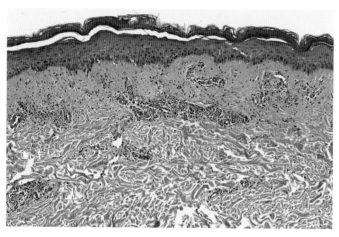

图 1-12-2-3-2A 表皮内见坏死的角质形成细胞,真皮浅层炎症细胞浸润(Dirk M. Elston 教授惠赠)

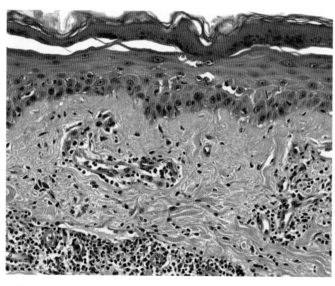

图 1-12-2-3-2B 表皮内散在坏死的角质形成细胞,真皮浅层血管周围淋巴细胞为主的炎症细胞浸润(Dirk M. Elston 教授惠赠)

【鉴别诊断】

对于过度反应的日晒伤,应想到光毒性药物皮炎的可能性,注意询问用药史。

(郑 松)

参 考 文 献

[1] Jean L. Bolognia,Julie V. Schaffer,Lorenzo Cerroni. Dermatology. 4th ed. China:Elsevier,2018.

[2] David E. Elder. Lever's Histopathology of the Skin. 7th ed. Alphen:Wolters Kluwer,2015.

第三节 血管改变为主的药疹

一、血清病/血清病样反应

【概念】

血清病(serum sickness,SS)是人体接受异种蛋白或嵌合蛋白(如马血清、抗毒血清)治疗后发生系统性免疫反应,表现为皮疹、关节痛、发热等症状。血清病样反应(serum sickness-like reaction,SSLR),指使用药物后出现的类似症状。

【临床特点】

1. 临床表现 SSLR 一般发生于使用药物、疫苗之后 1~3 周。据文献报道,引起 SSLR 的药物包括抗生素(青霉素、头孢类、美罗培南、米诺环素、克拉霉素、灰黄霉素、甲硝唑)、安非他酮、胰岛素、疫苗(流感疫苗、乙肝疫苗)、单克隆抗体(英夫利昔单抗、依法利珠单抗)。SSLR 多见于儿童,临床表现为皮疹、关节肿痛,伴有或无发热症状。皮疹为麻疹样红斑、荨麻疹样风团、多形红斑样斑块(中央紫灰色、周边红色的环形斑块),不痒或只是轻度瘙痒。与 SS 不同的是,SSLR 不伴循环免疫复合物形成和/或沉积、低补体血症、血管炎和肾脏受累。

2. 治疗 目前没有指南或对照研究。对症治疗包括抗组胺药、非甾体抗炎药,严重时短期系统使用激素。

3. 预后 停用致敏药物,对症治疗后,症状可消退。

【发病机制】

SS 是免疫复合物介导的Ⅲ型超敏反应。人体针对进入体内的血清蛋白产生抗体,抗原抗体复合物不能被单核吞噬细胞系统彻底清除时,则沉积于血管壁和组织中,激活补体并触发炎症反应。SSLR 并非免疫复合物介导,所以不伴补体活化和低补体血症。

【病理变化】

镜下观 真皮浅层血管周围和间质中炎症细胞浸润,以中性粒细胞为主,可见淋巴细胞和嗜酸性粒细胞,个别病例报道有白细胞碎裂性血管炎。

【鉴别诊断】

1. 多形红斑 与 HSV 或其他感染因素有关,典型皮疹为"靶形"水肿性红斑,重者可累及黏膜。表皮有角质形成细胞凋亡或表皮坏死,基底细胞空泡变性。

2. **荨麻疹性血管炎** 反复发作的持久性荨麻疹样皮疹(超过 24 小时不消退),可伴有低补体血症和系统受累,病理呈皮肤白细胞碎裂性血管炎。

3. **婴儿急性出血性水肿** 从出血性丘疹发展为大片水肿性或荨麻疹样斑块,可伴发热。真皮中上部白细胞碎裂性血管炎,部分患者的直接免疫荧光呈血管壁 IgA 沉积。

(周 英)

二、药物诱发的皮肤小血管炎

【概念】

药物诱发的皮肤小血管炎(drug-induced leukocyto-clastic vasculitis)指药物诱导致皮肤小血管管壁发生的炎症,通常是发生于真皮内毛细血管后静脉的白细胞碎裂性血管炎(leukocytoclastic vasculitis, LCV),占 LCV 病例中的 10%~24%。主要表现为皮肤可触及的紫癜。

【临床特点】

1. **临床表现** 患者一般在接触致敏药物 6~10 天后出现症状,皮肤小血管炎的主要临床表现是可触及性紫癜,可出现瘀点、紫癜性斑疹、靶样丘疹或斑块(图 1-12-3-2-1A、图 1-12-3-2-1B),有时可出现荨麻疹样丘疹、水疱、脓疱;可以伴有关节痛、肌肉痛等非特异性症状。极少数患者可出现血尿、蛋白尿等泌尿系统症状,腹部不适等胃肠道症状或头痛等神经系统症状,提示可能伴有系统性血管炎。

据报道,引起 LCV 的药物主要是抗生素,其他如止痛剂、降压药、利尿剂、抗焦虑药、非甾体抗炎药、抗结核药、抗真菌药、抗凝药华法林和肝素均有报道。近 5 年报道引起 LCV 较多的药物有 TNF-α 抑制剂、利妥昔单抗、左旋咪唑、肼苯哒嗪、他汀类、孟鲁司特等。

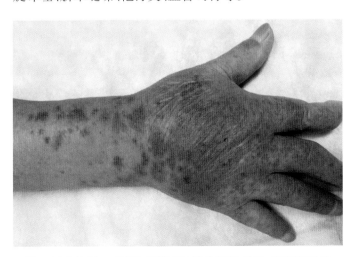

图 1-12-3-2-1A 手背和手腕可触及性紫癜、斑片、靶样斑丘疹

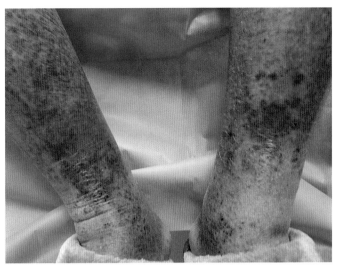

图 1-12-3-2-1B 小腿和踝关节紫红色斑丘疹、靶样紫红斑、小水疱

2. **治疗** 一般停用致敏药物即可痊愈。个别内脏受损严重者,可系统应用糖皮质激素或加用环磷酰胺等其他免疫抑制剂。

3. **预后** 良好,但若有内脏受累,则取决于内脏受累的程度。

【发病机制】

药物作为半抗原触发人体产生抗体,抗体与循环抗原结合形成免疫复合物并沉积于毛细血管后微静脉血管壁,激活补体,引起中性粒细胞趋化并释放大量炎症介质和蛋白水解酶,导致血管壁损伤。

【病理变化】

1. **镜下观** 真皮内血管壁内皮细胞肿胀或出现纤维素样坏死,中性粒细胞进入血管管壁,血管周围见中性粒细胞和核碎裂、多少不等的嗜酸性粒细胞和红细胞外溢。(图 1-12-3-2-2A~图 1-12-3-2-2C)

2. **免疫荧光检查** 取新鲜皮损做直接免疫荧光可发现 C3、IgM、IgA 或 IgG 在血管壁颗粒状沉积,但若取材时皮损超过 72 小时,仅可见 C3 沉积。

【鉴别诊断】

应及时做皮肤活检明确组织病理学改变,谨记首先要排除感染、自身免疫病、炎症性疾病、肿瘤引起的白细胞碎裂性血管炎,仔细询问用药史。总的说来,非药物所致 LCV 总病程更长,系统受累更常见,更多可出现蛋白尿、血尿、胃肠道症状等。虽然病理表现均有皮肤白细胞碎裂性血管炎的特点,但药物诱导的 LCV 中常有嗜酸性粒细胞浸润。

1. **多形红斑** 多与单纯疱疹病毒感染相关,临床表现为水肿性红斑,中央暗红色,中心有小水疱或结痂(靶形),可伴有黏膜受累。表皮内角质形成细胞凋亡,棘层海绵水肿、基底层细胞空泡变性,真表皮交界处有淋巴组

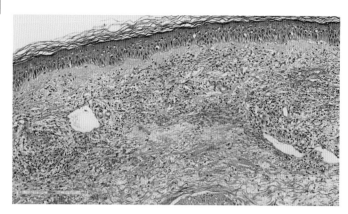

图 1-12-3-2-2A 表皮轻度海绵水肿伴基底细胞空泡变性,可见坏死的角质形成细胞,真皮内大量出血、日光弹力变性,血管周围以中性粒细胞为主的炎症细胞浸润

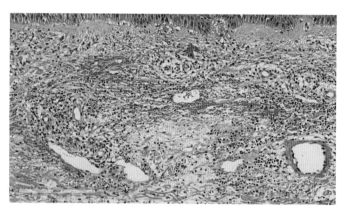

图 1-12-3-2-2B 表皮基底层空泡变性,真皮内血管周围见散在嗜酸性粒细胞、大量中性粒细胞和核碎,出血明显

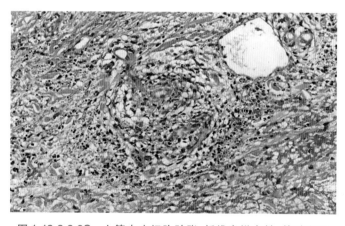

图 1-12-3-2-2C 血管内皮细胞肿胀、纤维素样变性,管壁和血管周围可见中性粒细胞、核碎裂、红细胞外溢,管周有散在嗜酸性粒细胞

织细胞浸润,血管周围可见少量淋巴细胞。

2. 过敏性紫癜 更多见于儿童,可伴关节痛和腹痛、血尿和蛋白尿。病理表现为皮肤小血管的白细胞碎裂性血管炎,但无嗜酸性粒细胞浸润。

3. 青斑样血管病 好发于中青年女性,下肢踝关节附近出现疼痛性紫癜、小溃疡和白色萎缩性瘢痕,周围有

网状青斑,真皮浅层血管周围轻度淋巴细胞浸润和红细胞外溢,血管内有纤维蛋白性血栓。

(周 英)

参 考 文 献

［1］Blanca Pozzo-Magaña, Alejandro Lazo-Langner. Serum sickness-like reaction in children:review of the literature. EMJ Dermatol, 2019,7(1):106-111.

［2］Cuong V Nguyen,Daniel D Miller. Serum sickness-like drug reaction:two cases with a neutrophilic urticarial pattern. J Cutan Pathol,2017,44(2):177-182.

［3］Bolognia JL,Schaffer JV,Cerroni L. Dermatology. 4th ed. Edinburgh:Elsevier,2017.

［4］Marcus G. Tan,Bruce F. Burns. Serum sicknesse-like reaction associated with mirabegron. JAAD Case rep,2019,5(6):537-539.

［5］Bahareh Yaghoubian,Binh Ngo,May Mak,et al. Warfarin-induced leukocytoclastic vasculitis. Cutis,2005,75(6):329-338.

［6］Trang T Vu,Melinda Gooderham. Adverse drug reactions and cutaneous manifestations associated with anticoagulation. J Cutan Med Surg,2017,21(6):540-550.

［7］Shatavisa Mukherjee,Nikhil Era,Mala Mukherjee,et al. Leukocytoclastic vasculitis secondary to clozapine. Indian J Psychiatry, 2019,61(1):94-96.

［8］Soon Bahrami,Janine C Malone,Kelli G Webb,et al. Tissue eosinophilia as an indicator of drug-induced cutaneous small-vessel vasculitis. Arch Dermatol,2006,142(2):155-161.

［9］Rafael G Grau. Drug-induced vasculitis:new insights and a changing lineup of suspects. Curr Rheumatol Rep,2005(12):71.

第四节 中性粒细胞性药疹

一、急性泛发性发疹性脓疱病

【概念】

急性泛发性发疹性脓疱病(acute generalized exanthematous pustulosis,AGEP)是一种严重的皮肤不良反应,可累及肝、肾或肺,大多由药物引起,特别是抗生素。特征性皮损为红斑基础上快速发展的非毛囊性无菌性脓疱。

【临床特点】

1. 临床表现 本病的潜伏期通常在 48 小时内,抗生素约为 24 小时。常伴有发热(≥38℃),可与皮损同时出现,也可在发疹前 1~2 天,一般持续约 1 周。皮损初为水肿性红斑,融合成片,数小时之后迅速出现数十到数百个不等的小的(<5mm)、无菌性、非毛囊性脓疱,可逐渐融合形成"脓湖",主要累及躯干及皱褶部位,常伴有瘙痒。很

少累及黏膜,如果有黏膜受累,通常局限于单一部位,以唇黏膜和颊黏膜最常见。部分患者还可出现面部水肿、小腿紫癜、水疱及多形红斑的非典型靶形损害。皮损持续5~10天,随后开始干涸脱屑。本病可累及肝、肾和肺等内脏器官。(图1-12-4-1-1)

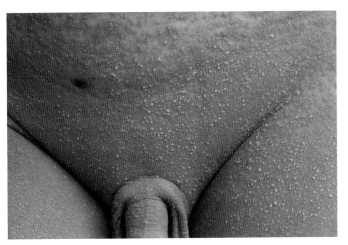

图1-12-4-1-1 腰腹部、会阴、双下肢水肿性红斑,其上散在粟粒大小脓疱(口服头孢类抗生素引起)

90%的AGEP患者中性粒细胞计数增多($>7.5\times10^9/L$)和C反应蛋白升高,部分患者嗜酸性粒细胞呈轻度到中度升高。斑贴试验常阳性。累及肝脏可出现天冬氨酸转氨酶、丙氨酸转氨酶、碱性磷酸酶和谷氨酰转氨酶升高;累及肾脏可出现肾前性氮质血症;肺受累可出现双侧胸腔积液及低氧血症。

2. 治疗 治疗首先应去除致敏药物。脓疱期可予抗菌溶液湿敷以防止感染。尽量避免系统使用抗生素。加强支持治疗。外用糖皮质激素,尤其是强效糖皮质激素,可有效缓解瘙痒和缩短病程。系统用糖皮质激素仍有一定的争议。

3. 预后 本病属于严重的药物不良反应,死亡率约为5%,最常见的死亡原因为多器官功能障碍和弥散性血管内凝血。

【发病机制】

本病属于T细胞介导的记忆超敏反应,但发病机制尚未完全清楚。药物致敏的特异T淋巴细胞释放IL-3、IL-8、INF-γ、GM-CSF等中性粒细胞趋化激活因子,引起血液中中性粒细胞增多和皮损中中性粒细胞的聚集。基因突变个体可能更易发生AGEP,目前发现IL36RN基因突变与AGEP相关。

【病理变化】

镜下观 AGEP的组织学特征为角层内、角层下和/或表皮内脓疱伴真皮乳头有水肿,血管周围淋巴细胞、中

性粒细胞及嗜酸性粒细胞浸润。角层内和角层下脓疱常伴有表皮海绵状水肿,而表皮内脓疱常位于表皮上部,与角层下脓疱相邻(图1-12-4-1-2A)。表皮还可发生中性粒细胞外移和角质形成细胞坏死(图1-12-4-1-2B)。银屑病样增生不常见,但病理上,AGEP与脓疱性银屑病难以鉴别。

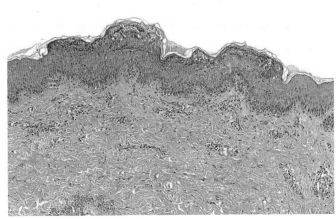

图1-12-4-1-2A 低倍镜扫视,棘层上部Kogoj海绵状微脓肿

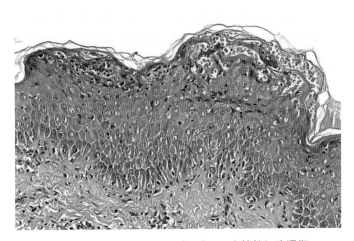

图1-12-4-1-2B 棘层上部表皮坏死,中性粒细胞浸润

【鉴别诊断】

1. 脓疱性银屑病 本病发病较慢,病程较长,脓疱更易融合形成脓湖。常有银屑病个人或家族史。组织学除了典型的角层内、角层下或表皮内脓疱,还可出现角化不全、Munro微脓疡、真皮乳头血管弯曲扩张等。

2. 药物超敏综合征(DRESS) DRESS的皮损除弥漫性红斑、麻疹样皮疹外,还可出现丘疹-水疱和丘疹-脓疱,与AGEP类似。但DRESS的潜伏期更长,可达2~6周,而且DRESS黏膜和内脏器官受累更常见,血常规常见嗜酸性粒细胞明显增多。

3. 中毒性表皮坏死松解症(TEN) 严重的AGEP

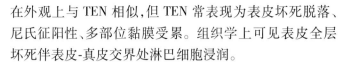

在外观上与 TEN 相似,但 TEN 常表现为表皮坏死脱落、尼氏征阳性、多部位黏膜受累。组织学上可见表皮全层坏死伴表皮-真皮交界处淋巴细胞浸润。

(董正邦)

二、嗜中性外泌汗腺炎

【概念】

嗜中性外泌汗腺炎(neutrophilic eccrine hidradenitis,NEH)由 Harrist 等于 1982 年首先报道,临床相对罕见,多见于恶性肿瘤患者,尤其是急性髓细胞白血病。本病皮损形态多种多样,缺乏特异性,但组织病理检查具有特征性,表现为真皮深层小汗腺周围大量中性粒细胞浸润及小汗腺上皮细胞坏死。

【临床特点】

1. **临床表现** 嗜中性外泌汗腺炎多见于接受化疗药物治疗的恶性肿瘤患者,其中急性髓细胞白血病最常见,其他还有慢性淋巴细胞白血病、霍奇金淋巴瘤和非霍奇金淋巴瘤,实体肿瘤患者如睾丸癌、Wilms 瘤、骨肉瘤、乳腺癌和肺癌等也可发生。化疗药物主要是阿糖胞苷和蒽环类药物,其他可疑的致病药物包括博来霉素、苯丁酸氮芥、放线菌素 D、长春新碱、洛莫司汀、米托蒽醌、硫唑嘌呤、顺铂、长春碱、托泊替康、环磷酰胺和氟尿嘧啶等。此外,粒细胞集落刺激因子、对乙酰氨基酚、BRAF 抑制剂、表皮生长因子受体抑制剂、酪氨酸激酶抑制剂及齐多夫定均有引发该病的报道,甚至有时是血液系统恶性肿瘤患者的前驱症状。由此可见,嗜中性外泌汗腺炎是一种多病因性疾病。

嗜中性外泌汗腺炎起病急,通常在化疗 7~10 天后出现,常伴有发热。皮损形态多种多样,常见的表现为浸润性红斑或斑块,略水肿,还可见丘疹、结节、紫癜、脓疱、色素沉着和风团等,常无自觉症状,偶感疼痛。皮损好发于四肢近端、躯干、耻骨区和眶围,腹股沟和腋下一般不受累。皮损可单发或多发,少数患者可泛发全身。皮损通常持续 1~3 周后自行消退,皮损消退后一般不遗留瘢痕,但再次化疗可复发。

2. **治疗** 停止化疗后数天至数周内,嗜中性外泌汗腺炎可自行消退,但在随后的周期性化疗中复发。系统使用糖皮质激素和非甾体抗炎药可减轻发热和疼痛。有报道称氨苯砜可以预防复发。外用药物治疗通常无效。

3. **预后** 本病预后较好,停药后可自行缓解。

【发病机制】

本病的发病机制尚不清楚,部分学者认为可能与外泌汗腺药物蓄积和/或对外泌汗腺的直接毒性作用有关,引起汗腺分泌上皮细胞坏死,从而诱导中性粒细胞向该

处趋化。也有学者认为本病是急性嗜中性皮病的一种,不能排除此病是一种副肿瘤现象。

【病理变化】

镜下观 嗜中性外泌汗腺炎的组织病理检查具有特征性,表现为小汗腺周围大量中性粒细胞浸润和小汗腺分泌部腺上皮局灶性坏死和空泡变性。个别患者还可见腺上皮鳞状上皮化生。汗腺周围纤维脂肪组织基质可见黏蛋白变性和中性粒细胞、淋巴细胞、组织细胞和嗜酸性粒细胞等炎症细胞浸润。本病无血管炎改变。抗酸染色和 PAS 染色未见感染性病原体。

【鉴别诊断】

1. **急性发热性嗜中性皮病** 本病也可表现为水肿性红斑,且与恶性肿瘤尤其是血液肿瘤相关,但组织病理学检查有助于两者鉴别。急性发热性嗜中性皮病表现为真皮乳头水肿和大量中性粒细胞浸润,不累及小汗腺等皮肤附属器。

2. **荨麻疹型血管炎** 本病表现为反复、持续发作的水肿性红斑,一般超过 24 小时,伴明显烧灼感,瘙痒不明显,消退后可遗留紫癜样改变。组织病理检查呈白细胞碎裂性血管炎改变,血管周围及间质内可见中性粒细胞浸润。部分患者血清补体降低。

(董正邦)

三、急性发热性嗜中性皮病

急性发热性嗜中性皮病,又称 Sweet 综合征(Sweet syndrome,SS),以疼痛性红色丘疹、斑块或结节为主要特征,伴有发热及外周血中性粒细胞升高,部分患者还可出现关节和眼部等皮肤外症状。组织病理学检查可见真皮内密集的中性粒细胞浸润。

药物诱发的急性发热性嗜中性皮病的临床表现与非药物诱发的大致类似。占所有病例的 1%~27% 不等,其中以全反式维 A 酸、粒细胞集落刺激因子和粒细胞-巨噬细胞集落刺激因子最常见,其他可疑药物包括疫苗、呋塞米、口服避孕药、呋喃妥因、甲氧苄啶-磺胺甲噁唑、卡马西平、地西泮、加巴喷丁、硫唑嘌呤、克林霉素、头孢氨苄、氧氟沙星、血管紧张素转换酶抑制剂、别嘌呤醇、塞来考昔和四环素等,另外,酪氨酸激酶抑制剂、伊匹单抗、阿达木单抗等新型药物也有诱发 Sweet 综合征的报道。在大多数病例中,从给药到发生皮损的平均时间为 5~7 天,部分患者潜伏时间较长,用药后几个月才出现皮疹。药物诱发的 Sweet 综合征的临床表现与非药物诱发的基本类似,均表现为突然出现疼痛性红斑斑块或结节,好发于面部和上肢,可扩散至其他部位。Sweet 综合征除了皮损,还可累及骨髓、眼、中枢神经系统、肾脏、肠道、肝脏、

心脏、支气管、肺及肌肉等,表现为多系统受累。其中,多达50%的药物诱导的Sweet综合征患者出现血小板增多,这在经典的Sweet综合征中相对少见。高达7%的药物致Sweet综合征患者存在口腔黏膜受累,高于经典的Sweet综合征患者中的2%。Walker等总结了药物诱导的Sweet综合征的诊断标准:①突然出现疼痛性红斑斑块或结节;②组织病理检查呈致密中性粒细胞浸润,无白细胞碎裂性血管炎的证据;③体温>38℃;④用药与起病有时间上的关联或再次服药皮损再发;⑤停药或系统用糖皮质激素后皮损消退。

病理改变及鉴别诊断详见第五章第一节。

(董正邦)

四、头皮糜烂性脓疱性皮病

头皮糜烂性脓疱性皮病(erosive pustular dermatosis of the scalp,EPDS)最常见于老年人头皮,女性多见。以反复出现的红斑、脓疱、糜烂及结痂为特点。多种外用药物与EPDS有关,特别是用于光化性角化病的治疗药物。在少数病例中,病变在停止局部咪喹莫特治疗后数天至数周发生。另有16例患者在使用甲苯酚和5-氟尿嘧啶治疗后出现病变。除光化性角化病的治疗外,用拉坦前列素或米诺地尔治疗雄激素性脱发也会导致EPDS的发生。

临床表现及组织病理改变,详见第二章第三节。

(董正邦)

参 考 文 献

[1] Szatkowski J,Schwartz RA. Acute generalized exanthematous pustulosis(AGEP):A review and update. J Am Acad Dermatol,2015,73(5):843-848.

[2] Feldmeyer L,Heidemeyer K,Yawalkar N. Acute Generalized Exanthematous Pustulosis:Pathogenesis,Genetic Background,Clinical Variants and Therapy. Int J Mol Sci,2016,17(8):1214.

[3] Nelson CA,Stephen S,Ashchyan HJ,et al. Neutrophilic dermatoses:Pathogenesis,Sweet syndrome,neutrophilic eccrine hidradenitis,and Behçet disease. J Am Acad Dermatol,2018,79(6):987-1006.

第五节 嗜酸性粒细胞增多为主的药疹

一、伴嗜酸性粒细胞增多和系统症状的药物反应

【概念】

伴嗜酸性粒细胞增多和系统症状的药物反应(drug reaction with eosinophilia and systemic symptoms,DRESS),又称药物诱导的超敏综合征(drug-induced hypersensitivity syndrome,DiHS),是一种严重而潜在致命的、累及多器官的药物反应。主要表现为发热、皮疹、淋巴结肿大、肝功能异常、白细胞异常或不典型淋巴细胞、嗜酸性粒细胞增多。

【临床特点】

1. 临床表现 一般在用药2~8周之后突然发病,出现麻疹样发疹或斑丘疹伴发热38℃及以上,继而可出现多形红斑样、急性泛发性发疹性脓疱病样、剥脱性皮炎样皮损(图1-12-5-1-1A、图1-12-5-1-1B)。初为面部、躯干上部、上肢受累,之后下肢受累。早期特征性皮损为面部水肿和口鼻周围红斑、针尖大小脓疱、鳞屑、结痂。严重时全身皮损泛发并融合成红皮病。一般黏膜不受累。

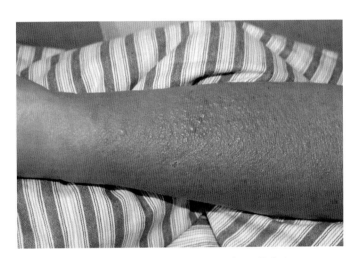

图1-12-5-1-1A 上肢红斑、斑丘疹,可见水疱

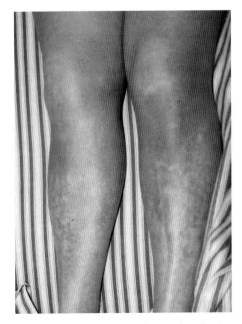

图1-12-5-1-1B 同一患者双下肢斑疹、斑丘疹,局部融合

患者发热或皮肤瘙痒可能先于皮疹出现。内脏受累一般表现为淋巴结肿大和肝功能异常,也可能出现肾炎、间质性肺炎和心肌炎。

由 RegiSCAR(严重皮肤副反应调查研究组)制定的 DRESS 诊断诊断标准为:①急性皮疹。②与药物相关。③住院治疗。④发热(>38℃)。⑤实验室异常:a. 淋巴细胞数异常;b. 血小板降低;c. 嗜酸性粒细胞增多。⑥多于 1 个内脏器官受累。⑦多于 2 处淋巴结肿大。

前 3 条为诊断必要条件。

日本的诊断标准是:①用药后 3 周出现斑丘疹。②停药后 2 周仍有临床症状。③发热(>38℃)。④肝功能异常(ALT≥100U/L)。⑤淋巴细胞异常:a. 白细胞增多(≥11×10⁹/L);b. 异常淋巴细胞增多(≥5%);c. 嗜酸性粒细胞增多(≥1.5×10⁹/L)。⑥淋巴结肿大。⑦HHV-6 激活。

2. 治疗 首先是要停用致敏药物。一线治疗药物为系统应用糖皮质激素,控制病情后逐渐减量。静脉用免疫球蛋白、血浆置换、免疫抑制剂如环孢素、环磷酰胺等也有效,近来有单篇报道称用 TNF-α 抑制剂成功治疗 DRESS。

3. 预后 DRESS 的病死率为 2%~14%。

【发病机制】

引起 DRESS 的药物以抗惊厥药为主(卡马西平、苯妥英钠、苯巴比妥、拉莫三嗪、非氨酯、奥卡西平、唑尼沙胺),抗菌药和其他药物(氨苯砜、米诺环素、美西律、硫唑嘌呤、别嘌呤醇、阿巴卡韦)也有报道。HLA 等位基因与某些药物所致 DRESS 相关(如 HLA*31:01 基因-卡马西平,HLA-B*58:01 基因-硫唑嘌呤,HLA-B*13:01 基因-氨苯砜)。许多患者在发病前 1 个月内有病毒如 HHV-6、EBV、CMV 等感染史。增多的嗜酸性粒细胞和 T 细胞介导的高敏反应参与其发病。

【病理变化】

镜下观 表皮轻度角化不全,棘层细胞海绵水肿、部分细胞气球样变性,基底层细胞空泡变性(图 1-12-5-1-2A、图 1-12-5-1-2B)、棘层可见坏死的角质形成细胞;真皮浅层血管扩张、红细胞外溢,血管周围见以淋巴细胞为主的炎症细胞浸润(图 1-12-5-1-2C),常包含淋巴细胞、浆细胞、嗜酸性粒细胞及中性粒细胞。可有血管内皮细胞肿胀,但无血管炎表现。

【鉴别诊断】

1. Stevens-Johnson 综合征 通常用致敏药 1~3 周后就发病,皮损从全身广泛靶形红斑很快发展为尼氏征阳性的大疱和表皮剥脱,黏膜如口唇和外阴常受累。表皮各层见大量坏死的角质形成细胞并出现表皮坏死,

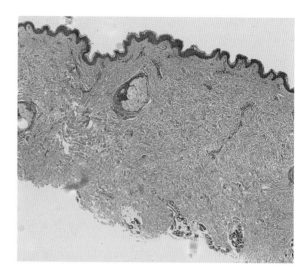

图 1-12-5-1-2A 低倍镜扫视,棘层细胞海绵水肿,基底层细胞空泡变性

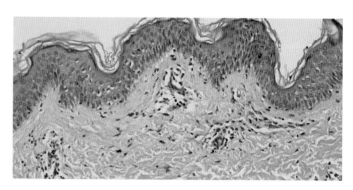

图 1-12-5-1-2B 棘层轻度增生伴海绵水肿,棘层上部基底层细胞空泡变性,真皮浅层血管周围炎症细胞浸润

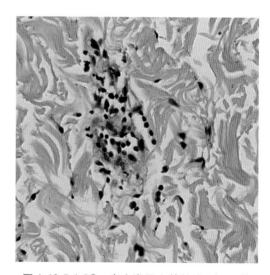

图 1-12-5-1-2C 真皮浅层血管扩张、出血,管周见淋巴细胞伴嗜酸性粒细胞浸润

界面非常明显并可形成表皮下大疱,真皮浅层少量炎症细胞浸润。

2. 急性泛发性发疹性脓疱病 在用致敏药 2~3 天后起病,在泛发红斑的基础上突然出现大量小脓疱,常伴

外周血中性粒细胞增多。可见角层下或表皮浅层脓疱，真皮乳头层水肿伴中性粒细胞为主的炎症细胞浸润，可伴有多少不等的嗜酸性粒细胞。

3. Sézary 综合征　表现为红皮病并伴剧烈瘙痒、淋巴结肿大等。组织学表现类似于蕈样肉芽肿，外周血和皮肤出现 Sézary 细胞。

（周　英）

二、嗜酸性蜂窝织炎

【概念】

嗜酸性蜂窝织炎（eosinophilic cellulitis，EC），又称 Wells 综合征，是以嗜酸性粒细胞浸润和"火焰征"为组织学特征的少见的复发性皮肤病，皮损为类似细菌性丹毒或蜂窝织炎的斑块。

【临床特点】

1. 临床表现　皮损可反复发作，伴剧烈瘙痒，表现类似丹毒的显著水肿性红斑、荨麻疹样红色斑块、水疱和大疱（图 1-12-5-2-1），有的呈环状肉芽肿样，皮损可发展成较坚韧的结节斑块，颜色逐渐加深。患者外周血嗜酸性粒细胞升高，部分患者可出现发热、疲倦不适或关节痛。

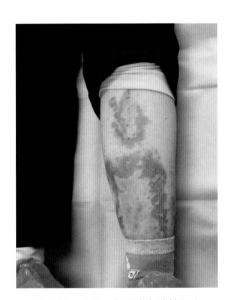

图 1-12-5-2-1　右下肢水肿性红斑

2. 治疗　口服激素有效。报道有效的其他药物有氨苯砜、抗组胺药、米诺环素、灰黄霉素、硫唑嘌呤、环磷酰胺、霉酚酸酯、anakinra（IL-1 受体拮抗剂）、mepolizumab（抗 IL-5 抗体）。

3. 预后　停用致敏药物，对症治疗后，症状可消退。

【发病机制】

可能是对不同诱因有高敏感反应，包括药物（抗生素、非甾体抗炎药、利尿剂、生物制剂）、疫苗、蚊虫叮咬、

感染、潜在的骨髓增生性疾病等。嗜酸性粒细胞起关键作用，Th2 细胞产生的 IL-4、IL-5 等细胞因子可活化嗜酸性粒细胞，IL-2 则刺激嗜酸性粒细胞脱颗粒。

【病理变化】

镜下观　急性期，真皮中上部有明显的嗜酸性粒细胞浸润，有时真皮水肿显著可形成表皮下水疱（图 1-12-5-2-2A），表皮海绵水肿可形成表皮内水疱。

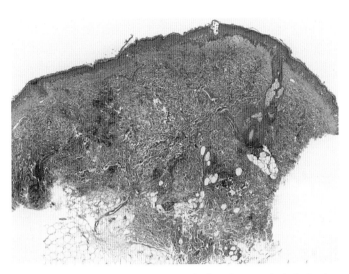

图 1-12-5-2-2A　低倍镜扫视，表皮海绵形成，可见表皮内疱，真皮乳头水肿

随着疾病进展，真皮浅深层血管和附属器周围出现淋巴细胞和大量嗜酸性粒细胞浸润，活化的嗜酸性粒细胞脱颗粒，嗜酸性粒细胞释放的颗粒蛋白包裹变性的胶原纤维形成"火焰征"。

晚期在"火焰征"周围可出现组织细胞和多核巨细胞包绕（图 1-12-5-2-2B）。无血管炎。

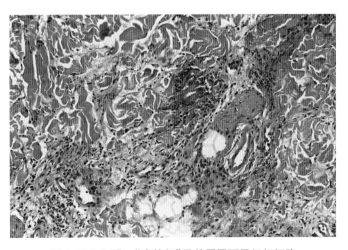

图 1-12-5-2-2B　"火焰征"及其周围可见组织细胞

值得注意的是，"火焰征"并非 Wells 综合征所特有，在其他病中亦可出现嗜酸性粒细胞脱颗粒，如寄生虫病、

毛囊黏蛋白病、妊娠疱疹、疥疮、伴嗜酸性肉芽形成的多动脉炎（Churg-Strauss 综合征）、湿疹、大疱性类天疱疮、增殖型天疱疮等。

【鉴别诊断】

1. 丹毒和蜂窝织炎　由 A 组链球菌或金黄色葡萄球菌引起的皮肤浅表（丹毒）、深层或皮下组织（蜂窝织炎）的感染，常伴发热、寒战等全身症状，皮损处红肿、灼热、疼痛，可伴淋巴管炎和区域淋巴结肿大。真皮水肿并可形成表皮下水疱，但真皮内是中性粒细胞浸润，可见淋巴管扩张。

2. Sweet 综合征　有发热、白细胞增多，可合并关节痛、眼部受累、血液系统恶性肿瘤。皮损为水肿性红色斑块，可有假性水疱。真皮浅层水肿，真皮内弥漫性或血管周围结节性中性粒细胞浸润。

3. 肿胀性红斑狼疮　为皮肤型红斑狼疮，约 20% 出现 ANA 阳性。真皮内胶原之间有广泛黏蛋白沉积，血管和附属器周围有较密集淋巴细胞浸润。

（周　英）

参 考 文 献

［1］Watanabe H. Recent advances in drug-induced hypersensitivity syndrome/drug reaction with eosinophilia and systemic symptoms. J Immunol Res,2018,2018:5163129.

［2］Shiohara T,Mizukawa Y. Drug-induced hypersensitivity syndrome（DiHS）/drug reaction with eosinophilia and systemic symptoms（DRESS）:an update in 2019. Allergol Int,2019,68（3）:301-308.

［3］Bommersbach TJ,Lapid MI. management of psychotropic drug-induced DRESS syndrome:a systematic review. Myo Clin Proc,2016,91（6）:787-801.

［4］Skowron F,Bensaid B,Balme B,et al. Drug reaction with eosinophilia and systemic symptoms（DRESS）:clinicopathological study of 45 cases. J Eur Acad Dermatol Venereol,2015,29（11）:2199-2205.

［5］Goncalo MM,Cardoso JC,Gouveia MP,et al. Histopathology of the exanthema in DRESS is not specific but may indicate severity of systemic involvement. Am J Dermatopathol,2016,38（6）:423-433.

［6］Peckruhn M,Tittelbach J,Schliemann S,et al. Life of lesions in eosinophilic cellulitis（Wells'syndrome）-a condition that may be missed at first sight. Am J Dermatopathol,2015,37（2）:e15-e17.

［7］Weins AB,Biedermann T,Weiss T,et al. Wells syndrome. J Dtsch Dermatol Ges,2016,14（10）:989-993.

［8］Sandra Herout,Wolfgang Michael Bauer,Christopher Schuster,et al. Eosinophilic cellulitis（Wells syndrome）successfully treated with mepolizumab. JAAD Case Rep,2018,4（6）:548-550.

第六节　抗肿瘤靶向药物及生物制剂导致的药疹

【概念】

指抗肿瘤靶向药物和生物制剂即免疫检查点抑制剂（immune checkpoint inhibitors），包括 PD-1/PD-L1 抗体和 CTLA-4 抗体等，导致的皮肤毒性反应。

【临床特点】

1. 临床表现　在抗肿瘤靶向药物导致的诸多不良反应中，皮肤不良反应最为常见，而且因靶向药物种类而异。临床常用的抗肿瘤靶向药物根据其靶点分布位置，可分为细胞膜表面受体靶向药和细胞内信号通路分子靶向药（表 1-12-6-0-1、表 1-12-6-0-2）。以下将分别叙述抗肿瘤靶向药物和生物制剂的常见皮肤不良反应。

表 1-12-6-0-1　作用于细胞膜表面分子的靶向药物

药物分类	临床常用单克隆抗体	代表性小分子药物
EGFR 阻断剂	西妥昔单抗（cetuximab）	厄洛替尼（erlotinib）
		吉非替尼（gefitinib）
	帕尼单抗（panitumumab）	拉帕替尼（lapatinib）
		阿法替尼（afatinib）
c-kit 阻断剂		伊马替尼（imatinib）
血管生成抑制剂	贝伐珠单抗（bevacizumab）	
非选择性多激酶抑制剂		索拉非尼（sorafenib）
		舒尼替尼（sunitinib）

表 1-12-6-0-2　作用于细胞内信号通路分子的靶向药物

药物分类	代表性小分子药物
RAF 抑制剂	维罗非尼（vemurafenib）
	达拉非尼（dabrafenib）
MEK 抑制剂	司美替尼（selumetinib）
	曲美替尼（trametinib）
mTOR 抑制剂	雷帕霉素（rapamycin）
	依维莫司（everolimus）
Hedgehog 通路抑制剂	维莫德吉（vismodegib）

（1）细胞膜表面受体靶向药物:表皮生长因子受体（epidermal growth factor receptor,EGFR）阻断剂可细分为单克隆抗体如西妥昔单抗（cetuximab）和小分子药物如吉非替尼（gefitinib）等,其导致的皮肤不良反应临床常见,发生率为 50%～90%,包括丘脓疱疹、甲异常、黏膜炎症和皮肤干燥等,以丘脓疱疹（papulopustular eruption）最为

常见。丘脓疱疹多在治疗后 1~2 周内发生，发生率高达75%，皮疹多见于皮脂溢出部位。初起皮疹为毛囊性丘疹，渐发展为脓疱和脓湖，破溃后结痂和脱屑，好发于头面部、颈部、躯干部和上臂，伴有瘙痒症状（图 1-12-6-0-1A）。甲异常包括甲剥离和甲沟炎等，甲沟炎进展可形成肉芽组织，临床表现类似化脓性肉芽肿，并可继发细菌感染。

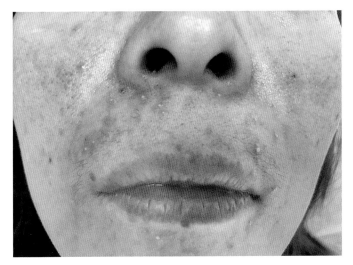

图 1-12-6-0-1A 面部毛囊性丘疹、脓疱，类似寻常痤疮（口服吉非替尼后出现）

伊马替尼（imatinib）是临床最常使用的 c-kit 阻断剂，常见皮肤不良反应包括面部水肿、发疹型药疹（图 1-12-6-0-1B）和皮肤色素减退等。

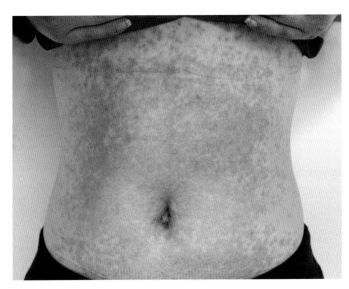

图 1-12-6-0-1B 发疹型药疹，使用伊马替尼后躯干部出现水肿性红斑、斑丘疹

贝伐珠单抗（bevacizumab）是临床最常使用的血管生成抑制剂，是 VEGF 的单克隆抗体。常见不良反应为黏膜出血（鼻衄最为常见）和伤口愈合延迟。

索拉非尼（sorafenib）和舒尼替尼（sunitinib）是临床最常使用的非选择性多激酶抑制剂，能抑制多种分子的胞内酪氨酸酶活性，包括 VEGF、EGFR 和 c-kit 等分子，因此不良反应与上述分子靶向药物有重叠，除此之外，特征性的皮肤不良反应为角化性手足皮肤反应综合征（hyperkeratotic hand-foot skin reaction，HFSR）。HSFR 发生于用药数周后，手足部位渐出现角化性斑块，好发于指（趾）伸侧和足跖侧缘等经常摩擦的部位，对称分布，伴有疼痛，重者影响患者的日常生活活动。

（2）细胞内信号通路分子靶向药物：RAF 抑制剂的常见皮肤不良反应包括发疹型药疹、表皮肿瘤和光敏感等。以维罗非尼（vemurafenib）为例，发疹型药疹发生率高达 68%。表皮肿瘤是 RAF 抑制剂的特征性皮肤不良反应，包括疣状角化症（verrucal keratoses）和皮肤鳞状细胞癌。疣状角化症是 RAF 抑制剂导致的最常见表皮肿瘤类型，多在用药 6~12 周内发生。临床表现为多发疣状丘疹，曝光及遮蔽部位均可发生。皮肤鳞状细胞癌多在用药 12~18 周内发生，发生率为 20%~30%，临床表现类似角化棘皮瘤。

MEK 抑制剂导致的皮肤不良反应类似 EFGR 阻断剂，即主要表现为丘脓疱疹、甲沟炎、黏膜损害及皮肤干燥等，MEK 抑制剂与 RAF 抑制剂联合用药有协同效果，同时显著降低 RAF 抑制剂引发的皮肤不良反应尤其是表皮肿瘤发生的风险。

mTOR 抑制剂最常见的不良反应为口腔炎症和炎症性皮疹，包括发疹型药疹、湿疹样皮疹、类似 EFGR 阻断剂导致的丘脓疱疹和甲沟炎等。

Hedgehog 通路抑制剂的常见不良反应为脱发和味觉异常。

（3）免疫检查点抑制剂：目前临床应用的免疫检查点抑制剂主要有两类，即 PD-1/PD-L1 抗体和 CTLA-4 抗体，前者已经广泛应用于黑色素瘤等多种类型实体肿瘤晚期患者的治疗。这两类药物均可导致多器官自身免疫反应，即免疫相关不良反应（immune-related adverse events，irAEs），最常见的是皮肤、胃肠道和肝脏。皮肤不良反应往往出现最早，预示后续的其他器官 irAEs 的发生。

皮肤常见 irAEs 包括斑丘疹、苔藓样皮疹、湿疹样皮疹和银屑病样皮疹；少见 irAEs 包括大疱性类天疱疮和白癜风样色素减退等；罕见 irAEs 为 SJS-TEN 和 DRESS。

1）斑丘疹（maculopapular rash，MPR）最为常见，发生率为 CTLA-4 单抗 49%~68% vs PD-1/PDL-1 单抗 20%，通常在用药 3~6 周内发生。MPR 的临床表现为躯干和四肢伸侧淡红色斑疹及丘疹，可融合成斑块，伴有瘙痒症状。

2）苔藓样皮疹（lichenoid eruption）多见于PD-1/PD-L1抗体治疗患者，发生率为0.5%~6%，多在用药后7~12周内发生，迟于MPR发生。临床表现为多发红色或紫红色丘疹和斑块，分布于躯干、四肢和黏膜，类似扁平苔藓，仔细观察可见Wickham纹。

3）湿疹样皮疹（eczematous rash）和银屑病样皮疹（psoriasiform rash）多见于PD-1/PD-L1抗体治疗患者，多在用药后1~3周内发生，临床表现分别类似湿疹/皮炎和银屑病，伴有明显瘙痒症状（图1-12-6-0-1C、图1-12-6-0-1D）。

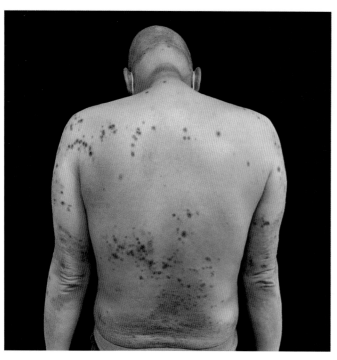

图1-12-6-0-1C　湿疹样疹，肺癌患者接受PD-1单抗治疗后3个月出现湿疹样疹，躯干及双上肢多发丘疹和结节，表面结痂，腰部见丘疹融合成斑块，患者瘙痒症状显著

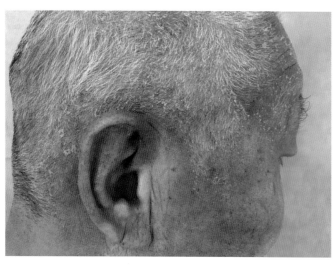

图1-12-6-0-1D　银屑病样疹，肺癌患者接受PD-1单抗治疗后3个月出现头面部银屑病样疹，头面部散在鳞屑性斑块，局部可见束状发

4）免疫检查点抑制剂导致的大疱性类天疱疮较为少见，通常发生在用药14周以后，前期表现为皮肤瘙痒及红斑，后逐渐发展为水疱和大疱，好发于躯干和四肢，黏膜受累高达10%~30%。

5）接受免疫治疗的患者白癜风样色素减退的发生率为CTLA-4单抗11% vs PD-1/PDL1单抗28%，多在用药7周后出现。临床表现为白色斑点，多见于曝光部位，渐发展为白色斑片。如发生在黑色素瘤患者，则预示免疫治疗效果比未发生白癜风样色素减退的患者要好。

2. 治疗　EGFR阻断剂导致的丘脓疱疹瘙痒症状可以口服抗组胺药物缓解，症状严重的患者可以考虑口服多塞平治疗。轻度患者（皮疹分布<10%体表面积）可以选择外用药物治疗，如糖皮质激素；中重度患者（皮疹分布≥10%体表面积）可以考虑口服四环素类抗生素或者小剂量异维A酸治疗。

对于轻度HSFR，疼痛症状不明显的患者，可考虑外用保湿剂或角质溶解剂；对于重度HSFR，在上述外用药物的基础上增加糖皮质激素外用，并暂时停用靶向药物治疗至少1周，直至HSFR症状显著缓解或消失。

RAF抑制剂导致的疣状角化症可考虑冷冻或者电灼治疗；对于RAF抑制剂导致的皮肤鳞状细胞癌，外科手术切除仍是首选治疗，其他治疗方法可考虑病灶内注射5-FU和光动力治疗。

轻度MPR（皮疹分布<30%体表面积）通常可自愈，可外用糖皮质激素治疗缓解症状；重度MPR（皮疹分布>30%体表面积）伴有明显瘙痒症状及其他系统irAEs，则应暂停免疫治疗，在外用治疗的基础上增加系统应用糖皮质激素治疗，初始剂量为$1mg/(kg \cdot d^{-1})$，逐渐减量直至停用，一般疗程为4周。

轻度苔藓样皮疹、湿疹样皮疹和银屑病样皮疹可选择外用糖皮质激素治疗；重度患者可考虑暂停免疫治疗，系统应用糖皮质激素治疗（具体用法参照MPR处理）和NB-UVB治疗。

免疫检查点抑制剂导致的大疱性类天疱疮皮疹局限可外用糖皮质激素治疗；中度患者可增加CD20单抗治疗；皮疹广泛的患者需要停止免疫治疗，并系统应用糖皮质激素治疗，疗程参照经典型大疱性类天疱疮。

黑色素瘤患者发生白癜风样色素减退与抗肿瘤免疫反应呈正相关，无须特殊治疗，避免日光照射和外用遮盖剂即可。

3. 预后　EGFR阻断剂导致的丘脓疱疹的严重程度与肿瘤对药物的治疗反应相关，患者不需要停止靶向药物治疗。

接受RAF抑制剂治疗的患者，在最初6~12周内应密切随访有无疣状角化症的发生。未经治疗的患者,停止治疗病灶能自行消退。目前尚不清楚 RAF 抑制剂导致的皮肤鳞状细胞癌与经典的皮肤鳞状细胞癌在局部侵袭和转移方面有无差别,但停药后病灶多能自行消退。

与传统药物导致的大疱性类天疱疮不同,免疫检查点抑制剂导致的大疱性类天疱疮在停止免疫治疗后病情仍会持续数月之久。

白癜风样色素减退在免疫治疗停止后不能自行恢复。

【发病机制】

抗肿瘤靶向药物阻断相应靶点分子能抑制肿瘤细胞依赖的信号通路传导,从而达到抗肿瘤的疗效,但同时也能抑制机体包括皮肤正常细胞的生理信号,引发不良反应。

表皮和毛囊皮脂腺细胞表达 EGFR,EGFR 信号对维持上皮生理稳态有重要作用。EGFR 被阻断后引发的丘脓疱疹可能与正常 EGFR 信号对 IL-1 和 IL-8 的促炎症功能抑制下调有关。

非选择性多激酶抑制剂能抑制 VEGF 信号通路,导致手足皮肤受到外伤后修复能力减弱直至发生 HSFR。

RAF 抑制剂能遏制肿瘤细胞因 *BRAF* 突变导致的 MAPK 信号通路持续活化,但在 BRAF 野生型细胞,MAPK 信号通路反而获得活化,尤其是 RAF 上游基因 RAS 已经发生突变的细胞(如曝光部位已经发生 RAS 突变的细胞),这样也能解释 RAF 抑制剂使用后为何有些患者可迅速(甚至在 1 周内)出现鳞状细胞癌。MAPK 信号通路的上游分子 EGFR、RAS 及 RAF 活化突变均可导致此信号通路的持续活化,向下传导汇聚于 MEK 蛋白,因此 MEK 抑制剂导致的不良反应与 EGFR 阻断剂相似。MEK 抑制剂与 RAF 抑制剂能协同抑制活化的 MAPK 信号通路(BRAF 突变肿瘤细胞),提升抗肿瘤疗效;同时能抑制 RAF 抑制剂导致 MAPK 通路矛盾性活化(BRAF 野生型细胞),降低表皮肿瘤的发生率。

免疫检查点分子包括 PD-1/PD-L1 和 CTLA-4 被阻断后引发免疫系统非特异性活化,在增强抗肿瘤免疫反应的同时可导致多器官发生 irAEs。

【病理变化】

镜下观

(1)EGFR 阻断剂导致的丘脓疱疹的病理表现为以毛囊为中心的化脓性炎症,即化脓性毛囊炎,可伴有毛囊破裂及肉芽肿性炎症。(图 1-12-6-0-2A、图 1-12-6-0-2B)

(2)RAF 抑制剂导致的疣状角化症的病理表现为表皮疣状增生及角化过度,类似寻常疣,但无寻常疣的特征性空泡样细胞。RAF 抑制剂导致的皮肤鳞状细胞癌的病

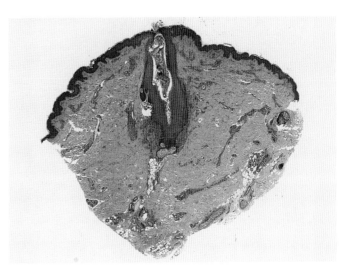

图 1-12-6-0-2A　低倍镜扫视,见以毛囊为中心的化脓性炎症

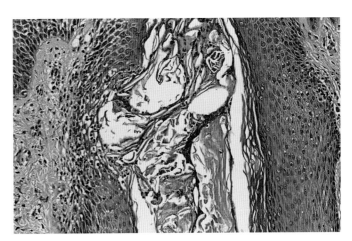

图 1-12-6-0-2B　毛囊及毛囊周围见以中性粒细胞为主的炎症细胞浸润

理表现也类似角化棘皮瘤,细胞轻度异型。

(3)MPR 的病理表现为真皮浅层血管周围淋巴细胞浸润,伴有嗜酸性粒细胞浸润,表皮轻微海绵水肿,散在坏死细胞。

(4)苔藓样皮疹的病理表现类似扁平苔藓,但可伴有嗜酸性粒细胞和浆细胞浸润。

(5)湿疹样皮疹的病理表现为真皮浅层血管周围有不同程度的淋巴细胞浸润,散在嗜酸性粒细胞浸润,表皮棘层肥厚及海绵水肿,淋巴细胞外溢,灶性角化不全及结痂,可伴有糜烂结痂(继发搔抓刺激),即海绵水肿性皮炎表现。

(6)银屑病样皮疹的病理表现类似银屑病,可伴有嗜酸性粒细胞和浆细胞浸润(图 1-12-6-0-3A、图 1-12-6-0-3B)。

(7)免疫检查点抑制剂导致的大疱性类天疱疮的病理表现和直接免疫荧光结果与经典型大疱性类天疱疮相同。

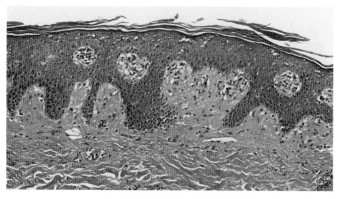

图 1-12-6-0-3A 灶状角化不全，表皮呈银屑病样增生，基底液化变性

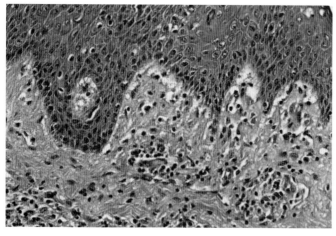

图 1-12-6-0-3B 基底液化变性，真皮浅层血管周围淋巴细胞及少量嗜酸性粒细胞浸润

【鉴别诊断】

1. EGFR 阻断剂导致的丘脓疱疹又称痤疮样丘脓疱疹，但本病无可见于寻常痤疮的粉刺和结节囊肿性病灶，并且伴有明显的瘙痒症状，结合用药史可以鉴别。

2. RAF 抑制剂导致的疣状角化症与寻常疣鉴别，二者病理相似，均可见表皮疣状增生，但后者可见特征性空泡样细胞，病灶两侧表皮环抱及乳头内血管扩张等特征，结合临床用药史，鉴别不难。RAF 抑制剂导致的皮肤鳞状细胞癌与角化棘皮瘤病理相似，病理表现鉴别困难，仔细询问用药史及病灶发生的时间窗有助于鉴别。

3. 苔藓样皮疹和银屑病样皮疹的病理表现分别类似扁平苔藓和银屑病，但二者均可伴有嗜酸性粒细胞及浆细胞浸润。结合临床用药史及皮疹发生时间窗有助于鉴别。

4. 对于接受免疫治疗的肿瘤患者，皮肤出现水疱应考虑到药物导致的大疱性类天疱疮可能，病理和直接免疫荧光检查可明确诊断。

（郑 松）

参考文献

[1] Macdonald JB, Macdonald B, Golitz LE, et al. Cutaneous adverse effects of targeted therapies: Part Ⅰ: Inhibitors of the cellular membrane. J Am Acad Dermatol, 2015, 72 (2): 203-218.

[2] Macdonald JB, Macdonald B, Golitz LE, et al. Cutaneous adverse effects of targeted therapies: Part Ⅱ: Inhibitors of intracellular molecular signaling pathways. J Am Acad Dermatol, 2015, 72 (2): 221-236.

[3] Geisler AN, Phillips GS, Barrios DM, et al. Immune checkpoint inhibitor-related dermatologic adverse events. J Am Acad Dermatol, 2020, 83 (5): 1255-1268.

第七节 其 他

皮肤水疱性药物反应

【概念】

皮肤水疱性药物反应（bullous drug reactions），或者大疱性药疹，为用药后皮肤出现水疱，可以表现为不同形式，如 Stevens-Johnson 综合征（Stevens-Johnson syndrome, SJS）、中毒性表皮坏死松解症（toxic epidermal necrolysis, TEN）、水疱性固定型药疹（bullous fixed drug eruption, BFDE）、药物诱导的线状 IgA 大疱性皮病（linear IgA bullous dermatosis, LABD）、药物性大疱性类天疱疮（drug-induced bullous pemphigoid, DIBP）、药物性天疱疮（drug-induced pemphigus, DIP）等。

【临床特点】

1. 临床表现　SJS 和 TEN 属于同一疾病谱，均为用药后 1~3 周发生的急性泛发性皮肤黏膜综合征，表皮从出现红斑、水疱，至坏死、剥脱、呈现烫伤样皮肤损害。由于病情严重、进展迅速、皮损广泛、可伴有发热、感染、电解质紊乱等全身症状，可危及生命（图 1-12-7-0-1A、图 1-12-7-0-1B）。药物诱导的 LABD 的发病中多数由药物所致，在使用致敏药后 1~15 天出现紧张性水疱和大疱（图 1-12-7-0-1C）；DIBP、DIP 为使用致敏药后皮肤出现紧张性（DIBP）或松弛性（DIP）大疱，与各自特发性的自身免疫性大疱病的临床表现相似（图 1-12-7-0-1D）。

固定性药疹好发于手足、口唇、生殖器等皮肤黏膜，其最大的特点是皮损炎症恢复后常留有灰褐色斑片状色素沉着，再次使用致敏药后可在原皮损部位复发。首次接触致敏药物数天至半月后发生，再次接触致敏药后 0.5~24 小时即可发生，皮肤出现水肿性红斑块，周围绕有红色或紫红色晕，中央可有水疱或糜烂。当全身泛发皮损时，难与 SJS 区分（图 1-12-7-0-1E~图 1-12-7-0-1G）。

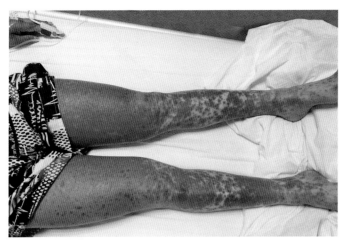

图 1-12-7-0-1A　SJS 患者下肢靶样红斑、融合性红斑和小水疱

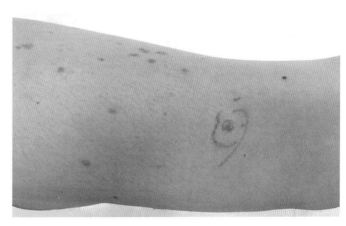

图 1-12-7-0-1D　DIP 患者下肢皮肤大疱

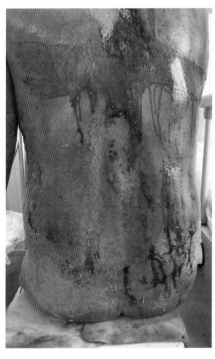

图 1-12-7-0-1B　TEN 患者皮肤面积烫伤样剥脱和糜烂

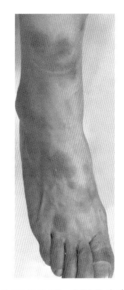

图 1-12-7-0-1E　BFDE 患者足背早期皮损,呈边界清楚的紫红斑,边缘红晕

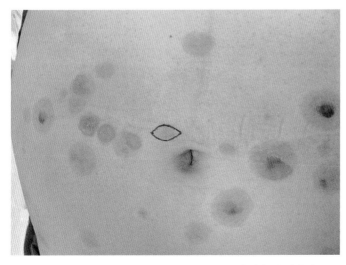

图 1-12-7-0-1C　万古霉素诱导的 LAD 患者腹部皮肤大疱

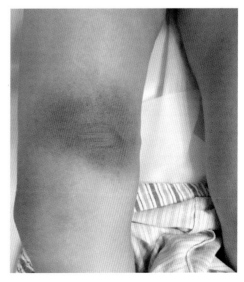

图 1-12-7-0-1F　BFDE 患者大腿水肿性红斑上的松弛性大疱

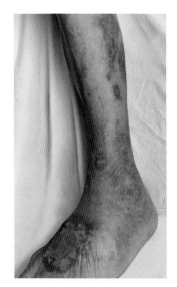

图 1-12-7-0-1G　BFDE 患者足和小腿的灰褐色色素沉着斑

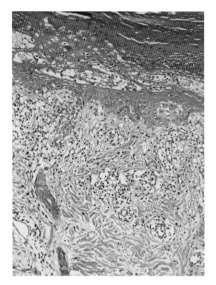

图 1-12-7-0-2A　角质层正常,表皮浅层大量坏死的角质形成细胞,基底细胞空泡变性,真皮内血管周围见淋巴组织细胞和散在嗜酸性粒细胞及中性粒细胞浸润

最常见的引起固定性药疹的药物有抗生素类、非甾体抗炎药、抗癫痫药、抗疟药、唑类抗真菌药。

2. 治疗　尽早停用致敏药物。轻症可口服抗组胺药和局部外用皮质激素,SJS 和 TEN 等重症药疹需系统应用糖皮质激素及丙种球蛋白等治疗,SJS 或 TEN 出现大面积皮肤坏死、糜烂时,要加强支持治疗、维持水电解质平衡、预防感染。

3. 预后　轻型药疹预后良好,重症则取决于皮损严重程度、是否有并发症和治疗的及时性。TEN 有 50% 的病死率。

【发病机制】

LABD、DIP、DIBP 与药物诱导的作用与皮肤基底膜带或桥粒的抗体相关;固定性药疹、SJS、TEN 都与 T 细胞介导的免疫反应有关,记忆性 CD8$^+$ T 细胞起重要作用,早期它们释放细胞毒性介质如 γ 干扰素、FasL、TNF-α 等,晚期募集的 CD8$^+$ T 细胞、NK 细胞释放穿孔素和端粒酶 B 等,导致表皮角质形成细胞凋亡和表皮坏死。

【病理变化】

镜下观　药物诱导的 LABD、DIP、DIBP 的病理改变与相应的自身免疫性疱病相似,但嗜酸性粒细胞往往更为显著。

早期皮损示表皮内见散在坏死的角质形成细胞或部分坏死,基底层空泡变性,真皮浅深层血管周围和间质中淋巴细胞、嗜酸性粒细胞及中性粒细胞浸润(图 1-12-7-0-2A、图 1-12-7-0-2B)。

大疱形成期的固定性药疹,组织学表现与多形红斑、SJS、TEN 相似,表皮可呈现广泛坏死,但真皮内炎症(包括嗜酸性粒细胞)更为显著、可出现噬黑素细胞。固定性药疹的消退期皮损仅见真皮浅层噬黑素细胞(图 1-12-7-0-3A ~ 图 1-12-7-0-3C)。

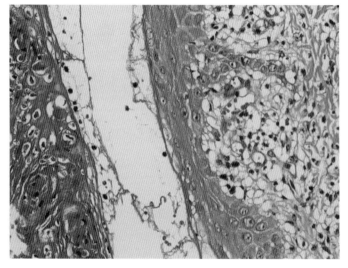

图 1-12-7-0-2B　高倍镜下表皮浅层大量坏死的角质形成细胞,表皮内水疱形成,基底层空泡变性。真皮内淋巴组织细胞和散在嗜酸性粒细胞及中性粒细胞浸润

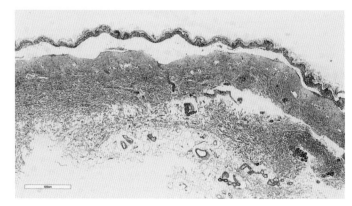

图 1-12-7-0-3A　低倍镜扫视下,表皮全层坏死红染,类似 SJS 和 TEN 的组织病理表现,真皮内炎症细胞稀疏浸润

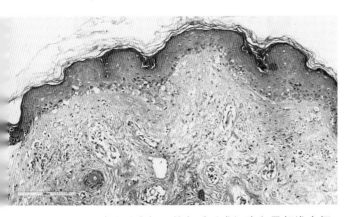

图 1-12-7-0-3B 表皮散在坏死的角质形成细胞和局部浅表坏死,广泛基底细胞液化变性,真皮浅层轻度水肿,可见血管周围少许淋巴组织细胞

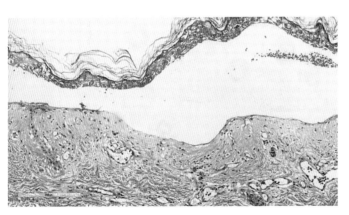

图 1-12-7-0-3C 表皮角质形成细胞广泛坏死,真皮浅层散在噬黑素细胞,血管周围见个别嗜酸性粒细胞

【鉴别诊断】

多形红斑 多由单纯疱疹病毒或其他感染原导致,皮损呈典型靶形红色斑丘疹,常伴有黏膜受累。早期组织学改变为基底细胞层空泡变性,表皮内散在角质形成细胞坏死,真皮浅层血管周围少量淋巴细胞浸润,但无嗜酸性粒细胞及中性粒细胞浸润;晚期表真皮交界处见更多淋巴组织细胞浸润并移入表皮,表皮可有融合性坏死、表皮下水疱。

（周 英）

参 考 文 献

[1] Mockenhaupt M. Bullous Drug reaction. Acta Derm Venereol, 2020,100(5):adv00057.

[2] Judith Lammer, Rüdiger Hein, Sophie Roenneberg, et al. Drug-induced linear IgA bullous dermatosis:a case report and review of the literature. Acta Derm Venereol,2019,99(6):508-515.

[3] P G Stavropoulos, E Soura, C Antoniou. Drug-induced pemphigoid:a review of the literature. J Eur Acad Dermatol Venereol, 2014,28(9):1133-1140.

[4] Shreya Patel, Ann M John, Marc Zachary Handler, et al. Fixed drug eruptions:an update,emphasizing the potentially lethal generalized bullous fixed drug eruption. Am J Clin Dermatol,2020,21 (3):393-399.

[5] Tiffany Kawall, Rajeev Seecheran, Valmiki Seecheran, et al. Suspected ticagrelor-induced bullous fixed drug eruption. Cureus, 2021,13(3):e13890.

第十三章

表皮成熟与角化障碍相关性疾病

第一节　角化性皮肤病

一、鱼鳞病

【概念】

鱼鳞病（ichthyoses）是一组以全身皮肤不同程度脱屑为特征的异质性疾病。绝大多数鱼鳞病是遗传的，但在恶性肿瘤、自身免疫性或感染性疾病和营养缺乏的情况下，也可出现获得性鱼鳞病。

【临床特点】

1. 临床表现　基于临床表型、遗传方式和分子缺陷，2009 版专家共识将鱼鳞病分为两大类："非综合征型遗传性鱼鳞病"和"综合征型鱼鳞病"，但"泛发性皮肤鳞屑"是共有的特征性表现。

（1）寻常型鱼鳞病：是最常见的遗传性鱼鳞病，由丝聚蛋白基因（FLG）功能缺失性突变导致，是一种不完全外显的常染色体半显性遗传病。临床表现为白色到灰色的鳞片状鳞屑，腹部和四肢伸侧最明显，皮肤皱褶处和面部不受累。掌、跖皮肤纹理加深。许多患者出现毛周角化症，以上臂和腿部最明显（图 1-13-1-1-1A）。严重程度有明显的季节性变化，温暖和阳光充足且环境湿度高时会改善，而干燥、寒冷时会加重。寻常型鱼鳞病与哮喘、过敏和特应性皮炎等特应性相关。

（2）隐性 X 连锁鱼鳞病（X-linked ichthyosis，XLI）：患者多为男性，病因是位于 Xp22.3 的 STS 基因突变，该基因编码类固醇硫酸酯酶，此酶能水解包括胆固醇硫酸盐和硫酸类固醇激素在内的硫酸酯类。新生儿期表现为全身脱屑，婴儿期和儿童期躯干和四肢细小鳞屑。随着时间的推移，鳞屑更大片，更易附着在皮肤上，呈褐色。肘前窝、腘窝和面中部不受累，但腋下和颈侧常被累及（图 1-13-1-1-1B）。在临床上通常难以区分隐性 XLI 与寻常型鱼鳞病。

（3）常染色体隐性先天性鱼鳞病（autosomal recessive congenital ichthyosis，ARCI）是一组异质性非综合征型

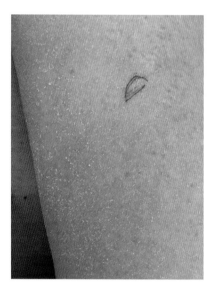

图 1-13-1-1-1A　寻常型鱼鳞病

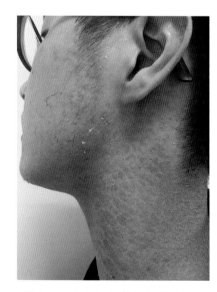

图 1-13-1-1-1B　隐性 X 连锁鱼鳞病

角化障碍，包括板层状鱼鳞病（lamellar ichthyosis，LI）、先天性鱼鳞病样红皮病（congenital ichthyosiform erythroderma，CIE）和小丑样鱼鳞病（harlequin ichthyosis，HI）。HI 是由 ABCA12 基因功能缺失性突变所致。而 LI 和 CIE 则是由 TGM1、ALOX12B、ALOXE3、NIPAL4、CYP4F22、AB-

CA12、PNPLA1、CERS3、SDR9C7、SULT2B1 和其他尚未识别的基因突变引起的一组疾病。板层状鱼鳞病（LI）和先天性鱼鳞病样红皮病（CIE）表现为出生时火棉胶样膜。在 LI，随后出现较厚的、暗色、板状附着性鳞屑，常有睑外翻及掌跖角化过度。CIE 的鳞屑往往比 LI 的轻，可能伴有红皮病和睑外翻。小丑样鱼鳞病（HI），新生儿表现为较厚、裂缝性盔甲样板状角化过度，严重睑外翻（眼睑外翻）、唇外翻（嘴唇外翻）和耳郭畸形。

（4）角蛋白病型鱼鳞病（keratinopathic ichthyoses, KPI）：病因是某一种角蛋白基因突变导致角蛋白中间丝异常，后者是角质形成细胞的细胞骨架成分。该病会出现一组严重程度不一的临床表型，包括表皮松解性鱼鳞病，又称表皮松解性角化过度型鱼鳞病或先天性大疱性鱼鳞病样红皮病，是角蛋白 1 或 10 基因（KRT1 和 KRT10）突变引起的一种常染色体显性遗传性角化病。特征是出生时显著的皮肤脆性，伴水疱和红皮病，容易被误诊为大疱性表皮松解症。在儿童期，创伤部位以外的水疱变少，严重程度存在显著的临床异质性。部分患者会出现较厚的波纹状鳞屑，间擦部位最明显，而另一些患者则出现掌跖角化病（图 1-13-1-1-1C）。表皮松解性鱼鳞病的临床表现与突变角蛋白的类型相关。掌跖角化病最常见于 KRT1 突变患者，KRT10 突变患者皮损更泛发。

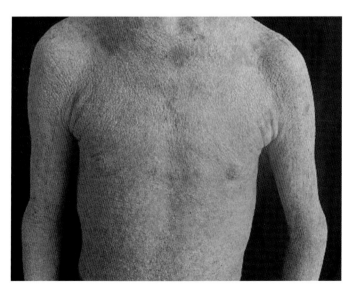

图 1-13-1-1-1C　表皮松解性角化过度型鱼鳞病

（5）综合征型鱼鳞病：遗传性鱼鳞病可表现为综合征，累及皮肤和其他器官或系统。如 Netherton 综合征（Netherton syndrome, NS）是一种常染色体隐性遗传病，由编码丝氨酸蛋白酶抑制剂淋巴上皮 Kazal 型相关抑制剂（LEKTI）的 SPINK5 基因突变所致。其在出生时表现为覆有细小鳞屑的泛发性红皮病、竹节发和特应性表现。

也常见血清 IgE 水平升高和出生后几年内生长迟滞。

2. 治疗　寻常型和 X 连锁鱼鳞病使用润肤剂、保湿剂和/或角质剥脱剂治疗，可改善症状。红皮病型鱼鳞病早期的处理集中在支持性治疗，包括预防感染、水分和营养管理，以及眼科治疗。润肤剂是控制脱屑和改善皮肤屏障功能的主要治疗措施。外用维 A 酸类可能有助于减少局部脱屑。如果脱屑严重，口服维 A 酸类（如阿维 A 和异维 A 酸）是一个适合的治疗选择。小丑样鱼鳞病处理包括支持治疗，以及治疗角化过度和皮肤屏障功能障碍。常常需要插管，直到鼻孔通畅。通过给予营养支持至关重要，直到唇外翻恢复。眼科会诊对于睑外翻的早期治疗很有帮助，开始时睑外翻很明显，会随着鳞屑脱落而缓解。应每天多次大量涂抹凡士林。为了避免指（趾）缺血，应仔细清除角化过度的缩窄带。避免搔抓及不良刺激；外用药可选择中强效激素、维 A 酸类药物、0.1% 他克莫司软膏等；系统治疗可依据病情选择维 A 酸类药物及抗组胺药等，并可辅以光疗及光动力疗法等物理治疗。

3. 预后　寻常型鱼鳞病和 X 连锁鱼鳞病是最常见的鱼鳞病类型，发病率分别为 1/250 例新生儿和 1/6 000 例男性新生儿。常染色体隐性先天性鱼鳞病罕见，总发病率估计约为 1/200 000 例新生儿。角蛋白鱼鳞病的患病率估计约为 1.1/1 000 000。HI 新生儿的病死率大约为 50%，新生儿重症监护和口服维 A 酸类早期治疗可能提高生存率。新生儿期后存活儿童的表型通常可缓解。

【发病机制】

大多数遗传性鱼鳞病的分子基础和病理生理学已经明确，目前已经发现 50 多种致病性基因突变，这些基因编码的结构蛋白或酶参与多种不同的细胞功能，从 DNA 修复到皮肤屏障稳态不等。其中任何成分异常都会导致表皮增生、角质层增厚并伴随异常脱屑和皮肤表面明显的鳞屑堆积。

【病理变化】

镜下观

（1）寻常型鱼鳞病：轻度正角化过度，常呈板层状。角化过度可延伸至毛囊。颗粒层变薄或消失。皮脂腺和汗腺的大小和数量经常减少（图 1-13-1-1-2A）。

（2）隐性 X 连锁鱼鳞病：组织学表现无特异性，角化过度或角化不全，颗粒层正常或轻度增厚，也可能变薄或消失。棘层肥厚，毛囊口和汗腺导管口常角化过度。基底上部和基底部有时空泡化。真皮浅层血管周围稀疏淋巴细胞浸润。

（3）板层状鱼鳞病、先天性鱼鳞病样红皮病：两者在组织学上无法区分，均为非特异性改变，表皮显著正角化过度，棘层增厚，有时呈银屑病样或乳头瘤样增生。LI 的

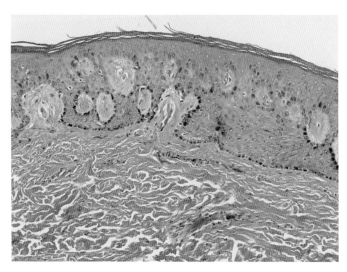

图 1-13-1-1-2A　寻常型鱼鳞病,角化过度,颗粒层变薄

角化过度更明显,CIE 角化不全则更显著,表皮棘层肥厚更加明显,伴颗粒层增厚。与 LI 不同,CIE 表皮细胞的更新速度显著增加。真皮浅层稀疏血管周围淋巴细胞浸润(图 1-13-1-1-2B)。

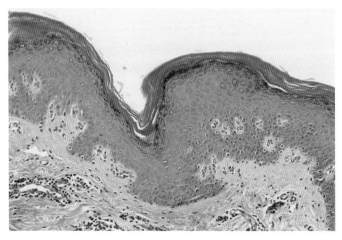

图 1-13-1-1-2B　板层状鱼鳞病,角化过度,颗粒层轻度增厚,棘层轻度增厚

(4)小丑样鱼鳞病:标志性的病理改变为致密正角化过度,有些病例可见角化不良。毛囊和汗腺有明显角化过度性阻塞。毛囊的显著改变为角化物质在毛干周围同心性聚集,认为是小丑样鱼鳞病具有诊断意义的特征,已应用于中期妊娠的产前皮肤活检诊断。

(5)表皮松解性鱼鳞病:组织学模式为表皮松解性角化过度具有特征性,表现为密集的正角化过度、明显的棘层增厚、颗粒层增厚、棘层上部和颗粒层空泡变性(表皮松解)、颗粒层中的透明颗粒粗糙呈嗜碱性团块状。水疱的组织学特征细微,只有表皮中上部明显空泡化细胞出现轻微分离。真皮浅层轻度血管周围炎症细胞浸润(图 1-13-1-1-2C、图 1-13-1-1-2D)。

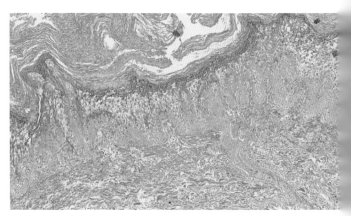

图 1-13-1-1-2C　表皮松解性鱼鳞病,低倍镜扫视

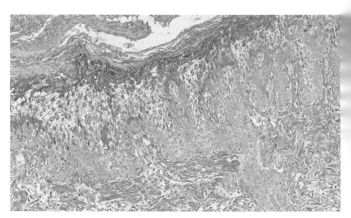

图 1-13-1-1-2D　表皮松解性鱼鳞病,颗粒层增厚,棘层中、上层及颗粒细胞空泡改变,内含透明角质颗粒

(6)Netherton 综合征:表皮呈现明显角化过度伴角化不全、颗粒层减少或消失,呈棘层增厚或乳头瘤样表现。真皮乳头层、血管周围淋巴细胞浸润,密集或带状分布,还可见表皮角质层下裂隙、棘细胞水肿、细胞外渗和 Munro 微脓肿。

【鉴别诊断】

1. 寻常型鱼鳞病的鉴别诊断

(1)正常皮肤:寻常型鱼鳞病显微镜下变化有时相当轻微,常诊断为"正常皮肤",特别是在没有临床病史的情况下。鉴别诊断的关键在于致密的角化过度和颗粒层明显变薄或消失。

(2)获得性鱼鳞病:镜下表现通常与遗传性寻常鱼鳞病相同。病史(发病较晚,与肿瘤、营养缺乏或药物有关)有助于鉴别。

2. X 连锁隐性鱼鳞病的鉴别诊断　当没有其他明显的组织病理学特征时,如果存在致密的角化过度,则应想到可能存在各种类型的鱼鳞病,男性患儿应考虑 X 连锁鱼鳞病的可能性。获得性鱼鳞病或综合征型鱼鳞病的镜下表现相似。正常至稍增厚的颗粒细胞层可与寻常鱼鳞病鉴别,如伴有特应性体质倾向,则考虑寻常鱼鳞病,如伴类固醇硫酸酯酶缺乏症,则诊断为 X 连锁鱼鳞病。

3. LI 和 CIE 的鉴别诊断 LI 倾向于表现为致密的正角化过度,角化不全和棘层肥厚不明显,而 CIE 则容易表现为角化不全和银屑病样棘层肥厚。LI 可能与 X 连锁、获得性或综合征型鱼鳞病易混淆,但致密的角化过度和颗粒层增厚与寻常鱼鳞病表现相反,可鉴别。CIE 可能与银屑病、海绵状皮炎和银屑病样棘层增厚或其他原因引起的红皮病混淆,颗粒层增厚和中性粒细胞浸润缺乏可以与银屑病区分。

4. 表皮松解性角化过度型的鉴别诊断 该表现具有特征性,在其他鱼鳞病中独一无二。但在掌跖角化病(沃纳型)、线状表皮痣的变异体(豪猪状鱼鳞病)、孤立和播散性表皮松解性棘皮瘤、Grover 病的活检标本中会偶然发现表皮松解性角化过度。早期或轻度表皮松解性角化过度,当病变集中在颗粒层区域时,常与扁平疣混淆,后者表现为网栏状角化过度和圆形、嗜碱性细胞核位于中心的空泡细胞,且不伴不规则透明角质颗粒或聚集的角蛋白丝。

(梁键莹)

二、毛发角化病

【概念】

毛发角化病,又名毛发苔藓或毛周角化症(keratosis pilaris,KP),是一种常见的毛囊角化性疾病,表现为毛囊角化性丘疹,皮损好发于上臂及大腿伸侧和面颊。

【临床特点】

1. 临床表现 好发于儿童或青少年,也可见于婴儿。儿童患病率估计为 2%~12%,女性好发。表现为棘状角化性丘疹,主要累及上臂和大腿伸侧,亦可波及面部、躯干、臀部和四肢远端。丘疹可聚集成片,也可散在分布,常伴有毛囊周围轻度红斑(图 1-13-1-2-1)。通常无明显自觉症状。常为特应性皮炎或寻常型鱼鳞病的伴随表现。皮损常在冬季加重,随着年龄增长而改善,但也可能持续至成人期。

临床有 2 个变异类型。

(1)红色毛周角化病:毛囊周围红斑比较明显,尤其是面颊、前额和颈部。

(2)面颈部毛囊性红斑黑变病:表现为红斑、色素沉着过度和毛囊性丘疹,累及颞部和面颊部,并波及耳前和颈两侧,同时伴手臂伸侧毛囊角化性丘疹,主要见于青少年。

2. 治疗 建议患者使用温和型清洁剂,避免热水过度沐浴。一线治疗为润肤剂和外用角质剥脱剂。对于润肤剂和角质剥脱剂治疗无效的患者,可采用外用维 A 酸类或弱至中效皮质类固醇短期外用。

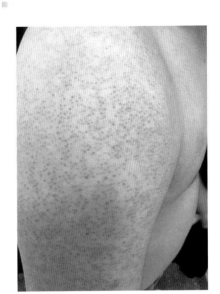

图 1-13-1-2-1 上臂散在分布毛囊性丘疹,毛囊周围轻度红斑

3. 预后 预后良好,通常可随年龄增长而自行改善。

【发病机制】

病因尚不完全清楚,部分患者与遗传相关,为常染色体显性遗传。

【病理变化】

镜下观 角化性毛囊角栓内含有 1 根或多根卷曲毛发,毛囊漏斗部扩张。真皮浅层血管周围可见轻度淋巴细胞浸润。(图 1-13-1-2-2)

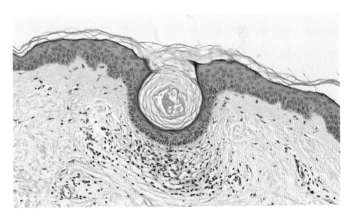

图 1-13-1-2-2 毛囊角栓内含毛发,毛囊漏斗部扩张

【鉴别诊断】

1. 小棘苔藓 组织学改变同 KP,临床表现为细小的毛囊性丘疹中央有角化性棘突,且常可自然消退。

2. 蟾皮病 维生素 A 缺乏或一般性营养不良所致,补充维生素 A 和纠正营养后症状即可消失。

3. 萎缩性 KP 萎缩性 KP 是一种罕见的遗传性皮肤病,临床为毛囊角化伴不同程度炎症和继发性瘢痕形成和/或脱发。好发于面部,尤其是眉外侧和面颊部。

4. 毛囊角化病(Darier 病) 临床截然不同,为皮脂溢出部位及间擦部位的丘疹,上覆油腻性痂皮,病理可见棘层松解和角化不良。

5. 毛囊和毛囊旁角化过度(Kyrle's 病) 表皮反折形成中央角栓,被剥除后可见凹坑。病理提示为穿通性皮病。

(余 红)

三、汗孔角化症

【概念】

汗孔角化症(porokeratosis)是一种角化性疾病,临床表现为环形萎缩性斑片伴角质性边缘,组织病理特征是鸡眼板样结构。

【临床特点】

1. 临床表现 典型损害为环形或圆形斑疹或斑片,边缘淡褐色堤状角质性隆起,中央平坦,损害境界清楚,大小数目因人而异。好发生于面部、躯干、四肢,偶见于掌跖部位,也可以发生于口腔及阴部黏膜。

汗孔角化症有多种临床亚型,都有鸡眼板样结构,但又各有不同特点。

(1) 浅表播散性光线性汗孔角化症(disseminated superficial actinic porokeratosis,DSAP):为最常见的类型。皮损通常分布于手臂、腿、肩部或背部伸面等曝光部位(图 1-13-1-3-1A),掌跖不受累。面部皮损不太常见,大约发生于 15% 的患者中。女性相对于男性更易发生 DSAP,男女发病比约为 1:1.8。DSAP 的直径通常小于 1cm,数目不定,数个或数百个皮损。1/3～1/2 的患者会发生瘙痒或刺痛感。

(2) Mibelli 汗孔角化症:又名经典型,是第二常见的类型。其通常在儿童期发病,男性患病率约为女性的 2

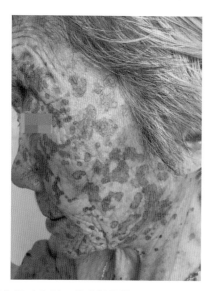

图 1-13-1-3-1A 浅表播散性光化性汗孔角化症

倍。Mibelli 汗孔角化症的典型部位为肢体,可发生于身体的任何部位,包括手掌、足底、生殖器或黏膜。患者通常出现孤立性皮损或少数不对称分布的皮损(图 1-13-1-3-1B)。

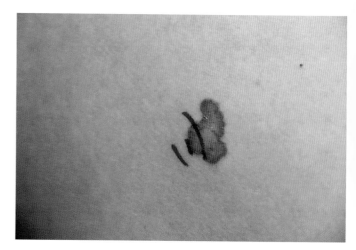

图 1-13-1-3-1B Mibelli 汗孔角化症

(3) 浅表播散性汗孔角化症(disseminated superficial porokeratosis,DSP):皮损广泛播散,在曝光及非日光暴露部位均可出现,但通常掌跖部位不受累。与 DSAP 不同,DSP 通常发生于儿童期,最常在 5～10 岁发病(图 1-13-1-3-1C)。

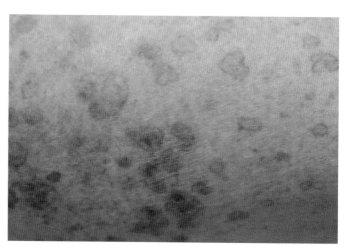

图 1-13-1-3-1C 浅表播散性汗孔角化症

(4) 线状汗孔角化症:比较罕见,皮疹通常沿 Blaschko 线呈局限性或广泛性分布。可能为 DSAP 或 DSP 的节段性分布形式。皮损通常在婴儿期或儿童早期出现,偶尔在成人期出现。女性受累的可能性比男性稍高(图 1-13-1-3-1D)。

(5) 掌跖播散性汗孔角化症(porokeratosis palmaris et plantaris disseminata,PPPD):同样是一种罕见的变异型,可发生于任何年龄。皮损通常在青春期或成年早期

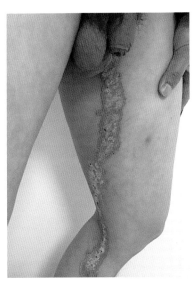

图 1-13-1-3-1D　线状汗孔角化症

首次出现。初始表现为掌跖出现多个形态相对一致的角化性小斑疹,逐渐可进展为匐行性。

(6) 点状汗孔角化症:为掌跖出现多个种子状角化小皮损,且其组织病理学表现与鸡眼板一致。一些作者认为点状汗孔角化症是一种顿挫型 PPPD,而非一种独立的类型。

(7) 疣状汗孔角化症:罕见类型,表现为臀部或生殖器皮肤出现炎性角化性斑块,通常出现于男性患者(图 1-13-1-3-1E)。

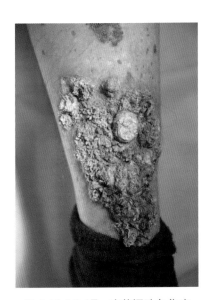

图 1-13-1-3-1E　疣状汗孔角化症

(8) 巨大型汗孔角化症:极少数病例皮损如经典型汗孔角化症,但直径可长达 10~20cm,被称为巨大型(图 1-13-1-3-1F)。

(9) 其他:有毛囊汗孔角化症,以及与颅缝早闭、囟门延迟闭合、颅骨缺损、锁骨发育不全、肛门和泌尿生殖

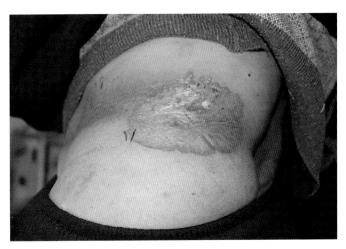

图 1-13-1-3-1F　巨大型汗孔角化症

系畸形,以及皮疹(CDAGS 综合征)相关的汗孔角化症等。

2. **治疗**　患者需要进行紫外线辐射防护,以避免鳞状细胞癌和基底细胞癌等恶变的发生。对于比较小的皮损,可采取冷冻、刮除术或手术切除;对于皮损较多或较大的患者,可采用外用药物治疗,包括外用 5-氟尿嘧啶、咪喹莫特、维 A 酸类、维生素 D 类似物和水杨酸等角质剥脱剂等。严重病例可口服维 A 酸类药物。

3. **预后**　如果不进行治疗,汗孔角化症皮损通常一直存在。线状汗孔角化症和巨大型汗孔角化症易发生恶变,DSAP 极少发生恶变。有报道鳞状细胞癌是最常见的相关恶性肿瘤。

【发病机制】

目前尚不明。人们提出了多种可能促发本病的因素,包括遗传易感性、紫外线辐射,以及免疫缺陷或免疫抑制等。

【病理变化】

1. **镜下观**　汗孔角化症的组织病理学特征为鸡眼板,为表皮内陷处角化不全细胞形成的柱状结构。柱的顶端向偏离皮损中央的方向倾斜,柱的底部可见表皮颗粒层消失伴角化不良细胞,真皮乳头层通常可见不同程度的淋巴组织细胞浸润(图 1-13-1-3-2)。

2. **皮肤镜**　皮肤镜检查时,可见褐色沉着周边白色细边,这是鸡眼板的表现;萎缩的皮损中央通常表现为白色区域(图 1-13-1-3-3)。

【鉴别诊断】

汗孔角化症各亚型的皮损在临床上可能与很多疾病相似,因此需要鉴别。

1. **日光角化病**　主要与浅表播散性光化性汗孔角化症鉴别,组织病理学表皮下半部甚至全层细胞异型。

2. **体癣**　环形皮损,逐渐向外扩张而中央自愈,周边

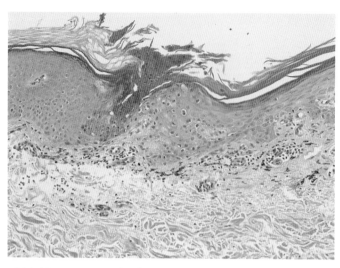

图1-13-1-3-2 可见鸡眼板样结构,下方表皮颗粒层消失伴角化不良细胞

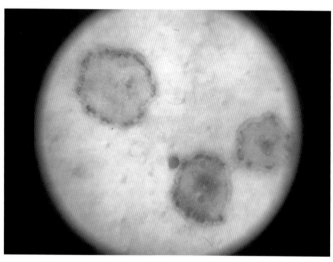

图1-13-1-3-3 皮肤镜示褐色沉着周边白色细边

往往为丘疱疹,真菌检测可见角质层内菌丝存在。

3. **环状肉芽肿** 环形皮损,周边可隆起,但无角质性的边缘。病理检查可见栅状肉芽肿。

4. **脂溢性角化病** 褐色斑块,表面粗糙,无角质边缘。病理显示增生表皮基底平坦,棘层肥厚伴假性角囊肿。

5. **鲍温病** 原位皮肤鳞状细胞癌,临床可以为褐色或红色斑块,边界不规则,表面不平整伴鳞屑结痂。病理检查可见表皮全层细胞异型及核分裂象。

6. **线状苔藓/线状扁平苔藓** 前者表现为红色或褐色丘疹,可上覆鳞屑,线状排列;后者表现为线状分布的多角形紫色丘疹。组织学显示苔藓样性浅深层或者浅层血管周围淋巴组织细胞浸润。

7. **线性疣状表皮痣** 乳头瘤样外向增生性皮损,无角质性边缘,条带状分布。病理显示表皮乳头瘤样增生,无鸡眼板样结构。

8. **线状毛囊角化病** 线状排列的伴油腻性痂皮的褐色或灰褐色角化性丘疹,无角质性沟槽。病理可见棘松解和角化不良。

9. **其他** 如点状掌跖角化症、汗孔角化样小汗腺孔和真皮导管痣(porokeratotic eccrine ostial and dermal duct nevus,PEODDN),以及汗孔角化性小汗腺和毛囊痣(porokeratotic eccrine and hair follicle nevus,PEHFN)等,以上疾病的病理检查均没有鸡眼板样结构。

(余 红)

四、掌跖角化病

【概念】

掌跖角化病(palmoplantar keratoderma,PPK)是一组以手掌和足跖的表皮过度增厚为特征的遗传性或获得性疾病。遗传性PPK可以为单独表现(非系统性PPK),或伴皮肤外症状(系统性PPK),也可以是某个遗传性皮肤病多种表型中的一种。

【临床特点】

1. **临床表现** 目前没有公认的分类,主要分为以下几种:

(1) 弥漫性掌跖角化病:特征是表皮增厚,累及整个手掌和足跖(图1-13-1-4-1A、图1-13-1-4-1B)。表现为手掌或足跖明显的角化过度边界线("不越界"),也可延伸至手背和足背、手腕内侧、跟腱区、肘部和膝盖("越界")。在一些弥漫性PPK中可观察到手掌和足跖以外的皮肤累及,包括Mal de Meleda、肢端角化病、Nagashima、Bothnia、Gamborg Nielsen、Greither和Sybert亚型。

1) 弥漫性表皮松解性掌跖角化病(Vörner型,包括Unna Thost型):弥漫性表皮松解型(PPK Vörner型)(MIM#144200)是白种人最常见的PPK,由角蛋白基因

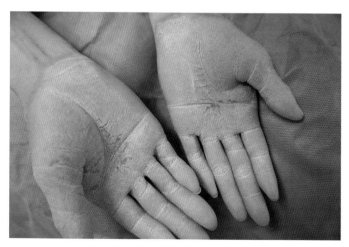

图1-13-1-4-1A 弥漫性表皮松解性掌跖角化病手部皮损(南方医科大学皮肤病医院陈文静主任医师惠赠)

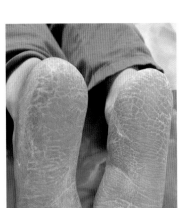

图 1-13-1-4-1B 弥漫性表皮松解性掌跖角化病足部皮损（南方医科大学皮肤病医院陈文静主任医师惠赠）

KRT1 或 *KRT9* 的杂合致病性突变引起。由于 *KRT9* 只在手掌和足跖的角质形成细胞中表达，因此 *KRT9* 突变患者的表皮松解性角化过度仅出现在手掌和足跖。相反，*KRT1* 在所有皮肤的角质形成细胞中表达，*KRT1* 的不同杂合子突变可导致广泛的表皮松解性角化过度和弥漫性 PPK，这种情况被称为表皮松解性鱼鳞病。遗传方式为常染色体显性遗传。PPK Vörner 型在出生或幼年时变得明显，表现为局限于手掌和足跖的弥漫性、致密性、淡黄色角化过度，掌侧边界明显（非越界），周围有红斑边缘。常伴多汗症。

2）弥漫性非表皮松解性掌跖角化病：由桥粒黏蛋白 1 基因（*DSG1*）突变引起的弥漫性掌跖角化病，为常染色体显性突变导致，也与条纹状 PPK1 型有关。携带两个纯合突变的患者表现为严重皮炎、多价过敏、代谢消耗综合征（SAM 综合征）。

Mal de Meleda（keratosis palmoplantaris transgrediens）是一种常染色体隐性 PPK，由 *SLURP1*（编码分泌的 Ly6/uPAR 相关蛋白-1）的双等位基因突变引起。Mal de Meleda 在出生时或婴儿早期表现为手掌和足跖弥漫性红斑和角化过度，延伸到脚和手的背表面，并逐渐发展到手腕和脚踝。这种分布在掌跖以外的区域称为"越界"。手指的环向角化过度可导致收缩带（假性阿洪病）、自发性截肢和屈曲挛缩。常伴发多汗症、浸渍、异味和继发真菌感染。肘部和膝盖可有角化过度斑。指甲增厚，出现口疮。

掌跖角化病 Gamborg Nielsen/norrbatten-PPK-Gamborg-Nielsen 型（又称 Norrbotten 型）类似于 Mal de Meleda，但角化过度较轻，除指指节垫外，没有指甲畸形或远处角化病，由 *SLURP1* 的不同突变引起的常染色体隐性 PPK。

长岛型掌跖角化病-PPK-Nagashima 型是一种常染色

体隐性遗传的弥漫性非表皮松解性 PPK,它编码一种在表皮上层表达的蛋白酶抑制剂,是亚洲人群中最常见的 PPK。长岛型 PPK 表现为非进展性轻度角化过度,皮肤发红,延伸至手足背侧、手腕内侧、脚踝和跟腱区。暴露于水后,手掌和脚掌呈现出典型的白色海绵状外观。多汗症,继发性真菌感染和异味常见。

Bothnia 型掌跖角化病是由 *AQP5*（编码水通道蛋白 5）突变引起的弥漫性非表皮松解性 PPK,常染色体显性遗传。与长岛型 PPK 相似,接触水后有轻微的发红、角化过度和白色变化。

过渡性和进展性掌跖角化病（Greither 病）是一种由 *KRT1* 突变引起的弥漫性 PPK 的常染色体显性形式。在婴儿期就很明显,其特点是手掌和足跖的角化过度,延伸到手足背侧和跟腱上方,而且随着年龄的增长有加重趋势。

值得注意的是,*KRT1* 基因突变与广泛的异质性临床表型有关,其中包括 PPK Vörner 型、条纹状 PPK、表皮松解性鱼鳞病、hystrix-Curth-Macklin 型鱼鳞病和周期性鱼鳞病伴表皮松解性角化过度。

（2）局限性掌跖角化病

1）先天性厚甲症：疼痛性局灶性 PPK 伴甲下水疱是先天性厚甲症的主要表现,常染色体显性遗传,由 *KRT6A*、*KRT6B*、*KRT6C*、*KRT16* 或 *KRT17* 杂合子突变引起,以肥大性甲营养不良为特征。

2）局限性非表皮松解性掌跖角化病：*KRT6C* 和 *KRT16* 中不同的常染色体显性突变导致局灶性非表皮松解性 PPK。在脚底反复摩擦的部位出现角化过度区域,手掌不受累或轻度累及。

特异性的 *DSG1*（编码桥粒黏蛋白 1）的常染色体显性突变导致表型异质性的局灶性 PPK 1 型,伴或不伴指甲和其他外胚层组织的轻微变化。

TRPV3（编码瞬时受体电位阳离子通道,亚家族 V,成员 3）中的错义杂合突变导致局限性非表皮松解性 PPK 2 型。*TRPV3* 的一些突变也被报道为 Olmsted 综合征的病因,表现为残毁性的弥漫性 PPKs 和口腔周围角化过度斑块。

（3）条纹状掌跖角化病：表现为沿手指屈肌方向和脚底承重位置的线性角化过度（图 1-13-1-4-1C）。条纹状 PPK 1 型、2 型和 3 型分别是由 *DSG1*、*DSP* 和 *KRT1* 杂合突变引起的常染色体显性 PPK。

掌跖角化病和羊毛状发是一种罕见的常染色体隐性 PPK,由 *KANK2* 基因纯合子突变引起。表现为不同程度的条纹状 PPK、白甲、稀疏毛发,有时表现为羊毛状发。

（4）点状掌跖角化病

1）点状掌跖角化病 1 型（点状 PPK 1A 型）：又称

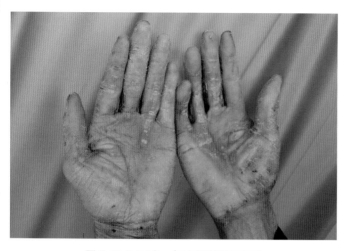

图 1-13-1-4-1C　条纹状掌跖角化病

PPK 型 Buschke-Fischer-Brauer，是由 *AAGAB*（编码 α-和 γ-适应蛋白 p34）杂合突变引起的常染色体显性 PPK。它出现在儿童晚期到青春期，手掌和足跖多处微小的点状角化病，随着年龄的增长，数量和大小都会增加。一个点状 PPK1B 型的中国大家族由 *COL14A1* 基因杂合突变导致。

2）点状掌跖角化病 2 型：表现为手掌和脚底有许多微小的角化棘。组织学研究显示明显的表皮凹陷含有角质物，致病基因未知。

3）点状掌跖角化病 3 型（肢端角化病）：又称肢端角化弹性样变病，常染色体显性遗传，特征是手掌和足跖的侧面和背侧出现丘疹、黄色或棕色角化过度皮损。组织学表现包括角化过度、轻度棘层肥厚和弹力纤维变性。致病基因未知。

（5）综合征性掌跖角化病：以 PPK 伴皮肤外受累为特征，PPK 也可能是某些遗传性皮肤病的特征，如一些鱼鳞病、外胚层发育不良和大疱性表皮松解症的某些亚型。

2. **治疗**　遗传性 PPK 治疗困难。治疗的主要目标是软化角化过度的皮肤，减少厚度，使其不明显，并控制不适和疼痛。多数情况下，仅可有限和暂时改善。综合征性 PPK 患者需要根据相关临床体征和症状的类型和严重程度进行个体化、多学科的治疗。继发性细菌和真菌感染，应采用适当的局部或系统抗菌治疗。药物疗法包括局部角膜溶解剂、局部和系统使用维 A 酸。这些治疗方法都没有提供长期的益处，且停药后复发很常见。外科治疗用于假性断指症。正在研究的治疗常染色体显性疾病的治疗策略包括等位基因特异性 RNA 干扰、无义突变的通读治疗等。

3. **预后**　确切的发病率未知。在北爱尔兰，表皮松解性 PPK（PPK Vörner 型）最常见，估计患病率为 4.4/100 000。在日本和中国，长岛型 PPK 最常见，估计流行率分别为 1.2/10 000 和 3.1/10 000。

一些 PPK 相关综合征，如 Howel-Evans 综合征，会增加食管癌、口腔癌前病变的发生风险。Cowden 综合征可累及任何器官，并增加内脏癌的发生风险。

【发病机制】

遗传性 PPK 大多由编码细胞内细胞骨架（如角蛋白）或参与细胞间黏附（如桥粒蛋白）、细胞间通信（如连接蛋白）和细胞信号（如 *SLURP1*）的蛋白质的基因突变所引起。PPK 的致病基因包括 *KRT1* 和 *KRT9*，编码颗粒层角质形成细胞的主要中间丝；*DSG1*，颗粒层桥粒小体的主要细胞-细胞黏附分子；*LOR*，颗粒层细胞中表达的角质化细胞包膜的主要成分；*SERPINB7*，在颗粒层细胞中表达的丝氨酸蛋白酶抑制剂；在颗粒层细胞中表达的水通道蛋白 *AQP5*；在颗粒层细胞中表达的与信号转导相关的分泌蛋白 *SLURP1*。编码在基底层细胞中表达的蛋白质的基因突变与细胞增殖有关，导致棘皮病和角化过度，并导致 PPK。它们包括 *PTEN*，一种肿瘤抑制和细胞周期调节因子；*AAGAB*，一种表皮生长因子受体转换调节因子；*RH-BDF2*，一种表皮生长因子加工调节因子。

【病理变化】

镜下观

（1）弥漫性掌跖角化病：表现为明显的正角化过度，伴有不同程度的局灶性角化不全。颗粒层常增厚、棘层肥厚和浅层血管周围稀疏的慢性炎症细胞浸润。在 Greither 综合征中，表皮上有局限性角化过度病灶。在 Olmsted 综合征患者中，有大量角化过度，颗粒层减少至缺失。在 Huriez 综合征中，有大量角化过度，明显的棘层肥厚，硬化萎缩区域真皮胶原束增厚。在 Mal de Meleda，乳头瘤样增生为特征性表现。在先天性厚甲症角化过度的皮肤和口腔中，表皮上部和黏膜上皮中的角质形成细胞具有特征性的苍白淡染的细胞质和嗜酸性包涵体。

表皮松解型表现为表皮松解性角化过度（图 1-13-1-4-2A）。PPK Vörner 型皮肤活检的组织学特点为表皮颗粒层和棘层细胞角化过度和空泡变性。然而，由于表皮松解是由物理刺激引起的皮肤角质细胞骨架薄弱，组织学检查可能并不均匀显示表皮松解。

（2）点状掌跖角化病：致密的正角化柱覆盖轻微凹陷的表皮，常导致表皮呈波浪状外观。局灶性颗粒层减少伴角化不全和细长、弯曲的表皮突也较明显（图 1-13-1-4-2B）。缺乏 HPV 感染的细胞学特征。点状角化不全栓最好归类为点状汗孔角化病，而 1 例报告的点状病灶中有局灶性棘松解角化不良。

（3）条纹状掌跖角化病：显示表皮棘细胞间隙扩大。在有水疱的遗传性胼胝中，表皮内水疱形成，角质形成细胞溶解，张力纤维聚集，类似于先天性厚甲症。有些病例

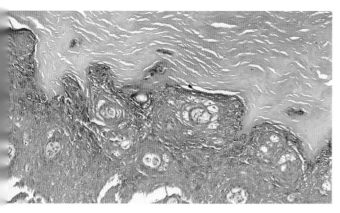

图 1-13-1-4-2A 致密正角化,表皮增生,颗粒层及棘层上部见颗粒层变性(南方医科大学皮肤病医院陈文静主任医师惠赠)

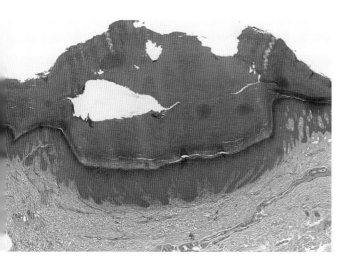

图 1-13-1-4-2B 致密正角化,下方表皮凹陷

表现为表皮松解性角化过度。

【鉴别诊断】

获得性 PPK 通常不会在婴儿期出现,无相关的家族史。但一些遗传性 PPK 在儿童早期并不明显,可能也缺乏家族史,患者通常表现为左右对称分布的皮损,而获得性 PPK 则倾向于左右不对称累及。获得性 PPK 通常会得到改善,并且可以通过治疗基础疾病来解决。

(梁键莹)

五、进行性对称性红斑角化症

【概念】

红斑角化病是一组角化性疾病,特征是边界清楚的红色角化性斑块。临床上主要分成两个亚型:进行性对称性红斑角化症和可变性红斑角化症。

进行性对称性红斑角化症(progressive symmetric erythrokeratodermia,PSEK),又称进行性对称性先天性红皮病或高春综合征(Gottron syndrome),是遗传性角化性疾病。特征性表现是红斑基础上的角化过度。PSEK 由

Darier 于 1911 年最先描述,1922 年 Gottron 为其命名。

【临床特点】

1. **临床表现** 临床特点是早期发病,缓慢进展,四肢伸侧对称性红色斑块,伴有或不伴有掌跖角化。常在出生后不久发病,但少数也可以在成年发病,男女患病率无明显差异。皮损通常于双侧掌跖部发生弥漫性红斑及角化过度损害,渐累及手背、足背、胫前等四肢伸侧,可覆有糠皮状鳞屑(图 1-13-1-5-1A、图 1-13-1-5-1B)。躯干部一般不受累。指(趾)甲增厚,失去光泽,皮损在青春期波及范围最广,以后可以逐渐消退。部分患者皮损有同形反应。

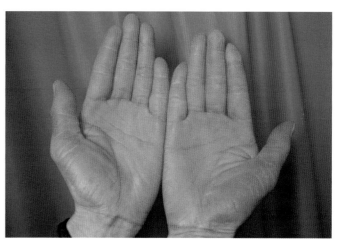

图 1-13-1-5-1A 双手掌境界清楚的红斑,表面干燥

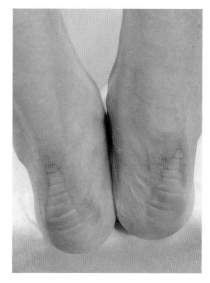

图 1-13-1-5-1B 双侧足跟处见红斑角化性斑块

2. **治疗** 无特效疗法。可选择性外用维 A 酸类、糖皮质激素、20% 尿囊素霜、10%~20% 水杨酸软膏、多磺酸黏多糖乳膏及 20% 鱼肝油软管等。系统性治疗可考虑内服阿维 A 酯或维生素 E。

3. 预后 本病病程经过缓慢,常呈进行性,冷热等环境温度变化或情绪波动可为发病或病情加重的诱因。

【发病机制】

与遗传有关,属于常染色体显性遗传,但有不完全外显率。已查到数个基因突变,包括 LOR、GJB3、GJB4、GJA1、KDSR、ELOVL4、KRT83 等,其中 GJB3 和 GJB4 突变所占比例较多。

【病理变化】

镜下观 非特异性改变,表现为致密角化过度伴局灶角化不全,棘层增厚,颗粒层肥厚。偶可见细胞内空泡化,常可见毛囊角栓。真皮乳头可见毛细血管扩张,血管周围淋巴细胞浸润(图 1-13-1-5-2A、图 1-13-1-5-2B)。

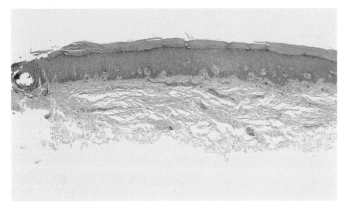

图 1-13-1-5-2A 低倍镜扫视,角化过度伴局灶角化不全,棘层增厚,颗粒层肥厚

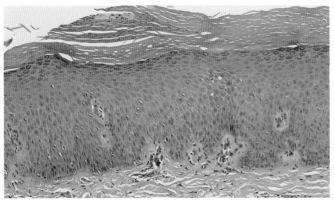

图 1-13-1-5-2B 局灶性角化不全,颗粒层增厚,棘层增生,浅层血管周围稀疏淋巴细胞浸润

【鉴别诊断】

结合临床及基因检测,可鉴别下列疾病:

1. 可变性红斑角化病 红斑迁移多变,可以在几天甚至几分钟内发生改变,而 PSEK 的皮损相对固定,逐渐进展。

2. 掌跖角化症 这是一组疾病,包括泛发性掌跖角化症、Olmsted 综合征等,除角化性斑疹外均各有特点,如

后者除残毁性掌跖角皮症外,还可出现腔口周围和间擦部位的红斑、角化过度性斑块伴脱发。

3. 毛发红糠疹 除掌跖角化外,在红斑基础上可能出现毛囊性丘疹,伴散在正常皮岛。病理学有特征性表现,角化亢进和角化不全在垂直面和水平面上交替出现。

(余 红)

六、可变性红斑角化症

【概念】

可变性红斑角化症 (erythrokeratodermia variabilis, EKV),又名对称性进行性先天性红斑角皮症、进行性红斑角皮症。1907 年, De Buy Wenninger 首次报道本病。是由连接蛋白突变所产生的遗传性角化性疾病,特征性表现为游走性红斑伴局部固定性或泛发性角化性斑块。

【临床特点】

1. 临床表现 皮损通常在出生后 1 年内发生,很少出生时就有,儿童后期及青年时期发病更为罕见。其特征为边界清楚的红斑和形态奇特的角化过度性斑片(图 1-13-1-6-1),损害有两种:一种为边缘清晰的红斑,大小不一,形态不规则,位置不定,可在几小时或几天内消退;一种为红斑基础上或起源于正常皮肤的散在性、持久性红棕色角化过度性斑片,常呈现不同图案。皮损可发生于任何部位,但多见于四肢伸侧、臀部、躯干外侧,往往对称分布。约半数患者可伴发掌跖角化,面部、头皮、四肢屈侧很少受累,头发、甲和黏膜等附属器一般不受累。

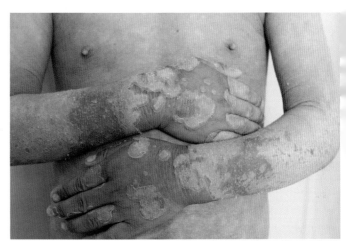

图 1-13-1-6-1 双上肢、手部见对称分布的红褐色斑片,大小不一,形状各异,境界清楚,边缘微隆起

2. 治疗 本病治疗以对症为主。轻者外用保湿剂、维 A 酸制剂、糖皮质激素和角质剥脱剂;重者口服异维 A 酸,但停药后可复发。

3. 预后 本病终生不愈,但不影响一般健康。随年

龄增长有部分患者改善,一部分患者在夏季可部分或完全缓解;也可由于暴露于热、冷、风后或因情绪波动而加重。

【发病机制】

罕见的常染色体显性遗传疾病,几乎完全的外显率,但变异性很大。有常染色体隐性遗传的个例报道。

【病理变化】

镜下观 为非特异性变化,表皮角化过度,伴有角化不全,可伴有毛囊角栓。表皮乳头瘤样增生,颗粒层可正常或轻度增厚,棘层中到重度增厚。真皮乳头血管周边有不同程度的非特异性炎症细胞浸润(图 1-13-1-6-2)。超微结构显示颗粒层中板层小体减少。

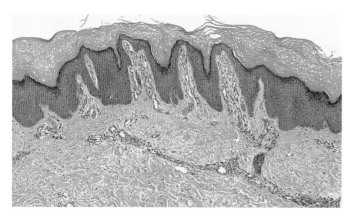

图 1-13-1-6-2 致密正角化过度,表皮乳头瘤样增生,真皮乳头血管周围稀疏淋巴细胞浸润

【鉴别诊断】

1. 进行性对称性红斑角化病(PSEK) PSEK 与 EKV 的病理都表现为非特异性改变,临床上都可以出现边界清楚的红斑,但前者红斑缺乏可变性。曾有学者在一个具有 EKV 特征的家庭中发现了 PSEK 的临床特点,因此认为这两个病可能是同一个基因突变的不同表现,于是有学者提议用进行性可变性红斑角皮病(erythrokeratodermia variabilis progressiva, EKVP)来涵盖 EKV 和 PSEK 临床多样的特点。但这一观点尚未被普遍认可,依然有学者认为 PSEK 与 EKV 属不同疾病。

2. 荨麻疹 临床表现为水肿性红斑,变化迅速,1 天内可自行消退,但缺少角化性斑块,且祛除病因后,抗过敏等治疗有效。

3. 荨麻疹性血管炎 水肿性红斑可有所变化,消退后可以留有瘀斑或色素沉着;病理检查显示白细胞破碎性血管炎改变。

4. 色素性荨麻疹 可为褐色斑块,但摩擦后会变红。病理检查可见肥大细胞数量不同程度增加。

5. 银屑病 为红斑鳞屑性疾病,有薄膜现象,刮除后可见点状出血。病理具有特征性 Munro 微脓疡可以鉴定。

6. Netherton 综合征 临床可以鉴别,典型表现为游走性红斑,边缘往往呈双边状鳞屑,且伴有特应性皮炎及竹节发。

7. 其他综合征 如 Greither 综合征,以掌跖角化和角化过度性斑块为特征,与 EKV 及 PSEK 极为相似;另有包括红斑角化症-心肌病综合征、KDSR 相关红斑角化症、线状角化病伴先天性鱼鳞病和硬化性角化病、红斑角化症伴脊髓小脑的共济失调,以及 MEDNIK 综合征等相关综合征也与 EKV 有相似之处,但这些综合征都无可变性红斑表现。因此,结合临床及基因检查可以排除。

(余 红)

七、颗粒状角化不全

【概念】

颗粒状角化不全(granular parakeratosis, GP)是一种罕见、通常伴瘙痒的良性皮肤病,特征性表现是腋窝或其他间擦部位红棕色角化过度性丘疹。"颗粒状角化不全"一词是指组织病理学上角化不全伴透明角质颗粒在角质层内残留,是 GP 的特征性表现,但不仅限于 GP,尚可见于其他皮肤疾病。因此,有学者认为 GP 是一种反应模式,而不是一个独立的疾病,但这个观点尚未被普遍认可。

【临床特点】

1. 临床表现 GP 是一种不常见的特发性瘙痒性疾病。在一项回顾性研究中,超过 363 000 份皮肤活检标本被送至皮肤病理学研究所,结果只有 18 例被诊断为 GP,约 0.005%。

它由 Northcut 等在 1991 年首次报道,好发于间擦部位,包括乳房下、腹股沟、生殖器及肛周皮肤黏膜等,也可发生在非间擦部位,如面部、腰骶部等。女性多于男性。GP 常见于成年人,尤其是 40 岁以上,不过,任何年龄段的人群都可发病,包括儿童,甚至有先天性 GP 的报道。GP 的临床表现为红色至棕色的角化过度丘疹,可散在分布,但通常融合成边界清楚的斑块,周边有卫星状分布的丘疹,也可能出现网状模式。丘疹或斑块通常为红色、红棕色或棕色,如果剧烈搔抓,可变成紫罗兰色和发生苔藓样变。在儿童,GP 多见于尿布受压区域呈多形性斑块,或在腹股沟等摩擦部位表现为线状鳞屑性斑块。GP 可单侧或双侧发生,并可发生在多个部位。GP 通常伴瘙痒。由于常出现在皮肤褶皱处,斑块可出现浸渍、溃烂、引起烧灼感或疼痛感,高温和潮湿可使病情加重(图 1-13-1-7-1)。

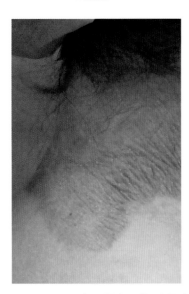

图 1-13-1-7-1　颈部红棕色斑块,边界清楚

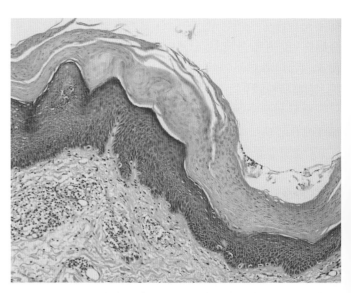

图 1-13-1-7-2A　角化不全,角质层内含有嗜碱性透明角质颗粒,表皮棘层肥厚

2. **治疗**　避免可能造成刺激的外用物质,尽量保持患处干燥;一线治疗通常是药物局部外用治疗,包括皮质类固醇(单独使用或联用外用抗真菌药物)、钙调磷酸酶抑制剂、维生素 D 类似物、维 A 酸,以及红霉素或克林霉素等抗生素外用,其中维 A 酸药物因有皮肤刺激性,应避免用于腹股沟及肛周。对局部治疗抵抗的 GP,可考虑系统短期口服糖皮质激素或维 A 酸类药物。

3. **预后**　GP 的自然病程不定,临床表现时轻时重,或消退一段时间后复发。多数病例可能经数月至数年而自行缓解。

【发病机制】

GP 的病因不明。部分病例可能与皮肤浸渍或皮肤受到外用制剂,如止汗剂、除臭剂等刺激相关。

【病理变化】

1. **镜下观**　GP 皮肤活检显示角化过度和致密的角化不全,角质层内含有嗜碱性透明角质颗粒是本病的特征性改变。表皮往往呈银屑病样或轻度棘层增厚。真皮浅层血管周边稀疏淋巴组织细胞浸润(图 1-13-1-7-2A、图 1-13-1-7-2B)。有研究报道,在某些 GP 变异型中,特征性的组织学改变局限于毛囊漏斗部或外分泌腺开口处。电镜下显示颗粒层见星形或圆形透明角质小体。

2. **免疫荧光**　直接免疫荧光检查阴性。

3. **特殊染色**　PAS 及 GMS 特殊染色检查真菌均阴性。

【鉴别诊断】

GP 的鉴别诊断范围很广,包括多种好发于间擦部位皮肤的其他疾病。

1. **接触性皮炎**　变应性接触性皮炎的病理表现为表皮海绵水肿,真皮浅层血管周围淋巴细胞浸润,并往往伴

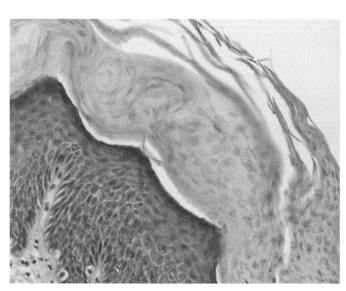

图 1-13-1-7-2B　角质层内含有嗜碱性透明角质颗粒

有数量不等的嗜酸性粒细胞浸润。

2. **感染性疾病**　如皮肤癣菌感染、红癣等。皮肤癣菌感染可以通过氢氧化钾涂片和培养查出真菌病原体。红癣是微小棒状杆菌感染,伍德灯照射病变部位皮肤呈珊瑚红荧光可资鉴别,病理可见角质层内有嗜碱性的细小杆菌。

3. **黑棘皮病/融合性网状乳头瘤病**　前者临床为颈部、腋窝、腹股沟等褶皱部位出现天鹅绒样小乳头状突起;后者为针头大小褐色丘疹融合呈网状皮损。两者的病理特征均表现为两个真皮乳头间低谷的表皮轻到中度棘层肥厚。

4. **反向性银屑病**　临床可表现为间擦部位光亮的红斑,病理表现为表皮银屑病样增生、角化不全及 Munro 微脓肿、颗粒层消失、真皮乳头小血管增生迂曲扩张等银屑

病表现。

5. **反向性/色素性扁平苔藓**　都可能发生在间擦部位,但病理显示浅层血管周围淋巴细胞苔藓样浸润、色素失禁及嗜黑素细胞浸润。

6. **Hailey-Hailey 病或毛囊角化病**　均可发生于皮肤褶皱部位,前者可有小疱,破溃后形成糜烂面;后者为污褐色或灰褐色角化性丘疹。两者病理检查均可见表皮棘层松解,前者可见角化不良。

7. **Dowling-Degos 病**　皮肤皱褶处色素沉着,病理显示表皮增生,表皮突伸长下延呈鹿角样。

8. **增殖型天疱疮**　为间擦部位增殖性损害,上附有痂屑。病理特点是基底细胞层上水疱,有棘层松解细胞,且表皮明显增生及表皮内嗜酸性粒细胞聚集。

9. **腋窝汗管瘤及大汗腺痒疹**　附属器疾病,前者呈淡褐色扁平丘疹,病理特征性表现是真皮内导管和实体上皮细胞条索,部分呈逗点状或蝌蚪样外观;后者为剧烈瘙痒的毛囊性丘疹,病理可见毛囊漏斗部角质栓形成,或汗管内汗液潴留。

10. **其他**　如鲍温病和乳房外 Paget 病等肿瘤性病变,病理组织学可见细胞异型及核分裂。

对于儿童而言,尚需鉴别念珠菌性间擦疹、肠病性肢端皮炎和朗格汉斯细胞组织细胞增生症等,真菌病原体检测及病理学检查可作鉴别。

(余　红)

八、持久性豆状角化过度症

【概念】

持久性豆状角化过度症(hyperkeratosis lenticularis perstans,HLP),又名弗莱格尔病(Flegel's disease,FD),是一种罕见的角化性疾病,特征表现为无症状对称分布于四肢,尤其是足背和小腿的角化性丘疹。

【临床特点】

1. **临床表现**　HLP 临床罕见,由 Flegel 于 1958 首次报道,曾有报道与遗传有关,是常染色体显性遗传性疾病,吕永梅等发现一家 4 代 7 人发病,但至今尚未找到确切的病变基因。最新文献报道,女性多见,但男性发病比例可能被低估,好发于 40~50 岁。皮疹主要分布于四肢,尤其是足背和小腿,为 1~5mm 大小、深 1mm 的角化性丘疹。表面略呈疣状,或为红斑鳞屑性,形如凸镜面或扁豆状孤立斑丘疹,中央鳞屑较厚,外周鳞屑细小。边界清楚,去除痂皮后基底部出现点状出血,皮疹呈对称性分布,一般无自觉症状,可伴有轻度瘙痒症状(图 1-13-1-8-1)。

2. **治疗**　口服阿维 A 酯或外用维 A 酸乳膏为主,但停药后易复发。另可外用角质剥脱剂如 5% 水杨酸软膏

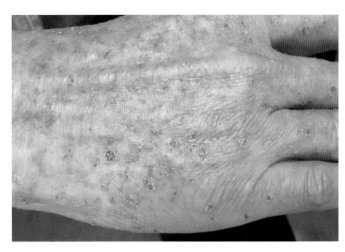

图 1-13-1-8-1　手部散在鳞屑性丘疹、斑丘疹

等,或皮质类固醇类制剂、氟尿嘧啶(5-FU)等。皮损少可手术,浅表切除后一般不再复发。

3. **预后**　病程迁延,可持续终身。

【发病机制】

病因不明,可能与遗传相关,但具体致病基因尚不明确。

【病理变化】

1. **镜下观**　病理表现为局灶致密角化过度,表皮萎缩,棘层变薄,真皮乳头层淋巴细胞带状浸润。增厚的角质层呈乳头状凸起,类似塔尖,与扁平的棘层形成鲜明的对比是其病理特点(图 1-13-1-8-2)。

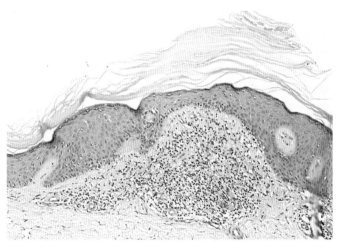

图 1-13-1-8-2　角化过度,灶状角化不全,真皮乳头层淋巴细胞带状浸润

2. **皮肤镜检查**　可见由于角化过度而在表面形成白色鳞屑的无结构区域;由于炎性苔藓样浸润损伤基底膜造成色素失禁而产生色素细胞反应,从而出现病变中心褐色或灰色无结构区域。

【鉴别诊断】

1. **灰泥角化病**　为特殊类型的脂溢性角化症。角化

性丘疹易于去除,且其下无出血点。组织学表现示角化亢进及乳头状向上生长的表皮形成教堂塔尖样结构。

2. 毛囊及毛囊旁角化过度病(Kyrle 病) 有人认为 Kyrle 病和持久性豆状角化过度是同一个疾病的不同表现,但是前者临床丘疹更大,皮损中央有角质栓,除去角质栓可见火山口样凹陷,病理改变有向真皮穿通现象。

3. 银屑病 临床为鳞屑性红斑丘疹,有薄膜现象。组织病理表皮增生,有特征性的 Munro 微脓疡。

4. 汗孔角化症 包括经典型和浅表播散型汗孔角化症,病理改变有典型的鸡眼板样结构。

5. 其他 如疣状肢端角化症、扁平疣等。前者无真皮损害,后者角质形成细胞有空泡化改变。

(余 红)

参考文献

[1] Oji V,Tadini G,Akiyama M,et al. Revised nomenclature and classification of inherited ichthyoses:results of the First Ichthyosis Consensus Conference in Sorèze 2009. J Am Acad Dermatol,2010,63(4):607-641.

[2] Smith FJ,Irvine AD,Terron-Kwiatkowski A,et al. Loss-of-function mutations in the gene encoding filaggrin cause ichthyosis vulgaris. Nat Genet,2006,38(3):337-342.

[3] Thyssen JP,Godoy-Gijon E,Elias PM. Ichthyosis vulgaris:the filaggrin mutation disease. Br J Dermatol,2013,168(6):1155-1166.

[4] Sandilands A,Terron-Kwiatkowski A,Hull PR,et al. Comprehensive analysis of the gene encoding filaggrin uncovers prevalent and rare mutations in ichthyosis vulgaris and atopic eczema. Nat Genet,2007,39(5):650-654.

[5] Osawa R,Akiyama M,Shimizu H. Filaggrin gene defects and the risk of developing allergic disorders. Allergol Int,2011,60(1):1-9.

[6] Dyer JA,Spraker M,Williams M. Care of the newborn with ichthyosis. Dermatol Ther,2013,26(1):1-15.

[7] Rajpopat S,Moss C,Mellerio J,et al. Harlequin ichthyosis:a review of clinical and molecular findings in 45 cases. Arch Dermatol,2011,147(6):681-686.

[8] Schmuth M,Gruber R,Elias PM,et al. Ichthyosis update:towards a function-driven model of pathogenesis of the disorders of cornification and the role of corneocyte proteins in these disorders. Adv Dermatol,2007,23:231-256.

[9] Jean L. Bolognia,Julie V. Schaffer,Lorenzo Cerroni. Dermatology. 4th ed. China:Elsevier,2018.

[10] Ronald B. Johnston. Weedon's Skin Pathology. 4th ed. Amsterdam:Elsevier,2017.

[11] Castela E,Chiaverini C,Boralevi F,et al. Papular,profuse,and precocious keratosis pilaris. Pediatr Dermatol,2012,29(3):285-288.

[12] Del Pozzo-Magaña BR,Lazo-Langner A,Gutiérrez-Castrellón P,et al. Common Dermatoses in Children Referred to a Specialized Pediatric Dermatology Service in Mexico:A Comparative Study between Two Decades. ISRN Dermatol,2012,2012:351603.

[13] Popescu R,Popescu CM,Williams HC,et al. The prevalence of skin conditions in Romanian school children. Br J Dermatol,1999,140(5):891-896.

[14] Inanir I,Sahin MT,Gündüz K,et al. Prevalence of skin conditions in primary school children in Turkey:differences based on socioeconomic factors. Pediatr Dermatol,2002,19(4):307-311.

[15] Hwang S,Schwartz RA. Keratosis pilaris:a common follicular hyperkeratosis. Cutis,2008,82(3):177-180.

[16] Mevorah B,Marazzi A,Frenk E. The prevalence of accentuated palmoplantar markings and keratosis pilaris in atopic dermatitis,autosomal dominant ichthyosis and control dermatological patients. Br J Dermatol,1985,112(6):679-685.

[17] Poskitt L,Wilkinson JD. Natural history of keratosis pilaris. Br J Dermatol,1994,130(6):711-713.

[18] Marqueling AL,Gilliam AE,Prendiville J,et al. Keratosis pilaris rubra:a common but underrecognized condition. Arch Dermatol,2006,142(12):1611-1616.

[19] Sardana K,Relhan V,Garg V,et al. An observational analysis of erythromelanosis follicularis faciei et colli. Clin Exp Dermatol,2008,33(3):333-336.

[20] Augustine M,Jayaseelan E. Erythromelanosis follicularis faciei et colli:relationship with keratosis pilaris. Indian J Dermatol Venereol Leprol,2008,74(1):47-49.

[21] Weedon D. Weedon's Skin Pathology. 3rd ed. New York:Churchill Livingstone,Edinburgh 2010.

[22] Friedman SJ. Lichen spinulosus. Clinicopathologic review of thirty-five cases. J Am Acad Dermatol,1990,22(2 Pt 1):261-264.

[23] Paller AS,Mancini AJ. Hurwitz Clinical Pediatric Dermatology:A Textbook of Skin Disorders of Childhood and Adolescence. 4th ed. New York:Elsevier Saunders,2011.

[24] Arnold AW,Buechner SA. Keratosis pilaris and keratosis pilaris atrophicans faciei. J Dtsch Dermatol Ges,2006,4(4):319-323.

[25] Sawyer R,Picou KA. Facial presentation of disseminated superficial actinic porokeratosis. Ear Nose Throat J,1989,68(1):57-59.

[26] Sertznig P,von Felbert V,Megahed M. Porokeratosis:present concepts. J Eur Acad Dermatol Venereol,2012,26(4):404-412.

[27] Schwarz T,Seiser A,Gschnait F. Disseminated superficial "actinic" porokeratosis. J Am Acad Dermatol,1984,11(4 Pt 2):724-730.

[28] Leow YH,Soon YH,Tham SN. A report of 31 cases of porokeratosis at the National Skin Centre. Ann Acad Med Singapore,1996,

25（6）：837-841.

［29］ Robinson JB，Im DD，Jockle G，et al. Vulvar porokeratosis：case report and review of the literature. Int J Gynecol Pathol，1999，18（2）：169-173.

［30］ Neri I，Marzaduri S，Passarini B，et al. Genital porokeratosis of Mibelli. Genitourin Med，1995，71（6）：410-411.

［31］ Murase J，Gilliam AC. Disseminated superficial actinic porokeratosis co-existing with linear and verrucous porokeratosis in an elderly woman：Update on the genetics and clinical expression of porokeratosis. J Am Acad Dermatol，2010，63（5）：886-891.

［32］ Happle R. Mibelli revisited：a case of type 2 segmental porokeratosis from 1893. J Am Acad Dermatol，2010，62（1）：136-138.

［33］ Kanitakis J，Euvrard S，Faure M，et al. Porokeratosis and immunosuppression. Eur J Dermatol，1998，8（7）：459-465.

［34］ Barnes L，Mimouni F，Lucky AW. Solitary nodule on the arm of an infant. Infantile myofibromatosis（IM）. Arch Dermatol，1986，122（1）：89-90.

［35］ Wanat KA，Gormley RH，Bennett DD，et al. Genitogluteal porokeratosis involving the scrotum：an unusual presentation of an uncommon disease. J Cutan Pathol，2012，39（1）：72-74.

［36］ Flanagan N，Boyadjiev SA，Harper J，et al. Familial craniosynostosis，anal anomalies，and porokeratosis：CAP syndrome. J Med Genet，1998，35（9）：763-766.

［37］ Mendoza-Londono R，Lammer E，Watson R，et al. Characterization of a new syndrome that associates craniosynostosis，delayed fontanel closure，parietal foramina，imperforate anus，and skin eruption：CDAGS. Am J Hum Genet，2005，77（1）：161-168.

［38］ Silver SG，Crawford RI. Fatal squamous cell carcinoma arising from transplant-associated porokeratosis. J Am Acad Dermatol，2003，49（5）：931-933.

［39］ Sasson M，Krain AD. Porokeratosis and cutaneous malignancy. A review. Dermatol Surg，1996，22（4）：339-342.

［40］ Goerttler EA，Jung EG. Porokeratosis［correction of Parakeratosis］Mibelli and skin carcinoma：a critical review. Humangenetik，1975，26（4）：291-296.

［41］ Maubec E，Duvillard P，Margulis A，et al. Common skin cancers in porokeratosis. Br J Dermatol，2005，152（6）：1389-1391.

［42］ . Zaballos P，Puig S，Malvehy J. Dermoscopy of disseminated superficial actinic porokeratosis. Arch Dermatol，2004，140（12）：1410-1415.

［43］ Panasiti V，Rossi M，Curzio M，et al. Disseminated superficial actinic porokeratosis diagnosed by dermoscopy. Int J Dermatol，2008，47（3）：308-310.

［44］ Uhara H，Kamijo F，Okuyama R，et al. Open pores with plugs in porokeratosis clearly visualized with the dermoscopic furrow ink test：report of 3 cases. Arch Dermatol，2011，147（7）：866-868.

［45］ Reis A，Hennies HC，Langbein L，et al. Keratin 9 gene mutations in epidermolytic palmoplantar keratoderma（EPPK）. Nat Genet，1994，6（2）：174-179.

［46］ Keren H，Bergman R，Mizrachi M，et al. Diffuse nonepidermolytic palmoplantar keratoderma caused by a recurrent nonsense mutation in DSG1. Arch Dermatol，2005，141（5）：625-628.

［47］ Fischer J，Bouadjar B，Heilig R，et al. Mutations in the gene encoding SLURP-1 in Mal de Meleda. Hum Mol Genet，2001，10（8）：875-880.

［48］ Zhao L，Vahlquist A，Virtanen M，et al. Palmoplantar keratoderma of the Gamborg-Nielsen type is caused by mutations in the SLURP1 gene and represents a variant of Mal de Meleda. Acta Derm Venereol，2014，94（6）：707-710.

［49］ Kubo A. Nagashima-type palmoplantar keratosis：a common Asian type caused by SERPINB7 protease inhibitor deficiency. J Invest Dermatol，2014，134（8）：2076-2079.

［50］ Kabashima K，Sakabe J，Yamada Y，et al. "Nagashima-type" keratosis as a novel entity in the palmoplantar keratoderma category. Arch Dermatol，2008，144（3）：375-379.

［51］ Cao X，Yin J，Wang H，et al. Mutation in AQP5，encoding aquaporin 5，causes palmoplantar keratoderma Bothnia type. J Invest Dermatol，2014，134（1）：284-287.

［52］ Blaydon DC，Lind LK，Plagnol V，et al. Mutations in AQP5，encoding a water-channel protein，cause autosomal-dominant diffuse nonepidermolytic palmoplantar keratoderma. Am J Hum Genet，2013，93（2）：330-335.

［53］ Lind L，Lundström A，Hofer PA，et al. The gene for diffuse palmoplantar keratoderma of the type found in northern Sweden is localized to chromosome 12q11-q13. Hum Mol Genet，1994，3（10）：1789-1793.

［54］ Flückiger R，Itin PH. Keratosis extremitatum（Greither's disease）：clinical features，histology，ultrastructure. Dermatology，1993，187（4）：309-311.

［55］ Gach JE，Munro CS，Lane EB，et al. Two families with Greither's syndrome caused by a keratin 1 mutation. J Am Acad Dermatol，2005，53（5 Suppl 1）：S225-S230.

［56］ Eliason MJ，Leachman SA，Feng BJ，et al. A review of the clinical phenotype of 254 patients with genetically confirmed pachyonychia congenita. J Am Acad Dermatol，2012，67（4）：680-686.

［57］ Shamsher MK，Navsaria HA，Stevens HP，et al. Novel mutations in keratin 16 gene underly focal non-epidermolytic palmoplantar keratoderma（NEPPK）in two families. Hum Mol Genet，1995，4（10）：1875-1881.

［58］ Smith FJ，Fisher MP，Healy E，et al. Novel keratin 16 mutations and protein expression studies in pachyonychia congenita type 1 and focal palmoplantar keratoderma. Exp Dermatol，2000，9（3）：170-177.

［59］ Wilson NJ，Messenger AG，Leachman SA，et al. Keratin K6c mutations cause focal palmoplantar keratoderma. J Invest Dermatol，2010，130（2）：425-429.

［60］ Akasaka E, Nakano H, Nakano A, et al. Diffuse and focal palmo-plantar keratoderma can be caused by a keratin 6c mutation. Br J Dermatol, 2011, 165(6): 1290-1292.

［61］ Kubo A, Oura Y, Hirano T, et al. Collapse of the keratin filament network through the expression of mutant keratin 6c observed in a case of focal plantar keratoderma. J Dermatol, 2013, 40(7): 553-557.

［62］ Milingou M, Wood P, Masouyé I, et al. Focal palmoplantar kerato-derma caused by an autosomal dominant inherited mutation in the desmoglein 1 gene. Dermatology, 2006, 212(2): 117-122.

［63］ Rickman L, Simrak D, Stevens HP, et al. N-terminal deletion in a desmosomal cadherin causes the autosomal dominant skin disease striate palmoplantar keratoderma. Hum Mol Genet, 1999, 8(6): 971-976.

［64］ Bergman R, Hershkovitz D, Fuchs D, et al. Disadhesion of epidermal keratinocytes: a histologic clue to palmoplantar keratodermas caused by DSG1 mutations. J Am Acad Dermatol, 2010, 62(1): 107-113.

［65］ Barber AG, Wajid M, Columbo M, et al. Striate palmoplantar ker-atoderma resulting from a frameshift mutation in the desmoglein 1 gene. J Dermatol Sci, 2007, 45(3): 161-166.

［66］ Lovgren ML, McAleer MA, Irvine AD, et al. Mutations in desmo-glein 1 cause diverse inherited palmoplantar keratoderma pheno-types: implications for genetic screening. Br J Dermatol, 2017, 176(5): 1345-1350.

［67］ He Y, Zeng K, Zhang X, et al. A gain-of-function mutation in TR-PV3 causes focal palmoplantar keratoderma in a Chinese family. J Invest Dermatol, 2015, 135(3): 907-909.

［68］ Lin Z, Chen Q, Lee M, et al. Exome sequencing reveals mutations in TRPV3 as a cause of olmsted syndrome Am J Hum Genet, 2012, 90(3): 558-564.

［69］ Ramot Y, Molho-Pessach V, Meir T, et al. Mutation in KANK2, encoding a sequestering protein for steroid receptor coactivators, causes keratoderma and woolly hair. J Med Genet, 2014, 51(6): 388-394.

［70］ Giehl KA, Eckstein GN, Pasternack SM, et al. Nonsense muta-tions in AAGAB cause punctate palmoplantar keratoderma type Buschke-Fischer-Brauer. Am J Hum Genet, 2012, 91(4): 754-759.

［71］ Pohler E, Mamai O, Hirst J, et al. Haploinsufficiency for AAGAB causes clinically heterogeneous forms of punctate palmoplantar keratoderma. Nat Genet, 2012, 44(11): 1272-1276.

［72］ Zamiri M, Wilson NJ, Mackenzie A, et al. Painful punctate palmo-plantar keratoderma due to heterozygous mutations in AAGAB. Br J Dermatol, 2019, 180(5): 1250-1251.

［73］ Guo BR, Zhang X, Chen G, et al. Exome sequencing identifies a COL14A1 mutation in a large Chinese pedigree with punctate palmoplantar keratoderma. J Med Genet, 2012, 49(9): 563-568.

［74］ Sakas EL, Gentry RH. Porokeratosis punctata palmaris et planta ris (punctate porokeratosis). Case report and literature review. Am Acad Dermatol, 1985, 13(5 Pt 2): 908-912.

［75］ Lestringant GG, Berge T. Porokeratosis punctata palmaris et plan taris. A new entity? Arch Dermatol, 1989, 125(6): 816-819.

［76］ Lopes JF, de Almeida HL Jr, da Cunha Filho RR, et al. Ultra structure of acrokeratoelastoidosis. J Eur Acad Dermatol Venere-ol, 2018, 32(5): e165-e167.

［77］ Guerra L, Castori M, Didona B, et al. Hereditary palmoplanta keratodermas. Part II: syndromic palmoplantar keratodermas-Di-agnostic algorithm and principles of therapy. J Eur Acad Derma-tol Venereol, 2018, 32(6): 899-925.

［78］ Simkin D, Ho JD, Simkin DJ, et al. A novel association of pseud-oainhum and epidermolytic ichthyosis, successfully treated with full thickness skin graft after failed z-plasty repair. Dermatol On-line J, 2018, 24(1): 13030.

［79］ Hickerson RP, Smith FJ, McLean WH, et al. SiRNA-mediated se-lective inhibition of mutant keratin mRNAs responsible for the skin disorder pachyonychia congenita. Ann N Y Acad Sci, 2006, 1082: 56-61.

［80］ Smith FJ, Hickerson RP, Sayers JM, et al. Development of thera-peutic siRNAs for pachyonychia congenita. J Invest Dermatol, 2008, 128(1): 50-58.

［81］ Ohguchi Y, Nomura T, Suzuki S, et al. Gentamicin-Induced Readthrough and Nonsense-Mediated mRNA Decay of SER-PINB7 Nonsense Mutant Transcripts. J Invest Dermatol, 2018, 138(4): 836-843.

［82］ Covello SP, Irvine AD, McKenna KE, et al. Mutations in keratin K9 in kindreds with epidermolytic palmoplantar keratoderma and epidemiology in Northern Ireland. J Invest Dermatol, 1998, 111(6): 1207-1209.

［83］ Kubo A, Shiohama A, Sasaki T, et al. Mutations in SERPINB7, encoding a member of the serine protease inhibitor superfamily, cause Nagashima-type palmoplantar keratosis. Am J Hum Genet, 2013, 93(5): 945-956.

［84］ Garofola C, Gross GP. Cowden disease (multiple hamartoma syn-drome). Treasure Island(FL): StatPearls Publishing, 2018.

［85］ Chouk Ck, Litaiem N. Erythrokeratodermia Variabilis. Treasure Island(FL): StatPearls Publishing, 2020.

［86］ Huijun Wang, Zhe Xu, Bo Hyun Lee, et al. Gain-of-Function Mu-tations in TRPM4 Activation Gate Cause Progressive Symmetric Erythrokeratodermia. Journal of Investigative Dermatology, 2019, 139(5): 1089-1097.

［87］ 赵辨. 中国临床皮肤病学. 南京: 江苏科学技术出版社, 2012.

［88］ Jean L. Bolognia, Julie V. Schaffer, Lorenzo Cerroni. 皮肤病学. 4版. 朱学骏, 王宝玺, 孙建方, 等译. 北京: 北京大学医学出版社, 2019.

［89］ 汪慧君, 林志森. 进行性对称性红斑角化症 1 例并文献复习.

皮肤科学通报,2020,37(1):26-30.

[90] Hendrix JD,Greer KE. Erythrokeratodermia variabilis present at birth:case report and review of the literature. Pediatr Dermatol, 1995,12(4):351-354.

[91] Hohl D. Towards a better classification of erythrokeratodermias. Br J Dermatol,2000,143(6):1133-1137.

[92] Richard G. Connexins:a connection with the skin. Exp Dermatol, 2000,9(2):77-96.

[93] Rogers M. Erythrokeratodermas:a classification in a state of flux? Australas J Dermatol,2005,46(3):127-141.

[94] Singh N,Thappa DM. Erythrokeratoderma variabilis responding to low-dose isotretinoin. Pediatr Dermatol,2010,27(1):111-113.

[95] Ishida-Yamamoto A. Erythrokeratodermia variabilis et progressiva. J Dermatol,2016,43(3):280-285.

[96] Macfarlane AW,Chapman SJ,Verbov JL. Is erythrokeratoderma one disorder? A clinical and ultrastructural study of two siblings. Br J Dermatol,1991,124(5):487-491.

[97] Vandersteen PR,Muller SA. Erythrokeratodermia variabilis. An enzyme histochemical and ultrastructural study. Arch Dermatol, 1971,103(4):362-370.

[98] van Steensel MA,Oranje AP,van der Schroeff JG,et al. The missense mutation G12D in connexin30. 3 can cause both erythrokeratodermia variabilis of Mendes da Costa and progressive symmetric erythrokeratodermia of Gottron. Am J Med Genet A,2009, 149A(4):657-661.

[99] Wei S,Zhou Y,Zhang TD,et al. Evidence for the absence of mutations at GJB3,GJB4 and LOR in progressive symmetrical erythrokeratodermia. Clin Exp Dermatol,2011,36(4):399-405.

[100] Lucero1 R,Horowitz D. Granular Parakeratosis. Treasure Island (FL):StatPearls Publishing,2020.

[101] Ding CY,Liu H,Khachemoune A. Granular Parakeratosis:A Comprehensive Review and a Critical Reappraisal. Am J Clin Dermatol,2015,16(6):495-500.

[102] Scheinfeld NS,Mones J. Granular parakeratosis:pathologic and clinical correlation of 18 cases of granular parakeratosis. J Am Acad Dermatol,2005,52(5):863-867.

[103] Northcutt AD,Nelson DM,Tschen JA. Axillary granular parakeratosis. J Am Acad Dermatol,1991,24(4):541-544.

[104] Mehregan DA,Thomas JE,Mehregan DR. Intertriginous granular parakeratosis. J Am Acad Dermatol,1998,39(3):495-496.

[105] Joshi R,Taneja A. Granular parakeratosis presenting with facial keratotic papules. Indian J Dermatol Venereol Leprol,2008,74(1):53-55.

[106] Yang JH,Lee HM,Noh TK,et al. Granular parakeratosis of eccrine ostia. Ann Dermatol,2012,24(2):203-205.

[107] Delaleu J,Moulonguet I,Breton AL,et al. Granular parakeratosis involving the glans of the penis and foreskin. J Dermatol, 2020,47(8):e295-e296.

[108] Akkaya AD,Oram Y,Aydın Ö. Infantile granular parakeratosis:cytologic examination of superficial scrapings as an aid to diagnosis. Pediatr Dermatol,2015,32(3):392-396.

[109] Leclerc-Mercier S,Prost-Squarcioni C,Hamel-Teillac D,et al. A case of congenital granular parakeratosis. Am J Dermatopathol, 2011,33(5):531-535.

[110] Chang MW,Kaufmann JM,Orlow SJ,et al. Infantile granular parakeratosis:recognition of two clinical patterns. J Am Acad Dermatol,2004,50(5 Suppl):S93-S96.

[111] Burford C. Granular parakeratosis of multiple intertriginous areas. Australas J Dermatol,2008,49(1):35-38.

[112] Resnik KS,DiLeonardo M. Follicular granular parakeratosis. Am J Dermatopathol,2003,25(5):428-429.

[113] Price ML,Jones EW,Macdonald DM. A clinicopathological study of Flegel's disease(hyperkeratosis lenticularis perstans). Br J Dermatol,1987,116(5):681-691.

[114] 吕永梅,盛宇俊,王玄,等. 持久性豆状角化过度病1家系. 中国皮肤性病学杂志,2016,30(1):59-60.

[115] Bortoluzzi P,Cusini M,Veraldi S,et al. Hyperkeratosis lenticularis perstans(Flegel's disease):our experience and review of the literature. International Journal of Dermatology,2021,60(1):33-38.

[116] Tidman MJ,Price ML,MacDonald DM. Lamellar bodies in hyperkeratosis lenticularis perstans. J Cutan Pathol,1987,14(4):207-211.

[117] Krishnan A,Kar S. Photoletter to the editor:Hyperkeratosis lenticularis perstans(Flegel's disease)with unusual clinical presentation. Response isotretinoin therapy. J Dermatol Case Rep, 2012,6(3):93-95.

[118] Pablo Fernández-Crehuet,E Rodríguez-Rey,JJ Ríos-Martín,et al. Hyperkeratosis lenticularis perstans,or Flegel disease,with palmoplantar involvement. Actas Dermosifiliogr,2009,100(2):157-159.

[119] Urbina F,Sudy E,Misad C. A case of localized,unilateral hyperkeratosis lenticularis perstans on a woman's breast. J Dtsch Dermatol Ges,2016,14(4):416-418.

[120] Massone L,Pestarino A,Gambini C,et al. Hyperkeratosis lenticularis perstans. A clinical case and review of the literature. G Ital Dermatol Venereol,1990,125(6):281-284.

[121] 黄东北,杨惠芳,叶小英. 持久性豆状角化过度症1例. 中国皮肤性病学杂志,2017,31(11):1240-1241.

[122] Errichetti E,Turina M,Pizzolitto S,et al. Dermoscopy of hyperkeratosis lenticularis perstans(Flegel disease). J Dermatol, 2019,46(8):e298-e299.

[123] Valdebran M,Terrero D,Xue R. Dermoscopic findings in hyperkeratosis lenticularis perstans. J Am Acad Dermatol,2016,75(6):e211-e213.

第二节 伴角化不良的棘层松解性皮病

一、暂时性棘层松解性皮病

【概念】

暂时性棘层松解性皮病(transient acantholytic dermatosis),又称 Grover 病(Grover's disease),是一种一过性瘙痒性、丘疹水疱性棘层松解性皮炎。

【临床特点】

1. 临床表现 好发于 50~60 岁的男性,躯干部散在皮色或红色丘疹、丘疱疹,常可结痂,瘙痒明显(图 1-13-2-1-1)。摩擦、受热、出汗及光暴露可加重病情,经过数周或数月后常可自行缓解。

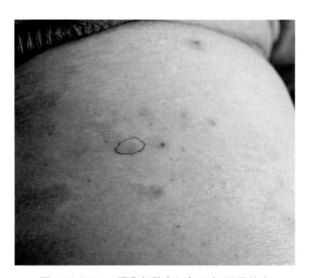

图 1-13-2-1-1 腰背部散在红色丘疹,可见结痂

2. 治疗 治疗相对困难,应尽量避免日光暴露、剧烈运动、穿紧身衣物、受热等加重因素。一线治疗为外用皮质激素,可缓解瘙痒,局部也可外用卡泊三醇或钙调磷酸酶抑制剂。口服激素可以控制炎症和症状,但停药后易复发。对于治疗抵抗的病例,可以口服异维 A 酸。

3. 预后 一般持续数周或数月后可自行缓解,病程长者也可长达数年。

【发病机制】

病因尚不明确,可能与 UV 辐射暴露、放射治疗、出汗过多、受热和干燥症相关。

【病理变化】

1. 镜下观 可见局灶性棘层松解和角化不良细胞,表皮内裂隙和水疱形成(图 1-13-2-1-2)。浅层血管周围淋巴组织细胞浸润。可分为四种组织学类型:①Darier 病

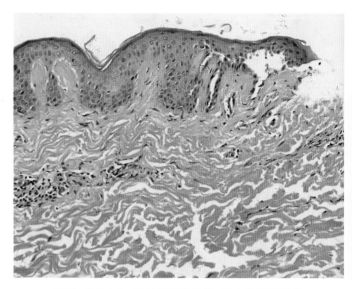

图 1-13-2-1-2 局灶性棘层松解,表皮内裂隙形成

样,常有基底膜上裂隙形成,可见圆体和谷粒;②Hailey-Hailey 病样,可有全棘层裂隙;③寻常型天疱疮或落叶型天疱疮样,前者裂隙位于基底膜上,后者裂隙位于表皮浅层;④棘层水肿伴棘层松解。

2. 直接免疫荧光 阴性。

【鉴别诊断】

1. 脂溢性皮炎 脂溢部位出现的红斑,境界清楚,伴有细小、油腻性鳞屑,位于摩擦部位的损害表面通常湿润,但病理上脂溢性皮炎表现为表皮海绵水肿及角化不全,常位于毛囊开口两侧表皮处,即唇缘现象,真皮浅层血管周围、毛囊周围以淋巴细胞为主的浸润。

2. 家族性慢性良性天疱疮 临床表现为松弛的水疱和糜烂,多分布于颈部和间擦部位,可形成伴有异味的增生性斑块。组织病理表现为棘层全层松解,如"倒塌的砖墙"样外观,其表皮细胞间的松解现象更广泛。

(陈 琢)

二、毛囊角化病

【概念】

毛囊角化病,又称 Darier 病(Darier disease,DD),是一种常染色体显性遗传病,致病基因为 *ATP2A2* 基因。临床表现以脂溢部位鳞屑性丘疹为特征,可伴有精神症状,如精神发育迟缓、癫痫等。

【临床特点】

1. 临床表现 脂溢部位如前额、头皮、上胸背部可见数量不等的针尖至米粒大小的红色、红褐色角化性丘疹(图 1-13-2-2-1A、图 1-13-2-2-1B),可以是毛囊性或非毛囊性的,常聚集性分布形成疣状损害,表面有角化性痂。皮疹瘙痒、有异味。位于易摩擦部位,如腹股沟处的损害

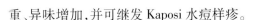

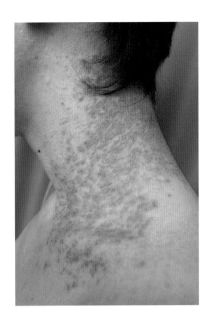

图 1-13-2-2-1A　颈部见红色角化性丘疹,局部融合成斑块

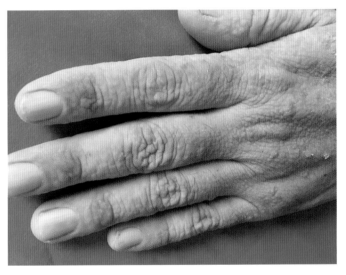

图 1-13-2-2-1B　手背散在角化性丘疹

可以融合成乳头状。表面浸渍继发感染后会产生强烈的异味。掌跖可有点状凹陷,手足背可出现疣状肢端角化症表现。指(趾)甲可变薄、脆性增加。

基因的嵌合突变可以引起局灶性的毛囊角化病,分为两型:一型是躯体某个部位的线状或斑状区域内分布的皮疹,类似于表皮痣的分布模式;另一型是在播散性毛囊角化病的基础上局部皮疹更为显著。

口腔黏膜内可以有小的白色丘疹、结节,形成颗粒状、乳头状损害,也可在肛周、外阴黏膜出现皮疹。

毛囊角化病可出现皮肤外症状,包括精神症状,例如智力低下、癫痫或躁狂、抑郁等。

高温、高湿、过度出汗、妊娠、分娩、手术、紫外线暴露及机械刺激都可以加重毛囊角化病。某些药物,如碳酸锂,可加重病情。继发细菌或真菌感染也可以使皮疹加

重、异味增加,并可继发 Kaposi 水痘样疹。

2. **治疗**　避免搔抓及不良刺激;外用药可选择中强效激素、维 A 酸类药物、0.1%他克莫司软膏等;系统治疗可依据病情选择选择糖皮质激素、维 A 酸类药物及抗疟药、抗组胺药等,并可辅以光疗及光动力疗法等物理治疗。

3. **预后**　一般持续数月,有些可持续数年,通常在 6~18 个月缓解。

【发病机制】

由于编码内质网钙离子 ATP 酶的 *ATP2A2* 基因突变,导致肌浆/内质网钙离子 ATP 酶 2b 亚型(SERCA2b)功能缺陷,引起细胞内尤其是内质网钙离子信号异常,致使基底层上细胞黏附性丧失,并诱导细胞凋亡。

【病理变化】

镜下观　角质层不规则增生,形成角栓,可伴角化不全。棘层肥厚,基底层上方可见裂隙,其内及附近可见棘层松解细胞和角化不良细胞即圆体和谷粒。裂隙上方的棘层上部和颗粒层内可见大量圆体,通常圆体核周边呈白色空晕状。谷粒常出现在角质层内(图 1-13-2-2-2A、图 1-13-2-2-2B)。真皮浅层血管周围轻至中度炎症细胞浸润。

【鉴别诊断】

1. **脂溢性皮炎**　脂溢部位出现的红斑,境界清楚,伴有细小、油腻性鳞屑,位于摩擦部位的损害表面通常湿润;但病理上脂溢性皮炎表现为表皮海绵水肿及角化不全,常出现在毛囊开口处两侧表皮,即唇缘现象,真皮浅层血管周围、毛囊周围淋巴细胞为主的浸润。

2. **家族性慢性良性天疱疮**　临床表现为松弛的水疱和糜烂,多分布于颈部和间擦部位,可形成伴有异味的增生性斑块。组织病理表现为棘层全层松解,如"倒塌的砖

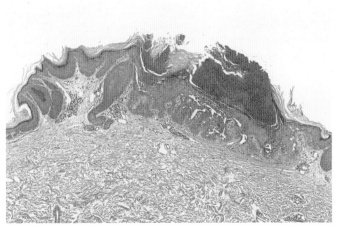

图 1-13-2-2-2A　低倍镜扫视,角化不全,棘层肥厚,基底层上方可见裂隙及棘层松解细胞

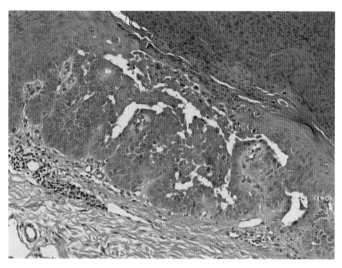

图 1-13-2-2-2B　裂隙上方的棘层上部和颗粒层内可见圆体和谷粒,圆体核周边呈白色空晕状

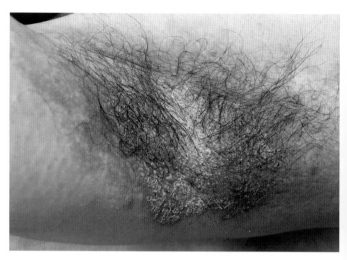

图 1-13-2-3-1A　腋下增生性斑块,表面黄痂,局部见色素沉着

墙"样外观,其表皮细胞间的松解现象更广泛,而毛囊角化病的棘层松解现象相对局灶性分布,且前者的角化不良细胞相对少。真皮浅层血管周围可见中度淋巴细胞浸润。

3. **Grover 病**　临床表现为躯干部瘙痒性红色非毛囊性丘疹、丘疱疹,可伴有结痂。其组织病理学改变与本病相似,但前者棘层松解更显著而角化不良细胞更少,二者有时很难区别。

(陈 琢)

三、家族性良性慢性天疱疮

【概念】

家族性良性慢性天疱疮(familial benign chronic pemphigus),又称 Hailey-Hailey 病,是一种少见的常染色体显性遗传病,由 *ATP2C1* 基因突变所致,临床表现为松弛性水疱和糜烂,多分布于间擦部位,可形成增生性损害和皲裂。

【临床特点】

1. **临床表现**　青年发病,表现为间擦部位,如腋下、乳房下、腹股沟、颈部、肛周的水疱,疱壁松弛,易破形成浸渍、糜烂或结痂,慢性者局部常形成湿润的、伴有异味的增生性斑块和疼痛性皲裂(图 1-13-2-3-1A)。愈后无瘢痕形成,可遗留色素沉着。纵行白甲有时可提示诊断(图1-13-2-3-1B)。损害表面可继发感染,引起皮损及异味加重。

2. **治疗**　局部避免摩擦和出汗可减轻病情,如表面有继发性感染,需要局部或系统使用抗感染药物。多数患者局部外用糖皮质激素软膏治疗有效。当局部外用无效时,可使用皮损内激素封闭治疗或系统性激素治疗。

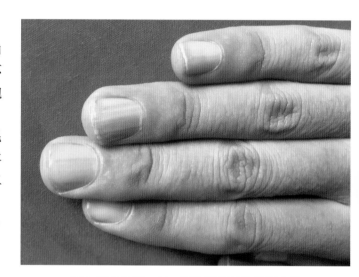

图 1-13-2-3-1B　同一患者手部改变,纵行白甲

3. **预后**　容易反复发作,无法根治。

【发病机制】

Hailey-Hailey 病是由编码钙离子 ATP 酶的 *ATP2C1* 基因突变所致,导致高尔基体内钙离子衰竭,使连接蛋白的水平降低,正常角质形成细胞间黏附性出现异常。

【病理变化】

1. **镜下观**　Hailey-Hailey 病的表皮出现较广泛的棘层松解现象,形似"倒塌的砖墙",真皮乳头上仅剩一层基底细胞覆盖,突入疱腔内形成"绒毛"(图 1-13-2-3-2A);与 Darier 病相比,偶见角化不良细胞,坏死的角质形成细胞较少,但松解细胞胞质呈红色或粉红色(图 1-13-2-3-2B)。在较慢性损害中,可见表皮异常增生、角化不全、局灶性痂。真皮浅层血管周围可见中度淋巴细胞浸润。

2. **辅助检查**　直接免疫荧光检测阴性。

【鉴别诊断】

1. **念珠菌性间擦疹**　特征性皮损为间擦部位粉红色斑片,其上有卫星状丘疹和脓疱,真菌直接镜检可以查见

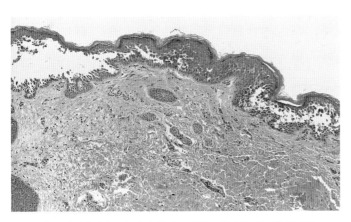

图 1-13-2-3-2A　表皮广泛棘层松解,形似"倒塌的砖墙"

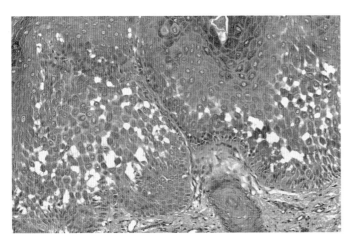

图 1-13-2-3-2B　松解细胞胞质呈红色或粉红色

孢子及假菌丝。

2. 反向型银屑病　腋下、腹股沟、臀沟、乳房下可见境界清楚的亮粉色至红色斑片。组织病理上不会见到棘层松解现象。

3. 增殖型天疱疮　特点为松弛性大疱、糜烂,随之形成增生性斑块,好发生在间擦部位。早期损害为小水疱,迅速进展为增殖性斑块。组织病理上可见基底层上棘层松解,明显的乳头瘤样增生和棘层肥厚。特征性的表现为密集的炎症细胞浸润,包括大量嗜酸性粒细胞,常可见表皮内嗜酸性粒细胞聚集。直接免疫荧光可见 IgG 或 C3 在细胞间呈网状沉积。

(陈　琢)

参 考 文 献

[1] Jean L. Bolognia, Julie V. Schaffer, Lorenzo Cerroni. 皮肤病学. 4 版. 朱学骏,王宝玺,孙建方,等译. 北京:北京大学医学出版社,2019.

[2] Ronald B. Johnston. Weedon's Skin Pathology. 4th ed. Amsterdam:Elsevier,2017.

[3] Atsushi T,Maya K,Shigaku I. Darier disease. Journal of Dermatology,2016,43(3):275-279.

[4] Lagha IB,Ashack K,Khachemoune A. Hailey-Hailey Disease:An Update Review with a Focus on Treatment Data. American journal of clinical dermatology,2020,21(1):49-68.

第十四章

色素性皮肤病

第一节　白癜风及其他色素减少性皮病

一、白癜风

【概念】

白癜风(vitiligo)是由多种复杂因素介导的后天获得性皮肤、黏膜色素脱失症,多种因素如外伤、暴晒、精神紧张等均可诱发易感者发病。白癜风的典型临床表现为皮肤、黏膜大小不一、数目不等的瓷白色斑片,可局限或泛发。

【临床特点】

1. **临床表现**　白癜风的发病率随地区、人种肤色而异,据估计为 0.5% ~ 2%。一般肤色越深的人发病率越高,黄种人发病率介于白种人与黑种人之间;男女发病无显著差异;任何年龄皆可发生。我国人群中的患病率在0.1% ~ 2.7%,以 10~30 岁组居多,占总数的 62.65%,儿童的平均发病年龄为 6 岁,女童的发病率略高。

白癜风在任何年龄均可发病,更好发于青壮年。任何部位皮肤均可发生,但好发于易受光照及摩擦损伤部位,如颜面部、颈部、躯干部和四肢等,口唇、阴唇、龟头及包皮内侧黏膜亦可累及。皮损为局限性色素脱失斑,乳白色,大小及形态不一,白斑处毛发也可变白,进展期白斑向正常皮肤移行,境界不清楚,发展较快,并可出现同形反应,即压力、摩擦、外伤后局部可发生白癜风病灶;少数病例白斑相互融合成大片,泛发全身如地图状。稳定期白斑停止发展,境界清楚,边缘有色素沉着环,另有部分患者的皮损毛孔周围出现岛状复色区。

根据皮损范围和分布可将本病分为:

(1) 节段性:白斑局限于一个部位,按某一神经节段分布(完全或部分匹配神经节段),单侧、不对称(图 1-14-1-1-1A),亦有患者可累及多个节段。

(2) 非节段型:又可分为肢端型、黏膜型、散发型(面

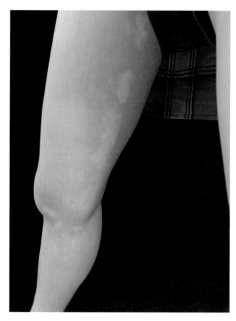

图 1-14-1-1-1A　白斑按神经节段分布,单侧、不对称

积 2~3 级,多个解剖区)、泛发型(面积为 4 级或>50%)(图 1-14-1-1-1B)。

(3) 混合型:节段型和非节段型并存。

(4) 未定类型:局限型(面积为 1 级,局限一个解剖区)(图 1-14-1-1-1C)、黏膜型(单发)。

2. **治疗**　外用糖皮质激素、钙调磷酸酶抑制剂、低浓度光敏药(如 0.1% 的甲氧沙林)、维生素 D_3 衍生物。局部光疗可用 NB-UVB、308nm 准分子光或激光、高能紫外线等,但进展期应避免光疗引起的氧化应激而使皮损扩大,可系统应用糖皮质激素。稳定期可行自体表皮、黑素细胞或组织工程皮肤移植。

3. **预后**　白癜风存在自愈的可能,但绝大多数会持续存在。它的预后较好,不会对人体的其他组织和器官造成损害,也不会危及生命。

【发病机制】

白癜风的发病机制尚不明确,一般认为是具有遗传素质的个体在多种内外影响因子的刺激下发生免疫功能、神经/精神、内分泌及代谢功能等各方面的紊乱,导致

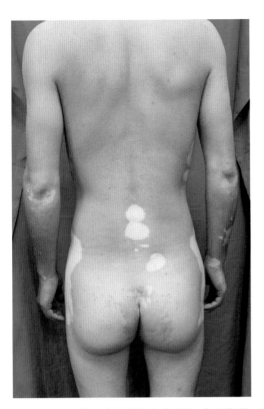

图 1-14-1-1-1B 白斑累及多个部位,为泛发型

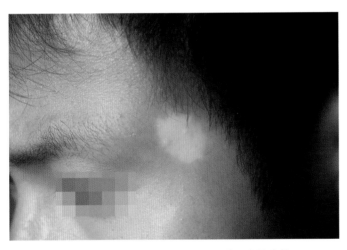

图 1-14-1-1-1C 白斑局限于左颞部,边界清楚

体内色素相关酶系统抑制,使黑素生成障碍或直接破坏黑素细胞,最终使皮肤色素脱失。有学者认为,表皮黑素单位的氧化还原状态受损是导致非节段性白癜风免疫反应的原发性缺陷,而节段性白癜风可能是由于镶嵌型发育导致黑素细胞脱失引起。

【病理变化】

1. 镜下观 基底层黑素细胞减少或消失,表皮黑素颗粒缺乏(图 1-14-1-1-2A);真皮浅层可见不同程度的单一核细胞浸润,而白斑边缘部表皮基底层及基底层上角质形成细胞内可出现空泡变性及基底层灶状液化变性,真皮乳头可出现水肿和小水疱,真皮浅层单一核细胞浸

润(图 1-14-1-1-2B)。

2. 免疫组化 Melan-A 染色显示基底层黑素细胞明显减少,甚至消失(图 1-14-1-1-2C)。

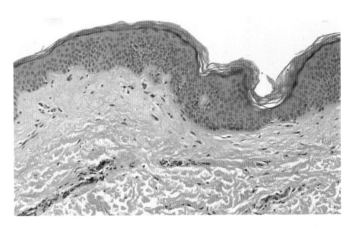

图 1-14-1-1-2A 基底层色素减少,真皮浅层血管及个别毛囊周围少量淋巴细胞浸润

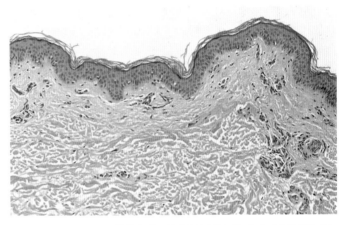

图 1-14-1-1-2B 网篮状角化,基底层黑素细胞减少,基底细胞局灶性空泡变,真皮浅层血管周围淋巴细胞浸润

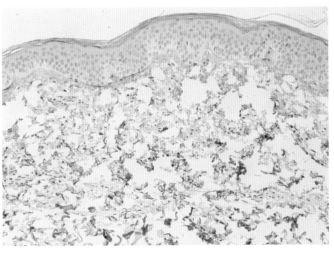

图 1-14-1-1-2C Melan-A 染色显示基底层黑素细胞明显减少

3. 电镜观察 ①黑素细胞:白斑处缺乏,白斑边缘部黑素细胞胞质中出现空泡,核固缩,粗面内质网高度扩张

甚至破裂,附膜核糖体可部分脱落,扩张池中含絮状物,线粒体萎缩或肿胀,黑素小体明显减少,Ⅲ、Ⅳ级更少,可有黑素小体聚集,内部呈细颗粒状,而且黑素沉积不均匀,溶酶体内可见残留黑素颗粒。②角质形成细胞:白斑处细胞可有粗面内质网轻度扩张,线粒体结构不清,细胞内水肿;白斑边缘处细胞排列紊乱,细胞内外水肿,张力微丝紊乱,桥粒断裂、减少甚至消失。③朗格汉斯细胞:白斑处细胞有明显退化改变,核切迹加深,细胞核巨大,核周隙不均匀扩大,粗面内质网增多、扩张,线粒体肿胀,胞内空泡增多,特征性 Birbeck 颗粒显著减少,胞体变圆,胞突大多消失,白斑边缘部细胞变化较轻。

【鉴别诊断】

根据皮损为呈乳白色色素脱失斑,表面皮纹正常,周围有色素沉着带,多无自觉症状等特点,可诊断本病。伍德灯、皮肤镜和皮肤 CT 检查有助于本病诊断。本病需与无色素痣、花斑癣、贫血痣等鉴别。

1. **无色素痣** 出生时或出生后不久发生,表现为苍白色、局限性色素减退斑,边界模糊,周围无色素增加。病理下黑素细胞数量正常或增多。

2. **花斑癣** 糠秕马拉色菌感染所致,真菌镜检或病理可见孢子和菌丝共存。

3. **贫血痣** 是一种血管组织发育缺陷,不是结构上的变化,摩擦患部时周围皮肤充血而白斑处依然如故。病理下黑素细胞数量正常。

(葛新红)

二、白色糠疹

【概念】

白色糠疹,又名单纯糠疹(pityriasis simplex),俗称"桃花癣",是一种以干性细薄糠状鳞屑性色素减退斑为特征的皮肤炎症性疾病。

【临床特点】

1. **临床表现** 本病好发于儿童和青少年,春季多见。皮疹为界限不清的色素减退斑,上覆少量细薄鳞屑,多见于面部,尤其是口周、下颌和面颊,20% 的患儿分布于颈部、前臂及肩胛等(图 1-14-1-2-1)。患者常为特应性体质。男性和肤色较深的人群有多发的趋势。

2. **治疗** 内服复合维生素 B。避免患部用碱性肥皂等过度清洗,使用润肤剂,如尿素 VE 软膏、硅油霜等。严重病例可服用甲氧沙林加 UVA 治疗。

3. **预后** 可自行消失,一般无须治疗,预后很少留瘢痕,但可复发。

【发病机制】

病因不明,与强烈的日光照射和特应性体质有关。

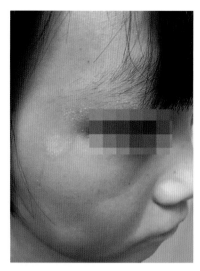

图 1-14-1-2-1 面部散在淡白色斑疹,边界不清,上覆少量细薄鳞屑

营养不良、维生素缺乏、风吹、日晒、肥皂等,以及患部过多清洗和皮肤干燥等可能是诱发因素。

【病理变化】

1. **镜下观** 表现为表皮轻度海绵形成,轻中度角化过度,灶性角化不全。真皮浅层血管周围有数量不等的淋巴细胞浸润,有时淋巴细胞可移入表皮。可见毛囊角栓形成,皮脂腺略萎缩(图 1-14-1-2-2A、图 1-14-1-2-2B)。

2. **免疫组化** Melan-A 染色示基底层黑素细胞数量未见明显减少(图 1-14-1-2-3)。

【鉴别诊断】

根据发病年龄、皮损特点、皮损分布,一般不难诊断。需要鉴别的疾病有:

1. **白癜风** 为色素脱失斑,白斑表面光滑,边界清楚,周边有色素沉着环。病理上表现为基底层色素减少,黑素细胞数目减少或消失。

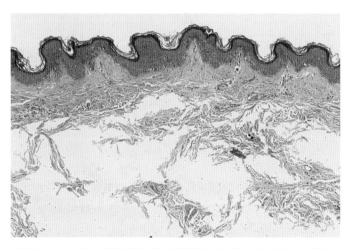

图 1-14-1-2-2A 低倍镜扫视,网篮状角化,表皮轻度增生,基底层色素增加,真皮浅层血管稀疏炎细胞浸润

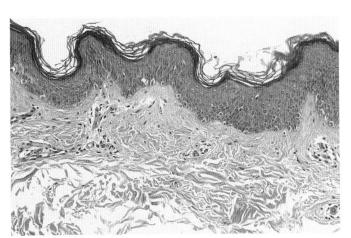

图 1-14-1-2-2B 网篮状角化,表皮轻度增生,基底层色素增加,真皮浅层血管周围少许淋巴细胞浸润

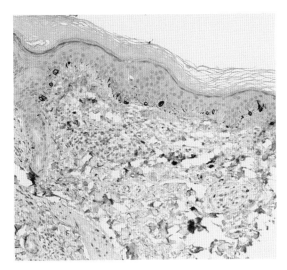

图 1-14-1-2-3 Melan-A 染色示基底层黑素细胞数量未见明显减少

2. **花斑癣** 糠秕马拉色菌感染所致,真菌镜检可见到孢子和菌丝,病理表现为角质层内有大量菌丝及孢子共存,PAS 染色能清楚显示。

3. **色素减退型蕈样肉芽肿** 无显著海绵水肿,淋巴细胞亲表皮现象明显,需结合临床。

（葛新红）

三、特发性点状色素减少症

【概念】

特发性点状色素减少症(idiopathic guttate hypomelanosis),又称播散性豆状白皮病(disseminate lenticular leukoderma),是一种常见的、好发于暴露部位的境界清楚、斑点状不融合的乳白色斑。

【临床特点】

1. **临床表现** 特发性点状色素减少症是一种常见的无症状性皮肤病,其特征是暴露部位发生数量不等的乳白色斑点,尤其好发于前臂和下肢,也可以泛发于全身(图 1-14-1-3-1A、图 1-14-1-3-1B),皮损直径多不超过 5mm,多于 30 岁以后发病,不同种族、男女均可发病。有家族发病增高倾向,一般无自发性色素恢复倾向。

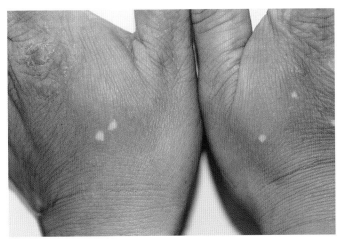

图 1-14-1-3-1A 双手背散发点状白斑,边界清楚

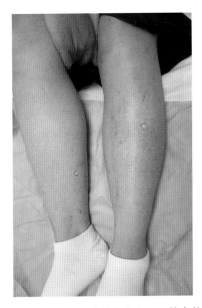

图 1-14-1-3-1B 双下肢散发大小不一的点状白斑

2. **治疗** 目前尚无有效治疗方法。
3. **预后** 一般无自发性色素恢复倾向。

【发病机制】

病因不明。可能是遗传、光损害、老化导致的黑素细胞脱失和自身免疫等多种因素的综合作用。

【病理变化】

1. **镜下观** 脱色处角质层可增厚,黑素细胞减少,黑素颗粒明显减少甚至缺如(图 1-14-1-3-2A、图 1-14-1-3-2B)。真皮一般正常。

2. **辅助检查** 免疫组化标记 Melan-A 可显示局部基

底层黑素细胞数量减少(图1-14-1-3-2C)。弹力纤维染色正常(图1-14-1-3-2D)。

3. 电镜观察 黑素细胞数量减少。其形态改变包括胞质空泡化和成熟黑素小体减少或脱失;朗格汉斯细胞数量正常,但 Birbeck 颗粒减少。

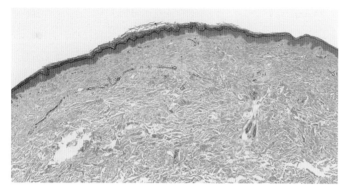

图1-14-1-3-2A 低倍镜扫视,脱色处角质层增厚

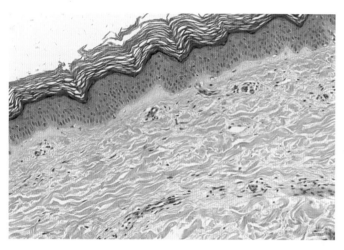

图1-14-1-3-2B 基底层色素减少,真皮浅层血管周围淋巴细胞浸润

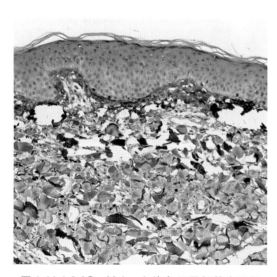

图1-14-1-3-2C Melan-A 染色示局部基底层黑素细胞数量减少

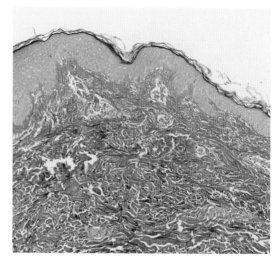

图1-14-1-3-2D 弹力纤维染色示大致正常

【鉴别诊断】

1. 白癜风 为色素脱失斑,白斑表面光滑,边界清楚,周边有色素沉着环。病理上表现为基底层色素减少,黑素细胞数目减少或消失。

2. 结节性硬化症 为常染色体显性遗传性疾病,多为散在柳树叶样色素减退斑,常出现鲛鱼皮样斑、面部血管纤维瘤、甲周纤维瘤、咖啡色斑、白发等。病理改变可见黑素细胞数量正常或减少。

3. 硬化性苔藓 临床表现为羊皮纸样白色萎缩斑,病理表现为正角化过度,基底细胞液化变性,真皮浅层显著水肿,胶原纤维均质化。

(葛新红)

四、斑驳病

【概念】

斑驳病(piebaldism),又称(先天性)图案状白皮病(congenital patterned leukoderma)、白驳病(white spotting),是一种少见的以色素减少为特征的常染色体显性遗传皮肤病。

【临床特点】

1. 临床表现 人群中患病率低于1/20 000。各种族、男女均可罹患。特点是局部斑状色素减退,好发于前额中央、躯干前部和四肢中部。眉毛中部和睫毛可受累。有90%的患者在前额中部皮肤上会出现白色额发,为该病唯一的特征性表现。色素减退面积的直径可为1cm至数厘米不等,常稳定,不发展,但也有皮损缩小或扩大的报道。在色素减退斑片或正常肤色皮肤上均可见色素过度沉着,牛奶咖啡斑较为常见(图1-14-1-4-1A、图1-14-1-4-1B)。有报道,此病可伴发其他畸形,如虹膜异常、聋哑、精神发育异常、兔唇、耳和齿畸形等,亦可与先天性巨

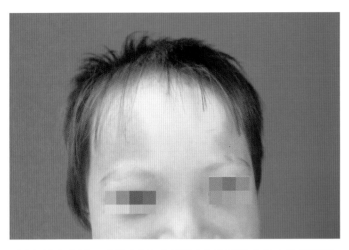

图 1-14-1-4-1A　前额中部白色额发（南方医科大学皮肤病医院罗光浦主任惠赠）

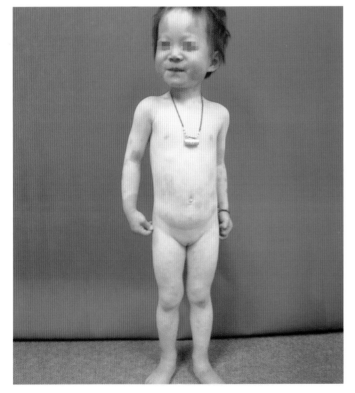

图 1-14-1-4-1B　躯干、四肢散在大小不等的点状或片状白斑，边界不清，表面光滑，中央可见岛屿状色素沉着区（南方医科大学皮肤病医院罗光浦主任惠赠）

结肠和Ⅱ型红细胞生成异常性贫血伴发。

2. 治疗　本病尚缺乏有效的药物治疗。白斑处可手术治疗。

3. 预后　本病一般持续终生不退。

【发病机制】

属常染色体显性遗传病。白斑处黑素细胞缺乏或明显减少，因病变累及黑素母细胞，使其在胚胎期不能迁移至皮肤，或不能分化为黑素细胞所致。研究发现，许多患者有原癌基因 *kit* 上的点突变和缺失，但并非全部患者都

有。这些不同的点突变和缺失产生了不同的表型。*kit* 基因编码一种细胞表面跨膜受体——酪氨酸激酶，为干细胞、肥大细胞生长因子受体。该基因已被定位于染色体 4q11-q12 上。

据报道，在一些未发现有 *kit* 基因突变的患者身上有 *SLUG* 基因的缺失，该基因定位于 8 号染色体上，是一种带有锌指结构的神经嵴转录因子，对小鼠的造血干细胞、黑素母细胞和生殖细胞的生长至关重要。

【病理变化】

1. 镜下观　皮损部位的组织学检查常可见黑素细胞完全缺失，黑色素明显减少（图 1-14-1-4-2A），真皮浅层血管周围可见稀疏淋巴细胞浸润（图 1-14-1-4-2B）。

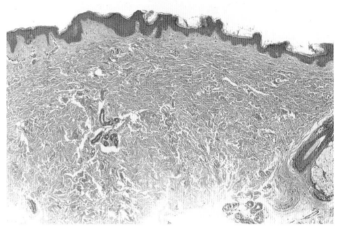

图 1-14-1-4-2A　低倍镜扫视，表皮厚度大致正常

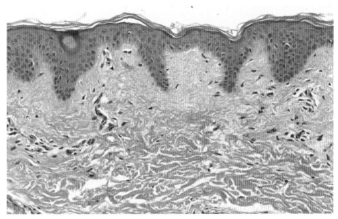

图 1-14-1-4-2B　基底层色素明显减少，浅层血管周围稀疏炎症细胞浸润

2. 免疫组化　Melan-A 染色和 SOX10 染色均显示表皮黑素细胞减少或消失（图 1-14-1-4-2C、图 1-14-1-4-2D）。

3. 电镜观察　超微结构检查进一步证实了角质形成细胞中无黑素体，置于酪氨酸溶液中亦无 DOPA 阳性反应。在正常和受累皮肤之间的过渡区可见异常黑素细

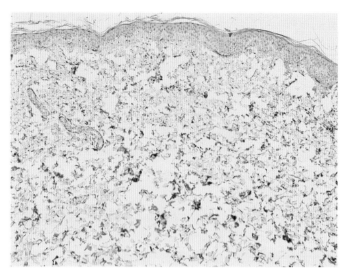

图 1-14-1-4-2C　Melan-A 染色示表皮黑素细胞基本消失

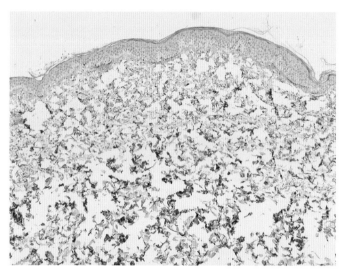

图 1-14-1-4-2D　SOX10 染色示表皮黑素细胞基本消失

胞,黑素体黑化、降解不正常,输送至角质形成细胞后,降解显著。

【鉴别诊断】

根据额部三角形白发或皮肤上典型白斑易于诊断。需要鉴别的疾病有:

1. 白癜风　为获得性色素脱失斑,白斑表面光滑,边界清楚,周边有色素沉着环。病理上表现为基底层色素减少,黑素细胞数目减少或消失。

2. 无色素痣　出生时或出生后不久发生,表现为苍白色、局限性色素减退斑,边界模糊,周围无色素增加。病理下黑素细胞数量正常。

3. 贫血痣　是一种血管组织发育缺陷,不是结构上的变化,而是先天性功能异常,摩擦患部时周围皮肤充血而白斑处依然如故。

(葛新红)

五、无色素痣

【概念】

无色素痣(achromic nevus),又称脱色素痣(nevus depigmentosus),是一种先天性、少见的、大小及分布稳定的白斑。

【临床特点】

1. 临床表现　通常出生时即有或出生后不久发生,92.5% 的患者在 3 岁前发病,7.5% 的患者在儿童期发病。皮损好发于躯干和四肢近端,个别患者皮损会沿 Blaschko 线呈节段性或序列性分布,后者的皮损类似于伊藤色素减退症。皮损表现为大小不一、苍白色、局限性色素减退斑,边界模糊,周围无色素增加(图 1-14-1-5-1A、图 1-14-1-5-1B)。

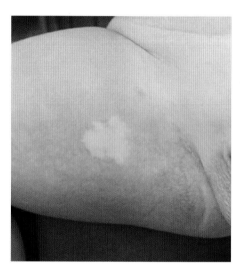

图 1-14-1-5-1A　右侧腹股沟见色素减退斑,边界模糊

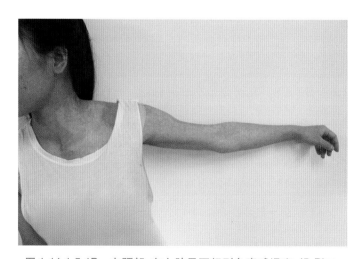

图 1-14-1-5-1B　左颈部、左上肢见不规则色素减退斑,沿 Blaschko 线呈节段性分布

临床上可分为局限型、节段型和系统型,98% 以上的患者属于局限型和节段型,系统型很少见。约 10% 的患

者存在并发症,如智力低下、癫痫、弓形足、偏身肥大症、炎性线状疣状表皮痣和单侧雀斑样痣等。

2. **治疗** 一般不需治疗。如皮损影响美观,可行美容手术。有报道黑素细胞表皮移植有一定疗效,也可采用 308nm 准分子激光治疗。

3. **预后** 白斑一般不扩大,持续终生不变。

【发病机制】

病因不明。目前多认为本病是一种发生学上的畸形,或与黑素小体(melanosome)成熟和输送障碍有关。但对于序列性分布的病例,有人认为与体细胞突变有关。

【病理变化】

1. **镜下观** 黑素细胞数量正常(图 1-14-1-5-2A、图 1-14-1-5-2B),多巴反应减弱或阴性。

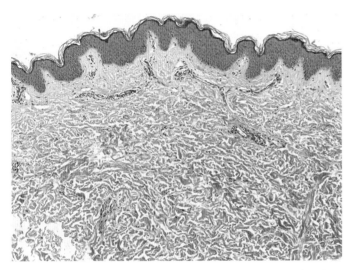

图 1-14-1-5-2A 低倍镜扫视,网篮状角化,表皮厚度大致正常

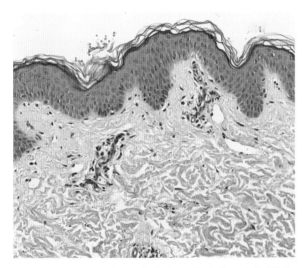

图 1-14-1-5-2B 基底层色素减少,真皮浅层血管周围淋巴细胞浸润

2. **电镜观察** 显示黑素化的黑素小体数目减少,黑素细胞内黑素小体自噬、聚集成簇或转移异常,角质形成细胞中黑素小体数目减少,真皮上部嗜色素细胞未见增多。

3. **免疫组化** 用抗 c-kit 蛋白的单克隆抗体(YB5. B8)和抗黑素小体单克隆抗体(TA99)对患者的冷冻切片进行免疫组化染色,表皮黑素细胞 c-kit 蛋白表达强阳性,TA99 的免疫活性很弱,与白癜风患者表皮黑素细胞的表面标记均丢失有所不同。Melan-A 标记可显示局部基底层黑素细胞数量正常或增多(图 1-14-1-5-2C)。

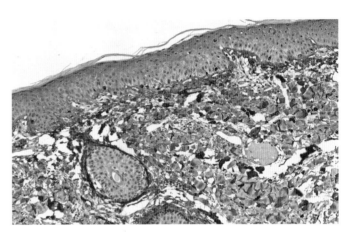

图 1-14-1-5-2C 免疫组化标记 Melan-A 染色示局部基底层黑素细胞数量稍增多

【鉴别诊断】

根据临床特点,即出生时或出生不久发生的一侧性、局限或系统分布的脱色素损害,持续终生不退,要考虑本病。需要鉴别的疾病如下:

1. **贫血痣** 是皮疹区血管组织发育缺陷所致,其机制是局部皮肤血管对儿茶酚胺的敏感性增强,导致血管处于收缩状态,当在患处注射交感神经阻滞剂后,皮色可恢复正常。病理下黑素细胞数目正常。

2. **白癜风** 是获得性、呈瓷白色的白斑。从婴儿期到老年期均可发病。病理下黑素细胞常减少或消失。

(葛新红)

参 考 文 献

[1] Ezzedine K, Eleftheriadou V, Whitton M, et al. Vitiligo. Lancet, 2015,386(9988):74-84.

[2] Bishnoi A, Parsad D. Clinical and Molecular Aspects of Vitiligo Treatments. Int J Mol Sci,2018,19(5):1509.

[3] Rodrigues M,Ezzedine K,Hamzavi I,et al. New discoveries in the pathogenesis and classification of vitiligo. J Am Acad Dermatol, 2017,77(1):1-13.

[4] 高天文,王雷,廖文俊. 实用皮肤组织病理学. 北京:人民卫生出版社,2018.

[5] Ahnood D, Madhusudhan S, Tsaloumas MD, et al. Punctate inner choroidopathy: A review. Surv Ophthalmol, 2017, 62 (2):

113-126.

[6] Tavallali A, Yannuzzi LA. Idiopathic Multifocal Choroiditis. J Oph-thalmic Vis Res, 2016, 11(4):429-432.

[7] Shah M, Patton E, Zedek D. Piebaldism. Treasure Island(FL): StatPearls Publishing, 2021.

[8] Oiso N, Fukai K, Kawada A, et al. Piebaldism. J Dermatol, 2013, 40(5):330-335.

[9] Grob A, Grekin S. Piebaldism in children. Cutis, 2016, 97(2): 90-92.

[10] 赵辨. 中国临床皮肤病学. 南京:江苏科学技术出版社, 2012.

[11] Saleh D, Yarrarapu SNS, Cook C. Hypertrichosis. Treasure Island (FL):StatPearls Publishing, 2021.

第二节　色素增多性皮肤病

一、炎症后色素沉着

【概念】

炎症后色素沉着(post-inflammatory hyperpigmenta-tion, PIH)为常见的获得性色素增多性疾病,继发于皮肤急慢性炎症、外部损伤或皮肤病治疗后,较深肤色人群(Fitzpatrick Ⅲ型至Ⅵ型)更为常见,可持续较长时间。特征性皮损为与原炎症或损伤部位一致的色素沉着斑。

【临床特点】

1. 临床表现　炎症后色素沉着可发生于任何年龄,无明显性别差异,在较深肤色人群中常见,中国尚无确切发病率统计,拉丁裔人群中有 6%～7.5%。值得注意的是,美容激光操作可导致炎症后色素沉着。有研究显示,同样接受二氧化碳点阵激光治疗,Fitzpatrick Ⅳ型人群的炎症后色素沉着发病率达 92%,而Ⅰ～Ⅲ型人群仅有23%。炎症后色素沉着还与原发皮肤炎症的严重程度及累及深度有关,累及真表皮交界的皮肤炎症更容易产生色素沉着。

炎症后色素沉着的典型皮损为色素沉着性斑疹、斑片,颜色从浅褐色、深褐色、黑灰色至黑色不等,形态与原发皮肤炎症或损伤有关(图 1-14-2-1-1A、图 1-14-2-1-1B)。临床分为两型:表皮型和真皮型,表皮型皮损颜色较浅,多为浅褐色或深褐色,常在数月或数年后自然消退,而真皮型皮损颜色较深,持续时间更长甚至完全不缓解。临床上有时无法明确分型。

2. 治疗　炎症后色素沉着具有自限性。有美容需求的患者可外用维 A 酸、壬二酸、曲酸等抑制黑素合成,也可选择化学换肤、强脉冲光、调 Q 激光等治疗,应注意参数选择,避免造成新的炎症及色素沉着。

3. 预后　持续数月至数年,加强防晒可缩短自然

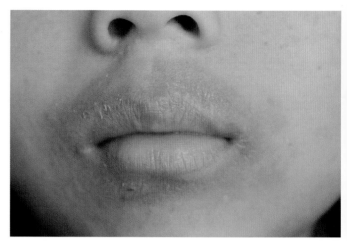

图 1-14-2-1-1A　舌舔皮炎后遗留褐色斑片,少许脱屑

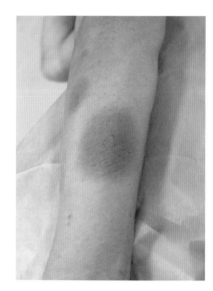

图 1-14-2-1-1B　手臂近圆形淡褐色斑片(固定型药疹后)

病程。

【发病机制】

内源性及外源性刺激导致细胞分泌类花生四烯酸类物质,促进黑素细胞活性增加,从而产生过量黑素。

【病理变化】

镜下观　表皮厚度正常或轻度萎缩(图 1-14-2-1-2A),真皮血管周围少量淋巴细胞浸润,血管周围及胶原间噬黑素细胞,数量不等。基底层黑素颗粒增多,黑素细胞数目正常,可以见到空泡变性(图 1-14-2-1-2B)。

【鉴别诊断】

1. 黄褐斑　临床曝光部位好发,女性多见,对称性黄褐色斑片。病理上表皮各层黑素颗粒均有显著增加,真皮乳头层可有少数噬黑素细胞及黑素颗粒,真皮浅层小血管可增多。

2. 色素性扁平苔藓　面部、颈部及屈侧皱褶部位好发,灰色至棕色斑疹、斑片。炎症期皮损可见到空泡性或苔藓样界面皮炎,晚期皮损表皮有萎缩,表皮突消失,真

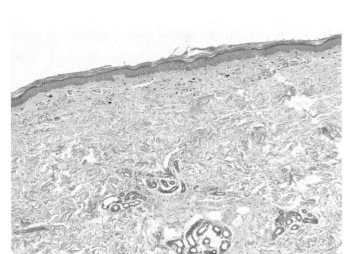

图1-14-2-1-2A 低倍镜扫视,表皮萎缩,真皮浅层血管周围少量炎症细胞浸润

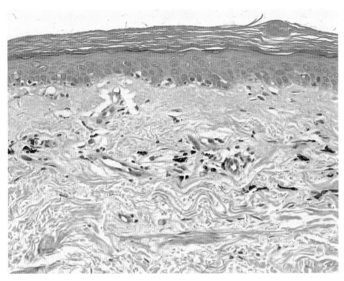

图1-14-2-1-2B 基底层空泡化变性,血管周围及胶原间见散在噬黑素细胞

皮浅层噬黑素细胞浸润。

3. 持久性色素异常性红斑 又称灰皮病,好发于躯干、四肢近端、颈部,疾病早期为红斑,红斑逐渐消退遗留灰色斑片。病理上不具有特异性,有时难与炎症后色素沉着鉴别,应充分询问病史,结合临床疾病发展进程判断。

4. 黑变病 多见于女性,面颈部好发,皮疹境界不清楚。病理上见基底细胞空泡变性,真皮乳头侧色素失禁和噬黑素细胞,有时伴苔藓样淋巴细胞浸润。

(刘 玲)

二、色素性毛表皮痣

【概念】

色素性毛表皮痣(pigmented hairy epidermal nevus),

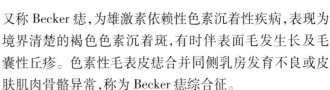

又称Becker痣,为雄激素依赖性色素沉着性疾病,表现为境界清楚的褐色色素沉着斑,有时伴表面毛发生长及毛囊性丘疹。色素性毛表皮痣合并同侧乳房发育不良或皮肤肌肉骨骼异常,称为Becker痣综合征。

【临床特点】

1. 临床表现 色素性毛表皮痣为雄激素依赖性疾病,好发于儿童后期及青春期,发病率为0.2%~0.52%,男性发病率略高,部分研究显示成人患者中男女比例达4:1。虽有文献报道同胞兄弟均发生色素性毛表皮痣,但该病无明显家族聚集性。

典型损害为淡褐色至深褐色色素沉着斑,境界清楚,形态为不规则地图状,随着年龄增长颜色逐渐加深,表面可有较浓密毛发生长或见毛囊性丘疹。皮疹多单侧发生,极少数双侧发生,可见于全身任何部位,最常累及肩胛区、胸部、背部(图1-14-2-2-1A~图1-14-2-2-1C)。

2. 治疗 色素性毛表皮痣治疗相对困难,传统治疗以手术切除及植皮、化学磨削或液氮等有创治疗为主,效果较差且容易遗留瘢痕。近年来随着激光技术发展,应用强脉冲光、调Q激光、点阵激光等治疗能获得不同程度改善,但应注意治疗后的色素复发问题。

3. 预后 如无治疗干预,色素性毛表皮痣持续存在,多于青春期后稳定不再发展。

【发病机制】

病因不明确,多认为是雄激素敏感性获得性疾病,也有学者认为其临床部分符合遗传学嵌合模式,考虑跟体细胞突变有关。有研究报道,β-actin编码基因突变可能参与疾病发生。

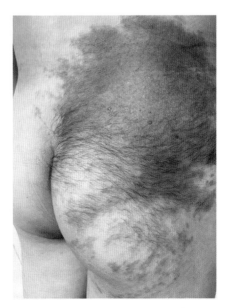

图1-14-2-2-1A 右侧腰臀部大片深褐色斑,境界清楚,其上毛发生长浓密

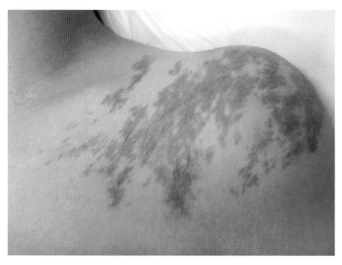

图 1-14-2-2-1B 左侧肩部散在褐色斑片,其上见散在毛发

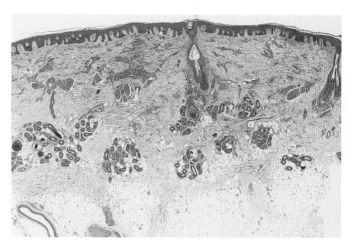

图 1-14-2-2-2A 低倍镜扫视,表皮增生,表皮突下延,末端大致在同一水平面,真皮内炎症细胞浸润

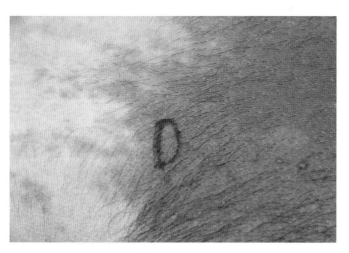

图 1-14-2-2-1C 褐色斑片表面未见粗糙或苔藓样变,局部皮肤质地及皮纹大致正常

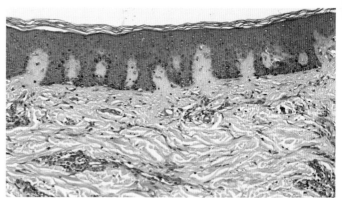

图 1-14-2-2-2B 表皮突延长,末端平齐,呈靴底状,相邻表皮突融合,表皮内黑素颗粒显著增加

【病理变化】

镜下观 低倍镜见表皮增生,表皮突下延,末端大致在同一水平面(图 1-14-2-2-2A),相邻表皮突融合,表皮内黑素颗粒显著增加(图 1-14-2-2-2B),真皮血管周围无或少量淋巴细胞浸润,部分病例可见真皮内平滑肌结构增多(平滑肌错构瘤),有时可见增多的终毛毛囊(图 1-14-2-2-2C)。

【鉴别诊断】

1. **咖啡斑** 出生或出生后不久发生,淡褐色斑片,随着年龄增长,颜色及皮疹表面无明显变化。表皮正常,基底层色素颗粒增加,真皮内毛囊、立毛肌的数量及形态正常。

2. **太田痣** 出生时或青春期发病,发生于面部,尤其眼及上颌神经区域,蓝灰色或蓝黑色斑片,表面光滑,可累及巩膜和结膜。病理可见真皮网状层胶原纤维束间散在分布树突状黑素细胞。

3. **固定型药疹** 多单发,急性期有红斑水疱,伴痛

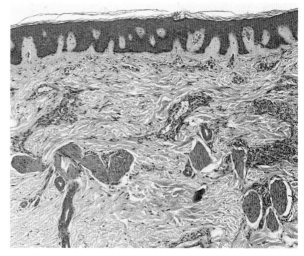

图 1-14-2-2-2C 真皮网状层可见到不规则、增粗的平滑肌纤维,血管周围淋巴细胞浸润

痒,慢性期表现为形态较规则的灰褐色斑,圆形或椭圆形。消退期病灶病理见真皮散在噬黑素细胞,血管周围可有稀疏淋巴细胞。

(刘 玲)

三、黄褐斑

【概念】

黄褐斑(melasma)为常见的色素增加性疾病,表现为面部对称性色素沉着斑,好发于较深肤色人群,目前认为与光老化有密切关系。

【临床特点】

1. **临床表现** 黄褐斑好发于中青年女性,男女比例可高达1:9,亚裔、南美裔及中东地区人群发病率更高,育龄期妇女患病率约30%。

典型损害为面部对称性褐色、黄褐色色素沉着斑,形态不规则,色素沉着斑中央常有点状正常皮肤或色素减退斑。好发于额部、颞部、颧部,上肢伸侧曝光部位也可受累。皮疹常在日光暴晒或孕期首次出现或加重,部分患者在分娩后能自然缓解(图1-14-2-3-1)。

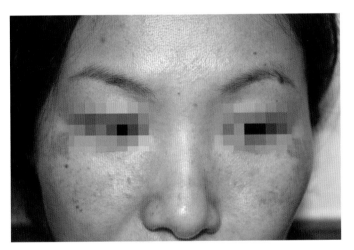

图 1-14-2-3-1 双侧颧部散在黄褐色斑片,境界较清

2. **治疗** 黄褐斑治疗困难,目前尚无明确快速有效的治疗方案,需要患者积极配合,长期维持巩固。日常应严格防晒,避免口服避孕药等加重因素。外用药可选择维A酸、壬二酸、传明酸、曲酸等抑制黑素合成。口服氨甲环酸在部分患者中有效,但应注意药物对血凝及女性绝经前经期的影响。强脉冲光、皮秒、超皮秒等光电治疗应谨慎选择适应证,做好术后护理。

3. **预后** 黄褐斑可持续多年,不注意防晒的患者会逐渐加重。

【发病机制】

发病机制不明确,目前认为黄褐斑是一种光老化相关性疾病,日晒导致黑素细胞功能活跃在发病中有重要作用,口服避孕药、高雌激素水平、苯妥英类抗惊厥药等均可加重黄褐斑。

【病理变化】

镜下观 表皮正常或轻度萎缩,黑素颗粒增加,以基底层为主,黑素细胞数量正常或轻度增加(图1-14-2-3-2A、图1-14-2-3-2B)。真皮乳头有时见散在噬黑素细胞,浅层多伴胶原嗜碱性变,血管增生扩张。PAS染色有时见基底膜带厚度不均,呈现彩灯样,其病理基础为电镜下基底膜带致密板连续性被破坏,电子密度降低及锚丝部分缺失,有黑素细胞落入真皮。

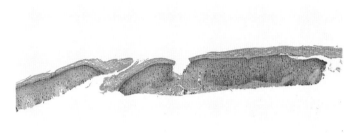

图 1-14-2-3-2A 低倍镜扫视(Dirk M. Elston教授惠赠)

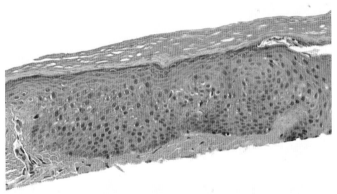

图 1-14-2-3-2B 表皮大致正常,基底层黑素颗粒增加,黑素细胞数量无明显增加(Dirk M. Elston教授惠赠)

【鉴别诊断】

1. **颧部褐青色痣** 好发于双侧颧部、面颊、颞部,群集棕色或灰蓝色斑点,逐渐融合成片。组织学上真皮中层和深部胶原束间散在树突状黑素细胞,与表皮平行,色素颗粒较多。

2. **褐黄病** 病因分为内源性(尿黑酸尿症)和外源性。内源性褐黄病伴其他系统症状,临床容易鉴别。外源性褐黄病皮疹有时与黄褐斑类似,很难单靠临床鉴别。组织学见真皮浅层胶原黄褐色变性,形态不规则,边界清晰。

3. **黑变病** 面颈部均可发生,黑灰色、灰色斑片,颜色均匀,境界不清楚。组织学上见基底细胞空泡变性,真皮乳头层色素失禁,较多噬黑素细胞,有时伴苔藓样淋巴细胞浸润,毛囊及附属器不受累及。

(刘 玲)

四、屈侧网状色素异常

【概念】

屈侧网状色素异常(reticulate pigmentation of the flexures),又称 Dowling-Degos 病,皱褶部网状色素异常、黑点病,为常染色体显性遗传性疾病,属于网状色素异常性疾病谱系中的一种。以皱褶部位褐色网状色素沉着为特征。

【临床特点】

1. 临床表现 临床较罕见。青春期前后发病,高峰年龄在 20~50 岁,无种族或性别差异,有明显的家族聚集性。

典型损害为屈侧皱褶部位红褐色或深褐色斑丘疹,伴不同程度角化过度,皮疹颜色随时间逐渐加深。常首发于腋窝、腹股沟,逐渐累及乳房皱褶处、颈部、四肢屈侧、臀部等部位,头皮、面部、外阴等部位也可累及,部分患者伴有瘙痒。其他皮肤症状还包括口周点状凹陷性瘢痕、背部及颈部黑头粉刺样损害、腹股沟及腋窝化脓性汗腺炎等。文献中有报告毛囊性屈侧网状色素异常,为该病的罕见亚型,表现为面部及躯干毛囊性丘疹和粉刺样损害,皮肤镜下见毛囊周围色素沉着,不规则或星状褐色斑。(图 1-14-2-4-1A~图 1-14-2-4-1C)

2. 治疗 无特效治疗。有报道外用维 A 酸、氢醌或强脉冲光治疗可能缓解。

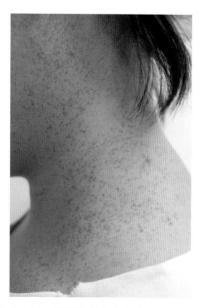

图 1-14-2-4-1A 颈部多发褐色色素沉着,境界不清楚

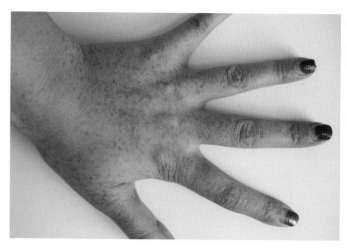

图 1-14-2-4-1B 手部散在褐色斑疹

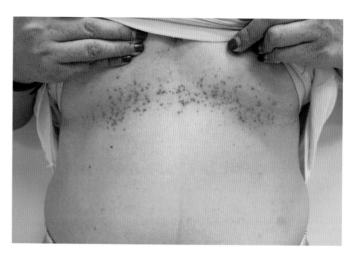

图 1-14-2-4-1C 乳房皱褶处见红褐色或褐色斑疹、斑丘疹

3. 预后 色素沉着可随时间逐渐加重,持续存在,不伴其他系统症状。

【发病机制】

常染色体显性遗传,目前已报道的相关基因包括 *KRT5*、*POFUT1*、*POGLUT1*,各自编码的蛋白质在黑素小体传输或角质形成细胞、黑素细胞增殖分化过程中发挥重要作用。

【病理变化】

镜下观 表皮厚度正常或不规则轻度萎缩,表皮突细长下延,呈棒状或鹿角状,也可相互融合呈网状,基底层黑素明显增加(图 1-14-2-4-2A、图 1-14-2-4-2B)。毛囊漏斗部扩张,形成毛囊角栓或小的假角质囊肿(图 1-14-2-4-2C)。真皮血管周围无或稀疏淋巴细胞浸润。部分患者皮损区域有肥大细胞数量增加。

【鉴别诊断】

1. 黑棘皮病 好发于青春期或肥胖人群,部分有代谢性疾病背景,特征为皱褶部位黑褐色斑片,表面天鹅绒样,体重下降或原发疾病缓解可自行消退。组织学上见

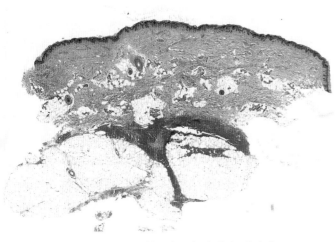

图 1-14-2-4-2A 低倍镜见表皮轻度增生,表皮突下延

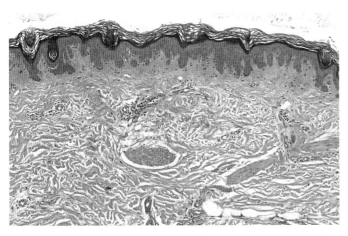

图 1-14-2-4-2B 表皮突细长下延,呈棒状或鹿角状,基底黑素颗粒增加,真皮血管周围散在淋巴细胞

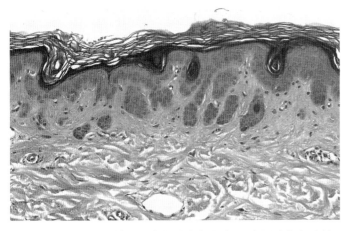

图 1-14-2-4-2C 呈棒状或鹿角状的表皮突,毛囊漏斗部轻度扩张,形成毛囊角栓

表皮乳头瘤样增生,基底色素增多,真皮乳头指状凸起。

2. 融合性网状乳头瘤病 好发于青年女性,乳房间及背部多见,发病初期为淡红或浅褐色丘疹,逐渐融合呈网状,表面轻度粗糙。组织学见轻度角化过度,表皮乳头瘤样增生,棘层肥厚,基底层黑素增加。

3. 色素性痒疹 好发于女性颈部和躯干上部,特征损害为淡红色丘疹,伴有明显瘙痒,逐渐融合成网状,后期遗留网状褐色色素沉着。早期皮疹组织学见海绵水肿,真皮浅层血管周围可见以中性粒细胞为主的浸润。

4. 北村网状肢端色素沉着 首发年龄多在 5～12 岁,典型皮损为手足背淡褐色轻度凹陷性斑疹,境界清楚,融合呈网状,日晒后可加重。凹陷性斑疹取材见局部表皮萎缩,表皮突细长下延,末端基底层黑素轻度增加。

（刘 玲）

五、色素性痒疹

【概念】

色素性痒疹(prurigo pigmentosa),又称 Nagashima 病,为较少见的获得性炎症性皮肤病,典型皮损为颈部、躯干丘疹、红斑,伴有剧烈瘙痒,消退后遗留网状褐色色素沉着。

【临床特点】

1. 临床表现 色素性痒疹最早由日本学者 Nagashima 描述,因此既往报道多为日本年轻女性,近年来在其他国家及男性中也有报道。该病好发于青少年,女性略多于男性,春夏季多见,常累及背部、胸部和颈部,也可见于上臂、躯干,偶见于面部。典型皮损为反复发作的剧烈瘙痒性皮疹,早期为水肿性红斑、丘疹;发展迅速,2～3 天进入充分发展期,融合呈网状或斑块,严重时局部形成丘疱疹、水疱;1 周内皮疹进入消退期,遗留褐色斑,持续数月。皮疹可反复发作,且常在同一部位复发,因此同一位患者可出现多形皮疹(图 1-14-2-5-1A、图 1-14-2-5-1B)。

色素性痒疹与部分系统性疾病相关,包括成人 Still 病、幽门螺杆菌感染、Sjögren 综合征、神经性厌食、糖尿

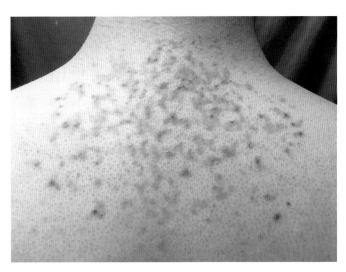

图 1-14-2-5-1A 背部泛发红斑和斑丘疹,表面结痂,皮疹呈网状分布,散在褐色色素沉着

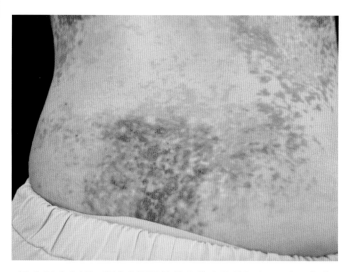

图 1-14-2-5-1B 腰背部呈网状分布的水肿性红斑、丘疹及色素沉着

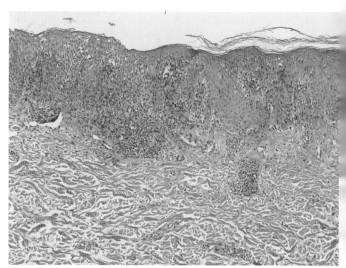

图 1-14-2-5-2A 低倍镜扫视,网篮状角化,表皮银屑样增生及海绵水肿,真皮血管周围密集炎症细胞浸润

病等。

2. **治疗** 盐酸米诺环素、盐酸多西环素、氨苯砜等具有抗炎和抑制中性粒细胞趋化的药物可以在短期内控制症状,激素和抗组胺药效果欠佳。个案报道提示,增加碳水化合物的摄入对缓解症状也有帮助。

3. **预后** 口服盐酸米诺环素、盐酸多西环素、氨苯砜等药物,炎性皮疹能很快缓解,晚期网状褐色斑持续数月。

【发病机制】

发病机制不详,曾有研究显示酮症与发病相关,尿或血酮体水平升高的患者皮疹进展显著,但酮症缓解后,皮疹并无明显好转。针对病理和治疗反应,中性粒细胞趋化与疾病发生有关,其他可能诱发因素包括应激、接触过敏或气候变化等。

【病理变化】

镜下观 典型的组织病理分为三个阶段:①早期表皮及真皮海绵水肿,真皮浅层血管周围中性粒细胞浸润。②充分发展期表皮海绵水肿,严重时伴角质形成细胞凋亡,出现表皮内或表皮下水疱,基底层细胞空泡变性,基底层黑素颗粒正常或轻度增多,真皮浅层淋巴细胞为主浸润,可见嗜酸性粒细胞或少量中性粒细胞(图 1-14-2-5-2A~图 1-14-2-5-2C)。③消退期相对无特异性,表皮轻度肥厚,基底层黑素颗粒增多,真皮浅层血管周围稀疏淋巴细胞浸润,散在噬黑素细胞。

【鉴别诊断】

1. **黑棘皮病** 好发于青春期或肥胖人群,部分有代谢性疾病背景,特征为皱褶部位黑褐色斑片,表面天鹅绒样,体重下降或原发疾病缓解可自行消退。组织学上见表皮乳头瘤样增生,基底色素增多,真皮乳头指状凸起。

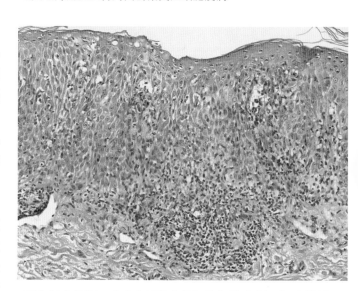

图 1-14-2-5-2B 表皮内见散在坏死的角质形成细胞,血管周围密集淋巴细胞浸润,可见少量中性粒细胞及嗜酸性粒细胞

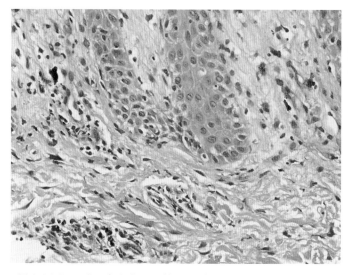

图 1-14-2-5-2C 真皮浅层血管周围稀疏淋巴细胞浸润,散在噬黑素细胞

2. **融合性网状乳头瘤病** 好发于青年女性,乳房间及背部多见,发病初期为淡红或浅褐色丘疹,逐渐融合呈网状,表面轻度粗糙。组织学见轻度角化过度,表皮乳头瘤样增生,棘层肥厚,基底层黑素增加。

3. **屈侧网状色素异常** 为常染色体显性遗传病,屈侧皱褶部位红褐色或深褐色斑丘疹,皮疹颜色随时间逐渐加深,可伴发口周点状凹陷性瘢痕、背部及颈部黑头粉刺样损害、腹股沟及腋窝化脓性汗腺炎。组织学见表皮突细长下延,呈棒状或鹿角状,基底层黑素明显增加,可有毛囊角栓或小的假角质囊肿,真皮血管周围无或稀疏淋巴细胞浸润。

4. **荨麻疹** 临床表现为水肿性红斑、风团,可自行消退、反复发作。病理上表皮一般无明显异常,血管周围少量至中等量淋巴细胞浸润,散在嗜酸性粒细胞及中性粒细胞浸润。

（刘　玲）

六、黑变病

【概念】

黑变病(Riehl's melanosis),又称瑞尔黑变病,为相对少见的获得性色素增多性疾病,典型皮损为面颈部、躯干暴露部位褐色或黑灰色斑,境界不清楚。

【临床特点】

1. **临床表现** 黑变病最早发现于战争年代,曾被认为与长期食用低劣食物有关,但后期发现大部分患者有滥用化妆品史,如劣质化妆品、香水、染发剂等。该病可见于任何年龄,好发于中年女性,多发生于面部、颈部、胸壁及上肢曝光部位,尤其是额部、颞部、颧部最常受累。典型皮损为面颈部及躯干曝光部位对称性斑片,褐色至黑灰色,早期网状或不规则状,逐渐发展为弥漫性色素沉着,境界不清楚,伴有局部毛细血管扩张(图 1-14-2-6-1)。患者没有明显主观症状。皮肤镜显示毛囊角栓,毛囊口周围白晕,假网状褐色斑,黑灰色斑点或颗粒状结构,毛细血管扩张。有报道可伴发 Sjögren 综合征、扁平苔藓。

2. **治疗** 治疗困难,目前无特效治疗。避免接触可疑产品,严格防晒可减缓疾病进程。可尝试维 A 酸、氢醌、曲酸、烟酰胺等外用治疗,近年来报道调 Q 激光治疗可能有效。

3. **预后** 黑变病可持续多年,几乎不会自行消退。

【发病机制】

发病机制不详,很多患者发病前有滥用化妆品史,因此目前认为该病可能是色素性接触性皮炎的亚型。

【病理变化】

镜下观 网篮状角化,毛囊漏斗部可有轻度扩张形成毛囊角栓。表皮正常或轻度萎缩,散在凋亡的角质形

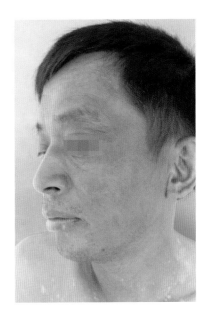

图 1-14-2-6-1　面部弥漫黑灰色斑,境界不清

成细胞,基底层黑素颗粒增多,疾病进展期可伴有基底层液化变性,见胶样小体。真皮浅层色素失禁,噬黑素细胞浸润,血管周围有数量不等的淋巴细胞浸润,毛囊及附属器周围无或稀疏淋巴细胞(图 1-14-2-6-2A、图 1-14-2-6-2B)。电镜下可见皮损处真皮成纤维细胞的胞质内有相当数量的黑素颗粒。

【鉴别诊断】

1. **黑棘皮病** 好发于青春期或肥胖人群,部分有代谢性疾病背景,特征为皱褶部位黑褐色斑片,表面天鹅绒样,体重下降或原发疾病缓解可自行消退。组织学上见表皮乳头瘤样增生,基底色素增多,真皮乳头指状凸起。

2. **黄褐斑** 临床曝光部位好发,女性多见,对称性黄褐色斑片。病理上表皮各层黑素颗粒均有显著增加,真皮乳头层可有少数噬黑素细胞及黑素颗粒,真皮浅层小

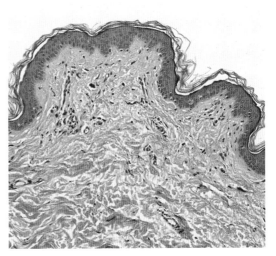

图 1-14-2-6-2A　低倍镜扫视,网篮状角化,表皮大致正常,真皮浅层稀疏炎症细胞浸润

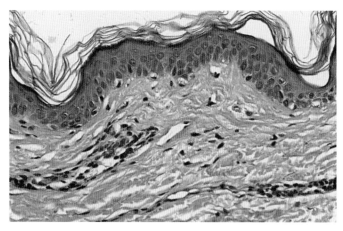

图 1-14-2-6-2B 基底层空泡液化变性,真皮浅层血管周围见较多噬黑素细胞

血管可增多。

3. **红斑狼疮** 部分红斑狼疮患者早期出现皮肤黑变,临床很难与黑变病鉴别,但组织学上伴有基底膜带增厚或基底层显著液化变性,并伴有毛囊及附属器周围密集淋巴细胞浸润,胶原间黏蛋白沉积。

4. **Civatte 皮肤异色病** 多见于中老年女性面颈及胸壁曝光部位,为对称性红褐色或青灰色色斑,表面轻度萎缩,散在不规则色素减退斑疹,毛细血管扩张。组织学见表皮萎缩,基底层黑素增加,可有液化变性。真皮浅层胶原显著嗜碱性变,血管轻度扩张伴淋巴细胞浸润。

(刘 玲)

参 考 文 献

[1] 高天文,王雷,廖文俊. 实用皮肤组织病理学. 2 版. 北京:人民卫生出版社,2018.

[2] Narumol Silpa-Archa, Indermeet Kohli, Suteeraporn Chaowattanapanit, et al. Post-inflammatory hyperpigmentation: A comprehensive overview: Epidemiology, pathogenesis, clinical presentation, and noninvasive assessment technique. J Am Acad Dermatol, 2017,77(4):591-605.

[3] Suteeraporn Chaowattanapanit, Narumol Silpa-Archa, Indermeet Kohli, et al. Post-inflammatory hyperpigmentation: A comprehensive overview: Treatment options and prevention. J Am Acad Dermatol,2017,77(4):607-621.

[4] 刘斯雅,杨斌. 色素性毛表皮痣的发病机制及治疗进展. 中国美容医学,2018,27(3):149-152.

[5] Rudolf Happle. Becker's Nevus and Lethal Beta-Actin Mutations. J Invest Dermatol,2017,137(8):1619-1621.

[6] Salvatore Zanframundo, Annalisa Tonini, Bruno Gualtieri, et al. Becker's nevus syndrome. G Ital Dermatol Venereol,2021,156(Suppl. 1 to No.6):14-15.

[7] Varadraj V Pai, Pankaj Shukla, Mayur Bhobe. Becker's nevus among siblings. Indian J Dermatol Venereol Leprol, 2016, 82(3):359.

[8] Yiping Zhong,Bin Yang,Lining Huang,et al. Lasers for Becker's nevus. Lasers Med Sci,2019,34(6):1071-1079.

[9] Thierry Passeron,Mauro Picardo. Melasma,a photoaging disorder. Pigment Cell Melanoma Res,2018,31(4):461-465.

[10] Jacqueline McKeseyc, Andrea Tovar-Garza, Amit G Pandya. Melasma Treatment: An Evidence-Based Review. Am J Clin Dermatol,2020,21(2):173-225.

[11] Susruthi Rajanala, Mayra Bc de Castro Maymone, Neelam A Vashi. Melasma pathogenesis: a review of the latest research, pathological findings, and investigational therapies. Dermatol Online J,2019,25(10):13030/qt47b7r28c.

[12] Sakeena Fatima, Taylor Braunberger, Tasneem F Mohammad, et al. The Role of Sunscreen in Melasma and Post-inflammatory hyperpigmentation. Indian J Dermatol,2020,65(1):5-10.

[13] Ana Cláudia Cavalcante Espósito, Gabrielli Brianezi, Nathalia Pereira de Souza, et al. Ultrastructural characterization of damage in the basement membrane of facial melisma. Arch Dermatol Res, 2020,312(3):223-227.

[14] 刘薇,刘佳玮,马东来. Dowling-Degos 病. 临床皮肤科杂志, 2017,46(10):700-702.

[15] J Zhang, M Li, Z Yao. Updated review of genetic reticulate pigmentary disorders. Br J Dermatol,2017,177(4):945-959.

[16] Garima Dabas, Rahul Mahajan, TP Afra, et al. Dermoscopy of Follicular Dowling-Degos Disease. Indian J Dermatol, 2020, 65(4):290-294.

[17] J Knuever, OD Persa, A Illerhaus, et al. Mast cell activation in Dowling-Degos disease. Br J Dermatol, 2019, 181(6):1312-1314.

[18] Bryce D Beutler, Philip R Cohen, Robert A Lee. Prurigo Pigmentosa: Literature Review. Am J Clin Dermatol, 2015, 16(6):533-543.

[19] 王宇,裴小平,薛汝增,等. 色素性痒疹的临床及组织病理特点. 皮肤性病诊疗学杂志,2017,24(3):177-180.

[20] 王岚琦,吴琼,吴依旋,等. 色素性痒疹 10 例临床分析. 中国麻风皮肤病学杂志,2019,35(9):539-541.

[21] Daisuke Yamada, Tatsuya Fujikawa. Prurigo Pigmentosa. Am J Med,2018,131(1):e11-e12.

[22] Miki Wong,Erica Lee,Yolanda Wu,et al. Treatment of Prurigo Pigmentosa with Diet Modification: A Medical Case Study. Hawaii J Med Public Health,2018,77(5):114-117.

[23] Najla Daadaa, Azima Ben Tanfous. Riehl's melanosis. Treasure Island(FL):StatPearls Publishing,2020.

[24] So Min Kim,Eun-So Lee,Seonghyang Sohn,et al. Histopathological Features of Riehl Melanosis. Am J Dermatopathol, 2020, 42(2):117-121.

[25] L Wang, AE Xu. Four views of Riehl's melanosis: clinical appearance,dermoscopy,confocal microscopy and histopathology. J Eur Acad Dermatol Venereol,2014,28(9):1199-1206.

第十五章

物理性皮肤病

第一节 光线性皮肤病

一、多形性日光疹

【概念】

多形性日光疹(polymorphous light eruption)是一种以皮损多形性损害为特征的光敏性皮肤病,常反复发作。

【临床特点】

1. 临床表现 不同种族、不同年龄均可受累,通常在30岁之前发病,男女均可发病,女性略多于男性。

本病多见于春夏季,秋冬缓解或消退,肤色浅者易患。皮损一般发生于日晒后数分钟或数小时,有时为数天。反复日光照射,可降低紫外线敏感性,皮疹可减少,称为"硬化"现象。皮疹好发于面额、眉毛、鼻背、颈、胸前V形区及前臂等曝光部位,多为对称分布,呈多形性,对同一患者而言,每次发作时,皮疹的分布和性质常常是同样的。痒疹型损害为红斑、丘疹、丘疹样风团;湿疹型损害与湿疹相似,表现为红肿、丘疹、水疱、糜烂、渗出,反复发作则皮肤粗厚呈苔藓化;斑块型损害于鼻颊及其他面部颈、部发生孤立性或融合成片的红斑及斑块,与盘状红斑性狼疮极为相似,亦见数型混合发生者。自觉瘙痒。(图1-15-1-1-1A、图1-15-1-1-1B)

2. 治疗 加强光防护,避免日光照射,应用防护衣,正确使用防晒霜。局部可使用糖皮质激素和非甾体抗炎药。较重的患者可使用NB-UVB或PUVA治疗。其他治疗药物包括口服糖皮质激素、抗组胺药、抗疟药、烟酰胺、硫唑嘌呤、环孢素等。

3. 预后 注意防护和治疗后,一般较好。

【发病机制】

日光照射可引起本病,可能是对机体内的皮肤抗原产生的迟发型超敏反应。有一定的遗传易感性。

【病理变化】

镜下观 主要是血管周围淋巴细胞浸润,真皮浅层

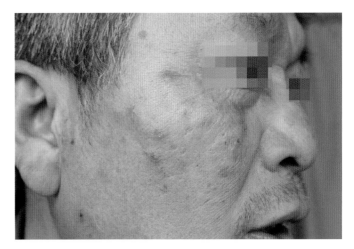

图1-15-1-1-1A 面部散在红斑、丘疹,浅表剥蚀

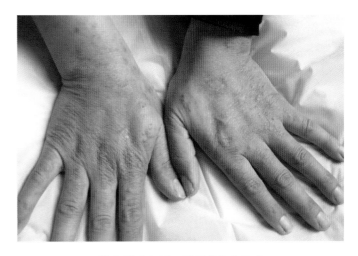

图1-15-1-1-1B 双手背散在丘疹

水肿,基底细胞液化变性,但没有红斑狼疮明显(图1-15-1-1-2A、图1-15-1-1-2B)。

【鉴别诊断】

根据以上临床特点,诊断不难。必要时做光斑贴试验,以助诊断。用<320nm紫外线照射未受累区,48小时后发生急性皮炎损害,持续2周左右始消退,为阳性表现。

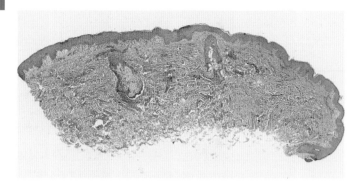

图 1-15-1-1-2A　低倍镜扫视,真皮浅层水肿

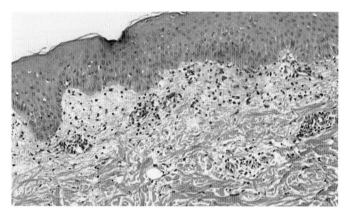

图 1-15-1-1-2B　真皮乳头水肿,真皮浅层及血管周围炎症细胞浸润,见日光弹力纤维变性

1. **种痘样水疱病**　多见于儿童,男性多于女性,常有家族史,水疱中心多凹陷,呈脐窝样,愈后留瘢痕。

2. **红斑狼疮**　具有典型的皮疹,蝶形红斑,有角栓,无瘙痒。系统性红斑狼疮者并伴有不同程度的多器官损害,抗核抗体、抗 dsDNA 抗体均阳性,直接免疫荧光显示表皮与真皮交界处有 IgG 及补体沉积。

（冯义国）

二、慢性光化性皮炎

【概念】

慢性光化性皮炎（chronic actinic dermatitis,CAD）是一组好发于中老年男性的以慢性光敏感为特征的疾病,包括持久性光反应（persistent light reactivity,PLR）、光敏性湿疹（photosensitive eczema,PE）、光敏性皮炎（photosensitive dermatitis,PD）和光线性类网织细胞增生症（actinic reticuloid,AR）。

【临床特点】

1. **临床表现**　中老年男性多见。好发于面部、颈部、颈侧、上胸、手背和前臂伸侧等曝光部位。急性期可见水肿性红斑、丘疱疹、轻度渗出,呈湿疹样改变。慢性期可见浸润性丘疹和斑块,苔藓样变（图 1-15-1-2-1A、图 1-15-1-2-1B）。严重者可发展成类似淋巴瘤的皮损。自觉瘙

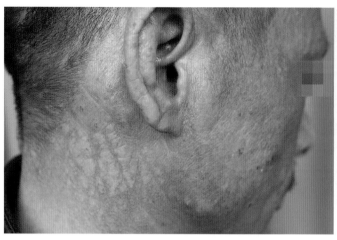

图 1-15-1-2-1A　慢性光化性皮炎,面颈部皮损

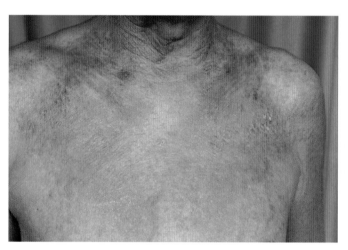

图 1-15-1-2-1B　慢性光化性皮炎,胸前 V 形区皮损

痒,夏季和日晒后加重。

2. **治疗**　严格防晒,避免可能的接触变应原。局部治疗包括外用糖皮质激素和钙调神经磷酸酶抑制剂,配以润肤剂。系统用药包括口服烟酰胺、羟氯喹、抗组胺药。严重者可使用糖皮质激素、雷公藤多苷、硫唑嘌呤等。

3. **预后**　在严格避光的情况下,一般不会很快复发,即使复发,也不会太严重。但因多种因素,患者不能做到严格防晒,会复发和加重。

【发病机制】

尚未完全明确。

【病理变化】

镜下观　组织病理变化无特异性,类似于皮炎湿疹的改变。急性期见海绵水肿,真皮浅层日光弹力变性,可见嗜酸性粒细胞、浆细胞浸润。慢性期可见棘层肥厚,真皮乳头层可见与表皮呈垂直走行的胶原纤维,有时可见到假淋巴瘤样改变,非典型大而染色深、核扭曲的细胞和核分裂象,部分淋巴细胞进入表皮,称为"光线性类网织

细胞增生症",有时很难和真性淋巴瘤鉴别。(图 1-15-1-2-2A～图 1-15-1-2-2C)

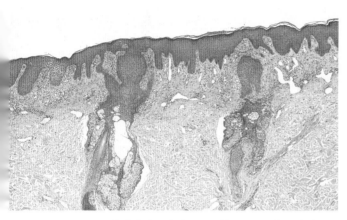

图 1-15-1-2-2A 低倍镜扫视,表皮增生,棘层肥厚,真皮浅中层炎症细胞浸润

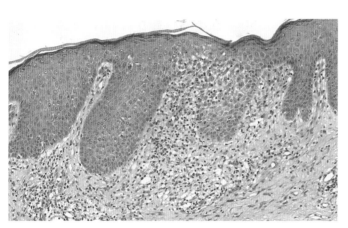

图 1-15-1-2-2B 棘层肥厚,灶状海绵水肿,真皮乳头增厚,可见与表皮呈垂直走行的胶原纤维

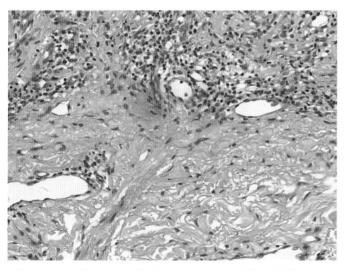

图 1-15-1-2-2C 血管周围淋巴细胞、嗜酸性粒细胞浸润,可见日光弹力变性

【鉴别诊断】

根据好发人群、临床表现和病程较长反复发作可诊断。

1. 湿疹 任何年龄可发生,无明确光敏史,皮损可泛发,对称分布,瘙痒明显。

2. 多形性日光疹 中青年女性多见,有明确的光敏史和季节性,呈急性间歇性发作,皮疹形态较多。

(冯义国)

三、光线性痒疹

【概念】

光线性痒疹(actinic prurigo),又名夏季痒疹、夏季水疱病,临床特征为日光诱发的瘙痒性丘疹或结节。

【临床特点】

1. 临床表现 任何年龄均可发病,最常见于儿童,女性较多。发病部位为面部(包括鼻部)和肢体远端等曝光部位,严重时可累及臀部等非曝光部位。疾病初期为粉红色丘疹、小结节或斑块,有时有水疱,很快破溃结痂。皮损有时呈湿疹样或苔藓样。面部皮疹消退后可留有轻微瘢痕。可剧烈瘙痒(图 1-15-1-3-1)。

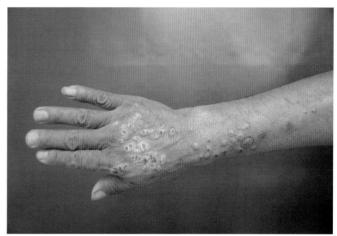

图 1-15-1-3-1 前臂、手背等曝光部位红色、暗红色结节,浅表破溃结痂

疾病于青春期或成年早期可自行缓解,有时偶尔持续至成年。

2. 治疗 避免日晒,做好防晒。局部可使用强效或超强效皮质类固醇药物。外用他克莫司和吡美莫司乳膏也有治疗作用。顽固性患者可给予沙利度胺口服,注意其致畸性及外周神经炎的副作用。其他治疗药物包括口服糖皮质激素、羟氯喹、β 胡萝卜素、维生素 E、硫唑嘌呤等。

3. 预后 一般预后好,注意防晒。

【发病机制】

未明,发病机制可能为迟发型超敏反应。

【病理变化】

镜下观 早期真皮、血管周围单一核细胞浸润,后期形成溃疡,棘层肥厚,真皮纤维化(图1-15-1-3-2A、图1-15-1-3-2B)。

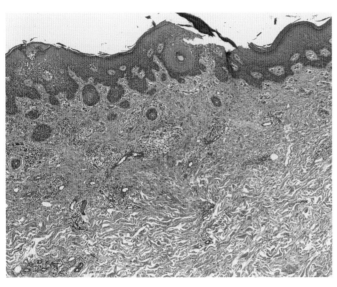

图1-15-1-3-2A 低倍镜扫视,表皮不规则增生,浅中层血管周围炎症细胞浸润,胶原增生、红染

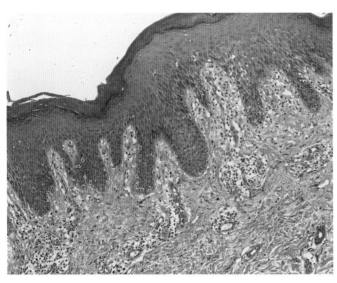

图1-15-1-3-2B 真皮浅层及血管周围淋巴细胞为主的炎症细胞浸润,可见日光弹力变性

【鉴别诊断】

根据病史、发病年龄和发病部位,特别是鼻背部受累可诊断。鉴别诊断包括多形性日光疹、虫咬皮炎、结节性痒疹、红细胞生成性原卟啉病等。

(冯义国)

四、种痘样水疱病

【概念】

种痘样水疱病(hydroa vacciniforme)是一种少见的光线性皮肤病,其特点是夏季在面部及四肢曝光部发生水疱,水疱中央呈脐窝状,类似牛痘,愈后往往遗留深在性瘢痕。

【临床特点】

1. **临床表现** 春夏季发病,冬季减轻或消退。多见于男孩,随着年龄增长逐渐减轻,青春期后大致痊愈,不再复发。家族中可有同病患者。发病前皮肤有灼痒、发胀、紧张感,或有轻度全身症状或头痛。皮损初为多数散在红斑,迅速变为水疱,中心凹陷呈脐窝状,周围有红晕,类似牛痘。水疱干涸后形成黏着性褐色痂皮,痂脱后遗留深在性凹痕。对称分布于面、鼻、颊、耳、手背及四肢伸侧面,偶尔累及黏膜。严重者可伴有多毛、口唇糜烂、眼结膜炎及角膜炎,间有合并脱发及指(趾)甲变形(图1-15-1-4-1)。

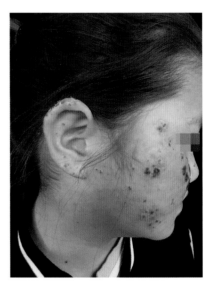

图1-15-1-4-1 面颊部、耳部红斑、水疱,中心可见脐凹,中心坏死结痂

2. **治疗** 避免日晒,做好防晒。局部可使用皮质类固醇药物。必要时使用NB-UVB春季脱敏治疗。其他治疗药物包括口服糖皮质激素、β胡萝卜素、硫唑嘌呤、抗疟药、环孢素和食用鱼油等。

3. **预后** 一般预后好,但愈后遗留瘢痕,另需要注意发生淋巴瘤的可能。

【发病机制】

尚未确定,可能与隐性遗传有关。

【病理变化】

镜下观 急性期可出现海绵水肿形成,网状变性,坏死角质形成细胞,血管周围炎症细胞浸润,有淋巴细胞、组织细胞和中性粒细胞。慢性改变有表皮坏死，溃疡形成，真皮乳头水肿，真皮上层坏死（图 1-15-1-4-2A～图 1-15-1-4-2C）。直接免疫荧光阴性。

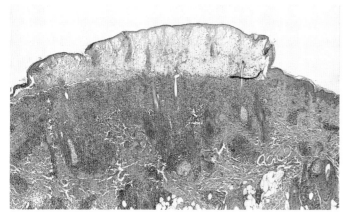

图 1-15-1-4-2A 低倍镜扫视，表皮内多房性水疱，真皮浅中层炎症细胞浸润

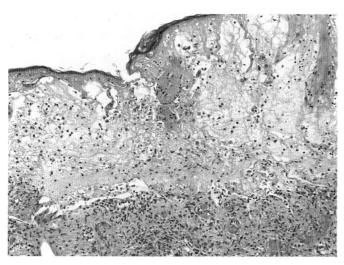

图 1-15-1-4-2B 表皮内可见角质形成细胞坏死，网状变性，血管周围炎症细胞浸润

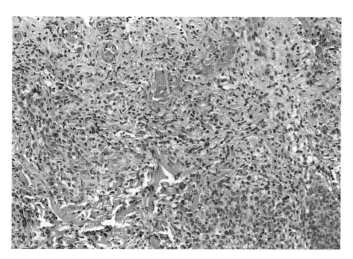

图 1-15-1-4-2C 血管周围以淋巴细胞为主的炎症细胞浸润，可见血管外红细胞

【鉴别诊断】

根据发病年龄和临床表现可诊断。需与以下疾病鉴别：

1. **大疱性系统性红斑狼疮** 是系统性红斑狼疮非常少见的亚型。好发于年轻女性。曝光部位多见，也可累及非曝光部位和黏膜。表现为红斑基础上或外观正常皮肤上呈孤立或群集分布的水疱或大疱，消退后不留瘢痕。大多伴有明显瘙痒，组织病理和免疫荧光及自身抗体阳性可诊断。

2. **红细胞生成性原卟啉病** 大多初发于 2～5 岁，男性多于女性，夏重冬轻，好发于面部、耳部、手背等暴露部位。主要表现为疼痛性光敏反应。日晒后出现红斑、水肿、风团，长期日晒可出现丘疹、水疱、紫癜等表现。实验室检查患者的血浆、红细胞和粪中原卟啉增加，尿卟啉正常。

3. **Hartnup 综合征** 是一种少见的先天性氨基酸代谢缺陷病，又称糙皮病-小脑共济失调-氨基酸尿症。儿童期发病，日晒后曝光部位出现境界清楚的红斑、干燥、脱屑及色素沉着等糙皮病样损害，伴有间歇性小脑性共济失调、持续性肾性氨基酸尿。

4. **种痘样水疱病样皮肤 T 细胞淋巴瘤** 是原发于皮肤的、与 EB 病毒感染相关的 T 细胞淋巴瘤，儿童多见。除了有种痘样水疱病的特点外，还表现为非曝光部位的类似皮损，面颊、眼睑、唇部水肿，高热、肝损害等全身症状。皮肤组织病理显示非典型淋巴细胞广泛浸润，以中等大细胞为主。免疫组化染色显示浸润的淋巴细胞以 CD8$^+$细胞为主。

（冯义国）

五、胶样粟丘疹

胶样粟丘疹（colloid milium），又称皮肤胶样变性，是一种假性弹力组织变性。皮损常见于颧弓、颈侧部、耳和手背，少见于鼻、上唇、颏和前臂伸侧，呈黄色、柔软、透明的丘疹，直径 0.2～0.5cm，对称分布，有时成群，偶尔刺破皮损，可以挤出明胶样团块，这与日光性弹力变性有区别。组织病理显示真皮浅中层见结节状、均质化、无定形物质沉积（详见第十章第四节）。

（冯义国）

六、星状自发性假瘢

【概念】

星状自发性假瘢（stellate spontaneous pseudoscars）是一种皮损表现为星状或线状，轻度萎缩的色素减退性瘢痕样损害的少见皮肤病。

【临床特点】

1. 临床表现 无自觉症状,好发于前臂伸侧、手背。可分为两种临床类型:老年型和前老年型。前者好发于70岁以上老年人,可伴有皮肤萎缩和紫癜,与强烈的日光照射有关。后者发病年龄<60岁,除前臂、手背外,也可发生于小腿、面部(图1-15-1-6-1)。

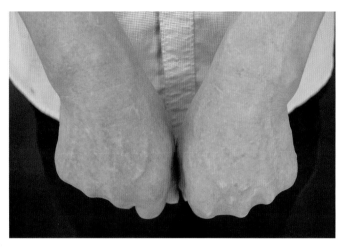

图1-15-1-6-1 双手背星状或线状色素减退性瘢痕样斑,略凹或隆起

2. 治疗 目前尚无特殊治疗方法,防止光老化和避免长期使用糖皮质激素可以预防本病的发生。

3. 预后 良好,注意防晒。

【发病机制】

不明。长期接受日光照射、酗酒、长期应用糖皮质激素可发生本病。有时并发白化病、肺、肾脏等系统疾病。

【病理变化】

镜下观 主要为真皮浅层胶原嗜碱性变,毛细血管扩张,可见红细胞外渗(图1-15-1-6-2)。

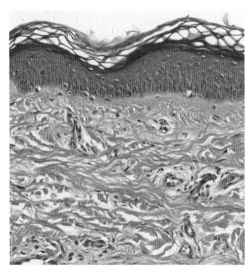

图1-15-1-6-2 真皮浅层少许炎症细胞浸润,毛细血管扩张,真皮上部见日光弹力变性

【鉴别诊断】

需要与外伤或炎症后愈合的瘢痕鉴别。

(冯义国)

参 考 文 献

[1] Christopher E. M. Griffiths, Jonathan Barker, tanya Bleiker, et al. Rook's textbook of dermatology. 9th ed. New York:John Wiley & Sons,2016.

[2] Eduardo Calonje. McKee's Pathology of the skin with clinical correlations. 5th ed. Amsterdam:Elsevier,2020.

[3] 刘辅仁.实用皮肤科学.3版.北京:人民卫生出版社,2005.

第二节 环境与运动相关的皮肤病

一、痱

【概念】

痱(miliaria)亦称粟粒疹,是由于环境温度高、湿度大、汗管阻塞等多种原因引起的汗液分泌过多、汗管排泄障碍导致的皮肤病。

【临床特点】

1. 临床表现 根据汗腺导管堵塞部位的深浅及疱液性质,将痱分为以下几种类型:

(1) 晶形粟粒疹(miliaria crystalline):亦称白痱,汗液潴留发生在角质层内或角质层下,表现为针尖大小的透明浅表性水疱,壁薄、清亮、易擦破,干涸后留细小脱屑,周围无明显炎症反应。好发于躯干、颈部,皮疹常成批出现,密集分布,无明显自觉症状。常见于高热、大量出汗、久病卧床、过度衰弱者,或透气不良的儿童(图1-15-2-1-1)。

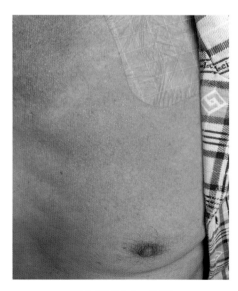

图1-15-2-1-1 白痱

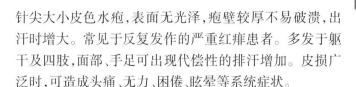

（2）红色粟粒疹（miliaria rubra）：亦称红痱，汗液潴留于表皮棘层，表现为簇集出现的、直径 1~3mm 大小的丘疹及丘疱疹，周围有红晕，可自觉瘙痒、灼痛，严重者可继发感染。皮损好发于皮肤褶皱处，如肘窝、腘窝、乳房下，亦可发生于躯干、幼儿头面部等。多在 1 周内消退，留有轻度脱屑（图 1-15-2-1-2）。

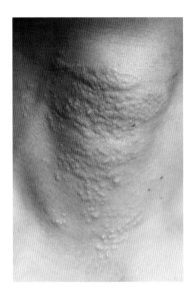

图 1-15-2-1-2　红痱

（3）脓疱性粟粒疹（miliaria pustulosa）：亦称脓痱，常继发于其他原因所致的汗腺导管破裂、堵塞及损伤。表现为针尖大小的浅表脓疱，疱液为无菌性或非致病球菌性，但破溃后可继发感染。好发于阴囊、四肢屈侧及小儿头部。（图 1-15-2-1-3）

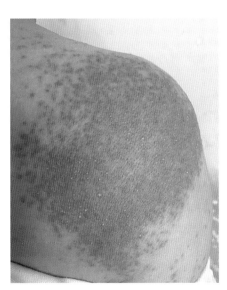

图 1-15-2-1-3　脓痱

（4）深在性粟粒疹（miliaria profunda）：亦称深痱，由汗管在表皮上部或真表皮交界处破裂所致，形成密集的针尖大小皮色水疱，表面无光泽，疱壁较厚不易破溃，出汗时增大。常见于反复发作的严重红痱患者。多发于躯干及四肢，面部、手足可出现代偿性的排汗增加。皮损广泛时，可造成头痛、无力、困倦、眩晕等系统症状。

2. 治疗　注意环境温度、通风散热、勤洗澡换衣，避免搔抓，保持皮肤干燥清洁，外用药物以清热、止痒、干燥为原则。可外用止痒粉剂、炉甘石洗剂等。继发感染时可局部或系统应用抗生素。

3. 预后　预后较好。病程通常数天至数周，环境温度下降后好转。

【发病机制】

可累及各年龄人群，婴幼儿及儿童因外泌汗腺导管发育不成熟而更易受累。发病机制为高温及潮湿环境导致的汗液分泌过多，表皮角质层浸渍，致使汗腺导管开口闭塞、汗液潴留、汗管破裂，也可能与表皮球菌繁殖有关。有报道可由某些药物如新斯的明、脂质体阿霉素导致汗管堵塞，亦可出现于 Morvan 综合征等系统疾病，或并发于中毒性表皮坏死松解症（toxic epidermal necrolysis，TEN）。

【病理变化】

镜下观

（1）白痱：角层内或角层下水疱，内有少量中性粒细胞。棘层上部可出现海绵水肿。

（2）红痱：表皮内海绵水肿性水疱，疱内可见中性粒细胞，疱周及真皮见淋巴细胞浸润（图 1-15-2-1-4）。

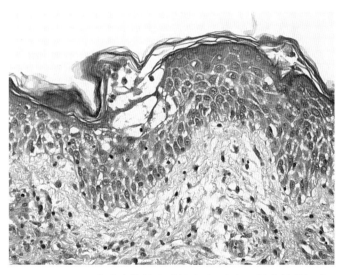

图 1-15-2-1-4　表皮内海绵水肿性水疱，疱内可见中性粒细胞
（Dirk M. Elston 教授惠赠）

（3）脓痱：以上特点合并表皮内或角层下脓疱。

（4）深痱：汗腺导管周围海绵水肿，导管真皮部周围见淋巴细胞等慢性炎症细胞浸润。真表皮交界处可形成

水疱。

【鉴别诊断】

1. **新生儿红斑** 亦称为新生儿中毒性红斑,应与红痱及脓痱鉴别。前者发生于出生2~3天的新生儿,表现为面部、躯干的多发性红斑,境界不清,中央可见丘疹或脓疱,经1~3天自行消退,不留脱屑。组织病理学上表现为毛囊周围的角层下脓疱,疱内主要为嗜酸性粒细胞及少量中性粒细胞,毛囊漏斗部、峡部嗜酸性粒细胞及中性粒细胞浸润。

2. **粟丘疹** 见于面部的黄白色实质性小丘疹,2~3mm大小,可挑出黄白色角质内容物。发病与环境及出汗无关。组织病理学上表现为小的表皮样囊肿,位置表浅,囊壁为鳞状上皮。

3. **角层下脓疱性皮病** 与脓痱鉴别。前者好发于腋下、腹股沟、躯干等,一般不侵犯面部。表现为红斑基础上出现针尖至粟粒大小的脓疱,呈环状或匍匐性排列,可互相融合。组织病理学上表现为角层下脓疱,疱内大量中性粒细胞,可见嗜酸性粒细胞,偶见棘层松解细胞。

4. **毛周角化病** 与红痱鉴别。毛周角化病的特征为毛囊口内有小的角栓,伴不同程度的毛囊周围红斑。组织病理学表现为角化过度,毛囊口角栓,真皮内炎症细胞浸润。

5. **Fox-Fordyce病** 亦称顶泌汗腺痱,好发于顶泌汗腺密集部位如腋窝、耻骨、阴唇等,表现为慢性瘙痒性丘疹,呈皮色,分布均匀,彼此孤立,触之坚实。组织学表现为毛囊漏斗部角栓,伴棘层肥厚、角化不全、顶泌汗腺扩张,毛囊周围见泡沫样组织细胞。

(夏建新)

二、冻疮

【概念】

冻疮(perniosis,chilblains)是一种与寒冷相关的末梢部位皮肤局限性、红斑性、淤血性皮肤病。

【临床特点】

1. **临床表现** 好发于初冬及早春,儿童、女性、手足多汗及末梢循环不良者常见。急性损伤常在受冷后12~24小时内出现,而慢性病变则与反复的冷暴露有关。表现为受冷部位出现的局限性暗紫红色隆起的水肿性斑片或结节,常对称分布。皮损表面紧张发亮,压之褪色,边界清楚。严重时可发生水疱、糜烂及溃疡,可继发感染,偶有瘢痕形成。自觉肿胀瘙痒或轻微灼痛感,症状于皮损处受热后加重。好发于手指、手背、足趾、耳郭、鼻尖等末梢部位,臀部及大腿外侧亦常发生(图1-15-2-2-1)。

2. **治疗** 注意保暖、防潮,促进局部血液循环,不宜

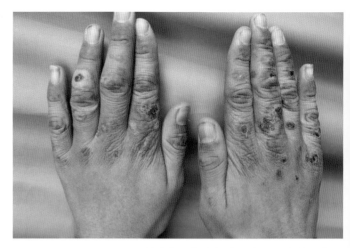

图1-15-2-2-1 双手局限性暗紫红色隆起的水肿性斑片或结节,对称分布,浅表坏死结痂

穿过紧衣物及鞋袜,戒烟。局部可应用多磺酸黏多糖乳膏、复方肝素软膏、辣椒酊等,系统治疗可口服烟酰胺、硝苯地平、丹参制剂等扩血管药物。物理治疗可采用红外线、氦氖激光等。破溃感染处可外用莫匹罗星软膏等抗感染治疗。

3. **预后** 病程为自限性,通常在转暖后自行痊愈,预后好,但易复发。若血管持续痉挛时间过长,可引起组织坏死导致较严重的并发症。

【发病机制】

机制为受冷后小动脉发生收缩,造成静脉淤血,血液循环不良而发病。冻疮可以是原发性,也可继发于某些结缔组织病、冷球蛋白血症、抗磷脂综合征等。亦有报道可出现于急性淋巴细胞白血病急变时。家族性病例与*TREX1*基因突变有关。

【病理变化】

镜下观 组织学表现缺乏特异性,但有助于鉴别和排除其他疾病。主要的病理变化包括:可见表皮角质形成细胞坏死,单一核细胞浸润;可发生苔藓样界面皮炎;真皮乳头层高度水肿,偶见乳头层毛细血管内血栓形成,炎症细胞浸润及红细胞外溢;真皮浅层及深层血管周围淋巴细胞浸润,血管壁可水肿甚至有纤维素样坏死。淋巴细胞亦可浸润至小汗腺周围甚至皮下脂肪层(图1-15-2-2-2A、图1-15-2-2-2B)。

【鉴别诊断】

1. **寒冷性多形红斑** 常发生于肢端、手背,损害呈对称分布,除肢端外还常伴四肢及躯干皮损。皮损以水肿性红斑为主,可见典型的虹膜样损害。组织学上表现为基底细胞空泡化变性,表皮可见坏死角质形成细胞,后期可见表皮大片坏死,淋巴细胞以真皮浅层浸润为主。

2. **冻疮样红斑狼疮** 是一型分布于肢端的、因微血

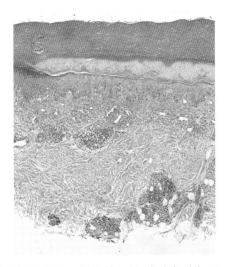

图 1-15-2-2-2A 低倍镜扫视,表皮部分坏死,真皮乳头水肿,真皮浅层及深层血管周围炎症细胞浸润

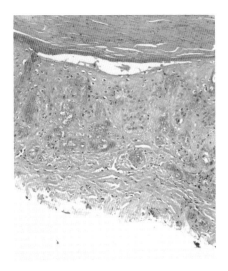

图 1-15-2-2-2B 真皮乳头水肿,血管壁纤维素样变性,周围炎症细胞浸润,可见红细胞外溢

管病变引起的类似于冻疮样的皮损,表现为指尖、趾部、足跟、鼻部、耳部等部位出现紫红色浸润性斑片。组织学上具有红斑狼疮的特点:表皮萎缩,基底细胞液化变性,真皮血管周围及附属器周围淋巴细胞浸润,黏蛋白沉积。直接免疫荧光见基底膜带 IgG、IgM 沉积。免疫学异常:包括抗核抗体谱阳性,部分患者抗 ds-DNA、抗 Sm、抗 Ro-52、类风湿因子阳性等。

3. **冷球蛋白血症** 表现为遇冷后于双下肢、臀部、上肢、肢端出现发绀、红斑、丘疹、紫癜、坏死及溃疡。自觉痛痒。可出现关节痛、关节红肿、肾炎等系统症状。组织学上表皮无明显变化,真皮内小血管扩张,管腔内见均一红染的嗜酸性物质沉积,直接免疫荧光可显示血管壁 IgM 沉积,血管周围中性粒细胞浸润。结合冷球蛋白测定可鉴别。

4. **肢端青紫症** 遇冷后手足出现对称性、持续性紫绀,回温后缓解,多有家族史,血黏度增加及情绪变化可加重症状。组织学上见真皮浅层毛细血管增生,小动脉壁增厚,可见透明蛋白血栓。

5. **类丹毒** 发生于手部时应与冻疮鉴别。前者表现为手部疼痛性红斑,继而成为紫红色斑块,边缘稍隆起,可有水疱。发病与季节无关,患者多有畜类及水产物接触史。组织学上见真皮内淋巴细胞、浆细胞及中性粒细胞形成的混合细胞炎症改变。结合组织病原学培养可鉴别。

(夏建新)

三、鸡眼

【概念】

鸡眼(clavus)是由于长期和反复摩擦、挤压形成的圆锥形角质增厚性损害。

【临床特点】

1. **临床表现** 表现为局限性的淡黄色或黄色半透明状角质增生,多呈正圆形,表面光滑,境界清楚,边缘可稍高出皮面,中央见一坚硬的倒置的圆锥状角质栓,角质栓的尖端向下可深达真皮,刺激该处的神经末梢,释放炎症介质,在行走、活动时引发疼痛。

皮损以足跖前中部及脚趾侧缘多见,多为单发。发生于足底、趾背的鸡眼表面角化明显,触之坚硬,受压时产生疼痛,称为硬鸡眼。发生于趾间的鸡眼常因汗液浸渍而变软,边缘呈白色隆起的环状,触之较软,称为软鸡眼,最常见于第4、5脚趾间。(图 1-15-2-3-1)

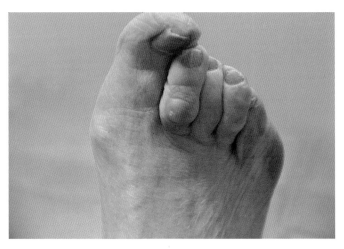

图 1-15-2-3-1 第2趾关节类圆形淡黄色半透明状角化性结节,中央见圆锥状角质栓

2. **治疗** 避免局部受压及摩擦,穿宽松舒适鞋具,鞋内用填充物或者衬垫分散足部受力点。有足部畸形者应

予矫正。对于硬鸡眼可外用腐蚀剂,同时注意保护周围皮肤,外用药物如鸡眼膏、尿素软膏等。软鸡眼可行清创后用足趾垫或硅胶泡沫衬垫缓解疼痛。体积较大者可选择激光、冷冻、手术治疗。

3. 预后 鸡眼好发于中老年人,一般难以自行消退,影响行走及生活质量。经过积极治疗可治愈,但易复发,应注意避免诱因。

【发病机制】

由于长时间受压或摩擦等机械性压力导致角质层增生而致病。可以因不合脚鞋子(或高跟鞋、尖头鞋)、足部畸形等因素诱发。亦有报道系统性硬皮病患者鸡眼发病率升高,可能与皮肤硬化、皮下脂肪萎缩导致的足部压力增加有关。

【病理变化】

镜下观 角化过度,见由角化不全细胞组成的圆锥形角栓,中心部最厚,呈"V"形凹入。其下方表皮萎缩,颗粒层减少;角栓下方真皮乳头层变平,真皮内少量炎症细胞浸润(图 1-15-2-3-2)。

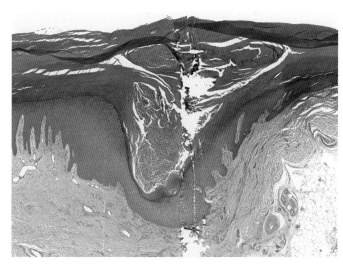

图 1-15-2-3-2 角化过度,见由角化不全细胞组成的圆锥形角栓,中心部最厚,呈"V"形凹入,其下方表皮萎缩,颗粒层减少

【鉴别诊断】

1. 跖疣 由病毒感染所致。表现为足部粟粒至豆大灰褐色或灰黄色丘疹,病变不限于受压部位。表面粗糙,中央微凹,周围为稍增高的角质环。将角质削去可见细小的出血点,可互相融合成一角质斑块。组织病理表现为棘层增生肥厚,可呈抱球样。颗粒层及棘层上部见空泡细胞,内含大量簇集的透明角质颗粒。鸡眼无此改变。皮肤镜下跖疣为角质增生区域内较均匀的黑色到红色点状及球状血管,鸡眼则表现为中央区域淡黄色半透明角质核,可资鉴别。

2. 胼胝 呈黄色半透明的扁平角质斑块。表面光

滑,与皮面平行或稍隆起,范围通常比鸡眼大。组织学上表现为致密角化过度伴角化不全,棘层、颗粒层增厚。表皮呈杯状凹陷,可见表皮萎缩,真皮乳头层变平。有时表皮松解性角化过度。

3. 点状掌跖角皮病 常染色体显性遗传病。皮损除见于双足跖外,还常见于双手掌。表现为对称分布的蜡黄色类圆形角质丘疹,数目较多,直径一般不超过 1cm,部分皮损中心呈火山口样凹陷。常伴指甲改变如弯甲、缺甲等。组织学上表现为表皮凹陷上方明显的角化过度,棘层与颗粒层增生,细胞无异型性。真皮内无炎症细胞浸润。

4. 砷角化病 鸡眼状角化型砷角化病应与鸡眼相鉴别。前者表现为鸡眼样角化凸起,中央凹陷,但皮损常对称分布,且可互相融合。组织学上可有角化不良,细胞有异型性、核深染、色素失禁等。结合病史可鉴别。

(夏建新)

四、胼胝

【概念】

胼胝(callus)是由于皮肤长期摩擦与受压引起的局限性扁平状角质增生性疾病。

【临床特点】

1. 临床表现 表现为境界不清的淡黄色、蜡黄色半透明状的角质增生性斑块。分布局限,边界模糊,中间区域厚,边缘薄,表面光滑(图 1-15-2-4-1)。常对称发生,一般无痛感,发生皲裂时可产生疼痛。

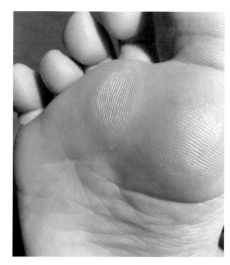

图 1-15-2-4-1 足跖部境界不清的蜡黄色扁平斑块,中央部明显,边缘较薄,质硬

遗传性疼痛性胼胝,属常染色体显性遗传病。皮损多位于足跖部受力点,表现为一个或多个大小不等的圆币状、增厚性角质斑块。有时趾端及侧面也可出现,个别

病例在掌部及肘部伸侧还可见到扁平的豆状角化性损害。常在幼年发病，发展缓慢，自觉疼痛明显，影响行走。

2. **治疗**　减少手足过度摩擦，较大皮损可采取热水浸泡软化角质后，以小刀削减角质，或外用角质剥脱剂如水杨酸、维 A 酸乳膏等。

3. **预后**　本病好发于老年人或手足长期受机械摩擦力者。去除刺激病因后常可好转，预后较好，但易复发。

【发病机制】

因长期反复摩擦刺激而导致角质层过度增生致病。可由于长期穿不合脚鞋子或高跟鞋所致，也可由足部畸形、骨突出、长时间站立及高强度活动而诱发。

【病理变化】

镜下观　致密角化过度伴角化不全；颗粒层增厚，棘层不规则增生肥厚，有时见棘层松解；表皮呈杯状凹陷，真皮乳头层变平，真皮血管周围少许炎症细胞浸润（图 1-15-2-4-2）。

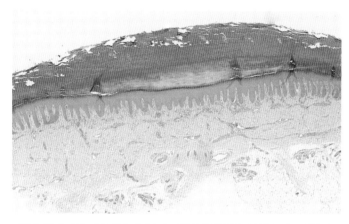

图 1-15-2-4-2　致密角化过度，颗粒层增厚，棘层不规则增生肥厚

【鉴别诊断】

1. **鸡眼**　表现为局限性淡黄色的半透明角质增生，境界清楚，表面角化，中央区域见一坚硬的倒置圆锥形角质栓。常自觉明显疼痛。组织学上表现为由角化不全细胞组成的中央角质栓，呈"V"字凹入，其下方颗粒层减少，表皮变薄。

2. **跖疣**　病毒感染引起的丘疹与结节，单发或多发，表面粗糙不平，境界清楚，周围稍增高呈角质环，偶可互相融合，剥削去表面角质后可见多发点状出血或角质软芯。组织病理学上表现为棘层增生肥厚呈抱球状，颗粒层及棘层上部见挖空细胞。

3. **弥漫性掌跖角皮病**　属常染色体显性遗传病。特征是先天性掌跖表皮角质层显著增厚，呈累及双侧的对称分布。表面增厚变黄呈疣状，与周围皮肤界限清楚，偶有甲增厚的改变。组织学上为非特异性，表现为显著角

化过度，颗粒层增厚，棘层肥厚。

4. **表皮松解性掌跖角皮病**　常染色体显性遗传病，致病基因包括 *KRT1*、*KRT9* 等，主要表现为手掌及足跖过度角化，皮损为对称性红斑及角化，形状不规则，受累皮肤粗糙增厚，可有瘙痒及疼痛。常有家族史。组织学表现为角化过度、颗粒层增厚，棘层及颗粒层见较多裂隙，裂隙处细胞界限不清，可见淡染的透明角质颗粒。

（夏建新）

五、黑踵

【概念】

黑踵（black heel），又称足跟瘀斑（calcaneal petechiae）、黑趾（talon noir），为足部的皮下出血，表现为受累部位的黑色或褐色斑片。

【临床特点】

1. **临床表现**　多发生于青壮年，表现为足部黑色、黑褐色、黑蓝色或暗紫色的斑片，境界不清，压之不褪色（图 1-15-2-5-1）。表面有角化鳞屑，剥除部分鳞屑或结痂后可见皮下淤血。多见于单侧足跟外缘，也可累及双足。足前部、足跖、足弓、手掌亦可发病。也可表现为足背部、趾端的黑色斑点。一般无自觉症状，部分患者在剧烈运动时可感到轻微疼痛。易被误诊为肢端的黑色素瘤。

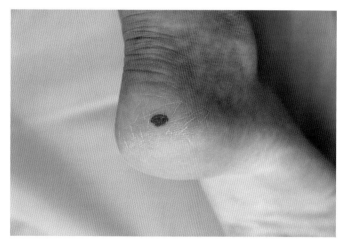

图 1-15-2-5-1　足跟黑褐色斑片，压之不褪色

2. **治疗**　一般无须特殊处理，去除诱因，注意保护皮肤及避免剧烈摩擦、碰撞等。

3. **预后**　预后良好，去除病因后皮损可自然消退。

【发病机制】

因局部剧烈摩擦与碰撞或热损伤导致真皮内毛细血管破裂，红细胞外渗，红细胞及血红蛋白等物质沉积在角层内所致。常见于运动员如篮球、网球及登山者。亦有在上呼吸道病毒感染后出现此皮损的报道。

【病理变化】

1. **镜下观** 高度角化过度,角层内见片状均质嗜伊红染的无定形结构,呈圆形或椭圆形聚集;棘层增生肥厚,颗粒层增厚,表皮突延长;真皮内血管及淋巴管扩张,红细胞外渗(图 1-15-2-5-2)。

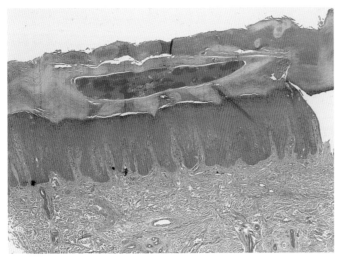

图 1-15-2-5-2 角化过度伴角化不全,角层内见片状均质嗜伊红染的无定形结构,呈椭圆形聚集

2. **特殊染色** 角质内无定形物质对联苯胺及过氧化酶呈阳性反应。普鲁士蓝染色阴性。

【鉴别诊断】

1. **黑色素瘤** 肢端雀斑痣样黑色素瘤常发生于手足,在足跖、甲及甲周常见。皮损表现为色素不均匀的斑片,形状不规则,可于斑片上出现丘疹、结节甚至疣状增生,病程发展快,呈侵袭性生长,可发生破溃及糜烂,预后不良。组织病理学上与黑踵易鉴别。前者为表皮和/或真皮内分散或成巢的黑素细胞,有明显的异型性,细胞大小形态各异,核大深染,可见核分裂象,亦可见到大量的色素及嗜黑素细胞。

2. **色素痣** 色素痣发生于足部时应与黑踵鉴别。前者表现为黑色、黑棕色或棕色的色素性斑片,边界清晰,皮肤镜下可见均质、点球状或网状的色素区域。组织学上可见成巢的痣细胞,易鉴别。

3. **黑癣** 即掌黑癣,但可发生于足跖部。表现为无症状的斑疹,常单发,通常为棕色至黑色,边缘处可有鳞屑。组织学上可在角质层发现分格菌丝,有时可见孢子。真菌直接镜检及培养可帮助鉴别。

4. **病毒性疣** 足部发生的病毒性疣有时应与黑踵鉴别。前者多呈角化性的丘疹结节,表面粗糙,中央可见凹陷,剥去表面角质下方见点状及细线状出血。组织病理学上表现为表皮增生,棘层上部及颗粒层内见挖空细胞。

(夏建新)

六、甲下出血

【概念】

甲下出血(subungual hematoma)是由于甲受到挤压、撕裂、外伤等因素引起甲板下出血。

【临床特点】

1. **临床表现** 表现为甲下暗紫红色的斑片,境界清楚,形状不规则。初为红色、紫红色,后期可呈褐黑色至黑色。也可表现为瘀点或暗紫黑色的大片出血,严重时可形成血肿,引起甲床与甲板分离(图 1-15-2-6-1)。多无自觉症状,少数人可伴有疼痛。病变区域随甲的生长而向远端推移,经数月后可被推出而恢复。

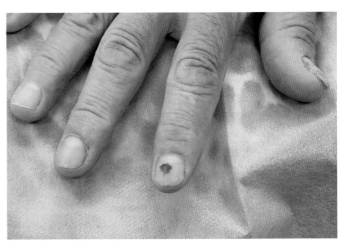

图 1-15-2-6-1 示指甲下暗紫红色斑片,境界清楚,形状不规则

2. **治疗** 一般无须处理,急性疼痛时可行甲板钻洞或手术打开甲板引流。

3. **预后** 一般预后良好,可自行消退,但应注意是否合并全身系统性疾病。

【发病机制】

为甲床或甲根的血管出血所致。可由重物压迫、锤击打、门夹伤、长时间徒步、鞋挤压、足球运动等导致。亦可见于一些内科疾病如感染性心内膜炎、高血压、暴发性紫癜、血液系统疾病、恶性肿瘤等。亦有报道可由紫杉醇等药物引起。

【病理变化】

镜下观 甲板下见红色均质的血浆样物质及红细胞(图 1-15-2-6-2)。

【鉴别诊断】

1. **甲黑色素瘤** 临床表现为甲板内深浅不一、颜色不均的黑色或棕黑色条纹及斑片,甲皱襞或甲下皮可出现色素沉着(Hutchinson 征阳性),皮肤镜下更为明显。而甲下出血的临床表现为形状不规则的暗紫红色斑片,

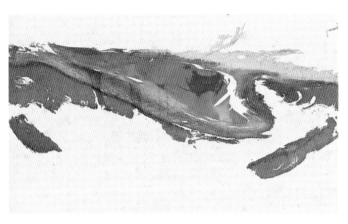

图 1-15-2-6-2　甲板内见红色均质的血浆样物质

皮肤镜下见深紫红色斑片,周围有紫红色球状及条纹状结构。甲黑色素瘤在组织病理学上表现为异形的黑素细胞,胞质固缩,胞核深染,形状各异,可见核分裂象,多数情况下细胞为梭形,也可呈上皮细胞样或 Paget 样,与甲下出血在组织学上易鉴别。

2. **甲母痣**　即甲基质中的交界痣,起源于甲母部位。通常表现为甲板上纵行的棕色、黑色或混合性条纹,随时间推移可增宽。组织病理学上可见痣细胞,可成巢,亦可仅表现为细胞数量增多。细胞核较小,形态规则,无异型性及核分裂象。甲板内有大量黑素颗粒。

3. **甲下血管球瘤**　多表现为近端甲下无结构的紫红色、蓝红色结节,可见分枝状血管。常有压痛,寒冷及外力刺激后加剧。组织病理学上表现为瘤体中多发的血管腔,管腔周围为多层的血管球细胞,此细胞大小均一,圆形或多角形,核大胞质少,局部可出现梭形细胞,为血管球细胞向平滑肌细胞分化。

4. **甲真菌病**　甲真菌病可出现甲变色及甲下裂片状出血。但甲真菌病中甲板通常有表面粗糙不平、松脆易碎、厚度增加、甲剥离等表现。组织病理学上可于甲板内见到真菌菌丝及孢子,结合 PAS 染色、真菌镜检及培养更易鉴别。

(夏建新)

七、足跟压力性疼痛性丘疹

【概念】

足跟压力性疼痛性丘疹(painful piezogenic pedal papules,PPPP),曾被称为疼痛性脂肪疝,是由于足跟部位受压力而导致的一种疼痛性疾病。

【临床特点】

1. **临床表现**　好发于足部,单侧或双侧对称发病。表现为站立时于足跟后、内及外侧缘出现粟粒至豆大的肤色或淡黄色丘疹、结节,界限相对清晰,数目不等,使足

跟呈铺路石样外观。皮损表面光滑,无破溃或瘢痕形成。皮损触之柔软,可被推压恢复,但不能移动(图 1-15-2-7-1)。患者可感到剧烈疼痛或无明显自觉症状,解除压力后皮损及症状消失。损害亦可发生于手掌部及腕部。

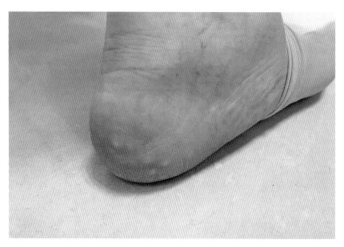

图 1-15-2-7-1　站立时于足跟后出现豆大淡黄色丘疹、结节(中国医科大学附属第一医院郑松教授惠赠)

2. **治疗**　目前尚无满意疗法,一般治疗包括避免长期负重站立,减少足部创伤,减轻体重,可使用压缩丝袜及足跟杯、穿高跟鞋使重心前移等。有报道应用脱氧胆酸、倍他米松及布比卡因注射治疗有效。

3. **预后**　此病好发于中年以上者,女性多见。亦常见于长期站立者、军人、长跑运动员,可能与足部受压力增高有关,去除诱因后症状可缓解。此外,应注意是否合并结缔组织缺陷性疾病。

【发病机制】

长期反复承重或真皮胶原组织及弹力纤维损伤变性,导致皮下脂肪及其神经、血管通过真皮层进入表皮而形成脂肪疝。血管及神经继续受压导致局部缺血、缺氧及刺激炎症介质释放而引起疼痛。本病可见于系统性疾病如 Ehlers-Danlos 综合征和 Prader-Willi 综合征等。

【病理变化】

镜下观　真皮内见脂肪小叶结构,小叶间小梁变细或消失;真皮深部或与皮下组织连接处脂肪分叶结构异常;真皮增厚,胶原纤维可增生(图 1-15-2-7-2A、图 1-15-2-7-2B)。

【鉴别诊断】

1. **浅表脂肪瘤样痣**　好发于臀部、躯干及下肢。表现为正常肤色或淡黄色丘疹及结节,质地柔软,多于出生或儿童期发生,无明显自觉症状。组织病理学显示真皮浅层胶原束见成熟的脂肪细胞,真皮深层脂肪细胞围绕较大血管。

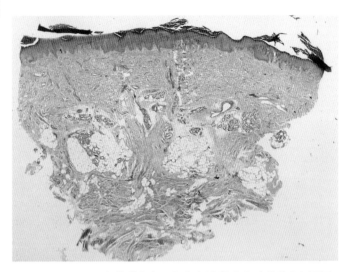

图 1-15-2-7-2A　低倍镜扫视,真皮内见脂肪小叶结构(中国医科大学附属第一医院郑松教授惠赠)

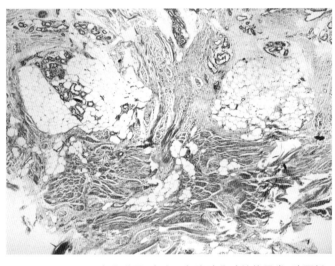

图 1-15-2-7-2B　真皮增厚,真皮深部脂肪分叶结构异常,胶原纤维增生(中国医科大学附属第一医院郑松教授惠赠)

　　2. 脂肪瘤　好发于肩、背、臀等,为单个或多个皮下局限性斑块,质软,表面皮肤正常,一般无自觉症状。肿瘤细胞主要为成熟的脂肪细胞聚集成小叶状,周围有结缔组织间质。偶见少量脂肪母细胞。

　　3. 跖疣　发生于足部的质硬丘疹,表面角化粗糙,周围可有增厚的角质环,剥去表面角质可见点状出血。组织学表现为棘层增生肥厚,棘层上部及颗粒层可见挖空细胞。

(夏建新)

参 考 文 献

[1] 赵辨. 中国临床皮肤病学. 南京:江苏科学技术出版社,2012.

[2] 高天文,王雷,廖文俊. 实用皮肤组织病理学. 2版. 北京:人民卫生出版社,2018.

[3] 朱学骏,涂平,陈喜雪,等. 皮肤病的组织病理学诊断. 3版. 北京:北京大学医学出版社,2016.

[4] Ali Alikhan,Thomas L. H. Hocker. Review of Dermatology. Netherlands:Elsevier,2017.

[5] Seghers Amelie Clementine,Tey Hong Liang,Tee Shang-Ian,et al. Pegylated liposomal doxorubicin-induced miliaria crystallina and lichenoid follicular eruption. Indian J Dermatol Venereol Leprol,2018,84(1):121.

[6] Peng Chen,Chen Wenjuan,Lu Jiajing,et al. Miliaria crystallina secondary to herbal remedies-induced toxic epidermal necrolysis:A case report. Dermatologic therapy,2019,32(4):e12995.

[7] Blasco-Morente G,Naranjo-Díaz MJ,Pérez-López I,et al. Fox-Fordyce Disease. Sultan Qaboos Univ Med J,2016,16(1):e119-e120.

[8] Brian J. Hall,Clay J. Cockerell. Diagnostic Pathology:Nonneoplastic Dermatopathology. 2nd ed. Philadelphia:Elsevier,2016.

[9] Park KK,Tayebi B,Uihlein L,et al. Pernio as the presenting sign of blast crisis in acute lymphoblastic leukemia. Pediatr Dermatol,2018,35(1):74-75.

[10] Lebeau S,També S,Sallam MA,et al. Docetaxel-induced relapse of subacute cutaneous lupus erythematosus and chilblain lupus. J Dtsch Dermatol Ges,2013,11(9):871-874.

[11] Gordon R,Arikian AM,Pakula AS. Chilblains in Southern California:two case reports and a review of the literature. J Med Case Rep,2014,22(8):381.

[12] 张建中,高兴华. 皮肤性病学. 3版. 北京:人民卫生出版社,2015.

[13] Chathra N,Bhat RM. Corns in scleroderma:An underreported entity. Indian Dermatol Online J,2017,8(1):49-50.

[14] Araguas Garcia C,Corbi Soler F. Effect of debridement of plantar hyperkeratoses on gait in older people-An exploratory trial. Arch Gerontol Geriatr,2018,78:7-13.

[15] Rodríguez-Sanz D,Tovaruela-Carrión N,López-López D,et al. Calvo-Lobo C. Foot disorders in the elderly:A mini-review. Dis Mon,2018,64(3):64-91.

[16] Bae JM,Kang H,Kim HO,et al. Differential diagnosis of plantar wart from corn,callus and healed wart with the aid of dermoscopy. Br J Dermatol,2009,160(1):220-222.

[17] Freeman DB. Corns and calluses resulting from mechanical hyperkeratosis. Am Fam Physician,2002,65(11):2277-2280.

[18] Ronald B. Johnston. Weedon's Skin Pathology. 4th ed. Amsterdam:Elsevier,2017.

[19] Borchgrevink GE,Viset AT,Wits E,et al. Does the use of high-heeled shoes lead to fore-foot pathology? A controlled cohort study comprising 197 women. Foot Ankle Surg,2016,22(4):239-243.

[20] Tammaro A,Magri F,Moliterni E,et al. An uncommon localization of black heels in a free climbing instructor. Int Wound J,2018,15(2):313-315.

［21］Sardana K,Sagar V. Black heel(talon noir)associated with a viral exanthem. Indian Pediatr,2013,50(10):982.

［22］王双元. 部位鉴别皮肤病及性病图谱. 北京:北京大学医学出版社,2009.

［23］Tully AS,Trayes KP,Studdiford JS. Evaluation of nail abnormalities. Am Fam Physician,2012,85(8):779-787.

［24］Kaliyadan F,Ashique KT. Nail Transillumination Combined with Dermoscopy for Enhancing Diagnosis of Subungual Hematoma. Indian Dermatol Online J,2018,9(2):105-106.

［25］Yang ST,Cheng M,Lee NR,et al. Paclitaxel-related nail toxicity. Taiwan J Obstet Gynecol,2019,58(5):709-711.

［26］Meek S,White M. Subungual haematomas:is simple trephining enough? J Accid Emerg Med,1998,15(4):269-271.

［27］杨国亮. 皮肤病学. 上海:上海科学技术文献出版社,2005.

［28］Turkmani MG. Piezogenic pedal papules treated successfully with deoxycholicacid injection. JAAD Case Rep, 2018, 4 (6): 582-583.

［29］Jiang ZX,Tan GZ,Li BY,et al. Painful Piezogenic Pedal Papules in a Female Babysitter:A Case-Based Review. Am J Dermatopathol,2019,41(6):462-464.

［30］Doukas DJ, Holmes J, Leonard JA. A nonsurgical approach to painful piezogenicpedal papules. Cutis,2004,73(5):339-340.

［31］Redbord KP,Adams BB. Piezogenic pedal papules in a marathon runner. Clin JSport Med,2006,16(1):81-83.

第十六章

感染性皮肤病

第一节　细菌性疾病

一、脓疱疮

【概念】

脓疱疮(impetigo)是一种接触性浅表细菌感染,儿童多见。以发生丘疹、水疱或脓疱,易破溃形成脓痂为特征。可分为原发性和继发性,前者为细菌直接侵入正常皮肤,后者继发于创伤、昆虫叮咬等。

【临床特点】

1. **临床表现**　脓疱疮好发于夏秋季节,闷热汗多的天气高发,多见于2~5岁儿童,好发于面部,尤其是口鼻周围。可分为非大疱性脓疱疮及大疱性脓疱疮。

(1) 非大疱性脓疱疮:最常见。好发于面部及四肢暴露部位。初为丘疹,然后发展为红斑基础上的薄壁水疱。随后变为脓疱,可迅速破溃形成较厚的蜜黄色黏附性痂皮(图 1-16-1-1-1A)。痂不断向四周扩张,可相互融合。常因搔抓将细菌接种到其他部位而出现多发性病变,结痂1周左右自行脱落痊愈,不留瘢痕。可能出现区域性淋巴结炎,通常无全身症状。

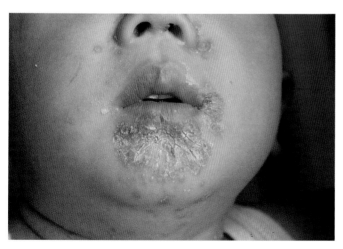

图 1-16-1-1-1A　非大疱性脓疱疮,口周皮损

(2) 大疱性脓疱疮:主要见于年幼儿童,最常累及躯干。初起为黄色清澈疱液的小水疱,1~2 天后水疱迅速增大,疱液颜色变暗并变浑浊。疱壁薄而松弛,脓液沉积于疱底部,呈半月形积脓现象(图 1-16-1-1-1B)。大疱破裂后留下薄层棕色痂皮,糜烂面干燥后形成黄色脓痂。有时痂下脓液向周围溢出,在痂的四周发生新的水疱,排列呈环状或链环状,称为环状脓疱疮。患者自觉瘙痒,一般无全身症状。

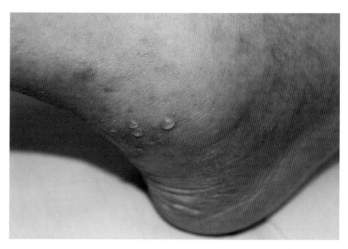

图 1-16-1-1-1B　大疱性脓疱疮,可见半月形积脓现象

2. **治疗**　避免搔抓及不良刺激,患者适当隔离。局限性皮损采取局部治疗,多发皮损的患者推荐口服药物治疗。水疱或脓疱可用消毒针穿破,但应避免疱液溢到正常皮肤上。外用药可选择抗生素如新霉素乳膏、莫匹罗星乳膏等。系统治疗可依据病情选择半合成青霉素和第一、第二代头孢菌素。

3. **预后**　一般预后良好,痂皮脱落后不留瘢痕。少数患者因搔抓致细菌种植到其他部位,导致病程迁延。病情严重的患儿,可出现全身中毒症状,极少数出现败血症、肺炎、脑膜炎、急性肾小球肾炎等并发症。

【发病机制】

常由金黄色葡萄球菌、链球菌感染引起。

【病理变化】

镜下观　角层下脓疱,脓疱内含有中性粒细胞、纤维蛋白和球菌,可有少量棘层松解细胞。疱底棘层可有海绵形成和中性粒细胞渗入。真皮浅层有炎症反应,表现为血管扩张、充血、血管周围中性粒细胞及淋巴细胞为主的浸润,真皮乳头水肿(图 1-16-1-1-2A、1-16-1-1-2B)。

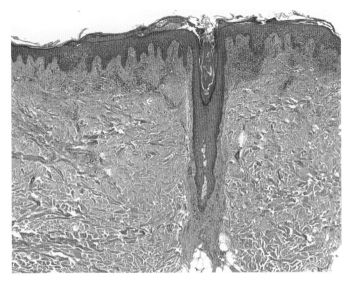

图 1-16-1-1-2A　低倍镜扫视(Tetsunori Kimura 教授惠赠)

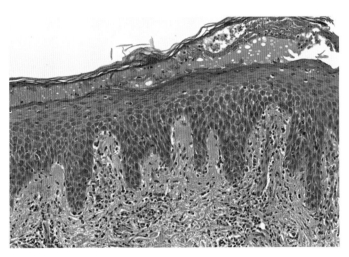

图 1-16-1-1-2B　角质层下脓疱,脓疱内有中性粒细胞(Tetsunori Kimura 教授惠赠)

【鉴别诊断】

1. **角层下脓疱性皮病**　组织学鉴别较困难,但无革兰氏染色阳性球菌。

2. **落叶型天疱疮**　疱液中大量棘层松解细胞,无革兰氏染色阳性球菌。

(乔建军)

二、丹毒/蜂窝织炎

【概念】

丹毒(erysipelas),又称网状淋巴管炎,通常由 β-溶血性链球菌感染引起,主要累及浅表淋巴管。蜂窝织炎(cellulitis)为累及真皮层和皮下组织的细菌感染,多因细菌经皮肤屏障的裂口侵入机体所致。

【临床特点】

1. **临床表现**　丹毒和蜂窝织炎几乎都是单侧发病。丹毒好发于小腿、颜面部。起病急骤,通常有急性发作的前驱症状和全身性表现,包括发热、寒战、严重不适及头痛。继而出现局部炎性症状和体征。患处出现界限清楚的鲜红色水肿性斑片,表面紧张灼热,迅速向四周扩大,有时可出现水疱或血疱(图 1-16-1-2-1A、图 1-16-1-2-1B)。全身症状和皮损一般 4~5 天达高峰,皮疹消退时可留有轻度色素沉着和鳞屑。

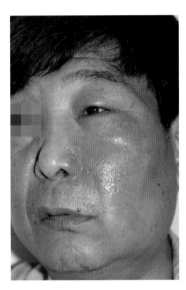

图 1-16-1-2-1A　丹毒(面部),左面部水肿性红斑,境界相对清楚,表面紧张灼热,左眼睑水肿

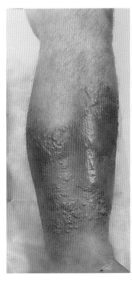

图 1-16-1-2-1B　丹毒(下肢),左小腿水肿性红斑,局部红斑上可见水疱,境界清楚,表面紧张灼热

347

蜂窝织炎常发生于四肢,初起局部为弥漫性红肿,境界不清(图 1-16-1-2-2)。常有显著性凹陷性水肿,严重者其上可发生水疱、血疱,局部疼痛显著,有明显搏动痛及压痛,有发热等全身症状。后组织逐渐溶解软化而出现波动及破溃,经 2 周左右结痂而愈。炎症浸润亦可自然吸收而消退。若得不到有效治疗,可发生坏疽、转移性脓肿及败血症。炎症进一步向深部组织蔓延可波及肌腱和骨,导致筋膜炎、肌炎。当有产气荚膜梭菌和其他厌氧菌感染时,可出现捻发音、坏疽性蜂窝织炎。

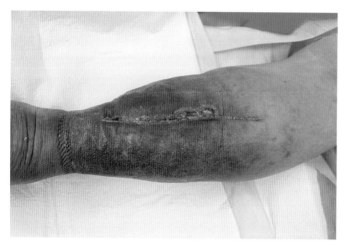

图 1-16-1-2-2 蜂窝织炎,下肢弥漫性红褐斑,境界不清,可见肿胀,局部破溃见线状溃疡

蜂窝织炎和丹毒的其他表现有淋巴管炎和区域淋巴结肿大。

2. 治疗 抬高患处肢体,如合并基础疾病,应积极治疗。非化脓性感染应给予经验性抗生素治疗。可依据病情采用针对乙型溶血性链球菌和金黄色葡萄球菌感染的经验性治疗,如青霉素。对青霉素过敏者,可选其他非青霉素类的抗生素。局部形成脓肿后,应切开引流。

3. 预后 一般预后良好。严重者可发生肾炎、心肌炎、海绵窦血栓、葡萄球菌性腹膜炎等。少数患者病情迁延或反复发作。

【发病机制】

丹毒和蜂窝织炎由多种细菌引起,多为 β-溶血性链球菌、金黄色葡萄球菌。

【病理变化】

镜下观

(1)丹毒:一般累及浅表淋巴管和真皮浅层,为非化脓性病变。表皮可出现海绵水肿、气球样变。真皮高度水肿,严重者可出现表皮水肿甚至表皮下水疱。真皮内浅、中层弥漫性炎症细胞浸润,以中性粒细胞为主,多见于扩张的淋巴管内。血管及淋巴管扩张,血管周围红

细胞外溢(图 1-16-1-2-3A ~ 图 1-16-1-2-3C)。革兰氏染色可在组织间隙或淋巴管内发现球菌。晚期真皮可见淋巴细胞、组织细胞浸润,水肿乳头层下方可见肉芽组织。慢性丹毒患者淋巴管壁纤维性增厚,管腔部分或全部阻塞。

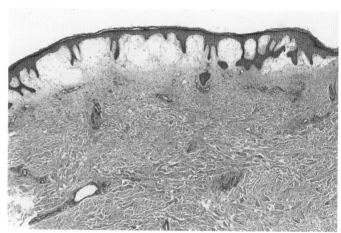

图 1-16-1-2-3A 低倍镜扫视,真皮乳头高度水肿

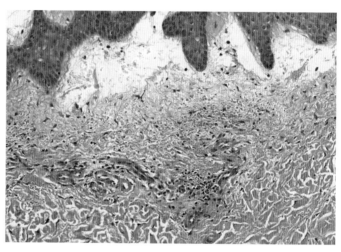

图 1-16-1-2-3B 真皮水肿,真皮浅层稀疏炎症细胞浸润,可见红细胞外溢

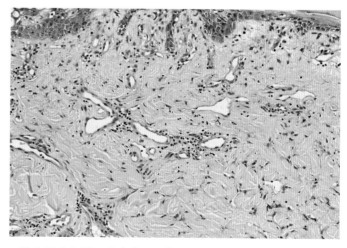

图 1-16-1-2-3C 真皮浅层血管及淋巴管扩张,可见红细胞外溢

（2）蜂窝织炎：发生于较深层的真皮和皮下脂肪（图1-16-1-2-4A）。真皮全层及皮下组织有广泛急性化脓性炎症改变，有中性粒细胞、淋巴细胞浸润（图1-16-1-2-4B），血管及淋巴管扩张，有时可见血管栓塞。真皮、皮下组织可见灶性坏死。后期可见由成纤维细胞、组织细胞及巨细胞所形成的肉芽肿。

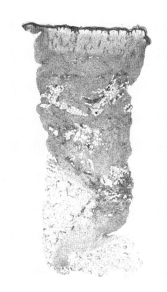

图1-16-1-2-4A 低倍镜扫视，真皮全层及皮下组织有广泛急性化脓性炎症改变（Tetsunori Kimura 教授惠赠）

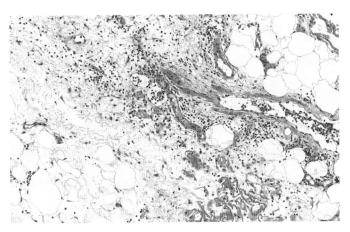

图1-16-1-2-4B 皮下组织炎症细胞浸润，以中性粒细胞、淋巴细胞浸润为主（Tetsunori Kimura 教授惠赠）

【鉴别诊断】

1. Sweet 综合征 皮损常为疼痛性红色、紫红色丘疹或斑块，假性水疱是重要特征。真皮上部中性粒细胞浸润更致密，核尘更明显。

2. 类风湿性嗜中性皮病 患者常有类风湿关节炎，皮损常广泛分布于全身。组织病理上真皮全层中性粒细胞浸润，主要为真皮浅层和中层，核尘多少不等，晚期皮损中可见到淋巴细胞、浆细胞、组织细胞浸润等。

（乔建军）

三、坏死性筋膜炎

【概念】

坏死性筋膜炎（necrotizing fasciitis）是一种严重的深部软组织感染，导致皮下血管血栓形成，可进行性破坏肌肉筋膜和上层的皮下脂肪，肌肉相对不受累。该病进展迅速，可危及生命。

【临床特点】

1. 临床表现 最常累及四肢，也可累及头颈部、腹壁、会阴部（Fournier 坏疽）等。

临床表现可分为三期。①早期：损伤部位皮肤表面可出现红斑或硬结，皮损部位出现疼痛，与皮肤症状不成比例的疼痛是特征性表现。皮肤表现为光滑、发亮的弥漫性肿胀，肿胀范围大于红斑，边界不清。患者可有发热、心动过速、肌痛、低血压、腹泻及厌食等全身中毒症状。这一时期的持续时间为数小时至数天。②中期：感染范围更加广泛，可出现血疱及皮肤坏死，可伴有皮下气肿和皮肤捻发音。局部皮肤逐渐由淡紫色、蓝灰色变为污灰色，疼痛和肿胀加剧，患者全身症状更加严重。③晚期：皮损变为红紫色，出现坏疽。患者往往表现为持续高热、白细胞升高、反应迟钝或意识丧失、休克或多器官功能障碍综合征等脓毒症表现。（图1-16-1-3-1）

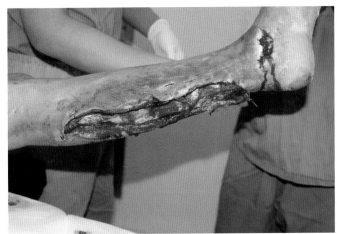

图1-16-1-3-1 坏死性筋膜炎，下肢屈侧溃疡，深及筋膜

2. 治疗 早期进行彻底外科清创引流。初始治疗包括复苏和稳定病情。早期予三代头孢联合甲硝唑治疗，然后根据细菌培养加药敏试验调整抗生素；加强全身治疗，必要时支持治疗，保持水电解质平衡；治疗原发病；使用抗凝剂；高压氧治疗。

3. 预后 糖尿病、老年、体弱、免疫功能低下、治疗不及时的患者预后不良。并发症包括贫血、中毒性休克、多器官功能衰竭和弥散性血管内凝血等,可造成严重残疾或死亡。

【发病机制】

本病主要发生于皮肤外伤或手术之后。根据病原微生物特征可分为:Ⅰ型坏死性筋膜炎(多种细菌混合感染,需氧菌和厌氧菌共同导致)、Ⅱ型坏死性筋膜炎(单一微生物感染,多由乙型溶血性链球菌引起)。Ⅰ型坏死性筋膜炎常发生于大龄成人或有基础疾病的患者,多见于糖尿病患者。Ⅱ型坏死性筋膜炎发生于任何年龄组及无基础疾病的患者。

【病理变化】

镜下观 广泛组织破坏,真皮、皮下组织及筋膜出现水肿、坏死,肌肉受累较轻或无。大量中性粒细胞浸润,使组织呈弥漫性嗜碱性改变。小动脉和小静脉内见纤维素样微血栓,管壁纤维素样坏死(图1-16-1-3-2A、图1-16-1-3-2B)。大量细菌沿着筋膜层蔓延,革兰氏染色、Brown-Hopp染色、局部脓液涂片可发现病原菌。

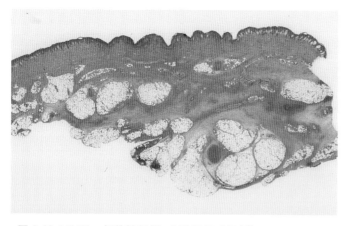

图 1-16-1-3-2A 低倍镜扫视,广泛组织破坏(Tetsunori Kimura 教授惠赠)

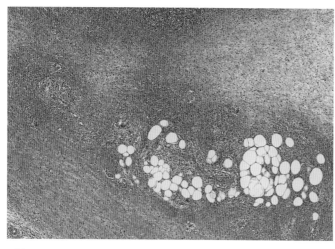

图 1-16-1-3-2B 皮下组织水肿、坏死,大量中性粒细胞浸润(Tetsunori Kimura 教授惠赠)

【鉴别诊断】

1. 蜂窝织炎 为真皮全层及皮下组织有广泛急性化脓性炎症改变,可能累及筋膜等深处组织。镜下可见中性粒细胞、淋巴细胞浸润,血管及淋巴管扩张,有时可见血管栓塞。真皮、皮下组织可见灶性坏死。后期可见由成纤维细胞、组织细胞及巨细胞所形成的肉芽肿。

2. 坏疽性脓皮病 最常表现为炎性丘疹或脓疱,最早期皮损为毛囊周围炎和真皮内脓肿形成,可发展为疼痛性溃疡。溃疡期可见表皮和浅表真皮坏死,通常深达皮下脂肪层,很少累及筋膜层。其下有混合性炎症细胞浸润和脓肿形成。皮损边缘可能有血管炎改变。诊断需结合临床和病史。

3. 气性坏疽 若患者有发热和肢体剧烈疼痛,尤其是近期接受过手术或出现过创伤,出现组织捻发音时应怀疑气性坏疽。肉眼见肌肉组织水肿,呈红蓝色至黑色。镜下可在变性肌束中发现梭状芽孢杆菌,缺乏急性炎症细胞。

(乔建军)

四、坏疽性臁疮

【概念】

坏疽性臁疮(ecthyma gangrenosum)通常由铜绿假单胞菌感染引起,多见于免疫功能受损者,如血液系统恶性肿瘤、严重烧伤或其他严重慢性疾病患者,接受抗生素治疗的婴儿,尿布浸渍区和会阴部也可出现。

【临床特点】

1. 临床表现 典型的坏疽性皮损起始为红斑、紫癜,随后形成乳白色紧张的水疱或出血性大疱,大疱破裂后可演变成坏死性溃疡;溃疡皮损中央为灰黑色结痂。皮损多见于臀部和四肢。

坏疽性臁疮通常是脓毒症的一种表现,继发于细菌的血源性传播(即铜绿假单胞菌败血症),皮损也可见于躯干的蜂窝织炎、水疱、丘疹、斑疹等其他皮疹。

2. 治疗 立即静脉注射有效的抗菌药物,推荐联合使用一种氨基糖苷类药物和一种抗铜绿假单胞菌的青霉素类药物。皮损处应注意保持皮肤干燥,外用有效抗菌药物,深度坏死必要时行外科清创手术。

3. 预后 糖尿病、老年、体弱、免疫功能低下、治疗不及时的患者预后不良。并发症包括贫血、中毒性休克、多器官功能衰竭和弥散性血管内凝血等,可造成严重残疾或死亡。

【发病机制】

铜绿假单胞菌引起的感染性疾病。

【病理变化】

镜下观 表皮明显坏死,伴有出血性痂。真皮梗死,并且可见脓毒性血管炎表现,可伴血栓形成,见一些蓝色云雾状物质(图1-16-1-4-1A、图1-16-1-4-1B)。革兰氏染色可在血管壁的中层和外膜层见到阴性染色的杆菌,而血管内膜不受累。

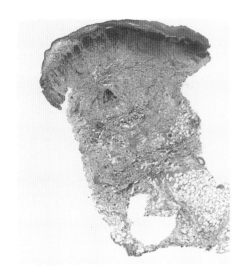

图1-16-1-4-1A 低倍镜扫视,表皮明显坏死,伴有出血性痂(Dirk M. Elston教授惠赠)

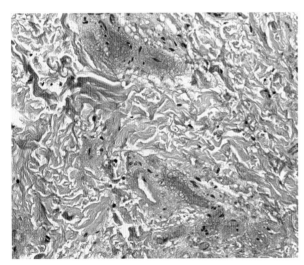

图1-16-1-4-1B 血栓形成,见一些蓝色云雾状物质(Dirk M. Elston教授惠赠)

【鉴别诊断】

1. 蜂窝织炎 为真皮全层及皮下组织有广泛急性化脓性炎症改变,可能累及筋膜等深处组织。镜下可见中性粒细胞、淋巴细胞浸润,血管及淋巴管扩张,有时可见血管栓塞。真皮、皮下组织可见灶性坏死。后期可见由成纤维细胞、组织细胞及巨细胞所形成的肉芽肿。

2. 坏疽性脓皮病 最常表现为炎性丘疹或脓疱,最早期皮损为毛囊周围炎和真皮内脓肿形成,可发展为疼痛性溃疡。溃疡期可见表皮和浅表真皮坏死,通常深达皮下脂肪层,很少累及筋膜层。其下有混合性炎症细胞

浸润和脓肿形成。皮损边缘可能有血管炎改变。诊断需结合临床和病史。

(乔建军)

五、葡萄球菌烫伤样皮肤综合征

【概念】

葡萄球菌烫伤样皮肤综合征(staphylococcal scalded skin syndrome,SSSS)是一种常发生在婴儿的急性泛发性剥脱型脓疱病,以全身泛发性红斑基础上出现松弛性大疱及大片表皮剥脱为特征。

【临床特点】

1. 临床表现 葡萄球菌烫伤样皮肤综合征是一种由凝固酶阳性的第Ⅱ噬菌体组金黄色葡萄球菌导致的感染性皮肤病。SSSS的发病率为0.09~0.56/100万人,多见于出生后1~5周的婴儿,偶可见于成人,男女发病率无明显差异。

常始于口周或眼睑的弥漫性红斑,而后迅速弥漫至全身,伴触痛。红斑基础上出现松弛性水疱,特别是在机械性受压部位,包括间擦部位、臀部、手部和足部。稍用力摩擦其表皮浅层起皱处,表皮即大片剥脱,露出糜烂面,即Nikolsky征阳性(图1-16-1-5-1)。受累婴儿通常有结膜炎;黏膜不受累但可能出现充血。

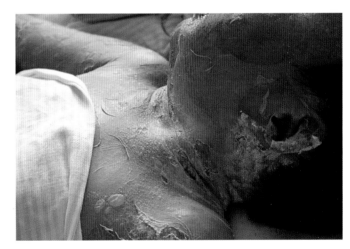

图1-16-1-5-1 面部、躯干松弛性大疱,表皮大片剥脱

2. 治疗 加强全身护理,必要时可使用保温箱;及早应用抗生素,可参照药敏试验;外用药可选择0.5%~1%新霉素乳剂等;必要时可应用静脉丙种球蛋白;糖皮质激素的使用意见尚不统一。

3. 预后 尽早恰当地应用抗生素可有效减低死亡率,成人患者的预后一般较婴儿患者更差。

【发病机制】

致病菌是凝固酶阳性的第Ⅱ噬菌体组金黄色葡萄球

菌,常为 71 型或 55 型。病菌产生剥脱毒素可以裂解浅表桥粒芯蛋白-1,导致表皮上部发生水疱。

【病理变化】

镜下观 水疱位于颗粒层内或角质层下,可见表皮坏死;疱内可见少许棘层松解细胞,炎症细胞则较少;真皮炎症反应较轻,炎症浸润细胞稀少,主要为淋巴细胞(图 1-16-1-5-2A、图 1-16-1-5-2B)。

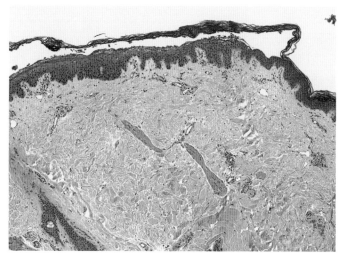

图 1-16-1-5-2A 低倍镜扫视,颗粒层内疱(Dirk M. Elston 教授惠赠)

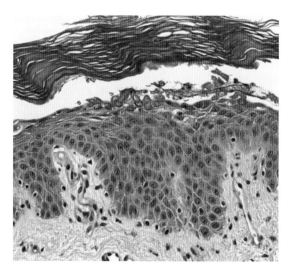

图 1-16-1-5-2B 疱内见棘层松解细胞,真皮炎症反应较轻(Dirk M. Elston 教授惠赠)

【鉴别诊断】

1. 中毒性表皮坏死松解症(toxic epidermal necrolysis,TEN) TEN 通常由药物过敏导致,其组织病理学表现为表皮全层坏死,基底细胞液化变性,形成的是表皮下疱,而 SSSS 是由金黄色葡萄球菌感染所致,组织病理学表现为表皮浅层坏死,形成的是表皮内疱,且 TEN 好发于成年人,而 SSSS 的患者大多为婴儿。

2. 大疱性脓疱疮 大疱性脓疱疮的疱内可见较多中性粒细胞,可形成角层下脓疱,而 SSSS 的疱内炎症细胞很少或者没有;大疱性脓疱疮的疱内易分离出病原菌,而 SSSS 的疱内不易分离到病原菌。

3. 脱屑性红皮症 脱屑性红皮症多见于 2~4 个月的婴儿,SSSS 多见于 1~5 周的婴儿;脱屑性红皮症通常起病于头皮和躯干,进而弥漫至全身,常伴细小灰白色鳞屑。

(乔建军)

六、深脓疱疮

【概念】

深脓疱疮,又名臁疮(ecthyma),是一种深部的非大疱性脓疱病,好发于小腿下 1/3 处,其特征是深入真皮,产生坏死和溃疡,愈合后留下瘢痕。

【临床特点】

1. 临床表现 深脓疱疮好发于下肢,皮损通常不超过 10 个。开始表现为米粒至豌豆大小水疱或脓疱,几天内皮损不断扩大,同时伴有深部侵犯,中心坏死处形成出血性痂皮。痂皮不易剥除,剥除后可见境界清楚的圆形或类圆形溃疡,具有射弹状外观,基底化脓坏死,附有灰绿色脓性分泌物。深脓疱疮患者很少有系统症状和菌血症(图 1-16-1-6-1)。

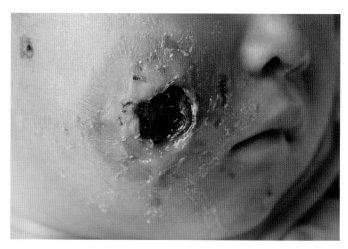

图 1-16-1-6-1 深脓疱疮,右面部溃疡,中央灰黑色结痂

2. 治疗 口服抗生素治疗,可选用双氯西林、头孢氨苄,持续 7 天;如果在深脓疱疮中只检测到链球菌感染,优先选用口服青霉素治疗。

3. 预后 体弱、免疫功能低下患者的病情可发展迅速,形成深在性坏死性溃疡,预后不良,可伴败血症、肺炎等。

【发病机制】

可由化脓性链球菌感染引起,也可在原有溃疡、昆虫叮咬部位继发感染。常同时有金黄色葡萄球菌感染。个人卫生状况不佳、营养不良及创伤等是深脓疱疮发生的危险因素。

【病理变化】

1. 镜下观　表皮、真皮可有缺损，形成溃疡，溃疡表面可见痂皮。真皮网状层可见致密中性粒细胞浸润（图1-16-1-6-2A、图1-16-1-6-2B）。

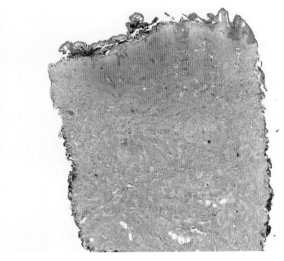

图1-16-1-6-2A　低倍镜扫视，表皮缺失（Dirk M. Elston 教授惠赠）

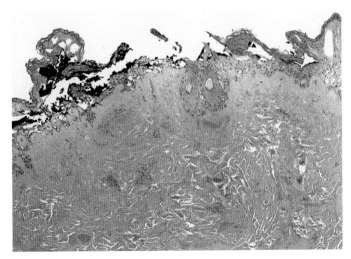

图1-16-1-6-2B　表皮坏死，胶原增生硬化，致密炎症细胞浸润（Dirk M. Elston 教授惠赠）

2. 特殊染色　痂皮上层可见革兰氏染色阳性球菌。

【鉴别诊断】

1. 坏疽性臁疮　坏疽性臁疮通常是由铜绿假单胞菌感染引起的，开始表现为无痛性红斑疹，迅速进展为血疱、大疱，随后破溃形成中央有灰白焦痂的坏疽性溃疡。与深脓疱疮不同，坏疽性臁疮患者通常存在系统性疾病，如免疫缺陷和糖尿病等。组织病理检查提示出血坏死性

血管炎，革兰氏染色可在血管壁的中层和外膜层见到阴性染色的杆菌，而血管内膜不受累。

2. 坏疽性脓皮病　坏疽性脓皮病表现为复发性疼痛性坏死性溃疡。常伴有系统症状的发作，包括发热、不适、肌痛、关节痛等。而深脓疱疮则很少有系统症状；另外，坏疽性脓皮病的组织病理学改变为典型早期皮损可见毛囊中心性、中性粒细胞血管反应，晚期可见明显的组织坏死，潜行性溃疡，伴混合炎症细胞浸润。

3. 需与其他原因引起的皮肤溃疡相鉴别　对皮肤活检组织进行针对细菌、真菌等病原体的特殊染色和培养，对排除细菌、真菌感染引起的感染性溃疡很有帮助。瘙痒症引起的溃疡组织病理可见真皮中性粒细胞浸润较少。血管炎、血管病引起的溃疡组织病理可见管壁发生炎症细胞浸润、纤维素样坏死和管腔堵塞。

（乔建军）

七、红癣

【概念】

红癣（erythrasma）是由微细棒状杆菌引起的一种皮肤局限性浅表的感染性皮肤病，易发于皱褶部位皮肤。主要表现为境界清楚、边缘不规则的斑片表面可伴有糠秕样鳞屑。

【临床特点】

1. 临床表现　红癣表现为境界清楚、边缘不规则状的斑片，最开始皮损呈红色，而后变成棕红色或褐色。好发于皮肤摩擦及皱褶部位，最常累及趾间区域，其次是腹股沟和腋下。一般无自觉症状，腹股沟和肛门周围也可伴瘙痒（图1-16-1-7-1）。

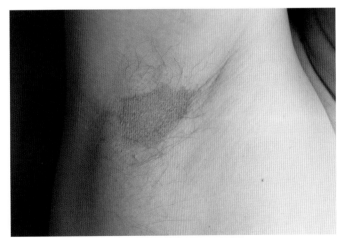

图1-16-1-7-1　腋下境界清楚的红色斑片

趾间红癣表现为趾间脱屑和浸渍，最常见于第4、5趾之间。

间擦部位红癣表现为腋下、乳房下、脐或腹股沟部位界限清楚的红色斑片或薄斑块,常有可见的细小鳞屑和起皱现象,使皮肤可能呈"卷烟纸"样外观。

2. **治疗** 局限性皮损可应用局部抗菌药物进行治疗,如夫西地酸乳膏、莫匹罗星软膏等抗细菌药膏,持续2周;泛发性皮损可口服药物治疗,如红霉素每次 0.25g,每天 4 次,持续 2 周。

3. **预后** 一般预后良好。免疫功能低下的患者可发展为蜂窝织炎或菌血症。

【发病机制】

致病菌是微细棒状杆菌,是一种类白喉杆菌,革兰氏染色阳性。病菌可寄生在正常人的鼻、咽及皮肤处,环境改变后可侵入角质层引起感染。

【病理变化】

1. **镜下观** 轻度角化亢进,可见嗜碱性的细小杆菌。浅层血管周围稀疏炎症细胞浸润,以淋巴细胞为主(图1-16-1-7-2A、图 1-16-1-7-2B)。

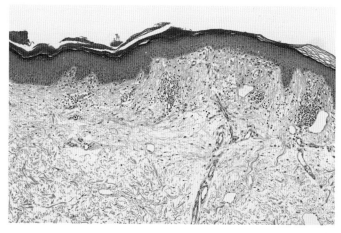

图 1-16-1-7-2A 低倍镜扫视,角化过度,表皮大致正常,真皮内稀疏炎症细胞浸润(Tetsunori Kimura 教授惠赠)

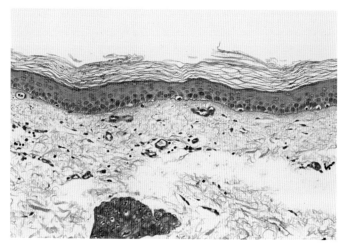

图 1-16-1-7-2B PAS 染色示角质层内见细小杆菌(Tetsunori Kimura 教授惠赠)

2. **特殊染色** PAS 染色和 Giemsa 染色更易发现细小杆菌。

3. **辅助检查** Wood 灯下可见珊瑚红色荧光。

【鉴别诊断】

1. **花斑癣** 花斑癣好发于颈、躯干等部位,皮损表现为小的斑疹,而红癣则表现为境界清楚的红色或棕红色斑片,且花斑癣的鳞屑真菌镜检可见菌丝和孢子,而红癣则无真菌。

2. **股癣** 股癣表现为境界清楚、边缘隆起的红斑,炎症反应较显著,可有水疱形成,而红癣则表现为境界清楚的红色或棕红色斑片,且股癣的鳞屑真菌镜检可发现菌丝,而红癣则无真菌。

3. **擦烂红斑** 擦烂红斑表现为皮肤摩擦处潮红、肿胀,表面浸渍,皮损境界清楚,而红癣则一般无自觉症状,不伴肿胀,可见起皱现象;且擦烂红斑多见肥胖人群,好发于温暖潮湿环境,保持局部清洁干燥后易自行消退。

(乔建军)

八、皮肤软化斑

【概念】

皮肤软化斑(malakoplakia)是一种由革兰氏阴性细菌感染导致的慢性炎症性疾病,通常由肠道细菌引起,以侵犯泌尿道为主,最常累及膀胱,其次为肾脏和输尿管,皮肤受累则较为少见。

【临床特点】

1. **临床表现** 皮肤软化斑表现为黄红色丘疹、斑块或溃疡,好发于肛周、腹股沟等处,也可见于窦道或脓肿处。各年龄段发病率无明显差异,多见于免疫功能受损者,如器官移植、淋巴瘤或长期激素治疗患者等。

2. **治疗** 可采用氟喹诺酮类药物进行治疗,如环丙沙星 500mg,每天 2 次,持续 3~6 个月;若累及肾脏,亦可采取肾切除术进行治疗。

3. **预后** 一般持续时间较长,治疗较为困难,皮损局限患者手术切除后预后较好。

【发病机制】

软化斑的发病机制尚不清楚,与细菌感染有关,尤其是大肠杆菌。致病菌不能被巨噬细胞所完全消化,其成分在细胞内沉积,形成软化斑特有的 Michaelis-Gutmann 小体。

【病理变化】

1. **镜下观** 可见泡沫样嗜酸性 Hancemann 巨噬细胞,其内含有特征性的 Michaelis-Gutmann 小体,呈同心圆层状。真皮内可见散在分布的炎症细胞(图 1-16-1-8-1A ~ 图 1-16-1-8-1C)。

性,沉积钙可用 von Kossa 染色显示,沉积铁可用普鲁士蓝染色显示(图 1-16-1-8-2)。

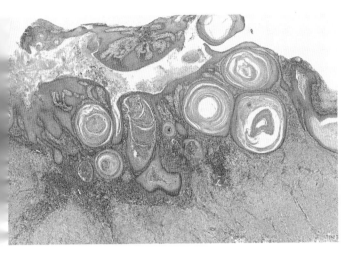

图 1-16-1-8-1A 低倍镜扫视,假上皮瘤样增生,真皮浅层炎症细胞浸润

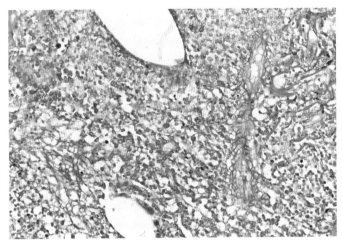

图 1-16-1-8-2 PAS 染色见 Michaelis-Gutmann 小体

4. **电镜** 电镜下 Michaelis-Gutmann 小体表现为充满细菌的溶酶体。

【鉴别诊断】

1. **颗粒细胞瘤** 颗粒细胞瘤是来源于神经组织的良性肿瘤,临床常表现为淡红至黄色结节,质地较硬。颗粒细胞瘤诊断主要依靠病理,镜下可见多角形细胞,胞质内充满细小嗜酸性颗粒,免疫组化细胞 S100 阳性。

2. **结节病** 结节病最常累及肺部,但也可出现肺外器官受累。皮肤结节病表现为无鳞屑的丘疹,分布于面部、颈部、上背部和四肢。组织病理有助于与结节病的诊断,其病理特征是真皮层上皮样细胞组成的裸结节。

3. **放线菌病** 放线菌病是放线菌引起的亚急性或慢性化脓性肉芽肿性疾病,可累及颈面部、胸部和腹部,以化脓性脓肿、肉芽肿性炎症和窦道形成为特征。放线菌病组织病理可见真皮内致密的中性粒细胞浸润伴肉芽肿形成,中央可见放线菌组成的特征性的硫磺颗粒。

(乔建军)

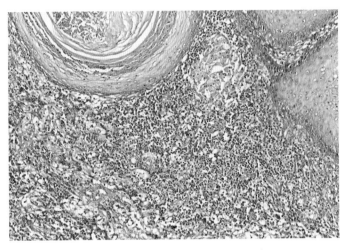

图 1-16-1-8-1B 混合性炎症细胞浸润

九、猫抓病

【概念】

猫抓病(cat-scratch disease),又称良性淋巴网状细胞增生症,是一种以自限性局部淋巴结肿大为特征的感染性疾病。

【临床特点】

猫抓病在世界范围内均有发生,男女均可发病,青少年好发。

1. **临床表现** 85% ~90% 的猫抓病表现为病原体入

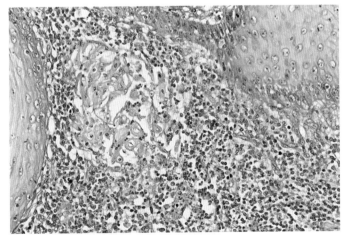

图 1-16-1-8-1C 嗜酸性胞质及同心圆层状 Michaelis-Gutmann 小体

2. **免疫组化** 抗 CD86 抗体、溶酶体、糜蛋白酶阳性。

3. **特殊染色** Michaelis-Gutmann 小体 PAS 染色阳

侵部位皮损区域引流淋巴结受累。病原体可播散,感染肝脏、脾脏、眼部或中枢神经系统。局部损害一般为自限性,播散性疾病可能出现危及生命的并发症。

（1）皮肤表现:猫抓病的原发性接种部位皮损通常发生在病原体侵入皮肤后的 3~10 天,表现为水疱,逐渐发展到红斑、丘疹,少数发展为脓疱、结节,多在 1~3 周后愈合,愈合后不留瘢痕(图 1-16-1-9-1)。

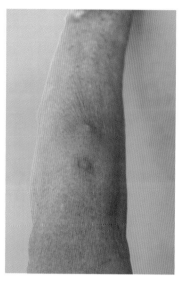

图 1-16-1-9-1　手臂猫抓部位可见红色结节

（2）淋巴结肿大:局部淋巴结肿大是猫抓病的特征性改变,常于病原体侵入皮肤后的约 2 周发生,持续 2~6 个月。几乎所有肿大的淋巴结都有压痛,皮肤常有红斑,偶有化脓。肿大的淋巴结多见于接种部位的近端,最常累及腋窝和肱骨内上髁淋巴结,直径 1~10cm。

（3）其他器官受累:儿童猫抓病的内脏器官受累虽不常见,但很重要。眼部受累表现为 Parinaud 眼腺综合征、视神经视网膜炎、视神经乳头炎、视神经炎和局灶性视网膜脉络膜炎等。神经系统受累表现为脑病、横贯性脊髓炎、神经根炎和小脑性共济失调。肌肉骨骼受累表现为肌痛,关节炎或关节痛等。还可累及肝脏、脾脏,出现持续性发热、腹痛、体重减轻。触诊肝脏时可能有压痛。

2. **治疗**　猫抓病具有自限性,绝大多数患者可自愈。目前建议所有猫抓病患者都接受抗生素治疗,以缩短病程和降低发生全身性疾病的风险。若患者仅表现为淋巴结炎,建议使用阿奇霉素治疗。若感染较为严重,可采用含利福平的联合治疗方案。若患者出现视神经视网膜炎或病情严重、持续存在,可使用糖皮质激素辅助治疗。

3. **预后**　本病具有自限性。治疗可以缩短病程,降低发生播散性疾病及合并症的风险。

【发病机制】

汉赛巴尔通体是猫抓病的常见病原体,可由猫抓伤或咬伤引起,也可由跳蚤叮咬引起。

【病理变化】

1. **镜下观**　原发性接种皮损处真皮层可见无细胞成分的坏死区。多层组织细胞和上皮样细胞包围坏死区,最内层细胞常呈栅栏状排列(图 1-16-1-9-2A、图 1-16-1-9-2B)。

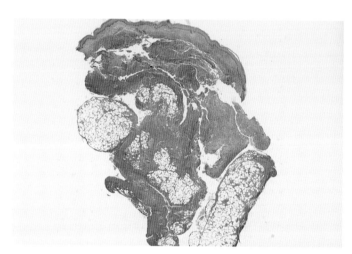

图 1-16-1-9-2A　低倍镜扫视,病变位于真皮内,可见无细胞成分的坏死区

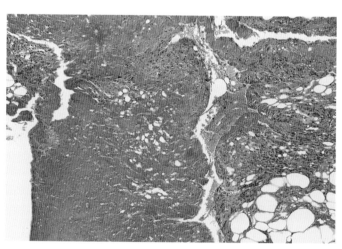

图 1-16-1-9-2B　真皮深层见组织细胞和上皮样细胞包围的坏死,最内层细胞呈栅栏状排列

受累淋巴结的组织病理学表现并无特异性。皮质区和副皮质区出现中性粒细胞构成的微脓肿性肉芽肿。中心坏死化脓,周围组织细胞和上皮样细胞包绕,与皮损的病理表现类似。

2. **特殊染色**　通过 Warthin-Starry 染色,在皮肤原发接种部位和受累淋巴结坏死区域内可观察到纤细多形性的汉赛巴尔通体,呈链状、簇状或丝状分布。

【鉴别诊断】

鉴别诊断部分程度上取决于个体的症状、旅居史和流行病史。

1. 分枝杆菌感染　结核分枝杆菌、非结核分枝杆菌感染均可引起淋巴结肿大。如患者来自流行地区，应考虑到结核病。组织病理学检查、抗酸杆菌涂片、培养可帮助诊断分枝杆菌性淋巴结炎。

2. 病毒相关淋巴结肿大　病毒相关淋巴结肿大通常与 EB 病毒、巨细胞病毒或 HIV 所致感染有关，患者通常表现为弥漫性淋巴结肿大。了解接触史等，有助于病毒相关淋巴结肿大的诊断。

3. 其他病原体感染　其他病原体，如诺卡菌、土拉热弗朗西丝菌、红斑丹毒丝菌、炭疽杆菌、鼠疫耶尔森菌、组织胞浆菌、孢子丝菌等，也可引起淋巴结肿大伴皮肤接种处皮损。患者的暴露史及原发损害位置可协助判断病原体。

4. 非感染性淋巴结肿大　淋巴瘤、先天性和获得性囊肿、川崎病、菊池病和结节病。

（乔建军）

十、杆菌性血管瘤病

【概念】

杆菌性血管瘤病（bacillary angiomatosis）是一种引起皮肤和内脏小血管增生的感染性疾病。

【临床特点】

杆菌性血管瘤病是一种罕见病，常见于 CD4$^+$细胞计数<200 个/mL 的 HIV 感染者。

1. 临床表现　皮肤损害是杆菌性血管瘤病最常见的症状，可表现为丘疹、结节，紫色苔藓样斑块或皮下深部结节。浅表的丘疹、结节类似化脓性肉芽肿。皮下结节通常为肤色，直径数厘米，表面可有糜烂或溃疡（图 1-16-1-10-1）。

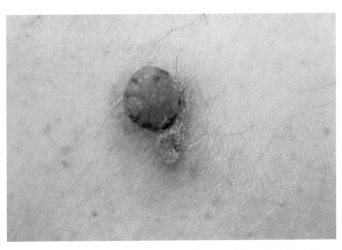

图 1-16-1-10-1　杆菌性血管瘤病，类似化脓性肉芽肿样改变

杆菌性血管瘤病可累及多个内脏器官，可伴有发热、盗汗、不适等全身症状。肝脏受累可表现为恶心、呕吐、腹泻、腹痛、肝脾肿大和肝酶升高；脾脏受累可表现为全血细胞减少。肺、骨、胃肠道、脑和心脏瓣膜等亦可受累，但较少见。

2. 治疗　杆菌性血管瘤病对抗生素（多西环素、红霉素）治疗反应较好，皮肤损害在 1 周内好转，4 周内完全消失。建议至少治疗 3 个月，以防治疗失败或复发。免疫抑制的复发患者可能需要维持治疗。

3. 预后　本病预后较好，有部分病例可自然消退。伴发系统损害时死亡率高。

【发病机制】

杆菌性血管瘤病主要发生在免疫抑制患者，尤其是艾滋病患者。常由汉赛巴尔通体和五日热巴尔通体感染引起。

【病理变化】

1. 镜下观　杆菌性血管瘤病的病理改变与化脓性肉芽肿相似，表现为分叶状内皮细胞增生。区别在于杆菌性血管瘤病中可见大量向管腔内突起的内皮细胞，并且皮损内中性粒细胞浸润明显。细菌团块在 HE 切片中表现为淡紫色颗粒状物。（图 1-16-1-10-2A、图 1-16-1-10-2B）

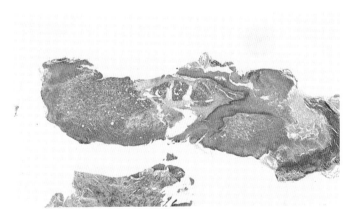

图 1-16-1-10-2A　低倍镜扫视，真皮内分叶状毛细血管增生

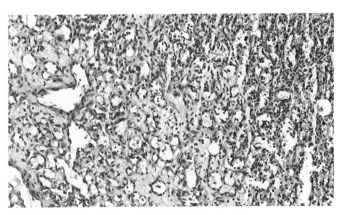

图 1-16-1-10-2B　内皮细胞增生，分叶状，内皮细胞向管腔内突起，可见中性粒细胞浸润

2. 特殊染色 Warthin-Starry 染色可见成簇的多形性杆菌。

【鉴别诊断】

1. 化脓性肉芽肿 化脓性肉芽肿是一种皮肤或黏膜的良性血管肿瘤,多数单发,初起表现为一个红色丘疹,在数周至数月内迅速生长,然后保持稳定。皮损通常较小,如不进行治疗,可持续存在。皮损侧缘和近基底往往由特征性的表皮呈领圈状包绕。轻微创伤后即可发生出血,出血量大,且难以控制,易复发。

2. 秘鲁疣 秘鲁疣是杆菌状巴尔通体引起的感染性疾病,皮损表现为血管瘤样、化脓性肉芽肿样损害,临床和组织学上与杆菌性血管瘤病一致。诊断时需要注意流行区旅居史,Giemsa 染色在血管内皮细胞中找到病原体可确诊。

3. 卡波西肉瘤 卡波西肉瘤是一种血管增生性疾病,皮损颜色取决于血管富集程度,表现为粉色、红色、紫色或棕色。在卡波西肉瘤的斑片或斑块损害中,新生血管外观异常。无中性粒细胞和颗粒状物质,但可出现细胞内玻璃样小体。

4. 血管肉瘤 血管肉瘤是起源于内皮细胞或其前身细胞的恶性肿瘤。多见于老年人头面部,表现为边界不清、质软的紫色、青色或红色浸润性斑块或高起的斑块、结节。肿瘤分化程度不一,组织病理检查可见内皮细胞呈立方形细胞条索,细胞之间界限不清,往往聚集在一起呈合胞现象。

（乔建军）

十一、诺卡菌病

【概念】

诺卡菌病(nocardiosis)是诺卡菌属中的需氧放线菌引起的局部或全身性化脓性疾病,是一种机会性感染。

【临床特点】

世界各地均有诺卡菌感染的病例发生,各个年龄组人群均可发病,男性患病率约为女性的 3 倍。

1. 临床表现 诺卡菌病最常见的病变部位是肺部、中枢神经系统和皮肤。诺卡菌病没有具有诊断意义的症状或体征。对任何表现为脑、软组织或皮肤病变,并且同时或最近存在肺部疾病的患者,都应考虑本病的可能。

皮肤疾病:皮肤诺卡菌病通常发生在免疫功能正常者,分 4 种类型。

（1）原发性皮肤感染:罕见。可表现为溃疡、脓皮病、蜂窝织炎、结节和皮下脓肿,不易与常见化脓菌引起的疾病相鉴别(图 1-16-1-11-1)。

（2）淋巴皮肤疾病:其临床特点与孢子丝菌引起的

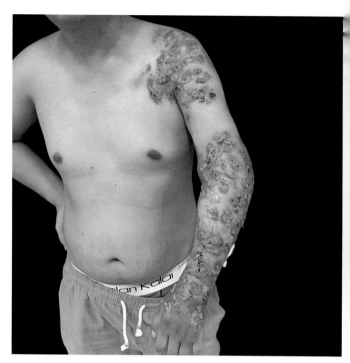

图 1-16-1-11-1 左上肢肿胀、结节、脓肿、溃疡和窦道形成

淋巴皮肤综合征相同,表现为沿淋巴管走行的皮下结节,伴或不伴疼痛。

（3）播散性感染累及皮肤:发生率约 2%。可表现为脓疱、结节、皮肤瘘。

（4）足菌肿:巴西诺卡菌是最常见的病原体。病原菌首先在侵入部位形成无痛结节(通常是足、腿或背部),逐渐扩大,化脓,形成窦道,流出由微生物聚集而成的颗粒。不断增大的肿块可继续保持局限性,也可扩散,最终累及肌肉和骨。

除皮肤外,诺卡菌病也可累及其他器官,如肺部、中枢神经系统、骨、脑、关节、肾脏、心脏瓣膜等。如出现 2 个非相邻部位受累,则为播散性诺卡菌病。

2. 治疗 磺胺类药物是治疗诺卡菌病的首选药物。米诺环素是磺胺类过敏患者的有效替代药物,利奈唑胺可用于耐药病例。局限性诺卡菌病应治疗 6~12 周,播散性诺卡菌病或免疫功能低下患者需治疗 3~12 个月。

3. 预后 病变范围和基础疾病与预后相关。诊断延迟、过早停止治疗者预后差。

【发病机制】

诺卡菌病是诺卡菌属中的需氧放线菌引起的局部或全身性化脓性疾病。诺卡菌不属于人体正常菌群,但广泛存在于世界各地的土壤、腐烂蔬菜和水生环境中。局部创伤、职业暴露和免疫缺陷是诺卡菌病的危险因素。

【病理变化】

1. 镜下观 诺卡菌病组织病理学最常表现为肉芽肿,可能存在多形核白细胞、淋巴细胞、浆细胞和含铁血黄素巨噬细胞的混合细胞浸润,局部坏死伴脓肿形成(图1-16-1-11-2A、图1-16-1-11-2B)。

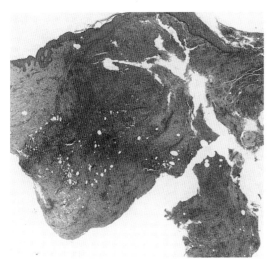

图 1-16-1-11-2A 低倍镜扫视

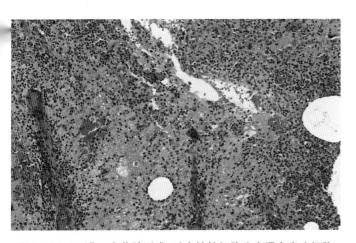

图 1-16-1-11-2B 肉芽肿形成,以中性粒细胞为主混合炎症细胞浸润

2. **特殊染色** 革兰氏染色可能在临床标本中观察到纤细、丝状或珠状、有分枝的革兰氏阳性杆菌。利用改良抗酸染色,如在临床标本中观察到部分抗酸性丝状分枝状杆菌,也可诊断诺卡菌病。(图 1-16-1-11-3)

【鉴别诊断】

尽管诺卡菌病没有具有诊断意义的症状或体征,对任何表现为脑、软组织或皮肤病变,并且同时或最近存在肺部疾病的患者都应考虑本病。

皮肤诺卡菌病需要与皮肤的真菌感染(如曲霉菌、隐球菌、尖端赛多孢子菌、申克孢子丝菌)、非结合分枝杆菌性感染(如龟分枝杆菌、偶发分枝杆菌、海分枝杆菌)、细菌感染(如猪红斑丹毒丝菌、土拉热弗朗西丝菌)和寄生虫感染(如利什曼原虫)相鉴别。病原学检查可帮助诊断。

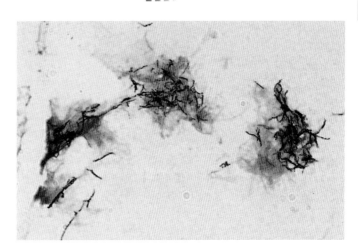

图 1-16-1-11-3 革兰氏染色显示分支、丝状、革兰氏阳性杆菌
(上海市皮肤病医院余茜医生、杨连娟主任惠赠)

(乔建军)

十二、放线菌病

【概念】

放线菌病(actinomycosis)是放线菌引起的亚急性或慢性化脓性肉芽肿性疾病,其特征是化脓性脓肿、肉芽肿性炎症和窦道形成。

【临床特点】

1. **临床表现** 放线菌病呈全球性分布,男性发病率约是女性的 3 倍。

(1) 颈面部放线菌病:最常见,约占所有病例的 50%。通常发生在牙科操作或口腔创伤之后。颈面部放线菌病可表现出多种症状和体征,典型表现为慢性无痛性肿块,逐渐形成多发性脓肿、窦道和瘘管,流出黏稠的含有特征性硫磺颗粒的脓液。下颌骨周围区域的瘘管形成是颈面部放线菌病最容易被识别的表现。通常不会发生区域淋巴结肿大。

(2) 胸部放线菌病:占所有病例的 15%~20%。感染通常由口咽分泌物吸入引起,但也可能来源于颈面部或腹部感染局部扩散或血源性扩散。表现为肺炎、自溃性脓胸、胸腔积液、纵隔侵犯、心脏受累、肋骨破坏等。

(3) 腹部放线菌病:约占所有病例的 20%。常累及阑尾和回盲部。表现为乏力、发热、体重减轻和腹痛等,因急性阑尾炎穿孔导致的病例约占所有腹部放线菌病例的 65%。

(4) 其他:放线菌病还可累及骨盆、中枢神经系统、骨骼肌肉等系统。

2. **治疗** 青霉素 G 或氨苄青霉素是放线菌病的首选治疗药物。青霉素过敏者可选用多西环素、红霉素或克林霉素进行治疗。对于耐药患者,亚胺培南可作为代替治疗药物。

3. 预后 预后受感染部位、诊断时间及开始治疗时间的影响。早期诊断、抗生素的使用大大改善了放线菌病的预后。

【发病机制】

放线菌病是放线菌引起的亚急性或慢性化脓性肉芽肿性疾病。放线菌几乎全是通过直接扩散向邻近组织蔓延,极少通过血行播散。放线菌病的易感因素包括口腔感染、手术创伤、免疫抑制、肿瘤等。

【病理变化】

1. 镜下观 放线菌病的活检标本通常可见真皮内致密的中性粒细胞浸润伴肉芽肿形成,早期周边可见组织细胞、淋巴细胞、浆细胞和异物巨细胞,晚期则以成纤维细胞为主,中央可见放线菌组成的特征性的硫磺颗粒,中央嗜碱性、外周嗜酸性(图 1-16-1-12-1A、图 1-16-1-12-1B)。

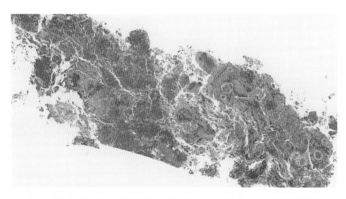

图 1-16-1-12-1A 低倍镜扫视(Tetsunori Kimura 教授惠赠)

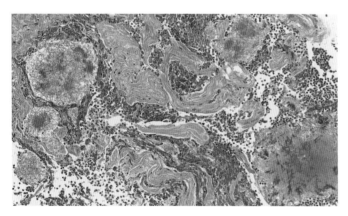

图 1-16-1-12-1B 特征性的硫磺颗粒(Tetsunori Kimura 教授惠赠)

2. 特殊染色 革兰氏染色显示硫磺颗粒内部为分枝状革兰氏阳性菌丝碎片团,边缘为呈花瓣状排列的菌丝(图 1-16-1-12-2)。

【鉴别诊断】

需要与需氧和厌氧菌感染、深部真菌感染、瘰疬性皮肤结核、牙源性皮肤窦道和肿瘤相鉴别。

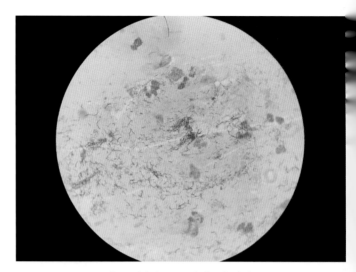

图 1-16-1-12-2 革兰氏染色显示硫磺颗粒内部为分枝状革兰氏阳性菌丝碎片团

1. 其他微生物,如巴西诺卡菌、马杜拉链霉菌和金黄色葡萄球菌等感染 放线菌会在感染的组织中形成特征性的硫磺颗粒,其他如巴西诺卡菌、马杜拉链霉菌和金黄色葡萄球菌等感染也可形成类似颗粒,两者的区别在于其他微生物形成的颗粒在组织学上无外围花瓣状结构。

2. 瘰疬性皮肤结核 好发于颈部和上胸部,初起常表现为深在性皮下结节,随后化脓破溃,形成溃疡和窦道。由于窦道引流,结核杆菌可继续感染上层真皮组织。组织病理上可见真皮深层结核性肉芽组织和干酪样坏死,在肉芽肿内核脓液中通常可查到抗酸杆菌。结核菌素试验阳性。

3. 牙源性皮肤窦道 是由于牙齿根尖周围慢性感染引起的齿龈、腭、口周的无症状窦道,瘘管开口为炎性红色小结节。触诊或牙部 X 线片发现索状窦道有助于诊断牙源性皮肤窦道。

(乔建军)

十三、鼻硬结病

【概念】

鼻硬结病(rhinoscleroma)是一种由鼻硬结克雷伯菌感染导致的慢性炎症性肉芽肿性疾病。

【临床特点】

1. 临床表现 鼻硬结病流行于世界各地,以欧洲中部和东南部较为多见。我国多见于胶东地区和内蒙古。鼻硬结病男女均可发病,20~40 岁好发,病程呈慢性进行性。

早期表现为鼻部卡他症状,鼻分泌物增加,有脓性黏液,咽喉部干燥,偶有鼻血。随着疾病的进展,表现为鼻、咽、喉、唇部、软腭等部位的肉芽肿性结节,结节初期小而硬,位于皮下,可被推动,逐渐融合成与其下组织粘连的硬化性斑块。患者可出现鼻出血、鼻畸形、鼻软骨破坏、发音困难、嗅觉缺失和软腭麻痹等症状。最终,肉芽组织纤维化,瘢痕形成,出现面部毁容变形,鼻腔阻塞窒息,常需要手术干预,如气管切开和气道重建(图 1-16-1-13-1)。

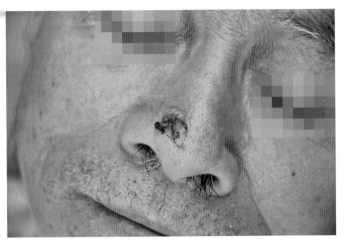

图 1-16-1-13-1　鼻部结节,局部结痂

2. 治疗　首选喹诺酮类药物,同时可辅以外科手术矫正气道阻塞。需抗菌治疗 3~6 个月或直至鼻活检阴性。

3. 预后　本病多数预后良好。细菌学治愈后可复发,治疗结束后应至少随访 1 年。

【发病机制】

鼻硬结克雷伯菌是鼻硬结病的致病菌。鼻硬结克雷伯菌侵入鼻前庭黏膜后在局部增殖,刺激中性粒细胞、组织细胞和巨噬细胞迁移、活化和增殖,形成肉芽肿。不断增殖的肉芽肿及大量的浆细胞、淋巴细胞反应是造成局部组织损伤的主要原因。

【病理变化】

1. 镜下观　鼻硬结病早期在组织学上无特异性改变,仅表现为轻度的炎症反应。在肉芽肿期,肉芽肿性肿块中有大量浆细胞浸润,出现 Mikulicz 细胞和 Russell 小体。在瘢痕期,可见明显纤维化(图 1-16-1-13-2A、图 1-16-1-13-2B)。

Mikulicz 细胞是一种大而圆的组织细胞,胞质呈空泡状,核偏于一侧。Russell 小体是浆细胞内浓缩免疫球蛋白聚集形成的球形包涵体,嗜酸性。Mikulicz 细胞和 Russell 小体是具有高度特异性的鼻硬结病组织学改变,有助于鼻硬结病的诊断。

2. 特殊染色　Warthin-Starry 染色可在 Mikulicz 细胞内观察到大量被吞噬的棒状杆菌,PAS 染色呈鲜红色,革兰氏染色阴性。

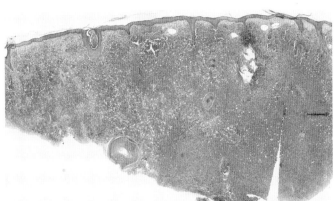

图 1-16-1-13-2A　低倍镜扫视(Dirk M. Elston 教授惠赠)

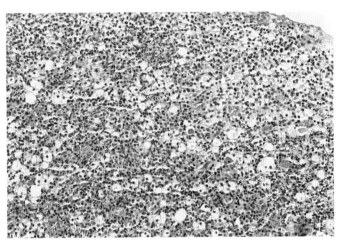

图 1-16-1-13-2B　肉芽肿形成,可见 Mikulicz 细胞和 Russell 小体(Dirk M. Elston 教授惠赠)

【鉴别诊断】

需要与其他导致鼻畸形、破坏的疾病鉴别。

1. 感染性疾病　包括梅毒、雅司病、鼻疽、麻风、寻常狼疮、曲霉病、利什曼病、阿米巴病、鼻孢子菌病等。组织学、病原学和血清学试验可辅助诊断。

2. 炎症性疾病　包括复发性多软骨炎、肉芽肿性多血管炎、结节病等。复发性多软骨炎患者多有耳部受累,典型表现为单侧或双侧外耳炎症。肉芽肿性多血管炎为白细胞碎裂性血管炎。结节病为非干酪性肉芽肿,约 25% 的结节病患者累及皮肤。

3. 肿瘤性疾病　包括鼻 NK/T 细胞淋巴瘤、皮肤 Rosai-Dorfman 病、鳞状细胞癌、基底细胞癌等。NK/T 细胞淋巴瘤的组织学典型特征为多形性淋巴样细胞浸润,侵袭血管壁,常导致广泛性坏死,需结合免疫组化和 EBV 原位杂交确诊。皮肤 Rosai-Dorfman 病组织病理可见真皮或皮下脂肪组织细胞为主的浸润,组织细胞吞噬淋巴细胞(伸入运动现象)。皮肤镜检查可辅助诊断鳞状细胞癌和基底细胞癌,需皮肤活检进一步确诊。鳞状细胞癌组织学上表现为异型增生的角质形成细胞,低分化鳞癌需要免疫组化才能确定肿瘤细胞的来源。基底细胞癌的组织学特点是与表皮相连的基底样细胞团块,周边细胞呈栅栏状排列,边缘有收缩间隙。

（乔建军）

参考文献

［1］ 赵辨. 中国临床皮肤病学. 2 版. 南京:江苏凤凰科学技术出版社,2017.

［2］ 高天文,王雷,廖文俊. 实用皮肤组织病理学. 2 版. 北京:人民卫生出版社,2018.

［3］ 王侠生,徐金华,张学军. 现代皮肤病学. 2 版. 上海:上海大学出版社,2020.

［4］ 赵辨. 中国临床皮肤病学. 南京:江苏科学技术出版社,2012.

［5］ Ronald B. Johnston. Weedon's Skin Pathology. 4th ed. Amsterdam:Elsevier,2017.

［6］ Ali Alikhan,Thomas L. H. Hocker. Review of Dermatology. Netherlands:Elsevier,2017.

［7］ 朱学骏,涂平,陈喜雪,等. 皮肤病的组织病理学诊断. 3 版. 北京:北京大学医学出版社,2016.

［8］ Jordan Kathleen S. Staphylococcal Scalded Skin Syndrome:A Pediatric Dermatological Emergency. Adv Emerg Nurs J, 2019, 41 (2):129-134.

［9］ Leung Alexander KC,Barankin Benjamin,Leong Kin Fon. Staphylococcal-scalded skin syndrome: evaluation, diagnosis, and management. World J Pediatr,2018,14(2):116-120.

［10］ Elston Dirk M,Stratman Erik J,Miller Stanley J. Skin biopsy:Biopsy issues in specific diseases. J Am Acad Dermatol,2016,74 (1):1-16.

［11］ Handler MZ, Schwartz RA. Staphylococcal scalded skin syndrome:diagnosis and management in children and adults. J Eur Acad Dermatol Venereol,2014,28(11):1418-1423.

［12］ Jean L. Bolognia, Julie V. Schaffed, Lorenzo Cerroni. Dermatology,4th ed. Amsterdam:Elsevier,2017.

［13］ Orbuch David E,Kim Randie H,Cohen David E. Ecthyma:a potential mimicker of zoonotic infections in a returning traveler. Int J Infect Dis,2014,29:178-180.

［14］ Sonthalia Sidharth, Singal Archana, Khurana Rashmi. Ecthyma. Indian Pediatr,2014,51(6):510-511.

［15］ Wilson BB,Wagenseller A,Noland MM. An atypical presentation of erythrasma. J Am Acad Dermatol,2012,67(5):e217-e218.

［16］ Holdiness MR. Management of cutaneous erythrasma. Drugs, 2002,62(8):1131-1141.

［17］ Halprin KM. Diagnosis with Wood's light. Tinea capitis and erythrasma. JAMA,1967,199(11):841.

［18］ Tulpule Mukta S,Bharatia Pravin R,Pradhan Avinash M,et al. Cutaneous malakoplakia:Interesting case report and review of literature. Indian J Dermatol Venereol Leprol, 2017, 83 (5): 584-586.

［19］ Rubinson Rebeca,Mendes Veronica S,Sanchez Graciela,et al. Malakoplakia. Pediatr Dermatol,2012,29(4):541-543.

［20］ Lowitt MH,Kariniemi AL,Niemi KM,et al. Cutaneous malacoplakia:a report of two cases and review of the literature. J Am Acad Dermatol,1996,34(2 Pt 2):325-332.

［21］ Johnson Alan. Ocular complications of cat scratch disease. Br J Ophthalmol,2020,104(12):1640-1646.

［22］ Mazur-Melewska Katarzyna, Mania Anna, Kemnitz Paweł, et al. Cat-scratch disease:a wide spectrum of clinical pictures. Postepy Dermatol Alergol,2015,32(3):216-220.

［23］ Wilson John W. Nocardiosis:updates and clinical overview. Mayo Clin Proc,2012,87(4):403-407.

［24］ Wong VK,Turmezei TD,Weston VC. Actinomycosis. BMJ,2011, 343:d6099.

第二节 分枝杆菌性疾病

一、皮肤结核

【概念】

皮肤结核是一种由结核分枝杆菌引起的皮肤黏膜感染,临床表现多样,可分为结核菌感染和结核疹两大类。

【临床特点】

1. 临床表现 皮肤结核占肺外结核的 1%~1.5%。HIV 感染、长期接受免疫抑制剂治疗等免疫力低下者,感染结核的风险增加。

皮肤结核临床表现多样,可分为结核菌感染和结核疹两大类。

（1）结核菌感染

1）原发性皮肤结核:由皮肤受损处接种结核分枝杆菌所致,见于既往无结核感染病史患者。好发于颜面部和四肢,早期为质硬坚实的红褐色丘疹、结节,缓慢进展为边缘潜行性的溃疡。可引起周围淋巴结肿大,发生干酪样坏死后形成瘘管。患者多无自觉症状,3~12 个月内可自愈(图 1-16-2-1-1A)。

2）疣状皮肤结核(Tuberculosis verrucosa cutis):由皮肤受损处接种结核分枝杆菌引起,见于既往曾有结核感染的患者。皮损初期为质硬的疣状丘疹,后逐渐向外周扩大成红褐色疣状斑块,中央可化脓伴有波动感,挤压后有脓液流出(图 1-16-2-1-1B)。

3）寻常狼疮(lupus vulgaris):皮肤结核中最常见的一型,好发于面颈部,由血行播散和外源性接种引起。其特征性皮损表现为狼疮结节,为红褐色或棕褐色豌豆大小的半球形丘疹,玻片压诊呈苹果酱色,可相互融合形成大片红褐色浸润性斑块。中央易破溃形成溃疡,自愈后

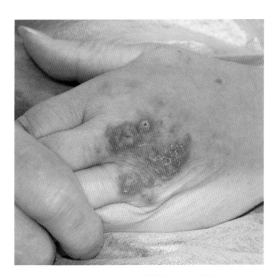

图 1-16-2-1-1A　原发性皮肤结核

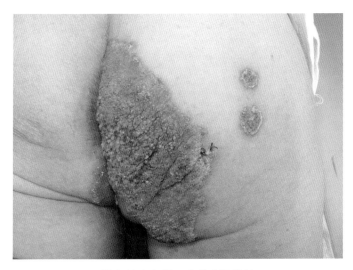

图 1-16-2-1-1B　疣状皮肤结核

形成瘢痕(图 1-16-2-1-1C)。

4)瘰疬性皮肤结核:该病由淋巴结或骨骼感染结核

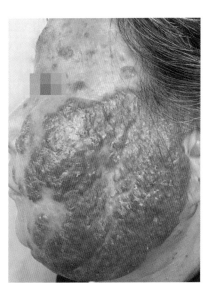

图 1-16-2-1-1C　寻常狼疮

分枝杆菌后引起周围皮肤感染。初始为坚实、深在性的皮下结节,结节中有炎性渗出和坏死组织。之后结节逐渐融合成斑块,中央破溃形成溃疡和瘘管,边缘呈蓝色。溃疡愈合后形成瘢痕疙瘩或线性瘢痕。

5)溃疡性皮肤结核:又称"腔口结核",好发于口腔、舌部、外阴和肛周黏膜处,为自身接种结核杆菌的表现。早期皮损为红色水肿性斑块伴破溃,逐渐发展为边缘潜行性的溃疡。患者自觉疼痛。无自愈倾向。

6)播散性粟粒性皮肤结核:好发于婴幼儿及重度免疫抑制的成年人,由结核杆菌菌血症引起。早期为红色的针尖大小丘疹、水疱,泛发全身。水疱可破溃形成溃疡,疱液中可检测到结核杆菌。

7)结核树胶肿:本病由结核杆菌菌血症引起,四肢易受累。早期呈坚实的皮下结节,逐渐软化,或发展为边界不清的水肿性斑块。中央可破溃形成溃疡和窦道。

(2)结核疹

1)瘰疬性苔藓:又称苔藓样皮肤结核,好发于活动性结核病灶的儿童。皮损对称分布于躯干部,为针头大小,皮色或淡红色毛囊性小丘疹,表面有少许糠状鳞屑,逐渐密集成片,出现苔藓样改变。

2)丘疹坏死性结核疹:儿童及青年感染多见,好发于四肢伸侧及臀部。早期皮损为广泛对称分布的、粟粒至黄豆大小的暗红色坚实丘疹、丘脓疱疹,中央可坏死结痂。数周至数月可自愈,自愈后遗留有凹陷性萎缩性瘢痕或炎症后色素沉着。病情易反复,新旧皮损同时存在(图 1-16-2-1-1D)。

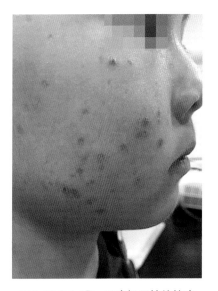

图 1-16-2-1-1D　丘疹坏死性结核疹

3)硬红斑:本病女性更易受累,既往或目前身体其他部位有活动性结核病灶,结核菌素试验阳性。皮损初始为下肢屈侧坚实的皮下结节,逐渐增大与皮肤粘连,进展为暗红色斑块,质硬,周围边界不清。可出现破溃,形成边缘潜行的深溃疡,或自行消退,遗留色素沉着或萎缩性瘢痕。患者往往自觉疼痛,行走时疼痛感加重。

2. 治疗 明确诊断皮肤结核后,应早期、联合、适量、规则、全程使用口服抗结核药物治疗,以杀灭结核杆菌,缩短临床过程。口服抗结核药物治疗分为强化治疗和维持治疗两个阶段。不伴内脏结核的患者,先用异烟肼0.3g/d、利福平0.45g/d和吡嗪酰胺1.5g/d强化治疗2个月,以后再用异烟肼和利福平以相同剂量维持治疗4个月。伴内脏结核的患者,前两个月强化治疗阶段加用乙胺丁醇0.75g/d,维持治疗阶段方案不变。病情特别严重者,维持治疗阶段延长至6个月。同时可联合局部外用抗结核药物。其余可采用局部封闭治疗、手术切除、物理疗法、中药治疗等。

3. 预后 皮肤结核病程长短不一,可迁延不愈数十年,也可几个月内自然痊愈。

【发病机制】

结核杆菌通过以下几种途径进入皮肤:①进入血液循环引起播散;②肺、肠、生殖泌尿道内的结核杆菌随排泄物排出,感染皮肤;③外源性结核杆菌直接接种;④邻近结核病灶扩散。结核杆菌进入皮肤后引起宿主免疫反应,形成肉芽肿结构。

【病理变化】

皮肤结核在疾病的不同阶段表现不同。感染初期,皮肤结核表现为急性坏死性中性粒细胞反应,后逐渐变为单核细胞浸润。感染3~6周形成典型结核结节。典型的结核结节以上皮样细胞为主,周围绕以较为致密的淋巴细胞浸润,结节内可见朗格汉斯巨细胞,结节中央为红染、无定形的干酪样坏死。不同皮肤结核病理表现有所差异。

1. 镜下观

(1)原发性皮肤结核:早期为非特异性中性粒细胞为主的炎症细胞浸润,晚期为结核性肉芽肿伴中央干酪性坏死(图1-16-2-1-2A、图1-16-2-1-2B)。

(2)疣状皮肤结核:表皮乳头瘤样或假上皮瘤样增生,有中性粒细胞形成的小脓肿。真皮层内弥漫性多种炎症细胞浸润,肉芽肿形成,伴纤维化。

(3)寻常狼疮:表皮常萎缩变薄,部分可出现溃疡,愈合后表皮可向内呈假上皮瘤样增生。真皮中、上部有结核结节,皮损中很难找到结核分枝杆菌(图1-16-2-1-2C、图1-16-2-1-2D)。

(4)瘰疬性皮肤结核:表皮萎缩或形成溃疡,真皮及皮下组织可见结核性肉芽肿,中央为干酪样坏死。在干

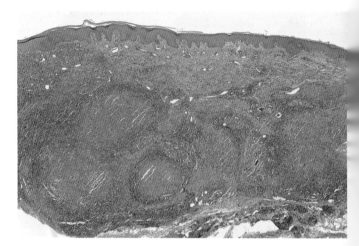

图1-16-2-1-2A 表皮轻度增生,真皮内见结核性肉芽肿,周边炎症细胞浸润

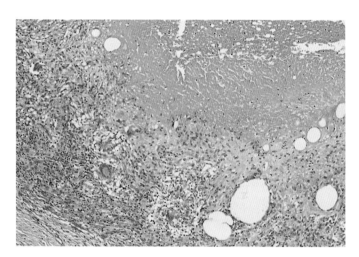

图1-16-2-1-2B 肉芽肿中央可见干酪样坏死,周边致密淋巴细胞为主的炎症细胞浸润

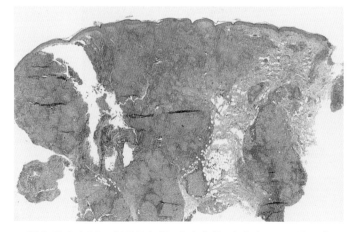

图1-16-2-1-2C 低倍镜扫视,表皮萎缩,真皮内可见结核结节

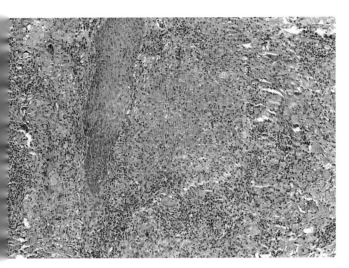

图 1-16-2-1-2D　真皮内见结核结节

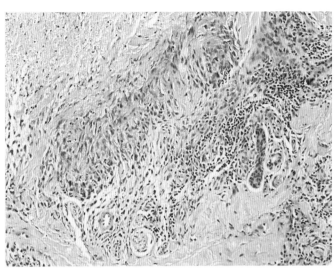

图 1-16-2-1-2F　真皮内组织细胞和淋巴细胞浸润,局部可见坏死

酪坏死区域抗酸染色能找到结核分枝杆菌。

（5）溃疡性皮肤结核:非特异性炎症细胞浸润伴坏死,抗酸染色容易检测到结核分枝杆菌。

（6）播散性粟粒性皮肤结核:结核样结节多位于真皮中上层,结节中央干酪样坏死,周围有较多淋巴细胞。

（7）结核树胶肿:病理主要改变为大量坏死及脓肿形成,可检测到结核分枝杆菌。

（8）瘰疬性苔藓:真皮上部毛囊或汗管周围上皮样细胞结节,中央无干酪样坏死。毛囊口有毛囊角栓和灶性角化不全。不易找到结核分枝杆菌。

（9）丘疹坏死性结核疹:表皮局灶性坏死和溃疡,下方为上大下小的楔形坏死,真皮层组织细胞、多核巨细胞、中性粒细胞和淋巴细胞浸润。血管周围淋巴细胞浸润,血管壁肿胀,部分坏死(图 1-16-2-1-2E、图 1-16-2-1-2F)。

（10）硬红斑:病理表现为小叶性脂膜炎。疾病早期为小叶脂肪细胞的坏死和结节样肉芽肿改变,晚期表现为纤维化。结核样结节主要在脂肪小叶及间隔、真皮深层。还可见中性粒细胞性血管炎,血管周围袖套样改变。

2. **特殊染色**　只有部分类型的结核分枝杆菌感染的皮损中易检出结核分枝杆菌,抗酸染色阳性。

【鉴别诊断】

1. **非结核分枝杆菌感染**　早期皮损通常为质硬坚实的皮下结节,可沿淋巴管扩散,患者多无自觉症状。不同细菌感染的病理表现不同,但均为肉芽肿性炎症改变。确诊主要依靠细菌培养或分子生物学技术检测病原体。

2. **孢子丝菌病**　结节常破溃、形成瘢痕,进行真菌镜检或培养、血清学检查可鉴别。

3. **结节性红斑**　病理表现为间隔受累为主的脂膜炎,不同于硬红斑的小叶受累为主的脂膜炎。好发于下肢伸侧,表现为鲜红色略高于皮面的结节,有压痛,一般不发生破溃,2~3周内有自愈倾向。

4. **结节病**　皮损多样,可为坚实的丘疹、结节、斑块、皮下结节等,患者多无自觉症状。除皮肤表现外,患者可能同时有肺门和外周淋巴结肿大、心脏、骨关节、肾脏等系统表现。血管紧张素转换酶升高为其特征性表现,组织学上肉芽肿结构不同于结核样结节,为大量上皮样细胞构成而少见淋巴细胞的"裸结节",中央无干酪样坏死,可伴纤维蛋白样变性。

5. **盘状红斑狼疮**　皮损多见于面部、鼻背、颈、胸等日晒部位,为淡红色水肿性丘疹、斑疹,表面附着黏着性鳞屑,剥离后有角栓。晚期皮损中央逐渐萎缩,形成萎缩性瘢痕。病理无肉芽肿结构,为真皮血管及皮肤附属器周围淋巴细胞浸润,表皮角化过度,可见毛囊角栓。

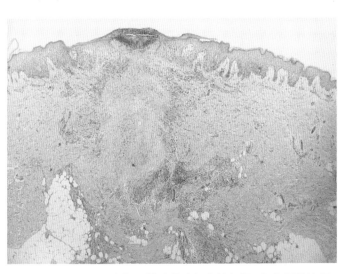

图 1-16-2-1-2E　丘疹坏死性结核疹低倍镜扫视,表皮局灶性坏死和溃疡,下方可见楔形坏死

（乔建军）

二、非典型分枝杆菌感染

【概念】

除结核和麻风分枝杆菌以外的分枝杆菌感染引起的皮肤病统称为非典型分枝杆菌病。

非典型分枝杆菌感染（atypical mycobacteria infection）是受损皮肤直接接种感染非典型分枝杆菌后出现的一种慢性肉芽肿性疾病。

【临床特点】

1. **临床表现** 非典型分枝杆菌的感染率在种族、年龄和性别方面无显著差异，由于该类细菌多存在于水生环境中，故好发于渔民、加工海鱼的工人、水族馆工作人员和免疫抑制者等。

该病好发于手指、足、膝、肘部等易受外伤部位。疾病初期表现为孤立性红褐色丘疹、结节或脓疱疹，可逐渐扩大，形成溃疡、脓肿或疣状外观，可出现沿淋巴管播散，呈孢子丝菌病样模式排列。严重者会出现深部感染，并发腱鞘炎、骨髓炎、化脓性关节炎等（图 1-16-2-2-1）。

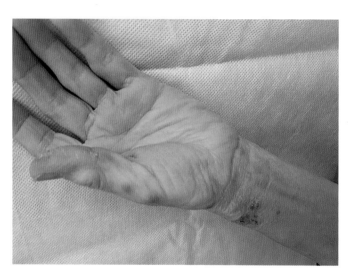

图 1-16-2-2-1 手指、指背、腕部散在红褐色丘疹、结节，沿淋巴管分布（有海鱼刺伤史）

2. **治疗** 初始可短期使用克拉霉素治疗，或乙胺丁醇和利福平合用作为经验性治疗，之后依据细菌培养和药敏试验结果调整治疗方案。推荐疗程为皮损消退后再治疗 4~6 个月。

3. **预后** 经正规的药物或手术治疗后达到痊愈。免疫功能受损的患者预后相对差。

【发病机制】

非典型分枝杆菌感染由受损皮肤直接接种非典型分枝杆菌所致。

【病理变化】

1. **镜下观** 早期表现为真皮层非特异性炎性反应，以中性粒细胞为主伴组织细胞、淋巴细胞浸润。晚期表现为典型的结核性肉芽肿或中央无干酪样坏死的结核样肉芽肿。表皮角化亢进及角化不全，真皮层为肉芽肿性炎症，组织细胞、上皮样细胞、多核巨细胞、淋巴细胞及浆细胞弥漫性浸润，乳头及网状层水肿。同时伴有真皮层纤维化和血管增生（图 1-16-2-2-2A、图 1-16-2-2-2B）。

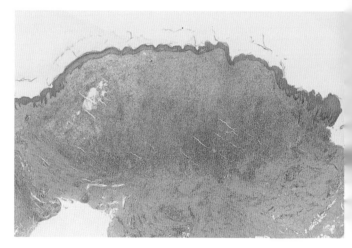

图 1-16-2-2-2A 低倍镜扫视，真皮内肉芽肿性炎症

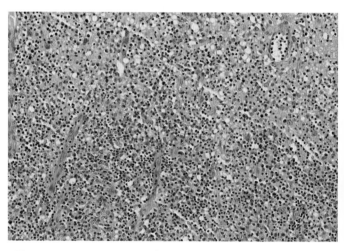

图 1-16-2-2-2B 以组织细胞、淋巴细胞及浆细胞为主的混合浸润

2. **特殊染色** 抗酸染色后，可在组织细胞内观察到较结核分枝杆菌长而粗的抗酸杆菌。（图 1-16-2-2-2C）

【鉴别诊断】

1. **疣状皮肤结核** 由结核杆菌直接接种于受伤皮肤后引起，患者有既往结核感染史，手足背部、臀部发病多见。典型表现为表面粗糙不平、边缘疣状增生的斑块，病理可见真皮层结核性肉芽肿，中央有程度不等的干酪样坏死，抗酸染色后不易观察到结核分枝杆菌。

2. **孢子丝菌病** 由孢子丝菌感染引起，临床表现与非典型分枝杆菌感染相似，但病理上结节分为三层，中央为中性粒细胞为主的"化脓层"，外层为上皮样细胞和多

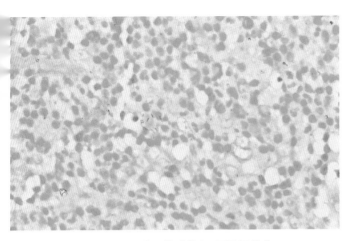

图 1-16-2-2-2C　抗酸染色,可见杆状菌

核巨细胞的"结核样层",周围为淋巴细胞和浆细胞的"梅毒样层"。真菌镜检或培养、血清学检查可与非典型分枝杆菌感染鉴别。

（乔建军）

三、麻风

【概念】

麻风(leprosy)是由麻风分枝杆菌感染引起的一种慢性传染病,主要影响皮肤和外周神经。特征性皮损为感觉缺失的红斑或者色素脱失斑。

【临床特点】

1. **临床表现**　麻风具有明显的遗传易感性。麻风潜伏期为 2~5 年,短者 3 个月,长者可在 10 年以上。麻风有两个发病高峰,分别为:儿童 10 个月~2 岁和成人 30~60 岁,男性多于女性(3~4∶1)。

1962 年,Ridley 和 Jopling 根据临床表现、细菌学、病理学和免疫学,提出麻风的五级分类法。

（1）结核样型麻风(tuberculoid leprosy,TT):通常只有几个境界清晰的皮损,表现为红色斑块,呈不对称分布,常伴有色素减退,表面干燥、脱屑、毛发脱落,皮损边缘隆起(图 1-16-2-3-1A)。TT 神经受累早且严重,如耳大神经、尺神经、腓总神经障碍,所支配肌群可出现特征性改变,伴有明显的感觉障碍。少数病例仅有神经受累表现。皮肤涂片检查抗酸杆菌为阴性,麻风菌素试验晚期为阳性。

（2）界线类偏结核样型麻风(borderline tuberculoid leprosy,BT):皮损数量比 TT 多,表现为斑片或者斑块,境界清晰,呈不对称分布,大小不等,大的斑或者斑块周围可见卫星状皮损。一般头发、眉毛不脱落。周围神经干损害多发但不对称,畸形出现早而重(图 1-16-2-3-1B、图 1-16-2-3-1C)。皮肤涂片检查抗酸杆菌为阳性(+~++),麻风菌素试验晚期为可疑或弱阳性。

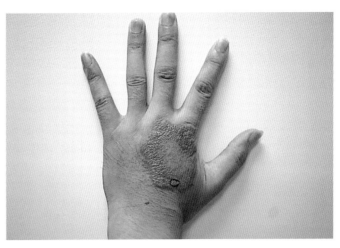

图 1-16-2-3-1A　结核样型麻风(TT),手背暗红色斑块,境界清楚,表面干燥

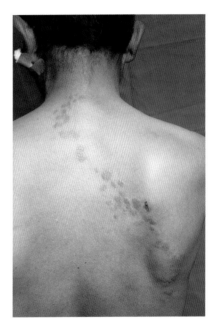

图 1-16-2-3-1B　界线类偏结核样型麻风(BT),后颈、背部浸润性斑片、斑块,呈条带状分布

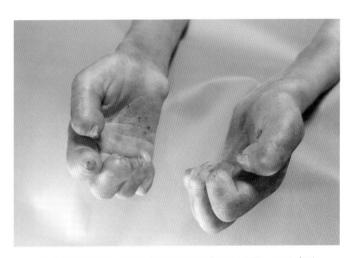

图 1-16-2-3-1C　界线类偏结核样型麻风(BT),双手畸形

（3）中间界线类麻风（borderline leprosy，BB）：皮损数量和大小介于 TT 和瘤型麻风之间，具有多形性和多色性。表现为浸润斑片、斑块或结节，部分边界清晰，呈不对称广泛分布，大小不等。有的面部皮损呈蝠蝠状、靶形等不规则形（图 1-16-2-3-1D）。病变可累及淋巴结、睾丸、内脏，眉毛稀疏脱落。周围神经干损害多发但不对称。皮肤涂片检查抗酸杆菌为阳性（++～+++），麻风菌素试验晚期为阴性。

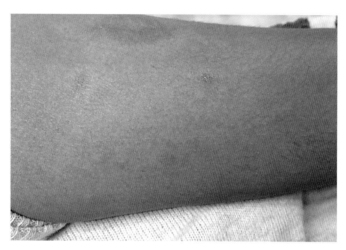

图 1-16-2-3-1D 中间界线类麻风（BB），上肢浸润斑片、斑块，大小不等

（4）界线类偏瘤型麻风（borderline lepromatous leprosy，BL）：皮损数量多、分布广泛但不完全对称。表现为斑疹、浸润性斑块、结节，边界不清晰（图 1-16-2-3-1E）。浅神经感觉障碍迟而且轻。黏膜、淋巴结、睾丸、内脏病变出现早，可形成鞍鼻。眉毛脱落不对称。皮肤涂片检查抗酸杆菌为阳性（++++～+++++），麻风菌素试验晚期为阴性。

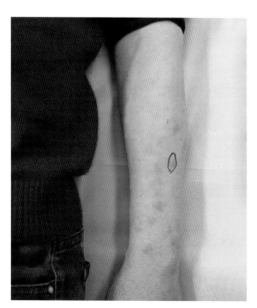

图 1-16-2-3-1E 界线类偏瘤型麻风（BL），上肢散在斑块、浸润结节

（5）瘤型麻风（lepromatous leprosy，LL）：皮损数量多、分布广泛对称。表现为斑疹、丘疹、结节，弥漫性浸润，边界不清晰。可见狮面，晚期出现感觉障碍，严重者致畸（图 1-16-2-3-1F、图 1-16-2-3-1G）。眉毛、睫毛对称全部脱落，腋毛、阴毛稀疏至完全脱落。黏膜、淋巴结、睾丸、内脏病变出现早且严重。皮肤涂片检查抗酸杆菌为阳性（+++++～++++++），麻风菌素试验晚期为阴性。

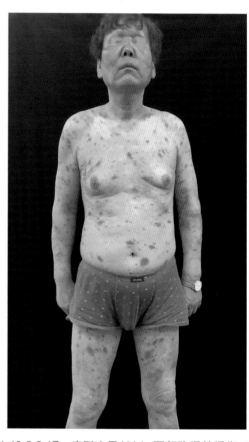

图 1-16-2-3-1F 瘤型麻风（LL），面部弥漫性浸润，双侧眉毛脱落，可见鞍鼻，躯干、四肢散在结节、斑块和弥漫性浸润，伴有明显的感觉障碍

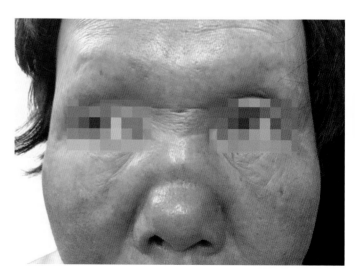

图 1-16-2-3-1G 瘤型麻风（LL），眉毛、睫毛完全脱落

（6）麻风反应:指在麻风的慢性病程中,由于免疫状态的改变而突然发生的病情活跃或者加重。分为Ⅰ型和Ⅱ型反应。

Ⅰ型反应:为Ⅳ型迟发型超敏反应,常见于免疫状态不稳定的 BT、BB 和 BL 患者。表现为原有皮损炎症加重,外观类似丹毒。急性神经炎伴功能丧失,神经炎可与皮损共存或者单独存在。（图 1-16-2-3-1H）

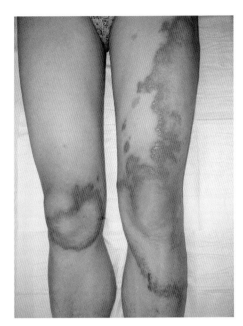

图 1-16-2-3-1H　Ⅰ型麻风反应,下肢散在浸润性斑片、斑块,局部呈环形,色鲜红,边缘隆起

Ⅱ型反应:又称麻风结节性红斑,是免疫复合物沉积导致的皮肤和系统的小血管炎症。常见于经抗麻风药物治疗数月或者数年的 LL 和 BL 患者。表现为多器官受累的系统性症状,如发热、严重的关节肿胀和疼痛、虹膜睫状体炎、肝脾肿大,突然出现的红色皮下结节。（图 1-16-2-3-1I）

2. 治疗　世界卫生组织（WHO）建议采用联合化疗方案,即两种及以上作用机制不同的有效杀菌性化学药物治疗（氨苯砜、氯法齐明、利福平）;现阶段的联合化疗方案中,必须包含强效杀菌药物利福平。

Ⅰ型麻风反应要注意休息,采用糖皮质激素和雷公藤多苷。Ⅱ型麻风反应主要使用沙利度胺、泼尼松和氯法齐明。

3. 预后　麻风是一种可以治愈的疾病,经积极治疗预后良好。部分患者因出现肢体畸形而影响劳动能力。

【发病机制】

麻风分枝杆菌寄生于巨噬细胞和施万细胞胞质内引起的感染性疾病。

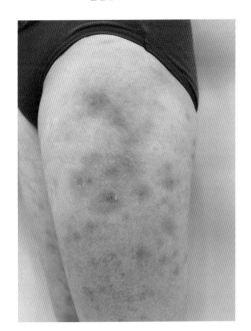

图 1-16-2-3-1I　Ⅱ型麻风反应,双下肢散在红色及暗褐色结节,伴压痛,可见色素沉着

【病理变化】

镜下观

（1）TT:表皮下没有"无浸润带",真皮神经及血管周围有典型的非干酪样上皮样细胞肉芽肿,呈团灶状椭圆形浸润,可见较多的朗格汉斯巨细胞,外围淋巴细胞和浆细胞浸润;抗酸染色查菌阴性（图 1-16-2-3-2A、图 1-16-2-3-2B）。

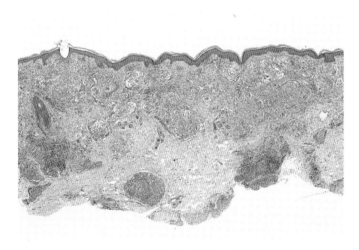

图 1-16-2-3-2A　TT,低倍镜扫视,真皮内肉芽肿性炎症团灶状浸润

（2）BT:表皮基底层完整;表皮下有狭窄的无浸润带;真皮可见上皮样细胞肉芽肿,肉芽肿内有较多多核巨细胞和少量的朗格汉斯巨细胞及淋巴细胞;神经内有上皮样细胞和组织细胞浸润;抗酸染色查菌+~++（图 1-16-2-3-3A、图 1-16-2-3-3B）。

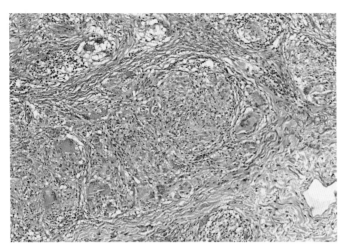

图 1-16-2-3-2B TT,真皮内见结核样肉芽肿,见较多多核巨细胞

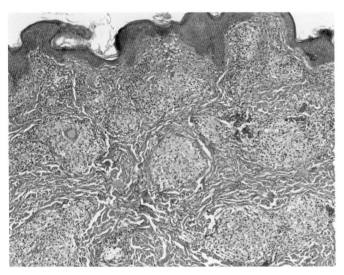

图 1-16-2-3-3A BT,真皮内多个上皮样细胞团块,可见朗格汉斯巨细胞

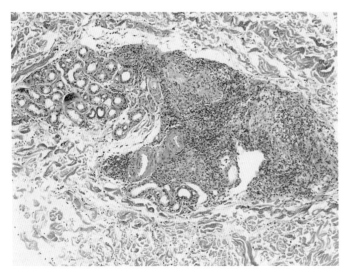

图 1-16-2-3-3B BT,神经内有上皮样细胞和组织细胞浸润

（3）BB:拥有两极型特点;表皮基底层完整,表皮下明显的"无浸润带";真皮有上皮样细胞肉芽肿变化,周围

无淋巴细胞和朗格汉斯巨细胞;有的可见组织细胞和不典型的泡沫细胞;神经束内有炎症细胞浸润,束膜可见"洋葱"样变;抗酸染色查菌+++～++++(图 1-16-2-3-4A～图 1-16-2-3-4C)。

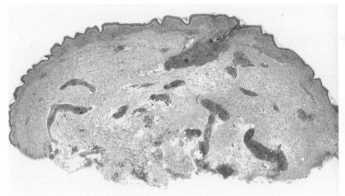

图 1-16-2-3-4A BB,低倍镜扫视,表皮下见明显的"无浸润带",真皮内见肉芽肿性炎症团灶状浸润

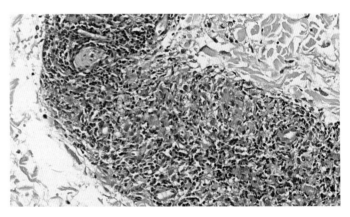

图 1-16-2-3-4B BB,上皮样细胞及泡沫细胞组成的肉芽肿,累犯神经

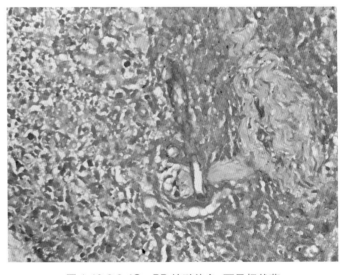

图 1-16-2-3-4C BB 抗酸染色,可见杆状菌

（4）BL：表皮萎缩，表皮下有明显的"无浸润带"；真皮可见巨噬细胞肉芽肿，肉芽肿内有成堆的淋巴细胞，真皮及皮下脂肪可见典型的泡沫细胞；抗酸染色可见较多抗酸杆菌（图1-16-2-3-5A~图1-16-2-3-5C）。

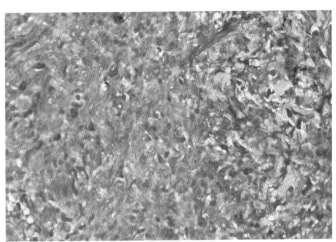

图1-16-2-3-5C　BL 抗酸染色，可见杆状菌

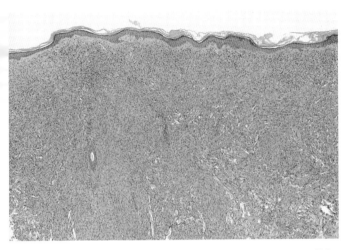

图1-16-2-3-5A　BL，低倍镜扫视，表皮萎缩，见明显"无浸润带"

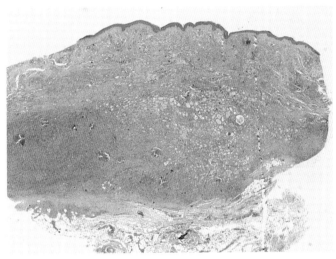

图1-16-2-3-6A　LL，低倍镜扫视，表皮萎缩，见明显"无浸润带"，真皮内团块状肉芽肿浸润

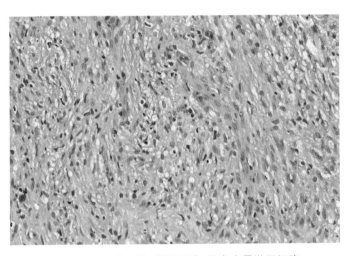

图1-16-2-3-5B　BL，泡沫细胞，混杂少量淋巴细胞

（5）LL：表皮萎缩，表皮下有"无浸润带"；真皮可见巨噬细胞或泡沫细胞肉芽肿，较少的淋巴细胞；有典型的泡沫细胞；神经束膜一般正常；抗酸染色查菌+++++~++++++（图1-16-2-3-6A~图1-16-2-3-6C）。

（6）Ⅰ型麻风反应：表皮及真皮明显水肿，上皮细胞样肉芽肿变得疏松；可见淋巴管扩张，淋巴细胞数量不定；血管扩张充血，但无中性粒细胞浸润或血栓形成；胶原组织可出现纤维蛋白样变性，严重反应时可出现小灶性坏死。（图1-16-2-3-7A、图1-16-2-3-7B）

（7）Ⅱ型麻风反应

1）急性期可见真皮浅层、深层和皮下组织的肉芽肿中致密的中性粒细胞浸润，浸润内可见泡沫细胞，严重者可见脓肿和坏死。

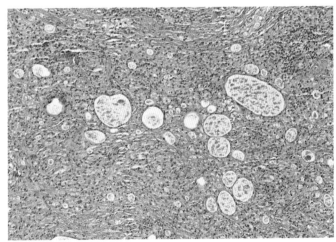

图1-16-2-3-6B　LL，泡沫细胞肉芽肿，并见大小不一嗜碱性囊腔样结构

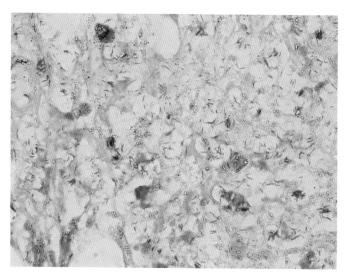

图 1-16-2-3-6C LL 抗酸染色,可见杆状菌

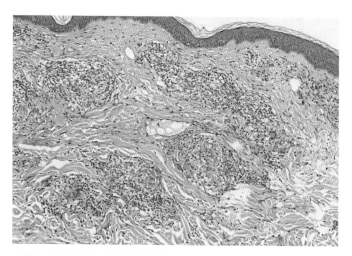

图 1-16-2-3-7A TT 伴Ⅰ型麻风反应,真皮浅层水肿,团灶状上皮样细胞肉芽肿浸润,见扩张淋巴管

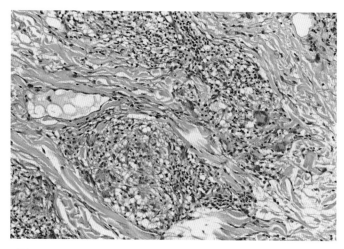

图 1-16-2-3-7B TT 伴Ⅰ型麻风反应,上皮细胞肉芽肿疏松,混杂散在淋巴细胞,见多核巨细胞

2)亚急性期可见中性粒细胞、淋巴细胞、浆细胞、巨噬细胞浸润数量大致相等。

3)慢性炎症期可见中性粒细胞、肥大细胞、嗜酸性细胞、多核巨细胞迅速减少,淋巴细胞和浆细胞增加,最后以淋巴细胞和浆细胞为主;半数患者以血管炎为主要特点,皮下脂肪层血管内皮水肿,管腔炎症细胞浸润,纤维蛋白样变性(图 1-16-2-3-8A、图 1-16-2-3-8B)。

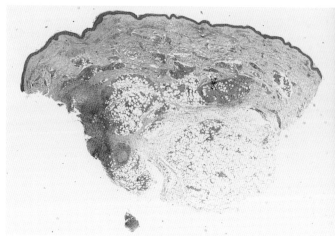

图 1-16-2-3-8A 低倍镜扫视,真皮全层及皮下脂肪小叶间上皮样肉芽肿浸润

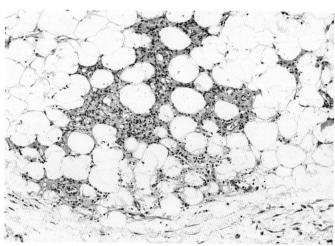

图 1-16-2-3-8B 皮下脂肪小叶间中性粒细胞、淋巴细胞为主浸润,可见泡沫细胞

【鉴别诊断】

1. 结节病 临床表现一般无神经粗硬和感觉障碍。病理表现表皮一般无变化或仅有轻度萎缩;结节周围少有淋巴细胞浸润;炎症细胞不侵犯神经及立毛肌。

2. 皮肤纤维瘤 病理表现为真皮内结节,境界不清;1/3 的病例细胞内可显示脂质或者含铁血黄素。80% 的皮损中上方表皮明显增生。抗酸染色阴性可与 LL 鉴别。

3. 黄瘤病 真皮、肌腱、韧带、筋膜内有大量泡沫细胞排列在胶原束间,不侵犯神经;抗酸染色阴性。

(乔建军)

参考文献

［1］赵辨.中国临床皮肤病学.2版.南京:江苏凤凰科学技术出版社,2017.

［2］Jean L. Bolognia, Julie V. Schaffer, Lorenzo Cerroni. 皮肤病学.4版.朱学骏,王宝玺,孙建方,等译.北京:北京大学医学出版社,2019.

［3］朱学骏,涂平,陈喜雪,等.皮肤病的组织病理学诊断.3版.北京:北京大学医学出版社,2016.

［4］Ronald B. Johnston. Weedon's Skin Pathology. 4th ed. Amsterdam:Elsevier,2017.

［5］赵辨.中国临床皮肤病学.南京:江苏科学技术出版社,2012.

［6］高天文,王雷,廖文俊.实用皮肤病理组织学.2版.北京:人民卫生出版社,2017.

第三节　螺旋体性疾病

一、梅毒

【概念】

梅毒(syphilis)是由梅毒螺旋体(treponema pallidum,TP)引起的一种传染性疾病,主要通过性行为传播,并可通过垂直传播造成流产、早产、死胎或先天性梅毒。

【临床特点】

1. 临床表现　梅毒几乎可以侵犯全身各器官,产生多种多样的症状和体征。根据传染途径不同,可分为先天(胎传)梅毒与后天梅毒,又可根据病情发展分为早期梅毒和晚期梅毒。接触感染2年内被认为是早期梅毒,包括一期梅毒和二期梅毒,传染性较强。晚期梅毒发生于感染2年之后,基本无传染性。

(1) 后天梅毒

1) 一期梅毒:潜伏期一般为2~4周,硬下疳常发生于外生殖器,表现为境界清楚、边缘略隆起的溃疡。多为单发,不痛不痒,触诊浸润明显,呈软骨样硬度。破溃后形成境界清楚的肉红色创面,附有胶水样物(图1-16-3-1-1A)。暗视野显微镜检查可发现梅毒螺旋体。同侧腹股沟淋巴结浅表无痛性肿大称为腹股沟横痃。感染4周后梅毒螺旋体血清学试验阳性,感染6周后非梅毒螺旋体血清学试验阳性。如不治疗,3~6周内可自行愈合。

2) 二期梅毒:可伴有发热、乏力、头痛、关节酸痛等系统症状。二期梅毒疹可出现多种皮肤损害,如斑疹、斑丘疹、丘疹、鳞屑性皮损、毛囊疹及脓疱疹等。皮疹一般无瘙痒症状,常对称泛发。掌跖领圈状脱屑性铜红色斑疹、外阴及肛周的扁平湿疣为其特征性损害(图1-16-3-1-1B~图1-16-3-1-1D)。可出现口腔黏膜斑、鼻黏膜结节样

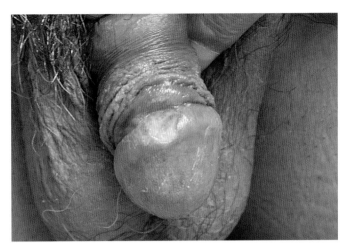

图 1-16-3-1-1A　一期梅毒,硬下疳

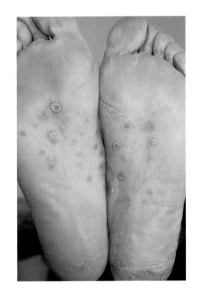

图 1-16-3-1-1B　二期梅毒,跖部暗红斑及领圈状脱屑

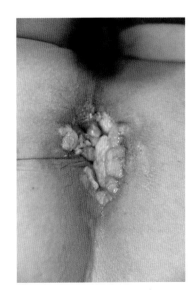

图 1-16-3-1-1C　二期梅毒,肛周扁平湿疣

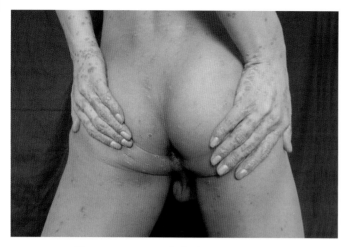

图 1-16-3-1-1D　二期梅毒,银屑病样皮疹

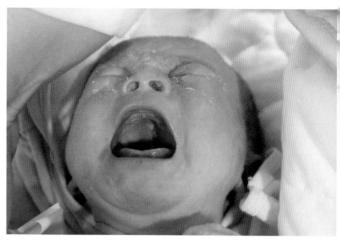

图 1-16-3-1-1F　早期先天梅毒,额、鼻翼、面颊、口周暗红色斑,伴片状脱屑。鼻腔内可见脓性分泌物,口腔内有黏膜斑

损害和虫蚀样脱发。此期非梅毒螺旋体血清学试验及梅毒螺旋体血清学试验均为阳性。

3)晚期梅毒:皮肤黏膜损害表现为头面部及四肢伸侧的结节性梅毒疹,大关节附近的近关节结节,皮肤、口腔及舌咽部树胶肿(图 1-16-3-1-1E)。上腭及鼻中隔黏膜树胶肿可导致上腭及鼻中隔穿孔和马鞍鼻,并可出现多脏器损害。

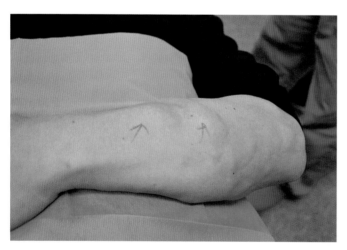

图 1-16-3-1-1E　三期梅毒,近关节皮下结节

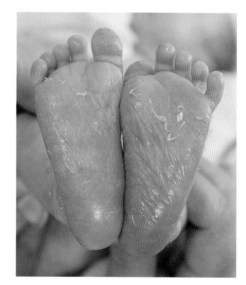

图 1-16-3-1-1G　早期先天梅毒,两跖部皮疹广泛,弥漫浸润,伴片状鳞屑

（2）先天梅毒

1)早期先天梅毒:一般在 2 岁以内发病,类似于获得性二期梅毒,皮损常为红斑、丘疹、扁平湿疣、水疱、大疱,伴梅毒性鼻炎及喉炎、骨髓炎、骨软骨炎及骨膜炎,可有全身淋巴结肿大、肝脾肿大、贫血等(图 1-16-3-1-1F、图1-16-3-1-1G)。如有神经系统侵犯,可出现相关神经系统症状。

2)晚期先天梅毒:一般在 2 岁或以后发病,类似于后天晚期梅毒。标志性损害包括哈钦森齿(Hutchinson teeth)、桑葚齿(mulberry molars)、锁胸关节骨质肥厚、基质性角膜炎、神经性耳聋等。

3)隐性胎传梅毒:即未经治疗的胎传梅毒,无临床症状,梅毒血清学试验阳性,脑脊液检查正常,年龄<2 岁者为早期隐性胎传梅毒,≥2 岁者为晚期隐性胎传梅毒。

2. 治疗　首选苄星青霉素肌内注射治疗,对青霉素过敏者可选用多西环素口服治疗。如有心血管神经梅毒或其他系统损害,应会同有关科室慎重驱梅治疗。早期梅毒要求杀灭体内梅毒螺旋体,消除传染性,预防复发和发生晚期梅毒,力争血清转阴。晚期梅毒要求损害消失,功能恢复,防止发生心血管及神经梅毒,不要求血清转阴。性伴侣必须同时接受诊治,治疗之后定期随访。

3. 预后　梅毒经足量规则治疗后,应定期随访观察。大多数一期梅毒在 1 年内血清学试验转阴,二期梅毒在 2 年内阴转,晚期梅毒需随访 3 年或更长。对血清固定者,如临床上无复发表现,并除外神经、心血管及其他内脏梅毒,可不必再治疗,随访 3 年以上判断是否终止观察。

【发病机制】

梅毒唯一的传染源是梅毒患者,主要通过性接触或垂直传播。梅毒病原体为梅毒螺旋体,其对皮肤、主动脉、胎盘等富含黏多糖的组织有较高的亲和力,可借其黏多糖酶吸附到上述组织细胞表面,分解黏多糖造成组织血管塌陷、血供受阻,继而导致管腔闭塞性动脉内膜炎、动脉周围炎,出现坏死溃疡等病变。

【病理变化】

1. **镜下观**　梅毒的组织病理学基本改变是血管内膜炎和血管周围炎,表现为血管内皮细胞肿胀增生,血管周围大量淋巴细胞、浆细胞浸润。二期梅毒疹的典型特征:①角质层内可见中性粒细胞聚集或中性粒细胞微脓肿;②棘层不规则增厚或银屑病样增生,部分皮突纤细,向真皮延伸;③空泡样界面皮炎;④真皮浅深层血管、毛囊和汗腺周围以浆细胞为主的混合炎症细胞浸润(1/3 的病例可见不到浆细胞),常见间质性浸润;⑤小血管内皮细胞肿胀,管腔闭塞(图 1-16-3-1-2A、图 1-16-3-1-2B)。一项多中心的回顾性研究显示,当组织病理出现内皮细胞肿胀、间质性炎症细胞浸润、棘层不规则增厚及空泡界面皮炎时,需要警惕梅毒的可能。晚期梅毒主要为肉芽肿性损害,中央坏死,周围大量浆细胞、淋巴细胞浸润,伴有较多上皮样细胞及巨细胞浸润(图 1-16-3-1-2C)。

2. **特殊染色**　早期梅毒可做银染查梅毒螺旋体。

3. **免疫组化**　免疫组化法检测组织中梅毒螺旋体(TP)呈阳性(图 1-16-3-1-3)。

【鉴别诊断】

梅毒长久以来都被称为"万能模仿者",因其多变的临床表现可模拟几乎任何皮肤病或全身性疾病。

一期梅毒中硬下疳常要与其他感染性生殖器溃疡

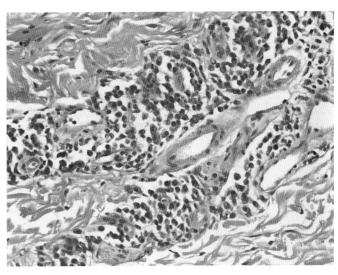

图 1-16-3-1-2B　二期梅毒,血管周围袖套状以浆细胞为主的炎症细胞浸润,内皮细胞肿胀

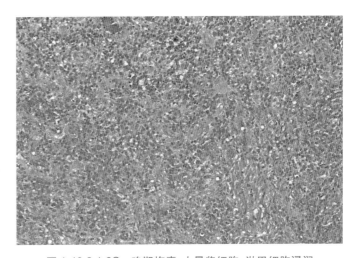

图 1-16-3-1-2C　晚期梅毒,大量浆细胞、淋巴细胞浸润

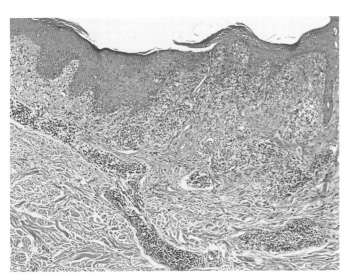

图 1-16-3-1-2A　二期梅毒,低倍镜扫视,表皮呈银屑病样增生,基底液化变性,真皮浅中层血管周围致密炎症细胞浸润

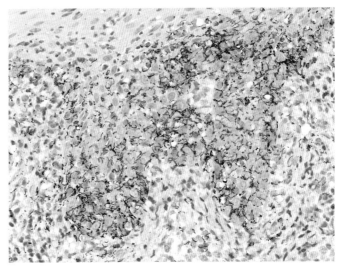

图 1-16-3-1-3　免疫组化 TP 阳性

（软下疳、生殖器疱疹、下疳样脓皮病）、非感染性生殖器溃疡（白塞综合征、固定性药疹）及外生殖器肿瘤性疾病（Bowen病、乳房外Paget病）相鉴别。二期梅毒疹中，梅毒性斑丘疹需与玫瑰糠疹、银屑病、扁平苔藓、毛发红糠疹等鉴别；扁平湿疣需与尖锐湿疣和疣状黄瘤等鉴别；梅毒性脓疱疹需与各种脓疱病鉴别。晚期梅毒的结节性梅毒疹需与寻常狼疮、结节病、瘤型麻风等鉴别；树胶肿需与硬红斑、血管炎和坏疽性脓皮病等鉴别。

（伍洲炜）

二、莱姆病

【概念】

莱姆病（Lyme disease）是一种以蜱虫为媒介传播的螺旋体感染性疾病，是由伯氏疏螺旋体所致的多系统炎性疾病。早期以皮肤慢性游走性红斑为特点，后期可出现神经、心脏或关节病变。

【临床特点】

1. 临床表现　潜伏期为3～32天，平均7天。临床症状可分为三期。

（1）第一期：主要表现为蜱虫叮咬部位皮肤的慢性游走性红斑（erythema chronicum migrans，ECM）。初起为红色斑疹或丘疹，逐渐扩大成环状损害（图1-16-3-2-1）。病初常伴有乏力、畏寒发热、头痛、恶心、呕吐、关节和肌肉疼痛等症状。局部和全身淋巴结可肿大。

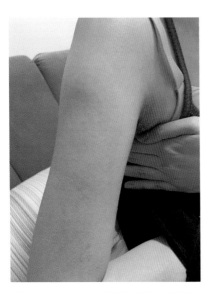

图1-16-3-2-1　上肢环状红斑，逐渐扩大（中国医科大学附属第一医院郑松教授惠赠）

（2）第二期：发病后数周或数月，皮肤ECM可持续呈斑块或结节状，可形成皮肤良性淋巴组织增生（lymph-adenosis bernigna cutis）。表现为无痛性质软的红紫色结节。15%和8%的患者分别出现明显的神经系统症状和心脏受累的征象。神经系统受累表现为脑膜炎、脑神经炎、舞蹈症、小脑共济失调，出现脑膜刺激征、昏迷、面瘫或三叉神经痛等。心脏受累常表现为房室传导阻滞、心肌炎、心包炎或全心炎等。

（3）第三期：感染后数周至数年内，患者出现程度不等的关节症状，如关节疼痛、关节炎或慢性侵袭性滑膜炎。以膝、肘、髋等大关节多发，小关节周围组织亦可受累，常反复发作。此期的皮损表现为慢性萎缩性肢端皮炎（acrodermatitis chronica atrophicans，ACA）。多见于阿弗西亚疏螺旋体感染的莱姆病，仅20%的患者有ECM病史。初起在肢体远端伸侧发生炎症性广泛水肿、境界不清的蓝红色斑块，向附近扩展。如不治疗则进展至萎缩，皮肤色素增加、皱缩、无毛、透明状。在大关节附近可见蓝红色或黄色纤维性结节，可至3cm。还有表现为硬皮病样斑块。

2. 治疗　治疗目标为缓解症状并预防疾病进展，根据症状提供相应治疗。可口服多西环素、阿莫西林和头孢呋辛等药物治疗。若患者出现Ⅲ度房室传导阻滞或眩晕、晕厥等症状，应行心电监护，必要时可安装临时起搏器治疗。非甾体抗炎药主要用于莱姆病关节炎的治疗，如消炎痛、布洛芬等。莱姆病作为一种虫源性疾病，应以预防为主，在草场、林区旅行应注意扎紧袖口、裤腿，预防叮咬，可显著降低莱姆病的发病率。

3. 预后　大多数患者预后较好，部分患者可能由于初次感染或由于初次感染引起的自身免疫或炎症反应而遭受不可逆的损害（如持续性面神经麻痹）。该病不会产生保护性抗体，可再次感染。

【发病机制】

由伯氏（Burgdorferi）疏螺旋体为病原体引起的多系统炎症性疾病。

【病理变化】

1. 镜下观　慢性游走性红斑组织见表皮轻度角化过度，呈网篮状增厚。局灶性棘层水肿，真皮血管或神经周围淋巴细胞、浆细胞和组织细胞浸润。皮肤良性淋巴组织增生，镜下可见整个真皮致密的成熟多克隆淋巴细胞浸润（图1-16-3-2-2A、图1-16-3-2-2B）。ACA表现出硬皮病样改变，镜下可见不一致的单核细胞浸润，可扩展至皮下脂肪，真皮胶原束肿胀、黏蛋白沉积。晚期胶原丧失。

2. 特殊染色　Warthin-Starry银染色法可用于检验皮肤组织中的伯氏疏螺旋体。

【鉴别诊断】

1. 蜱虫叮咬的过敏反应　红斑较小（通常小于5cm），扩张速度比慢性游走性红斑快，在数小时内达到最

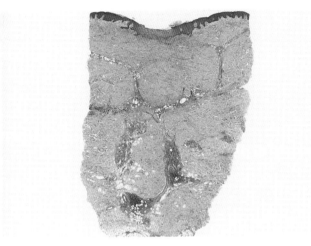

图 1-16-3-2-2A　低倍镜扫视,表皮部分缺失,真皮内血管及附属器周围炎症细胞浸润(Tetsunori Kimura 教授惠赠)

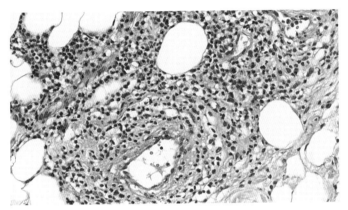

图 1-16-3-2-2B　血管周围淋巴细胞、组织细胞及浆细胞浸润(Tetsunori Kimura 教授惠赠)

大后在 24~48 小时内缓解,无明显全身症状。

2. **多形红斑**　常多发,皮损中央消退并向外周扩展,形成靶形皮损。可累及手掌或脚底,可伴有瘙痒或疼痛。

3. **体癣**　也可以表现为中央消退边界隆起的环形皮疹,但其相较于慢性游走性红斑发展更慢,真菌镜检和培养可明确。

4. **钱币状湿疹**　慢性湿疹可表现为隆起的盘状皮损,但患者自感瘙痒,可表现出渗出、结痂、苔藓化改变,无明显全身症状。

（伍洲炜）

参 考 文 献

[1] 中国疾病预防控制中心性病控制中心,中华医学会皮肤性病学分会性病学组,中国医师协会皮肤科医师分会性病亚专业委员会.梅毒、淋病和生殖道沙眼衣原体感染诊疗指南(2020年).中华皮肤科杂志,2020,53(3):168-179.

[2] 赵辨.中国临床皮肤病学.2 版.南京:江苏凤凰科学技术出版社,2017.

[3] 迪尔克·M.埃尔斯顿,塔米·弗雷格.皮肤病理学.2 版.张建中,译.天津:天津科技翻译出版有限公司,2017.

[4] Flamm A,Parikh K,Xie Q,et al. Histologic features of secondary syphilis:A multicenter retrospective review. Journal of the American Academy of Dermatology,2015,73(6):1025-1030.

第四节　病毒性疾病

一、乳头瘤病毒疣及其亚型

【概念】

人乳头瘤病毒(human papilloma virus,HPV)是一大类 DNA 病毒,有 100 余种,其中近 80 种与人类疾病有关。病毒可感染皮肤或黏膜上皮,多数引起良性乳头瘤或疣。高危型 HPV 与多种恶性肿瘤相关。

【临床特点】

1. **临床表现**　HPV 感染后的临床表现取决于涉及的 HPV 亚型、感染部位和宿主免疫状态。

（1）寻常疣:好发于易受损部位。与 1、2、4、7、27、28、29 型 HPV 有关。皮损为过度角化的圆顶丘疹或结节。皮损表面粗糙,呈乳头样增生(图 1-16-4-1-1A)。可见黑色斑点,提示毛细血管栓塞。皮损可逐渐增多,融合成片,一般无自觉症状,偶有压痛。寻常疣有丝状疣、指状疣、掌疣、着色性疣等特殊类型。

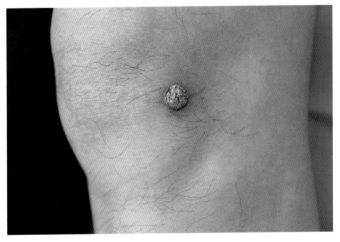

图 1-16-4-1-1A　寻常疣

（2）跖疣:跖疣系发生于足跖的寻常疣,与 1、2、4 型 HPV 有关。好发于足跟、跖骨头或趾间受压处,有时可在胼胝的基底上发生,或两者同时并存,和足部多汗、外伤及摩擦有关。皮损为表面粗糙不平,灰褐、灰黄的圆形斑块,境界清楚,周围绕以稍高增厚的角质环。可见有小的出血点,由延伸的真皮乳头的血管破裂所致(图 1-16-4-1-1B)。

（3）扁平疣:通常位于手背、手臂和面部。主要由于

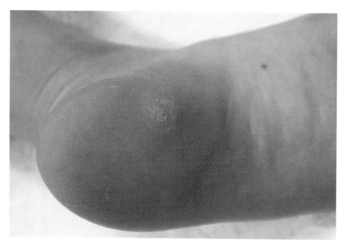

图 1-16-4-1-1B 跖疣

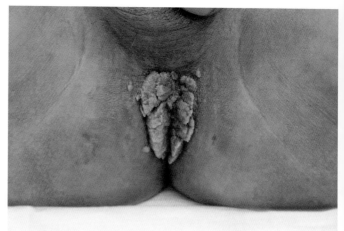

图 1-16-4-1-1D 尖锐湿疣

3、10 型 HPV 感染引起。表现为米粒大到绿豆大扁平隆起的丘疹,表面光滑,质硬,浅褐色或正常皮色(图 1-16-4-1-1C)。一般无自觉症状,偶有微痒。由于自身播种,可呈线状排列(同形反应)。有时伴发寻常疣。

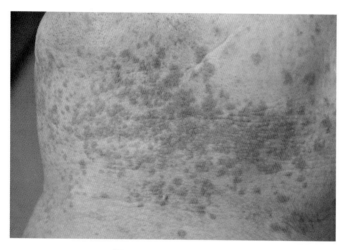

图 1-16-4-1-1C 扁平疣

(4)尖锐湿疣:好发于性活跃的青中年,主要通过性行为传染,常发生在肛门及外生殖器等部位。主要由 6、11 型 HPV 感染引起。皮损为散在淡红色小丘疹,质地柔软,顶端尖锐,后逐渐增大增多,可呈乳头状、菜花状、鸡冠状、蕈样状(图 1-16-4-1-1D)。

(5)其他损害:HPV 感染还可导致疣状表皮发育不良和鲍温病样丘疹病。

2. 治疗 治疗主要以去除疣体为主。常用外用药物包括 0.1% 维 A 酸软膏、5-氟尿嘧啶软膏、5% 咪喹莫特软膏等;物理治疗可选用冷冻、电灼、刮除和激光等;较大的孤立皮损可手术切除;系统药物治疗多用于皮损数目较多或久治不愈者,可试用维 A 酸或免疫调节剂(如干扰素、左旋咪唑等)。尖锐湿疣尤其是尿道口部位的病灶可考虑使用光动力治疗。

3. 预后 部分皮损可自行消退,治疗结束存在复发的可能。

【发病机制】

本病传染源为患者和健康带病毒者,主要经直接或间接接触传播。HPV 通过皮肤黏膜微小破损进入上皮细胞内(特别是基底层细胞)并复制、增殖,导致上皮细胞异常分化和增生,引起上皮赘生物。

【病理变化】

镜下观 病毒疣的特征性组织病理改变是颗粒层和颗粒层下棘细胞的空泡样变性。空泡化细胞为圆形,核深染,嗜碱性,核周围有一透明带围绕(挖空细胞)。变性细胞内常含有嗜碱性包涵体(为病毒颗粒)和嗜酸性包涵体(为角质蛋白)。(图 1-16-4-1-2A ~ 图 1-16-4-1-2F)

【鉴别诊断】

1. 疣状皮肤结核 寻常疣需与疣状皮肤结核相鉴别,后者为不规则的疣状斑块,四周有红晕。

2. 鸡眼 跖疣需与鸡眼相鉴别。鸡眼为黄色或深黄色的圆锥形角栓,表面光滑,与皮面平或稍隆起,压痛

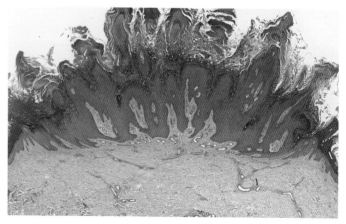

图 1-16-4-1-2A 寻常疣,角化过度,棘层肥厚,乳头瘤样增生,疣体边缘表皮突向中心弯曲呈抱球状

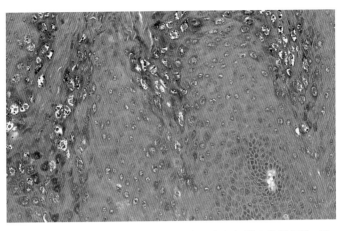

图 1-16-4-1-2B 寻常疣，颗粒层及棘细胞上部见空泡样细胞，颗粒层透明角质颗粒浓聚

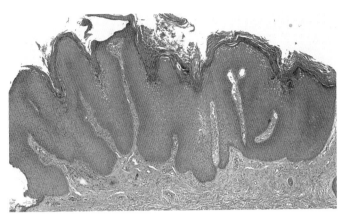

图 1-16-4-1-2E 尖锐湿疣，表皮乳头瘤样增生，棘层肥厚，颗粒层及棘细胞上部可见空泡样细胞

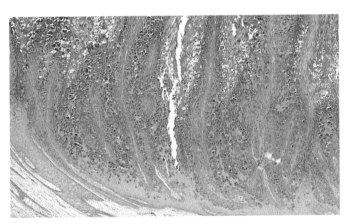

图 1-16-4-1-2C 跖疣，角质层及表皮上半部的细胞胞质内病毒包涵体结构

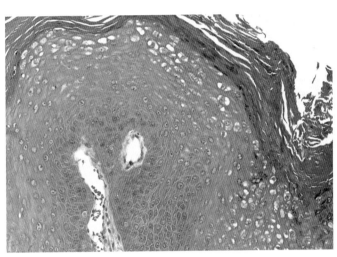

图 1-16-4-1-2F 尖锐湿疣，空泡样细胞胞体大，核圆形深染

明显。

3. **点状掌跖角化症** 跖疣还需与点状掌跖角化症相鉴别，后者早年发病，常有家族史，手掌、足跖均有损害，散在分布，以受压部位皮损多见。

4. **毛发上皮瘤** 扁平疣需与毛发上皮瘤相鉴别。后者好发于面部，为质硬正常肤色的丘疹或小结节。组织学上表现为真皮内境界清楚的肿瘤团块，不同程度地向毛发结构发育。

5. **汗管瘤** 扁平疣还需与汗管瘤相鉴别。后者好发于眼睑附近，为单发或多发小丘疹，正常肤色或红棕色。组织学上为真皮上部多数嗜碱性上皮细胞聚集成小团块，可见"蝌蚪状"特征性汗管结构。

（伍洲炜）

二、鲍温病样丘疹病

【概念】

鲍温病样丘疹病（Bowenoid papulosis，BP）好发于生

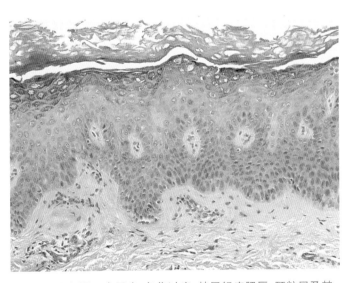

图 1-16-4-1-2D 扁平疣，角化过度，棘层轻度肥厚，颗粒层及棘层上部空泡样细胞

殖器部位,与 HPV 感染,特别是 HPV16 感染相关。临床表现为多发褐色疣状丘疹或斑块,无明显的自觉症状,呈良性经过,部分患者可自行消退,预后较好。但组织病理呈原位癌表现,类似鲍温病改变,易造成误诊。

【临床特点】

1. 临床表现 多发生于青中年,好发于外生殖器、会阴、肛周,表现为多个或单个褐色疣样斑块或融合性斑片。直径 2~10mm,呈圆形、椭圆形或不规则形,境界清楚,丘疹表面可光亮呈天鹅绒外观,或轻度角化呈疣状(图 1-16-4-2-1)。一般无自觉症状,少数患者可有瘙痒或烧灼感。

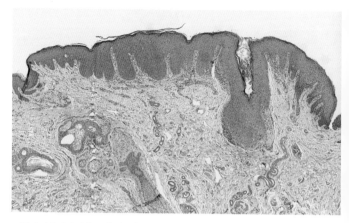

图 1-16-4-2-2A 表皮增生,棘层肥厚,真皮浅中层炎症细胞浸润

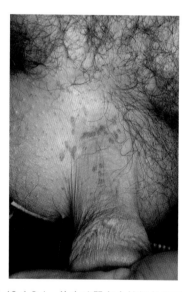

图 1-16-4-2-1 外生殖器多个棕褐色扁平丘疹

2. 治疗 手术切除效果最好,但不宜大范围切除。其他有效的治疗方法包括西多福韦外用、5% 咪喹莫特外用、光动力治疗等。

3. 预后 预后较好,部分病例可自行消退,但因少数病例可发展为浸润癌,所以应定期随访。

【发病机制】

与 HPV 感染有关,常见为 16 亚型,少见可有 18、26、31、33、35、39、45、51、52、53、56、58、59、62、66、73、82 亚型等。其中 26、53、66 亚型可能具有致癌性。

【病理变化】

镜下观 表皮细胞结构混乱,可见许多核大、深染、成堆的异形鳞状上皮细胞,亦有角化不良、多核及异形核分裂象的角质形成细胞(图 1-16-4-2-2A、图 1-16-4-2-2B)。少数患者同时或同一损害中有鲍温样丘疹病及尖锐湿疣两种病理改变共存的现象。

【鉴别诊断】

1. 鲍温病 多发于老年人,单发多见。外观呈红色

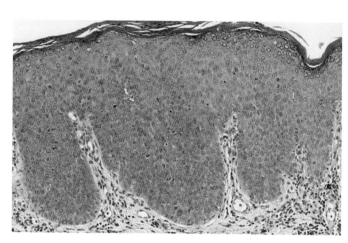

图 1-16-4-2-2B 角化不全,表皮全层可见不典型角质形成细胞,核分裂象易见

绒状,皮损可有破损,表面上多有鳞屑或结痂,病变离心性增大。而本病更常见于年轻人,常多发,并有色素沉着倾向。

2. 尖锐湿疣 丘疹型尖锐湿疣以群集发生为主,表面粗糙不平,颜色为淡红色,摩擦后易出血,增长速度较快,醋酸白试验多为阳性,而本病醋酸白试验为阴性。

(伍洲炜)

三、疣状表皮发育不良

【概念】

疣状表皮发育不良(epidermodysplasia verruciformis, EV)由 Lewandowsky 及 Lutz 于 1922 年首先报道。大多数 EV 易感家族表现为常染色体隐性遗传,表现出对一组基因种系相关的 HPV(EV 特异性)皮肤感染的易感性。其特点为全身泛发性扁平疣及寻常疣样皮损,易发生恶变。

【临床特点】

1. 临床表现 多发于儿童,表现为广泛分布的、散在或融合性的病变,类似于扁平疣,也可为鳞片状、点状、皮粉色或色素脱失斑块,类似于花斑糠疹(图 1-16-4-3-1A、

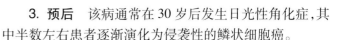

图 1-16-4-3-1B）。点状瘢痕少见。EV 患者常伴有掌跖角化、甲病变、神经纤维瘤、雀斑样痣和智力发育迟缓。

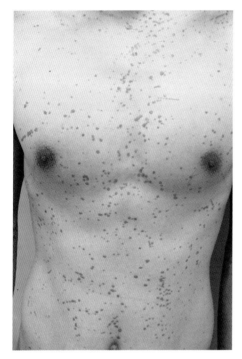

图 1-16-4-3-1A　扁平疣型疣状表皮发育不良,躯干部散在紫红色扁平丘疹,可见同形反应

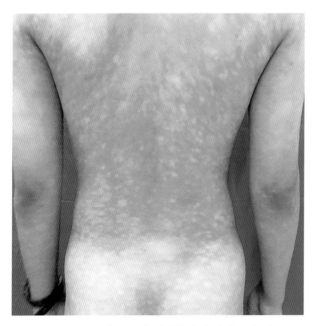

图 1-16-4-3-1B　花斑糠疹型疣状表皮发育不良,躯干、双上肢散在圆形或不规则色素减退斑

2. 治疗　目前尚无统一认同的有效治疗方法。可试用维 A 酸、咪喹莫特、干扰素、西米替丁或光动力治疗。对暴露部位的恶性肿瘤可手术切除皮损后植皮。防晒管理有助于减少更多恶性病变的发生。

3. 预后　该病通常在 30 岁后发生日光性角化症,其中半数左右患者逐渐演化为侵袭性的鳞状细胞癌。

【发病机制】

EV 的发病与遗传、HPV 感染及免疫等因素相关。迄今已知至少 30 种 EV 特异性 HPV,其中 HPV5、HPV8 为主要型别。同一患者可有临床表现不同的疣,而同一皮损中可包含不同的 HPV 亚型。90% 以上的 EV 恶变皮损中发现 5、8、47 亚型的感染。细胞免疫功能可能是 EV 发病过程中一个非常重要的因素。

【病理变化】

1. 镜下观　与扁平疣和花斑糠疹型病变有类似特征,低倍镜下角质层有网篮状外观、角化不全和棘层增厚。高倍镜下可见增生的表皮生发层内部分细胞有典型的细胞病理性改变。这些细胞较大,有明显的核周晕和蓝灰色苍白的胞质,以及不同大小形态的角质透明蛋白颗粒(图 1-16-4-3-2A、图 1-16-4-3-2B),可能还有明显的增生不良和日光性角化,尤其是在日光暴露处活检更明显。

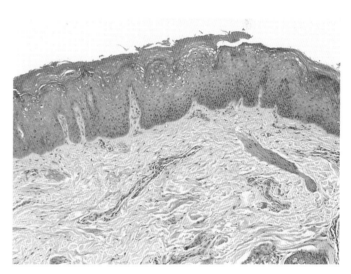

图 1-16-4-3-2A　角化过度伴角化不全,棘层增生

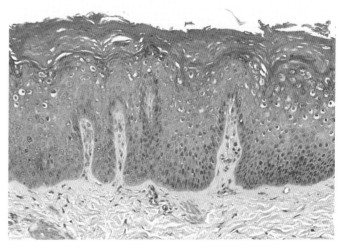

图 1-16-4-3-2B　颗粒层及棘细胞上层可见灰蓝色空泡化细胞

2. 组织电镜　颗粒层及棘层细胞体积增大,细胞器减少,张力细丝、粗面内质网增多增粗,线粒体退行性变,细胞核空泡变性,核碎裂,核内可见病毒颗粒。

【鉴别诊断】

1. 扁平疣　好发于颜面部、手背及前臂。有自限性,愈后不留瘢痕。EV 表现为扁平疣状时,数目更多且分布更广泛,皮损更扁平,可互相融合。

2. 疣状肢端角化症　好发于肢体远端,尤其是手背、肘、膝。皮损多表现为多发的角化性扁平丘疹,偶呈疣状。病理检测表皮中无空泡细胞。

3. 扁平苔藓　临床上为多角形紫红色丘疹,可见 Wickham 纹,伴瘙痒。病理检查表现为表皮角化过度,颗粒层楔形增厚,棘层不规则增厚,基底细胞液化变性,真皮上层带状淋巴细胞浸润。

（伍洲炜）

四、单纯疱疹

【概念】

　　单纯疱疹是人类单纯疱疹病毒(herpes simplex virus, HSV)所致的病毒性皮肤病,临床主要表现为局部反复发作的成簇分布的水疱。单纯疱疹病毒分为Ⅰ型(HSV-1)和Ⅱ型(HSV-2)。HSV-1 主要引起口、眼、皮肤及黏膜感染;HSV-2 主要引起生殖器和腰部以下皮肤黏膜感染。

【临床特点】

1. 临床表现　临床上可分为原发性与复发性单纯疱疹。原发感染的潜伏期为 2～12 天,平均 6 天,部分复发患者可无原发感染症状。临床对于首发症状无法判断是原发还是复发者,宜分为初发型和复发型,前者相对皮损范围广泛,自觉症状明显,病程稍长。

　　单纯疱疹感染可有多种表现:

　　(1) 皮肤疱疹:好发于皮肤和黏膜交界处,以唇缘、口角、鼻孔周围等处多见。初起表现为局部皮肤充血、红晕、可伴瘙痒、灼热、刺痛,随后出现米粒大小的水疱,簇状分布,疱液清,壁薄易破(图 1-16-4-4-1A、图 1-16-4-4-1B)。2～10 天后干燥结痂,脱痂后不留瘢痕。原发者可出现发热,周身不适,局部淋巴结肿大等症状,病程 7～10 天。

　　(2) 疱疹性口龈炎:多发于 1～5 岁儿童。唇红部、口腔、牙龈上出现群集性小水疱,易出血破溃形成浅溃疡,可伴发热、咽喉疼痛及局部淋巴结肿大、压痛,经 3～5 天溃疡愈合,发热消退。病程约为 2 周。

　　(3) 其他:生殖器疱疹大多由 HSV-2 所致,通过性接触传染,其病程及严重程度与原发感染还是复发有关(图 1-16-4-4-1C);单纯疱疹感染累及眼部可出现疱疹性角结膜炎,严重者可因角膜穿孔而失明;神经系统感染可表现

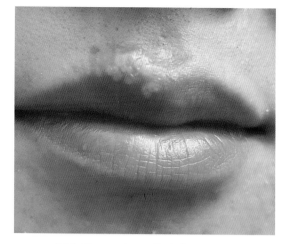

图 1-16-4-4-1A　唇缘黏膜单纯疱疹

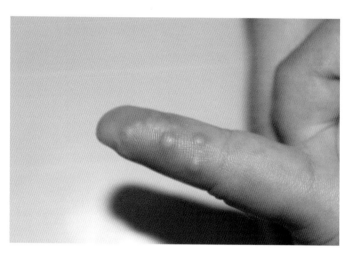

图 1-16-4-4-1B　疱疹性瘭疽

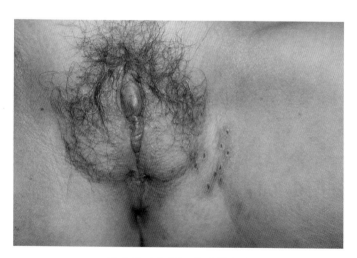

图 1-16-4-4-1C　生殖器疱疹

为急性脑炎、急性脑膜炎、脊髓炎等;此外还有疱疹性甲沟炎、湿疹性疱疹、全身性单纯疱疹和疱疹性直肠炎等。

2. 治疗　无并发症的轻度单纯疱疹病毒感染无须特殊治疗,局部外用抗生素预防继发性细菌感染。局部可外用 2% 硫酸锌溶液、氧化锌软膏收敛干燥。严重的原发

性单纯疱疹和反复发作的复发性单纯疱疹可考虑抗病毒治疗。目前的抗病毒药物主要包括阿昔洛韦、伐昔洛韦、泛昔洛韦等。

3. 预后 有自限性，但易反复发作。

【发病机制】

病毒经皮肤黏膜破损处进入，在入口处构成原发感染灶后，经由感觉神经至感觉神经节，复制且以潜伏状态存在。HSV-1 存在三叉神经节，而 HSV-2 多在腰骶背根神经节，当机体过度劳累、发热、月经及应用免疫抑制剂时，潜伏的 HSV 被激活而发病。

【病理变化】

镜下观 表皮细胞内水肿、气球样变性、网状变性，导致表皮内厚壁水疱形成，常为单房性水疱，在水疱的上部及周围可见网状变性。水疱内可见到松解细胞，胞质灰蓝色，部分细胞呈"蛋壳样"，核周见空晕；部分呈多核样，有时可见核铸型（图 1-16-4-4-2A、图 1-16-4-4-2B）。在气球样变性细胞的胞核中可见病毒包涵体。

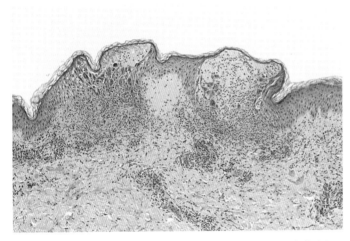

图 1-16-4-4-2A 表皮内水疱，内含棘层松解细胞，真皮内炎症细胞浸润

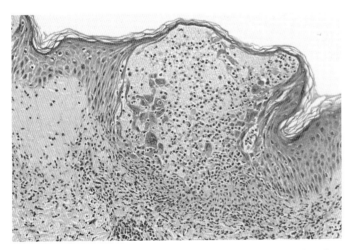

图 1-16-4-4-2B 表皮水疱内多个棘层松解细胞，呈"蛋壳样"，胞质灰蓝色，部分胞核呈多核

【鉴别诊断】

单纯疱疹应与其他水疱性皮肤病相鉴别。其发生在生殖器部位时，应检查是否同时感染了其他性传播疾病，特别是梅毒、淋病及衣原体感染。

1. 带状疱疹 由水痘-带状疱疹病毒所致。一般先有前驱症状，患者常先出现潮红斑，继而出现簇状分布的小水疱，沿某一周围神经呈带状分布。伴局部烧灼及神经痛，多侵犯单侧神经。

2. 脓疱疮 儿童多见。多由金黄色葡萄球菌或乙型溶血性链球菌感染引起。皮损起初为红色斑点或小丘疹，迅速转变为脓疱，周围明显红晕，脓疱破溃后可形成蜜黄色脓痂。

3. 一期梅毒（硬下疳） 一期梅毒可出现无痛性生殖器糜烂，但在暗视野显微镜下可查到梅毒螺旋体，梅毒血清反应阳性。

（伍洲炜）

五、水痘-带状疱疹

【概念】

水痘和带状疱疹是由同一种病毒即水痘-带状疱疹病毒（Varicella-zoster virus，VZV）引起的感染。

【临床特点】

1. 临床表现 VZV 在全球分布广泛，98% 的成人血清学呈阳性。其中水痘流行呈季节性（冬春季节），可感染 90% 的 10 岁以下未接种疫苗的儿童；带状疱疹为潜伏水痘病毒再激活的表现，发生于约 20% 的健康成人和 50% 的免疫低下人群。

VZV 感染可表现为水痘及带状疱疹。

（1）水痘：潜伏期一般为 14~17 天，起病较急，可有发热等前驱症状。皮疹呈绿豆大小单房性水疱，中央有脐凹，周围绕以红晕，疱壁薄易破，常有瘙痒。处于不同发展阶段的皮损共存是水痘的特征性表现（图 1-16-4-5-1A、图 1-16-4-5-1B）。临床上尚可见一些水痘变异型：大疱型水痘、出血性水痘、成人水痘、轻型水痘样综合征（modified varicella-like syndrome，MVLS）等。

（2）带状疱疹：带状疱疹常突然发生，表现为成簇的水疱，沿一侧周围神经带状分布，伴有疼痛（图 1-16-4-5-1C、图 1-16-4-5-1D），90% 以上的患者还伴随触痛觉过于敏感，病程 2~3 周。带状疱疹并发症包括继发细菌感染和带状疱疹后神经痛等。

2. 治疗 VZV 感染的早期抗病毒治疗十分关键，可减少或避免严重的疾病相关后遗症，其中阿昔洛韦、泛昔洛韦和伐昔洛韦均被美国食品和药品监督管理局（FDA）批准。

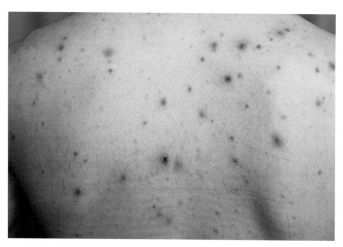

图 1-16-4-5-1A 水痘,躯干部见米粒大至黄豆大红斑、丘疹、水疱,多数水疱破裂结血痂,散在分布

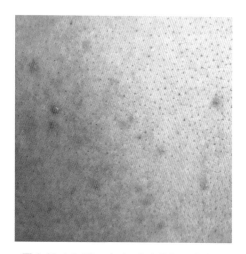

图 1-16-4-5-1B 水痘,皮疹呈绿豆大小单房性水疱,周围绕以红晕

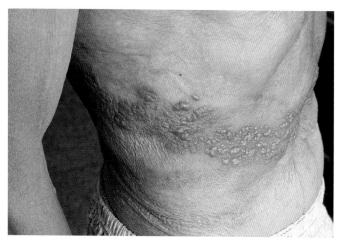

图 1-16-4-5-1C 带状疱疹,右腰部成簇的密集性水疱,沿一侧周围神经带状分布

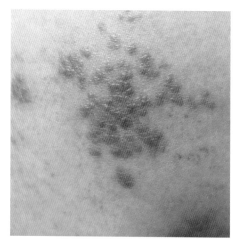

图 1-16-4-5-1D 带状疱疹,右背部带状红斑,上可见水疱或丘疹

3. 预后 对于健康人群,VZV 感染常呈自限性,且预后良好;对于免疫低下人群,感染可导致高死亡率,且这类患者皮疹常常广泛、不典型,医师需提高警惕。

【发病机制】

原发性水痘感染主要通过空气、直接接触疱液等途径传播,感染后 14～16 天病毒侵入背根神经节细胞潜伏,直至日后再次被激活。VZV 重新激活导致带状疱疹的发生,其激活可自发形成,也可由应激、发热或免疫抑制等诱发。

【病理变化】

镜下观 水疱处棘细胞呈气球状变性,即棘细胞苍白淡染,核呈钢灰色,边缘浓染;特征性改变为核内嗜酸性包涵体形成,染色质分布在其周围,有时细胞核被核膜分割、包裹,形成细小的碎片;多核巨细胞(细胞核可多达 15 个)是 VZV 感染的另一特征;细胞内水肿和细胞间水肿共同导致了水疱的形成(图 1-16-4-5-2A、图 1-16-4-5-2B)。

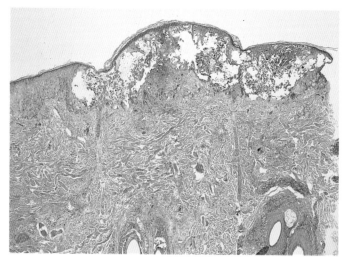

图 1-16-4-5-2A 低倍镜扫视,表皮海绵水肿,网状变性,水疱形成,可见坏死的角质形成细胞

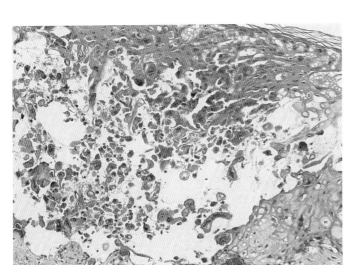

图 1-16-4-5-2B　表皮水疱内多个棘层松解细胞及多核巨细胞

早期真皮内轻度炎症细胞浸润,局部发生溃疡时,浸润炎症细胞中中性粒细胞比例增高。水疱疱液的涂片中可见单核或多核气球状细胞。

【鉴别诊断】

1. **单纯疱疹**　有时 HSV 皮损播散可模拟水痘,故需要与水痘相鉴别,典型 HSV 的皮损通常局限于原发感染处。同时 HSV 感染的带状疱疹样变异型,与带状疱疹类似,但皮损会在同样部位反复发作,故可与带状疱疹区别。

2. **急性苔藓痘疮样糠疹**(pityriasis lichenoides et variolifor-mis acuta,PLEVA)　需与水痘相鉴别,PLEVA 是一种慢性炎性疾病,主要表现为出血坏死性丘疹,水疱相对少见,组织病理为界面皮炎改变,无 VZV 病毒感染的表现。

3. **接触性皮炎**　接触性皮炎常见于四肢,且无 VZV 感染的前驱症状,因此可鉴别。

4. **其他**　还需与立克次体痘疹,偶尔要与虫咬性皮炎和疥疮相鉴别。其中,立克次体痘疹最初皮损常位于螨虫叮咬处。虫咬性皮炎皮损可单发或多发,有潜在的风团样损害。疥疮好发于皮肤皱褶处,有线状隧道,且皮损发展时间长。

(伍洲炜)

六、巨细胞病毒感染

【概念】

巨细胞病毒(cytomegalovirus,CMV)为人类最常见的宫内感染病原体,是先天性耳聋、智力发育迟缓(TORCH 综合征)和艾滋病(acquired immune-deficiency syndrome,AIDS)患者失明(视网膜炎)的最重要感染因素。

【临床特点】

1. **临床表现**　巨细胞病毒感染后的临床表现、转归与个体的免疫状态密切相关,新生儿和免疫力低下人群是巨细胞病毒感染的高危人群。

宫内感染系孕妇体内 CMV 通过胎盘使胎儿在宫内受到感染,是造成死胎、流产和早产的重要原因。5% ~ 10% 的感染婴儿在出生时即出现症状,表现为黄疸、肝脾肿大、宫内发育迟缓、脉络膜视网膜炎等,皮肤表现包括紫癜性丘疹和皮肤红细胞生成性结节,即"蓝莓松饼样"损害。

在免疫正常人群中,CMV 感染后约 95% 为无症状或亚临床状态,少数可以表现为病毒血症,表现为与 EBV 感染相似的"类单核细胞增多症样综合征",出现无渗出的咽喉痛、发热、淋巴结肿大和肝脾肿大,少部分患者可发生麻疹样、荨麻疹样皮疹。

在免疫低下人群如 AIDS 患者,可导致脉络膜视网膜炎、食管炎、中枢神经系统异常等,皮肤表现为会阴部及下肢慢性溃疡、水疱,并可合并单纯疱疹病毒和金黄色葡萄球菌感染。

2. **治疗**　一般巨细胞病毒感染无须特殊治疗。针对易感人群进行预防性抗病毒治疗;对出现症状的患者给予抗病毒治疗,对于 CMV 诱发的单核细胞增多症采取支持治疗。

3. **预后**　CMV 宫内感染可导致流产或死产。一般免疫功能正常者发生 CMV 临床感染后大多预后良好;免疫抑制状态的患者,CMV 感染可导致严重的临床表现,或加速其死亡。

【发病机制】

人类对巨细胞病毒有广泛的易感性。其传播方式有宫内传染、产褥期传染(包括乳汁传染)、接触传染和血液传染,由于此病毒常存在于泌尿生殖道的分泌物或精液中,故成年人感染与性接触传播有密切的关系。

【病理变化】

1. **镜下观**　与其他病毒疹一样,典型的急性 CMV 感染皮疹表现为表皮棘细胞水肿、真皮上层血管周围稀疏淋巴细胞浸润。由于 CMV 不感染角质形成细胞而主要感染内皮细胞,所以表皮改变轻微。细胞的"鹰眼"样改变是 CMV 感染的特异性表现,胞体增大 2 ~ 3 倍,内含紫色结晶核内包涵体,外周环绕透亮光晕。血管炎是播散性病变的表现,以内皮肿胀和炎症细胞浸润为特征(图 1-16-4-6-1A、图 1-16-4-6-1B)。

2. **免疫组化**　免疫组化染色发现含有特异性包涵体的"巨细胞"(图 1-16-4-6-2)。

【鉴别诊断】

1. **EBV 诱发的传染性单核细胞增多症**　CMV 诱发的传染性单核细胞增多症通常较 EBV 症状轻且不伴有渗出性扁桃体炎。嗜异性抗体试验、特异性血清学检查和循环 EBV DNA 水平检测有助于后者的诊断。

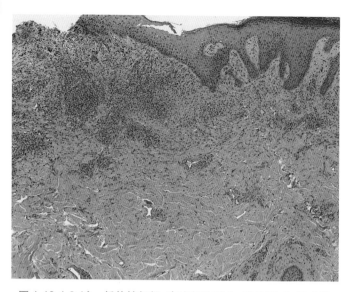

图 1-16-4-6-1A　低倍镜扫视,表皮轻度增生,溃疡形成,真皮浅层及血管周围炎症细胞浸润(Dirk M. Elston 教授惠赠)

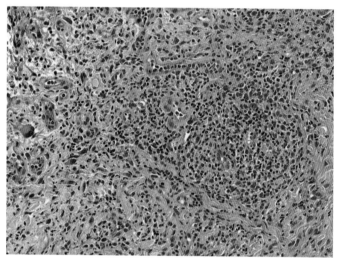

图 1-16-4-6-1B　血管内皮细胞肿胀,管壁模糊,可见多核巨细胞(Dirk M. Elston 教授惠赠)

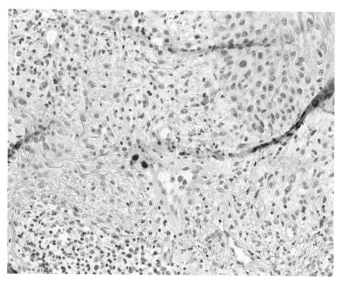

图 1-16-4-6-2　免疫组化染色发现含有特异性包涵体的巨细胞(Dirk M. Elston 教授惠赠)

2. 弓形虫病　弓形虫病常不表现咽炎或发热,可累及颈后淋巴结。

3. 病毒性肝炎　肝炎病毒 B 和 C 引起的肝炎可出现特征性黄疸,且与 EBV 或 CMV 引起的肝炎相比,其肝肿大更显著。

4. 淋巴瘤　淋巴瘤可表现为发热、不适、肝脾肿大和类似 CMV 诱发单核细胞增多症的淋巴结肿大,但淋巴结常固定无触痛。

（伍洲炜）

七、传染性软疣

【概念】

传染性软疣(molluscum contagiosum)由 4 种密切相关的痘病毒即传染性软疣病毒-1(molluscum contagiosum virus-1,MCV-1)至 MCV-4 及其变异型引起的。其特点为皮肤上发生特征性蜡样光泽的丘疹或结节,顶端凹陷,能挤出乳酪状软疣小体。

【临床特点】

1. 临床表现　世界范围内均可见 MCV 感染,2010年大约有 1.22 亿病例。疾病好发于 2~5 岁儿童,但在性活跃成年人及免疫功能低下人群中也常常诊断出。MCV-1 是引起感染的主要亚型,占感染患者的 76%~97%。MCV 感染皮损初起为光亮、珍珠白色、半球形丘疹,之后在 6~12 周内逐渐增大到 5~10mm,中心微凹如脐窝,表面有蜡样光泽。挑破顶端后可挤出白色乳酪样物质,称为软疣小体(图 1-16-4-7-1)。皮损在幼儿常为泛发性,数目从数个到 100 多个不等,损害倾向于在面部、躯干和四肢发生;在成人,软疣可通过性行为传播,损害常少于 20 个,好发于外生殖器、大腿根部、下腹部等;HIV患者传染性软疣发病率增高,软疣广泛播散或出现大的损害;在特应性皮炎患者中,损害常局限在皮炎处。

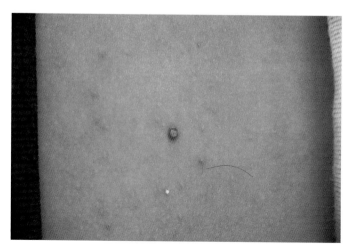

图 1-16-4-7-1　半球形丘疹,中心微凹如脐窝,表面有蜡样光泽

另外,皮损一般互不融合,偶尔单个皮损直径可长大至 10~15mm 大小(此种巨大损害多为单发,常继发细菌感染而发生炎症);或许多小的皮疹聚合成斑块样损害(聚合型);极少数患者损害偶可角化而像小的皮角,称为角化性传染性软疣;结膜损害可伴有反应性结膜炎或角膜炎。

2. **治疗** 物理治疗包括液氮冷冻、刮除术和温热疗法等。化学治疗主要以诱发局部炎症反应而促进皮损消退,包括液态苯酚、斑蝥素等。激光治疗或者外科切除手术也可考虑,但可能会形成瘢痕。抗病毒药物西多福韦适用于皮疹广泛、常规治疗无效、免疫抑制或免疫功能不全的患者。

3. **预后** 大多数情况下,传染性软疣皮疹持续时间不定,一般 6~9 个月可自行消退,但亦有持续 3~4 年者。皮损如无继发感染或湿疹反应,愈合后不留瘢痕。

【发病机制】

传染性软疣病毒是痘病毒科一种特殊亚型——软疣痘病毒,传播方式包括:密切接触传播,如母婴之间、集体居住的儿童因日常生活密切接触而感染;性接触传播,通过性器官表面直接接触传播;公共场所,如游泳池、公共浴池通过间接接触传播;自身接种。

【病理变化】

镜下观 传染性软疣有特征性的组织病理学表现。损害主要累及毛囊上皮,棘层增厚,呈杯形。棘细胞胞质中,可见大量小的、先为嗜酸性后为嗜碱性的包涵体,称作软疣小体或 Henderson-paterson 小体(图 1-16-4-7-2A、图 1-16-4-7-2B)。小体挤压每个受损细胞胞核,使胞核呈弯月状,位于细胞的边缘。中心的角质层破裂后可排出软疣小体,中央形成火山口样外观。真皮中无炎症或仅有少量炎症细胞浸润。有些病程较长的病变中,真皮可见慢性肉芽肿性炎症反应,可能是因为个别丘疹破裂,内容物进入真皮所致。

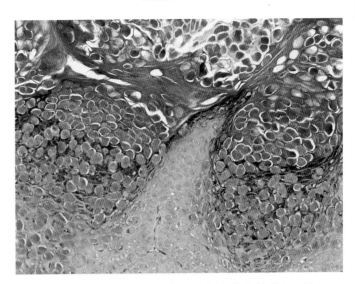

图 1-16-4-7-2B 软疣小体,粉红色胞质,胞核偏向一侧

【鉴别诊断】

1. **基底细胞上皮瘤** 传染性软疣单个较大的皮损,特别是一些呈内陷性生长的损害,需与基底细胞上皮瘤进行鉴别,组织病理学检查有助于鉴别诊断。

2. **角化棘皮瘤** 虽有火山口样外观,但可通过组织病理学检查鉴别。

3. **皮肤隐球菌病** HIV 患者的传染性软疣有时临床上类似于皮肤隐球菌病,真菌学检查可帮助鉴别诊断。

(伍洲炜)

八、挤奶人结节

【概念】

挤奶人结节(milker's nodules),又称副牛痘、假牛痘,是接触感染假牛痘病毒的奶牛而被感染的一种疾病,其特征为发生暗红色丘疹,后变成结节,多见于奶牛场或屠宰场的工作人员及兽医等。

【临床特点】

1. **临床表现** 潜伏期 5~14 天,常在手、前臂等部位发生单个或数个皮肤无痛性损害。此种损害可经过 6 期,每期约持续 1 周:①斑丘疹期,为扁平的红色丘疹;②靶样疹期,此期损害中心呈红色,外有一白色环,再外围绕以红晕;③急性渗出期,损害明显充血及水肿,表皮紧张发亮,周围有炎性红晕;④结节期,表现为质硬、无压痛的结节,此后逐渐由不透明到灰色,发生坏死,在结节中央凹陷处形成小片状结痂;⑤乳头状期,结节表面不平,成为乳头瘤状淡红色赘生物,类似化脓性肉芽肿;⑥消退期,损害自然消退,不留瘢痕。患者常有局部淋巴结肿大,但全身症状少见且轻微。(图 1-16-4-8-1)

有些患者在结节出现的 1~2 周内,在手、前臂上肢及颈部等部位发生丘疹、丘疱疹、荨麻疹或多形性红斑样发

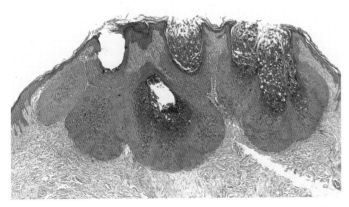

图 1-16-4-7-2A 低倍镜扫视,棘层增厚,呈杯形,可见软疣小体

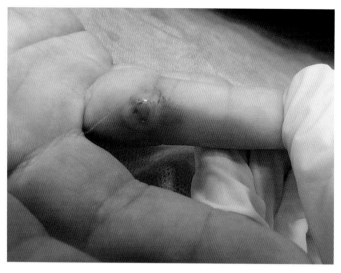

图 1-16-4-8-1　手部红褐色结节（中国医科大学附属第一医院郑松教授惠赠）

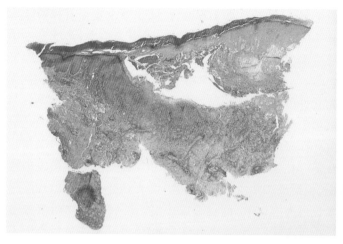

图 1-16-4-8-2A　低倍镜扫视，角化过度，局部表皮全层坏死，真皮内炎症细胞浸润（中国医科大学附属第一医院郑松教授惠赠）

疹,这是一种毒性或变态反应,在 1~2 周内消退。据报道在 Ⅰ、Ⅱ 度烧伤愈合的基础上可发生大量病损。

2. 治疗　因本病有自限性,治疗以对症处理和防止继发感染为主。

3. 预后　自限性,病程一般 4~6 周。

【发病机制】

此病毒与牛痘病毒不同,不能在猴或人组织细胞中生长。乳牛被病毒感染后,乳房及乳头部发生丘疹、水疱或脓疱,当接触这类病牛的乳房时,即可通过破损的皮肤而感染。本病与牛痘间无交叉免疫,人与人之间不传染。

【病理变化】

镜下观　在病变早期,组织病理改变为棘层上部分有细胞空泡化,某些部位出现多房性水疱,在空泡化的细胞胞质、偶尔胞核中可见嗜酸性包涵体。真皮上部有程度不等的炎症细胞浸润,毛细血管扩张。

病变中期表皮有角化过度、角化不全、呈棘层海绵样水肿、棘细胞内水肿、气球样变性、网状变性等表现,出现多房性水疱,甚至表皮完全坏死,真皮中有大量单核细胞浸润。（图 1-16-4-8-2A、图 1-16-4-8-2B）

病变后期表皮棘层增厚,表皮突呈指状向下延伸,呈假上皮瘤样增生。真皮内血管扩张、增生,中性粒细胞、嗜酸性粒细胞及浆细胞肉芽肿性炎症细胞浸润。

【鉴别诊断】

1. 化脓性肉芽肿　圆顶状,深红色易碎结节。可能类似于黑色素瘤或鳞状细胞癌,因此应进行活检来鉴别。

2. 羊痘　与挤奶人结节一样,羊痘也会经历六个阶段,然后在 6~8 周内自然消退,但通常是直接接触被感染的绵羊和山羊感染。

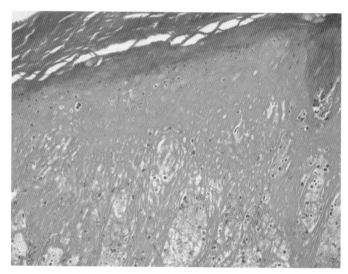

图 1-16-4-8-2B　在空泡化的细胞胞质或胞核中可见嗜酸性包涵体（中国医科大学附属第一医院郑松教授惠赠）

3. 牛痘　牛痘病理学检查可见表皮坏死较重、出血较多、表皮下可见胞质内病毒包涵体。

（伍洲炜）

九、手足口病

【概念】

手足口病（hand-foot-mouth disease,HFMD）是指在手掌、足跖及口腔以发生水疱为主要特征的一种病毒性传染性皮肤病,通常是由柯萨奇病毒 A16（coxsackievirus A16,CoxA16）和肠道病毒 71（enterovirus 71,EV71）感染所致。

【临床特点】

1. 临床表现　手足口病是全球性传染病,世界大部分地区均有该病流行的报道。该病四季均可发病,多在夏秋季流行,冬季发病较少见。本病多发于学龄前儿童,以 1~2 岁婴幼儿最多见,个别患者可引起心肌炎、肺水肿、无菌性脑膜脑炎等致命性并发症。

本病潜伏期为 2~7 天,发病前全身症状轻微,部分患者发病初期有上呼吸道感染症状。患者皮肤 1~2 天后首先出现口腔黏膜疹,在口腔的硬腭、舌部、齿龈及颊内侧出现粟米大疼痛性小水疱,周围有红晕,很快破溃成溃疡,由于口腔溃疡疼痛,患儿流涎拒食。同时,手掌、手背、手指侧缘、足底或足背发生米粒至豌豆大小的红色斑丘疹和水疱,伴痒感,愈后不留瘢痕。皮疹可见于臀部,罕见全身泛发。(图 1-16-4-9-1A~图 1-16-4-9-1C)

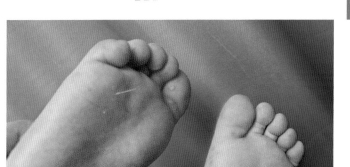

图 1-16-4-9-1C　同一患者足部皮损,可见散在小水疱

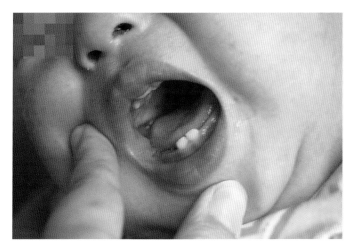

图 1-16-4-9-1A　发生于口腔颊黏膜的疼痛性小水疱,已破溃形成小溃疡

病毒在肠道壁细胞中增殖,随后进入血液,由易被压迫的部位(如手、足)自血液中游离出来,在这些组织中增殖并引起病变,以疱疹性皮炎的形式出现。

【病理变化】

镜下观　早期表皮水肿,有明显网状变性及气球状变性,有多房性小水疱形成,水疱显示含有许多嗜酸性粒细胞,分布在大疱的边缘;有表皮细胞的细胞内水肿,真皮上部血管周围有淋巴细胞及组织细胞等浸润(图 1-16-4-9-2A、图 1-16-4-9-2B)。

【鉴别诊断】

1. 口蹄疫　由口蹄疫病毒引起,主要侵犯猪、牛、马等家畜,人偶可致病,一般发生于畜牧区,成人牧民多见,四季都有。手、足水疱易破,形成浅表性溃疡,口腔黏膜疹易破溃融合成较大溃疡。

2. 疱疹性口炎　四季均可发病,以散发为主,一般无发疹,偶可在下腹部出现疱疹。

3. 疱疹性咽峡炎　可由 CoxA 组病毒引起,病变在口腔后部,如扁桃体、软腭、腭垂等,很少累及舌、齿龈及

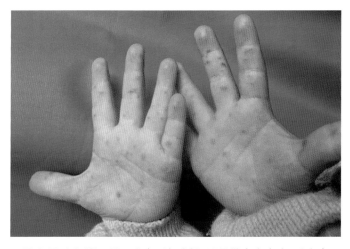

图 1-16-4-9-1B　同一患者手部皮损,可见散在小水疱、丘疱疹

2. 治疗　本病有自限性,若无并发症,一般预后良好。治疗原则主要为对症治疗。

3. 预后　无合并症的患儿预后良好,一般 5~7 天自愈。部分有严重合并症者可引起死亡。特别是 EV71 感染者,6~11 个月的婴儿死亡率可达 96/10 万。

【发病机制】

CoxA16 及 EV71 病毒感染后,经过 5~7 天的潜伏期,

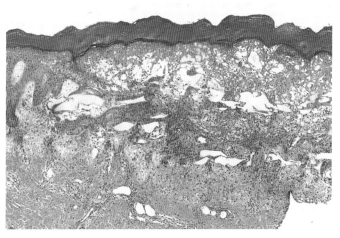

图 1-16-4-9-2A　低倍镜扫视,表皮水肿,明显网状变性及气球状变性,多房性小水疱形成(Dirk M. Elston 教授惠赠)

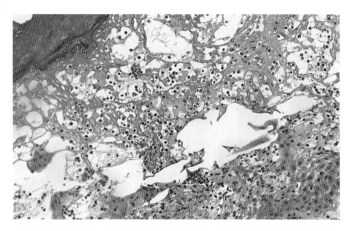

图 1-16-4-9-2B 疱内嗜酸性粒细胞、中性粒细胞浸润（Dirk M. Elston 教授惠赠）

颊黏膜。

（伍洲炜）

十、羊痘

【概念】

羊痘（Orf），又称传染性深脓疱、传染性脓疱性皮炎、绵羊痘和感染性唇炎，是指羊感染羊痘病毒后在皮肤上发生化脓性炎症，再传染给人，使人发生羊痘。

【临床特点】

1. 临床表现 在世界饲养山羊和绵羊的地区，羊痘是一个常见病。潜伏期 5~6 天，其临床表现与挤奶人结节很相似，初起为单个或数个质地坚硬红色或紫红色的小丘疹，后扩大成为扁平出血性脓疱或者水疱，直径一般为 2~3cm，最大可达 5cm，中央脐凹并结痂，痂皮呈黑色，痂周有特征性的灰白色或紫色晕，其外再绕以红晕，以后痂皮脱落，变成乳头瘤样结节，最后变平干燥、结痂而自愈，无瘢痕形成（图 1-16-4-10-1）。

损害多发生于手指、手部、前臂等易接触部位，生殖器区域可发生自身接种。轻微的全身症状、淋巴结炎可

伴随发生。少数病例由于病毒血行播散，可出现全身广泛性丘疱疹或水疱性皮损；有些病例可出现巨大的蘑菇样皮损，类似化脓性肉芽肿或恶性肿瘤，多见于免疫抑制患者。另外，有报道特应性皮炎患者发生化脓性肉芽肿样皮损，周围可出现卫星病灶。

2. 治疗 本病主要是对症治疗，有继发感染时控制感染；大的皮损可进行手术切除或冷冻治疗，但在免疫抑制的患者易复发。

3. 预后 大约 6 周以后出现自发性消退，留下极小的瘢痕。

【发病机制】

此病毒主要侵犯绵羊和山羊，羊与羊之间直接接触传播最常见，但是因为病毒耐热且耐干燥，所以通过污染物传染也很常见。人主要是由于直接接触病羊或其污染物而被感染，多见于牧羊人、兽医、屠宰场工人等。人与人之间的传播罕见，本病传染后可获得终身免疫力，接种牛痘不能预防羊痘。

【病理变化】

镜下观 组织学特征常与临床病期有关。疾病早期表皮棘细胞有明显细胞内及细胞间水肿、空泡形成和气球状变性，真皮内有致密炎症细胞浸润，中央为组织细胞、巨噬细胞，周边为淋巴细胞及浆细胞，可有少量中性粒细胞，皮损内小血管数增加，血管内皮细胞肿胀及增生。在早期损害的表皮细胞胞质及真皮血管内皮细胞可发现嗜酸性包涵体，但亦有人认为用光学显微镜在皮损中不能观察到包涵体。后期灶性表皮坏死，棘层高度肥厚，表皮突向下延伸，呈假性上皮瘤样增生，真皮乳头水肿伴炎症细胞浸润（图 1-16-4-10-2A、图 1-16-4-10-2B）。

【鉴别诊断】

1. 化脓性肉芽肿 皮损呈圆顶状，深红色易碎结节，且化脓性肉芽肿没有病羊接触史。

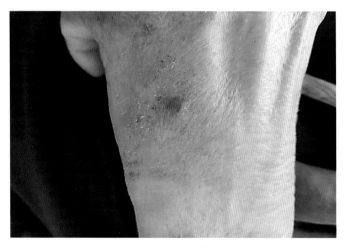

图 1-16-4-10-1 羊痘（广州金域医学检验中心王海伦教授惠赠）

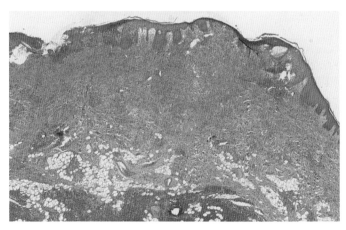

图 1-16-4-10-2A 低倍镜扫视，表皮内疱，真皮乳头水肿，真皮内弥漫炎症细胞浸润

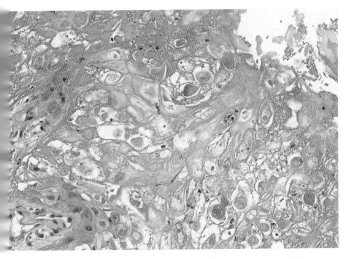

图 1-16-4-10-2B　细胞内及细胞间水肿、气球样变性,胞质内见嗜酸性包涵体

2. 挤奶人结节　鉴别主要靠病史和病原学检查,羊痘有明确的患病羊接触史,皮损进行超微结构观察可发现羊痘病毒,聚合酶链式反应(PCR)可检测到羊痘病毒DNA;挤奶人结节有明确的病牛接触史,皮损超微结构可检出副牛痘病毒,PCR可检测到副牛痘病毒 DNA。

3. 牛痘　牛痘病理学检查可见表皮坏死较重、出血较多、表皮下可见胞质内病毒包涵体。

(伍洲炜)

参 考 文 献

[1] 吴志华. 皮肤性病学. 6 版. 广州:广东科技出版社,2008.

[2] 赵辨. 中国临床皮肤病学. 2 版. 江苏:江苏凤凰科学技术出版社,2017.

[3] 朱学骏,涂平,陈喜雪,等. 皮肤病的组织病理学诊断. 3 版. 北京:北京大学医学出版社,2016.

[4] 何平,覃瑾. 鲍温样丘疹病 53 例临床特点及疗效分析. 现代生物医学进展,2010,10(18):3510-3512.

[5] Siraj S,Shruti F,Singh A,et al. Epidermodysplasia verruciformis: three case reports and a brief review. Acta Dermatovenerologica Alpina Pannonica Et Adriatica,2017,26(3):59-61.

[6] 杨慧兰. 病毒性皮肤病学. 北京:人民军医出版社,2008.

[7] Jean L. Bolognia,Julie V. Schaffer,Lorenzo Cerroni. 皮肤病学. 4 版. 朱学骏,王宝玺,孙建方,等译. 北京:北京大学医学出版社,2019.

[8] 马心静,卫飞雪,苏迎盈,等. 带状疱疹流行病学研究进展. 中华微生物学和免疫学杂志,2016,36(12):948-953.

[9] William D. James,Timothy G. Berger,Dirk M. Elston,et al. 安德鲁斯临床皮肤病学. 12 版. 雷铁池,译. 北京:科学出版社,2019.

[10] Badri T,Gandhi GR. Molluscum Contagiosum. Treasure Island (FL):StatPearls Publishing,2020.

[11] 李黎,尤海燕,刘冰梅,等. 挤奶人结节 2 例. 中国皮肤性病学杂志,2009,23(2):111-112.

[12] Handler NS,Handler MZ,Rubins A,et al. Milker's nodule:an occupational infection and threat to the immunocompromised. J Eur Acad Dermatol Venereol,2018,32(4):537-541.

[13] 李博平,李福秋,单百卉,等. 羊痘二例. 中国麻风皮肤病杂志,2020,36(6):343-345.

第五节　真菌性疾病

一、皮肤癣菌病

【概念】

皮肤癣菌病(dermatophytosis)即皮肤癣菌感染皮肤和毛发导致的疾病,如手足癣、股癣、体癣、头癣等,感染部位通常较浅表,仅累及表皮。

【临床特点】

1. 临床表现

(1) 手足癣:可分为浸渍型、角化过度型和水疱大疱型,常伴有甲癣或股癣。浸渍型表现为趾间瘙痒性红斑、糜烂或鳞屑,好发于第 3~4 或 4~5 趾间(图 1-16-5-1-1A)。角化过度型表现为弥漫性角化过度性皮损,最常累及足底和足内外侧面。水疱大疱型表现为红斑基础上的水疱或大疱,常累及足内侧。手癣通常和足癣同时发生,常单手受累,称为"两足一手综合征"。

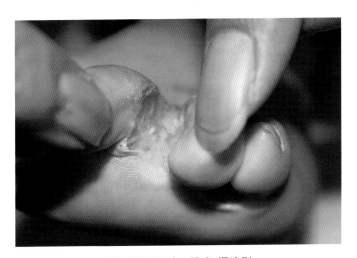

图 1-16-5-1-1A　足癣,浸渍型

(2) 体癣:是除足部、外阴区域、面部及手部以外的身体其他部位发生的皮肤癣菌感染。皮疹通常表现为圆形或椭圆形红斑或斑块,其上可有鳞屑,活动性边缘离心性扩散。中央皮损逐渐消退,呈环形外观。由同心性毛癣菌(trichophyton concentricum)引起一种特征性涡纹外观的体癣,称为涡纹癣或叠瓦癣(图 1-16-5-1-1B、图 1-16-5-1-1C)。

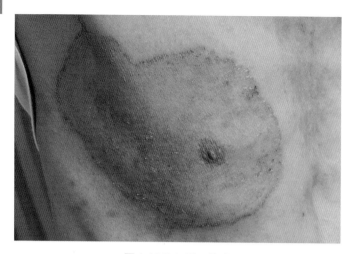

图 1-16-5-1-1B 体癣

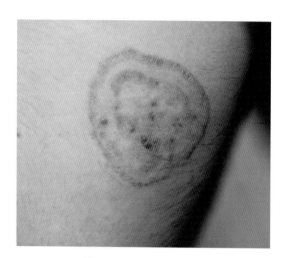

图 1-16-5-1-1C 叠瓦癣

（3）股癣:皮肤癣菌累及大腿内侧皱褶及臀部(图 1-16-5-1-1D),临床表现与体癣基本相似,呈环形外观,可有小水疱,但男性阴囊通常不受累。

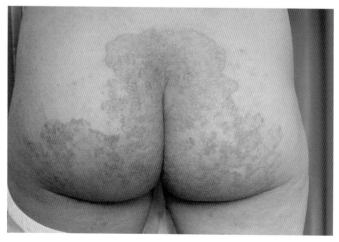

图 1-16-5-1-1D 股癣

（4）面癣:由皮肤癣菌感染面部皮肤所致,最初可能为较小的鳞屑性丘疹,逐渐形成环形斑块(图 1-16-5-1-1E)。

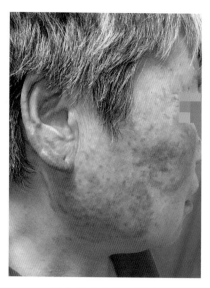

图 1-16-5-1-1E 面癣

（5）头癣:发生于头皮的皮肤癣菌感染,通常见于青春期前儿童。如果不及时处理,可能会导致瘢痕和永久性脱发(图 1-16-5-1-1F)。常可见到颈淋巴结肿大。

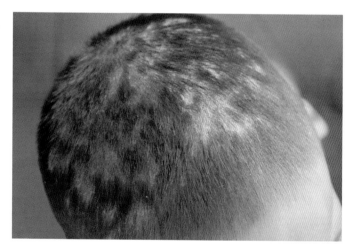

图 1-16-5-1-1F 头癣

（6）须癣:累及青少年和成年男性胡须的皮肤癣菌感染。

2. 治疗 局部外用抗真菌药物通常效果较好,如唑类、丙烯胺类、环吡酮和托萘酯等。一线治疗是 1% 特比萘芬乳膏,每天一次或两次,持续 1~2 周。对于角化型手足癣、头癣、须癣或者 Majocchi 肉芽肿,则需要口服抗真菌药物治疗,常选择特比萘芬或伊曲康唑口服。成人的一线治疗为特比萘芬 250mg,每天口服一次。对于肝肾功能正常的患者,特比萘芬通常较为安全,无须定期进行查血。肝功能不全是禁忌证,对于有中重度慢性肾脏疾病的患者,需减少剂量。口服治疗的用药时间取决于病变部位,头癣需治疗 4 周,除了头皮和甲以外的部位,则需用药 2 周。

3. 预后　较好,经抗真菌治疗后可痊愈。

【发病机制】

皮肤癣菌感染所致。

【病理变化】

1. **镜下观**　根据宿主免疫状态、真菌种类及毛囊受累程度的不同,皮肤癣菌感染的临床及病理改变呈现多样化,常见的镜下诊断线索为:

（1）致密角化过度,均一致密的角质层或网篮状角化过度下方与颗粒层之间存在狭窄致密红染的角化过度层。

（2）角化不全。

（3）角质层或真皮血管内见中性粒细胞。

（4）轻度海绵水肿。

以上病理变化很少单独出现,如果同时出现 3 种以上,则高度怀疑皮肤癣菌感染(图 1-16-5-1-2A ~ 图 1-16-5-1-2C),可行 PAS 染色明确诊断。

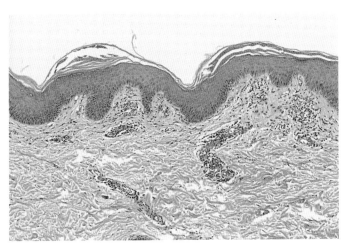

图 1-16-5-1-2A　灶性角化不全,中性粒细胞聚集,见红染增厚角质层,血管周围炎症细胞浸润

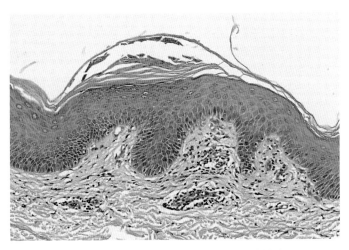

图 1-16-5-1-2B　角化不全及中性粒细胞聚集

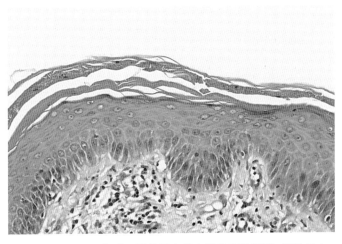

图 1-16-5-1-2C　角质层及棘层上部中性粒细胞浸润,颗粒层上见红染增厚角质层

高倍镜下,被横切的菌丝在致密角化过度内呈现为透明的圆点,另一个技巧则是在角质层内分隔菌丝倾向于水平分布,这一特点有助于与倾向垂直分布的念珠菌相鉴别。

头癣、须癣可在发内或发外找到病原体。

2. **特殊染色**　PAS 或 GMS 染色可清楚地显示皮肤癣菌的菌丝和孢子(图 1-16-5-1-3)。

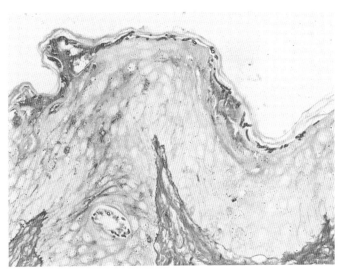

图 1-16-5-1-3　PAS 染色示角质层内菌丝和孢子

【鉴别诊断】

病理上,手足癣、体癣、股癣、面癣需要与海绵水肿性皮炎、银屑病相鉴别。头癣、须癣和 Majocchi 肉芽肿需要与细菌性毛囊炎及其他特殊病原体感染相鉴别。PAS 染色找到特征性的菌丝具有诊断意义。

（苏　飞）

二、Majocchi 肉芽肿

Majocchi 肉芽肿是皮肤癣菌通过被破坏的毛囊,侵入真皮和皮下组织而引起的皮肤癣菌感染性疾病(具体详见第七章第一节)。

（苏 飞）

三、甲真菌病

【概念】

甲真菌病(onychomycosis)是指由真菌引起的指(趾)甲甲板和/或甲床的慢性感染性疾病,病原体包括皮肤癣菌、酵母菌和非皮肤癣菌性霉菌。

【临床特点】

1. 临床表现 甲真菌病在老年人中很常见,70 岁以上人群中患病率高达 50%。几乎一半的患者伴有皮肤真菌感染,最常见的是足癣。甲板可表现为浑浊、增厚、分离、变色、萎缩、脱落、翘起、表面凹凸不平、钩甲和甲沟炎等。目前按照临床表现可分为浅表白斑型、远端侧位甲下型、近端甲下型、甲板内型、全甲毁损型、念珠菌性甲床炎和甲沟炎 6 种主要类型(图 1-16-5-3-1)。

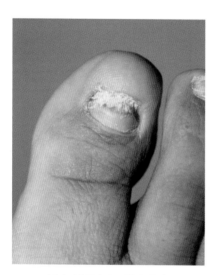

图 1-16-5-3-1 甲真菌病

2. 治疗 系统治疗可选用特比萘芬、伊曲康唑或氟康唑。成人一线治疗为特比萘芬 250mg 口服,每天一次。用药时间取决于病变部位,指甲需服药 6 周,而脚趾的血供少,生长缓慢,因此需要更长的治疗时间,通常为 12 周,尤其是老年人。对于肝肾功能正常的患者,特比萘芬通常较为安全,无须定期查肝肾功,但肝功能不全是禁忌证,对于有中重度慢性肾脏疾病的患者,需减少剂量。特比萘芬在甲真菌病的临床和治疗方面均优于氟康唑和伊曲康唑,复发率和不良事件发生率也没有差异。不适合系统用药的患者,可使用阿莫罗芬擦剂 1 周一次,治疗

9～12 个月,但其真菌治愈率仅为 38%。

3. 预后 较好,经正规、足疗程抗真菌治疗,可恢复。

【发病机制】

甲真菌病是由皮肤癣菌、酵母菌和非皮肤癣菌性霉菌感染指(趾)甲甲板和/或甲床所致。

【病理变化】

1. 镜下观 病甲组织标本中可见真菌菌丝(图 1-16-5-3-2A)。

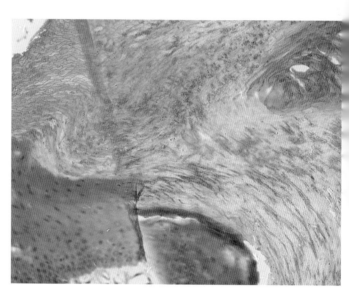

图 1-16-5-3-2A 甲板内见菌丝断面

2. 特殊染色 PAS 或 GMS 染色可显示菌丝(图 1-16-5-3-2B)。

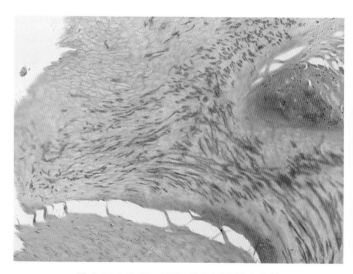

图 1-16-5-3-2B PAS 染色示甲板内菌丝

【鉴别诊断】

炎症性甲病的改变可与甲真菌病混淆,诊断的关键是在甲板中找到病原体。

（苏 飞）

四、花斑糠疹

【概念】

花斑糠疹(pityriasis versicolor)为马拉色菌属双相酵母类引起的累及表皮角质层的浅表性真菌感染,导致躯干脂溢性部位发生色素减退或色素沉着性斑疹。

【临床特点】

1. 临床表现 好发于躯干、上肢等部位,表现为覆有细薄鳞屑的色素减退或色素沉着性斑片(图 1-16-5-4-1)。夏季常见,好发于青少年和年轻人,男女发病率相同,无种族差异。易在皮肤多油部位出现。在 Wood 灯下可发出黄色荧光。

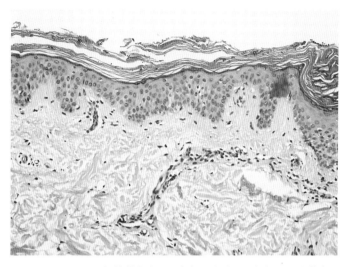

图 1-16-5-4-2A 低倍镜扫视,红色板层状角化过度位于蓝紫色网篮状角化过度上方

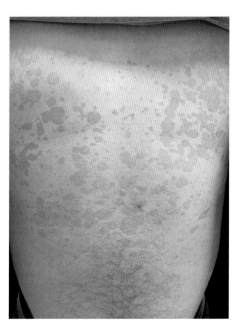

图 1-16-5-4-1 胸腹部色素沉着性斑片,上覆细碎鳞屑

2. 治疗 外用抗真菌药物、二硫化硒或吡硫翁锌,口服治疗仅用于外用药物治疗抵抗或难以通过外用治疗的泛发性患者,伊曲康唑和氟康唑等唑类抗真菌药治疗有效,但口服特比萘芬无效。

3. 预后 预后较好,但容易复发。

【发病机制】

马拉色菌是一种嗜脂性的双相真菌,是皮肤正常菌群的组成部分,但在湿热天气及多汗的局部环境下,马拉色菌从酵母相转化为致病性菌丝相则会致花斑糠疹。

【病理变化】

1. 镜下观 低倍镜下,花斑糠疹的改变可以非常轻微,诊断的关键在于对角质层的仔细观察,红色板层状角化过度通常在蓝紫色网篮状角化过度上方,菌丝和孢子通常更容易在红色板层状角化过度中找到。高倍镜下,典型的菌丝呈蓝色长条状,孢子呈圆形或卵圆形,形似意大利面和肉丸样。(图 1-16-5-4-2A、图 1-16-5-4-2B)

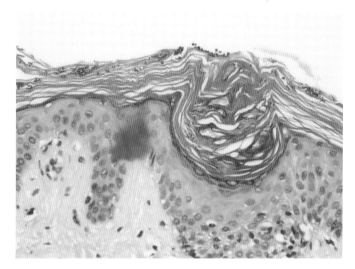

图 1-16-5-4-2B 红色板层状角质层内见孢子及菌丝

2. 特殊染色 PAS 染色可显示菌丝和孢子(图 1-16-5-4-3)。

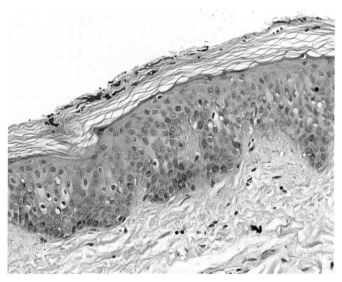

图 1-16-5-4-3 PAS 染色示角层内见菌丝及孢子

【鉴别诊断】

本病显微镜下病变轻微,需仔细寻找角质层中的病原体,当发现病原体后,其特殊的排列模式易与皮肤癣菌及念珠菌感染相区分。

（苏　飞）

五、掌黑癣

【概念】

掌黑癣(tinea nigra palmaris)是一种由威尼克何德霉(Hortaea werneckii)引起的浅表皮肤真菌病。

【临床特点】

1. **临床表现**　常见表现为手掌上无症状的色素沉着性斑片,少见情况下可出现于脚掌或其他部位(图 1-16-5-5-1)。

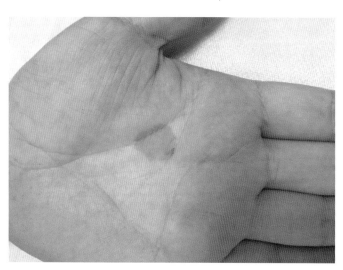

图 1-16-5-5-1　手掌淡褐色斑片(中山大学附属第三医院夏悦教授惠赠)

2. **治疗**　局部抗真菌药物通常效果较好,如咪唑类、特比萘芬,此外还可使用 3% 水杨酸软膏等角质剥脱剂,通常不需要系统治疗。

3. **预后**　较好。

【发病机制】

直接接触环境中的威尼克何德霉可引起掌黑癣,手足多汗是重要易感因素。

【病理变化】

镜下观　由于特殊的发病部位,一般来说切片为典型的肢端皮肤特点,在角质层的上部可以观察到许多短分隔的黄色或棕色菌丝和孢子(图 1-16-5-5-2A、图 1-16-5-5-2B)。

【鉴别诊断】

根据角质层内特征性的黄色或棕色的短菌丝和孢子通常较易诊断。

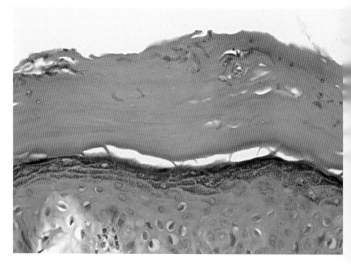

图 1-16-5-5-2A　角质层见棕色短菌丝(中山大学附属第三医院夏悦教授惠赠)

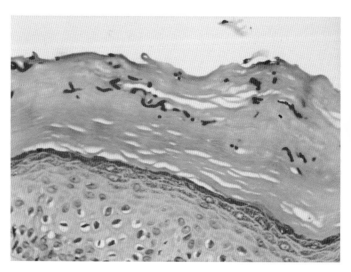

图 1-16-5-5-2B　PAS 染色,角质层内见短菌丝(中山大学附属第三医院夏悦教授惠赠)

（苏　飞）

六、皮肤黏膜念珠菌病

【概念】

念珠菌感染可表现为局部皮肤黏膜感染,也可表现为泛发性播散性感染,甚至多系统器官受累。

【临床特点】

1. **临床表现**

(1) 急性浅表性念珠菌病是皮肤感染的常见形式,表现为在牛肉色红斑基础上的小水疱、脓疱及结痂,好发于皮肤皱褶区域,潮湿温暖的环境易发生(图 1-16-5-6-1A)。褥疮念珠菌病发生在长期卧床患者的背部皮肤。

(2) 慢性皮肤黏膜念珠菌病(chronic mucocutaneous candidiasis,CMCC)是一组以白念珠菌为主的多种念珠菌对皮肤黏膜及甲的慢性持续性感染的异质性疾病,可能

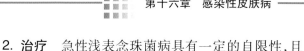

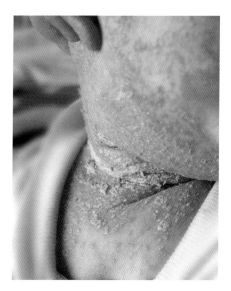

图 1-16-5-6-1A　急性浅表性念珠菌病,面部及颈部皱褶部位红斑基础上的脓疱及结痂

与细胞免疫缺陷状态有关。部分患者具有常染色体隐性遗传的自身免疫性多发内分泌腺病综合征Ⅰ型,又称自身免疫性多发内分泌腺病-念珠菌病-外胚层营养不良(autoimmune polyendocrinopathy-candidiasis-ectodermal dystrophy,APECED 综合征),通常在儿童期发病,临床表现为反复发作的鹅口疮、甲真菌病、阴道炎。慢性皮损表现为面部、头皮和手部的角化过度及结痂。

(3) 口咽念珠菌病:口咽念珠菌病(也称鹅口疮)是一种常见的局部感染,常发生于婴儿、戴假牙的老年人、长期使用抗生素、接受化疗或头颈部放疗的肿瘤患者、细胞免疫缺陷者(如艾滋病患者)。临床表现为口腔颊黏膜、舌部、腭及咽部出现白斑。可伴有味觉丧失、进食或吞咽疼痛(图 1-16-5-6-1B)。

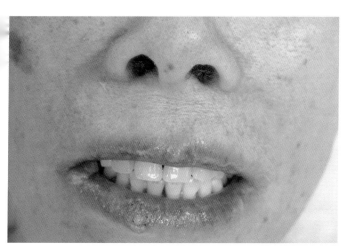

图 1-16-5-6-1B　念珠菌性唇炎

(4) 龟头炎:龟头炎可表现为阴茎处白斑,可伴严重的瘙痒和烧灼感。感染也可扩散至阴囊、大腿及臀部。

2. **治疗**　急性浅表念珠菌病具有一定的自限性,且对治疗反应良好。慢性皮肤黏膜念珠菌病通常使用酮康唑、伊曲康唑及氟康唑口服或外用治疗,但停药后易复发。

3. **预后**　急性浅表念珠菌病治疗反应良好,但慢性皮肤黏膜念珠菌病易反复。

【发病机制】

目前认为念珠菌是人类胃肠道和泌尿生殖道正常微生物菌群的一部分,但当这些微生物通常存在的生态位出现失衡时,便具有侵袭感染和致病的倾向。

【病理变化】

1. **镜下观**　急性浅表性念珠菌病的特征性表现是在角质层中可见中性粒细胞聚集形成微脓疡,角质层内通常以菌丝为主,可见少量孢子,菌丝倾向于竖直方向分布,其下方表皮可见局灶性海绵水肿和轻度棘层肥厚。慢性皮肤黏膜念珠菌病的表皮常呈银屑病样皮炎改变,局部可见正角化过度及结痂,其内可见中性粒细胞,有时在 HE 切片中的角质层内可见到菌丝及孢子。(图 1-16-5-6-2A、图 1-16-5-6-2B)

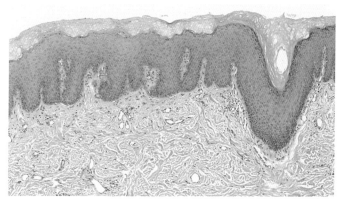

图 1-16-5-6-2A　低倍镜扫视,角化过度,轻度棘层肥厚

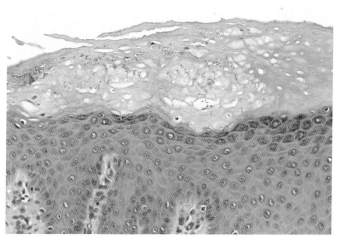

图 1-16-5-6-2B　角质层内见垂直走向菌丝及孢子

2. **特殊染色** PAS 或 GMS 染色可清晰显示菌丝和孢子(图 1-16-5-6-3)。

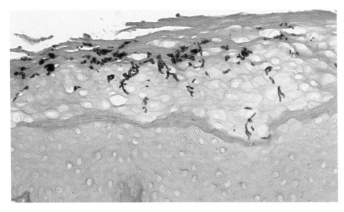

图 1-16-5-6-3 PAS 染色示角质层内垂直走向菌丝及孢子

【鉴别诊断】

念珠菌病在病理上应该与银屑病和皮肤癣菌病鉴别,银屑病 PAS 染色找不到菌丝,皮肤癣菌病及念珠菌病 PAS 染色均可见到菌丝,但皮肤癣菌病的菌丝通常水平分布,而念珠菌通常垂直分布,真菌培养及鉴定可准确将两者分开。

(苏 飞)

七、孢子丝菌病

【概念】

孢子丝菌病(sporotrichosis)是由双相型真菌申克孢子丝菌(*Sporothrix schenckii*)引起的亚急性至慢性皮肤和皮下组织感染,偶尔也可累及其他部位,患者通常存在免疫功能抑制状态。

【临床特点】

1. **临床表现** 孢子丝菌病有三种主要临床表现:淋巴管型、固定型和播散型。淋巴管型约占 75%,皮损起初为单个结节或溃疡,随后发展为皮下结节,沿局部淋巴管分布。固定型约占 20%,表现为直径为 1~5cm 或更大的溃疡性结节或疣状斑块,好发生于宿主抵抗力强、接种真菌量少的个体。播散型是最少见的一型,易感因素包括长期系统使用糖皮质激素或其他免疫抑制剂、慢性酒精中毒、糖尿病、血液系统肿瘤和艾滋病,可累及皮肤、肺、胃肠道、关节或脑。皮损为淡红色、触痛性结节,逐渐软化化脓,形成慢性溃疡或瘘管(图 1-16-5-7-1A ~ 图 1-16-5-7-1C)。

2. **治疗** 对于单纯皮肤受累的患者,10% 碘化钾溶液 2~6g/d 治疗有效,还可以口服伊曲康唑 100~200mg/d,连用数月,或冲击治疗,400mg/d 口服 1 周,停 3 周,直至皮损消退。另外还可考虑使用特比萘芬

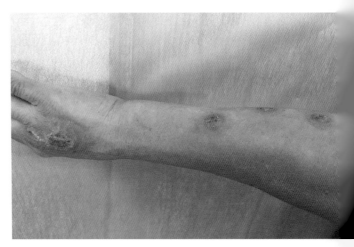

图 1-16-5-7-1A 淋巴管型,红色疣状浸润性斑块及溃疡,表面结痂,沿手背至手臂呈串珠状排列

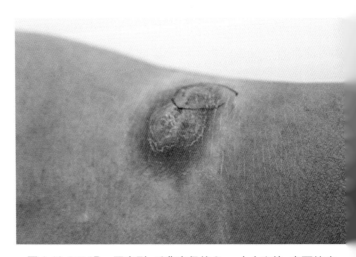

图 1-16-5-7-1B 固定型,手背直径约 3cm 大小斑块,表面结痂

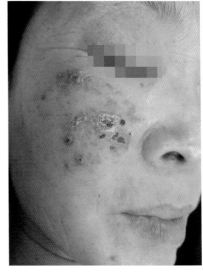

图 1-16-5-7-1C 固定型,面部淡红色斑丘疹,表面结痂(中国医科大学附属第一医院郑松教授提供)

250mg/d,平均治愈时间为 14 周。

3. 预后 经足疗程抗真菌治疗,大部分可治愈,但易留瘢痕。

【发病机制】

本病由申克氏孢子丝菌(*Sporothrix schenckii*)感染引起,它是一种双相性真菌,在37℃时为酵母相,而在室温下为菌丝相。患者通常从事环境绿化、园艺及其他皮肤直接接触土壤的活动或职业。

【病理变化】

1. 镜下观 固定型在病理上可见角化过度和局灶性角化不全,假性上皮瘤样增生,有时可见到表皮内微脓肿。真皮内的肉芽肿性炎为化脓性肉芽肿,并可见多核巨细胞。淋巴管型的病变通常表现为真皮内弥漫性化脓性肉芽肿,通常没有表皮改变。病变中病原体比较难找到,通常需要连续切片且加做 PAS 染色,病原体呈雪茄烟形状的酵母样结构,直径 2~8μm,菌丝极其罕见。少数情况下可以看到星状小体,即中央为嗜碱性酵母外周为轮辐样向外放射的嗜酸性物质,现认为该反应是抗原抗体复合物或裂解的中性粒细胞,并非孢子丝菌病所特有(图 1-16-5-7-2A、图 1-16-5-7-2B)。

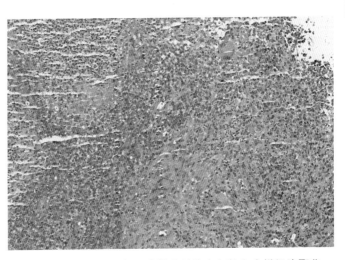

图 1-16-5-7-2B 中性粒细胞微脓肿外有多数上皮样细胞聚集,可见多核巨细胞

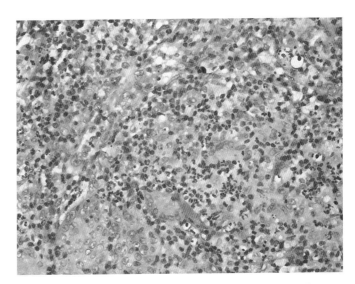

图 1-16-5-7-3 PAS 染色见类圆形小孢子(中国医科大学附属第一医院郑松教授惠赠)

(苏 飞)

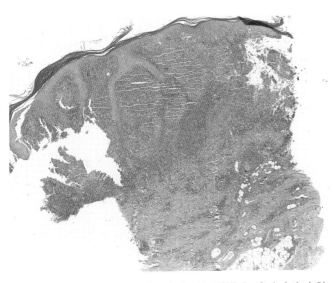

图 1-16-5-7-2A 低倍镜扫视,表皮不规则增生,真皮内有小脓肿,外有多数上皮样细胞聚集

2. 特殊染色 PAS 染色可清晰显示出酵母样结构(图 1-16-5-7-3)。

【鉴别诊断】

因病原体较难寻找,故仅凭 HE 染色切片,不易与皮肤结核或非典型分枝杆菌、皮肤利什曼病及其他真菌感染相鉴别,组织及脓液培养是诊断孢子丝菌病的"金标准",也是最敏感的方法。

八、球孢子菌病

【概念】

球孢子菌病(coccidioidomycosis)是由双相型真菌球孢子菌属(*Coccidioides*)的粗球孢子菌(*Coccidioides immitis*)和波萨达斯球孢子菌(*Coccidioides posadasii*)引起的感染。

【临床特点】

1. 临床表现 球孢子菌病可表现为原发性肺球孢子菌病、播散性球孢子菌病和原发性皮肤球孢子菌病。15%~20%的播散性患者发生皮肤损害,表现为疣状结节,面部常受累。有些慢性损害类似蕈样肉芽肿或北美芽生菌病。在艾滋病患者中可能出现酷似传染性软疣样脐凹状丘疹。通常皮肤损害应当考虑为播散性疾病的表现,除非有明确的接种史或在损害内发现植入性碎片时,可考虑原发性皮肤球孢子菌病。接种1~3周后,发生一硬性结节,可溃疡,后沿淋巴管出现新的结节,可于几周后自行恢复。

2. 治疗　治疗可口服氟康唑400~800mg/d,常常有效。治疗必须持续12个月或更长时间。许多患者需要持续治疗。对于HIV患者,建议终身用200mg/d氟康唑抑菌治疗。

3. 预后　经正规足疗程抗真菌治疗,预后良好。

【发病机制】

球孢子菌病是由双相型真菌球孢子菌属所致的感染。球孢子菌属的所有菌株都曾命名为粗球孢子菌,但DNA序列分析显示,诱发球孢子菌病的粗球孢子菌和波萨达斯球孢子菌属于不同的种。球孢子菌在沙漠土壤表面以下呈丝状生长。在干燥条件下,菌丝体变得非常脆弱,即使是轻微的空气扰动也容易使其断裂成单细胞孢子(节分生孢子),直径为3~5μm,可以长时间在空气中悬浮。

【病理变化】

1. 镜下观　组织病理学与北美芽生菌类似,表皮呈假性上皮瘤样增生,真皮内呈化脓性肉芽肿性炎症改变,可见中性粒细胞、嗜酸性粒细胞、浆细胞、组织细胞和多核巨细胞混合性浸润,也可以出现间质性肉芽肿或嗜酸性肉芽肿的表现。在组织中仔细寻找,可见到直径为10~100μm的厚壁双折射小球,其中可见多个直径2~5μm的内生孢子。(图1-16-5-8-1A、图1-16-5-8-1B)

2. 特殊染色　通常病原体在HE下容易找到,也可通过PAS染色显示。

【鉴别诊断】

不成熟的孢子很难与北美芽生菌或者副球孢子菌病相鉴别,可行真菌培养进行区别。如果发现内生孢子,还

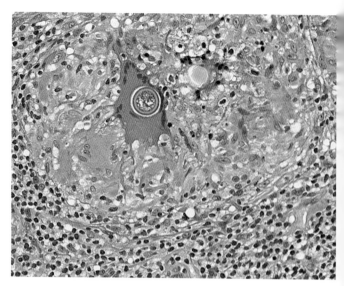

图1-16-5-8-1B　在厚壁双折射小球内可见内生孢子(Dirk M. Elston教授惠赠)

需与鼻孢子菌鉴别,与鼻孢子菌相比,球孢子菌要小得多,并且在大小上更一致,没有小的中心核。

(苏　飞)

九、隐球菌病

【概念】

90%的隐球菌病(cryptococcosis)患者主要为肺部病变,但免疫抑制患者的病原菌可经血行播散到中枢神经系统和皮肤等其他器官,引起病变。

【临床特点】

1. 临床表现　隐球菌感染是真菌性脑膜炎最常见的原因,患者可有烦躁不安、幻觉、抑郁、严重头痛、眩晕、恶心与呕吐、颈项强直、癫痫样发作和眼内压升高的症状。肝脏、皮肤、脾脏、心脏、骨骼系统和淋巴结等其他器官也可受累。隐球菌病皮肤受累的发生率为10%~15%,最多见于头、颈部,可表现为脓肿、水疱、肿块、传染性软疣样损害、窦道、溃疡等多种形态。罕见情况下可发生皮肤原发性接种感染。(图1-16-5-9-1)

2. 治疗　对严重的患者,标准治疗方法为先予静脉注射两性霉素B,后续口服氟康唑。对无艾滋病的轻症患者,可口服氟康唑400~600mg/d,8~10周。对于顽固的患者,伏立康唑有效率可达38.9%,但卡泊芬净对隐球菌病的疗效有限。

3. 预后　轻症者经标准治疗后,大部分预后良好,但严重而顽固者,预后差。

【发病机制】

新型隐球菌(*Cryptococcus neoformans*)是球形的酵母菌,直径4~20μm。黏液性荚膜及通过窄基出芽繁殖是其特征,有A、B、C、D四种血清型。

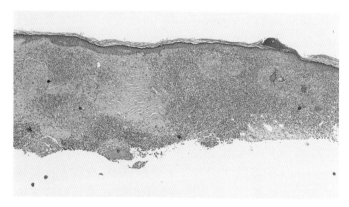

图1-16-5-8-1A　低倍镜扫视,真皮内见上皮样细胞肉芽肿及致密炎症细胞浸润(Dirk M. Elston教授惠赠)

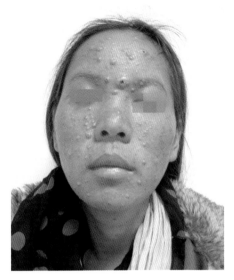

图 1-16-5-9-1　面部散在脐凹样丘疹、结节,可见溃疡(海军军医大学第一附属医院/上海长海医院吴建华教授惠赠)

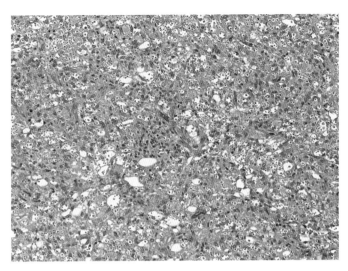

图 1-16-5-9-2B　胶冻样模式中存在着大量的病原体,孢子呈小颗粒样聚集排列(Dirk M. Elston 教授惠赠)

【病理变化】

1. **镜下观**　组织学的变化较大,可表现为真皮中下层的结核样肉芽肿模式,也可表现为化脓性肉芽肿模式,还可表现为胶冻样模式,在胶冻样模式中存在着大量的病原体,孢子呈小颗粒样聚集排列。隐球菌在组织内表现为多形性出芽酵母。与大多数其他的真菌相比,该菌在大小和形态上差异明显,荚膜常常凸起。(图 1-16-5-9-2A、图 1-16-5-9-2B)

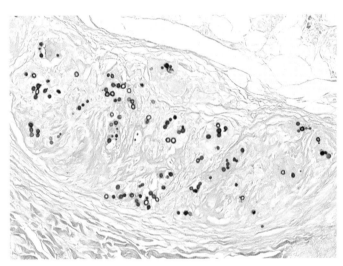

图 1-16-5-9-3　GMS 染色示大量孢子,部分见出芽(Dirk M. Elston 教授惠赠)

浆菌混淆,需要借助培养以确定病原菌。

(苏　飞)

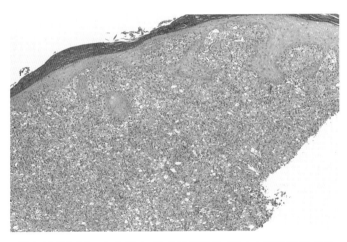

图 1-16-5-9-2A　角化不全,表皮轻度增生,真皮内胶冻样模式改变(Dirk M. Elston 教授惠赠)

2. **特殊染色**　一般来说,隐球菌的荚膜在 HE 切片上容易辨认,常常多个酵母细胞共用一个荚膜。虽然黏蛋白卡红(mucicarmine)、甲基蓝(methylene blue)或阿新蓝(Alcian blue)染色也可使用,但 Fontana-Masson 染色效果较好。GMS 染色也可显示孢子(图 1-16-5-9-3)。

【鉴别诊断】

缺乏荚膜的隐球菌感染可能会与念珠菌病或组织胞

十、组织胞浆菌病

【概念】

组织胞浆菌病(histoplasmosis)由在巴拿马的一位美国军医于 1906 年首次报道,目前认为是一种常见但通常无症状的感染性疾病,是美国最为普遍的地方性真菌病。虽然大多数感染为无症状或自限,但一些个体会发生急性肺部感染或严重的进行性播散性感染。免疫缺陷者、老年人和系统性使用糖皮质激素者易出现播散性感染。在播散性病例,黏膜受累比皮肤更常见。皮肤原发损害罕见。

【临床特点】

1. **临床表现**

(1)原发性肺组织胞浆菌病常表现为良性自限性急性

肺炎,伴有发热、不适、盗汗、胸痛、咳嗽和淋巴结肿大。肺部感染迅速消退,仅遗留钙化。也有严重性肺炎的报道。大约10%有急性感染症状的患者可发生关节炎和结节性红斑。

(2)进行性播散性组织胞浆菌病(progressive disseminated histoplasmosis)常发生于免疫抑制或系统性使用糖皮质激素的患者,但也有20%的患者无明显易感因素。约6%的播散性感染病例会出现皮肤黏膜损害,口腔鼻咽部溃疡和肉芽肿是最常见的皮肤黏膜损害。最常见于艾滋病和肾脏移植的患者。皮肤上出现有脐凹的结节、丘疹、斑块和溃疡,也可发生蜂窝织炎。

(3)原发性皮肤组织胞浆菌病(primary cutaneous histoplasmosis)表现为下疳样溃疡并伴有局部淋巴结肿大。

(4)非洲组织胞浆菌病(African histoplasmosis)是由杜波组织胞浆菌(*Histoplasma duboisii*)引起,患者通常不伴免疫抑制状态。有两种主要类型:第一种表现为局限性慢性病变,表现为皮肤、皮下脂肪或骨中的单发损害;另一种表现出播散性病变,此外,还可能会影响淋巴结和内脏。皮肤损害包括浅表皮肤和皮下的肉芽肿、脓肿和骨髓炎,主要累及颅骨和长骨。与荚膜组织胞浆菌的不同之处在于其肺部病变很少见。(图 1-16-5-10-1)

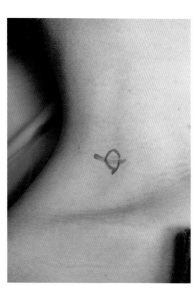

图 1-16-5-10-1　皮下结节,本例患者有肝脾肿大(海军军医大学第一附属医院/上海长海医院吴建华教授惠赠)

2. 治疗　大多数轻型患者可自愈,中重度患者需要两性霉素 B 治疗。伴 HIV 感染的患者,可静脉使用两性霉素 B 治疗,后续伊曲康唑 200mg/d 治疗。免疫功能正常的中度患者,可给予伊曲康唑 200mg/d,治疗 9 个月。

3. 预后　大多数轻型患者可自愈,免疫功能正常者,经正规足疗程抗真菌治疗,预后良好。

【发病机制】

荚膜组织胞浆菌(*Histoplasma capsulatum*)是一种双相型真菌,为土壤中的腐物寄生菌,常存在于蝙蝠和鸟类

粪便中。在室温下以菌丝体形式出现,而在 37℃ 则以酵母菌的形式生长。本病不经人与人之间传播,而是通过吸入空气中含有该病菌孢子的灰尘而感染,尤其在灰尘多的地区。鸟和蝙蝠的排泄物中含有这种真菌,在欧椋鸟、小鸡和蝙蝠的排泄物中证实有此类孢子。人类如进入蝙蝠或鸟栖居的洞穴中,可感染本病。

【病理变化】

1. 镜下观　本病可分为皮肤原发灶、再感染及进展为干酪样坏死,仔细观察组织中的巨噬细胞内可见 2～3μm 大小的球体。中央为嗜碱性的点,周围包绕着假荚膜,形成一个晕。(图 1-16-5-10-2A)

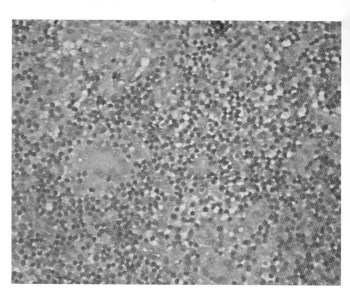

图 1-16-5-10-2A　真皮内炎症细胞浸润,可见上皮样巨细胞(海军军医大学第一附属医院/上海长海医院吴建华教授惠赠)

2. 特殊染色　PAS 及 GMS 染色阳性(图 1-16-5-10-2B)。

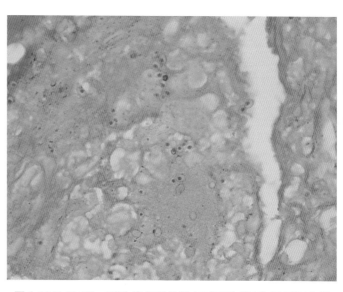

图 1-16-5-10-2B　PAS 染色可见较多球形孢子(海军军医大学第一附属医院/上海长海医院吴建华教授惠赠)

【鉴别诊断】

组织胞浆菌的形态与利什曼原虫相似,但是缺乏鞭毛,并且在整个组织细胞胞质内均匀分布,而利什曼原虫常常排列在细胞内外围,如同化妆镜周围的灯泡一样。PAS 及 GMS 染色可帮助进一步鉴别。

(苏 飞)

十一、芽生菌病

【概念】

芽生菌病(blastomycosis)是由皮炎芽生菌引起,其病原体常存在于木材、鸟粪和土壤中。最初认为本病仅限于北美,但随后南美、非洲、印度和以色列也有相关病例报告。芽生菌病最常发生在中青年,男性比女性更常见。

【临床特点】

1. 临床表现　大多数皮肤芽生菌病是从原发于肺部的病灶播散而来。皮肤损害表现为慢性、缓慢进展的疣状和肉芽肿性损害,其上方有特征性厚痂。损害常多发,好发于皮肤暴露部位。疣状增生性损害在手足部最为明显,病变中央逐渐愈合,形成白色瘢痕,边缘缓慢向外周扩展。痂下有丰富的肉芽组织,其上覆盖着从小窦道排出的黏液脓性分泌物。窦道向下与无痛性皮下脓肿相通。由于皮肤接种而发生的原发性皮肤芽生菌病罕见。这些病例有明确的接种史,并且表现为一个小的原发结节和随后出现的沿引流淋巴管分布的继发性结节,类似于孢子丝菌病,几月内可愈合。(图 1-16-5-11-1)

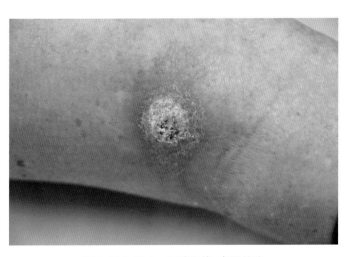

图 1-16-5-11-1　下肢斑块,表面结痂

2. 治疗　治疗可选择伊曲康唑 200~400mg/d,连用 6 个月。对十分严重的患者,可选用两性霉素 B,总剂量需达到 1.5g。对不太严重的患者,可单用伏立康唑治疗。

3. 预后　大多数免疫功能正常者,经正规足疗程抗真菌治疗,预后良好。

【发病机制】

皮炎芽生菌(*Blastomyces dermatitides*)是一种双相型真菌,在室温下为菌丝相,在 37℃时为酵母相。感染最常见的是通过吸入空气传播的分生孢子后经肺部感染。大多数皮肤芽生菌病是从肺原发灶播散而来。

【病理变化】

1. 镜下观　低倍镜下,病变呈假上皮瘤样增生伴表皮内脓肿模式,真皮内可见混合性炎症细胞浸润,其间可见数量不等的多核巨细胞。高倍镜下,因病原体通常数量较少且多位于多核巨细胞内,故应仔细在多核巨细胞内寻找病原体。典型的芽生菌病孢子为圆形,直径通常为 8~15μm,但有时可达 30μm,并具有折光性的厚壁。如果可以看到出芽,通常基底较宽。(图 1-16-5-11-2A、图 1-16-5-11-2B)

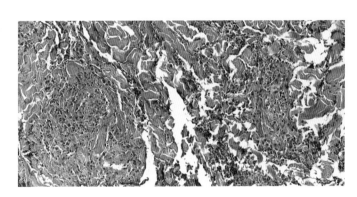

图 1-16-5-11-2A　真皮内混合性炎症细胞浸润,可见多核巨细胞
(Dirk M. Elston 教授惠赠)

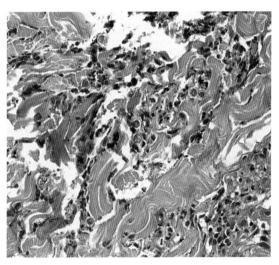

图 1-16-5-11-2B　真皮内见圆形厚壁孢子(Dirk M. Elston 教授惠赠)

2. 特殊染色　PAS、GMS 及刚果红染色阳性。

【鉴别诊断】

表皮假上皮瘤样增生伴表皮内中性粒细胞脓肿为一

个病理诊断模式,除芽生菌病以外,还可由其他感染性疾病引起,如着色芽生菌病、腹股沟肉芽肿、皮肤利什曼病、疣状皮肤结核等。需要注意此模式不仅限于感染性疾病,非感染性疾病增殖性天疱疮及卤素皮炎同样也可出现。找到特征性的病原体具有诊断意义。

(苏 飞)

十二、着色芽生菌病

【概念】

着色芽生菌病(chromoblastomycosis)是由一组暗色真菌所致的感染,特征是在组织中可见到暗褐色硬壳小体。

【临床特点】

1. 临床表现 男女比例 4:1,农民几乎占本病的75%。着色芽生菌病常侵犯单侧下肢,通常在浅表外伤后病原菌直接接种到皮肤所致。皮损初起为鳞屑性丘疹,后逐渐增大,根据病原菌种类和宿主免疫状态,可呈斑片型、瘢痕型或疣状增生型,但系统侵袭罕见。(图 1-16-5-12-1)

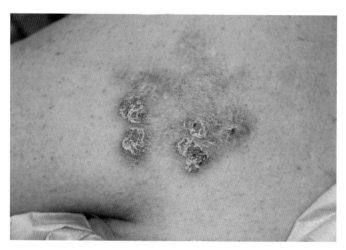

图 1-16-5-12-1 左肩部散在红色斑块,上覆鳞屑,局部可见萎缩性瘢痕

2. 治疗 当损害较小时,最合适的治疗是手术切除或冷冻治疗。如果损害广泛,需要口服伊曲康唑 100mg/d,疗程至少需要 18 个月;或口服特比萘芬 500mg/d,治疗 6~12 个月,对一部分患者有效。对于顽固病例,在服用伊曲康唑的同时可给予冷冻治疗、局部热疗或二氧化碳激光治疗。

3. 预后 本病治疗困难,仅有约 30% 的患者可治愈,60% 的患者能改善,而约 10% 的患者完全无效。40%以上的患者复发。

【发病机制】

着色真菌病的致病菌主要为裴氏着色霉(*Fonsecaea pedrosoi*)、卡氏枝孢瓶霉(*Cladosporium carrionii*)、疣状瓶霉(*Phialophora verrucosa*)、紧密着色霉(*Fonsecaea compacta*),但最新观点认为不是单独的菌种,应归入裴氏着色霉和播水喙枝孢霉(*Rhinocladiella aquaspersa*)。

【病理变化】

1. 镜下观 低倍镜下,病变呈表皮假上皮瘤样增生伴表皮内中性粒细胞脓肿模式,真皮内可见混合性炎症细胞浸润,其间可见数量不等的多核巨细胞。高倍镜下,Medlar 小体通常容易在多核巨细胞或微脓肿内找到,Medlar 小体又称硬壳小体,镜下表现为棕色略透明的球形结构,直径为 5~12μm,有时其内可见分隔,可单独或簇集出现,具有确诊价值。(图 1-16-5-12-2A、图 1-16-5-12-2B)

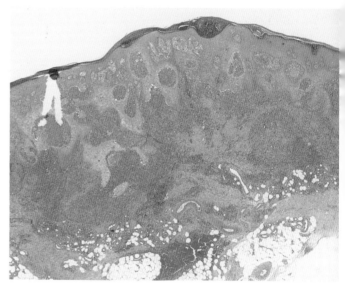

图 1-16-5-12-2A 低倍镜扫视,表皮假上皮瘤样增生伴表皮内中性粒细胞脓肿,真皮内混合性炎症细胞浸润

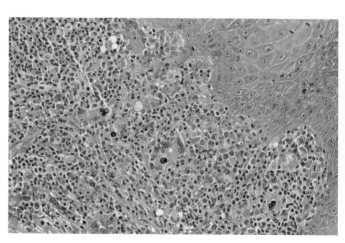

图 1-16-5-12-2B 真皮内混合性炎症细胞浸润,可见数量不等的多核巨细胞,多核巨细胞内见硬壳小体

2. 特殊染色 齐-内(Ziehl-Neelsen)染色和 Wade-Fite 染色可用来显示病原体。

【鉴别诊断】

表皮假上皮瘤样增生伴表皮内中性粒细胞脓肿为一个病理诊断模式,除芽生菌病以外,还可由其他感染性疾病引起,如着色芽生菌病、腹股沟肉芽肿、皮肤利什曼病、疣状皮肤结核等。需要注意此模式不仅限于感染性疾病,非感染性疾病增殖性天疱疮及卤素皮炎同样也可出现。找到特征性的病原体具有诊断意义。

（苏　飞）

十三、曲霉病

【概念】

曲霉病(aspergillosis)是由曲霉属引起的肺部或皮肤感染。

【临床特点】

1. **临床表现**　在侵袭性曲霉病中,肺部常常受累,而皮肤损害仅占大约 10%,原发性皮肤曲霉病罕见。对于免疫抑制患者,大多数发生在静脉内插管处,可出现出血性大疱和坏死性溃疡,黄曲霉最常导致此感染。(图1-16-5-13-1)

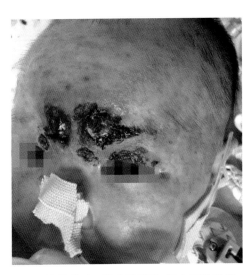

图 1-16-5-13-1　黄曲霉感染:见血疱及溃疡
（中山大学附属第三医院冯佩英教授惠赠）

2. **治疗**　侵袭性曲霉病可选择两性霉素 B 或三唑类药物进行治疗。对伊曲康唑和两性霉素 B 耐药的烟曲霉,可选用伏立康唑进行治疗。

3. **预后**　较难治疗,免疫抑制患者,预后差。

【发病机制】

在白血病和其他血液病患者中,曲霉病是仅次于念珠菌病的条件性真菌病,中性粒细胞减少仍然是此类患者的关键危险因素。淋巴细胞,特别是 NK 细胞在宿主免疫防御方面,也起重要作用,免疫抑制剂是引起感染的危险因素。其他的危险因素包括延长使用糖皮质激素、移

植物抗宿主病和巨细胞病毒感染。实体器官移植的患者也易诱发曲霉感染。

【病理变化】

1. **镜下观**　表皮假性上皮瘤样增生,真皮内脓肿形成,中央可有组织坏死,周围绕以肉芽肿,有时可见大量嗜酸性粒细胞。感染可侵犯皮下脂肪组织,因真菌可以产生脂肪酶,皮下脂肪呈现类似胰腺性脂膜炎或痛风性脂膜炎样的表现。如果发生血源性播散,则可以在血栓内找到菌丝。曲霉菌的菌丝细长,薄壁分隔,无色素,呈45°角分枝,内含泡状蓝染胞质,但无泡状凸起(厚膜孢子),这一点可以与镰刀菌相鉴别。(图1-16-5-13-2A、图1-16-5-13-2B)

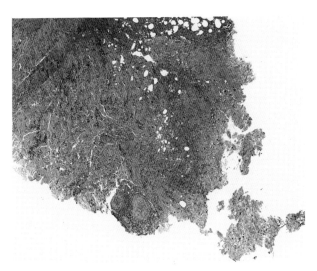

图 1-16-5-13-2A　低倍镜扫视,真皮深部及皮下脂肪层混合炎症细胞浸润(Dirk M. Elston 教授惠赠)

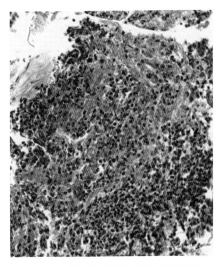

图 1-16-5-13-2B　可见细长、薄壁分隔的菌丝(Dirk M. Elston 教授惠赠)

2. **特殊染色**　HE 切片不容易找到菌丝,Gomori 或 Grocott 银染可清晰显示出菌丝。(图1-16-5-13-3)

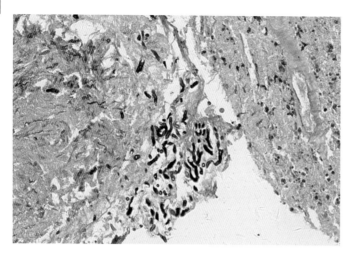

图 1-16-5-13-3　Gomori 银染,可见细长、薄壁分隔的菌丝,呈45°角分枝

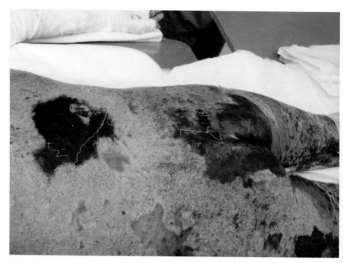

图 1-16-5-14-1A　重度烫伤患者躯干、下肢可见散在黑色霉斑,边界不清(海军军医大学第一附属医院/上海长海医院吴建华教授惠赠)

【鉴别诊断】

曲霉属需与其他种类的透明丝孢霉病相鉴别,镰刀菌具有曲霉菌没有的泡状凸起(厚膜孢子),毛霉则具有厚壁折光、中空、粗大不均匀的无色素菌丝。

（苏　飞）

十四、毛霉菌病

【概念】

毛霉菌病(mucormycosis)通常是由根霉或犁头霉等感染所致,但在组织内这些菌种无法区别。

【临床特点】

1. 临床表现　毛霉菌病病情急,发展迅速,常可致命,死亡率大约是80%。大多发生于糖尿病酮症酸中毒的患者,但白血病、淋巴瘤、艾滋病、医源性免疫抑制、烧伤、慢性肾功能衰竭和营养不良都易诱发。毛霉可分五种临床类型:鼻脑型、肺型、皮肤型、胃肠型和播散型。感染可通过外伤性植入或血行播散而累及皮肤。因为毛霉菌的亲血管性,可导致局部皮肤变黑、梗死和坏疽。溃疡、蜂窝织炎、坏疽性臁疮样损害和坏死性脓肿等也可能发生。皮下脂肪呈类似现胰腺性脂膜炎或痛风性脂膜炎样的表现。(图 1-16-5-14-1A、图 1-16-5-14-1B)

2. 治疗　很局限的病灶可以直接切除,但是可能有危险。切除感染组织与抗真菌治疗相结合是必要的,抗真菌药常选用两性霉素 B。

3. 预后　大多数免疫功能正常者,经正规足疗程抗真菌治疗,预后良好。

【发病机制】

皮肤感染通常继发于烧伤或外伤后,但也可能由肺部感染播散而来,此时病变与播散性曲霉病非常相似。

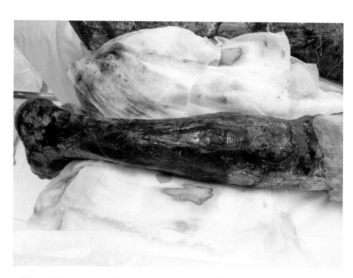

图 1-16-5-14-1B　同一患者,下肢黑斑伴溃疡、梗死(海军军医大学第一附属医院/上海长海医院吴建华教授惠赠)

【病理变化】

1. 镜下观　毛霉菌病具有高度亲血管性,并且沿着肌性血管的中层破坏性生长,导致组织梗死。在组织中,可见到嗜酸性的厚壁折光菌丝,直径 $10\sim20\mu m$,在横断面上显示空心状,外形不规则,并且常可见直角分枝。(图 1-16-5-14-2A、图 1-16-5-14-2B)

2. 特殊染色　HE 染色即可显示出菌丝,还可考虑使用六胺银染色或革兰氏染色。

【鉴别诊断】

毛霉具有厚壁折光、中空、粗大不均匀的无色素菌丝,通常为90°角分枝,曲霉菌的菌丝细长,薄壁分隔,无色素,45°角分枝,内含泡状蓝染胞质。当出现脂膜炎表现时,需与胰腺性或痛风性脂膜炎相鉴别,应仔细寻找组织中的病原体。

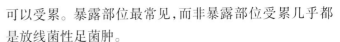

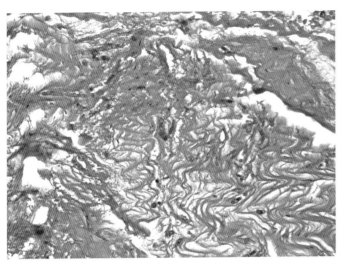

图 1-16-5-14-2A　嗜酸性厚壁折光菌丝（海军军医大学第一附属医院／上海长海医院吴建华教授惠赠）

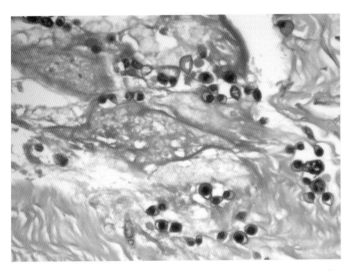

图 1-16-5-14-2B　PAS 染色显示空心状，外形不规则的菌丝横断面（海军军医大学第一附属医院／上海长海医院吴建华教授惠赠）

（苏　飞）

十五、足菌肿

【概念】

足菌肿（mycetoma），也称马杜拉足（Madura foot）或马杜拉霉菌病（maduromycosis），是一种皮肤及皮下组织的慢性感染性疾病，由丝状细菌（放线菌性足菌肿 actinomycetoma）或真菌（真菌性足菌肿 eumycetoma）引起。

【临床特点】

1. 临床表现　本病常发生于足背和趾蹼，常由外伤诱发。初起为丘疹，逐渐增大为伴有分泌物的结节，并扩展至周围皮肤，形成瘘管，有颗粒从中排出，难以愈合。

损害为无疼痛或压痛的质硬结节，常可见窦道。本病不仅侵犯皮肤和皮下组织，而且其下的筋膜和骨骼也

可以受累。暴露部位最常见，而非暴露部位受累几乎都是放线菌性足菌肿。

2. 治疗　放线菌感染可使用大剂量青霉素治愈。星形奴卡菌或巴西奴卡菌可用磺胺嘧啶（sulfadiazine）治疗，也可用利福平（rifampicin）与复方磺胺甲基异噁唑（co-trimoxazole）联合治疗。严重的顽固性疾病，亚胺培南（imipenem）治疗有效。

早期真菌足菌肿患者可采用手术切除治疗。对于进展期的病例，抗真菌的同时配合外科手术可以治愈，但一些真菌足菌肿可能需要截肢。外科切除联合伊曲康唑200mg，每天两次口服，直到临床改善，可能对波氏假阿利什菌引起的病例有效。

3. 预后　较好。

【发病机制】

足菌肿发生于南纬 15° 至北纬 30° 之间。干旱地区相对比潮湿地区感染发病率高。足菌肿分为由细菌引起的放线菌性足菌肿和由真菌引起的真菌性足菌肿。放线菌性足菌肿是由奴卡菌（Nocardia）、放线马杜拉属（Actinomadura）或放线菌属（Actinomyces spp）引起，而真菌性足菌肿是由真性真菌包括着色性真菌如马杜拉分枝菌属（Madurella spp）、透明真菌如假性阿利什霉（Pseudallescheria）、枝顶孢属（Acremonium）、头孢菌属（Cephalosporium）引起。

【病理变化】

1. 镜下观　足菌肿的致病菌可产生颗粒，颗粒的形状和颜色有助于病原菌的鉴别。颗粒在脓肿内，外周由栅栏状的组织细胞围绕，革兰氏阳性的细长菌丝，宽度为 1~2μm，形成致密的菌丝团，植入于革兰氏阴性的无定形

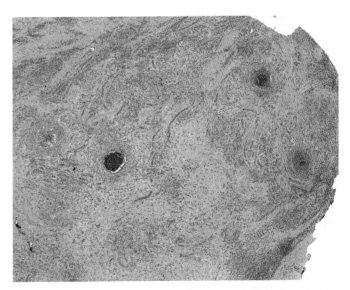

图 1-16-5-15-1A　真皮深部化脓性肉芽肿及纤维化（Dirk M. Elston 教授惠赠）

基质中。颗粒的周围可以看到棒状体。菌丝的宽度若为2~5μm,则提示为真菌性足菌肿。(图1-16-5-15-1A、图1-16-5-15-1B)

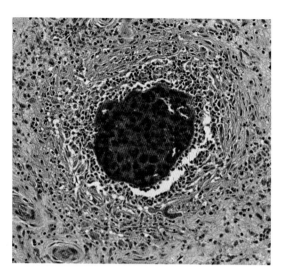

图1-16-5-15-1B 颗粒位于脓肿中央,其最外围有中性粒细胞、异物巨细胞浸润(Dirk M. Elston 教授惠赠)

2. 特殊染色 细菌性足菌肿可使用革兰氏染色,真菌性足菌肿可使用 PAS 染色或银染色。

【鉴别诊断】

细菌及非典型分枝杆菌感染 临床上容易出现类似的化脓性感染表现,但组织病理借助相关特殊染色,以及组织、脓液培养,可以帮助鉴别。

(苏 飞)

十六、副球孢子菌病

【概念】

副球孢子菌病(paracoccidioidomycosis)是一种由温度敏感性双相真菌,即副球孢子菌属(Paracoccidioides)引起的地方性系统性真菌病。有两种菌种可导致副球孢子菌病:巴西副球孢子菌(Paracoccidioides brasiliensis)和 lutzii 副球孢子菌(Paracoccidioides lutzii)。副球孢子菌的地理分布局限于墨西哥和中南美洲,其中巴西、阿根廷和哥伦比亚报道的副球孢子菌病病例最多。

【临床特点】

1. 临床表现 本病男性多见,多见于农村地区。病变最先感染肺部,约 1/3 的患者形成肺部空洞,2/3 的患者在口鼻黏膜交界处出现损害,面部其他部位也易被累及,其他部位皮肤受累的患者仅占 12%。皮损可为溃疡、疣状皮损或者伴有结痂的结节。面部以外的播散性皮损可呈红斑、坏死性丘疹、脓疱、溃疡性斑块或大的结节。原发性皮肤损害极为罕见。

2. 治疗 副球孢子菌对大多数抗真菌药敏感,包括两性霉素 B、唑类(酮康唑、氟康唑、伊曲康唑、伏立康唑和泊沙康唑)、特比萘芬,甚至磺胺类药物也有效。其中伊曲康唑的使用最为普遍。两性霉素 B 通常用于重症患者。

3. 预后 足疗程抗真菌治疗,预后较好。

【发病机制】

巴西副球孢子菌和 lutzii 副球孢子菌为温度敏感性双相型真菌,在 22~26℃ 时为菌丝相,在 37℃ 时为酵母相。副球孢子菌进入人体的主要途径是通过呼吸道吸入进入肺部。真菌进入体内后,大多数个体的中性粒细胞和活化的巨噬细胞会阻滞真菌生长,并预防感染的播散。2 型(Th2)T 辅助细胞应答与患者对本病的易感性有关,但 Th1 应答则与感染控制有关。

【病理变化】

镜下观 皮肤组织学改变类似北美芽生菌病,表现为假性上皮瘤样增生伴表皮内嗜中性脓肿,真皮内可出现化脓性或者肉芽肿性炎症,嗜酸性粒细胞常见,通常可在多核巨细胞内寻找到病原体,副球孢子菌的菌丝表现为细的分隔菌丝,偶有厚膜孢子和分生孢子。酵母相的特征为大小不一(4~40μm)的卵圆形或圆形发芽酵母细胞。典型的表现为一个大的母细胞周围绕以多个发芽的子细胞(芽生孢子),常称为"舵轮"。当母细胞仅有两个芽时,看起来就像米老鼠的脑袋一样。

【鉴别诊断】

本病和北美芽生菌很难鉴别,但巴西副球孢子菌没有多个核,且出芽方式也不同;隐球菌在大小上类似,但荚膜黏蛋白卡红染色阳性具有特征性,且仅产生单一的芽孢。

(苏 飞)

十七、瘢痕疙瘩性芽生菌病

【概念】

瘢痕疙瘩性芽生菌病(lobomycosis)是一种发生于皮肤和皮下组织的慢性真菌感染性疾病,主要见于拉丁美洲的热带气候区域。

【临床特点】

1. 临床表现 瘢痕疙瘩性芽生菌病的皮损最初为表浅或深在性丘疹。由于潜伏期较长,丘疹可能在病原体侵染后数月至数年才出现。在随后的数月至数年,皮损区域持续扩大,形成单个或多个单形性或多形性斑块或结节,常类似于瘢痕或瘢痕疙瘩。斑块和结节的表面通常光滑、有光泽且完整,其颜色通常为肤色至棕红色或酒红色。患者可能出现毛细血管扩张。

瘢痕疙瘩性芽生菌病也可表现出其他多种临床特征,包括皮肤变色、溃疡形成,以及浸润性、疣状或梅毒性树胶肿样皮损。皮肤变色较常见,其表现多样,可表现为色素沉着过度或色素减少,甚至色素脱失。溃疡大多继发于创伤,尤其可能发生于潮湿、浸渍的皮肤区域。浸润性皮损可能类似于结核样型麻风或烧伤瘢痕。

2. 治疗 对于病变呈局限性且适合手术的患者,手术切除是首先选择的治疗方式。对于不能手术切除的瘢痕疙瘩性芽生菌病,目前已尝试过多种药物治疗,但效果通常不理想,有报道一例患者用伊曲康唑(100mg/d)和氯法齐明(100mg/d)联合治疗 1 年完全恢复。

3. 预后 手术后皮疹易复发或诱发新的皮疹,故建议扩大切除。

【发病机制】

本病的致病菌为罗伯菌(*Lacazia loboi*,以前被称为 *Loboa loboi*),是一种双相型真菌,存在于土壤、植物和水中。瘢痕疙瘩性芽生菌病可累及人类和海豚。在人类中发生瘢痕疙瘩性芽生菌病的最常见模式是致病菌通过创伤部位感染真皮。在罗伯菌感染真皮后,会在巨噬细胞内缓慢复制。完好的细胞免疫对于阻止疾病进展至关重要。

【病理变化】

1. 镜下观 表皮通常萎缩,真皮内可有较多的组织细胞和多核巨细胞浸润,其他炎症细胞较少,可见成纤维细胞及胶原增生。瘢痕疙瘩性芽生菌病的典型特征为圆形酵母样细胞,其直径为 6~12μm(通常为 9~10μm),大于巴西副球孢子菌,伴有双折射膜和含黑色素的厚壁。单个真菌细胞可通过短的管型突起连接,形成 2~10 个细胞链,看起来像珍珠项链。(图 1-16-5-17-1A、图 1-16-5-17-1B)

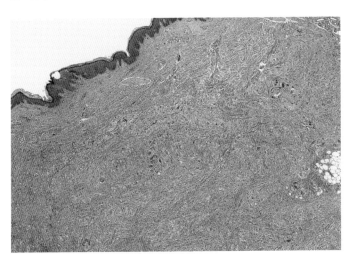

图 1-16-5-17-1A 低倍镜扫视,真皮内可有较多的组织细胞和多核巨细胞浸润(Dirk M. Elston 教授惠赠)

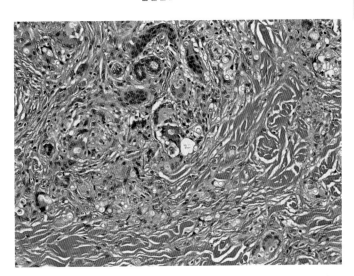

图 1-16-5-17-1B 可见较多圆形酵母样孢子(Dirk M. Elston 教授惠赠)

2. 特殊染色 显示该真菌结构的最佳方法是银染色或 PAS 染色。

【鉴别诊断】

在严重感染的病变中,附属器和神经可被破坏,因此本病在临床上可类似麻风,但致病菌不同。

(苏 飞)

十八、鼻孢子菌病

【概念】

鼻孢子菌病(rhinosporidiosis)是由西伯鼻孢子菌感染导致的疾病,通常呈息肉样外观,好发于鼻咽部或结膜。

【临床特点】

1. 临床表现 通常呈息肉样外观,好发于鼻咽部或结膜,偶尔会累及喉、气管、直肠、尿道和生殖器的黏膜,类似湿疣外观。在极罕见的情况下,可出现播散性病例,表现为泛发的皮肤或皮下结节、软组织肿块甚至溶骨性损害。原发性皮肤损害也很罕见,表现为丘疹,缓慢进展为疣状或肉芽肿性损害。(图 1-16-5-18-1)

2. 治疗 手术切除或电外科术破坏受累组织是最常用的治疗方法。抗真菌药几乎无效。

3. 预后 非播散性病变预后良好,但可能复发。

【发病机制】

其病原体多年以来一直被认为是一种真菌,直到近年来,通过分子生物学分析显示病原体是一种新的水生原生生物,于 2001 年被命名为铜绿微囊藻。若病原体经水传播,则主要感染鼻咽部,若经灰尘传播,则结膜和鼻咽部也可受累。男性远多于女性。

【病理变化】

1. 镜下观 表皮可见角化过度、假性上皮瘤样增生,

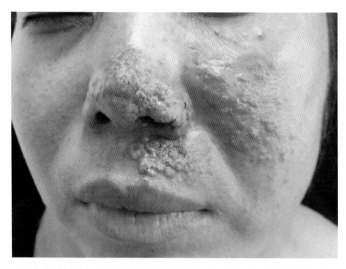

图 1-16-5-18-1　鼻背处及左侧面部红斑丘疹,表面轻度糜烂(南方医科大学皮肤病医院刘红芳主任医师惠赠)

真皮内可见中性粒细胞,病变呈息肉样外观,约一半的病例里面可见肉芽肿反应,病原体为直径 7~8μm 的球形孢子,位于大的孢子囊内,直径最大可达 300μm。(图 1-16-5-18-2A、图 1-16-5-18-2B)

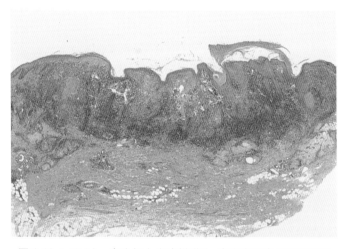

图 1-16-5-18-2A　表皮假上皮瘤样增生,真皮浅层炎症细胞浸润

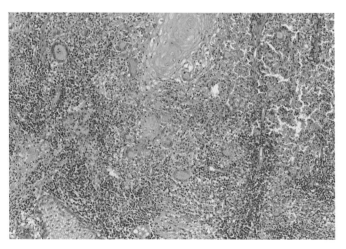

图 1-16-5-18-2B　混合性炎症细胞浸润,见多个多核巨细胞

2. **特殊染色**　病原体很容易在 HE 染色的切片中找到,也可使用 PAS 和六胺银染色(图 1-16-5-18-2C)。

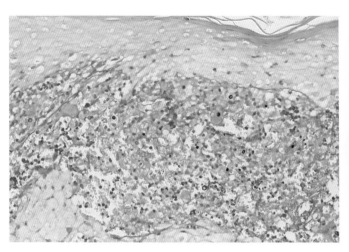

图 1-16-5-18-2C　PAS 染色见较多球形孢子

3. **KOH 直接镜检**　可见孢子囊及球形孢子(图 1-16-5-18-2D)。

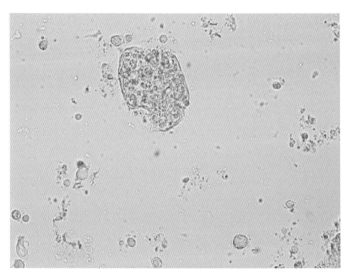

图 1-16-5-18-2D　KOH 直接镜检见孢子囊及球形孢子

【鉴别诊断】

当不形成内孢子时,会类似于粗球孢子菌的小球体,但是每个菌内规律地存在一个中心核,可与之区别。

(苏　飞)

十九、暗色丝孢霉病

【概念】

暗色真菌的细胞壁中含有黑色素样色素,这类真菌可以在人体中引起多种感染,称为暗色丝孢霉病(phaeohyphomycosis)。

【临床特点】

1. **临床表现**　暗色丝孢霉病分为浅表、皮肤、角膜、皮下组织和系统/播散性感染。黑色毛结节病是由何德毛结节菌感染毛干引起的浅表型暗色丝孢霉病。皮肤损害表现为斑疹、丘疹、斑块、结节、囊肿或疣状损害，有时出现溃疡。甄氏外瓶霉是皮下组织暗色丝孢霉病最常见的致病菌，患者表现为单个孤立的、境界清楚的无症状性皮下结节。皮损通常由外伤引起，多位于四肢部位。暗色丝孢霉病也可出现在免疫抑制患者中，特别是器官移植的患者。其结节常较大（直径可达数厘米），但是表皮不受累。（图 1-16-5-19-1）

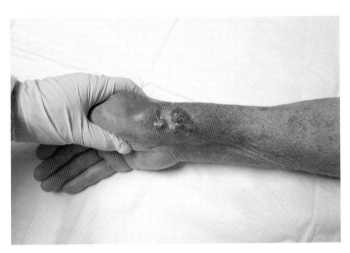

图 1-16-5-19-1　棘状外瓶霉引起的暗色丝孢霉病：前臂处暗红色丘疹及结节（南方医科大学皮肤病医院刘红芳主任医师惠赠）

2. 治疗　暗色*丝*孢霉囊肿最好采取手术切除治疗。表浅的暗色丝孢霉病可考虑外用抗真菌药和浅部清创。对侵袭性和播散性病例，应采用外科切除，同时用不少于伊曲康唑 400mg/d 的抗真菌治疗。有些病例对两性霉素B或特比萘芬敏感。对于中枢神经系统感染患者，两性霉素B可以增加生存率。伏立康唑对这些真菌有广谱抗菌活性。

3. 预后　播散性暗色*丝*孢霉病的死亡率约为 80%。最常见的致病菌为多育赛多孢霉，主要发生于免疫受损的患者。

【发病机制】

有超过 100 种已知的种类，包括甄氏外瓶霉（*Exophiala jeanselmei*）、穗状离蠕孢（*Bipolaris spicifera*）、链格孢霉（*Alternaria spp*）、奔马赭霉（*Dactylaria gallopava*）、寄生瓶霉（*Phialophora parasitica*）、球孢枝孢霉（*Cladosporium sphaerospermum*）、皮炎王氏霉（*Wangiella dermatitidis*）、喙状突脐孢霉（*Exserohilum rostratum*）、班替枝孢瓶霉（*Cladophialophora bantiana*）、sebi 瓦里霉（*Wallemia sebi*）和球毛壳菌（*Chaetomium globosum*）等，所有这些菌种表现为含有色素的、酵母样细胞、假菌丝和扭曲的或短或长

的菌丝。

【病理变化】

1. 镜下观　镜下可见中央坏死区周围上皮样细胞、多核巨细胞和中性粒细胞浸润。甄氏外瓶霉呈棕黄色或栗色，不规则肿胀，菌丝有分隔，可分枝也可不分枝。可见酵母样细胞，有时呈链状。偶尔可见植物屑，其炎症周围有致密的纤维组织包绕。（图 1-16-5-19-2A、图 1-16-5-19-2B）

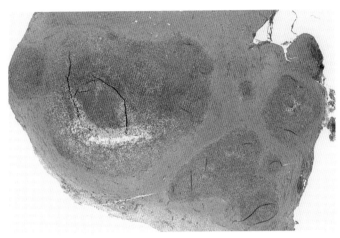

图 1-16-5-19-2A　真皮深部多个化脓性肉芽肿（Dirk M. Elston 教授惠赠）

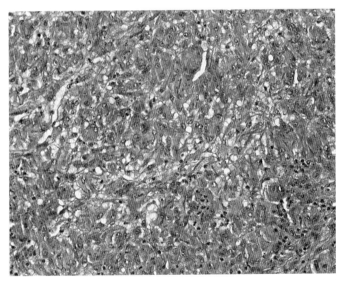

图 1-16-5-19-2B　可见较多淡褐色分隔状菌丝（Dirk M. Elston 教授惠赠）

2. 特殊染色　有时组织切片中很难找到病原菌，此时特殊染色至关重要。当菌丝在组织中呈棕色，诊断无碍，但是当真菌在组织中呈透明的情况下，可用 Fontana-Masson 方法进行染色。黑素染色必须结合真菌形态学的其他特点进行解释。

【鉴别诊断】

大多数暗色丝孢霉病的真菌产生厚而折光的胞壁和

明显多泡的细胞质,与曲霉、镰刀菌和皮肤癣菌等真菌薄而精致的壁相反。接合菌不分隔,在组织切片中常常较空。HE 染色下,厚的有折光的壁常常染得很红,与暗色真菌淡染的壁相反。着色芽生菌病在组织切片中可以见到暗褐色硬壳小体,而暗色丝孢霉见不到硬壳小体。有趣的是,同一真菌菌种可引起上述两种不同的疾病,但究竟是引起暗色丝孢霉病,还是着色芽生菌病,取决于病原体和宿主免疫的相互作用。

(苏 飞)

二十、马尔尼菲蓝状菌病

【概念】

马尔尼菲蓝状菌(*Talaromyces marneffei*)是艾滋病患者常见的条件致病菌之一,已成为艾滋病患者死亡的一个重要原因,而近年来非艾滋病患者感染马尔尼菲蓝状菌的概率在逐年增加。

【临床特点】

1. **临床表现** 大多数患者 HIV 都呈阳性。此病为系统性疾病,常累及肺脾、肝、淋巴结、骨髓及皮肤。患者会出现发热、体重减轻、贫血、咳嗽及皮损。皮损包括溃疡或呈脐凹的丘疹和结节。(图 1-16-5-20-1)

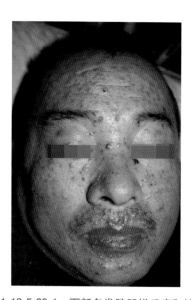

图 1-16-5-20-1 面部多发脐凹样丘疹和结节

2. **治疗** 马尔尼菲蓝状菌病患者应尽早开始抗真菌治疗。据报道,患者若感染马尔尼菲蓝状菌但未接受治疗或诊断延迟,死亡率高达 97%。抗真菌治疗后,马尔尼菲蓝状菌病患者获得的临床缓解和微生物清除率高达 95%。两性霉素 B 和伊曲康唑均是马尔尼菲蓝状菌感染者的常用治疗药物。马尔尼菲蓝状菌病患者应先接受诱导治疗,随后是长期的维持治疗,直至细胞免疫功能恢复。中度至重度的马尔尼菲蓝状菌病患者应首先接受静脉给药治疗,然后改为口服治疗。轻度马尔尼菲蓝状菌病患者的整个疗程均可以口服给药治疗。

3. **预后** 早期足疗程抗真菌治疗,预后好,延迟治疗,死亡率较高。

【发病机制】

马尔尼菲蓝状菌是引起患者严重系统性真菌病的双相真菌之一。吸入大量马尔尼菲蓝状菌的分生孢子是感染的主要原因。感染的发生常和环境中的湿度及温度有关。此病好发于我国长江以南温暖潮湿的地区和东南亚。

【病理变化】

1. **镜下观** 组织学上,肉芽肿反应常很少或缺如,取而代之的是灶状坏死和血管周围炎症细胞浸润,包括散在的中性粒细胞伴核尘、淋巴细胞及数量不等的组织细胞。致病菌大量存在于组织细胞胞质当中,也可存在于细胞外。(图 1-16-5-20-2A、图 1-16-5-20-2B)

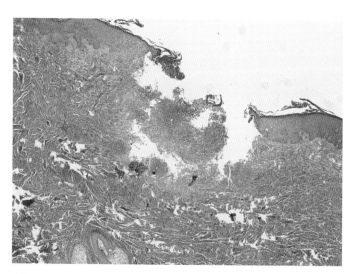

图 1-16-5-20-2A 低倍镜扫视,表皮灶状坏死,真皮内炎性肉芽肿

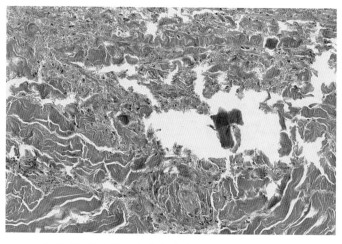

图 1-16-5-20-2B 组织细胞胞内及胞外见大量孢子

2. 特殊染色　PAS 染色和嗜银染色可识别卵圆形细长的酵母细胞,直径为 2~8μm。(图 1-16-5-20-3)

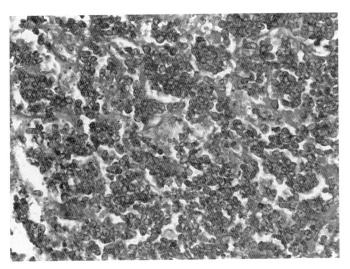

图 1-16-5-20-3　PAS 染色示卵圆形细长的酵母细胞

【鉴别诊断】

利什曼病中利什曼原虫有动基体,而马尔尼菲蓝状菌没有。与组织胞浆菌病的区别是基于荚膜的组织胞浆菌有窄颈出芽,而马内菲青霉有横隔分裂。

（苏　飞）

参 考 文 献

[1] Ferguson L, Fuller LC. Spectrum and burden of dermatophytes in children. J Infect, 2017, 74 (Suppl 1): S54-S60.

[2] Stolmeier DA, Stratman HB, McIntee TJ, et al. Utility of Laboratory Test Result Monitoring in Patients Taking Oral Terbinafine or Griseofulvin for Dermatophyte Infections. JAMA Dermatol, 2018, 154 (12): 1409-1416.

[3] Thomas J, Jacobson GA, Narkowicz CK, et al. Toenail onychomycosis: an important global disease burden. J Clin Pharm Ther, 2010, 35 (5): 497-519.

[4] Szepietowski JC, Reich A, Garlowska E, et al. Factors influencing coexistence of toenail onychomycosis with tinea pedis and other dermatomycoses: a survey of 2761 patients. Arch Dermatol, 2006, 142 (10): 1279-1284.

[5] Kreijkamp-Kaspers S, Hawke K, Guo L, et al. Oral antifungal medication for toenail onychomycosis. Cochrane Database Syst Rev, 2017, 7 (7): CD010031.

[6] Alvarado Z, Pereira C. Fungal diseases in children and adolescents in a referral centre in Bogota, Colombia. Mycoses, 2018, 61 (8): 543-548.

[7] Gupta AK, Foley KA. Antifungal Treatment for Pityriasis Versicolor. J Fungi (Basel), 2015, 1 (1): 13-29.

[8] Perez C, Colella MT, Olaizola C, et al. Tinea nigra: report of twelve cases in Venezuela. Mycopathologia, 2005, 160 (3): 235-238.

[9] Bonifaz A, Badali H, de Hoog GS, et al. Tinea nigra by Hortaea werneckii, a report of 22 cases from Mexico. Stud Mycol, 2008, 61: 77-82.

[10] Kisand K, Boe Wolff AS, Podkrajsek KT, et al. Chronic mucocutaneous candidiasis in APECED or thymoma patients correlates with autoimmunity to Th17-associated cytokines. J Exp Med, 2010, 207 (2): 299-308.

[11] Mooney MA, Thomas I, Sirois D. Oral candidosis. Int J Dermatol, 1995, 34 (11): 759-765.

[12] Werner AH, Werner BE. Sporotrichosis in man and animal. Int J Dermatol, 1994, 33 (10): 692-700.

[13] Bachmeyer C, Buot G, Binet O, et al. Fixed cutaneous sporotrichosis: an unusual diagnosis in West Europe. Clin Exp Dermatol, 2006, 31 (3): 479-481.

[14] Cotino Sanchez A, Torres-Alvarez B, Gurrola Morales T, et al. Mycosis fungoides-like lesions in a patient with diffuse cutaneous sporotrichosis. Rev Iberoam Micol, 2015, 32 (3): 200-203.

[15] Welsh O, Vera-Cabrera L, Rendon A, et al. Coccidioidomycosis. Clin Dermatol, 2012, 30 (6): 573-591.

[16] Fernandez-Flores A, Saeb-Lima M, Arenas-Guzman R. Morphological findings of deep cutaneous fungal infections. Am J Dermatopathol, 2014, 36 (7): 531-553.

[17] Sugar AM. Overview: cryptococcosis in the patient with AIDS. Mycopathologia, 1991, 114 (3): 153-157.

[18] Dharmshale SN, Patil SA, Gohil A, et al. Disseminated crytococcosis with extensive cutaneous involvement in AIDS. Indian J Med Microbiol, 2006, 24 (3): 228-230.

[19] Negroni R. Cryptococcosis. Clin Dermatol, 2012, 30 (6): 599-609.

[20] Hernandez AD. Cutaneous cryptococcosis. Dermatol Clin, 1989, 7 (2): 269-274.

[21] Davies SF. Histoplasmosis: update 1989. Semin Respir Infect, 1990, 5 (2): 93-104.

[22] Smith JA, Gauthier G. New Developments in Blastomycosis. Semin Respir Crit Care Med, 2015, 36 (5): 715-728.

[23] Castillo CG, Kauffman CA, Miceli MH. Blastomycosis. Infect Dis Clin North Am, 2016, 30 (1): 247-264.

[24] Bradley VR, Patterson CC, Scarborough DA. Verrucous facial plaques--blastomycosis. Arch Dermatol, 2006, 142 (3): 385-390.

[25] Brick KE, Drolet BA, Lyon VB, et al. Cutaneous and disseminated blastomycosis: a pediatric case series. Pediatr Dermatol, 2013, 30 (1): 23-28.

[26] Guarner J, Brandt ME. Histopathologic diagnosis of fungal infections in the 21st century. Clin Microbiol Rev, 2011, 24 (2): 247-280.

[27] Ameen M. Chromoblastomycosis: clinical presentation and management. Clin Exp Dermatol, 2009, 34 (8): 849-854.

［28］ Khemiri M，El fekih N，Borgi A，et al. Pseudotumoral cutaneous aspergillosis in chronic granulomatous disease，report of a pediatric case. Am J Dermatopathol，2012，34（7）：749-752.

［29］ Khatri ML，Stefanato CM，Benghazeil M，et al. Cutaneous and paranasal aspergillosis in an immunocompetent patient. Int J Dermatol，2000，39（11）：853-856.

［30］ Colmenero I，Alonso-Sanz M，Casco FH，et al. Cutaneous aspergillosis mimicking pancreatic and gouty panniculitis. J Am Acad Dermatol，2012，67（4）：789-791.

［31］ Ribes JA，Vanover-Sams CL，Baker DJ. Zygomycetes in human disease. Clin Microbiol Rev，2000，13（2）：236-301.

［32］ Kerr OA，Bong C，Wallis C，et al. Primary cutaneous mucormycosis masquerading as pyoderma gangrenosum. Br J Dermatol，2004，150（6）：1212-1213.

［33］ Lichon V，Khachemoune A. Mycetoma：a review. Am J Clin Dermatol，2006，7（5）：315-321.

［34］ Magana M，Magana-Garcia M. Mycetoma. Dermatol Clin，1989，7（2）：203-217.

［35］ Paniago AM，Aguiar JI，Aguiar ES，et al. Paracoccidioidomycosis：a clinical and epidemiological study of 422 cases observed in Mato Grosso do Sulexternal icon. Rev Soc Bras Med Trop，2003，36（4）：455-459.

［36］ Bellissimo-Rodrigues F，Bollela VR，Da Fonseca BA，et al. Endemic paracoccidioidomycosis：relationship between clinical presentation and patients' demographic featuresexternal icon. Med Mycol，2013，51（3）：313-318.

［37］ Lupi O，Tyring SK，McGinnis MR. Tropical dermatology：fungal tropical diseases. J Am Acad Dermatol，2005，53（6）：931-951.

［38］ Carneiro FP，Maia LB，Moraes MA，et al. Lobomycosis：diagnosis and management of relapsed and multifocal lesions. Diagn Microbiol Infect Dis，2009，65（1）：62-64.

［39］ Paniz-Mondolfi A，Talhari C，Sander Hoffmann L，et al. Lobomycosis：an emerging disease in humans and delphinidae. Mycoses，2012，55（4）：298-309.

［40］ Ihara GM，Massone C，Schettini AP，et al. Leprosy and Lobomycosis：First report from the Amazon Region. Lepr Rev，2015，86（2）：195-201.

［41］ Fredricks DN，Jolley JA，Lepp PW，et al. Rhinosporidium seeberi：a human pathogen from a novel group of aquatic protistan parasites. Emerg Infect Dis，2000，6（3）：273-282.

［42］ Ali A，Flieder D，Guiter G，et al. Rhinosporidiosis：an unusual affliction. Arch Pathol Lab Med，2001，125（10）：1392-1393.

［43］ Raveenthiran V. Metastatic rhinosporidioma in a child. J Pediatr Surg，2006，41（4）：853-855.

［44］ Arseculeratne SN. Rhinosporidiosis：what is the cause? Curr Opin Infect Dis，2005，18（2）：113-118.

［45］ Sudarshan V，Goel NK，Gahine R，et al. Rhinosporidiosis in Raipur，Chhattisgarh：a report of 462 cases. Indian J Pathol Microbiol，2007，50（4）：718-721.

［46］ Revankar SG. Phaeohyphomycosis. Infect Dis Clin North Am，2006，20（3）：609-620.

［47］ Naggie S，Perfect JR. Molds：hyalohyphomycosis，phaeohyphomycosis，and zygomycosis. Clin Chest Med，2009，30（2）：337-353，vii-viii.

［48］ Ustianowski AP，Sieu TP，Day JN. Penicillium marneffei infection in HIV. Curr Opin Infect Dis，2008，21（1）：31-36.

［49］ Ho A，Shankland GS，Seaton RA. Penicillium marneffei infection presenting as an immune reconstitution inflammatory syndrome in an HIV patient. Int J STD AIDS，2010，21（11）：780-782.

［50］ Supparatpinyo K，Khamwan C，Baosoung V，et al. Disseminated Penicillium marneffei infection in southeast Asia. Lancet，1994，344（8915）：110-113.

［51］ Sil A，Andrianopoulos A. Thermally Dimorphic Human Fungal Pathogens--Polyphyletic Pathogens with a Convergent Pathogenicity Trait. Cold Spring Harb Perspect Med，2014，5（8）：a019794.

第六节　节肢动物/寄生虫病

一、疥疮

【概念】

疥疮是一种由人疥螨（*Sarcoptes scabiei*）引起的皮肤感染，表现为特征性分布的剧烈瘙痒性皮疹。

【临床特点】

1. **临床表现**　皮损形态因病程长短及治疗情况的不同而有较大差异，也可因气候和宿主免疫状态而变化，主要表现为瘙痒性的丘疹、脱屑和隧道，好发于指间、腕部、腋窝、乳晕、脐部、下腹部、生殖器和臀部（图 1-16-6-1-1A、图 1-16-6-1-1B）。成人的头皮和面部常不受累，而婴儿的皮损可泛发全身。隧道稍高于皮面，呈灰色、弯曲的线，

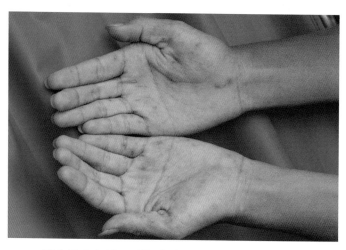

图 1-16-6-1-1A　手掌、指腹多处针头大丘疹、丘疱疹

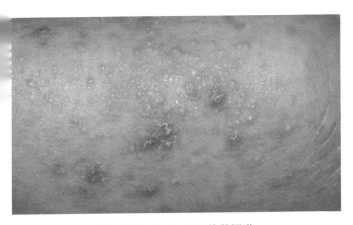

图 1-16-6-1-1B　可见线状隧道

其末端可出现含有疥虫的水疱和脓疱,尤其在婴儿和儿童常见。此外还可出现暗红色结节,直径 3~5cm,可伴有瘙痒,也可不痒,这些结节可在阴囊、阴茎和女性外阴处长时间不消退,称为疥疮结节(图 1-16-6-1-1C)。

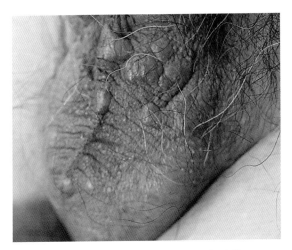

图 1-16-6-1-1C　阴囊多个暗红色结节

结痂性疥疮,又称作挪威疥疮(Norwegian scabies)或角化过度性疥疮,见于免疫功能低下患者,如器官移植、移植物抗宿主病、成人 T 细胞淋巴瘤、麻风病或艾滋病的患者。在这些患者中,皮损表现为严重的脱屑和结痂,痂和鳞屑中含有大量疥螨,面部可受累,尤其是头皮。痒感可能很轻微。甲周和甲下可出现银屑病样皮损。指尖肿胀结痂,指甲变形,外生殖器和臀部有严重的皲裂和鳞屑。重度角化损害好发于受压部位,此处可有大量疥螨。(图 1-16-6-1-1D)

2. **治疗**　局部应用 5% 苄氯菊酯/扑灭司林或局部应用 5% 苯甲酸苄酯,1 天 1 次,连用 7 天,然后 1 周 2 次直至痊愈。或在第 1、2、8、9 和 15 天口服伊维菌素(每次 200μg/kg),严重感染患者需要口服伊维菌素的疗程可能更长,此类患者需要在第 22 和 29 天各加服一次。

3. **预后**　经过恰当的治疗,预后良好。

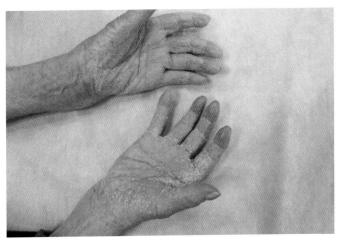

图 1-16-6-1-1D　双手厚积角化鳞屑斑,指缝可见少许丘疱疹

【发病机制】

人疥螨是一种白褐色的八足螨类,外观像海龟。能致病的是雌螨,大小约为 0.4mm×0.3mm,但通常疥螨通过分泌蛋白水解酶而在由角质形成细胞构成的表皮内穿掘,所以通常无法看见。

【病理变化】

镜下观　低倍镜下,角化过度中可见疥虫虫体、虫卵和硬粪块,有时可见到几丁质成分的卷轴样和猪尾巴样结构,推测是破碎的虫体及虫卵。当在角层内发现椭圆形的空腔结构时,提示应该进行深切,以寻找完整的虫体。高倍下完整的虫体可以见到疥虫的背脊和体内的横纹肌结构(图 1-16-6-1-2A、图 1-16-6-1-2B)。疥疮真皮内的炎症反应与虫咬反应类似,都表现为血管周围致密的淋巴细胞及嗜酸性粒细胞,大致呈楔形浸润(图 1-16-6-1-2C)。大疱性皮损中含有较多嗜酸性粒细胞,与大疱性类天疱疮相似,免疫荧光也可阳性。疥疮组织的病理表现有时与朗格汉斯组织细胞增多症相似。

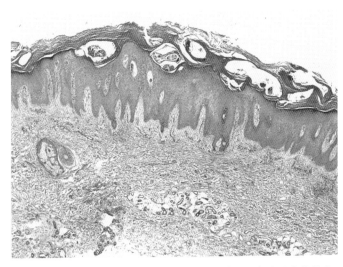

图 1-16-6-1-2A　低倍镜扫视,角质层内见椭圆形空腔及虫体结构

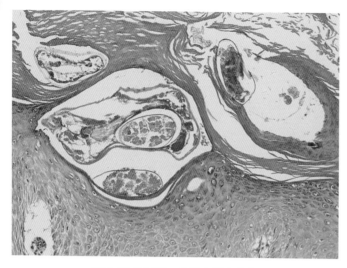

图 1-16-6-1-2B　角层内疥虫虫体

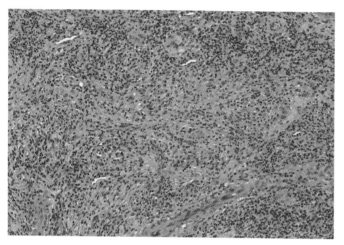

图 1-16-6-1-2C　真皮内血管周围致密的淋巴细胞及嗜酸性粒细胞浸润

【鉴别诊断】

有时疥疮可表现为表皮下大疱伴嗜酸性粒细胞浸润,甚至免疫荧光都可阳性,仔细寻找角质层内的虫体及 ELISA 法测血清 BP 抗体可进一步与大疱性类天疱疮鉴别。在儿童中,疥疮可导致朗格汉斯细胞浸润,有时可误诊为朗格汉斯细胞组织细胞增生症。但在朗格汉斯细胞组织细胞增生症中细胞较为丰满,而反应性增生性朗格汉斯细胞中,可见中等大小具有折叠轮廓的细胞核,并有细的树突状胞质。部分疥疮病例可伴 CD30 阳性的淋巴细胞浸润,此时需与淋巴瘤样丘疹病相鉴别,在疥疮病灶中,CD30 阳性淋巴细胞多呈散在分布,而在淋巴瘤样丘疹病的病灶中,CD30 阳性淋巴细胞则多呈群集分布。

(苏　飞)

二、皮肤利什曼病

【概念】

利什曼病是复杂的虫媒传播疾病,由利什曼原虫属

(*Leishmania*)的各种原虫引起,通过带虫白蛉传播。

【临床特点】

1. **临床表现**　临床表现多种多样,可从皮肤溃疡到系统性多器官受累。

(1)局部皮肤利什曼病:皮肤病变常发生于皮肤暴露区域;以粉红色丘疹开始,随后丘疹扩大并发展成一个结节或斑块样病变(通常中间部位软化),引起无痛性溃疡并且边缘变硬。在旧大陆型皮肤利什曼病中,溃疡通常覆盖有角化过度的焦痂,而在新大陆型皮肤利什曼病中,溃疡可能覆盖有厚层的黄白色纤维类物质。临床表现可多变,可出现孢子丝菌病样、疣样、带状疱疹样、银屑病样、湿疹样和/或类丹毒样特征。小卫星病变可出现在斑块/溃疡外。也可观察到病变沿引流淋巴管扩展,可能形成溃疡,也可能不会,可呈结节性淋巴管炎,也可发生局部淋巴结肿大,且在一些病例中表现明显。(图 1-16-6-2-1)

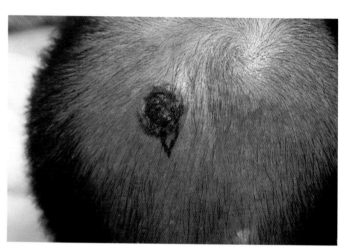

图 1-16-6-2-1　头皮结节,结节中央溃疡如火山口状,边缘隆起,少量浆性分泌物(南方医科大学皮肤病医院陈永锋主任医师惠赠)

(2)复发性利什曼病:由热带利什曼原虫感染引起的一种相对罕见的综合征。原发病变愈合后,持续存在的利什曼原虫可导致瘢痕边缘周围形成新的丘疹。皮肤活检表明寄生虫很少,但有强烈的肉芽肿性细胞介导免疫反应,可发生于初次愈合多年后的既往病变所在区域。

(3)弥漫性皮肤利什曼病:是一种罕见综合征,主要发生在埃塞俄比亚利什曼原虫、墨西哥利什曼原虫和亚马逊利什曼原虫(*L. L. amazonensis*)感染的情况下。开始为局部病变、无溃疡形成;而在皮肤的其他区域,无鞭毛体播散到巨噬细胞中。通常在面部和四肢伸侧形成软结节或斑块,但也可能累及全身。组织学检查可见许多寄生虫,但少见淋巴细胞反应。患者通常有细胞介导的免疫应答缺陷,这些患者对利什曼原虫抗原没有产生免疫应答。在艾滋病患者中报道的有弥漫性皮肤利什曼病涉及其他寄生虫种,如硕大利什曼原虫和圭亚那利什曼原

虫(*L. V. guyanensis*)。

(4) 黏膜利什曼病:又称鼻咽黏膜利什曼病,由维纳尼亚(*Viannia*)亚属引起,尤其是巴西利什曼原虫、圭亚那利什曼原虫和巴拿马利什曼原虫(*L. V. panamensis*),但也会由亚马逊利什曼原虫引起。在免疫功能受损宿主中,已有旧大陆物种的婴儿利什曼原虫和埃塞俄比亚利什曼原虫导致黏膜利什曼病的报道。黏膜利什曼病的特征是黏膜破坏,症状包括鼻塞或堵塞、黏膜出血、分泌物增加及坏死组织脱落。部分患者有疼痛、畸形和炎症。

2. 治疗　皮肤利什曼病原发皮损通常在 12~18 个月内自发性愈合。对于这种自限性感染性疾病,治疗的目的是避免在暴露部位尤其是脸部形成毁容性瘢痕;避免继发感染;控制疾病在人群中的传播和不能自愈的病例。弥漫性皮肤型和复发型病例,如不进行治疗,病变可持续 20~40 年。在局限性皮肤利什曼病不合并复发型、孢子丝菌病样型和皮肤黏膜利什曼病的地区,可采用15% 硫酸巴龙霉素(paromomycin sulfate) 联合 12% 甲苄索氯铵(methylbenzethonium chloride) 外用、酮康唑霜封包、冷冻治疗、局部热疗、光动力学治疗、激光切除、皮损内注射葡萄糖酸锑钠或注射盐酸依米丁。

3. 预后　皮肤利什曼病很少致命,但可能会导致毁容性的瘢痕。而未经治疗的内脏利什曼病可以致命。

【发病机制】

利什曼病临床表现多样的原因取决于感染不同的病原体、患者的免疫状态和患者对感染激发有效的细胞免疫反应的能力。已知产生 IFN 和 IL-12 的抗原特异性 T 细胞,不仅对皮损的愈合有重要作用,而且可在初次自然感染后诱导产生终生的种特异性免疫,预防再次感染。在免疫反应中,CD4[+] 和 CD8[+] 淋巴细胞均被活化。产生 IL-10 的天然调节性 T 细胞在下调感染诱导的免疫反应中可能起作用。

【病理变化】

1. 镜下观　急性病变可见角化过度和棘层肥厚,偶尔可见表皮萎缩和角化不全,溃疡常见,可见假性上皮瘤样增生及表皮内嗜中性微脓肿,组织细胞内可见病原体。利什曼原虫无鞭毛体是一种椭圆形至圆形的生物体,直径为 1.5~4μm,有独特的表膜、细胞质、细胞核和含有线粒体 DNA 的杆状动基体。观察到动基体对于组织学诊断至关重要。(图 1-16-6-2-2A、图 1-16-6-2-2B)

2. 特殊染色　吉姆萨染色示细胞质呈蓝色,细胞核呈紫蓝色,动基体呈紫红色(图 1-16-6-2-3)。革兰氏染色有助于突出显示组织标本中的动基体。在油镜(100×)下观察,可在真皮浅层中的巨噬细胞内发现寄生虫。

【鉴别诊断】

组织胞浆菌的形态与利什曼原虫相似,但是缺乏鞭

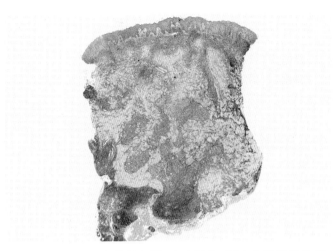

图 1-16-6-2-2A　低倍镜扫视,表皮增生,真皮全层弥漫及结节状炎症细胞浸润(南方医科大学皮肤病医院陈永锋主任医师惠赠)

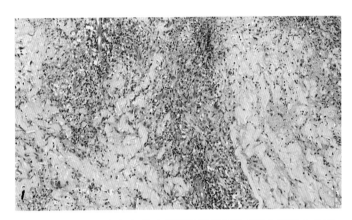

图 1-16-6-2-2B　组织细胞内见颗粒样病原体(南方医科大学皮肤病医院陈永锋主任医师惠赠)

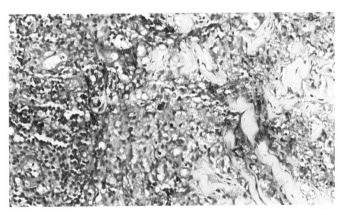

图 1-16-6-2-3　吉姆萨染色示蓝色颗粒样病原体(南方医科大学皮肤病医院陈永锋主任医师惠赠)

毛,并且在整个胞质内均匀分布,而利什曼原虫常常排在细胞周围,如同化妆镜周围的灯泡一样。马尔尼菲蓝状菌没有动基体,其临床特征通常具有鉴别意义。皮肤试验、血清学和病原体培养能进一步确定诊断。PCR 可提供快速的诊断,并能鉴定病原体的精确类型。

(苏 飞)

三、皮肤幼虫移行症

【概念】

皮肤幼虫移行症(cutaneous larva migrans,CLM),也称匐行疹,是幼虫在皮肤中穿掘移行而引起的扭曲蜿蜒的线状皮损。

【临床特点】

1. 临床表现 本病常见于赤足在沙滩行走的人、玩沙盒的儿童、木匠、水管工和园丁。暴露发生后数天内就会出现皮损,最常见部位为足部、臀部和大腿。病变初起为轻度瘙痒的丘疹。随后皮肤出现间断刺痛和弯曲的红色细线状皮损(图 1-16-6-3-1)。幼虫一般在感染后 4 天开始移行,移行速度为 2~5cm/d。但幼虫也可在保持静止状态数天甚至数月后才开始移行。随着皮损的发展,原有的皮损可逐渐消退。但如发生继发感染,原有皮损则可呈化脓性表现。如不经治疗,幼虫通常在 2~8 周内死亡,皮损也随之逐渐消退。

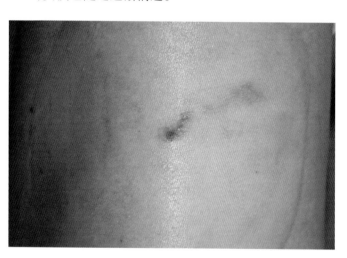

图 1-16-6-3-1 左腰部暗红色丘疹、斑疹,呈线状

2. 治疗 伊维菌素(ivermectin)200μg/kg,通常给予单剂 12mg 口服,连续 2 天;或阿苯达唑 400mg/d,连续 3 天口服。对于广泛性或多发性病变的患者,可给予 7 天的阿苯达唑。

3. 预后 良好。

【发病机制】

皮肤幼虫移行症最常见的原因是人体感染了狗或猫钩虫的幼虫,这类钩虫包括巴西钩虫(*Ancylostoma braziliense*)或犬钩口线虫(*Ancylostoma caninum*)。

【病理变化】

镜下观 活检组织必须从隧道的前方取材,因为缺乏胶原酶,故幼虫无法破坏基底膜而进入真皮深部,通常在真表皮交界处及其附近,罕见情况下可位于真皮浅层。周围的表皮可见轻度的海绵水肿,但也可表现为表皮内水疱形成并伴有中性粒细胞或嗜酸性粒细胞进入表皮,

其下方的真皮毛细血管扩张,伴嗜酸性粒细胞为主的炎症细胞浸润。(图 1-16-6-3-2A、图 1-16-6-3-2B)

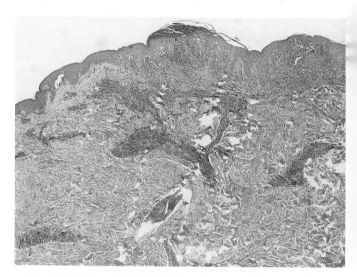

图 1-16-6-3-2A 低倍镜扫视,浆痂形成,表皮增生,真皮乳头及血管周围致密炎症细胞浸润

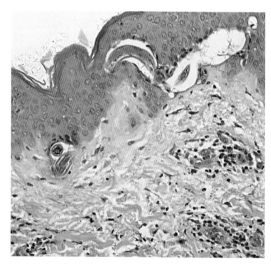

图 1-16-6-3-2B 真表皮交界处可见虫体结构

【鉴别诊断】

如果未见到虫体,切片可呈现非特异性的海绵水肿性皮炎改变,伴真皮内较多的嗜酸性粒细胞浸润。可通过连续切片,仔细寻找虫体,同时结合临床表现和病史作出诊断。

(苏 飞)

四、盘尾丝虫病

【概念】

盘尾丝虫病(河盲)主要在非洲的部分地区、也门、拉丁美洲的中部和南部流行,主要表现为瘙痒、皮炎和盘尾丝虫瘤。

【临床特点】

1. 临床表现 盘尾丝虫病皮损的特点是瘙痒、皮炎

和盘尾丝虫瘤。皮损起初表现为瘙痒性丘疹,对于中美洲的居民,皮疹可能只发生于头颈部。中美洲急性盘尾丝虫病的另一表现是面部的急性肿胀,伴有红斑、瘙痒,称为盘尾丝虫结节。在刚果(金)和中美洲,有时可见急性风团样发疹,这种伴有色素沉着的炎症反应称为旋盘尾丝虫皮炎。随后出现皮肤增厚、苔藓化、色素脱失及萎缩。皮肤出现点状脱色斑时被称为"豹皮",而当皮肤增厚时,则称为"象皮"。如果主要表现为局部水肿与肥厚,皮肤起皱干燥,则称为"蜥蜴皮"。慢性盘尾丝虫病患者通常有淋巴结肿大,坚硬,无压痛。常用"悬垂腹股沟(hanging groin)"来描述包裹有这些肿大淋巴结的疏松、萎缩的囊袋状腹股沟皮肤。约5%的晚期患者失明。

2. **治疗** 盘尾丝虫瘤应尽可能手术切除。治疗本病可口服伊维菌素 150μg/kg,单次口服。可每 3~6 个月重复伊维菌素直至症状消失。6 个月后皮肤仍有较低的皮肤微丝蚴计数。每 6 个月重复使用伊维菌素以抑制真皮和眼内的微丝蚴,但过于频繁的给药也不能进一步减少微丝蚴计数。若眼睛受累,应在伊维菌素治疗前数天开始服用泼尼松,用量为 $1mg/(kg \cdot d^{-1})$。

3. **预后** 盘尾丝虫病对生命危害不大,严重眼部病变常致失明。

【发病机制】

引起盘尾丝虫病主要临床表现的是微丝蚴。

【病理变化】

镜下观 表皮角化过度伴角化不全,棘层肥厚,真皮内可见嗜色素细胞,可见中度淋巴细胞和嗜酸性粒细胞浸润,真皮乳头层均一化玻璃样变,胶原束之间可见黏蛋白沉积,偶尔可见纤维蛋白样改变。可见微丝蚴散在于真皮内及淋巴管内。可见广泛的纤维化、钙化及骨化。(图 1-16-6-4-1A、图 1-16-6-4-1B)

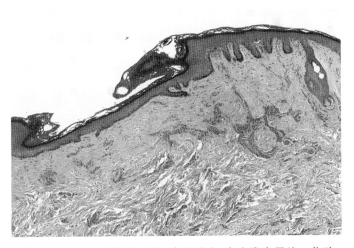

图 1-16-6-4-1A 低倍镜扫视,表皮增生,真皮浅中层均一化改变,可见炎症细胞浸润(Dirk M. Elston 教授惠赠)

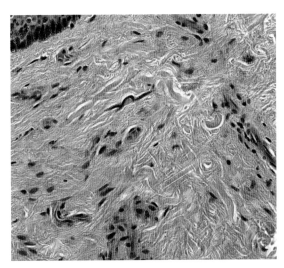

图 1-16-6-4-1B 真皮内见微丝蚴(Dirk M. Elston 教授惠赠)

【鉴别诊断】

如果能在切片中见到典型的虫体或者微丝蚴,通常较易诊断。

(苏 飞)

五、血吸虫尾蚴皮炎

【概念】

尾蚴皮炎是寄生于其他生物(通常为水禽和啮齿类)的血吸虫尾蚴引起的一种广泛的瘙痒明显的丘疹性皮炎。

【临床特点】

1. **临床表现** 人在离开疫水后即出现瘙痒和一过性红斑。数小时后红斑和瘙痒即可消退。但经过 10~15 小时的无症状期后,疫水接触部位再次出现瘙痒和红斑丘疹,数天后皮炎可自愈。尾蚴皮炎可分为两型:淡水游泳者痒(freshwater swimmer's itch)和海水皮炎。

2. **治疗** 接触疫水后彻底冲洗,然后用毛巾擦干可防止尾蚴皮炎的发生。部分学者提倡用局部酒精擦拭防止该病的发生。轻症患者可用湿敷或者局部外用糖皮质激素治疗,严重的患者可考虑短期系统使用糖皮质激素治疗,继发感染可考虑使用相应的抗生素治疗。尾蚴皮炎不需要使用抗寄生虫药。

3. **预后** 较好。

【发病机制】

动物宿主排泄物中的虫卵在水中孵化成毛蚴,然后进入钉螺,继续发育成尾蚴。尾蚴在钉螺体内释放后,通过意外接触侵入人体皮肤而致病。尾蚴为透明的多细胞生物,可游动,长度小于 1mm。人类在有尾蚴的水中游泳或下水劳动时与尾蚴接触,其钻入人体皮肤并在此死亡,导致尾蚴皮炎的发生。引起尾蚴皮炎的血吸虫不能进入人体血液循环或深在组织。

【病理变化】

镜下观 真皮内可见大量中性粒细胞和数量不等的嗜酸性粒细胞形成的脓肿，形成不典型朗格汉斯巨细胞肉芽肿具有一定意义。成虫偶尔可在扩张的真皮深静脉和淋巴管内见到。有活力的卵可见到纤毛结构。埃及血吸虫具有特征性的尾棘。死卵可形成钙化，并继发慢性炎性肉芽肿反应。

【鉴别诊断】

如果能在切片中见到典型的虫体或卵，通常较易诊断。

（苏 飞）

六、蝇蛆病

【概念】

蝇蛆病（myiasis）是由蝇的幼虫感染人体组织所致。

【临床特点】

1. 临床表现 皮损出现前，患者常感全身不适，如低热、头痛、头昏、恶心、乏力、失眠、四肢麻木，局部皮肤有窜痛感，夜间加重。皮损表现主要有两种类型：

（1）疖肿型：感染数月后皮肤出现约杏核大小、高出皮面的游走性风团状正常皮色或红色肿块，深达皮下。肿块逐渐增大，瘙痒加剧，自觉有虫蠕动感。肿块常可移动。后损害增大、肿胀加剧，中央出现紫红色血性小疱，破溃后可排出幼虫（蛆）及少量黄色黏液或脓液，经 2~3 天，炎症渐退，愈后留瘢痕（图 1-16-6-6-1）。一般以皮肤疏松部位多见，好发于眼睑、口唇、腹、腰、前臂深处等。

（2）匐行疹型：皮肤出现曲折线样红肿，前沿为一水

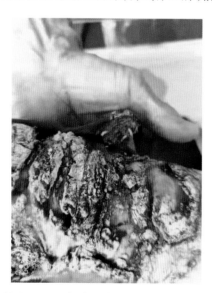

图 1-16-6-6-1 一例出现在 gamma-delta T 细胞淋巴瘤患者的皮肤蝇蛆病（武汉市第一医院邹亮医生惠赠）

疱，此系幼虫活动标志，幼虫居于疱的前方。少数患者于蝇蛆开始钻入人体时，发生荨麻疹样反应，亦有报道伴弛张热、全身淋巴结肿大、贫血等强烈全身反应者。

2. 治疗 皮损内注射局麻药可使蝇蛆向外钻出，借此清除疖肿型蝇蛆病中的蝇蛆。局部厚涂凡士林可使幼虫氧气不足，迫使其幼虫钻到皮肤表面，使其易于清除。

3. 预后 较好。

【发病机制】

蝇蛆病的传染途径有三个。通常是苍蝇在开放性伤口或是受损组织上产卵，幼虫孵化之后发病；或者苍蝇在耳朵、鼻子或是眼睛等开放器官上产卵，幼虫爬行，进入伤口或器官内部；其他途径是患者摄取遭虫卵污染的食物或饮水，使虫卵进入人体。

【病理变化】

镜下观 周围表皮可呈溃疡改变，可见空腔结构，周围可见淋巴细胞、浆细胞、嗜酸性粒细胞、巨细胞及朗格汉斯细胞浸润，找到特征性的虫体具有确诊价值。（图 1-16-6-6-2）

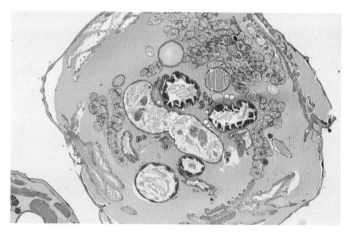

图 1-16-6-6-2 镜下见虫体断面

【鉴别诊断】

如果见到典型的虫体，诊断较易。

（苏 飞）

七、潜蚤病

【概念】

潜蚤病（tungiasis）通常由雌性沙蚤［穿皮潜蚤（*Tunga penetrans*）］引起，其可钻入人体皮肤，一般发生于足部，常位于趾甲下或足趾间。跳蚤在组织中最长可存活 1 个月，并能引起瘙痒和疼痛。皮损为结节状，可能为单个或多个，通常中心为黑色。

【临床特点】

1. 临床表现 皮损可发生于踝、足、跖和肛门生殖器

部位。最常发生于足部,表现为皮下的结节,约豌豆大小,伴有瘙痒,可继发感染。

2. **治疗** 可将病灶切除。局部用伊维菌素、敌百虫或噻苯达唑。重症者可口服噻苯达唑 25mg/(kg·d⁻¹)。

3. **预后** 较好。

【发病机制】

穿皮潜蚤是红褐色、身长约 1mm 的小跳蚤。跳蚤吸食宿主血液,身体增大成直径 5~8mm 的球状,其所产的卵能通过宿主皮肤排出。受孕的雌性沙蚤潜入皮下,常靠近趾甲。

【病理变化】

镜下观 大部分虫体都位于表皮内,并通过位于角质层的孔向外呼吸、排泄和产卵。真皮内可见淋巴细胞、组织细胞和嗜酸性粒细胞混合性炎症细胞浸润,经常可见虫体的外壳、含有红细胞的肠道及孕卵。(图 1-16-6-7-1)

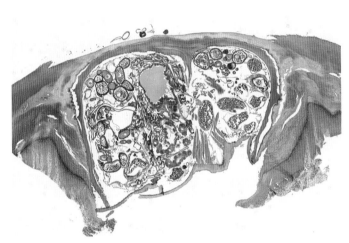

图 1-16-6-7-1 虫体位于表皮内,可见虫体的外壳、含有红细胞的肠道(Dirk M. Elston 教授惠赠)

【鉴别诊断】

见到典型虫体结构,诊断较易。

(苏 飞)

八、裂头蚴病

【概念】

裂头蚴病是由迭宫绦虫属(*Spirometra*)的裂头蚴(绦虫幼虫)侵袭人体组织引起的疾病。

【临床特点】

1. **临床表现** 裂头蚴可移行至皮下组织和其他部位,并在这些部位形成结节状肿块。疾病的形式包括皮下结节、眼部表现、中枢神经系统(central nervous system,CNS)病变和内脏受累。

2. **治疗** 治疗方法应包括手术取出幼虫。有内脏、

胸膜肺部和心包受累但无分散性可切除结节的患者,可能无法行根治性手术。对于这些患者,需要给予大剂量吡喹酮治疗。

3. **预后** 使用驱肠虫药治疗效果欠佳,通常需要手术切除。

【发病机制】

迭宫绦虫属的虫种包括曼氏迭宫绦虫(*Spirometra mansoni*)、蛙迭宫绦虫(*Spirometra ranarum*)、拟曼氏迭宫绦虫(*Spirometra mansonoides*)、猬迭宫绦虫(*Spirometra erinacei*)和增殖迭宫绦虫(*Spirometra proliferum*)。迭宫绦虫属可见于世界各地,大多数人类病例都发生于东南亚国家。这些地区的人们有食用生的青蛙肉、蝌蚪肉和蛇肉,以及涂抹生青蛙肉制成的药膏来缓解疮和眼周炎症的风俗。此外,野外(尤其是在稻田中)工作者可能常常因饮用受污染且未过滤的水而致病。

人类可通过以下途径摄入迭宫绦虫幼虫:饮用受甲壳动物污染的水,而这些甲壳动物携带原尾蚴;食用第二中间宿主生的或未煮熟的肉,而这些中间宿主携带实尾蚴;将用第二中间宿主的肉制成的药膏涂抹于疮、溃疡处或发炎的眼部。

【病理变化】

镜下观 见分泌性皮层及层叠的皮层下细胞。有时可见石灰小体、平滑肌及多房性囊虫。高倍镜视野可见扁形虫的特征表现。迭宫绦虫是一种典型的绦虫,可引起裂头蚴病。绦虫缺乏肠管,所以通过皮层细胞吸收营养素,亦不能排泄废物,所以将废物钙化成石灰小体。(图 1-16-6-8-1)

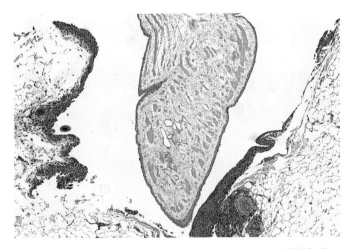

图 1-16-6-8-1 皮下脂肪层见裂头蚴(Dirk M. Elston 教授惠赠)

【鉴别诊断】

镜下见典型虫体诊断较易。

(苏 飞)

参 考 文 献

［1］ Heukelbach J, Feldmeier H. Scabies. Lancet, 2006, 367（9524）: 1767-1774.

［2］ Executive Committee of Guideline for the D, Treatment of S. Guideline for the diagnosis and treatment of scabies in Japan（third edition）: Executive Committee of Guideline for the Diagnosis and Treatment of Scabies. J Dermatol, 2017, 44（9）: 991-1014.

［3］ Bhattacharjee P, Glusac EJ. Langerhans cell hyperplasia in scabies: a mimic of Langerhans cell histiocytosis. J Cutan Pathol, 2007, 34（9）: 716-720.

［4］ Aronson N, Herwaldt BL, Libman M, et al. Diagnosis and Treatment of Leishmaniasis: Clinical Practice Guidelines by the Infectious Diseases Society of America（IDSA）and the American Society of Tropical Medicine and Hygiene（ASTMH）. Clin Infect Dis, 2016, 63（12）: e202-e264.

［5］ Dowlati Y. Cutaneous leishmaniasis: clinical aspect. Clin Dermatol, 1996, 14（5）: 425-431.

［6］ Sousa Ade Q, Parise ME, Pompeu MM, et al. Bubonic leishmaniasis: a common manifestation of Leishmania（Viannia）braziliensis infection in Ceara, Brazil. Am J Trop Med Hyg, 1995, 53（4）: 380-385.

［7］ Marovich MA, Lira R, Shepard M, et al. Leishmaniasis recidivans recurrence after 43 years: a clinical and immunologic report after successful treatment. Clin Infect Dis, 2001, 33（7）: 1076-1079.

［8］ Nicolis GD, Tosca AD, Stratigos JD, et al. A clinical and histological study of cutaneous leishmaniasis. Acta Derm Venereol, 1978, 58（6）: 521-525.

［9］ Heukelbach J, Feldmeier H. Epidemiological and clinical characteristics of hookworm-related cutaneous larva migrans. Lancet Infect Dis, 2008, 8（5）: 302-309.

［10］ Richey TK, Gentry RH, Fitzpatrick JE, et al. Persistent cutaneous larva migrans due to Ancylostoma species. South Med J, 1996, 89（6）: 609-611.

［11］ Lupi O, Downing C, Lee M, et al. Mucocutaneous manifestations of helminth infections: Nematodes. J Am Acad Dermatol, 2015, 73（6）: 929-944.

［12］ Balfour E, Zalka A, Lazova R. Cutaneous larva migrans with parts of the larva in the epidermis. Cutis, 2002, 69（5）: 368-370.

［13］ Gardon J, Boussinesq M, Kamgno J, et al. Effects of standard and high doses of ivermectin on adult worms of Onchocerca volvulus: a randomised controlled trial. Lancet, 2002, 360（9328）: 203-210.

［14］ McGraw TA, Turiansky GW. Cutaneous myiasis. J Am Acad Dermatol, 2008, 58（6）: 907-926.

［15］ Robbins K, Khachemoune A. Cutaneous myiasis: a review of the common types of myiasis. Int J Dermatol, 2010, 49（10）: 1092-1098.

［16］ Veraldi S, Valsecchi M. Imported tungiasis: a report of 19 cases and review of the literature. Int J Dermatol, 2007, 46（10）: 1061-1066.

［17］ Maco V, Maco VP, Tantalean ME, et al. Histopathological features of tungiasis in Peru. Am J Trop Med Hyg, 2013, 88（6）: 1212-1216.

［18］ Smith MD, Procop GW. Typical histologic features of Tunga penetrans in skin biopsies. Arch Pathol Lab Med, 2002, 126（6）: 714-716.

［19］ Garcia L, Bruckner DA. Diagnostic Medical Parasitology. Herndon: ASM Press, 2007.

第十七章

其他皮肤附属器炎性疾病

第一节 毛囊-皮脂腺单位相关性皮肤病

一、寻常痤疮

【概念】

寻常痤疮(acne vulgaris),是痤疮的类型之一,是一种慢性炎症性皮肤病,临床上以毛囊皮脂腺受累为主要表现。

【临床特点】

1. **临床表现** 高发于 11~30 岁青年男女,颜面、颈部及胸背部为好发部位,多呈对称分布,常伴有局部毛孔粗大和皮脂溢出明显。皮损呈多形性,包括毛囊口处的粉刺、炎性丘疹、脓疱、结节、囊肿和凹陷性或增生性瘢痕等(图 1-17-1-1-1)。

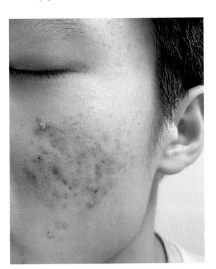

图 1-17-1-1-1 面部寻常痤疮

2. **治疗** 治疗原则为去脂、溶解角质、杀菌、抗炎及调节激素水平。

3. **预后** 病程慢性,时轻时重,多数患者病情至中年期逐渐缓解,部分可遗留红色印记和色素沉着、肥厚性或萎缩性瘢痕。

【发病机制】

目前认为遗传、雄激素诱导的皮脂大量分泌、毛囊皮脂腺导管开口异常角化、痤疮丙酸杆菌等微生物的繁殖、免疫炎症反应等因素都可能参与发病。部分患者还受环境、药物、情绪及饮食等因素影响。

【病理变化】

镜下观 可见粉刺结构,毛囊角栓形成。毛囊皮脂腺单位常破裂,导致毛囊周围混合炎症细胞浸润,可能合并有毛囊上方表皮内脓疱或脓肿,以及窦道形成。(图 1-17-1-1-2A、图 1-17-1-1-2B)

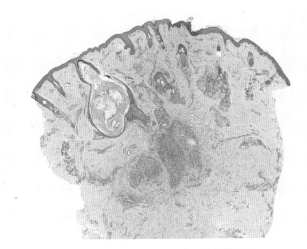

图 1-17-1-1-2A 真皮内见粉刺样结构

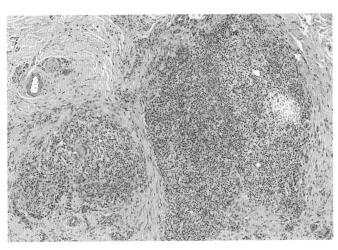

图 1-17-1-1-2B 混合性炎症细胞浸润,见多核巨细胞

【鉴别诊断】

1. **感染性肉芽肿** 以中性粒细胞为主的炎症细胞浸润,有相应病原学病理诊断依据。

2. **化脓性汗腺炎** 病理改变类似,但缺乏粉刺结构。

(马 寒)

二、聚合性痤疮

【概念】

聚合性痤疮(acne conglobata),是痤疮中最严重的一型,包括各种类型损害,其中有粉刺、丘疹、脓疱、脓肿、囊肿及破溃流脓的瘘管,愈合后形成显著的瘢痕或瘢痕疙瘩。

【临床特点】

1. **临床表现** 聚合性痤疮是痤疮极严重的结节囊肿型变异,广泛发生于躯干、臀部和四肢,好发于男性(图 1-17-1-2-1)。有报道本病伴发 HIV 和继发于妊娠。不同于暴发性痤疮,其没有系统症状。

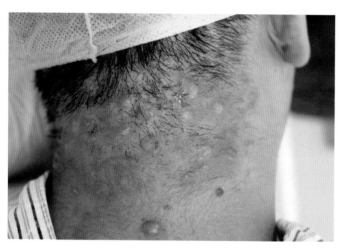

图 1-17-1-2-1 枕部聚合性痤疮

2. **治疗** 首选维 A 酸类药物,如异维 A 酸等治疗;其他,如四环素、多西环素、米诺环素、氨苯砜、英夫利昔单抗、电子束照射等也有使用。针对局部严重瘢痕形成,也可采用外科手术治疗。

3. **预后** 愈后容易形成显著的瘢痕或瘢痕疙瘩,需早期积极治疗和预防。

【发病机制】

类似于寻常痤疮发病机制。

【病理变化】

镜下观 类似于化脓性汗腺炎,严重的混合炎症细胞浸润,可有脓肿和瘢痕改变;有粉刺结构。(图 1-17-1-2-2A、图 1-17-1-2-2B)

【鉴别诊断】

1. **感染性肉芽肿** 以中性粒细胞为主的炎症细胞浸

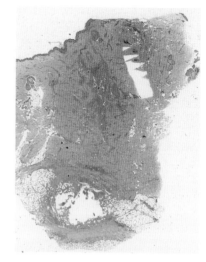

图 1-17-1-2-2A 低倍镜扫视,真皮内及皮下组织炎症细胞浸润,可见毛囊皮脂腺单位破坏

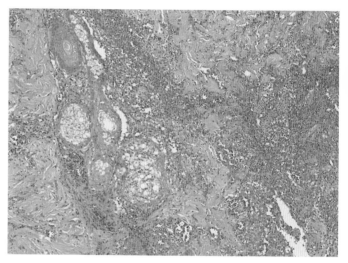

图 1-17-1-2-2B 毛囊皮脂腺周围以中性粒细胞为主的炎症细胞浸润

润,有相应病原学病理诊断依据。

2. **化脓性汗腺炎** 病理改变类似,但缺乏粉刺结构。

(马 寒)

三、玫瑰痤疮

【概念】

玫瑰痤疮(acne rosacea),俗称"酒渣鼻",多见于中年人,皮损特点为颜面中部为主的弥漫性潮红,伴发丘疹、脓疱及毛细血管扩张,末期形成鼻赘。

【临床特点】

1. **临床表现** 可分为 5 种临床类型:红斑血管型(图 1-17-1-3-1A)(占 70%)、丘疹脓疱型(图 1-17-1-3-1B)、肉芽肿型(图 1-17-1-3-1C)、鼻赘型(图 1-17-1-3-1D)和眼型(图 1-17-1-3-1E)。

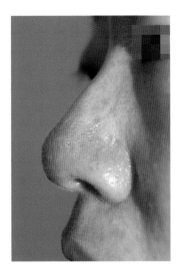

图 1-17-1-3-1A　红斑血管型玫瑰痤疮

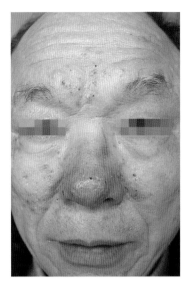

图 1-17-1-3-1D　鼻赘型玫瑰痤疮

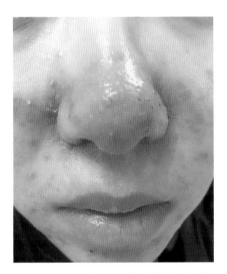

图 1-17-1-3-1B　丘疹脓疱型玫瑰痤疮

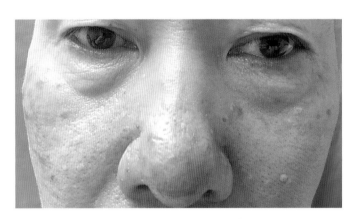

图 1-17-1-3-1E　眼型玫瑰痤疮

临床表现可分为 4 期：

1 期：潮红发作（酒渣鼻前期）。红斑可以持续数小时至数天，不伴有瘙痒，但有些患者主诉有灼痛。

2 期：持久性红斑和毛细血管扩张。毛细血管扩张，粗细不一，出现在颊部、鼻唇沟和鼻部。

3 期：丘疹和脓疱。前额、颧部、鼻和下颏出现多个丘疹和脓疱，不伴有疼痛也不形成瘢痕。

4 期：鼻赘。由持久的淋巴水肿和皮脂腺及其周围结缔组织增生导致的鼻部毁容性增大。毛囊改变明显，并经常有凝结的物质栓塞。

2. 治疗　患者首先应避免明确的加重本病的诱因，如过热的食物和饮料、刺激性食物、饮酒和日晒等。局部外用药物包括甲硝唑凝胶、壬二酸凝胶等，系统药物包括多西环素、米诺环素、异维 A 酸等。鼻赘期可采用 CO_2 激光、手术等治疗。光动力疗法也能有效治疗本病。

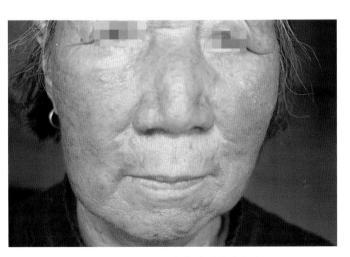

图 1-17-1-3-1C　肉芽肿型玫瑰痤疮

3. 预后 本病为慢性病程(长达数年),间有疾病活动。部分患者可能会出现睑周永久性肿胀和面部坚实水肿。

【发病机制】

病因不明,可能与多种因素相关,包括日光、过度紧张、药物、面部化妆品、职业性高温、酒精和辛辣食物、毛囊蠕形螨、心理因素等。

【病理变化】

镜下观

(1)红斑血管型:毛细血管扩张;毛囊和血管周围淋巴细胞浸润,可见浆细胞;无粉刺结构。

(2)丘疹脓疱型:在真皮浅中层可见更多的炎症细胞浸润;浅部毛囊及毛囊周围炎症(图 1-17-1-3-2A、图 1-17-1-3-2B)。

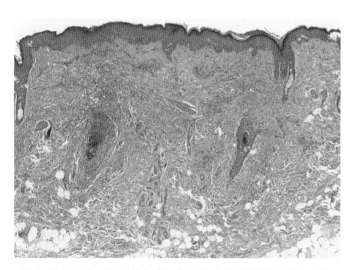

图 1-17-1-3-2A 低倍镜扫视,真皮浅中层毛囊周围炎症细胞浸润

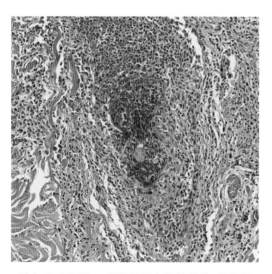

图 1-17-1-3-2B 毛囊周围中性粒细胞、淋巴细胞、组织细胞浸润

(3)肉芽肿型:非干酪样上皮细胞肉芽肿,附近见毛囊破坏,有时可出现类干酪样坏死(图 1-17-1-3-2C)。

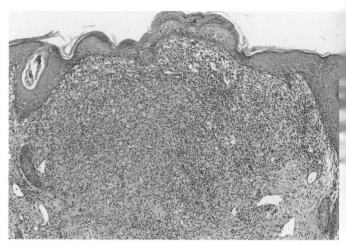

图 1-17-1-3-2C 上皮细胞肉芽肿伴混合炎症细胞浸润

(4)鼻赘型:皮脂腺增生肥大;散在毛囊角栓;毛细血管扩张。

【鉴别诊断】

1. 寻常痤疮 有粉刺结构,毛细血管扩张不如玫瑰痤疮明显。

2. 皮肤分枝杆菌或真菌感染 病理上可见肉芽肿改变,特殊染色发现病原体有助于鉴别。

(马 寒)

四、毛囊闭锁三联征

【概念】

毛囊闭锁三联征(follicular occlusion triad)系头部脓肿性穿掘性毛囊周围炎(头皮分割性蜂窝织炎)、聚合性痤疮和化脓性汗腺炎三种疾病的总称,因三种疾病常常同时并发,且发病机制和组织病理变化类似。

【临床特点】

1. 临床表现 根据 Hurley 标准,临床可分三期。Ⅰ期:脓肿形成,无窦道或瘢痕;Ⅱ期:复发性脓肿,伴窦道和瘢痕形成;Ⅲ期:脓肿和窦道广泛,并累及大片区域。

(1)头部脓肿性穿掘性毛囊周围炎:多发生于成年男性。初起为头发部数个毛囊炎和毛囊周围炎,后逐渐增大变深融合形成结节,病损处毛发脱落,呈现淡红色表面光滑紧张的隆起(图 1-17-1-4-1A)。后结节软化而形成脓肿,破溃后成为多数瘘孔,皮下组织侵蚀破坏,互相沟通,挤压结节可在相接近或距离较远的瘘孔中排出脓液。

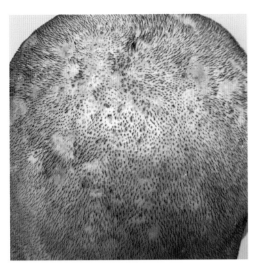

图 1-17-1-4-1A　头部脓肿性穿掘性毛囊周围炎

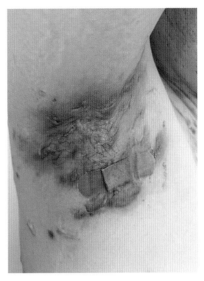

图 1-17-1-4-1C　腋窝化脓性汗腺炎

慢性经过,局部痊愈后留有瘢痕,但它处又发生新的病损,反复数年。详见第七章第二节。

(2)聚合性痤疮:属于重型痤疮,详见第十七章第一节(图 1-17-1-4-1B)。

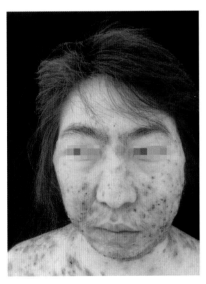

图 1-17-1-4-1B　聚合性痤疮

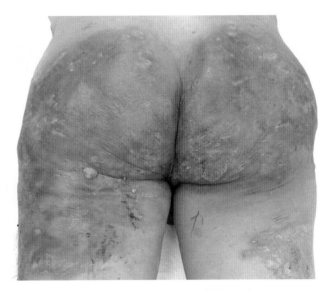

图 1-17-1-4-1D　臀部化脓性汗腺炎

(3)化脓性汗腺炎:主要发生于腋窝、外生殖器及肛周等处(图 1-17-1-4-1C、图 1-17-1-4-1D)。初起为一个或多个小的硬性皮下结节,可群集融合成大块,表面可出现脓疱、破溃,形成广泛瘘道及潜行性溃疡,在肛周可向肛门壁穿破而形成肛瘘。局部可见多数黑头粉刺,具有诊断意义(图 1-17-1-4-1E)。皮损反复,呈慢性过程。

2. 治疗　目前尚没有有效的治疗方法。早期诊断和及时外科手术治疗是关键。

3. 预后　病程慢性,易反复发作,局部形成明显的瘢痕或瘢痕疙瘩。

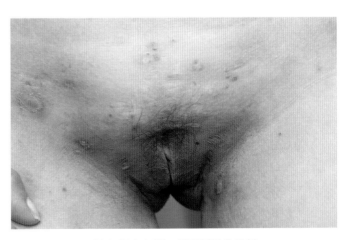

图 1-17-1-4-1E　阴阜部黑头粉刺

【发病机制】

病因不明,可能与多种因素相关,包括遗传、激素水平、内分泌和吸烟等。

【病理变化】

镜下观

(1) 严重的混合炎症细胞浸润(图 1-17-1-4-2A)。

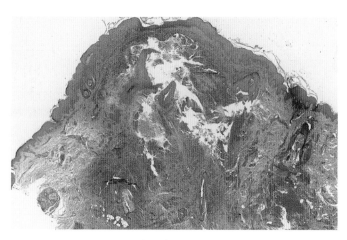

图 1-17-1-4-2A 真皮全层弥漫混合炎症细胞浸润

(2) 脓肿形成。

(3) 窦道形成,可开口于皮肤表面(图 1-17-1-4-2B)。

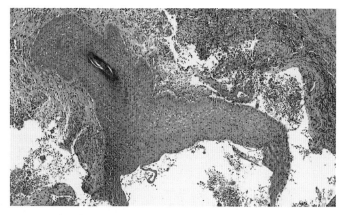

图 1-17-1-4-2B 真皮浅层见窦道及残存毛囊上皮

(4) 肉芽肿形成。

【鉴别诊断】

1. **感染性肉芽肿** 以中性粒细胞为主的炎症细胞浸润,有相应病原学病理诊断依据。

2. **瘢痕性痤疮** 病理上显示毛囊破裂和结构破坏,毛干释放入真皮,呈"裸露的毛干";包括浆细胞在内的慢性炎症细胞浸润;毛干周围可见小的脓疱;真皮内纤维组织增生;缺乏皮脂腺和毛囊。

(马 寒)

参 考 文 献

[1] 赵辨. 临床皮肤病学. 南京:江苏科学技术出版社,2001.

[2] Ronald B. Johnston. Weedon's Skin Pathology. 4th ed. Amsterdam:Elsevier,2017.

[3] 朱学骏,孙建方. 皮肤病理学与临床的联系. 3 版. 北京:北京大学医学出版社,2007.

[4] 托马斯·P. 哈比夫,詹姆斯·G·H,M. 沙恩·查普曼. 皮肤疾病诊断与治疗精要. 4 版. 陆前进,龙海,译. 天津:天津科技翻译出版有限公司,2021.

第二节 汗腺相关性皮肤病

一、福克斯-福代斯病

【概念】

福克斯-福代斯病(Fox-dordyce 病,又称顶泌汗腺粟丘疹)是顶泌汗腺的慢性、瘙痒性疾病,主要累及腋窝等部位皮肤。特征性皮损为皮色坚实丘疹。

【临床特点】

1. **临床表现** 福克斯-福代斯病主要见于 15~35 岁的女性,好发于腋窝、生殖器周围、乳晕周围。大腿内侧、脐周和前胸亦可发生。皮损为半球形皮色坚实毛囊性丘疹(图 1-17-2-1-1、图 1-17-2-1-2A~图 1-17-2-1-2D),可伴有皮损区域毛发减少,瘙痒剧烈。怀孕可能减轻瘙痒,受热及情绪压力可使症状加重。

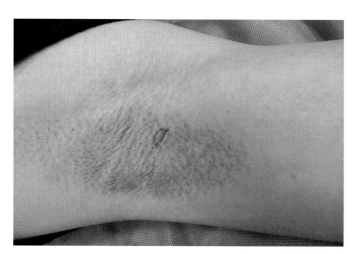

图 1-17-2-1-1 福克斯-福代斯病:腋下皮色坚实丘疹

2. **治疗** 外用或局部注射糖皮质激素,钙调磷酸酶抑制剂可对止痒及改善皮肤外观有帮助。外用维 A 酸可减轻瘙痒。口服避孕药或异维 A 酸部分患者有效。物理治疗电灼或切除皮损也可能有效。

3. **预后** 通常在绝经期后缓解。

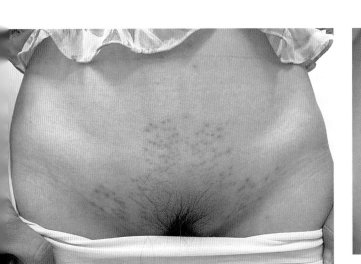

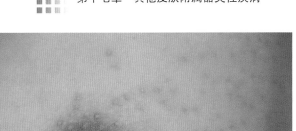

图 1-17-2-1-2D　乳房见散在肤色坚实丘疹

图 1-17-2-1-2A　（图 1-17-2-1-2A～图 1-17-2-1-2D 为同一患者）
外阴可见散在皮色坚实丘疹

【发病机制】

本病病因仍不清楚,激素分泌可能在发病中起重要
作用。情绪和机械刺激可能与发病有关。激光脱毛后可
诱发本病。

【病理变化】

镜下观　本病早期为毛囊角栓（图 1-17-2-1-3A）,
可阻塞顶泌汗管入口,导致汗液潴留及表皮水平汗管破
裂。表皮可有海绵水肿。有时可见皮肤附属器周围淋
巴细胞、组织细胞及嗜酸性粒细胞浸润,有时可见到泡
沫细胞（图 1-17-2-1-3B）。水平切片有助于发现上述
病变。

【鉴别诊断】

详见第七章第一节。

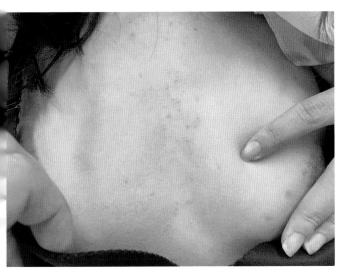

图 1-17-2-1-2B　胸前见散在肤色坚实丘疹

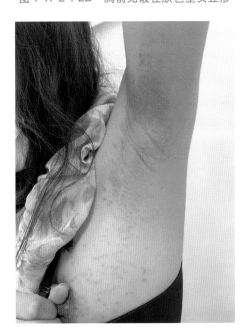

图 1-17-2-1-2C　腋下及胸前见散在肤色坚实丘疹

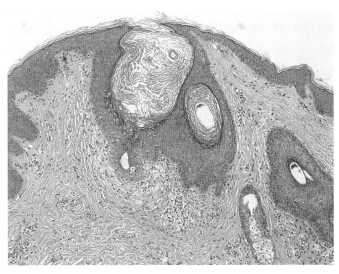

图 1-17-2-1-3A　福克斯-福代斯病:毛囊角栓

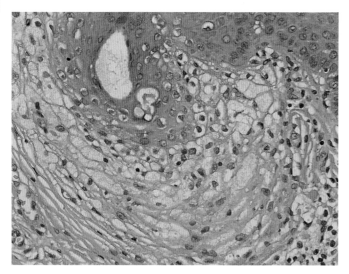

图 1-17-2-1-3B 福克斯-福代斯病:毛囊周围可见泡沫细胞

（刘宏杰）

二、嗜中性外泌汗腺炎

嗜中性外泌汗腺炎(neutrophilic eccrine hidradenitis,NEH),又称中性粒细胞性汗腺炎,是一种组织病理学上表现为小汗腺周围密集中性粒细胞浸润的疾病。本病罕见,90%的患者有恶性肿瘤,临床表现为多形性皮损,如红斑、色素沉着的水肿性丘疹或斑块、紫癜、结节、脓疱,伴或不伴疼痛。系统症状可有发热及中性粒细胞减少。无特定的好发部位,上肢和躯干相对多见。皮损还可表现为眶周水肿和双耳对称性疼痛性红斑。皮损常见于化疗的第1~2周内,再次化疗可能复发,但复发概率低(详见第十二章第四节)。

（刘宏杰）

参 考 文 献

[1] Jean L. Bolognia, Julie V. Schaffer, Lorenzo Cerroni. 皮肤病学. 4版. 朱学骏,王宝玺,孙建方,等译. 北京:北京大学医学出版社,2019.

[2] 赵辨. 临床皮肤病学. 南京:江苏科学技术出版社,2001.

[3] Ronald B. Johnston. Weedon's Skin Pathology. 4th ed. Amsterdam:Elsevier,2017.

第三节 甲 病

一、甲银屑病

【概念】

银屑病(psoriasis)是一种慢性炎症性皮肤病,累及甲单位时称为甲银屑病。

【临床特点】

1. 临床表现 50%以上的银屑病患者累及甲单位,银屑病患者一生中出现甲损害的比例甚至高达80%~90%。

甲分离伴内侧边缘红斑及甲下角化过度是成人寻常性银屑病患者甲损害的核心体征,是病变累及甲床的表现(图1-17-3-1-1)。

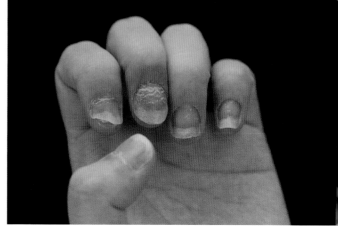

图 1-17-3-1-1 甲银屑病,指甲分离伴甲板内侧边缘红斑,甲下角化过度,甲板表面碎屑化,近端甲皱襞红斑

甲凹点和油斑是皮肤科医师熟知的银屑病甲改变(图1-17-3-1-2),但是对于存在诊断困难的成年甲银屑病患者,这两个体征的诊断价值有限。甲凹点(图1-17-3-1-3、图1-17-3-1-4)可见于银屑病患者,但甲母质轻度炎症改变的甲病均可出现,类似点状白甲或点状甲板脱屑的改变在银屑病患者中也比较常见。

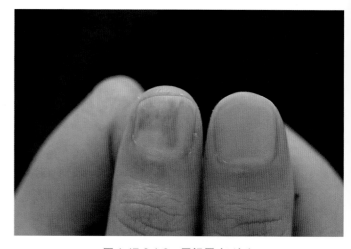

图 1-17-3-1-2 甲银屑病,油斑

伴随甲体征:累及近端甲皱襞及侧缘甲皱襞时可表现为甲周红斑鳞屑及慢性甲周炎样表现,即甲皱襞肿胀,甲小皮缺失,以及甲皱襞和甲板之间沟槽;累及甲母质时

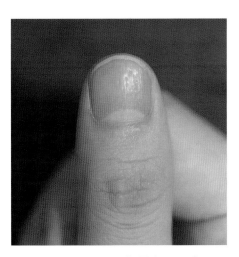

图 1-17-3-1-3 甲银屑病,甲凹点

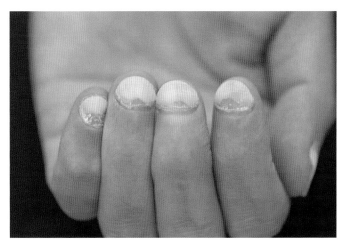

图 1-17-3-1-6 甲银屑病,甲分离,类似白甲的表现

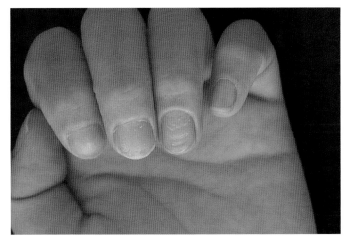

图 1-17-3-1-4 甲银屑病,甲凹点及多条甲横线

出现甲板凹点、横向凹陷(图 1-17-3-1-5)、甲 Beau 线、甲板增厚、白甲(图 1-17-3-1-6)、甲半月红点、甲碎屑化、粗面甲、纵行黑甲(图 1-17-3-1-7)等;累及甲床时出现裂片状出血(图 1-17-3-1-8、图 1-17-3-1-9)等。

脓疱性银屑病(图 1-17-3-1-10)通常不难诊断,但在

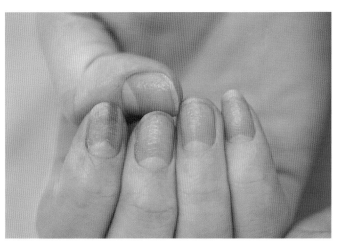

图 1-17-3-1-7 甲银屑病,轻度粗面甲,纵向黑甲

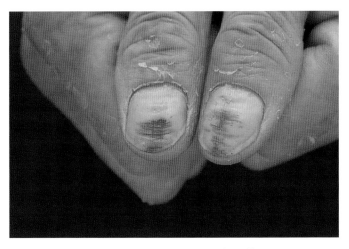

图 1-17-3-1-5 甲银屑病,多条甲横线

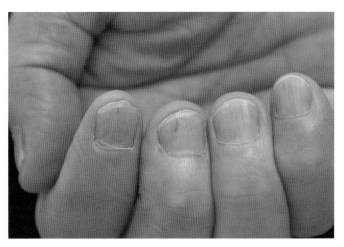

图 1-17-3-1-8 甲银屑病,裂片状出血

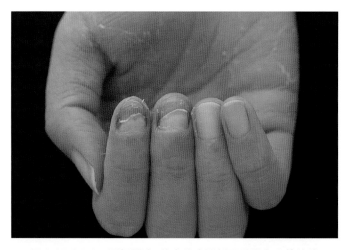

图 1-17-3-1-9 甲银屑病,剪去分离甲板可见纵向血管纹路

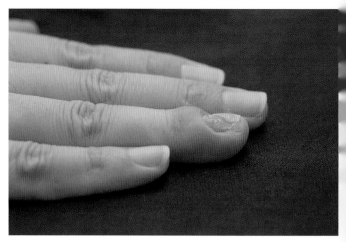

图 1-17-3-1-11 甲银屑病,关节性银屑病,右手无名指末端指关节肿胀,部分甲板缺损(侧面观)

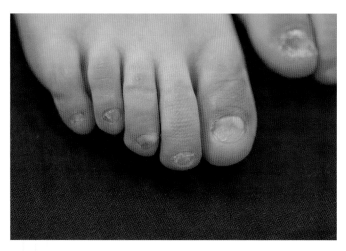

图 1-17-3-1-10 甲银屑病,儿童甲脓疱性银屑病,甲板近端多发脓疱

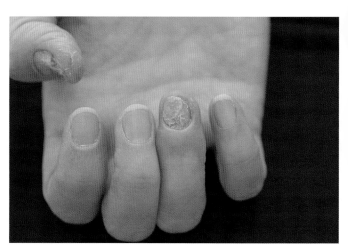

图 1-17-3-1-12 甲银屑病,关节性银屑病,右手无名指末端指关节肿胀,部分甲板缺损(正面观)

初期可能仅表现为甲分离,需要仔细观察才能发现微小脓疱,甚至通过甲活检才能发现微脓疡形成。脓疱性银屑病恢复期间可出现类似甲扁平苔藓的脆甲症样表现,甲板有多条纵纹,此时如果不是连续观察随访患者,诊断不易。严重的脓疱性银屑病可能导致甲的永久性毁损,甲母质破坏,甲板缺失,甚至骨吸收。

严重的甲银屑病可能与关节病性银屑病(图 1-17-3-1-11、图 1-17-3-1-12)相关。甲银屑病患者可伴有甲损害处疼痛。

趾甲银屑病往往缺乏特征性的改变,须通过真菌检查排除甲真菌病后才能考虑诊断。真菌检查阳性时不除外合并甲银屑病的可能(图 1-17-3-1-13)。

儿童甲银屑病甲板病变更为多见(图 1-17-3-1-14),但也有以甲分离为主要表现者(图 1-17-3-1-15)。详细询问家族史及对其家属的皮肤专科查体可能有助于诊断。

甲银屑病患者初期可能仅有甲分离表现(图 1-17-3-1-16),其他体征都不明显,询问病史(包括家族史)、皮肤专科查体(包括头皮及外阴等皮肤皱褶部位)及长期随访

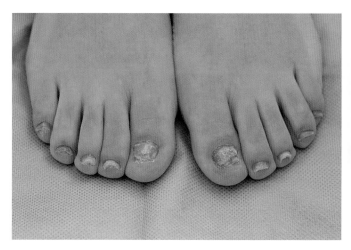

图 1-17-3-1-13 甲银屑病,趾甲甲板明显增厚,甲下角化过度,甲板曲度增大,呈黄褐色及黑色

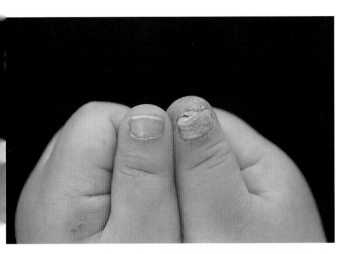

图 1-17-3-1-14　甲银屑病,儿童甲银屑病,甲板增厚呈黄色,表面鳞屑,甲床及甲周红斑鳞屑

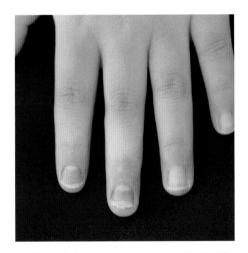

图 1-17-3-1-15　甲银屑病,儿童甲银屑病,甲分离及甲下红斑

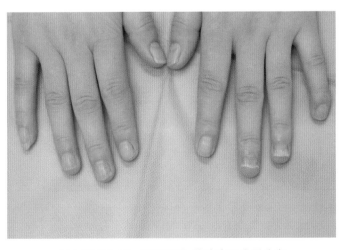

图 1-17-3-1-16　甲银屑病,临床表现为甲分离

观察有助于诊断。

2. **治疗**　甲银屑病治疗非常困难,尽管所有用于银屑病皮损的药物均对甲损害有一定效果,但外用药物很难达到甲床及甲母质区域的病灶。仅有甲损害的患者在

选择药物时必须平衡疗效与治疗的副作用。系统用药包括维 A 酸、甲氨蝶呤、环孢素、生物制剂、雷公藤制剂等,特别强调维 A 酸的用量为 0.2~0.4mg/kg,以避免对甲的损伤。外用药物包括糖皮质激素、各种剂型的卡泊三醇、他克莫司等,应注意卡泊三醇的局部刺激作用。

3. **预后**　甲银屑病药物起效缓慢,且停药后易出现复发。

【发病机制】

银屑病是主要 T 辅助细胞亚群和其分泌的细胞因子参与的疾病。

【病理变化】

镜下观　甲银屑病可见到甲床及近端甲皱襞上皮银屑病样增生(图 1-17-3-1-17A~图 1-17-3-1-17C)伴角化不全及浆液性渗出,角质层内及角质下中性粒细胞浸润(图 1-17-3-1-18A、图 1-17-3-1-18B),表皮海绵水肿常见。甲母质区域及甲床区域均可出现真皮浅层的中等量淋巴细胞浸润。脓疱性银屑病甲床活检可见典型银屑病样增生伴融合性角化不全(图 1-17-3-1-19A),角层内及角层下中性粒细胞微脓肿(图 1-17-3-1-19B)。

【鉴别诊断】

甲扁平苔藓　相对而言,近端背侧甲母质区域的基底层液化变形更明显,近端甲皱襞和甲床可以见到灶性或节段性基底层液化变性,表皮角化不全更少,多数时候

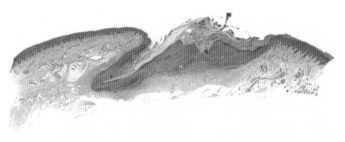

图 1-17-3-1-17A　甲银屑病,甲活检低倍镜下观,可见甲床表皮增生明显

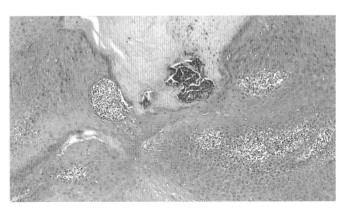

图 1-17-3-1-17B　甲银屑病,角化不全及角层下中性粒细胞微脓肿

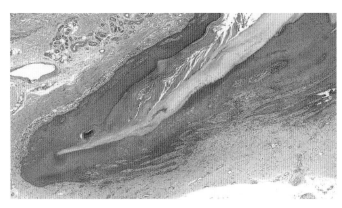

图 1-17-3-1-17C　甲银屑病,甲床上皮表皮突纤细下延,真皮浅层中等量淋巴细胞浸润

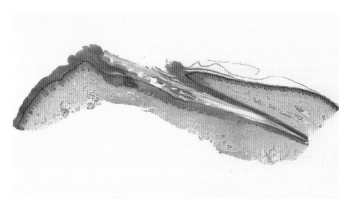

图 1-17-3-1-18A　甲银屑病,低倍镜扫视

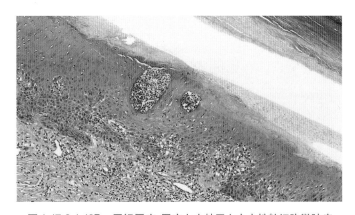

图 1-17-3-1-18B　甲银屑病,甲床上皮棘层上方中性粒细胞微脓疡

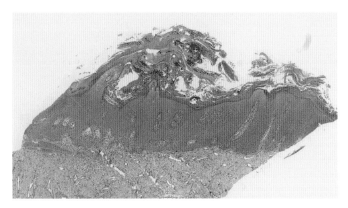

图 1-17-3-1-19A　甲银屑病,甲床活检,典型银屑病样增生伴融合性角化不全

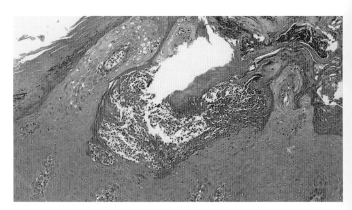

图 1-17-3-1-19B　甲银屑病,角层内及角层下中性粒细胞微脓肿

表现为角化过度及颗粒层增生。甲扁平苔藓较少出现角质层中性粒细胞浸润。总体而言,甲单位的扁平苔藓与银屑病在病理上的鉴别诊断比其他部位困难得多,必须紧密结合临床及长期随访观察。

(刘宏杰)

二、甲扁平苔藓

【概念】

扁平苔藓是一种原因不明的慢性或亚急性炎症性皮肤病,典型皮损为紫红色多角形扁平丘疹。口唇、颊黏膜及外生殖器黏膜也常被累及,还可侵犯指(趾)甲,且指甲较趾甲更易受累。

【临床特点】

1. 临床表现　甲扁平苔藓常见的临床表现包括甲变薄、隆起、裂隙、甲背或反向翼状胬肉、甲剥离、甲增厚及变黄等,严重病例甚至出现无甲(图 1-17-3-2-1)。

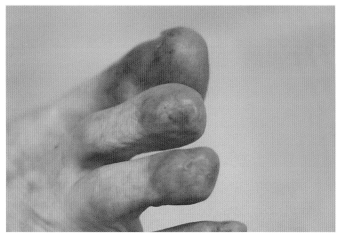

图 1-17-3-2-1　甲板萎缩,见级嵴,甲翼状胬肉

2. 治疗　外用药可选择中强效激素、维 A 酸类药物、0.1%他克莫司软膏等;系统治疗可依据病情选择选择糖皮质激素、维 A 酸类药物及抗疟药、抗组胺药等。

3. **预后** 较难治疗,严重时可引起无甲。

【发病机制】

尚无定论,与遗传、自身免疫、感染、精神神经、药物、慢性病灶、代谢和内分泌等因素相关。

【病理变化】

镜下观 甲床部位可类似皮肤部位的扁平苔藓病理改变,即棘细胞层不规则增厚,基底层细胞液化变性,真皮上部以淋巴细胞为主的带状浸润(图1-17-3-2-2A、图1-17-3-2-2B)。

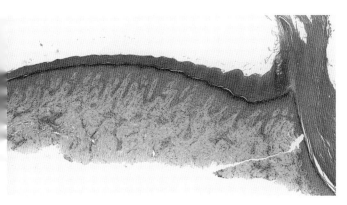

图1-17-3-2-2A 低倍镜扫视,棘层不规则增厚,基底层细胞液化变性

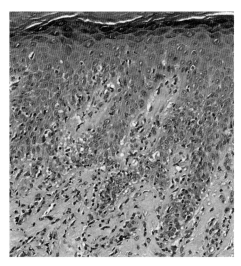

图1-17-3-2-2B 基底层细胞液化变性,真皮浅层炎症细胞浸润

【鉴别诊断】

1. **甲真菌病** 甲板内以中性粒细胞为主的炎症细胞浸润,有相应的真菌病理诊断依据。

2. **甲银屑病** 甲周皮肤损害往往可见典型银屑病病理改变。

(马 寒)

三、甲线状苔藓

【概念】

甲线状苔藓(lichen striatus)是一种少见的、良性、自限性线状皮肤病,原因不明,沿 Blaschko 线分布,累及近端甲皱襞及甲板。

【临床特点】

1. **临床表现** 好发于3~10岁的男孩,但也可见于半岁至12岁患儿,表现为突然出现的棕色或皮色苔藓样丘疹(图1-17-3-3-1A),沿肢体分布并累及甲单位。病变可累及单个甲单位或毗邻的两个甲单位(图1-17-3-3-1B),文献报道拇指受累较多。皮损可在甲损害之前或之后出现,也可不出现皮损。核心甲体征为部分甲板纵向裂纹、甲板变薄、远端开裂(图1-17-3-3-1C)。

2. **治疗** 文献报道外用他克莫司及激素与维 A 酸的复方制剂对皮损有效。笔者观察到一患儿半岁发病,外用0.03%他克莫司,至2岁时甲板基本恢复正常(图1-17-3-3-2)。

3. **预后** 线状苔藓有一定的自限性,可能在数年后自行消退,但也有常年不消退,逐渐加重形成胬肉的病例。

【发病机制】

本病发病机制不清楚。

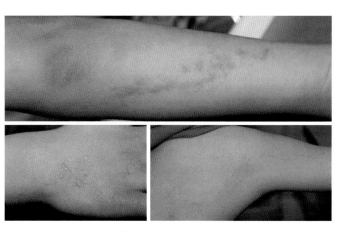

图1-17-3-3-1A 线状苔藓,沿 Blaschko 线分布的皮色扁平丘疹

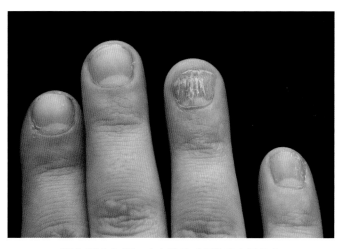

图1-17-3-3-1B 病变累及毗邻的两个甲单位

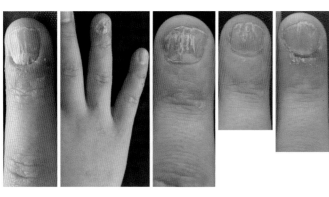

图 1-17-3-3-1C 线状苔藓,左手无名指甲甲板从纵向裂纹,加重为甲板部分缺失毁损,经治疗后近端甲板逐渐正常化

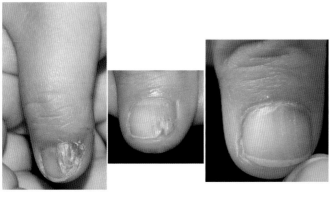

图 1-17-3-3-2 患儿半岁发病,外用 0.03% 他克莫司,至 2 岁时甲板基本恢复正常(四川大学华西医院薛斯亮主任惠赠)

【病理变化】

镜下观 甲线状苔藓在甲床、甲母质及近端甲皱襞上皮可见基底层液化变性,真皮浅层淋巴细胞呈苔藓样浸润,真皮深层小血管及汗腺周围淋巴细胞浸润(图 1-17-3-3-3A ~ 图 1-17-3-3-3E)。

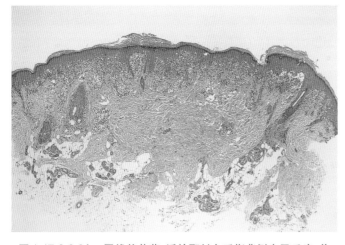

图 1-17-3-3-3A 甲线状苔藓,活检取材自手指背侧扁平丘疹,临床照片见图 1-17-3-3-1C,表皮角化过度,基底层液化变性,真皮浅层淋巴细胞带状浸润,真皮中层小血管周围及毛囊周围淋巴细胞浸润病理表现疑似扁平苔藓,表皮基底层液化变性、表皮突呈犬齿状,颗粒层灶性增厚及上方正角化过度

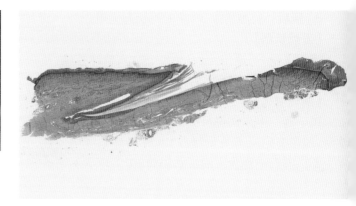

图 1-17-3-3-3B 甲线状苔藓,低倍镜扫视

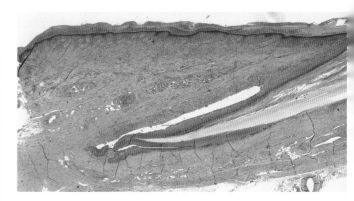

图 1-17-3-3-3C 甲线状苔藓,近端甲皱襞与背侧甲母质上皮基底层液化变性,淋巴细胞带状浸润

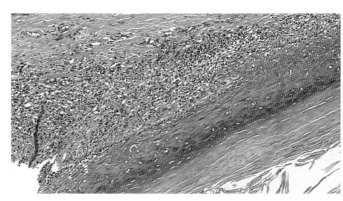

图 1-17-3-3-3D 甲线状苔藓,高倍镜下,腹侧近端甲皱襞上皮可见个别角化不良细胞,基底层液化变性,真皮浅层淋巴细胞带状浸润

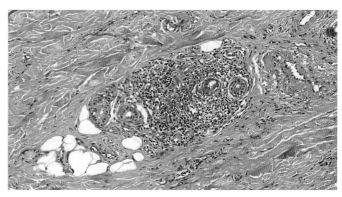

图 1-17-3-3-3E 甲线状苔藓,汗腺周围淋巴细胞浸润

【鉴别诊断】

甲扁平苔藓　临床上甲扁平苔藓通常累及多个甲单位,对于单个甲单位而言,往往整个甲板受累,而甲线状苔藓累及甲单位数量相对较少,多为单个甲单位受累,而且是单侧,或部分区域纵裂。甲扁平苔藓罕见有线状皮损伴发。病理上,甲扁平苔藓累及真皮深层和汗腺周围者少见。

（刘宏杰）

四、甲中线营养不良

【概念】

甲中线营养不良(median nail dystrophy),又称甲正中营养不良、管状甲正中营养不良(dystrophia unguis mediana canaliformis),表现为甲板中线纵向开裂,从甲小皮处开始,向甲游离端发展。笔者认为上述描述为经典型甲中线营养不良,其他任何一种发生在甲板中线的、呈纵向的甲质地改变都可称为广义的甲中线营养不良,不一定表现为纵裂。

【临床特点】

1. 临床表现　本病少见,最常累及大拇指甲,可对称发生,有时累及其他指或足趾。典型病例可见到一些短羽毛状"V"形裂纹从纵向裂沟的侧缘伸出,呈倒杉树状(图1-17-3-4-1)。

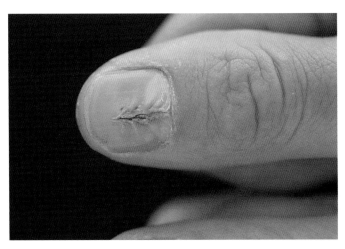

图1-17-3-4-1　甲中线营养不良,大拇指甲板中央纵向裂沟,短羽毛状"V"形裂纹从纵向裂沟的侧缘伸出,呈倒杉树状

2. 治疗　避免外伤,外用糖皮质激素或他克莫司封包可能有效。

3. 预后　甲体征数月及数年后可恢复正常,但可复发。

【发病机制】

病因不明,部分病例可能与创伤有关,家族性聚集病例也有报道,药物导致的病例罕见,如异维A酸、瑞妥拉维所致。有学者认为剥甲癖或其他类型损甲癖可导致甲中线营养不良(广义的)。

【病理变化】

镜下观　甲中线营养不良从甲的发生学推断,为甲母质损害所致,如果活检,必须切除病变处甲母质,这种活检对甲的损害是永久性的,缝合处可能产生瘢痕,因此,如果考虑甲母质处肿瘤导致本病,可活检,否则弊大于利。

【鉴别诊断】

习惯性刺激变形是患者有损甲行为,反复刺激近端甲皱襞,导致甲板中央纵向凹陷及多条横向纹路,伴有明显近端甲皱襞炎症(图1-17-3-4-2)。经典型甲中线营养不良与习惯性刺激变形的临床表现完全不同,但是广义的甲中线营养不良与习惯性刺激变甲板改变可能无法区分。

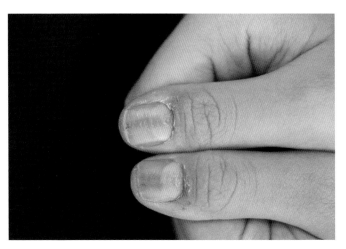

图1-17-3-4-2　习惯性刺激变形,双侧大拇指甲板中央纵向凹陷,可见多条平行横纹,甲皱襞红斑脱屑

（刘宏杰）

参 考 文 献

[1] Baran R. Baran & Dawber's Diseases of the Nails and their Management. Hoboken：Wiley Blackwell,2019.

[2] Eckart Haneke. Histopathology of the Nail Onychopathology. Los Angeles：CRC Press,2017.

[3] 赵辨. 临床皮肤病学. 南京：江苏科学技术出版社,2001.

[4] Ronald B. Johnston. Weedon's Skin Pathology. 4th ed. Amsterdam：Elsevier,2017.

[5] 朱学骏,孙建方. 皮肤病理学与临床的联系. 3版. 北京：北京大学医学出版社,2007.

第二篇

肿瘤性疾病

第一章

第一节　复层鳞状上皮

一、表皮样囊肿

【概念】

表皮样囊肿(epidermoid cyst,EIC)为常见的毛囊漏斗部来源囊肿。无明显性别差异,中青年人群多见。

【临床特点】

1. 临床表现　表皮样囊肿是最常见的皮肤囊肿,占所有囊肿的80%。可发生于任何年龄,男女发病率无明显差异。常继发于表皮损伤后。部分多发病例与骨肿瘤-表皮囊肿-息肉综合征(Gardner syndrome)和痣样基底细胞癌综合征(Gorlin syndrome)相关。原发损害为质地较软有弹性的半圆形皮下结节,隆起皮面,呈肤色外观,可伴有或不伴有位于表皮的开口(图2-1-1-1-1)。囊肿常缓慢增大,可推动。当发生破裂造成局部的异物肉芽肿反应时,病变部位可见出现红肿胀痛等临床症状。

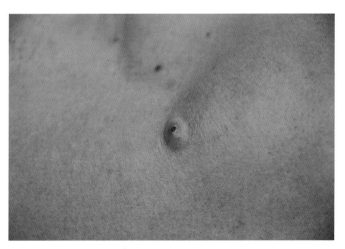

图 2-1-1-1-1　表皮样囊肿,半圆形皮下结节,中央可见开口

表皮样囊肿常单发,好发于头面部、颈部及躯干上部,也可发生于阴囊、阴唇等外阴部位。可继发于皮肤损

伤与手术后,此类损害称为外伤性表皮样囊肿。当表皮样囊肿发生于 Gardner 综合征时,患者常伴有结肠息肉、小肠纤维瘤、良性骨瘤、外生骨瘤等骨肿瘤。发生于 Gorlin 综合征时,患者除伴随纤维瘤、骨发育异常外,常出现早发多发性基底细胞癌。

2. 治疗　手术完整切除。

3. 预后　表皮样囊肿为良性病变,不会发生恶变及转移。完整切除后不会复发。如合并综合征,需要积极探查其他系统病变。

【发病机制】

除皮肤损伤或继发于综合征外,部分表皮样囊肿还可能继发于药物治疗或作为移植物抗宿主病的表现。

【病理变化】

镜下观　表皮样囊肿位于真皮内,为境界清晰的单房孤立囊肿,囊壁为复层鳞状上皮,可见明显颗粒层(图2-1-1-1-2A)。表皮样囊肿内容物为疏松板层状角化物(图2-1-1-1-2B)。表皮样囊肿破裂时,形成明显的异物肉芽肿反应,多核巨细胞内可见吞噬的板层状角化物(图2-1-1-1-2C)。

【鉴别诊断】

1. 粟丘疹　比表皮样囊肿小,位于真皮浅层,故颜色

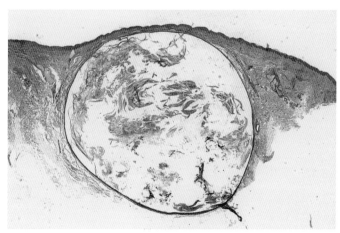

图 2-1-1-1-2A　低倍镜扫视,单房孤立囊肿,内含大量角质物碎片

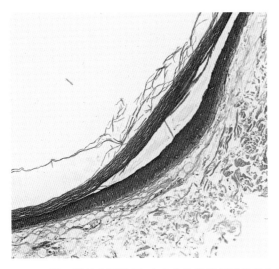

图 2-1-1-1-2B 囊壁有颗粒层,内容物为疏松板层状角化物

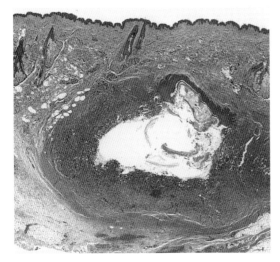

图 2-1-1-1-2C 表皮样囊肿破裂,形成明显的异物肉芽肿反应

为黄白色,容易破裂排出角质物。常可见多发性皮损。

2. **皮肤纤维瘤** 质地坚韧,上方表皮可见褐色色素增加区域。病理改变为纤维组织细胞增生性肿瘤,无囊肿改变。

3. **皮样囊肿** 常位于中线部位,可发生皮窦。病理结构上囊肿囊壁可见多种皮肤附属器结构。

（孔祥君）

二、粟丘疹

【概念】

粟丘疹(milium)也是常见的毛囊漏斗部来源囊肿,与表皮样囊肿相比,位置更浅,直径更小。

【临床特点】

1. **临床表现** 粟丘疹可分为原发型粟丘疹和继发型粟丘疹,前者多见于婴儿及儿童,来源于毳毛毛囊漏斗部,常可自行消退;后者常见于多种病变导致的皮肤损

伤,原发疾病包括获得性大疱性表皮松解症、大疱性类天疱疮、皮肤卟啉病、蕈样肉芽肿、皮肤烧伤或磨削术后,其原理可能为皮肤附属器或表皮组织在真皮内的植入。男女发病率无明显差异。

原发损害为直径 1~3mm 的丘疹(图 2-1-1-2-1),隆起皮面,呈黄白色外观,多缺少位于表皮的开口。囊肿常缓慢增大,可推动。除表现为丘疹外,少见情况下,粟丘疹发生于耳周部位,表现为淡红色斑片或斑块,其上可见多个粟丘疹。极少数情况下,粟丘疹可呈发疹性表现。

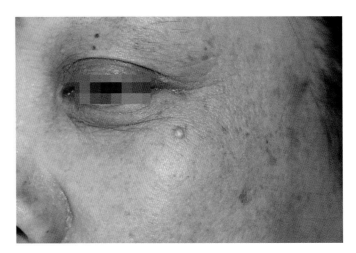

图 2-1-1-2-1 粟丘疹,黄白色光滑丘疹,表面无开口

粟丘疹的好发部位与表皮样囊肿相似。除好发于头面部、颈部及躯干上部外,也可发生于阴囊、阴唇等外阴部位。

2. **治疗** 一般情况下无须治疗。如从美观考虑,可以挑除,或二氧化碳激光治疗。有报道称斑块型粟丘疹外用维 A 酸制剂治疗有效。

3. **预后** 粟丘疹为良性皮肤囊肿,不会恶变及转移。更为重要的是要以粟丘疹为线索,积极探查原发病变。

【发病机制】

原发型粟丘疹为毛囊漏斗部上皮形成,继发型粟丘疹多为皮肤创伤后皮肤附属器及表皮成分植入形成。

【病理变化】

镜下观 粟丘疹位于真皮浅层,为境界清晰的单房孤立囊肿,囊壁为复层鳞状上皮,可见颗粒层,内容物为疏松板层状角化物(图 2-1-1-2-2A、图 2-1-1-2-2B)。

【鉴别诊断】

1. **表皮样囊肿** 比粟丘疹大,为皮下结节,肤色,有弹性,病理改变较粟丘疹深在。

2. **汗管瘤** 临床为肤色丘疹,皮肤镜下可见表面脑回状改变;病理改变可见条索及逗号样管腔与实性条索

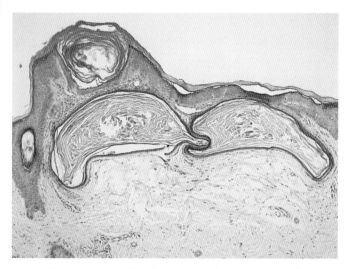

图 2-1-1-2-2A　粟丘疹,真皮浅层多个单方孤立囊肿

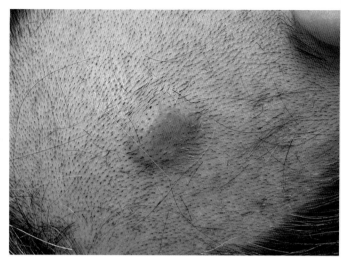

图 2-1-1-3-1　毛根鞘囊肿,光滑坚实的皮下结节

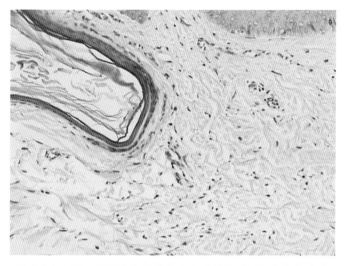

图 2-1-1-2-2B　囊壁为复层鳞状上皮,可见颗粒层,内容物为疏松板层状角化物

结构,周围间质可见硬化。

3. **皮肤钙质沉着**　为黄白色坚硬丘疹结节,可破溃伴钙盐排出;病理改变真皮内可见嗜碱性染色的钙盐成分。

（孔祥君）

三、毛根鞘囊肿

【概念】

毛根鞘囊肿(trichilemmal cyst)是来源于毛囊峡部外毛根鞘成分的囊肿,其病理改变呈现毛鞘角化特点,又称毛发囊肿。

【临床特点】

1. **临床表现**　临床表现类似表皮样囊肿,为光滑坚实的皮下结节,直径从 1~5cm 不等(图 2-1-1-3-1)。与后者不同的是,毛根鞘囊肿多发生于头皮部位,约占 90%,并且不开口于表皮。当毛根鞘囊肿发生于头皮时,常为

多发;发生于头皮以外部位时,常为单发。

2. **治疗**　宜选用手术完整切除。

3. **预后**　良性病变,偶有局部侵袭生长,不发生转移。当病变内出现细胞异型性、病理性核分裂象和侵袭性生长时,应考虑增生性毛根鞘囊肿或毛根鞘癌。

【发病机制】

毛根鞘囊肿目前多认为与遗传相关,为常染色体显性遗传,可见家族发病。

【病理变化】

镜下观　毛根鞘囊肿位于真皮内,境界清晰,囊肿内为嗜伊红染色致密角化物(图 2-1-1-3-2A),囊壁外层为基底样细胞,逐渐移行为大而透明的复层鳞状上皮细胞,可见角质形成细胞骤然角化,无颗粒层(图 2-1-1-3-2B)。

【鉴别诊断】

1. **表皮样囊肿**　临床无法有效区分,均为皮下结节,肤色有弹性,表皮样囊肿病理上囊壁可见颗粒层,而毛根

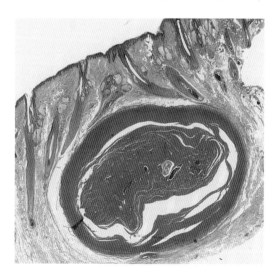

图 2-1-1-3-2A　毛根鞘囊肿位于真皮内,内容物为致密嗜伊红染色角化物

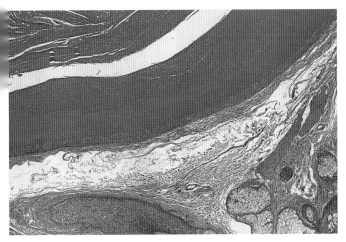

图 2-1-1-3-2B　囊壁外层为基底样细胞,囊壁内层无颗粒层,骤然角化

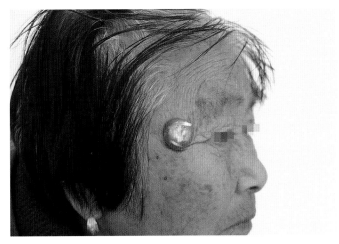

图 2-1-1-4-1　增生性毛根鞘囊肿,面部单发红色结节,中央可见溃疡

鞘囊肿无颗粒层。

2. **角化棘皮瘤**　多见中央火山口样改变,病理上尽管可见部分区域毛根鞘样分化,但整体呈高分化鳞状细胞癌样改变。

3. **毛母质瘤**　为毛基质来源皮肤良性肿瘤。临床表现为皮下结节或外生性肿物。病理活检可见特征性的基底细胞与影细胞分化区域,后期可见明显钙质沉着。

(孔祥君)

四、增生性毛根鞘囊肿

【概念】

增生性毛根鞘囊肿(proliferating trichilemmal cyst)是发生于已存在的毛根鞘囊肿的增生性病变。

【临床特点】

1. **临床表现**　增生性毛根鞘囊肿发生于原本存在的毛根鞘囊肿基础之上,表现为原有皮损快速增大。90%以上的增生性毛根鞘囊肿发生于头皮,也可发生于躯干及外阴部,四肢罕见。偶尔发生于皮脂腺痣。直径常大于6cm,最大可至25cm,多为单发柔软结节,偶可多发(图2-1-1-4-1)。男女均可发生,以老年女性多见。男女比例约为1:6。肿瘤可局部侵袭性生长,侵犯脂肪层甚至骨骼组织,手术切除不净易复发,但系统转移少见。

2. **治疗**　宜手术完整切除。

3. **预后**　增生性毛根鞘囊肿可有局部侵袭生长,其病理学特征与临床行为常缺乏一致性。病理特征趋于良性的病变可出现恶性的临床行为,而病理特征显示出恶性表现的病变,也可表现为良性的临床经过。

【发病机制】

增生性毛根鞘囊肿起源于原本存在的毛根鞘囊肿基础之上,常由外伤及慢性炎症引发。有学者发现增生性毛根鞘囊肿与出现毛鞘分化表现的鳞状细胞癌均可出现p53与p27的过度表达,故可能与鳞状细胞癌存在相似的发病机制。

【病理变化】

镜下观　肿瘤位于真皮内,由大小不一的鳞状细胞团块组成,瘤团边缘细胞呈栅栏状排列,可见嗜伊红染色基底膜,肿瘤团块内可见大量透明细胞(图2-1-1-4-2A)。肿瘤团块内可见角质形成细胞骤然角化,无颗粒层,可见坏死区域,由角质碎片与浸润炎症细胞组成(图2-1-1-4-2B)。瘤团内可见角质形成细胞构成的鳞状涡(图2-1-1-4-2C)。

【鉴别诊断】

1. **毛根鞘囊肿**　均可见到典型的毛鞘角化与鳞状细胞的毛鞘样分化,单囊壁较薄,但缺乏鳞状涡与坏死,缺乏大小不一的鳞状细胞团块。

2. **鳞状细胞癌**　均可出现鳞状涡与不规则的鳞状细胞团块,但鳞状细胞癌的细胞异型性明显,病理性核分裂

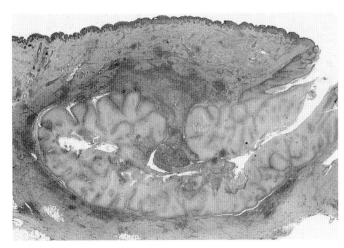

图 2-1-1-4-2A　瘤体由大小不一的鳞状细胞团块组成,胞质淡染透亮

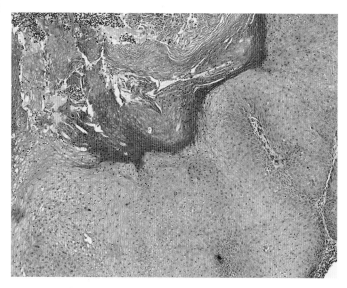

图 2-1-1-4-2B 呈"毛鞘式"角化,无颗粒层

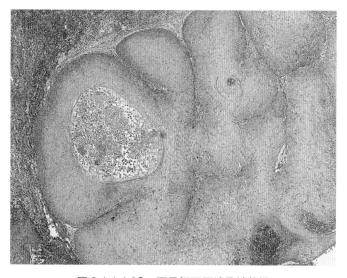

图 2-1-1-4-2C 可见坏死区域及鳞状涡

象多见,缺少典型的毛鞘角化区域,呈明显的侵袭性生长。

3. 角化棘皮瘤 临床生长迅速,但角化棘皮瘤可出现临床及病理上典型的火山口结构。鳞状细胞团块底缘界限清晰,罕见超出汗腺深度,常见自行消退现象。

(孔祥君)

五、疣状囊肿

【概念】

疣状囊肿(verrucous cyst)为人乳头瘤病毒(HPV)引起囊壁增生性改变的表皮样囊肿。

【临床特点】

1. 临床表现 疣状囊肿临床罕见,男女发病率一致,可发生于面部、四肢与躯干。其临床表现类似表皮样囊

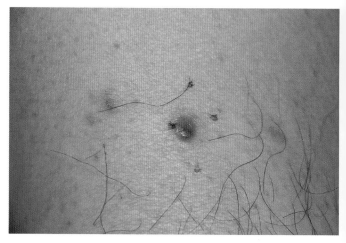

图 2-1-1-5-1 疣状囊肿,黄红色皮下结节

肿(图 2-1-1-5-1)。HPV 亚型与疣状囊肿的临床表现与分布相关。HPV60 常与发生在足底的囊肿相关,此类囊肿可以与表皮相连。而其他部位并不与表皮相连的疣状囊肿则与 4、5、6、8、20、34 等亚型的 HPV 感染相关。Justin 等报道一例老年女性发生于胸部的疣状囊肿,检测出 HPV16 感染。

2. 治疗 手术完整切除。

3. 预后 疣状囊肿为良性病变,罕见发生局部侵袭与转移。

【发病机制】

疣状囊肿为表皮样囊肿合并 HPV 感染,出现囊壁的增生性改变所致。

【病理变化】

镜下观 囊肿可与表皮相连,囊壁增厚局部疣状增生,可出现空泡细胞(图 2-1-1-5-2A)。囊壁乳头瘤样增生,角化过度,角化不全,颗粒层增厚(图 2-1-1-5-2B)。局部可出现鳞状涡改变(图 2-1-1-5-2C)。

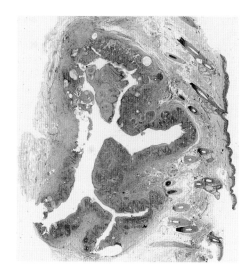

图 2-1-1-5-2A 囊壁增厚,呈疣状增生

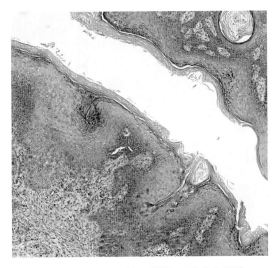

图 2-1-1-5-2B　颗粒层增厚，可见空泡细胞

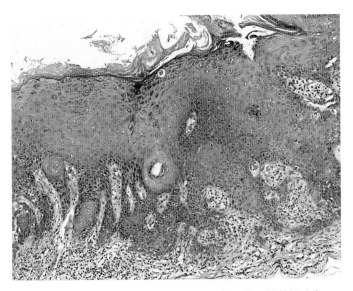

图 2-1-1-5-2C　囊壁乳头瘤样增生，局部可出现鳞状涡改变

【鉴别诊断】

1. 毛根鞘囊肿　可见到典型的毛鞘角化与鳞状细胞的毛鞘样分化，囊壁无颗粒层，无空泡细胞改变。

2. 毛鞘棘皮瘤　与表皮相连，可见扩张的漏斗部及多个上皮性小叶，可向漏斗部和峡部双向分化。

3. 疣状癌　发生于足部的疣状癌又称隧道癌，可出现真皮内穿凿性囊性改变。但疣状癌病变较大，病理可见挤压生长的鳞状细胞团块，可见细胞异型性。

（孔祥君）

六、皮样囊肿

【概念】

皮样囊肿（dermoid cyst），也称先天性包涵体皮样囊肿，为胚胎闭合线残留的外胚层组织发生的囊肿。

【临床特点】

1. 临床表现　皮样囊肿为肤色或黄红色结节，常于出生后发生，好发于眶周、头、面、腹及背中线位置。部分情况下可发生于颅骨、中枢神经及阴囊等位置。皮肤皮样囊肿常单发，质地较硬，与表皮不相连，但可与下方组织粘连。囊肿可形成憩室及瘘管，但恶变者罕见。

2. 治疗　手术完整切除。

3. 预后　皮样囊肿为良性病变，罕见发生恶变。

【发病机制】

皮样囊肿发源于胚胎闭合线残留外胚层。

【病理变化】

镜下观　囊肿不与表皮相连，囊壁多见毛囊及皮脂腺结构，有时可见外泌汗腺或顶泌汗腺（图 2-1-1-6-1A、图 2-1-1-6-1B）。囊壁为复层鳞状上皮，可见颗粒层，常见含有毛发的毛囊突出于囊壁。内容物为板层状角质物（图 2-1-1-6-1C、图 2-1-1-6-1D）。

【鉴别诊断】

1. 脂囊瘤　囊壁常被挤压塌陷，常附着皮脂腺，囊壁内层为嗜伊红波浪状结构，颗粒层不明显，板层状角质物少见。

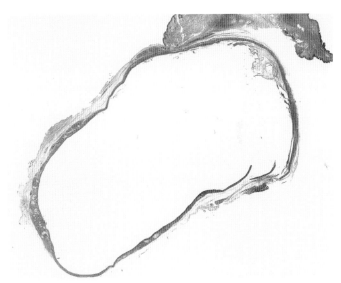

图 2-1-1-6-1A　皮样囊肿，囊肿不与表皮相连，囊壁见毛囊及皮脂腺结构（Tetsunori Kimura 教授惠赠）

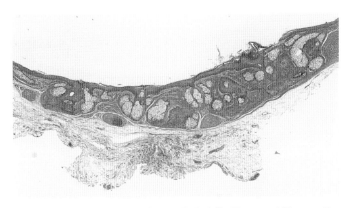

图 2-1-1-6-1B　囊壁见毛囊及皮脂腺结构（Tetsunori Kimura 教授惠赠）

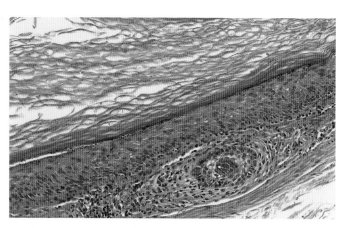

图 2-1-1-6-1C 囊壁为复层鳞状上皮,可见颗粒层,内容物为板层状角质物 (Tetsunori Kimura 教授惠赠)

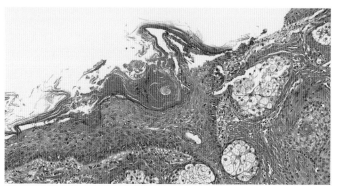

图 2-1-1-6-1D 常见含有毛发的毛囊突出于囊壁 (Tetsunori Kimura 教授惠赠)

2. 表皮样囊肿 可见颗粒层及板层状角质物,囊壁无皮脂腺、毛囊及汗腺结构附着。

3. 汗囊瘤 囊壁可见汗腺结构附着,为双层柱状上皮结构,无板层状角质物结构。

(孔祥君)

七、杂合囊肿

【概念】

杂合囊肿(hybrid cyst),也称混合囊肿,指具有两种囊壁结构的囊肿。

【临床特点】

1. 临床表现 杂合囊肿临床类似表皮样囊肿和毛根鞘囊肿等,为凸起皮面的半球形结节,可开口于表皮(图2-1-1-7-1)。未有报道发病存在明显的性别差异。

2. 治疗 手术完整切除。

3. 预后 杂合囊肿为良性病变,罕见发生恶变。

【发病机制】

杂合囊肿的囊壁成分可包括表皮样囊肿、毛根鞘囊肿、毛母质瘤等,提示病变来自毛囊皮脂腺单位。

【病理变化】

镜下观 囊肿位于真皮内,可见开口于表皮,囊肿下

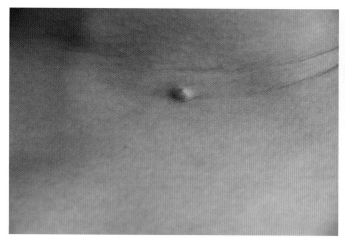

图 2-1-1-7-1 杂合囊肿,半球形结节

部局部破裂,周边可见炎症细胞浸润及胶原增生。部分囊壁为复层鳞状上皮,可见颗粒层,内容物为疏松板层状角质物(图 2-1-1-7-2A)。部分囊壁为复层鳞状上皮,缺乏颗粒层,可见角质形成细胞骤然角化,内容物为致密角质物(图 2-1-1-7-2B、图 2-1-1-7-2C)。

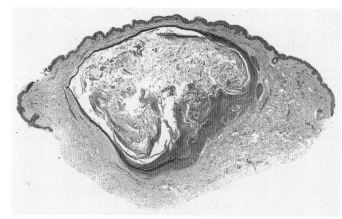

图 2-1-1-7-2A 杂合囊肿,囊肿位于真皮内

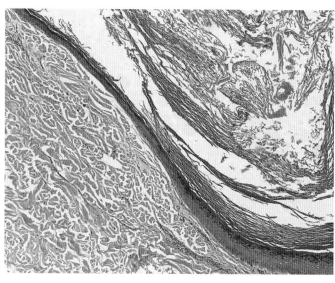

图 2-1-1-7-2B 一侧囊壁可见颗粒层,内容物为疏松板层状角质物

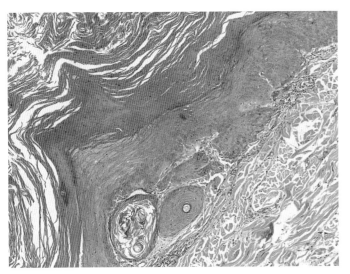

图 2-1-1-7-2C　一侧囊壁无颗粒层,骤然角化,内容物为较致密角质物

【鉴别诊断】

1. **表皮样囊肿**　囊壁为均一复层鳞状上皮,存在颗粒层,缺少另一种成分囊壁。

2. **毛根鞘囊肿**　囊壁缺乏颗粒层,可见角质形成细胞骤然角化,内容物为致密角质物。

（孔祥君）

八、毳毛囊肿

【概念】

毳毛囊肿(vellus hair cyst)指囊壁由复层鳞状上皮构成,表现出毛囊漏斗部分化,内容物存在角质物与毳毛结构的囊肿。

【临床特点】

1. **临床表现**　毳毛囊肿表现为多发的黄白色或肤色丘疹,直径为 1~5mm,躯干四肢均可发生,但胸骨区域多见。毳毛囊肿片状多发时称为发疹性毳毛囊肿,可发生于面部、胸腹部、上肢及外阴部等,可见数十至上百个较坚实的黄白色囊性丘疹、结节(图 2-1-1-8-1),表面光滑无鳞屑。有报道可与皮内痣伴随发生。

有报道发疹性毳毛囊肿的发病呈家族性,此类患者多于出生时或婴儿期发病。毳毛囊肿男女发病率相同,但国内报道女性患病率高于男性。

2. **治疗**　毳毛囊肿缺乏有效的治疗手段,数量较少可不予处理。外用及系统使用维 A 酸有一定效果。物理治疗手段包括 CO_2 激光治疗、铒:钇-铝石榴子石(Er:YAG)激光和皮肤磨削术等。

3. **预后**　毳毛囊肿为良性皮肤囊肿,未见发生恶变的报道。

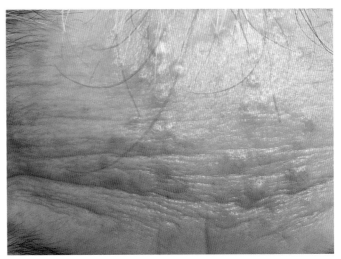

图 2-1-1-8-1　毳毛囊肿,额部多发坚实的黄白色囊性丘疹

【发病机制】

毳毛囊肿的发病机制可能与毳毛毛囊漏斗部阻塞,造成毛囊的囊性扩张和毳毛、角质碎片的潴留有关。有观点认为发疹性毳毛囊肿与多发性脂囊瘤属于同一谱系病变,均存在角蛋白 17(K17)基因突变。发疹性毳毛囊肿亦可出现于先天性厚甲症、少汗型外胚叶发育不良、眼-脑-肾综合征(Lowe syndrome)、心-面-皮肤综合征(cardio-faciocutaneous syndrome)和 Stüve Wiedemann 综合征等疾病。

【病理变化】

镜下观　囊肿位于真皮内,常见多发囊肿(图 2-1-1-8-2A),囊壁为复层鳞状上皮,可见颗粒层。囊内可见板层状角质及横断、斜断面毳毛结构(图 2-1-1-8-2B)。

【鉴别诊断】

1. **脂囊瘤**　囊壁内侧为波浪状嗜伊红染色结构,毳毛结构不明显,但也有观点认为二者为一谱系改变。

2. **汗管瘤**　好发于眼睑区域,亦可呈发疹样广泛分布。病理改变为硬化间质内的管状、逗号样导管及实性条索结构。管腔内可见浆液样分泌物,无包含毳毛及角

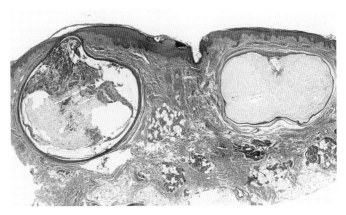

图 2-1-1-8-2A　毳毛囊肿,囊肿位于真皮内,多发性囊肿

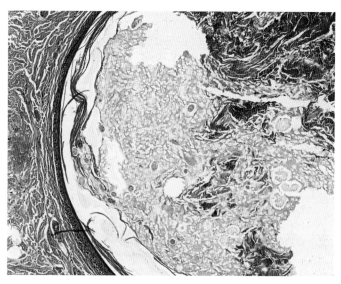

图 2-1-1-8-2B 可见颗粒层,板层状角质物中见横断及斜断面毳毛结构

质的囊性结构。

（孔祥君）

九、脂囊瘤

【概念】

脂囊瘤(steatocystoma)是真正的皮脂腺囊肿,囊壁类似皮脂腺导管在毛囊开口处的结构。

【临床特点】

1. 临床表现 脂囊瘤常多发,多发脂囊瘤为常染色体显性遗传,好发于躯干上部和面部,多见于男性胸部及女性腋下与腹股沟(图 2-1-1-9-1)。偶见带状分布。皮疹

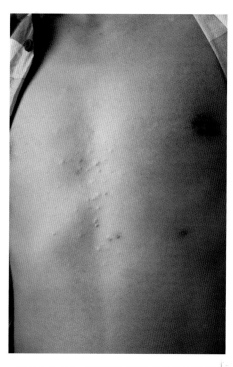

图 2-1-1-9-1 脂囊瘤,前胸多发皮下结节

形态为质地柔软的半球状皮下结节,轻度隆起,与上方表皮有相连。内容物为白色油脂状及膏状物质,偶可见毳毛结构。多发性脂囊瘤可合并鱼鳞病、先天性厚甲症等外胚叶发育异常疾病。单发性脂囊瘤多见于成人,无遗传性。

2. 治疗 一般无须治疗。多发体积较小脂囊瘤可服用维 A 酸类药物,或采用 CO_2 激光治疗,体积较大者,必要时可手术完整切除。

3. 预后 脂囊瘤为良性病变,罕见发生恶变。

【发病机制】

在家族性多发性脂囊瘤的病例中存在角蛋白 17(K17)基因突变,突变发生区域包括 K17 的 1A、V1 及 2B区。有研究表明,家族性多发性脂囊瘤可能与先天性厚甲症Ⅱ型存在相同的 K17 基因 R94C 突变。此外,雄激素水平也对多发性脂囊瘤的发病造成一定影响。检测到的脂囊瘤囊壁多种角蛋白成分(CK1、CK10、CK14、CK16、CK19)在皮脂腺导管与腺泡中均有相同表达,提示脂囊瘤组织学来源为皮脂腺导管与腺泡。

【病理变化】

镜下观 囊肿位于真皮内,可见局部囊壁受挤压塌陷改变,囊壁可见皮脂腺结构。囊内可见皮脂及少量角质结构,有时可见毛发断面(图 2-1-1-9-2A)。囊壁缺少颗粒层,可见嗜伊红染色均质化角质结构,常见呈波浪状或鲨鱼齿样形态(图 2-1-1-9-2B)。

【鉴别诊断】

1. 表皮样囊肿 囊壁为均一复层鳞状上皮,存在颗粒层,囊壁无皮脂腺结构附着,而囊内容为疏松板层状角化物。

2. 粟丘疹 可局部多发,病理改变类似表皮样囊肿,

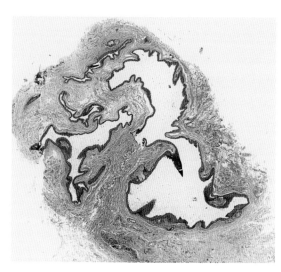

图 2-1-1-9-2A 脂囊瘤,囊肿位于真皮内,局部囊壁受挤压塌陷,可见皮脂腺结构

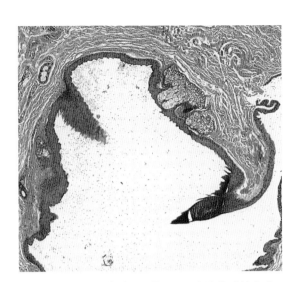

图 2-1-1-9-2B　囊壁无颗粒层,呈波浪状或鲨鱼齿样形态嗜伊红染色均质化角质结构

囊肿较小,存在颗粒层,内容物为板层状角化物。

（孔祥君）

参 考 文 献

[1] Eduardo Calonje, Thomas Brenn, Alexander Lazar, et al. 麦基皮肤病理学——与临床的联系. 4 版. 孙建方, 高天文, 涂平, 译. 北京:北京大学医学出版社,2017.

[2] 赵辨. 中国临床皮肤病学. 南京:江苏科学技术出版社,2012.

[3] 赵星云, 张杰, 于波. 痒疹样营养不良性大疱性表皮松解症 1 例及家系调查. 中国中西医结合皮肤性病学杂志,2019,18(4):368-369.

[4] 张学青. 外伤性表皮样囊肿 1 例. 中国皮肤性病学杂志,2001,15(2):135.

[5] 李莹, 吴景良. 大疱性类天疱疮皮损继发粟丘疹 1 例. 中国中西医结合皮肤性病学杂志,2016,15(1):53.

[6] 吕静, 冯林, 江阳, 等. 耳部斑块状粟丘疹 1 例. 皮肤性病诊疗学杂志,2020,27(3):195+198.

[7] 陈妍静, 罗丹, 谢丽, 等. 外阴汗管瘤并发粟丘疹 1 例报告. 四川大学学报(医学版),2019,50(5):786.

[8] 李美洲, 王文氢, 高顺强, 等. 外毛根鞘囊肿. 临床皮肤科杂志,2011,40(1):25-26.

[9] 布萨姆. 皮肤病理学. 黄勇, 薛德彬, 黄文斌, 译. 北京:科学技术出版社,2014.

[10] 刘青武, 秦春芳, 杨顶权. 多发性外毛根鞘囊肿 1 例. 中国皮肤性病学杂志,2018,32(4):487-488.

[11] 何会女, 马晓燕, 张粉娟, 等. 增生性外毛根鞘囊肿的临床病理特征. 现代肿瘤医学,2013,21(12):2830-2833.

[12] 许峰美, 韩建德. 面部增生性外毛根鞘囊肿 1 例. 皮肤性病诊疗学杂志,2015,22(5):379-380.

[13] 沈宏, 乔刚, 王一玲, 等. 增殖性外毛根鞘囊肿的临床病理分析. 临床与实验病理学杂志,2005,21(6):685-688.

[14] Hardin J, Gardner JM, Colomé MI, et al. Verrucous cyst with mel-anocytic and sebaceous differentiation:a case report and review of the literature. Arch Pathol Lab Med,2013,137(4):576-579.

[15] 徐祥, 马超, 陆晓诚, 等. 中枢神经系统皮样囊肿的临床分析. 中国微侵袭神经外科杂志,2020,25(2):76-77.

[16] 祝永杰, 王刚, 何俊平, 等. 儿童头皮和颅骨皮样囊肿的临床特点和手术疗效. 中华神经外科杂志,2019,35(8):802-806.

[17] 孙建方, 贾虹, 高新元, 等. 皮肤杂合囊肿一例. 中华皮肤科杂志,1994,27(5):319-320.

[18] 喻标, 杨庆华, 刘文韬, 等. 家族性发疹性毳毛囊肿 1 例. 中国皮肤性病学杂志,2011,25(2):152.

[19] 窄秀凤, 张丽丽, 周爱民. 家族性发疹性毳毛囊肿一例. 中华临床医师杂志(电子版),2012,6(6):1660.

[20] 沈孟奇, 陈永艳, 雷微, 等. 多发性脂囊瘤并发疹性毳毛囊肿 1 例. 中国皮肤性病学杂志,2014,28(2):175-176.

[21] 陈洪晓, 蔡春霞, 刘卫兵, 等. 皮内痣并发发疹性毳毛囊肿 1 例. 临床皮肤科杂志,2011,40(6):365-366.

[22] 余南岚, 游弋, 冯林, 等. 成人带状分布脂囊瘤一例. 实用皮肤病学杂志,2014,7(4):308-309.

[23] 徐慧, 张黎黎. 外阴多发性脂囊瘤 1 例. 中国中西医结合皮肤性病学杂志,2013,12(1):56.

[24] 周欣, 杨艳, 马少吟, 等. 多发性脂囊瘤角蛋白 17 基因的突变研究. 皮肤性病诊疗学杂志,2014,21(3):177-180.

[25] 方木平, 张向阳, 王珊珊, 等. 多发性脂囊瘤一家系 12 例. 中华医学遗传学杂志,2012,29(2):242-243.

[26] 卢泽军, 王培光, 刘建军, 等. 多发性脂囊瘤的研究进展. 中国麻风皮肤病杂志,2007(11):989-991.

第二节　非复层鳞状上皮

一、支气管源性囊肿

【概念】

支气管源性囊肿(bronchogenic cyst)是来源于气管支气管上皮的胚胎发育异常,多见于胸骨上切迹,可通过瘘管与表皮相连,转化为恶性者极为罕见。

【临床特点】

1. 临床表现　支气管源性囊肿常见于儿童,成人罕见,往往出生时即有,男性多于女性(4:1)。常发生于胸骨切迹上方,偶见于肩、背、颈、腹或下颌处。皮疹常为单发,表现为皮下结节及窦道,抑或乳头瘤样增生,囊肿可分泌黏液。一般无自觉症状,有时疼痛或压痛,亦可继发感染。

2. 治疗　完整手术切除。

3. 预后　预后良好,长期缓解。

【发病机制】

支气管源性囊肿是在气管支气管树的胚胎发育中从

前肠分离的胚芽或憩室发展而来,发生于怀孕的第26~40天。

【病理变化】

1. **镜下观**　囊肿位于真皮或皮下,可与表皮相连,由纤毛柱状上皮组成,可见高脚杯状细胞,囊壁含有平滑肌、黏液腺,偶见软骨(图2-1-2-1-1A、图2-1-2-1-1B)。

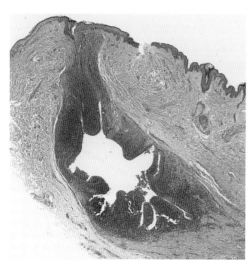

图2-1-2-1-1A　支气管源性囊肿:囊肿位于真皮,与表皮相连

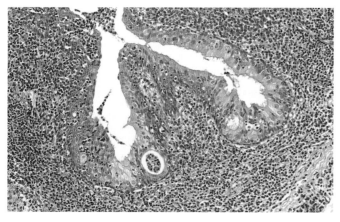

图2-1-2-1-1B　囊壁由纤毛柱状上皮组成,可见高脚杯状细胞

2. **免疫组化**　囊壁上皮细胞表达细胞角蛋白AE1/AE3,不表达癌胚抗原CEA。

【鉴别诊断】

1. **畸胎瘤**　成分混杂,不单纯来源于呼吸道。

2. **皮样囊肿**　来源于毛发和皮肤附属器,由鳞状上皮组成。

3. **鳃裂囊肿**　淋巴样滤泡结构,为复层鳞状上皮,囊壁无平滑肌和软骨,常见于面颊部。

4. **甲状舌骨囊肿**　常有甲状腺滤泡结构,无平滑肌和软骨。

（陈明亮）

二、甲状舌骨囊肿

【概念】

甲状舌骨囊肿(thyroglossal cyst)表现为颈前区中央邻近舌骨的囊性结节、窦道或复发性脓肿。

【临床特点】

1. **临床表现**　多见于1~10岁儿童,亦可见于成年人。位于颈部中线,质软,直径可达3cm,边界清楚,与皮肤及周围组织无粘连,可随吞咽上下移动,深达皮下组织(图2-1-2-2-1)。1%的病例可恶变,出现乳头状腺癌、甲状腺癌或鳞状细胞癌。

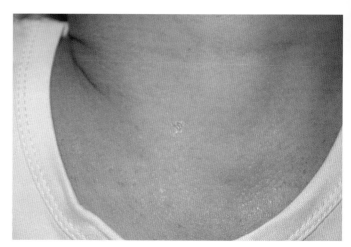

图2-1-2-2-1　甲状舌骨囊肿,颈部中线见一开口于皮肤的窦道

2. **治疗**　手术切除囊肿和残留的管道。

3. **预后**　手术切除后偶有复发,为2%~6%。

【发病机制】

在发育过程中从咽底向颈前下降所形成的管称为甲状舌骨。甲状舌骨囊肿起源于甲状舌骨的残留。囊肿通过管道和舌骨相连,导致囊肿随吞咽而移动是本病特征性改变。

【病理变化】

镜下观　囊壁由立方形上皮、柱状上皮或假复层鳞状上皮组成,可含有纤毛柱状细胞(图2-1-2-2-2A、图2-1-2-2-2B);特征性改变为有甲状腺滤泡,为囊壁中矮立方形细胞围绕均质粉红色物质。囊壁不含平滑肌(图2-1-2-2-2C、图2-1-2-2-2D)。

【鉴别诊断】

1. **支气管源性囊肿**　见于颈部,男性患者多见于中线,纤毛上皮偶尔被淋巴组织包围。

2. **鳃裂囊肿**　见于下颌角附近,囊壁为复层鳞状上皮,周围有显著的淋巴滤泡,偶有立方形/柱状纤毛上皮。

3. **胸腺囊肿**　发生于前颈部,由鳞状上皮或立方形/

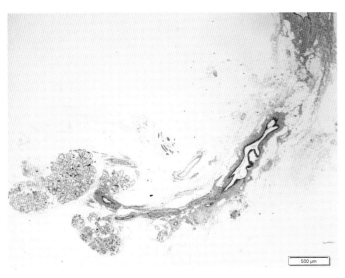

图 2-1-2-2-2A 甲状舌骨囊肿,低倍镜扫视

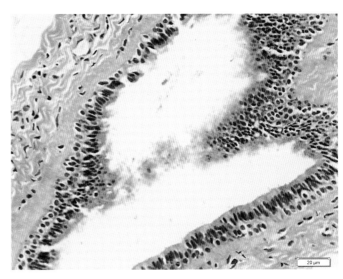

图 2-1-2-2-2D 囊壁不含平滑肌

柱状纤毛上皮组成,邻近组织可见胸腺残余物。

4. 囊性畸胎瘤 由含有毛囊和皮脂腺的复层鳞状上皮组成,邻近组织常有平滑肌束。

（陈明亮）

三、鳃裂囊肿

【概念】

鳃裂囊肿(branchial cleft cyst)表现为耳前区、下颌或胸锁乳突肌前缘的囊肿、窦道或皮赘。

【临床特点】

1. 临床表现 囊肿可在出生时即有或成年早期出现,多见于 20~30 岁人群,表现为囊肿、窦道或皮赘,多无临床症状,不随吞咽上下移动,囊肿继发感染后可疼痛。

2. 治疗 先控制感染,CT 或 MRI 确定病变范围后,手术切除囊肿及管道。

3. 预后 预后良好,长期缓解。

【发病机制】

鳃裂囊肿的起源尚有争议,主要有两种理论:①起源于鳃裂残留物;②颈部淋巴结内发生的胚胎上皮或扁桃体上皮的囊性变。

【病理变化】

镜下观 鳃裂囊肿的囊壁由复层鳞状上皮或假复层纤毛柱状上皮构成,周围可见淋巴滤泡样结构,无平滑肌（图 2-1-2-3-1A~图 2-1-2-3-1C）。

【鉴别诊断】

1. 转移性囊性鳞状细胞癌 单室囊肿,非常厚且发育良好的囊肿,表现为囊下窦、髓质区和滤泡间区,不典型上皮呈带状分布,缺乏成熟细胞,可见有丝分裂。发生于扁桃体和舌根的鳞癌,常为 p16 阳性。鼻咽癌通常 EBER 阳性。

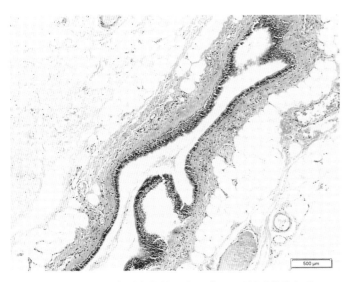

图 2-1-2-2-2B 囊壁由柱状上皮组成,可见纤毛柱状细胞

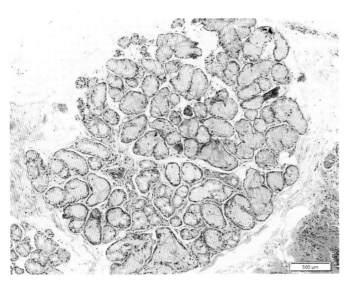

图 2-1-2-2-2C 囊肿周围可见甲状腺滤泡

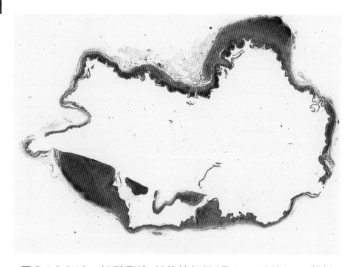

图 2-1-2-3-1A　鳃裂囊肿,低倍镜扫视(Tetsunori Kimura 教授惠赠)

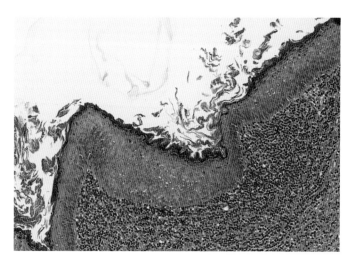

图 2-1-2-3-1B　囊壁可由复层鳞状上皮构成(Tetsunori Kimura 教授惠赠)

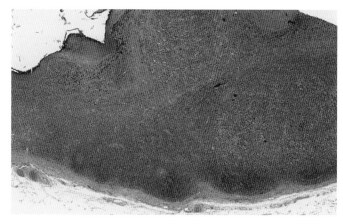

图 2-1-2-3-1C　周围可见淋巴滤泡样结构(Tetsunori Kimura 教授惠赠)

2.**支气管源性囊肿**　发生于锁骨上区域的皮下组织,囊肿由呼吸道黏膜构成,囊壁包含平滑肌和支气管腺体。

3.**胸腺囊肿**　发生于儿童,位于颈椎外侧区下颌骨到胸骨区域,囊壁含胸腺组织,可见鳞状旋涡,常有钙化,并可见淋巴样结构。

4.**皮样囊肿**　复层鳞状上皮发生而来,囊壁由毛囊和皮脂腺结构组成。

5.**喉囊肿**　位于颈部中线部位,临床上分为内在型、外在型和混合型,囊肿缺乏淋巴基质。

(陈明亮)

四、皮肤纤毛囊肿

【概念】

皮肤纤毛囊肿(cutaneous ciliated cyst)少见,最常发生于年轻女性下肢,少数发生于男性,直径通常数厘米,破裂后可流出清亮至琥珀色液体。

【临床特点】

1.**临床表现**　本病少见,好发于女性下肢,为单发性单房或多房性囊肿,充满清亮或琥珀色液体,直径可达数厘米(图 2-1-2-4-1)。偶见于男性。

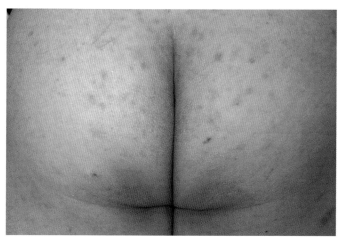

图 2-1-2-4-1　左侧臀部一开口于表皮的囊肿

2.**治疗**　完整手术切除。

3.**预后**　预后良好,长期缓解。

【发病机制】

皮肤纤毛囊肿的组织学起源尚有争议,多数人认为起源米勒管。由于可见于少数男性,且本病偶发生于头部,故又有人认为外分泌腺纤毛化生。女阴纤毛囊肿是由于米勒管异位,最常见于大阴唇,其直径为1~3cm。

【病理变化】

1.**镜下观**　单房性或多房性囊肿,囊壁由单层立方形或柱状纤毛上皮组成,无分泌黏液的细胞,囊腔内常有许多乳头状突起(图 2-1-2-4-2A~图 2-1-2-4-2C)。

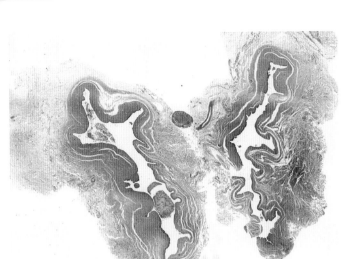

图 2-1-2-4-2A 镜下可见多房性囊肿

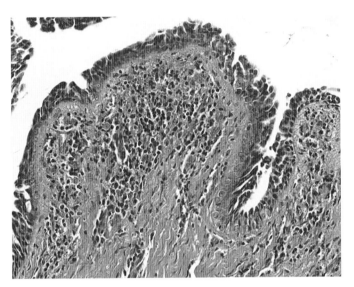

图 2-1-2-4-2B 囊壁为柱状纤毛上皮

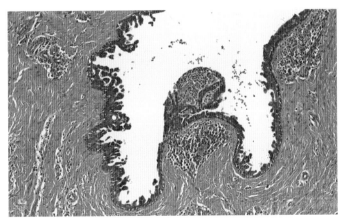

图 2-1-2-4-2C 囊腔内常有乳头状突起

2. 免疫组化

（1）米勒管纤毛囊肿：CAM5.2（+），CK7（+），EMA（+），ER（+），PR（+），WT1（+），PAX-8（+）。CEA（-），GCDFP-15（-），CK20（-），p63（-）。

（2）外分泌腺皮肤纤毛囊肿：CAM5.2（+），CK7（+），CEA（+），EMA（+），GCDFP-15（+），S100（+），p63（+）。CK20（-），ER（-），PR（-），WT1（-），PAX-8（-）。

【鉴别诊断】

1. **支气管源性囊肿** 见于颈部，男性患者多见于中线，纤毛上皮偶尔被淋巴组织包围。

2. **鳃裂囊肿** 见于下颌角附近，囊壁为复层鳞状上皮，周围有显著的淋巴滤泡，偶有立方形/柱状纤毛上皮。

3. **甲状舌管囊肿** 发生于颈前正中线，随吞咽上下移动，由假复层立方形或纤毛柱状上皮组成，邻近组织可见甲状腺滤泡。

4. **胸腺囊肿** 发生于前颈部，由鳞状上皮或立方形/柱状纤毛上皮组成，邻近组织可见胸腺残余物。

5. **囊性畸胎瘤** 由含有毛囊和皮脂腺的复层鳞状上皮组成，邻近组织常有平滑肌束。

（陈明亮）

五、中缝囊肿

【概念】

中缝囊肿（median raphe cyst）为单发性，直径数毫米，但也可呈线状扩展达数厘米。囊肿发生于年轻男性阴茎腹侧，常见于龟头或龟头邻近部位。

【临床特点】

1. **临床表现** 表现为龟头下方及阴茎腹侧囊肿，可见粗线样或串珠状囊性肿块，表面光滑透明（图 2-1-2-5-1）。

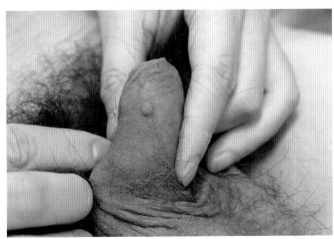

图 2-1-2-5-1 阴茎中线见半球状光滑肤色丘疹

2. **治疗** 若无症状，可不予处理，必要时完整手术切除。

3. **预后** 良好。

【发病机制】

部分学者认为系胚胎期尿道褶闭合异常或部分上皮

残留引起。

【病理变化】

镜下观　中缝囊肿的囊壁为假复层柱状上皮,通常有1~4层细胞,类似尿道移行上皮,不与表皮相连,囊壁偶有含黏液的细胞。含有纤毛的囊肿极为罕见。(图2-1-2-5-2A~图2-1-2-5-2C)

【鉴别诊断】

1.**表皮样囊肿**　阴茎龟头处罕见淡蓝色或肤色皮下结节,表面可见开口,病理为复层鳞状上皮,内含角化物质。

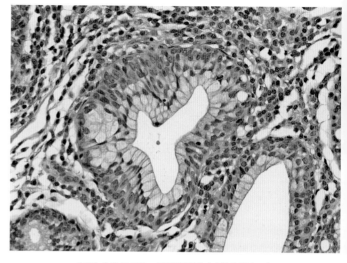

图 2-1-2-5-2C　囊壁可见含黏液的细胞

2.**精索静脉曲张**　可以表现为条索状皮下肿块,表皮光滑呈淡蓝色,病理为扭曲扩张的静脉。

3.**淋巴管瘤**　由条索状淋巴管组成,大小因淋巴管数量不同而变化。

（陈明亮）

参 考 文 献

[1] David SC,Soheil SD,Matthew RL,et al. Diagnostic Pathology Neoplastic Dermatopathology. 2nd ed. Salt Lake City：Amirsys Inc,2016.

[2] Dirk M. Elston,Tammie Ferringer. Dermatopathology. 3rd ed. China：Elsevier,2018.

[3] David E. Elder. 利弗皮肤组织病理学. 陶娟,黄长征,刘业强,译. 北京：科学出版社,2019.

[4] Ronald B. Johnston. Weedon's Skin Pathology. 4th ed. Amsterdam：Elsevier,2017.

[5] Jean L. Bolognia,Julie V. Schaffer,Lorenzo Cerroni. 皮肤病学. 4版. 朱学骏,王宝玺,孙建方,等译. 北京：北京大学医学出版社,2019.

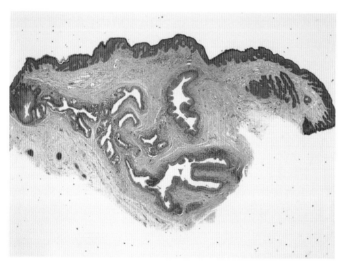

图 2-1-2-5-2A　低倍镜扫视

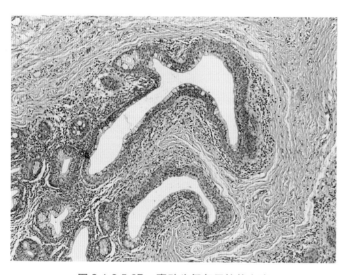

图 2-1-2-5-2B　囊壁为假复层柱状上皮

第二章

表皮肿瘤

第一节　良性表皮肿瘤及增生

一、表皮痣

【概念】

表皮痣(epidermal nevus)系发生于表皮和真皮乳头的错构瘤,是伴有角质形成细胞增生的表皮发育不良。

【临床特点】

1. 临床表现　通常出生即有,逐渐长大。好发于颈部、躯干及四肢,一般无自觉症状,也可与皮脂腺痣、羊毛状发痣和黑头粉刺样痣伴发。多发性表皮痣可伴发眼、中枢神经及肌肉骨骼异常。

原发损害为黄棕色疣状或乳头状丘疹或斑块,边界不规则,线性的表皮痣常沿 Blaschko 线分布(图 2-2-1-1-1)。

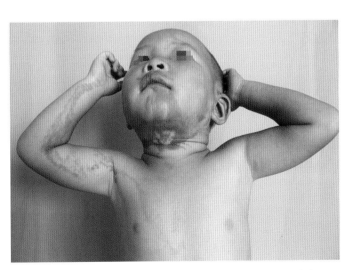

图 2-2-1-1-1　黄棕色疣状丘疹或斑块沿 Blaschko 线分布

表皮痣包括多种亚型:

(1) 单侧痣:位于躯体一侧的局限型损害,单侧连续或间断分布。

(2) 高起鱼鳞病:此型为泛发型,双侧泛发性斑块,涡纹状分布。

(3) 炎性线性疣状表皮痣:单侧性,常见于下肢,沿 Blaschko 线分布,常自觉瘙痒,可侵犯黏膜,没有相关的神经缺陷(图 2-2-1-1-2)。

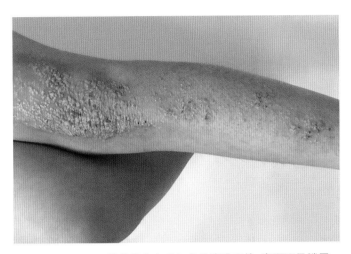

图 2-2-1-1-2　下肢线状分布的红色丘疹及斑块,表面可见鳞屑

(4) 表皮痣综合征:表皮痣伴有皮肤、眼、神经、肌肉骨骼发育畸形。

2. 治疗　小的皮损可切除,大的皮损可激光或冷冻治疗,但仍有一些皮损在治疗后复发。

3. 预后　良好。极少数情况下,表皮痣中可长出良性肿瘤,如乳头状汗管囊腺瘤。

【病理变化】

镜下观　至少有 10 种不同亚型,但共同的病理表现为表皮广泛的角化过度,乳头瘤样增生(图 2-2-1-1-3)。

炎性线性疣状表皮痣(inflammatory linear verrucous epidermal nevus,ILVEN):不同程度的棘层肥厚,角质层可见正角化过度与角化不全交替出现,角化不全区域颗粒层消失,正角化过度区域可见颗粒层(图 2-2-1-1-4)。

少见类型包括疣状、汗孔角化症样、灶状棘层松解性角化不良样、黑棘皮病样、Hailey-Hailey 病样。

【鉴别诊断】

1. 脂溢性角化病　常见于老年人,临床表现为界限

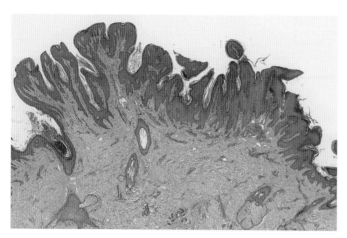

图 2-2-1-1-3　角化过度,表皮乳头瘤样增生,颗粒层增厚及基底层色素增加

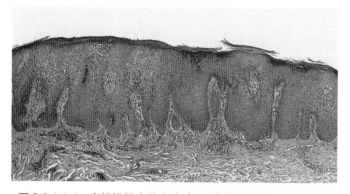

图 2-2-1-1-4　炎性线性疣状表皮痣:正角化过度与角化不全交替出现,角化不全区域颗粒层消失,表皮杵状增生

清楚的斑疹或斑块,病理表现中假性角囊肿较常见,与表皮痣相比,表皮突基底较平。

2. **黑棘皮病**　临床表现为腋下及颈部对称性的天鹅绒样斑块,病理可见轻度的棘层肥厚,伴角化过度及乳头瘤样增生。

3. **皮脂腺痣**　临床表现为突起淡黄白色斑块,病理上见皮脂腺增生、伴表皮乳头样增生、毛囊减少或发育不良、扩张的外泌汗腺。

（蔡绥勍）

二、脂溢性角化病

【概念】

脂溢性角化病(seborrheic keratosis,SK)系良性的表皮增生性疾病。

【临床特点】

1. **临床表现**　临床非常常见,多见于中老年人,大约影响 20% 的老年人。好发于面部、胸部及背部,除手足心外,其他部位均可发疹。

原发损害为单发或多发的油腻性界限清楚的斑块,表面可呈疣状或扁平,质地易脆,圆形或卵圆形,外观呈肤色或褐黑色(图 2-2-1-2-1)。短期出现多发的脂溢性角化病皮损,伴有瘙痒时,需要注意 Leser-Trelat 征,通常和内脏肿瘤有关,尤其是胃腺癌。

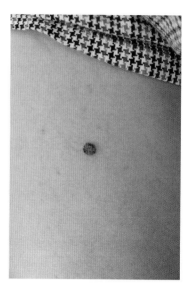

图 2-2-1-2-1　乳头状斑块

2. **治疗**　无症状者多为美容原因祛除。有症状者可采用物理方式祛除,如冷冻、电灼、激光或手术切除。

3. **预后**　非常好。极少数情况下,原位鳞癌或侵袭性鳞癌可发生于脂溢性角化病。

【发病机制】

病因不明,部分脂溢性角化病与紫外线暴露有关,其他可能的病因包括遗传及代谢因素。

【病理变化】

镜下观　病理表现为对称性界限清楚的肿瘤,外生性、内生性或两者均有,角化过度、棘层肥厚和乳头瘤样增生(图 2-2-1-2-2)。炎症型或激惹型 SK 可出现灶状角化不全。

增生的表皮中可见鳞状细胞和基底样细胞,特征性的角蛋白内陷或假性角囊肿,局部可见角质形成细胞巢

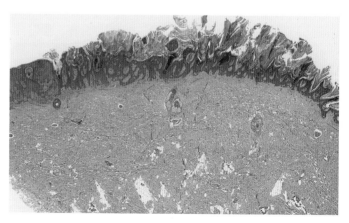

图 2-2-1-2-2　角化过度、棘层肥厚和乳头瘤样增生

（鳞状涡）。常见色素沉着，黑素细胞数量增加，体积增大。

组织学类型包括：

（1）棘层肥厚型：光滑、圆形的正角化过度，棘层肥厚伴色素加深，基底样细胞为主，大量角囊肿（图2-2-1-2-3）。

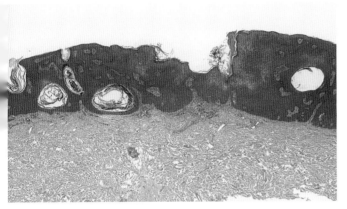

图2-2-1-2-3　棘层肥厚伴大量假性角囊肿

（2）乳头瘤型：棘层肥厚、乳头瘤样增生，正角化过度为主，鳞状细胞占主导，常伴大量角囊肿。

（3）腺样型：正角化过度，表面扁平或乳头瘤样，表皮突呈细条索状增生。通常色素加深，以基底样细胞为主导，角囊肿少见或缺如（图2-2-1-2-4）。

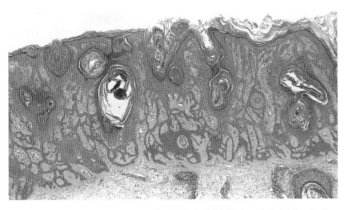

图2-2-1-2-4　正角化过度，表皮乳头瘤样增生，基底平齐，表皮突呈细条索状增生

（4）克隆型：表皮内可见椭圆形或圆形角质形成细胞巢，称为Borst-Jadassohn现象。CK10阴性有助于与Paget样原位鳞癌鉴别。

（5）激惹型（反转型毛囊角化病）：为内生型，常累及毛囊，可见大量旋涡状成熟鳞状细胞上皮（鳞状涡）及梭形角质形成细胞（图2-2-1-2-5A、图2-2-1-2-5B）。

（6）炎症型：任何类型SK均可出现炎症，中性粒细胞或淋巴样细胞为主，部分表现与苔藓样SK重叠。

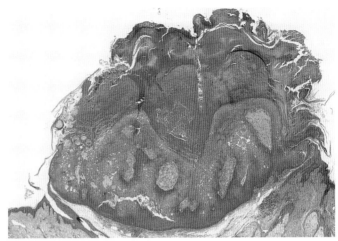

图2-2-1-2-5A　病变呈外生性及内生性生长，可见大量鳞状涡

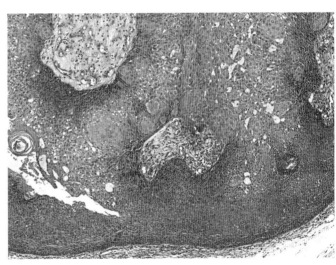

图2-2-1-2-5B　大量旋涡状成熟鳞状细胞上皮（鳞状涡）及梭形角质形成细胞

（7）苔藓样型：大量淋巴样细胞浸润，伴不同程度的嗜黑素细胞，可见凋亡细胞，可进展为良性苔藓样角化病。任何类型SK都有可能出现苔藓样炎症。

（8）促结缔组织增生型：大部分皮损为典型的SK，不规则条索状鳞状细胞团块被结缔组织包绕（需与侵袭性鳞癌鉴别）。

（9）釉质瘤样型：非常少见的一型，小的基底样角质形成细胞，纺锤形的胞质，可见胞质内黏蛋白。

【鉴别诊断】

1. 寻常疣　组织学表现为颗粒层增厚，伴致密角化过度、层状角化不全，可见典型空泡细胞和角层下出血。

2. 肥厚型日光性角化病　组织学表现为表皮灶状正角化过度与角化不全交替出现；灶状角化不全下可见不典型角质形成细胞。

3. 灰泥角化病　临床表现为老年人四肢多发微小皮损，显微镜下与早期SK无法区分，伴有塔尖样外观的棘层肥厚。

4. **尖锐湿疣** 生殖器部位的 SK 样皮损通常代表老的成熟的尖锐湿疣,也可以出现假性角囊肿和基底样细胞。

5. **表皮痣** 通常出生即有,儿童期增大,显微镜下有时可能无法与 SK 鉴别。

6. **黑棘皮病** 和糖尿病、肥胖、内脏肿瘤及其他系统性疾病相关。临床表现为躯体屈侧部位对称性色素性斑块,组织学上表现为乳头瘤样增生、角化过度及轻度棘层肥厚,角囊肿不常见。

7. **融合性网状乳头瘤病** 组织学上表现为乳头瘤样增生、角化过度及轻度棘层肥厚,角囊肿不常见,有时与早期 SK 无法鉴别。

8. **透明细胞棘皮瘤** 组织学表现为银屑病样增生、角化不全伴中性粒细胞浸润;与相邻表皮分界清楚,皮损处角质形成细胞胞质透亮。

9. **原位鳞癌** 组织学表现为表皮全层不典型角质形成细胞,可见大量有丝分裂象及融合性角化不全。

（蔡绥勋）

三、疣状角化不良瘤

【概念】

疣状角化不良瘤(warty dyskeratoma,WD)系发生于毛囊皮脂腺单位的良性内生性鳞状细胞增生性疾病,可见显著的棘层松解性角化不良。

【临床特点】

1. **临床表现** 临床多见于中老年人,好发于头颈部或生殖器部位,黏膜受累不常见。

原发损害为单发(极少多发)的疣状毛囊性损害,常见为褐色或棕色脐凹状丘疹或结节(图 2-2-1-3-1)。

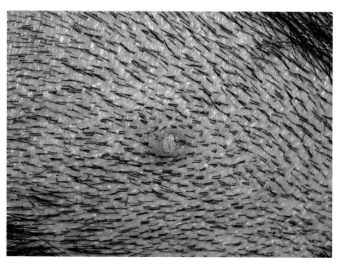

图 2-2-1-3-1 褐色丘疹,中央见一填满角质物的凹陷

2. **治疗** 手术切除。

3. **预后** 良好,无恶变风险。

【发病机制】

病因不明,可能与好侵犯毛囊皮脂腺的某种病毒感染有关,与 HPV 感染的关系有待明确。

【病理变化】

镜下观 病理表现为杯状损害,偶尔呈囊性或结节状,角化过度、角化不全,基底上层出现棘层松解(图 2-2-1-3-2A、图 2-2-1-3-2B),凹陷下方的颗粒层内可见圆体和谷粒,混合炎症细胞浸润。圆体为棘层松解性角化不良细胞,圆形或卵圆形核,胞质嗜酸性;谷粒为葡萄干样核,致密嗜酸性胞质(图 2-2-1-3-2C)。

【鉴别诊断】

1. **Darier 病** 为常染色体显性遗传病,*ATP2A2* 基因突变引起。临床表现为多发角化过度性油腻性丘疹,好发于皮脂溢出部位,如面部、头部、胸部及上背部。组织

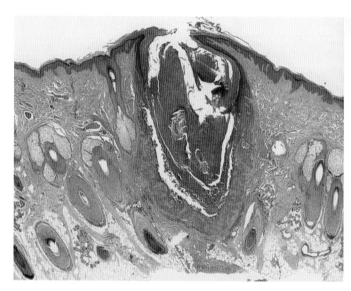

图 2-2-1-3-2A 低倍镜扫视,病变呈杯状凹陷

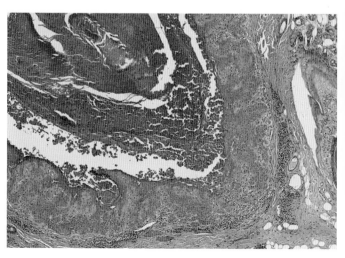

图 2-2-1-3-2B 基底上层出现棘层松解

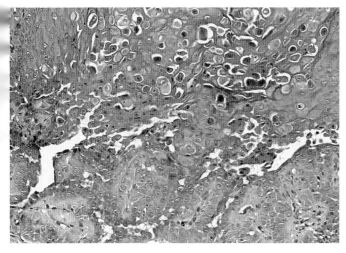

图 2-2-1-3-2C 凹陷下方的颗粒层内可见圆体和谷粒

学类似于疣状角化不良瘤,角化过度下可见棘层松解性角化不良,但没有杯状损害,需结合临床鉴别。

2. Grover 病 临床表现为多发轻度浸润性丘疹,可伴有瘙痒,好发于中老年男性的胸部及上背部,组织学类似于疣状角化不良瘤。大多情况下,棘层松解和角化不良局限于部分表皮突,角化过度不明显。

3. 棘层松解性棘皮瘤 皮损为单发无症状的角化性丘疹或斑块,常见于中老年人躯干部,角化不良缺如可与疣状角化不良瘤鉴别。

4. 棘层松解角化不良性棘皮瘤 皮损单发,常见于中老年人躯干部,与疣状角化不良瘤类似,可见棘层松解及角化不良,与疣状角化不良瘤不同的是,整体结构平坦,而非杯状,且不累及毛囊。

5. 棘层松解性日光性角化病 通常不是杯状,不累及毛囊,基底层可见细胞不典型性及棘层松解,圆体和谷粒不常见。

6. 棘层松解性鳞状细胞癌 内生性损害、浸润性生长模式,棘层松解,圆体和谷粒不常见,细胞不典型性及有丝分裂较明显。

(蔡绥勃)

四、表皮松解性棘皮瘤

【概念】

表皮松解性棘皮瘤(epidermolytic acanthoma)是一种良性皮肤肿瘤,表现为单发的肉色或黄褐色的角化性丘疹。

【临床特点】

1. 临床表现 本病任何年龄均可发病,无种族或性别倾向。临床上,可分为单发型和播散型。单发型皮损可发生于任何部位;播散型则好发于躯干,特别是背部,也可发生于生殖器。表现为褐色的角化性丘疹,直径通常小于 1cm,皮损类似于寻常疣或脂溢性角化病。一般无症状,也可有瘙痒(图 2-2-1-4-1)。

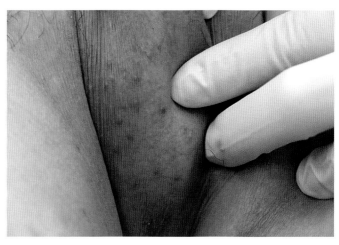

图 2-2-1-4-1 阴囊底部多发褐色角化型丘疹

2. 治疗 本病为良性,一般无须治疗,必要时可用激光或手术切除。

3. 预后 浅表切除后可能复发。

【发病机制】

病因不明,有些研究表明本病可能与基因突变、病毒感染或外源性因素(如外伤、紫外线照射)有关。

【病理变化】

镜下观 表皮角化过度,可见明显的表皮松解性角化过度,乳头瘤样增生,颗粒层及棘层细胞空泡化或颗粒变性,颗粒层内嗜碱性透明角质颗粒数量增多,真皮浅层血管周围常见淋巴细胞浸润(图 2-2-1-4-2A、图 2-2-1-4-2B)。

【鉴别诊断】

1. 脂溢性角化 表皮松解性棘皮瘤临床上的表现类似于脂溢性角化病,通过活检可鉴别,脂溢性角化病的病理表现可见明显角化过度、假性角囊肿等典型特征。

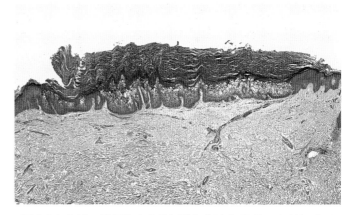

图 2-2-1-4-2A 明显的表皮松解性角化过度,颗粒层和棘细胞层细胞空泡化及颗粒变性

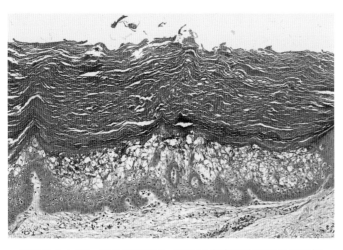

图 2-2-1-4-2B 乳头瘤样增生,颗粒层内嗜碱性透明角质颗粒

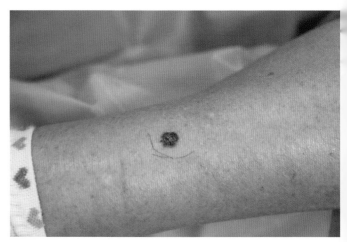

图 2-2-1-5-1 小腿单发褐色斑块

2. 寻常疣 组织学上,表皮松解性棘皮瘤需注意与各种病毒疣的表皮上部空泡化细胞相鉴别,寻常疣表现为表皮突延长,呈抱球样外观,表皮上部可见特征性"空泡细胞",这些细胞核小而深染,葡萄干状,核周有空晕。

3. 多种疾病包括先天性大疱性鱼鳞病样红皮病、脂溢性角化病、光化性角化病及不典型痣等,均可见表皮松解性角化过度,需注意鉴别。

(蔡绥勃)

五、大细胞棘皮瘤

【概念】

大细胞棘皮瘤(large cell acanthoma)是一种好发于老年人日光暴露部位的良性皮肤肿瘤。特征性皮损为单发的境界清楚的肉色、色素沉着或色素减退的丘疹或斑块。

【临床特点】

1. 临床表现 大细胞棘皮瘤好发于有光损伤史的老年人,常发生于头面部等曝光部位,也可发生于躯干或四肢。通常表现为单发的肉色或棕褐色丘疹或斑块,也可表现为无色素性皮损,境界清楚,偶可多发(图 2-2-1-5-1)。

2. 治疗 可手术切除。

3. 预后 切除后绝大多数皮损不再复发。

【发病机制】

本病的发病机制不明确,有研究者认为本病是一种独立性疾病,也有部分学者认为其为鲍恩病的一种变异型,或是日光性黑子、灰泥角化病的亚型。

【病理变化】

镜下观 病变境界清楚,可见不同程度表皮角化过度,颗粒层增厚,棘层轻度肥厚。表皮各层可见散在分布的轻度异型性瘤细胞,大小均一,体积约为正常角质形成

细胞的两倍,胞核较大,染色稍深,胞质丰富。基底层内可见色素沉着(图 2-2-1-5-2A、图 2-2-1-5-2B)。

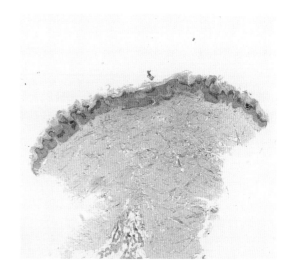

图 2-2-1-5-2A 表皮角化过度,颗粒层增厚,棘层肥厚

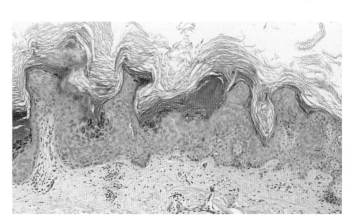

图 2-2-1-5-2B 表皮各层散在分布的轻度异型性瘤细胞,体积较正常角质形成细胞增大

【鉴别诊断】

1. 脂溢性角化病 常见显著的网篮样正角化过度,存在假性角囊肿。

2. **鲍恩病**　可见细胞异型性和非正常成熟,而大细胞棘皮瘤无此特点。

3. **日光性角化病**　亦常发生于曝光部位,其特征性病理表现为表皮角化不全,基底层角质形成细胞异型性和日光弹力变性。

4. **日光性黑子**　色素增加时,需与日光性黑子相鉴别,日光性黑子可见细窄而延伸的表皮突,由小基底样细胞组成。

(蔡绥勍)

六、透明细胞棘皮瘤

【概念】

透明细胞棘皮瘤(clear cell acanthoma),又称 Degos 棘皮瘤(Degos acanthoma)或苍白细胞棘皮瘤(pale cell acanthoma),因角质形成细胞内糖原储存异常所致的肿瘤。

【临床特点】

1. **临床表现**　本病多见于 50~60 岁的中年人,男女发病无明显差异。皮损好发于腿部腓肠肌部位,也可见于面部、前臂、躯干及腹股沟,表现为单发的圆形丘疹、半球状结节或斑块,呈红色或褐色,境界清楚,类似于脂溢性角化病,边缘可见特征性的"薄饼样"鳞屑(图 2-2-1-6-1)。一般无自觉症状,皮损表面常可出现轻度糜烂及渗出,有时可有明显血管生成,或形成化脓性肉芽肿。

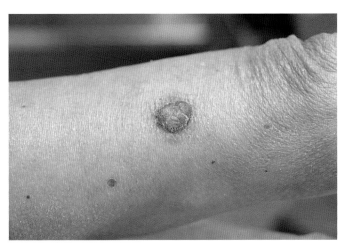

图 2-2-1-6-1　红褐色斑块,周围可见少量鳞屑

2. **治疗**　良性病变,一般无须治疗。必要时可行激光、冷冻或电灼治疗,也可手术切除。

3. **预后**　切除后绝大多数皮损不再复发。

【发病机制】

病因不明,有些研究表明本病与焦煤油和紫外线暴露有关。也有研究者认为本病是脂溢性角化病的一种变异型。

【病理变化】

镜下观　表皮角化过度,棘层明显增厚,颗粒层消失,病变界限十分明显,可见大而透明的角质形成细胞聚集,形成银屑病样增生,胞质透明呈水肿状,胞核正常(图 2-2-1-6-2A、图 2-2-1-6-2B)。常见中性粒细胞侵入表皮,真皮乳头水肿,真皮乳头内毛细血管扩张,血管周围可见少量炎症细胞浸润(图 2-2-1-6-3)。病变的角质形成细胞胞质 PAS 染色阳性,证实淡染的角质形成细胞内为糖原累积。

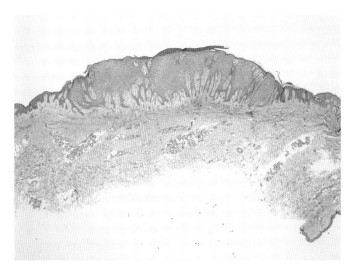

图 2-2-1-6-2A　表皮增生,棘层增厚,浆痂及淡染的角质形成细胞

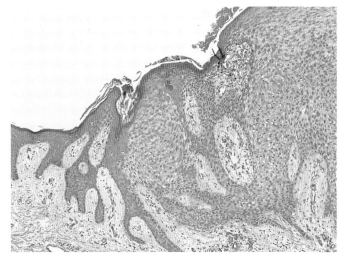

图 2-2-1-6-2B　病变的透明角质形成细胞与周围正常角质形成细胞分界清楚

【鉴别诊断】

1. **银屑病**　组织学上,透明细胞棘皮瘤可出现银屑病样增生、中性粒细胞侵入表皮,结合银屑病的典型临床表现可与之鉴别。

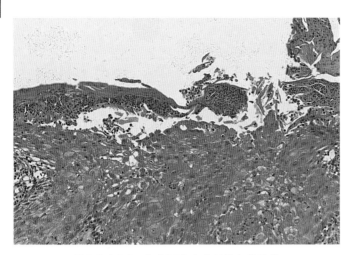

图 2-2-1-6-3　角化不全内中性粒细胞聚集

2. 鳞状细胞癌　起初为小而硬的红色结节,中央易溃疡,可见由不同比例非典型鳞状细胞和正常鳞状细胞构成的不规则肿瘤团块,鳞状细胞癌镜下可有透明细胞改变,需注意鉴别。

临床上,还需与纤维瘤、血管瘤及激惹型脂溢性角化病相鉴别,通常活检可明确。

(蔡绥勃)

七、透明细胞丘疹病

【概念】

透明细胞丘疹病(clear cell papulosis)是一种相对罕见的皮肤病,20 世纪 80 年代首次命名,皮损表现为色素减退斑或扁平丘疹,发病率低。

【临床特点】

1. 临床表现　本病患病率极低,目前全球范围内仅报道 50 余例。本病好发于婴幼儿,平均起病年龄为 1.7 岁,成人罕见。多见于东亚人群,女性患病率稍高于男性。

典型症状为下腹部和沿乳线分布的色素减退或色素脱失的斑疹或扁平丘疹,患者常无任何自觉不适(图 2-2-1-7-1)。单一皮损呈圆形或卵圆形,多为对称分布,表面光滑,常无鳞屑。色素减退斑直径多为 1~10mm,数个到 100 个不等,平均 10~20 个,部分皮损可相互融合。

皮损最好发于下腹部、阴阜、腹部,其余部位如胸部、腋下/腋窝、腹股沟、会阴等部位亦可累及。

2. 治疗　本病通常无须治疗。

3. 预后　大部分患者成年后皮损稳定,随着年龄增长可逐渐自愈。目前未见本病恶变的病例报道。

【发病机制】

具体发病机制不详,遗传因素可能参与疾病的发生发展。

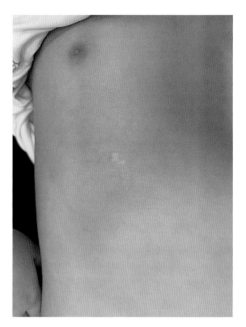

图 2-2-1-7-1　乳线分布区域扁平白色斑丘疹(上海交通大学医学院附属上海儿童医学中心陈琢医师提供)

【病理变化】

1. 镜下观　表皮基底层角质形成细胞间可见大量透明细胞增生,单独或成簇分布,也可见于棘层或颗粒层。细胞呈圆形或椭圆形,胞质丰富透明,细胞较大,但无异型性、异常着色、异常有丝分裂等恶性特征(图 2-2-1-7-2)。部分报道提示透明细胞的胞质呈嗜酸性。

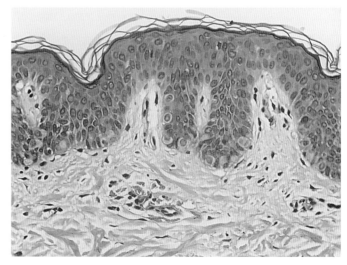

图 2-2-1-7-2　表皮基底层角质形成细胞间可见大量透明细胞增生(上海交通大学医学院附属上海儿童医学中心陈琢医师提供)

2. 免疫组化及特殊染色　本病特殊染色通常 PAS、阿辛蓝阳性;免疫组化染色 CK7、CEA、EMA、AE-1、AE-3、GCDFP-15、CAM5.2 阳性。S100、CD1a 阴性,HER2 常阴性(图 2-2-1-7-3A、图 2-2-1-7-3B)。

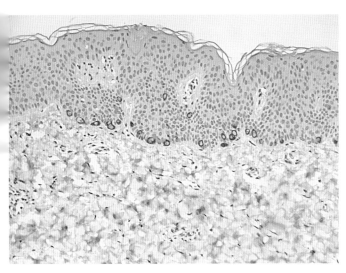

图 2-2-1-7-3A　CK7 阳性（上海交通大学医学院附属上海儿童医学中心陈琢医师提供）

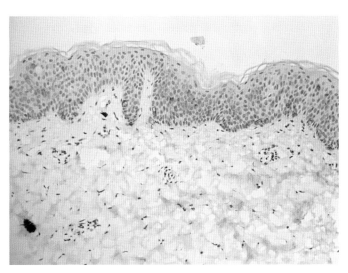

图 2-2-1-7-3B　EMA 阳性（上海交通大学医学院附属上海儿童医学中心陈琢医师提供）

【鉴别诊断】

本病临床上需要与白癜风、特发性滴状色素减退症、白色糠疹、白色纤维丘疹病等进行鉴别，组织病理上需与 Paget 样鳞状细胞癌、Paget 样黑色素瘤、Paget 样角化不良和乳房及乳房外 Paget 病等相鉴别，临床表现、病理改变和免疫组化染色有助于疾病的鉴别。部分疾病的鉴别要点如下：

1. **Paget 样角化不良**　常无明确的病史，患者常无意间发现皮损而就诊；镜下可见棘细胞层大量成簇分布的透明细胞。

2. **乳房 Paget 病**　好发于老年女性，临床多表现为单侧乳腺或乳晕受累，可呈现湿疹样改变。镜下透明细胞见于表皮全层，可见核分裂象及异型性。

3. **乳房外 Paget 病**　皮损多表现为腹股沟或会阴部位的红色斑块或斑片。镜下透明细胞见于表皮全层，可

见核分裂象及异型性。

（蔡绥勃）

参 考 文 献

［1］David S. Cassarino. Diagnostic Pathology：Neoplastic Dermatopathology. 3rd ed. Mumbai：Elsevier Health Science，2021.

［2］Ali Alikhan，Thomas L. H. Hocker. Review of Dermatology. Netherlands：Elsevier，2017.

［3］Dirk Elston，Tammie Ferringer，Christine J. Ko，et al. Dermatopathology. 3rd ed. Amsterdam：Elsevier Health Sciences，2013.

［4］David E Elder，Boris C Bastian，Ian A Cree，et al. The 2018 World Health Organization Classification of Cutaneous, Mucosal, and Uveal Melanoma：Detailed Analysis of 9 Distinct Subtypes Defined by Their Evolutionary Pathway. Arch Pathol Lab Med，2020，144（4）：500-522.

［5］赵辨. 中国临床皮肤病学. 南京：江苏科学技术出版社，2012.

［6］Klaus J. Busam. Dermatopathology，A Voulume in the Foundations in Diagnostic Pathology Series. Singapore：Elsevier Pte Ltd，2010.

［7］Jean Bolognia，Joseph L Jorizzo，Ronald P Rapini. Dermatology. 2nd ed. Singapore：Elsevier Pte Ltd，2008.

［8］Calonje JE，Brenn T，Lazar A，et al. McKee's Pathology of the Skin with Clinical Correlations. 5th ed. Philadelphia：Elsevier Saunders，2019.

［9］David S. Cassarino. Diagnostic Pathology：Neoplastic Dermatopathology. 3rd ed. Mumbai：Elsevier Health Science，2021.

［10］Leerunyakul K，Kanokrungsee S，Rutnin S. Clear cell papulosis：Dermatoscopic findings and literature review. Pediatr Dermatol，2019，36（5）：655-657.

［11］Wang D，Ho MS，Koh MJ，et al. A Case Report of Clear Cell Papulosis and a Review of the Literature. Ann Acad Med Singapore，2017，46（4）：160-166.

［12］Apagüeño C，Pomar R，Peceros J，et al. Clear Cell Papulosis：A Case Series. Actas Dermosifiliogr，2019，110（5）：402-405.

第二节　癌前病变及恶性表皮肿瘤

一、日光性角化病

【概念】

日光性角化病（actinic keratosis，AK），又称表皮基底层不典型上皮内瘤样增生、老年性角化，是一种表皮基底层上皮内瘤病变，可进展至侵袭性鳞状细胞癌（SCC）或可以自行消退。

【临床特点】

1. **临床表现**　发病年龄多见于中年以上，随年龄增大而增加，美国 2004 年发病人数为 4 000 万例。好发于曝

光部位特别是面部、颈部、头皮、手背和前臂。AK的皮损呈多样性,多见单发,颜色为红、褐或灰白色、圆形或不规则形的斑疹或角化性丘疹,皮损表面附着不易剥脱干燥性鳞屑,其周围有红晕,如皮损角化过度则形成皮角(图2-2-2-1-1~图2-2-2-1-3)。皮损直径几毫米至数厘米不等。其病程缓慢,常无自觉症状或轻度瘙痒,如皮损迅速扩大,呈疣状结节或破溃,则提示向鳞状细胞癌转化的可能。

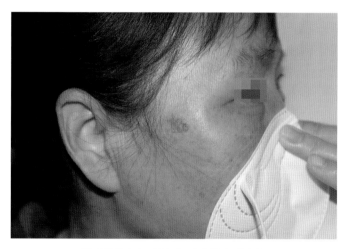

图2-2-2-1-1 淡红色丘疹融合成斑块

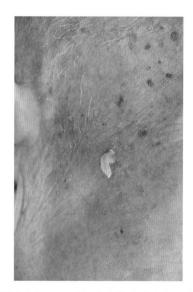

图2-2-2-1-2 淡红色斑片中央皮角形成

2. 治疗 主要包括破坏病变结构,防止进展到鳞状细胞癌,以及改善外观和缓解瘙痒症状。物理治疗包括液氮冷冻、CO_2激光、磨削、刮除;化学治疗包括5-FU、咪喹莫特、丁烯酸酯、双氯芬酸等;其他治疗包括手术切除和光动力治疗。

3. 预后 有2%~3%发展为SCC,继发于AK的SCC大多为低级别。

【发病机制】

过度紫外线暴露、HPV感染、长期使用羟基脲等导致

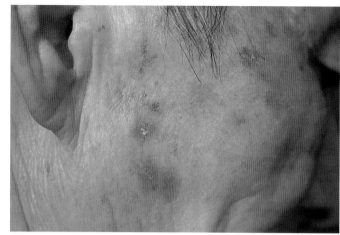

图2-2-2-1-3 表面干燥性鳞屑

皮肤角质形成细胞DNA合成异常和突变。

【病理变化】

镜下观 主要特征为表皮内不典型角质形成细胞增生,局限于表皮下1/3,呈芽蕾状增生,不典型细胞核大深染,核仁明显,胞质丰富嗜伊红,有丝分裂象增加。角化过度、角化不全、颗粒层减少,可见溃疡形成。不典型细胞通常不侵犯汗腺导管,导致角化不全(AK上方表现为红色角质层)和角化过度(小汗腺导管上方,表现为蓝色正角化)交替出现,即"旗帜征"。真皮内血管周围淋巴细胞浸润或浅层苔藓样浸润,有时可见浆细胞,真皮内可见日光弹力变性(图2-2-2-1-4)。

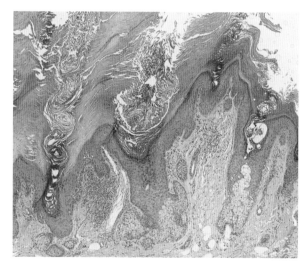

图2-2-2-1-4 角质层可见"旗帜征",基底层不典型细胞芽蕾状增生,真皮浅层日光弹力变性

组织学亚型:

(1)肥厚型:除表皮下层角质形成细胞不典型增生外,主要表现为棘层肥厚,可伴有明显角化过度和角化不全。

(2)苔藓样型:当AK伴有基底细胞液化变性、带状

淋巴细胞浸润及胶样小体时称为苔藓样日光性角化病。

（3）萎缩型：表皮萎缩、皮突变平，轻度角化过度，角化不全，不典型细胞主要局限于基底层（图 2-2-2-1-5）。

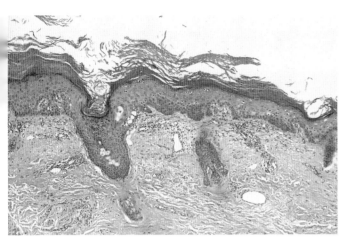

图 2-2-2-1-5　表皮萎缩，轻度角化过度，角化不全，不典型细胞主要局限于基底层

（4）棘层松解型：在不典型的角质形成细胞之间出现裂隙，可见棘层松解细胞和假腺腔样改变，常伴有角化不良细胞（图 2-2-2-1-6）。

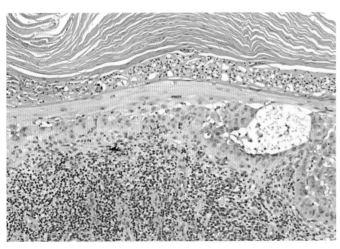

图 2-2-2-1-6　表皮可见棘层松解细胞和假腺腔样改变，常伴有角化不良细胞

（5）色素型：表皮基底层有较多色素颗粒，真皮浅层有噬黑素细胞，易误认为原位黑色素瘤，黑素细胞和角蛋白抗体的免疫组化有助于区分色素型 AK 和原位黑色素瘤。

（6）Bowen 样型：表皮的 1/2 或 2/3 受累，如果全层受累，应诊断为原位鳞状细胞癌（Bowen 病）（图 2-2-2-1-7）。

（7）透明细胞型：肿瘤细胞胞质透明化改变（图 2-2-2-1-8）。

（8）指状型：呈指突样改变，明显角化过度（图 2-2-2-1-9A、图 2-2-2-1-9B）。

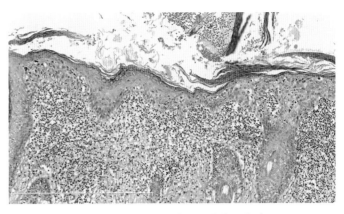

图 2-2-2-1-7　局部表皮细胞全层紊乱

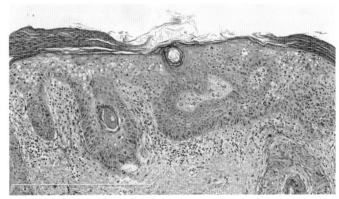

图 2-2-2-1-8　部分肿瘤细胞胞质透明化

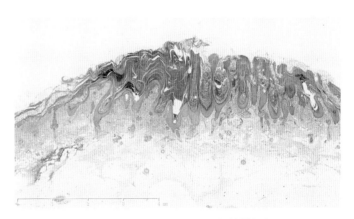

图 2-2-2-1-9A　指状型 AK，低倍镜扫视

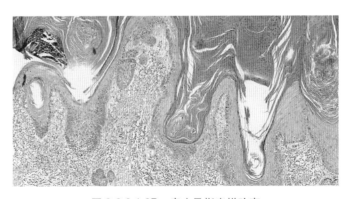

图 2-2-2-1-9B　表皮呈指突样改变

【鉴别诊断】

1. **脂溢性角化病** 基底部平齐,有较多角囊肿和黑素颗粒,无细胞异型性。

2. **扁平苔藓样角化症** 低倍镜下两者相似,但基底细胞空泡变性明显,无细胞异型和芽蕾状增生。

3. **恶性雀斑样痣** 黑素细胞为不典型细胞、核异型,角质形成细胞无异型性。黑素细胞标记(HMB-45、SOX10、MITF)阳性、角蛋白标记阴性。

4. **Bowen 病** 表皮全层细胞异型伴有不典型核分裂和角化不良细胞,并不局限于表皮下层。

(沈 宏)

二、角化棘皮瘤

【概念】

角化棘皮瘤(keratoacanthoma,KA)是一种常见的快速生长的鳞状细胞增生性肿瘤,可自行消退。

【临床特点】

1. **临床表现** 多见于中老年人面部,其次为手背、前臂和小腿,表现为孤立性丘疹或结节,初为圆顶状皮色或红色小丘疹,中心呈火山口样凹陷,充以角质栓(图2-2-2-2-1),在几周内迅速增大至0.5~2cm。巨大型(>5cm)好发于鼻部和手背。多发性边缘离心型皮损呈环状向边缘扩张,中央呈礁石样外观。泛发性发疹型表现为数百至数千丘疹分布于非曝光部位。甲下型多发生于大踇趾远端甲床,快速生长,破坏性强。偶有报道多发性KA伴结节性痒疹和白癜风,常见于老年女性小腿部。多发性家族性呈常染色体显性遗传,皮损数目达数百个。临床分增生期、成熟期和消退期(图2-2-2-2-2),一般于半年内可自行消退,遗留轻度色素减退性瘢痕。

2. **治疗** 绝大多数可自行消退,手术切除是主要的治疗手段,特别是巨大型、甲下型及免疫抑制患者。

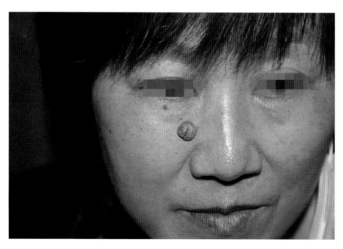

图 2-2-2-2-1 圆顶状红色结节,中心呈火山口样凹陷,充以角质栓

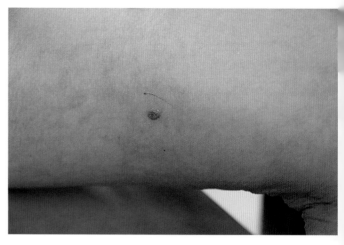

图 2-2-2-2-2 消退期角化棘皮瘤

3. **预后** 绝大多数角化棘皮瘤最终会消失,但面部中央巨大型和甲下型可能具有局部侵袭性。

【发病机制】

UV及可见光照射、创伤(皮肤移植或疫苗)、感染和化学致癌物等与角化棘皮瘤的发病有关。其他因素包括免疫抑制、文身和BRAF抑制剂等。部分可检测出人乳头瘤病毒6(HPV6),在巨大型KA和伴有HIV的KA中检测到HPV19和HPV48,提示与病毒感染相关。

【病理变化】

镜下观 低倍镜下肿瘤呈抱球状、对称性、结节状内生性增生,但肿瘤生长深度很少超过汗腺水平。中心呈火山口样,中央充满角质,两侧为唇状表皮包绕(图2-2-2-2-3)。下陷表皮增生,增生的表皮突在许多地方与其周围间质分界不清。不典型细胞胞核大,胞质嗜酸性,呈毛玻璃样,有时可见角珠。晚期表皮变薄,角珠可消失(图2-2-2-2-4)。部分病例可向深部浸润性生长,有时可见神经侵犯(图2-2-2-2-5A、图2-2-2-2-5B)。有时在肿瘤边缘

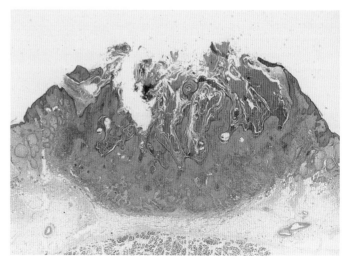

图 2-2-2-2-3 中心呈火山口样,其中充满角质,两侧为唇状表皮包绕

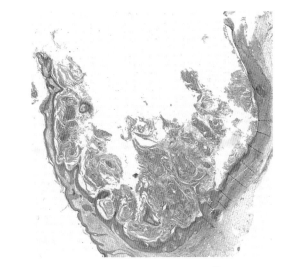

图 2-2-2-2-4　晚期表皮变薄

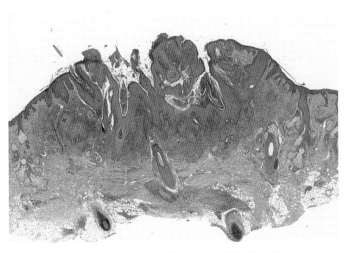

图 2-2-2-2-5A　病变向真皮内呈浸润性生长

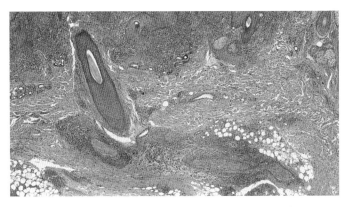

图 2-2-2-2-5B　病变底部神经周围密集混合炎症细胞浸润

可见颗粒层增厚、挖空细胞等 HPV 感染证据。充分发展时增生表皮内可见中性粒细胞及嗜酸性粒细胞形成的微脓肿。早期瘤体周围以淋巴细胞浸润为主，充分发展阶段为混合型细胞浸润，常见嗜酸性粒细胞（图 2-2-2-2-6）。底部纤维化为晚期改变诊断线索。

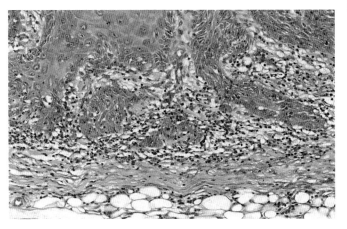

图 2-2-2-2-6　充分发展阶段可见底部混合炎症细胞浸润，嗜酸性粒细胞常见

【鉴别诊断】

1. **高分化鳞状细胞癌**　肿瘤呈内生性生长，无中央角质栓及周围唇状表皮包绕，细胞异型性明显，发展较角化棘皮瘤缓慢，不能自行消退，但诊断应结合临床。

2. **疣状癌**　显示明显的内生性和外生性生长，乳头瘤样增生伴分化较好的鳞状上皮向组织深层浸润性球形挤压式生长，细胞异型性不明显，无 KA 的中央火山口样改变及角质栓。

（沈　宏）

三、鲍温病

【概念】

鲍温病（Bowen disease），又名原位鳞状细胞癌，病变局限于表皮和浅表附属器上皮，特征表现为表皮全层角质形成细胞异常。鲍温病最初专门用来描述非曝光部位原位鳞状细胞癌，但目前"鲍温病"和"原位鳞状细胞癌"这两个术语可互用，来描述曝光或非曝光部位的皮肤鳞状细胞癌。

【临床特点】

1. **临床表现**　常见于 60 岁以上人群，曝光部位多见，如头面颈、手背，非曝光部位如下肢，少见于甲下、甲周、肛周及外阴等处。高危因素包括器官移植使用免疫抑制剂、长期饮用含有高浓度砷的水源和紫外线过度照射等。皮损多为单发，表现为淡红或暗红色丘疹、斑块，离心性扩大，可呈疣状或结节状，直径数毫米至几厘米不等，边界清，稍隆起，表面有棕色或灰色厚痂，强行剥离后，下露湿润糜烂面（图 2-2-2-3-1、图 2-2-2-3-2）。自觉症状不明显。生长缓慢，但持续不退，5% 可发展成侵袭性肿瘤。

2. **治疗**　手术切除为标准治疗，面部皮损建议 Mohs 手术。局部治疗包括外用咪喹莫特乳膏或 5-FU 乳膏。

宽大,有时融合,全层见异型角质形成细胞,可见核分裂象及坏死角质形成细胞。(图 2-2-2-3-3A、图 2-2-2-3-3B)

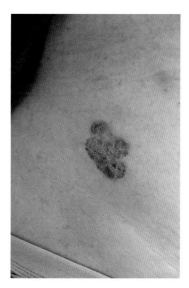

图 2-2-2-3-1　暗红色不规则斑片,表面棕褐色痂皮

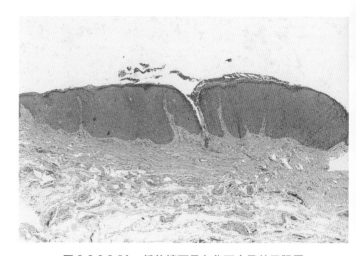

图 2-2-2-3-3A　低倍镜可见角化不全及棘层肥厚

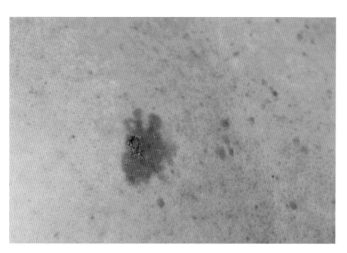

图 2-2-2-3-2　红褐色丘疹周围可见淡红色斑片

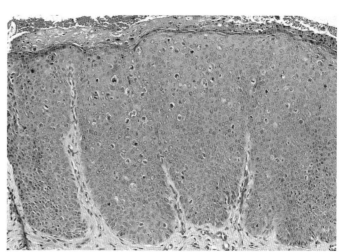

图 2-2-2-3-3B　高倍镜可见表皮全层细胞排列紊乱,角质形成细胞异型性明显,见不典型核分裂象及角化不良细胞

3. **预后**　3%～8% 可发展为 SCC,特别是免疫抑制患者或皮损较大者。

【发病机制】

绝大部分患者发病与紫外线过度照射(UVA、UVB)有关。光疗和光化学疗法也有一定的诱发概率。肛周和外阴部位发病与 HPV 感染相关。

【病理变化】

镜下观　主要表现为表皮角化过度、角化不全、棘层肥厚。表皮全层细胞排列紊乱,可见不典型角质形成细胞,细胞异型明显、核仁清晰,见不典型核分裂象,有时可见瘤巨细胞,有时可见较多角化不良细胞,有时角质形成细胞淡染或空泡样,病变常累及末端汗管和毛囊漏斗部等。真皮浅层血管周围淋巴细胞浸润,或浅层苔藓样淋巴细胞浸润,可见浆细胞。

常见组织学类型:

(1)银屑病样型:角化不全,棘层规则肥厚,表皮突

(2)萎缩型:表皮明显萎缩变薄,全层见异型角质形成细胞。

(3)角化过度型:常见明显角化过度伴角化不全,不同程度的棘层肥厚,角质形成细胞有明显异型性。

(4)透明细胞型:由于糖原沉积,异型角质形成细胞呈空泡化,PAS 染色强阳性(图 2-2-2-3-4)。

(5)Paget 样型:增厚表皮可见呈现巢状或散在分布,胞质淡染且丰富的大细胞。

(6)表皮松解型:有显著棘层松解(图 2-2-2-3-5)。

(7)色素型:肿瘤细胞内含有色素颗粒、真皮浅层可噬色素细胞。

【鉴别诊断】

1. **鲍温病样日光性角化病**　损害常较小,通常不累及末端汗管,病变主要累及表皮下层,p16 在鲍温病的不

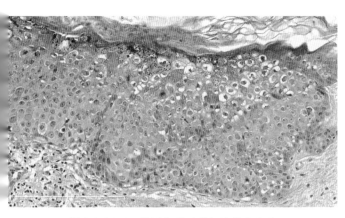

图 2-2-2-3-4　异型角质形成细胞呈空泡化

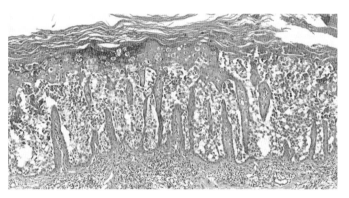

图 2-2-2-3-5　广泛棘突松解及明显异型性（中南大学湘雅医院陈明亮教授提供）

典型细胞呈阳性。

2. Paget 病　当鲍温病异型细胞呈现巢状或散在分布，胞质淡染且丰富的大细胞时（Paget 样型），需与 Paget 病相鉴别，免疫组化可协助鉴别，Paget 病往往 CK7、CEA、EMA 和 GCDFP-15 阳性，而 p63 鲍温病异型细胞往往阳性。

3. 鲍温样丘疹病　与 HPV 感染相关，少数患者可与尖锐湿疣并发。发病年龄较轻，皮损多发，少数患者的皮疹可自然消退，但可复发。组织病理上与鲍温病类似，不易区分，需要密切结合临床。

（沈　宏）

四、阴茎或外阴部上皮内瘤变

【概念】

阴茎或外阴部上皮内瘤变（penile or vulva intraepithelial neoplasia，PeIN/VIN）为局限于阴茎或外阴表皮内病变，表现为上皮细胞非典型增生，有进展为侵袭性癌的潜能。

【临床特点】

1. 临床表现　根据临床特点及生物学行为，分成两种类型：与高危 HPV16、HPV18 型相关的普通型（usual-type vulvar intraepithelial neoplasia，uVIN）和与原有炎症性皮肤病相关的分化型（differentiated vulvar intraepithelial neoplasia，dVIN），常见于外阴慢性单纯性苔藓或硬化性苔藓。普通型 VIN 在年轻女性中发病率更高（中位年龄 47.8 岁），如果不治疗，普通型比分化型更易进展为 SCC，而分化型 VIN 在有慢性皮肤病的老年患者（中位年龄 67.0 岁）中更常见。

大多数外阴上皮内瘤样病变患者无明显的临床症状，可表现为外阴瘙痒，搔破后皮肤表面出现破损、溃疡、渗出物或结痂等，同时，也可能伴随阴道分泌物增多、接触性阴道出血等。与 uVIN 的多病灶相比，dVIN 常表现为单发病灶，呈表面粗糙灰白色、边缘模糊的白斑或结节，伴瘙痒、烧灼、性交困难、干燥或出血，且治疗抵抗。此外，dVIN 常发生在 SCC 附近皮肤，需要对患者的局部病灶进行活检，对所有的病变可疑部位进行多点活检，并且要保证取材的深度，提高病理诊断效率。（图 2-2-2-4-1、图 2-2-2-4-2）

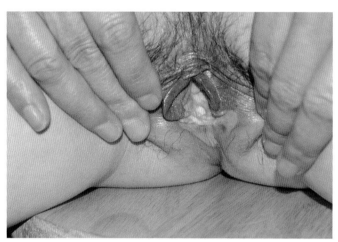

图 2-2-2-4-1　小阴唇内侧见灰白色斑片及结节，伴轻度糜烂渗出

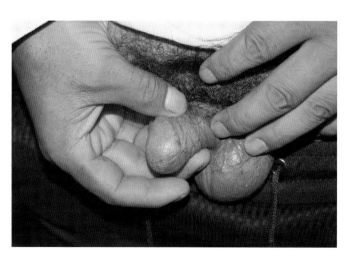

图 2-2-2-4-2　龟头皮肤变薄，可见局部白色斑疹

2. **治疗**　外科手术为 uVIN 的主要治疗手段,除可切除 uVIN 病变外,还可提供标本进行组织病理学诊断。药物治疗可保留外阴结构和功能,但不能提供组织病理学检查结果及排除浸润癌,故在治疗前应对可疑病灶进行充分的组织活检,常用药物有 5-氟尿嘧啶、咪喹莫特、西多福韦等,目前预防性 HPV 疫苗对普通型 VIN 和相关的浸润性癌具有保护作用。物理治疗包括激光治疗、光动力治疗等。

3. **预后**　文献报道 VIN 治疗后的总复发率为 30%,若不考虑切缘状态,则多数复发发生在治疗后的前 3 年,因此定期随访很重要。uVIN 患者中 SCC 的发生率为 5.7%,dVIN 患者则高达 32.8%,uVIN 与 dVIN 进展为 SCC 的中位时间分别为 41.4 个月和 22.8 个月。有报道 23% 的鳞状细胞癌患者在最初的 VIN 诊断时就已经出现,穿刺活检的 VIN 诊断必须考虑到漏诊的风险,即 VIN 可能为隐匿性浸润性癌。HPV 疫苗预防 uVIN 的效果良好,但对 dVIN 目前尚无确切预防措施。

【发病机制】

uVIN 与高危 HPV16、HPV18 型感染相关,dVIN 与原来有炎症性皮肤病如慢性单纯性苔藓或硬化性苔藓长期刺激有关。

【病理变化】

镜下观　主要表现为角质形成细胞的不典型增生,细胞的不典型性包括细胞增大或缩小浓染,核大深染、呈多形性及不典型核分裂象。其他特征包括角化过度、角化不全、角化不良、棘层肥厚和真皮浅层淋巴细胞浸润等。

根据浸润深度可分为 3 级。VIN Ⅰ 级:病变累及上皮下 1/3 层细胞,呈轻度异型性,极性存在,核分裂象少见;VIN Ⅱ 级:病变累及上皮下 2/3 层细胞,呈中度异型性,极性稍乱,核分裂象稍多;VIN Ⅲ 级:病变超过上皮 2/3 层细胞甚至累及全层,呈重度异型性,极性消失,核分裂象多见,但上皮基底膜完整。

常见组织病理类型:

在 uVIN 中,不典型的基底细胞增生起始于基底层,并逐渐发展为部分或全层表皮。由于基底层增生明显,细胞密集,核大而深染,低倍镜下呈嗜碱性外观,常见核分裂象和角化不良细胞。在棘细胞层上部和颗粒层可见挖空细胞(图 2-2-2-4-3A、图 2-2-2-4-3B)。uVIN 有两种亚型:疣状和基底增生样。疣状型可见挖空细胞,而基底增生样型的基底细胞呈不典型增生。

dVIN 的主要特征是基底层细胞表现为核大深染、不规则、核分裂增多,胞质为嗜酸性,棘层不规则增生,真皮内出现炎症反应,真皮胶原常呈纤维化(图 2-2-2-4-4)。

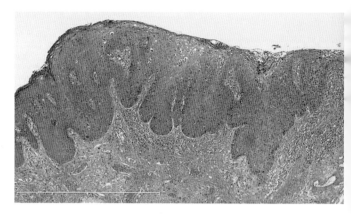

图 2-2-2-4-3A　表皮上部分可见挖空细胞

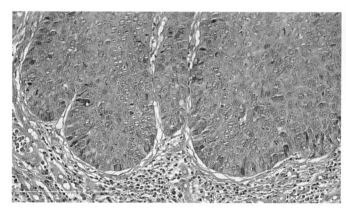

图 2-2-2-4-3B　基底层及上部可见不典型细胞增生

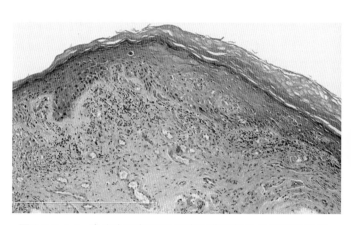

图 2-2-2-4-4　表皮中下部可见细胞不典型性及角化不良细胞,真皮浅层可见炎症细胞浸润及纤维化

在鉴别 uVIN 和 dVIN 困难时,p53[+]、p16[-] 表型支持 dVIN,而 p53[-]、p16[+] 支持 uVIN。dVIN 鉴别诊断最困难的是从炎症如硬化性苔藓和慢性单纯性苔藓到 dVIN,再到鳞状细胞癌是一个连续的病理演变过程,要严格区分它们之间的病理改变比较困难,与取材部位和时机有关。

【鉴别诊断】

慢性单纯性苔藓和硬化性苔藓　主要与 dVIN 鉴别,临床表现比较难鉴别,组织病理上虽然均有棘层不规则增生,真皮内出现炎症反应及胶原纤维化,但 dVIN 有基底层细胞异型,但此组疾病为一动态演变过程,与取材部位与取材时间密切相关,需要动态观察和随访。

(沈　宏)

五、疣状癌

【概念】

疣状癌(verrucous carcinoma,VC)是一种少见的分化良好的皮肤鳞状细胞癌亚型,具有疣状或斑块状外观,常表现出局部侵袭性,但转移性较低。

【临床特点】

1. **临床表现**　主要发生于老年男性,75% 的患者为60 岁及以上。临床表现因其发生部位而异。黏膜和皮肤均可发生,口腔黏膜是最易受累的黏膜部位(Ackerman 瘤),皮肤病变常发生于掌跖、手指远端及肛门生殖器(Buschke-Löwenstein 瘤),肛门生殖器部位病变形成外生性、尖锐湿疣样赘生物,单发皮损较常见,直径为 1~5cm。掌跖病变往往生长缓慢,形成类似胼胝样角化性斑块(图2-2-2-5-1)。

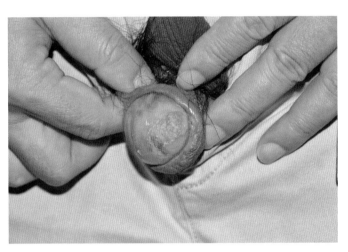

图 2-2-2-5-1　龟头外生性结节,表面黄色痂皮

2. **治疗**　本病几乎不发生转移,主要治疗手段为手术切除。

3. **预后**　切除不完全的病灶有很高的复发率,且可能比初始肿瘤更具有侵袭性。尽管在接受过放疗或化疗的患者中会发现更具侵袭性的鳞状细胞癌,但一般不会发生转移。

【发病机制】

慢性刺激、炎症、HPV 感染、免疫抑制等被认为是可能的致病因素。肛门生殖器部位病变可能与硬化性苔藓、溃疡性扁平苔藓等相关,口腔病变可能与抽烟、咀嚼槟榔相关,足底、口腔、外阴病变可能与早期存在的 HPV(HPV6、HPV11)感染相关。

【病理变化】

镜下观　不同部位皮损的组织病理学表现是相似的,病变同时具有外生性和内生性结构,外生部分角化过度,可伴角化不全,乳头瘤样增生,增生的表皮下方真皮内间质纤维血管增生,肿瘤内生部分由分化良好的鳞状上皮构成,特征性地呈杵状向真皮浸润,具有向深部推挤的钝圆形边界,仅基底部一两层细胞具有非典型性(图 2-2-2-5-2A~图 2-2-2-5-2C)。

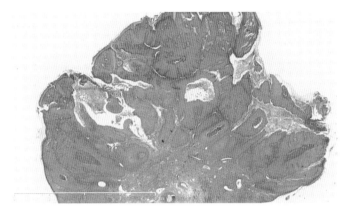

图 2-2-2-5-2A　病变同时具有外生性和内生性结构,外生部分角化过度,乳头瘤样增生

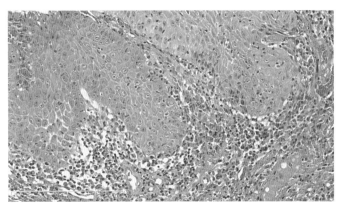

图 2-2-2-5-2B　肿瘤下方细胞轻度异型性,真皮内间质纤维血管增生,伴慢性炎症细胞浸润

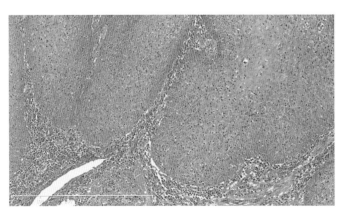

图 2-2-2-5-2C　鳞状上皮呈内生性生长,表皮突膨大,形成挤压性边界

【鉴别诊断】

根据老年人手足、肛门生殖器等部位出现疣状外生性肿物,结合组织学由分化良好的鳞状上皮构成,瘤团底部具有钝圆形边界,向真皮内推挤式浸润,可明确诊断。本病主要与以下疾病鉴别:

1. **鳞状细胞癌**　好发于头面部、手部等曝光部位,组织学可见鳞状上皮来源的肿瘤细胞呈团块状、条索状于真皮内浸润生长,细胞分化程度不一,异型性明显,较本病更具侵袭性。

2. **疣状黄瘤**　组织学可见表皮疣状增生,常具有明显角化不全,真皮乳头可见泡沫样细胞,该细胞免疫组化CD68阳性。

3. **病毒疣**　组织学呈现外生性生长模式,无真皮内浸润,可见空泡化细胞。

（沈　宏）

六、鳞状细胞癌

【概念】

鳞状细胞癌(squamous cell carcinoma,SCC)是一种表现出不同程度分化的表皮角质形成细胞来源的恶性肿瘤。病变可以呈原位,也可以呈浸润性生长,有潜在的转移性。

【临床特点】

1. **临床表现**　本病在皮肤恶性肿瘤中的发病率仅次于基底细胞癌,好发于老年人曝光部位,如头面部、颈部、手背、唇部、外耳部和腿部,HPV感染和免疫抑制患者可发生在外阴部、肢端和甲下。也可继发于其他皮肤病如硬化性苔藓、扁平苔藓、盘状红斑狼疮、着色性干皮病、汗孔角化症、瘢痕、辐射和慢性感染等病灶部位。男性多于女性。皮损常表现为生长缓慢的不规则鳞屑性结节或斑块,基底潮红,表面可出现糜烂,也可出现溃疡、出血(图2-2-2-6-1、图2-2-2-6-2)。沿神经周围扩散的皮损出现疼痛和感觉异常。本病的转移风险与发病部位和亚型有关,约0.5%的患者发生转移,非曝光部位、唇部的SCC有2%~3%发生转移,发生于曝光部位且直径小于2cm的病变转移风险较小。

2. **治疗**　大部分可通过手术治疗根治,高分化且浸润浅的病例预后通常较好,但小部分具有更高的复发率、转移性和致死性。不具备手术条件的患者可进行局部化疗、免疫治疗或放疗。

3. **预后**　病变直径大于2cm、厚度大于2mm、Clark分级Ⅳ级或Ⅴ级、周围神经浸润、分化程度低、原发于耳部或唇部等均提示预后不佳。可转移局部淋巴结、肺、骨、中枢神经系统和肝。

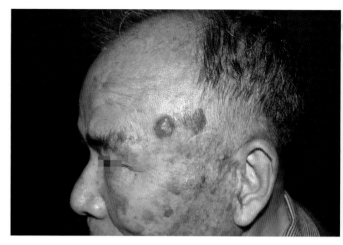

图2-2-2-6-1　红色结节基底潮红,中央糜烂结痂

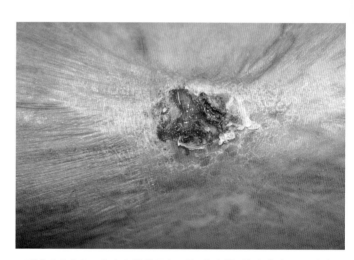

图2-2-2-6-2　瘢痕上继发不规则红色斑块,伴浅表糜烂及渗出

【发病机制】

本病相关的危险因素包括暴露于日光或其他紫外线造成的慢性光损伤、免疫抑制、暴露于环境致癌物、烧伤瘢痕、慢性感染、窦道、HPV感染、砷、煤焦油等。大部分病例由日光性角化病进展而来,少部分与原位鳞癌(Bowen病)相关。在本病中常检测到的突变基因包括*p53*、*p16*、*Tp53*、*CDKN2A*、*RAS*、*NOTCH1*等。

【病理变化】

1. **镜下观**　鳞状细胞呈团块状、片状、条索状侵犯真皮,可见鳞状涡及角珠,肿瘤细胞核大、染色质呈泡状、核仁明显、核深染、多形性、见不典型核分裂象,细胞呈上皮样具有丰富的嗜酸性胞质(图2-2-2-6-3A、图2-2-2-6-3B),可出现围神经浸润伴周围淋巴细胞。大部分可见肿瘤与表皮相连,部分可伴原位病变。分化程度从高分化到低分化差异较大,大部分为中分化,细胞间桥和角化不良细胞是鳞状细胞分化的可靠标志(图2-2-2-6-4)。SCC分期依据主要包括肿瘤大小、浸润深度、分化程度和神经周围浸润。

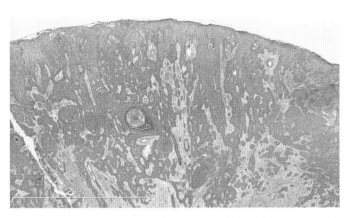

图 2-2-2-6-3A 嗜酸性鳞状上皮团块及条索向真皮内浸润性生长

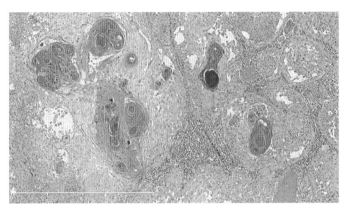

图 2-2-2-6-3B 鳞状涡和角珠

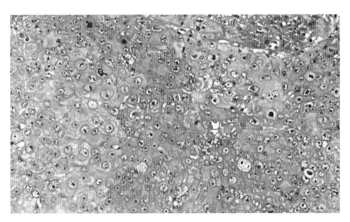

图 2-2-2-6-4 瘤细胞间见细胞间桥,细胞异型性明显,见较多核分裂象

特殊病理类型主要包括:

(1)棘层松解型:与经典型表现相似,病变区域表皮常增厚、角化过度或出现溃疡,常不伴原位病变,棘层松解肿瘤细胞呈圆形,常出现角化不良和坏死,棘层松解导致肿瘤细胞间出现大小不一的裂隙,可形成假性腺腔结构、假性血管样腔隙(图 2-2-2-6-5),假腺样结构黏液染色、CK7、CEA、CD31、ERG 阴性。

(2)梭形细胞型:一种较为少见的低分化亚型,主要由梭形肿瘤细胞构成,细胞具有大的泡状核和少量的嗜

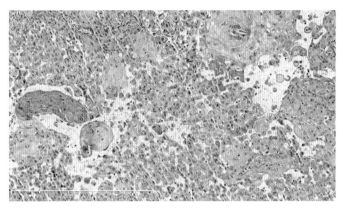

图 2-2-2-6-5 棘层松解导致肿瘤细胞间出现大小不一的裂隙

酸性胞质,部分或完全失去鳞状分化特征,可见多形性梭形肿瘤细胞呈束状紧密排列,常具有明显日光弹力纤维变性的背景,可伴日光性角化病或原位鳞癌病变。

(3)腺鳞样型:是一种少见的亚型,具有侵袭性生物学行为,表现为鳞化与腺样分化并存,肿瘤由大小不一的低分化鳞状细胞团块构成,可见角囊肿和周围结缔组织增生,同时可出现导管及腺体样结构,与表皮相连提示其表皮来源(图 2-2-2-6-6)。

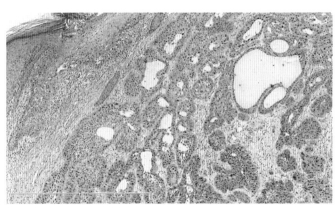

图 2-2-2-6-6 肿瘤团块可出现导管及腺体样结构

(4)透明细胞型:组织学可见胞质含单房空泡的异型鳞状上皮细胞,空泡内主要为糖原。少数情况下胞质空泡压迫胞核形成"印戒细胞"样外观。

(5)疣状癌:同时具有外生性和内生性结构,外生部分呈乳头瘤样增生,内生部分由分化良好的鳞状上皮构成,特征性地呈杵状向真皮浸润,且具有向深部推挤的边界。

(6)其他少见亚型:指一组具有异质性、难以归入以上分类的 SCC,通常表现为低分化、侵袭性,包括鳞状细胞癌伴肉瘤样分化、淋巴上皮瘤样癌、假血管性鳞状细胞癌、鳞状细胞癌伴破骨样巨细胞等。

2. 免疫组化 主要用于低分化 SCC 的诊断,典型者 p63、p40、EMA、CK、CK5/6、高分子量 34βE12 阳性,而 BerEp4、S100、Desmin、CD68、D2-40 阴性。

【鉴别诊断】

根据发生于曝光部位的角化性丘疹、结节或斑块，组织学见异形鳞状细胞于真皮内侵袭性生长，必要时结合免疫组化可明确诊断。主要与以下疾病鉴别：

1. **基底细胞癌**　肿瘤细胞为嗜碱性小细胞，瘤团边缘呈栅栏状，周边见收缩间隙和黏液基质。免疫组化 Ber-EP4 和 BCL-2 阳性，CD10 常阳性，几乎不表达 EMA。

2. **非典型纤维黄瘤**　通常是曝光部位出现的大的结节状肿物。免疫组化 CD10、CD99 阳性，而 HMWCKs 和 p63 阴性。

3. **皮肤转移癌**　临床病史和影像学检查对鉴别皮肤外来源的鳞状上皮肿瘤至关重要。

4. **黑色素瘤**　主要与梭形细胞黑色素瘤及无色素性黑色素瘤相鉴别，黑色素瘤免疫组化 S100、SOX10 阳性，而 p63、p40、CK5/6 阴性。

（沈　宏）

七、基底细胞癌

【概念】

基底细胞癌（basal cell carcinoma，BCC）起源于毛囊上皮的基底细胞，表现为不同大小，周边由基底细胞组成的瘤团，核深染、胞质少，原称为基底细胞上皮瘤。

【临床特点】

1. **临床表现**　最常见的表皮恶性肿瘤，发病率逐年升高（美国 576/10 万），男女比例 1.5∶1，老年人多见，但年轻人发病率增长更快。发病部位以曝光部位为主，64% 在头面部，24% 在躯干部，也可发生于肛周、外阴、甲和掌跖。

特征性临床表现为珍珠样隆起边缘、毛细血管扩张性丘疹，有时可见糜烂，外伤后常有出血。皮损偶见多发。病变大小从几毫米到数厘米不等。文献报道临床表现有 26 种之多，但主要包括 4 种亚型：浅表型（图 2-2-2-7-1）、结节溃疡型（图 2-2-2-7-2）、硬斑病型（图 2-2-2-7-3）和色素型（图 2-2-2-7-4）。其他临床类型还包括囊肿型（图 2-2-2-7-5）、腺样型（图 2-2-2-7-6）、巨大型（超过 10cm）、线状和息肉状型。结节溃疡型表现为界限清晰的结节，表面通常有毛细血管扩张，除中央溃疡外，常见卷曲状边缘，最常见的部位是面部，结节型可见色素沉着，临床上易误诊为黑色素瘤。硬斑病型，硬化区域表现为白色斑疹或斑块，通常伴有毛细血管扩张，边缘不清，病理组织学范围常超过临床可见的边缘，因此给治疗造成困难。

2. **治疗**　Mohs 外科切除、刮除、电凝、冷冻、外用

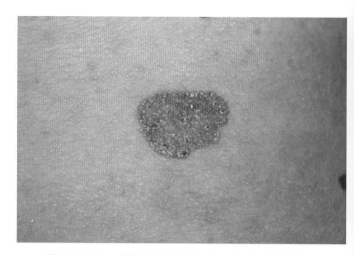

图 2-2-2-7-1　浅表型 BCC，暗红色斑片，边缘轻微隆起

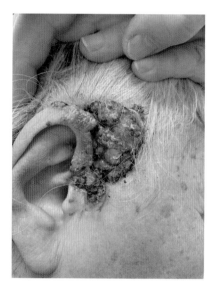

图 2-2-2-7-2　结节溃疡型 BCC，病变呈多发结节，其上溃疡形成，溃疡周围边缘隆起

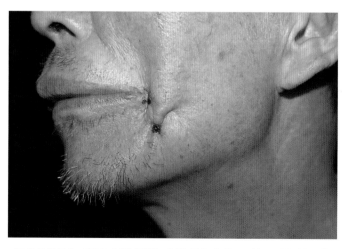

图 2-2-2-7-3　硬斑病型 BCC，皮肤硬化萎缩，可触及浸润性结节

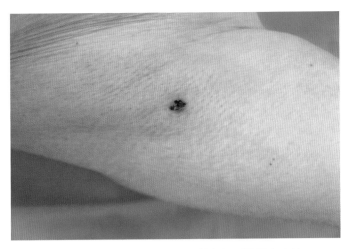

图 2-2-2-7-4 色素型 BCC,形状欠规则的黑色斑块

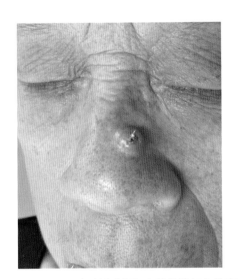

图 2-2-2-7-5 囊肿型 BCC,光滑的淡红色丘疹

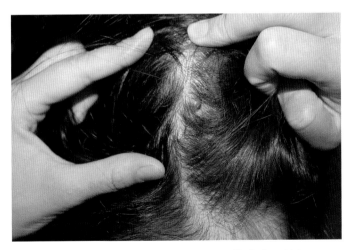

图 2-2-2-7-6 腺样型 BCC,黑褐色结节,颜色不均匀

5-FU、咪喹莫特、索尼德吉等。

3. 预后 BCC 的复发率低,为 5%~10%,取决于治疗方式、肿瘤大小及组织病理学特征。复发常见于面部病变,特别是鼻、鼻唇沟或内眦等,与肿瘤边缘不易完全

切除有关。病理类型中的硬斑病样型、微结节型和基底鳞状型较其他类型复发率更高。转移约有 0.05%,通常与被忽视的大溃疡病变有关,局部淋巴结和肺是最常见的转移部位。

【发病机制】

紫外线照射是 BCC 最重要的发病因素,其他因素包括接触砷剂、免疫抑制和遗传倾向。

【病理变化】

镜下观 基底细胞样瘤团增生,呈浸润性生长或不对称生长。肿瘤由嗜碱性基底样细胞组成,细胞核大深染,核仁和胞质不明显,周边细胞呈栅栏状排列。肿瘤细胞与周围基质之间可见明显裂隙(收缩间隙),基质以纤维黏液样为主,成纤维细胞增生不明显。瘤细胞内常见黑色素,有时可见个别或成片坏死瘤细胞及核分裂象。间质可见淋巴细胞浸润。

各种类型的基底细胞癌的特点如下:

(1)结节溃疡型:占所有基底细胞癌的 75%。由基底样细胞组成的大小不等的团块,境界较为清楚。肿瘤为实体性,团块周围细胞呈栅栏状排列,周围有不同质地和数量的间质,常疏松并富含黏液,周围有裂隙。瘤团部分囊性变是肿瘤细胞分泌黏蛋白积累的结果(图 2-2-2-7-7)。

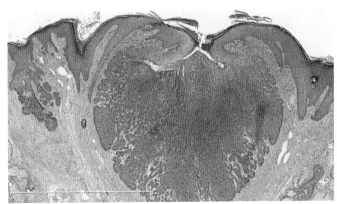

图 2-2-2-7-7 肿瘤为实体性,团块周围细胞呈栅栏状排列

(2)微结节型:以增生的基底样细胞呈小巢状排列为特点,周围栅栏状排列常不明显,而且缺乏人工收缩间隙。此型常有真皮和皮下组织浸润,偶尔可见神经周围浸润,因此局部复发率较高(图 2-2-2-7-8)。

(3)浅表型:位于真皮浅层,在多处与表皮相连。瘤细胞团自表皮底部呈芽蕾状或不规则伸长至真皮乳头层。通常合并真皮纤维化、黏蛋白沉积、水肿和慢性炎症,有时伴有噬色素细胞。多中心浅表型基底细胞癌的多个基底细胞瘤团其实是相互连接的,如果不进行治疗,肿瘤会形成大小不一的瘤团(图 2-2-2-7-9)。

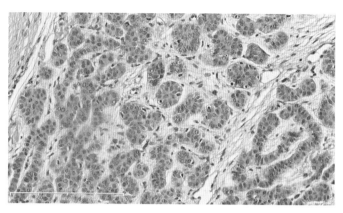

图 2-2-2-7-8　增生的基底样细胞团块呈小巢状排列

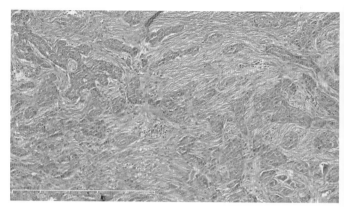

图 2-2-2-7-11　增生的纤维化基质中细条索状嗜碱性肿瘤团块

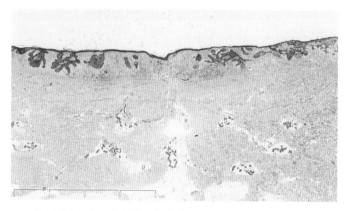

图 2-2-2-7-9　真皮浅层多个嗜碱性肿瘤团块与表皮相连

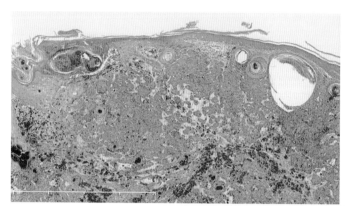

图 2-2-2-7-12　肿瘤及周围基质中见大量黑色素

（4）腺样型：又名筛孔状 BCC，瘤细胞呈网状、孔状生长，包绕明显黏液性基质，形成假腺样外观。当只有腺样改变时，易与腺样囊性癌混淆（图 2-2-2-7-10）。

边缘呈锯齿状，浸润性生长，周围栅状排列不明显。与硬斑病样型不同，基质常很疏松，并有明显黏液样基质。肿瘤常浸润广泛，累及周围神经并不少见（图 2-2-2-7-13）。

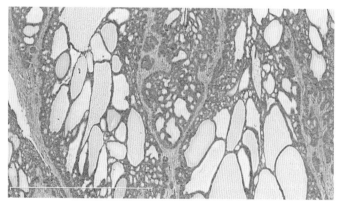

图 2-2-2-7-10　肿瘤呈假腺样外观，包绕明显黏液性基质

（5）硬斑病样型：由细条索状和巢状基底样细胞组成，周围栅状排列不明显，周围基质致密、硬化，收缩间隙不明显，侵犯周围神经并不少见（图 2-2-2-7-11）。

（6）色素型：肿瘤及周围基质中可见大量黑色素，易误认为黑色素瘤。色素沉着可见于所有的组织病理类型（图 2-2-2-7-12）。

（7）浸润型：由小而不规则的基底样细胞团块组成，

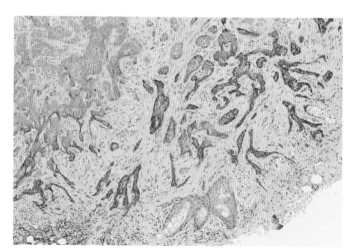

图 2-2-2-7-13　小而不规则的基底样细胞团块，浸润性生长

（8）漏斗部囊肿型：表现为真皮内境界清楚、小而表浅的基底样细胞对称性增生，排列呈条索状，周边呈栅栏状排列，基质疏松，可见小的漏斗部囊肿（图 2-2-2-7-14A、图 2-2-2-7-14B）。Gorlin-Goltz 综合征为遗传相关的多发性漏斗部 BCC 综合征，也可见以毛囊为中心出现 BCC 瘤团。

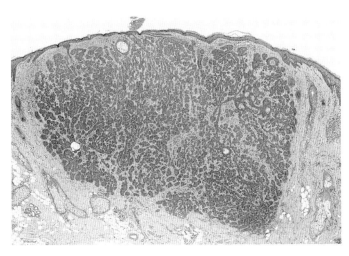

图 2-2-2-7-14A 真皮内境界清楚的基底样团块对称性增生,排列呈条索状

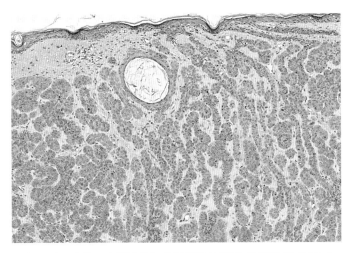

图 2-2-2-7-14B 瘤团周边细胞呈栅栏状排列,基质疏松,可见小的漏斗部囊肿

(9) 基底鳞状型:肿瘤发生灶性鳞状细胞分化,由于此型常呈浸润性生长,所以轮廓不清。鳞状分化可从小的界限清楚的鳞状细胞角囊肿到广泛的区域性鳞状上皮分化。

(10) 角化型:表现为大量角质囊肿形成,很难与家族性毛发上皮瘤鉴别。

(11) 牙釉质样基底细胞癌:由位于中心的苍白星状细胞组成的结节,周围呈栅栏状基底细胞。局灶性牙釉质样改变是其特征。

(12) 基底细胞癌向附属器结构分化:偶见基底细胞癌向毛囊各个组分(如毛基质细胞、内毛根鞘、毛外根鞘)、皮脂腺、顶泌汗腺细胞(大小汗腺导管或假腺样改变)等方向分化。

(13) 多形细胞型、Bowen 样和巨细胞型:其中有大量明显的较大单一核和多核巨细胞。胞质核内反折,可见胞质嗜碱样和嗜酸性包涵体,可见较多核分裂伴个别细胞坏死。此外,也可见间质巨细胞。多形性并不影响

肿瘤行为。

(14) 透明细胞或气球样型:肿瘤出现灶性透明细胞改变,伴有透明至细颗粒状嗜酸性胞质。这些变化可能是由于溶酶体增多引起的退行性变而非糖原堆积。有些细胞胞质呈多空泡样,要与皮脂腺癌、汗腺癌鉴别,Ber-EP4 阳性可以鉴别。

(15) 印戒细胞型:与透明细胞型一样,因胞质内溶酶体聚集使细胞核被压扁并位于周边,似印戒细胞,胞质中透明包涵体由变异的角化性中间丝组成。此外,印戒细胞可以 S100、胶质纤维酸蛋白、SMA 染色阳性,提示为肌上皮分化,故又称基底细胞癌伴肌上皮分化。印戒细胞常分布于瘤团中央。

(16) 颗粒细胞型:部分肿瘤细胞可有丰富的颗粒状嗜酸性胞质,为与膜相连的溶酶体样颗粒。这一型超微结构与透明细胞基底细胞癌相似,都代表一种变性现象,Ber-EP4 阳性。

(17) 瘢痕疙瘩样型:增厚、硬化的胶原束在肿瘤基质内清晰可见。临床易误诊为瘢痕疙瘩。

(18) 化生型:基底细胞上皮成分逐渐转变为肉瘤样细胞(癌肉瘤)。肉瘤样区域通常表现为低级别未分化肉瘤(恶性纤维组织细胞瘤),由有丝分裂活性增强的多形性梭形细胞组成。

尽管大多数基底细胞癌可归纳以上亚型,但混合型并不少见。

【鉴别诊断】

1. 毛发上皮瘤 瘤体小、对称分布、边界清楚、花瓣边缘,可见乳头间质体、毛球及角质囊肿,无炎症和溃疡,瘤团与周围正常组织无收缩间隙。

2. 毛母细胞瘤 位于真皮或皮下,瘤团呈巢或条索状,较规则,间质内成纤维细胞较多而炎症细胞少见,裂隙位于瘤团边缘的纤维基质间。

3. 硬斑病和瘢痕 主要与硬斑病样型相鉴别,尽管均有胶原纤维的增生硬化,但无基底样细胞团块增生,可以鉴别。

4. 鳞状细胞癌 主要为鳞状上皮异型增生,而非基底样细胞增生,细胞核大小不一、核分裂象常见、无瘤团周边细胞栅栏状排列,瘤团与周围正常组织间无收缩间隙。

(沈 宏)

参 考 文 献

[1] Figueras Figueras MT. From actinic keratosis to squamous cell carcinoma:pathophysiology revisited. Journal of the European Academy of Dermatology and Venereology,2017,31 Suppl 2:5-7.

［2］ Fleming P, Zhou S, Bobotsis R, et al. Comparison of the Treatment Guidelines for Actinic Keratosis: A Critical Appraisal and Review. Journal of Cutaneous Medicine & Surgery, 2017, 21(5): 408-417.

［3］ Lebwohl, Mark. Actinic Keratosis. JAMA, 2016, 315 (13): 1394-1395.

［4］ Schmitz L, Kahl P, Majores M, et al. Actinic keratosis: correlation between clinical and histological classification systems. Journal of the European Academy of Dermatology and Venereology, 2016, 30 (8): 1303-1307.

［5］ Kwiek B, Schwartz RA. Keratoacanthoma(KA): An update and review. Journal of the American Academy of Dermatology, 2016, 74 (6): 1220-1233.

［6］ Xu Q, Li C, Zhang J, et al. Generalized eruptive keratoacanthoma with vitiligo followed by the development of prurigo nodularis: A case report and published work review. Journal of Dermatology, 2018, 45(2): 211-215.

［7］ Margit L W Juhász, Ellen S Marmur. A Multiple Recurrent Keratoacanthoma of the Lower Leg After Repeated Wide-Excision and Mohs Micrographic Surgery. Dermatologic surgery, 2018, 44(7): 1028-1030.

［8］ Georgesen, Corey, Magro, et al. Eruptive Keratoacanthoma-Like Discoid Lupus Erythematosus. American Journal of Dermatopathology, 2018, 40(6): 423-427.

［9］ Mohandas P, Lowden M, Varma S. Bowen's disease. BMJ, 2020, 368: m813.

［10］ Yanagihara S, Oiso N, Hirota N, et al. Acantholytic Bowen's disease histopathologically showing the Borst-Jadassohn phenomenon. European Journal of Dermatology, 2019, 29(3): 332-333.

［11］ Perruchoud DL, Varonier C, Haneke E, et al. Bowen disease of the nail unit: a retrospective study of 12 cases and their association with human papillomaviruses. Journal of the European Academy of Dermatology and Venereology, 2016, 30(9): 1503-1506.

［12］ Zhou L L, Mistry N. Pigmented Bowen disease. Canadian Medical Association Journal, 2017, 189(47): E1462.

［13］ Gibbons M, Ernst A, Patel A, et al. Keratoacanthomas: A Review of Excised Specimens. Journal of the American Academy of Dermatology, 2019, 80(6): 1794-1796.

［14］ C Jin, S Liang. Differentiated Vulvar Intraepithelial Neoplasia: A Brief Review of Clinicopathologic Features. Archives of Pathology Laboratory Medicine, 2019, 143(6): 768-771.

［15］ Yang EJ, Kong CS, Longacre TA. Vulvar and Anal Intraepithelial Neoplasia: Terminology, Diagnosis, and Ancillary Studies. Advances in Anatomic Pathology, 2017, 24(3): 136-150.

［16］ Sofía, Canete-Portillo, Diego, et al. Pathology of Invasive and Intraepithelial Penile Neoplasia-ScienceDirect. European Urology Focus, 2019, 5(5): 713-717.

［17］ Sinja, Kristiansen, Åke Svensson, et al. Risk Factors for Penile Intraepithelial Neoplasia: A Population-based Register Study in Sweden, 2000-2012. Acta Dermato Venereologica, 2019, 99(3): 315-320.

［18］ Tania Day, Alexandra Marzol, Ross Pagano, et al. Clinicopathologic Diagnosis of Differentiated Vulvar Intraepithelial Neoplasia and Vulvar Aberrant Maturation. J Low Genit Tract Dis, 2020, 24 (4): 392-398.

［19］ Li X, Zhu L, Gu Y, et al. A multicenter study of the clinical characteristics of usual-type vulvar intraepithelial neoplasia in China. Int J Gynaecol Obstet, 2012, 117(1): 18-22.

［20］ David E, Daniela M, Richard A. WHO Classification of Skin Tumours. France: International Agency for Research on Cancer, 2018.

［21］ David S. Cassarino. Diagnostic Pathology: Neoplastic Dermatopathology. 3rd ed. Mumbai: Elsevier Health Science, 2021.

［22］ Bittencourt CA, Araujo C, Leme FG, et al. Verrucous carcinoma of the vulva: diagnosis and treatment. Anais Brasileiros De Dermatologia, 2017, 92(2): 243-245.

［23］ Johnston R. Weedon's Skin Pathology Essentials. Amsterdam: Churchill Livingstone, 2012.

［24］ Que S, Zwald FO, Chrysalyne D Schmults. Cutaneous squamous cell carcinoma: Incidence, risk factors, diagnosis, and staging. Journal of the American Academy of Dermatology, 2018, 78(2): 237-247.

［25］ Green AC, Olsen CM. Cutaneous squamous cell carcinoma: an epidemiological review. British Journal of Dermatology, 2017, 177 (2): 373-381.

［26］ Carrasquillo OY, Cruzval-O'Reilly E, JE Sánchez, et al. Differentiation of Basal Cell Carcinoma and Trichoepithelioma: An Immunohistochemical Study. The American Journal of Dermatopathology, 2021, 43(3): 191-197.

［27］ Michael C Cameron, Erica Lee, Brian P Hibler, et al. Basal cell carcinoma: Epidemiology; pathophysiology; clinical and histological subtypes; and disease associations. J Am Acad Dermatol, 2019, 80(2): 303-317.

［28］ Dai J, Lin K, Huang Y, et al. Identification of critically carcinogenesis-related genes in basal cell carcinoma. Oncotargets & Therapy, 2018, 11: 6957-6967.

［29］ Furlan K. Metastatic head and neck cutaneous basal cell carcinomas: a retrospective observational study. Arch Dermatol Res, 2021, 313(6): 439-443.

附属器来源肿瘤

第一节　毛囊分化性肿瘤

一、扩张孔

【概念】

扩张孔（dilated pore）最初由 Winer 在 1954 年描述。本病较为常见，常发生于面部，临床表现类似巨大粉刺。

【临床特点】

1. 临床表现　常见于成年男性，皮疹好发于面部，孤立存在，中央有一个开口（图 2-3-1-1-1）。由于病变主体较浅，通常无可触及的皮下硬结。

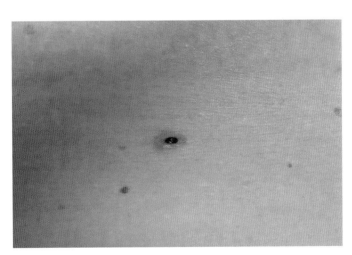

图 2-3-1-1-1　腹部黄豆大小黑色角质栓，嵌于皮肤的浅表凹陷内，周围无红晕，无触痛

2. 治疗　单纯切除即可。

3. 预后　预后良好，一般无恶变。

【发病机制】

有人认为本病是单纯毛囊漏斗部囊肿的一种变异型，其周围因囊肿破裂而出血结痂。也有人认为本病是真正的肿瘤，建议命名为"漏斗瘤"。

【病理变化】

镜下观　表现为一扩张的毛囊漏斗部，囊壁近开口处萎缩，深部则肥厚增生，并从囊壁向外（周围基质）放射状增生出许多棘突或条索，囊腔内充满层状角质物（图 2-3-1-1-2）。

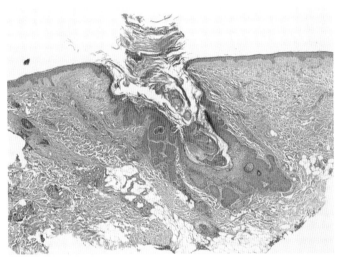

图 2-3-1-1-2　毛囊漏斗部明显扩张，其内含有大量角质物，漏斗壁中下部可见放射状增生的上皮条索伸入周围间质内

【鉴别诊断】

1. 黑头粉刺　为寻常痤疮的表现之一，相较于扩张孔更小，组织学上黑头粉刺的囊肿更浅表，一般不超过皮脂腺导管开口以下。

2. 毛鞘棘皮瘤　毛鞘棘皮瘤组织学与扩张孔相似，不同点在于前者囊腔更大，囊壁增生更加显著和不规则，此外毛鞘棘皮瘤可以见到一些外毛根鞘的特征，比如增生细胞因富含糖原而淡染。

（刘业强）

二、毛发腺瘤

【概念】

毛发腺瘤（trichoadenoma）主要由向毛囊漏斗部分化的小囊腔构成，并非真实的腺腔或腺样分化。

【临床特点】

1. 临床表现　毛发腺瘤罕见，好发于面部或臀部，表现为 3～15mm 的孤立性丘疹或结节,黄色或红色,质地软硬不等,一般无明显自觉症状(图 2-3-1-2-1)。

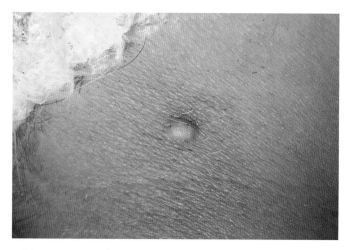

图 2-3-1-2-1　颈部绿豆大小孤立丘疹,肤色,质地中等,无压痛

2. **治疗**　不需要治疗,因美容需要切除即可。

3. **预后**　预后良好,一般无恶变。

【发病机制】

从形态分化上看,毛发腺瘤介于毛囊瘤和毛发上皮瘤之间,肿瘤中囊肿结构的组织学表现提示主要向毛囊漏斗部分化。

【病理变化】

镜下观　组织学最有特点的表现为大量角囊肿结构(图 2-3-1-2-2A),囊壁为复层鳞状上皮,存在颗粒层,间质纤维血管增生(图 2-3-1-2-2B)。肿瘤整体境界相对清楚,上方表皮无明显异常。

【鉴别诊断】

1. **结缔组织增生性毛发上皮瘤**　二者在组织学上有一些共同之处,结缔组织增生性毛发上皮瘤中细长的上皮

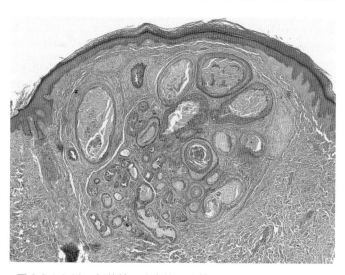

图 2-3-1-2-2A　低倍镜下病变境界清楚,由大量大小不一的角质囊肿构成

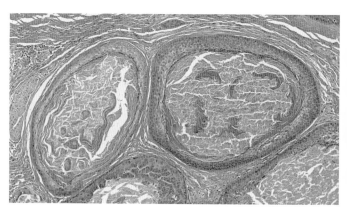

图 2-3-1-2-2B　囊壁为复层鳞状上皮,存在颗粒层

细胞条索成分更多一些,另外免疫组化 Ber-EP4 在结缔组织增生性毛发上皮瘤中表达,但在毛发腺瘤中则为阴性。

2. **微囊肿附属器癌**　相较于毛发腺瘤,微囊肿附属器癌结构不对称,边界不清,呈浸润性生长,浸润的深度也更深,肿瘤由立方形细胞构成,可见导管分化。

(刘业强)

三、倒置性毛囊角化病

【概念】

倒置性毛囊角化病由 Helwig 在 1955 年首次报道,可理解为一种内生性刺激性脂溢性角化病。

【临床特点】

1. **临床表现**　本病常见于中老年男性面部,一般无症状。表现为单发白色或淡红色坚实丘疹(图 2-3-1-3-1),一般小于 1cm。由于炎症刺激,周围皮肤常有炎症反应。

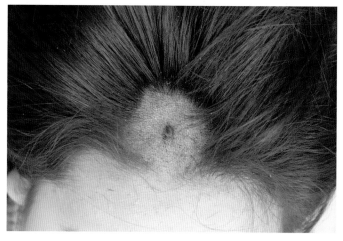

图 2-3-1-3-1　头皮单发淡红色坚实丘疹

2. **治疗**　出于美容需要或病变有痛痒症状时,可采取削切、激光、冷冻的方法祛除。

3. **预后**　本病预后良好,无恶变。

【发病机制】

本病可能起源于毛囊漏斗部,刺激原因可能是病毒、内在抗原或者异物等。鳞状涡可能是静息的基底样细胞激活分化成鳞状细胞而形成。

【病理变化】

镜下观　本病围绕扩大的毛囊增生,增生细胞主要为鳞状细胞或少量基底样细胞,增生向内呈球状团块,内部常见鳞状涡,可有棘层松解现象。间质内可见较密集的炎症细胞浸润。(图2-3-1-3-2A、图2-3-1-3-2B)

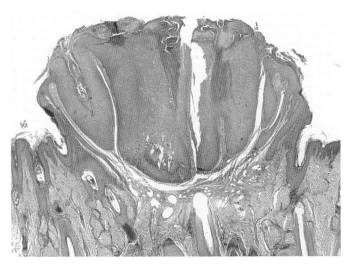

图 2-3-1-3-2A　病变围绕扩大的毛囊增生,向内呈球状团块

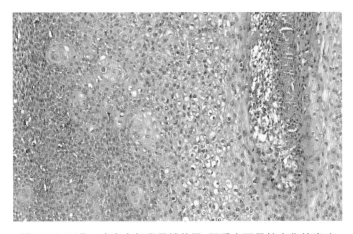

图 2-3-1-3-2B　病变内部常见鳞状涡,间质内可见较密集的炎症细胞浸润

【鉴别诊断】

1. 毛鞘瘤　本病增生细胞的主要来源为外毛根鞘,细胞大而透明,周边为基底样细胞,呈栅栏状排列。

2. 寻常疣　寻常疣主要呈外生性生长,内生性生长的特点为表皮突延长膨大,周边表皮突则包绕呈抱球趋势,此外寻常疣还有凹空细胞等特点。

(刘业强)

四、毛囊漏斗部肿瘤

【概念】

毛囊漏斗部肿瘤(tumor of the follicular infundibulum, TFI)是一种主要向毛囊峡部分化的肿瘤,也有人认为是一种反应性增生模式,也有人认为本病是真性肿瘤,甚至是基底细胞癌的一种亚型。

【临床特点】

1. 临床表现　毛囊漏斗部肿瘤好发于头面部,表现为单发的扁平丘疹或斑块,偶有多发损害表现,还有报道表现为发疹型,无明显自觉症状。(图2-3-1-4-1)。

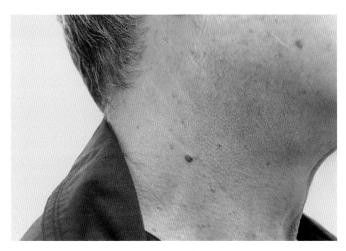

图 2-3-1-4-1　单发的褐色丘疹

2. 治疗　如需要治疗,可用冷冻、削切或者电外科去除,多发者可考虑激光消融术。

3. 预后　毛囊漏斗部肿瘤是增生能力较弱的良性肿瘤,一般无恶变。

【发病机制】

毛囊漏斗部肿瘤常伴发一些其他的皮肤良恶性肿瘤,比如鳞状细胞癌、基底细胞癌、日光性角化病、结缔组织增生性黑色素瘤、毛鞘瘤、皮脂腺痣等,这种现象可能提示毛囊漏斗部肿瘤为一种反应性过程。

【病理变化】

镜下观　组织学表现为真皮上部上皮样细胞呈板样或条索样增生交联,与上方表皮多处相连,下方一些小的毛囊结构延伸入肿瘤内,瘤团周边细胞呈栅栏状排列,中央细胞胞质苍白淡染。常可见一些小的漏斗部囊肿结构(图2-3-1-4-2A、图2-3-1-4-2B)。

【鉴别诊断】

浅表型基底细胞癌　毛囊漏斗部肿瘤的板样增生、与表皮多处相连,和浅表型基底细胞癌相似,不同的是基底细胞癌细胞核异型性明显,分裂象较多,免疫组化 Ber-

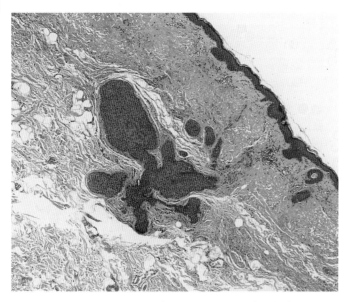

图 2-3-1-4-2A　低倍镜可见真皮上部上皮样细胞呈条索样增生

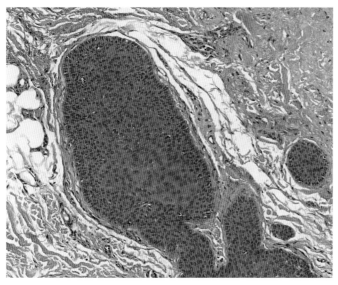

图 2-3-1-4-2B　瘤团周边细胞呈栅栏状排列,中央细胞胞质淡染

EP4 阳性,间质为纤维黏液样。

（刘业强）

五、毛鞘棘皮瘤

【概念】

毛鞘棘皮瘤(pilar sheath acanthoma)表现为具有粉刺样开口的丘疹,但并非真性囊肿。组织学上囊壁放射状的细胞小叶向毛囊峡部和外毛根鞘分化。

【临床特点】

1. **临床表现**　毛鞘棘皮瘤好发于上唇部,表现为单发的丘疹,中央有孔样开口,内充角质(图 2-3-1-5-1)。

2. **治疗**　如需治疗,手术切除即可。

3. **预后**　毛鞘棘皮瘤属于良性肿瘤,一般不会恶变。

【发病机制】

不详。

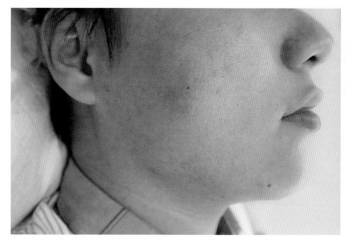

图 2-3-1-5-1　右侧面部触及一结节,中央可见孔样开口

【病理变化】

镜下观　病变位于真皮内,与表皮相连,呈不规则扩张的毛囊漏斗部结构,近开口处上皮萎缩变薄,深部囊壁则有分叶状增生团块,由角化的鳞状上皮细胞构成(图 2-3-1-5-2A、图 2-3-1-5-2B)。小团块细胞胞质富含糖原而淡染(图 2-3-1-5-2C)。团块周边细胞呈栅栏状排列,肿瘤间质增生不明显。

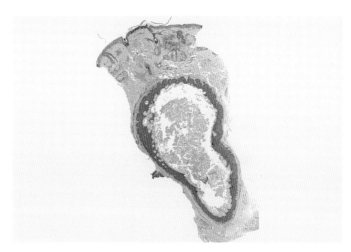

图 2-3-1-5-2A　病变位于真皮内,呈不规则扩张的毛囊漏斗部结构

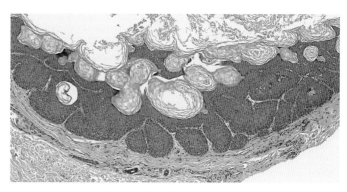

图 2-3-1-5-2B　深部囊壁有分叶状增生团块,由角化的鳞状上皮细胞构成

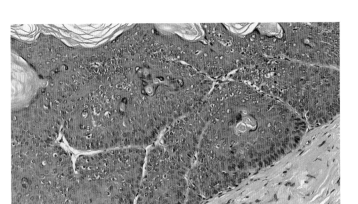

图 2-3-1-5-2C　小团块细胞胞质富含糖原

【鉴别诊断】

扩张孔　两者都有棘突或条索状向周围基质内伸入的现象,与扩张孔不同的是,毛鞘棘皮瘤囊腔更大且有多个分支。另外,毛鞘棘皮瘤中有些细胞显示出一定程度的峡部外毛根鞘细胞的特征,胞质含有糖原而淡染。

（刘业强）

六、毛鞘瘤

【概念】

毛鞘瘤(trichilemmoma)是向外毛根鞘方向分化的良性附属器肿瘤,组织学上与 HPV 感染有相似之处,曾被认为是病毒疣的一种,但并未检测到人乳头瘤病毒 DNA。

【临床特点】

1. 临床表现　面部常见,可单发或多发,多发者可伴发 Cowden 综合征(多发性错构瘤)。单个皮损表现为 3～8mm 肤色丘疹,手足部皮损亦可表现为点状角化性丘疹(图 2-3-1-6-1)。口腔损害表现为舌、颚、颊黏膜上丘疹或息肉,皮损致密时呈鹅卵石路样外观。

2. 治疗　活检明确后,如患者要求治疗,可用冷冻、削切或者电外科去除。

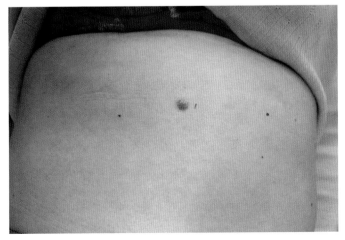

图 2-3-1-6-1　腹部单发淡红色丘疹,表面可见白色脱屑

3. 预后　毛鞘瘤属于良性肿瘤,增殖能力有限,确诊后即使不治疗也无严重后果。

【发病机制】

Cowden 综合征几乎全部伴发多发性毛鞘瘤,该病为常染色体显性遗传,致病基因定位于染色体 10q22-23,该基因为抑制性 PTEN。

【病理变化】

1. 镜下观　单发性毛鞘瘤以外毛根鞘增生为主,表现为与表皮相连的一个或数个簇集实性小叶团块,中心有时可以看到起源的毛囊,细胞胞质因富含糖原而明显淡染,肿瘤小叶周边细胞呈栅栏状排列,外周有增厚的嗜酸性基底膜带(图 2-3-1-6-2A、图 2-3-1-6-2B)。多发性皮损中并非所有皮损均具有典型病理表现,有时需要多个活检标本才能确诊。另有少数病例病变周围为典型的毛鞘瘤改变,但中央可见不规则小片状或条索状上皮细胞瘤团镶嵌于嗜酸性纤维基质中(图 2-3-1-6-3A、图 2-3-1-6-3B),此类型组织学上称为结缔组织增生性毛鞘瘤(desmoplastic trichilemmoma)。

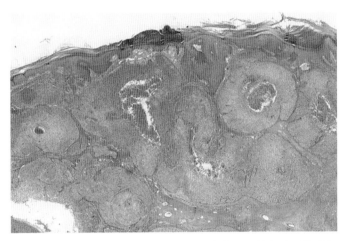

图 2-3-1-6-2A　镜下见与表皮相连的数个簇集实性小叶团块,团块中细胞胞质淡染

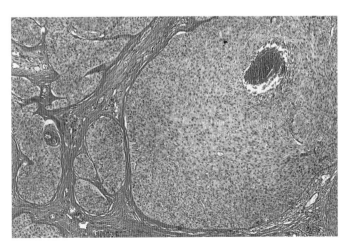

图 2-3-1-6-2B　肿瘤小叶周边细胞呈栅栏状排列,外周有增厚的嗜酸性基底膜带

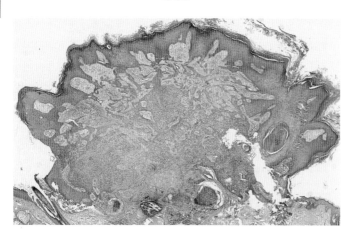

图 2-3-1-6-3A　镜下见与表皮相连的数个胞质淡染的实性小叶团块及条索

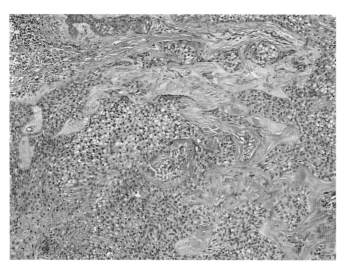

图 2-3-1-6-3B　中央可见不规则小片状或条索状上皮细胞瘤团镶嵌于嗜酸性纤维基质中

2. **免疫组化**　毛鞘瘤表达角蛋白（CK）和 CD34，但不表达癌胚抗原（CEA）或上皮膜抗原（EMA），结缔组织增生性毛鞘瘤 p63 和 D2-40 阳性。

【鉴别诊断】

1. **寻常疣**　单发毛鞘瘤，临床上表面有角化过度或呈疣状增生，与寻常疣相似，此外，在病理上肿瘤细胞与表皮相连，表现为伴有颗粒层增厚的疣状增生，当取材浅表时，与病毒疣十分相似。

2. **单纯性汗腺棘皮瘤和汗孔瘤**　此二者病理上也可见到表皮内或真皮中增生的透明细胞，但增生细胞周边不呈栅栏状排列，并可见到导管分化现象。

3. **结缔组织增生性毛鞘瘤**　需要与浸润性鳞状细胞癌、硬斑病型基底细胞癌及转移癌鉴别。

（刘业强）

七、增生性外毛根鞘瘤

【概念】

增生性外毛根鞘瘤（proliferating trichilemmal tumor）

表现为一组结节性或囊性肿瘤，显微镜下表现类似鳞癌，但肿瘤呈膨胀推挤式增长模式，细胞也有明显的外根鞘角化特点。病程一般为良性，部分有局部破坏行为。

【临床特点】

1. **临床表现**　增生性外毛根鞘瘤一般单发，约 85% 发生于头皮，女性多见，皮损早期通常类似于囊肿的皮下结节，逐渐增大，明显突出，呈多结节团块状，大小为 3~5cm，巨大者可达 20cm 以上（图 2-3-1-7-1），常继发溃疡。快速增大常提示恶性转化（图 2-3-1-7-2）。结节状的外观边界清楚，表面光滑，手术中易与周围组织剥离。

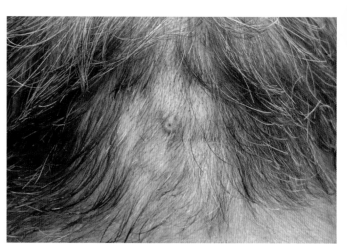

图 2-3-1-7-1　增生性外毛根鞘瘤，头皮单发红色结节

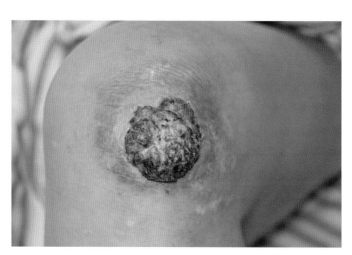

图 2-3-1-7-2　增生性外毛根鞘瘤恶变，单发红色肿块，直径约 5cm，表面糜烂破溃

2. **治疗**　完全切除，建议切缘带有一定宽度的正常组织，但目前无统一标准。

3. **预后**　本病常为良性，但切除不完全会导致复发，部分病例有一定的局部破坏性，甚至可累及骨骼，偶尔有局部淋巴结转移和系统扩散，但极少致患者死亡。

【发病机制】

增生性外毛根鞘瘤是由于毛鞘囊肿的局部上皮增生

所致。可能与局部外伤或慢性刺激有关。另外,在细胞形态、角化模式、增长方式上都与毛鞘瘤有许多相似之处,可能两者之间存在某些联系。

【病理变化】

1. **镜下观**　肿瘤普遍较大,常达真皮深部,低倍镜下可见到囊性和实性两种结构,囊性结构为毛囊峡部囊肿模式,囊腔内为毛鞘角化物和坏死物,囊壁无颗粒层(图2-3-1-7-3A)。实性结构区域由多发大小不一的角质形成细胞小叶构成,细胞大,胞质嗜酸性,淡染甚至透明。有时局部有钙化现象(图2-3-1-7-3B、图2-3-1-7-3C)。整体上呈现膨胀推挤式生长模式(图2-3-1-7-3A)。小叶周边细胞呈栅栏状排列,外周有一层明显增厚的基底膜带。在不同皮损或同一皮损不同区域肿瘤细胞的异型程度不一,异型性表现为细胞核增大、深染,核仁明显,核分裂象增多。如异型成分明显增多,程度较高,界限不清,坏死广泛,则应考虑癌变(图2-3-1-7-4)。

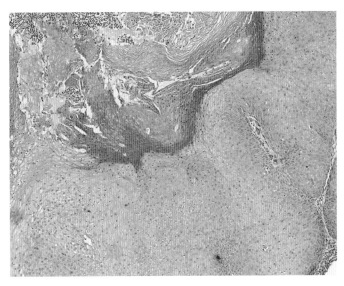

图2-3-1-7-3C　局部囊腔显示毛鞘式角化,囊壁无颗粒层

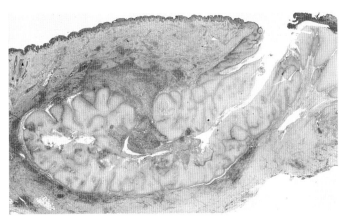

图2-3-1-7-3A　肿瘤深达真皮深部,低倍镜下可见到囊性和实性两种结构,整体上呈现膨胀推挤式生长模式

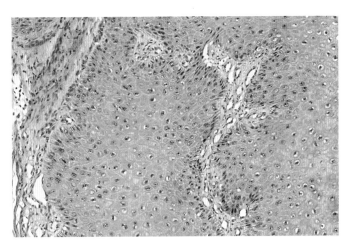

图2-3-1-7-4　增生性外毛根鞘瘤癌变,异型成分明显增多,细胞核增大、深染,核仁明显,核分裂象增多

2. **免疫组化**　增生性外毛根鞘瘤不表达CD34,大部分表达AE13和AE14。

【鉴别诊断】

1. **鳞状细胞癌**　增生性外毛根鞘瘤在临床上和病理上都要与鳞状细胞癌鉴别。组织学上增生性外毛根鞘瘤境界清楚,呈膨胀性生长,而鳞状细胞癌多数边界不清,呈侵袭性生长,细胞形态上前者细胞胞质丰富而淡染,可见到外毛根鞘式角化的区域,后者细胞形态则根据分化程度而异,更多见的是毛囊漏斗部角形成的鳞状涡。恶变的增生性外毛根鞘瘤中可以借AE13和AE14与之鉴别。

2. **毛鞘癌**　毛鞘癌细胞与增生性外毛根鞘瘤相似,胞质丰富而透明,瘤团周边细胞也呈栅栏状排列,外周同样有增厚的基底膜带。但毛鞘癌主要以实性小梁结构模式生长,囊性结构不明显。

(刘业强)

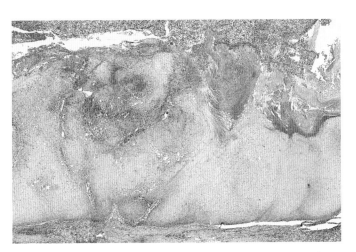

图2-3-1-7-3B　实性结构区域由多发大小不一的小叶构成,胞质嗜酸性,淡染甚至透明

八、毛鞘癌

【概念】

毛鞘癌(trichilemmal carcinoma)是与毛鞘瘤相对应的恶性肿瘤,表现为侵袭性,但生长比较缓慢。

【临床特点】

1. **临床表现**　多发生于老年人曝光部位,如头面部、颈、手背。皮损常表现为单一红色或肤色0.5~2cm大小丘疹、浸润性结节或斑块,生长缓慢,表面常有溃疡和结痂。

2. **治疗**　沿肿瘤边缘完全切除一般可根治,复发病例应扩大切除或行Mohs手术。

3. **预后**　肿瘤以局部侵袭破坏为主。转移潜能有限,术后少有复发,目前无转移报道。

【发病机制】

毛鞘癌发病机制尚不明确,根据好发部位推断日光暴露可能是一个诱发因素,有其他已报道的因素包括烧伤瘢痕、放射损伤等。毛鞘癌与Cowden综合征并无明显相关性。

【病理变化】

1. **镜下观**　瘤体主要由异型性明显的透明细胞构成,胞质丰富而淡染,类似外毛根鞘细胞。呈团块状、小叶状或小梁状生长,瘤团周边细胞呈栅栏状排列,外围有显著增厚的透明带包绕。肿瘤细胞异型程度不一,具有侵袭性肿瘤生长模式,瘤团中可见毛鞘式角化及坏死(图2-3-1-8-1A~图2-3-1-8-1C)。肿瘤细胞还可在表皮内呈Paget样扩散,部分病例可侵犯周围神经。

2. **免疫组化**　毛鞘癌细胞表达高分子量角蛋白,CEA和EMA通常阴性。CD34对于本病有诊断价值。

【鉴别诊断】

1. **透明细胞鳞状细胞癌**　与毛鞘癌相反,该肿瘤边界呈浸润性生长,而非推挤性生长模式。瘤团周边细胞

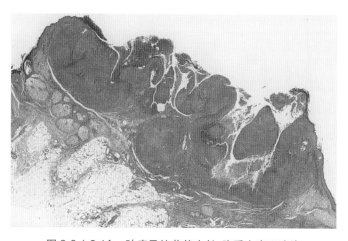

图2-3-1-8-1A　肿瘤呈结节状生长,胞质丰富而淡染

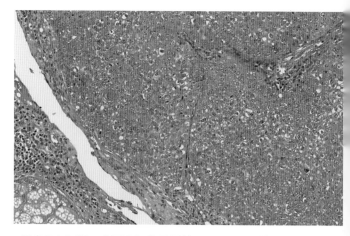

图2-3-1-8-1B　瘤团内细胞异型性明显,可见毛鞘式角化,瘤团周边细胞呈栅栏状排列

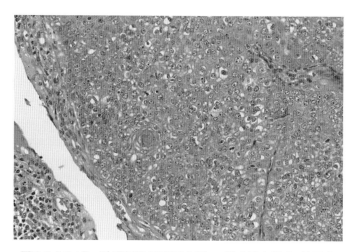

图2-3-1-8-1C　肿瘤细胞异型程度不一,核分裂象增多,外围有增厚的透明带包绕

不呈栅栏状排列,且缺增厚的基底膜带,EMA呈阳性。

2. **透明细胞汗腺癌**　生长模式亦为浸润性,有管腔分化和胞质内空腔形成。

3. **Paget病及黑色素瘤**　部分毛鞘癌病例出现Paget样扩散现象,需要与此类疾病鉴别,但不具备毛鞘癌的角化特点,免疫组化S100和CK7有助于鉴别。

(刘业强)

九、毛发上皮瘤

【概念】

毛发上皮瘤(trichoepithelioma)是一种向毛囊生发部位分化的良性肿瘤,分化比毛囊瘤差。皮损可单发或多发,多发者为常染色体显性遗传,常呈家族性。

【临床特点】

1. **临床表现**　多发性损害呈家族性,通常在儿童期起病,女性相对多见。皮损主要分布于鼻唇沟,少数累及额部和上唇,主要表现为肤色或半透明的圆形坚实丘疹,

直径 0.2~0.8cm。单发性毛发上皮瘤常发生于成人面部，一般为直径 0.5cm 左右肤色结节（图 2-3-1-9-1）。巨大的单发型毛发上皮瘤直径达数厘米，是毛发上皮瘤的一种变异型，最常见于大腿和肛周。

原纤维，细胞成分较少（图 2-3-1-9-2C）。

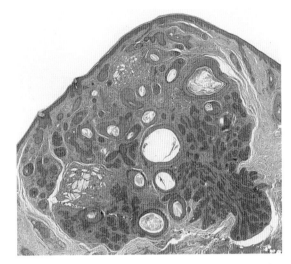

图 2-3-1-9-2A　肿瘤位于真皮，与表皮相连，由多个基底样细胞小叶及角囊肿组成

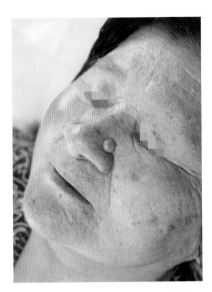

图 2-3-1-9-1　鼻部肤色光滑结节

2. 治疗　手术切除治疗适用于单个皮损。多发者则可行激光、电针烧灼等治疗。

3. 预后　少数病例有继发基底细胞癌可能，建议长期随访。

【发病机制】

多发性毛发上皮瘤可见于 Brooke-Spiegler 综合征，后者多与 *CYLD* 基因突变有关。毛发上皮瘤与基底细胞癌关系密切，两者可能都起源于向毛分化的多能干细胞，并且在两种肿瘤中都检测到 *PTCH* 突变。角蛋白组化标记分析显示，毛发上皮瘤向外毛根鞘分化。

【病理变化】

1. 镜下观　典型的多发性毛发上皮瘤瘤团位于真皮中上部，为分叶状基底样细胞小叶，有时与表皮相连，境界清楚，病变小，对称。小叶中有大量的角囊肿，肿瘤细胞核嗜碱性，核分裂象少见（图 2-3-1-9-2A）。周边细胞呈栅栏状排列，外周有明显的结缔组织鞘。有时可以见到瘤团小叶结构局部椭圆形凹陷，其内形成纤维细胞聚合体，类似毛球结构，称为乳头间质体，被认为是原始的乳头间质（图 2-3-1-9-2B）。有些毛发上皮瘤几乎无角囊肿，而是由境界相当清楚的基底样细胞小叶组成，散布于丰富的结缔组织间质中。

结缔组织增生性毛发上皮瘤是本病的一种变异型，组织学与典型毛发上皮瘤有很大差异，主要由一些狭长的嗜碱性细胞条索及许多角囊肿构成。间质为致密的胶

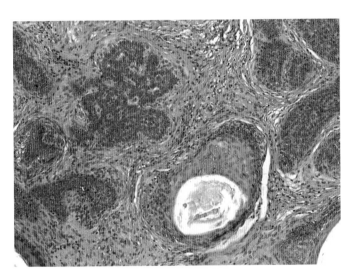

图 2-3-1-9-2B　基底样细胞小叶周边细胞呈栅栏状排列，外周有明显的结缔组织鞘，肿瘤内可见乳头间质体结构

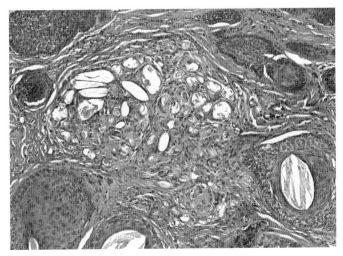

图 2-3-1-9-2C　间质中偶可见对游离角质物产生的异物巨细胞反应

2. 免疫组化　CK15 在大多数毛发上皮瘤中表达,其间质有 CD34 阳性细胞,这些标记在与基底细胞癌的鉴别中有一定的意义(图 2-3-1-9-3)。

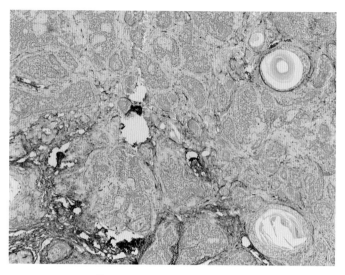

图 2-3-1-9-3　间质 CD34 阳性

【鉴别诊断】

1. 基底细胞癌　尤其是伴有一定程度角化的基底细胞癌与毛发上皮瘤很难鉴别。通常来说,基底细胞癌细胞异型性更加明显,核分裂象也多于毛发上皮瘤,有收缩间隙,间质黏蛋白沉积。考虑到基底细胞癌为恶性肿瘤,当临床和病理上都无法明确鉴别时,建议按照基底细胞癌处理。

2. 痣样基底细胞癌综合征　在组织学上两者难以鉴别,需要结合临床,二者在发生部位、分布规律、单个损害大小、是否继发溃疡和累及其他系统都有明显差异。

3. 微囊肿附属器癌、汗管瘤　结缔组织增生性毛发上皮瘤需要与这两种疾病鉴别,微囊肿附属器癌浸润更为广泛,如皮下脂肪、骨骼肌等,有丝分裂也更加明显常见。汗管瘤中的囊肿结构并非角质囊肿,而是一些含有汗液的管腔。

(刘业强)

十、毛母细胞瘤

【概念】

毛母细胞瘤(trichoblastoma)是一种向毛囊生发部位分化的良性的肿瘤,其分化较毛发上皮瘤差。毛母细胞瘤的命名其实比毛发上皮瘤晚,最初特指向毛球分化的肿瘤,现在有观点将毛母细胞瘤作为一大谱系疾病,毛发上皮瘤是其中一种变异型。

【临床特点】

1. 临床表现　表现为孤立、界限清楚的结节,生长缓慢,主要位于头颈部,好发于头皮、躯干、四肢近端,肛门周围和外生殖器也可受累,表现为 1cm 左右的丘疹或结节(图 2-3-1-10-1),少数表现为浸润性斑块,较大者可达 8~10cm。

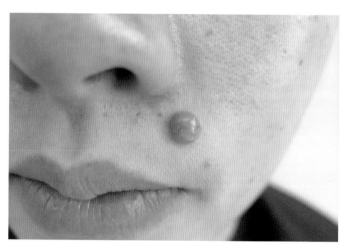

图 2-3-1-10-1　鼻部单发肤色结节,境界清楚,表面光亮可见毛细血管扩张

2. 治疗　毛母细胞瘤属于良性肿瘤,出于美容原因可考虑手术切除,对于有恶变可能的病例需行 Mohs 手术。

3. 预后　毛母细胞瘤少有恶变,但有报道长期存在的毛母细胞瘤短期内迅速增大并恶化,最后因淋巴结和肝脏转移死亡。

【发病机制】

毛母细胞瘤的发病机制尚不清楚。毛发上皮瘤和基底细胞癌常见的 *PTCH* 基因突变在一些散发的毛母细胞瘤病例中也有出现,但是目前认为该基因突变并不参与毛母细胞瘤的发病。还有一些病例发生于放疗后数十年。

【病理变化】

1. 镜下观　毛母细胞瘤由真皮内基底样细胞团块和周围的纤维性间质组成(图 2-3-1-10-2A),根据两者比例的不同,形成谱系。谱系的一端间质为主要成分,称为毛母细胞性纤维瘤,谱系的另一端主要由基底样细胞团块组成,即传统的毛母细胞瘤。在传统的毛母细胞瘤中,基底样细胞团块位于真皮较深部位,一般不与上方表皮相连,瘤团呈膨胀推挤式生长,常可见一些毛乳头间质体结构。周边细胞呈栅栏样排列,但没有收缩间隙(图 2-3-1-10-2B、图 2-3-1-10-2C)。周围围绕的纤维性间质与正常毛囊的结缔组织鞘相似。

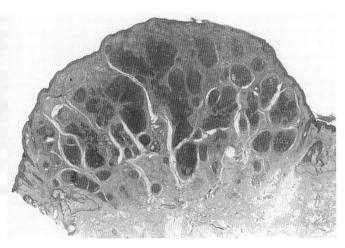

图 2-3-1-10-2A 肿瘤由真皮内基底样细胞团块和周围的纤维性间质组成

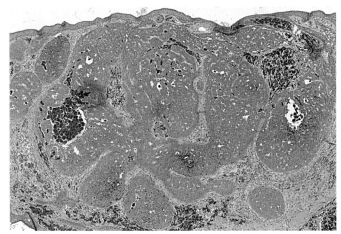

图 2-3-1-10-3 色素性毛母细胞瘤:肿瘤中有大量色素和树突状黑素细胞

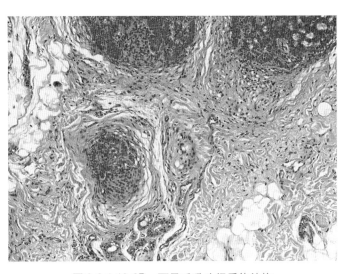

图 2-3-1-10-2B 可见毛乳头间质体结构

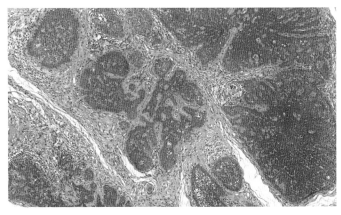

图 2-3-1-10-2C 周边细胞呈栅栏样排列,但没有收缩间隙

肿瘤中有大量色素和树突状黑素细胞时,称为色素性毛母细胞瘤,较为少见(图 2-3-1-10-3)。

2. 免疫组化 毛母细胞瘤表达 CK6、CK7、CK8、CK14、CK17、CK19,不表达毛角蛋白。

【鉴别诊断】

1. 基底细胞癌 毛母细胞瘤为良性肿瘤,呈膨胀推挤式生长,边界光滑,可见到乳头间质体结构和连续分叶的串花样表现。纤维性间质也与基底细胞癌的黏液性间质有差异。瘤团周边无收缩间隙。另外,免疫组化 Nestin(巢蛋白)也有助于二者的鉴别,巢蛋白通常在毛母细胞瘤中表达,基底细胞癌则为阴性。

2. 毛发上皮瘤 毛母细胞瘤相较于传统的毛发上皮瘤大得多,位置也比较深,角囊肿则较少。

(刘业强)

十一、毛母细胞癌

【概念】

毛母细胞瘤呈侵袭性生长模式则称为毛母细胞癌,可能是基底细胞癌的一种亚型。

【临床特点】

1. 临床表现 毛母细胞癌常见于头面部,皮损形态多样,可表现为光滑丘疹、破溃结节或增生物。多数肿瘤为原发性的,少数毛母细胞癌由其他病变转变而来,包括毛母细胞瘤、毛发上皮瘤和皮脂腺痣。

2. 治疗 建议广泛手术切除,必要时可通过 Mohs 显微外科手术切除。

3. 预后 本病虽为侵袭性肿瘤,但恶性程度较低,文献无报道转移或死亡等不良结局。

【发病机制】

毛母细胞癌的发病机制与毛母细胞瘤可能相似,有报道毛母细胞癌发生于放疗后数十年。

【病理变化】

镜下观 毛母细胞癌的组织学表现通常是在毛母细胞瘤的基础上出现向周围组织浸润的表现,向下可深达黏膜下层深部或骨骼肌。在细胞的形态学上,毛母细胞癌的分化更为低级,甚至有梭形细胞和束状模式。多形性与坏死更常见。

【鉴别诊断】

基底细胞癌 毛母细胞癌在浸润性的基础上有众多毛母细胞瘤的特点,如局部推挤式生长、串花状边缘等,然而本病的许多特征都与基底细胞癌重叠,甚至有学者认为本病是基底细胞癌的一种特殊亚型,在鉴别困难时可给予描述性诊断。

(刘业强)

十二、毛母质瘤

【概念】

毛母质瘤(pilomatricoma),又称 Malherbe 钙化上皮瘤,是一种向毛母质细胞分化的肿瘤。

【临床特点】

1. 临床表现 通常单发,头颈部、上肢是最好发部位,多数表现为 1~3cm 大小的皮下结节。多在青少年时期发病,生长缓慢。位置深在的皮损表面皮肤正常,位置浅表者表面皮肤可呈淡蓝色(图 2-3-1-12-1A)。少有大疱性损害,通常较大,为松弛厚壁大疱,疱内液体中可触及质地坚硬的瘤体(图 2-3-1-12-1B)。

2. 治疗 通常仅需切除治疗。

3. 预后 毛母质瘤为良性肿瘤,极少数可向恶性转变,称为毛母质癌。

【发病机制】

毛母质瘤最初被称为皮脂腺钙化上皮瘤,后续研究及电子显微镜发现肿瘤细胞向毛皮质细胞分化。一系列的相关角蛋白免疫组化和原位杂交表明,毛母质瘤在成熟过程中向毛干成分分化。对毛母质瘤中角蛋白和丝聚蛋白表达的进一步研究表明,肿瘤不仅向毛母质和毛皮质分化,还可以向毛囊漏斗部、外毛根鞘和毛囊隆突分化。

有报道显示,毛母质瘤中存在 β-连环蛋白的基因突变。突变之后,β-连环蛋白的稳定性增加,蛋白易位到细胞核内,并通过 Lef/Tcf 家族成员激活转录基因。

【病理变化】

1. 镜下观 肿瘤位于真皮深部,瘤团境界清楚,周边有结缔组织包绕,瘤团通常由外围的嗜碱性细胞和中央的影细胞构成,两者之间有一些过渡阶段的细胞,反映了肿瘤细胞的转化过程(图 2-3-1-12-2A、图 2-3-1-12-2B)。早期肿瘤嗜碱性细胞占多数,随着皮损的成熟,嗜碱性细胞逐渐转化为影细胞。嗜碱性细胞的胞核为圆形,深嗜碱性,胞质较少,影细胞轮廓明显,内部不着色,类似消失细胞核的影子。大部分肿瘤中可见到不同程度的钙化现象,钙化是由影细胞继发形成,表现为深嗜碱性的无定型颗粒性物质。毛母质瘤周边基质经常有异物反应(图 2-3-1-12-2C)。

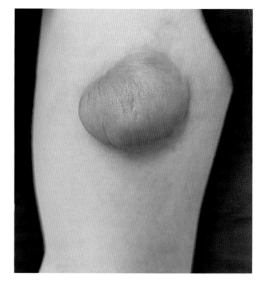

图 2-3-1-12-1B 单发水疱样肿块,内含固体样物质,质硬、可活动

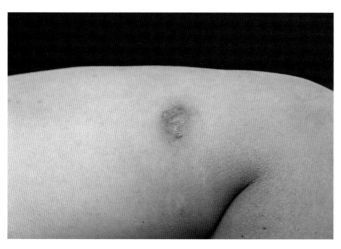

图 2-3-1-12-1A 单发皮下结节,质硬,表面皮肤呈淡蓝色

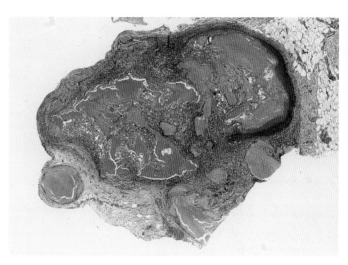

图 2-3-1-12-2A 肿瘤位于真皮深部,瘤团境界清楚

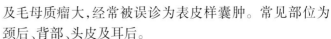

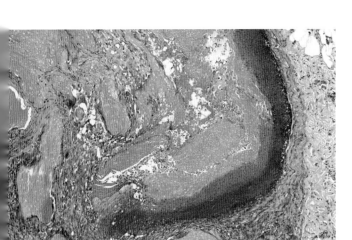

图 2-3-1-12-2B　瘤团通常由外围的嗜碱性细胞和中央的影细胞构成,两者之间有一些过渡阶段的细胞

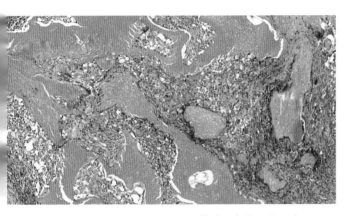

图 2-3-1-12-2C　毛母质瘤周边基质经常有异物反应

2. 免疫组化　影细胞胞质内有骨形成蛋白-2(BMP-2)表达,在基底样细胞/基质细胞中可见 Cyclin D1、D2、D3 蛋白及 β-连环蛋白表达。

【鉴别诊断】

1. 外毛根鞘囊肿　外毛根鞘囊肿的囊壁也含有嗜碱性细胞,在角化时细胞核逐渐消失,并有钙化灶形成,但与毛母质瘤不同的是,外毛根鞘囊肿嗜碱性细胞外层细胞呈栅栏状排列,此外,影细胞与外毛根鞘囊肿苍白的角质形成细胞也有形态上的差异。

2. 其他毛囊性肿瘤　尽管影细胞是毛母质瘤的特征性表现,但是漏斗部肿瘤、毛发上皮瘤及结缔组织增生性毛发上皮瘤等毛囊性肿瘤也可见到,应注意鉴别。

(刘业强)

十三、毛母质癌

【概念】

毛母质癌(pilomatrix carcinoma)是毛母质瘤的恶性表现,实际上有一些毛母质癌本身就是由毛母质瘤恶变而来,然而更多病例一开始就是恶性的。

【临床特点】

1. 临床表现　与毛母质瘤相似的皮下结节,甚至不

及毛母质瘤大,经常被误诊为表皮样囊肿。常见部位为颈后、背部、头皮及耳后。

2. 治疗　毛母质癌如切除不充分局部容易复发,故应广泛地手术切除。

3. 预后　一般呈低度恶性,10% 以上的病例可发生转移,一般为引流淋巴结和肺部转移,极少数转移至其他部位。

【发病机制】

毛母质癌的发病机制与毛母质瘤相似,与毛母质瘤不同的是,毛母质癌表达 K5、K14 及 K17。肿瘤细胞核β-连环蛋白阳性,且检测到 *CTNNB1* 外显子 3 基因突变。

【病理变化】

相比于毛母质瘤,毛母质癌的瘤团更不规则、不对称,更具有侵袭性特征。许多区域可见到嗜碱性细胞增生,核分裂象增多。瘤团中央也有影细胞转化,并可见到含有坏死组织的囊性中心(图 2-3-1-13-1A ~ 图 2-3-1-13-1D)。

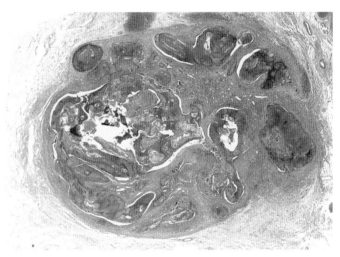

图 2-3-1-13-1A　低倍镜可见境界清楚的瘤团内有多个嗜碱性细胞小叶

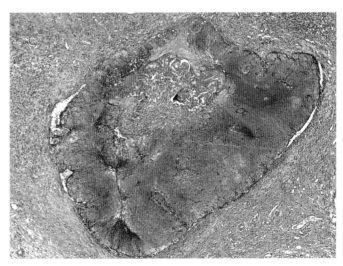

图 2-3-1-13-1B　嗜碱性细胞小叶内可见坏死区域

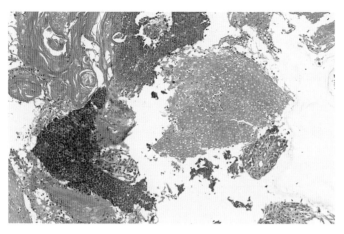

图 2-3-1-13-1C 局部可见嗜碱性细胞有明显异型性

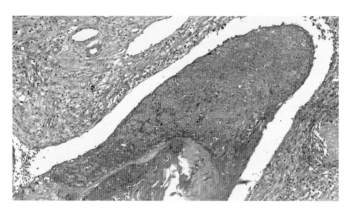

图 2-3-1-13-1D 嗜碱性细胞核分裂象显著增多

【鉴别诊断】

1. **增生性毛母质瘤** 增生性毛母质瘤是毛母质瘤的一种亚型，与毛母质癌的鉴别点在于，前者少见毛母质癌的淋巴管和周围神经的侵犯。

2. **增生性外毛根鞘囊肿** 增生性外毛根鞘囊肿有时具有一定的异型性，囊壁也含有嗜碱性细胞和苍白的角质形成细胞，但毛母质瘤或毛母质癌影细胞的形态上有差异。

3. **毛鞘癌** 毛鞘癌细胞胞质丰富而透明，有时需要与毛母质瘤的影细胞鉴别。

（刘业强）

十四、毛囊瘤

【概念】

毛囊瘤（trichofolliculoma）是向毛囊分化的肿瘤。

【临床特点】

1. **临床表现** 毛囊瘤一般发生于成人面部，表现为单发的肤色结节，中央常有一开口，一根或一丛白色毛发从开口中穿出，此表现具有较高的临床诊断价值（图 2-3-1-14-1）。

2. **治疗** 一般无须治疗，单纯切除皮损即可治愈。

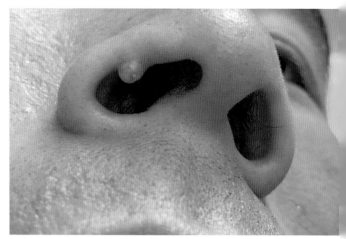

图 2-3-1-14-1 鼻部单发的肤色结节

3. **预后** 本病预后良好，一般无恶变。

【发病机制】

毛囊瘤的形态学变化与正常的毛囊周期一致，被认为是单一扩张孔在周围基质的诱导下向毛囊下段分化，增强的 β-连环蛋白信号通路可能与毛囊瘤发生有关。此外，*Noggin* 基因可能通过 Wnt 和 Shh 信号通路对毛囊瘤发生有促进作用。

【病理变化】

1. **镜下观** 真皮内见一鳞状上皮囊腔，可与表皮相连。囊腔内含角质物和毛干碎片。从囊壁上放射状分出许多次级毛囊结构，次级毛囊分化良好，可见到毛乳头、外毛根鞘、内毛根鞘和细小的毛干结构，甚至小片状的皮脂腺细胞。次级毛囊又可分出更低级、更不成熟的毛囊结构（图 2-3-1-14-2A ~ 图 2-3-1-14-2D）。

2. **免疫组化** 毛囊瘤原发性的囊性结构和次级毛囊 CK16 和 CK17 染色阳性，初级毛囊和次级毛囊基底层 CK15 阳性，CK15 是毛囊干细胞的标记物。毛囊瘤的基

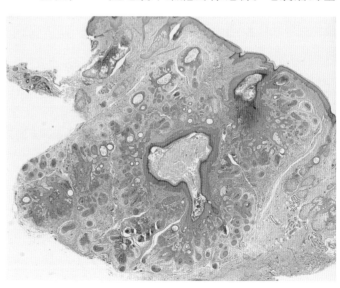

图 2-3-1-14-2A 真皮内见一鳞状上皮囊腔，可与表皮相连

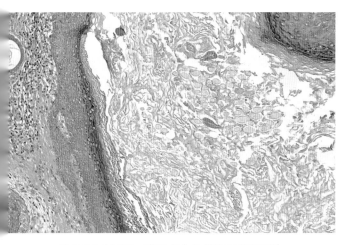

图 2-3-1-14-2B　囊腔内含角质物和毛干碎片

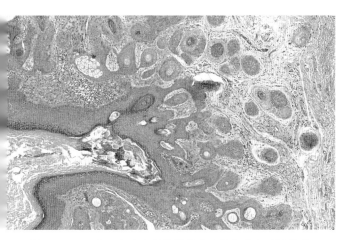

图 2-3-1-14-2C　囊壁上呈放射状分出许多次级毛囊结构

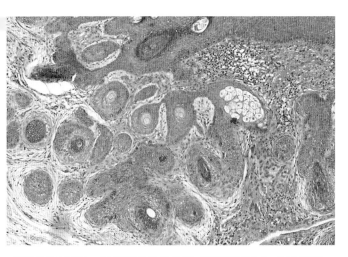

图 2-3-1-14-2D　次级毛囊分化良好,可见到毛乳头、外毛根鞘、内毛根鞘和细小的毛干结构,甚至小片状的皮脂腺细胞

质富含 CD34 阳性的成纤维细胞,也可见到一些 S100 阳性的细胞。

【鉴别诊断】

1. **毛发上皮瘤**　在一些毛囊瘤的低级次级毛囊中,可以见到一些角囊肿结构,类似于毛发上皮瘤,但毛发上皮瘤无毛囊瘤的中央毛囊囊肿结构。

2. **角化型基底细胞癌**　角化型基底细胞癌也可含有角质囊肿,但无发育不全的毛囊。

（刘业强）

十五、毛囊皮脂腺囊性错构瘤

【概念】

毛囊皮脂腺囊性错构瘤(folliculosebaceous cystic hamartoma)具有与毛囊瘤相似的多种特征,主要由毛囊和皮脂腺构成,伴有漏斗部囊样扩张和周围间质的纤维增生。

【临床特点】

1. **临床表现**　本病少见,好发于年轻人,但有些患者出生时即有皮损。典型损害表现为孤立性丘疹或结节(图 2-3-1-15-1),直径约 1cm 大小,好发于面中部,尤其是鼻部。

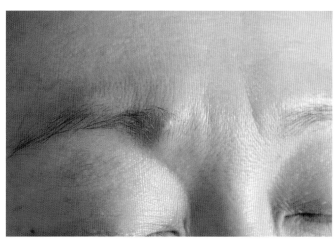

图 2-3-1-15-1　眉部单发肤色丘疹

2. **治疗**　单纯切除即可治愈。

3. **预后**　预后良好,无恶变。

【发病机制】

毛囊皮脂腺囊性错构瘤的发病机制可能是由于异常的上皮-间充质相互作用,使毛囊向异常的毛囊皮脂腺方向分化。这也与毛囊瘤的发病机制相似,但本病并不起源于毛囊瘤。角蛋白和中间丝聚合蛋白表达的研究显示,肿瘤向毛囊漏斗部、皮脂腺导管和皮脂腺细胞分化。

【病理变化】

镜下观　损害位于真皮内,一般不与表皮相连,主体为一漏斗部囊腔,腔内可见角质碎屑和皮脂腺分泌物,但无毛发,大量皮脂腺小叶开口与囊腔相连,偶尔可见不同生长阶段的毛囊,也可见小囊性顶泌汗腺。上皮结构周围有层状致密的胶原纤维增生,纤维上皮结构与邻近增生间质间有裂隙(图 2-3-1-15-2A~图 2-3-1-15-2C)。

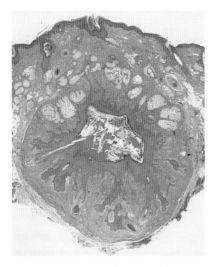

图 2-3-1-15-2A　损害位于真皮内,主体为一漏斗部囊腔,腔内可见角质碎屑和皮脂腺分泌物

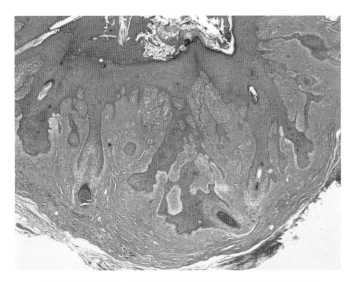

图 2-3-1-15-2B　不同生长阶段的毛囊与中央囊腔相连

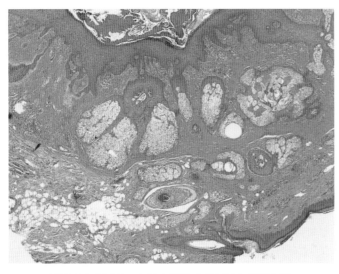

图 2-3-1-15-2C　大量皮脂腺小叶开口与囊腔相连

间质成分包括胶原、弹力纤维、脂肪和血管组织,是肿瘤的组成成分,有时可以占主体(图 2-3-1-15-2D)。毛囊皮脂腺成分嵌于由梭形细胞构成的胶原基质中,梭形细胞具有嗜酸性胞质和小而深染的细胞核,可见大量成熟的脂肪细胞和丰富的血管成分。

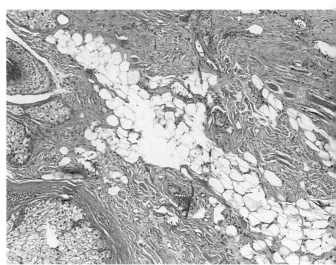

图 2-3-1-15-2D　胶原、脂肪和血管组织构成的间质

【鉴别诊断】

毛囊瘤　与毛囊瘤相比,本病皮脂腺分化和间质改变更明显。毛囊皮脂腺囊性错构瘤可有少见的毛囊分化,但缺乏次级毛囊结构。

(刘业强)

十六、纤维毛囊瘤及毛盘瘤

【概念】

纤维毛囊瘤(fibrofolliculoma)和毛盘瘤(trichodiscoma)都属于良性毛囊肿瘤,在很长一段时间内被认为是两种不同的疾病,现在的观点认为二者是同一疾病的不同表现,与解剖学位置、病变所处的阶段和切片的切面有关。

【临床特点】

1. **临床表现**　本病皮损可单发或者多发,单个皮损表现为直径 2~4mm 光滑的丘疹,黄色或白色,常见于面部。多发性纤维毛囊瘤主要见于 Birt-Hogg-Dubé 综合征,多发性毛盘瘤皮损也表现为小丘疹(图 2-3-1-16-1)。家族性多发性毛盘瘤患者幼年时出现耳部皮损。

2. **治疗**　可用切除、磨削、激光等方法去除皮损,但本病复发常见。

3. **预后**　多发性毛盘瘤、纤维毛囊瘤在一些病例中,尤其是常染色体显性遗传患者,是 Birt-Hogg-Dubé 综合征

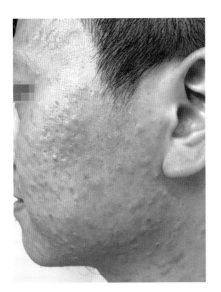

图 2-3-1-16-1 面部多发肤色丘疹

的部分表现,本病常伴发内脏疾病,特别是肾囊肿、肺囊肿、自发性气胸或大疱性肺气肿,影响预后。

【发病机制】

毛囊周围的梭形细胞波形蛋白和 CD34 染色阳性,Ⅷa 因子阴性,表明纤维毛囊瘤/毛盘瘤起源于毛囊蔓套。Birt-Hogg-Dubé 综合征与染色体 17p 上的毛囊素基因突变有关。Birt-Hogg-Dubé 综合征与结节性硬化症可能存在某种程度的重叠,并有报道结节性硬化症伴发纤维毛囊瘤。这一现象可能与毛囊素蛋白和结节性硬化症复合体蛋白都是通过哺乳动物雷帕霉素靶蛋白这一通路起作用有关。

【病理变化】

镜下观 纤维毛囊瘤表现为真皮内扭曲变形的毛囊结构,周围包绕纤维性基质,间质内较多相互吻合的毛囊上皮条索(图 2-3-1-16-2A、图 2-3-1-16-2B)。毛盘瘤可见到与纤维毛囊瘤相似的毛囊结构,真皮内有疏松的纤维结缔组织区,内有扩张的毛细血管。

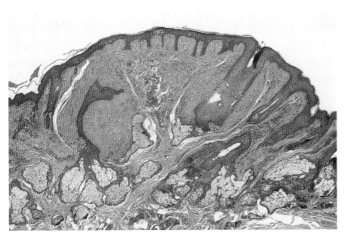

图 2-3-1-16-2A 真皮内扭曲变形的毛囊结构

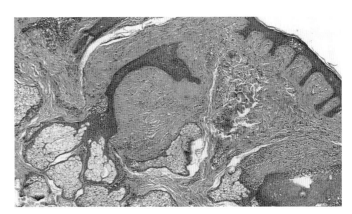

图 2-3-1-16-2B 扭曲毛囊周围可见致密的纤维性间质

【鉴别诊断】

1. **毛发上皮瘤** 纤维毛囊瘤和毛盘瘤临床上需要与毛发上皮瘤鉴别,后者特征性分布于鼻唇沟两侧,而前者则更为广泛。

2. **Pinkus 纤维上皮瘤** 本病的组织学特征为真皮内结缔组织间相互交联的上皮样细胞条索,需要和纤维毛囊瘤鉴别,前者上皮样细胞条索为两三排基底样细胞,之间有纤维状间质。

3. **小汗腺汗管纤维腺瘤** 小汗腺汗管纤维腺瘤组织学上也表现为与表皮相连的上皮细胞条索,相互吻合,需要和纤维毛囊瘤鉴别,但前者往往有明显的汗管分化,上皮细胞的 PAS 染色阳性也说明其汗腺起源特征。

(刘业强)

十七、基底细胞样毛囊错构瘤

【概念】

基底细胞样毛囊错构瘤(basaloid follicular hamartoma,BFH)极为少见,本病有诸多临床类型,最初描述为泛发性毛囊错构瘤,后又发现本病的诸多其他临床表现。

【临床特点】

1. **临床表现** 基底细胞样毛囊错构瘤临床表现多样,可表现为斑疹、斑片、丘疹、斑块或结节,都伴有不同程度的色素沉着,可分为以下类型:

(1)单发型:好发于老年女性面部和头皮,表现为 1~2mm 的肤色丘疹,类似基底细胞癌。

(2)局限性:好发于中青年头部,表现为红色或淡褐色斑块,有时可伴有粟丘疹和脱发。部分患者为先天性。

(3)线状痣样型:先天性线状痣样型皮损分布广泛,可占整个皮区,甚至一侧体表,皮损呈淡棕色,表面有毛囊性丘疹,可伴有斑秃、基底细胞癌、表皮样囊肿和黑头粉刺。

（4）泛发型：表现为面部浸润性丘疹和斑块，伴有全秃、重症肌无力或系统性红斑狼疮（图2-3-1-17-1）。

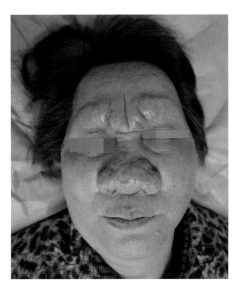

图2-3-1-17-1　双眉、眉间及鼻部浸润性肤色斑块，伴有眉毛脱落（南方医科大学皮肤病医院刘红芳主任医师惠赠）

（5）遗传型：主要为常染色体显性遗传。成年发病，表现为头颈部、躯干和肛门外生殖器区大量的肤色或淡褐色小丘疹。基底细胞样毛囊错构瘤综合征患者出生时或幼年即可发病，表现为大量黑头粉刺样皮损和肤色至褐色小丘疹，可伴有多毛症和掌跖部小凹陷性损害。

2.**治疗**　单发稳定的皮损可不予治疗，若皮损近期有进展，则需要切除。多发性皮损可在局部外用5-氨基酮戊酸后联合过滤卤钨灯或氩离子染料激光治疗。

3.**预后**　单发型或局限型预后较好，泛发型和遗传型可有一些严重伴发疾病。另外有些皮损可发生基底细胞癌，造成局部破坏。

【发病机制】

Shh信号转导通路在基底细胞癌中发挥重要的作用，研究显示，该通路在基底细胞样毛囊错构瘤中也起作用。表皮过表达smoothened的转基因小鼠显示，Shh信号通路活化后，表现出类似基底细胞样毛囊错构瘤的皮损。另一个与基底细胞癌发生有关的PTCH信号在基底细胞样毛囊错构瘤中也存在异常，但两者的强度和分布有差异。

【病理变化】

1.**镜下观**　基底细胞样毛囊错构瘤有两类组织学变化。最为常见的是真皮内基底样细胞条索，有的相互交联吻合，形成小梁样结构（图2-3-1-17-2A）。这些结构与真皮内大多数毛囊皮脂腺相连。瘤团内偶见散在的角化灶和小角质囊肿结构。另一类则类似毛发上皮瘤，小梁状或小叶状的基底样细胞团块嵌于富于细胞的致密纤维

基质中，瘤团周边细胞呈栅栏状排列（图2-3-1-17-2B）。尚可见不成熟的毛胚芽和小的角质囊肿（图2-3-1-17-2C）。

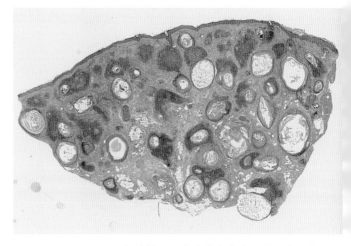

图2-3-1-17-2A　低倍镜可见真皮内多个嗜碱性细胞团块

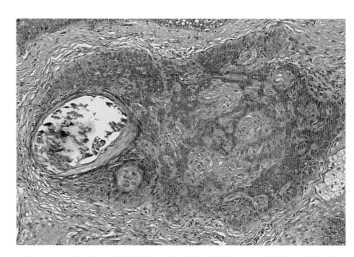

图2-3-1-17-2B　高倍镜可见嗜碱性细胞团块由基底样小细胞条索相互交联吻合构成，周边细胞呈栅栏状排列，整体嵌于致密的纤维性基质中

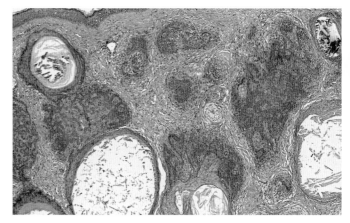

图2-3-1-17-2C　间质内不成熟的毛胚芽和角囊肿结构

2.**免疫组化**　基底细胞样毛囊错构瘤细胞通常CK20阳性，雄激素受体、Ber-EP4阴性，周围基质细胞

CD34 阳性,罕见 BCL-2 阳性。

【鉴别诊断】

基底细胞癌 与基底细胞样毛囊错构瘤的鉴别要点是后者无收缩间隙,有丝分裂不明显,免疫组化 Ber-EP4 和 BCL-2 在基底细胞癌中强表达,但周围基质细胞 CD34 常阴性。

（刘业强）

参考文献

[1] Winer L. The dilated pore, a tricho-epithelioma. J Invest Dermatol, 1954,23(3):181-188.

[2] Rahbari H. Trichoadenoma of Nikolowski. J Cutan Pathol, 1977,4(2):90-98.

[3] Chen M, Shinmori H, Takemiya M, et al. An acantholytic variant of seborrheic keratosis. J Cutan Pathol, 1990,17(1):27-31.

[4] C Pesce, S Scalora. Apoptosis in the areas of squamous differentiation of irritated seborrheic keratosis. J Cutan Pathol, 2000,27(3): 121-123.

[5] Weyers W. Tumor of follicular infundibulum is basal cell carcinoma. J Dermatopathol, 2009,31(7):634-641.

[6] Martin J. an unusual clinical presentation of multiple tumors of the follicular infundibulum. J Am Acad Dermatol, 2009, 60 (5): 885-886.

[7] Kolivras A. Eruptive tumors of the follicular infundibulum presenting as hypopigmented macule on the buttocks of two Black African males. J Cutan Pathol, 2012,39(4):444-448.

[8] Eduardo Calonje, Thomas Brenn, Alexander Lazar, et al. McKee's pathology of the skin. 4th ed. Philadelphia:Saunders, 2012.

[9] David S. Cassarino. Diagnostic Pathology:Neoplastic Dermatopathology. 3rd ed. Mumbai:Elsevier Health Science, 2021.

[10] Leonardi CL, Zhu WY, Kinsey WH, et al. Trichilemmomas are not associated with human papillomairvs DNA. J Cutan pathol, 1991, 18(3):193-197.

[11] Brownstein MH. Trichilemmoma. Benign follicular tumor or viral wart? Am J Dermatopathol, 1980,2(3):229-231.

[12] Tariq Al-Zaid, Jeremy S Ditelberg, Victor G Prieto, et al. Trichilemmomas show loss of PTEN in Cowden syndrome but only rarely in sporadic tumors. J Cutan Pathol, 2012,39(5):493-499.

[13] Jay Ye, Oscar Nappi, Paul E Swanson, et al. Proliferating pilar tumors:a clinicopathologic study of 76 cases with a proposal for definition of benign and malignant variants Am J Clin Pathol, 2004,122(4):566-574.

[14] Sau P, Graham JH, Helwig EB. Proliferating epithelial cysts. Clinicopathological analysis of 96 cases. J Cutan Pathol, 1995,22(5):394-406.

[15] Oyama N, Kaneko F. Trichilemmal carcinoma arising in seborrheic keratosis:a case report and published work review. J Dermatol,

2008,35(12):782-785.

[16] Kulahci Y, Oksuz S, Kucukodaci Z, et al. Multiple recurrence of trichilemmal carcinoma of the scalp in a young adult. Dermatol Surg, 2010,36(4):551-554.

[17] A M O'Hare, P H Cooper, H L Parlette 3rd. Trichilemmomal carcinoma in a patient with Cowden's disease(multiple hamartoma syndrome). J Am Acad Dermatol, 1997,36(6 Pt 1):1021-1023.

[18] Jih DM, Lyle S, Elenitsas R, et al. Cytokeratin 15 expression in trichoepitheliomas and a subset of basal cell carcinomas suggests they originate from hair follicle stem cells. J Cutan Pathol, 1999, 26(3):113-118.

[19] C Gilks, P Clement, W Wood. Trichoblastic fibroma. A clinicopathologic study of three cases. Am J Dermatopathol, 1989, 11 (5):397-402.

[20] Cowen EW, Helm KF, Billingsley EM. An unusually aggressive trichoblastoma. J Am Acad Dermatol, 2000, 42 (2 Pt 2): 374-377.

[21] Rosso R, Lucioni M, Savio T, et al. Trichoblastic sarcoma:a high-grade stromal tumor arising in trichoblastoma. Am J Dermatopathol, 2007,29(1):79-83.

[22] Fazaa B, Cribier B, Zaraa I, et al. Low-dose X-ray depilatory treatment induces trichoblastic tumors of the scalp. Dermatology, 2007,215(4):301-307.

[23] Regauer S, Beham-Schmid C, Okcu M, et al. Trichoblastic carcinoma("malignant trichoblastoma")with lymphatic and hematogenous metastases. Mod Pathol, 2000,13(6):673-678.

[24] Smita Singh, Mitali Swain, Shailaja Shukla. An unusual presentation of giant molluscum contagiosum diagnosed on cytology. Diagn Cytopathol, 2018,46(9):794-796.

[25] B Cribier, B Peltre, L Langbein. Expression of type I hair keratins in follicular tumours. Br J Dermatol, 2001,144(5):977-982.

[26] Cribier B, Scrivener Y, Grosshans E. Tumors arising in nevus sebaceus:A study of 596 cases. J Am Acad Dermatol, 2000,42(2 Pt 1):263-268.

[27] Nishioka M, Tanemura A, Yamanaka T, et al. Pilomatrix carcinoma arising from pilomatricoma after 10 year senescent period:immunohistochemical analysis. J Dermatol, 2010,37(8):735-739.

[28] Kan L, Liu Y, McGuire, et al. Inhibition of BMP signaling in P-Cadherin positive hair progenitor cells leads to trichofolliculoma-like hair follicle neoplasias. J Biomed Sci, 2011,18(1):92.

[29] Misago N, Kimura T, Toda S, et al. A revaluation of folliculosebaceous cystic hamartoma:the histopathological and immunohistochemical features. Am J Dermatopathol, 2010,32(2):154-161.

[30] Collins GL, Somach S, Morgan MB. Histomorphologic and immunophenotypic analysis of fibrofolliculomas and trichodiscomas in Birt-Hogg-Dube syndrome and sporadic disease. J Cutan Pathol, 2002,29(9):529-533.

[31] Misago N, Narisawa Y. Fibrofolliculoma in a patient with tuberous

sclerosis complex. Clin Exp Dermatol,2009,34（8）:892-894.

［32］Grachtchouk V,Grachtchouk M,Lowe L,et al. The magnitude of hedgehog signaling activity fefines skin tumor phenotype. EMBO J,2003,22（11）:2741-2751.

［33］Jih DM,Shapiro M,James WD,et al. Familial basaloid follicular hamartoma:lesional characterization and review of literature. Am J Dermatopathol,2003,25（2）:130-137.

第二节　向皮脂腺分化的肿瘤

一、皮脂腺痣

【概念】

皮脂腺痣（nevus sebaceous），又称器官样痣，是一种包括毛囊、皮脂腺、顶泌汗腺成分的畸形，常伴表皮增生。

【临床特点】

1. **临床表现**　皮脂腺痣常见于头皮及面部，偶尔可见于颈部等其他部位。皮损呈线状，儿童期呈黄色，青春期皮损增厚，呈鹅卵石状或疣状（图2-3-2-1-1、图2-3-2-1-2）。

2. **治疗**　有潜在继发恶性肿瘤的风险，尽管这种可能性较低，仍建议青春期或之前完整切除。

3. **预后**　手术完整切除可治愈。

【发病机制】

皮脂腺痣患者中可检测到 HRAS 和 KRAS 合子后体细胞突变。有研究发现，皮脂腺患者存在 *PTCH* 基因缺失。

【病理变化】

镜下观　表皮呈乳头瘤样或疣状增生，病变中皮脂腺形态和分布不规则，位于真皮内靠近表皮的地方，一般与毛囊无关。成熟毛囊减少或消失，真皮上部可见异位

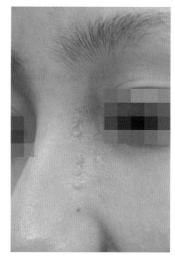

图2-3-2-1-2　面部黄色线状斑块

的顶泌汗腺（图2-3-2-1-3A～图2-3-2-1-3C）。

【鉴别诊断】

疣状痣　淡黄色或棕黑色疣状损害，病理上虽有乳头瘤样增生，但无明显皮脂腺增生结构。

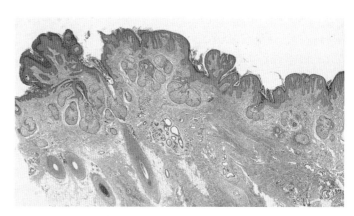

图2-3-2-1-3A　表皮乳头瘤样增生，真皮浅层可见较多皮脂腺结构

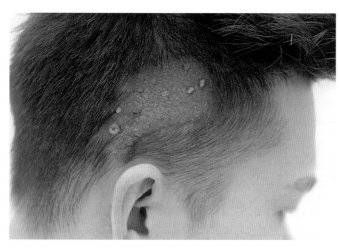

图2-3-2-1-1　头皮黄色疣状斑块

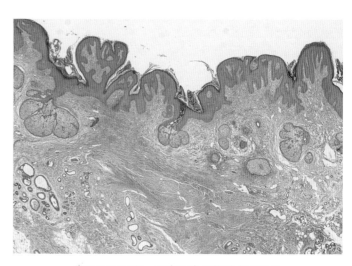

图2-3-2-1-3B　正常毛囊结构减少或消失

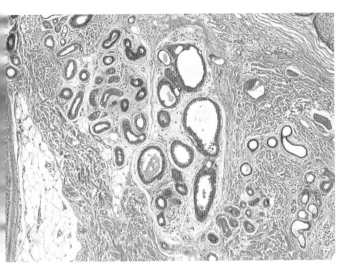

图 2-3-2-1-3C 真皮上部可见异位的顶泌汗腺

(刘宏杰)

二、皮脂腺增生

【概念】

皮脂腺增生(sebaceous hyperplasia)是一种皮脂腺的良性增生,并非肿瘤。

【临床特点】

1. **临床表现** 皮脂腺增生常见于面部及躯干上部,偶尔可见于外阴等其他部位。多见于老年男性,儿童及青年人发病者少。皮损呈单个或多个丘疹,黄色、圆顶、中央呈脐凹状(图 2-3-2-2-1)。

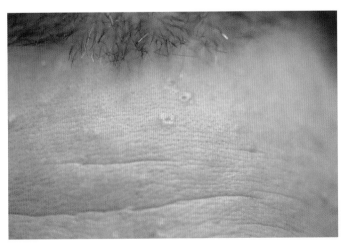

图 2-3-2-2-1 额部淡黄色丘疹,中央脐凹状

2. **治疗** 通常无须治疗,因美容需要,可行激光或手术切除。

3. **预后** 良好。

【发病机制】

发病机制尚不清楚,长期使用免疫抑制剂者可能出现。

【病理变化】

镜下观 真皮内单个增生皮脂腺,结构和正常的皮脂腺一样,位置略浅,小叶数量增多(图 2-3-2-2-2)。

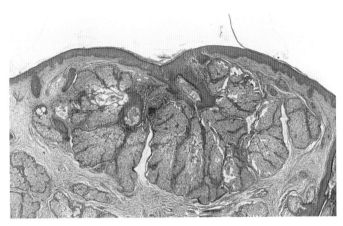

图 2-3-2-2-2 单个皮脂腺增生,结构同正常皮脂腺,小叶数目增多

【鉴别诊断】

皮脂腺痣 皮损较皮脂腺增生大,表面呈脑回状,无脐凹,病理上可见表皮乳头瘤样增生,除皮脂腺增生外,往往见到异位的大汗腺,有时会伴有其他附属器肿瘤。

(刘宏杰)

三、皮脂腺瘤

【概念】

皮脂腺瘤(sebaceoma)是一种向皮脂腺分化的良性肿瘤,皮脂腺生发细胞占优势。

【临床特点】

1. **临床表现** 无临床特异性,常见于面部和头皮,多表现为丘疹或结节,通常直径小于 1cm(图 2-3-2-3-1),可为 Torre-Muir 综合征的表现之一,也可为皮脂腺痣的继发性改变(图 2-3-2-3-2)。

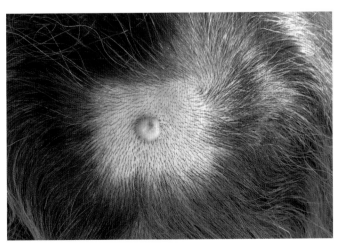

图 2-3-2-3-1 头皮红色半球状丘疹

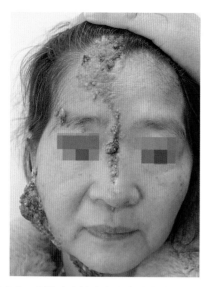

图 2-3-2-3-2　皮脂腺痣基础上继发皮脂腺瘤:线状疣状增生性皮损上的红褐色结节

2. 治疗　病理确诊后通常无须治疗,但取材浅表或部分活检未明确边缘者,建议手术完整切除,以免漏诊恶性肿瘤,如向皮脂腺分化的基底细胞癌或皮脂腺癌。

3. 预后　良好。

【发病机制】

发病机制尚不清楚。

【病理变化】

1. 镜下观　肿瘤位于真皮中部,可侵犯表皮,由基底样细胞团块组成,其中可见成熟皮脂腺腺泡。不少专著均提到本病无皮脂腺小叶样结构,但此限定导致那些以基底样细胞为主,而有皮脂腺小叶样结构的病例很难分类(图 2-3-2-3-3A~图 2-3-2-3-3C)。

2. 免疫组化　可行免疫组化 MLH1、MSH2、MSH6 和 PMS2,若表达有丢失,则提示患有结直肠肿瘤的可能。

【鉴别诊断】

皮脂腺腺瘤　以皮脂腺腺泡为主,形成类似正常皮

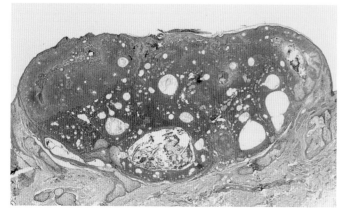

图 2-3-2-3-3A　真皮内向皮脂腺分化肿瘤团块

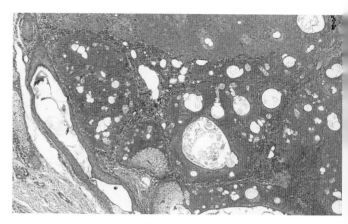

图 2-3-2-3-3B　基底样细胞团块,明显导管分化

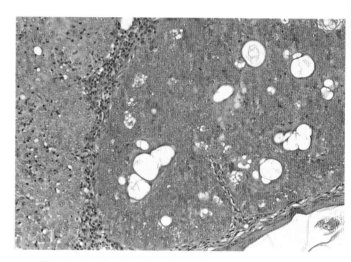

图 2-3-2-3-3C　基底样细胞占优势,可见成熟皮脂腺腺泡

脂腺的小叶结构。

（刘宏杰）

四、皮脂腺腺瘤

【概念】

皮脂腺腺瘤(sebaceous adenoma)是一种向皮脂腺分化的良性肿瘤,成熟的皮脂腺腺泡占优势。

【临床特点】

1. 临床表现　皮损通常为褐色、红色或黄色结节,约 0.5cm 大小,多见于老年患者的面颊或鼻部,可以是 Muir-Torre 综合征的临床表现之一(图 2-3-2-4-1)。

2. 治疗　病理确诊后通常无须治疗,但取材浅表或部分活检未明确边缘者,建议手术完整切除,以免漏诊恶性肿瘤,如向皮脂腺分化的基底细胞癌或皮脂腺癌。

3. 预后　良好。

【发病机制】

部分患者有 *LEF1* 失活突变,与毛囊干细胞是否向皮脂腺分化相关。

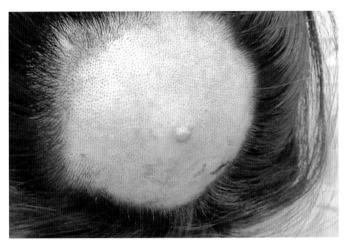

图 2-3-2-4-1 头皮红色结节

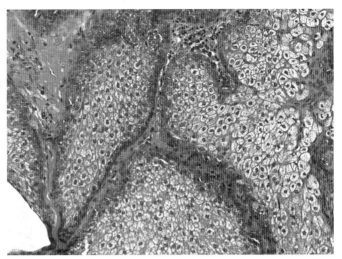

图 2-3-2-4-2C 瘤体边缘少量基底样细胞

（刘宏杰）

【病理变化】

镜下观 肿瘤呈分叶状,可取代上方表皮,单个小叶类似正常皮脂腺结构。肿瘤内皮脂腺腺泡占一半以上（图 2-3-2-4-2A~图 2-3-2-4-2C）。

【鉴别诊断】

1. **皮脂腺瘤** 临床皮损表现类似,但组织病理上以基底样细胞为主,成熟皮脂腺腺泡成分少。

2. **皮脂腺增生症** 临床表现为有脐凹的丘疹,病理上皮脂腺结构最多只有两层基底样细胞。

五、皮脂腺癌

【概念】

皮脂腺癌（sebaceous carcinoma）是来源于皮脂腺细胞的恶性肿瘤,真正来源于皮脂腺者少见,而发生于睑板腺（一种特殊类型的皮脂腺）的腺癌较多见。

【临床特点】

1. **临床表现** 本病传统上分为眼型和眼外型,前者约占75%,通常起源于睑板腺。常见于上睑,开始为黄色的小结节或斑块,生长缓慢,一般不破溃,易误诊为睑板腺囊肿或基底细胞癌。眼外型常见于面颈部、外阴和阴茎,表现为单个淡红色结节,直径 1~4cm,更大者可达10cm 以上（图 2-3-2-5-1）。

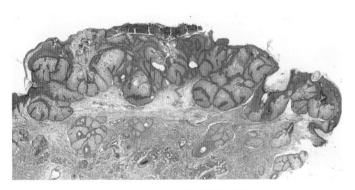

图 2-3-2-4-2A 肿瘤呈分叶状

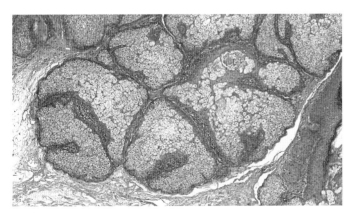

图 2-3-2-4-2B 瘤体主要由皮脂腺腺泡构成

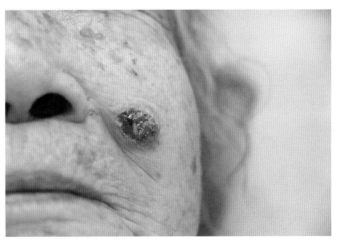

图 2-3-2-5-1 面部红色斑块伴中央糜烂结痂

2. **治疗** 手术完全切除,建议扩大手术切除范围,评估淋巴结受累情况,如果眼睑广泛受累,可能有必要摘除眼球。

3. 预后 眼型皮脂腺癌可发生眼窝侵袭,还常发生转移,在一项研究中发现,22% 的病例死于内脏转移;眼外型皮脂腺癌无侵袭性,但也可以引起广泛转移,导致死亡率与眼型一样高。

【发病机制】

本病病因不明,推测紫外线照射可能对本病的发生起重要作用。侵袭性皮脂腺癌有 *p53* 基因突变,而原位皮脂腺癌没有,在皮脂腺痣基础上发生的皮脂腺癌 *p53* 的表达更常见,但更为惰性。c-myc 也可能在皮脂腺癌的发生中起作用。雄激素受体缺失或 *p53* 异常表达所致的 c-myc 信号调节异常,可能会导致其缺乏分化并进展为皮脂腺癌。另外还有研究显示,某些 HPV 株与皮脂腺癌的发病有关。

【病理变化】

1. 镜下观 皮脂腺癌在组织学上表现为大小不一、形态不规则的小叶模式(图 2-3-2-5-2A)。肿瘤小叶由两类细胞混杂而成,一类是皮脂腺生发细胞,核圆形或卵圆形,含有数个嗜酸性核仁;另一类是比较成熟的皮脂腺腺泡,胞质呈泡沫状,肿瘤坏死明显,有时呈粉刺样外观(图 2-3-2-5-2B、图 2-3-2-5-2C)。分化越差的肿瘤,其肿瘤细胞染色越深,含脂质越少,这种细胞往往呈现明显的核与胞质多形性改变,常见异常的核分裂象。肿瘤外周栅栏状排列不明显,角化现象可导致异物巨细胞反应。肿瘤向神经、血管或淋巴管侵袭也是本病的一个重要特征。少数眼外型皮脂腺癌可见向表皮内生长或呈 Paget 样扩散。

2. 免疫组化和特殊染色 上皮膜抗原(EMA)呈强阳性(图 2-3-2-5-3),癌胚抗原(CEA)阴性,脂质染色阳性。

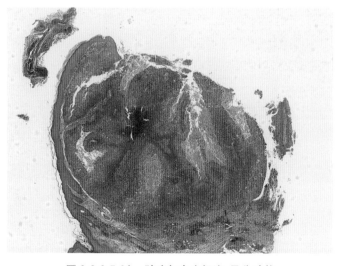

图 2-3-2-5-2A 肿瘤与表皮相连,呈分叶状

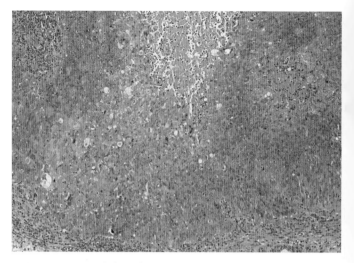

图 2-3-2-5-2B 肿瘤小叶由皮脂腺生发细胞与少量皮脂腺腺泡形成

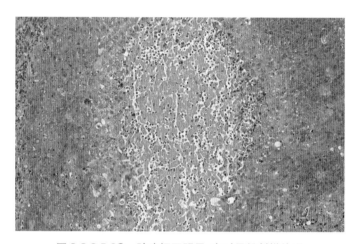

图 2-3-2-5-2C 肿瘤坏死明显,有时呈粉刺样外观

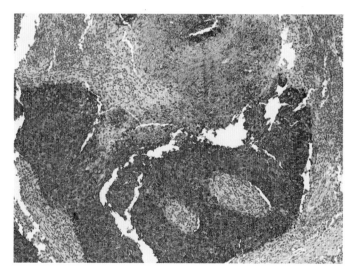

图 2-3-2-5-3 皮脂腺癌上皮膜抗原(EMA)呈强阳性

【鉴别诊断】

1. 其他良性皮脂腺肿瘤 相较于良性的皮脂腺肿瘤,皮脂腺癌呈不规则的生长模式,核异型性明显,核仁清晰,核分裂象增多,分化良好的皮脂腺癌鉴别较为困

难,此时诊断皮脂腺癌对于治疗和预后更有帮助,尤其是发生在眼周的皮损。

2. 透明细胞鳞状细胞癌及透明细胞汗腺癌 肿瘤细胞胞质透明,需要与分化较好的皮脂腺癌鉴别,必要时可借助脂质染色、PAS 染色,或 EMA 等免疫组化进行鉴别。

(刘业强)

参 考 文 献

[1] Moody MN,Landau JM,Goldberg LH. Nevus sebaceous revisited. Pediatr Dermatol,2012,29(1):15-23.

[2] Flux K. Sebaceous Neoplasms. Surg Pathol Clin,2017,10(2):367-382.

[3] Hussein L,Perrett CM. Treatment of sebaceous gland hyperplasia: a review of the literature. J Dermatolog Treat,2020,32(8):866-877.

[4] Mahalingam M. MSH6,Past and Present and Muir-Torre Syndrome-Connecting the Dots. Am J Dermatopathol,2017,39(4):239-249.

[5] Walsh MD,Jayasekara H,Huang A,et al. Clinico-pathological predictors of mismatch repair deficiency in sebaceous neoplasia:A large case series from a single Australian private pathology service. Australas J Dermatol,2019,60(2):126-133.

[6] Marques-da-Costa J,Campos-do-Carmo G,Ormiga P,et al. Sebaceous adenoma:clinics,dermatoscopy,and histopathology. Int J Dermatol,2015,54(6):e200-e202.

[7] Winer LH. The dilated pore,a tricho-epithelioma. J Invest Dermatol,1954,23(3):181-188.

[8] Rao NA,Hidayat AA,McLean IW,et al. Sebaceous carcinomas of the ocular adnexa:a clinicopathologic study of 104 cases,with five-year follow data. Hum Pathol,1982,13(2):113-122.

第三节　向顶泌汗腺/外泌汗腺分化的肿瘤

一、汗囊瘤

【概念】

汗囊瘤(hidrocystoma),又称汗腺囊肿,是起源于汗腺的良性囊性肿瘤,可来源于小汗腺或顶泌汗腺,分别称为小汗腺汗囊瘤(eccrine hidrocystoma)和顶泌汗腺囊瘤(apocrine hidrocystoma),位于眼睑的顶泌汗腺囊瘤又称 Moll 腺囊肿。

【临床特点】

1. 临床表现 皮损常见于头颈部,好发于面部(眼眶周围和眼睑皮肤等),少见于躯干、外耳和外阴等部位。任何年龄段成人均可发病,多见于女性,常单发,亦可见多发。体积较小,直径 1~3mm,常为半透明、偏淡蓝色的圆形囊性结节(图 2-3-3-1-1)。

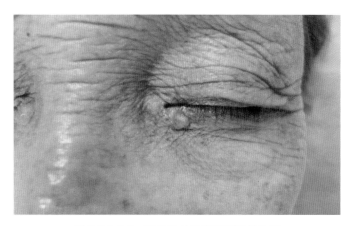

图 2-3-3-1-1　下眼睑单发半透明囊性结节

2. 治疗 不需要治疗,因美容需要切除即可。

3. 预后 预后良好,一般无恶变。

【发病机制】

大多数汗囊瘤是由导管阻塞引起,但有些可能是肿瘤性病变,来源于小汗腺或顶泌汗腺。

【病理变化】

1. 镜下观 常表现为真皮内单房或多房性囊腔(图 2-3-3-1-2A),壁薄,可与邻近的汗腺导管壁相连。大部分囊壁由两层立方上皮被覆(图 2-3-3-1-2B),胞质嗜酸性。囊壁可有乳头状突起。多数情况下囊腔空虚。来源于顶泌汗腺的,常有乳头突入囊内,并可见顶浆分泌(图 2-3-3-1-2C)。

2. 免疫组化 囊壁上皮表达 EMA、CEA。各种角蛋白 CK 表达不定。肌上皮表达 SMA 和 S100 蛋白。

【鉴别诊断】

该肿瘤诊断较容易,鉴别困难主要在于顶泌汗腺来

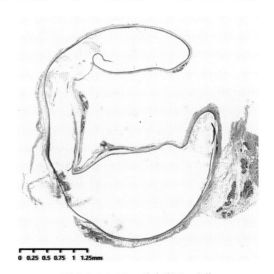

图 2-3-3-1-2A　单房囊腔,壁薄

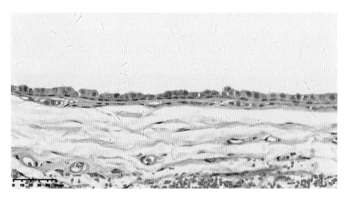

图 2-3-3-1-2B　囊壁由两层立方上皮被覆

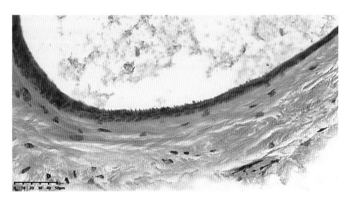

图 2-3-3-1-2C　局部可见顶浆分泌

源或小汗腺/外泌汗腺的来源,一般认为小汗腺/外泌汗腺不表达 S100 和 α-SMA,故可借助免疫组化染色协助鉴别。

（王　卓）

二、汗管瘤

【概念】

汗管瘤(syringoma)是一种常见的起源于小汗腺的良性汗腺肿瘤。

【临床特点】

1. **临床表现**　多见于青春期和中青年妇女,常多发,对称性分布多见。好发于眶周,尤其是下眼睑,也可泛发于颈部、躯干、腋窝或生殖器等部位。皮损常在青春期时出现并逐渐增多,常与内分泌改变有关。多表现为 1～3mm 大小丘疹,皮色或淡黄色,质坚实,表面光滑。散在的小丘疹(主要在胸壁内侧和四肢弯曲部位),可融合形成斑块(图 2-3-3-2-1)。可呈线性分布,也可单侧分布。外阴的汗管瘤通常伴有瘙痒。透明细胞汗管瘤往往与糖尿病有关。

2. **治疗**　不需要治疗,因美容需要可行激光治疗。

3. **预后**　预后良好,一般无恶变。

【发病机制】

一般认为该肿瘤起源于小汗腺的导管部分。

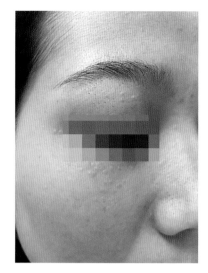

图 2-3-3-2-1　下眼睑多发肤色丘疹,质坚实,表面光滑

【病理变化】

1. **镜下观**　肿瘤散在分布于真皮浅层,界限清楚(图 2-3-3-2-2A)。瘤细胞巢形状各异,可呈细胞巢、细胞索(图 2-3-3-2-2B),或形成导管及小囊腔,常形成特征性"蝌蚪样""逗点状"结构。导管分化结构明显的管壁常被覆两层上皮细胞,立方状或扁平上皮,管腔衬以致密的嗜酸性护膜(图 2-3-3-2-2C)。导管内可有嗜酸性颗粒。间质胶原红染硬化。透明细胞汗管瘤是汗管瘤的变异型,由两层富有糖原淡染或空泡化的导管细胞组成。

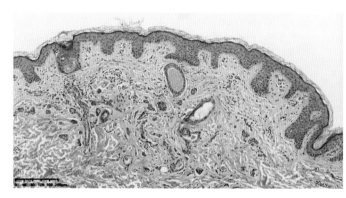

图 2-3-3-2-2A　肿瘤散在分布于真皮浅层

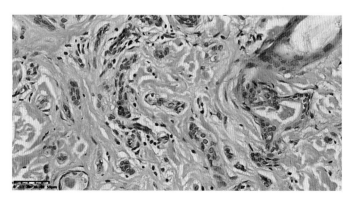

图 2-3-3-2-2B　瘤细胞形成细胞索样结构

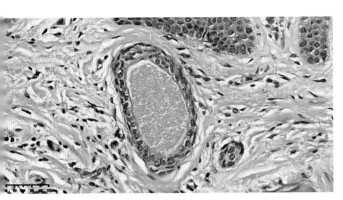

图 2-3-3-2-2C 瘤细胞形成导管及小囊腔,由两层上皮构成,为有护膜的管腔

2. 免疫组化 管壁外层细胞 EMA 阳性,内层细胞 CK、CEA 阳性,提示其向汗管分化。PR 常多数阳性,ER 散在阳性。

【鉴别诊断】

1. 结缔组织增生性毛发上皮瘤 常单发,中央凹陷,常见多个基底样细胞巢,含有角囊肿,无真正的导管分化。

2. 微囊肿附属器癌 常单发,体积大,浸润至真皮深部,有毛囊分化和角囊肿形成。

3. 硬化型基底细胞癌 瘤细胞团周围细胞呈栅栏状排列,细胞有异型性,常见核分裂,局部与表皮相连,常有巢周裂隙形成。

(王 卓)

三、汗孔瘤

【概念】

汗孔瘤(poroma),又称小汗腺汗孔瘤,起源于末端汗腺导管的外层细胞和真皮上部的小汗腺导管。肿瘤仅限于表皮内时称为单纯性汗腺棘皮瘤。当病变完全位于真皮内时,称为真皮导管瘤。

【临床特点】

1. 临床表现 好发于掌跖部,多见于成年人,无性别差异。皮损常单发,少数为多发,呈淡红色的结节、孤立无蒂,表面光滑或轻度糜烂(图 2-3-3-3-1)。一般无自觉症状,轻微外伤后易出血。

2. 治疗 手术完整切除。

3. 预后 预后良好,长期未治疗者有恶变可能。

【发病机制】

汗孔瘤的组织学发生可以是小汗腺或顶泌汗腺。有些汗孔瘤显示 *APC* 基因杂合性缺失,但这种遗传异常的意义尚不确定。

【病理变化】

1. 镜下观 肿瘤由表皮底部向真皮增生,形成互相

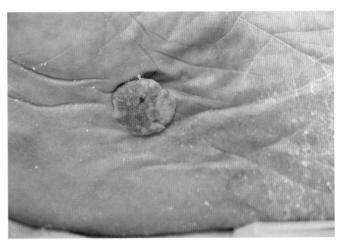

图 2-3-3-3-1 足底单发性淡红色结节、孤立无蒂,表面轻度糜烂

交联的宽大的瘤细胞带(图 2-3-3-3-2A)。瘤细胞团与周围表皮组织界限清楚(图 2-3-3-3-2B),是诊断的重要线索。瘤细胞一般为立方形,体积较表皮的棘细胞小,大小、形状较一致,核圆形或卵圆形。瘤细胞间无细胞间桥。瘤细胞巢内常可见向小汗腺导管分化的结构,管腔内衬嗜酸性护膜(图 2-3-3-3-2C),是诊断的关键依据之一。瘤细胞内可含有一定量的糖原,细胞胞质透亮。瘤细胞巢外围细胞栅栏状排列不明显。间质偶见色素沉着,称为色素性汗孔瘤,易误诊为黑色素瘤。

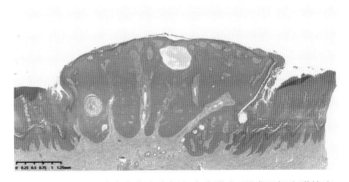

图 2-3-3-3-2A 肿瘤由表皮底部向真皮增生,形成互相交联的宽大的瘤细胞带

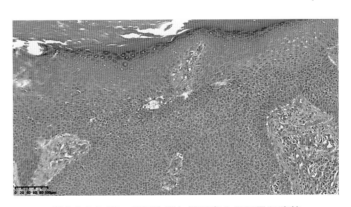

图 2-3-3-3-2B 瘤细胞团与周围表皮组织界限清楚

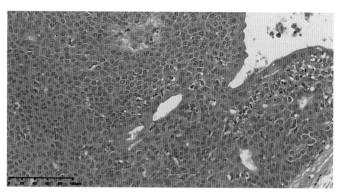

图 2-3-3-3-2C　瘤细胞为立方形,大小、形状较一致,可见向小汗腺导管分化的结构,管腔内衬嗜酸性护膜

有时皮损表面可发生损伤后糜烂坏死,局部细胞出现非典型和有丝分裂活性增强。

2. 免疫组化　管腔内衬嗜酸性护膜,免疫组化 EMA 和 CEA 呈阳性,是诊断的关键依据之一。瘤细胞表达鳞状上皮分化的标记,如 p63、CK5/6、p40 等。

3. 特殊染色　管腔内衬嗜酸性护膜 PAS 呈阳性反应。

【鉴别诊断】

1. 基底细胞癌　基底细胞癌的细胞多为短梭形,瘤巢外围细胞呈栅栏状排列,无内衬嗜酸性护膜的管腔形成是关键点。

2. 脂溢性角化病　脂溢性角化病的小基底样细胞有时很像汗孔瘤,但脂溢性角化病基底部平坦,位于表皮基底面以上。常有角囊肿,无导管分化,几乎不见于掌跖部。

3. 鳞状细胞癌　鳞状细胞癌与周围上皮分界不清,常有不典型细胞过渡表现,且细胞具有明显异型性。

（王　卓）

四、汗管纤维腺瘤

【概念】

汗管纤维腺瘤(syringofibroadenoma)是小汗腺起源的良性肿瘤,又称肢端汗管痣,特征是具有导管分化的上皮细胞呈条索状增生。

【临床特点】

1. 临床表现　此肿瘤少见,主要累及下肢,尤其是指甲。临床表现多种多样,表现为孤立皮损或多发性丘疹、结节,呈鹅卵石样(图 2-3-3-4-1、图 2-3-3-4-2)。发病年龄 16～80 岁,多在 61～80 岁发病。多发性皮肤病常与某些综合征有关,包括 Schopf-Schulz-Passarge 综合征和 Clouston 综合征。

此外,汗管纤维腺瘤可为反应性增生,在一些炎症性皮肤病或肿瘤性疾病中,出现此反应性改变。

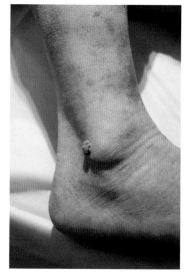

图 2-3-3-4-1　右足踝部褐色疣状丘疹

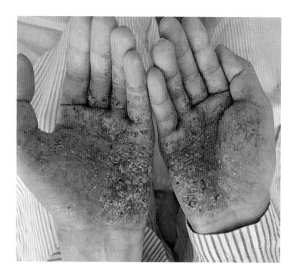

图 2-3-3-4-2　双手掌弥漫红斑、脱屑伴结痂(南方医科大学皮肤病医院吴铁强主任医师提供)

2. 治疗　治疗困难,无有效的治疗方法。

3. 预后　与是否伴有综合征及其他器官受累,是否为其他疾病的反应性增生有关。

【发病机制】

有人认为汗管纤维腺瘤是一种反应性增生病变。

【病理变化】

1. 镜下观　从表皮的多个位点伸出细长的上皮细胞条索,相互吻合、延伸至真皮中层(图 2-3-3-4-3A)。细胞呈立方形、大小一致,周围被纤维血管间质包绕(图 2-3-3-4-3B),间质中常含丰富的酸性黏多糖,可伴有多量淋巴细胞和浆细胞浸润(图 2-3-3-4-3C)。局部上皮细胞条索中常见有完整护膜的导管分化结构(图 2-3-3-4-3C、图 2-3-3-4-4)。

2. 免疫组化　CEA、EMA 显示导管分化结构。瘤细胞 CK6 和 CK7 阳性。

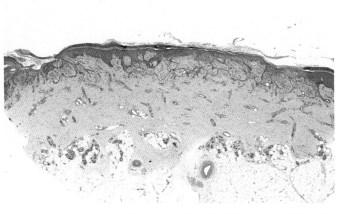

图 2-3-3-4-3A 从表皮的多个位点伸出细长的上皮细胞条索,相互吻合、延伸至真皮中层(南方医科大学皮肤病医院吴铁强主任医师提供)

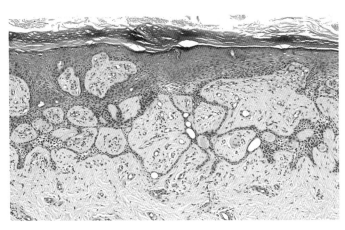

图 2-3-3-4-3B 细胞呈立方形、大小一致,周围被纤维血管间质包绕(南方医科大学皮肤病医院吴铁强主任医师提供)

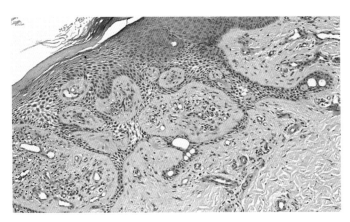

图 2-3-3-4-3C 局部上皮细胞条索中常见导管分化结构,间质中常含丰富的酸性黏多糖,可伴有多量淋巴细胞和浆细胞浸润(南方医科大学皮肤病医院吴铁强主任医师提供)

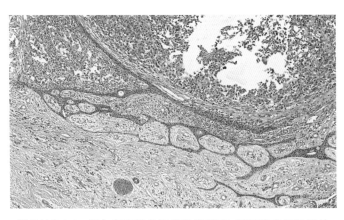

图 2-3-3-4-4 黑色素瘤伴发汗管纤维腺瘤,可见黑素细胞团块外周增生的、伴有导管分化的上皮细胞条索

【鉴别诊断】

1. 汗孔瘤 汗孔瘤包含更多的实性区域和不同的间质成分。

2. 腺样基底细胞癌 基底细胞癌的瘤巢外围细胞呈栅栏状排列,无管腔形成结构,可有巢周裂隙。

(王 卓)

五、汗腺瘤

【概念】

汗腺瘤(hidradenoma)是一种囊实性的良性汗腺肿瘤,伴有局灶性导管和腺体分化,又称透明细胞汗腺瘤(clear cell hidradenoma)、结节性汗腺瘤(nodular hidradenoma)、汗孔样汗腺瘤(poroid hidradenoma)、肢端螺旋瘤(acrospiroma)、实性囊肿汗腺瘤(solid-cystic hidradenoma)等。

【临床特点】

1. 临床表现 多见于成年人,好发于中老年,女性略高。一般位于头颈部及四肢。生长缓慢,直径多为 1~3cm 的肉色或红棕色实性/囊性结节(图 2-3-3-5-1)。

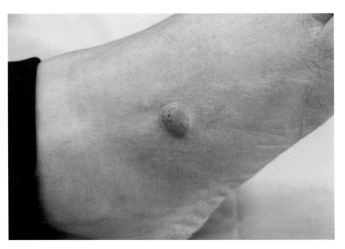

图 2-3-3-5-1 足背单发淡红色囊性结节

2. 治疗　手术切除。

3. 预后　一般为良性,极少恶变。

【发病机制】

汗腺瘤含有 t(11:19)基因转位,这导致 *CRTC1* 和 *MAML2* 基因融合。但 *CRTC1-MAML2* 融合基因不是汗腺瘤的特征性基因改变,因其在唾液腺黏液表皮样癌中也被发现,它会引起下游 cAMP/CREB 信号通路的异常激活。

【病理变化】

1. **镜下观**　肿瘤较局限,位于真皮,与表皮不粘连,境界清楚。表现为分叶状或囊性或结节状的细胞团(图 2-3-3-5-2、图 2-3-3-5-3A),由多种类型细胞构成。可表现为多角形细胞(图 2-3-3-5-3B),核圆形,位于细胞中央,呈空泡状,核仁明显,胞质嗜酸性,可表现为透明细胞,胞质苍白淡染,体积较大,核小、深染、偏位,胞膜清晰(图 2-3-3-5-4)。不同类型细胞之间常有移行。局部形成鳞状涡结构或角化(图 2-3-3-5-5A)。核分裂象通常不多。大部分可见导管分化结构(图 2-3-3-5-5B),围绕以单层立方细

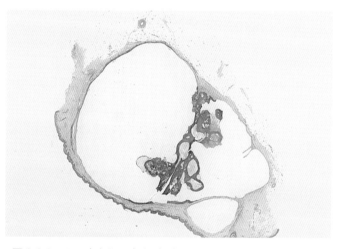

图 2-3-3-5-2　肿瘤位于真皮,与表皮不粘连,境界清楚,呈囊性,囊内见实性瘤细胞巢

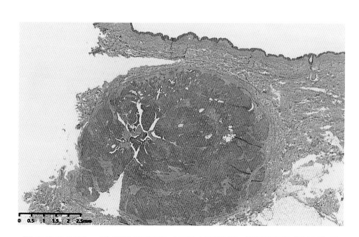

图 2-3-3-5-3A　肿瘤位于真皮,与表皮不粘连,境界清楚,呈结节状

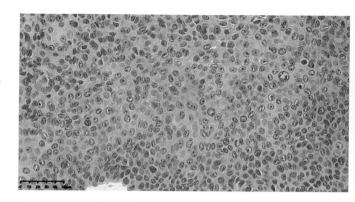

图 2-3-3-5-3B　瘤细胞可呈多角形,核圆形、卵圆形,呈空泡状,核仁明显

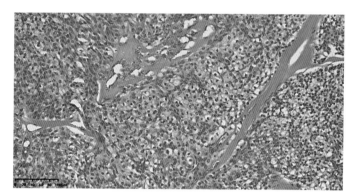

图 2-3-3-5-4　瘤细胞可表现为透明细胞,胞质苍白淡染

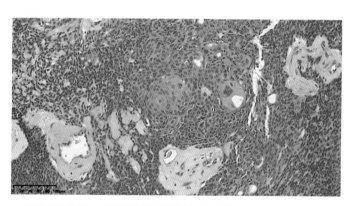

图 2-3-3-5-5A　局部形成鳞状涡结构,瘤巢间质可呈玻璃样变

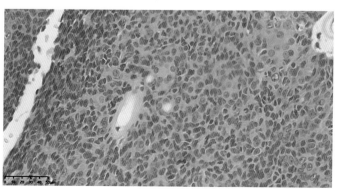

图 2-3-3-5-5B　导管分化结构,围绕嗜酸性护膜

胞。瘤巢间质可呈玻璃样变。

2. 免疫组化　瘤细胞表达 AE1/AE3，EMA 和 CEA 阳性显示其导管分化。

【鉴别诊断】

1. 转移性肾细胞癌　由透明细胞构成的瘤巢，间质血管丰富，瘤细胞表达 CD10、RCC 等。

2. 透明细胞性鳞状细胞癌　鳞状细胞癌与周围表皮相连，分界不清，且细胞具有明显异型性。

3. 皮脂腺腺瘤　分叶状结构，无导管分化，EMA 弥漫强阳性。

（王　卓）

六、螺旋腺瘤

【概念】

螺旋腺瘤(spiradenoma)是一种(多)结节性实性良性汗腺肿瘤，表现为实性时，形态与圆柱瘤重叠。

【临床特点】

1. 临床表现　多见于中青年人。好发于躯干、头颈部，常为单发的疼痛性小结节，肤色，呈卵圆形或半球状(图 2-3-3-6-1)，境界清楚，质硬，直径 1~2cm。多发性皮损罕见，可呈带状分布，与多发性圆柱瘤伴发。

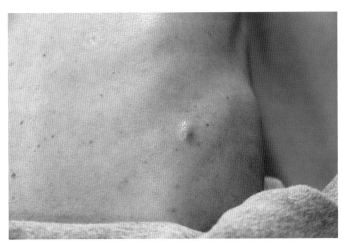

图 2-3-3-6-1　单发肤色卵圆形结节，压痛

2. 治疗　手术切除。

3. 预后　一般为良性，极少恶变。

【发病机制】

Brooke-spiegler 综合征是一种常染色体显性遗传病，以螺旋腺瘤为特征，伴有多发性毛发上皮瘤、圆柱瘤和腮腺肿瘤，主要是位于染色体 16q12.1 的肿瘤抑制基因 *CYLD* 突变或杂合性缺失。

【病理变化】

1. 镜下观　肿瘤位于真皮层，与表皮不相连，有时延伸至皮下脂肪，呈多结节状(图 2-3-3-6-2A)。结节内细胞丰富，可见衬覆双层上皮细胞的小管样排列。主要由两种类型细胞构成：细胞簇周边细胞为小的基底样细胞，胞质少，核小、深染，常称为暗细胞；细胞簇中央细胞体积大，胞质淡染、核呈空泡状，可见小核仁，常称为亮细胞(图 2-3-3-6-2B)。可见向小汗腺导管分化的结构，腔内常含有少量嗜酸性颗粒状 PAS 染色阳性的物质，并有大量淋巴细胞散在分布于肿瘤结节内(图 2-3-3-6-2C)。肿瘤富含血管，偶尔可见明显扩张的血管管腔，形似血管瘤。

2. 免疫组化　肿瘤细胞上皮性和肌上皮性抗原呈阳性表达，表达 CK7、CK8、EMA 等，ER 呈局灶阳性表达。CEA 阳性反应显示管腔分化。背景淋巴细胞见 CD3 表达。p53 和 Ki-67 有助于良恶性鉴别，p53 和 Ki-67 在恶性转化的区域呈强阳性表达。

【鉴别诊断】

1. 圆柱瘤　螺旋腺瘤可有与圆柱瘤相似的区域，有

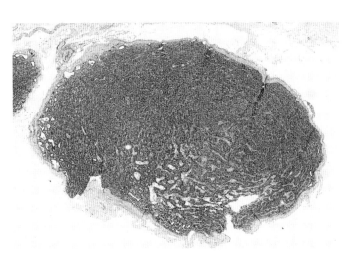

图 2-3-3-6-2A　肿瘤位于真皮层，呈结节状

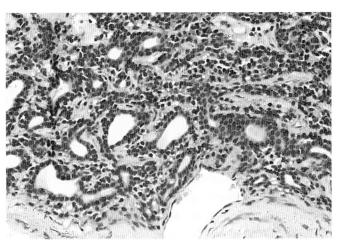

图 2-3-3-6-2B　衬覆双层上皮细胞的小管样排列，周边细胞为基底样细胞，中央细胞相对淡染

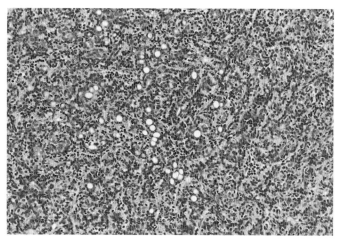

图 2-3-3-6-2C　大量淋巴细胞散在分布于肿瘤结节内

时可以两者混合。圆柱瘤的肿瘤结节通常较小,有"七巧板样"结构,瘤体周围可见红染的基底膜带。

2. 来源于螺旋腺瘤、圆柱瘤、螺旋腺圆柱瘤的恶性肿瘤　罕见,存在小汗腺螺旋腺瘤,通常会有突然的过渡,局部出现细胞异型性,呈恶性转化。

3. Merkel 细胞癌　无两种细胞结构,无导管分化,瘤细胞异型性明显,核分裂象多,表达神经内分泌标记。

4. 基底细胞癌　瘤细胞团周围细胞呈栅栏状排列,有瘤巢周收缩间隙。

(王　卓)

七、圆柱瘤

【概念】

圆柱瘤(cylindroma)是一种良性附属器肿瘤,又称"头巾瘤",通常与螺旋腺瘤混合发生,这种现象被称为圆柱状螺旋腺瘤或螺旋腺圆柱状瘤。

【临床特点】

1. 临床表现　多为青壮年,女性多见。90% 发生于头颈部,可单发或多发。多在头部形成大小不等的圆形、平滑、隆起于皮面的皮肤结节,大小自数毫米至数厘米不等,正常皮色或淡红色。多发性皮肤圆柱瘤属常染色体显性遗传,有时盖满整个头皮,形似头巾,故称"头巾瘤"。

2. 治疗　通常采取手术切除。

3. 预后　一般为良性,极少恶变。

【发病机制】

圆柱瘤与螺旋腺瘤均可出现在 Brooke-spiegler 综合征,与肿瘤抑制基因 *CYLD* 突变或杂合性缺失相关。

【病理变化】

1. 镜下观　肿瘤位于真皮内,与表皮不相连,由大小不

等的小叶构成,形成拼图"七巧板样"结构(图 2-3-3-7-1A)。小叶周围绕明显的强嗜酸性基底膜(PAS 呈阳性),该特征相对比较特别。瘤细胞由两种细胞组成,一类细胞呈基底样细胞,体积小,核小、圆形、深染,胞质空,常呈栅栏状排列在瘤巢周边;另一类细胞胞质淡染,核呈空泡状,位于瘤巢中央(图 2-3-3-7-1B),可见到局灶性向小管或导管方向分化。

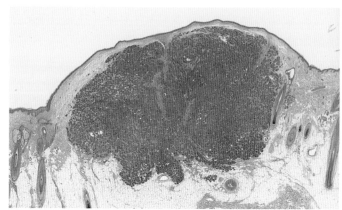

图 2-3-3-7-1A　肿瘤位于真皮内,与表皮不相连,由大小不等的小叶构成(Tetsunori Kimura 教授惠赠)

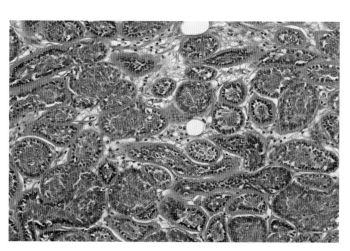

图 2-3-3-7-1B　小叶周围绕明显的强嗜酸性基底膜,瘤细胞由两种细胞组成,基底样细胞呈栅栏状排列在瘤巢周边,中央细胞相对淡染(Tetsunori Kimura 教授惠赠)

2. 免疫组化　SMA 阳性,认为有肌上皮分化。瘤巢中大而淡染核的细胞呈 CK、CK6、CK7 和 CK19 阳性反应。CEA 表达显示导管分化。肌上皮分化的细胞表达 SMA 和 S100。

【鉴别诊断】

1. 螺旋腺瘤　螺旋腺瘤有与圆柱瘤相似的区域,可以两者混合。螺旋腺瘤间质血管非常丰富,常有较多淋巴细胞浸润,但缺少"七巧板样"结构及增厚的基底膜带。

2. 来源于螺旋腺瘤、圆柱瘤、螺旋腺圆柱瘤的恶性肿瘤　罕见,存在原来良性区域,常有过渡,局部出现细胞

异型性,呈恶性转化。

3. **毛母细胞瘤** 瘤细胞团围绕特征性的毛源性纤维间质,而不是强嗜酸性基底膜。

4. **基底细胞癌** 瘤细胞团周围细胞呈栅栏状排列,有瘤巢周收缩间隙,缺乏"七巧板样"结构及增厚的基底膜带。

(王　卓)

八、管状腺瘤

【概念】

管状腺瘤(tubular adenoma),又称管状乳头状腺瘤(tubular papillary adenoma),是一种位于真皮的良性附属器肿瘤,由带或不带乳头状突起的小管和腺状结构组成。

【临床特点】

1. **临床表现** 罕见,多见于中年女性,年龄范围广。好发于头皮,也可见于面部、腋部、腿等部位。皮损常为孤立性皮肤结节或带蒂皮损,大小不一,直径 1 ~ 2cm,肉色或粉红色,生长缓慢(图 2-3-3-8-1)。

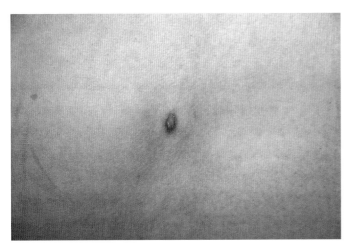

图 2-3-3-8-1　腹部孤立的粉红色丘疹

2. **治疗** 通常采取手术切除。

3. **预后** 一般为良性,极少恶变。

【病理变化】

1. **镜下观** 肿瘤位于真皮,境界清楚,可延伸至皮下,可通过导管样结构或扩大的毛囊漏斗部与表皮相连(图 2-3-3-8-2A、图 2-3-3-8-2B)。呈分叶状结节,由大小不一的管状结构组成。管状结构衬以两层或多层上皮细胞,囊腔结构常见,可见乳头状突起伸入腔内(图 2-3-3-8-2C)。但乳头状突起常缺乏纤维血管性间质。腔面细胞呈立方形或柱状,胞质丰富,嗜酸,核圆形/卵圆形,无异型性,常见顶浆分泌。外层为肌上皮细胞,呈立方形或扁平,核分

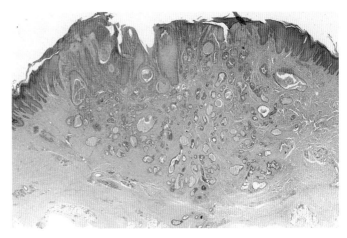

图 2-3-3-8-2A　肿瘤位于真皮内,境界清楚

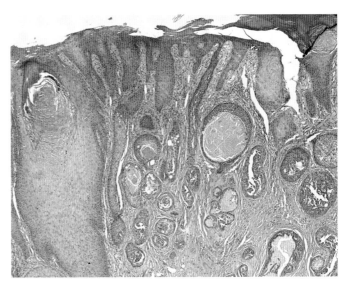

图 2-3-3-8-2B　通过导管样结构与表皮相连

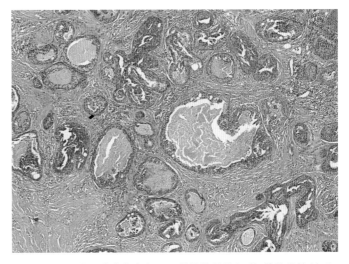

图 2-3-3-8-2C　肿瘤由大小不一的管状结构组成,管状结构衬以两层或多层上皮细胞,可见乳头状突起伸入腔内

裂象罕见。

2. **免疫组化** 腔面细胞 CEA、EMA 呈强阳性。外层细胞有肌上皮细胞标记阳性。

【鉴别诊断】

1. **乳头状小汗腺腺瘤**(papillary eccrine adenoma)可能是同一肿瘤的变异型。

2. **乳头状汗管囊腺瘤**(syringocystadenoma papilliferum,SPAP) 鉴别点主要在于管状腺瘤缺少含有纤维血管间质的真性乳头结构,也缺少以大量浆细胞为主的炎症细胞浸润。

3. **管状乳头状癌**(tubular papillary carcinoma) 鉴别点在于管状乳头状腺瘤不呈浸润性生长,没有细胞的不典型性,核分裂象少见,无病理性核分裂。

(王 卓)

九、乳头状汗管囊腺瘤

【概念】

乳头状汗管囊腺瘤(syringocystadenoma papilliferum,SPAP)是一种良性的顶泌汗腺肿瘤,表现为孤立性病变或伴有皮脂腺痣。

【临床特点】

1. **临床表现** 出生即有或多发于幼年,男性稍多见,直至青春期大汗腺充分发育时才明显增大,好发于头皮及面颈部(图2-3-3-9-1),亦可见于其他部位,常与皮脂腺痣伴发。常为单发皮损,初始为丘疹或结节,青春期乳头状瘤样表现更明显。

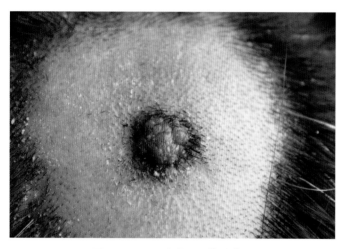

图2-3-3-9-1 头皮处斑块伴糜烂

2. **治疗** 通常采取手术切除。

3. **预后** 一般为良性,较少恶变。

【病理变化】

1. **镜下观** 表皮呈不同程度的乳头瘤样增生,中央可有数个囊性凹陷,囊腔上皮与表皮鳞状上皮相连(图2-3-3-9-2A)。腔内见许多乳头状突起,表面由两层细胞构成。腔面细胞为高柱状,胞质丰富、嗜酸,核卵圆,有的可见顶浆分泌;内层细胞的体积相对较小,扁平或立方状,胞质少,核圆或卵圆(图2-3-3-9-2B)。间质结缔组织内毛细血管扩张,组织水肿,常有大量浆细胞浸润(图2-3-3-9-2C)。

2. **免疫组化** 腔面细胞表达CEA、EMA,内层细胞

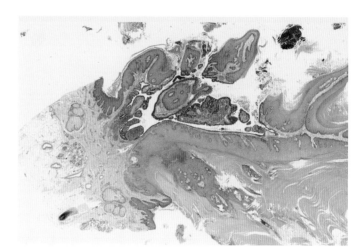

图2-3-3-9-2A 表皮呈不同程度的乳头状增生,囊腔上皮与表皮鳞状上皮相连

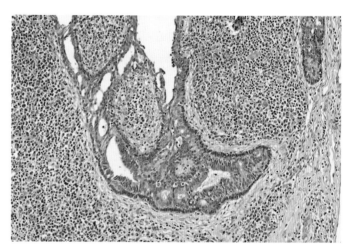

图2-3-3-9-2B 乳头状突起由两层细胞构成

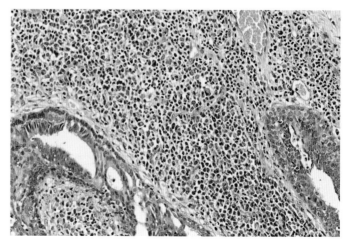

图2-3-3-9-2C 间质结缔组织内常有大量浆细胞浸润,见顶浆分泌

表达 SMA。

【鉴别诊断】

1. **乳头状汗腺瘤**　好发于青年以上妇女,阴唇、会阴部、肛周多见,不与皮脂腺痣伴发,与表皮无或少见相连,瘤体淡蓝色,呈"迷宫样"外观,间质见少量淋巴细胞浸润。

2. **管状乳头状腺瘤**　鉴别参见管状腺瘤章节。

（王　卓）

十、皮肤混合瘤

【概念】

皮肤混合瘤(mixed tumor of skin),又称软骨样汗管瘤,是由上皮、肌上皮和间质等多种成分构成的良性皮肤附属器肿瘤,与多形性腺瘤相似。

【临床特点】

1. **临床表现**　多见于成年人,中年多发,男性多于女性,单发,好发于头、颈部,偶见于腋窝、躯干或四肢。常为生长缓慢的孤立性分叶状真皮结节(图 2-3-3-10-1)。无局部复发潜能。

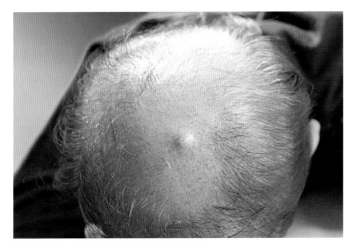

图 2-3-3-10-1　头皮孤立性皮下结节

2. **治疗**　通常采取手术切除。

3. **预后**　一般为良性,较少恶变。

【发病机制】

可能起源于多能干细胞,向腺细胞、肌上皮细胞方向分化。在皮肤混合瘤中有 PLAG1 和 EWSR1 重排的报道。

【病理变化】

1. **镜下观**　肿瘤位于真皮深部和/或皮下,境界清楚,呈分叶状结节(图 2-3-3-10-2A)。组织学表现以形成汗腺样结构和软骨样结构为特征。可见不规则管泡状或导管样结构(图 2-3-3-10-2B)。管泡状结构向分泌部分化,有囊腔形成,衬以两层或多层立方形上皮细胞,有时可见顶浆分泌;外层细胞扁平,呈肌上皮细胞分化。导管

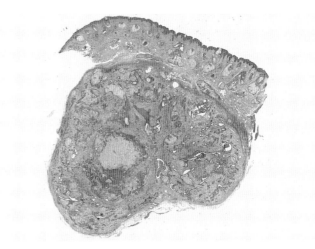

图 2-3-3-10-2A　真皮内境界清楚的分叶状结节

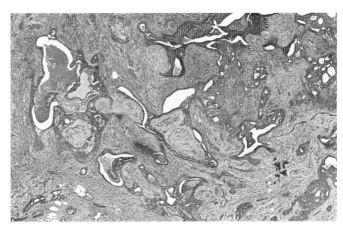

图 2-3-3-10-2B　形成汗腺导管样结构,间质明显黏液样变

结构向汗腺导管分化,由一层或两层扁平细胞组成,腔内含有嗜酸性护膜状物。部分细胞上皮细胞周边可出现透明晕,形成软骨样组织图像。部分区域可见胞质丰富、嗜酸性毛玻璃样细胞,细胞核偏位,似浆细胞。间质明显黏液样变。有时可出现毛囊分化和皮脂腺分化。

2. **免疫组化**　腔面细胞表达高分子量和低分子量CK、EMA、CEA、GCDFP-15。基底层细胞呈肌上皮细胞分化,表达 S100 蛋白、SMA。

【鉴别诊断】

1. **肌上皮瘤**　混合瘤为多种成分混合,有上皮、肌上皮和间质等多种成分,上皮成分可见腺体或导管分化。肌上皮瘤由单纯的肌上皮细胞组成,成分较单一,未见腺体或导管分化。

2. **软骨瘤**　软骨瘤不含上皮细胞成分。

（王　卓）

十一、乳头状汗腺瘤

【概念】

乳头状汗腺瘤(hidradenoma papilliferum)是一种发生

于外阴的良性顶泌汗腺来源肿瘤,认为是起源于肛门生殖器的乳腺样腺体。

【临床特点】

1. 临床表现 几乎都发生于 20~89 岁的女性,儿童罕见。主要发生于白种人,黑种人罕见。大多数病例发生在成年女性的肛门生殖器皮肤,最常见于大阴唇。表现为小的孤立性肤色丘疹或结节,部分可呈囊性,界限清楚,可移动,表面皮肤相对正常(图 2-3-3-11-1)。

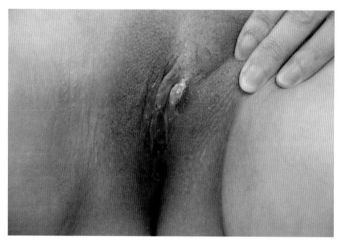

图 2-3-3-11-1 大阴唇处孤立的淡红色结节

2. 治疗 通常采取手术切除。

3. 预后 一般为良性,少数病例可发生恶变。

【发病机制】

一般认为乳头状汗腺瘤的发生与肛门生殖器的乳腺样腺体有关。可发现 *AKT1* 和 *PIK3CA* 基因突变。

【病理变化】

镜下观 表现为边界清楚的囊性或实性肿瘤,在囊腔内见多个突出的乳头状、迷宫状结构(图 2-3-3-11-2A、

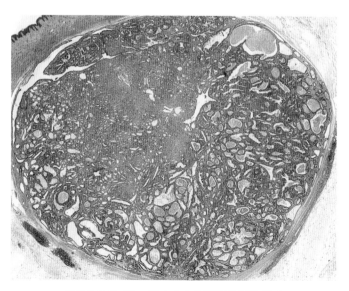

图 2-3-3-11-2A 真皮内边界清楚的囊性肿瘤

图 2-3-3-11-2B)。突起的乳头中央为纤维结缔组织组成轴心,表面披覆两层上皮(图 2-3-3-11-2C),分别为立方状肌上皮细胞和柱状腔面细胞,伴有分泌物蓄积。在实性区域内可见嗜酸细胞化生和轻度核不典型性。

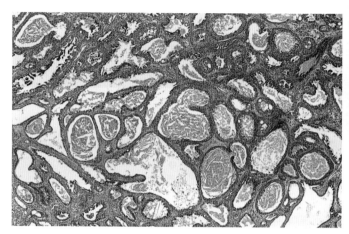

图 2-3-3-11-2B 囊腔内多个突出的乳头状、迷宫状结构

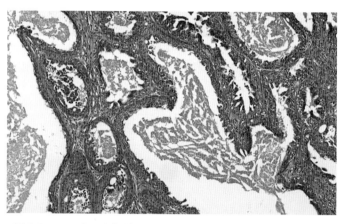

图 2-3-3-11-2C 突起的乳头中央为纤维结缔组织组成轴心,表面披覆两层上皮

【鉴别诊断】

乳头状汗管囊腺瘤 缺乏迷宫样结构,间质常有大量浆细胞浸润。

十二、肌上皮瘤

【概念】

肌上皮瘤(myoepithelioma)发生于皮肤组织的肌上皮瘤,形似小唾液腺和软组织来源的肌上皮瘤。

【临床特点】

1. 临床表现 罕见,出生即有或多发于幼年,男性稍多见,多见于面部。表现为真皮、皮下或软组织的坚实结节(图 2-3-3-12-1),边界清楚,直径 1~3cm,肉色、紫色或灰色,生长缓慢。

2. 治疗 通常采取手术切除。

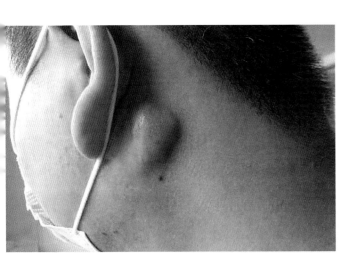

图 2-3-3-12-1　耳后肤色皮下结节

3. **预后**　切除后一般不复发,也有肿瘤转移并致死的报道。

【发病机制】

80%的肌上皮瘤存在 *EWSR1* 基因重排。

【病理变化】

1. **镜下观**　肿瘤为境界清楚的半球形结节,无包膜(图 2-3-3-12-2A)。由单纯的肌上皮细胞组成,未见腺体或导管分化,与混合瘤不同(图 2-3-3-12-2B)。瘤细胞排列呈涡纹状,偶见束状,呈上皮样、梭形或浆细胞样,偶为透明细胞样。细胞无异形,核仁不明显,核分裂罕见。间质黏液样变或透明变,但罕见软骨样分化。有时可含大量脂肪化生。

2. **免疫组化**　瘤细胞表达 vimentin、CK、S100、SMA、EMA、GFAP 等,不表达 Desmin。

3. **分子检测**　80%的病例可出现 *EWSR1* 基因重排。

【鉴别诊断】

1. **皮肤混合瘤**　混合瘤局部形成汗腺样结构,可见

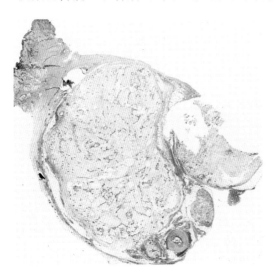

图 2-3-3-12-2A　真皮内可见境界清楚的结节

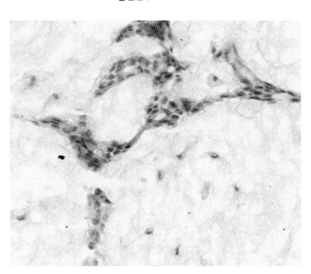

图 2-3-3-12-2B　瘤体由单纯的肌上皮细胞组成,未见腺体或导管分化,间质黏液样变

软骨样基质。

2. **上皮样神经鞘瘤**　神经鞘瘤表达神经标记如 S100、SOX10,但不表达肌上皮标记的 SMA 等。

3. **上皮样纤维瘤**　上皮样纤维瘤不表达肌上皮标记的 S100、GFAP 等。

（王　卓）

十三、附属器腺癌,非特指型

【概念】

附属器腺癌,非特指型(adnexal adenocarcinoma, not otherwise specified)是一种原发于皮肤的腺癌,具有汗腺导管、腺体分化,但缺乏可进一步分类的特定组织学特征,又称汗腺癌(hidradenocarcinoma)、汗管癌(sweat duct carcinoma)、小汗腺癌(eccrine carcinoma)、高级别大汗腺汗管癌(high-grade apocrine syringomatous carcinoma)等。

【临床特点】

1. **临床表现**　可累及任何部位,但常发生于头颈(特别是脸颊),其次是躯干。常表现为大小和颜色不定的实性结节或斑块,可长期缓慢生长。

2. **治疗**　通常采取手术切除。

3. **预后**　可复发和转移。

【病理变化】

1. **镜下观**　肿瘤呈浸润性生长,常累及真皮至皮下组织。瘤细胞排列呈管状、条索状、巢状或实性,伴有导管或腺管特征,但缺乏明显的肌上皮。肿瘤细胞具有明显异型性,核分裂象易见。可出现灶性鳞状细胞分化。管腔可含有均质嗜酸性物质、泡沫细胞和坏死碎片。

2. **免疫组化**　EMA、CEA 染色显示导管结构。瘤细

胞至少局灶表达 CEA、p63 和 p40,也可表达 CK5/6、CK7、Calretinin 和 D2-40。

【鉴别诊断】

1. 其他脏器腺癌的皮肤转移 鉴别原发与转移癌通常是很困难的。在确定原发性皮肤腺癌的诊断之前,应通过组织学、免疫组化和临床筛查等排除内脏腺癌皮肤转移的可能性。

2. 微囊肿附属器癌 微囊肿附属器癌有浅表的角蛋白囊肿和深部的腺样成分,腺样成分的异型程度低于附属器腺癌,非特指型。

3. 伴有汗腺分化的基底细胞癌 通常有明显的基底细胞癌的特征,如瘤团周围细胞栅栏状排列等。

(王 卓)

十四、微囊肿附属器癌

【概念】

微囊肿附属器癌(microcystic adnexal carcinoma, MAC),又称恶性汗管瘤、硬化性汗腺导管癌、局部侵袭性附属器癌等,是一种以局部浸润和破坏为主的低度恶性附属器肿瘤。

【临床特点】

1. 临床表现 好发于头面部,其他部位亦可。生长缓慢,常为皮色或暗红色局限性结节、斑块或囊样结构,表面皮肤可正常或萎缩,或有脱屑,很少有溃疡(图2-3-3-14-1)。

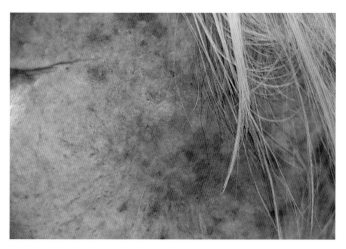

图 2-3-3-14-1 面部不规则淡红色斑块,表面萎缩

2. 治疗 通常采取手术切除。

3. 预后 该肿瘤是一种低度恶性肿瘤,转移能力很低,但不完全切除时易复发,复发率可达 30%~40%。

【发病机制】

其具有汗管和滤泡双重分化。

【病理变化】

1. 镜下观 低倍镜下可见该肿瘤由浅而深分层排列(图 2-3-3-14-2A)。肿瘤表浅部为小的实性或囊性结构,并形成角质囊肿,向毛发方向分化,形似毛囊漏斗部小囊肿(图 2-3-3-14-2B)。肿瘤中部多数呈小导管结构,向汗管方向分化,小导管结构内衬 1~2 层立方形细胞,形状可不规则,并常可见小导管结构侵犯神经及其周隙。肿瘤的深部常表现为瘤细胞呈条索样或小巢状散在分布于硬化性的胶原间质中(图 2-3-3-14-2C)。该肿瘤的瘤细胞一般仅具有轻度异型性,细胞核无明显多形性,核分裂象少见,故容易漏诊。

2. 免疫组化 瘤细胞表达多种角蛋白,EMA 和 CEA 显示导管分化区域或瘤细胞胞质内空腔。GCDFP15 和 BerEP4 阴性。肿瘤的增殖较低,Ki-67 指数常小于 5%。

【鉴别诊断】

1. 结缔组织增生性毛发上皮瘤 微囊肿附属器癌的浸润性生长方式和导管分化的特点,是与其鉴别的要点。

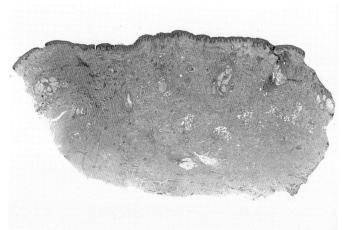

图 2-3-3-14-2A 肿瘤由浅而深分层排列

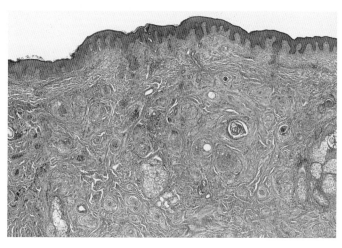

图 2-3-3-14-2B 肿瘤表浅部为小的实性或囊性结构,并形成角质囊肿,向毛发方向分化,形似毛囊漏斗部小囊肿

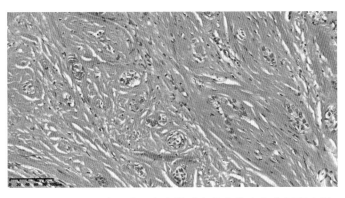

图 2-3-3-14-2C　瘤细胞呈条索样或小巢状散在分布于真皮深层和皮下脂肪层的硬化性胶原间质中,瘤细胞具有轻度异型性

2. 汗管瘤　微囊肿附属器癌的浸润性生长方式,以及其既向汗管又向毛囊分化的特点,是与其鉴别的要点。

3. 硬化性基底细胞癌　主要是一些基底样细胞团块,不存在导管分化的表现,可鉴别。

(王　卓)

十五、汗孔癌

【概念】

汗孔癌(porocarcinoma),又称小汗腺汗孔癌,来源于外泌汗管表皮内,是较为常见的恶性汗腺肿瘤。

【临床特点】

1. 临床表现　多见于老年患者,女性略多于男性。可发生于任何部位,下肢、足、躯干、颜面部和上肢略多见,皮损表现为暗红色、蓝色或黑色结节或斑块,表面多有溃疡,偶尔多发(图 2-3-3-15-1)。

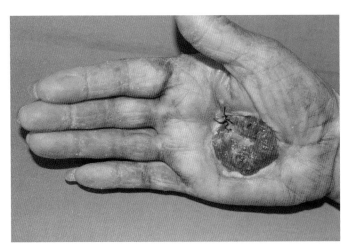

图 2-3-3-15-1　手掌红色肿物,表面糜烂破溃

2. 治疗　通常采取手术切除。

3. 预后　易局部复发,有时可发生淋巴道转移。

【病理变化】

1. 镜下观　汗孔癌常在原有汗孔瘤的基础上发生,

故局部常可见原有汗孔瘤的组织学变化。肿瘤与表皮相连,与汗孔瘤的不同在于肿瘤呈宽大、相互吻合的上皮细胞条带向真皮深部呈侵袭或推进性生长,具有侵袭性生长的特性。瘤巢内可见多少不等的导管分化,并隐约可见细胞间桥,但巢周细胞不呈栅栏状排列(图 2-3-3-15-2A、图 2-3-3-15-2B)。肿瘤细胞具有异型性,表现为细胞体积增大,细胞核变大、染色质增粗、核分裂象明显增多,可见病理性核分裂象,有时亦可见多核瘤巨细胞,偶尔可见鳞状化生。有时瘤细胞富含糖原,细胞质透明,以此类细胞为主时,称为透明细胞变异型。

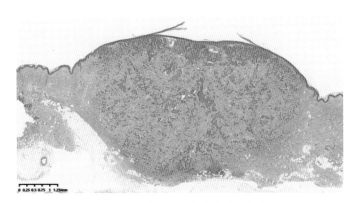

图 2-3-3-15-2A　肿瘤在真皮内浸润生长

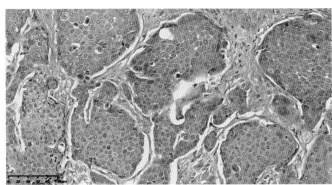

图 2-3-3-15-2B　瘤巢内可见导管分化,巢周细胞不呈栅栏状排列,瘤细胞具有异型性

2. 免疫组化　EMA 或 CEA 显示阳性管腔分化,对诊断意义较大。p63、CK5/6、p40 等常见的鳞状分化指标均阳性,故这些免疫组化指标对鉴别诊断价值较小。汗孔癌的增殖指数较汗孔瘤明显增高。

【鉴别诊断】

1. 基底细胞癌　不呈导管分化,巢周细胞呈栅栏状排列,可见巢周裂隙,均与汗孔癌不同。

2. 鳞状细胞癌　汗孔癌组织病理表现多变,可以具有灶性鳞状分化的区域。能找到汗孔癌中原有的汗孔瘤组织学变化,或在鳞状细胞癌中发现其周围鳞状上皮的不典型增生等表现,是最好的鉴别要点。此外,鳞状细胞癌没有导管分化。

（王　卓）

十六、来源于螺旋腺瘤、圆柱瘤、螺旋腺圆柱瘤的恶性肿瘤

【概念】

来源于螺旋腺瘤、圆柱瘤、螺旋腺圆柱瘤的恶性肿瘤(malignant neoplasms arising from spiradenoma, cylindroma, or spiradenocylindroma)是由良性小汗腺螺旋腺瘤恶变而来的一种恶性附属器肿瘤。

【临床特点】

1. 临床表现　罕见。老年人多见,无性别差异。可发生于身体任何部位,但最常见于四肢和躯干皮肤。主要由小汗腺螺旋腺瘤演变而来,表现为结节或肿块,表面常破溃,可分为低级别和高级别。

2. 治疗　通常采取手术切除。

3. 预后　高级别者恶性程度高,易局部复发,常广泛转移导致死亡。

【发病机制】

一般认为由良性小汗腺螺旋腺瘤恶变而来。

【病理变化】

1. 镜下观　所有病例均需见到良性螺旋腺瘤或圆柱瘤或螺旋腺圆柱瘤的区域,同时见到恶性(癌)的成分。癌成分可以是低级别或高级别。良性和恶性的成分可以有两种表现,一种是可见从良性成分逐渐移行过渡到恶性成分;另一种是恶性区域与良性区域相邻但不移行。恶性(癌)的成分表现出来的恶性特征包括浸润性边界、坏死、出血、淋巴管及神经周围浸润等。同时,瘤细胞具有异型性,腺管和导管样结构减少或消失,核分裂象多见,可见病理性核分裂象等。

2. 免疫组化　多数瘤细胞表达 CK7、EMA 和 CEA,S100 和 GCDFP-15 不同程度表达。EMA 和 CEA 也显示导管分化。恶性成分有 p53 蛋白过表达的报道。

【鉴别诊断】

已证实恶性病变与之前存在的良性病变有关,鉴别主要是寻找原来良性病变(螺旋腺瘤、圆柱瘤、螺旋腺圆柱瘤)的区域,故与其他肿瘤的鉴别主要详见良性病变的章节。在原来良性病变的基础上出现恶性的区域即可诊断。

（王　卓）

十七、恶性混合瘤

【概念】

恶性混合瘤(malignant mixed tumor),又称恶性软骨

样汗管腺瘤,常初始即为恶性,个别是由皮肤混合瘤恶变而来。

【临床特点】

1. 临床表现　极少见,多见于 30 岁以后,51~60 岁最常见,主要发生于老年人。分布广泛,无特异性好发部位,为皮色或红色结节,大小不一,常较大(图 2-3-3-17-1)。恶性程度高,常见转移。

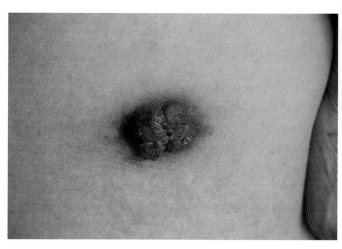

图 2-3-3-17-1　腰部红色不规则隆起结节

2. 治疗　通常采取手术切除。

3. 预后　切除后局部可复发,但转移并致死的病例报道较少。

【病理变化】

1. 镜下观　肿瘤的主要形态结构是黏液样基质和软骨样分化,同时具有浸润性生长方式和细胞的异型性,表明其为恶性(图 2-3-3-17-2A、图 2-3-3-17-2B)。上皮性肿瘤细胞为立方形,伴有多角形或浆细胞样特点,提示肿瘤为肌上皮起源(图 2-3-3-17-2C)。相对于良性皮肤混合瘤

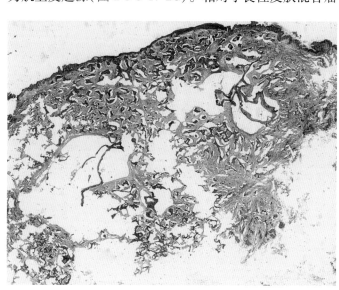

图 2-3-3-17-2A　低倍镜可见肿瘤呈浸润性生长

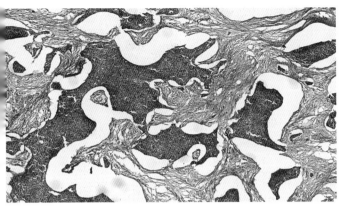

图 2-3-3-17-2B 大小不一的肿瘤细胞团块伴疏松的间质

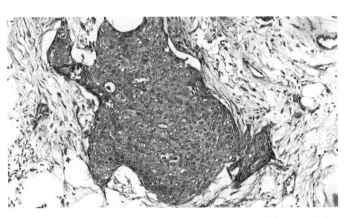

图 2-3-3-17-2C 肿瘤细胞为立方形,伴有多角形或浆细胞样特点,核分裂象多见,间质富含黏液

而言,恶性混合瘤的腺管形成极少而分化较低,甚至无腺管形成。如发现明确的血管浸润和淋巴结转移,是诊断恶性的直接证据。此外,恶性混合瘤比良性混合瘤的黏液样基质和软骨分化多,且软骨成分也常发育不良。少数情况下可在原发性良性混合瘤基础上出现恶性成分,但此情况很难见到。

2. **免疫组化** 瘤细胞显示为上皮-肌上皮表型,共表达 S100 和 CK,SMA 有时阳性(图 2-3-3-17-3),少数细胞表达 actin。EMA 阳性(图 2-3-3-17-4)。

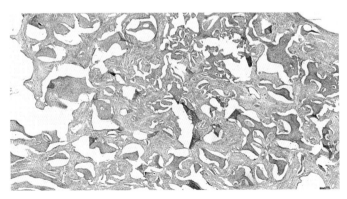

图 2-3-3-17-3 肿瘤间质 SMA 阳性

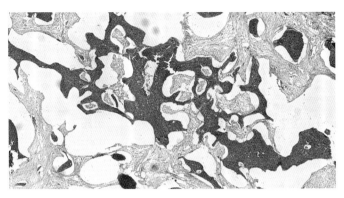

图 2-3-3-17-4 肿瘤细胞 EMA 阳性

【鉴别诊断】

1. **分化较低的良性皮肤混合瘤** 恶性混合瘤中的浸润性生长和细胞的异型性有助于提示为恶性。

2. **黏液癌** 黏液癌中特殊染色 PAS 阳性的细胞外黏液样间质,有助于鉴别。

3. **骨外黏液样软骨肉瘤** 发生于软组织,散在分布的长圆形肿瘤细胞巢,无导管或小管结构,CK 阴性,部分表达 S100。同时分子检测可检测到 *EWSR1* 基因异位。

(王 卓)

十八、汗腺癌

【概念】

汗腺癌(hidradenocarcinoma),又称透明细胞乳头状癌(clear cell papillary carcinoma)、透明细胞汗腺癌(clear cell hidradenocarcinoma)、恶性透明细胞汗腺瘤(malignant clear cell hidradenoma)、黏液表皮样癌(mucoepidermoid carcinoma)等。

【临床特点】

1. **临床表现** 罕见。年龄范围广泛,真皮内肿瘤结节,发病部位广泛,好发于面部和四肢。侵袭性强,复发率高,常转移。

2. **治疗** 通常采取手术切除。

3. **预后** 可复发、转移,可发生淋巴结、骨和肺的远处转移。

【发病机制】

组织来源未知,大汗腺和小汗腺谱系均可能。有些可以由良性汗腺瘤恶变而来,但多数为一开始即为恶性。

【病理变化】

1. **镜下观** 汗腺癌一般认为是透明细胞汗腺瘤对应的恶性肿瘤,所以汗腺癌由以透明细胞或表皮样细胞为主的多种形态的细胞组成。浸润性生长,可侵犯神经、淋巴管和血管。瘤细胞胞质苍白淡染、呈透明细胞样,胞核增大,核质比增加,常见导管分化(图 2-3-3-18-1A ~ 图 2-3-3-18-1D)。

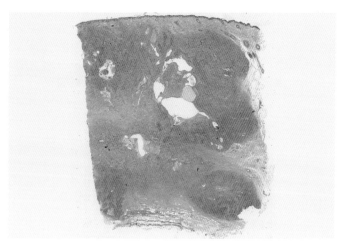

图 2-3-3-18-1A　镜下可见肿瘤呈浸润性生长

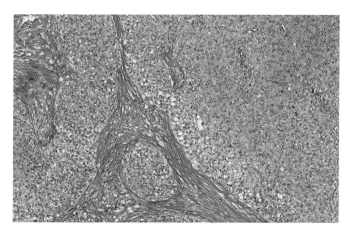

图 2-3-3-18-1B　瘤细胞胞质苍白淡染、呈透明细胞样,胞核增大,核质比增加

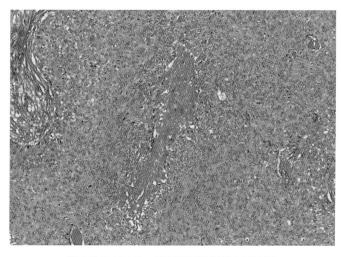

图 2-3-3-18-1C　局部可见粉刺样坏死区域

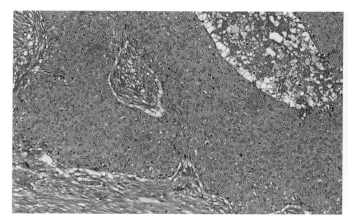

图 2-3-3-18-1D　肿瘤细胞核分裂增多

2. **免疫组化**　CEA、EMA 可显示导管分化。p53 和 Ki-67 有助于鉴别良恶性。

【鉴别诊断】

1. **透明细胞鳞状细胞癌**　汗腺癌是非表皮起源,且不累及表皮;鳞状细胞癌亦无导管分化,可鉴别。

2. **毛鞘癌**　毛鞘癌无导管分化,可鉴别。

3. **转移性肾透明细胞癌**　查见肾透明细胞癌的原发病灶,且瘤细胞表达 RCC、CD10 等标记。

4. **小汗腺汗孔癌的透明细胞变异型**　汗腺癌不累及表皮,小汗腺汗孔癌常与表皮相连,可有助于鉴别。

(王　卓)

十九、黏液癌

【概念】

黏液癌(mucinous carcinoma),在此指皮肤原发性黏液癌(primary mucinous carcinoma of the skin),是一种极其少见的附属器肿瘤,一般认为起源于小汗腺。

【临床特点】

1. **临床表现**　比较罕见。好发于中老年男性。大多起源于头部,尤其是面部眼睑皮肤。表现为孤立性境界清楚生长缓慢的无痛性结节,呈肉色、蓝色,直径 1 ~ 8cm 不等,切面呈胶冻样。常复发,很少转移(图 2-3-3-19-1)。

2. **治疗**　通常采取手术切除。

3. **预后**　有复发倾向,躯干部肿瘤的预后往往比头颈部肿瘤差。

【发病机制】

虽然电子显微镜研究表明有小汗腺谱系来源的可能,但更多人推测可能是顶泌汗腺来源的肿瘤。

【病理变化】

1. **镜下观**　肿瘤位于真皮内,常侵及皮下脂肪。最大的特征是大而淡染的黏液湖形成(图 2-3-3-19-2A)。黏液湖被纤细的纤维性间隔分割成多房性或蜂窝状。簇

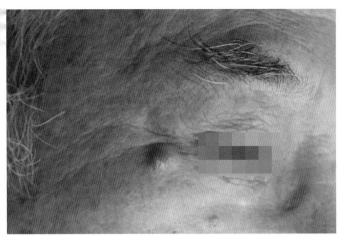

图 2-3-3-19-1　眼周孤立性境界清楚的肉色结节

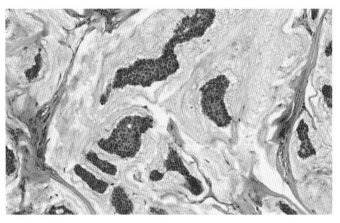

图 2-3-3-19-2C　瘤细胞具有不典型性,大小不一,立方形、圆形或卵圆形,胞质丰富

状、筛状的肿瘤细胞团呈岛屿状漂浮于黏液湖中(图 2-3-3-19-2B)。瘤细胞具有不典型性,大小不一,立方形、圆形或卵圆形,胞质丰富(图 2-3-3-19-2C)。可见核分裂象。

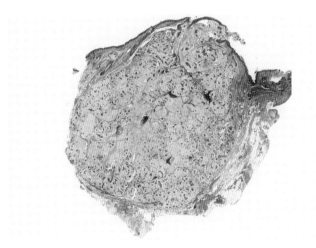

图 2-3-3-19-2A　肿瘤位于真皮内,侵及皮下脂肪,外观呈淡染的黏液湖

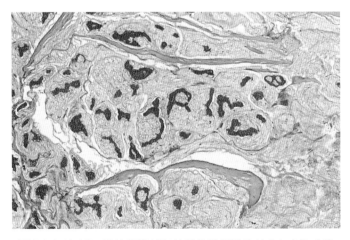

图 2-3-3-19-2B　黏液湖被纤细的纤维性间隔分割成多房性或蜂窝状,簇状、筛状的肿瘤细胞团呈岛屿状漂浮于其中

2. **免疫组化**　瘤细胞表达 AE1/AE3、CEA、EMA 和 GCDFP-15。ER 和 PR 多表达。S100 蛋白表达不定。CK20 呈阴性。Ki-67 提示增殖指数较低。部分病例可有神经内分泌指标表达。

3. **特殊染色**　黏蛋白耐淀粉酶/PAS 阳性、耐透明质酸酶/阿辛蓝阳性(pH 2.5)对唾液酸酶敏感。

【鉴别诊断】

转移性黏液癌　皮肤原发性黏液癌 CK20 阴性,可与 CK20 阳性的转移性胃肠道黏液癌相鉴别。皮肤黏液癌的原位区有肌上皮表达,有助于鉴别转移性黏液癌。

(王　卓)

二十、分泌黏液的内分泌汗腺癌

【概念】

分泌黏液的内分泌汗腺癌(endocrine mucin-producing sweat gland carcinoma,EMPSGC)是 2018 年版 WHO 新收录的恶性汗腺肿瘤之一,属于原发皮肤的低级别神经内分泌肿瘤,罕见,目前仅报道 100 例左右。

【临床特点】

1. **临床表现**　好发于眼睑、眶周,偶尔有其他部位的报道。老年人常见(70 岁左右),女性多于男性。多表现为肤色或淡蓝色结节或丘疹,有时呈囊性。一般认为该肿瘤生长缓慢,预后较好。

2. **治疗**　通常采取手术切除。

3. **预后**　EMPSGC 是有些皮肤黏液癌病例的前期病变,黏液外溢间质可能是 EMPSGC 发展为黏液癌的关键步骤。在没有黏液癌的情况下,EMPSGC 切除后预后良好,但少数可复发。未见转移报道。

【发病机制】

该肿瘤形态类似于乳腺的实性乳头状癌。有观点认为本肿瘤是有些皮肤黏液癌病例的前期病变,黏液外溢间质可能是其发展为黏液癌的关键步骤。

【病理变化】

1. **镜下观**　主要是边界清楚的膨胀性结节,可排列呈囊状、实性乳头状或筛状结构(图 2-3-3-20-1A)。瘤细胞小至中等大小,染色质细腻,核仁不明显,异型性较小。可见少量细胞内和细胞外黏液(图 2-3-3-20-1B)。一般核分裂象较低。极少坏死。

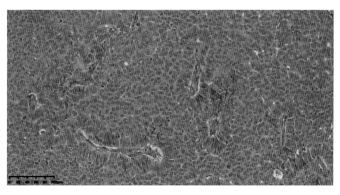

图 2-3-3-20-1A　肿瘤细胞排列呈实性乳头状,瘤细胞中等大小,染色质细腻,核仁不明显,异型性较小

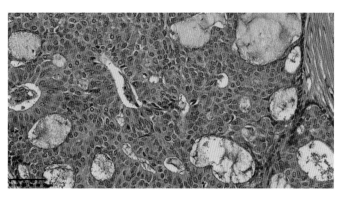

图 2-3-3-20-1B　可见少量细胞内和细胞外黏液

2. **免疫组化**　瘤细胞不同程度表达神经内分泌标记(CgA、Syn 等)(图 2-3-3-20-2);同时常见表达于其他汗腺肿瘤的标记,如 CK7、CK8、GCDFP15,同时还可表达

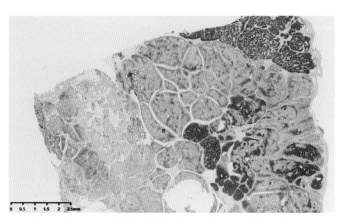

图 2-3-3-20-2　瘤细胞不同程度表达神经内分泌标记 Syn

WT1、ER 和 PR。Ki-67<5%~10%。

3. **特殊染色**　黏液染色示少量细胞内和细胞外黏液。

【鉴别诊断】

1. **黏液癌神经内分泌亚型**　黏液癌神经内分泌亚型(neuroendocrine-type mucinous carcinoma)于 1995 年首次提出,因其表达神经内分泌标记,所以需要着重鉴别。诊断主要强调浸润性肿瘤腺体和浸润性黏液成分,一般黏液成分较多,甚至黏液湖形成。当病例以实性肿瘤成分为主、黏液成分很少,并表达神经内分泌标记物时,最好诊断为分泌黏液的内分泌汗腺癌。一般认为分泌黏液的内分泌汗腺癌缺乏确定的侵袭性黏液成分,膨胀性生长方式是鉴别要点之一。WHO 明确建议应将含有原位和浸润性黏液癌成分的混合病灶诊断为黏液癌(具有神经内分泌功能)。

2. **其他神经内分泌肿瘤皮肤转移**　分泌黏液的内分泌汗腺癌中,部分肿瘤结节周围可存在肌上皮细胞,有助于识别原位癌病变,从而排除其他神经内分泌肿瘤的皮肤转移。

(王　卓)

二十一、指／趾乳头状癌

【概念】

指(趾)乳头状癌(digital papillary adenocarcinoma),又称侵袭性肢端乳头状汗腺癌(aggressive digital papillary adenocarcinoma),是一种不常见的恶性附属器肿瘤,有复发和转移潜能。

【临床特点】

1. **临床表现**　该肿瘤好发于中老年人指、趾及邻近的掌侧皮肤,多为在指(趾)部生长的深在性结节,生长缓慢,单发多见,体积较大,质硬,皮色,稍高出皮面(图 2-3-3-21-1)。局部复发率高,可发生淋巴管或远处转移,并可致死。

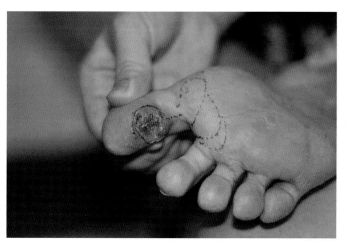

图 2-3-3-21-1　左足第 1 趾腹红色结节伴表面糜烂结痂

2. **治疗** 通常采取手术切除。

3. **预后** 局部复发和转移的发生率较高,分别为5%~21%和26%~50%。完全切除或部分切除受累手指,可显著降低复发和转移的风险。最常见的转移部位是肺,其次是淋巴结。

【发病机制】

因发现肿瘤细胞顶浆分泌现象,故有人推测可能是顶泌腺来源。但也有研究认为指(趾)乳头状癌是无分泌性肿瘤,且该肿瘤好发于小汗腺丰富的肢端部位,支持小汗腺谱系来源。

【病理变化】

1. **镜下观** 肿瘤位于真皮深部,侵犯皮下组织,可见多数囊腔形成,囊腔内常见乳头状结构(图 2-3-3-21-2A~图 2-3-3-21-2C);部分乳头状结构内见纤维血管轴心,部分乳头状结构仅由上皮细胞堆积而成,没有支持性间质。

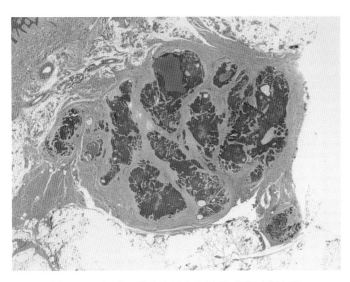

图 2-3-3-21-2A 肿瘤位于真皮深部,侵犯皮下组织

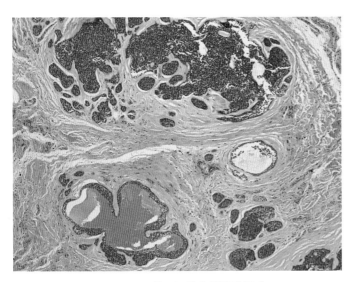

图 2-3-3-21-2B 可见多量囊腔形成

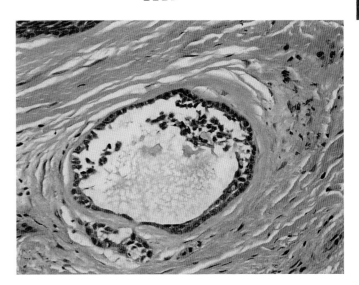

图 2-3-3-21-2C 部分囊腔内可见乳头状结构

瘤细胞圆形、卵圆形,有时可见顶浆分泌,可见细胞异型性及核分裂象。肿瘤境界不清,可侵犯淋巴管、血管和周围小神经。

2. **免疫组化** 瘤细胞 CK、CK7 强阳性,S100 蛋白、EMA、CEA 阳性沿管腔分布显示导管分化。SMA、calponin、p63 及 D2-40 显示肌上皮阳性。

【鉴别诊断】

管状乳头状腺瘤 一种良性肿瘤,可见微乳头状或真乳头状突起,但肿瘤通常边界清楚,缺乏实性区域和排列拥挤的背靠背增生腺体,细胞异型性不明显。

(王 卓)

二十二、腺样囊性癌

【概念】

原发皮肤的腺样囊性癌(adenoid cystic carcinoma,ACC)是一种罕见的恶性肿瘤,在生物学上与唾液腺、呼吸道、泪腺、前庭大腺和乳腺等的同名肿瘤相同。

【临床特点】

1. **临床表现** 罕见。好发于中老年女性,呈惰性方式,缓慢进行性生长,侵袭性低,病程较长。皮损为结痂的斑块或结节,局部复发率高,与神经周围浸润有关,但少见转移。

2. **治疗** 通常采取手术切除。

3. **预后** 有较高的局部复发倾向。罕见病例转移至局部淋巴结或远处部位(肺、胸膜、肝脏)。

【发病机制】

组织来源不清,有人认为来源于顶泌汗腺,也有人认为来源于小汗腺。

【病理变化】

1. **镜下观** 原发于皮肤的腺样囊性癌与发生于唾液

腺等其他部位的腺样囊性癌形态相似。原发于皮肤的肿瘤位于真皮中下部,常累及皮下脂肪(图2-3-3-22-1A)。瘤细胞排列呈巢状、条索状或腺样,并可见典型的筛状结构形成,间质疏松或为黏液样间质(图2-3-3-22-1B)。瘤巢周围常有明显的嗜酸性玻璃样、PAS阳性和耐淀粉酶的基底膜样物质围绕(图2-3-3-22-2)。时常可见肿瘤浸润神经周围。

2. 免疫组化 瘤细胞表达上皮和肌上皮的标记,AE1/AE3、低分子量CK、CK7、CD117均阳性,SMA、p63和calponin显示肌上皮阳性。CK5/6和D2-40可不同程度表达。CEA、EMA、CK15阳性说明其导管分化。(图2-3-3-22-3~图2-3-3-22-6)

3. 特殊染色 瘤巢周围的基底膜样物质呈PAS阳性并且耐淀粉酶,阿辛蓝(pH 2.5)也呈阳性。

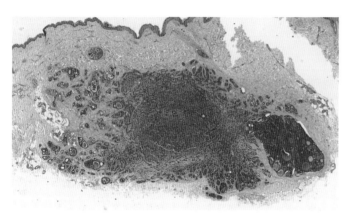

图 2-3-3-22-1A 肿瘤位于真皮中下部(南方医科大学皮肤病医院黄莉宁副主任医师惠赠)

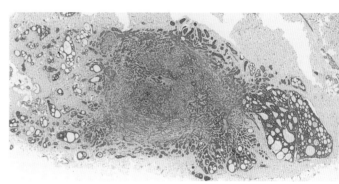

图 2-3-3-22-3 CD117 阳性

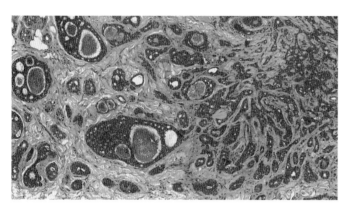

图 2-3-3-22-1B 瘤细胞排列呈巢状、条索状或腺样,并可见典型的筛状结构形成,间质疏松或为黏液样间质(南方医科大学皮肤病医院黄莉宁副主任医师惠赠)

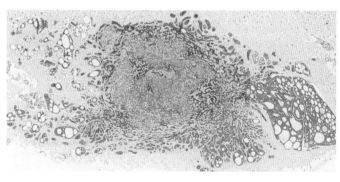

图 2-3-3-22-4 SMA 阳性

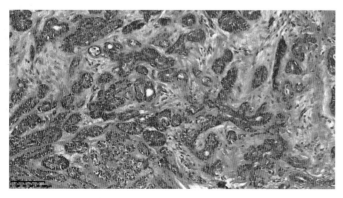

图 2-3-3-22-2 瘤巢周围常有明显的嗜酸性基底膜围绕(南方医科大学皮肤病医院黄莉宁副主任医师惠赠)

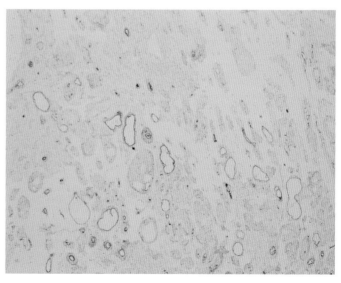

图 2-3-3-22-5 CK5/6 局部阳性

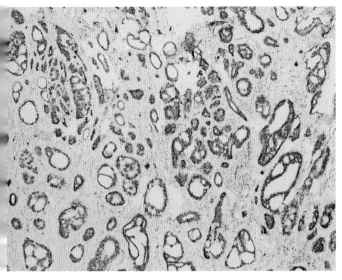

图 2-3-3-22-6 CEA 导管阳性

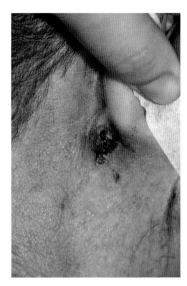

图 2-3-3-23-1 耳后肤色斑块,表面可见破溃

4. 分子检测 大约 60% 的腺样囊性癌有 *MYB* 基因异常。

【鉴别诊断】

腺样型基底细胞癌 虽有筛孔样结构,但基底细胞癌与表皮相连,常有收缩间隙,免疫组化 CEA、EMA、S100 等阴性。

(王 卓)

二十三、大汗腺癌

【概念】

大汗腺癌(apocrine carcinoma),又称顶泌汗腺癌、大汗腺腺癌(apocrine adenocarcinoma),是一种具有明确顶浆分泌(断头分泌和/或胞质的酶原颗粒)的恶性肿瘤,但往往缺乏明确的大汗腺分化的显微镜下特征。

【临床特点】

1. 临床表现 该肿瘤罕见,好发于 50~60 岁的成年人,无性别差异。主要发生在富于大汗腺的区域,最常见于腋窝,偶见于头皮、乳头和外阴等。表现为单个或多个结节或斑块,常大于 2cm,实性或囊性,质硬,境界不清。肉色或紫色,可伴溃疡和出血(图 2-3-3-23-1)。该肿瘤生长缓慢,易复发和转移,但死亡率不高。

2. 治疗 通常采取手术切除。

3. 预后 约 40% 的病例会发生区域淋巴结转移,少数还会转移到内脏器官。患者的性别、年龄、解剖部位、肿瘤大小、形态模式和免疫组化特征等暂未发现与生存率有显著相关性。

【发病机制】

一般认为,该肿瘤是从完整的顶泌腺单位直接转变或从各种原位的前驱病变演变而来,而非从前已明确定义的良性肿瘤(如大汗腺混合瘤)演变而来,也与特定的腺起源(如 Molt 腺、耵聍腺、肛门生殖器腺体或乳腺样腺体)无关。

【病理变化】

1. 镜下观 一般位于真皮深部。瘤细胞排列呈腺状、导管状、乳头状或实性。瘤细胞胞质丰富,强嗜酸性,局部可见顶浆分泌(图 2-3-3-23-2、图 2-3-3-23-3),胞质内有 PAS 阳性耐酶颗粒是其特点。细胞核大,圆形或卵圆形,多为空泡状,常有一个显著的嗜酸性核仁,大小不一。核分裂象多少不一,可见病理性核分裂象。

2. 免疫组化 瘤细胞表达低分子量 CK、AE1/AE3、EMA、CK7、CK15 和 GCDFP-15,而 S100、CEA、ER、PR、AR 表达不定。通常缺乏 SMA 阳性的肌上皮细胞。而原位病变则可显示完整的 SMA 阳性的肌上皮细胞围绕。

3. 特殊染色 PAS 染色可在肿瘤细胞胞质内见 PAS 阳性耐酶颗粒。

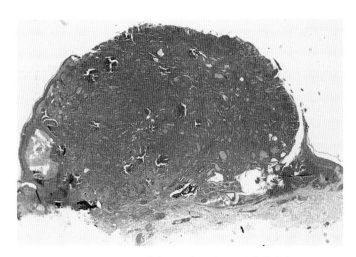

图 2-3-3-23-2 肿瘤位于真皮内,呈结节状生长

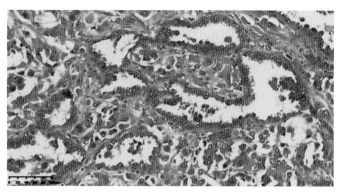

图 2-3-3-23-3 瘤细胞排列呈腺样,胞质丰富、嗜酸性,局部可见顶浆分泌,细胞具异型性

【鉴别诊断】

乳腺癌腋窝转移 由于与大汗腺癌的免疫组化表型有相当部分重叠,发现乳腺癌的原发病灶是最重要的鉴别点。

（王　卓）

二十四、鳞状上皮小汗腺导管癌

【概念】

鳞状上皮小汗腺导管癌(squamoid eccrine ductal carcinoma)是具有鳞状和导管双相分化的恶性肿瘤,可能是皮肤腺鳞癌的一种变异型。

【临床特点】

1. **临床表现** 罕见,只有60多例报道,发生于老年人头颈部或躯干四肢,为单个结节,有时可伴溃疡(图2-3-3-24-1)。可局部复发,可发生淋巴管转移。

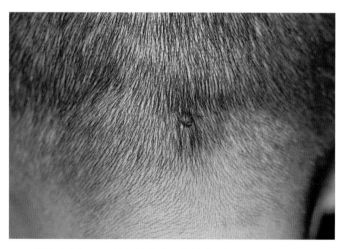

图 2-3-3-24-1 枕部单发暗红色结节,表面可见糜烂结痂

2. **治疗** 通常采取手术切除。

3. **预后** 局部复发率高(约25%),局部淋巴结转移率也不低(约13%)。少数病例远处转移会导致死亡。

【发病机制】

可能与紫外线照射有关。

【病理变化】

1. **镜下观** 边界不清的浸润性肿瘤,可浸润真皮深部和皮下组织,明显与表皮或毛囊结构相连(图2-3-3-24-2A)。肿瘤的浅部显示类似分化较好的鳞状细胞癌,并常与小汗腺导管相连(图2-3-3-24-2B)。肿瘤的深部更具侵袭性,形成腔状结构及胞质内空泡形成提示其有向导管分化的趋势,细胞异型性显著,核分裂象常见(图2-3-3-24-2C)。可见神经、淋巴管和血管侵犯。

2. **免疫组化** 表达CK,而CEA和EMA阳性显示其向导管分化。S100阴性。

【鉴别诊断】

1. **鳞状细胞癌** 主要鉴别点在于鳞状细胞癌没有导管分化,不与小汗腺导管相连,免疫组化CEA阴性也有助于鉴别。

2. **伴有鳞状分化的其他附属器肿瘤** 伴有鳞状分化

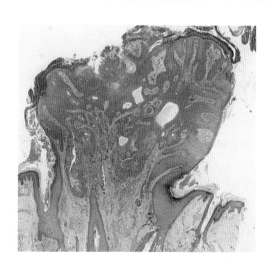

图 2-3-3-24-2A 肿瘤与表皮相连,向真皮内浸润性生长

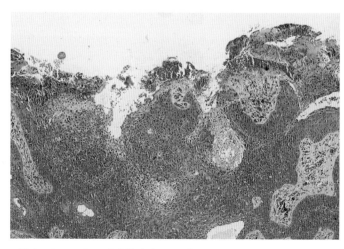

图 2-3-3-24-2B 肿瘤的浅部显示类似分化较好的鳞状细胞癌,并常与小汗腺导管相连

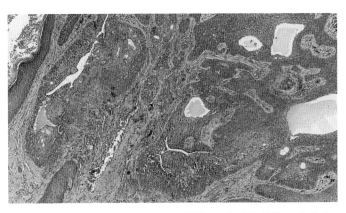

图 2-3-3-24-2C 肿瘤深部更具侵袭性,形成腔状结构及胞质内空泡形成提示其有向导管分化的趋势

的其他附属器肿瘤如小汗腺汗孔癌,但其鳞状分化多较局限,不如鳞状小汗腺导管癌有明显的高分化鳞状细胞癌区域。

（王 卓）

二十五、乳头状汗管囊腺癌

【概念】

乳头状汗管囊腺癌(syringocystadenocarcinoma papilliferum)是一种罕见的皮肤附属器肿瘤,通常起源于已存在的乳头状汗管囊腺瘤。

【临床特点】

1. 临床表现　罕见,仅不足 40 例文献报道。无性别差异。最常发生的部位是头颈部,特别是头皮,表现为结节或斑块,时伴溃疡,大小为 2~6cm。部分病例与皮脂腺痣有关。恶性程度较低,较少发生转移。

2. 治疗　通常采取手术切除。

3. 预后　由于病例少,预后资料不完善,多数认为完整手术切除一般无复发或转移,但已有转移病例的报道。

【发病机制】

起源于已存在的乳头状汗管囊腺瘤,发生恶变而形成。

【病理变化】

镜下观　绝大多数病例可见原有的乳头状囊腺瘤的乳头状结构,或者可见与乳头状汗管囊腺瘤的移行过渡,但局部区域出现细胞的非典型性,表现为部分区域细胞排列失去极性、形成实性或筛状结构,细胞体积增大、核质比增大,核分裂象增多,出现病理性核分裂象。局部还可见浸润性成分,浸润性成分以高-中分化腺癌为主,罕见表现为高-中分化鳞状细胞癌、类似淋巴上皮瘤样癌的病变和伴基底细胞分化的肿瘤等。

【鉴别诊断】

多数可见明确的乳头状汗管囊腺瘤的良性病变,鉴别主要是寻找原来良性病变的区域,故与其他肿瘤的鉴别详见良性病变的章节。在原来良性病变的基础上出现恶性的区域即可诊断。

（王 卓）

二十六、分泌性癌

【概念】

分泌性癌(secretory carcinoma)是一种罕见的附属器癌。与发生于小唾液腺和乳腺的同种类型肿瘤类似,又称原发皮肤的类似乳腺的分泌癌(primary cutaneous mammary analogue secretory carcinoma)、皮肤的乳腺型分泌癌(mammary-type secretory carcinoma of the skin)。

【临床特点】

1. 临床表现　罕见,文献报道不到 20 例。无性别差异。近半数病例发生于腋窝,少见部位包括面部、躯干和四肢,为实性小结节,约 1cm。多呈惰性生长方式。

2. 治疗　通常采取手术切除。

3. 预后　肿瘤发展较慢,但由于病例较少,缺乏长期随访的研究。

【发病机制】

与乳腺和唾液腺的同名肿瘤相似,有 t(12:15)(p13:q25)ETV6-NTRK3 基因易位的报道。

【病理变化】

1. 镜下观　真皮内局限性结节,无包膜。结节内肿瘤细胞呈立方形,形态温和,排列呈微囊状、管状或实性。在微囊和管腔内可见大量分泌物是该肿瘤的特征。核分裂象罕见。不见坏死、神经侵犯和脉管侵犯。

2. 免疫组化　瘤细胞弥漫表达 S100、mammaglobin 和 STAT5A。NTRK3 表达不恒定。TTF-1 阴性。Ki-67 等增殖指数较低。

【鉴别诊断】

1. 主要与皮肤外的同种病变(如原发于乳腺和唾液腺的分泌性癌)鉴别,由于病理形态学表现相似,所以主要依据临床表现鉴别。

2. 甲状腺癌　甲状腺癌免疫组化 TTF-1 阳性,而分泌性癌 TTF-1 阴性。

（王 卓）

二十七、筛状癌

【概念】

筛状癌(cribriform carcinoma)是皮肤附属器来源的肿瘤,推测可能是顶泌汗腺来源。虽然该肿瘤最初被报道为癌,但其恶性潜能其实尚不确定,又称实体筛状癌。

【临床特点】

1. **临床表现** 罕见。女性多于男性,年龄范围广,中位年龄 47 岁。好发于下肢,偶见头颈和其他部位,为实性肤色结节,直径 1~3cm,质硬。

2. **治疗** 通常采取手术切除。

3. **预后** 一种具有不确定恶性潜能的惰性肿瘤,完整切除一般不复发或转移。如不完全切除,少数病例会复发。

【发病机制】

该肿瘤的组织来源尚未明确。由于有时发现肿瘤细胞顶浆分泌现象,故推测可能是顶泌汗腺来源。

【病理变化】

1. **镜下观** 肿瘤位于真皮内,可延伸至皮下脂肪,与真皮及附属器不相连。肿瘤由实性区域与筛状区域构成。瘤细胞圆形或卵圆形,核多形,核仁缺如或不明显,染色质呈颗粒状,胞质少、嗜酸性。筛状区域的腔内可空虚或充满嗜酸性物质。较大的管腔内可有微乳头状突起和细的线状桥接。有时可见细胞有顶浆分泌现象。核分裂象少见,特别是病理性核分裂象罕见。偶见坏死。有时,单个细胞或边缘小灶细胞团的异型性比肿瘤主体更显著。偶见神经侵犯和脉管浸润。肿瘤周围常常有结节状聚集的淋巴细胞。

2. **免疫组化** 瘤细胞表达多种 CK 标记物(MNF116、AE1/AE3、CAM5.2 和 CK7)和 BerEP4。EMA 和 CEA 可显示导管成分。CK20、GCDFP15、ER 及 PR 均阴性。S100 和 p63 表达不恒定。α-SMA、MSA 及 calponin 未显示肌上皮成分,是鉴别诊断的重要特征。

【鉴别诊断】

腺样囊性癌 腺样囊性癌常见有筛状结构,需重点鉴别。筛状癌不会有肌上皮分化的小导管,也没有腺样囊性癌常见的基底膜样物质沉积。

(王 卓)

二十八、印戒细胞/组织细胞样癌

【概念】

印戒细胞/组织细胞样癌(signet-ring cell/histiocytoid carcinoma)是罕见的侵袭性皮肤附属器肿瘤,组织学上类似转移性乳腺小叶癌或胃肠道腺癌。

【临床特点】

1. **临床表现** 罕见,不足 40 例报道。好发于男性,中位年龄 60 岁,好发于眼睑,常累及眼眶,腋窝罕见发病(图 2-3-3-28-1),通常表现为受累的眼睑弥漫增厚或红斑、肿块,临床进程通常缓慢,复发率高。可发生淋巴管转移。

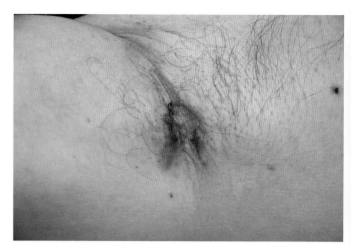

图 2-3-3-28-1 腋窝不规则浸润性红色斑块

2. **治疗** 通常采取手术切除。

3. **预后** 虽然临床进程通常缓慢,但肿瘤具有侵袭性,复发率高。有 1/3 的病例可发生区域淋巴结或远处转移。

【发病机制】

根据这个肿瘤的发生部位和免疫表型,推测该肿瘤可能起源于 Moll 腺体,向顶泌汗腺分化。

【病理变化】

1. **镜下观** 肿瘤细胞在真皮胶原纤维束间片状或索状弥漫性浸润,部分呈单行排列(图 2-3-3-28-2A、图 2-3-3-28-2B)。瘤细胞可呈印戒细胞样,胞质空泡状,核偏位(图 2-3-3-28-2C);也可呈组织细胞样,胞质嗜酸性颗粒状(图 2-3-3-28-2D)。两种细胞形态均可见到,往往以其中一种为主。

2. **免疫组化** 肿瘤细胞表达高分子量和低分子量角蛋白,包括 CK7、E-cadherin、CEA、EMA、GCDFP-15 和人乳脂肪球(human milk fat globule)。

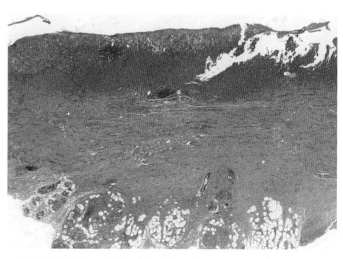

图 2-3-3-28-2A 肿瘤细胞在真皮及皮下脂肪小叶胶原纤维束间片状或索状弥漫性浸润

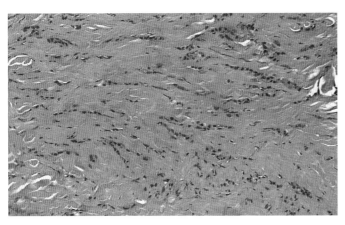

图 2-3-3-28-2B　瘤细胞部分呈单行排列

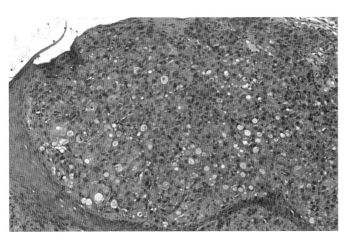

图 2-3-3-28-2C　瘤细胞可呈印戒细胞样,胞质空泡状,核偏位

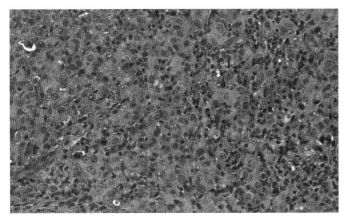

图 2-3-3-28-2D　瘤细胞也可呈组织细胞样,胞质嗜酸性颗粒状

【鉴别诊断】

1. **转移性乳腺小叶癌**　乳腺小叶癌 P120 胞质阳性,而 E-cadherin 常阴性。

2. **胃肠道印戒细胞癌转移**　胃肠道印戒细胞癌常表达 CK20、CDX-2 等,发现内脏胃肠道的原发病灶是最重要的鉴别点。

（王　卓）

二十九、乳房 Paget 病

【概念】

乳房 Paget 病(mammary Paget disease,MPD)是一种发生在乳头和乳晕表皮内的上皮恶性肿瘤,95% 以上的病例同时患有乳腺癌。

【临床特点】

1. **临床表现**　几乎只发生于女性,男性罕见。年龄范围是 26~88 岁。乳房 Paget 病发生于乳头和乳晕,部分可以进展累及邻近皮肤。通常累及单侧乳房,也有双侧乳房均受累的报道。皮损表现为局限于乳头或乳晕的湿疹性或结痂性病变(图 2-3-3-29-1)。部分病例在乳腺切除手术中偶然发现。大多数病例与乳腺癌有关。

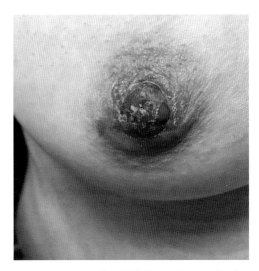

图 2-3-3-29-1　乳头及乳晕部位红色斑片,表面脱屑,触之有浸润感

2. **治疗**　由于大多数病例与乳腺癌有关,宜按乳腺癌行手术、激素治疗和化疗等。

3. **预后**　主要取决于相关乳腺癌的病变特征。

【发病机制】

95% 以上的病例与乳腺癌有关,表现为乳腺癌沿乳管,通过肿瘤浸润扩散的方式逆行延伸至表皮。没有乳腺癌的病例被认为起源于 Toker 细胞,因为在这些病例中,Paget 细胞的基因组学与形成潜在乳腺癌的肿瘤细胞不同。

【病理变化】

1. **镜下观**　肿瘤细胞(Paget 细胞)以小巢状、簇状或腺泡样分散在表皮中(图 2-3-3-29-2A、图 2-3-3-29-2B)。Paget 细胞体积大,胞质丰富、淡染,核大。周围皮肤附件也可能受累。部分病例中,Paget 细胞内可含有细胞内黏蛋白。偶尔细胞内含有黑色素,为吞噬的黑色素,切勿误诊为黑色素瘤。通常伴表皮角化过度和棘层细胞增生。绝大多数病例同时患有乳腺癌（图 2-3-3-29-2C），最常见的是高级别浸润性导管癌。

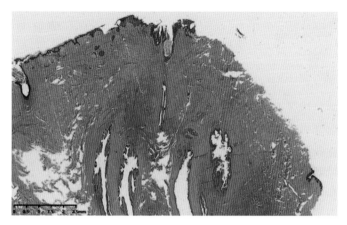

图 2-3-3-29-2A 表皮下可见乳腺癌累及乳腺大导管

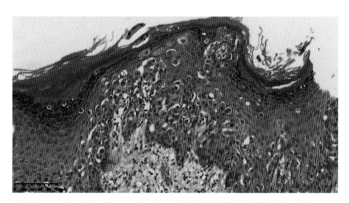

图 2-3-3-29-2B Paget 细胞以小巢状或单个分散在表皮中，且细胞体积大，胞质丰富，核大

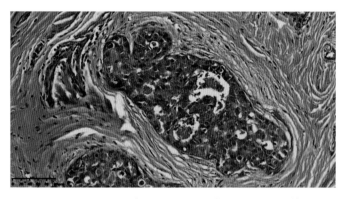

图 2-3-3-29-2C 表皮下可见乳腺癌累及乳腺大导管

2. 免疫组化 Paget 细胞表达 GATA3（图 2-3-3-29-3A）、低分子量的细胞角蛋白（CAM5.2）、CK7（图 2-3-3-29-3B）、母乳脂肪球、EMA。高达 90% 的病例 ERBB2（HER2）阳性，半数病例表达 GCDFP15（图 2-3-3-29-3C）。多克隆 CEA 表达不定。大多数表达雄激素受体（AR），少部分表达雌激素受体（ER）和/或孕酮受体（PR）。CK20呈阴性。

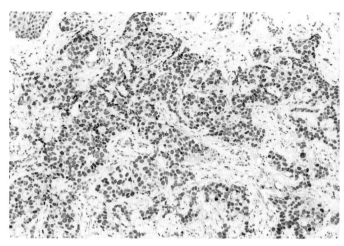

图 2-3-3-29-3A 肿瘤细胞 GATA3 阳性

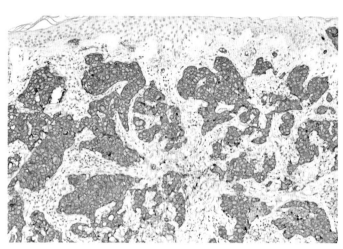

图 2-3-3-29-3B 肿瘤细胞 CK7 阳性

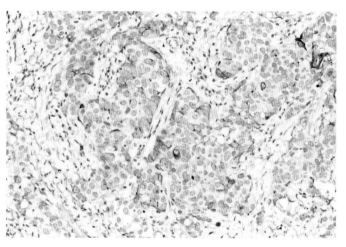

图 2-3-3-29-3C 肿瘤细胞 GCDFP15 阳性

【鉴别诊断】

1. 湿疹 乳房 Paget 病的临床皮损需与湿疹进行鉴别，病理组织学检查即可鉴别。

2. 原位鳞状细胞癌（Bowen 病） Bowen 病是鳞状上皮来源的病变，异形细胞一般不呈单个散在分布，可见细胞间桥,且表达 p63、CK5/6、p40 等鳞状上皮的免疫组化标记,而多数不表达腺上皮标记,不表达 AR、GATA3 等,与乳房 Paget 病正好相反。

3. **浅表扩散性黑色素瘤**　Paget 病容易与黑色素瘤的瘤细胞 Paget 样扩散混淆,黑色素瘤的瘤细胞表达 HMB45、S100 和 Melan-A,不表达 CK7、GCDFP-15 等,可鉴别。

(王 卓)

三十、乳房外 Paget 病

【概念】

乳房外 Paget 病(extramammary Paget disease,EMPD),又称湿疹样癌(eczematoid carcinoma),是一种少见的腺癌,组织病理学特征是腺癌细胞主要在鳞状上皮内生长,起源于皮肤(原发性乳房外 Paget 病),或表现为内脏腺癌向上皮内扩散(继发性乳房外 Paget 病)。

【临床特点】

1. **临床表现**　多见于中年以上成人,好发于顶泌汗腺丰富的区域,包括外阴和肛周,少见腋窝、眼睑、外耳道等部位。皮损多为红色斑片,常伴渗出性结痂或鳞屑,呈湿疹样外观,常伴瘙痒,所以也称湿疹样癌(图 2-3-3-30-1)。晚期可表现为结节性损害。

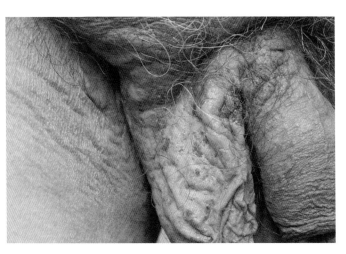

图 2-3-3-30-1　阴茎红色斑片伴糜烂结痂

2. **治疗**　通常采取手术切除,并筛查是否伴随其他内脏器官肿瘤。

3. **预后**　原发性通常预后较好,但容易复发,继发性需要根据原发性肿瘤性质而定。

【发病机制】

与乳房 Paget 病不同,乳房外 Paget 病主要起源于表皮内汗腺导管,此为原发性乳房外 Paget 病。少数为汗腺癌或内脏肿瘤如直肠腺癌、宫颈腺癌等向表皮转移扩散,

此为继发性乳房外 Paget 病。眼睑部位的 Paget 病与 Moll 腺癌有关,外耳道部位 Paget 病与盯聍腺癌有关。

【病理变化】

1. **镜下观**　表皮内尤其是棘层下部可见单个或小簇状的 Paget 细胞。表皮角化过度或角化不全,棘层肥厚。Paget 细胞表现为细胞体积大,圆形,胞质丰富而淡染,核大,圆形或卵圆形,如空泡状,核膜清晰(图 2-3-3-30-2)。与周围正常角质形成细胞分界明显,同时也无正常表皮间的细胞棘突及细胞间桥。Paget 细胞一般不直接侵入真皮,但可沿汗腺导管、毛囊及皮脂腺等附属器蔓延。周围表皮可伴角化过度或角化不全。

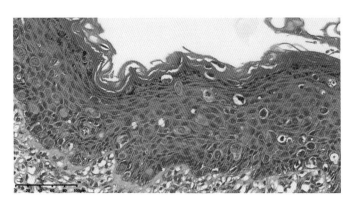

图 2-3-3-30-2　Paget 细胞体积大,圆形,胞质丰富而淡染,核大,圆形或卵圆形,如空泡状,核膜清晰

2. **免疫组化**　Paget 细胞常表达 EMA、CEA、CK7、GCDFP-15,亦可表达 C-erbB-2、p53、ER、PR,阳性程度不定。同时,p63、CK5/6、p40 等鳞状上皮的免疫组化标记呈阴性(图 2-3-3-30-3A)。对于原发性乳房外 Paget 病,CK7 阳性(图 2-3-3-30-3B)、CK20 阴性,具有较好的提示意义。

3. **特殊染色**　Paget 细胞 PAS 染色多呈阳性,耐淀粉酶。

【鉴别诊断】

1. **黑色素瘤**　鉴别同乳房 Paget 病。

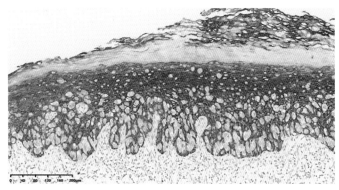

图 2-3-3-30-3A　CK5/6 呈阴性,与周围鳞状上皮的阳性表达分界清晰

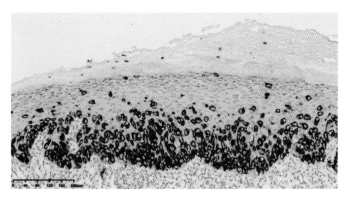

图 2-3-3-30-3B　CK7 呈阳性,与周围鳞状上皮的阴性表达分界清晰

2. **Bowen 病**　鉴别同乳房 Paget 病。

3. **日光性角化病**　日光性角化病与 Bowen 病相似,亦是来源鳞状上皮的病变,一般不呈单个散在分布,可见细胞间桥,表达鳞状上皮的免疫组化标记,而多数不表达腺上皮标记。

（王　卓）

三十一、肛门生殖器乳腺样腺癌

【概念】

肛门生殖器乳腺样腺癌(adenocarcinoma of anogenital mammary-like glands)是一组相对异质性的恶性肿瘤,一般认为是发生在外阴的具有乳腺癌特征的腺癌。

【临床特点】

1. **临床表现**　通常发生在 60 岁以上的多产妇女。最常见的受累部位是阴唇。大多数表现为单发结节。

2. **治疗**　通常采取手术切除。

3. **预后**　具有局部侵袭性,但由于病例较少,预后资料尚不明确。

【病理变化】

1. **镜下观**　常见为腺癌,形态类似于乳腺浸润性导管癌。罕见表现为混合导管和小叶特征的小叶癌或小管状癌。所有此类病变的特征均有与乳腺癌对应的相似分型表现。

2. **免疫组化**　瘤细胞表达 E-钙黏蛋白。

【鉴别诊断】

1. **转移性乳腺癌**　可通过鉴别原位成分和/或有无乳腺原发肿瘤来鉴别。

（王　卓）

三十二、肛门生殖器乳腺样纤维腺瘤和叶状肿瘤

【概念】

肛门生殖器乳腺样纤维腺瘤和叶状肿瘤(fibroadeno-

ma and phyllodes tumor of anogenital mammary-like glands)是由腺体上皮成分和间质纤维成分组成的双相性纤维上皮性肿瘤,与乳腺的纤维腺瘤和叶状肿瘤相似。

【临床特点】

1. **临床表现**　极为罕见,大多数患者是女性,年龄范围 20~69 岁(平均 39 岁)。大多数发生在外阴和肛周。呈单发结节,大小不一,直径 0.8~6cm(平均 3cm)。

2. **治疗**　通常采取手术切除。

3. **预后**　大多数病例为良性。叶状肿瘤可局部复发。

【发病机制】

一般认为与肛门生殖器的乳腺样腺体有关。在纤维腺瘤中发现 *AKT1* 和 *Met* 基因突变,在低度恶性肿瘤中发现 *ABL1* 和 *Tp53* 基因突变。

【病理变化】

1. **镜下观**　纤维腺瘤的界限清楚,由圆形或狭长的腺体结构组成,通常为分枝和吻合的腺体结构;周围间质通常细胞稀少,为梭形或星状细胞,核分裂象罕见。

叶状肿瘤为双层上皮细胞成分排列呈裂隙状,周围为过度生长的富于细胞的间叶成分,形成典型的叶状结构。典型表现为管内生长方式,伴有叶状突起凸入扩张的腺腔内。间叶成分的细胞数量通常随肿瘤的不同而变化,可分为三类:良性、低级别和高级别。级别是由间叶成分细胞的不典型性决定的。大多数外阴的叶状肿瘤是良性或低级别,高级别非常罕见。

2. **免疫组化**　上皮细胞表达雌激素受体和孕酮受体,但 ERBB2(HER2)为阴性。间叶细胞成分表达 vimentin 和 CD34,actin 表达情况不定。

【鉴别诊断】

与原发乳腺的纤维腺瘤和叶状肿瘤相似,形态一般鉴别不难。

（王　卓）

参 考 文 献

[1] David E. Elder, Daniela Massi, Richard A. Scolyer, et al. WHO Classifiication of Skin Tumours. Lyon:IARC,2018.

[2] Eduardo Calonje,Thomas Brenn,Alexander Lazar,et al. 麦基皮肤病理学——与临床的联系. 4 版. 孙建方,高天文,涂平,译. 北京:北京大学医学出版社,2017.

[3] Eduardo Calonje,Thomas Brenn,Alexander Lazar,et al. McKee's pathology of the skin. 4th ed. Philadelphia:Saunders,2012.

[4] Zhu R,Xu J,Shen J,et al. A novel large deletion of the CYLD gene causes CYLD cutaneous syndrome in a Chinese family. Mol Genet Genomic Med,2020,8(10):e1441.

[5] Jo VY,Fletcher CD. Myoepithelial neoplasms of soft tissue:an up-

dated review of the clinicopathologic, immunophenotypic, and genetic features. Head Neck Pathol, 2015, 9(1): 32-38.

[6] Bartelstein MK, Schwarzkopf E, Busam KJ, et al. Sentinel lymph node biopsy predicts systemic recurrence in digital papillary adenocarcinoma. J Surg Oncol, 2020, 122(7): 1323-1327.

[7] Rismiller K, Knackstedt TJ. Aggressive Digital Papillary Adenocarcinoma: Population-Based Analysis of Incidence, Demographics, Treatment, and Outcomes. Dermatol Surg, 2018, 44(7): 911-917.

[8] Lee KG, Choi W, Lim JS, et al. Syringocystadenocarcinoma Papilliferum: A Case Report and Review of the Literature. Ann Dermatol, 2019, 31(5): 559-562.

[9] Kastnerova L, Luzar B, Goto K, et al. Secretory Carcinoma of the Skin: Report of 6 Cases, Including a Case With a Novel NFIX-PKN1 Translocation. Am J Surg Pathol, 2019, 43(8): 1092-1098.

[10] Boettler M, Hickmann MA, Travers JB. Primary Cutaneous Cribriform Apocrine Carcinoma. Am J Case Rep, 2021, 22: e927744.

[11] Kazakov DV, Spagnolo DV, Kacerovska D, et al. Lesions of anogenital mammary-like glands: an update. Adv Anat Pathol, 2011, 18(1): 1-28.

[12] Konstantinova AM, Vanecek T, Martinek P, et al. Molecular alterations in lesions of anogenital mammary-like glands and their mammary counterparts including hidradenoma papilliferum, intraductal papilloma, fibroadenoma and phyllodes tumor. Ann Diagn Pathol, 2017, 28: 12-18.

第四节　甲部位肿瘤

一、甲母质瘤

【概念】

甲母质瘤（onychomatricoma）是成甲细胞的良性肿瘤，具有相对特征性的临床及病理表现，典型临床表现为增厚的甲板游离端出现孔洞结构，病理上甲上皮呈手套状，同时向外及向真皮结缔组织侧突入。

【临床特点】

1. 临床表现　1992 年首次报道，中年白种人发病居多，无性别差异，通常进程缓慢且无明显自觉症状。病变位于手指甲者是足趾甲的两倍。临床表现为部分或整个甲板明显增厚且横径弯曲度增高，部分增厚的甲板从近端甲皱襞向甲游离缘呈纵向异色条带，可为黄色、棕色或黑色等。从甲板游离缘观察可见细小空洞，这是最具有诊断价值的线索（图 2-3-4-1-1）。有时肿瘤呈现为皮角、近端甲皱襞处的胬肉或肿物。部分病例甲板有裂片状出血。

2. 治疗　手术切除。

3. 预后　手术完整切除可治愈。

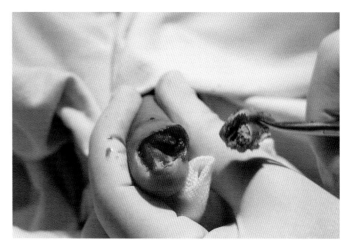

图 2-3-4-1-1　甲板增厚，可见甲板根部密集的细小空洞，甲母质呈乳头状增生

【发病机制】

发病机制尚不清楚。

【病理变化】

本病可以通过外科手术切除活检或者剪除部分甲板获取标本诊断。

镜下观　甲上皮呈手套状，同时向外及向真皮结缔组织侧突入，真皮可见成纤维细胞和胶原增生（图 2-3-4-1-2A、图 2-3-4-1-2B）。

【鉴别诊断】

笔者认为，甲母质瘤的鉴别诊断应强调本病的临床特点和病理结构模式，即带有孔洞的甲板带状增厚，以及手套样的纤维上皮突结构。有甲病病理学专著认为，肿瘤中的甲上皮为特化的甲母质上皮，即嗜伊红胞质的甲母质上皮细胞，但是在实际病例中，肿瘤细胞可能不具备上述特征，而且肿物往往占据甲床的位置，这会让人想到本病的命名是否合理。当然，甲板大部分都是甲母质产

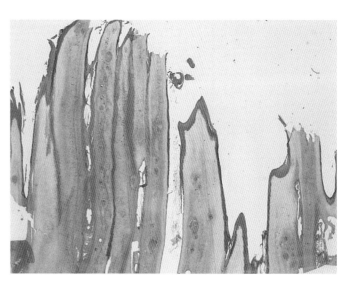

图 2-3-4-1-2A　纵切面，甲上皮呈手套状突起

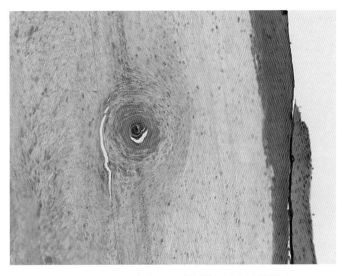

图 2-3-4-1-2B　真皮可见成纤维细胞和胶原增生

生的,而本病的甲板改变非常显著,从这个角度看,可以接受甲母质瘤这一称谓。

（刘宏杰）

二、甲细胞母质瘤

【概念】

甲细胞母质瘤(onychocytic matricoma)是一种罕见的甲母质良性肿瘤,是产生甲细胞的甲母质良性棘皮瘤。

【临床特点】

1. **临床表现**　临床上表现为单发纵向黑甲,因此与甲下黑色素瘤或鲍温病表现相似,但也可表现为异物,曾报道 1 例色素减退性甲细胞母质瘤。4 例患者甲细胞母质瘤呈局限性纵向带状甲板增厚,2 例呈黄色,2 例为黑色(图 2-3-4-2-1)。

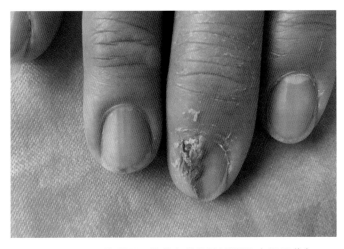

图 2-3-4-2-1　指甲局限性纵向带状甲板增厚,色泽呈黄色

2. **治疗**　手术切除。

3. **预后**　手术完整切除可治愈。

【发病机制】

发病机制尚不清楚。

【病理变化】

镜下观　甲细胞母质瘤主要由基底样甲母质细胞混杂不同程度的前角化细胞和角化细胞构成。这些细胞可同心圆样排列呈巢状,肿瘤深部可呈现内生性角化(图 2-3-4-2-2A～图 2-3-4-2-2C)。可分为四个亚型:棘层肥厚型、棘层肥厚伴乳头瘤样增生型、角化型、促生发型。棘层肥厚型主要表现为显著的棘层增厚;棘层肥厚伴乳头瘤样增生型除棘层肥厚外,还伴有基底样细胞增生,前角化带及角化带细胞呈球状覆盖于基底样细胞成分、浅表远端上皮突和增厚的甲板上,呈现多空洞样结构;角化型主要表现为显著的角化带;促生发型(germinotropic variant)主要表现为显著的基底样成分增生,周边栅栏状排列,外观类似基底细胞癌。

【鉴别诊断】

因为甲母质瘤、甲细胞母质瘤和甲细胞癌会表现为甲板异常增厚,一种新的甲带状模式——获得性局限性

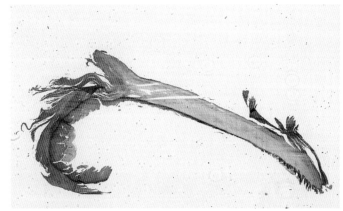

图 2-3-4-2-2A　低倍镜展示完整甲单位

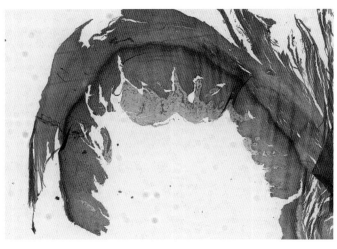

图 2-3-4-2-2B　甲板角化过度,甲母细胞增生肥厚

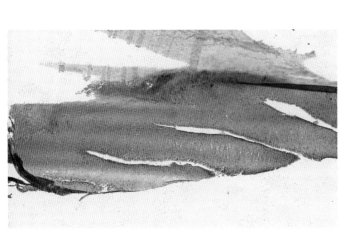

图 2-3-4-2-2C 甲母细胞增生

（单甲）纵向甲肥厚被命名,三种来源于甲母质细胞的肿瘤,组织学上表现各异,可以区分。

（刘宏杰）

三、甲乳头状瘤

【概念】

甲乳头状瘤(onychopapilloma)是一种较为常见的甲床与甲母质良性肿瘤。临床主要表现为甲板纵向条纹伴甲板下角化,病理改变可为甲床上皮棘层肥厚及乳头瘤样增生。

【临床特点】

1. 临床表现 临床上表现为甲板单条纵向条带,往往呈红色,但也可呈白色或黑色,条带下方有甲板下的角化过度。可有甲板远端开裂或带状甲下出血(图2-3-4-3-1A、图2-3-4-3-1B)。

2. 治疗 手术切除。

3. 预后 手术完整切除可治愈。

【发病机制】

发病机制尚不清楚。

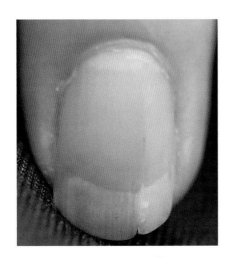

图 2-3-4-3-1A 甲板纵向条带、远端开裂

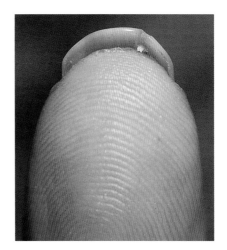

图 2-3-4-3-1B 甲板下方角化物,与其上方甲板纵向条带对应存在

【病理变化】

镜下观 病理改变可为甲床上皮棘层肥厚及乳头瘤样增生(图2-3-4-3-2A、图2-3-4-3-2B)。

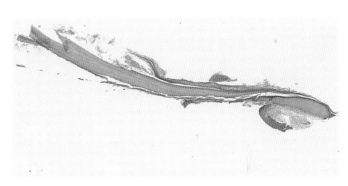

图 2-3-4-3-2A 低倍镜完整甲单位,甲板异常角化

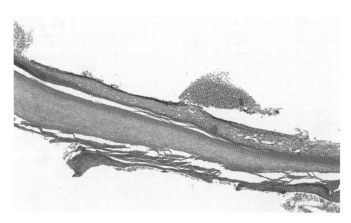

图 2-3-4-3-2B 甲床上皮棘层肥厚伴角化异常

【鉴别诊断】

临床上多种甲病可出现纵向甲板条带,需要经病理活检鉴别,包括但不限于肿瘤性疾病如甲下血管球瘤、甲下鲍温病、疣;非肿瘤性疾病如毛囊角化病、甲扁平苔藓等。

（刘宏杰）

四、甲周纤维瘤

【概念】

甲周纤维瘤(periungual fibroma)有多个名称,如肢端纤维角皮瘤、获得性指状纤维角皮瘤、甲部纤维角化瘤、Koenen 瘤、蒜头状纤维瘤。这一组名称都是指甲或者肢端周围新生物,这些新生物的组织病理学改变类似。命名的法则可归纳为:获得性+指状/蒜头状+肢端/甲周/甲下+角化/角皮+纤维瘤。有观点认为,可以把甲周纤维瘤和 Koenen 瘤用来特指发生于结节性硬化症的甲周皮损。

【临床特点】

1. **临床表现**　生长缓慢的、细长或椭圆形的肉色皮损,伴远端角化过度,一般小于 1cm。肿瘤可从近端甲皱襞或甲床处长出。位于近端甲皱襞的皮损由于影响甲母质产生甲板,可造成甲板纵行凹陷(图 2-3-4-4-1~图 2-3-4-4-3)。

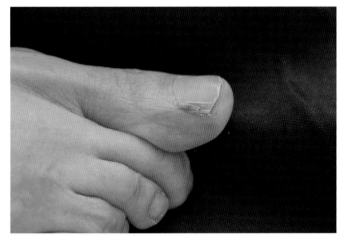

图 2-3-4-4-1　从近端甲皱襞长出细长肉色皮损,远端角化过度,其正下方甲板纵行凹陷

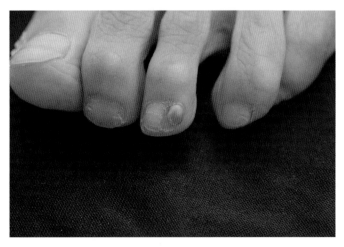

图 2-3-4-4-2　从近端甲皱襞长出坚实条形结节,蒜头状纤维瘤这个命名比较贴切

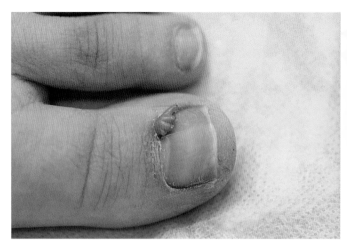

图 2-3-4-4-3　瘤体呈多指状,本例为结节性硬化症患者的皮损之一

2. **治疗**　手术切除。
3. **预后**　手术完整切除可治愈。

【发病机制】

发病机制尚不清楚。

【病理变化】

镜下观　肿瘤表现包括表皮角化过度、棘层肥厚、病变中央由成纤维细胞和致密胶原束组成(图 2-3-4-4-4A、图 2-3-4-4-4B)。

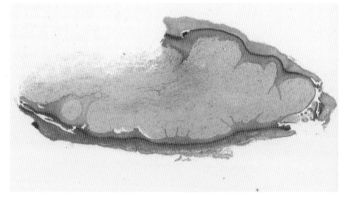

图 2-3-4-4-4A　表皮角化过度、棘层肥厚,胶原纤维增生

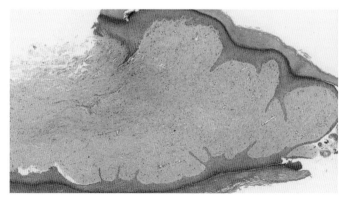

图 2-3-4-4-4B　病变中央由成纤维细胞和致密胶原束组成

【鉴别诊断】

甲下外生骨疣、浅表肢端纤维黏液瘤等是相对常见的甲部良性肿瘤,除发生部位相近外,临床与病理表现差别较大,容易鉴别。

(刘宏杰)

五、甲下角化棘皮瘤

【概念】

甲下角化棘皮瘤(subungual keratoacanthoma)是一种少见的甲部肿瘤,特点为甲部快速生长的肿物。有甲病专著把本病归类于甲良性肿瘤,此种分类仍存争议。

【临床特点】

1. 临床表现 临床上表现为甲部快速生长的肿物,由于受甲板限制,可导致局部疼痛或骨侵蚀。中年人大拇指较常被累及(图2-3-4-5-1)。

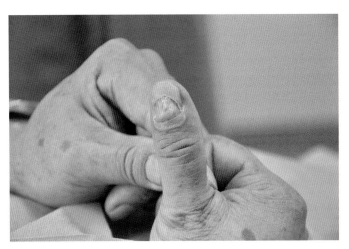

图2-3-4-5-1 大拇指甲板下隆起的肤色结节

2. 治疗 手术切除。

3. 预后 手术完整切除可治愈。

【发病机制】

发病机制尚不清楚。

【病理变化】

镜下观 病理改变为分化良好的球形增生,瘤体为毛玻璃样鳞状上皮,与分化良好的鳞状细胞癌及疣状癌难以鉴别(图2-3-4-5-2A)。中央可见充满角质的火山口样结构(图2-3-4-5-2B),但是由于甲板压制导致瘤体扭曲,或活检取材不易,导致标本支离破碎,往往看不到典型的整体结构,需要临床结合病理进行诊断。

【鉴别诊断】

甲下角化棘皮瘤和疣状癌及鳞状细胞癌的鉴别可能存在困难,生长迅速的肿瘤且细胞学相对良好往往更

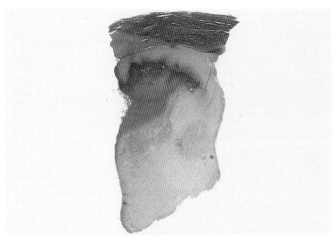

图2-3-4-5-2A 瘤体为毛玻璃样鳞状上皮,显著增生

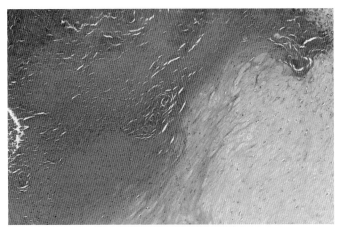

图2-3-4-5-2B 中央充满角质的火山口样结构及毛鞘式角化区域

支持角化棘皮瘤,或者结合其影像学表现综合判断。因本病可导致骨损害,可以考虑将本病归类于鳞状细胞癌。

(刘宏杰)

六、甲鲍温病

【概念】

甲鲍温病即发生于甲单位的原位鳞状细胞癌。

【临床特点】

1. 临床表现 本病罕见,男性发病多于女性,30岁左右发病,临床表现多样,可为疣状红斑、溃疡,甲下角化过度、甲板破坏,亦可为纵向黑甲(图2-3-4-6-1)、红甲及蓝黑色改变。往往从甲皱襞及其凹槽处发生,逐渐累及甲床和甲母质,有累及多个指(趾)的报道。

2. 治疗 手术切除。

3. 预后 手术完整切除可治愈。

【发病机制】

发病可能与HPV16感染有关,其他相关因素为紫外

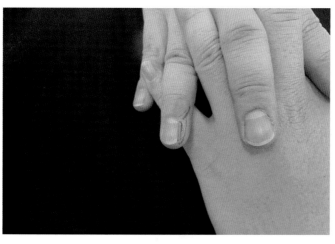

图 2-3-4-6-1　手指甲板边缘纵向黑甲（四川大学华西医院
薛斯亮教授惠赠）

线、创伤、其他慢性感染等。

【病理变化】

1. 镜下观　表皮全层细胞排列紊乱，角化不良，细胞
有明显异型性（图 2-3-4-6-2A ~ 图 2-3-4-6-2C）。

2. 免疫组化　肿瘤细胞表达 Pan-CK，而 HMB45 及
Mart-1 阴性（图 2-3-4-6-3、图 2-3-4-6-4）。

【鉴别诊断】

甲鲍温病的临床表现可能缺乏特异性，有时病理表

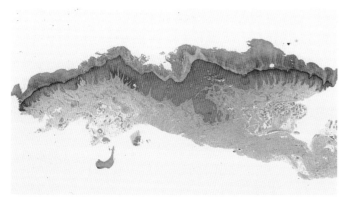

图 2-3-4-6-2A　低倍镜可见表皮增生

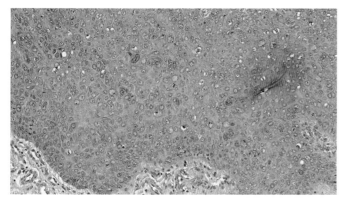

图 2-3-4-6-2B　表皮全层细胞排列紊乱，角化不良，细胞异型性
明显

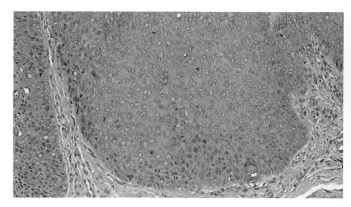

图 2-3-4-6-2C　较多核分裂象

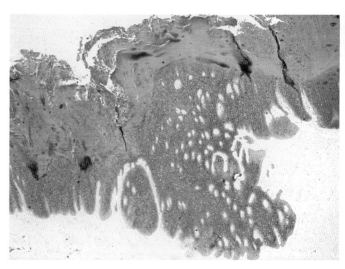

图 2-3-4-6-3　Pan-CK 阳性

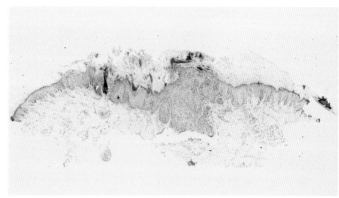

图 2-3-4-6-4　HMB45 阴性

现可有病毒疣的特点，提示曾有病毒疣存在。

（刘宏杰）

七、甲鳞状细胞癌

【概念】

甲鳞状细胞癌（subungal squamous cell carcinoma）以
临床生长缓慢、表现形态多样为特征，容易误诊漏诊，其

病理学改变与其他部位鳞癌形态学一致,只是往往与HPV 感染相关。

【临床特点】

1. 临床表现 临床上表现为甲部缓慢生长的病变,可表现为红斑、出血、溃疡、肿块、疣状改变等;此外可呈现甲发育不良、甲分离、钩型甲、慢性甲沟炎、纵向黑甲等(图 2-3-4-7-1)。好发于中老年男性拇指与示指。极少病例可能出现肿瘤转移,大多数病例为低度恶性。

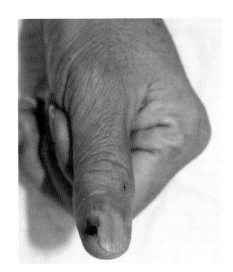

图 2-3-4-7-1 左手拇指侧缘部分缺损,甲板呈黑色,甲床黑色肿块

2. 治疗 手术切除。

3. 预后 手术完整切除可治愈。

【发病机制】

可能与 HPV 感染有关。

【病理变化】

镜下观 与皮肤鳞状细胞癌表现相同,鳞状上皮细胞异型性明显,呈侵袭性生长模式(图 2-3-4-7-2A、图 2-3-4-7-2B)。

【鉴别诊断】

甲下汗孔癌,此病少见,可见导管分化及胞质内腔。

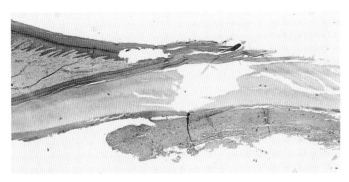

图 2-3-4-7-2A 低倍见甲床鳞状上皮增生,向真皮浸润性生长

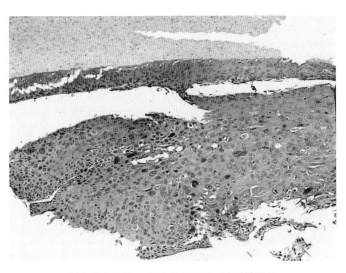

图 2-3-4-7-2B 细胞排列紊乱,异型性明显

(刘宏杰)

八、甲基底细胞癌

【概念】

基底细胞癌(basal cell carcinoma,BCC)是最常见的皮肤恶性肿瘤,但发生于甲单位的基底细胞癌少见,因基底细胞癌可能起源于毛囊的外毛根鞘,而甲单位毛囊结构少。甲部的基底细胞癌缺乏特征性的临床表现,容易漏诊误诊。

【临床特点】

1. 临床表现 甲皱襞和甲下皮的基底细胞癌多表现为慢性甲沟炎或甲周湿疹,可出现溃疡或珍珠状边缘,同时可伴发甲板改变,如甲纵嵴(图 2-3-4-8-1)。纵向黑甲可能是甲基底细胞癌的表现之一。甲下基底细胞癌表现为甲下肿物。

2. 治疗 手术切除。

3. 预后 手术完整切除可治愈。

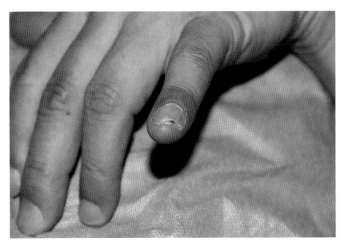

图 2-3-4-8-1 左手小指甲下新生物,曾有脓性分泌物,甲分离
(四川大学华西医院薛斯亮教授和刘宏杰教授惠赠)

【发病机制】

原因不明,外伤或频繁美甲可能与发病有关。

【病理变化】

镜下观 与其他部位的基底细胞癌一样,甲基底细胞癌为嗜碱性染色肿瘤伴周边栅栏状基底细胞,中央为小的立方状细胞。与周围组织间有人工裂隙,核分裂象少见。肿瘤间质为纤维黏液样。与表皮相连的嗜碱性肿瘤团块呈侵袭性生长模式(图2-3-4-8-2A~图2-3-4-8-2D)。

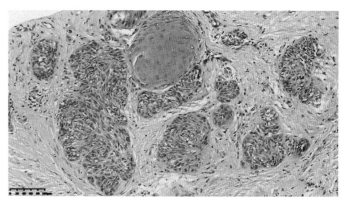

图 2-3-4-8-2D 肿瘤团块中有小部分为鳞状上皮分化成分(四川大学华西医院薛斯亮教授和刘宏杰教授惠赠)

【鉴别诊断】

临床上甲基底细胞癌需要与外伤、甲真菌病、细菌感染、湿疹、慢性甲周炎、化脓性肉芽肿、鳞状细胞癌及无色素性黑色素瘤相鉴别。

病理上甲基底细胞癌需要与甲乳头状瘤、甲下脂溢性角化症等鉴别,难度不大。与基底细胞癌相似度非常高的毛发上皮瘤、毛母细胞瘤等肿瘤尚无发生于甲部的报道。

慢性甲周炎可伴发甲下或甲侧缘的炎性肉芽肿,表现为肉芽组织增生,分泌物多,与甲基底细胞癌相比,炎症反应更重,病程往往更短。甲基底细胞癌往往发生于中老年患者。

(刘宏杰)

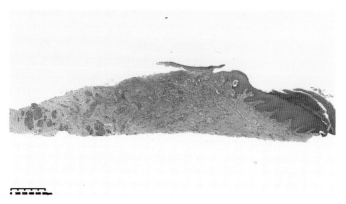

图 2-3-4-8-2A 低倍镜可见甲下皮角化过度,棘层增生。肿瘤始于甲床上皮,向下呈浸润生长(四川大学华西医院薛斯亮教授和刘宏杰教授惠赠)

九、甲下血管球瘤

【概念】

甲下血管球瘤(subungual glomus tumor)是指源于甲床真皮神经肌肉动脉血管球细胞的肿瘤。

【临床特点】

1. 临床表现 肉眼常看不到肿瘤,但患者自诉有明显疼痛,挤压或寒冷时加重。有时表现为蓝红色甲床斑疹,部分病例可出现甲板破坏(图2-3-4-9-1、图2-3-4-9-2)。

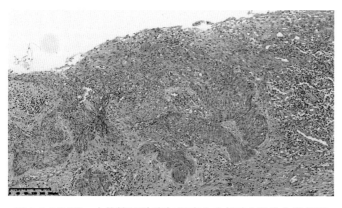

图 2-3-4-8-2B 中倍镜见肿瘤与甲床上皮相连(四川大学华西医院薛斯亮教授和刘宏杰教授惠赠)

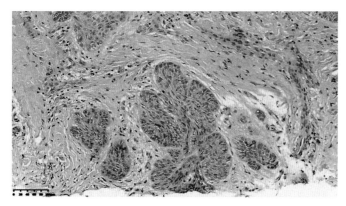

图 2-3-4-8-2C 肿瘤为嗜碱性细胞团块,外周栅栏状,间质有黏液(四川大学华西医院薛斯亮教授和刘宏杰教授惠赠)

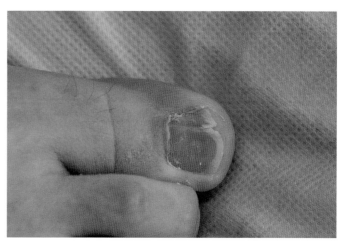

图 2-3-4-9-1 甲下血管球瘤:足趾甲板纵嵴,远端呈"V"形开裂

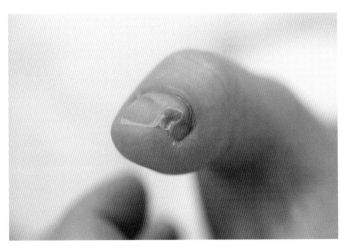

图 2-3-4-9-2　甲下血管球瘤：指甲前端甲板部分残缺

2. **治疗**　手术切除。

3. **预后**　手术完整切除可治愈。

【**发病机制**】

皮损多发者与遗传有关。

【**病理变化**】

镜下观　肿瘤表现为边界清楚的结节，瘤内可见扩张管腔，周围有成簇血管球细胞（图 2-3-4-9-3A、图 2-3-4-9-3B）。

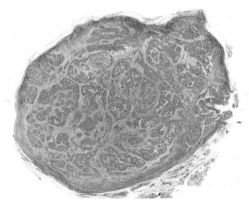

图 2-3-4-9-3A　甲下血管球瘤，肿瘤境界清楚

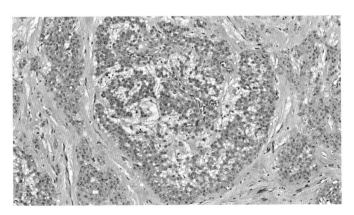

图 2-3-4-9-3B　甲下血管球瘤，成簇分布的球细胞

【**鉴别诊断**】

肌周细胞瘤　较少发生在甲下，病理上与血管球瘤

部分特征重叠，但细胞多呈梭形。

（刘宏杰）

十、甲下外生骨疣

【**概念**】

甲下外生骨疣（subungual exostosis）是最常见的与甲相关的良性骨增生。

【**临床特点**】

1. **临床表现**　疼痛性坚硬、质地脆的甲下结节，可使甲板隆起，常见于青年患者的大足趾，有时出现局部溃疡（图 2-3-4-10-1）。绝大多数时候可以通过 X 线检查确诊。

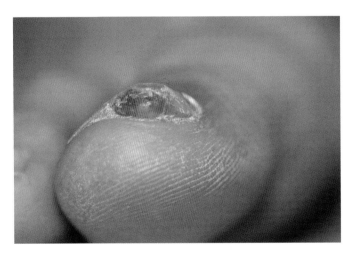

图 2-3-4-10-1　甲下外生骨疣，甲板下肿块，甲板隆起

2. **治疗**　手术切除。

3. **预后**　手术完整切除可治愈。

【**发病机制**】

外伤是最常见诱发因素。

【**病理变化**】

镜下观　肿瘤由外而内包括纤维结缔组织层、纤维软骨层和骨小梁结构（图 2-3-4-10-2A ～ 图 2-3-4-10-2C）。

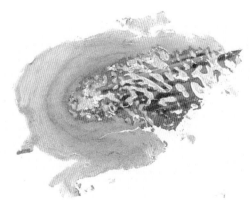

图 2-3-4-10-2A　低倍镜可见明显骨小梁结构

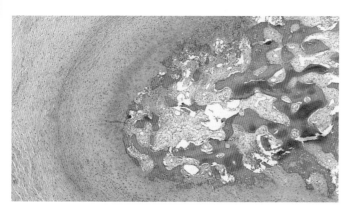

图 2-3-4-10-2B　中倍镜从左到右依次为纤维结缔组织、透明软骨及骨小梁

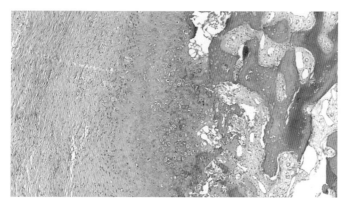

图 2-3-4-10-2C　高倍镜从左到右依次为纤维结缔组织、透明软骨及骨小梁

【鉴别诊断】

曾有观点[《麦基皮肤病理学》(第 3 版)]认为,甲下外生骨疣没有纤维软骨帽结构,但多数病理专著还是把甲下外生骨疣和甲下骨软骨瘤放在一起,认为是同种疾病的不同亚型而已,并不把纤维软骨帽结构作为分类依据。

(刘宏杰)

十一、甲下神经鞘瘤

【概念】

神经鞘瘤(neurilemmoma),又称施万细胞瘤,是常见的周围神经良性肿瘤。发生于皮肤的神经鞘瘤并不少见,但甲下神经鞘瘤则非常罕见。

【临床特点】

1. **临床表现**　甲单位和甲下孤立的神经鞘瘤可发生于成人或儿童,伴有或不伴有神经纤维瘤病 2 型。甲下神经鞘瘤表现为无痛性甲下肿物,像杵状指,甲板可能出现纵向凹槽(图 2-3-4-11-1A～图 2-3-4-11-1C)。偶有疼痛性、溃疡性皮损。

2. **治疗**　手术切除。

3. **预后**　手术完整切除可治愈。

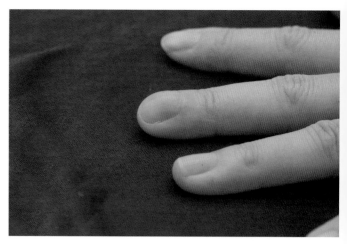

图 2-3-4-11-1A　左手中指甲下新生物,将甲板上顶呈穹隆状,像杵状指(四川大学华西医院薛斯亮教授和刘宏杰教授惠赠)

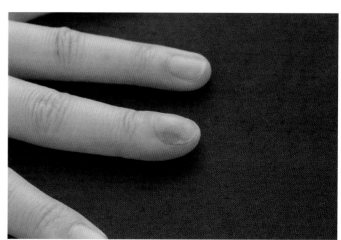

图 2-3-4-11-1B　左手中指甲下新生物,透过甲板可见毛细血管扩张(四川大学华西医院薛斯亮教授和刘宏杰教授惠赠)

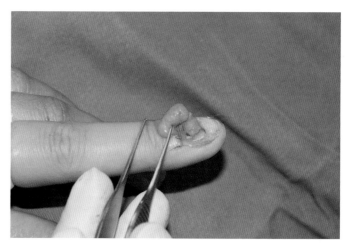

图 2-3-4-11-1C　左手中指甲下新生物,术中可见肿瘤为质地柔软、胶冻样物(四川大学华西医院薛斯亮教授和刘宏杰教授惠赠)

【发病机制】

原因不明,外周神经神经鞘瘤是神经纤维瘤病 2 型的诊断标准。

【病理变化】

镜下观 经典的神经鞘瘤有两种细胞排列模式。第一种主要是栅栏状排列的狭长的梭形细胞。第二种为分散的细胞,核圆形。肿瘤为边界清楚的分叶状团块。结节状区域由密集的梭形细胞和圆形细胞组成,少数细胞呈波浪形。核紧密排列呈栅栏状,形成 Verocay 小体,散在梭形细胞及星形细胞分布于疏松基质中(图 2-3-4-11-2A~图 2-3-4-11-2D)。免疫组化为 S100 强阳性表达。

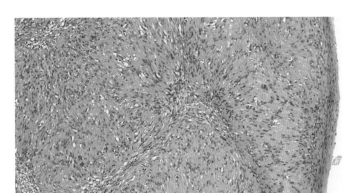

图 2-3-4-11-2D 核紧密排列呈栅栏状,形成 Verocay 小体,散在梭形细胞及星形细胞分布于疏松基质中(四川大学华西医院薛斯亮教授和刘宏杰教授惠赠)

【鉴别诊断】

由于甲下神经鞘瘤罕见,其临床表现缺乏特异性,可能在初诊时被误判为纤维瘤或血管球瘤等其他肿瘤,凭临床很难判断其性质,确诊有赖于组织病理学,其病理改变典型,必要时可以做免疫组化协助诊断。

(刘宏杰)

十二、甲黑色素瘤

【概念】

甲黑色素瘤(melanoma)是发生于甲下或甲周的黑色素瘤,属于肢端雀斑样痣型黑色素瘤。一般认为甲黑色素瘤罕见,然而,浅肤色高加索人黑色素瘤中的 1.5%~2.5% 为甲黑色素瘤。但整个甲表面占体表面积不足 1%,从这个角度看,甲是黑色素瘤的好发部位。甲黑色素瘤的高峰发病年龄为 50~70 岁,但儿童发病的病例也有报道。大拇指及大足趾是甲黑色素瘤的好发部位,约 70% 的甲黑色素瘤发生于此处。据此推断,创伤可能是诱发甲黑色素瘤的原因之一,但这种推论并未获得文献支持。不过,创伤可能是影响甲黑色素瘤预后的重要负面因素。与皮肤黑色素瘤不同的是,甲黑色素瘤与紫外线暴露无关,因为仅少量紫外线能透过甲板。鉴于黑色素瘤的重要性,任何甲的黑色改变都需要排查黑色素瘤可能。

【临床特点】

1. 临床表现 常表现为中老年患者单甲出现不规则纵向黑色条带,颜色深,部分病例色素扩展到周围皮肤组织。源于甲床的黑色素瘤主要表现为甲下无色素性结节,类似化脓性肉芽肿,可出现溃疡和出血,往往伴甲分离(图 2-3-4-12-1~图 2-3-4-12-3)。

甲下黑色素瘤的 ABCDEF 原则:

A(age):50~70 岁为发病高峰期。

B(band):条带黑色到褐色,宽度>3mm,边界不清楚。

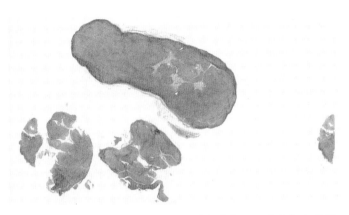

图 2-3-4-11-2A 肿瘤呈分叶状(四川大学华西医院薛斯亮教授和刘宏杰教授惠赠)

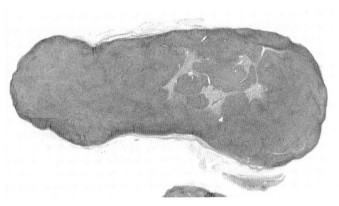

图 2-3-4-11-2B 肿瘤为边界清楚的团块(四川大学华西医院薛斯亮教授和刘宏杰教授惠赠)

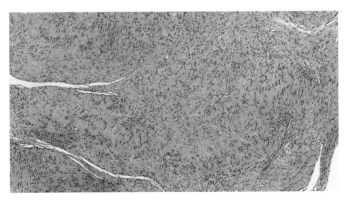

图 2-3-4-11-2C 结节状区域由密集的梭形细胞和圆形细胞组成,少数细胞呈波浪形(四川大学华西医院薛斯亮教授和刘宏杰教授惠赠)

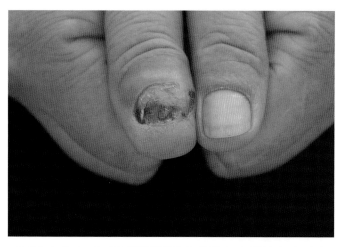

图2-3-4-12-1 右手大拇指甲板大部分缺失,裸露甲床,甲床表面角化及糜烂面,边缘有明显色素(四川大学华西医院薛斯亮教授和刘宏杰教授惠赠)

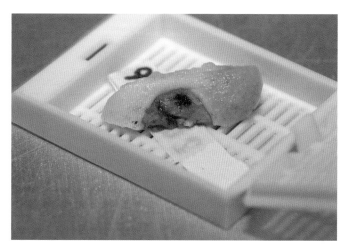

图2-3-4-12-2 大体组织,甲床组织有明显的黑色素沉积(四川大学华西医院薛斯亮教授和刘宏杰教授惠赠)

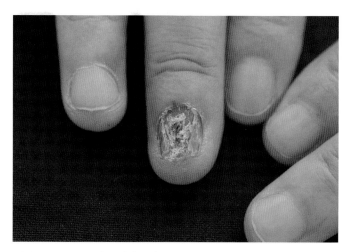

图2-3-4-12-3 右手中指甲板碎屑化,透过残缺的甲板可见甲床及甲母质区有色素沉着,且蔓延至近端甲皱襞(四川大学华西医院薛斯亮教授和刘宏杰教授惠赠)

C(change):条带变宽、变黑。

D(digit):优势手拇指/足趾更易受累,单指(趾)受累。

E(extension):色素扩展到周围组织(哈钦森征阳性)。

F(family):有家族史或个人曾患黑色素瘤病史。

2. **治疗** 通常选择手术切除治疗,但部分病例可能需要多学科团队共同决定治疗方案,涉及外科、肿瘤科、病理科、放射影像科及皮肤科等。

3. **预后** 甲黑色素瘤的预后与肿瘤的浸润深度有关,多数患者预后较好,但也有远处转移导致死亡的个案。

【发病机制】

原因不明,甲外伤、甲部手术或激光治疗可能与黑色素瘤的发生和预后相关。

【病理变化】

甲黑色素瘤需要专业的甲外科医师取材,方能保证活检标本达到诊断的基本要求,支离破碎及不完整取材将对诊断带来重大的不良影响。准确的病史,反映患者的年龄、临床演变过程、清晰的临床照片有助于临床与病理相结合,得出恰当的诊断。

镜下观 甲黑色素瘤与其他部位的黑色素瘤表现大致相同,可见异型黑素细胞在表皮及真皮内分布(图2-3-4-12-4A、图2-3-4-12-4B、图2-3-4-12-5A、图2-3-4-12-5B)。

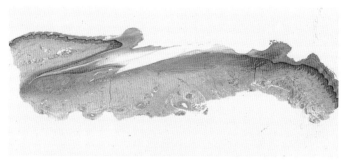

图2-3-4-12-4A 低倍镜展示完整甲单位(四川大学华西医院薛斯亮教授和刘宏杰教授惠赠)

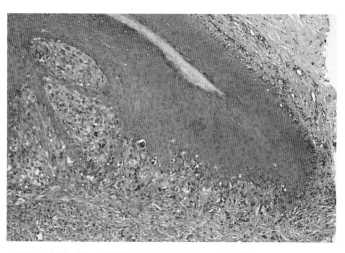

图2-3-4-12-4B 甲母质尖端及腹侧甲母质区基底层明显异型的肿瘤细胞,核大深染。真皮乳头可见结节状浸润的肿瘤细胞(四川大学华西医院薛斯亮教授和刘宏杰教授惠赠)

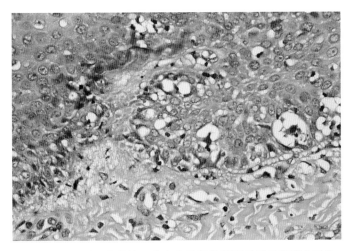

图 2-3-4-12-5A　高倍镜示表皮内异型性明显的肿瘤细胞（四川大学华西医院薛斯亮教授和刘宏杰教授惠赠）

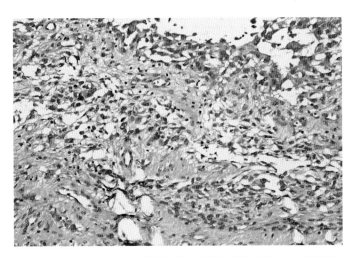

图 2-3-4-12-5B　表皮内黑素细胞突破基底膜,在真皮内呈浸润性生长（四川大学华西医院薛斯亮教授和刘宏杰教授惠赠）

【鉴别诊断】

1. **良性纵向黑甲**　多发性纵向黑甲、儿童纵向黑甲往往为良性,亦可用 ABCDEF 原则协助判断。

2. **化脓性肉芽肿**　往往见于化疗或靶向药物治疗,以及嵌甲、甲沟炎患者,对于中老年患者突发的肉芽肿样病变,应高度警惕。

3. **甲下出血**　通常不始于甲半月近端,常横向不规则分布,边界清楚,可随甲的生长往甲远端推移。皮肤镜观察呈紫红色。

（刘宏杰）

参 考 文 献

［1］Baran R. Baran & Dawber's Diseases of the Nails and their Management. Hoboken：Wiley Blackwell,2019.

［2］Eckart Haneke. Histopathology of the Nail Onychopathology. Los Angeles：CRC Press,2017.

第四章

转移癌

第一节 呼吸道肿瘤皮肤转移

一、喉癌

【概念】

原发性喉癌指原发部位在喉部的肿瘤,以鳞状细胞癌最为常见。继发性喉癌指来自其他部位的恶性肿瘤转移至喉部,较为少见。喉癌症状主要为声嘶、呼吸困难、咳嗽、吞咽困难、颈部淋巴结肿大等。

【临床特点】

1. **临床表现** 喉癌的发病率占全身肿瘤的 1% ~ 5%,其皮肤转移并不常见,多为个案报道。皮肤转移可以先于原发肿瘤,或于治疗后出现。少数病例沿颈部皮肤浸润,早期接受深度 X 线治疗或部分喉切除术,高位气管造口术可能是发生颈部皮肤浸润的重要原因。也可发生远隔部位转移。临床表现通常为单发或多发结节,散在或簇集分布,也可表现为浸润性红斑,甚至呈角化棘皮瘤样。非典型喉癌的皮肤和皮下转移的发生率为 12.2% ~ 20.0%。

2. **治疗** 单发结节损害可局部手术切除,对于局部浸润转移,目前尚未无最佳治疗方案。

3. **预后** 早期喉癌适当治疗后 5 年生存率高于 90%。复发和转移是影响预后的主要因素。转移淋巴结数量越多,体积越大,5 年生存率越低。肿瘤分化程度越低,转移发生率越高。喉癌发生皮肤转移提示预后不良。据文献报道,超过 60% 的皮肤和皮下转移患者同时出现淋巴结浸润,其第 3、5、10 年生存率分别为 4.0%、22.0% 和 13.0%。相关的预后因素包括 p53 水平、人乳头状瘤病毒载量、某些缺氧标志物和远处转移。

【发病机制】

喉癌的发生尚无确切病因,可能是多种因素共同作用所致,包括吸烟、饮酒、空气污染、职业因素、病毒感染、性激素及放射线等。

【病理变化】

1. **镜下观** 高分化转移性鳞状细胞癌表现为真皮及皮下组织内大小不等、界限清楚的结节状肿瘤细胞团,与表皮不相连;瘤细胞大小不一、异型明显,分裂象多见,瘤团中可见角化现象,并可见坏死灶;偶可表现亲表皮性和向毛囊转移。低分化鳞状细胞癌和移行细胞肿瘤鉴别比较困难。

2. **免疫组化** CK14 有助于鉴别转移性鳞癌和腺癌。

【鉴别诊断】

1. **皮肤转移性腺癌** 主要和低分化转移性鳞状细胞癌进行鉴别,后者表达 CK14 等广谱角蛋白,而 CAM5.2、CEA 等阴性。

2. 鳞状细胞癌间变或者梭形细胞变异,需要与淋巴瘤和黑色素瘤相鉴别,免疫组化有助于鉴别诊断。

（翟志芳）

二、支气管肺癌

【概念】

支气管肺癌简称肺癌,大多数起源于支气管黏膜上皮,是最常见的肺源性恶性肿瘤,是目前全球最常见的恶性肿瘤之一。近 50 年来,全球肺癌的发病率和死亡率均明显增高,男性肺癌发病率和死亡率均占所有恶性肿瘤的第 1 位,女性发病率仅次于乳腺癌,死亡率占第 2 位。肺癌皮肤转移的发生率为 1% ~ 12%,在转移性皮肤肿瘤中,肺癌是男性最常见的原发肿瘤,在西方国家,男性中 24% 的皮肤转移癌来源于肺癌。

【临床特点】

1. **临床表现** 转移部位容易出现在原发癌附近皮肤,以胸壁和上肢最常见,其次为腹壁及头面部,小细胞肺癌常见于背部。肺癌皮肤转移多与肺部肿块同时发现,部分病例以皮肤转移为首发症状。支气管肺癌皮肤转移的主要方式为血行转移,临床表现多样化。最常见的是单发或群集的无痛性结节,结节可活动,大多数直径小于 3cm,正常肤色、红色或暗红色,一般不会破溃（图 2-4-1-2-1A、图 2-4-1-2-1B）。有时也可表现为丘疹、

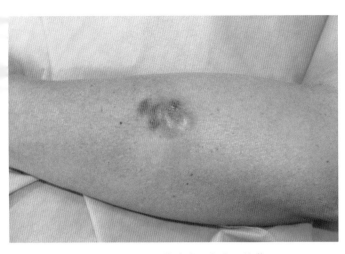

图 2-4-1-2-1A 前臂暗红色皮下结节

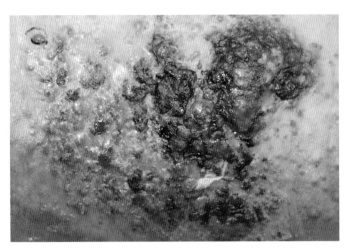

图 2-4-1-2-1B 胸壁群集的无痛性结节

斑块、瘢痕样损害,甚至可出现淋巴水肿样损害,头皮转移可表现为斑状脱发。支气管肺癌皮肤转移与病理类型有一定关系,大细胞未分化癌最易转移至皮肤,发生率为 10.3%~15.4%,其次为腺癌,鳞癌及小细胞肺癌较少见。

2. 治疗 支气管肺癌皮肤转移的治疗应根据原发肿瘤的部位、病理类型、播散的范围、既往治疗及重要脏器的功能状态而定。若转移灶为单发、原发肿瘤恶性程度低、无其他脏器的转移,可采用手术加放疗及化疗。多部位转移的患者,如重要脏器功能良好,对化疗较敏感,则选择以化疗为主的综合治疗,反之,则以对症治疗为主。

3. 预后 肺癌发生皮肤转移后,同时多伴有其他脏器的转移,如转移至肝、脑、骨、肺、肾上腺等。据文献报告,在常见的皮肤转移肿瘤中,肺癌发生皮肤转移的中位生存时间最短(2.9 个月),低于乳腺癌(13.8 个月)及其他癌症(6.5 个月),预后最差。

【发病机制】

肺癌的病因至今尚不完全明确,长期大量吸烟与肺

癌的发生有非常密切的关系。大气污染、职业因素、遗传因素和电离辐射等与肺癌的发生均有关系。肺具有双重循环通路,血管网丰富,有利于癌细胞通过血流转移至皮肤。

【病理变化】

1. 镜下观 转移性鳞状细胞癌表现为真皮及皮下组织内大小不等、界限清楚的结节状肿瘤细胞团,与表皮不相连;瘤细胞大小不一,异型明显,分裂象多见,瘤团中可见角化现象(图 2-4-1-2-2A、图 2-4-1-2-2B)。

转移性腺癌表现为真皮内广泛的肿瘤细胞浸润,瘤细胞呈条索状或散在分布于致密的纤维性基质中,可见腺样分化,细胞异型明显,可见显著的有丝分裂象。有时可见瘤团位于扩张的血管或淋巴管腔内(图 2-4-1-2-2C、图 2-4-1-2-2D)。

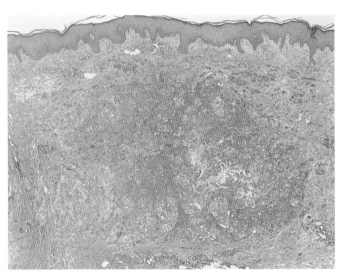

图 2-4-1-2-2A 真皮内界限相对清楚的结节状肿瘤细胞团,大小不一,与表皮不相连

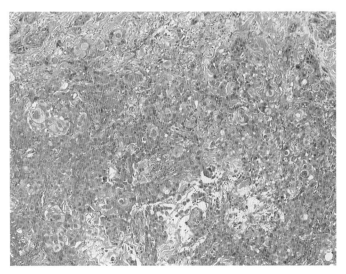

图 2-4-1-2-2B 真皮中小结节状鳞状细胞瘤团,可见角化现象

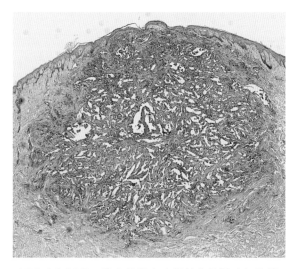

图 2-4-1-2-2C 真皮纤维内大量转移性肿瘤细胞排列呈条索样或管腔样,境界相对清楚

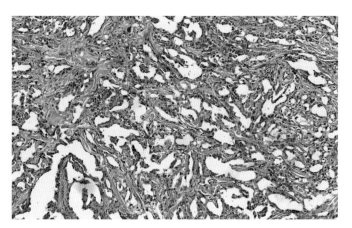

图 2-4-1-2-2D 瘤细胞呈条索状或散在分布于致密的纤维性基质中,可见腺样分化

转移性小细胞癌类似其他神经内分泌癌,特征性表现是肿瘤细胞核小、深染,圆形或卵圆形,几乎看不到胞质(图 2-4-1-2-2E、图 2-4-1-2-2F);典型表现是在血管周围可见丰富的嗜碱性核碎片。

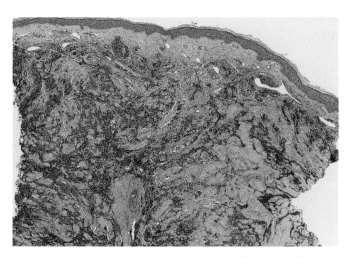

图 2-4-1-2-2E 真皮内弥漫性蓝黑色小圆形细胞浸润

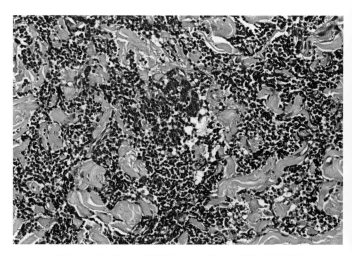

图 2-4-1-2-2F 肿瘤细胞核小、深染,圆形或卵圆形

2. **免疫组化** 转移性鳞状细胞癌肿瘤细胞 AE1/AE3、CK7、EMA 阳性(图 2-4-1-2-3A、图 2-4-1-2-3B),转移性腺癌或转移性支气管神经内分泌癌甲状腺转录因子 1(TTF-1)阳性(图 2-4-1-2-3C),MASH-1 在肺小细胞癌中的阳性率为 83%。

【鉴别诊断】

1. 转移性鳞癌分化程度低、细胞间变或呈梭形细胞

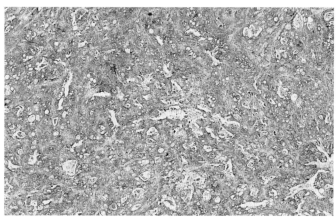

图 2-4-1-2-3A 肺转移性鳞状细胞癌瘤细胞 CK7 阳性

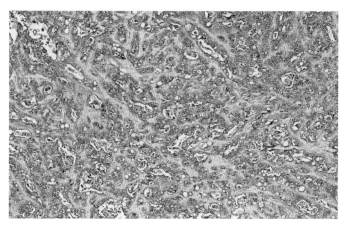

图 2-4-1-2-3B 肺转移性鳞状细胞癌瘤细胞 EMA 阳性

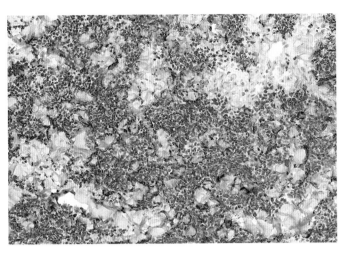

图 2-4-1-2-3C　转移性肺小细胞癌瘤细胞 TTF-1 阳性

变异时,需要与其他移行细胞肿瘤、淋巴瘤及黑色素瘤等相鉴别。转移性鳞癌广谱抗角蛋白抗体 AE1/AE3 阳性。

2. 原发附属器肿瘤　主要和转移性皮肤腺癌相鉴别。p63 通常在皮肤附属器肿瘤中表达,而在肺转移性腺癌中阴性;CK5/6 在多数皮肤附属器肿瘤中阳性表达,而在转移性腺癌中极少表达;D2-40 也在皮肤附属器肿瘤中阳性表达,在肺转移性肿瘤中不表达。

3. 支气管神经内分泌来源的皮肤转移癌需要和来自皮肤、胃肠道及子宫等部位的神经内分泌癌相鉴别,也要和甲状腺髓样癌、小细胞黑色素瘤等相鉴别。皮肤和唾液腺神经内分泌癌 CK20 阳性,甲状腺髓样癌表达降钙素,黑色素瘤则表达 S100、HMB-45、Melan-A 等标记,而TTF-1 和 MASH-1 均阴性表达。

(翟志芳)

参 考 文 献

[1] Rifai M,Mebed H,Bassiouni M. Direct extension of laryngeal carcinoma to the skin of the neck. J Laryngol Otol,1990,104(10):824-826.

[2] Wang KR,Jia YJ,Zhou SH,et al. Cutaneous and Subcutaneous Metastases From Atypical Laryngeal Carcinoids:Case Report and Review of the Literature. Medicine(Baltimore),2016,95(7):e2796.

[3] Mandadi SR,Kudva A. Acrocutaneous metastasis-A rare presentation. Int J Surg Case Rep,2018,51:178-180.

[4] Ellis DL,Riahi RR,Murina AT,et al. Metastatic laryngeal carcinoma mimicking eruptive keratoacanthomas:report of keratoacanthoma-like cutaneous metastases in a radiation port. Dermatol Online J,2014,20(9):13030.

[5] Aydin O,UstündaǧE,Boyaci Z,et al. Skin metastasis:an unusual localization from laryngeal carcinoma. Kulak Burun Bogaz Ihtis Derg,2004,12(3-4):103-106.

[6] Bottoni U,Innocenzi D,Mannooranparampil TJ,et al. Inflammatory cutaneous metastasis from laryngeal carcinoma. Eur J Dermatol,

2001,11(2):124-126.

[7] Shamsadini S,Taheri A,Dabiri S,et al. Grouped skin metastases from laryngeal squamous cell carcinoma and overview of similar cases. Dermatol Online J,2003,9(5):27.

[8] Ao YJ,Zhou SH. Primary poorly differentiated small cell type neuroendocrine carcinoma of the hypopharynx. Onco Targets Ther,2019,12:1593-1601.

[9] Eduardo Calonje,Thomas Brenn,Alexander Lazar,et al. 麦基皮肤病理学——与临床的联系. 4 版. 孙建方,高天文,涂平,译. 北京:北京大学医学出版社,2017.

[10] Molina Garrido MJ,Guillen Ponce C,Soto Martinez JL,et al. Cutaneous metastases of lung cancer. Clin Transl Onco,2006,8(5):330-333.

[11] Pemg DW,Chen CH,Lee YC,et al. Cutaneous metastasis of lung cancer:all ominous prognostic sign. Zhonghua Yi Xue Za Zhi(Taipei),1996,57(5):343-347.

[12] Schoenlaub P,Sarraux A,Grosshans E,et al. Survie après métastases cutanées:étude de 200 cas[Survival after cutaneous metastasis:a study of 200 cases]. Ann Dermatol Venereol,2001,128(12):1310-1315.

[13] Terashima T,Kanazawa M. Lung cancer with skin metastasis. Chest,1994,106(5):1448-1450.

第二节　消化道肿瘤皮肤转移

一、口腔癌

【概念】

口腔癌(oral cancer)是来源于口腔黏膜上皮或口腔内唾液腺上皮组织的恶性肿瘤,为口腔部位恶性肿瘤的统称,可出现淋巴结转移;皮肤为非常罕见的转移部位,一般见于中晚期,常见于鳞状细胞癌皮肤转移,多见于面部、头皮和颈部。

【临床特点】

1. 临床表现　男性的皮肤转移癌 8.7% 来自口腔,而女性中 2.3% 来自口腔,口腔鳞癌的转移最常累及食管,其次是上牙槽嵴和舌。转移风险最高的年龄段是 31～40 岁。

来自口腔的皮肤转移癌多见于面部、头皮和颈部,常为单个或成簇的肉红色或紫红色结节,也可呈正常肤色,可类似圆柱瘤或毛囊囊肿,通常呈无痛性,质地较硬,可有或无溃疡(图 2-4-2-1-1)。结节可发生于正常皮肤或外科手术瘢痕处。

2. 治疗　口腔癌发生皮肤转移的患者,需要手术切除原发灶和皮肤转移灶,可能还需要进行皮肤移植。术后如果有肿瘤残留,或者病理学提示不良因素,还需进行

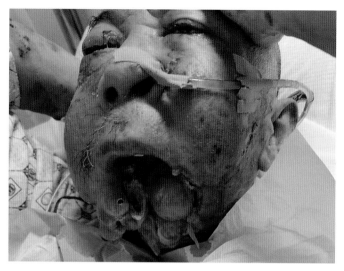

图 2-4-2-1-1　下颌部肉红色结节伴溃疡（中南大学湘雅三院陈静教授惠赠）

辅助化疗、放疗和靶向治疗等。

3. 预后　口腔癌皮肤转移通常发生在中晚期，预后较差。

【发病机制】

口腔癌如何发生皮肤侵袭和转移的确切机制尚不清楚。致瘤表型是发生转移的必要条件，肿瘤细胞在皮肤靶器官中的定植是转移的关键步骤。有证据表明，一部分转移源于某一特殊的少数细胞亚群，另一部分则来源于原发克隆。肿瘤细胞需要按顺序完成多个关键步骤才能发生转移。肿瘤细胞进行血管内侵袭，通过黏附至远处的毛细血管床，以及通过内皮细胞向外渗透，并穿越血管壁，最后侵入一个完全不同的细胞外环境，进行增殖，并重新建立血供。

【病理变化】

镜下观　大多数皮肤转移癌为真皮深部和皮下中等分化至高分化的鳞状细胞癌。肿瘤细胞有时侵犯神经周围间隙和淋巴管。特殊染色和免疫组化与口腔鳞状细胞癌相同。

【鉴别诊断】

皮肤转移性鳞癌，分化良好的类型通常不难诊断。然而，低分化鳞状细胞癌可能类似于淋巴瘤或未分化肿瘤，且转移灶也可表现亲表皮性和向毛囊转移，很难与原发肿瘤相鉴别。使用广谱的抗角蛋白抗体标记可能有助于诊断。

（陈　静）

二、食管癌

【概念】

食管癌皮肤转移（cutaneous metastases from esophage-al carcinoma）系食管癌通过血管、淋巴管转移，以及通过组织间隙直接扩散至皮肤，而发生的真皮内或皮下组织的癌症，偶可继发于外科手术的种植。食管癌皮肤转移可作为食管癌的首发表现，在一定程度上能帮助医生早期发现原发肿瘤而延长患者的存活时间。

【临床特点】

1. 临床表现　食管癌皮肤转移罕见，中国尚无确切的发病率统计，美国为 0.5%～1%，在中老年人中多见，好发于 60 岁以上年龄，男性略多于女性（2∶1）。

食管癌转移可发生在全身任意部位，皮肤转移通常位于原发肿瘤附近，胸背部或腹部皮肤是最常见的转移部位，但也可能发生远处皮肤转移，头颈部皮肤是远处转移最常见的部位。皮损表现多样，最常见的类型为结节肿块型，即表现为单发或多发的真皮或皮下组织内圆形或椭圆形坚实结节或肿块，可高出皮肤，一般无痛感，可能与皮肤转移性结节神经末梢痛觉功能降低有关，故易被患者和医务人员忽视。多发者可在短期内增大后相对保持静止。病变区皮肤可伴有颜色改变及溃疡形成，质地中等或较硬，有不同程度的皮肤粘连固定，活动度差，表面尚光滑，表面与皮色一致或呈暗红色。

其余有炎性丘疹、斑块或红斑型、硬化斑块型等类型，病灶呈红色丘疹或结节状，类似于疱疹样红斑，可单发或多发，伴疼痛、压痛，或者无明显症状，多数周围皮肤正常。

2. 治疗　原发癌和转移癌应联合治疗，应积极采取综合治疗措施来延长生存期。全身化学疗法控制食管癌和多发脏器病变；局部外科切除结节或肿块并活检，一般局部切除范围包括病灶周围 0.5～2cm 的正常组织，必要时进行局部放射治疗或电子束治疗；如有区域淋巴结肿大考虑为淋巴结转移，应行病理活检确诊，有区域淋巴结转移时，应行区域淋巴结清扫；对症、支持治疗必不可少，还可尝试免疫、生物、中医中药等疗法；最后对肿瘤患者进行随访也是十分重要的。

3. 预后　皮肤转移往往出现在食管癌晚期，预后不良，预期寿命短，从出现皮肤转移到死亡，中位生存期约为 4.7 个月。

【发病机制】

病因不明，有些研究表明，食管癌皮肤转移的机制可能与细胞间丧失由钙黏素介导的黏附力有关，癌细胞脱落后进入血液循环形成微小癌栓，在皮肤小血管内滞留，而此时患者免疫功能低下，免疫活性细胞难以清除血液循环中的微小癌栓，致使其不断生长而形成真皮内或皮下组织内的无痛性结节或肿块病灶。

【病理变化】

镜下观 皮肤转移癌的组织学表现与食管癌相似，但分化更低。组织学类型有鳞癌和腺癌。

鳞癌：真皮内可见中低分化巢状或条带状瘤团，由多个嗜碱性细胞质和大而深染的多角形细胞核的细胞组成，可见有丝分裂，也可见角珠形成。

腺癌：其特征与原发性腺癌的病理特征相同，呈低分化细胞在真皮内浸润。

【鉴别诊断】

表现为皮下结节时，需要与表皮囊肿、脂肪瘤和附属器肿瘤等鉴别，组织病理上容易区分。

（陈　静）

三、胃癌

【概念】

胃癌（gastric carcinoma）是起源于胃黏膜上皮的恶性肿瘤，晚期通常导致腹膜腔、肝、肺和淋巴结转移，皮肤是非常罕见的转移部位。胃癌皮肤转移通常发生在胃癌术后或确诊胃癌数月或数年内，是肿瘤发展至晚期的征象。

【临床特点】

1. 临床表现　胃癌的皮下和皮肤表现非常罕见，发生率仅占 2.7% ~ 5.3%，与广泛转移和预后不良相关。多见于 50 ~ 70 岁中老年人，男性高于女性。胃癌的皮肤转移倾向于靠近原发肿瘤的部位，主要是胸部和腹部。由于医源性植入，手术瘢痕也是常见部位。通常表现为单个或多个红色或紫罗兰色皮肤或皮下无痛性结节（图 2-4-2-3-1），也可表现为蜂窝织炎样或丹毒样红色斑块，直径≥3cm，结节质地硬，大多可移动，通常不破溃，多无自觉症状。

肿瘤标志物提示糖类抗原 199（CA-199）、癌胚抗原（CEA）升高。胸腹部增强 CT 可检查有无远处转移病灶。彩色多普勒超声有助于区分皮肤肿物的良、恶性，还可以检查肿物的血供情况和肿物的深度。

2. 治疗　目前胃癌引起皮肤转移的治疗一般均采用姑息性手术或化疗，以改善患者的生活质量并避免出血。通常采用个体化治疗，对于合并其他脏器转移的患者，可选择全身化疗，联合化疗方案较单药化疗更有效，且不良反应小。

3. 预后　皮肤转移通常是较晚的临床表现，提示全身性转移，预后较差，生存期平均为 11.4 周。

【发病机制】

目前尚不清楚，其机制可能为癌细胞脱落进入皮肤血管、淋巴管形成癌栓，当皮肤免疫监视功能低下时，癌细胞在皮肤血管、淋巴管中继续分裂增生，通过阻塞血液、淋巴循环及释放相关细胞因子等机制出现相应的皮肤病变。

【病理变化】

1. 镜下观　真皮全层血管周围及胶原束间大量形状不规则的肿瘤细胞浸润，肿瘤细胞排列呈条索状、实团状结构，异型性明显，可见核分裂象，有时可见印戒细胞（图 2-4-2-3-2A、图 2-4-2-3-2B）。

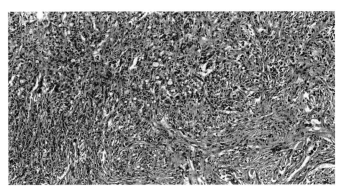

图 2-4-2-3-2A　肿瘤细胞弥漫性浸润，异型性明显（陆军军医大学西南医院翟志芳教授惠赠）

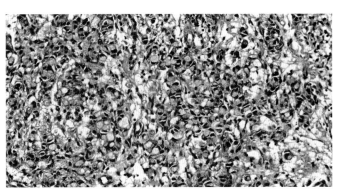

图 2-4-2-3-2B　印戒细胞（陆军军医大学西南医院翟志芳教授惠赠）

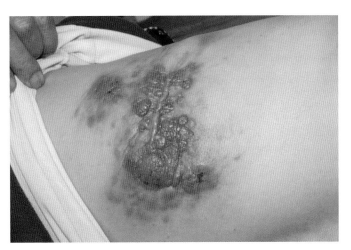

图 2-4-2-3-1　右侧腰背部红色丘疹和结节（陆军军医大学西南医院翟志芳教授惠赠）

2. **免疫组化**　胃癌皮肤转移常见标记物如 CK、CK7、EGFR 及 p53 等阳性。CK7 阳性可判断其来源于腺上皮,CK20 阳性多见于胃癌等肿瘤。

【鉴别诊断】

1. **神经内分泌肿瘤**　好发于 40~69 岁的成人,可以分泌多种生物活性物质,并引起类癌综合征。光镜下高分化神经内分泌肿瘤的瘤细胞排列呈器官样结构,核染色质呈粗细不等颗粒状,细胞核异型性较小,Ki-67 指数<20%。低分化者由大片排列呈巢状或片状的细胞构成,并伴有大范围的坏死,核分裂象易见,Ki-67 指数>20%。免疫组化染色 CgA、Syn 和 CD56 阳性率高。

2. **皮肤平滑肌瘤**　较少见,多发于青少年及成年人,好发于面部、背部和肢体的伸侧面,呈红棕色小丘疹样,肿瘤由结节状排列的平滑肌细胞组成,位于真皮层内,边界不清,常与周围胶原组织混杂,多伴有表皮增生。

（陈　静）

四、结肠癌

【概念】

结肠癌(colon cancer)是指结肠上皮来源的消化道恶性肿瘤,我国结肠癌的发病率从高到低依次为乙状结肠、盲肠、升结肠、降结肠和横结肠。

结肠癌皮肤转移(cutaneous metastasis of colon cancer)极为罕见,通常在原发性结肠癌诊断或切除后数年出现。虽然皮肤转移不常见,但往往预示着病情进展及预后不良。

【临床特点】

1. **临床表现**　结肠癌皮肤转移很少见,发病率从 2.3% 到 3.4% 不等,通常发生在原发肿瘤发现或切除 2 年后。主要累及原发肿瘤附近皮肤,尤其是肿瘤切除后瘢痕部位,其他累及部位可见于四肢、会阴、头颈和阴茎等。这些转移通常发生在手术后的前 2 年内,通常与肝、腹膜和肺转移同时出现。

临床表现多样,可表现为快速生长的无痛皮肤结节,表皮完整,也可表现为溃疡、结节、大疱或纤维化等,病变可单个或多个,紫罗兰色或皮肤色,硬或软(图 2-4-2-4-1)。也有脱发斑、类似带状疱疹、表皮囊肿、神经纤维瘤、淋巴瘤、环状红斑、尖锐湿疣和象皮肿等少见表现的报道。更有模拟感染的报道,称为炎性转移癌或丹毒样癌。

2. **治疗**　包括手术切除、放疗、化疗和靶向治疗。治疗方案主要取决于肿瘤的类型和程度,以及遗传特征。皮肤转移病灶局部扩大切除是孤立性病变的首选治疗方法。对于多发性皮肤转移或不可切除者,可考虑化疗、靶

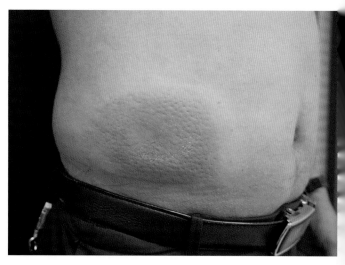

图 2-4-2-4-1　下腹侧暗红色质硬斑块（南方医科大学皮肤病医院陈嵘祎主任医师惠赠）

向治疗甚至免疫治疗。

3. **预后**　确诊后的生存期从 1 个月到 34 个月不等。因此,结肠癌的皮肤转移意味着疾病的播散和预后不良。

【发病机制】

病因不明,可能涉及直接延伸、血行或淋巴扩散、沿胚胎起源韧带扩散和肿瘤细胞植入等。

【病理变化】

1. **镜下观**　大多数为分化良好的黏液分泌型腺癌,位于真皮内,由浸润性导管结构组成,导管上皮由多形性泡状核柱状细胞组成,核仁不明显。肿瘤团块呈实性、小梁状和假腺样生长模式,病灶区域可见凝固性坏死和出血。肿瘤细胞大,胞质丰富,胞核嗜酸性染色质分散,核仁突出,有较多不典型的有丝分裂象。间质表现为淋巴细胞、嗜酸性粒细胞、中性粒细胞、纤维化和扩张血管的混合炎症反应(图 2-4-2-4-2A~图 2-4-2-4-2D)。

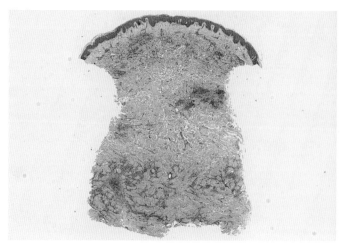

图 2-4-2-4-2A　肿瘤细胞条索状、团灶状浸润（南方医科大学皮肤病医院陈嵘祎主任医师惠赠）

敏感且高度特异,在所有病例中呈阳性。在 97% 的结直肠癌病例中,CK20 和/或 SATB2 呈阳性(图 2-4-2-4-3B、图 2-4-2-4-3C)。

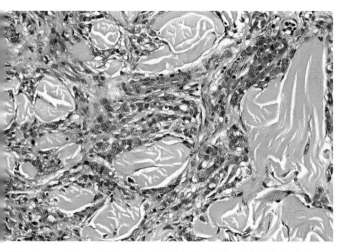

图 2-4-2-4-2B 肿瘤细胞大,胞质丰富(南方医科大学皮肤病医院陈嵘裱主任医师惠赠)

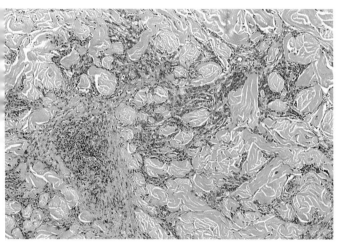

图 2-4-2-4-2C 间质淋巴细胞浸润伴纤维化(南方医科大学皮肤病医院陈嵘裱主任医师惠赠)

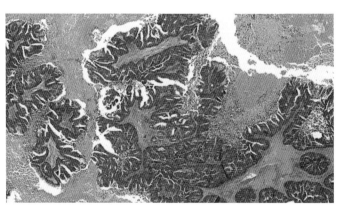

图 2-4-2-4-2D 肿瘤团块呈腺腔样生长,伴出血坏死

2. 免疫组化 超过 70% 的病灶中存在 CK7 阴性/CK20 阳性模式。CDX-2 是结肠、十二指肠和直肠上皮细胞细胞核中表达的转录因子,其在所有结肠肿瘤中均匀表达(图 2-4-2-4-3A)。另一种标记物 SATB2 对结直肠癌

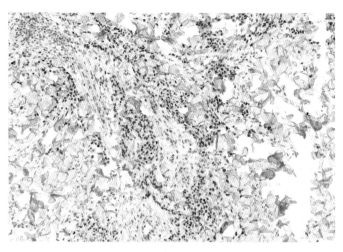

图 2-4-2-4-3A 肿瘤细胞 CDX-2 阳性

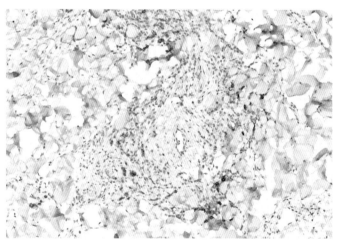

图 2-4-2-4-3B 肿瘤细胞 CK20 阳性

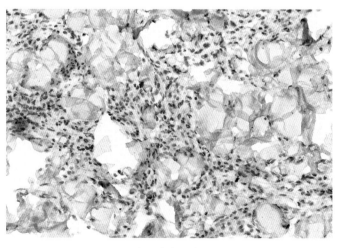

图 2-4-2-4-3C 肿瘤细胞 SATB2 阳性

肿瘤细胞 TTF-1、CK7、Mammoglobin、p63、神经内分泌标记物（CgA、Syn）和 S100 呈阴性。

【鉴别诊断】

结肠癌皮肤转移的鉴别诊断主要是皮肤原发附属器来源的肿瘤，可通过组织病理、免疫组化及相关影像学检查帮助鉴别。

（陈　静）

五、肛门直肠癌

【概念】

肛门直肠癌指从齿状线至直肠乙状结肠交界处之间的癌，是消化道常见的恶性肿瘤之一。晚期直肠癌常出现肝、肺、骨及脑等远处转移，极少数可出现皮肤转移，可累及腹部、背部、胸部、上肢及头颈部等部位皮肤。

【临床特点】

1. 临床表现　肛门直肠癌皮肤转移比较少见，发生率为 0.79%，占男性皮肤转移癌的 11%~19%，女性的 1.3%~9%。在中老年人中多见，主要集中于 50~70 岁人群。

大多数情况下，皮肤转移发生在原发肿瘤确诊后。转移性皮损好发于原发癌的附近皮肤或远离部位，最常见的是腹部，尤其是手术瘢痕，其他好发部位依次为背部、胸部、上肢、头部和颈部等。表现为无痛性皮下结节。结节散在或密集分布，大小不等，呈米粒至黄豆大小，表面较光滑，质地硬，活动度差，无触痛，结节周围皮肤正常（图 2-4-2-5-1）。严重患者可有部分结节融合，表面破溃、糜烂。部分患者也可表现为红斑、丘疹。

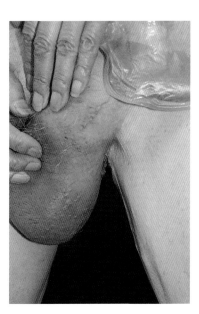

图 2-4-2-5-1　阴囊多发红色丘疹（陆军军医大学西南医院翟志芳教授惠赠）

2. 治疗　治疗方案多采用放化疗、分子靶向治疗。对于单一皮肤转移性病灶，可行外科手术切除；对于皮肤多发或伴多脏器转移的患者，尽管手术并不能改善患者的生存期，但可缓解患者的痛苦。

3. 预后　一般认为恶性肿瘤一旦发生皮肤转移，则提示其他部位亦有转移，预后往往较差。从出现皮肤转移到死亡，生存时间为 20 天~10 年不等，平均生存期为 18 个月，如果伴随其他脏器的转移，生存期会明显缩短。

【发病机制】

病因不明。研究认为可能与肿瘤细胞侵入静脉有关，而淋巴转移则较少导致皮肤转移，其原因为侵入淋巴管的肿瘤细胞往往先围绕原发灶浸润发展。

【病理变化】

1. 镜下观　病理表现多与原发肿瘤相同，最常见的组织病理学类型是腺癌。表皮可呈假上皮瘤样增生，真皮内可见不规则排列的肿瘤细胞，可呈腺样结构，细胞大小不等，核大深染，核仁可见，胞质适中，异型性明显，核分裂易见（图 2-4-2-5-2A、图 2-4-2-5-2B）。其间可见大量典型"印戒细胞"，浸润区域可见黏蛋白沉积。

2. 免疫组化　角蛋白 20（CK20）和 CDX-2 阳性，角蛋白 7（CK7）阴性，支持结直肠来源（图 2-4-2-5-3A~图 2-4-2-5-3C）。

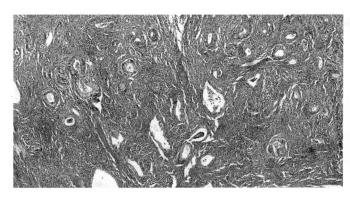

图 2-4-2-5-2A　真皮内不规则排列的肿瘤细胞，呈腺样结构（陆军军医大学西南医院翟志芳教授惠赠）

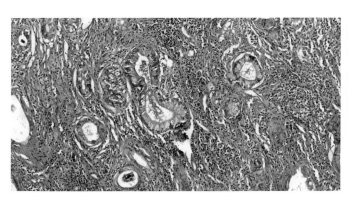

图 2-4-2-5-2B　细胞核大深染，异型性明显（陆军军医大学西南医院翟志芳教授惠赠）

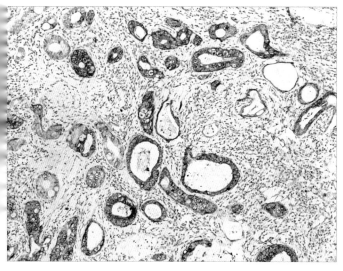

图 2-4-2-5-3A 肿瘤细胞 CK20 阳性（陆军军医大学西南医院翟志芳教授惠赠）

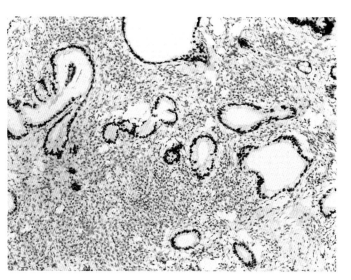

图 2-4-2-5-3B 肿瘤细胞 CDX-2 阳性（陆军军医大学西南医院翟志芳教授惠赠）

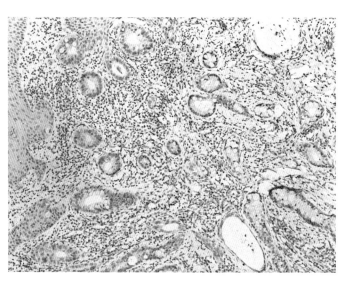

图 2-4-2-5-3C 肿瘤细胞 CK7 阴性（陆军军医大学西南医院翟志芳教授惠赠）

【鉴别诊断】

鉴别诊断主要是皮肤原发附属器来源的肿瘤，可通过组织病理、免疫组化及相关影像学检查帮助鉴别。

（陈　静）

六、肝癌

【概念】

肝癌皮肤转移（cutaneous hepatic carcinoma metastases）是指肝脏来源的肿瘤细胞通过血液循环或淋巴道转移、组织间隙扩散或手术种植而继发于皮肤的病变。皮肤转移癌的组织病理与原发性癌一致，恶性度一般较原发性癌高。肝癌皮肤转移预示肝癌进入晚期，但有些作为首发征象而就医，先于原发病灶被发现。

【临床特点】

1. 临床表现　肝癌的皮肤转移发生率极低，文献报道为 2.7%～3.4%，而肝癌皮肤转移仅占所有皮肤转移癌的 0.2%～2.7%。目前国内少有相关报道。好发于已诊断为肝癌的 40 岁以上患者及有患肝癌风险的患者，多见于 50 岁以上男性。皮肤转移在肝硬化源性肝细胞癌中较非肝硬化源性肝细胞癌更常见。转移的常见部位依次是面部、头皮、躯干和四肢。

肝癌皮肤转移临床特征性不强，通常为单个或多个、快速生长的坚实无痛、红色非溃疡性结节，大小为 1～2.5cm。有时，病变类似于化脓性肉芽肿、脓肿或血管瘤，并且手术切口会导致大量出血。其他症状包括带状疱疹样、蜂窝织炎样、接触性皮炎样、象皮肿样及面部淋巴水肿等。

2. 治疗　采取综合治疗措施，如放疗、射频消融术和靶向药物治疗等。对于单个或较大病灶，多采用手术切除治疗；局部放疗对于缩小肿瘤、缓解压迫症状效果较好，尤其对仅限于皮肤局部区域的多发病灶及预计生存期较长者，可作为治疗首选。

3. 预后　肝癌皮肤转移属于肝癌远隔转移，预后不良。肝癌患者发生皮肤转移时，通常已是癌症终末阶段，提示肿瘤已广泛转移，中位生存期约为 6 个月。

【发病机制】

目前具体转移机制仍不明确。推测可能机制为：①血行淋巴转移；②原发肿瘤直接侵袭、扩展至皮肤，或在切除肿瘤手术过程中，瘤细胞被移种于皮肤切口处而形成转移灶；③副肿瘤综合征；④免疫抑制背景。

【病理变化】

1. 镜下观　瘤细胞排列呈小梁状或假腺样结构浸润于纤维结缔组织中，间质稀少（图 2-4-2-6-1A），瘤细胞异型性明显，胞质丰富，呈嗜酸性颗粒状，有的含有胆色素颗粒,核质比升高,核大而圆,核仁明显(图2-4-2-6-1B)。瘤细胞间有毛细胆管形成,瘤细胞的结构在一定程度上保持了正常肝细胞的特点,病理性核分裂象及血管内癌栓易见(图2-4-2-6-1C)。

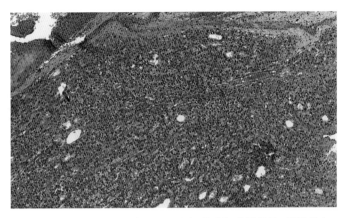

图 2-4-2-6-1A 肿瘤细胞排列呈小梁状或假腺样结构,间质稀少

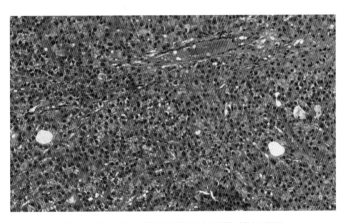

图 2-4-2-6-1B 肿瘤细胞核大而圆,核仁明显

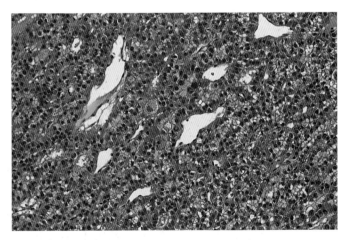

图 2-4-2-6-1C 瘤细胞间有毛细胆管形成

2. 免疫组化 肝细胞抗原和甲胎蛋白(AFP)的免疫组化阳性,以及肝细胞石蜡-1(HepPa-1)、精氨酸酶-1(arg1)、磷脂酰肌醇蛋白聚糖-3(GPC3)、多克隆癌胚抗原(CEA)、细胞角蛋白(CK)8和CK18的表达阳性。肝细

胞癌的皮肤转移具有异质性的临床和组织病理学表现,因此使用特异性免疫组化染色,包括HepPa-1(图2-4-2-6-2)、arg1和glypican-3,对诊断非常有价值。但研究发现,glypican-3具有可变的敏感性,在高分化肿瘤中低至15%,在低分化肿瘤中为85%,故glypican-3染色阴性并不能排除转移性肝细胞癌。

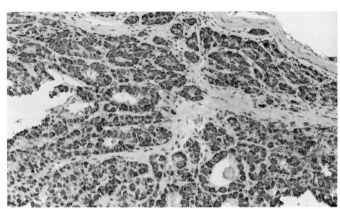

图 2-4-2-6-2 肿瘤细胞表达 HepPa-1

【鉴别诊断】

鉴别诊断主要是皮肤原发附属器来源的肿瘤和结肠直肠癌皮肤转移,可通过组织病理、免疫组化及相关影像学检查帮助鉴别。

(陈 静)

七、胆管癌

【概念】

胆管癌(cholangiocarcinoma)是一种罕见的源自胆管上皮细胞的肿瘤,预后较差,易于转移到肺、肝、腹膜和腹膜后淋巴结,胆管癌的皮肤转移很少见。

【临床特点】

1. 临床表现 胆管癌皮肤转移的中位年龄为60岁,男女之比为3.29:1。皮肤转移可为单处,也可为多处。胆管癌的皮肤转移分别涉及经皮胆道引流或远处转移,具有不同的肿瘤行为。前者显示沿导管的肿瘤播种,而后者与远距离播散有关,头皮是最常见的远处皮肤转移区域。主要表现为结节、丘疹、红斑,伴随或不随溃疡,大小在 0.3~4cm(图2-4-2-7-1)。

2. 治疗 手术切除,也可选择化学疗法或局部放疗,但反应较差。

3. 预后 预后较差,男性、单发转移提示较差预后。

【发病机制】

病因不明,有研究推测头皮是胆管癌中最常发生的远处皮肤转移的部位,很可能是颅内静脉窦与无瓣膜椎静脉丛相通所致的血行转移。

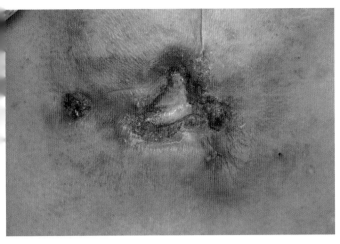

图 2-4-2-7-1 脐部暗紫红色丘疹伴中央溃疡（南方医科大学皮肤病医院梁云生教授惠赠）

【病理变化】

镜下观 肿瘤细胞呈绳状和腺状排列，有明显的细胞异型性和广泛的间质纤维组织增生（图 2-4-2-7-2A、图 2-4-2-7-2B）。

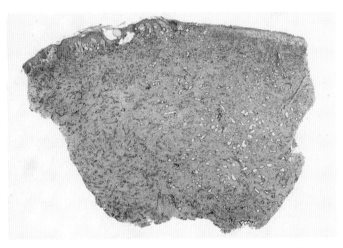

图 2-4-2-7-2A 真皮内弥漫性腺腔样结构（南方医科大学皮肤病医院梁云生教授惠赠）

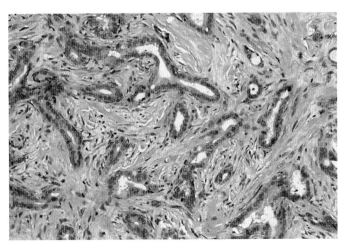

图 2-4-2-7-2B 腺腔样结构及纤维增生（南方医科大学皮肤病医院梁云生教授惠赠）

【鉴别诊断】

与其他来源的皮肤转移癌相鉴别，可通过组织病理、免疫组化及相关影像学检查鉴别。

（陈 静）

八、胰腺癌

【概念】

胰腺癌（pancreatic carcinoma）是指原发于胰腺的肿瘤，可发生于胰腺的任何部位，主要是指胰外分泌腺腺癌。胰腺癌是恶性度极高的消化系统肿瘤，起病隐匿，生物学侵袭性高，治疗效果欠佳，预后差，5 年生存率小于 5%。胰腺癌皮肤转移非常罕见。

【临床特点】

1. 临床表现 胰腺癌皮肤转移非常罕见，占转移性皮肤肿瘤的 0.48% ~ 7.6%。好发于老年人，平均年龄 > 60 岁，男性居多。多数情况下作为第一征兆先于胰腺癌检查出来，表现为无痛性皮下或皮内结节、浸润性红斑或丘疹，移动性差。胰腺癌可转移至各部位皮肤，以脐周多见，发生于脐部的转移性肿瘤又称 Sister Mary Joseph 结节（SMJN），其他部位如头皮、颈部、颞部、胸部、上腹部和腋窝也有报道（图 2-4-2-8-1）。胰体尾部癌肿比头部更易发生皮肤转移，可能与胰体尾部和头部癌肿转移途径不同有关。

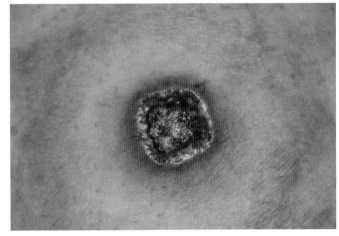

图 2-4-2-8-1 臀部破溃性结节

2. 治疗 手术治疗通常是姑息性治疗，可根据情况结合化疗或辅以放疗。中晚期胰腺癌应以放疗、化疗为主。

3. 预后 当胰腺癌转移至皮肤时，通常预示着肿瘤细胞的广泛浸润和转移，预后极差，中位总生存时间为 5 个月。

【发病机制】

其确切机制尚未阐明，目前提出的理论包括"种子-

土壤"学说、直接扩散、淋巴或血源性传播和趋化性假说。另外,值得注意的是,与外科手术诊疗操作相关的皮肤种植也是皮肤转移的途径之一。

【病理变化】

1. **镜下观**　皮肤转移灶与原发灶组织学基本一致,类型多样,但以腺癌最多见,表现为真皮内胶原纤维束间肿瘤细胞团块样排列,部分呈不规则腺腔样结构,肿瘤细胞异型性明显,真皮层内可见淋巴管扩张(图 2-4-2-8-2A、图 2-4-2-8-2B)。

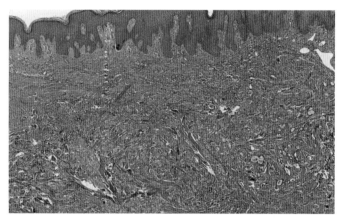

图 2-4-2-8-2A　胶原纤维束间可见肿瘤细胞团块样排列

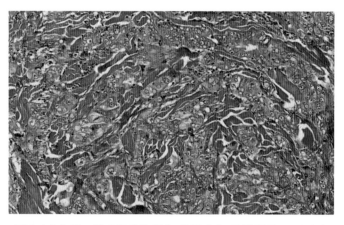

图 2-4-2-8-2B　肿瘤细胞体积大,胞质丰富,胞核明显,可见腺腔样结构

2. **辅助检查**　CK7、CK19、CA19-9 阳性对于胰腺癌诊断有很高的特异性,对皮肤转移灶先于发现原发灶时的诊断具有重要意义(图 2-4-2-8-3)。CA19-9 能较好地识别胰腺癌皮肤转移,其敏感性和特异性分别是 77% 和 88%。CK20 的表达可变,Matros 等对 103 例胰腺腺癌患者的组织样本进行分析,其中 63% 阳性表达。也有学者认为,CK20 阴性可能是胰腺癌的特异性诊断指标之一。另外,黏液性胰腺癌表达 CDX-2,有助于将其与原发性皮肤黏液癌鉴别开来。

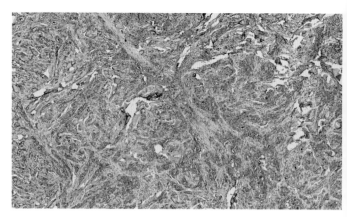

图 2-4-2-8-3　肿瘤细胞表达 CA19-9

【鉴别诊断】

1. **皮肤附属器肿瘤**　组织形态学上最需要鉴别的原发肿瘤为皮肤附属器恶性肿瘤。通常皮肤附属器的恶性肿瘤有局灶性分化好、良性表现的前驱病变。免疫组化方面,p63 阴性是排除皮肤原发癌极为有用的指标。其他有助于鉴别的指标还有 CK5/6、D2-40。如 p63、CK5/6、D2-40 均为阳性,则强烈支持皮肤原发肿瘤的诊断。

2. **其他来源皮肤转移癌**,可通过组织病理、免疫组化及相关影像学检查帮助鉴别。

(陈　静)

参考文献

[1] Zhao Zheng, Xiaozhou Ma, Hongfa Li. Circular RNA circMDM2 accelerates the glycolysis of oral squamous cell carcinoma by targeting miR-532-3p/HK2. Journal of Cellular and Molecular Medicine, 2020, 24(13): 7531-7537.

[2] Bogahawatte Samarakoon Mudiyanselage Samadarani Siriwardena, Rasnayaka Mudiynaselage Sumudu Geethika Kumari Rasnayaka, Yaghma Masood, et al. Predictive model of oral cancer metastasis for different cancer sites and age groups. J Invest Clin Dent, 2016, 7(2): 127-131.

[3] Ananiev J, Chokoeva AA, Stamatov T, et al. The "different face" of esophageal cancer: cutaneous manifestation of visceral malignancies. Wien Med Wochenschr, 2015, 165(23-24): 509-511.

[4] Triantafyllou S, Georgia D, Gavriella-Zoi V, et al. Cutaneous metastases from esophageal adenocarcinoma. International Surgery, 2015, 100(3): 558-561.

[5] Ruiz SJ, Salihi SA, Prieto VG, et al. Unusual cutaneous metastatic carcinoma. Annals of Diagnostic Pathology, 2019, 43: 151399.

[6] Smith K J, Williams J, Skelton H. Metastatic adenocarcinoma of the esophagus to the skin: new patterns of tumor recurrence and alternate treatments for palliation. Journal of Cutaneous Pathology, 2010, 28(8): 425-431.

[7] Lookingbill DP, Spangler N, Helm KF. Cutaneous metastases in patients with metastatic carcinoma: a retrospective study of 4020

patients. Journal of the American Academy of Dermatology, 1993, 29(2):228-236.

[8] Dong A, Zuo C, Wang Y, et al. Isolated Nasal Tip Metastasis From Esophageal Squamous Cell Carcinoma. Clinical Nuclear Medicine, 2015, 40(1):65-67.

[9] Kairouani M, Perrin J, Dietemann-Barabinot A, et al. Cutaneous metastasis revealing a relapse of gastric linitis: Another case. Int J Surg Case Rep, 2013, 4(2):185-187.

[10] Koyama R, Maeda Y, Minagawa N, et al. Late Cutaneous Metastasis Originating from Gastric Cancer with Synchronous Metastasis. Case Rep Gastroenterol, 2019, 13(1):95-101.

[11] Aneiros-Fernandez J, Husein-ElAhmed H, Arias-Santiago S, et al. Cutaneous metastasis as first clinical manifestation of signet ring cell gastric carcinoma. Dermatol Online J, 2010, 16(3):9.

[12] 中国胃肠胰神经内分泌肿瘤病理专家组. 中国胃肠胰神经内分泌肿瘤病理学诊断共识. 中华病理学杂志, 2011(4):257-262.

[13] Liao L, Cheng Q, Zhu G, et al. Cutaneous metastasis of ascending colon cancer harboring a BRAF V600E mutation: a rare case report. Medicine, 2020, 99(21):e20026.

[14] Bittencourt MJS, Imbiriba AA, Oliveira OA, et al. Cutaneous metastasis of colorectal cancer. An Bras Dermatol, 2018, 93(6):884-886.

[15] Dundar A, Dundar B, Inanc M, et al. Sarcoidosis with multiorgan involvement and cutaneous manifestations after colonic adenocarcinoma resection. Indian J Nucl Med, 2019, 34(3):226-229.

[16] Hakami Riyadh, Alali Mohammed N, Alshammari Turki, et al. A cutaneous metastasis of unresectable rectal adenocarcinoma: A case report and literature review. International journal of surgery case reports, 2020, 71:95-101.

[17] Dawn Queen, Fisher J, Husain S, et al. Cutaneous metastasis of hepatocellular carcinoma following liver transplantation. J Cutan Pathol, 2020, 47(1):47-51.

[18] Neil Patel, Gemma Sheehan-Dare, Justin Weir, et al. Cutaneous Metastasis as the First Presentation of Hepatocellular Carcinoma. Hepatology, 2018, 67(4):1631-1633.

[19] 崔子林, 张雅敏, 刘子荣, 等. 肝移植术后肝癌皮肤转移一例. 中华器官移植杂志, 2019, 40(6):379-380.

[20] Nggada HA, Ajayi NA. Cutaneous metastasis from hepatocellular carcinoma: a rare presentation and review of the literature. Afr J Med Med Sci, 2006, 35(2):181-182.

[21] Xiao-Yang Liu, Jiang Jin, Si Zhang, et al. Dermoscopy of cutaneous metastases from primary hepatocellular carcinoma. Chinese Medical Journal, 2019, 132(17):2131-2132.

[22] Jin Young Kim, Hwan Jun Choi, Si Hyong Jang. Cutaneous Metastasis on Scalp of Hepatocellular Carcinoma. Journal of Craniofacial Surgery, 2015, 26(5):1718-1719.

[23] Liu M, Liu BL, Liu B, et al. Cutaneous metastasis of cholangiocarcinoma. World J Gastroenterol, 2015, 21(10):3066-3071.

[24] Hussein MR. Skin metastasis: a pathologist's perspective. J Cutan Pathol, 2010, 37(9):e1-e20.

[25] Johnston, R. Weedon's skin pathology essentials. New York: Churchill Livingstone(Elsevier), 2012.

[26] Lookingbill DP, Spangler N, Helm KF. Cutaneous metastases in patients with metastatic carcinoma: a retrospective study of 4020 patients. J Am Acad Dermatol, 1993, 29(2 Pt 1):228-236.

[27] Cubilla A, Fitzgerald PJ. Pancreas cancer. I. Duct adenocarcinoma. A clinical-pathologic study of 380 patients. Pathol Annu, 1978, 13(Pt 1):241-289.

[28] Zhou Hai-Yan, Wang Xian-Bao, Gao Fang, et al. Cutaneous metastasis from pancreatic cancer: A case report and systematic review of the literature. Oncol Lett, 2014, 8(6):2654-2660.

[29] Miyahara M, Hamanaka Y, Kawabata A, et al. Cutaneous metastasis from pancreatic cancer. Int J Pancreatol, 1996, 20(2):127-130.

[30] Horino K, Hiraoka T, Kanemitsu K, et al. Subcutaneous metastases after curative resection for pancreatic carcinoma: a case report and review of the literature. Pancreas, 1999, 19(4):406-408.

[31] Habermehl G, Ko J. Cutaneous Metastases: A Review and Diagnostic Approach to Tumors of Unknown Origin. Arch Pathol Lab Med, 2019, 143(8):943-957.

[32] Hu SC, Chen CS, Wu CS, et al. Rates of cutaneous metastases from different internal malignancies: experience from a Taiwanese medical center. J Am Acad Dermatol, 2009, 60(3):379-387.

[33] Vajdic CM, van Leeuwen MT. Cancer incidence and risk factors after solid organ transplantation. Int J Cancer, 2009, 125(8):1747-1754.

[34] Matros E, Bailey G, Clancy T, et al. Cytokeratin 20 expression identifies a subtype of pancreatic adenocarcinoma with decreased overall survival. Cancer, 2006, 106(3):693-702.

[35] Goonetilleke KS, Siriwardena AK. Systematic review of carbohydrate antigen(CA19-9) as a biochemical marker in the diagnosis of pancreatic cancer. Eur J Surg Oncol, 2007, 33(3):266-270.

第三节 乳腺、泌尿生殖道癌皮肤转移

一、乳腺癌

【概念】

乳腺癌(breast carcinoma)占女性恶性肿瘤的绝大多数,在我国发病率较高,平均发病年龄为 48.7 岁。骨、肺、肝是乳腺癌最常见的转移部位,皮肤转移也不少见。

【临床特点】

1. 临床表现 乳腺癌早期无特异性临床表现,可仅表现为无痛性或隐痛、钝痛的单一肿块,随着病情进展,

可出现乳房局部隆起,甚至可见"酒窝征""橘皮征"等现象。少数患者可出现乳头溢液、糜烂或凹陷。晚期随着癌组织进一步浸润,癌组织可于胸部固定,不易推动,常有皮肤破溃后出现恶臭。后期随着乳腺癌转移至各个部位或器官,可出现相应症状。

　　乳腺癌常通过淋巴转移或局部侵袭转移到皮肤,有时可以是乳腺癌的首发症状。常见转移部位为原发灶或周边皮肤,最常发生于胸壁、腹壁、头皮,远处皮肤转移少见。乳腺癌皮肤转移的临床表现可分为炎症型、毛细血管扩张型、结节型、铠甲型、癌性脱发等。炎症型是最常见的一种临床表现,常可见局部肿胀、潮红,向周围扩展,似丹毒样(图 2-4-3-1-1A)。毛细血管扩张型可见紫红色出血性丘疹或假性水疱,有时似带状疱疹样或淋巴管瘤样。结节型表现为单个或多个无痛性皮肤结节,小的如粟粒大小,大的为较大肿块(图 2-4-3-1-1B)。铠甲型为铠甲样浸润性红斑,如硬皮病样,具有橘皮样外观的结节(图 2-4-3-1-1C)。乳腺癌转移至头皮,表现为结节或斑块,引起脱发(图 2-4-3-1-1D)。

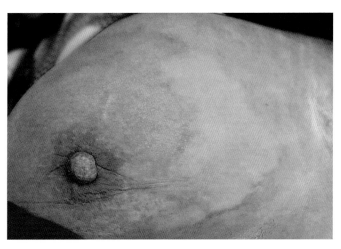

图 2-4-3-1-1A　局部丹毒样肿胀、潮红

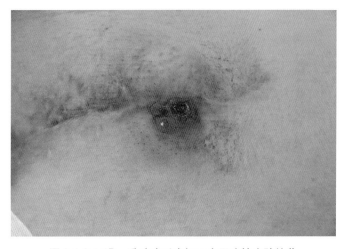

图 2-4-3-1-1B　乳腺癌手术切口旁无痛性皮肤结节

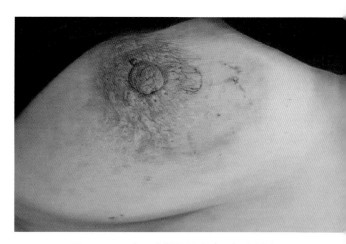

图 2-4-3-1-1C　乳晕周围皮肤呈橘皮样外观

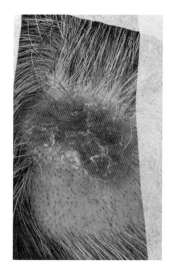

图 2-4-3-1-1D　头皮红色转移灶伴脱发

　　2. 治疗　皮肤转移灶和原发灶首选手术切除。根据乳腺癌不同的临床特点与组织学类型,决定是否联合放疗、化疗、内分泌治疗或靶向治疗等方案。

　　3. 预后　原位乳腺导管癌 5 年生存率可达 100%,复发性乳腺癌 5 年生存率降低至 57%,发生转移的乳腺癌 5 年生存率不到 30%,皮肤转移常为乳腺癌晚期表现,5 年生存率仅 26%。

　　【发病机制】

　　乳腺癌病因尚未完全清楚,目前认为雌激素、饮食与肥胖、月经初潮年龄过早、乳腺癌家族史都与乳腺癌发病相关。

　　【病理变化】

　　1. 镜下观　乳腺癌皮肤转移组织生长方式多样,可呈实性、条索状、管状或单个细胞。小叶癌表现为单个或细胞条索,散在分布或列兵样浸润方式排列,分割真皮胶原束(图 2-4-3-1-2A)。导管癌表现为肿瘤细胞形成腺样结构,亦可见印戒细胞。炎症型肿瘤细胞常见于扩张的淋巴管中;毛细血管扩张型肿瘤细胞常见于浅表血管腔内,并有红细胞淤积(图 2-4-3-1-2B);铠甲型肿瘤细胞浸润伴有明显胶原纤维硬化(图 2-4-3-1-2C)。

2. 免疫组化 依原发肿瘤组织学类型,可以有如下免疫组化表达:CK7(+),GCDFP-15(+),CEA(+),EMA(+),AE1/AE3(+),Mammaglobin(+),GATA3(+),Cam5.2(+),ER(+/-),PR(+/-),Her2(+/-),CK5/6(-),CK20(-)。(图 2-4-3-1-3A~图 2-4-3-1-3C)

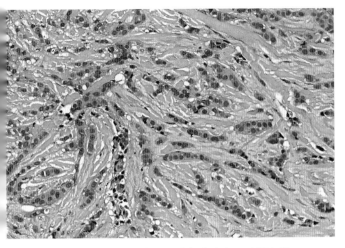

图 2-4-3-1-2A 单个或细胞条索分布于胶原束间

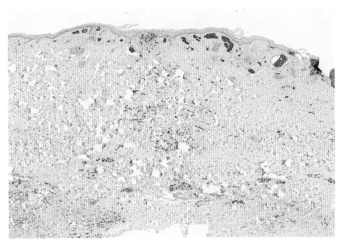

图 2-4-3-1-3A 肿瘤细胞 CK7 阳性

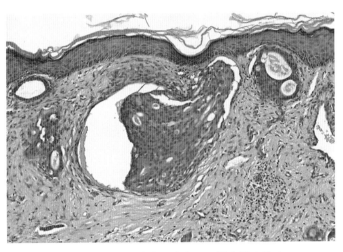

图 2-4-3-1-2B 肿瘤细胞常见于扩张的血管中

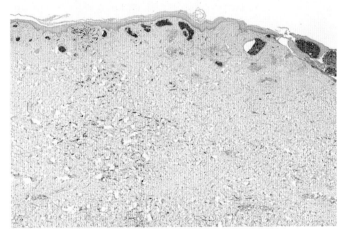

图 2-4-3-1-3B 肿瘤细胞 GCDFP-15 阳性

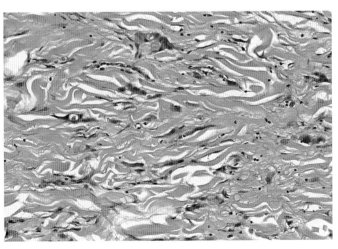

图 2-4-3-1-2C 肿瘤细胞散布于硬化胶原中

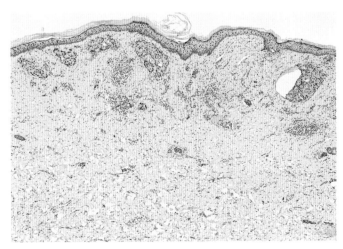

图 2-4-3-1-3C 肿瘤细胞 GATA3 阳性

【鉴别诊断】

1. **丹毒或蜂窝织炎**　具有红、肿、热、痛的炎症特点，可伴有发热或外周血白细胞升高，抗炎治疗有效。病理为真皮内中性粒细胞浸润的感染性炎症。

2. **带状疱疹**　急性起病，表现为群集性丘疹、水疱，单侧分布，伴有疼痛等神经受累症状，抗病毒治疗有效。病理上为表皮棘细胞气球状变性、网状变性，可见病毒包涵体。

3. **淋巴管瘤**　乳腺癌皮肤转移表现为丘疱疹时，易与皮肤淋巴管瘤混淆。淋巴管瘤病理上为真皮浅中层扩张的淋巴管，管腔内可见液体，偶可见红细胞。

4. **湿疹**　有时候炎症型乳腺癌转移的临床表现酷似湿疹皮炎，但湿疹皮炎常表现为红斑、丘疹、水疱、糜烂、渗出等多形性损害，伴有瘙痒，且病理上为皮炎特征。

5. **硬斑病**　局限性皮肤硬化，皮肤弹性下降，晚期皮肤萎缩，伴有色素沉着或减退，病理上为表皮萎缩、真皮全层甚至皮下脂肪层弥漫性胶原纤维均质化，皮肤附属器萎缩或数目减少，伴少许淋巴细胞、浆细胞浸润。

6. **脱发**　乳腺癌转移到头皮侵犯毛囊可以引起癌性脱发，需要与斑秃、硬皮病性脱发、瘢痕脱发等鉴别。但这些病变均有各自不同的临床特点，且病理上无癌细胞浸润。

（陈明亮）

二、肾癌

【概念】

肾癌即肾细胞癌（renal cell carcinoma，RCC），是肾脏最常见的恶性肿瘤，源于肾小管上皮，男性较女性多发。肾癌最常见的组织学类型为透明细胞肾细胞癌，其余类型包括多房囊性肾细胞癌、嫌色性肾细胞癌、乳头状肾细胞癌、集合管癌等。肾细胞癌肉瘤样分化、早期转移都可导致预后不良。肾细胞癌常见转移部位有肺、骨骼和肝脏，皮肤转移罕见。

【临床特点】

1. **临床表现**　肾细胞癌最常见的转移部位为肺、骨、肝脏，皮肤转移的发生率为3.3%，常见的转移部位有头皮、颈部、胸部和腹部，常表现为生长迅速的圆形或椭圆形结节或肿块，呈棕黑色或蓝紫色（图2-4-3-2-1），血管明显，似化脓性肉芽肿、Kaposi肉瘤样，亦可呈硬皮病样，累及头皮可引起脱发。肾细胞癌发生皮肤转移通常被认为是癌症晚期的表现，提示预后不良。

2. **治疗**　对于肾细胞癌的治疗首选根治性肾切除。已经发生转移的肾细胞癌患者，需要根据患者的病情、肿瘤分级等综合因素考虑，一般仍以外科手术为主，联合放

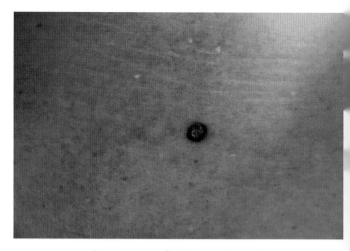

图2-4-3-2-1　背部圆形蓝紫色结节

疗、化疗、细胞因子治疗、靶向治疗等综合疗法。

3. **预后**　肾细胞癌患者的预后与肿瘤病理分期、组织学类型、病情、有无转移等因素相关。肾细胞癌患者发生皮肤转移预后较差，平均5年生存率为13%~50%。

【发病机制】

目前肾细胞癌的发病机制尚不明确，有文献报道，吸烟、肥胖、高血压都是肾细胞癌的危险因素。

【病理变化】

1. **镜下观**　转移灶组织学与原发灶一致，主要见于以下组织学类型：

透明细胞型是最常见的组织学类型，由胞质透明或嗜酸性的肿瘤细胞构成，镜下可见含有丰富糖原和类脂质的透明细胞质，癌细胞排列呈实性巢状或腺泡状，形成导管，基质有丰富的血管和大量红细胞渗出。

多房囊型镜下可见囊腔内壁被覆单层上皮细胞，或无上皮被覆，胞质透明，胞核小而圆，染色质致密且深染，囊腔为致密的胶原构成的纤维性间隔，其内可见小灶性聚集的透明细胞。

乳头状型镜下可见肿瘤组织被纤维胞膜包裹，癌细胞聚集呈乳头状或小管状，其内有纤维血管轴心，该处可见泡沫状巨噬细胞和胆固醇结晶。根据镜下肿瘤细胞的形态学特点，可将乳头状肾细胞癌分为Ⅰ型和Ⅱ型，Ⅰ型镜下可见肿瘤细胞呈乳头状，可见大量泡沫巨噬细胞聚集，肿瘤细胞内有较多沙砾体。Ⅱ型镜下癌细胞大且胞质丰富，呈嗜酸性，细胞可呈灶性假复层排列。

嫌色型镜下可见肿瘤细胞大、浅染、胞膜清楚的嗜酸细胞，胞核不规则，常有褶皱，还可见肉瘤样变。瘤组织常呈实体性排列，可伴灶状钙化、沙砾体，纤维间隔增厚。瘤组织中血管管壁厚，伴偏心性透明变性。

其他肾细胞癌少见的组织类型还有集合管癌等（图2-4-3-2-2A、图2-4-3-2-2B）。

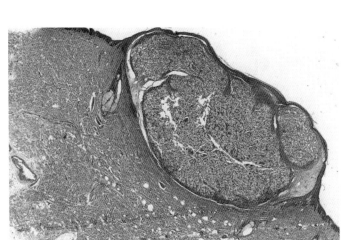

图 2-4-3-2-2A 低倍镜扫视,肿瘤呈抱球状

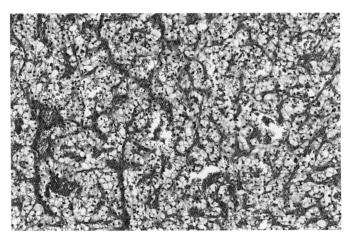

图 2-4-3-2-2B 透明细胞型肿瘤细胞的胞质透明,基质有丰富的血管和大量红细胞渗出

2. **免疫组化** 组织学类型不同,免疫组化表型也不同。透明细胞型 CK8、CK18、CK19、AE1、Cam5.2、vimentin、EMA、CD10 等标记阳性,而多房囊性囊腔间隔中的透明细胞 EMA、CK 阳性,CD68 等组织标记物均阴性。

【鉴别诊断】

1. **透明细胞汗腺瘤与汗腺癌** 汗腺来源良恶性肿瘤,胞质透明,导管由嗜酸性上皮组成,向鳞状上皮分化。AE1/AE3(+),CK5/6(+),p63(+),CD-10(-),RCC(-)。

2. **化脓性肉芽肿** 外生性生长的良性血管瘤,衣领状缩窄,分布对称,无异型性,可有炎症细胞浸润。血管标记 CD31(+),CD34(+)。

3. **Kaposi 肉瘤** 可发生于全身多个部位,包括腔道,多个散在或群集性分布的蓝色、褐色或红色血管性丘疹、斑块,甚至瘀斑样改变。部分患者是因为感染 HIV 而引起。病理上为不规则形、锯齿状、薄壁的血管腔,呈裂隙状,含有大量红细胞并出血。免疫组化 CD31(+),CD34(+),HHV-8(+)。

(陈明亮)

三、膀胱癌

【概念】

膀胱癌(bladder cancer)是泌尿系统常见的恶性肿瘤,超过 90% 的膀胱癌为尿路上皮癌,淋巴结、肝、肺与骨骼是膀胱癌最常见的转移部位,膀胱癌皮肤转移少见。

【临床特点】

1. **临床表现** 膀胱癌可发生于任何年龄,甚至于儿童。其发病率随年龄增长而增加,高发年龄 50~70 岁。男性膀胱癌的发病率为女性的 3~4 倍。仅有 0.2%~3.6% 的膀胱癌通过直接浸润、血行或淋巴转移等途径发生皮肤转移,常见转移部位是腹部、盆部、会阴部、四肢,皮损表现为红色或紫色结节、浸润性红斑块,有时可呈丹毒样(图 2-4-3-3-1)。

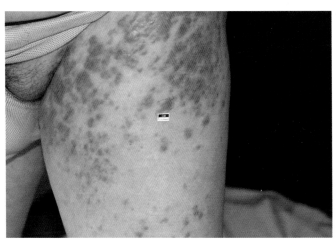

图 2-4-3-3-1 股部红色丘疹和结节(陆军军医大学西南医院翟志芳教授惠赠)

2. **治疗** 非肌层浸润性膀胱癌主要的治疗为经尿道膀胱肿瘤切除术,肌层浸润性膀胱癌可选择根治性膀胱切除加盆腔淋巴结清扫的综合治疗手段,尚有放疗、化疗或靶向药物治疗。膀胱癌发生皮肤转移后主要以姑息治疗为主。

3. **预后** 有文献指出,性别、种族和治疗方式的选择都会对膀胱癌的生存率产生影响。肌层浸润性膀胱癌选择根治性膀胱切除加盆腔淋巴结清扫术,能够明显提高 5 年生存率。膀胱癌发生皮肤转移提示预后不良。

【发病机制】

目前膀胱癌的发病机制尚不明确,但是有大量的研究表明,膀胱癌的发生与致癌物质的长期慢性刺激相关,吸烟、职业暴露、性别、基因多态性、咖啡及长期服用某些药物等都是膀胱癌的危险因素。

【病理变化】

1. **镜下观** 超过90%的膀胱癌为尿路上皮癌,皮肤转移中肿瘤细胞呈巢状或片状排列,可类似于高级别皮肤附属器癌。癌细胞胞质中等,或丰富,具有双嗜色性,胞核大而深染,灶性区域内细胞异型性明显,可见多核瘤巨细胞、奇异核细胞,核分裂多见。癌细胞多呈灶性鳞状上皮和腺上皮分化,癌巢周围收缩裂隙,间质常有浆细胞和淋巴细胞呈条索状或斑片状浸润(图 2-4-3-3-2A、图 2-4-3-3-2B)。

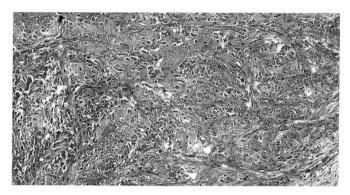

图 2-4-3-3-2A 肿瘤细胞呈巢状排列(陆军军医大学西南医院翟志芳教授惠赠)

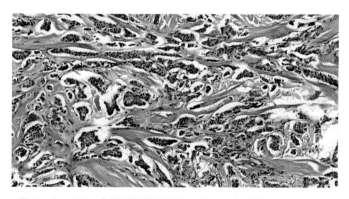

图 2-4-3-3-2B 癌巢周围收缩裂隙,癌细胞嗜碱性(陆军军医大学西南医院翟志芳教授惠赠)

2. **免疫组化** p40/p63(+),CK5/6(+),CK7(+),CK19(+),CK20(+),GATA3(+)。(图 2-4-3-3-3A、图2-4-3-3-3B)

【鉴别诊断】

根据临床症状和体征、组织病理学特点,主要与以下疾病相鉴别:

1. **原发于皮肤鳞状细胞癌或腺癌** 由单一的鳞状细胞或腺上皮成分构成。

2. **蜂窝织炎** 弥漫性皮肤发红、肿胀、触痛,皮损边界不清,可以伴有发热等不适,可伴有外周血白细胞升高,病理改变为中性粒细胞浸润的炎症。

3. **皮肤附属器癌** 来源于汗腺或皮脂腺上皮,向汗

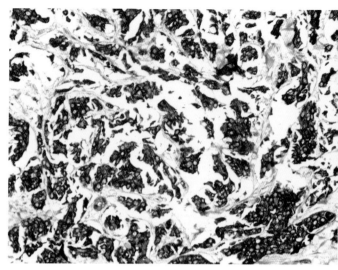

图 2-4-3-3-3A 瘤细胞 CK7 阳性(陆军军医大学西南医院翟志芳教授惠赠)

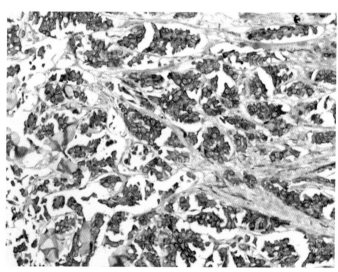

图 2-4-3-3-3B 瘤细胞 CK20 阳性(陆军军医大学西南医院翟志芳教授惠赠)

腺或皮脂腺分化,细胞成分单一,免疫组化可资鉴别。

(陈明亮)

四、前列腺癌

【概念】

前列腺癌(prostate cancer)是男性泌尿生殖系统常见的恶性肿瘤,欧美人多发。前列腺癌最常见的转移部位为骨骼、肝脏和肾上腺,少见皮肤转移。

【临床特点】

1. **临床表现** 我国肿瘤登记地区前列腺癌的发病率为 9.92/10 万,位列男性恶性肿瘤发病率第 6 位,发病随年龄增长而增多,高峰年龄是 70~80 岁。家族遗传性前列腺癌患者的发病年龄稍早,年龄≤55 岁的患者占 43%。

前列腺癌皮肤转移的发生率大约为 0.5%,常见转移

部位为腹部、脐部、盆部、会阴部、四肢,表现为红斑、粉红色或紫红色结节、丘疹、水疱、溃疡等,可模仿蜂窝织炎、带状疱疹、皮脂腺囊肿等皮肤病。

2. 治疗 根据患者的临床分期、有无肿瘤转移和治疗时机,酌情选择合适的个体化治疗方案。采用手术、放疗、化疗、内分泌治疗或靶向药物治疗。

3. 预后 根据 2019 年发布的前列腺癌患者生存随访数据显示,前列腺癌患者的 5 年生存率大约为 62%,患者临床分期越早,预后越好。

【发病机制】

目前前列腺癌的发病机制暂不清楚,多数人认为前列腺癌的发病主要与性生活过度频繁、慢性炎症与感染、肥胖、雄激素、种族、地区和家族史等因素相关。

【病理变化】

1. 镜下观 前列腺癌的病理类型以腺癌为主,肿瘤细胞巢呈腺体状结构,可排列呈筛状、腺泡状、乳头状等,胞质淡染,嗜碱或嗜酸性泡沫状,细胞核圆形或卵圆形,核膜不规则,核仁明显。肿瘤亦可出现在淋巴管内。(图 2-4-3-4-1A、图 2-4-3-4-1B)

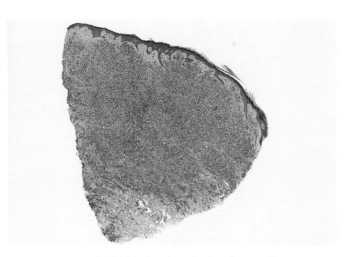

图 2-4-3-4-1A 低倍镜扫视,真皮内瘤细胞弥漫性浸润(Dirk M. Elston 教授惠赠)

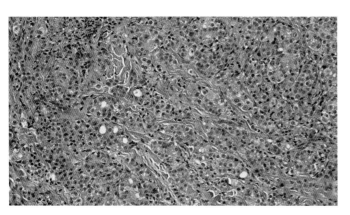

图 2-4-3-4-1B 瘤细胞胞质淡染,嗜酸性泡沫状,局部见导管形成(Dirk M. Elston 教授惠赠)

2. 免疫组化 PAS(+),PASP(+),Cam5.2(+),BER-EP4(+),CEA(-),CK5/6(-),CK7(-),CK20(-)。

【鉴别诊断】

前列腺癌转移到皮肤可模仿某些皮肤病,从临床上要与蜂窝织炎、带状疱疹和化脓性肉芽肿等相鉴别,临床医生应提高警惕,必要时通过组织病理帮助诊断。

(陈明亮)

五、阴茎癌

【概念】

阴茎癌(penile cancer)是起源于阴茎头、冠状沟和包皮内板黏膜,以及阴茎皮肤的恶性肿瘤,占阴茎肿瘤的 90% 以上。阴茎癌的好发年龄为 50~70 岁,其主要组织学类型为鳞状细胞癌,占所有阴茎癌的 95%。

【临床特点】

1. 临床表现 阴茎癌在欧美发达国家的发病率相对较低,而在亚洲、非洲和南美等经济欠发达地区发病率较高。阴茎癌的发病率受地区、民族、宗教文化等因素影响。皮疹表现为丘疹、乳头状或扁平突起、疣状或菜花状肿块、溃疡,病变逐渐增大,表面常伴有恶臭分泌物。阴茎癌患者常伴有单侧或双侧腹股沟淋巴结肿大,约有 50% 淋巴结肿大的患者经病理证实为淋巴结转移。

目前国内外对于阴茎癌皮肤转移的报道较少。一般以局部浸润转移为主,皮损表现为坚实的红斑、丘疹或结节,融合成硬斑病样硬化性斑块。国外有文献报道,阴茎癌可转移至乳房,表现为乳房疼痛性肿块。

2. 治疗 根据阴茎癌的临床分期、原发肿瘤侵犯情况、肿瘤病理分期及有无腹股沟淋巴结转移等因素选择合适的治疗方式。但手术治疗仍是阴茎癌的主要治疗手段,放疗、化疗及靶向治疗为辅。

3. 预后 阴茎癌的预后主要受原发病灶大小、数量、范围及有无淋巴结转移的影响,存在淋巴结侵袭的患者预后不良。

【发病机制】

目前阴茎癌的病因仍不清楚,研究认为,人乳头瘤病毒感染、包茎或包皮过长、卫生习惯不良、吸烟是患阴茎癌的主要危险因素。目前对于阴茎癌皮肤转移的具体机制并不清楚,认为可能是癌细胞直接侵入或经淋巴转移。

【病理变化】

1. 镜下观 可见不同分化程度的鳞状细胞,在胶原束之间形成线状和条索状,可侵入淋巴管内。深部浸润癌的部分区域可为梭形或多形细胞、透明细胞、巨细胞及基底样细胞等。

2. 免疫组化 p16(+),HPV(+),其他角蛋白抗体表达可能阳性。

【鉴别诊断】

主要与阴茎黑素瘤、尖锐湿疣，以及坏疽性脓疱病等相鉴别。

（陈明亮）

六、子宫颈癌

【概念】

子宫颈癌（cervical cancer）是妇科最常见的恶性肿瘤之一。由子宫颈鳞状上皮内瘤变进一步发展，最终突破上皮下基底膜、浸润间质形成。子宫颈癌皮肤转移罕见。

【临床特点】

1. 临床表现　子宫颈癌主要通过直接蔓延、淋巴转移，血行转移少见。最常见的转移部位是肺部、骨骼和肝脏。子宫颈癌皮肤转移罕见，发生率仅为 0.1%～2%。子宫颈癌的皮肤转移常与局部癌症复发相关，提示预后不良。子宫颈癌皮肤转移最常见的部位是前腹壁（尤其引流部位）、外阴、前胸壁和下肢。主要表现为红色或紫红色结节、浸润性斑块、蕈样生长、炎症性毛细血管扩张，少见的有脱发、淋巴管瘤样，甚至模仿接触性皮炎。（图 2-4-3-6-1）

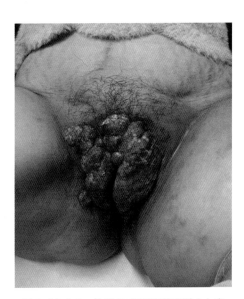

图 2-4-3-6-1　外阴红色浸润性斑块（中南大学湘雅医院陈明亮教授惠赠）

2. 治疗　根据患者的年龄、病情、临床分期等情况，酌情选择合适的个体化治疗方案。采用手术、放疗、化疗、免疫治疗或靶向治疗等综合治疗。对于发生皮肤转移的子宫颈癌患者，目前尚无有效的治疗方法，主要以减轻症状为目的，采用单独或联合手术、放疗、化疗。有文献报道，发生皮肤转移的子宫颈癌患者使用电化疗联合细胞毒性药物的方式取得了不错的临床疗效。

3. 预后　与患者的临床分期、病理类型、有无转移相关。子宫颈癌皮肤转移患者预后较差，平均生存期为 3 个月。

【发病机制】

目前认为子宫颈癌的发病主要与人乳头瘤病毒感染、多个性伴侣、初次性生活<16 岁、初产年龄小、多孕多产、吸烟、免疫抑制等密切相关。发生皮肤转移的机制尚不清楚，有研究认为与局部肿瘤复发相关，主要通过淋巴结逆行性扩散、直接蔓延、穿刺部位种植等方式。

【病理变化】

1. 镜下观　75%～80% 的子宫颈癌病理类型为鳞状细胞癌，瘤细胞或瘤团穿插在胶原纤维束间，呈巢或条索状排列，脉管内可见癌巢，也可见腺体呈筛状或乳头状。胞核异型性明显，核分裂象多见。黏液性腺癌可见细胞内有黏液，呈胃型、肠型或印戒细胞样（图 2-4-3-6-2A、图 2-4-3-6-2B）。

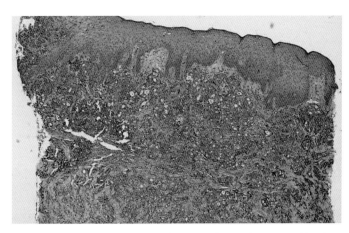

图 2-4-3-6-2A　低倍镜扫视，肿瘤弥漫性真皮内浸润，见筛孔样结构

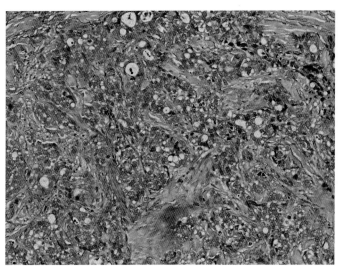

图 2-4-3-6-2B　肿瘤细胞灰蓝色，胞核异型性明显，见腺腔结构

2. **免疫组化** p-CK(+),D2-40 显示淋巴管内肿瘤细胞。

【鉴别诊断】

主要与有类似临床表现或体征的皮肤病相鉴别,包括皮炎湿疹、淋巴管瘤、蜂窝织炎、硬斑病、其他类型脱发等,这些疾病都有各自的临床与病理特点。

（陈明亮）

七、卵巢癌

【概念】

卵巢癌(ovarian cancer)是女性生殖系统常见的恶性肿瘤之一,是女性第三大常见恶性肿瘤,复发率和死亡率极高,对女性的生命健康造成了严重威胁。

【临床特点】

1. **临床表现** 卵巢癌是一种临床常见的女性生殖系统恶性肿瘤,50 岁以上者常见,且随着年龄增长而发病率稳步上升。据统计,我国每年新发病例约 50 000 例,美国 2019 年卵巢癌新发病例约 22 530 例。多数卵巢癌患者临床确诊时已经处于晚期。

卵巢癌早期临床表现不典型,可出现背痛、腹胀、便秘、不规则阴道流血等症状,晚期可出现营养不良、贫血、极度消瘦等恶病质体征,对患者的生活质量和生命安全造成严重威胁。卵巢癌的主要转移途径有直接蔓延、腹腔种植和淋巴转移,血行转移少见。最常见的部位是腹膜、肝脏、肺部和淋巴结。卵巢癌皮肤转移并不常见,发生皮肤转移后,预后较差。

卵巢癌皮肤转移的临床表现缺乏特征性。根据转移部位,卵巢癌皮肤转移可分为脐部转移性肿瘤和非脐部转移性肿瘤。脐部转移性肿瘤主要表现为腹痛、脐部结节、肿块、瘢痕、溃疡、出血、瘙痒等。非脐部转移性肿瘤可在全身任意部位发病,最常见的部位是胸部、腹部、手术瘢痕处,临床表现主要为结节,伴有疼痛或无明显自觉症状,常伴有其他症状,如淋巴管炎、蜂窝织炎、带状疱疹等(图 2-4-3-7-1)。

2. **治疗** 一经发现,应尽早手术治疗,并根据肿瘤的组织学类型、细胞分化程度、手术病理分期、残余灶大小来决定是否接受放疗、化疗、靶向治疗、光动力等辅助性治疗。

3. **预后** 卵巢癌的复发率和死亡率极高,肿瘤期别、病理类型都是影响卵巢癌预后的重要因素。通常肿瘤发生皮肤转移提示预后不良。

【发病机制】

病因不明,有研究表明,卵巢癌的发病与 *BRCA1/2*、*Tp53* 等基因突变相关。卵巢癌皮肤转移主要与选择治疗

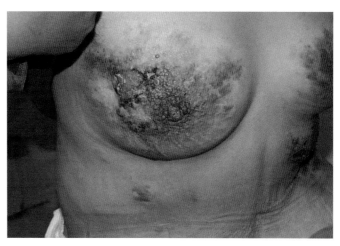

图 2-4-3-7-1 乳房处橘皮样结节伴溃疡形成(陆军军医大学西南医院翟志芳教授惠赠)

的方式、肿瘤转移途径及影响肿瘤生长的因素相关。

【病理变化】

1. **镜下观** 转移灶与原发灶组织学表现一致,根据肿瘤组织学二元论,将卵巢癌分为 I 型卵巢癌和 II 型卵巢癌。其中 I 型卵巢癌包括子宫内膜样癌、透明细胞癌、浆液性癌、低级别浆液性癌、黏液癌与 Brenner 瘤;II 型卵巢癌主要指高级别浆液性癌。

子宫内膜样卵巢癌镜下可见子宫内膜样肿瘤细胞,可有黏液或鳞状分化。透明细胞卵巢癌镜下可见透明细胞、鞋钉样细胞及疏松筛网状结构,网腔内有伊红色均质状物沉积。浆液性卵巢癌镜下可见微乳头、细胞异型性、核分裂、间质浸润及沙砾体。根据每 10 个高倍镜下(HPF)≤或>12 个核分裂,诊断为低级别或高级别浆液性卵巢癌(图 2-4-3-7-2A、图 2-4-3-7-2B)。

2. **免疫组化** CA125(+),CK7(+),AE1/AE3(+),CA19-9(+),CEA(+),Cam5.2(+),EMA(+),PAX-8(+),WT-1(+)。

【鉴别诊断】

1. 脐部转移性肿瘤常伴有脐部症状,如腹胀、脐部包

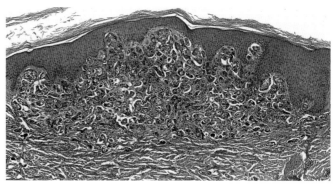

图 2-4-3-7-2A 真皮浅层瘤细胞浸润(陆军军医大学西南医院翟志芳教授惠赠)

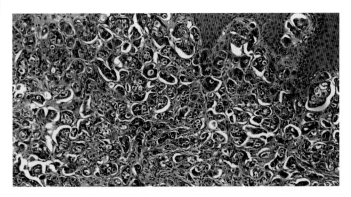

图 2-4-3-7-2B 子宫内膜样肿瘤细胞,细胞异型性明显(陆军军医大学西南医院翟志芳教授惠赠)

块、瘢痕、脐出血、溃疡及瘙痒等,需要与其他肿瘤(如基底细胞癌、鳞状细胞癌、血管瘤等)、脐疝、增生性瘢痕、湿疹、银屑病、真菌感染等疾病相鉴别。

2. 由于非脐部转移性肿瘤缺乏癌症相关症状,且皮肤转移多发生在原发癌确诊前,尤其是在卵巢癌中非脐部皮肤转移更少见,导致诊断更加困难。多数非脐部转移性肿瘤通常发生在手术瘢痕内、穿刺及引流管处,主要表现为非特异性结节、肿块、丘疹、水肿性斑块等,需要与囊肿、脂肪瘤、皮肤结节病、非黑素性皮肤癌、炎性或感染性病变,以及血管肿瘤、淋巴管炎、蜂窝织炎和带状疱疹等疾病相鉴别。

(陈明亮)

参 考 文 献

[1] Jean L. Bolognia, Julie V. Schaffer, Lorenzo Cerroni. 皮肤病学. 4版. 朱学骏, 王宝玺, 孙建方, 等译. 北京:北京大学医学出版社,2019.

[2] David E. Elder. 利弗皮肤组织病理学. 陶娟, 黄长征, 刘业强, 译. 北京:科学出版社,2019.

[3] Christina YBW, Meghan AH, Robert EK. The Presentation, Pathology, and Current Management Strategies of Cutaneous Metastasis. N Am J Med Sci,2013,5(9):499-504.

[4] Ellem TSW, Erica BB, Cinthia M. Cutaneous metastasis as the first manifestation of occult malignant breast neoplasia. An Bras Dermatol,2016,91(5 Supl 1):S105-S107.

[5] Sabater V, Ferrando F, Morera A, et al. Cutaneous metastasis of inflammatory breast carcinoma mimicking an erythema annulare centrifugum:a sign of locally recurrent cancer. Clinical and Experimental Dermatology,2016,41(8):906-910.

[6] Evan AC, Alexander N, Scott W. Cutaneous Metastasis of Internal Tumors. Dermatol Clin,2019,37(4):545-554.

[7] John DS, Alfred BJ, Jae YJ. Cutaneous Metastasis. Hematol Oncol Clin N Am,2019,33:173-197.

[8] Ljungberg B, Bensalah K, Canfield S, et al. EAU guidelines on renal cell carcinoma:2014 update. Eur Urol,2015,67(5):913-924.

[9] Rikard O, Louise G, Stine BS, et al. Cutaneous metastases in renal cell carcinoma:a systematic review and a case report. Scand J Urol,2019,53(1):9-13.

[10] Anne YW, David H. WHO/ISUP classification, grading and pathological staging of renal cell carcinoma:standards and controversies. World J Urol,2018,36(12):1913-1926.

[11] Boaz RT, Vig T, Tirkey AJ, et al. Cutaneous metastasis of renal cell carcinoma masquerading as an infected sebaceous cyst. J Stomatol Oral Maxillofac Surg,2018,119(2):145-147.

[12] Yang HJ, Kang SY. Cutaneous metastatic renal cell carcinoma to the scalp. Arch Craniofac Surg,2019,20(6):392-396.

[13] Cohen T, Ricchiuti D. Bladder cancer that metastasized to the skin:A unique presentation that signifies poor prognosis. Rev Urol,2017,19(1):67-71.

[14] Narayana MA, Patnayak R, Rukmangadha N, et al. Cutaneous metastasis of transitional cell carcinoma of the urinary bladder:Cytological aspect. J Cytol,2014,31(1):50-52.

[15] Agarwal I, Bruney GF, Sands C, et al. Cutaneous Metastases from Urothelial Carcinoma of the Bladder:A Rare Presentation and Literature Review. West Indian Med J,2014,63(5):548-551.

[16] Ghalleb M, Ayadi MA, Slim S, et al. Multiple cutaneous metastasis of synchronous urothelial carcinoma of the bladder and the renal pelvis:a case report. Journal of Medical Case Reports,2019,13(1):34-37.

[17] Chang CP, Lee IY, Shih HJ. Unusual presentation of cutaneous metastasis from bladder urothelial carcinoma. Chin J Cancer Res,2013,25(3):362-365.

[18] Perdana NR, Mochtar CA, Umbas R, et al. The Risk Factors of Prostate Cancer and Its Prevention:A Literature Review. Acta Med Indones,2016,48(3):228-238.

[19] Gregory TB. Cutaneous metastasis of prostate cancer:a case report and review of the literature with bioinformatics analysis of multiple healthcare delivery networks. J Cutan Pathol,2014,41(6):524-528.

[20] Teo MY, Dana ER, Philip K. Treatment of Advanced Prostate. Cancer. Annu Rev Med,2019,27(70):479-499.

[21] Savera G, Manjaree M, Suresh KJ. Cutaneous metastasis from prostate carcinoma. Indian Dermatol Online J, 2017, 8(1):73-74.

[22] Pritam SK, Pradip PK, Apurva AP, et al. Cutaneous Metastasis Leading to the Diagnosis of Carcinoma of the Prostate:A Rare Case Report and Review of Literature. Indian J Dermatol,2018,63(2):182-185.

[23] Mak G, Chin M, Nahar N, et al. Cutaneous metastasis of prostate carcinoma treated with radiotherapy:a case presentation. BMC Research Notes,2014,7:505-508.

[24] Brown G, Kurtzman D, Lian F, et al. Eruptive nodules of the head and neck:a case report of metastatic prostate cancer. Dermatology

Online Journal,2014,20(2):11-15.

[25] Marchioni M,Berardinelli F,Nunzio CD,et al. New insight in penile cancer. Minerva Urologica e Nefrologica,2018,70(6):559-569.

[26] Diorio GJ,Leone AR,Spiess PE. Management of Penile Cancer. Urology,2016,96:15-21.

[27] Brady KL,Glynis AS,Elaine SG. Cutaneous metastasis from penile squamous cell carcinoma resembling carcinoma en cuirasse. Dermatology Online Journal,2015,21(3):15-17.

[28] Alrefaie SI,Alshamrani HM,Abduljabbar MH,et al. Skin metastasis from squamous cell carcinoma of the cervix to the lower extremities:Case report and review of the literature. J Family Med Prim Care,2019,8(10):3443-3446.

[29] Smriti N,Yogesh SM. Metastatic Fungating Ulcerative Growth on Vulva as a Presenting Feature of Carcinoma Cervix:A Rare Case Report. Indian J Dermatol,2015,60(6):600-602.

[30] Devnani B,Kumar R,Pathy S,et al. Cutaneous metastases from neuroendocrine carcinoma of the cervix—An unusual metastatic lesion from an uncommon malignancy. Curr Probl Cancer,2018,42:527-533.

[31] Siegel RL,Miller KD,JEMAL A. Cancer statistics,2019. CA Cancer J Clin,2019,69(1):7-34.

[32] Chen WQ,Zheng RS,Baade PD,et al. Cancer statistics in China,2015. CA Cancer J Clin,2016,66(2):115-132.

[33] Touré PS,Tall CT,Dioussé P,et al. Sister Mary Joseph nodule revealing digestive and ovarian carcinoma:report of 4 cases. Pan Afr Med J,2015,22:269.

第四节　神经及内分泌肿瘤皮肤转移

一、甲状腺癌

【概念】

甲状腺癌(thyroid carcinoma)是最常见的甲状腺恶性肿瘤,约占全身恶性肿瘤的1%,是来源于甲状腺上皮细胞的恶性肿瘤,包括乳头状癌、滤泡状癌、未分化癌和髓样癌四种病理类型。甲状腺癌皮肤转移极为罕见。

【临床特点】

1. 临床表现　甲状腺癌皮肤转移在全部皮肤转移性肿瘤中不足1%,极为罕见,可以为甲状腺癌的首发征象,也可以在手术后多年出现。男性稍多于女性。早期皮损表现为局部红斑,逐渐形成鲜红至暗红色结节,高出皮面,表面可有破溃,有痒痛感。常累及头部和腹部,尤以头皮最为常见。常需结合甲状腺癌的病史才能作出准确诊断。文献报道,皮肤转移的甲状腺癌中,乳头状癌最常见(41%),其次是滤泡状癌(28%)、未分化癌(15%)

和髓样癌(15%)。

2. 治疗　分化型甲状腺癌发展慢,经手术配合辅助治疗,尤其是放射性核素^{131}I治疗,可防止复发,延长寿命。肿瘤广泛转移者可考虑放射治疗或姑息治疗。

3. 预后　甲状腺癌皮肤转移常发生在病程末期,提示肿瘤广泛转移,预后较差。

【发病机制】

甲状腺癌皮肤转移可以经局部淋巴或局部浸润或血行播散。上胸部皮肤转移都与甲状腺局部复发灶或颈部淋巴结转移灶相邻近,经淋巴转移所致。

【病理变化】

1. 镜下观　甲状腺乳头状癌皮肤转移由导管乳头结构构成,偶有沙瘤体和嗜酸性胶样物质(图2-4-4-1-1A)。滤泡性甲状腺癌皮肤转移呈小梁和滤泡状,伴有腔内胶样物质。甲状腺髓癌皮肤转移由位于纤维血管性基质中片状多角形或丰满的梭状细胞构成,基质中常含有淋巴细胞和淀粉样物质(图2-4-4-1-1B)。

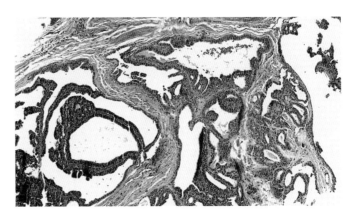

图2-4-4-1-1A　甲状乳头状转移癌,由乳头状导管构成,可见嗜酸性胶样物质(Dirk M. Elston教授惠赠)

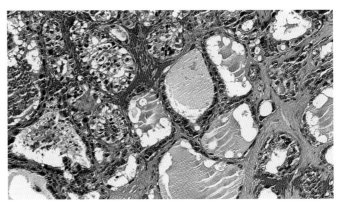

图2-4-4-1-1B　滤泡性甲状腺皮肤转移癌,滤泡状结构及胶样物质(Dirk M. Elston教授惠赠)

2. 免疫组化　乳头状和滤泡性甲状腺癌中甲状腺球蛋白免疫染色阳性,而髓性甲状腺癌中降钙素染色阳性。

【鉴别诊断】

需要与其他转移性腺癌、类癌等相鉴别。

（翟志芳）

二、神经母细胞瘤

【概念】

神经母细胞瘤（neuroblastoma，NB）属胚胎性肿瘤，由原始神经嵴细胞演化而来，交感神经链、肾上腺髓质是最常见的原发部位，原发肿瘤多局限于腹部，其皮肤转移在儿童中常见。

【临床特点】

1. **临床表现** 神经母细胞瘤是儿童和青少年最常见的皮肤转移性肿瘤之一，其中32%的新生儿患者伴皮肤转移，其他年龄组3%伴皮肤转移。主要表现为散在坚实性、充血性或蓝色皮下结节，无触痛，可以移动。多发皮肤转移结节呈现"蓝莓松饼婴儿"样外观。转移灶局部刮搓后变白，并持续30~60分钟。

2. **治疗** 治疗应个体化，特别是新生儿。Ⅰ期或Ⅱ期NB一般手术切除即可，2年生存率＞95%。对于ⅣS期患儿，治疗存在一定争议，有人认为，NB患儿中有80%可自发性消退，因而无须特殊治疗。Ⅲ期及Ⅳ期NB相对少见，但预后较差，应积极干预。

3. **预后** 预后差异大，部分患者如小年龄、早期，预后明显优于大年龄、晚期组。多发性皮肤转移患者，大部分为ⅣS期，生存率58%。

【发病机制】

NB起源于神经嵴的原始多能交感神经细胞，神经嵴移行后细胞的分化程度、类型及移行部位形成不同的交感神经系统正常组织，包括脊髓交感神经节、肾上腺嗜铬细胞。

【病理变化】

转移灶与原发灶组织学一致，通常分成三型，即神经母细胞瘤、神经节母细胞瘤和神经节细胞瘤。

1. **镜下观** 瘤细胞呈小圆形嗜碱性，核深染，弥漫分布或被纤细的纤维结缔组织分隔成巢团状或玫瑰花结状，纤维间质内有少量淋巴细胞。

2. **免疫组化** 肿瘤细胞NSE和神经细丝（neurofilament）阳性，基质梭形细胞S100蛋白阳性。

【鉴别诊断】

需要与其他小圆细胞肿瘤，如类癌、非霍奇金淋巴瘤、Ewing/原始神经外胚层肿瘤等相鉴别。

1. **类癌皮肤转移癌** 表现为单个或多发性真皮或皮下结节，可有疼痛。部分患者伴有类癌综合征表现。肿瘤位于真皮及皮下脂肪层，由具有圆形核和透明或嗜酸性胞质，大小和形状一样的细胞排列呈岛屿状、巢状和索状构成。来自支气管的类癌，含有银染色阳性的嗜银颗粒，银染色阳性。小肠类癌含Fontans-Masson阳性的嗜银颗粒。

2. **非霍奇金淋巴瘤（non-Hodgkins lymphoma，NHL）** 皮损单发或多发，可伴有全身症状。组织病理上可见弥漫分布的大小一致的圆形或卵圆形细胞。免疫组化染色CD45等淋巴标记阳性，神经源性标志物阴性。

3. **Ewing/原始神经外胚层肿瘤（primitive neuroectodermal tumour，PNET）** 是发生于脑、脊髓及交感神经以外的神经外胚层恶性肿瘤，较少见，多见于10~15岁儿童和青少年，好发于四肢。组织病理和NB类似，且免疫表型如NSE、Syn、CgA及NF与NB有重叠。但NB中EMA和S100蛋白呈不同程度阳性，分子遗传学检测PNET存在EWS/PNET融合基因可以鉴别。

（翟志芳）

三、类癌

【概念】

类癌（carcinoid tumor）是起源于胃肠道和其他器官的内分泌细胞的低度恶性肿瘤，细胞多呈局限性、浸润性缓慢生长，较少发生转移，故称类癌，皮肤转移极为罕见。

【临床特点】

1. **临床表现** 临床表现为无痛性皮下结节，直径通常小于2cm，表面皮肤从红棕色到紫罗兰色不一，可形成溃疡，好发于上肢、胸部、头皮和面部。有的可伴有剧痛，可能和神经受累或者肿瘤释放血管活性物质如5-羟色胺、激肽酶等有关。最常见的原发部位是支气管。少数患者可出现类癌综合征症状。

2. **治疗** 单发结节损害可局部手术切除，同时对原发部位类癌进行治疗。

3. **预后** 类癌大多为良性，但皮肤转移性类癌，多为类癌晚期的表现。

【发病机制】

类癌的病因尚不明确，部分类癌与遗传有关。

【病理变化】

1. **镜下观** 真皮及皮下组织内大小不等、界限清楚的结节状肿瘤细胞团；瘤细胞大小形态一致，圆形或卵圆形，核空泡状，结节周边倾向栅栏状排列，胞质嗜碱性，分裂象少见。

2. **免疫组化** 肿瘤细胞表达AE1/AE3、chromogranin A、嗜铬素蛋白、突触素、PGP9.5及NSE，而不表达CK5/6、CK7、CK20、p63。

3. **特殊染色** 重氮反应、Masson-Fontana染色和

Pearse 铅苏木精染色有助于明确诊断。来自支气管的类癌,含银染色阳性的嗜银颗粒,银染色阳性。小肠类癌含 Fontans-Masson 阳性的嗜银颗粒。

【鉴别诊断】

皮肤转移性类癌,需要和 Merkel 细胞癌、转移性小细胞癌、低分化原发性小汗腺癌和其他神经内分泌癌相鉴别。免疫组化有助于鉴别诊断。

1. **Merkel 细胞癌**　临床常为通常为坚实性、淡红色非溃疡性结节。肿瘤细胞为小圆形嗜碱性粒细胞,成簇排列或形成吻合索或片状,肿瘤细胞大小和形状一致。瘤细胞具有神经内分泌和上皮分化的特点,表达 AE-1、CAM-5. 2、CK20、EMA、嗜铬素蛋白、神经细丝和 NSE 等,但 S100、CEA 和 LCA 阴性。

2. **肺转移性小细胞癌**　AE-1 呈弥漫性核周点状阳性、CEA、TTF-1 阳性,而 S100、嗜铬素蛋白、神经细丝和 NSE 均阴性。

（翟志芳）

参 考 文 献

［1］Alwaheeb S,Ghazarian D,Boerner SL,et al. Cutaneous manifestations of thyroid cancer：a report of four cases and review of the literature. J Clin Pathol,2004,57（4）:435-438.

［2］Maher-Wiese VL,Wenner NP,Grant-Kels JM. Metastatic cutaneous lesions in children and adolescents with a case report of metastatic neuroblastoma. J Am Acad Dermatol, 1992, 26（4）: 620-628.

［3］Van Nguyen A,Argenyi ZB. Cutaneous neuroblastoma. Peripheral neuroblastoma. Am J Dermatopathol,1993,15（1）:7-14.

［4］Isaacs H Jr. Cutaneous metastases in neonates：a review. Pediatr Dermatol,2011,28（2）:85-93.

［5］Lucky AW,McGuire J,Komp DM. Infantile neuroblastoma presenting with cutaneous blanching nodules. J Am Acad Dermatol, 1982,6（3）:389-391.

［6］Klapman MH,Chun D. Cutaneous and subcutaneous neuroblastoma in children and adults：Case reports and population study. Journal of the American Academy of Dermatology, 1991, 24（6）: 1025-1027.

［7］Zuetenhorst JM,Taal BG. Metastatic carcinoid tumors：a clinical review. Oncologist,2005,10（2）:123-131.

［8］McCracken GA,Washington CV,Templeton SF. Metastatic cutaneous carcinoid. J Am Acad Dermatol,1996,35（6）:997-998.

［9］Puri PK,Galan A,Glusac EJ,et al. Metastatic cutaneous carcinoid tumor mimicking an adnexal poroid neoplasm. J Cutan Pathol, 2008,35（1）:54-57.

［10］Falto-Aizpurua L,Seyfer S,Krishnan B,et al. Cutaneous metastasis of a pulmonary carcinoid tumor. Cutis, 2017, 99（5）: E13-E15.

第五节　转移性黑色素瘤

转移性黑色素瘤是最常见的皮肤转移癌之一,仅次于鳞癌和腺癌,居第 3 位,约 5% 的患者转移性黑色素瘤是其首发表现。大多数转移性黑色素瘤无表皮变化,通常不难诊断。部分转移性黑色素瘤无色素,其组织学鉴别诊断就比较困难,需要借助免疫组化标记,甚至特殊的分子生物学标记和其他恶性肿瘤相鉴别。

详见黑色素瘤章节。

（翟志芳）

参 考 文 献

［1］Amin A,Hedayat,Joel A,et al. BAP1-Deficient Tumor/Nevus with Germline Aberration：A Potential Pitfall in assessing Melanocytic Neoplasms with Single Nucleotide Polymorphism array. Journal of cutaneous pathology,2019,46（9）:672-677.

［2］Louie BH,Kurzrock R. BAP1：Not just a BRCA1-associated protein. Cancer Treatment Reviews,2020,90:102091.

［3］Murali R,Wiesner T,Scolyer RA. Tumours associated with BAP1 mutations. Pathology,2013,45（2）:116.

［4］Thomas Wiesner,Anna C Obenauf,Rajmohan Murali,et al. Germline mutations in BAP1 predispose to melanocytic tumors. Nat Genet,2011,43（10）:1018-1021.

第一节 良性成纤维细胞和肌成纤维细胞肿瘤

一、肥厚性瘢痕

【概念】

肥厚性瘢痕(hypertrophic scar)为皮肤损伤之后纤维组织的修复形式之一,病变局限于原始损伤部位,不超越原有的损伤范围。

【临床特点】

1. **临床表现** 常有创伤史;无好发部位,但常发生在伸肌的关节表面或关节呈直角的皮肤,少数可伴瘙痒或疼痛,病变局限于原创口范围,呈肥厚性斑块样,可出现溃疡、挛缩和过度角化,随着时间推移而改善(退化或稳定),部分可自发消退,一般在外伤后第一个月出现,持续生长到 6 个月,1 年之内逐渐退化。(图 2-5-1-1-1)

2. **治疗** 皮损内注射、手术切除、浅层 X 线放射治疗等。

3. **预后** 良好。

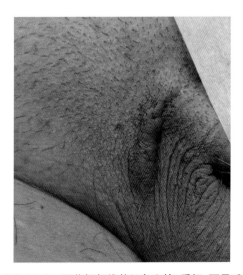

图 2-5-1-1-1 阴茎根部线状红色斑块,质韧,可见毛发

【发病机制】

形成机制不明,与成纤维细胞的胶原合成增多和转化生长因子 β 等细胞因子水平增高有关。

【病理变化】

镜下观 病变位于真皮,增生的粗大胶原纤维交织排列,边界不清,肌成纤维细胞、小血管和纤细胶原纤维形成结节状,随着时间推移,结节逐渐变小,胶原束逐渐变得与皮肤表面平行。(图 2-5-1-1-2A ～ 图 2-5-1-1-2C)

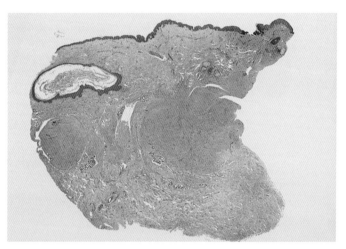

图 2-5-1-1-2A 低倍镜扫视,病变位于真皮内,呈结节状

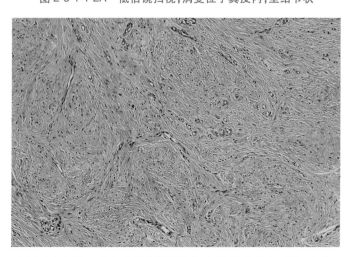

图 2-5-1-1-2B 真皮内增生胶原纤维交织排列,边界不清,血管增生,垂直走向

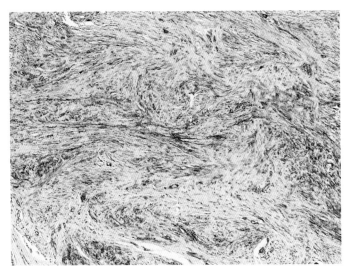

图 2-5-1-1-2C　SMA 染色阳性

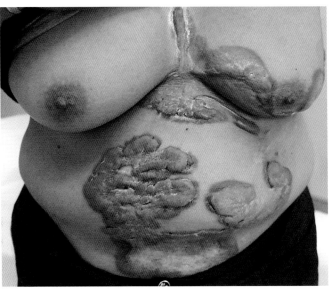

图 2-5-1-2-1A　前胸部、腹部瘢痕,外观不规则,如蟹足状,表面光滑发亮

【鉴别诊断】

主要与瘢痕疙瘩相鉴别,肥厚性瘢痕的皮损仅在原损害的范围之内,生长数月后停止发展,并可消退,无蟹足状改变,病理上可见 SMA 阳性的肌成纤维细胞,不常见粗大玻璃样变的胶原纤维。陈燕璇等探讨使用超声剪切波弹性成像定量鉴别瘢痕疙瘩与肥厚性瘢痕,具有无创性的特点,可定量评价两种病变的组织硬度,为瘢痕疙瘩和肥厚性瘢痕的临床鉴别提供帮助。

（党　林）

二、瘢痕疙瘩

【概念】

瘢痕疙瘩(keloid)为真皮内结缔组织过度增生所引起的良性皮肤肿瘤。患者多具有瘢痕体质,有色人种较易发病,部分患者有家族史,常继发于皮肤损伤。

【临床特点】

1. 临床表现　好发于上胸及胸骨前区,也可见于颈、肩、耳、下肢等部位。皮损初起为小而硬的红色丘疹,逐渐增大,呈圆形、卵圆形或不规则形斑块,高起皮面,往往超过原损伤部位,呈蟹足状向外伸展,表面光滑发亮。早期进展期皮损潮红而有触痛,呈橡皮样硬度,表面可有毛细血管扩张;静止期皮损颜色变淡,质地坚硬,多无自觉症状。继发于烧伤、烫伤者可形成大面积皮损,严重者可影响受累肢体功能。(图 2-5-1-2-1A、图 2-5-1-2-1B)

2. 治疗　皮损内注射、手术切除、浅层 X 线放射治疗等。

3. 预后　容易复发。

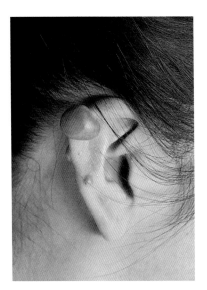

图 2-5-1-2-1B　耳部质韧红色结节,表面光滑(打耳洞后出现)

【发病机制】

形成机制不明,与肥厚性瘢痕类似,与成纤维细胞的胶原合成增多和转化生长因子 β 等细胞因子水平增高有关。

【病理变化】

镜下观　病变位于真皮,增生粗大胶原纤维交织排列,边界不清,病变后期纤维组织可呈玻璃样变,真皮乳头因受压而变平,弹力纤维稀少;邻近附属器萎缩或消失,被推向外周。(图 2-5-1-2-2A、图 2-5-1-2-2B)

【鉴别诊断】

详见肥厚性瘢痕鉴别诊断。

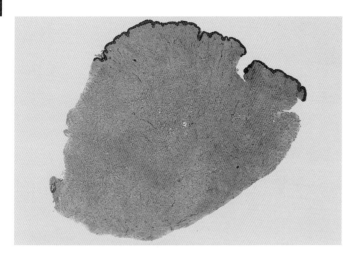

图 2-5-1-2-2A 低倍镜扫视,病变位于真皮

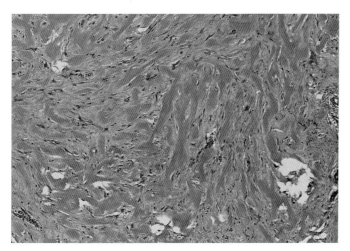

图 2-5-1-2-2B 增生粗大胶原纤维交织排列,局部纤维组织呈玻璃样变

（党 林）

三、脑回状纤维增生

【概念】

脑回状纤维增生(cerebriform fibrous proliferation)是一种主要累及足底跖面、少数发生在手掌的纤维组织增生性病变。脑回状纤维增生是 Proteus 综合征的特征性表现之一。

【临床特点】

1. 临床表现 Proteus 综合征包括非对称性面部肥大、巨手(巨指症)或巨足(巨趾症)、指(趾)侧弯、偏身肥大、色素沉着性皮损、表皮痣、足底/手掌脑回样纤维性增生、脂肪肿瘤、血管畸形、外生性骨疣、脊柱侧凸、头颅异常、个体生长加速和内脏异常等。足底/手掌脑回状纤维增生呈特征性的脑回样,常伴有单侧或双侧的巨指(趾)症或长骨肥大症。(图 2-5-1-3-1)

2. 治疗 如有美容需求,可行整形手术。

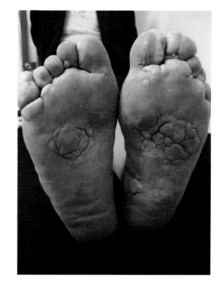

图 2-5-1-3-1 足底增生性斑块,呈脑回样

3. 预后 良好,无恶变倾向。

【发病机制】

形成机制不明,Proteus 综合征涉及 *AKT1* 激活性突变。

【病理变化】

镜下观 病变位于真皮及皮下,由大量增生的致密胶原纤维组成,主要为 I 型胶原纤维,表达纤维细胞的标记,如 vimentin 等,其上表皮常伴有角化过度。(图 2-5-1-3-2)

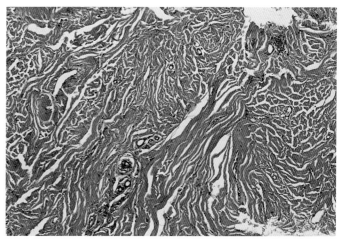

图 2-5-1-3-2 真皮内致密胶原纤维增生

【鉴别诊断】

需与足跖或手掌纤维瘤病相鉴别,脑回状纤维增生具有特征性外观,可资鉴别。

（党 林）

四、结节性筋膜炎

【概念】

结节性筋膜炎(nodular fasciitis)是一种生长迅速、具有自限的浅筋膜结节性成纤维细胞增生病变,具有反应性、自限性,又称假肉瘤性筋膜炎。

【临床特点】

1. **临床表现** 临床少见,常见于中青年,男女发病率相近,好发于四肢(特别是前臂),在儿童,头颈部是最常见的发病部位。通常表现为迅速生长的皮下结节,具有自限性,直径1~5cm,可以有触痛。(图2-5-1-4-1)

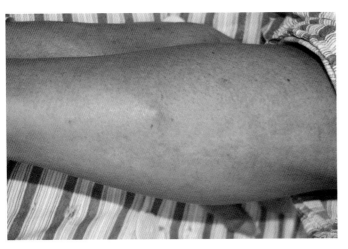

图2-5-1-4-1 前臂皮下结节,质韧

2. **治疗** 手术切除。

3. **预后** 良好,但手术切除不净时,易复发,无转移倾向。

【发病机制】

部分结节性筋膜炎病例表现出克隆性,说明其具有肿瘤的特征。结节性筋膜炎中的梭形细胞具有肌成纤维细胞的超微结构特点,与其他肌成纤维细胞性损害一致,细胞表达SMA和肌特异性肌动蛋白(MSA),但不表达Desmin。

【病理变化】

1. **镜下观** 结节性筋膜炎界限相对清楚,没有包膜,疏松的黏液样基质和胶原基质形成羽毛状或小囊状外

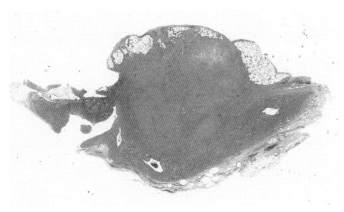

图2-5-1-4-2A 低倍镜扫视,皮下组织见梭形细胞增生,境界相对清楚

观,肥大的梭形细胞分布其中。大量薄壁血管呈网状或放射状排列,内皮细胞比较显著。常可见灶状出血和散在以淋巴细胞为主的慢性炎症,偶见泡沫样组织细胞和多核破骨细胞样巨细胞。梭形细胞形态丰满,有丝分裂活跃,但没有异型核分裂象。在病程不同的皮损中,细胞成分多少不一,胶原组织及疏松水肿的基质成分相对比例也不同。(图2-5-1-4-2A~图2-5-1-4-2D)

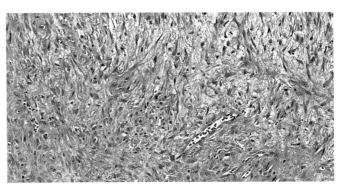

图2-5-1-4-2B 肿瘤细胞呈梭形或不规则形,胞质嗜酸性,局部见黏液样间质

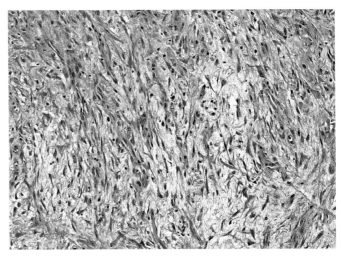

图2-5-1-4-2C 疏松的黏液样基质,梭形细胞分布其中

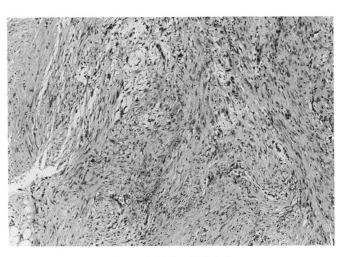

图2-5-1-4-2D 灶状出血

2. **免疫组化** 肿瘤细胞表达 SMA、MSA 和 calponin，不表达 S100、Desmin、CD34、EMA。

3. **分子检测** *USP6* 重排阳性。

【鉴别诊断】

当出现异常的核分裂象、核多形性或深染和坏死等特征时，提示恶性肿瘤（如肉瘤）的可能，需提高警惕。

（党 林）

五、真皮型结节性筋膜炎

【概念】

真皮型结节性筋膜炎（dermal nodular fasciitis）是一种发生于真皮内的罕见变异型结节性筋膜炎。

【临床特点】

1. **临床表现** 常发生于青年人的四肢和躯干，但也可发生于头颈部区域。仅 1 例肿瘤局部复发，无转移。

2. **治疗** 手术切除。

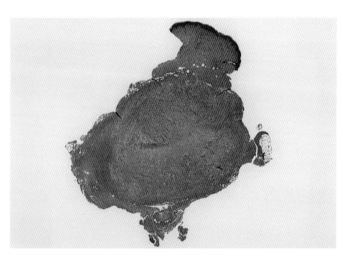

图 2-5-1-5-1A 低倍镜扫视，病变主要位于真皮内，局部侵犯皮下组织（Tetsunori Kimura 教授惠赠）

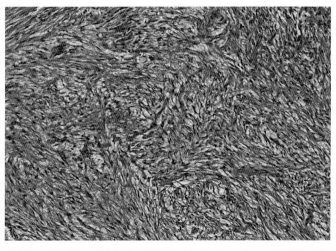

图 2-5-1-5-1B 肿瘤细胞呈梭形，胞质嗜酸性，局部见黏液样间质，可见多核巨细胞（Tetsunori Kimura 教授惠赠）

3. **预后** 良好，但手术切除不净时，易复发，无转移倾向。

【发病机制】

同结节性筋膜炎。

【病理变化】

镜下观 病变主要位于真皮内，局部侵犯皮下组织。组织学特点和经典型一样。（图 2-5-1-5-1A、图 2-5-1-5-1B）

【鉴别诊断】

真皮型筋膜炎和良性纤维组织细胞瘤的鉴别在于后者细胞更多形性，而且肿瘤细胞大多肌动蛋白染色阴性。

（党 林）

六、骨化性筋膜炎

【概念】

骨化性筋膜炎（ossifying fasciitis）是指一部分结节性筋膜炎病例有骨样、成熟骨，甚至软骨样化生。

【临床特点】

1. **临床表现** 典型的骨化筋膜炎在几周内即形成单一异位骨化肿瘤。文献中报道的筋膜炎病例主要发生在上肢、胸部、背部、头部和颈部的筋膜或肌肉。

2. **治疗** 手术切除治疗。

3. **预后** 骨化性筋膜炎通常没有复发或转移的倾向，即使在部分切除后也可能自发消退。

【发病机制】

同结节性筋膜炎。

【病理变化】

镜下观 多数病例显示结节性筋膜炎和骨化性肌炎两种形态，可见骨样、成熟骨，甚至软骨样化生，骨样化生只是局部的，可以没有钙化。（图 2-5-1-6-1A～图 2-5-1-6-1D）

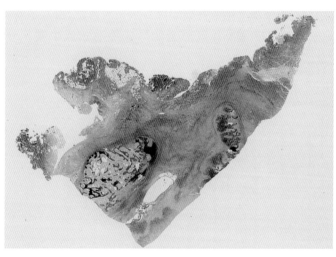

图 2-5-1-6-1A 低倍镜扫视（广州金域医学检验中心王海伦教授惠赠）

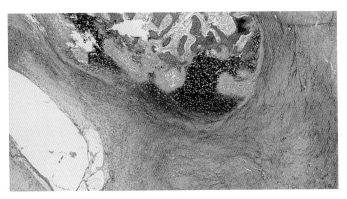

图 2-5-1-6-1B　镜下见梭形细胞增生,排列无一定方向,呈浸润性生长,其间可见黏液样基质与胶原玻璃样变区,并可见成片的骨化生(广州金域医学检验中心王海伦教授惠赠)

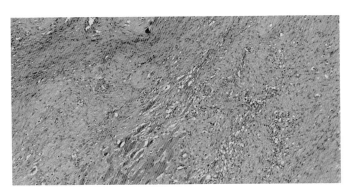

图 2-5-1-6-1C　梭形细胞增生,呈浸润性生长,局部累及肌肉组织,细胞胞质淡红,核呈卵圆形,局部呈席纹状排列(广州金域医学检验中心王海伦教授惠赠)

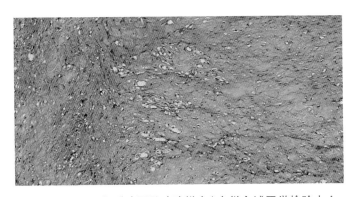

图 2-5-1-6-1D　间质胶原见玻璃样变(广州金域医学检验中心王海伦教授惠赠)

如起源于骨膜称为骨旁筋膜炎(parosteal fasciitis),其中发生于指(趾)者,又称指(趾)纤维骨性假瘤或手足短状骨旺炽性反应性骨膜炎(florid reactive periostitis of the tubular bones of hands and feet)。

【鉴别诊断】

需要与骨化性肌炎鉴别,后者常见带状成熟骨,而骨化性筋膜炎常没有。

(党　林)

七、骨膜(颅)筋膜炎

【概念】

骨膜(颅)筋膜炎(cranial fasciitis)是一种好发于婴幼儿颅骨的成纤维细胞/肌成纤维细胞性增生,形态上类似结节性筋膜炎。

【临床特点】

1. 临床表现　罕见。发生于 6 岁以下的婴幼儿,主要见于 2 岁以下婴儿。男婴更为常见,男女比为 2:1。好发于头皮软组织和其下颅骨。临床上多表现为颞部软组织、顶骨、枕骨及前额迅速增大的无痛性肿胀或肿块,平均直径为 2.5cm,患儿无不适感。如颅骨受累,X 线及 CT 显示为溶骨性缺损,多伴有致密或硬化的边缘。临床上易被误诊为嗜酸性肉芽肿(朗格汉斯细胞组织细胞增生症)。

2. 治疗　局部切除,必要时加以颅骨修补。

3. 预后　切除后一般不复发。

【发病机制】

同结节性筋膜炎。

【病理变化】

1. 镜下观　组织学特征可表现为典型的结节性筋膜炎的形态特征,病变起自头皮的深筋膜,成纤维细胞/肌成纤维细胞增生分布于黏液样变和玻璃样变基质中,局灶区域可伴有骨化。

2. 免疫组化　梭形细胞弥漫性表达 α-SMA 和 MSA,不表达 Desmin、h-caldesmon、CD34、S100 蛋白和 AE1/AE3。

【鉴别诊断】

1. 婴儿纤维瘤病　由一致的梭形细胞组成,间质可见粗大的胶原纤维,病变呈侵袭性生长。

2. 婴幼儿肌纤维瘤　为血管周细胞肿瘤,可界限清楚也可呈浸润性生长,累及颅骨时需与颅骨筋膜炎鉴别。婴幼儿肌纤维瘤低倍镜下可见浅染区和深染区双相结构,浅染区为较成熟的肌样细胞,深染区常位于瘤组织中央区,为较幼稚的原始间叶细胞,有时可见血管外皮瘤样结构。

(党　林)

八、增生性筋膜炎

【概念】

增生性筋膜炎(proliferative fasciitis,PF)是一种发生于皮下形成肿物的增生性病变,除有类似于结节性筋膜炎的胖梭形成纤维细胞/肌成纤维细胞增生之外,还含有体积较大的节细胞样细胞。

【临床特点】

1. 临床表现　少见,主要发生于中老年人,较结节性筋膜炎发病年龄大。以上肢前臂最多见,其次是下肢和躯干,病变位于皮下组织。临床上结节位于皮下,与表皮不粘连,质硬,能移动,以生长迅速为特点,病程一般不超过2个月,形成的肿物大多<3cm,可有疼痛或触痛。(图2-5-1-8-1)

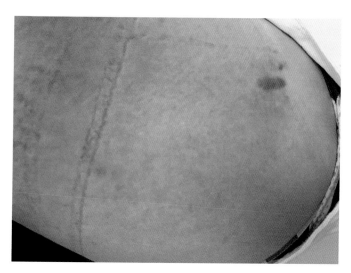

图2-5-1-8-1 臀部皮下结节

2. **治疗** 手术切除。

3. **预后** 良好,无转移倾向。

【发病机制】

同结节性筋膜炎。

【病理变化】

1. **镜下观** 主要累及皮下浅筋膜,可沿筋膜平面蔓延,由与结节性筋膜炎相似的肥胖的成纤维细胞/肌成纤维细胞性梭形细胞、神经节细胞样的大细胞和形态上介于两者之间的过渡细胞组成。节细胞样细胞体积较大,多边形或不规则形,核大,圆形或卵圆形,常偏向胞质一侧,核膜厚,核仁明显,一般为1个,也可有2~3个,胞质丰富,嗜双染或嗜碱性,散在或成群分布于成纤维细胞或脂肪细胞间。梭形细胞或节细胞样细胞均可见核分裂象,但不见病理性核分裂。间质黏液样或富含胶原。儿童型增生性筋膜炎一般较成人型界限清楚,细胞更丰富,以神经节细胞样细胞为主,核分裂更多,可有局灶性坏死和急性炎症。(图2-5-1-8-2A~图2-5-1-8-2C)

2. **免疫组化** 与结节性筋膜炎类似,表达α-SMA和MSA,不表达Desmin。神经节样细胞肌动蛋白常为阴性表达。

【鉴别诊断】

1. **结节性筋膜炎** 发病年龄较增生性筋膜炎年轻,无神经节细胞样细胞,可见多核巨细胞,增生的薄壁毛细血管较常见。

2. **胚胎性横纹肌肉瘤** 增生性筋膜炎的神经节样细

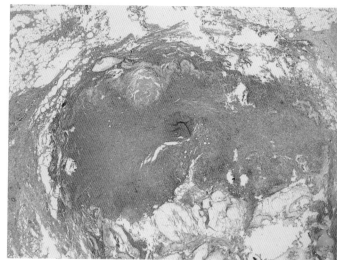

图2-5-1-8-2A 低倍镜扫视,病变位于皮下组织

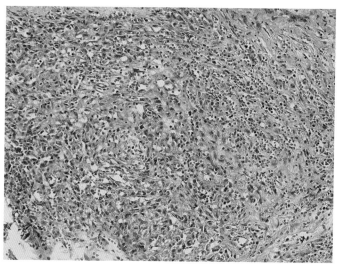

图2-5-1-8-2B 由肥胖的成纤维细胞/肌成纤维细胞性梭形细胞和神经节细胞样的大细胞组成

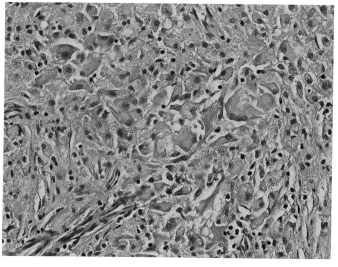

图2-5-1-8-2C 节细胞样细胞体积较大,多边形或不规则形

胞要与横纹肌母细胞鉴别,前者胞质嗜双染或嗜碱性,没有横纹,无奇异瘤巨细胞,免疫组化 Desmin、MyoD1 和 Myogenin 均呈阴性。

3. 节细胞神经瘤和节细胞神经母细胞瘤　增生筋膜炎缺乏节细胞神经瘤和节细胞神经母细胞瘤中原纤维状的施万细胞间质背景,神经节样细胞内不见尼氏小体,免疫组化不表达 S100 蛋白、NSE、NF、PGP9.5 和 GFAP。

(党　林)

九、血管内筋膜炎

【概念】

血管内筋膜炎(intravascular fasciitis)是一种累及中小静脉或动脉的结节性筋膜炎。

【临床特点】

1. 临床表现　罕见,发病年龄 30 岁以下,以儿童和青少年较多见。男性略多于女性,好发于上肢和头颈部,其次为躯干和下肢。临床表现为皮下缓慢生长的无痛性孤立的结节,直径多小于 2cm。

2. 治疗　手术切除。

3. 预后　良好,无转移倾向。

【发病机制】

同结节性筋膜炎。

【病理变化】

1. 镜下观　多数病例累及血管(多为中小静脉)的内膜、中层、外膜和血管旁的软组织,部分病例向血管内生长,梭形细胞增生区与血管壁之间有裂隙样结构分隔。组织学形态与结节性筋膜炎相似,但间质黏液样变性不明显,而破骨细胞样多核巨细胞更为多见。

2. 免疫组化　梭形细胞弥漫性表达 α-SMA 和 MSA,不表达 AE1/AE3、S100 蛋白、CD34 和 CD31。

【鉴别诊断】

1. 机化性血栓　表现为血栓及纤维化,无细胞增生。

2. 血管内乳头状内皮细胞增生　在血栓的基础上发生血管内皮细胞增生,免疫组化 CD31、CD34 阳性。

3. 梭形细胞血管瘤　由海绵状血管瘤和与卡波西肉瘤相似的梭形细胞组成,可见红细胞外渗。梭形细胞 vimentin 阳性,内皮细胞标记阴性。

(党　林)

十、增生性肌炎

【概念】

增生性肌炎(proliferative myositis,PM)的细胞组成与增生性筋膜炎相同,只是发生于肌肉内。

【临床特点】

1. 临床表现　主要发生于中老年人,中位年龄 50

岁。无明显性别差异。主要累及躯干、肩胛骨的扁平肌,特别是胸大肌、背阔肌和前锯肌,部分病例可位于上臂肌肉内,偶可见于大腿肌群。病变生长迅速,从发病到手术切除一般不超过 3 周。症状不明显,常在触摸时发现结节或肿块。

2. 治疗　手术完整切除。

3. 预后　切除后可完全治愈,罕见复发。

【发病机制】

同结节性筋膜炎。

【病理变化】

镜下观　病变在肌纤维间浸润,在低倍镜下呈特征性"棋盘"样结构。与增生性筋膜炎相似,由大量增生的成纤维细胞/肌成纤维细胞、神经节细胞样细胞组成,部分病例可伴有骨化生,因此与骨化性肌炎有密切关系。(图 2-5-1-10-1A~图 2-5-1-10-1C)

【鉴别诊断】

1. 横纹肌肉瘤　增生性肌炎中的神经节样细胞胞质非嗜酸性,横纹肌标记抗体阴性有别于横纹肌肉瘤。

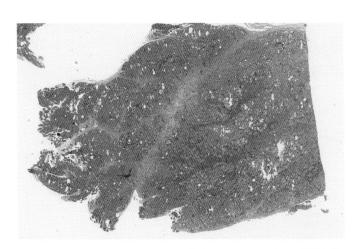

图 2-5-1-10-1A　低倍镜扫视,病变在肌纤维间浸润,呈"棋盘"样结构(广州金域医学检验中心王海伦教授惠赠)

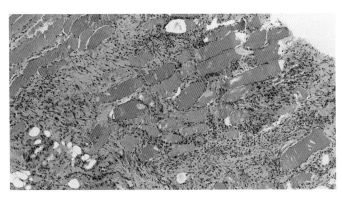

图 2-5-1-10-1B　由大量增生的成纤维细胞/肌成纤维细胞及节细胞样细胞组成(广州金域医学检验中心王海伦教授惠赠)

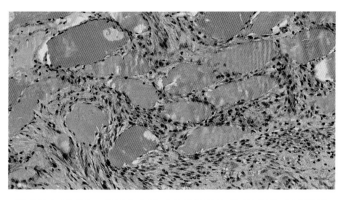

图 2-5-1-10-1C 成纤维细胞/肌成纤维细胞呈梭形或不规则形,节细胞样细胞体积大,呈多边形,胞质丰富(广州金域医学检验中心王海伦教授惠赠)

2. 骨化性肌炎 增生性肌炎出现骨化时易与骨化性肌炎混淆,骨化性肌炎最常发生于大腿内侧,病程长,镜下有特征性的分带结构,骨化明显。

（党 林）

十一、弹力纤维瘤

【概念】

弹力纤维瘤(elastofibroma)是一种弹力纤维组织的增生,界限不清,病变内含有大量异常弹力纤维。

【临床特点】

1. 临床表现 具体的发病率尚不清楚,但在日常工作中较少见。在 60 岁以上患者的 CT 检查中,约 2% 可偶然发现有弹力纤维瘤,而在 55 岁以上患者的尸解(16%)中可见相似的镜下改变。发生于日本冲绳的病例中约 1/3 有家族史,提示有家族背景。

多发生于 50 岁以上,特别是 60~70 岁的中老年人。明显多见于女性。多发生于肩胛下区,在前锯肌、背阔肌和菱形肌的深层,与后胸壁紧密粘连,大多为单侧,也可双侧发生。部分病例发生于三角肌、鹰嘴下区、坐骨结节、大腿、胃肠道和大网膜,也有发生于角膜、口腔、气管、支气管及心脏瓣膜等处的报道。临床上为缓慢生长的无痛性皮下深部的孤立性肿块,少数患者有局部隐痛或酸胀感,部分病例出现肩胛区疼痛或活动受限。表面皮肤平滑,色泽正常。

2. 治疗 切除治疗。

3. 预后 对于无症状而影像学特征典型的患者可随诊观察,必要时行穿刺活检以排除肉瘤可能,对于肿瘤直径超过 5cm 或有症状的患者,以手术切除为主,切除后极少复发。

【发病机制】

病因不明,部分病例与肩胛和后胸壁之间反复性外伤或摩擦有关,常见于重体力劳动者。可能属于胶原间质中弹力纤维退变或异常弹力纤维的纤维化。

【病理变化】

镜下观 组织学特征由致密的胶原纤维和成熟的脂肪组织组成,在胶原性纤维组织内成纤维细胞之间可见较多分布不均的深嗜伊红色弹力纤维,可呈腊肠样、串珠样、大小不等的球状或圈绒状等形状,间质常伴有局部水肿或黏液样变性。免疫组化梭形成纤维细胞主要表达 vimentin,并可表达 CD34、MEF-2、CD133 和 FXⅢa。弹力纤维可表达弹性蛋白(elastin)和弹性蛋白原(tropoelastin)。弹力纤维染色呈阳性反应。(图 2-5-1-11-1A~图 2-5-1-11-1C)

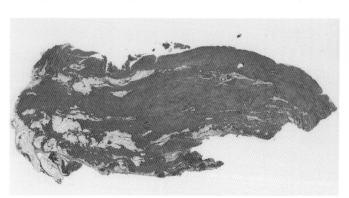

图 2-5-1-11-1A 低倍镜扫视(Tetsunori Kimura 教授惠赠)

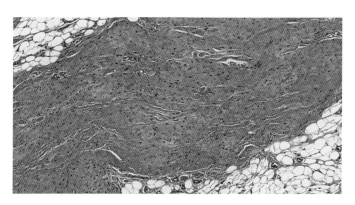

图 2-5-1-11-1B 病变由纤维、脂肪和弹力纤维组成(Tetsunori Kimura 教授惠赠)

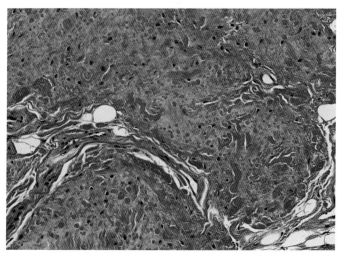

图 2-5-1-11-1C 可见各种形状的弹力纤维(Tetsunori Kimura 教授惠赠)

【鉴别诊断】

1. **胶原性纤维瘤**　可发生于肩背部,瘤组织含大量致密的胶原纤维及少量梭形或星状成纤维细胞和肌成纤维细胞,无特征性的串珠状弹力纤维可鉴别。

2. **颈部纤维瘤**　主要发生于颈背部,由大量略呈分叶状或结节状的胶原纤维组成,无弹力纤维。

3. **纤维脂肪瘤**　除发生部位与弹力纤维瘤有所不同外,肿瘤境界清楚,可有纤维性包膜,镜下以脂肪成分为主,含有多少不等的致密胶原纤维,其内无弹力纤维。

4. **侵袭性纤维瘤病**　肿瘤界限不清,常向肌肉内浸润性生长,可见萎缩的多核肌巨细胞,瘤细胞成分远较弹力纤维瘤丰富,主要由条束状增生的成纤维细胞和肌成纤维细胞组成。免疫组化示可灶性表达 α-SMA 和 Desmin,并可表达 β-catenin。

（党　林）

十二、皮肤肌纤维瘤

【概念】

皮肤肌纤维瘤(dermatomyofibroma)是一种发生于真皮内的肌成纤维细胞性肿瘤,临床上常呈斑块状,镜下由与表皮大致呈平行排列的条束状增生成纤维细胞和肌成纤维细胞组成,瘤细胞镜下形态可类似纤维瘤病,也称斑块样真皮纤维瘤病(plaque-like dermal fibromatosis)。

【临床特点】

1. **临床表现**　较少见。多发生于青年人,偶可发生于儿童和婴儿,女性平均发病年龄为 31 岁,男性为 12 岁。女性较多见。多发生于肩部及周围,也可发生于颈部、躯干、上肢、腹壁、臀部、大腿及腘窝等。通常表现为缓慢生长的硬化性斑块,呈红褐色,表皮可有色素沉着,偶可为多发性。(图 2-5-1-12-1)

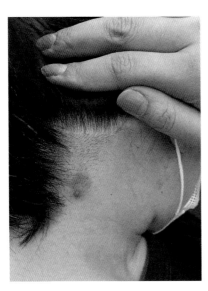

图 2-5-1-12-1　颈部红褐色斑块

2. **治疗**　一般局部切除治疗,对于影响外观不宜手术者也可长期随诊。

3. **预后**　切除后可获治愈,无恶变潜能。

【发病机制】

病因不明。

【病理变化】

1. **镜下观**　主要位于真皮内,通常位于网状层,偶可累及皮下筋膜。由宽条束状增生的成纤维细胞和肌成纤维细胞组成,常与表皮相平行,细胞之间可有多少不等的胶原纤维,表皮可有增生。(图 2-5-1-12-2A、图 2-5-1-12-2B)

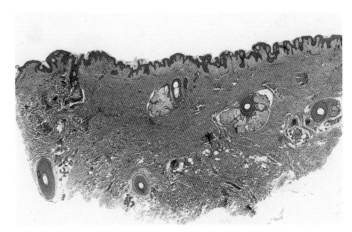

图 2-5-1-12-2A　低倍镜扫视

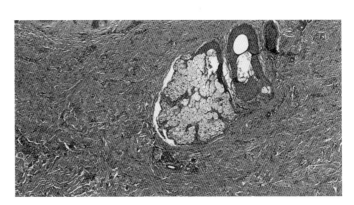

图 2-5-1-12-2B　真皮内成纤维细胞及胶原增生,与表皮平行

2. **免疫组化**　梭形成纤维细胞和肌成纤维细胞不同程度地表达 α-SMA,不表达 CD34、S100 蛋白和 Desmin。

【鉴别诊断】

1. **皮肤纤维瘤**　肿瘤的周边可见瘤细胞呈锯齿状穿插于成熟的胶原纤维内,增生的成纤维细胞呈条束状或交织状排列,极少有与表皮平行排列的现象,除梭形细胞外,肿瘤内有时尚可见含铁血黄素沉着、含铁血黄素性吞噬细胞、泡沫样组织细胞和 Touton 巨细胞等其他细胞成分。

2. **浅表性纤维瘤病**　主要发生于手掌和足底,多位于皮下腱膜,常呈小结节状生长,而非斑块状。

3. 皮肤平滑肌瘤 镜下显示平滑肌细胞的形态特点,免疫组化标记显示瘤细胞弥漫表达 α-SMA、Desmin 和 h-caldesmon。

4. 萎缩性隆突性皮肤纤维肉瘤 萎缩性隆突性皮肤纤维肉瘤中的梭形细胞也可呈与表皮相平行的条束状或波浪状排列,但瘤细胞的镜下形态有所不同。免疫组化显示瘤细胞弥漫性表达 CD34,不表达 α-SMA。

5. 神经纤维瘤 瘤细胞较少呈与表皮平行排列的宽带状,核纤细、弯曲,免疫组化显示瘤细胞表达 S100 蛋白和 SOX10。

(党　林)

十三、浅表肢端纤维黏液瘤

【概念】

浅表肢端纤维黏液瘤(superficial acral fibromyxoma)是一种好发手足尤其是甲床部位的良性成纤维细胞性肿瘤。

【临床特点】

1. 临床表现 较少见。多发生于 40 岁以上成年人,中位年龄为 50 岁,男性多见。几乎都发生手足皮肤,大多数为手指和足趾,尤其是甲沟和甲床区,非肢端部位极其罕见(图 2-5-1-13-1)。

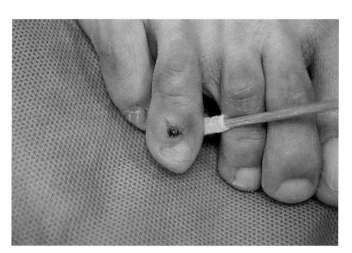

图 2-5-1-13-1　右足第 4 趾远端背侧黄白色结节,表面见浆痂

2. 治疗 完整切除。

3. 预后 完整性切除后预后良好,复发率低。文献上报道的复发率超过 22%,与切除不净有关,尚无转移报道。

【发病机制】

病因不明。可能与 *RB1* 基因(13q14)缺失有关。

【病理变化】

1. 镜下观 结节状、分叶状、不规则/浸润性生长;表浅受累,某些肿瘤侵及皮下和脂肪。中度富于梭形细胞

和星形成纤维细胞性瘤细胞增生,呈疏松束状、席纹状排列或随意排列。核非典型一般轻微或缺乏,核分裂罕见,个别病例散在多形性核。不同程度黏液或胶原变性,常见小血管增生。肥大细胞常见,偶见多核细胞,无坏死。(图 2-5-1-13-2A ~ 图 2-5-1-13-2C)

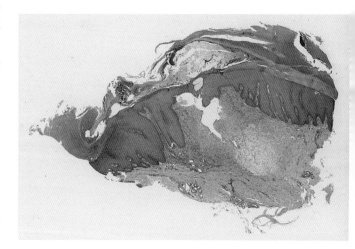

图 2-5-1-13-2A　低倍镜扫视,病变位于真皮内

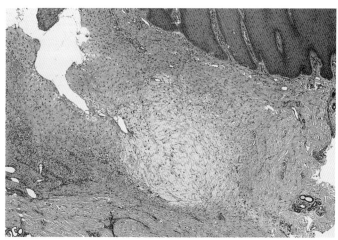

图 2-5-1-13-2B　梭形细胞和星形成纤维细胞性瘤细胞增生,呈疏松束状或随意排列

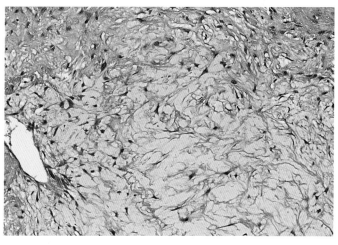

图 2-5-1-13-2C　间质富含黏液,见星形或梭形细胞增生

2. 免疫组化　瘤细胞表达 CD34,偶可灶性表达 EMA 或 α-SMA,不表达 S100 蛋白、Desmin、CK 和 claudin-1。

【鉴别诊断】

1. 皮肤纤维瘤/纤维组织细胞瘤　肿瘤边缘胶原分割或胶原球形成;常见慢性炎症,泡沫状组织细胞;一般 CD34 和 EMA 阴性。

2. 神经束膜瘤　可显示与肢端纤维瘤重叠的形态,显示明显的旋涡状或血管周增生模式,瘤细胞表达 claudin-1 和 EMA,程度不等地表达 CD34。

3. 黏液样神经纤维瘤　细长皱缩扭曲细胞核,疏松束状或席纹状生长不常见,瘤细胞表达 S100 蛋白。

4. 浅表性血管黏液瘤　分叶状生长,血管壁轻微纤维化,有明显的黏液间质和中性粒细胞浸润。

5. 低级别纤维黏液样肉瘤　极少发生于指(趾),瘤细胞不表达 CD34,但表达 MUC4。

（党　林）

十四、纤维上皮性息肉

【概念】

纤维上皮性息肉(fibroepithelial polyp),又称软纤维瘤(fibroma molle)、皮赘,是一种来源于原始间叶组织的良性肿瘤。

【临床特点】

1. 临床表现　成人很常见,特别是肥胖女性。皮损好发于颈部、腋下和腹股沟,也见于肛周,偶见于脐部。(图 2-5-1-14-1)

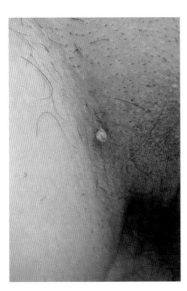

图 2-5-1-14-1　右侧腹股沟见带蒂赘生物,质软

皮损常多发,皮损呈丘疹状、丝状、带蒂状,直径一般小于 1cm。偶尔其他肿瘤例如基底细胞癌和鳞状细胞癌可在纤维上皮性息肉的基础上发生。长期使用避孕套式导尿管,可形成龟头和包皮的淋巴水肿性纤维上皮性息肉。临床上,恶性肿瘤很少显示与纤维上皮性息肉类似的临床特征。有的学者认为纤维上皮性息肉没有必要做活检,当然也有不同意见,我们认为所有病变都应仔细评估。因为在很少的情况下,黑色素瘤可与纤维上皮性息肉类似。儿童很少有纤维上皮性息肉,如有,则可能是痣样基底细胞癌综合征的一个体征,在这些患者中,息肉样皮损具有基底细胞癌的特征。纤维上皮性息肉也是 Birt-Hogg-Dubé 综合征的一个体征。

2. 治疗　完整切除。

3. 预后　良性肿瘤,切除后可获治愈。偶见继发鳞状细胞癌和基底细胞癌的报道。

【发病机制】

病因不明,可与妊娠相关。皮损并不是结肠息肉存在的标志。有学者认为皮损的发生可能和糖尿病相关,也可能是色素痣退行性变。

【病理变化】

镜下观　病变中央为血管及致密或疏松的胶原纤维,周边表皮正常或增生。可见脂肪细胞,如果很多,则可能并发浅表脂肪瘤样痣。有的皮赘其实是色素痣退化而来,皮损内可存在少量痣细胞。在部分表现为软纤维瘤的多形性纤维瘤中,可见细胞具有奇形怪状深染的多形性核。有多核细胞也是其特点之一,但核分裂象很少,没有异型核分裂象。病变细胞肌动蛋白染色阳性。这些特征可能是退行性变的结果,类似的情况可见于多形性脂肪瘤和陈旧性神经鞘瘤。这种皮损又称假性皮肤肉瘤性息肉。类似于多形性纤维瘤的改变,还可见于退化或透明化的单发性肌纤维瘤或皮肤肌纤维瘤。(图 2-5-1-14-2A、图 2-5-1-14-2B)

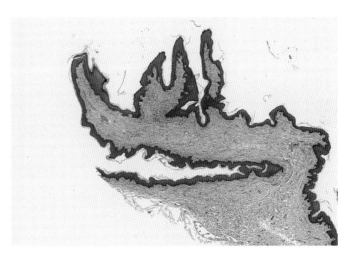

图 2-5-1-14-2A　低倍镜扫视,病变呈外生性

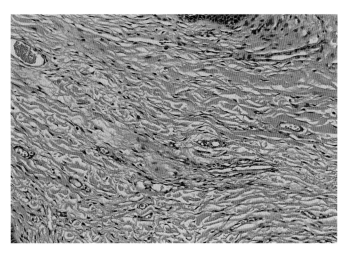

图 2-5-1-14-2B　真皮内可见血管及胶原纤维增生

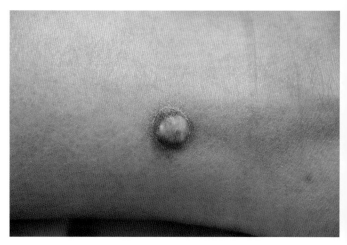

图 2-5-1-15-1　下肢褐色结节,质硬

【鉴别诊断】

1. **神经纤维瘤**　位置较表浅的皮肤神经纤维瘤常突出皮肤表面形成有蒂的质软小结节,类似于软纤维瘤。镜下由外周神经所有成分混合而成,包括轴索、施万细胞及成纤维细胞等,细胞常分布不均,多数瘤细胞核纤细,并呈波浪状、"S"状。免疫组化 S100 和 SOX10 阳性可鉴别。

2. **皮肤黏液瘤**　多见于面部和躯干,肿瘤主要由增生的成纤维细胞及黏液组成,细胞成分稀少,一般无核分裂象,可见小囊腔形成,间质血管稀疏。

3. **皮肤多形性纤维瘤**　肿瘤由少量梭形细胞和丰富的胶原纤维束组成,梭形或星状细胞散在分布于胶原纤维间,可见特征性的多核巨细胞和大量的多形性细胞,细胞核深染,可见核仁。免疫组化 MSA 和 CD34 阳性可鉴别。

（党　林）

十五、硬化性纤维瘤

【概念】

硬化性纤维瘤(sclerosing fibroma),也称席纹状胶原瘤(storiform collagenoma),是成纤维细胞增生并产生大量的 I 型胶原纤维而形成的皮肤良性肿瘤,以真皮内胶原纤维呈席纹状排列为特征。

【临床特点】

1. **临床表现**　可发生于任何年龄段,包括婴幼儿和老年人,但多发生于青中年。两性均可发生。多发生于面部和四肢,胸部、头皮也可发生,偶见于口腔黏膜和甲床。表现为缓慢生长的无痛性小丘疹或质硬实性纤维结节,可单发,亦可多发。多发性席纹状胶原瘤与 Cowden 综合征有关,是一种常染色体显性遗传性皮肤病。（图 2-5-1-15-1）

2. **治疗**　手术完整切除。

3. **预后**　良性肿瘤,切除后可获治愈。

【发病机制】

病因不明。

【病理变化】

1. **镜下观**　位于真皮内,境界清楚,结节状,但无包膜,大量的胶原纤维束呈席纹状或旋涡状排列,胶原纤维间可见少量梭形成纤维细胞,胞质淡嗜伊红色,核椭圆形和长梭形,无明显异型性和核分裂象。所谓的环层小体样胶原瘤(pacinian collagenoma)是一种亚型,以呈洋葱皮样排列为特点,类似环层小体。（图 2-5-1-15-2A ~ 图 2-5-1-15-2C）

2. **免疫组化**　梭形成纤维细胞表达 CD34。

【鉴别诊断】

1. **硬化性隆突性皮肤纤维肉瘤**　形态上和免疫表型上可与席纹状胶原瘤有一定的重叠,但席纹状胶原瘤界限相对较为清楚,FISH 检测显示无 *COL1A1-PDGFB* 融合基因。

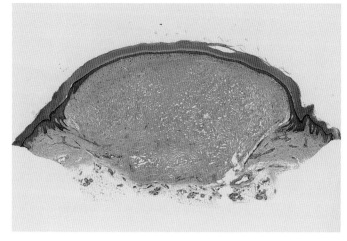

图 2-5-1-15-2A　低倍镜扫视,病变位于真皮内,境界清楚,结节状

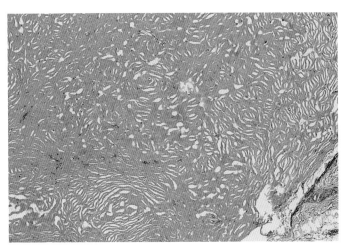

图2-5-1-15-2B　大量的胶原纤维束呈席纹状或旋涡状排列,胶原纤维间可见少量梭形成纤维细胞

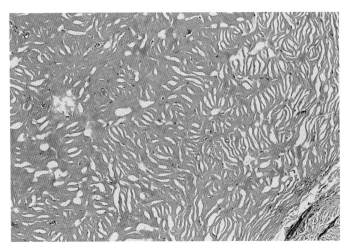

图2-5-1-15-2C　局部呈席纹状排列

2. **皮肤纤维瘤**　部分病例内也可见席纹状排列,但主要由瘤细胞组成,而非胶原纤维束,另外,在肿瘤的周边可见瘤细胞呈锯齿状穿插于成熟的胶原纤维内,增生的成纤维细胞呈条束状或交织状排列,极少有与表皮平行排列现象,除梭形细胞外,肿瘤内有时尚可见含铁血黄素沉着、含铁血黄素性吞噬细胞、泡沫样组织细胞和Touton巨细胞等其他细胞成分。

（党　林）

十六、多形性纤维瘤

【概念】

多形性纤维瘤(pleomorphic fibroma)是一种真皮内的良性纤维瘤,由粗大的胶原纤维束和稀疏的梭形细胞构成,以含有散在分布、体积大、核深染的星状多形性细胞和多核巨细胞为特征。

【临床特点】

1. **临床表现**　罕见。多发生于成年人,50多岁是发病高峰年龄。男性略多见。多发生于四肢,其次是躯干

和头、颈部,偶可见于甲下和面部。表现为突出于皮肤表面的圆顶状或丘疹样结节,表面皮肤光滑平整,色泽灰红色或正常。常为无痛性,临床生长缓慢。（图2-5-1-16-1）

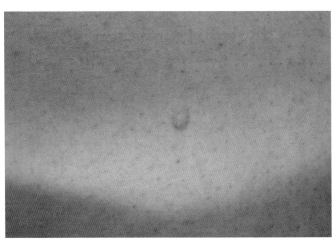

图2-5-1-16-1　躯干部见突起于皮肤表面的肤色结节

2. **治疗**　完整手术切除。

3. **预后**　良性肿瘤,切除后可获治愈。切除不彻底可复发。无转移和恶变的报道。

【发病机制】

病因不明。

【病理变化】

1. **镜下观**　肿瘤由少量梭形细胞和丰富的胶原纤维束组成,梭形或星状细胞散在分布于胶原纤维间,可见特征性多核巨细胞和多形性细胞,细胞核深染,可见核仁。（图2-5-1-16-2A、图2-5-1-16-2B）

2. **免疫组化**　瘤细胞表达 vimentin 和 CD34,也可表达 α-SMA。

【鉴别诊断】

1. **非典型皮肤纤维瘤**　是纤维组织细胞瘤的一种特殊亚型,基本形态仍为纤维组织细胞瘤,肿瘤内可见核深染的畸形细胞或多核巨细胞,可见核分裂象。免疫组化不表达 CD34。

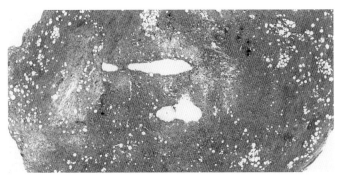

图2-5-1-16-2A　低倍镜扫视,肿瘤由梭形细胞和丰富的胶原纤维束组成(上海市第六人民医院张惠箴教授惠赠)

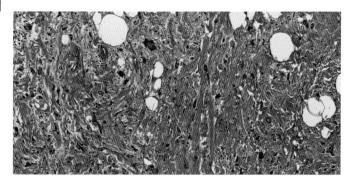

图 2-5-1-16-2B 梭形或星状细胞散在分布于胶原纤维间,可见特征性的多核巨细胞和多形性细胞,细胞核深染(上海市第六人民医院张惠箴教授惠赠)

2. 巨细胞成纤维细胞瘤 多发生于儿童,常呈浸润性生长,出现假血管腔隙,内衬不典型增生的核深染梭形细胞或花环样巨细胞。免疫组化 CD34 阳性,而 CD31 阴性。

3. 促纤维增生性 Spitz 痣 痣细胞呈上皮样或梭形,单个或巢状分布于胶原纤维之间。免疫组化 S100 蛋白、HMB-45 及 Melan-A 呈阳性。

4. 促纤维组织增生性黑色素瘤 肿瘤侵袭性较高,组织学上肿瘤细胞呈梭形,细胞数量可以很少,有时候异型性不明显,周围见大量增生的纤维组织。免疫组化示瘤细胞表达 S100 蛋白和 KBA.62。

(党 林)

十七、项型纤维瘤

【概念】

项型纤维瘤(nuchal-type fibroma)是一种好发于颈后的、由大量胶原纤维组成的良性病变。

【临床特点】

1. 临床表现 多发生于成年人,发病年龄为 20~50 岁,男性多见。好发于颈后部,颈外肿瘤大多位于上背部,也可见于面部和四肢等其他部位。表现为无痛性肿块,半数患者可有糖尿病。

2. 治疗 手术切除。

3. 预后 手术切除后常复发,但不发生转移。

【发病机制】

病因不明。

【病理变化】

1. 镜下观 无包膜,位于真皮和皮下,由大量排列杂乱的粗大胶原纤维组成,可呈交织状排列,或略呈模糊的小叶状,胶原纤维间夹杂稀疏的成纤维细胞,偶可见纤细的弹力纤维。病变内胶原可包绕成熟脂肪组织、小神经束支和皮肤附属器。(图 2-5-1-17-1A、图 2-5-1-17-1B)

2. 免疫组化 梭形成纤维细胞可表达 vimentin、CD34 和 CD99,但不表达 α-SMA、Desmin 和 β-catenin。

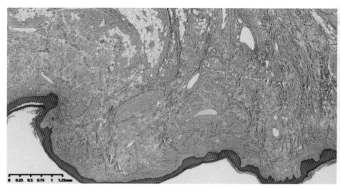

图 2-5-1-17-1A 低倍镜扫视,病变位于真皮内(中山大学附属第一医院王卓教授惠赠)

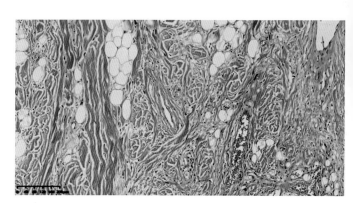

图 2-5-1-17-1B 由大量排列杂乱的粗大胶原纤维组成,胶原纤维间夹杂稀疏的成纤维细胞(中山大学附属第一医院王卓教授惠赠)

【鉴别诊断】

1. 加德纳纤维瘤 多发生于儿童,多伴有家族性腺瘤性息肉病/加德纳综合征,可表达 β-catenin。镜下形态与项部纤维瘤相似。

2. 纤维脂肪瘤 界限清楚,有包膜,以成熟脂肪组织为主要成分,其间为纤维胶原性间隔,肿瘤内无受包绕的神经和皮肤附属器。

3. 弹力纤维瘤 通常发生于肩胛下角,胶原纤维内含有串珠样弹力纤维。

4. 项部纤维软骨性假瘤 发生于颈后项韧带与颈筋膜深层连接处,可能是一种对软组织损伤的反应,纤维内可见软骨细胞。

十八、加德纳纤维瘤

【概念】

加德纳纤维瘤(Gardner fibroma)是一种好发于儿童脊柱旁或背部的良性胶原纤维性病变,多数病例与家族性腺瘤样息肉病/加德纳综合征有相关性,虽然镜下与项部纤维瘤形态相似,但属于不同类型的病变。

【临床特点】

1. 临床表现 少见。约 80% 的病例发生于 10 岁以下的儿童,平均年龄 5 岁。约 20% 的病例发生于青少年和青年人。性别无明显差异。多发生于脊柱旁和背部,也可发生于胸壁、腹部、头颈部和四肢的浅表和深部软组织。发生在肠系膜的类似病变被认为是家族性腺瘤性息肉病患者的"韧带样瘤前体病变",表现为皮下无痛性肿块,通常为孤立性,约 15% 可为多灶性,患者可有加德纳综合征的表现。

2. 治疗　手术切除治疗。

3. 预后　切除不净可复发。因常可伴发加德纳综合征,对患儿需监视罹患家族性腺瘤样息肉病的可能性,因家族性腺瘤样息肉病可发生癌变,并可危及生命。

【发病机制】

病因不明。

【病理变化】

1. 镜下观　由成片或成束的宽大胶原纤维和少量稀疏的成纤维细胞组成,胶原纤维束之间可有裂隙样人工假象,病变周边可有被包绕的脂肪组织、小血管和小神经束。(图 2-5-1-18-1A ~ 图 2-5-1-18-1D)

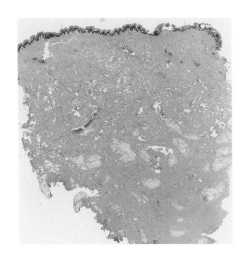

图 2-5-1-18-1A　低倍镜扫视,病变位于真皮及皮下组织(广州金域医学检验中心王海伦教授惠赠)

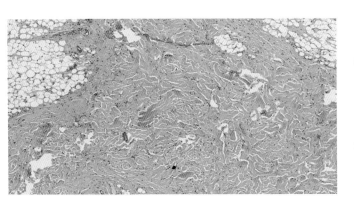

图 2-5-1-18-1B　由宽大的胶原纤维和少量稀疏的成纤维细胞组成(广州金域医学检验中心王海伦教授惠赠)

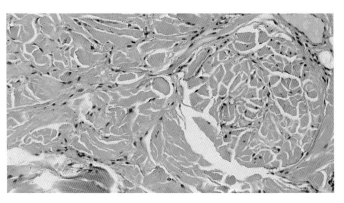

图 2-5-1-18-1C　胶原纤维束之间可见裂隙(广州金域医学检验中心王海伦教授惠赠)

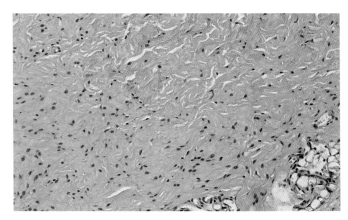

图 2-5-1-18-1D　成纤维细胞胞质丰富,散在分布,周边可见被包绕的脂肪组织(广州金域医学检验中心王海伦教授惠赠)

2. 免疫组化　病变内的梭形细胞可表达 CD34,并可灶性表达 β-catenin,不表达 α-SMA 和 Desmin。

【鉴别诊断】

颈部纤维瘤　组织学与加德纳纤维瘤相似,多发生于成年人,与加德纳综合征无相关性,不表达 β-catenin。

(党　林)

十九、项部纤维软骨性假瘤

【概念】

项部纤维软骨性假瘤(nuchal fibrocartilaginous pseudotumor)是一种罕见的增生性肿瘤。

【临床特点】

1. 临床表现　好发于成人,儿童罕见。患者通常(但不是全部)有颈部受伤史,肿瘤位于颈后项韧带和颈深筋膜的联结处,为无症状的肿块。直径仅数厘米。

2. 治疗　完整手术切除。

3. 预后　良好,但容易复发。

【发病机制】

病因不明。

【病理变化】

1. **镜下观** 肿瘤边界不清,由中等量细胞纤维软骨性组织构成,核分裂象少见,没有细胞异型性。

2. **免疫组化** 肿瘤细胞的波形蛋白和 CD34 染色阳性,散在分布的软骨样细胞 S100 阳性。而肌动蛋白、肌丝蛋白和角蛋白阴性。

3. **电镜** 肿瘤细胞具有成纤维细胞和成软骨细胞的特点,不具有肌成纤维细胞的特点。

【鉴别诊断】

需要与弹力纤维瘤、项部纤维瘤及加德纳纤维瘤等相鉴别。

(党　林)

二十、颈纤维瘤病

【概念】

颈纤维瘤病(fibromatosis colli)是指发生在婴儿远端胸锁乳突肌特定部位的良性病变,因肿块引起肌肉呈纺锤形增厚、缩短,可以出现颈、面部不对称(斜颈)。

【临床特点】

1. **临床表现** 发病率占新生儿的 0.3%~2%。多发生在 6 个月前的婴儿,常发生于出生时或生后 2~4 周内。10%~20% 发展成斜颈,头偏向患侧,下巴对着对侧肩部。男性略多见,男女比为 3:2。病变主要累及胸锁乳突肌的下 1/3,不累及皮肤。几乎均为单侧发生,右侧略多见。受累的远端胸锁乳突肌呈光滑的纺锤形肿胀,其长度通常小于 5cm;虽然肌肉肿胀,但直径很少超过 2cm。由于受累肌肉短缩,可导致面部倾斜。

2. **治疗** 对于 1 岁以内患儿,主要采取被动拉伸和物理疗法。需要外科干预的不到 10%,主要是割腱术。

3. **预后** 由于受累肌肉短缩,可导致面部倾斜。1 岁以内患儿,推荐非手术治疗,大约 70% 的患儿可减轻或自发缓解,维持颈-面部正确的姿势和运动功能。

【发病机制】

病因不明。

【病理变化】

1. **镜下观** 组织学形态依赖于病变所处的时段。细针穿刺细胞学标本表现为富细胞的图像,通常为形态一致的肌成纤维细胞埋在黏液和胶原背景中,肌成纤维细胞形态温和、缺乏核的浓染、多形性及核分裂象,其中可混杂有变性、萎缩的多核骨骼肌细胞,此时对应的往往是细胞的增殖时相。而割腱术的外科切除标本往往表现为少细胞而胶原丰富类似于瘢痕或经典的纤维瘤病的图像。

2. **免疫组化** 肌成纤维细胞表达 vimentin 和 actin,

不表达 β-catenin。

【鉴别诊断】

1. **婴儿型纤维肉瘤** 常发生在 2 岁以下婴幼儿,组织学上由交织呈束状或鱼骨样排列的梭形细胞组成,细胞核深染,可见核分裂象和细胞间多少不等的胶原纤维。肿瘤细胞有特异性的分子改变 t(12;15)(p13;q25),并产生 *ETV6-NTRK3* 融合基因,临床上可用 FISH 方法进行检测。

2. **瘢痕疙瘩** 多发生在 15~45 岁,女性多见,婴幼儿和老年人极为罕见。以背部、肩部、头面部、耳垂、胸前正中和腹部多见。病变位于真皮内,以排列紊乱的宽大均质嗜酸性的胶原纤维和少量增生的成纤维细胞为特点。

(党　林)

二十一、钙化纤维性肿瘤

【概念】

钙化纤维性肿瘤(calcifying fibrous tumor,CFT),又称钙化性假纤维瘤、伴有沙样瘤小体的儿童纤维瘤,是一种良性的成纤维细胞性肿瘤,以胶原化纤维组织和散在分布的沙砾体样或营养不良性钙化为特征,间质内可有多少不等的淋巴细胞、浆细胞浸润。

【临床特点】

1. **临床表现** 较少见,主要见于儿童和青年,男女发病率大致相同。大部分肿瘤发生于皮下和深部软组织,少数可发生于内脏,如纵隔和胸膜。发生于软组织的皮损好发于四肢和躯干。有报道可并发 Castleman 病和炎性肌成纤维细胞瘤。直径从 1~15cm 不等。

2. **治疗** 完整手术切除。

3. **预后** 切除后可局部复发。

【发病机制】

对发生于胸膜的 CFT 进行全外显子测序显示,存在 *ZN717*、*FRG1* 和 *CDC27* 基因突变。

【病理变化】

1. **镜下观** 边界清楚的团块,团块由细胞成分较少的硬化的胶原构成,其间散在淋巴细胞和浆细胞为主的单核炎症细胞。炎症细胞可在局部聚集。肿瘤最显著的特点是局部钙化伴沙样瘤小体的形成。(图 2-5-1-21-1A ~图 2-5-1-21-1D)

2. **免疫组化** 成纤维细胞可表达 CD34,偶可表达 α-SMA 和 Desmin,不表达 ALK、AE1/AE3 和 S100 蛋白。

【鉴别诊断】

1. **炎性肌成纤维细胞瘤** 细胞丰富,很少透明变性,也缺乏钙化。钙化性纤维性肿瘤与硬化性炎性肌成纤维细胞瘤的晚期改变在形态学上很相似,但 ALK 基因检测

图 2-5-1-21-1A　低倍镜扫视,病变呈结节状,境界清楚(上海阿克曼医学检验所葛军辉教授惠赠)

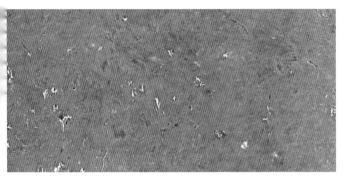

图 2-5-1-21-1B　由成纤维细胞及胶原性纤维组成,其内可见数量多少不等的钙化灶(上海阿克曼医学检验所葛军辉教授惠赠)

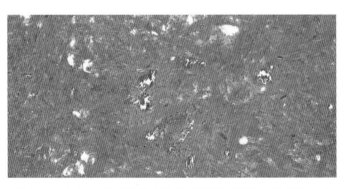

图 2-5-1-21-1C　胶原纤维中的成纤维细胞围绕钙化灶呈同心圆状排列(上海阿克曼医学检验所葛军辉教授惠赠)

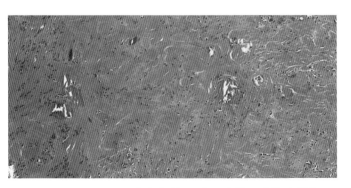

图 2-5-1-21-1D　可见局部钙化灶(上海阿克曼医学检验所葛军辉教授惠赠)

有助于鉴别。

2. **反应性结节性纤维性假瘤**　与钙化纤维性肿瘤很相似,但该种病变不表达 CD34,actin、Desmin、CD117 可阳性表达。

3. **侵袭性纤维瘤病**　肿块边界不清,梭形细胞可以浸润到邻近软组织中。肿瘤细胞丰富,往往呈束状排列,钙化非常罕见。

4. **结节性筋膜炎**　病变主要表现为黏液背景中沉积有组织培养样的梭形细胞,很少有钙化。

5. **腱鞘纤维瘤**　通常发生在四肢远端,主要由致密的硬化性胶原组成。细胞丰富区域类似于结节性筋膜炎,但伸长的裂隙样空间表现很典型,钙化不常见。

6. **钙化性腱膜纤维瘤**　通常发生在手或足,与钙化纤维性肿瘤相比,肿块界限不清,特征性钙化带周围常常围绕化生的软骨细胞和多核巨细胞。

7. **淀粉样瘤**　病变中可见巨细胞和淀粉样物质(刚果红染色证实),有助于鉴别。

(党　林)

二十二、软组织血管纤维瘤

【概念】

软组织血管纤维瘤(soft tissue angiofibroma)是一种好发于肢体浅表或深部软组织的成纤维细胞性肿瘤,以含有大量分支状血管为特征,遗传学上具有 t(5;8)(p15;q13),并形成 AHRR-NCOA2 融合基因。

【临床特点】

1. **临床表现**　少见。多发生于中年人,平均年龄 46.4 岁,中位年龄 49 岁,年龄范围 6~86 岁。女性略多见,男女比为 3∶4。好发于四肢浅表或深部软组织,特别是下肢,也可发生于背部、胸壁、腹壁和盆腔。缓慢性生长的无痛性肿块。

2. **治疗**　完整手术切除。

3. **预后**　良性病变,完整切除后不复发。

【发病机制】

显示 t(5;8)(p15;q13),可形成/HM-NCOM2 融合基因,少数病例具有 GTF2I-NCOA2、NCOA2-ETV4 和 GAB1-ABL1 融合基因。NCOA2 基因重排可通过 FISH 检测。

【病理变化】

1. **镜下观**　境界清楚,可有纤维性包膜。由大量分支状血管和血管之间稀疏的卵圆形至短梭形成纤维细胞组成,血管多为小的薄壁血管,也可为中等至大的扩张性血管,血管壁可伴有玻璃样变性,成纤维细胞形态温和,核分裂象罕见,分布于胶原化或黏液样间质内,间质内可含有慢性炎症细胞浸润。(图 2-5-1-22-1A~图 2-5-1-22-1D)

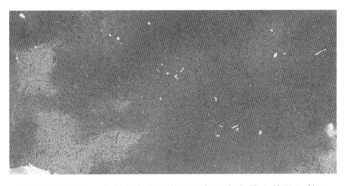

图 2-5-1-22-1A 低倍镜扫视,瘤组织主要由大量血管及短梭至卵圆形核的梭形细胞组成(上海阿克曼医学检验所葛军辉教授惠赠)

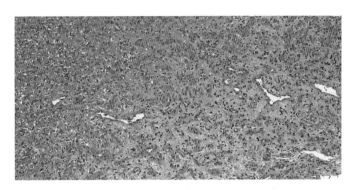

图 2-5-1-22-1B 由大小不一的血管和血管之间卵圆形至短梭形成纤维细胞组成,血管壁可见玻璃样变性(上海阿克曼医学检验所葛军辉教授惠赠)

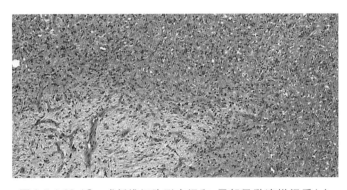

图 2-5-1-22-1C 成纤维细胞形态温和,局部见黏液样间质(上海阿克曼医学检验所葛军辉教授惠赠)

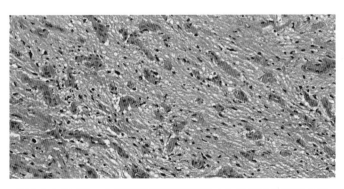

图 2-5-1-22-1D 血管壁可见玻璃样变性(上海阿克曼医学检验所葛军辉教授惠赠)

2. 免疫组化 半数病例可灶性表达 EMA,不表达 α-SMA、Desmin、S100 蛋白和 STAT6。CD34 标记可清晰显示肿瘤内的分支状血管。

【鉴别诊断】

1. 黏液样脂肪肉瘤 显示丛状血管网,常可见诊断性脂肪母细胞,部分病例内可见"肺水肿样"或淋巴管瘤样黏液湖。免疫组化显示瘤细胞表达 S100 蛋白,FISH 检测可显示有 *DDIT3* 基因易位。

2. 低级别纤维黏液样肉瘤 常显示交替性分布的纤维性和黏液样区域,可含有血管,但多为弧线状,而无大量的分支状小血管。免疫组化显示瘤细胞表达 MUC4,FISH 检测可显示 *FUS* 基因易位。

3. 孤立性纤维性肿瘤 常含有绳索样胶原纤维,常可见血管外皮细胞瘤样生长结构,无大量的分支状薄壁小血管。免疫组化显示瘤细胞弥漫表达 CD34 和 STAT6,RT-PCR 显示 *NAB2-STAT6* 融合基因。

4. 低级别黏液纤维肉瘤 肿瘤呈多结节状分布,含有弯曲弧形,有时可见假脂肪母细胞,瘤细胞显示有一定的异型性和多形性。

5. 富于细胞性血管纤维瘤 好发于女性外阴或男性会阴部,肿瘤内的血管多为非分支状的中等大血管。免疫组化显示瘤细胞可表达雌、孕激素受体和 CD34,Rb 表达缺失。

6. 其他肿瘤 包括微静脉型血管瘤、炎性肌成纤维细胞肿瘤和黏液样神经纤维瘤等。

(党 林)

二十三、细胞性血管纤维瘤

【概念】

细胞性血管纤维瘤(cellular angiofibroma,CA)是一种好发于女性外阴的良性间叶性肿瘤,由形态一致的梭形细胞和大量的血管组成。细胞性血管纤维瘤与血管肌成纤维细胞瘤之间有着密切的关系,两者在形态上有重叠。

【临床特点】

1. 临床表现 少见。多发生于 50~70 岁的中老年人,平均年龄 53.5 岁,中位年龄 52 岁,年龄范围 22~78 岁。女性患者多发生于外阴(尤其是大阴唇)、腹股沟和阴道,位于阴道内者可带蒂,并自阴道脱出,男性患者则多发生于腹股沟和阴囊,少数病例也可位于会阴、尿道、盆腔、肛门、胸壁和腹膜后。肿瘤多位于真皮内、皮下或黏膜下。表现为缓慢生长的无痛性肿块,少数病例表现为阴道间歇性出血。(图 2-5-1-23-1)

2. 治疗 完整手术切除。

3. 预后 良性病变,完整切除后多可治愈。迄今为

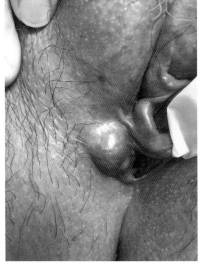

图 2-5-1-23-1　右侧外阴红色结节

图 2-5-1-23-2B　肿瘤由形态一致的短梭形细胞组成,呈条束状或不规则状排列,含有大量小至中等大血管

止,仅有一例术后复发报道。

【发病机制】

RB1 基因(13q14)缺失,提示与乳腺型肌成纤维瘤和梭形细胞脂肪瘤相似。

【病理变化】

1. 镜下观　肿瘤界限清楚,或由纤维性假包膜所围绕,肿瘤由形态一致的短梭形细胞组成,梭形细胞呈条束状或不规则状排列,细胞之间含有纤细胶原纤维。细胞无异型性,细胞边界不清,胞质稀少嗜伊红色,核呈卵圆形至梭形,核仁不明显。肿瘤内含有大量均匀分布的小至中等大血管,在部分病例中,血管壁可伴有玻璃样变性或有薄层纤维与周围梭形细胞分隔,约 1/4 的病例内含有脂肪组织,多位于肿瘤的周边。间质内可见肥大细胞和多少不等的炎症细胞浸润。少数病例可显示有非典型性或肉瘤样转化。(图 2-5-1-23-2A ~ 图 2-5-1-23-2C)

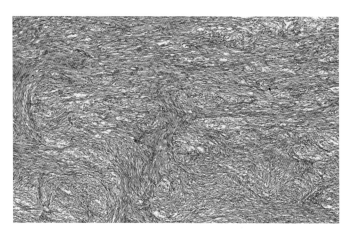

图 2-5-1-23-2C　肿瘤细胞为形态一致的短梭形细胞,呈条束状或不规则状排列

2. 免疫组化　梭形细胞表达 CD34(30% ~ 60%)、ER 和 PR,少数病例程度不等地表达 α-SMA 和 Desmin,不表达 S100 蛋白,多数病例 Rb 表达缺失。(图 2-5-1-23-3)

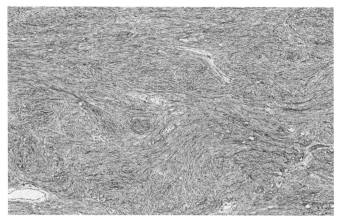

图 2-5-1-23-3　梭形细胞 CD34 阳性表达

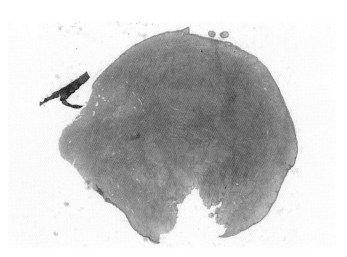

图 2-5-1-23-2A　低倍镜扫视,肿瘤位于真皮内,呈结节状

【鉴别诊断】

1. 深部血管黏液瘤　多位于盆腔、会阴和肛旁深部软组织,局部可呈浸润性;肿瘤体积相对较大,最大径常 >

10cm，镜下瘤细胞分布均匀，无疏密交替现象，肿瘤内常可见扩张的中-大血管，可为厚壁性，血管周围有时可见细长带状肌样细胞。细胞遗传学异常涉及12q13-15（*HMGA2*）。

2. 血管肌成纤维细胞性肿瘤 细胞密度不均，部分区域细胞丰富，部分区域细胞稀疏，瘤细胞围绕血管生长，常表达Desmin，RB1表达无缺失。

3. 乳腺型肌成纤维细胞瘤 主要由形态温和的梭形细胞和绳索样胶原纤维组成，较少有疏密交替现象。瘤细胞常表达CD34和Desmin，Rb表达缺失。

（党　林）

二十四、肌纤维瘤/肌纤维瘤病

【概念】

肌纤维瘤/肌纤维瘤病是一种显示双相性形态特征的良性肿瘤，由相对成熟的淡嗜伊红色肌样结节或条束，与相对不成熟的原始间叶性区域组成。孤立性称为肌纤维瘤（myofibroma），而多发者称为肌纤维瘤病（myofibromatosis）。因好发于婴儿，以往又称婴儿肌纤维瘤/肌纤维瘤病。

【临床特点】

1. 临床表现 较少见，大多见于儿童。肌纤维瘤是肌周皮细胞瘤谱系的一部分。大部分肌纤维瘤发生于2岁之前，有些出生就有。通常表现为一单发结节，位于真皮、皮下和肌肉，偶尔位于骨骼。男性发病率高于女性。单发的肌纤维瘤好发于头颈，其次是躯干和四肢。皮损坚硬、粗糙，直径一般小于3~4cm。皮损大多单发，但儿童、偶尔成人可见到多发性皮损。儿童的多发性肿瘤又称先天性泛发性纤维瘤病和婴儿肌纤维瘤病。患儿以女性多见，全身出现多发的软组织肿瘤，骨、口腔和内脏（罕见）也可有类似的肿瘤。受累的内脏包括肾、肺、胰腺、消化道和肝，偶尔累及中枢神经系统。

有些患者有遗传背景，大部分为常染色体显性遗传。曾有一例报道伴发脑穿通畸形、偏侧萎缩和先天皮肤大理石样毛细血管扩张。

成人的肌纤维瘤大多为单发，比较表浅，偶见多发的皮损。通常累及皮肤或口腔黏膜，好发于青年至中年人，男女发病率大致相同，没有家族史。皮损直径可达3cm，为一坚实、表浅的结节，可有痛感。（图2-5-1-24-1）

2. 治疗 手术切除治疗。

3. 预后 单发的软组织或与骨相连的肿瘤切除后，局部可以复发，但不治疗自行消退也很常见。相反，如果肿瘤位于内脏，常常是致命的，常伴发呼吸道和消化道功能进行性损伤。

【发病机制】

病因不明。

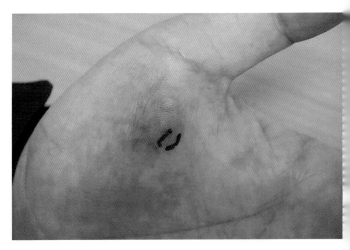

图2-5-1-24-1　成人左手大鱼际处淡红色皮下结节

【病理变化】

镜下观 皮损边界较为清楚，但无包膜，由两群比例不同的细胞构成，形成独特的两相模式。一种是成束的深染嗜酸性肌成纤维细胞，这些细胞有细的或泡状核；另一种是更原始的、更小的圆形细胞和梭形细胞，这些细胞胞质很少，有圆形或卵圆形核。后一种细胞趋于围绕血管分布，形成血管周皮细胞瘤样模式。常见小的灶状坏死和累及血管。核分裂象易见，但无异常核分裂象。两群细胞都可有局部的肌动蛋白阳性。（图2-5-1-24-2A~图2-5-1-24-2D）

有些病例，特别是多发性肿瘤病例，原始细胞区域及血管周皮细胞瘤样模式较为明显。这种肿瘤以前归于婴儿血管周皮细胞瘤，因为两者的临床和组织学特点几乎一致。现在把婴儿血管周皮瘤归于婴儿肌纤维瘤病的病谱。

肌纤维瘤的组织学特点与婴儿肌纤维瘤病相同，但原始的血管周皮细胞瘤样成分不明显，甚至缺如。肌成纤维细胞结节可以透明样变，呈假性软骨样变。有的肿

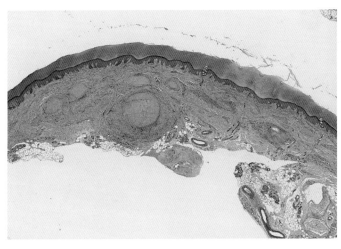

图2-5-1-24-2A　低倍镜扫视，病变位于真皮内，境界清楚，呈结节状分布

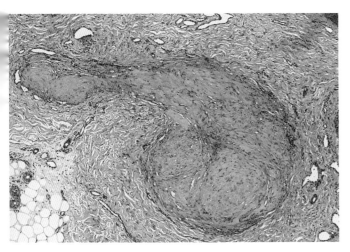

图 2-5-1-24-2B 中央嗜酸性浅染区和外周嗜碱性深染区,伴黏液背景

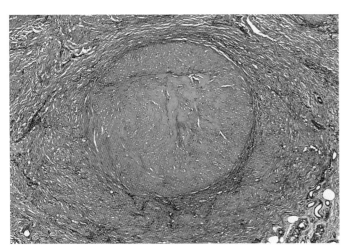

图 2-5-1-24-2C 成束的深染嗜酸性肌成纤维细胞

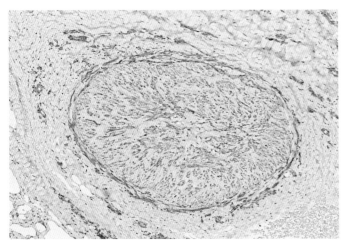

图 2-5-1-24-2D 肌动蛋白阳性

瘤结节可以出现在血管内,但主要是内皮下生长。肿瘤细胞肌动蛋白染色阳性。

【鉴别诊断】

具有两相模式可以和皮肤平滑肌瘤及纤维组织细胞

瘤相鉴别。皮肤平滑肌瘤细胞肌动蛋白和肌丝蛋白也呈阳性,而纤维组织细胞瘤的细胞更为多形性,且边界不清。

(党 林)

二十五、腱鞘纤维瘤

【概念】

腱鞘纤维瘤(fibroma of tendon sheath,FTS)是一种良性成纤维细胞增生形成的结节状肿瘤,通常附着在肌腱或腱鞘上。

【临床特点】

1. 临床表现 不常见。常发生于 20~50 岁成人,中位年龄为 30 岁,年龄范围 5 个月~70 岁。男性多见,男女比为 2:1。好发于手部(80%),以手指最常见,特别是拇指、示指和中指,少数发生于手掌、腕和前臂,下肢可发生于膝、踝、足和足趾。少数病例发生于内眦韧带、大腿肩背部和躯干等处。偶可发生于关节内(膝、肘和腕)。临床表现为缓慢生长的无痛性结节,质硬,直径通常<3cm。(图 2-5-1-25-1)

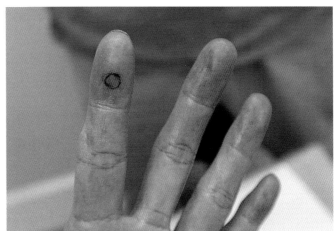

图 2-5-1-25-1 左手第 2 指腹皮下结节

2. 治疗 完整切除治疗。

3. 预后 良性肿瘤,但 5%~10% 的病例可以复发,不转移。

【发病机制】

个例显示 t(2;11)(q31-32;q12)。一些发生于手足的富于细胞性的腱鞘纤维瘤中可检测出 USP6 基因易位,可能为发生于手足腱鞘部位的结节性筋膜炎。

【病理变化】

1. 镜下观 肿瘤境界清楚,肿瘤周边常可见纤细、裂隙样的血管腔隙,具有一定的特征性。肿瘤由束状增生的梭形成纤维细胞和肌成纤维细胞组成,间质可呈胶原样或纤维黏液样不等,黏液样区域内瘤细胞可呈星状。

位于肿瘤中心部位的瘤细胞密度多较低,周边密度相对较高,部分区域可类似结节性筋膜炎,或交织状、席纹状排列,类似纤维组织细胞瘤。少数病例可伴有软骨样或骨化生。肿瘤偶可显示多形性,也称多形性腱鞘纤维瘤。(图 2-5-1-25-2A～图 2-5-1-25-2C)

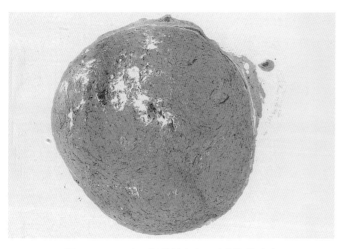

图 2-5-1-25-2A　低倍镜扫视,肿瘤境界清晰

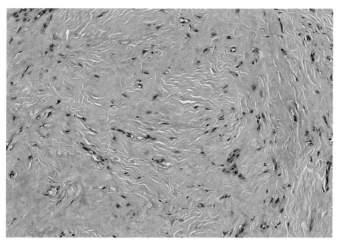

图 2-5-1-25-2B　肿瘤细胞由增生的梭形成纤维细胞和肌成纤维细胞组成,呈交织状或席纹状排列,间质胶原增生

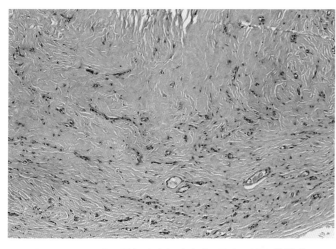

图 2-5-1-25-2C　局部肿瘤细胞密集,周边可见血管增生

2. 免疫组化　瘤细胞表达 α-SMA,可为灶性,不表达 S100 蛋白和 Desmin。

【鉴别诊断】

1. 结节性筋膜炎　发生部位和临床表现与腱鞘纤维瘤有所不同。该病变好发于前臂,很少发生于肢端,多累及皮下或浅筋膜,与肌腱或腱鞘不相连。组织形态学上,组织培养样的细胞比较丰富,可见核分裂象。间质内可见增生的小血管、慢性炎症细胞浸润、红细胞渗出和黏液样变性。一些富于细胞性的腱鞘纤维瘤本质上可能就是发生于手部的结节性筋膜炎。

2. 腱鞘巨细胞瘤　主要由圆形细胞组成,通常可见多核巨细胞、黄色瘤细胞和含铁血黄素。虽然与腱鞘纤维瘤一样发现 2 号染色体长臂有易位,但位点不同(分别为腱鞘纤维瘤 2q31-32 和腱鞘巨细胞瘤 2q35-36)。

3. 多形性肉瘤　当腱鞘纤维瘤伴有显著的细胞核多形性时要注意鉴别,多形性肉瘤还具有细胞密度高、核分裂活跃、病理性核分裂和显著席纹状排列等其他形态学特点。

（党　林）

二十六、促纤维增生性成纤维细胞瘤

【概念】

促纤维增生性成纤维细胞瘤(desmoplastic fibroblastoma,DFB),也称胶原性纤维瘤(collagenous fibroma),是一种良性纤维性肿瘤,境界清楚,镜下由稀疏的梭形、星状成纤维细胞和大量的胶原纤维组成。

【临床特点】

1. 临床表现　主要位于皮下、筋膜或肌肉,位于真皮的肿瘤很罕见,曾报道一例,患者并发长时间的天疱疮病史。皮损无症状,表现为生长缓慢的肿块,好发于手臂、肩部、大腿、前臂、背和手足。直径从 1～20cm 不等,大部分肿瘤小于 4cm。少数皮损位于颈部,类似于甲状腺肿,位于颜面部,类似于腮腺肿瘤,也有报道位于口腔和关节。肿瘤好发于中老年男性,青年和儿童罕见。

2. 治疗　完整切除治疗。

3. 预后　良性,切除后未发现复发。

【发病机制】

病因不明,对 2 例患者的细胞遗传学研究发现 11q12 存在克隆异常。腱鞘纤维瘤也存在同样的异常。

【病理变化】

1. 镜下观　肿瘤边界清楚,呈圆形、卵圆形或小叶状分布。低倍镜下可见肿瘤呈局限浸润生长,细胞成分少,有显著的胶原基质。肿瘤细胞细长或呈星状,有泡状核和小核仁,胞质淡染,核分裂象不常见。有的皮损可见局

部黏液样变。多血管状态不明显,可见一些小的薄壁血管。(图 2-5-1-26-1A ~ 图 2-5-1-26-1C)

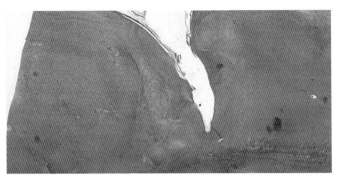

图 2-5-1-26-1A　低倍镜扫视,肿瘤边界清楚(上海市第六人民医院张惠箴教授惠赠)

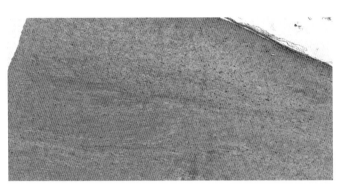

图 2-5-1-26-1B　可见大量致密排列的胶原纤维组成背景上稀疏的梭形或星芒状成纤维细胞(上海市第六人民医院张惠箴教授惠赠)

图 2-5-1-26-1C　可见大量致密排列的胶原纤维组成背景上稀疏的梭形或星芒状成纤维细胞,局部见黏液样间质,可见血管周围玻璃样变性(上海市第六人民医院张惠箴教授惠赠)

2. 免疫组化　可见波形蛋白弥漫阳性,α-SMA 局灶阳性,偶见角蛋白阳性,而 S100、CD34 和肌丝蛋白均为阴性。电镜显示,肿瘤细胞为成纤维细胞。

【鉴别诊断】

1. 主要同纤维瘤病相鉴别,后者呈浸润生长方式,细胞成分较多,肿瘤细胞更为细长,可见明显的血管网。

2. 和陈旧结节性筋膜炎的区别是,后者有更明显的透明样变,伴局部炎症和退化变性。

3. 和腱鞘纤维瘤的区别是,后者大都发生于肢端,主要为小叶状结构,有更为明显的血管形成。

（党　　林）

二十七、血管肌成纤维细胞瘤

【概念】

血管肌成纤维细胞瘤(angiomyofibroblastoma,AMF)是一种好发于中青年妇女外阴的富于血管的良性肌成纤维细胞性肿瘤。

【临床特点】

1. 临床表现　少见。好发于 35 ~ 60 岁间的成年人,中位年龄 46 岁。主要发生于女性,少数发生于男性。多发生于外阴,特别是大阴唇,部分病例位于阴道和会阴,少数病例也可发生在男性的会阴、腹股沟、精索和阴囊等部位。患者常自觉有质地柔软的肿块或者囊肿,骑自行车时感觉尤为明显。临床上常误诊为前庭大腺囊肿、脂肪瘤或血管瘤等。

2. 治疗　完整切除治疗。

3. 预后　良性病变,完整切除后多可治愈。极个别病例报道有恶性转化。

【发病机制】

病因不明。

【病理变化】

1. 镜下观　低倍镜下肿瘤界清,由交替性分布的细胞丰富区和细胞稀疏区组成,肿瘤内含有大量扩张的小至中等大薄壁血管。细胞丰富区域,瘤细胞呈胖梭形或卵圆形,偶可有双核或多核细胞;细胞稀疏区内,梭形细胞相对较为纤细。瘤细胞呈束状排列,并倾向绕血管生长,瘤细胞间常有不同程度的胶原化。细胞一般没有异型性,核分裂象少见或不见,极少数病例中可见较多的核分裂象。(图 2-5-1-27-1A ~ 图 2-5-1-27-1C)

2. 免疫组化　瘤细胞表达 Desmin 和 vimentin、ER 和

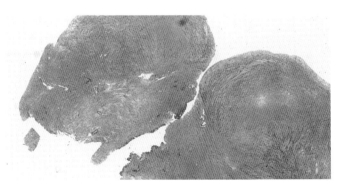

图 2-5-1-27-1A　低倍镜扫视,肿瘤由交替性分布的细胞丰富区和细胞稀疏区组成(上海市第六人民医院张惠箴教授惠赠)

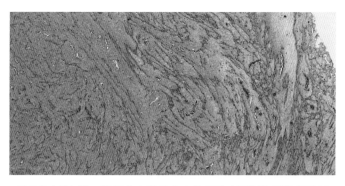

图 2-5-1-27-1B 肿瘤由交替性分布的细胞丰富区和细胞稀疏区组成,可见较多扩张的血管结构(上海市第六人民医院张惠箴教授惠赠)

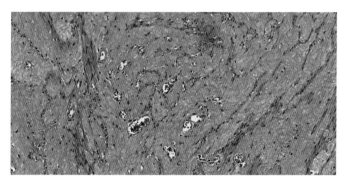

图 2-5-1-27-1C 肿瘤细胞呈胖梭形或上皮样,可见较多扩张的血管结构(上海市第六人民医院张惠箴教授惠赠)

PR,部分表达 α-SMA,CD34 多为阴性,不表达 S100 蛋白和 AE1/AE3。

【鉴别诊断】

1. **深部血管黏液瘤** 多位于盆腔、会阴和肛旁深部软组织,局部可呈浸润性,肿瘤体积相对较大,最大径常>10cm。镜下瘤细胞分布均匀,无疏密交替现象,肿瘤内常可见扩张的中-大血管,可为厚壁性,血管周围有时可见细长带状肌样细胞。细胞遗传学异常涉及12q13-15(HMGA2)。

2. **富于细胞性血管纤维瘤** 多发生于腹股沟和生殖区,梭形瘤细胞主要表达 vimentin,可程度不等地表达CD34,但一般不表达 Desmin。

3. **乳腺型肌成纤维细胞瘤** 主要由形态温和的梭形细胞和绳索样胶原纤维组成,较少有疏密交替现象。瘤细胞常表达 CD34 和 Desmin,Rb 表达缺失。

(党 林)

二十八、乳腺型肌成纤维细胞瘤

【概念】

乳腺型肌成纤维细胞瘤(mammary-type myofibroblastoma,MTMFB)是一种以增生的梭形肌成纤维细胞构成的良性间叶源性肿瘤,梭形细胞之间含有粗大的胶原纤维,可见散在的肥大细胞,常混杂数量不等的脂肪细胞。在组织学发生上,与梭形细胞脂肪瘤和富于细胞性血管纤维瘤构成一个谱系。

【临床特点】

1. **临床表现** 少见。好发于 30~70 岁的成年人,中位年龄 56 岁。男性多见,男女比为 2:1。好发于腹股沟和外阴/阴道区域(50%),其他可见于肛周、睾丸旁和臀部,躯干包括腹壁、背部,四肢偶尔也可以发生。似有沿乳线(milk-line)分布的部位(即从腋下至腹股沟内侧)发病率较高的现象。表现为缓慢生长的无痛性肿块,可于偶然中发现,少数病例可为双侧性。大多位于皮下,极少数位于深部肌肉内。

2. **治疗** 完整切除治疗。

3. **预后** 良性病变,完整切除后多可治愈。

【发病机制】

13q14 缺失。FISH 检测可显示 RB1 基因和 FOXO1 单等位基因缺失,也见于梭形细胞脂肪瘤和富于细胞性血管纤维瘤。

【病理变化】

1. **镜下观** 形态学上与发生在乳腺的肌成纤维细胞瘤相似,由增生的胖梭形细胞或卵圆形细胞组成,瘤细胞排列呈不规则的条束状,细胞之间为粗大的胶原纤维束,常呈"Z"字形。胞质嗜伊红色或淡染、半透明状,可有核沟,也可见核分裂象,高者可达 6 个/10HPF。肿瘤内常含有多少不等的脂肪细胞。部分病例瘤细胞可呈上皮样,也称上皮样肌成纤维细胞瘤(epithelioid myofibroblastoma),如发生在乳腺内,可被误诊为浸润性小叶癌。(图 2-5-1-28-1A~图 2-5-1-28-1D)

2. **免疫组化** 梭形细胞表达 Desmin 和 CD34,约 1/3 的病例还表达 α-SMA。约 90% 的病例失表达 Rb。

【鉴别诊断】

1. **梭形细胞脂肪瘤** 多发生于颈背部,间质常伴有黏液样变性,梭形细胞表达 CD34,不表达 Desmin。

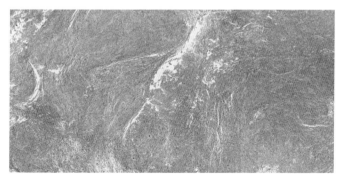

图 2-5-1-28-1A 低倍镜扫视,肿瘤细胞排列呈不规则的条束状(上海阿克曼医学检验所葛军辉教授惠赠)

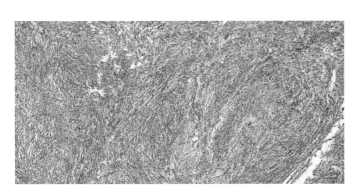

图 2-5-1-28-1B　镜下胖梭形细胞或卵圆形细胞增生,排列呈不规则的条束状,细胞之间胶原纤维束常呈"Z"字形(上海阿克曼医学检验所葛军辉教授惠赠)

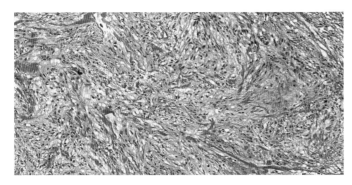

图 2-5-1-28-1C　肿瘤细胞呈胖梭形或卵圆形,细胞间胶原纤维增生(上海阿克曼医学检验所葛军辉教授惠赠)

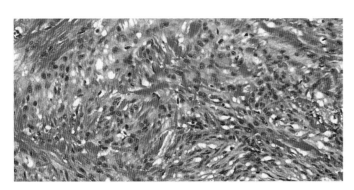

图 2-5-1-28-1D　肿瘤细胞胞质嗜伊红色或淡染,可见核分裂象(上海阿克曼医学检验所葛军辉教授惠赠)

2. **富于细胞性血管纤维瘤**　多发于腹股沟和生殖区,肿瘤含有丰富的血管,常伴有管壁玻璃样变性,梭形瘤细胞主要表达 vimentin,可程度不等地表达 CD34,但一般不表达 Desmin。

3. **孤立性纤维性肿瘤**　肿瘤内瘤细胞密度不均一,常显示疏密交替分布现象,可有血管外皮瘤样结构。免疫组化显示瘤细胞表达 CD34 和 STAT6,Rb 表达无缺失。RT-PCR 或二代测序可显示 *NAB2-STAT6* 融合基因。

(党　林)

二十九、巨细胞血管纤维瘤

【概念】

巨细胞血管纤维瘤(giant cell angiofibroma)是一种良性纤维性肿瘤。

【临床特点】

1. **临床表现**　良性,好发于眼眶,也可见于头颈、躯干、腹股沟、会阴和肛周。曾报道一例位于纵隔。患者多为中年人,男性眼眶为好发部位,而女性更常见于眼眶外皮损。肿瘤生长缓慢,无症状,位于皮下,直径数厘米。有学者认为巨细胞血管纤维瘤是含较多巨细胞的单发纤维性肿瘤。

2. **治疗**　切除治疗。

3. **预后**　切除后局部不容易复发。

【发病机制】

病因不明,细胞遗传学研究在一个患者中发现染色体 6q 的异常。

【病理变化】

镜下观　组织学显示肿瘤界限清楚,细胞成分多少不一,含有小或中等大小的厚壁血管,可见假性血管间隙形成,并可见圆形和短梭形细胞和数量不一的多核巨细胞。这些多核巨细胞常形成假性血管腔隙。核分裂象罕见,基质可黏液变或硬化变性。

【鉴别诊断】

需要和其他纤维组织肿瘤鉴别。

(党　林)

三十、浅表性 CD34 阳性成纤维细胞肿瘤

【概念】

浅表性 CD34 阳性成纤维细胞肿瘤(superficial CD34-positive fibroblastic tumor)是新近认识并报道的一种发生于皮肤或皮下的低级别成纤维细胞肿瘤,由片状或束状排列的胖梭形或多边形细胞组成,显示有明显的多形性,但核分裂象罕见,Ki-67 增殖指数低。瘤细胞弥漫表达 CD34,并常灶性表达 AE1/AE3,INI-1 表达无缺失。

【临床特点】

1. **临床表现**　少见,目前文献报道不足 40 例。好发于成年人,中位年龄 37～38 岁,年龄范围 20～76 岁。男性略多见。多发生在下肢,特别是大腿或近膝关节部位,其他部位如手臂、腹股沟、颈部、肩部、臀部和外阴等也可发生,肿块位于皮下或浅筋膜,与肌肉无明显粘连。皮损呈隆起性肿块,生长缓慢,无痛。

2. **治疗**　完整切除治疗。

3. **预后**　多数预后良好,1 例报道伴淋巴结转移,切

除淋巴结后随访 20 个月无病生存。

【发病机制】

1 例细胞遗传学分析显示,个别细胞具有 t(2;5),(q31;q31),t(7;14)(q21;q24),有待于更多病例的积累。文献上报道的一些曾被误诊为多形性未分化肉瘤的病例显示有 *PRDM10* 重排(PRDW10-rearranged soft tissue tumor),可能与本病属于一瘤谱。

【病理变化】

1. **镜下观** 肿瘤界限清楚,由束状或片状排列的胖梭形细胞或多边形细胞组成,胞质丰富,呈红染胶原纤维样、颗粒状或泡沫样。主要特点是多数瘤细胞具有明显的多形性和明显的核仁,见奇异核、多叶核及核内假包涵体,但核分裂象非常少见(<1 个/50HPF),无不典型性核分裂,坏死少见。间质为分支状毛细血管及散在炎症细胞、肥大细胞及泡沫细胞。(图 2-5-1-30-1A~图 2-5-1-30-1C)

2. **免疫组化** 瘤细胞弥漫强阳性表达 CD34,2/3 的病例局灶表达 CK,偶可表达 Desmin。不表达 ERG、FLI-1、

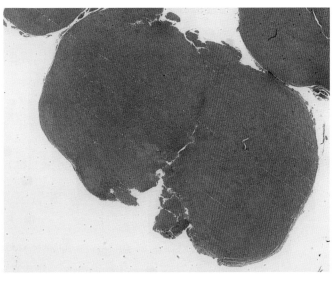

图 2-5-1-30-1A 低倍镜扫视,肿瘤界限清楚,由梭形细胞组成(上海衡道医学病理诊断中心郭滟和顾斌教授惠赠)

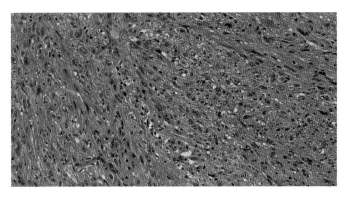

图 2-5-1-30-1B 肿瘤细胞呈胖梭形或多边形,胞质丰富,局部见多形性细胞(上海衡道医学病理诊断中心郭滟和顾斌教授惠赠)

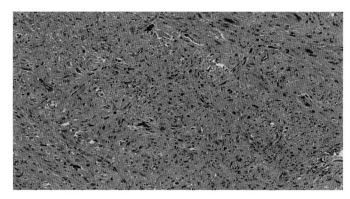

图 2-5-1-30-1C 肿瘤细胞可见明显多形性(上海衡道医学病理诊断中心郭滟和顾斌教授惠赠)

α-SMA 和 S100 蛋白,INI-l(SMARCBl)表达无缺失,无 Tp53 过表达,Ki-67 指数低,常<1%(图 2-5-1-30-2)。

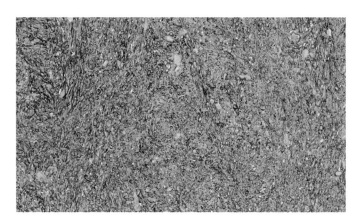

图 2-5-1-30-2 肿瘤细胞弥漫强阳性表达 CD34(上海衡道医学病理诊断中心郭滟和顾斌教授惠赠)

【鉴别诊断】

1. **未分化多形性肉瘤** 旧称恶性纤维组织细胞瘤,主要多见于老年人,发生于深部组织,2/3 发生于肌肉,肿瘤较大时可累及皮肤浅表部位,肿瘤结节状,常有出血、囊性变。肿瘤细胞多形且有异型,核分裂易见,包括病理性核分裂。免疫组化显示缺乏 CD34 弥漫强阳性,仅可见灶性阳性,Ki-67 指数明显增高。

2. **(肢端)黏液炎性成纤维细胞肉瘤** 好发中年人,常见四肢末端,可累及真皮。镜下为显著的黏液背景伴大量炎症细胞浸润,瘤细胞多形,可见 R-S 样或神经节样细胞,不同程度地表达 CD34、CD68、α-SMA,个别弱表达 CK。具有 t(1:10)易位及 3 号染色体异常,显示 *TGFBR3* 和 *MGEA5* 基因重排。

(党 林)

三十一、包涵体性纤维瘤病

【概念】

包涵体性纤维瘤病(inclusion body fibromatosis,IDF)

是一种发生于婴幼儿指（趾）的成纤维细胞和肌成纤维细胞增生性病变，以部分细胞含有核旁嗜伊红色包涵体为特征，又称婴儿指（趾）纤维瘤病（infantile digital fibromatosis）。

【临床特点】

1. **临床表现**　罕见，约占软组织肿瘤的 0.1%，儿童成纤维细胞性肿瘤的 2%。主要发生于 1 岁以内婴儿，30% 的病例在出生时即有，偶可见于稍年长的儿童或成年人。两性均可发生，无明显差异。多位于指（趾）背侧或侧面，特别是第 2、3 和 4 指（趾）远节或中节部位，偶可位于手和足，较少累及拇指（跚趾）。少数病例发生在指（趾）以外部位，如小腿、手臂和乳腺。指（趾）背侧或侧面皮肤半圆顶样或息肉样结节，直径多<2cm。（图 2-5-1-31-1）

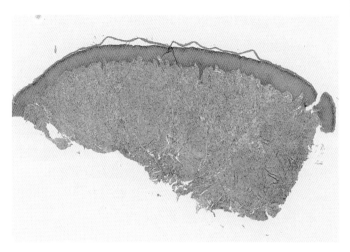

图 2-5-1-31-2A　低倍镜扫视，表皮突变平，肿瘤位于真皮内

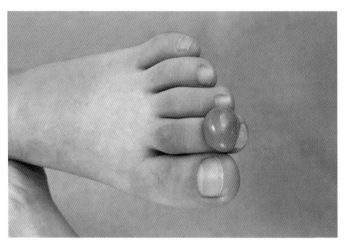

图 2-5-1-31-1　左足第 2 趾背侧半圆顶样结节（上海交通大学医学院附属新华医院邓丹教授惠赠）

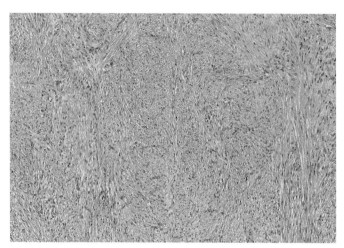

图 2-5-1-31-2B　真皮内梭形成纤维细胞增生，伴多量胶原纤维形成，呈束状或交织状排列

2. **治疗**　完整切除治疗。

3. **预后**　局部完整切除，并保证切缘阴性。局部复发率为 61%～75%，主要与原发病变切除是否彻底有关。不转移。

【发病机制】

病因不明。

【病理变化】

1. **镜下观**　表皮多萎缩变平。肿瘤位于真皮内，由条索状、交织状或片状增生的成纤维细胞和肌成纤维细胞组成，仔细观察，部分细胞内可见嗜伊红色包涵体，多位于核旁，Masson 三色染色可清晰显示。（图 2-5-1-31-2A～图 2-5-1-31-2C）

2. **免疫组化**　梭形细胞表达 α-SMA 和 calponin。可灶性表达 Desmin，不表达 CD34、β-catenin、myogenin、Myo-Dl 和 S100 蛋白。

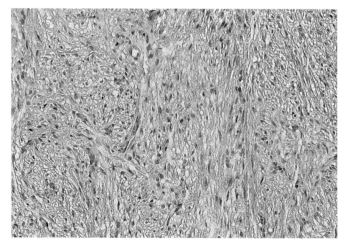

图 2-5-1-31-2C　梭形成纤维细胞胞质内有数量不等的嗜酸性包涵体

3. **电镜**　观察梭形细胞具有肌成纤维细胞分化，胞质内含有粗面内质网和聚集的伴有致密斑的肌丝，细胞边缘可见由疏松的微丝组成的包涵体，无膜包被，与胞质内聚集的肌丝有延续性。

【鉴别诊断】

1. **浅表性纤维瘤病**　多发生于手掌和足底,镜下病变多位于皮下和肌腱之间,常呈多个小结节状,也是由条束状增生的成纤维细胞和肌成纤维细胞组成,但胞质内无包涵体。

2. **真皮肌纤维瘤**　好发于青年女性肩背部,临床上呈斑块状,镜下由真皮内宽带状增生的成纤维细胞和肌成纤维细胞组成,常与表皮相平行,胞质内无包涵体。

3. **含有包涵体的其他病变**　除包涵体性纤维瘤病外,相似的包涵体还可见于纤维上皮性息肉和乳腺叶状囊肉瘤等病变中。

4. **其他发生于指(趾)的肿瘤**　包括指(趾)纤维黏液瘤、真皮平滑肌瘤、真皮纤维瘤、神经纤维瘤、神经束膜瘤和神经鞘黏液瘤等。

(党　林)

三十二、钙化性腱膜纤维瘤

【概念】

钙化性腱膜纤维瘤(calcifying aponeurotic fibroma, CAF)是一种好发于儿童和青少年手足的侵袭性成纤维细胞性肿瘤,以含有散在分布的钙化性和/或软骨小岛为特征。

【临床特点】

1. **临床表现**　少见。常发生于5~15岁的儿童和青少年,偶可发生于成年人。男性多见,男女比为2:1。常发生在手掌,其次是足底、腕、手指/足趾和踝,很少累及四肢近端和躯干。临床表现为生长缓慢、界限不清的软组织斑块(图 2-5-1-32-1),X线片可显示钙化。

2. **治疗**　切除治疗。

3. **预后**　局部复发率可达40%~50%。即使切除后多年仍可复发,但通常不具有破坏性。

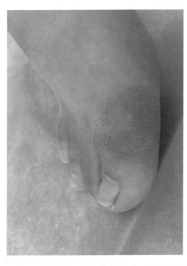

图 2-5-1-32-1　左足第 1 跖趾关节处红色斑块,与周围界限不清

【发病机制】

在钙化性腱膜纤维瘤中存在 *FN1* 和 *EGF* 基因的融合,通过 RNA 测序法发现 2 号及 4 号染色体上存在断点区域,*FN1* 基因 23、27 或 42 号外显子被融合到 *EGF* 基因 17 或 19 外显子。由于免疫组化染色中 FN1 的高表达,提示 FN1 启动子较高的活性促使 EGF 生物活性不恰当地激活,在钙化性腱膜纤维瘤的发病机制中起关键作用。目前尚未在其他肿瘤中发现 *FN1-EGF* 基因融合。

【病理变化】

1. **镜下观**　肿瘤由两种成分构成:一种为多结节性化生性纤维软骨灶伴不同程度钙化,周围见放射状栅栏状排列的圆形、软骨母细胞样细胞平行排列;另一种是在钙化结节间分布着疏密不等的梭形成纤维细胞成分,呈平行束状或旋涡状类似纤维瘤病的排列方式,并与周围脂肪、骨骼肌、神经纤维等组织浸润混杂。结节中常含玻璃样变的间质,具有纤维软骨样特征,有时类似透明软骨。软骨及钙化灶周围可见破骨细胞样巨细胞。钙化区域瘤细胞可退行性变,但不出现核分裂和坏死。婴幼儿患者的成纤维细胞较丰富,钙化灶较少且小;而年长患者或病程较长的肿瘤,钙化灶明显增多且胶原纤维丰富。(图 2-5-1-32-2A ~ 图 2-5-1-32-2D)

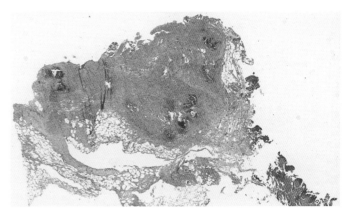

图 2-5-1-32-2A　低倍镜扫视,病变呈浸润性生长,位于皮下(上海阿克曼医学检验所葛军辉教授惠赠)

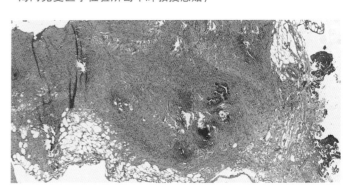

图 2-5-1-32-2B　胖梭形细胞呈栅栏状围绕在软骨或点状钙化灶周围,部分区域梭形成纤维细胞浸润性生长,细胞之间可见丰富的胶原纤维(上海阿克曼医学检验所葛军辉教授惠赠)

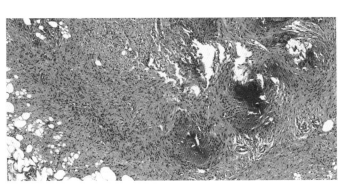

图 2-5-1-32-2C　胖梭形细胞呈栅栏状围绕在软骨或点状钙化灶周围(上海阿克曼医学检验所葛军辉教授惠赠)

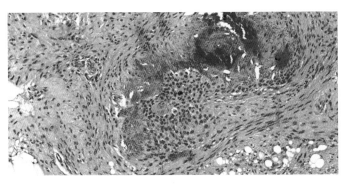

图 2-5-1-32-2D　钙化灶周围可见散在的破骨样多核巨细胞(上海阿克曼医学检验所葛军辉教授惠赠)

2. **免疫组化**　瘤细胞呈 vimentin 阳性表达,大多数 FN1 高表达,不同程度地表达 CD99、α-SMA、MSA,软骨灶表达 S100 蛋白,而软骨周围的单核组织细胞及多核巨细胞表达 CD68,不表达 Desmin、CD34、β-catenin 和 NF。

3. **电镜**　电镜下显示瘤组织具有软骨细胞、成纤维细胞、肌成纤维细胞分化特征。

【鉴别诊断】

1. **婴儿型纤维瘤病**　常发生在躯干或头、颈部,病变内罕见有局灶软骨分化区域和钙化骨化区;该病变不常出现钙化性腱膜纤维瘤中常见的巨细胞。

2. **掌/跖纤维瘤病**　可发生在儿童,但不常见,特别是足底病变。病变常为结节状,缺乏钙化和软骨分化。

3. **梭形细胞型滑膜肉瘤**　肿瘤细胞以梭形细胞成分为主,免疫组化显示上皮细胞的标记和 SS18(SYT)基因检测可帮助鉴别。

4. **软组织软骨瘤**　常发生在年长患者,最常见的发生部位是手,比钙化性腱膜纤维瘤复发率低。组织学上,该肿瘤界限清楚,分叶状,软骨的分化程度好于腱膜纤维瘤。

（党　林）

三十三、指节垫

【概念】

指节垫(knuckle pad)是指关节伸侧皮肤纤维性增厚,无自觉症状,病因不明,散在发生,常有家族史。临床表现为掌指关节或近端指间关节伸侧出现扁平或隆起的局限性纤维性增厚,表面光滑或粗糙不平,发展缓慢。

【临床特点】

1. **临床表现**　很常见,常被临床医师和病理医师忽略。表现为掌指关节或近端指间关节背面的局部纤维性增厚,皮损边界不清,好发于中年人。可以有家族史,可伴发 Dupuytren 掌挛缩病或掌部纤维瘤病。可以是特发的,也可以继发于反复的外伤。皮损一般无症状,曾报道一例患者伴有白甲病和耳聋。另一例指节垫并发有弹力纤维假黄瘤,可能是巧合。(图 2-5-1-33-1)

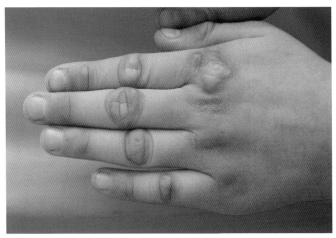

图 2-5-1-33-1　掌指关节及近端指间关节伸侧见多处局部纤维性增厚,边界不清

2. **治疗**　尚无满意的治疗方案。

3. **预后**　可能持续存在。

【发病机制】

病因不明,有学者认为是由指关节破损引起的。

【病理变化】

镜下观　真皮内局限性非特异性纤维性增生,伴有表皮角化过度。(图 2-5-1-33-2A、图 2-5-1-33-2B)

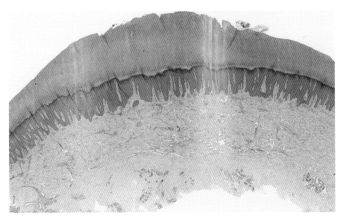

图 2-5-1-33-2A　低倍镜扫视,角化过度,真皮内纤维增生(广州金域医学检验中心王海伦教授惠赠)

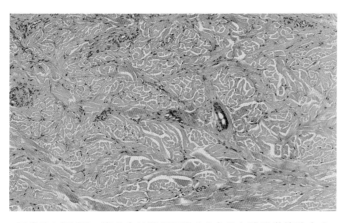

图 2-5-1-33-2B 真皮内结缔组织增生（广州金域医学检验中心王海伦教授惠赠）

【鉴别诊断】

和掌跖角化病、对称性肢端角化病等鉴别,临床可以区分。

（党　林）

三十四、获得性（肢端）纤维角化瘤

【概念】

获得性（肢端）纤维角化瘤（acquired digital fibrokeratoma）是一种表皮过度角化引致的疾病。多见于成人指（趾）间关节附近。临床以坚实、单发的圆形或长形突起为主要表现。

【临床特点】

1. 临床表现　肿瘤好发于成年男性。表现为手指或足趾坚硬的结节或赘生物,生长缓慢,直径小于 1cm,类似多余的指（趾）头。足跟也可见类似的皮损。有很少的证据说明皮损来源于外伤。肿瘤可类似于结节性硬化症的甲周纤维瘤,但后者多发,而且没有或很少有上皮成分。（图 2-5-1-34-1）

2. 治疗　完整切除治疗。

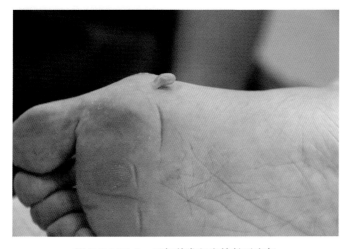

图 2-5-1-34-1 足部单发坚实的长形突起

3. 预后　局部切除可治愈。

【发病机制】

病因不明。

【病理变化】

镜下观　可见肿瘤呈带蒂的皮损,表面的上皮角化过度,棘层厚薄不一。中心由致密的胶原纤维、数量不等的成熟成纤维细胞及小血管和弹性组织构成,周围为正常真皮。肿瘤内小的周围神经或触觉小体少见,而在副指中这两种成分较多。（图 2-5-1-34-2A、图 2-5-1-34-2B）

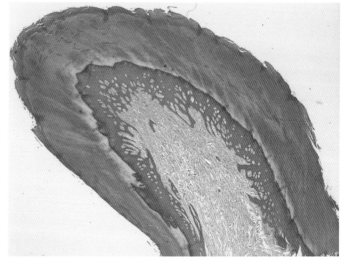

图 2-5-1-34-2A 低倍镜扫视,角化过度,棘层肥厚,真皮内致密的胶原纤维、数量不等的成纤维细胞及血管增生

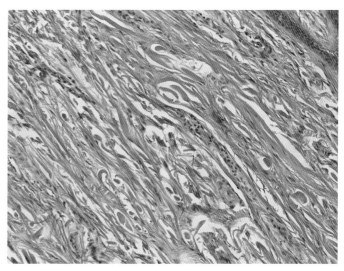

图 2-5-1-34-2B 真皮内致密的胶原纤维、数量不等的成纤维细胞及血管增生

【鉴别诊断】

仔细询问病史,可与副指、甲周纤维瘤及指节垫相鉴别。

（党　林）

三十五、婴儿纤维性错构瘤

【概念】

婴儿纤维性错构瘤（fibrous hamartoma of infancy,FHI）是一种表浅的、界限不清的良性软组织肿瘤,以纤维、脂肪和不成熟的间叶组织组成特征性的器官样结构为特点。

【临床特点】

1. **临床表现**　非常罕见,占所有软组织良性肿瘤的0.02%。多发生于 2 岁以内的婴儿,平均年龄为 15 个月,年龄范围为出生至 14 岁。15%～25% 的病例为先天性。多见于男婴,男女比为(2.4～2.7)∶1。多发生于腋窝、背部上方和上臂区,也可发生于腹股沟区、会阴和外生殖区等处。偶可位于头颈部、手和足。少数病例为多灶性。

孤立性无痛性肿块,有时生长较快。一些病例可有皮肤改变,包括色素改变、小汗腺增生或多毛,罕见病例与结节硬化症或 William 综合征有关。

2. **治疗**　完整切除治疗。

3. **预后**　良性病变,但不会自发性消退。约 15% 的病例发生局部复发,多与切除不净有关。

【发病机制】

EGFR20 号外显子插入/重复性突变,显示有假血管瘤样生长方式者,提示 FHI 为一种肿瘤性病变。

【病理变化】

1. **镜下观**　显示特征性的器官样生长结构,由比例不等的三种成分组成(图 2-5-1-35-1A ～ 图 2-5-1-35-1C):①交错排列的嗜伊红成纤维细胞和肌成纤维细胞条束;②小巢状分布的淡染原始间叶成分,由卵圆形、梭形幼稚间叶细胞和疏松嗜碱性的黏液样基质组成,可含有少量炎症细胞浸润;③成熟脂肪组织。核分裂象罕见或缺如。

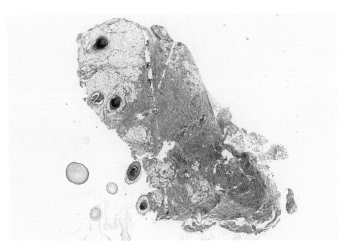

图 2-5-1-35-1A　低倍镜扫视,可见肿瘤位于真皮及皮下脂肪层,境界不清(上海市长海医院林万教授及韩换医生惠赠)

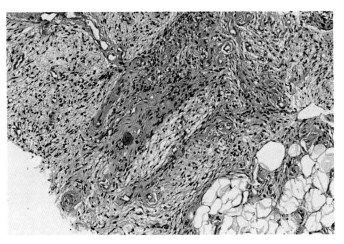

图 2-5-1-35-1B　可见肿瘤由成纤维细胞、肌成纤维细胞条束、成熟脂肪及间叶成分构成(上海市长海医院林万教授及韩换医生惠赠)

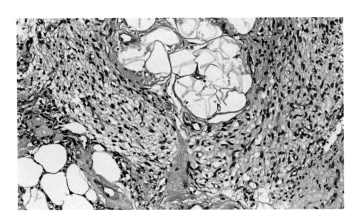

图 2-5-1-35-1C　间叶成分由卵圆形、梭形幼稚间叶细胞和疏松嗜碱性的黏液样基质组成(上海市长海医院林万教授及韩换医生惠赠)

部分病例(30%)显示有间质胶原玻璃样变,并有类似血管的裂隙样腔隙(假血管瘤样生长方式)。个别病例有"肉瘤"样形态。

2. **免疫组化**　成纤维细胞和肌成纤维细胞表达 α-SMA,不表达 Desmin;原始间叶成分主要表达 vimentin 和 CD34;假血管扩张区表达 CD34;成熟脂肪组织表达 S100 蛋白。部分病例可表达 panTRK。

【鉴别诊断】

1. **婴儿脂肪纤维瘤病**　多发于四肢末端,镜下缺乏巢状排列的原始间叶细胞成分,临床上切除不净易复发。

2. **巨细胞成纤维细胞瘤**　肿瘤境界不清,常呈浸润性生长,主要由轻度异型的梭形细胞和散在分布的核深染多核性细胞组成,无巢状分布的原始间叶细胞成分。肿瘤内有时可见裂隙样或腔隙样结构(假血管瘤样),其内常可见散在分布的核深染多核性细胞。梭形细胞和多核性巨细胞表达 CD34,FISH 检测可显示有 *PDGFB* 基因易位。

3. 钙化性腱膜纤维瘤 在病变的早期,肿块很小,没有钙化,并且也可表现为与婴儿纤维性错构瘤样的纤维性梁状生长方式,可浸润脂肪组织,此时要注意鉴别。但如果发生在大龄儿童或病变位于手掌,肿瘤内可见岛屿状分布的钙化性软骨小岛,则该病变的诊断十分明确。

4. NTRK 重排梭形细胞肿瘤 好发于儿童和青少年,镜下形态和生长方式可与婴儿脂肪纤维瘤病相似(脂肪纤维瘤病样神经肿瘤),但瘤细胞显示有轻度或轻-中度异型性,常弥漫性表达 CD34 和 S100 蛋白,并可表达 NTRK1,分子检测常显示有 NTRK1 基因重排。

(党 林)

三十六、幼年性透明纤维瘤病

【概念】

幼年性透明纤维瘤病(juvenile hyaline fibromatosis, JHF)是一种发生于婴幼儿的常染色体隐性遗传疾病,以细胞外"玻璃样物质"在皮肤、躯体软组织和骨骼肌内沉积并形成瘤样肿物为特征,玻璃样物质由成纤维细胞产生。临床表现因肿物数目、部位和生长速度的不同而异。

【临床特点】

1. 临床表现 婴儿系统性透明样变性(infantile systemic hyalinosis, ISH)是一种与 JHF 相关的疾病,由相同的基因突变导致,但 ISH 多发生于出生时或出生 6 个月后起病,病情多较严重,多在 2 年内死亡,主要死于并发症,包括蛋白丢失性肠病、反复性感染和多脏器衰竭。ISH 与 JHF 属于同一病谱的两端。

罕见,在近亲婚配的人群中,其后裔的发病率增加。起病于婴幼儿期(出生至 5 岁),一直至成年期都可发生新的病变。两性均可发生,无明显差异。可位于皮肤(尤其是面部、颈部,形成丘疹和结节)、牙龈(形成牙龈发育不良)、关节周围软组织(引起关节挛缩)和骨骼[尤其是颅骨、长骨和指(趾)骨]。

因病期而异,典型病例以头皮、前额、耳周、牙龈、四肢(包括膝部、肘部和指端)和躯干等部位多发性皮下斑块、丘疹结节或肿块为特征。以丘疹为表现者多发生于面部和颈部,特别是围绕于耳周围。发生于肛旁的丘疹可类似生殖器疣。关节旁玻璃样物质的沉积可引起关节(特别是膝关节和肘关节)挛缩和运动受限。影像学可显示受累骨的弥漫性骨质疏松和非连续性溶骨性病变。浅表皮下和深部结节可有进展性增大,数量可增多,引起畸形和功能障碍。

婴儿系统性玻璃样变性除有内脏(包括胃肠道、心、肺、肝、甲状腺、肾上腺和脾脏等)受累外,皮肤、躯体软组织和关节也可有玻璃样物质沉积。累及胃肠道时可导致严重的腹泻和反复感染。

2. 治疗 从改善功能和美容的角度出发,对皮肤、软组织和牙龈病变可考虑手术切除。

3. 预后 局部复发率高,与结节的数目、大小、部位和脏器功能受损情况相关。病情严重者(如婴儿系统性玻璃样变)预后较差,病情较轻者可生存至成年。少数病例可伴发口腔鳞状细胞癌。

【发病机制】

与编码毛细血管形态发生蛋白 2(capillary morphogenesis protein 2, CMG2)的 ANTXR2 基因(4q21.21)功能缺失性突变相关,导致基底膜基质稳态失调,引起受累部位玻璃样物质积聚或沉积。

【病理变化】

1. 镜下观 周界不清,位于真皮或皮下,由增生的圆形至胖梭形成纤维细胞和大量嗜伊红色的均质性玻璃样物质组成,取代了正常皮肤的成分。成纤维细胞的胞质呈透亮状,可呈模糊的条束状排列,细胞外玻璃样物质 PAS 染色呈阳性,并耐淀粉酶。在年轻患者或"新发"病变中,成纤维细胞成分可相对丰富,在年老患者或陈旧的病变中,玻璃样物质明显,成纤维细胞成分稀疏并受玻璃样物质挤压。(图 2-5-1-36-1A～图 2-5-1-36-1C)

2. 免疫组化 成纤维细胞表达 vimentin,不表达 actin 和 S100 蛋白。

【鉴别诊断】

1. 婴幼儿肌纤维瘤病 一种发生于婴幼儿的多发性病变,可发生于皮肤、软组织、骨和内脏,镜下显示双相性形态:①淡嗜伊红色的肌样结节或条束,常位于肿瘤的周边;②片状分布的原始幼稚性间叶细胞,多位于肿瘤的中心部位,常显示有血管外皮瘤样排列结构。

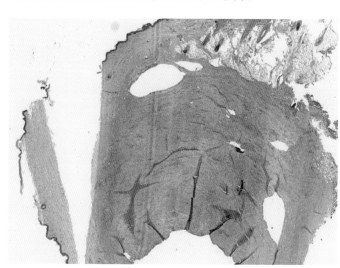

图 2-5-1-36-1A 低倍镜扫视,病变位于真皮及皮下组织,境界不清(上海阿克曼医学检验所葛军辉教授惠赠)

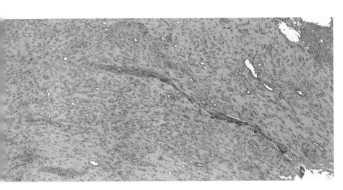

图 2-5-1-36-1B　由增生成纤维细胞和大量均质性玻璃样物质组成（上海阿克曼医学检验所葛军辉教授惠赠）

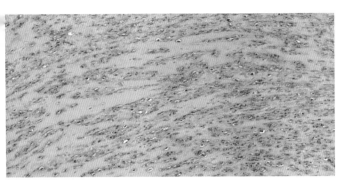

图 2-5-1-36-1C　成纤维细胞胞质呈透亮状，可呈模糊的条束状排列，局部可见大量均质性玻璃样物质（上海阿克曼医学检验所葛军辉教授惠赠）

2. **侵袭性纤维瘤病**　也可发生于婴幼儿，但多发生于深部软组织，较少发生于皮下，镜下由长条束状排列的成纤维细胞和肌成纤维细胞组成。免疫组化可灶性表达 α-SMA，并可表达 β-catenin。

3. **牙龈纤维瘤病**　一种牙龈组织的弥漫性纤维增生，为常染色体显性或隐性遗传。

（党　林）

参 考 文 献

[1] David E. Elder, Daniela Massi, Richard A. Scolyer, et al. WHO Classification of Skin Tumours. 4th ed. Lyon, France：International Agency for Research on cancer, 2018.

[2] David SC, Soheil SD, Matthew RL, et al. Diagnostic Pathology Neoplastic Dermatopathology. 2nd ed. Salt Lake City：Amirsys Inc, 2016.

第二节　中间型（局部侵袭）

一、掌部纤维瘤病

【概念】

掌纤维瘤病（palmar fibromatosis），又称 Dupuytren 掌挛缩，是一类发生于手掌腱膜的成纤维细胞/肌成纤维细胞性肿瘤，切除不净可发生局部复发，但不转移。

【临床特点】

1. **临床表现**　常见，多见于成人，发病率随年龄增长而增长。儿童鲜有发生，但有报道先天性发病者。男性较女性多见，大约 4% 的成年男性，特别是老年男性会发生此病。北欧人最好发，女性发病较男性晚。与瘢痕疙瘩不同，本病黑人发病少，但在癫痫患者，以及患有跖部纤维瘤病和指节垫的患者中发病增多。有报道本病可能和阴茎纤维瘤病相关。常双侧发生，但一般不同时出现。本病在同一家族中发病率增多，但没有发现任何与职业或外伤相关的证据。

典型表现为初起在掌腱膜远端出现坚实结节（图 2-5-2-1-1），后期掌指关节，特别是无名指呈现失用性屈曲，导致爪状畸形和掌部皮肤皱褶。

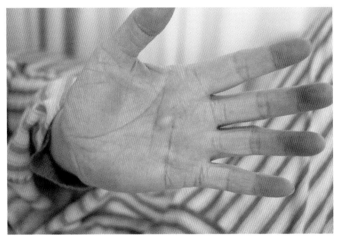

图 2-5-2-1-1　掌腱膜远端肤色坚实结节

2. **治疗**　手术切除。

3. **预后**　局部复发率高，掌筋膜根治性切除可减少局部复发。

【发病机制】

病因不明。曾认为外伤是重要原因，但大样本研究未能证实。曾认为本病和嗜酒有关，但近期的研究未能证实。使用茚地那韦（indinavir）治疗 HIV 感染与本病的发生有关。

Dupuytren 掌挛缩的发病基因还未确定，有学者认为 TGF-$β_1$ 可能参与了发病过程。

【病理变化】

1. **镜下观**　本病的组织学表现某种程度上与病程长短有关。早期阶段，在掌腱膜中可见到由形态均一、外形胖大的增生性肌成纤维细胞组成的细胞结节，可见有丝分裂，但无异型性。病变逐渐向相邻的皮下组织扩展，形成浸润性肿块，此期胶原基质很少。

在后期，纤维组织成熟，镜下表现为大量透明样变性的胶原，细胞成分减少（图 2-5-2-1-2A、图 2-5-2-1-2B）。

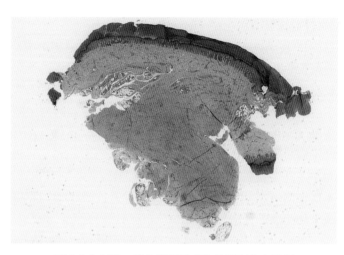

图 2-5-2-1-2A　低倍镜可见病变位于真皮中下部

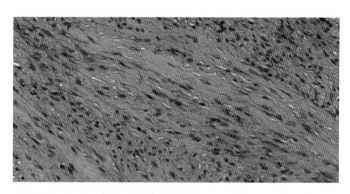

图 2-5-2-1-2B　大量透明样变性的胶原及形态均一、外形胖大的增生的肌成纤维细胞呈束状排列

肿瘤周边可见散在的慢性炎症细胞，但没有活动性炎症表现。没有含铁血黄素，从而提示可能非外伤因素。

2. 免疫组化　SMA、MSA、Desmin 可见不同程度阳性。β-catenin 核着色，但编码 β-catenin 的 *CTNNB1* 无突变。CK、CD34、S100、EMA 通常阴性。

【鉴别诊断】

应和硬化性纤维瘤病鉴别，后者很少见于手部，位置更深。

（党　林）

二、跖部纤维瘤病

【概念】

跖部纤维瘤病（plantar fibromatosis），又称 Ledderhose 病，发生于足部，与掌部纤维瘤病相对应，但屈曲畸形少见。

【临床特点】

1. 临床表现　常双侧发生，但通常不同时发生。总体发病年龄和性别分布情况与掌部纤维瘤病类似，只是儿童和青少年发病较之略多。偶有家族发病，包括双胞胎发病的报道。本病没有 Dupuytren 掌挛缩常见。典型表现是单发或多发的结节，通常在足跖内侧面，尤其是足

弓远端（图 2-5-2-2-1）。曾报道一例儿童患者，表现为跗部前内侧面的结节。也有儿童发生于足跟跖面。

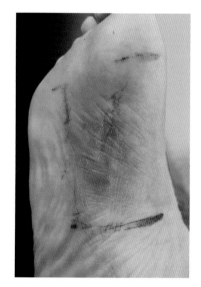

图 2-5-2-2-1　复发后病例，左足跖部前内侧面淡红色质韧结节

大多无症状，也可有不适和烧灼感，特别在行走以后。因挤压引起的神经症状不多见。足趾挛缩罕见。局部复发常见。与足跖角化过度无明显相关。

2. 治疗　手术治疗。

3. 预后　术后容易复发，但不易转移。

【发病机制】

细胞遗传学显示 8 号染色体三体和 14 号染色体三体。表浅型和深在型的遗传学各不相同。

【病理变化】

1. 镜下观　组织学特点与掌部纤维瘤病类似，但慢性炎症反应或早期出血现象比较多见，可能是一种继发现象。肿瘤常呈梭形细胞增殖，形成不规则的、界限不清的束状结构，混杂数量不等的多核巨细胞，间质胶原增加（图 2-5-2-2-2A、图 2-5-2-2-2B）。坏死不常见，通常由缺

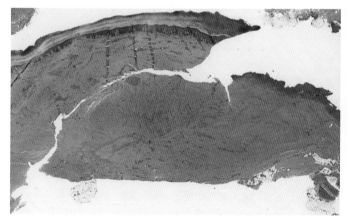

图 2-5-2-2-2A　低倍镜下可见真皮内肿瘤团块境界欠清

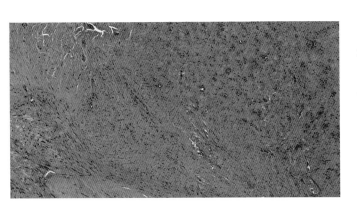

图2-5-2-2-2B 肿瘤常呈梭形细胞增殖,形成不规则、界限不清的束状结构

血引起。少见情况下可出现骨化性化生。

2. **免疫组化** SMA、MSA、Desmin可见不同程度阳性。CK、CD34、S100、EMA通常阴性。(图2-5-2-2-3)

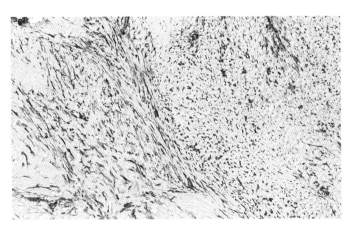

图2-5-2-2-3 SMA阳性

【鉴别诊断】

应和硬化性纤维瘤病鉴别,后者位置更深。

（党　林）

三、阴茎纤维瘤病

【概念】

阴茎纤维瘤病(penile fibromatosis)由Peyronie于1743年首先描述,也称Peyronie病(Peyronie disease,PD),该病以阴茎白膜和白膜及海绵体之间疏松结缔组织内局限性纤维组织增生并有斑块形成为特征,可能导致阴茎发生硬化及变形,进而影响阴茎的勃起功能,故又名阴茎硬结症。

【临床特点】

1. **临床表现** 发病率为3%～9%。好发于欧美白种人,亚洲或黑种人很少发生。患者常为中老年人。病变主要累及阴茎海绵体,最常见位置在阴茎背侧面近冠状沟处,常引起疼痛,可触及斑块,勃起功能受到不同程度

的影响。早期表现为疼痛,斑块,阴茎畸形;随着病情的进展表现为斑块,阴茎畸形及性功能障碍。

2. **治疗** 治疗方式应选择适当并及时的手术切除,手术切除后小肠黏膜下层的移植术,有报道效果较好。

3. **预后** 自发性缓解少见,局部复发可能与手术切除范围有关。

【发病机制】

确切病因尚不清楚,外伤可能是一个主要的致病因素。其他如遗传学等,也可能引起PD。而糖尿病、高血压、高脂血症、高尿酸血症等引起血管和神经通路损害的疾病,被视为PD的危险因素。也有学者认为该病与自身免疫性疾病和情感等因素相关。

【病理变化】

镜下观 早期病变表现为血管周围淋巴细胞、浆细胞浸润,间质水肿变性,血管内皮增生,最早累及部位是阴茎白膜和海绵体之间的疏松结缔组织。随着病变进展,间质成纤维细胞增生,形成结节,成纤维细胞排列呈束状或编织状,侵犯海绵体、隔膜及周边横纹肌组织,病变可伴有玻璃样变性,甚至出现钙化及骨化。在炎症的消退期,纤维组织再生,甚至发生玻璃样变性,进而导致勃起功能障碍。

【鉴别诊断】

包括瘢痕疙瘩、加德纳纤维瘤和炎性肌成纤维细胞瘤等。

（党　林）

四、硬化性纤维瘤病

【概念】

硬化性纤维瘤病(desmoid fibromatosis)是一组深在的纤维性肿瘤,可有多种临床表现。

【临床特点】

1. **临床表现** 大多数病例是散发或者孤立性肿瘤,有些为家族性,或与家族性腺瘤性息肉病(FAP,Gardner综合征)有关,极少数患者呈多中心发病。本病有儿童型。根据肿瘤的解剖部位,可将硬化性纤维瘤病分为:腹部外型(大约60%)、腹部型(20%～25%)及腹部内型(15%)。

本病好发于11～40岁女性。腹部外型常散发或孤立发生。大多数患者为年轻成人,表现为缓慢生长的肿块,偶有疼痛。肿瘤最常发生在肩胛带部位或下肢近端,少数发生在头颈部。儿童患者最常见于头颈部。偶可累及皮下,少部分患者发生于原有的瘢痕上或放射治疗后。女性患者的肿瘤常见于前腹壁,妊娠期间或妊娠后多见,妊娠后发生的肿瘤经常发生在剖宫产的手术瘢痕部位。

发病与 FAP 相关的硬化性纤维瘤病大多属于腹部内型,已证实 5 号染色体长臂上有遗传缺陷。尚不清楚其他家族性发病的患者是否具有类似的遗传缺陷。发生于 10 岁以下儿童的硬化性纤维瘤病,称为婴儿纤维瘤病。多数在 5 岁前发生,头颈、肩胛带或大腿部位多见。肿瘤对邻近组织浸润明显。

2. **治疗**　手术切除。

3. **预后**　局部容易复发,预后与是否侵犯重要结构相关。5 年生存率超过 90%。

【发病机制】

细胞遗传学已证实具有多种染色体异常,包括 5 号染色体长臂的克隆异常、端粒融合及 Y 染色体缺失。其他遗传异常有 8 号和/或 20 号染色体三体及 5q 缺失。

已有证据表明发病具有遗传易感性,但很可能还有外伤或性激素的二级影响。已经证实,高水平的雌激素虽然不能触发本病,但可以促进肿瘤的生长。

【病理变化】

1. **镜下观**　各型的组织学特点极为相似,表现为在透明样变或黏液样的胶原间质中,存在外形胖大的梭形细胞(图 2-5-2-4-1),细胞核可呈圆形或梭形,偶尔可见到有丝分裂象。肿瘤周围的骨骼肌纤维、皮下脂肪和筋膜可受到不规则的浸润,出现奇形怪状的萎缩、变性或反应性肌细胞改变。瘤体周围常可出现慢性炎症细胞聚集,特别是淋巴细胞。

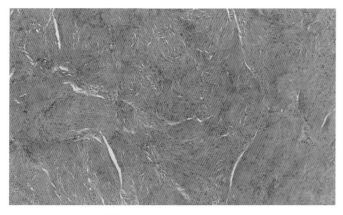

图 2-5-2-4-1　透明样变的胶原间质中,见外形胖大的梭形细胞

儿童患者表现为典型的腹部外型纤维瘤病改变,或者在黏液样间质中可见由更不成熟的圆形细胞组成的肿瘤。

2. **免疫组化**　肿瘤细胞 MSA(HHF35)、calponin、SMA 染色阳性,Desmin 局灶阳性。CK、CD34、S100、h-caldesmon、EMA 通常阴性。

【鉴别诊断】

需要和纤维肉瘤进行鉴别,后者细胞成分明显,胶原成分少,细胞核异型,有明显的异常核分裂象,组织学可有典型的鱼骨样外观。

（党　林）

参 考 文 献

［1］David E. Elder, Daniela Massi, Richard A. Scolyer, et al. WHO Classification of Skin Tumours. 4th ed. Lyon, France: International Agency for Research on cancer, 2018.

［2］David SC, Soheil SD, Matthew RL, et al. Diagnostic Pathology Neoplastic Dermatopathology. 2nd ed. Salt Lake City: Amirsys Inc, 2016.

第三节　中间型肿瘤

一、隆突性皮肤纤维肉瘤及亚型

【概念】

隆突性皮肤纤维肉瘤(dermatofibrosarcoma Protuberans, DFSP)是一种来自间叶组织的低度恶性成纤维细胞增生性肿瘤,主要形态学特征为席纹状排列的短梭形细胞,位于真皮,可浸润至皮下脂肪,如切除不净,易局部复发;对于那些发生纤维肉瘤变者,甚至可发生远处转移,DFSP 具有特异性的染色体异位 t(17;22)(q22;q13),产生 COL1A1-PDGFB 融合基因。

【临床特点】

1. **临床表现**　多发于 20~50 岁的中青年人群,无明显性别差异(但男性较多见)。肿瘤多发于躯干,其次为四肢近端及头面部,但在四肢远端少见。起初多为斑块样或小的结节状生长,逐渐融合形成不规则较大的结节(图 2-5-3-1-1),生长缓慢,可持续数年到几十年之久,如有快速生长,伴疼痛及破溃,应考虑肉瘤转化。

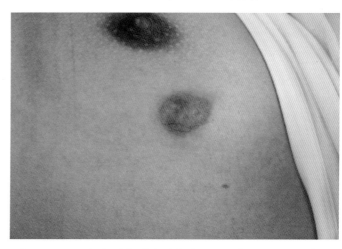

图 2-5-3-1-1　经典型 DFSP,胸部类圆形红色斑块,质韧,表面高低不平

相关亚型如下：

（1）纤维肉瘤型隆突性皮肤纤维肉瘤（fibrosarcomatous DFSP）：DFSP 的一种亚型，指在经典型 DFSP 的病变中局部区域（但要多于 5%～10% 的区域）出现细胞异型性增加，核分裂象易见，细胞呈鱼骨样束状排列而非席纹状排列。临床表现与经典型 DFSP 患者相同，少数患者可以有近期快速生长及破溃现象。

主要是对临床的治疗和预后有指导作用，尽管少数研究发现具有纤维肉瘤样变的 DFSP 患者，其复发率及远处转移概率均高，但均未具体说明所采用的治疗手段，如扩大切除的切缘是多少等，所以这些结论还存在争议，但如果有纤维肉瘤样改变者，临床治疗如扩大切缘切除，就显得尤为重要。

（2）色素型隆突性皮肤纤维肉瘤（pigmented DFSP）：也称 Bednar 瘤，在经典型 DFSP 肿瘤内出现散在的树突状色素细胞及色素沉着。该亚型较罕见，在 DFSP 病例中<5%。临床表现为黑褐色结节状生长（图 2-5-3-1-2），发病年龄、性别、部位及肿瘤大小与经典型无差别。

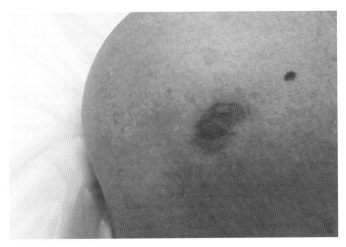

图 2-5-3-1-2　肩部一不规则质韧斑块，表面凹陷，呈不均匀的黑褐色及暗红色

因此亚型极少见，尚无大量的临床数据证明其与经典型 DFSP 有何不同，不过色素性改变不仅可以出现在经典型 DFSP，也可出现在其他亚型中，包括纤维肉瘤型 DFSP，并且有罕见的肺转移报道。

（3）黏液型隆突性皮肤纤维肉瘤（myxoid DFSP）：在经典型 DFSP 中出现大量黏液样基质。临床表现与经典型 DFSP 相似。需要与其他含黏液样基质的良恶性梭形细胞肿瘤鉴别，包括浅表血管黏液瘤、浅表肢端纤维黏液瘤、黏液样孤立性纤维瘤、黏液样神经束膜瘤、低度恶性黏液纤维肉瘤、低度恶性纤维黏液肉瘤、黏液样脂肪肉瘤及黏液样滑膜肉瘤等。

（4）隆突性皮肤纤维肉瘤伴肌样结节（DFSP with myoid nodule）：在经典型或纤维肉瘤型 DFSP 中可以见到一些嗜酸性肌样结节或肌样条束。临床表现无特殊性，与经典型 DFSP 相似。这种肌样结节多见于复发或纤维肉瘤型 DFSP。发生在真皮的梭形细胞肿瘤，其存在常可提示 DFSP 的可能。

2. 治疗　首选手术切除。部分报道提示无法手术切除者或转移病例，可考虑酪氨酸激酶抑制剂针对 COL1A1-PDGFB 融合基因产物进行治疗。

3. 预后　DFSP 生长缓慢，但可局部侵袭性生长，若未扩大切净，具有高复发率（切缘>3cm 扩大切除，复发率为 10%～20%，而切缘<2cm 保守切除的复发率约 45%），但远处转移少见（偶见于肉瘤转化的病例）。

【发病机制】

病因不明，少数病例报道与创伤、烧伤及砷接触史有关。有报道可能与腺苷脱氨酶缺陷型严重联合免疫缺陷有关。

几乎所有病例均具有典型的 t（17；22）（q22；q13）染色体易位，基因重组产生 COL1A1-PDGFB 融合基因。近年来，在少数 DFSP 患者中，尤其是发生在女性乳腺部位的患者，发现另一种 COL6A3-PDGFD 特异性基因融合。

【病理变化】

1. 镜下观

（1）经典型 DFSP：肿瘤位于真皮，常浸润至皮下脂肪（图 2-5-3-1-3A），由短梭形细胞构成，常以席纹状或车辐状方式呈弥漫浸润式生长。表皮下常有浸润带，表皮无明显增生改变。肿瘤细胞胞质丰富，嗜酸性，细胞核形态单一，没有明显的异型性/多形性，呈卵圆或短梭状（图 2-5-3-1-3B）；有丝分裂象少见（<4 个/10HPF）。肿瘤细胞浸润皮下脂肪时，使小叶间隔扩大，形成特征性的蜂窝状（honeycomb）或蕾丝状（lace-like）浸润（图 2-5-3-1-3C）。肿

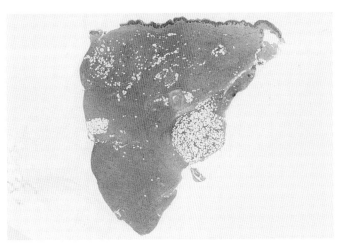

图 2-5-3-1-3A　肿瘤位于真皮，浸润至皮下脂肪

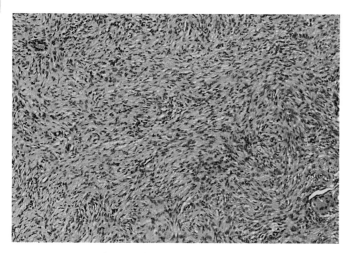

图 2-5-3-1-3B 肿瘤由短梭形细胞构成,肿瘤细胞胞质丰富,嗜酸性,细胞核形态单一,没有明显的异型性/多形性

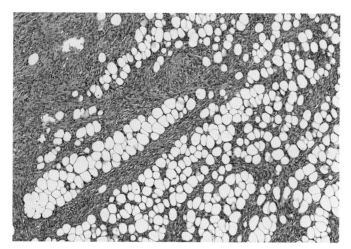

图 2-5-3-1-3C 肿瘤细胞弥漫浸润式生长,深达脂肪层,形成特征性蜂窝状

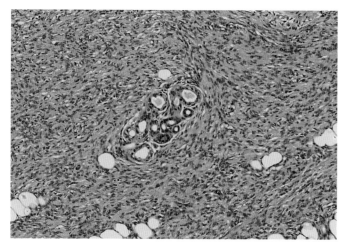

图 2-5-3-1-3D 肿瘤细胞不破坏附属器结构,而是围绕其生长

瘤细胞不破坏真皮内的附属器结构,而是围绕其生长(图2-5-3-1-3D);没有肿瘤坏死现象。在有些病例可发生明显的黏液样变。

（2）纤维肉瘤型隆突性皮肤纤维肉瘤:细胞异型性开始变得明显;有丝分裂象增多(>7 个/10HPF,而经典型 DFSP<5 个/10HPF);细胞排列结构呈条索状或"鱼骨样",而非席纹状(图 2-5-3-1-4A、图 2-5-3-1-4B);局部会有肿瘤细胞坏死;CD34 染色减弱甚至丢失;上述改变占总瘤体的 10%～15% 以上,而非只有极少的局部改变。

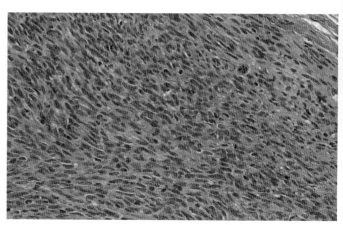

图 2-5-3-1-4A 细胞异型性明显,有丝分裂象增多(上海衡道医学病理诊断中心郭滟及顾斌教授惠赠)

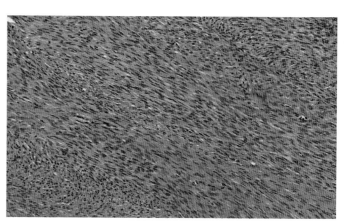

图 2-5-3-1-4B 细胞排列结构呈条索状或"鱼骨样",而非席纹状(上海衡道医学病理诊断中心郭滟及顾斌教授惠赠)

（3）色素型隆突性皮肤纤维肉瘤(Bednar 瘤):除散在分布的树突状色素细胞及黑色素沉着之外(图 2-5-3-1-5),与经典型 DFSP 相似。

（4）黏液型隆突性皮肤纤维肉瘤:主要构成细胞与经典型 DFSP 类似,表现为弥漫性浸润式生长方式,周围伴大量黏液样基质(图 2-5-3-1-6),通常黏液样区域可超过 50%。

（5）隆突性皮肤纤维肉瘤伴肌样结节:在经典型 DFSP 梭形细胞增生中可见到嗜酸性结节或条束样增生区域,这些区域多是由增生的肌成纤维细胞组成,细胞核呈空泡状,胞质边界清晰,常伴有间质透明样变性,这些肌样结节状区域常不表达 CD34,而表达 SMA,但

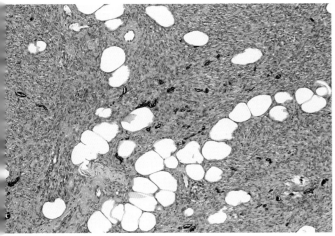

图 2-5-3-1-5　肿瘤内可见散在分布的树突状色素细胞及黑色素沉着

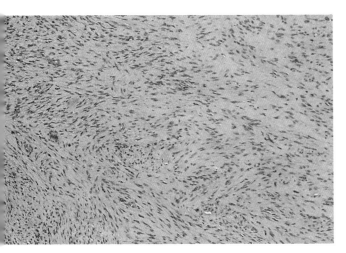

图 2-5-3-1-6　肿瘤呈弥漫性浸润性生长，基质黏液丰富

Desmin 阴性（表明是肌成纤维细胞来源）。（图 2-5-3-1-7A～图 2-5-3-1-7C）。

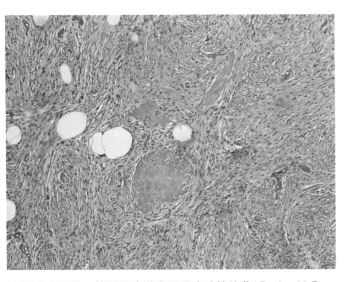

图 2-5-3-1-7A　梭形细胞增生区见嗜酸性结节（Dr. Ingrid Penzhorn，Cape Town，South Africa）

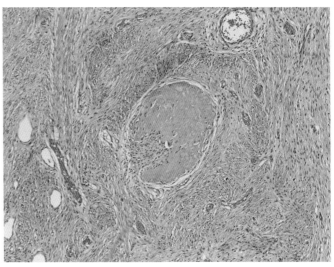

图 2-5-3-1-7B　嗜酸性结节周边见条束状增生区（Dr. Ingrid Penzhorn，Cape Town，South Africa）

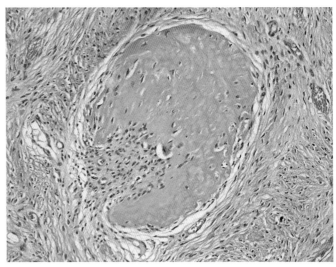

图 2-5-3-1-7C　嗜酸性结节内细胞胞核空泡状，胞质丰富、呈嗜酸性（Dr. Ingrid Penzhorn，Cape Town，South Africa）

2. 免疫组化　经典型 DFSP 的组化特点如下：

CD34 是最常用也是最可靠的标记物，通常是弥漫强阳性表达（在肉瘤转化时，CD34 会表达减弱或转阴性）（图 2-5-3-1-8A）。

FⅩⅢa 通常阴性（可用于和真皮纤维瘤的鉴别诊断）。

CD68、CD10、Lysozyme 和其他组织细胞标记多为阴性（这类标记物多为非特异性）。

S100 可能会染一些间质的色素细胞（尤其在 Bednar 瘤中）（图 2-5-3-1-8B）。

3. 基因学检查　免疫荧光杂交技术可用来检测 t（17；22）（q22；q13）染色体易位产生的 *COL1A1-PDGFB* 融合基因。

【鉴别诊断】

1. 细胞型真皮纤维瘤/纤维组织细胞瘤　细胞成分

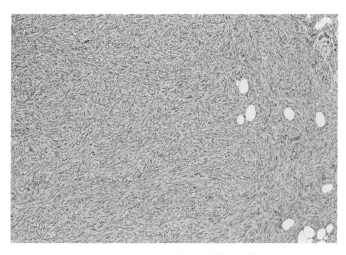

图 2-5-3-1-8A　CD34 弥漫强阳性

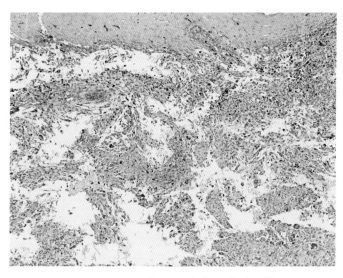

图 2-5-3-1-8B　Bednar 瘤 S100 部分阳性

异质性大,细胞核可以有多形性;没有明显的席纹状或车辐状细胞排列;多不表达 CD34,在少数有表达的病例中,阳性表达多较弱且多在肿瘤的周边及浅表部;虽然也可以长在较深的位置,但其底部是以楔状方式伸入皮下脂肪,而非像 DFSP 那样以蜂窝状弥漫浸润皮下脂肪;无 COL1A1-PDGFB 融合基因突变。

2. 浅表纤维瘤病　细胞呈细长的梭形细胞,伴致密的胶原间质增生;在小的血管周围多伴有红细胞外渗;尽管可以在深部浸润生长,但不会以蜂窝状生长方式弥漫浸润脂肪组织;免疫组化 β-catenin 核阳性,SMA 阳性,CD34 阴性。

3. 斑块样 CD34⁺真皮纤维瘤(徽章样真皮树突细胞错构瘤)　同样也有 CD34 阳性表达,但细胞生长方式具有特异性:病变上部细胞以垂直于表皮的方式生长,病变下部的细胞则以平行于表皮的方式生长;多位于真皮中上部血管旁,不侵犯皮下脂肪组织;没有典型的分子遗传学改变。

4. 孤立性纤维性肿瘤　也是一种 CD34 阳性梭形细胞肿瘤,但其缺乏席纹状生长方式。其生长方式无定式而多样,常具有"鹿角样"血管及粗绳样胶原束,STAT6 阳性。

5. 弥漫性神经纤维瘤　瘤细胞纤细,波浪状,无核分裂象;无席纹状生长方式;SOX10 阳性,S100 阳性,间质细胞不表达 CD34。

6. 平滑肌肉瘤　短梭样细胞,胞质丰富呈嗜酸性,呈束状生长;细胞核呈雪茄烟状,核异型性明显,可以有许多非典型的核分裂象;肿瘤细胞 SMA⁺、Desmin⁺,而 CD34 多为阴性。

7. 非典型纤维黄瘤　多见于日光损伤严重的头颈部;细胞核多形性明显,细胞成分包括梭形细胞及上皮样巨细胞;无席纹状生长方式;CD34 可有阳性表达。但该诊断多是一种排他性诊断,另外,如果浸润较深,异型性明显兼具大量肿瘤坏死时,则需考虑诊断多形性真皮肉瘤(pleomorphic dermal sarcoma)。

8. 梭形细胞/促结缔组织增生性黑色素瘤　细胞形态异型性明显,具有更大的异质性,核深染;无席纹状或车辐状细胞排列;覆盖表皮多有原位黑色素瘤改变(>70%);免疫组化显示 S100、SOX10 及 MITF 阳性。

(杨红玉)

二、巨细胞成纤维细胞瘤

【概念】

巨细胞成纤维细胞瘤(giant cell fibroblastoma,GCF)是一种由轻微异型的梭形细胞及多少不等的"花环样"多核巨细胞组成的中间型肿瘤,多发于儿童的躯干及四肢,可具有染色体基因易位 COL1A1-PDGFB(与隆突性皮肤纤维肉瘤相同),故而也被称为幼年型隆突性皮肤纤维肉瘤(juvenile form DFSP)。

【临床特点】

1. 临床表现　好发于 10 岁以下儿童,多见于男孩(2/3);躯干和四肢为好发部位,少数见于头颈部。临床表现为皮下缓慢增大的包块,平均大小 3～4cm,50% 可复发,但可以通过扩大切除得到局部控制,很少发生远处转移。(图 2-5-3-2-1)

2. 治疗　治疗以外科切除为主。

3. 预后　可局部复发,但还没有远处转移的报道。

【发病机制】

与 DFSP 相似,具有染色体基因易位 COL1A1-PDG-FB,说明二者在组织发生上具有密切的关系,有些成人 DFSP 在其细胞束间也可以见到杂合形态(可见散在的巨核细胞在黏液间质中,散布在一些假血管腔间隙周围)。

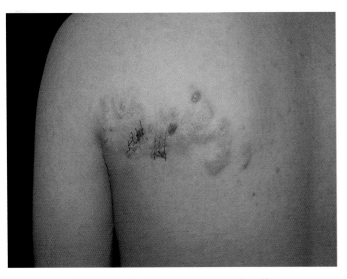

图 2-5-3-2-1　左背部不规则淡红色斑块

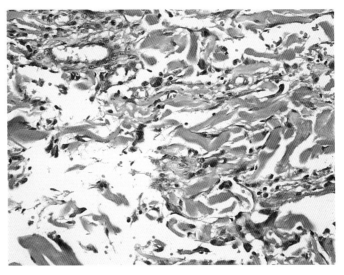

图 2-5-3-2-2B　肿瘤由中度异型的梭形及星状细胞组成,胞核深染,间质胶原硬化,见散在核深染的多核巨细胞

【病理变化】

1. **镜下观**　在真皮及皮下组织内,可见到增生的中度异型的梭形及星状细胞,胞核深染,周围间质可胶原硬化,也可呈黏液状;特征性的改变是病变中伴有散在核深染的多核巨细胞,大小不一,核可呈花环状,也可呈分叶状;其形态与多形性脂肪瘤中见到的多核巨细胞类似;部分区域可有席纹状结构,与经典型 DFSP 类似;间质中可见扩张的假血管间隙,但裂隙样间隙无内衬的内皮细胞,而是由间质细胞和多核巨细胞围绕。可伴有瘤内出血及"洋葱皮"样方式围绕血管分布的淋巴细胞;无组织细胞样细胞,亦无核分裂象。(图 2-5-3-2-2A ~ 图 2-5-3-2-2C)

2. **免疫组化**　梭形细胞表达 vimentin,可灶性表达 CD34 和 CD99,不表达 S100、HMB-45、CD31、Keratin 和 Desmin。

3. **基因检测**　类似于经典型 DFSP,可利用免疫荧光技术检测 t(17;22) 易位产生的 *COL1A1-PDGFB* 融合

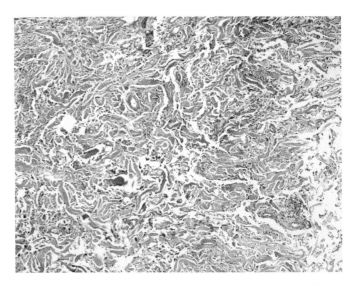

图 2-5-3-2-2C　间质中可见扩张的假血管间隙,但无内衬的内皮细胞

基因。

【鉴别诊断】

1. **神经纤维瘤伴"古老化"改变**　无扩张的假血管腔隙,S100 阳性。

2. **血管瘤**　真正血管腔隙,衬覆内皮细胞,CD31 阳性,无巨核细胞。

3. **婴幼儿纤维错构瘤**　有器官样分布的原始幼稚组织,无巨核细胞。

4. **脂肪纤维瘤样神经肿瘤**　镜下形态类似脂肪纤维瘤病,多发生于青少年,可有 *NTRK1* 基因易位。

5. **血管肉瘤**　多发于老年人头颈部,细胞异型明显,核分裂象易见。

（杨红玉）

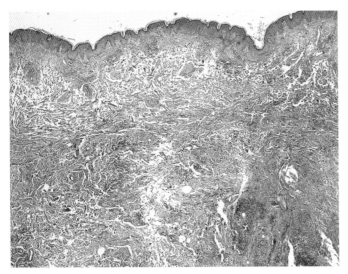

图 2-5-3-2-2A　肿瘤呈浸润性生长

三、黏液炎性成纤维细胞肉瘤

【概念】

黏液炎性成纤维细胞肉瘤（myxoinflammatory fibroblastic sarcoma，MIFS）是一种好发于中老年人群四肢远端的成纤维细胞肉瘤，主要由黏液样区域、玻璃样变区域和炎症性区域构成，肿瘤中可见特征性细胞：巨型细胞，形态类似节细胞、R-S 细胞或病毒包涵体。MIFS 与含铁血黄素沉着性纤维脂肪瘤样肿瘤（hemosiderotic fibrolipomatous tumor，HFLT）和软组织多形性玻璃样变血管扩张性肿瘤（pleomorphic hyalinizing angiectatic tumor，PHAT）关系密切，分子检测显示这三种肿瘤都具有 *TGFBR3* 和 *MGEA5* 的基因重排，提示这三种肿瘤可能属于一个瘤谱。

【临床特点】

1. 临床表现 临床罕见，多见于 30~50 岁人群，无明显性别差异，病变好发于肢体远端，如手足部。表现为无痛性缓慢生长的肿块，有时由于肿物生长可引起手足活动受限，临床可被误诊为腱鞘囊肿和腱鞘巨细胞瘤。

2. 治疗 主要以扩大切除为主，确保切缘阴性，对于多次复发的，可考虑截指（趾）。化疗和放疗的效果还有待进一步研究。

3. 预后 该病的复发率在 22%~67%，文献报道仅有 4 例发生了转移，致死率低。

【发病机制】

该病具有复杂及异质性的基因表型，文献报道并不一致，包括非整倍性染色体（aneuploidy）、环状染色体、t(2;6) 和 t(1;10)(p22;q24) 基因易位，后者可以形成融合基因 *TGFBR3-MEGA5*，而这种融合基因也可以在 HFLT 中检测到。

【病理变化】

1. 镜下观 病变位于真皮及皮下，很少累及骨骼肌；沿脂肪小叶的纤维间隔及筋膜面生长。（图 2-5-3-3-1A）

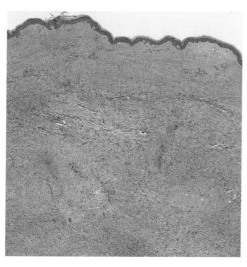

图 2-5-3-3-1A 低倍镜扫视，病变位于真皮

病变由三个区域构成：①炎症性区域，富于急性中性粒细胞和慢性炎症细胞，如淋巴细胞和浆细胞；②玻璃样变区域，纤维化或者玻璃样变的间质；③黏液变性区域，间质出现疏松的黏液样变区域。（图 2-5-3-3-1B、图 2-5-3-3-1C）

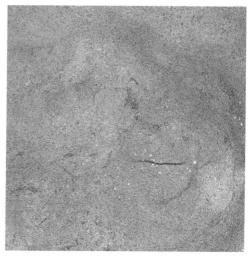

图 2-5-3-3-1B 肿瘤间质见疏松黏液样变区域

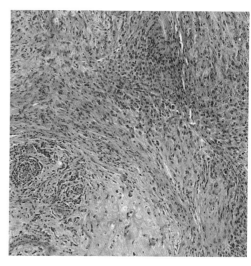

图 2-5-3-3-1C 肿瘤内混合炎症细胞浸润

肿瘤细胞可混杂在炎症区域，呈现大的畸形细胞核，核仁明显，类似于 R-S 细胞或病毒包涵体（图 2-5-3-3-1D）。在黏液区域有时可见多空泡状的假脂肪母细胞，核分裂象不常见，0~1 个/10HPF，没有非典型有丝分裂象，但有时可见到凝固性或纤维素样坏死。

2. 免疫组化 肿瘤细胞表达 vimentin，常表达 CD34、CD68、CD163 和 EGFR，瘤细胞不表达 CD15、CD30 和 clusterin，巨细胞病毒（CMV）和 EB 病毒（EBV）检测也为阴性。

【鉴别诊断】

1. 结节性筋膜炎 梭形肌成纤维细胞增生，伴红细

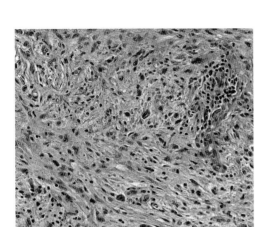

图 2-5-3-3-1D　肿瘤细胞可呈现大的畸形细胞核,核仁明显

胞外溢及部分区域黏液变性,无异型细胞。临床病程短。

2. **腱鞘筋膜炎**　主要是炎性增生,无异型大细胞。

3. **炎性肌成纤维细胞瘤**　很少发生在肢端,主要细胞为梭形肌成纤维细胞伴大量的淋巴细胞及浆细胞浸润,瘤细胞可表达 Desmin 和 ALK,无异型的大细胞。

4. **黏液纤维肉瘤**　肿瘤成分比较单一,肿瘤细胞异型明显,核分裂象易见,无大量炎症细胞。

5. **结外霍奇金淋巴瘤**　在皮肤或皮下极为罕见甚至不存在。R-S 细胞表达 CD15 和 CD30,没有空泡状假脂肪母细胞。

6. **浅表性 CD34 阳性成纤维细胞性肿瘤**　肿瘤细胞以胖梭形为主,细胞密度高,也可见散在的核大畸形细胞,间质也可有炎症细胞浸润,但细胞间质很少有黏液样变。免疫组化显示肿瘤细胞弥漫表达 CD34,也可灶性表达 Keratin 和 AE1/AE3,Ki-67 指数低。遗传学上没有 *TGFBR3-MGEA5* 基因重排。

（杨红玉）

四、炎性肌成纤维细胞肿瘤

【概念】

炎性肌成纤维细胞肿瘤(inflammatory myofibroblastic tumor,IMT),主要由形态温和的梭形肌成纤维细胞组成,伴有丰富的炎症细胞(淋巴细胞、浆细胞和嗜酸性粒细胞),主要发生于婴幼儿或儿童,其他曾用名包括炎性纤维肉瘤、炎性肌纤维组织细胞增生、炎性假瘤、浆细胞肉芽肿和浆细胞假瘤。除发生在皮肤,还可以发生在其他内脏系统。

【临床特点】

1. **临床表现**　几乎所有病例都发生于 30 岁以下,尤以 14 岁以下儿童为主,无明显性别差异(女孩稍多于男孩),临床症状取决于发生部位,多数累及皮肤的病变表现为缓慢生长、界限不清的皮下结节,可引起局部不适,但是发生于皮肤之外其他器官的肿瘤可引起诸多临床症状,如发热、疲乏无力、体重减轻等,类似于恶性肿瘤,但大多数症状可在肿瘤切除后消失。

2. **治疗**　建议辅助化疗和放疗。在有些病例,采用非类固醇抗炎药治疗,可以缩小肿物体积,但复发率高。

3. **预后**　发生于腹腔内的预后更好,临床上以手术切除为主要治疗手段,对于复发和组织形态提示高风险的病例(细胞异型明显,节样细胞多见,高表达 p53 等),可联合化疗。

【发病机制】

发病机制不清,有报道表明,有些肿瘤可能与病毒感染如 HHV-8 和 EBV 感染有关,有些病例发现一种特殊的规律性细胞因子生成,提示该疾病可能更像一种反应性增生而非肿瘤,外伤也可能是发病诱因之一。

【病理变化】

1. **镜下观**　尽管大体形态边界清楚,但低倍镜下结构通常呈浸润式生长;可以呈现多结节或分叶状生长;梭形或星状细胞是主要细胞成分,卵圆形细胞核呈泡状,具有小核仁,无染色质深染,胞质呈淡红色;可见有丝核分裂象,有时可达到 5 个/10HPF,但无非典型有丝核分裂象;背景中有丰富的血管及大量的炎症细胞,炎症细胞以淋巴细胞、浆细胞及嗜酸性细胞为主。

三种主要模式:

(1)基质疏松伴黏液变性:血管丰富,模拟结节性筋膜炎或肉芽肿组织,又称结节性筋膜炎样型。细长的肌成纤维细胞富含嗜酸性胞质,周围基质疏松伴黏液变性,炎症细胞以中性粒细胞、淋巴细胞及嗜酸性细胞为主,浆细胞较少见。

(2)富于细胞型:梭形肌成纤维细胞和纤维细胞呈条索状或"席纹状"生长,细胞间质致密,常被纤维黏液间质分隔成"岛状"生长,富于浆细胞,有丝核分裂象多见。(图 2-5-3-4-1A～图 2-5-3-4-1C)

(3)胶原硬化型:致密的玻璃样变间质,有少量的梭状肌成纤维细胞,少量的炎症细胞,如浆细胞或淋巴细胞。

三种模式可混合存在。有些病变中可见神经节样肌成纤维细胞;如果细胞核增大呈多角形,核仁明显,R-S 细胞或者出现非典型的有丝分裂象,p53 阳性及流式检测到非整倍体核型,可能提示有潜在恶性行为(此分型还未被验证)。

2. **免疫组化**　vimentin 强阳性;可见 SMA、MSA 或

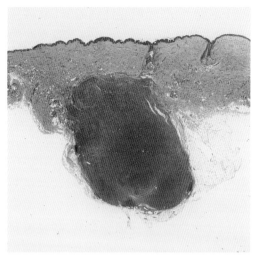

图 2-5-3-4-1A　肿瘤位于真皮中下部及脂肪层,呈结节状生长,边界较清楚

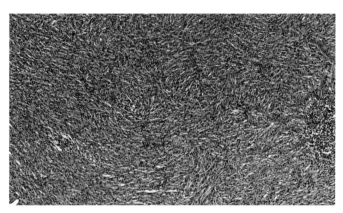

图 2-5-3-4-1B　肿瘤细胞呈条索状或"席纹状"生长,细胞间质致密

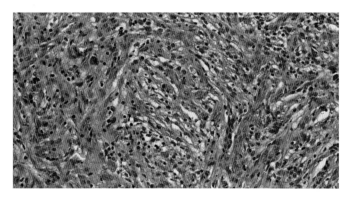

图 2-5-3-4-1C　部分区域间质富含黏液,可见肿瘤内散在淋巴细胞及浆细胞

calponin(图 2-5-3-4-2)表达(因病而异);约 80% 的病例可表达 ALK,但并非特异;约 35% 的病例可表达 Keratin 和 Desmin;淋巴细胞为混合的 T 细胞和 B 细胞;浆细胞为多克隆,与 IgG4 相关疾病无关;梭形细胞不表达 S100、CD117、HHV-8、CD34 和 h-caldesmon。

3. **基因学检查**　染色体 2P23 克隆性异常,包括

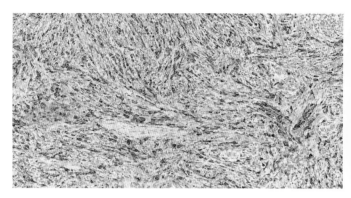

图 2-5-3-4-2　calponin 阳性

t(2;5)(p23;q35)基因易位,可产生 ALK-NPM 融合基因;还有病例有 t(2;7)(p23;q23)易位产生 ALK-CLTC 融合基因,以及 t(2;19)(p23;p13)易位产生 ALK-TPM4 融合基因;因此,免疫组化及免疫荧光(FISH)技术检测 ALK 可以辅助诊断。

【鉴别诊断】

1. **钙化性纤维性假瘤**　有明显的钙化,缺乏肌成纤维细胞增生,SMA 阴性,但有学者认为它只是 IMT 硬化期的一种表现。

2. **IgG4 相关硬化性皮病**　IgG4$^+$ 浆细胞增加,IgG4$^+$/IgG$^+$ 的浆细胞的比例在 IMT 很低。

3. **低度恶性成纤维细胞肉瘤**　细胞密而均一,细胞异型明显,核深染,生长方式为浸润性,ALK 阴性。

4. **结节性筋膜炎**　发病人群较炎性肌成纤维细胞肿瘤稍年长,多发生在四肢,病变<3cm,炎症细胞量较少,免疫组化 ALK 阴性,可有 MYH9-USP6 基因融合。

5. **皮肤纤维瘤病**　炎症细胞很少;ALK 阴性;β-Catenin 核阳性表达。

(杨红玉)

五、孤立性纤维性肿瘤

【概念】

孤立性纤维性肿瘤(solitary fibrous tumor,SFT),最早发现在胸膜,随后在胸膜外其他器官包括皮肤也有发现,是一种来源于肌成纤维细胞的肿瘤,具有 CD34$^+$ 间质细胞分化,以"无定式"(patternless)生长模式生长,其主要形态特点是每个单一细胞都有胶原包绕,间质有扩张的"鹿角样"血管并伴玻璃样变。分子遗传学显示 NAB2-STAT6 融合基因。过去被称为血管外皮瘤(hemangiopericytoma,HPC)的病种,现已全部划归孤立性纤维性肿瘤。

【临床特点】

1. **临床表现**　SFT 多发于中老年女性(平均年龄 50 岁);部位广泛,可以发生于任何软组织;由于可产生胰岛

素样生长激素,所以有时可以发生副肿瘤样低血糖症状。临床多表现为缓慢生长的无痛性肿块,多以良性方式生长,组织学上呈浸润性生长,其中 15% ~ 20% 的病例可以发生转移。

2. **治疗**　手术切除为主要的治疗手段。

3. **预后**　多数的 SFT 呈良性经过,极少数可复发,尤其是切缘不净的情况下。非典型或恶性 SFT 可呈侵袭性生长,发生远处转移至肺、骨和肝脏,这些转移可发生在多年以后。

【病理变化】

1. **镜下观**　尽管大体上肿瘤边界清晰,但低倍镜下肿瘤有浸润式生长;主要生长方式是"无定式"模式,由细胞丰富区和细胞稀疏区交替组成(图 2-5-3-5-1A),瘤细胞呈短梭形或卵圆形,胞质少,染色质均匀;主要共同特性是单个的小圆或卵圆细胞,被细小的胶原束包绕而隔开(图 2-5-3-5-1B)。结构多样性:随机"无定式"模式、片状、束状、鱼骨样、血管周聚集和席纹状。

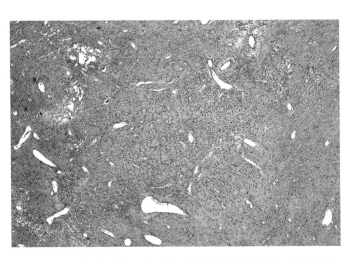

图 2-5-3-5-1A　镜下肿瘤生长方式是"无定式"模式,由细胞丰富区和细胞稀疏区交替组成

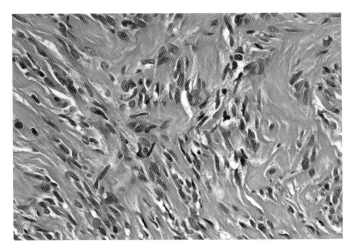

图 2-5-3-5-1B　瘤细胞呈短梭形或卵圆形,胞质少,染色质均匀,彼此被细小的胶原束包绕而隔开

间质血管通常扩张,呈鹿角样,血管壁可有胶原样透明变性(图 2-5-3-5-1C);间质可呈黏液样,也可出现区域性玻璃样硬化变性;也可有脂肪组织出现,尤其多见于恶性 SFT,这时要注意与脂肪肉瘤相鉴别。

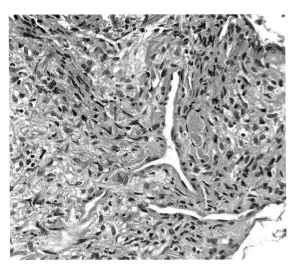

图 2-5-3-5-1C　间质血管通常扩张,鹿角样

肿瘤细胞核温和,无异型,轻微的核多形性不代表恶性,但也可发生转移(极罕见);具有以下组织学特征时,要考虑非典型性或恶性 SFT(atypical or malignant SFT):

(1) 明显的细胞异型,核多样性。

(2) 细胞密度很高。

(3) 有丝分裂象大于 4 个/10HPF。

(4) 非典型有丝分裂象。

(5) 肿瘤细胞坏死。

(6) 肿瘤直径通常大于 10cm。

去分化的孤立性纤维性肿瘤特点如下:

(1) 除了良性的 SFT 外,肿瘤内含有明确的高度恶性的肉瘤区域。

(2) 细胞呈分化较差的上皮样细胞,圆细胞或梭形细胞。

(3) 有肿瘤细胞坏死、囊性变及多见的有丝分裂象。

(4) CD34 只有一半的病例阳性。

(5) 如果肿瘤直径大于 8cm,预后更差。

2. **免疫组化**　阳性标记:CD34(90% ~ 95%,在恶性或去分化的肿瘤可减弱或丢失)(图 2-5-3-5-2)、STAT6(核染色)(图 2-5-3-5-3);其他如 CD99(70%)、BCL-2(30%)、EMA(30%)、actin(30%)。

CD34 是最敏感和特异的标记物,如果 CD34 阴性,并不能完全排除诊断,这种情况要诊断 SFT 需要额外小心,可能需要分子检测及专家会诊。

阴性标记:Desmin、Keratin、S100、CD117、CD31、D2-40。

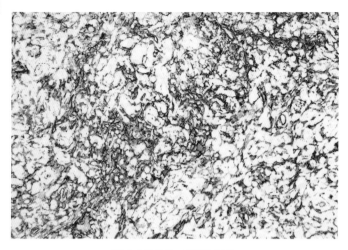

图 2-5-3-5-2 CD34 阳性

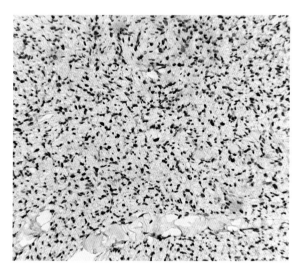

图 2-5-3-5-3 STAT6 阳性

3. 基因学检查 在较大的肿瘤(>10cm)中可有细胞遗传学异常,但还没有发现固定的变异。SFT 的 *NAB2-STAT6* 融合基因可以通过 PCR 或 NGS 检测到。

【鉴别诊断】

1. **深在良性纤维组织细胞瘤** 可以与 SFT 有交叉的组织学表现;席纹状生长方式更常见;细胞分布均一,无鹿角样血管改变。50% 的肿瘤 CD34 阳性,但多在边缘区,并且染色较弱。

2. **梭状细胞脂肪瘤** 可以与脂肪样 SFT 有交叉组织学表现;主要发生在上背部、颈肩部;虽然也可有鹿角样血管扩张,但不是很明显;肿瘤细胞丢失 Rb 核表达;CD34 阳性,但 STAT6 阴性。

3. **细胞性血管纤维瘤** 多见于外阴/阴道及腹股沟区域;血管丰富,但血管腔小,无鹿角样血管结构。肿瘤细胞也有 Rb 核表达丢失;CD34 多阳性,但 STAT6 阴性。

4. **隆突性皮肤纤维肉瘤** 肿瘤成分主要在真皮层,侵犯皮下组织;细胞浸润生长及明显的席纹状结构;没有

鹿角样血管扩张;STAT6 阴性;典型的 t(17;22)基因易位而形成 *COL1A1-PDGFB* 融合基因。

5. **单相梭状细胞滑膜肉瘤** 丰富的梭形细胞,局部呈条索状生长;没有明显扩张的鹿角样血管结构;局部 Keratin 阳性,或者 EMA 阳性;不表达 STAT6 和 CD34;经典的 t(X;18)基因易位。

(杨红玉)

六、低度恶性肌成纤维细胞肉瘤

【概念】

低度恶性肌成纤维细胞肉瘤(low grade myofibroblastic sarcoma),为低度恶性肿瘤,显示肌成纤维细胞分化,主要是梭形细胞形成交织的束状和/或涡纹状结构。

【临床特点】

1. **临床表现** 本病以男性略多见,好发于 50 岁成人,儿童患者少见。临床多表现为缓慢生长无痛性包块,好发于头颈部位的软组织(尤其是口腔、鼻腔、咽喉),其次可见于肢端及躯干,少数可发生于皮肤、乳腺、阴囊及外阴等。通常皮损直径小于 5cm,而发生于腹腔及盆腔的直径可超过。

2. **治疗** 完整手术切除为主要的治疗手段,可于术前或术后辅以放疗。化疗疗效尚不明确。

3. **预后** 局部复发多见,部分报道显示局部复发率约 30%;远处转移见于长期未治疗或多次手术后复发患者,肺部是易发生远处转移的脏器。

【病理变化】

1. **镜下观** 在深部软组织内呈弥漫性浸润性生长模式,可见不同比例的梭形细胞增生交织成束状,少数可呈鱼骨状或涡纹状(图 2-5-3-6-1A)。

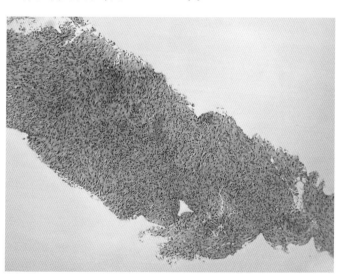

图 2-5-3-6-1A 肿瘤呈弥漫性浸润性生长模式,可见不同比例的梭形细胞增生交织成束状,少数可呈鱼骨状或涡纹状

深染的肿瘤细胞有两种类型的细胞核,一种为波浪状拉长的纺锤形;另一种为胖梭形,有泡状核,核仁较小或不明显(图2-5-3-6-1B)。核不典型性常见,核分裂象通常罕见,一般为1~6个/10HPF(图2-5-3-6-1C)。胞质嗜酸性淡染,边界不清。

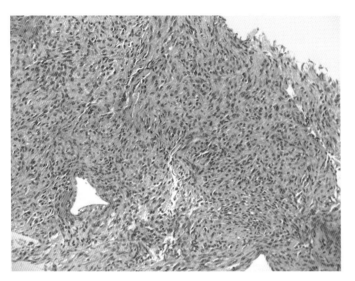

图2-5-3-6-1B 深染的肿瘤细胞有两种类型的细胞核,一种为波浪状拉长的纺锤形;一种为胖梭形,有泡状核,核仁较小或不明显

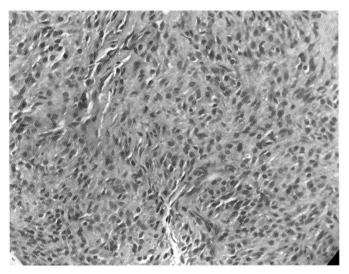

图2-5-3-6-1C 核不典型性常见,核分裂象通常罕见

基质部分区域透明化改变,胶原增生,少数间质可见炎症细胞浸润。局部可见黏液样变或出血,坏死偶见,多核巨细胞可见。

2. **免疫组化**

(1)阳性:SMA(图2-5-3-6-2)、MSA(HHF35)、calponin、Desmin;CD34于CD99部分阳性。

(2)阴性:S100、CK、EMA、ALK、h-caldesmon。

【鉴别诊断】

需要与结节性筋膜炎、炎性肌成纤维细胞瘤及纤维

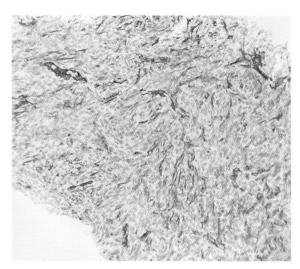

图2-5-3-6-2 SMA阳性

瘤病鉴别。

(杨红玉)

七、婴儿型纤维肉瘤

【概念】

婴儿型纤维肉瘤(infantile fibrosarcoma),是一种多数发生在2岁以下的幼儿梭状细胞肿瘤,具有特异性的基因易位t(12;15)(p13;q25)而产生ETV6-NTRK3融合基因,是一种较罕见的肿瘤。形态上类似于成人纤维肉瘤,但预后比成人要好许多。界定幼儿还是成人型的年龄分界线尚无统一,但都通常接受的标准在5~10岁。

【临床特点】

1. **临床表现** 多发生于出生之后的第一年,其中有高达1/3的患者是先天性的,发生于2岁以上者极少见,肿瘤主要发生于四肢远端(如足踝部及手腕部),其他部位如大腿、上臂及躯干也有发生,临床多表现为生长迅速的巨大肿块(相对于婴幼儿的身体而言),肿块直径可达30cm,被覆表皮可红肿破溃。

2. **治疗** 局部广泛切除或者术前采用化疗缩小肿瘤体积再手术切除。

3. **预后** 其预后比成人纤维肉瘤要好,5年生存率可达90%,复发率为5%~50%,很少发生远处转移,有自发性消退的报道。

【病理变化】

1. **镜下观** 肿瘤由交织的条束状或鱼骨样梭形细胞组成,呈浸润式生长(图2-5-3-7-1A);细胞核深染,有异型及有丝分裂象,与成人纤维肉瘤形态相似(图2-5-3-7-1B);肿瘤内常可见出血及坏死灶,局部可有血管外皮瘤样改变及钙化。

2. **免疫组化** 瘤细胞主要表达vimentin,30%的肿

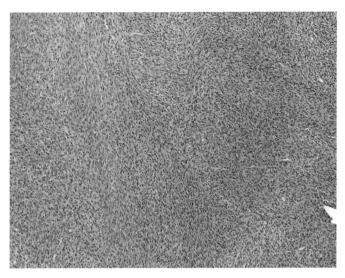

图 2-5-3-7-1A　肿瘤由交织的条束状或鱼骨样梭形细胞组成,呈浸润式生长

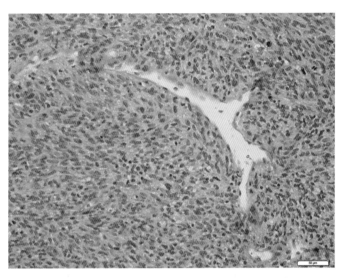

图 2-5-3-7-1B　细胞核深染,有异型及有丝分裂象

瘤细胞表达 SMA 和 MSA,一般不表达 Desmin、S100、CD34、FXⅢa 和 KP-1。

3. **基因学检查**　本病与发生于肾脏的先天性中胚肾瘤(Congenital mesoblastic nephroma)相似,70% 具有 t(12;15)(p13;q25)易位,而形成 *ETV6-NTRK3* 融合基因,可使用 FISH 或者 RT-PCR 等方法检测到,同样的基因易位也可发生于分泌型乳腺癌。

此外,染色体异常还包括+11、+8、+17 和+20 等三体染色体。

【鉴别诊断】

1. **梭形细胞单相滑膜肉瘤**　也可发生于婴幼儿,在诊断婴儿型纤维肉瘤之前,要先排除单相梭形细胞滑膜肉瘤,滑膜肉瘤可表达 AE1/AE3、EMA、BCL-2 和 CD99,可使用 RT-PCR 及 FISH 检测 t(X;18)融合基因 *SS18-SSX*,但 *ETV6-NTRK3* 是阴性。

2. **婴幼儿纤维瘤病**　细胞细长,无异型,β-catenin 核阳性。

3. **梭形细胞横纹肌肉瘤**　细胞胞质丰富红染,肌肉标记物阳性(Desmin、MyoD1、Myogenin 等),基因检测 *ETV6-NTRK3* 阴性。

(杨红玉)

参 考 文 献

David E. Elder, Daniela Massi, Richard A. Scolyer, et al. WHO Classification of Skin Tumours. 4th ed. Lyon, France; International Agency for Research on cancer, 2018.

第四节　恶　性　肿　瘤

一、黏液纤维肉瘤

【概念】

黏液纤维肉瘤(myxofibrosarcoma),既往称为黏液样恶性纤维组织肉瘤,是一种来源于成纤维细胞的恶性肿瘤,肿瘤表现为细胞多形性,细胞间质常呈程度不等的黏液样改变,血管丰富,呈薄壁长弧线状。根据黏液区域占比,瘤细胞密度,异型性及核分裂象的多少,将其分为Ⅰ、Ⅱ 和Ⅲ级或者低度恶性、中度恶性和高度恶性黏液纤维肉瘤。

【临床特点】

1. **临床特点**　是发生于老年人最常见的肉瘤,50～70 岁多见,很少见于 20 岁以下的年轻人;好发于肢体,尤其是下肢,2/3 的病例位于真皮深层及皮下组织;临床多表现为缓慢增长的无痛性肿块,50% 的患者有复发病史。

2. **治疗**　治疗以手术扩大切除为主,术后可辅以放疗。

3. **预后**　大多病例显示低度恶性,术后复发率为 40%～60%,但在 1 年内复发者,预后不佳,转移率为 20%～25%。位置深、恶性度高的肿瘤转移率高。上皮样黏液纤维肉瘤的局部复发率可高达 70%,转移率达 50%,转移到肺和腹膜后,致死率约 35.7%,属于高度恶性的肉瘤。

【病理变化】

1. **镜下观**　根据黏液样变区域所占比例,瘤细胞的丰富程度,瘤细胞的异型性及核分裂象的多少,可将黏液纤维肉瘤分为低度恶性、中度恶性和高度恶性三种亚型,所有亚型都是结节状生长,结节之间由纤细的纤维间隔隔开,结节内富含透明质酸呈黏液样。

(1)低度恶性或者Ⅰ级黏液纤维肉瘤:瘤细胞密度

低,由梭形细胞或星状细胞组成,细胞排列紊乱,周界不清,核深染,有轻度异型,核分裂象不多见(图 2-5-4-1-1A、图 2-5-4-1-1B),胞质嗜伊红色可见假脂肪母细胞;肿瘤间质含大量黏液样物质,血管细长呈弧线状,少数也可呈丛状或分枝状,瘤细胞有沿血管排列的倾向,瘤体内可见数量不等的多空泡状的假脂肪母细胞,PAS 染色阳性。

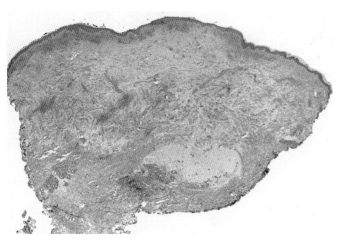

图 2-5-4-1-1A　瘤细胞密度低,由梭形细胞或星状细胞组成,细胞排列紊乱,周界不清

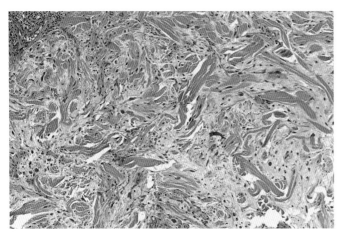

图 2-5-4-1-1B　肿瘤细胞核深染,有轻度异型,核分裂象不多见,间质含大量黏液样物质,血管细长呈弧线状

(2) 中度恶性或Ⅱ级黏液纤维肉瘤:细胞密度增高,且异型性和多形性明显,核分裂象多见;间质仍呈黏液样,无弥漫成片的实性生长区域。

(3) 高度恶性或Ⅲ级黏液纤维肉瘤:大部分区域呈实质性片状生长;肿瘤细胞排列紧密,呈梭形或多形性,异型明显,核分裂象多见(包括非典型的病理性核分裂象),形态类似经典的纤维肉瘤或者多形性未分化肉瘤;局部区域仍可见低度恶性黏液纤维肉瘤样改变。少量黏液纤维肉瘤可表现为上皮样。瘤细胞具有大量嗜伊红胞质,圆形泡状细胞核,核仁明显,核多样性和异型性大。

2. **免疫组化**　无特异性标记物,多数瘤细胞表达 vimentin,少数表达 CD34、MSA 或 SMA,提示肌成纤维细胞分化。S100、Keratin、CD163 和 Desmin 阴性。

3. **分子遗传检测**　无特异性改变,多为高度复杂核型改变,如 6p-、9q+和 12q+。

【鉴别诊断】

1. **低级别纤维黏液样肉瘤(LGFMS)**　不仅在名字上易混淆,组织形态上也容易混淆,但二者属于完全不同的病变。(表 2-5-4-1-1)

表 2-5-4-1-1　低级别纤维黏液样肉瘤和低度恶性黏液纤维肉瘤的区别

	低级别纤维黏液样肉瘤(LGFMS)	低度恶性黏液纤维肉瘤(LGMFS)
发病人群	青年人	中老年人
肿瘤位置	多为深部软组织	可发生在表浅部位
黏液区与纤维化呈交替分布	有	无
假脂肪母细胞	无	有
梭形细胞排列方式及异型性	旋涡状 低异型性	随机无定式 高异型性
特异染色体易位	有 FUS-CREB3L2	无
MUC4	+	−

2. **黏液样脂肪肉瘤**　与 MFS 相比,多发生在年纪较轻的人群,位置多在深部脂肪组织;血管为丛状及分支状,而不是 MFS 的弧线状。典型脂肪母细胞,而不是 MFS 中见到的假脂肪母细胞。瘤细胞单一无多形性;90% 的病例有 t(12;16)(q13;p11)移位,FISH 可检测到 DDIT3。

3. **细胞性黏液瘤**　含大量黏液成分;细胞温和无异型性,无丰富的间质血管;肿瘤细胞没有沿血管壁生长的倾向。

4. **未分化多形性肉瘤**　多发生在肢体的深部软组织,缺乏黏液样区及其他低度恶性黏液样纤维肉瘤所具有的特征性血管改变。与结节样生长的低分化高度恶性的黏液样纤维肉瘤有时很难区分。

5. **黏液炎症性成纤维细胞性肉瘤**　多发生在远肢端的皮下组织中(手及手腕,足和足踝)。主要细胞由梭状、多角形及形态怪异的结样细胞或多核的病毒样细胞构成,核仁大而清晰;背景分布有大量的炎症细胞。

6. **恶性外周神经鞘瘤**　常见的模式是梭状细胞按条索样排列;细胞喜欢绕血管以旋涡状方式生长,但缺乏黏液纤维肉瘤所特有的血管改变;在过半的病例中细胞可弱表达 S100 蛋白,有时可有来源于神经纤维瘤或神经干的证据。

(杨红玉)

二、低级别纤维黏液样肉瘤

【概念】

低级别纤维黏液样肉瘤（low-grade fibromyxoid sarcoma，LGFMS）是一种特殊亚型的纤维肉瘤，瘤细胞由极具欺骗性的"形态温和"的短梭形或卵圆形成纤维细胞样细胞构成，多呈旋涡状生长，其黏液样间质与纤维化样间质交替分布，细胞表达 MUC4，有基因转位 t（7；16）（q33；p11）形成 FUS-CREB3L2 融合基因，其他曾用名包括埃文瘤（Evan's tumor），伴巨大玫瑰花结的透明化梭形细胞瘤（hyalinizing spindle cell tumor giant rosettes），该肿瘤可能与硬化性上皮样纤维肉瘤关系密切，可能属于同一瘤谱。

【临床特点】

1. 临床表现　LGFMS 可发生于任何年龄段，但好发于青年人，平均中位年龄 30 岁（20% 的发生于 18 岁以下），两性均可发生，但以男性略多见。多见于躯干和四肢深部组织（大腿最为常见），肿瘤多位于筋膜下或肌肉内。临床特点为缓慢生长的无痛性肿块，病程可迁延数年之久，肿物可长至 1~18cm（图 2-5-4-2-1）。

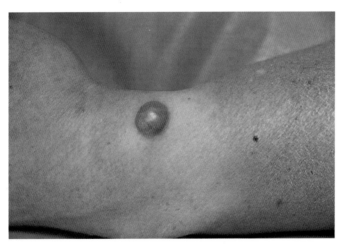

图 2-5-4-2-1　右手桡侧粉红色圆顶形结节

2. 治疗　临床上以局部广泛切除外科治疗为主要手段。

3. 预后　影响预后的组织学表现，包括肿瘤的位置及大小。肿瘤表浅，直径小于 3.5cm 的患者预后较好。

本病最早报道的复发率在 64% 左右，转移率 45%，死亡率 42%，多是由于本病被误诊为良性病变，而延误了医治所造成（最长的病程可在 15 年之后复发）。最新的报道显示，LGFMS 的局部复发率、转移率和死亡率分别为 9%、6% 和 2%，属于低度恶性的软组织肉瘤，因可在长久以后复发或发生转移，所以大多患者需终身长期随访。

【发病机制】

发病机制不清。遗传学上常显示 t（7；16）（q33；p11）转位形成 FUS-CREB3L2 融合基因，少数可有 t（11；16）（p11；p11）转位形成 FUS-CREB3L1 融合基因。

【病理变化】

1. 镜下观　尽管大体上看肿瘤界限较分明，但低倍镜下，肿瘤多呈浸润式生长，侵犯周围组织。低倍镜下常可见交替存在的胶原样纤维化区域和黏液样变区域，两种区域有过渡或移行现象。肿瘤细胞在黏液样区可呈圆形或卵圆形而在胶原样区可呈短梭形或梭形，细胞核稍深染，异型性不大，核分裂象也不易见，45% 的病例可有上皮样区域。肿瘤细胞常呈旋涡状排列，也可呈线状或杂乱分布。基质内血管相对稀少，多呈拱状或曲线状，血管周可伴有玻璃样变性，在黏液样区域可见类似黏液样脂肪肉瘤中常见的分支状毛细血管网或者血管外皮瘤样的"鹿角样"结构。（图 2-5-4-2-2A~图 2-5-4-2-2D）

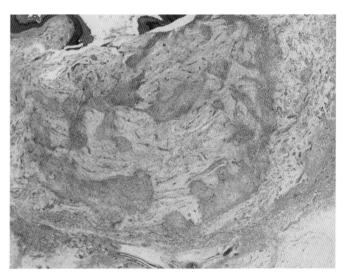

图 2-5-4-2-2A　肿瘤呈浸润式生长，侵犯周围组织

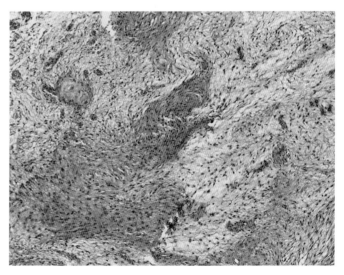

图 2-5-4-2-2B　低倍镜下常可见交替存在的胶原样纤维化区域和黏液样变区域，两种区域有过渡或移行现象

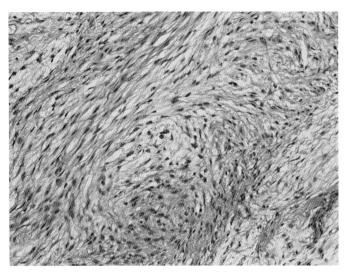

图 2-5-4-2-2C 肿瘤细胞可呈圆形、卵圆形,或者呈短梭形及梭形

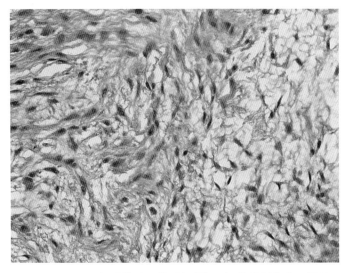

图 2-5-4-2-2D 细胞核稍深染,异型性不大,核分裂象也不易见

复发的肿瘤可见细胞密度增加,核分裂象易见,肿瘤细胞可夹杂在硬化的胶原纤维之间,类似硬化性上皮样纤维肉瘤改变。

约 40% 的病例可见散在的类圆形或不规则的巨大菊形团,中央为胶原纤维,呈放射状排列,周围包以圆形或卵圆形细胞(故曾被称为"伴巨大玫瑰花结的透明化梭形细胞瘤")。这类病例通常在一些细胞稀疏区会出现明显透明样变的结节及周边环绕的圆形细胞;其他背景区域则会看到经典的 LGFMS 改变;在细胞遗传学、免疫组化及临床行为方面,无特殊改变。本名称已不建议使用。

2. 免疫组化 MUC4 是一种具有很高特异性和敏感性的标记物,(几乎 100%)在 LGFMS 的肿瘤细胞中呈高表达,另外一部分病例,肿瘤细胞也表达 DOG1、CD99、BCL-2、EMA 等。

瘤细胞不表达 S100、Desmin、Keratin、CD34、MDM2、h-caldesmon、β-catenin(核染色)及 CD117。

3. 基因学检查 90% 可有 t(7;16)(q32-34;p11)转位产生 *FUS-CREB3L2* 融合基因;少数可有 t(11;16)(p11;p11)转位产生 *FUS-CREB3L1* 融合基因。极少数可有 *EWSR1-CREB3L* 融合基因。

【鉴别诊断】

1. 韧带样纤维瘤病(desmoid fibromatosis) 肿瘤细胞纤细而长梭形,呈长条状或波浪状排列,周界不清,常向周边软组织侵袭性生长,无胶原和黏液样的交替区域,肿瘤细胞核表达 β-catenin,不表达 MUC4。

2. 低度恶性黏液纤维肉瘤(low grade myxofibrosarcoma) 见黏液纤维肉瘤章节的表格。

3. 胶原性纤维瘤(collagenous fibroma) 肿瘤界限清楚,瘤内含有大量的胶原纤维,细胞密度低,无胶原和黏液区交替性存在,细胞 CD34 阳性。

4. 神经束膜瘤(perineurioma) 细胞形态可有很多类似之处,也可以有血管周围旋涡生长方式或席纹状排列,但其黏液样区没有 LFGFMS 样的血管改变。细胞表达 EMA、claudin-1,有时也表达 CD34,但不表达 MUC-4,没有特征性的细胞遗传学移位。

5. 肌肉黏液瘤 主要由黏液性区域构成,对于一些富于细胞的病例,易被误诊为 LGFMS,可采用 MUC4 组化染色辅助诊断。

6. 硬化性上皮样纤维肉瘤 部分 LGFMS 可有上皮样区域,并且可以分布在硬化胶原之间,类似硬化性上皮样纤维肉瘤,目前认为 LGFMS 和硬化性上皮样纤维肉瘤可能属于同一瘤谱。

7. 结节性筋膜炎 境界不清,细胞呈疏松的短梭状,有"组织培养"样的形态,伴红细胞外溢和黏液囊状变性。

(杨红玉)

三、硬化性上皮样纤维肉瘤

【概念】

硬化性上皮样纤维肉瘤(sclerosing epithelioid fibrosarcoma,SEF)是纤维肉瘤的一种亚型,主要特点是大量硬化性(玻璃样变)的胶原性间质夹杂散在其间的呈条索状排列的上皮样肿瘤细胞。目前观点认为 SEF 与 LGFMS 关系密切,免疫表型和分子表型相似,可能在同一瘤谱系。

【临床特点】

1. 临床表现 多发生于成人,好发年龄为 40 ~ 45 岁,男性多见;多发生于下肢近端(包括臀部和大腿根部)的深部软组织中,其次为躯干,也可发生于上肢和头颈部。临床多表现为缓慢增长的肿块,病程从数月到数年长短不一,可有快速生长病史并伴疼痛。

2. **治疗**　临床治疗以手术局部广泛切除为主,必要时辅以术后放疗。

3. **预后**　SEF 局部复发率为 57%,转移率为 43% ~ 86%,是一种中度恶性的纤维肉瘤,其主要转移部位包括肺、骨、心、脑和胸壁等,死亡率为 25% ~ 57%,肿瘤体积大,位置深,并有骨膜侵犯,或者位于颅内者,预后较差。

【发病机制】

发病机制不清,但和 LGFMS 一样,有相似的基因易位和融合基因形成,但较"纯"的 SEF 中 FUS 的重排率较低,主要显示为 *EWSR1* 基因相关易位,提示这两者可能还是有一定的差异。

【病理变化】

1. **镜下观**　呈浸润式生长(尽管大体形态会有相对清晰的边界);大部分的肿瘤区域为玻璃样变的硬化性胶原纤维,呈嗜伊红色;瘤细胞为形态相对均一的上皮样细胞,细胞小到中等大小,圆形或卵圆形,常排成狭窄的条索状,分布于胶原纤维中间("列兵状"类似浸润的乳腺小叶癌),在细胞稀少的区域,单个细胞散在于硬化的胶原中,则类似于瘢痕疙瘩或纤维瘤。在细胞密集区,瘤细胞可排列呈小梁状、巢状或片状。高倍镜下,细胞胞质空而透亮,略呈嗜伊红色,核形不规则呈角状,染色质均匀,核异型性不明显,核分裂象不易见到(<1 个/10HPF);在小部分肿瘤可有区域类似经典的纤维肉瘤,核异型性明显,核分裂象易见;与 LGFMS 可以同时存在于一种肿瘤中,称杂合性肿瘤。(图 2-5-4-3-1A、图 2-5-4-3-1B)

2. **免疫组化**　与 LGFMS 一样,MUC4 可以作为一种高度特异及敏感的标记物,用于协助诊断;BCL-2(90%)阳性;少数病例可以表达 EMA(约 50%)。AE1/AE3、S100、CD34、LCA、SMA、Desmin、CD30 等均阴性。

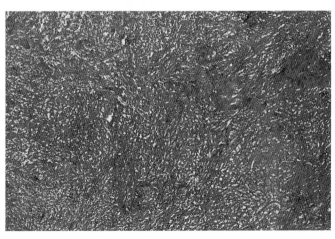

图 2-5-4-3-1A　肿瘤呈浸润式生长(上海市第六人民医院张惠箴教授惠赠)

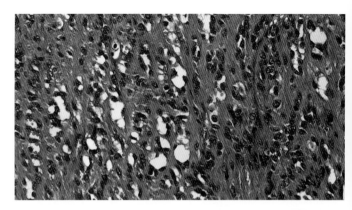

图 2-5-4-3-1B　上皮样瘤细胞排列呈小梁状,分布于玻璃样变的胶原纤维中,细胞呈圆形或卵圆形,核异型性不明显,胞质空而透亮,略呈嗜伊红色(上海市第六人民医院张惠箴教授惠赠)

3. **基因学检查**　与 LGFMS 类似,SEF 也可有类似的 *FUS* 基因易位,但"纯"的 SEF 更多的是 *EWSR1* 基因易位。

【鉴别诊断】

1. **LGFMS**　和 SEF 可能属于同一瘤谱,一般来讲"纯"的 SEF 的基质缺乏交替的纤维硬化区和黏液样变区,而且细胞以圆形、卵圆形为主,而不是 LGFMS 中的梭形或星状细胞为主,另外,在 SEF 中,50% 以上的病例会表达 EMA,而 LGFMS 只是局部微弱表达。

2. **上皮来源的转移癌**　由于 SEF 的细胞呈上皮样,所以所有上皮来源的癌都要加以排除,而临床病史及广泛的 Keratin 阳性表达可以协助鉴别。

3. **间质软骨肉瘤**　两者都会有条索样分布的上皮样细胞,但该肿瘤的间质多以黏液样基质为主,细胞胞质丰富呈嗜伊红色,而 SEF 的间质多呈玻璃样变纤维硬化,细胞胞质透明。

4. **成人纤维肉瘤**　以梭状细胞为主,细胞密度大,间质少,细胞不表达 EMA。

5. **单相型滑膜肉瘤**　虽然肿瘤也可表达 EMA,但它还可表达 AE1/AE3、CK7、CK19 等上皮标记,并且其以梭形细胞为主,间质少,具有特征性的 t(X;18)基因易位产生 *SS18-SSX* 融合基因。

6. **透明细胞肉瘤**　瘤细胞虽也有透明胞质,但其结构多是以被纤维分隔成大小不等的巢状或粗条束状为主,瘤细胞表达 S100、HMB-45 等黑素细胞标记。

7. **上皮样肉瘤**　低倍形态类似环状肉芽肿,上皮样细胞可表达 Keratin 和 EMA,有 INI-1 缺失。

(杨红玉)

四、成人型纤维肉瘤

【概念】

成人型纤维肉瘤(adult fibrosarcoma),是一种来源于成纤维细胞的恶性肿瘤,瘤细胞以交织的条束状、鱼骨样或人字形排列,在实际工作中,这是一种少见的排除性诊断,即在诊断成人纤维肉瘤之前要先排除其他有明确分化的梭形细胞恶性肿瘤,包括平滑肌肉瘤、梭形细胞横纹肌肉瘤、去分化脂肪肉瘤、恶性周围神经鞘瘤、梭形细胞黑色素瘤及梭形细胞癌/肉瘤样癌等。

【临床特点】

1. 临床表现　如果按照严格的诊断标准,"纯正"的纤维肉瘤已非常少见。多发于中老年人,平均年龄50岁,男性比女性多见。肿瘤好发于下肢(尤其是大腿),其次为上肢、躯干及头颈部,多数肿瘤位于深部软组织,少数位于浅表皮下,这些浅表的肿瘤多是由隆突性皮肤纤维肉瘤进展而来,其他的则与放疗或烧伤有关。早期多表现为缓慢生长的孤立性肿块,伴疼痛,此后肿块可迅速生长,病程可长可短,从数周到20年不等,平均为3年。

2. 治疗　局部广泛手术切除为主,辅以术后放疗。

3. 预后　肿瘤的预后取决于肿瘤的组织分级。分化好的局部复发率为12%,中至高度恶性的局部复发率可达48%～57%。转移的常见部位是肺,其次为骨。预后不良的指标:低度分化、细胞密度高、核分裂高>20个/10HPF和坏死。

【发病机制】

发病机制不清,但部分病例与放疗或者烧伤有关,细胞遗传学无特异性改变,可有多个基因异常。

【病理变化】

1. 镜下观　肿瘤由形态均一的梭形成纤维细胞构成,细胞核质粗,胞质少,核分裂象易见,细胞边界不清,无明显的核多样性(否则应该归类于未分化多形性肉瘤);肿瘤细胞常以交织的条索状、鱼骨状或者人字状排列;肿瘤细胞间可见数量不等的胶原纤维。(图2-5-4-4-1A)

根据细胞密度、分化程度、胶原纤维量及核分裂象的多少,可以分为高分化、中等分化及低分化三个等级纤维

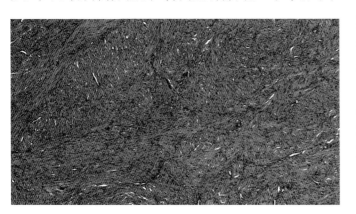

图2-5-4-4-1A　肿瘤呈浸润性生长,肿瘤细胞以交织的条索状、鱼骨状排列(上海市第六人民医院张惠箴教授惠赠)

肉瘤。

(1)高分化纤维肉瘤:细胞密度低,核异型性较轻,部分区域可呈纤维瘤病样。

(2)中等分化纤维肉瘤:介于高分化和低分化之间。

(3)低分化纤维肉瘤:细胞密度大,核深染异型性大,分裂象增多,可呈片块或弥漫性生长。(图2-5-4-4-1B)

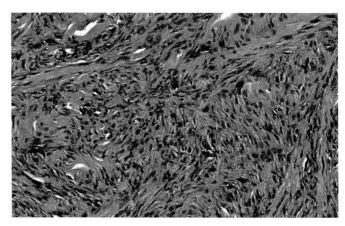

图2-5-4-4-1B　肿瘤细胞密度大,核深染异型性大,胞质少,核分裂象易见,细胞周界不清(上市第六人民医院张惠箴教授惠赠)

2. 免疫组化　vimentin阳性,局灶可表达SMA或MSA。来源于DFSP的可有弱CD34表达。

3. 分子遗传检测　无特征性的基因易位,核型复杂,可有多个基因异常。

【鉴别诊断】

1. 硬化性纤维瘤病　细胞密度低,无核深染,无鱼骨样排列;瘤细胞细长,表达β-catenin,没有细胞坏死及出血。

2. 单相梭形滑膜肉瘤　可以呈现鱼骨样或者血管外皮瘤样的生长方式,但多以交替出现的细胞高密度区或低密度区呈现;细胞形态较单一,异型及多形性不高;组化表达Cytokeratin、EMA、TLE1、CD99、BCL-2和CD57;有典型的t(X;18)染色体易位。

3. 恶性外周神经鞘瘤　细胞常以条束状或旋涡状排列,有交替的高密度细胞区和低密度细胞区;有时可见胞核呈栅栏状排列;组化表达S100(弱阳)、CD56、CD57和新的抗体H3K27me3。

4. 去分化的或梭形脂肪肉瘤　常可见到高分化的经典脂肪肉瘤区域;在设有高分化区域的时候,去分化的区域可以模拟纤维肉瘤。多发生在腹膜后,有典型的基因重排改变。

5. 纤维肉瘤型隆突性皮肤纤维瘤　在纤维肉瘤区域占肿瘤大部分时,或者取样偏差,可以与成人纤维肉瘤难以区分。可做CD34标记或FISH检测融合基因。

6. 恶性孤立性纤维性肿瘤　肿瘤内常可见到血管外

皮瘤样的血管改变;细胞排列杂乱无章;瘤细胞表达 CD34 和 STAT6。

7. 多形性未分化肉瘤(undifferentiated pleomorphic sarcoma) 肿瘤细胞最大的特点是其明显的多形性和异型性。

8. 梭形细胞横纹肌肉瘤 肿瘤细胞表达肌源性标记物,如 Desmin、myogenin 和 myoD1。

9. 梭形细胞黑色素瘤 肿瘤细胞表达黑素来源的标记物,如 S100、SOX10、HMB-45 和 Mart-1 等。

10. 梭形细胞癌 肿瘤细胞表达 AE1/AE3 和 EMA 等上皮来源标记物。

(杨红玉)

参 考 文 献

David E. Elder, Daniela Massi, Richard A. Scolyer, et al. WHO Classification of Skin Tumours. 4th ed. Lyon, France: International Agency for Research on cancer, 2018.

第五节 纤维组织细胞肿瘤

一、纤维性丘疹

【概念】

纤维性丘疹(fibrous papule, FP)是一种较常见的良性、皮肤纤维血管性肿瘤,好发于成年人鼻下部,临床常表现为单个肤色圆顶状丘疹。

【临床特点】

1. 临床表现 纤维性丘疹好发于成年人面部,尤其是鼻部,性别上无明显差异。经典型纤维性丘疹的皮损表现为单个肤色或红色圆顶状丘疹,直径 3~6mm,质地坚实,常无自觉症状。(图 2-5-5-1-1)

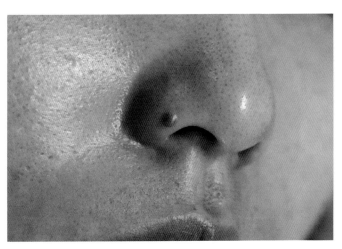

图 2-5-5-1-1 鼻部淡红色圆顶状丘疹

根据组织病理特点,纤维性丘疹除经典型外,还包括以下亚型:多细胞型、色素型、炎症型、多态型、透明细胞型、颗粒细胞型和上皮样型。各亚型的皮损临床特点无明显差异,但色素型临床上可表现为褐色或淡褐色丘疹。

2. 治疗 可予冷冻、电解、激光等物理治疗或手术切除。

3. 预后 治疗后一般不复发,若无治疗干预,皮损可长期存在,未见自然消退。

【发病机制】

仍不明确,有研究表明,可能与紫外线的照射激活了 mTOR 信号通路有关,血管内皮生长因子表达增加,促进血管增生,表皮调节素表达增加,促进表皮细胞增殖。

【病理变化】

1. 镜下观 肿瘤轻度隆起,界限清楚。表皮轻度增生,表皮突下延,部分呈抱球状,部分表皮无明显变化或轻度变平。真皮浅层基质胶原硬化和血管增生,间质内细胞可呈梭形至多核不等。(图 2-5-5-1-2A、图 2-5-5-1-2B)

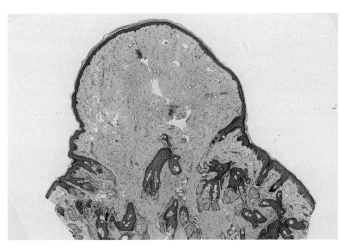

图 2-5-5-1-2A 低倍镜扫视,呈抱球状外生性生长

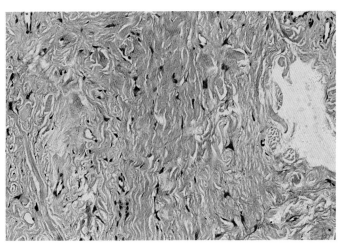

图 2-5-5-1-2B 胶原硬化,可见梭形细胞及星形细胞增生

此外,多细胞型纤维性丘疹可有间质细胞致密浸润;色素型可有基底层黑素细胞显著增多;炎症型可有真皮内致密的、弥漫性炎症细胞浸润;多态型可有真皮内散在的星状间质细胞,具有奇异的核特征;透明细胞型可有间质细胞胞质内空泡化;颗粒细胞型可有间质细胞胞质丰富,内含形状多变的颗粒;上皮样型表现为圆顶状改变,真皮内小上皮样细胞呈巢状排列。

2. **免疫组化**　肿瘤细胞 FⅧa、CD34 阳性,S100 阴性。

【鉴别诊断】

1. **毛周纤维瘤**　表现为正常毛囊周围细胞性纤维组织增生,呈同心圆状排列,病变与周围正常结缔组织之间有人工裂隙,与 FP 相比胶原改变局限且无血管增生。

2. **多核细胞血管组织细胞瘤**　间质内多核巨细胞数量显著增多,增生的胶原纤维与表皮平行排列,血管壁增厚、透明样变,无毛囊周围纤维化改变。

3. **黑素细胞增生性疾病如单纯性黑子、交界痣、黑色素瘤等**　临床上可能与色素型纤维性丘疹相似,但这些疾病在组织病理上有其特征性的表皮改变,一般不伴有真皮内血管增生、间质胶原硬化等改变。

4. **细胞型皮肤纤维瘤**　瘤表皮增生明显,有无浸润带,病变中富含大量组织细胞,呈束状生长,无血管增生扩张。

5. **梭形细胞非典型性纤维黄瘤**　由单一形态的梭形细胞组成,细胞成分丰富,无血管增生扩张,免疫组化示 SMA、CD10 阳性,CD68、CD163 灶状阳性。

(刘彤云)

二、多核细胞血管组织细胞瘤

【概念】

多核细胞血管组织细胞瘤(multinucleate cell angio-histiocytoma,MCAH)是纤维组织细胞瘤的一种少见亚型,主要累及大腿与手背,特征性皮损为多发性、局限性、血管瘤样丘疹。

【临床特点】

1. **临床表现**　本病好发于 40 岁以上的女性。常见于下肢和手背,亦可见于面部、手掌及躯干等部位,可单侧或双侧分布。临床表现为红色至紫红色丘疹,多发、散在但呈簇状分布。常无自觉症状。(图 2-5-5-2-1)

2. **治疗**　可予手术切除。

3. **预后**　良性肿瘤。肿瘤生长缓慢,如不治疗,通常

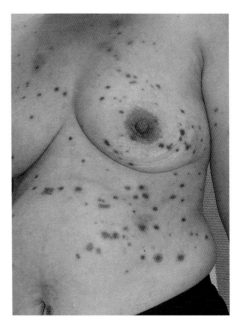

图 2-5-5-2-1　42 岁女性,胸腹部多发棕红色丘疹、结节(华中科技大学同济医学院附属协和医院陈思远教授惠赠)

不能自然消退。

【发病机制】

不详。

【病理变化】

1. **镜下观**　表皮变化不明显。肿瘤位于真皮浅、中层,增粗的胶原束间可见不规则增生、扩张的毛细血管和小静脉,血管腔隙多呈裂隙状,小静脉周围可见一层厚薄不均的血管周细胞,并见散在分布的成纤维细胞样细胞或组织细胞样细胞,以及一些体积较大的特征性多核细胞(有时细胞核环绕细胞边缘呈栅栏状排列,胞质嗜酸性)。(图 2-5-5-2-2A ~ 图 2-5-5-2-2C)

2. **免疫组化**　血管内皮细胞 CD31、CD34(图 2-5-5-

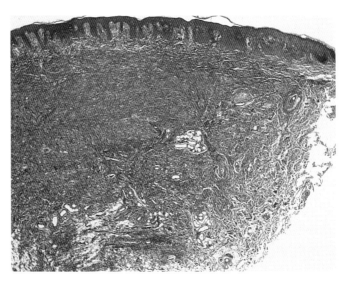

图 2-5-5-2-2A　低倍镜扫视,病变位于真皮(华中科技大学同济医学院附属协和医院陈思远教授惠赠)

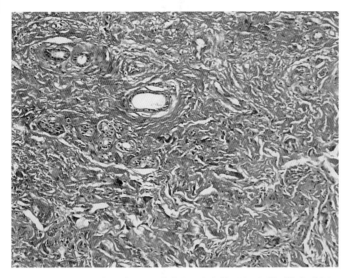

图 2-5-5-2-2B 真皮内不规则增生、扩张的毛细血管,散在成纤维细胞样细胞及组织细胞(华中科技大学同济医学院附属协和医院陈思远教授惠赠)

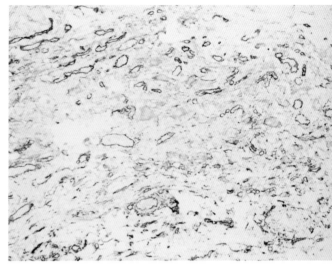

图 2-5-5-2-3A 血管内皮细胞 CD34 阳性(华中科技大学同济医学院附属协和医院陈思远教授惠赠)

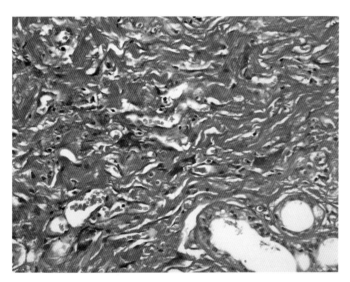

图 2-5-5-2-2C 间质及血管周围散在成纤维细胞样细胞及组织细胞,见多核细胞(华中科技大学同济医学院附属协和医院陈思远教授惠赠)

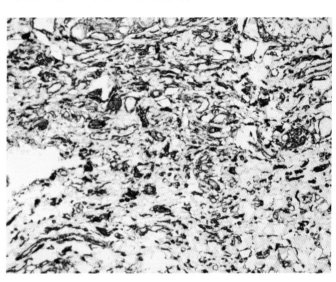

图 2-5-5-2-3B 多核细胞 vimentin 阳性(华中科技大学同济医学院附属协和医院陈思远教授惠赠)

2-3A)、Ⅷ 因子、波形蛋白(vimentin)阳性,而 BCL-2、HHV-8 阴性。单一核细胞 vimentin、ⅩⅢa 因子、CD68、α_1-抗胰蛋白酶、溶菌酶(lysozyme)、HLA-DR 常阳性,而 S100、CD1a 阴性。有棱角的多核细胞 vimentin 强阳性(图 2-5-5-2-3B),CD68 可为阳性(图 2-5-5-2-3C)或阴性,而 ⅩⅢa 因子、MAC387、CD31、CD34 和 S100 阴性。

【鉴别诊断】

1. **早期卡波西肉瘤** 真皮内可见不规则、大小不等的薄壁血管,无多核巨细胞,可见浆细胞。

2. **鼻部纤维型丘疹** 临床上皮损常表现为单发性丘疹,组织学上真皮浅层间质胶原化明显,可有毛囊周围纤维化改变。

3. **萎缩性皮肤纤维瘤** 二者组织病理学类似,但萎

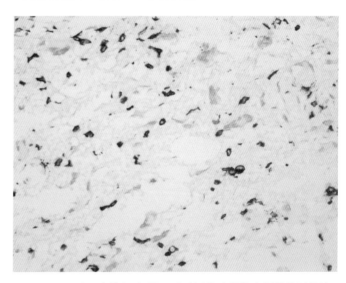

图 2-5-5-2-3C 多核细胞 CD68 阳性(华中科技大学同济医学院附属协和医院陈思远教授惠赠)

缩性皮肤纤维瘤皮损常单发。

（刘彤云）

三、良性纤维组织细胞瘤

【概念】

良性纤维组织细胞瘤（benign fibrous histiocytoma，BFH），也称皮肤纤维瘤（dermatofibroma，DF），曾被称为皮肤组织细胞瘤（histiocytoma cutis）、结节性表皮下纤维化（nodular subepidermal fibrosis）和硬化性血管瘤（sclerosing hemangioma），是一种发生于真皮的良性间叶性肿瘤，由短交织状、席纹状或条束状排列的未分化间叶细胞或成纤维细胞组成，病变内常含有数量不等的泡沫样组织细胞、含铁血黄素性吞噬细胞、多核性巨细胞/Touton巨细胞和慢性炎症细胞。BFH是最常见的软组织良性肿瘤之一，发病率仅次于脂肪瘤和血管瘤。

【临床特点】

1. **临床表现** 好发于成人，尤多见于20~40岁的中青年。可发生于身体任何部位，但最常见于四肢，尤其是小腿和大腿，其次为躯干，偶可发生于头颈部，包括面部和耳后。

临床上表现为缓慢性生长的、轻微隆起至半球形坚实丘疹或小结节（图2-5-5-3-1），直径从数毫米至1cm不等，但很少超过2cm。多单发，但约1/3的病例可多发。大多数的病变位于真皮层内，少数病例可位于浅表皮下，偶可发生于深部软组织和内脏器官。发生于皮肤者，表面色素常增加，呈红棕色，也可为肤色，有时可因含有过多的含铁血黄素沉着而呈灰褐色、灰蓝色或灰黑色，此时容易被误诊为色素痣或黑色素瘤。触诊时可发现皮损与皮下组织粘连，从侧面挤压皮损时，其中央可出现小陷窝，称浅凹征（dimple sign 或 Fitz-patrick征），该现象对于黑色素瘤的鉴别有一定价值。

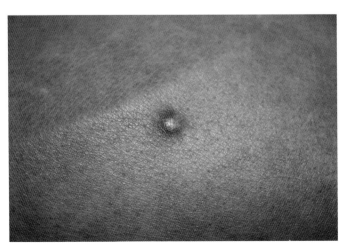

图2-5-5-3-1 手臂淡褐色半球状坚实结节

除了上述经典型外，皮肤纤维瘤的临床变异型见表2-5-5-3-1。

表2-5-5-3-1 皮肤纤维瘤临床变异型

色素性结节性皮肤纤维瘤	息肉状皮肤纤维瘤
无色素性皮肤纤维瘤	角化过度性皮肤纤维瘤
萎缩性皮肤纤维瘤	环状含铁血黄素沉积性皮肤纤维瘤
巨大型皮肤纤维瘤	多结节含铁血黄素沉积性皮肤纤维瘤
皮下型皮肤纤维瘤	皮肤纤维瘤伴卫星灶
多发性簇集性皮肤纤维瘤	侵蚀和溃疡性皮肤纤维瘤
播散性多发性皮肤纤维瘤	
踝关节型皮肤纤维瘤	
少见部位的皮肤纤维瘤：面部、手指、甲下、掌跖、头皮	

2. **治疗** 采用外科手术，行局部完整切除。对于体积较大、位置较深的病例，可行局部扩大切除，并注意术后随访。

3. **预后** 属良性肿瘤，完整切除后多可治愈，局部复发率<5%，多为切除不完全所致。极少数经典型纤维组织细胞瘤和动脉瘤样纤维组织细胞瘤可发生区域淋巴结甚至肺转移，但无病理学参数可供预测转移风险。

【发病机制】

仍不明确，可自然发生或与局部轻微创伤、节肢动物叮咬有关。本病属反应性增生还是肿瘤性一直存在争议，但越来越多的研究发现，本病个别亚型具有克隆性增生，部分皮肤纤维瘤体积大、核分裂活跃和/或局部复发率高，部分亚型可发生区域淋巴结甚至肺转移，提示纤维组织细胞瘤为肿瘤而非一种反应性炎性过程。

【病理变化】

1. **镜下观** 肿瘤位于真皮内，多数病例与表皮之间有一薄层结缔组织间隔，但部分病例不明显。被覆表皮常伴有棘层增厚、皮突延长和基底细胞色素增加，即所谓的皮肤三联征。肿瘤由卵圆形或短梭形成纤维细胞和肌成纤维细胞构成。肿瘤细胞核大，卵圆形，核仁较小，可见核分裂象，呈短束状或交织状排列，可见多少不等的核分裂象。此外，病变内可见多少不等的泡沫样组织细胞、含铁血黄素性吞噬细胞和多核性巨细胞，间质内可见多少不等的含铁血黄素沉着。肿瘤的两侧边缘常可见锯齿状穿插的深嗜伊红色胶原纤维，形成"胶原球"或"胶原分割"，对本病的诊断具有提示意义。肿瘤的底部相对平整，偶可沿间隔楔形一样延伸至皮下脂肪组织。（图2-5-5-3-2A~图2-5-5-3-2C）

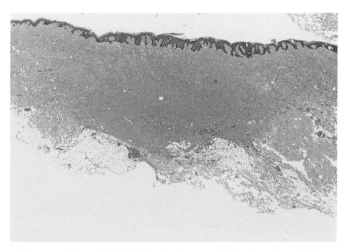

图 2-5-5-3-2A　低倍镜扫视,表皮不规则增生,病变位于真皮内

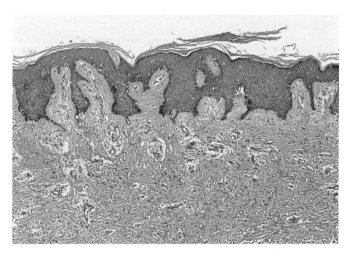

图 2-5-5-3-2B　上方表皮棘层增厚、皮突延长及基底细胞色素增加

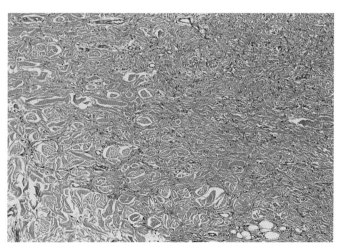

图 2-5-5-3-2C　肿瘤由卵圆形或短梭形成纤维细胞和肌成纤维细胞构成,交织状排列,周边可见胶原球

部分病例内可见到明显的席纹状结构,易被误诊为隆突性皮肤纤维肉瘤。在少数病例中偶可见血管外皮瘤

样排列,特别是肿瘤处于较深部位者。少数病例中可见中央坏死。

除上述经典型外,因肿瘤内的细胞组成不同及其比例不等,不同病例在镜下也显示有一定的差异,其组织学亚型见表 2-5-5-3-2。

表 2-5-5-3-2　皮肤纤维瘤组织学变异型

• 细胞性皮肤纤维瘤	• 伴钙化或骨化的皮肤纤维瘤
• 少细胞性皮肤纤维瘤(硬化性、瘢痕样皮肤纤维瘤)	• 颗粒细胞皮肤纤维瘤
	• 透明细胞皮肤纤维瘤
• 皮肤纤维瘤伴显著的血管成分	• 印戒细胞皮肤纤维瘤
• 动脉瘤样纤维组织细胞瘤	• 气球状细胞皮肤纤维瘤
	• 上皮样纤维组织细胞瘤
• 黄瘤样皮肤纤维瘤	• 皮肤纤维瘤伴淋巴样滤泡
• 胆固醇样皮肤纤维瘤	• 皮肤纤维瘤伴嗜酸性粒细胞浸润
• 苔藓样、侵蚀性和溃疡性皮肤纤维瘤	• 皮肤纤维瘤伴弹力纤维吞噬
• 黏液样皮肤纤维瘤	• 皮肤纤维瘤伴毛囊和/或皮脂腺诱导
• 萎缩性皮肤纤维瘤	
• 皮下型皮肤纤维瘤	• 皮肤纤维瘤伴肌成纤维细胞分化
• 混合型皮肤纤维瘤	
• 伴异型细胞的(或假肉瘤样)纤维组织细胞瘤	• 皮肤纤维瘤伴神经纤维增生
	• 腺样皮肤纤维瘤
• 栅栏状皮肤纤维瘤	• 类似血管周细胞瘤的皮肤纤维瘤
• 伴破骨细胞样巨细胞的皮肤纤维瘤	• 转移性纤维组织细胞瘤

2. 免疫组化　肿瘤细胞表达 FXⅢa、CD10、HMGA1/HMGA2、MMP-11,不表达 CD34 或可周边灶性表达 CD34。泡沫样组织细胞和 Touton 巨细胞表达 CD68(KP-1 或 PGM1)和 CD163 等组织细胞标记。10% ~ 15% 的病例还可灶性表达 calponin、α-SMA、MSA 和 Desmin,但不表达 h-CALD,提示具有肌成纤维细胞性分化。不表达 S100、MART-1/Melan-A、HMB-45、CD31、cytokeratins、Desmin、nestin。

【鉴别诊断】

1. 隆突性皮肤纤维肉瘤　当纤维组织细胞瘤中的瘤细胞成分相对单一,并在局部区域显示较为明显的席纹状结构时,容易被误诊为隆突性皮肤纤维肉瘤。能提示为纤维组织细胞瘤的一些形态特征包括:细胞成分相对较杂,除梭形细胞外,还可见到短梭形或卵圆形原始间叶细胞、含铁血黄素性吞噬细胞和 Touton 巨细胞,肿瘤的边缘可见巨齿状穿插的粗大胶原纤维束。困难时可行 CD34 免疫组化标记:隆突性皮肤纤维肉瘤常弥漫强阳性表达 CD34,肿瘤内无 FXⅢa 阳性的树突状细胞,相比之下，纤维组织细胞瘤不表达 CD34 或仅为灶性表达，肿瘤内可见 FⅩⅢa 阳性的树突状细胞。浅表型或萎缩型隆突性皮肤纤维肉瘤中的瘤细胞成分可以比较稀疏，常呈条束状排列而无典型的席纹状结构，此时非常容易被误认为是纤维组织增生或真皮纤维瘤，但瘤细胞强阳性表达 CD34。此外，FISH 检测 *COL1A-PDGFB* 基因相关易位也有助于两者的鉴别。

2. **Kaposi 肉瘤**　红细胞外渗到梭形细胞束之间的裂隙，梭形内皮细胞中常见代表变性红细胞的粉红色玻璃样小球，表达 CD31 和 CD34 等血管标记物。

3. **神经纤维瘤**　具有施万细胞特征性的扭曲核，细胞排列更为均一和具有一定极向；具有神经组织器官样结构。

4. **结节性筋膜炎**　多位于皮下或浅筋膜，细胞组成单一，主要由增生的肌成纤维细胞组成，一般很少见到纤维组织细胞瘤中的原始间叶细胞、Touton 巨细胞和含铁血黄素性吞噬细胞等成分，但在少数病例内可见到多少不等的破骨样巨细胞，偶可见少量的泡沫样组织细胞。结节性筋膜炎中的梭形肌成纤维细胞多弥漫强阳性表达 α-SMA，而纤维组织细胞瘤多不表达 α-SMA，或仅为灶性表达。纤维组织细胞瘤中含有 FⅩⅢa 阳性的树突状细胞。此外，FISH 检测 *USP6* 基因相关易位也有助于两者的鉴别。

5. **幼年黄色肉芽肿**　多发生于婴幼儿，镜下由成片的单核样组织细胞和散在的 Touton 巨细胞组成，主要表达组织细胞性标记。晚期病变内可出现较多的梭形细胞，形态上可类似纤维组织细胞瘤。

（刘彤云）

四、细胞性纤维组织细胞瘤

【概念】

细胞性纤维组织细胞瘤（cellular fibrous histiocytoma，CFH）是皮肤纤维组织细胞瘤的一个亚型，由 Calonje 等于 1994 年首次提出，其主要组织学改变为高度富于细胞和束状生长方式，可见核分裂象。

【临床特点】

1. **临床表现**　好发于中青年，男女比例相近，平均年龄 42 岁。皮损单发，可发生于全身任何部位，多见于四肢，上肢多见，其次为头颈部和躯干，少数发生于面部、耳、手和足等部位。

临床可见真皮或皮下生长的无痛性肤色或褐色结节，结节直径为 0.5~5cm，平均 0.9cm。（图 2-5-5-4-1）

2. **治疗**　局部手术切除。

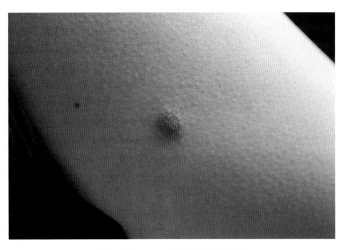

图 2-5-5-4-1　手臂红褐色结节

3. **预后**　复发率为 10%~33.3%。初次手术切除不彻底、皮损直径大于 1cm 与局部复发密切相关。少数病例可发生区域淋巴结或肺转移，转移可发生在多次复发之前，原发肿瘤切除后发生转移的间隔时间从 1.5~23 年不等，故术后的长期随访很重要。

【发病机制】

目前，CFH 的病因不明，是炎症还是肿瘤仍有争议。Vanni 等的研究提示为克隆性病变，加上 CFH 可出现复发和转移，故目前多数倾向为一种肿瘤性病变。

【病理变化】

1. **镜下观**　低倍镜下肿瘤位于真皮内，呈局限性息肉状生长或非外生性、浸润性增生。组织学形态与经典的 BFH 相似，或具有一些经典 BFH 的形态特征。瘤细胞丰富，成分相对单一，肿瘤主要由梭形或胖梭形成纤维细胞和肌成纤维细胞构成，可含比例不等的含铁血黄素性吞噬细胞和泡沫样组织细胞，部分病例内还可见多少不等的 Touton 巨细胞。被覆表皮常伴有三联征改变，即过度角化、棘层增厚和基底细胞色素沉着。CFH 中可见核分裂象，核分裂象计数与细胞密度有关，平均 3 个/10HPF（1~10 个/10HPF），但无病理性核分裂象。约 1/3 的病例皮下脂肪组织灶性受累，呈花边样或楔状浸润皮下脂肪组织。部分病例有中心性坏死或梗死，少数可见浅表溃疡，病程较长的 CFH 可见灶性透明变。少数病例中还可见到扩张的假血管腔隙，类似动脉瘤样纤维组织细胞瘤。CFH 与其他几种皮肤纤维组织细胞瘤变异型可以发生于同一病变中。极少数病例在原发性肿瘤和复发性肿瘤中可见到向梭形细胞肉瘤或多形性肉瘤转化。（图 2-5-5-4-2A~图 2-5-5-4-2C）

2. **免疫组化**　肿瘤细胞 CD34 仅灶性阳性表达或阴性，通常限于肿瘤的外周部分或底部，SMA 可呈多灶性阳

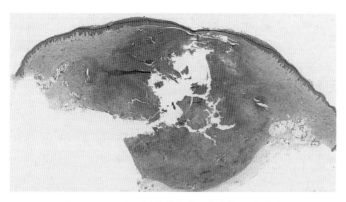

图 2-5-5-4-2A　低倍镜扫视,病变位于真皮内

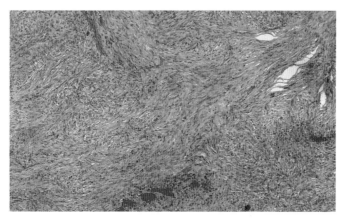

图 2-5-5-4-2B　肿瘤细胞主要由梭形或胖梭形成纤维细胞和肌成纤维细胞构成,局部呈席纹状排列

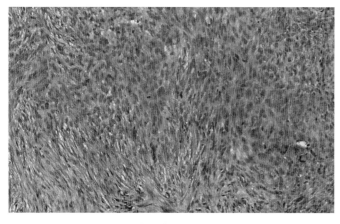

图 2-5-5-4-2C　瘤细胞丰富,可见个别核分裂象

性表达。CD163、FⅩⅢa、HMGA-1 和 HMGA-2 阳性。

【鉴别诊断】

1. **隆突性皮肤纤维肉瘤(DFSP)**　DFSP 具有突出的车辐状结构,旋涡中央为毛细血管或胶原纤维,中央细胞短梭形,周边细胞胞质细而长,肿瘤细胞无嗜酸性。肿瘤周边呈显著的浸润性生长,侵入周围脂肪组织常超过 1 个低倍镜视野,是 CFH 最主要的组织学鉴别要点。CFH 可以出现明显的席纹状排列,但瘤细胞常呈楔形延伸到皮下脂肪组织内,与 DFSP 的蜂窝状或板层状浸润不同。CD34 在 DFSP 呈弥漫阳性,而 CFH 通常仅病变周边呈点灶阳性或阴性;Ki-67 在 DFSP 的阳性率为 10% ~ 15%,而 CFH<10%。DFSP 具有特异性的 t(17;22)形成 *COL1A1-PDGFB* 融合基因,可借助于荧光原位杂交(FISH)或 RT-PCR 检测。

2. **平滑肌肉瘤**　平滑肌肉瘤细胞有异型性,可见病理性核分裂象,"雪茄烟样"核,肿瘤细胞构成长纤维束,肌源性标记弥漫强阳性。CFH 细胞异型性不明显,核空泡状,细胞束亦不如前者突出,出现组织细胞和泡沫细胞就可以排除平滑肌肿瘤,组织细胞标记 CD163 阳性;平滑肌肉瘤的肌性标记强烈而弥漫,CFH 呈灶性阳性或阴性;平滑肌肉瘤常表达 actin、Desmin 和 h-CALD。

（刘彤云）

五、动脉瘤样纤维组织细胞瘤

【概念】

动脉瘤样纤维组织细胞瘤(aneurysmal fibrous histiocytoma,AFH),又称动脉瘤样良性纤维组织细胞瘤(aneurysmal benign fibrous histiocytoma,ABFH),是皮肤纤维组织细胞瘤的一种特殊类型,临床较为少见。最早由 Santa cruz 等在 1981 年首先报道,约占纤维组织细胞瘤的 2%。

【临床特点】

1. **临床表现**　发病年龄多为中青年,女性多于男性,与经典的皮肤纤维瘤相比,瘤体相对较大。皮损多为单发,偶有多发。好发于四肢,上肢占 50%,下肢占 20%,躯干占 17%。

临床可见暗红色、紫色、蓝色或褐色结节,直径 0.5 ~ 4cm。约 20% 的患者常因广泛出血而短期内迅速增大,并伴颜色改变或疼痛。(图 2-5-5-5-1)

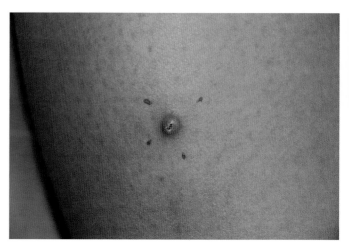

图 2-5-5-5-1　小腿屈侧坚实红褐色丘疹,中央剥蚀

2. 治疗 治疗以手术切除为主,但复发率较高。

3. 预后 Sheehan 等报告 1 例患者局部淋巴结受累,故建议应对本病皮损行手术扩大切除,并定期随访,尤其是对近期皮损快速增大及颜色改变者。Das 等通过荟萃分析研究本病的恶性潜能后发现,局部切除后 73.2% 的患者未见复发,23.2% 的患者复发,8.7% 的患者术后 24 个月内发生转移,总死亡率为 4.3%。因此,AFH 已经被归为中间恶性潜能疾病,局部复发和转移与肿瘤细胞侵入深筋膜和肌肉相关。

【发病机制】

目前,AFH 病因不明,多数患者无明显外伤及蚊虫叮咬史,家族中一般无类似疾病患者。

【病理变化】

1. 镜下观 肿瘤组织中央可见数量、大小、形态不等的不规则出血性腔隙及囊腔,形似血管管腔,但缺乏典型的血管内皮细胞。可见渗出的红细胞,周围实体区域具有经典皮肤纤维瘤的组织学特征,细胞成分多,细胞内和细胞外可见明显含铁血黄素沉积,常见正常核分裂象。(图 2-5-5-5-2A、图 2-5-5-5-2B)

2. 免疫组化 肿瘤细胞表达波形蛋白 vimentin,不表达或局灶性表达 SMA,不表达 HMB-45、Desmin、S100、FXⅢa、CD31 和 CD34。反应性巨噬细胞 CD68 阳性。如巨噬细胞样组织细胞和噬含铁血黄素细胞也表达 CD31,易引起误诊。

【鉴别诊断】

1. 血管瘤样纤维组织细胞瘤 两者的共同特征为均有囊性出血性管腔形成。但血管瘤样纤维组织细胞瘤为低度恶性肿瘤,好发于儿童及青少年,肿瘤常位于皮下,细胞成分相对单一,肿瘤团块周边形成纤维性假包膜,可见显著的淋巴细胞和浆细胞浸润,并形成淋巴滤泡样结

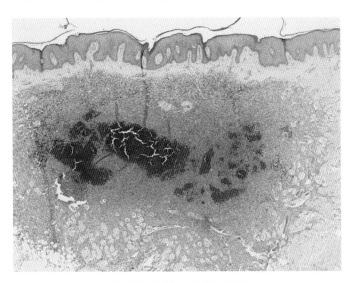

图 2-5-5-5-2A 低倍镜扫视

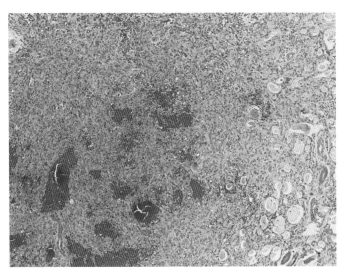

图 2-5-5-5-2B 肿瘤组织内可见数量、大小、形态不等的不规则出血性腔隙及囊腔,形似血管管腔,可见较多红细胞,周围梭形细胞增生,可见胶原窗

构。免疫组化 SMA 阳性。

2. 黑色素瘤 黑色素瘤基底层黑素细胞密度增高、排列不规则、细胞核有明显异型性,免疫组化显示 HMB-45 和 S100 蛋白阳性。

3. 血管肉瘤 多见于老年人头面部,血管内皮细胞有明显的异型性,形成不规则裂隙状管腔将胶原纤维束分隔,肿瘤细胞表达 CD31 和 CD34。

4. Kaposi 肉瘤 早期病变见丰富血管结构,并且伴有红细胞外溢,无纤维组织细胞浸润。而 AFH 由纤维组织细胞构成,并且常见泡沫样细胞,缺乏细胞异型及裂隙状血管。

(刘彤云)

六、上皮样纤维组织细胞瘤

【概念】

上皮样纤维组织细胞瘤(epithelioid fibrous histiocytoma,EFH),也称上皮样组织细胞瘤、上皮样细胞真皮纤维瘤(epithelioid cell dermatofibroma),由 Wilson Jones 等于 1989 年描述,是一种罕见的皮肤良性肿瘤,发病年龄不等,发病部位较为广泛。

【临床特点】

1. 临床表现 主要发生于成年人,年龄范围为 23~65 岁,平均年龄 42 岁,男性多见。常见的好发部位依次为下肢、上肢、躯干及头颈部,阴囊及肛周等部位也有报道。

皮损表现为边界清楚的、坚实的、无蒂或息肉样丘疹或结节,呈红色或紫红色,直径 0.3~2cm,平均 0.87cm。(图 2-5-5-6-1)

2. 治疗 手术切除。

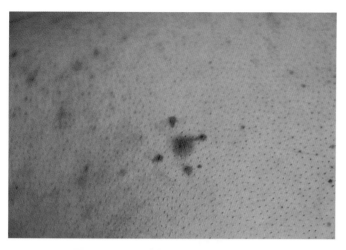

图 2-5-5-6-1　肩部见一单发的红色结节

3. 预后　预后良好,少数患者切除不干净可复发。

【发病机制】

EFH 细胞起源仍有争议,一些作者认为是内皮或血管起源,而另一些作者提出真皮微血管单位起源伴纤维组织细胞分化。发病大多与局部轻微创伤,尤其与昆虫叮咬有关。发疹性损害多见于使用免疫抑制剂、HIV 感染和使用高活性抗逆转录病毒治疗的患者。新近研究提示,EFH 涉及 *ALK* 基因重排,可形成 *VCL-ALK* 和 *SQSTM1-ALK* 等融合基因。

【病理变化】

1. 镜下观　低倍镜下,肿瘤境界相对清楚,呈卵圆形或息肉状,其长轴与皮肤平行。肿瘤位于真皮内,大多位置浅表。表皮通常呈领圈状。肿瘤细胞为形态单一、大的圆形或多角形上皮样组织细胞(占肿瘤成分的 50% 以上),瘤细胞胞质丰富、轻度嗜伊红染色,核圆形和泡状,可见小的、嗜酸性核仁,呈镶嵌状排列。一些细胞可有两个或多个细胞核,核分裂象罕见。瘤细胞被纤细的纤维性间质分隔,可有明显小血管增生和程度不等的黏液样变性。少数患者可出现胶原纤维轻度硬化或透明变性。(图 2-5-5-6-2A ~ 图 2-5-5-6-2C)

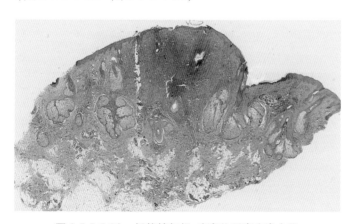

图 2-5-5-6-2A　低倍镜扫视,病变位于真皮浅中层

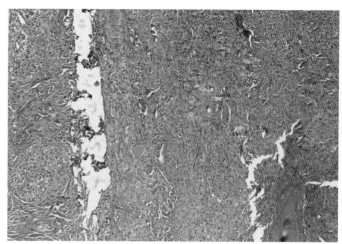

图 2-5-5-6-2B　肿瘤细胞为形态单一、大的圆形或多角形上皮样组织细胞

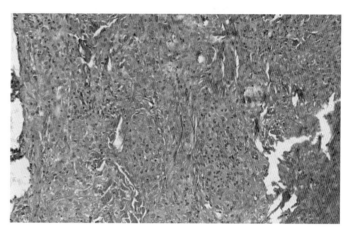

图 2-5-5-6-2C　瘤细胞胞质丰富,核圆形和泡状,间质胶原增生

2. 免疫组化　瘤细胞表达 vimentin,多数表达 FⅧa,可表达 ALK。不表达 S100、HMB-45、CK、SMA 和 Desmin。高达 64% 的病例表达 EMA。

【鉴别诊断】

1. Spitz 痣　该病镜下可见明显的细胞巢和 Kamino 小体,而上皮样纤维组织细胞瘤缺乏交界性或巢状的肿瘤细胞,免疫组化 Melan-A、SOX10 和 S100 有助于鉴别。

2. 黑色素瘤　核的多形性、明显的核分裂、巢状生长方式及交界处黑素细胞增生提示黑色素瘤,免疫组化 HMB-45、Melan-A、SOX10 和 S100 阳性有助于鉴别。

3. 化脓性肉芽肿　该病镜下可见外生性息肉样结构,有大量毛细血管和小静脉呈小叶状增生,而上皮样纤维组织细胞瘤缺乏分叶状血管结构,肿瘤主要由上皮样组织细胞组成。

(刘彤云)

七、非典型性纤维组织细胞瘤

【概念】

非典型性纤维组织细胞瘤(atypical fibrous histiocytoma,AtFH）是指具有异型细胞的皮肤纤维瘤,是良性纤维组织细胞瘤的少见亚型之一,最早被称为非典型性（假肉瘤样）皮肤组织细胞瘤（atypical 'pseudosarcomatous' cutaneous histiocytoma）。同义词包括伴有怪异细胞的皮肤纤维瘤（dermatofibroma with monster cells）和假肉瘤样纤维组织细胞瘤（pseudosarcomatous fibrous histiocytoma）。

【临床特点】

1. **临床表现** 多发生于30~50岁的青中年,平均年龄段为38~40岁,年龄范围为5~79岁。但约1/3的患者发生时<20岁,男性略多于女性。肿瘤好发于四肢,躯干、头颈部和外阴亦可出现。

皮损表现为孤立性隆起性丘疹或结节,也可呈息肉状。较经典的BFH稍大,直径0.4~8cm,中位直径1.5cm,颜色可为正常色、棕色或灰褐色等,境界相对较清,无包膜。个别患者可有痒感或轻刺感。（图2-5-5-7-1）

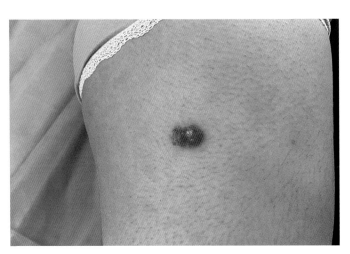

图2-5-5-7-1 右下肢见红棕色结节

2. **治疗** 建议行完整手术切除。定期随访,必要时辅助放化疗。

3. **预后** AtFH经完整切除后,临床上多呈良性经过,预后较好。手术切除不完全者可发生局部复发,极少数病例可发生远处转移,极少数情况下甚至可导致患者死亡。

【发病机制】

病因不明。

【病理变化】

1. **镜下观** 肿瘤主要位于真皮内,1/3的患者可累及皮下组织。除具有典型纤维组织细胞瘤的特征外,还可见多少不等、核大深染、核形不规则的多形性细胞、畸形细胞及多核细胞,部分细胞核仁明显,细胞胞质丰富空泡化。间质内常可见嗜伊红色的胶原纤维。这些多形性区域在肿瘤内所占的比例因病例而异,可为局灶性,也可弥漫存在。肿瘤内常见核分裂象,1~15个/10HPF,平均3~4

个/10HPF,常以细胞丰富的区域更为明显,偶见病理核分裂象。被覆上皮可无明显改变,但一般无日光损伤性改变。病变中有时也可观察到出血、含铁血黄素沉着及炎症细胞浸润等继发改变。（图2-5-5-7-2A、图2-5-5-7-2B）

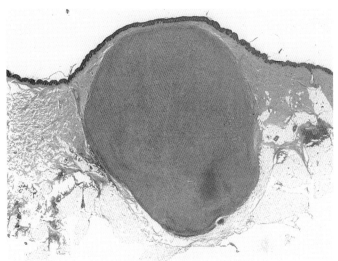

图2-5-5-7-2A 低倍镜扫视,病变位于真皮内

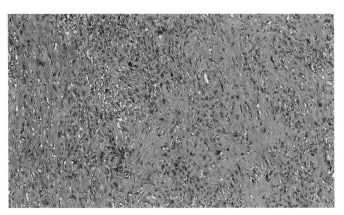

图2-5-5-7-2B 肿瘤细胞胞质丰富,可见散在异型细胞及核分裂象

2. **免疫组化** 梭形细胞可灶性表达α-SMA,少数病例还可灶性表达CD34,不表达FⅩⅢa和CD68,肿瘤内的树突状细胞可表达FⅩⅢa和S100。

【鉴别诊断】

1. **非典型纤维黄瘤（AFX）** AtFH与AFX的不同在于:①AtFH好发于青年人的四肢,而AFX好发于老年人的头颈部（易受阳光暴晒的部位）;②AtFH内可见经典的纤维组织细胞瘤区域,而AFH常呈多形性未分化肉瘤/恶性纤维组织细胞瘤样形态,此外,在AFX内可见明显的日光性弹力纤维变性;③虽然少数AtFH病例可发生局部复发和转移,但在总体上仍属于良性病变,而AFX在本质上属于一种中间性肿瘤,多数病例经局部扩大切除以后预后也较好。免疫组化对两者的鉴别帮助不大。

2. **浅表性 CD34 阳性成纤维细胞性肿瘤**　多发生于真皮深层与皮下交界处，或位于浅表皮下。形态上与非典型性纤维组织细胞瘤较为相似，可见核深染的畸形细胞，核内有时可见包涵体，核分裂象罕见。免疫组化标记显示，肿瘤弥漫性表达 CD34，可灶性表达 AE1/AE3，INI-1无缺失，Ki-67 指数较低（1%~3%）。

3. **多形性未分化肉瘤**　多形性未分化肉瘤多发生于深部软组织，特别是下肢肌肉内和腹膜后，较少发生于浅表部位。

4. **隆突性皮肤纤维肉瘤（DFSP）**　与 AFH 不同的是，DFSP 在皮下脂肪组织内呈蜂窝状或板层状浸润，瘤细胞常穿插于脂肪细胞之间；DFSP 的席纹状区域常弥漫性表达 CD34，并可表达 ApoD1；DFSP 中的瘤细胞形态单一，无核深染的胖梭形或多边形畸形细胞；荧光原位杂交（FISH）检测显示 DFSP 中具有 *COL1A1-PDGFB* 融合基因。

5. **皮肤平滑肌肉瘤**　真皮平滑肌肉瘤除表达肌动蛋白外，常表达波形蛋白和 h-CALD。

6. **黑色素瘤**　黑色素瘤常累及真表皮交界，有成巢现象，瘤细胞表达 S100、HMB-45、Melan-A 及 SOX10，可资鉴别。

（刘彤云）

八、脂质化纤维组织细胞瘤

【概念】

脂质化纤维组织细胞瘤（lipidized fibrous histiocytoma，LFH），又称"踝型"纤维组织细胞瘤（ankle-type fibrous histiocytoma），是一种不同于经典型纤维组织细胞瘤的少见亚型，于 1944 年被确定，由 Iwata 和 Fletcher 于 2000 年系统描述。国内罕见报道，多被忽视。

【临床特点】

1. **临床表现**　患者的年龄范围为 21~82 岁，中位年龄为 50 岁，男性多见，男女比为 2.7:1。好发于小腿，特别是踝部周围。

肿瘤常呈息肉状，突向皮肤表面，质硬，直径 1~8cm（中位直径为 2.5cm），较经典皮肤纤维瘤大，切面呈黄色。（图 2-5-5-8-1）

2. **治疗**　局部手术切除。

3. **预后**　属良性肿瘤，预后良好，目前尚无复发或转移的相关报道。

【发病机制】

LFH 的病因和常发生于踝部的机制尚不明确。Lee 等研究证实与毛鞘具有相关性，推测起源于真皮毛鞘细胞的间充质细胞。LFH 是否由普通型皮肤纤维瘤退变而来，目前国内外尚无文献报道，有待进一步研究。国内

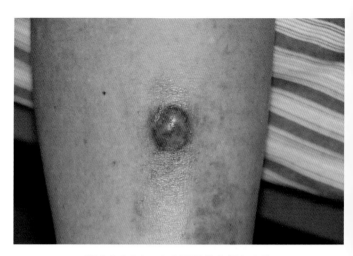

图 2-5-5-8-1　左小腿胫前黄褐色斑块

胡桂明等人推测，LFH 可能起源于皮肤间充质细胞。Wagamon 等研究显示，血脂水平与 LFH 之间无确切关系，并推测 LFH 的发生可能与营养不良相关。

【病理变化】

1. **镜下观**　可见经典的纤维组织细胞瘤组织学特征，伴有大量泡沫样组织细胞及周围环绕的玻璃样变胶原束。肿瘤细胞多为圆形、卵圆形或多边形，胞质较丰富，多呈空泡状，淡染。细胞核形态温和，染色质稀疏，空泡状，部分病例可见小而明显的核仁。核分裂象罕见（<1个/10HPF）。胶原纤维较纤细，显著玻璃样变，呈网格状、金属丝样、瘢痕疙瘩样或骨基质样外观。病变内血管丰富，血管壁可伴有玻璃样变。部分病例可见噬含铁血黄素细胞。（图 2-5-5-8-2A、图 2-5-5-8-2B）

2. **免疫组化**　肿瘤细胞 vimentin、CD10、CD68、CD163 弥漫强阳性，LCA 和 S100 散在阳性，Ki-67 阳性指数<1%，Desmin、CD34 和 SMA 阴性。

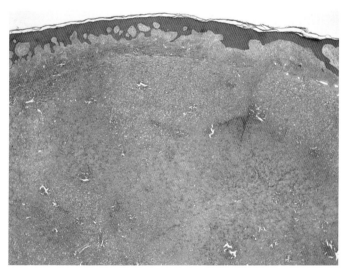

图 2-5-5-8-2A　低倍镜扫视，可见经典的纤维组织细胞瘤组织学特征，伴有大量泡沫样组织细胞及周围环绕的玻璃样变胶原束

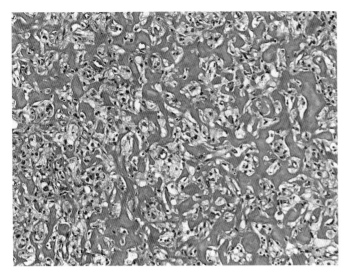

图 2-5-5-8-2B　可见泡沫样组织细胞及周围环绕的玻璃样变胶原束

【鉴别诊断】

1. **普通型皮肤纤维瘤**　可含有部分脂质化的泡沫细胞,但呈席纹状或旋涡状排列的肿瘤性梭形细胞较多见,缺乏明显的网格状玻璃样变的胶原纤维。

2. **幼年黄色肉芽肿**　主要发生于婴幼儿和儿童,好发于头颈部,其次为躯干和四肢,成人罕见,可自行消退。组织学特点主要为在单核的组织细胞背景中有多少不等的 Touton 巨细胞、黄色瘤细胞,核分裂多见,缺乏网格状玻璃样变的胶原纤维。

3. **黄色瘤**　是一类由吞噬脂质的巨噬细胞局灶性聚集所组成的病变,可伴发全身脂质代谢紊乱和其他系统异常,常伴家族性高脂血症。皮损呈黄色、橘黄色或棕红色结节或斑块,镜下可见大量泡沫细胞聚集,但同样缺乏玻璃样变的胶原纤维。

4. **腱鞘巨细胞瘤**　好发于关节附近,通常发生于手指,临床表现为缓慢生长的无痛性小结节。镜下由单核样细胞、破骨样多核细胞及黄色瘤细胞组成,间质有不同程度胶原化。但多数病例可见到形态不一的裂隙或假腺泡样结构,约半数病例可见较多的核分裂(3~5 个/10HPF)。

5. **骨肉瘤**　由于 LFH 中可见骨基质样的胶原,可与之混淆,但骨肉瘤中间质细胞常有明显异型性,核分裂多见,Ki-67 增殖指数较高,可与之鉴别。

（刘彤云）

九、栅栏状纤维组织细胞瘤

【概念】

栅栏状纤维组织细胞瘤(palisading fibrous histiocytoma) 是良性纤维组织细胞瘤的一种特殊变异型,由 Schwob 和 Santa Cruz 于 1986 年报道,是根据其具有栅栏状排列模式的组织学特征而命名。

【临床特点】

1. **临床表现**　好发于肢端,半数发生于手指,无明显年龄及性别差异。皮损表现为圆球形结节,一般直径小于 20mm。（图 2-5-5-9-1）

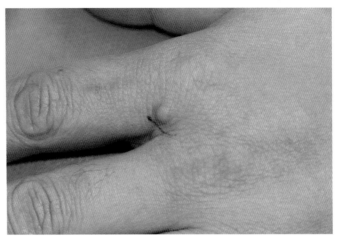

图 2-5-5-9-1　手背部圆球形肤色结节

2. **治疗**　手术切除。

3. **预后**　预后良好。

【发病机制】

Helm 等人发现肿瘤细胞来源于真皮树突状细胞,但真皮树突状细胞是否来源于真皮或周围神经的结缔组织,有待进一步研究。

【病理变化】

1. **镜下观**　除经典的纤维组织细胞瘤区域外,部分区域内瘤细胞核可呈栅栏状排列,并形成 Verocay 小体样结构,类似神经性肿瘤。细胞异型性和有丝分裂象少见,肿瘤周围可见轻度淋巴细胞浸润。（图 2-5-5-9-2A、图 2-5-5-9-2B）

2. **免疫组化**　瘤细胞表达 FXIIIa 和 vimentin,不表达

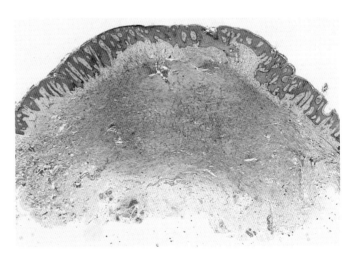

图 2-5-5-9-2A　低倍镜扫视,除经典的纤维组织细胞瘤区域外,部分区域内瘤细胞核可呈栅栏状排列

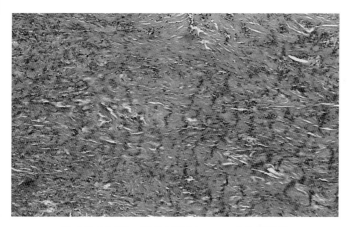

图 2-5-5-9-2B　局部可见 Verocay 小体样结构

S100 和 NF。有个案报道显示 CD34 强阳性。

【鉴别诊断】

1. **脂质化纤维组织细胞瘤**　缺乏栅栏状生长模式，大量的泡沫细胞和间质透明性玻璃化是脂质化纤维组织细胞瘤的组织学标志。

2. **神经鞘瘤**　尽管神经鞘瘤表现出明显的栅栏状模式及 S100 蛋白阳性肿瘤细胞，但栅栏状纤维组织细胞瘤是由 S100 阴性的成纤维细胞和黄瘤细胞组成，其中 S100 蛋白呈阳性的不是肿瘤细胞，而是反应性树突状细胞。此外，包膜的缺乏也可排除神经鞘瘤。

（刘彤云）

十、萎缩性皮肤纤维瘤

【概念】

萎缩性皮肤纤维瘤（atrophic dermatofibroma）是皮肤纤维瘤的一种少见特殊变异型。1987 年由 Page 和 Assaad 首先报道，以临床上萎缩性斑片，而组织学上真皮厚度变薄为特征。

【临床特点】

1. **临床表现**　好发于肩背和四肢，乳房、腋窝、臀部、颈部亦可见。女性多见，男女比例约 1:5。临床可见孤立性萎缩性斑片或结节，中央有脐样凹陷，少数可多发。无自觉症状。（图 2-5-5-10-1）

2. **治疗**　完整手术切除。

3. **预后**　良性，预后良好。

【发病机制】

病因不明。

【病理变化】

1. **镜下观**　除典型纤维组织细胞瘤的特征外，低倍镜下肿瘤以损害中央凹陷和真皮变薄为特征。棘层肥厚，乳头瘤样增生，肿瘤可累及浅表皮下脂肪组织。皮损中细胞成分减少，胶原透明样变明显。可有三种类型：正常型（皮损中央凹陷，但无网状真皮萎缩）、中度萎缩型

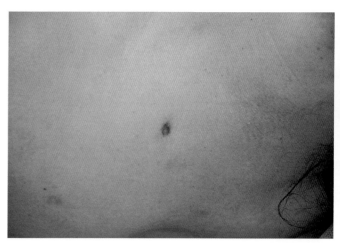

图 2-5-5-10-1　左肩部见一孤立性褐色结节，中央凹陷

（仅有网状真皮中度变薄）和显著萎缩型（网状真皮明显变薄，胶原束均质化，细胞成分减少）。（图 2-5-5-10-2A、图 2-5-5-10-2B）

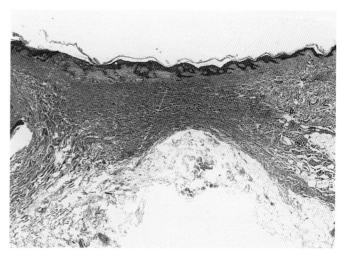

图 2-5-5-10-2A　低倍镜扫视，棘层肥厚，乳头瘤样增生，网状真皮明显变薄

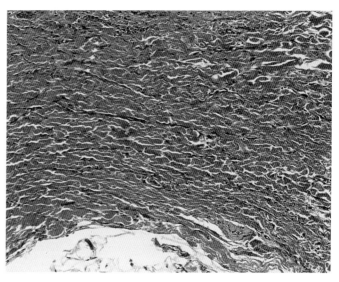

图 2-5-5-10-2B　可见梭形细胞增生，胶原束均质化

2. **免疫组化**　瘤细胞表达 FⅩⅢa 和 vimentin，不表达 CD34。

【鉴别诊断】

1. **萎缩性隆突性皮肤纤维肉瘤**　具有突出的车辐状结构，旋涡状中央为毛细血管或胶原纤维，中央细胞短梭形，周边细胞胞质细而长，肿瘤细胞无嗜酸性。肿瘤周边呈显著的浸润性生长。CD34 呈弥漫强阳性，FⅩⅢa 阴性。FISH 检测 *COL1A1-PDGFB* 融合基因，有助于两者的鉴别。

2. **腱鞘纤维瘤**　以低细胞性成纤维细胞增生伴玻璃样变为特征，而极少含有黄色瘤细胞和破骨样多核巨细胞。但二者在临床和影像学上较为相似。

（刘彤云）

十一、深部"良性"纤维组织细胞瘤

【概念】

深部"良性"纤维组织细胞瘤（deep 'benign' fibrous histiocytoma）是一种发生于深部软组织或皮下软组织的肿瘤。形态学上与发生于真皮的纤维组织细胞瘤相似，境界清楚，可有纤维性假包膜，镜下瘤细胞偏丰富，常可见血管外皮瘤样排列。极少数病例可发生转移。

【临床特点】

1. **临床表现**　可发生于任何年龄段，男性略多见。约半数病例发生于四肢，其次为头颈部。绝大多数发生于皮下，约 10% 发生于腹膜后、纵隔和盆腔，极少数发生于肌肉或实质脏器。临床可见皮肤结节，无明显自觉症状。（图 2-5-5-11-1）

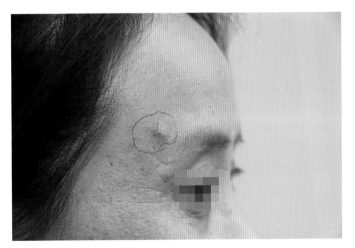

图 2-5-5-11-1　面部皮下结节，质韧

2. **治疗**　局部扩大切除。

3. **预后**　局部复发率为 20%，尤其是切除不干净或仅行边缘性切除时，极少数病例可发生远处转移。

【发病机制】

病因不明。

【病理变化】

1. **镜下观**　肿瘤位于皮下或深部软组织，境界相对清楚，常有一层纤维性假包膜。镜下形态与纤维组织细胞瘤基本相似，包括交织状或席纹状排列结构，但瘤细胞相对较为丰富。少数病例可显示短束状排列，类似富于细胞性纤维组织细胞瘤。多数病例可见血管外皮瘤样血管网。间质常伴胶原化。少数病例可伴有黏液样变性，或伴有出血、囊性变及梗死等。可见核分裂象，但通常 <5 个/50HPF。（图 2-5-5-11-2A～图 2-5-5-11-2D）

2. **免疫组化**　近 40% 的病例可表达 CD34，可谓弥漫阳性。部分病例可表达 α-SMA。

【鉴别诊断】

1. **皮肤隆突性纤维肉瘤**　具有突出的车辐状结构，旋涡中央为毛细血管或胶原纤维，中央细胞短梭形，周边细胞胞质细而长，肿瘤细胞无嗜酸性。肿瘤周边呈显著

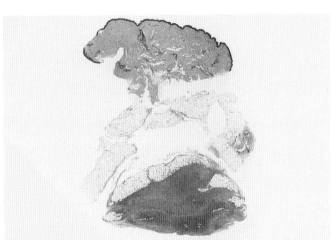

图 2-5-5-11-2A　低倍镜扫视，表皮大致正常，皮下组织见增生瘤团，境界相对清楚

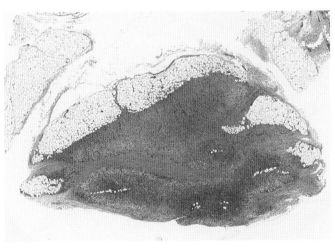

图 2-5-5-11-2B　瘤团境界清晰

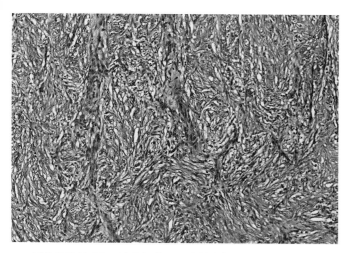

图 2-5-5-11-2C　肿瘤细胞呈上皮样或梭形,相互交织排列

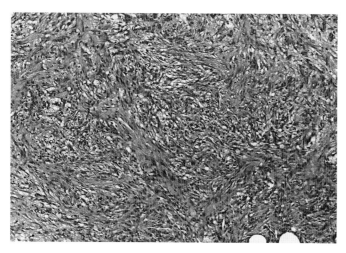

图 2-5-5-11-2D　局部见出血

的浸润性生长,侵入周围脂肪组织常超过 1 个低倍镜视野。FISH 检测 COL1A1-PDGFB 融合基因有助于两者的鉴别。

2. **孤立性纤维性肿瘤**　肿瘤由交替分布的细胞丰富区和细胞稀疏区组成,瘤细胞间含有粗细不等、形状不一的胶原纤维。免疫组化示 STAT6、CD34、BCL-2 和 CD99 阳性。

（刘彤云）

十二、其他罕见的良性纤维组织细胞瘤

1. **透明细胞皮肤纤维瘤**（clear cell dermatofibroma）　中年人,尤其是女性多见,好发于四肢。临床与经典皮肤纤维瘤类似。肿瘤大部分由规则圆形的透明细胞组成,但仍可见到经典型纤维组织细胞瘤中的一些形态特征,如席纹状排列的成纤维细胞样细胞,肿瘤边缘呈犬牙交错状的致密胶原纤维,表皮增生,表皮与肿瘤之间有一狭窄的结缔组织分隔带等。

2. **瘢痕疙瘩样皮肤纤维瘤**（keloidal dermatofibroma）　平均年龄 34 岁（17~57 岁）,多见于四肢,临床表现为红色或褐色丘疹,直径小于 1cm,可伴有疼痛。肿瘤由不规则排列的粗大胶原纤维组成,类似瘢痕疙瘩。在瘢痕疙瘩样区域的周围可见灶性出血、含铁血黄素沉着及数量不等的多核巨细胞反应,肿瘤的底部或周围一般均能见到经典型 BFH 的形态。

3. **黏液样皮肤纤维瘤**（myxoid dermatofibroma）　镜下显示皮肤纤维瘤的形态,间质发生黏液样变性。

4. **真皮肌纤维瘤**（dermatomyofibroma）　也称斑块样真皮纤维瘤病（plaque-like dermal fibromatosis）,肿瘤位于真皮内,由一致的梭形肌成纤维细胞和成纤维细胞组成,瘤细胞长轴与表皮平行,形态上类似纤维瘤病,病变中无泡沫样组织细胞或巨细胞,可有散在的炎症细胞。

5. **颗粒细胞纤维组织细胞瘤**（granular cell fibrous histiocytoma）　瘤细胞的胞质内含有丰富的颗粒。

6. **伴有破骨样巨细胞的骨化性皮肤纤维瘤**（ossifying dermatofibroma with osteoclast-like cells）　镜下显示经典的纤维组织细胞瘤形态,部分区域内可见大量的破骨样巨细胞,但无骨化生。

7. **斑块样 CD34⁺ 真皮纤维瘤**　也称勋章样真皮树突细胞错构瘤（medallion-like dermal dendrocyte hamartoma）,病变呈带状,位于真皮的上 2/3,由增生的成纤维细胞组成,在病变的上部呈垂直性生长,在下部呈水平状生长。

8. **气球细胞样皮肤纤维瘤**（balloon cell dermatofibroma）　肿瘤在真皮内,呈外生性结节状,与表皮间没有明显的境界带。真皮浅层由透明的气球样细胞组成,真皮中部是由气球样细胞、上皮样细胞及梭形细胞组成的过渡区,真皮深层由梭形细胞组成,并被粗大胶原束分隔。

（刘彤云）

十三、真皮透明细胞间叶性肿瘤

【概念】

真皮透明细胞间叶性肿瘤（dermal clear cell mesenchymal neoplasm,DCCMN）是一种发生于真皮的透明肿瘤,免疫组化标记提示瘤细胞具有组织细胞分化。

【临床特点】

1. **临床表现**　多发生于 35 岁以上的成人,年龄范围为 38~71 岁,中位年龄约 45 岁。多发生于下肢,头皮也可发生。临床可见光滑的皮肤结节,直径 0.5~2.5cm。术前病程为数周至 5 年不等。

2. **治疗**　完整手术切除。

3. **预后**　本病可能为良性。

【发病机制】

病因不明。

【病理变化】

1. **镜下观**　肿瘤位于网状真皮内,两侧边缘界限不清,但底部相对较为平坦,局灶可累及皮下脂肪组织。由大圆形或多边形细胞组成,胞质丰富,透亮,核染色质呈空泡状,核分裂象罕见(<1个/25HPF)。部分病例可见异型性和多形性,并可见核分裂象。

2. **免疫组化**　瘤细胞表达 NKI-C3,部分病例表达 CD68 和 vimentin。不表达 CD34、FⅩⅢa、S100、HMB-45、PNL2、α-SMA 和 AE1/AE3。

【鉴别诊断】

1. **透明细胞肉瘤**　肿瘤位于真皮,无包膜,与腱膜和筋膜直接相连。瘤细胞多角形或梭形,细胞核大小较一致,呈圆形或卵圆形,核仁较大,胞质透明或呈苍白色。免疫组化 S100、HMB-45 阳性。t(12;22)(q13;q12)染色体易位。结合临床二者不难鉴别。

2. **透明细胞皮肤纤维瘤**　肿瘤大部分由规则圆形的透明细胞组成。但仍可见经典型纤维组织细胞瘤中的一些形态学特征,如席纹状排列的成纤维细胞样细胞、肿瘤边缘呈犬牙交错的致密胶原纤维、表皮增生、表皮与肿瘤之间有一狭窄的结缔组织分隔带等。

(刘彤云)

十四、腱鞘滑膜巨细胞瘤

【概念】

腱鞘滑膜巨细胞瘤(tenosynovial giant cell tumor, TS-GCT)是一种起源于关节滑膜、滑囊和腱鞘的软组织肿瘤。按肿瘤的生长方式分为局限型和弥漫型两种类型,两种类型在临床表现和生物学行为上有所不同,但发生机制相同,形态学相似。

局限型腱鞘滑膜巨细胞瘤(localized type tenosynovial giant cell tumor, L-TSGCT),又称腱鞘巨细胞瘤(giant cell tumor of tendon sheath, GCTTS),由滑膜样圆形单核细胞和多少不等的破骨样巨细胞、泡沫样组织细胞、含铁血黄素性吞噬细胞和炎症细胞组成。而弥漫型腱鞘滑膜巨细胞瘤(diffuse type tenosynovial giant cell tumor, D-TSGCT),又称关节外色素性绒毛结节性滑膜炎,相对少见,发病年龄相对较年轻,以关节外软组织受累为特征,尤其是膝关节。D-TSGCT 在肿瘤切除后局部复发率较高,有恶性转化及远处转移风险。单独放疗或放疗联合手术切除可减少 D-TSGCT 复发的风险。

【临床特点】

1. **局限型腱鞘滑膜巨细胞瘤**

(1)临床表现:可发生于任何年龄,但以 30～50 岁中青年多见。10 岁以下儿童和 60 岁以上老年人均较少见。女性略多于男性,男女比例约为 1:1.5。几乎仅累及手足,最常发生于手指,尤其是示指和中指,其次为无名指、大拇指和小指,邻近腱鞘滑膜或指间关节。

临床上表现为缓慢增长的无痛性小结节或肿块,直径一般不超过 2cm。(图 2-5-5-14-1)

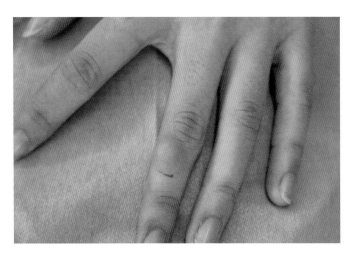

图 2-5-5-14-1　中指无痛性结节

(2)治疗:完整手术切除。不能完全手术切除者,可考虑术后辅助放疗。

(3)预后:本病良性,预后良好,但可复发,复发率为 4%～30%,特别是细胞丰富和核分裂活动比较活跃者,以及仅作肿瘤切除而有残留者,但经过再次手术仍有可能治愈。复发可能在术后数年发生,但通常发生在 2 年内。

2. **弥漫型腱鞘滑膜巨细胞瘤**

(1)临床表现:相较局限型腱鞘滑膜巨细胞瘤,以青年人多见。女性略多见。发生于关节内者,主要位于膝部,其次为臀、踝、肘和趾。发生于关节外者,主要位于膝、大腿和足,其他少见部位包括手指、腕、腹股沟、肘和趾。多数关节外肿瘤位于关节旁软组织内,但也可完全位于肌肉内和皮下。临床上表现为患肢疼痛、触痛、肿胀和关节活动受限。

(2)治疗:尽可能完整手术切除。术后可辅以放疗。

(3)预后:易复发,但一般不转移。位于关节内者复发率为 18%～46%,位于关节外者复发率为 33%～50%。多次复发的病例可选择根治性手术加放疗。虽然目前认为 GCTTS 的恶变机会较小,但有报道 GCTTS 可以出现恶性转化和肺转移。

【发病机制】

病因不明。多认为是炎症引起的反应性或修复性增生,但近年来的观点倾向于肿瘤性病变而非反应性。其依据为:细胞遗传学上显示克隆性异常;肿瘤过度表达集落刺激因子1(CSF1);肿瘤呈自主性生长。

【病理变化】

1. **镜下观**　两种类型的腱鞘滑膜巨细胞瘤的组织学特征相似。局限型腱鞘滑膜巨细胞瘤体积相对较小,境界清楚,常有纤维性包膜包绕,包膜可伸入肿瘤内,将肿瘤分割成分叶状(图2-5-5-14-2A)。弥漫型腱鞘滑膜巨细胞瘤体积相对较大,界限不清,无包膜,可有明显的铁锈色外观和色素性绒毛状结节。高倍镜下,肿瘤由比例不等的上皮样单核细胞、破骨细胞样多核巨细胞和泡沫状组织细胞3种成分组成,间质可有不同程度的胶原化,可见散在淋巴细胞和肥大细胞浸润。单核细胞有两种类型:一种为上皮样单核细胞,体积相对较大,胞质丰富,嗜伊红色,核卵圆形,染色质呈空泡状,偏位分布,可含有含铁血黄素;另一种为小单核细胞,胞质淡染,核呈卵圆形或肾型,部分细胞可见核沟。

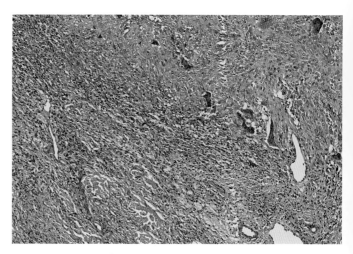

图2-5-5-14-2B　肿瘤由比例不等的上皮样单核细胞、破骨细胞样多核巨细胞及泡沫细胞组成

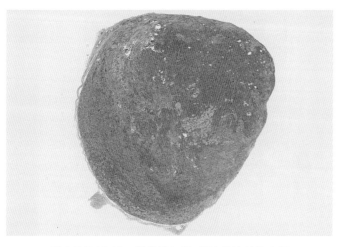

图2-5-5-14-2A　低倍镜扫视,见境界清楚的瘤团

局限型腱鞘滑膜巨细胞瘤低倍镜下,面向腱鞘和滑膜的一面相对平坦,面向表面的一面常隆起。高倍镜下,破骨样多核巨细胞散在分布于单核细胞之间,数量不一。个别病例破骨细胞样多核巨细胞数量极少。多数病例可见形态不一的裂隙、假腺腔或假腺泡样结构,其内可见散在单核细胞和多核巨细胞。泡沫状组织细胞多呈散在的巢状、片状或地图状分布,可伴有Touton巨细胞反应,或聚集于结节周边或胆固醇结晶的周围,胞质内可见含铁血黄素颗粒(图2-5-5-14-2B~图2-5-5-14-2D)。半数病例可见核分裂,1~20个/10HPF,平均为5个/10HPF。1%~5%的病理小静脉内可见瘤栓,但这并不意味着肿瘤能发生转移。少数病例间质可伴有软骨样化生。

而弥漫型腱鞘滑膜巨细胞瘤无包膜包绕,呈片状弥漫性生长,并侵犯周围软组织,如横纹肌。肿瘤内常见裂隙样、假腺腔和假腺泡状结构,细胞密度不一,致密区域和疏松区域交替分布。与局限型相同,单核细胞包括体

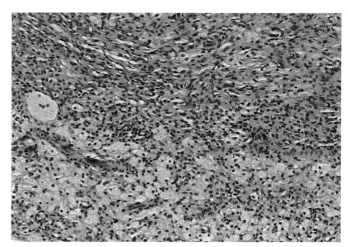

图2-5-5-14-2C　泡沫样细胞及红细胞

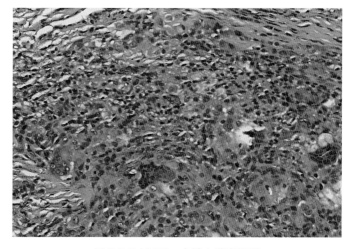

图2-5-5-14-2D　含铁血黄素沉积

积较大的上皮样单核细胞和体积较小的单核细胞。上皮样单核细胞内常因含有含铁血黄素而呈深棕色,对本病的诊断具有提示作用。破骨样多核巨细胞数目相对局限型要少,20%的病例缺如或很少见到。

2. 免疫组化 单核样细胞表达 CD68。小的单核样细胞可表达 CD163,上皮样单核细胞可表达 clusterin。破骨样多核巨细胞表达 CD68、CD45 和 TRAP。部分病例表达 Desmin、CD21、CD35、MSA(HHF35)和 D2-40。腱鞘滑膜巨细胞瘤具有特征性的 CSF1 融合基因,以 *COL6A3-CSF1* 融合基因最常见,由 t(1;2)(p11;q35-36)基因组重排引起。

【鉴别诊断】

1. **腱黄瘤** 临床上多伴有血脂升高。组织学上为单一的泡沫状组织细胞增生,可见胆固醇裂隙。而多核巨细胞及慢性炎症细胞稀少,病变内缺乏大的滑膜样单核细胞。

2. **腱鞘纤维瘤** 以低细胞性成纤维细胞增生伴玻璃样变为特征,而极少含有黄色瘤细胞和破骨样多核巨细胞。但二者在临床和影像学上较为相似。

3. **滑膜肉瘤** 是一种来源不明的肉瘤,既不起自滑膜组织,也不向滑膜分化,具有特有的细胞遗传学改变和向上皮分化的倾向,但无组织细胞分化。滑膜肉瘤虽然可以位于关节旁软组织,但肿瘤的组织发生与关节或腱鞘滑膜并无联系。肿瘤有明确的梭形细胞肉瘤成分,并可呈双相分化,还可见滑膜裂隙和坏死。上皮和间叶免疫标记均阳性,显示间叶与上皮双向表达的特征,但组织细胞标记呈阴性。

4. **骨巨细胞瘤** 与 GCTTS 在形态学上有相似的改变,但临床、影像学特征截然不同。骨巨细胞瘤位于长骨骨骺端的髓内,使骨质发生溶骨性破坏。与 GCTTS 比较,镜下多核巨细胞体积更大,分布均匀,细胞核的数量更多。免疫表型 p63 阳性、Clusterin 阴性有助于与 GCTTS 的鉴别诊断。

5. **软骨母细胞瘤** 是一种与 GCTTS 形态学相似的含有破骨细胞样巨细胞的软骨源性良性肿瘤。但病变位于骨骺或骨端髓内,一般不累及骨旁和关节腔。肿瘤内除富含破骨细胞样巨细胞、单核细胞外,同时间质内软骨基质伴窗格样钙化,但缺乏多量沉积的含铁血黄素。S100 阳性有助于鉴别。

6. **丛状纤维组织细胞瘤** 是一种发生于肢体、手部、腕部等皮下,以多结节性生长为特征的纤维组织细胞性肿瘤。肿瘤内含单核组织细胞、梭形成纤维细胞样细胞和多核巨细胞,但很少见到胞质边缘有环状含铁血黄素沉积的大单个核细胞,缺乏淋巴细胞浸润。

7. **巨细胞性修复性肉芽肿** 是一种富于巨细胞的反应性修复性病变,因与邻近牙龈感染和鼻旁窦的慢性炎症关系密切而好发于头颅骨。与 D-GCTS 比较,两者均呈浸润性生长,但巨细胞性修复性肉芽肿的梭形成纤维

胞更丰富,呈车辐状结构,间质疏松,水肿,小血管更丰富,伴多种炎症细胞浸润,而不是单一的淋巴细胞,缺乏假腺样结构和特征性吞噬含铁血黄素的大单个核细胞。Clusterin 标记阴性有助于鉴别。

8. **类风湿关节炎** 类风湿关节炎的滑膜组织虽然呈绒毛状增生,但绒毛间质为大量淋巴细胞、浆细胞浸润,并有淋巴滤泡形成,使绒毛远端膨大,并非滑膜细胞构成的肿瘤性结节,缺乏含铁血黄素的沉积。

9. **软组织透明细胞肉瘤** 可含有多核巨细胞,会被误诊为腱鞘巨细胞瘤,但瘤细胞表达 S100、SOX10、HMB-45、Melan-A 和 PNL2 等黑素细胞标记。

(刘彤云)

十五、软组织巨细胞瘤

【概念】

软组织巨细胞瘤(giant cell tumor of soft tissue, GCT-ST)是一种少见的、原发于浅表和深部软组织的巨细胞瘤。组织学上与发生于骨内的巨细胞瘤相同,由 Salm 和 Sissons 于 1972 年首先报道。

【临床特点】

1. **临床表现** 好发于中年人。年龄范围为 5~89岁,两性均可发生。四肢最常受累,尤其是手臂、大腿、膝和小腿,其次为躯干和头颈部。临床上通常表现为无痛性结节或肿块。

2. **治疗** 完全手术切除。

3. **预后** 约20%可出现复发,极少数可发生远处转移或致死。

【发病机制】

病因不明。

【病理变化】

1. **镜下观** 低倍镜下呈结节状,结节之间为厚薄不一的纤维结缔组织间隔。结节由单核细胞和破骨样多核巨细胞组成。间质内含有丰富的血管,可伴有出血。单核细胞的核和破骨样多核巨细胞的核形态上非常相似,两种类型的细胞都含有轻微双嗜性胞质和卵圆形的核,核仁小,多核巨细胞内的核可达数十个。单核细胞可见核分裂,多少不等,从 1~30 个/10HPF,但无核的非典型性。可形成囊性和出血性间隙,类似动脉瘤性骨囊肿,但坏死罕见。半数病例可见编织状化生性骨。30%的病例可侵犯血管。(图 2-5-5-15-1A~图 2-5-5-15-1C)

2. **免疫组化** 单核细胞和破骨样多核巨细胞表达 vimentin、CD68 和 TRAP。偶有表达 CK、p63 和 α-SMA。不表达 CD31、CD45、Desmin 和溶菌酶。GCT-ST 可表达低水平 RANKL(与较低的 mRNA 水平相对应)和 SATB2,

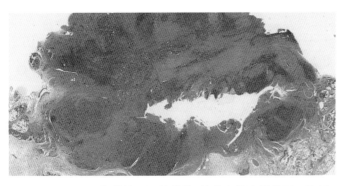

图 2-5-5-15-1A　低倍镜下呈结节状,结节之间为厚薄不一的纤维结缔组织间隔(上海市第六人民医院张惠箴教授惠赠)

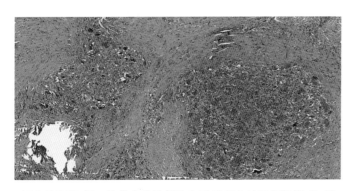

图 2-5-5-15-1B　结节由单核细胞和破骨样多核巨细胞组成,间质内含有丰富的血管,可伴有出血(上海市第六人民医院张惠箴教授惠赠)

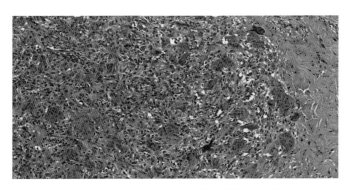

图 2-5-5-15-1C　可见较多多核巨细胞,间质内含有丰富的血管,可伴有出血(上海市第六人民医院张惠箴教授惠赠)

且缺乏 *H3F3A* 突变。

【鉴别诊断】

1. 腱鞘巨细胞瘤　多见于青年人,女多于男。好发于关节附近,尤其指(趾)关节附近。皮损为圆形或椭圆形坚实性无痛性肿块。由组织细胞样单核细胞、成骨样多核巨细胞、黄色瘤细胞、含铁血黄素巨噬细胞和淋巴细胞等慢性炎症细胞组成,周围有纤维结缔组织包绕,组成成分异质性相对更明显。

2. 纤维组织细胞瘤　多发生于成年人。多为单个结节,无丛状结构。瘤细胞常呈席纹状或车辐状排列,有时可见含铁血黄素性吞噬细胞、黄色瘤细胞和 Touton 巨细

胞及慢性炎症细胞等成分。

3. 丛状纤维组织细胞肿瘤　本病位于真皮深层和皮下,为浸润性生长模式,结节相对较小,由圆形和椭圆形单核细胞和破骨样多核巨细胞组成,周围可见增生的梭形纤维母/肌成纤维细胞束。

（刘彤云）

十六、丛状纤维组织细胞瘤

【概念】

丛状纤维组织细胞瘤(plexiform fibrohistiocytic tumor, PFT)是一种好发于儿童和青少年肢体浅表皮下的、局部侵袭性纤维组织细胞性肿瘤,以多结节状或丛状生长方式为临床特征。由 Enzinger 和 Zhang 于 1988 年首先报道,临床少见。

【临床特点】

1. 临床表现　好发于儿童和年轻成人,女性稍多见。3/4 的患者在 20 岁以内发病。四肢最常受累,上肢多于下肢,尤其是前臂、手和腕部,其次为下肢、躯干和头颈部。临床上通常表现为皮肤和皮下缓慢增长的无痛性软组织肿块,可伴挛缩。

2. 治疗　手术切除是主要治疗手段,宜局部广泛切除。放疗可用于辅助治疗大的、局部侵袭性病变,但疗效不确切。

3. 预后　局部复发率高达 38% ,但转移风险低(< 10%)。转移性病变通常累及区域淋巴结,很少累及肺部。

【发病机制】

病因不明。

【病理变化】

1. 镜下观　低倍镜下,PFT 位于真皮深层和皮下组织,界限不清楚。由多个丛状分布的多个小结节组成,结节之间由短的肿瘤细胞束交织相连。有时小结节可互相融合。高倍镜下,肿瘤由单核样组织细胞、梭形成纤维细胞样细胞和破骨样多核巨细胞三种类型的细胞构成。单核样组织细胞和破骨样多核巨细胞位于结节内,梭形成纤维细胞样细胞位于结节周边。根据构成肿瘤的三种细胞成分比例的不同,可分为:①成纤维细胞型,主要由梭形细胞束组成;②纤维组织细胞型,主要是组织细胞样细胞和巨细胞构成的"炮弹"样结节;③混合型,由梭形细胞束和结节混合组成。以混合型多见,分型与预后无关。瘤细胞无明显核异型性,可见核分裂象,但通常少于 3 个/HPF。电镜显示肌成纤维细胞和组织细胞样细胞分化。(图 2-5-5-16-1A ~ 图 2-5-5-16-1C)

2. 免疫组化　单核组织细胞样细胞和巨细胞 CD68 阳性。梭形细胞表达 vimentin、α-SMA 和 SMA,不表达 MITF。此外,CD34 的表达可能局限于成纤维细胞。肿瘤

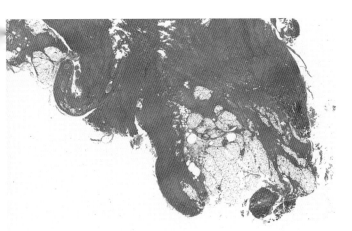

图 2-5-5-16-1A　低倍镜下,病变累及皮下组织,界限不清(上海阿克曼医学检验所葛军辉教授惠赠)

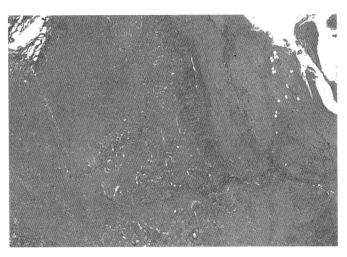

图 2-5-5-16-1B　病变由多个丛状分布的多个小结节组成,结节之间由短的肿瘤细胞束交织相连(上海阿克曼医学检验所葛军辉教授惠赠)

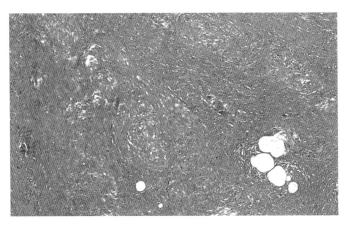

图 2-5-5-16-1C　高倍镜下,肿瘤由单核样组织细胞、梭形成纤维细胞样细胞和破骨样多核巨细胞构成(上海阿克曼医学检验所葛军辉教授惠赠)

不表达 Desmin、S100、FXⅢa 和角蛋白。

【鉴别诊断】

1. **神经鞘黏液瘤**　主要位于真皮内,呈微小结节状

或丛状,小结节之间由致密的纤维性间质所分割。瘤细胞表达 NKIC3、PGP9.5 和 CD10,并表达 MITF。有学者认为本病与 PFT 在形态和免疫表型上有重叠,可能为谱系的关系,但有争议。MITF 或电镜检查可能对二者的鉴别有一定帮助。

2. **纤维组织细胞瘤**　多发生于成年人。多为单个结节,无丛状结构。瘤细胞常呈席纹状或车辐状排列,有时可见含铁血黄素性吞噬细胞、黄色瘤细胞、Touton 巨细胞及慢性炎症细胞等成分。

3. **软组织巨细胞瘤**　多发生于成年人。肿瘤常呈结节状,可见较多的破骨样多核巨细胞,其内的核可达数十个,间质可有出血,可伴有化生性骨形成。

（刘彤云）

十七、细胞性"神经鞘黏液瘤"

【概念】

细胞性"神经鞘黏液瘤"(cellular neurothekeomas, CNTK)是一种可能来源于纤维组织细胞的良性软组织肿瘤。好发于年轻人,女性多见。以头颈部、肢端缓慢增长的皮肤软组织肿块为临床特征。切除后极少复发。

【临床特点】

1. **临床表现**　迄今为止两组最大的病例系列报道分别是 Hornick 和 Fletcher 报道的 133 例,以及 Stratton 和 Billings 报道的 37 例。综合两大系列报道显示,CNTK 在女性相对多见,男女比例为 1:1.7。患者的中位年龄分别为 25 岁和 31 岁。年龄范围为 1~89 岁。好发部位依次为头部、四肢(尤其是上肢)、躯干,其他部位包括颈部、手、足和腹股沟。发生于头部者以面、鼻和头皮多见。皮损大多为单发性、无痛性的结节或肿块,少数可伴有疼痛或触痛,个别可有瘙痒。(图 2-5-5-17-1)

2. **治疗**　局部切除。

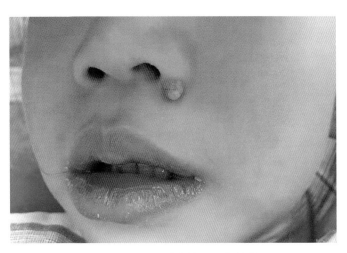

图 2-5-5-17-1　左侧鼻翼红色结节

3. 预后　预后良好,少数可复发,但不发生转移。

【发病机制】

病因不明。

【病理变化】

1. 镜下观　肿瘤主要位于真皮内,可累及皮下组织,界限清楚。低倍镜下呈多个小结节状或丛状,小结节之间被致密的纤维性间质分割(图 2-5-5-17-2A、图 2-5-5-17-2B)。小结节由淡嗜伊红色上皮样、单核组织细胞样至梭形细胞组成。肿瘤细胞核呈椭圆形,染色质细,核仁小,相对丰富的嗜酸性胞质(图 2-5-5-17-2C)。部分病例可见出血性和破骨细胞样多核巨细胞,常在结节内呈少量散在分布。局灶性的核异型性相对常见,且有时很明显。肿瘤细胞镶嵌在胶原间质内,但局灶性黏液样变相对常见。除结节状外,瘤细胞还可呈束状或旋涡状排列,甚至呈实体片状分布。非典型细胞型神经鞘黏液瘤也可侵犯神经和血管淋巴管,但这些特征似乎都不影响临床预后。

2. 免疫组化　肿瘤细胞表达 NKI-C3、CD10 和 PGP9.5,但这些标记物均无特异性,因此需要根据组织学

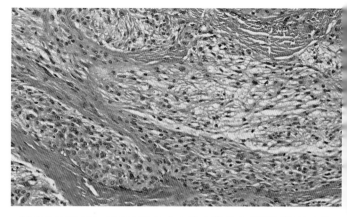

图 2-5-5-17-2C　肿瘤细胞呈上皮样或梭形,局部可见黏液变性

特征进行解释。可不同程度表达 MITF(60%~80%)和 SMA(10%~50%)。肿瘤细胞不表达 SOX10、S100 蛋白、CD34、结蛋白和广谱细胞角蛋白。(图 2-5-5-17-3A、图 2-5-5-17-3B)

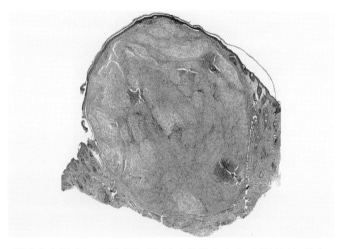

图 2-5-5-17-2A　低倍镜扫视,肿瘤位于真皮内,界限清楚,呈多个小结节状或丛状

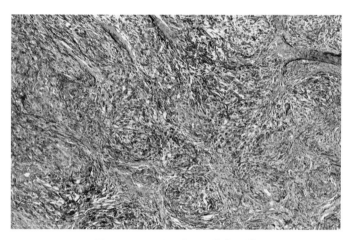

图 2-5-5-17-3A　CD10 染色阳性

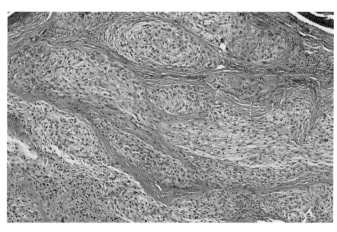

图 2-5-5-17-2B　小结节之间由致密的纤维性间质所分割

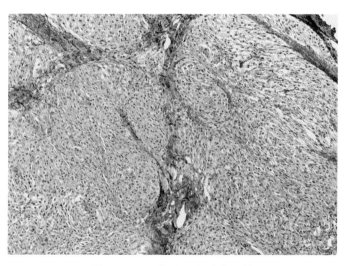

图 2-5-5-17-3B　MITF 染色阳性

【鉴别诊断】

1. 恶性周围神经鞘瘤　超过半数的恶性周围神经鞘

瘤由神经纤维瘤病 1 型或丛状神经纤维瘤转化而来；大体上，恶性周围神经鞘瘤呈梭形，无完整的纤维包膜包绕，部分病例可见明显的坏死。组织学上，恶性周围神经鞘瘤缺乏细胞型神经鞘黏液瘤中常见的黄色瘤细胞聚集灶、包膜下淋巴细胞套、血管周围淋巴细胞浸润、血管壁玻璃样变和含铁血黄素沉着等结构特征。此外，恶性周围神经鞘瘤中的核分裂象常＞4 个/10HPF。S100 蛋白、CD57 和 GFAP 等标记在细胞型神经鞘黏液瘤为弥漫强阳性，而在大多数恶性周围神经鞘瘤中呈灶性阳性或弱阳性。绝大多数（90%）的细胞型神经鞘黏液瘤在临床上呈良性经过，完整切除后一般不复发。

2. 丛状纤维组织细胞瘤　二者肿瘤细胞结节非常相似，但丛状纤维组织细胞肿瘤位于真皮深层和皮下，为浸润性生长模式，结节由圆形和椭圆形单核细胞和破骨样多核巨细胞组成，周围可见增生的梭形纤维母/肌成纤维细胞束。瘤细胞不表达 MITF。但二者有时较难区分，有可能是一个瘤谱。

3. 真皮神经鞘黏液瘤　是一种局限于真皮的梭形细胞肿瘤。常呈小叶状分布，结节由星状、梭形细胞或上皮样瘤细胞构成，间质内含有大量黏液。瘤细胞表达 S100、NGFR、PGP9.5、CD57、GFAP 和 S100A6。

4. 孤立性纤维性肿瘤　肿瘤由交替分布的细胞丰富区和细胞稀疏区组成，瘤细胞间含有粗细不等、形状不一的胶原纤维。免疫组化示 CD34、BCL-2 和 CD99 阳性，S100、GFAP 阴性。

（刘彤云）

参考文献

[1] Eduardo Calonje, Thomas Brenn, Alexander Lazar, et al. 麦基皮肤病理学——与临床的联系. 4 版. 孙建方, 高天文, 涂平, 译. 北京: 北京大学医学出版社, 2017.

[2] Damman J, Biswas A. Fibrous Papule: A Histopathologic Review. Am J Dermatopathol, 2018, 40(8): 551-560.

[3] Kucher C, McNiff JM. Epithelioid fibrous papule-a new variant. J Cutan Pathol, 2007, 34(7): 571-575.

[4] Park HS, Cho S, Kim KH, et al. Fibrous papule of the face, clear cell type: a case report. J Eur Acad Dermatol Venereol, 2007, 21(9): 1267-1268.

[5] Nemeth AJ, Penneys NS, Bernstein HB. Fibrous papule: a tumor of fibrohistiocytic cells that contain factor XIIIa. J Am Acad Dermatol, 1988, 19(6): 1102-1106.

[6] Cerio R, Rao BK, Spaull J, et al. An immunohistochemical study of fibrous papule of the nose: 25 cases. J Cutan Pathol, 1989, 16(4): 194-198.

[7] Bansal C, Stewart D, Li A, et al. Histologic variants of fibrous papule. J Cutan Pathol, 2005, 32(6): 424-428.

[8] Lee AN, Stein SL, Cohen LM. Clear cell fibrous papule with NKI/C3 expression: clinical and histologic features in six cases. Am J Dermatopathol, 2005, 27(4): 296-300.

[9] 王坚, 朱雄增. 软组织肿瘤病理学. 2 版. 北京: 人民卫生出版社, 2017.

[10] Costa AA, Wedy GF, Junior WB, et al. Multinucleate cell angiohistiocytoma: an uncommon cutaneous tumor. An Bras Dermatol, 2020, 95(4): 480-483.

[11] Grgurich E, Quinn K, Oram C, et al. Multinucleate cell angiohistiocytoma: Case report and literature review. J Cutan Pathol, 2019, 46(1): 59-61.

[12] Applebaum DS, Shuja F, Hicks L, Cockerell C, et al. Multinucleate cell angiohistiocytoma: a case report and review of the literature. Dermatol Online J, 2014, 20(5): 22610.

[13] Wang M, Abdul-Fattah B, Wang C, et al. Generalized multinucleate cell angiohistiocytoma: case report and literature review. J Cutan Pathol, 2017, 44(2): 125-134.

[14] Jones WE, Cerio R, Smith NP. Multinucleate cell angiohistiocytoma: an acquired vascular anomaly to be distinguished from Kaposi's sarcoma. Br J Dermatol, 1990, 122(5): 651-663.

[15] 王坚. 皮肤纤维组织细胞性肿瘤. 中华病理学杂志, 2013, 4(2): 134-137.

[16] Gonzalez S, Duarte I. Benign fibrous histiocytoma of the skin. A morphologic study of 290 cases. Pathology Research & Practice, 1982, 174(4): 379-391.

[17] Tran TA, Hayner-Buchan A, Jones DM, et al. Cutaneous balloon cell dermatofibroma (fibrous histiocytoma). American Journal of Dermatopathology, 2007, 29(2): 197-200.

[18] Kahn HJ, Fekete E, From L. Tenascin differentiates dermatofibroma from dermatofibrosarcoma protuberans: comparison with CD34 and factor XIIIa. Hum Pathol, 2001, 32(1): 50-56.

[19] Li N, McNiff J, Hui P, et al. Differential expression of HMGA1 and HMGA2 in dermatofibroma and dermatofibrosarcoma protuberans: potential diagnostic applications, and comparison with histologic findings, CD34, and factor XIIIa immunoreactivity. Am J Dermatopathol, 2004, 26(4): 267-272.

[20] Abenoza P, Lillemoe T. CD34 and factor XIIIa in the differential diagnosis of dermatofibroma and dermatofibrosarcoma protuberans. Am J Dermatopathol, 1993, 15(5): 429-434.

[21] Smith EH, Lowe L, Harms PW, et al. Immunohistochemical evaluation of p16 expression in cutaneous histiocytic, fibrohistiocytic and undifferentiated lesions. J Cutan Pathol, 2016, 43(8): 671-678.

[22] Calonje E, Mentzel T, Fletcher CD. Cellular benign fibrous histiocytoma. Clinicopathologic analysis of 74 cases of a distinctive variant of cutaneous fibrous histiocytoma with frequent recurrence. Am J Surg Pathol, 1994, 18(7): 668-676.

［23］ 宋林红,李科,徐玉川.细胞性良性纤维组织细胞瘤临床病理特征.临床与实验病理学杂志,2006,22(3):305-308.

［24］ Luzar B,Calonje E. Cutaneous fibrohistiocytic tumours-an update. Histopathology,2010,56(1):148-165.

［25］ Zelger BG,Zelger B. Dermatofibroma(fibrous histiocytoma):an inflammatory or neoplastic disorder? Histopathology,2001,38(4):379-381.

［26］ Chen TC,Kuo T,Chan HL. Dermatofibroma is a clonal proliferative disease. J Cutan Pathol,2000,27(1):36-39.

［27］ Vanni R,Fletcher CD,Sciot R,et al. Cytogenetic evidence of clonality in cutaneous benign fibrous histiocytomas:a report of the CHAMP study group. Histopathology,2000,37(3):212-217.

［28］ 钟త平,王坚.富于细胞性纤维组织细胞瘤的临床病理分析.中华病理学杂志,2013,42(3):153-157.

［29］ Volpicelli ER,Fletcher CD. Desmin and CD34 positivity in cellular fibrous histiocytoma:an immunohistochemical analysis of 100 cases. J Cutan Pathol,2012,39(8):747-752.

［30］ Sachdev R,Sundram U. Expression of CD163 in dermatofibroma,cellular fibrous histiocytoma, and dermatofibrosarcoma protuberans:comparison with CD68,CD34,and Factor XIII a. J Cutan Pathol,2006,33(5):353-360.

［31］ Salgado R,Llombart B,M Pujol R,et al. Molecular diagnosis of dermatofibrosarcoma protuberans:a comparison between reverse transcriptase-polymerase chain reaction and fluorescence in situ hybridization methodologies. Genes Chromosomes Cancer,2011,50(7):510-517.

［32］ Santa Cruz DJ,Kyriakos M. Aneurysmal("angiomatoid")fibrous histiocytoma of the skin. Cancer,1981,47(8):2053-2061.

［33］ Zelger BW,Zelger BG,Steiner H,et al. Aneurysmal and haemangiopericytoma-like fibrous histiocytoma. J Clin Pathol, 1996,49(4):313-318.

［34］ 廖智灵,尹用星,张桂英.动脉瘤样皮肤纤维组织细胞瘤二例.实用皮肤病学杂志,2013,6(3):176-179.

［35］ Liu S,Lozeau D. Giant aneurysmal benign fibrous histiocytoma(dermatofibroma). J Cutan Pathol,2018,45(10):774-776.

［36］ Han TY,Chang HS,Lee JH,et al. A clinical and histopathological study of 122 cases of dermatofibroma(benign fibrous histiocytoma). Ann Dermatol,2011,23(2):185-192.

［37］ Sheehan KM,Leader MB,Sexton S,et al. Recurrent aneurysmal fibrous histiocytoma. J Clin Pathol,2004,57(3):312-313.

［38］ Das A,Das A,Bandyopadhyay D,et al. Aneurysmal benign fibrous histiocytoma presenting as a giant acrochordon on thigh. Indian Dermatol Online J,2015,6(6):436-438.

［39］ 吴露,武世伍,柴大敏.血管瘤样纤维组织细胞瘤3例临床病理分析.临床与实验病理学杂志,2018,34(2):207-209.

［40］ 朱光第,汪维健,梁桂生.血管源性肿瘤的临床与病理(附6例报告).临床口腔医学杂志,2000(2):84-85.

［41］ Kawakami Y,Oyama N,Nishibu A,et al. A case of'giant'aneurysmal benign fibrous histiocytoma. Clin Exp Dermatol,2006,31(3):456-457.

［42］ Calonje E,Fletcher CD. Aneurysmal benign fibrous histiocytoma:clinicopathological analysis of 40 cases of a tumour frequently misdiagnosed as a vascular neoplasm. Histopathology,1995,26(4):323-331.

［43］ Nabatanzi A,Male M,Qu XY,et al. Aneurysmal Fibrous Histiocytoma:Clinicopathology Analysis of 30 Cases of a Rare Variant of Cutaneous Fibrohistiocytoma. Curr Med Sci,2019,39(1):134-137.

［44］ Jones EW,Cerio R,Smith NP. Epithelioid cell histiocytoma:a new entity. Br J Dermatol,1989,120(2):185-195.

［45］ 王雷,杨励,高天文.上皮样组织细胞瘤.临床皮肤科杂志,2006,35(8):492-493.

［46］ 杨皓月,普文静,普雄明.纤维组织细胞瘤伴上皮不典型增生.皮肤病与性病杂志,2012,34(1):60-61.

［47］ Doyle LA,Mariño-Enriquez A,Fletcher CD,et al. ALK rearrangement and overexpression in epithelioid fibrous histiocytoma. Mod Pathol,2015,28(7):904-912.

［48］ Felty CC,Linos K. Epithelioid Fibrous Histiocytoma:A Concise Review. Am J Dermatopathol,2019,41(12):879-883.

［49］ Dickson BC,Swanson D,Charames GS,et al. Epithelioid fibrous histiocytoma:molecular characterization of ALK fusion partners in 23 cases. Mod Pathol,2018,31(5):753-762.

［50］ Fukamizu H,Oku T,Inoue K,et al. Atypical("pseudosarcomatous")cutaneous histiocytoma. J Cutan Pathol,1983,10(5):327-333.

［51］ Tamada S,Ackerman AB. Dermatofibroma with monster cells. Am J Dermatopathol,1987,9(5):380-387.

［52］ Beham A,Fletcher CD. Atypical'pseudosarcomatous'variant of cutaneous benign fibrous histiocytoma:report of eight cases. Histopathology,1990,17(2):167-169.

［53］ Kaddu S,McMenamin ME,Fletcher CD. Atypical fibrous histiocytoma of the skin:clinicopathologic analysis of 59 cases with evidence of infrequent metastasis. Am J Surg Pathol,2002,26(1):35-46.

［54］ 翁微微,杨静,王坚.非典型性纤维组织细胞瘤24例临床病理学分析.中华病理学杂志,2013,42(5):316-320.

［55］ Ben Abdelkrim S,Belajouza C,Jomaa W,et al. Atypical cutaneous fibrous histiocytoma:an unusual and misleading variant of fibrous histiocytoma. Case Rep Pathol,2011,2011:612416.

［56］ Kram A,Stańczyk J,Woyke S. Atypical fibrous histiocytoma and atypical fibroxanthoma:presentation of two cases. Pol J Pathol,2003,54(4):267-271.

［57］ Wilk M,Zelger BG,Nilles M,et al. The value of immunohistochemistry in atypical cutaneous fibrous histiocytoma. Am J Dermatopathol,2004,26(5):367-371.

［58］ Iwata J,Fletcher CD. Lipidized fibrous histiocytoma:clinicopathologic analysis of 22 cases. Am J Dermatopathol,2000,22(2)：126-134.

[59] 毛荣军,王坚,房惠琼,等. 脂质化纤维组织细胞瘤一例. 中华病理学杂志,2012,41(1)：50-52.

[60] Marsch AF,Periakaruppan R,Braniecki M. Lipidized dermatofibroma. Cutis,2014,94(4)：174,187-188.

[61] 赵居艳,周晓鸿. 脂质化型纤维组织细胞瘤1例并文献复习. 中国皮肤性病学杂志,2020,34(8)：918-920.

[62] Lee KJ,Yang JM,Lee ES,et al. CD10 is expressed in dermatofibromas. Br J Dermatol,2006,155(3)：632-633.

[63] 胡桂明,冯怡锟,常佳,等. 脂质化型纤维组织细胞瘤3例报道. 诊断病理学杂志,2018,25(2)：146-148.

[64] Wagamon K,Somach SC,Bass J,et al. Lipidized dermatofibromas and their relationship to serum lipids. J Am Acad Dermatol,2006,54(3)：494-498.

[65] 廖晖,李志文,郭志强. 脂质化纤维组织细胞瘤. 临床皮肤科杂志,2015,44(9)：559-561.

[66] 缪旭,施健,范向华. 皮肤纤维瘤38例临床与组织病理分析. 中国皮肤性病学杂志,2014,28(8)：805-806+837.

[67] Kraus MD,Haley JC,Ruiz R,et al. "Juvenile" xanthogranuloma：an immunophenotypic study with a reappraisal of histogenesis. Am J Dermatopathol,2001,23(2)：104-111.

[68] Schwob VS,Santa Cruz DJ. Palisading cutaneous fibrous histiocytoma. J Cutan Pathol,1986,13(6)：403-407.

[69] Helm KF,Helm T,Helm F. Palisading cutaneous fibrous histiocytoma. An immunohistochemical study demonstrating differentiation from dermal dendrocytes. Am J Dermatopathol,1993,15(6)：559-561.

[70] Kang JN,Lee W,Jung SY,et al. A Giant,Deep,Benign Fibrous Histiocytoma with a Palisading Pattern. Ann Dermatol,2015,27(5)：643-645.

[71] Bolognia JL,Schaffer JV,Cerroni L. Dermatology. 4th ed. China：Elsevier,2018.

[72] Steven D. Billings,Rajiv M. Patel,Darya Buehler. Soft Tissue Tumors of the Skin. New York：Springer,2019.

[73] Zelger BW,Ofner D,Zelger BG. Atrophic variants of dermatofibroma and dermatofibrosarcoma protuberans. Histopathology,1995,26(6)：519-527.

[74] Page EH,Assaad DM. Atrophic dermatofibroma and dermatofibrosarcoma protuberans. J Am Acad Dermatol,1987,17(6)：947-950.

[75] Ohnishi T,Sasaki M,Nakai K,et al. Atrophic dermatofibroma. J Eur Acad Dermatol Venereol,2004,18(5)：580-583.

[76] Cohen PR,Erickson CP,Calame A. Atrophic Dermatofibroma：A Comprehensive Literature Review. Dermatol Ther(Heidelb),2019,9(3)：449-468.

[77] Requena L,Reichel M. The atrophic dermatofibroma：a delled dermatofibroma. J Dermatol,1995,22(5)：334-339.

[78] Annam V,Krishna AT,Annam V. Deep benign fibrous histiocytoma in the posterior mediastinum. Indian J Cancer,2010,47(2)：231-233.

[79] Gleason BC,Fletcher CD. Deep "benign" fibrous histiocytoma：clinicopathologic analysis of 69 cases of a rare tumor indicating occasional metastatic potential. Am J Surg Pathol,2008,32(3)：354-362.

[80] Kang JN,Lee W,Jung SY,et al. A Giant,Deep,Benign Fibrous Histiocytoma with a Palisading Pattern. Ann Dermatol,2015,27(5)：643-645.

[81] Zelger B,Steiner H,Kutzner H. Clear cell dermatofibroma. Case report of an unusual fibrohistiocytic lesion. Am J Surg Pathol,1996,20(4)：483-491.

[82] Wambacher-Gasser B,Zelger B,Zelger BG,et al. Clear cell dermatofibroma. Histopathology,1997,30(1)：64-69.

[83] Bulut T,Celik B. Clear Cell Dermatofibroma on the Chest Wall：A Case Report and Its Diagnostic Traps. Indian Dermatol Online J,2018,9(4)：265-267.

[84] Kuo TT,Hu S,Chan HL. Keloidal dermatofibroma：report of 10 cases of a new variant. Am J Surg Pathol,1998,22(5)：564-568.

[85] Zelger BG,Calonje E,Zelger B. Myxoid dermatofibroma. Histopathology,1999,34(4)：357-364.

[86] Moon A,Yoon N,Kim HS. Myxoid dermatofibroma on a great toe：a case report. Int J Clin Exp Pathol,2015,8(6)：7605-7609.

[87] Mentzel T,Kutzner H. Dermatomyofibroma：clinicopathologic and immunohistochemical analysis of 56 cases and reappraisal of a rare and distinct cutaneous neoplasm. Am J Dermatopathol,2009,31(1)：44-49.

[88] Rose C,Bröcker EB. Dermatomyofibroma：case report and review. Pediatr Dermatol,1999,16(6)：456-459.

[89] Zelger BG,Steiner H,Kutzner H,et al. Granular cell dermatofibroma. Histopathology,1997,31(3)：258-262.

[90] Soyer HP,Metze D,Kerl H. Granular cell dermatofibroma. Am J Dermatopathol,1997,19(2)：168-173.

[91] Kuo TT,Chan HL. Ossifying dermatofibroma with osteoclast-like giant cells. Am J Dermatopathol,1994,16(2)：193-195.

[92] Papalas JA,Balmer NN,Wallace C,et al. Ossifying dermatofibroma with osteoclast-like giant cells：report of a case and literature review. Am J Dermatopathol,2009,31(4)：379-383.

[93] Kutzner H,Mentzel T,Palmedo G,et al. Plaque-like CD34-positive dermal fibroma("medallion-like dermal dendrocyte hamartoma")：clinicopathologic,immunohistochemical,and molecular analysis of 5 cases emphasizing its distinction from superficial,plaque-like dermatofibrosarcoma protuberans. Am J Surg Pathol,2010,34(2)：190-201.

[94] Rodríguez-Jurado R,Palacios C,Durán-McKinster C,et al. Medallion-like dermal dendrocyte hamartoma：a new clinically and histopathologically distinct lesion. J Am Acad Dermatol,2004,51

（3）:359-363.

[95] Tran TA, Hayner-Buchan A, Jones DM, et al. Cutaneous balloon cell dermatofibroma(fibrous histiocytoma). Am J Dermatopathol, 2007,29(2):197-200.

[96] Gavino AC, Pitha JV, Bakshi NA. Atypical distinctive dermal clear cell mesenchymal neoplasm arising in the scalp. J Cutan Pathol,2008,35(4):423-427.

[97] Lazar AJ, Fletcher CD. Distinctive dermal clear cell mesenchymal neoplasm:clinicopathologic analysis of five cases. Am J Dermatopathol,2004,26(4):273-279.

[98] Teixeira AI, Soares-Almeida L, Kutzner H. Agminated Clear Cell Tumor:An Impostor of PEComa and Distinctive Dermal Clear Cell Mesenchymal Neoplasm. Am J Dermatopathol,2017,39(3): 212-216.

[99] Sciot R, Rosai J, Dal Cin P, et al. Analysis of 35 cases of localized and diffuse tenosynovial giant cell tumor:a report from the Chromosomes and Morphology (CHAMP) study group. Mod Pathol,1999,12(6):576-579.

[100] Abdul-Karim FW, el-Naggar AK, Joyce MJ, et al. Diffuse and localized tenosynovial giant cell tumor and pigmented villonodular synovitis:a clinicopathologic and flow cytometric DNA analysis. Hum Pathol,1992,23(7):729-735.

[101] Staals EL, Ferrari S, Donati DM, et al. Diffuse-type tenosynovial giant cell tumour:Current treatment concepts and future perspectives. Eur J Cancer,2016,63:34-40.

[102] Rowlands CG, Roland B, Hwang WS, et al. Diffuse-variant tenosynovial giant cell tumor:a rare and aggressive lesion. Hum Pathol,1994,25(4):423-425.

[103] Çevik HB, Kayahan S, Eceviz E, et al. Tenosynovial Giant Cell Tumor in the Hand:Experience with 173 Cases. J Hand Surg Asian Pac Vol,2020,25(2):158-163.

[104] Nagase M, Araki A, Ishikawa N, et al. Tenosynovial Giant Cell Tumor, Localized Type With Extensive Chondroid Metaplasia:A Case Report With Immunohistochemical and Molecular Genetic Analysis. Int J Surg Pathol,2020,28(4):447-453.

[105] Chand K, Bhardwaj RK, Rappai TJ. Study of 7 Cases of Giant Cell Tumor of Soft Tissue. Med J Armed Forces India,2006,62 (2):138-140.

[106] Mavrogenis AF, Tsukamoto S, Antoniadou T, et al. Giant Cell Tumor of Soft Tissue:A Rare Entity. Orthopedics,2019,42(4): e364-e369.

[107] Lee JC, Liang CW, Fletcher CD. Giant cell tumor of soft tissue is genetically distinct from its bone counterpart. Mod Pathol,2017, 30(5):728-733.

[108] Mancini I, Righi A, Gambarotti M, et al. Phenotypic and molecular differences between giant-cell tumour of soft tissue and its bone counterpart. Histopathology,2017,71(3):453-460.

[109] Enzinger FM, Zhang RY. Plexiform fibrohistiocytic tumor presenting in children and young adults. An analysis of 65 cases. Am J Surg Pathol,1988,12(11):818-826.

[110] Jacobson-Dunlop E, White CR Jr, Mansoor A. Features of plexiform fibrohistiocytic tumor in skin punch biopsies:a retrospective study of 6 cases. Am J Dermatopathol, 2011, 33 (6): 551-556.

[111] Moosavi C, Jha P, Fanburg-Smith JC. An update on plexiform fibrohistiocytic tumor and addition of 66 new cases from the Armed Forces Institute of Pathology, in honor of Franz M. Enzinger, MD. Ann Diagn Pathol,2007,11(5):313-319.

[112] Shido K, Fujimura T, Kakizaki A, et al. Plexiform Fibrohistiocytic Tumor on the Ear:Case Report and Immunohistochemical Investigation of Stromal Factor. Case Rep Dermatol,2016,8(1): 26-30.

[113] Wartchow EP, Goin L, Schreiber J, et al. Plexiform fibrohistiocytic tumor:ultrastructural studies may aid in discrimination from cellular neurothekeoma. Ultrastruct Pathol,2009,33(6): 286-292.

[114] Hornick JL, Fletcher CD. Cellular neurothekeoma:detailed characterization in a series of 133 cases. Am J Surg Pathol,2007,31 (3):329-340.

[115] Fetsch JF, Laskin WB, Hallman JR, et al. Neurothekeoma:an analysis of 178 tumors with detailed immunohistochemical data and long-term patient follow-up information. Am J Surg Pathol, 2007,31(7):1103-1114.

[116] Stratton J, Billings SD. Cellular neurothekeoma:analysis of 37 cases emphasizing atypical histologic features. Mod Pathol, 2014,27(5):701-710.

血管源性肿瘤

第一节 良性肿瘤

一、血管内乳头状内皮细胞增生

【概念】

血管内乳头状内皮细胞增生（intravascular papillary endothelial hyperplasia，IPEH）是一种内皮细胞良性增生性疾病，多形成于血栓基础上，因组织学容易与血管肉瘤混淆而得名。

【临床特点】

1. **临床表现** 多为单发性丘疹、结节，大小不一，颜色呈淡红色至淡紫色。好发于手指、头、颈等部位（图 2-6-1-1-1A、图 2-6-1-1-1B），或者继发于已存在的良性血管肿瘤中，例如静脉湖、化脓性肉芽肿、静脉畸形等。

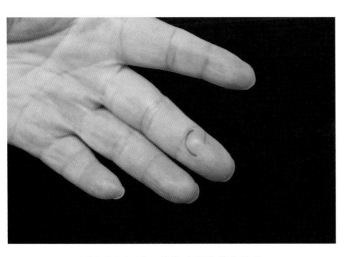

图 2-6-1-1-1A 指腹皮下淡紫色结节

2. **治疗** 良性病变，局部切除。

3. **预后** 良好。

【发病机制】

本病多可见血栓形成，目前认为是血栓机化的内皮

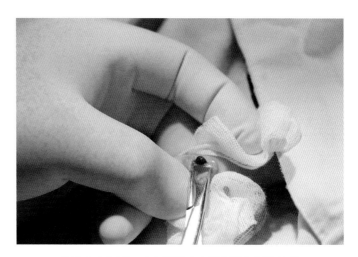

图 2-6-1-1-1B 术中可见病变呈深紫色圆形结节

细胞增生反应。增生确切的病因尚不清楚。70% 的患者无法明确刺激因素，30% 与局部创伤和既往血管疾病（血管瘤、血管畸形、化脓性肉芽肿）等有关。

【病理变化】

镜下观 损害局限，无浸润性生长模式（图 2-6-1-1-2A）。血管内形状不规则的乳头状结构伸向管腔。乳头状结构的轴心为纤维性蛋白或结缔组织，横切面外观呈不规则的岛屿状，1~2 层内皮细胞附着于乳头状及岛屿状结构周围，乳头状结构分隔病变呈不规则的腔隙，内可见红细胞（图 2-6-1-1-2B、图 2-6-1-1-2C）。

部分内皮细胞染色质丰富，核稍具多形性（易误诊恶性），但无不典型性。陈旧性损害不易见到血栓结构，乳头状结构呈纤维蛋白性透明性变，具有提示意义。避免诊断陷阱依赖于判断病变位于血管内。有时可见整个静脉壁完全围绕损害，但多数情况下仅看到部分管壁。必要时可借助弹力纤维染色，证实血管弹力膜残片。

【鉴别诊断】

病理上，本病需要与血管肉瘤鉴别，本病为局限结节，无浸润生长模式，且内皮细胞无异型改变。

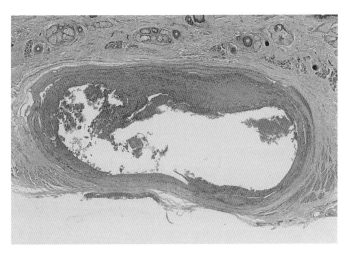

图 2-6-1-1-2A 低倍镜扫视,血管内不规则乳头状结构

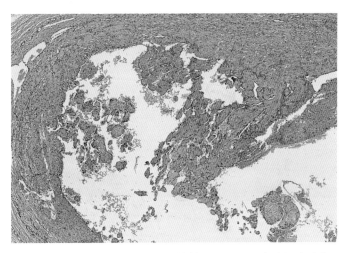

图 2-6-1-1-2B 乳头状结构纤维性轴心及 1~2 层内皮细胞附着

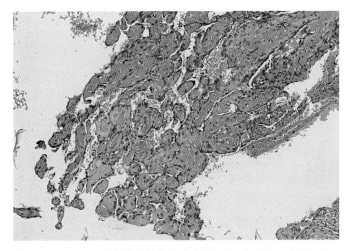

图 2-6-1-1-2C 乳头状结构分隔病变呈不规则的腔隙,内可见红细胞

（胡云峰）

二、反应性血管内皮细胞瘤病

【概念】

反应性血管内皮细胞瘤病（reactive angioendothelio-

matosis）是一种多有系统性疾病背景的血管内皮细胞增生性皮肤病,病理上表现为致密的小血管增生,有一定的自限性。

【临床特点】

1. **临床表现** 发病无年龄、性别差异。皮损为多发性红斑、结节或斑块,常伴有瘀点、瘀斑或小片坏死灶(图 2-6-1-2-1)。四肢是最常见的受累部位,其次是躯干、乳房和颈部。可伴有全身症状和系统疾病。

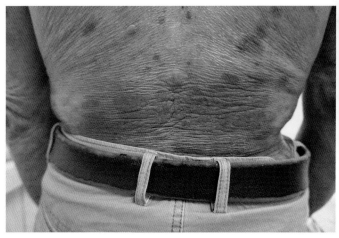

图 2-6-1-2-1 肺结核患者腰部多发紫红色斑块,周边见瘀斑(南方医科大学皮肤病医院陈文静教授惠赠)

2. **治疗** 积极治疗原发病,皮损可自行消退。

3. **预后** 与原发基础病相关。

【发病机制】

本病多与血管闭塞等内科疾病伴发,推测与组织缺氧引起血管生长因子增加,或其他免疫因子释放促使血管增生有关。

【病理变化】

1. **镜下观** 病变主要位于真皮内,偶尔累及皮下脂肪组织。真皮内毛细血管呈弥漫性和/或小叶状增生,内衬丰富的内皮细胞,内皮细胞增生显著,周边少量周皮细胞(图 2-6-1-2-2A、图 2-6-1-2-2B)。病变缺乏梭形细胞成分和裂隙样腔隙,无细胞异型性及核有丝分裂象。增生的血管周围还可见淋巴细胞浸润或空泡化的巨噬细胞。部分区域较大血管腔中,可见增生的毛细血管,导致管腔堵塞。增生的毛细血管内皮细胞肿胀,可见纤维素样血栓结构。管腔内和细胞内出现嗜酸性小球时,常提示合并冷球蛋白血症。

2. **免疫组化** 增殖内皮细胞表达 CD31、CD34 和 ERG,但不表达 D2-40,周皮细胞局灶性平滑肌肌动蛋白阳性。

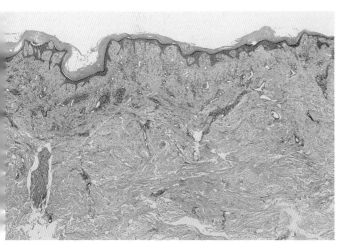

图 2-6-1-2-2A　真皮浅层大量毛细血管增生

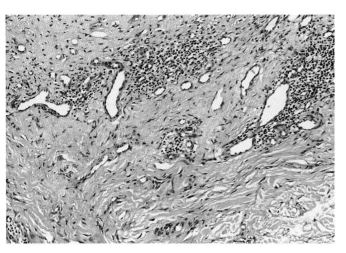

图 2-6-1-2-2B　毛细血管扩张,局灶性内皮细胞增生,管周淋巴细胞浸润,见含铁血黄素

【鉴别诊断】

1. **血管内化脓性肉芽肿**　好发于青年人的颈部和上肢,多发于较大静脉结构,可以见到薄壁的静脉管壁,具备化脓性肉芽肿的基本结构,即分叶状毛细血管增生和疏松的纤维水肿性基质。

2. **卡波西肉瘤**　瘤体为梭形细胞成分及裂隙样血管腔,肿瘤细胞异型改变。

3. **肾小球样血管瘤**　多伴发 POEMS 综合征等系统疾病,病理上为类似肾小球结构,表现为扩张的真皮血管腔内充满聚集的毛细血管结构。

（胡云峰）

三、肾小球样血管瘤

【概念】

肾小球样血管瘤(glomeruloid hemangioma)由 Chan 等于 1990 年首次报告,是发生在 POEMS 综合征(多发性神经病变、器官巨大症、内分泌病、单克隆性丙种球蛋白病和皮肤改变)的较特异的血管增生性病变,因病理上酷似肾小球结构而得名。

【临床特点】

1. **临床表现**　成年发病,多伴发系统疾病如 POEMS 综合征、多中心 Castleman 病。亦有不合并系统疾病,仅有单发皮损的报道。皮损为坚实性半球形红色或紫红色丘疹,直径数毫米大小。多发于躯干及四肢近端。

2. **治疗**　可采用冷冻、脉冲染料激光治疗,瘤体较大可手术切除,但并非必要。

3. **预后**　良好。

【发病机制】

发病机制尚未阐明,但大部分学者赞成本病是一种血管反应性增生,而非肿瘤。形成原因可能与局部沉积的免疫球蛋白刺激有关,或者由升高的血管内皮细胞生长因子(VEGF)诱发。有报道多中心 Castleman 病相关的 POEMS 综合征皮损中可以检测到 HHV-8 感染,HHV-8 病毒产生的 IL-6 可通过诱导血管内皮细胞生长因子的表达,间接促进血管生成,进一步证实了此病反应性增生的特点。

【病理变化】

1. **镜下观**　类似肾小球结构,表现为扩张的真皮血管腔内袢状毛细血管增生。毛细血管内衬扁平血管内皮细胞,周围有周皮细胞。有时可见体积较大的细胞,嗜酸性胞质及多个嗜酸性小球,后者 PAS 阳性、耐淀粉酶、对不同亚型的免疫球蛋白反应呈阳性,出现此病理特点时,高度提示合并副球蛋白血症。

部分患者同时具有樱桃状血管瘤和肾小球样血管瘤两种皮疹,且 POEMS 综合征患者的多数血管瘤在组织病理学上与普通的樱桃状血管瘤相似,说明两种病理亚型是同一病理过程的不同阶段。

2. **免疫组化**　有研究者指出毛细血管袢主要由两种不同免疫标记的血管内皮细胞组成,一种为 CD68 阴性,CD31 和 CD34 阳性的内皮细胞;另一种为 CD68、CD31 阳性,而 CD34 阴性的细胞。

【鉴别诊断】

1. **化脓性肉芽肿**　损害常为稍带蒂的单发性暗红色结节,外伤后易出血。病理上为分叶状排列增生的毛细血管结构,伴明显炎症反应的疏松纤维水肿性基质。

2. **丛状血管瘤**　发生于青年人躯干上部和颈部,缓慢扩展的红色斑疹和斑块,常伴有深在性结节,组织病理表现为分叶状毛细血管瘤,血管增生如炮弹样,具有内皮细胞和周皮细胞,边缘见扩张淋巴管。

（胡云峰）

四、乳头状血管瘤

【概念】

乳头状血管瘤(papillary hemangioma)是一种特殊的良性皮肤病变,增生的血管内皮细胞含嗜酸性玻璃样小体,其形成与自噬通路功能障碍相关。

【临床特点】

1. **临床表现**　好发于头部和颈部区域,特别是面部。皮损为浅蓝色或肤色的小丘疹,大小数毫米。

2. **治疗**　局部切除。

3. **预后**　本病不合并系统疾病,预后良好。

【发病机制】

病因不明确,特征性血管内皮细胞中透明小体形成与自噬通路障碍有关。

【病理变化】

1. **镜下观**　低倍镜下,病变主要位于真皮,部分延续到皮下脂肪,但不连续,表现为边界清晰的毛细血管增生,具有典型的分支乳头状结构,呈内陷性,并突入一个或多个扩张的真皮薄壁血管的管腔内。乳头结构表面覆盖血管内皮细胞,细胞肿胀,胞质内有大量透明小球或多个透明空泡,或两者同时存在,透明小球PAS染色阳性。乳头状结构间质富含周细胞,可见少量的毛细血管。

2. **免疫组化**　内皮细胞CD31和CD34阳性,而D2-40阴性。间质中周细胞SMA阳性表达。

【鉴别诊断】

1. **肾小球样血管瘤**　多发于躯干及四肢近端,常发生在POEMS综合征,病理表现为扩张的真皮血管腔内祥状毛细血管增生,类似肾小球结构。

2. **乳头状血管内皮瘤**　肿瘤通常较大,不常发生于头部和颈部区域。多发生于皮下脂肪层可延伸到真皮。组织学特征是扩张的、薄壁的淋巴管,类似海绵状淋巴管瘤。

(胡云峰)

五、鲜红斑痣

【概念】

鲜红斑痣(nevus flammeus),又称毛细血管扩张性痣(nevus telangiectaticus)、葡萄酒样痣(port-wine stain),本病系先天性毛细血管畸形,非血管肿瘤性增生。

【临床特点】

1. **临床表现**　皮损常出生时即有,也可表现为后发性。皮损为一处或多处斑片,边缘清楚而不规则,鲜红、暗红甚至紫红色,可分为中位型和侧位型。中位型又称

单纯痣、鲑鱼斑、天使之吻,位于枕、项和面部中央,随着患者年龄增长而颜色逐渐减退,多在1~3岁时可自然消失。而侧位型常局限于一侧,偶或双侧,最常累及面部一侧或两侧,在肢体表现为条状红斑,与患者发育同步生长,损害常随患者年龄增长而颜色加深,可隆起或形成结节(图2-6-1-5-1)。

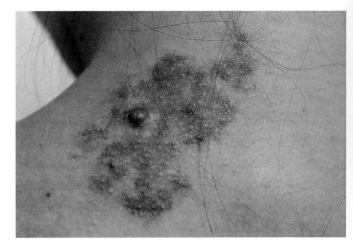

图2-6-1-5-1　左上背部淡红色至紫红色斑片,见隆起结节

本病常伴有某些较大血管畸形,根据何种血管受累及其他病变的不同而命名为不同综合征。

(1) 斯特奇-韦伯综合征(Stürge-Weber syndrome):表现为面部毛细血管畸形伴同侧眼与软脊膜畸形。面部皮损常累及三叉神经V_1区域(前额与上眼睑)或更广泛的区域。眼受累表现为先天性青光眼,常在出生时诊断,眼压增高通常发展缓慢,但会出现急性发作,因此需要定期评估眼压和视功能。

枕部区域皮损常提示软脊膜血管病灶,75%的患儿在出生后第一年内发生癫痫,95%在5岁之内发生。部分患者使用抗癫痫药物较难控制。也可以表现为偏瘫、运动与认知功能发育迟缓、情感行为问题、注意力缺损等。

(2) 克利佩尔-特农纳综合征(Klippel-Trénaunay syndrome):发病率约1/100 000,是肢体的毛细血管-静脉畸形或毛细血管-淋巴管-静脉畸形,并伴发受累肢体的进行性过度生长。

2. **治疗**　脉冲染料激光对鲜红斑痣有较好效果,特别是1岁内的患者治疗效果更佳。亦可采取光动力疗法或与激光联合治疗。

3. **预后**　对于单纯皮肤受累者,预后较好,但对于合并综合征的患者,需要多学科协作。

【发病机制】

脉管形成过程中,中胚层来源的内皮细胞胚芽形成

新血管。经内皮分化、招募平滑肌细胞前体细胞包被内皮细胞、构建管壁，最后再通过管道形态、大小、流体力学改变等一系列过程形成毛细血管、静脉与动脉。脉管畸形可能是由于参与脉管发生过程中一系列蛋白表达异常，调节脉管壁细胞迁移、分化、成熟、黏附与存活的相关信号功能失常所致。

【病理变化】

镜下观　真皮中上部可见群集扩张的毛细血管及成熟的内皮细胞（图2-6-1-5-2A、图2-6-1-5-2B）。10岁之前毛细血管扩张不明显，随着患者年龄增长而逐渐扩张。当损害隆起和产生结节时，镜下呈现簇状或蜂窝状增生的静脉样畸形（图2-6-1-5-2C、图2-6-1-5-2D），不仅真皮浅层毛细血管扩张，而且真皮深层和皮下组织内部分毛细血管也扩张。

【鉴别诊断】

较少出现误诊，主要警惕综合征的表现。

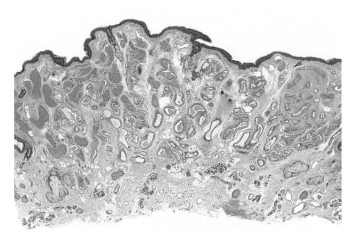

图2-6-1-5-2C　静脉呈蜂窝状增生（隆起性结节）

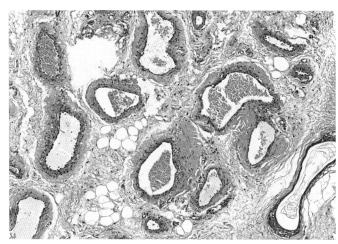

图2-6-1-5-2D　增生的静脉畸形

（胡云峰）

六、先天性毛细血管扩张性大理石样皮肤

【概念】

先天性毛细血管扩张性大理石样皮肤（cutis marmorata telangiectatica congenita，CMTC）是一种少见的先天性血管畸形，以静脉扩张、大理石样皮肤、浅表溃疡、毛细血管扩张和多系统异常为特征的先天性疾病，本病与皮肤对冷生理反应的大理石样皮肤不同。

【临床特点】

1. 临床表现　男女发病比例无明显差别，好发部位依次为四肢、躯干、面和头部（约占66.8%），也可以泛发全身（约占24.5%），后者多伴发骨骼、眼、神经与其他脉管畸形。

出生时皮肤即出现不同程度红色网状斑（不同患者或同一患者不同部位颜色可略不同），皮损包围处皮肤正常，此网状形态不同于大理石样皮肤，会持续存在（图2-6-1-6-1）。

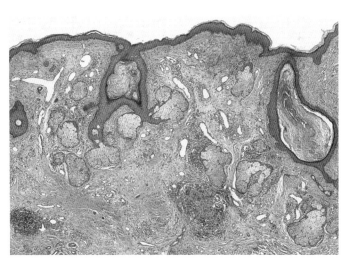

图2-6-1-5-2A　真皮中上部扩张血管

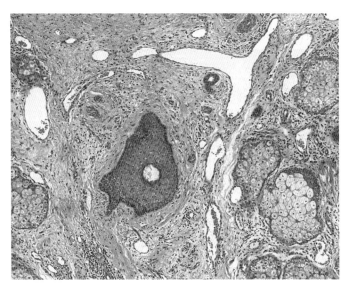

图2-6-1-5-2B　扩张管壁见成熟内皮细胞

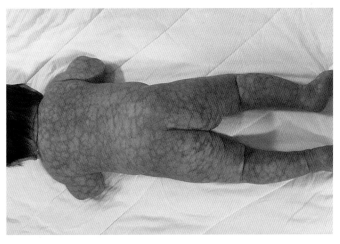

图 2-6-1-6-1　患儿,女,4 个月,躯干、四肢红色网状斑(重庆医科大学附属儿童医院包婷婷医师惠赠)

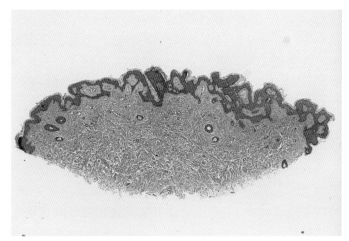

图 2-6-1-6-2A　低倍镜示,病变位于真皮浅层

本病特征是缓慢延展的血管病变,为毛细血管和小静脉,受累皮肤区域可出现皮肤萎缩和溃疡。皮肤网状皮损在哭闹、运动或低温时加重,在压力作用下会略褪色,加热后不会消失。

部分患者有合并症,最常见的是发育迟缓、神经缺陷、受累肢体软组织和骨肥大或萎缩等。

近年来本病眼部受累被关注,最常见为先天性青光眼,建议在诊断初期进行全面的眼科评估,并定期随诊。

2. **治疗**　由于激光治疗效果不确定,不推荐损伤性治疗策略。

3. **预后**　根据已有报道,约 1/3 的患者皮损在儿童期能自行消退,网状红斑在出生后第一年消退较快,此后变慢,一般来说皮损愈明显则愈持久。

【发病机制】

本病病因不明,节段分布提示嵌合体。部分家族性患病,提示本病是以皮肤表现为主的常染色体显性遗传。

【病理变化】

镜下观　无特异性改变,组织病理学对本病的诊断帮助不大(图 2-6-1-6-2A、图 2-6-1-6-2B)。

【鉴别诊断】

1. **大理石样皮肤**　对冷的生理反应,保暖后能消退。

2. **新生儿红斑狼疮**　常累及头面部,皮损两侧对称,可有先天性网状红斑、萎缩和毛细血管扩张,但血液学及血清免疫学异常。

3. **弥漫性真性静脉扩张症**　婴儿期或青春期前发病,呈现蓝色静脉扩张和增粗,皮下组织肿胀,累及单个肢体或肢体的一部分,患肢可增长或缩短,并可形成血栓和静脉石。

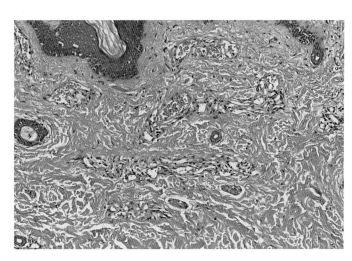

图 2-6-1-6-2B　真皮浅层见毛细血管增生、扩张

(胡云峰)

七、蜘蛛状毛细血管扩张症

【概念】

蜘蛛状毛细血管扩张症(spider telangiectasia),因临床酷似一种红色蜘蛛而得名,可见状如蜘蛛体的细小动脉性红色丘疹和放射状扩张的毛细血管。

【临床特点】

1. **临床表现**　多见于妊娠和肝硬化患者,也可发生于健康儿童。好发于面部和上胸部。损害中央为略高起的红色小点,向周围放射出扩张的毛细血管(图 2-6-1-7-1)。在中央小点处加压,损害可以完全褪色。解除压力,扩张的毛细血管又复充盈。

2. **治疗**　本病纯属美容问题,一般不必治疗,如有治疗需求,可采用脉冲染料激光,但可复发。

3. **预后**　幼儿和妊娠妇女有可能自行消退,有肝病

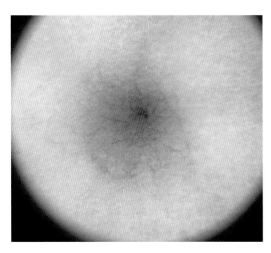

图 2-6-1-7-1　损害中央为略高起的红色小点,向周围放射出扩张的毛细血管

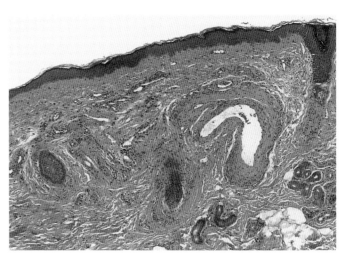

图 2-6-1-7-2B　真皮浅层扩张薄壁血管

（胡云峰）

者应积极治疗基础疾病。

【发病机制】

机体内血管收缩物质与血管扩张物质作用失衡,尤其与 P 物质、血管内皮生长因子和碱性成纤维细胞生长因子等多种血管扩张物质的水平升高密切相关。

【病理变化】

镜下观　病变中央为一条上行的动脉,其管壁可见平滑肌,或者在内皮细胞和内弹力膜之间含有血管球细胞(图 2-6-1-7-2A)。动脉上行至表皮下扩大成薄壁的壶腹,纤细的动脉分支以壶腹为中心向四周放射,再分成许多毛细血管(图 2-6-1-7-2B)。

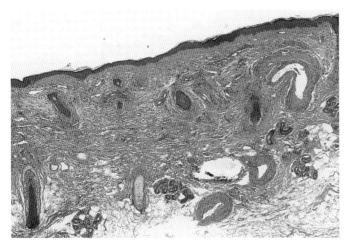

图 2-6-1-7-2A　病变中央上行动脉,管壁可见平滑肌

【鉴别诊断】

遗传性出血性毛细血管扩张症　皮损呈斑状、点状或线状,病理上为真皮乳头层及乳头下层毛细血管和小静脉呈不规则扩张,缺乏上行肌性动脉。

八、匐行性血管瘤

【概念】

匐行性血管瘤(angioma serpiginosum)是一种外观以匐行模式排列和蔓延为特征的血管异常性疾病。

【临床特点】

1. 临床表现　多见于年轻女性,多位于四肢,无自觉症状。皮损初起为棕红或鲜红色小点,直径 1mm,呈血管瘤样,有的可微隆起呈丘疹状,压之褪色。随之皮损中央消退,外围新损害不断发生,损害向周围不规则扩展,形成匐行或环状边缘(图 2-6-1-8-1)。皮损无含铁血黄素沉着,亦无炎症。

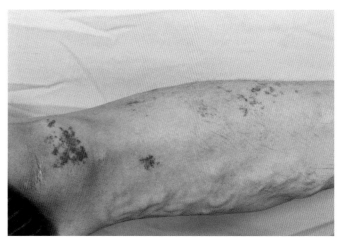

图 2-6-1-8-1　下肢多发红色斑丘疹,呈匐行性分布

2. 治疗　脉冲染料激光治疗。

3. 预后　病程缓慢,一边消退,一边发生,但不能完全消退。

【发病机制】

病因不明,由于女性多发,曾认为雌激素在发病中发挥作用,而进一步研究证实,病变血管缺乏雌激素-黄体酮受体,反驳了此假说。

【病理变化】

镜下观　真皮乳头内可见扩张的毛细血管,每个受累的乳头,或含有一条明显扩张的毛细血管,或含有一簇中等度扩张的毛细血管(图2-6-1-8-2A)。病变管壁增厚,可见内皮细胞增生(图2-6-1-8-2B)。病变血管周围无含铁血黄素沉积和炎症细胞浸润。

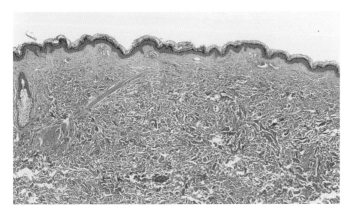

图2-6-1-8-2A　真皮乳头内扩张毛细血管

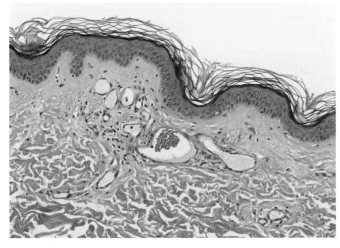

图2-6-1-8-2B　扩张毛细血管管壁增厚、内皮细胞增生

【鉴别诊断】

1. **毛细血管扩张性环状紫癜**　皮疹多位于双下肢,病理为淋巴细胞性血管炎,可见淋巴细胞和血管外的红细胞、含铁血黄素沉积。

2. **血管角皮瘤**　病理学可表现为真皮乳头血管扩张,但表皮可出现角化过度和乳头瘤样增生。

3. **单侧痣样毛细血管扩张**　单侧分布的毛细血管扩张,呈点状、放射状及线状红色斑,无匍行性扩展

特点。

(胡云峰)

九、静脉湖

【概念】

静脉湖(venous lake)是好发于老年人暴露部位皮肤和黏膜的局灶性小静脉扩张,临床表现为柔软、可压缩性、深蓝色至紫色丘疹,类似血疱,为慢性日光损伤所致。

【临床特点】

1. **临床表现**　好发于老年人暴露部位的皮肤和黏膜,如口唇(尤为下唇)、耳、面、头、颈、前臂和手背等处。皮损为直径2~10mm的深蓝色、紫色或黑色丘疹,质地柔软似血疱(图2-6-1-9-1)。长时间压迫可部分或完全排空其中的血液,损伤后可引起严重出血。

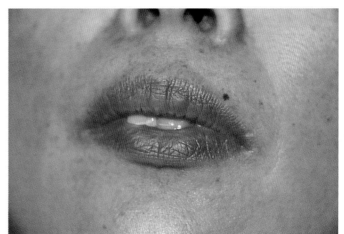

图2-6-1-9-1　上唇单发深蓝色丘疹

2. **治疗**　静脉湖大多为美容问题,少数因损伤而反复出血者可做手术切除,亦可局部注射硬化剂或者激光治疗。

3. **预后**　完整切除后极少复发。

【发病机制】

慢性日光损伤导致血管周围间质支持力下降,静脉出现继发性扩张。

【病理变化】

镜下观　真皮浅层紧靠表皮处可见高度扩张的血管腔隙或数个互相连接的血管腔隙。腔隙内衬单层扁平的内皮细胞和厚纤维组织,内充满红细胞(图2-6-1-9-2A、图2-6-1-9-2B)。扩张血管周围真皮常显示日光弹力纤维变性。在静脉腔内有时可见到血栓及机化,机化的肉芽组织富含毛细血管。

【鉴别诊断】

1. **海绵状血管瘤**　多发婴幼儿,呈蓝色或紫色结节,

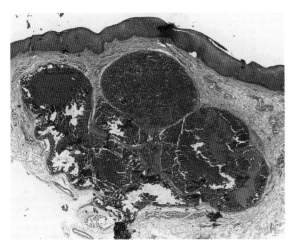

图 2-6-1-9-2A 真皮浅层高度扩张的血管腔隙

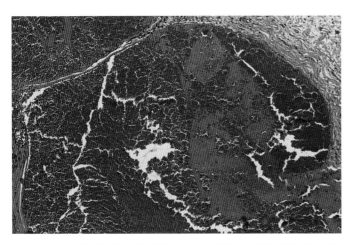

图 2-6-1-9-2B 腔隙内衬单层扁平内皮细胞,充满红细胞及血栓

瘤体边界不清,扪之柔软,可以压缩,体位试验呈阳性。显微镜下海绵状血管瘤由互相融合、大小不一的不规则血管构成,管壁内衬一层内皮细胞,血管壁常见薄的平滑肌层,似静脉。

2. 口腔黏膜色素痣 龈黏膜多见,病变通常为黑色、灰褐色或蓝褐色斑片或丘疹,组织病理可见典型痣细胞。

(胡云峰)

十、遗传性出血性毛细血管扩张症

【概念】

遗传性出血性毛细血管扩张症(hereditary hemorrhagic telangiectasia,HHT)属常染色体显性遗传,以鼻衄、皮肤黏膜毛细血管扩张和内脏动静脉畸形(可累及肺、肝脏、脑、胃肠道等器官)为特征。

【临床特点】

1. 临床表现 患者多在 30~40 岁发病,皮损多位于上半身,以末梢部位皮损明显。典型损害为簇集细小扩张的毛细血管丛,呈紫红色或鲜红色小点,单个损害可呈

点状、线状、分支状或蜘蛛样(图 2-6-1-10-1A ~ 图 2-6-1-10-1D)。黏膜损害常见,表现为点状和条状毛细血管扩张,舌部损害有特征性,呈现圆点状、边缘整齐的毛细血管扩张。

90%的患者黏膜易发生溃疡和出血,最常见的是反复鼻出血,始于婴儿和儿童,更常见于青壮年,并日趋加重,但皮肤出血罕见。

诊断标准:①鼻出血,自发和反复出血;②多发性毛细血管扩张,特别位于唇、口腔、指和鼻部;③内脏损害,

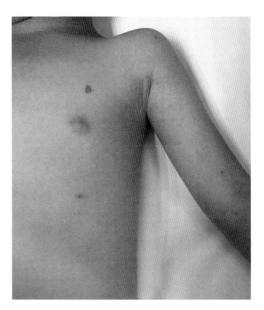

图 2-6-1-10-1A 女,4 岁 6 个月,左侧胸部淡红色扩张血管(首都医科大学附属北京儿童医院张斌教授惠赠)

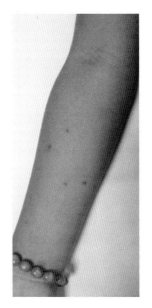

图 2-6-1-10-1B 女,4 岁 6 个月,左侧上肢淡红色扩张血管(首都医科大学附属北京儿童医院张斌教授惠赠)

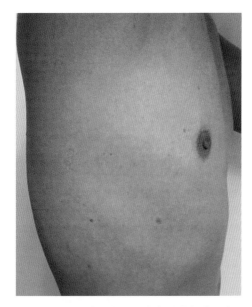

图 2-6-1-10-1C　患儿父亲右侧胸部淡红色扩张血管（首都医科大学附属北京儿童医院张斌教授惠赠）

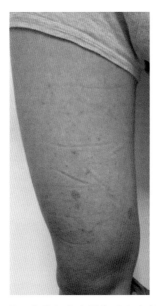

图 2-6-1-10-1D　患儿父亲右股部淡红色扩张血管（首都医科大学附属北京儿童医院张斌教授惠赠）

如肺、胃肠道、脑脊髓动静脉畸形，伴或不伴出血；④家属史，第一亲属中有 HHT 患者。具有三条或三条以上者可确诊。

HHT 的症状与年龄相关，故在儿童期常不典型，常缺乏皮肤黏膜毛细血管扩张及鼻衄，对于有 HHT 家族史的可疑患儿，推荐进行基因检测明确诊断。

2. 治疗　目前本病无根治手段，治疗原则是控制出血和纠正贫血。盐水（喷雾或凝胶）保湿黏膜可以有效减少鼻出血症状并减少肾上腺素使用量。对保湿无效者可考虑局部消融治疗。胃肠道出血的患者需定期行胃肠镜检查。由于 HHT 外周血 VEGF 增加，系统治疗围绕抗血

管生成进行。VEGF 抗体（贝伐单抗）、酪氨酸激酶抑制剂（帕唑帕尼）、谷氨酸衍生物（沙利度胺、来那度胺）均可用于 HHT 的治疗。

3. 预后　本病可死于严重并发症，如出血、肺动静脉瘘、脑栓塞、心内膜炎、脑膜脑炎、肺和脑脓肿，但总体死亡率小于 10%。

【发病机制】

HHT 患者常出现内皮糖蛋白（endoglin，ENG）和激活素受体样激酶（activin-receptor-like kinase-1，ALK-1/ACVRL-1）基因突变。ENG 和 ALK-1 编码高聚体构建的膜糖蛋白，即转化生长因子（TGF）-β 受体。TGF-β 是血管内皮生长因子（VEGF）产物的强力刺激物，TGF-β 信号在血管生成期中调节血管发育。HHT 患者常出现 VEGF 水平异常升高。

【病理变化】

镜下观　真皮乳头层及乳头下层毛细血管和小静脉呈不规则扩张。扩张管壁仅存在扁平内皮细胞而无周细胞，血管结缔组织变性（图 2-6-1-10-2）。

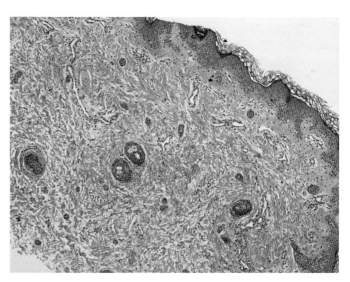

图 2-6-1-10-2　真皮乳头层毛细血管不规则扩张（首都医科大学附属北京儿童医院张斌教授惠赠）

【鉴别诊断】

1. 蜘蛛状毛细血管扩张症　常见于妊娠妇女和肝病患者，损害中央为略高起的红色小点，向周围放射出扩张的毛细血管。在中央小点处加压，损害可以完全褪色。解除压力，扩张的毛细血管又复充盈。

2. 泛发性特发性毛细血管扩张症　女性多见，表现为广泛的线状毛细血管扩张，主要分布在四肢，皮损表现为大片性毛细血管扩张。本病缺乏系统受累有助于鉴别。

（胡云峰）

十一、泛发性特发性毛细血管扩张症

【概念】

泛发性特发性毛细血管扩张症(generalized essential telangiectasia,GET)是以躯干、四肢大面积小静脉和毛细血管扩张,而不伴其他系统损害为特征的一种疾病。

【临床特点】

1. **临床表现** 多见于40~50岁的妇女,皮疹始发于小腿,逐渐向上扩展。表现为毛细血管扩张散在、互相融合。遍布全身或呈单侧性,或局限于腿、臂、躯干,或沿皮神经分布。

2. **治疗** 脉冲染料激光、强脉冲光治疗。

3. **预后** 治疗后易复发。

【发病机制】

病因不明,有病例显示与细菌感染有关,或与遗传及免疫性疾病相关。

【病理变化】

镜下观 真皮上部可见充满血液的血管扩张,血管壁仅由内皮细胞构成。

【鉴别诊断】

遗传性出血性毛细血管扩张症 除扩张血管外,多伴有反复的鼻出血、内脏受累表现。

(胡云峰)

十二、皮肤胶原性血管病

【概念】

皮肤胶原性血管病(cutaneous collagenous vasculopathy,CCV)是2000年首次报道的一种原发性皮肤微血管病,其临床表现与泛发性特发性毛细血管扩张症高度相似,但具有独特的组织病理学和超微结构特征。

【临床特点】

1. **临床表现** 多见于中年女性,表现为无症状毛细血管扩张,通常始于下肢,然后缓慢向上发展,逐渐变为全身性毛细血管扩张,一般不累及面、颈部,黏膜也很少受累。临床易被误诊为泛发性特发性毛细血管扩张症。

2. **治疗** 染料脉冲激光。

3. **预后** 目前仅有皮肤受累报道,但长期预后不明。

【发病机制】

发病机制尚不清楚,已有报道显示血管周围异常胶原导致血流动力学改变,引起毛细血管扩张。最初认为胶原沉积是血管损伤引起结缔组织产生异常胶原。也有报道推测本病由遗传缺陷或合成胶原基因突变,引起过量的胶原产生及胶原蛋白的降解缺陷。最近研究提示原发性血栓性微血管病变,反复损伤内皮细胞,引起纤维蛋

白的血管内阻塞,最终形成血管周围的胶原纤维沉积。

【病理变化】

1. **镜下观** 真皮浅层可见扩张的厚壁血管,血管壁无定形透明嗜酸性物质沉积。血管周围较少炎症细胞浸润,无明显红细胞溢出及含铁血黄素沉积。

2. **特殊染色** PAS、Masson染色显示扩张血管周围无定形透明嗜酸性物质呈阳性。

3. **免疫组化** 扩张血管周围无定形透明嗜酸性物质Ⅳ型胶原阳性。

【鉴别诊断】

1. **遗传性出血性毛细血管扩张症** 反复鼻衄、内脏器官动静脉畸形。病理改变显示不规则扩张的薄壁毛细血管及毛细血管后微静脉。

2. **泛发性特发性毛细血管扩张症** 真皮上部充满血液的扩张血管,血管壁仅由内皮细胞构成,没有无定形透明嗜酸性物质沉积。

(胡云峰)

十三、血管角皮瘤

【概念】

血管角皮瘤(angiokeratoma)是以浅表血管扩张和表皮角化过度为主要表现的病变,目前分为五种类型,其中局限性血管角皮瘤由毛细血管-淋巴管畸形引起,Fabry弥漫性躯体血管角皮瘤是一种类脂质病,而其他血管角皮瘤则由真皮乳头层内血管扩张引起。

【临床特点】

1. **临床表现** 五种类型的血管角皮瘤临床表现如下:

(1)丘疹性血管角皮瘤:好发于青年人下肢,通常为单个,起初皮损呈鲜红色质软丘疹,然后表面皮肤角化而质硬,变成蓝色或黑色,偶可误诊为黑色素瘤(图2-6-1-13-1A)。

(2)阴囊/外阴血管角皮瘤(Fordyce血管角皮瘤):多发于中年或老年,表现为阴囊/外阴部多发性圆顶丘疹,呈鲜红色至紫红色,常沿表浅静脉呈线状排列(图2-6-1-13-1B)。

(3)肢端血管角皮瘤(Mibelli血管角皮瘤):儿童期和青春期发病,皮损多位于指(趾)背侧,表现为数个暗红或灰褐色丘疹,表面角化过度或稍呈疣状(图2-6-1-13-1C)。

(4)局限性血管角皮瘤:女性多见,常发生于婴儿或幼儿期,表现为单侧分布、簇集不融合的丘疹或融合的角化过度性结节。发生在躯干、手臂或大腿。临床上局限性血管角皮瘤和局限性淋巴管瘤可重叠发生。

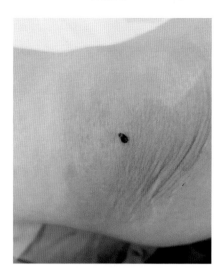

图 2-6-1-13-1A 下肢单发黑色角化性丘疹

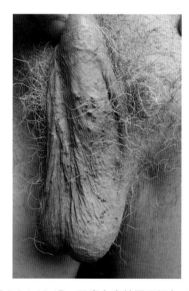

图 2-6-1-13-1B 阴囊多发性圆顶褐色丘疹

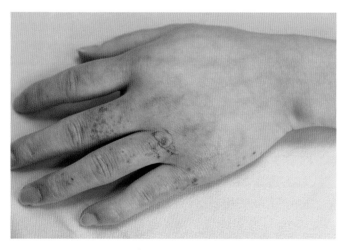

图 2-6-1-13-1C 指背多发暗紫红斑丘疹及丘疹,部分表面角化

(5) Fabry 弥漫性躯体血管角皮瘤:患者多为男性,皮损发生于儿童及青少年。表现为泛发全身密集不融合

的暗红色斑点或丘疹,粟粒至绿豆大小,表面有不同程度的角化。皮损多位于脐部到膝盖之间,局部皮损无症状。患者常有下肢阵发性剧痛及感觉障碍。系统性病变主要为脂质沉积于肾小球而引起渐进性肾功能不全,亦可出现眼部受累。尽管 Fabry 病通常伴有血管角皮瘤,但是血管角皮瘤并非仅见于该疾病,还可以见于其他溶酶体沉积性疾病。

2. 治疗 Fabry 病的治疗主要还是对症治疗,终末期肾疾病依靠透析及肾移植。其他类型血管角皮瘤可采用激光等治疗手段。

3. 预后 Fabry 弥漫性躯体血管角皮瘤患者常死于肾功能衰竭、心肌梗死或脑血管意外。其他类型预后良好。

【发病机制】

丘疹性血管角皮瘤可由损伤、创伤或真皮乳头静脉壁的慢性刺激引起。阴囊/外阴血管角皮瘤常与局部静脉高压有关,如痔疮、鞘膜积液、腹股沟疝、前列腺肥大、静脉曲张、妊娠等。肢端血管角皮瘤可能与冻疮和手足发绀有关。Fabry 弥漫性躯体血管角皮瘤,是由于溶酶体酶-半乳糖苷酶 A 缺乏所致,该酶缺乏导致多种细胞溶酶体内鞘糖脂蓄积。

【病理变化】

镜下观 表皮轻度增生和角化过度,真皮浅层毛细血管扩张(图 2-6-1-13-2A、图 2-6-1-13-2B)。局限性血管角皮瘤有时可见充满淋巴液和血液的管腔。Fabry 弥漫性躯体血管角皮瘤皮损糖脂含量较少,一般采取冰冻切片做特殊染色,苏丹黑 B、PAS 染色可观察到脂质在内皮细胞、周皮细胞、毛细血管平滑肌、小静脉、小动脉和立毛肌中沉积。偏振光镜检查,此种糖脂类呈双折光性。

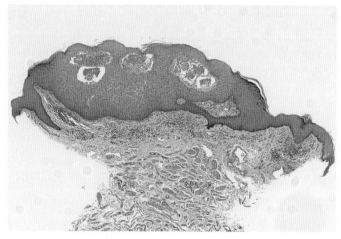

图 2-6-1-13-2A 表皮角化过度,真皮浅层毛细血管扩张

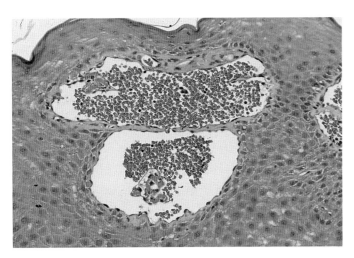

图 2-6-1-13-2B　真皮乳头内多个扩张的薄壁管腔,其内充满红细胞

【鉴别诊断】

疣状血管瘤　出生时或至儿童期开始即有,多见于下肢、足或股部,为孤立的蓝红色结节,质软,表面增生明显。表皮疣状增生,真皮内毛细血管瘤或海绵状血管瘤改变。

（胡云峰）

十四、先天性血管瘤

【概念】

先天性血管瘤是一种罕见的血管瘤,出生时已发育完全。可分为快速退化性先天性血管瘤（rapidly involuting congenital hemangioma,RICH）和非退化性先天性血管瘤（non-involuting congenital hemangioma,NICH）。

【临床特点】

1. 临床表现

（1）快速退化性先天性血管瘤（RICH）:在胚胎期形成,妊娠晚期的最后几周达到最大尺寸,出生时已发育完全,出生后不再进一步增大。好发于颌面部及下肢,表现为紫红色或暗紫红色斑块,小部分在早期可出现溃疡或出血（图 2-6-1-14-1A）。RICH 在出生后 6~14 个月内消失,留下一块有明显静脉和正常血流的薄皮肤,有时伴皮下脂肪减少。在小部分患者中,可能出现消退不完全的情况,留下表面有粗大毛细血管扩张的血管性斑块,周围呈蓝白色边缘,导致与 NICH 难以区分,此时又称部分消退型先天性血管瘤（partially involuting congenital hemangioma,PICH）。患儿可短暂出现血小板减少,纤维蛋白原降低和纤维蛋白降解产物增多。

（2）非退化性先天性血管瘤（NICH）:出生后,瘤体不随年龄增长而消退,除颌面及下肢外,还可发生在后颈部、肘和膝等部位。与 RICH 不同的是,NICH 表现出明显

的外生性生长,整体颜色呈紫红色或紫色,轮廓清晰,表面亦可见毛细血管扩张,病灶中心及周边可见苍白变化（图 2-6-1-14-1B）。触诊时,病变表面温度高于周围皮肤。

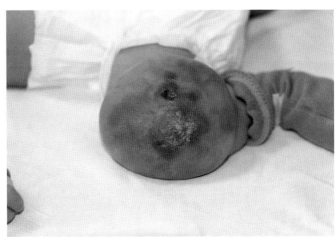

图 2-6-1-14-1A　先天性血管瘤,女,出生 1 天,左膝部紫红色肿物,部分表面溃疡形成（首都医科大学附属北京儿童医院张斌教授惠赠）

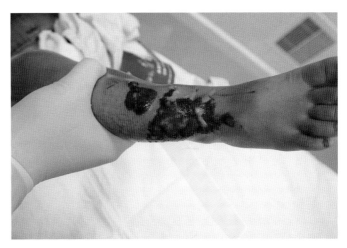

图 2-6-1-14-1B　先天性血管瘤,女,2 岁,左小腿紫红色斑块,出生即有

2. 治疗　尽管 RICH 能自发消退,但对于消退不完全者,可采用 Nd:YAG 激光治疗或手术切除。NICH 通常采用 Nd:YAG 激光治疗或手术切除。

3. 预后　良好。

【病理变化】

1. 镜下观　RICH 可见小到大的毛细血管小叶,伴有较多血管内皮细胞和周细胞。血管小叶被含有大而异常引流通道的纤维组织包围,周围可见含铁血黄素、血栓及囊肿形成,局灶性钙化等。血管内皮可呈钉状突向管腔。NICH 镜下可见大的弯曲纤维性血管小叶,血管内皮多呈钉状结构,突向管腔,内皮细胞胞质嗜酸性,且有突出的小叶引流管、小动脉和动静脉瘘,以及突出的小叶间

血管网。一些病变还具有多层基底膜的毛细血管小叶,类似于消退期和已经消退的婴儿血管瘤(图 2-6-1-14-2A ~ 图 2-6-1-14-2D)。

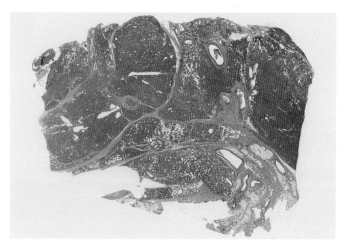

图 2-6-1-14-2A 低倍镜扫视可见真皮和皮下增生的毛细血管及内皮细胞呈小叶状分布

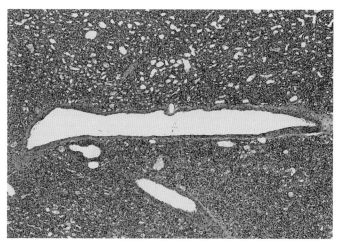

图 2-6-1-14-2B 大的引流血管

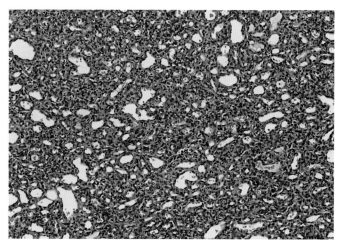

图 2-6-1-14-2C 均匀扩张的毛细血管及扁平内皮细胞

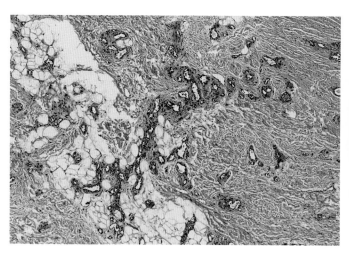

图 2-6-1-14-2D 内皮细胞钉状突向管腔

2. 免疫组化 WT1 内皮细胞胞质阳性,葡萄糖转运蛋白-1(GLUT-1)为阴性。

【鉴别诊断】

主要与婴儿血管瘤相鉴别:

1. 先天性血管瘤在子宫内形成和增殖,出生时已完全发育,产前超声显示,早在妊娠 12 周时即可出现。

2. 先天性血管瘤要么早期消退,要么根本不消退。

3. 免疫组化显示,先天性血管瘤 GLUT-1 阴性,而婴儿血管瘤通常阳性。

(胡云峰)

参 考 文 献

[1] Sasso SE,Naspolini AP,Milanez TB,et al. Masson's tumor(intravascular papillary endothelial hyperplasia). An Bras Dermatol,2019,94(5):620-621.

[2] 韩冰,汪晨. 血管内乳头状内皮细胞增生症. 临床皮肤科杂志,2010,39(5):267-268.

[3] 赵辨. 临床皮肤病学. 南京:江苏科学技术出版社,2001.

[4] 陈红英,陈柳青,马玲. 血管内乳头状内皮细胞增生. 临床皮肤科杂志,2009,38(1):33-35.

[5] Espinosa A,González J,García-Navas F. Intravascular papillary endothelial hyperplasia at foot level:a case report and literature review. The Journal of Foot and Ankle Surgery,2017,56(1):72-74.

[6] Gottron HA,Nikolowski W. Extrarenal Lohlein focal nephritis of the skin in endocarditis. Arch Klin Exp Dermatol,1958,207(2):156-176.

[7] Kirke S,Angus B,Kesteven PJ,et al. Localized reactive angioendotheliomatosis. Clin Exp Dermatol,2007,32(1):45-47.

[8] 谭城,朱文元,赖仁胜,等. 反应性血管内皮细胞瘤病. 临床皮肤科杂志,2010,39(8):486-488.

[9] 宋林红,陈栖栖,董丹丹,等. 反应性血管内皮细胞瘤病临床病理分析. 临床与实验病理学杂志,2005,20(3):295-297.

[10] Tollefson MM,McEvoy MT,Torgerson RR,et al. Diffuse dermal

angiomatosis of the breast：clinicopathologic study of 5 patients. J Am Acad Dermatol，2014，71（6）：1212-1217.

［11］ Chan JK，Fletcher CD，Hicklin GA，et al. Glomeruloid hemangioma. A distinctive cutaneous lesion of multicentric Castleman's disease associated with POEMS syndrome. Am J Surg Pathol，1990，14（11）：1036-1046.

［12］ Kishimoto S，Takenaka H，Shibagaki R，et al. Glomeruloid hemangioma in POEMS syndrome shows two different immunophenotypic endothelial cells. J Cutan Pathol，2000，27（2）：87-92.

［13］ 王雷，刘斌，高天文. 肾小球样血管瘤. 临床皮肤科杂志，2011，40（5）：283-285.

［14］ Suurmeijer AJ，Fletcher CD. Papillary haemangioma. A distinctive cutaneous haemangioma of the head and neck area containing eosinophilic hyaline globules. Histopathology，2007，51（5）：638-648.

［15］ Maloney N，Miller P，Linos K. Papillary Hemangioma：An Under-Recognized Entity Not to Be Confused With Glomeruloid Hemangioma. Am J Dermatopathol，2020，42（3）：211-214.

［16］ Rammeh S，Fazaa B，Ajouli W，et al. Papillary haemangioma：a case report of multiple facial location. Pathologica，2014，106（2）：67-69.

［17］ Supekar BB，Chopkar AD，Wankhade VH，et al. Klippel-Trenaunay Syndrome with Arterio-veno-lymphatic Malformation：A Rare Presentation. Indian Dermatol Online J，2020，11（3）：404-408.

［18］ Bianchi F，Auricchio AM，Battaglia DI，et al. Sturge-Weber syndrome：an update on the relevant issues for neurosurgeons. Childs Nerv Syst，2020，36（10）：2553-2570.

［19］ 刘秋雨，贾恩朝，胡桂明，等. 增厚型葡萄酒色斑 24 例临床病理学特征. 中华病理学杂志，2019，48（11）：878-883.

［20］ Bui T，Corap A，Bygum A. Cutis marmorata telangiectatica congenita：a literature review. Orphanet J Rare Dis，2019，14（1）：283.

［21］ Kienast AK，Hoeger PH. Cutis marmorata telangiectatica congenita：a prospective study of 27 cases and review of the literature with proposal of diagnostic criteria. Clin Exp Dermatol，2009，34（3）：319-323.

［22］ Elitt MS，Tamburro JE，Moran RT，et al. Cutis marmorata telangiectatica congenita：a focus on its diagnosis，ophthalmic anomalies，and possible etiologic factors. Ophthalmic Genet，2020，41（2）：101-107.

［23］ Finn SM，Rowland M，Lawlor F，et al. The significance of cutaneous spider naevi in children. Arch Dis Child，2006，91（7）：604-605.

［24］ Li CP，Lee FY，Hwang SJ，et al. Role of substance P in the pathogenesis of spider angiomas in patients with nonalcoholic liver cirrhosis. Am J Gastroenterol，1999，94（2）：502-507.

［25］ Li CP，Lee FY，Hwang SJ，et al. Spider angiomas in patients with liver cirrhosis：role of vascular endothelial growth factor and basic fibroblast growth factor. World J Gastroenterol，2003，9（12）：2832-2835.

［26］ Erkek E，Bozdogan O，Akarsu C，et al. Absence of estrogen and progesterone receptors around the affected vessels of angioma serpiginosum：case report. Am J Clin Dermatol，2006，7（6）：383-386.

［27］ Al Dhaybi R，Powell J，McCuaig C，et al. Differentiation of vascular tumors from vascular malformations by expression of Wilms tumor 1 gene：evaluation of 126 cases. J Am Acad Dermatol，2010，63（6）：1052-1057.

［28］ Diociaiuti A，Cutrone M，Rotunno R，et al. Angioma serpiginosum：a case report and review of the literature. Ital J Pediatr，2019，45（1）：53.

［29］ Lo Y，Chen YA. Acral angioma serpiginosum：Clinicopathologic and dermoscopic presentation. Australas J Dermatol，2019，60（3）：e211-e213.

［30］ Menni S，Marconi M，Boccardi D，et al. Venous lakes of the lips：prevalence and associated factors. Acta Derm Venereol，2014，94（1）：74-75.

［31］ Bean WB，Walsh JR. Venous lakes. AMA Arch Dermatol，1956，74（5）：459-463.

［32］ 布静秋，石怀银，胡敏，等. 口腔静脉湖 20 例临床病理分析. 中华口腔医学杂志，2002，37（1）：33-35.

［33］ 孔亚群，赵继志. 口腔静脉湖的研究进展. 中国医学科学院学报，2015，37（6）：746-749.

［34］ Al-Saleh S，Dragulescu A，Manson D，et al. Utility of contrast echocardiography for pulmonary arteriovenous malformation screening in pediatric hereditary hemorrhagic telangiectasia. J Pediatr，2012，160（6）：1039-1043.

［35］ 刘金荣，刘辉，王蓓，等. 遗传性出血性毛细血管扩张症二例并文献复习. 中华儿科杂志，2020，58（8）：674-678.

［36］ Faughnan ME，Mager JJ，Hetts SW，et al. Second International Guidelines for the Diagnosis and Management of Hereditary Hemorrhagic Telangiectasia. Ann Intern Med，2020，173（12）：989-1001.

［37］ Long D，Marshman G. Generalized essential telangiectasia. Australas J Dermatol，2004，45（1）：67-69.

［38］ 冯雨苗，徐秀莲，林麟. 泛发性特发性毛细血管扩张症 1 例. 临床皮肤科杂志，2010，39（6）：375.

［39］ Salama S，Rosenthal D. Cutaneous collagenous vasculopathy with generalized telangiectasia：an immunohistochemical and ultrastructural study. J Cutan Pathol，2000，27（1）：40-48.

［40］ Salama S，Chorneyko K，Belovic B. Cutaneous collagenous vasculopathy associated with intravascular occlusive fibrin thrombi. J Cutan Pathol，2014，41（4）：386-393.

［41］ Jaquinandi V，Stivalet O，Grabas M. Cutaneous collagenous vasculopathy：Differential diagnosis of primary telangiectasia as generalized essential telangiectasia，hereditary hemorrhagic telangiectasia, and hereditary benign telangiectasia. Vasc Med, 2019, 24 (3):261-262.

[42] Salama SS. Cutaneous collagenous vasculopathy:a new case series with clinicopathologic and ultrastructural correlation, literature review, and insight into the pathogenesis. Am J Dermatopathol, 2015,37(5):368-375.

[43] Sartori DS, Almeida HL, Jr., Dorn TV, et al. Cutaneous collagenous vasculopathy:light and transmission electron microscopy. An Bras Dermatol,2019,94(2):211-213.

[44] Cuestas D, Perafan A, Forero Y, et al. Angiokeratomas, not everything is Fabry disease. Int J Dermatol,2019,58(6):713-721.

[45] Cohen PR, Celano NJ. Penile Angiokeratomas(PEAKERs)Revisited:A Comprehensive Review. Dermatol Ther(Heidelb),2020, 10(4):551-567.

[46] Sariyar G, Baytop T. Vascular Anomalies(Part I):Classification and Diagnostics of Vascular Anomalies. RöFo-Fortschritte auf dem Gebiet der Röntgenstrahlen und der bildgebenden Verfahren,2018,190(9):825-835.

[47] Berenguer B, Mulliken JB, Enjolras O, et al. Rapidly involuting congenital hemangioma:clinical and histopathologic features. Pediatr Dev Pathol,2003,6(6):495-510.

[48] Ii MFF, Jones BV, Adams DM. Prenatal diagnosis and postnatal follow-up of rapidly involuting congenital hemangioma(RICH). Pediatric Radiology,2011,41(8):1057-1060.

[49] Picard A, Boscolo E, Khan ZA, et al. IGF-2 and FLT-1/VEGF-R1 mRNA levels reveal distinctions and similarities between congenital and common infantile hemangioma. Pediatric Research,2008, 63(3):263-267.

[50] Enjolras O, Mulliken JB, Boon LM, et al. Noninvoluting Congenital Hemangioma:A Rare Cutaneous Vascular Anomaly. Plastic & Reconstructive Surgery,2001,107(7):1647-1654.

第二节　毛细血管瘤

一、婴儿血管瘤

【概念】

婴儿血管瘤(infantile hemangioma,IH),别名草莓状血管瘤、草莓状痣、青少年血管瘤、青少年血管内皮细胞瘤、毛细血管瘤、婴儿细胞性血管瘤、婴儿血管内皮瘤、幼年血管瘤,是一种以毛细血管小叶增生为特征的良性肿瘤,具有独特的免疫表型,婴儿期发病,可自行缓慢消退。

以快速增长为特点(增殖期),然后是短时间的生长、颜色和大小的变化(消退期)阶段,随后进入退化阶段(完全消退期),即所谓的"一部三幕剧",最终留下残留的纤维脂肪组织、瘢痕和毛细血管扩张性改变。

【临床特点】

1. 临床表现　发病率为5%～10%,是婴儿期最常见的良性血管增殖性肿瘤之一。其发病可能与高龄产妇、多胎妊娠、低出生体重、早产、先兆子痫和前置胎盘等因素有关。好发于女婴,以白种人更为常见。根据肿瘤组织形态可分为局灶型、节段型、中间型和多发型4型。病变以头面和四肢最常见,也可发生于躯干、生殖器和某些内脏(特别是肝脏和肠道),多发性皮损要警惕合并内脏血管瘤。

通常在出生后2～6周出现,呈鲜红色或蓝色的结节或斑块,常呈草莓状外观,质韧(图2-6-2-1-1)深在性皮损外观呈蓝色或皮色。最初的5～9个月为快速增长期,表现为单个或数个鲜红到紫红色分叶状肿物,通常小于5cm,表面光滑或粗糙,数年后皮损可缓慢消退。

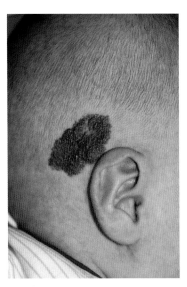

图2-6-2-1-1　女,2个月龄,右耳后鲜红色斑块(重庆医科大学附属儿童医院倪思利医师惠赠)

部分面部节段型IH患者可合并PHACE综合征(后颅窝畸形、面部婴儿血管瘤、大脑血管异常、主动脉缩窄和/或心脏异常、眼部异常)。发生于腰骶部的节段型病变可出现泌尿生殖系统病变、脊髓病变、肛门直肠畸形等病变。与过去的观点不同,本病不会伴有Kasabach-Merritt综合征(血小板减少症、微血管性溶血性贫血和急性或慢性消耗性凝血功能障碍)。

2. 治疗　治疗取决于病变的部位、深度、分期和是否存在功能受限,主张个体化治疗。主要包括观察、系统药物治疗、激光及强脉冲光治疗。口服β受体阻滞剂,主要是普萘洛尔,在IH的增殖期和非增殖期均可应用,增殖期效果更好。

3. 预后　所有皮损均显示出自发性消退,尽管消退速率和程度不一。30%的患儿皮损3岁内消退,50%在5岁内消退,70%在7岁内消退,90%在9岁内消退,部分消退后不留痕迹,部分继发皮肤萎缩、纤维脂肪性斑块或残存毛细血管扩张。

【发病机制】

研究表明,IH 和胎盘微血管内皮细胞具有相似的基因表达,如共表达葡萄糖转运蛋白-1(GLUT-1)、LeY(路易斯抗原 Y)和 CD32 等胎盘标志物,提示 IH 可能来源于胎盘细胞或向胎盘血管细胞分化的干细胞。

【病理变化】

1. **镜下观** 组织学改变分增殖期、部分消退期和完全消退期三个阶段。早期增生性病变表现为真皮和/或皮下显著增生的血管内皮细胞呈团块状、小叶状分布,其内见少数管腔狭小的毛细血管穿插,内皮细胞体积大。随着皮损进展,病变的毛细血管会发生不同程度地扩张和充血,内皮细胞趋于扁平,毛细血管周围肥大细胞增多。在消退期血管瘤间质纤维化改变,同时血管成分减少(图 2-6-2-1-2A ~ 图 2-6-2-1-2C)。

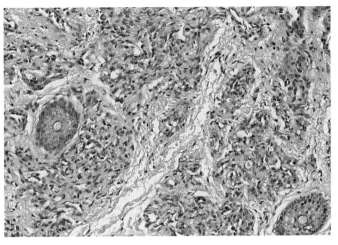

图 2-6-2-1-2C 小叶内可见管腔狭小的毛细血管穿插,内皮细胞体积大(重庆医科大学附属儿童医院倪思利医师惠赠)

2. **免疫组化** GLUT-1 染色始终阳性(图 2-6-2-1-3)。增殖期表达 CD34 和 LYVE-1,消退期 LYVE-1 阴性。

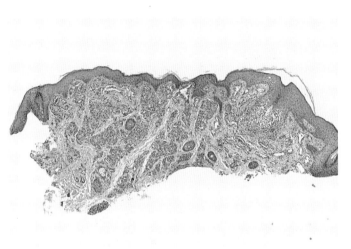

图 2-6-2-1-2A 低倍镜扫视(重庆医科大学附属儿童医院倪思利医师惠赠)

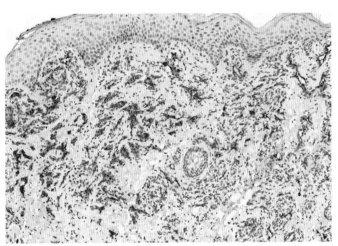

图 2-6-2-1-3 GLUT-1 阳性(重庆医科大学附属儿童医院倪思利医师惠赠)

【鉴别诊断】

绝大多数 IH 结合临床和组织病理检查可以明确诊断,必要时借助超声、CT、MRI 等手段,可帮助判断病变范围。临床需要与血管畸形、Kaposi 样血管内皮瘤、丛状血管瘤、先天性血管瘤(快速退化性先天性血管瘤、非退化性先天性血管瘤两种亚型)相鉴别。结合临床与组织病理相对容易与以上疾病鉴别,GLUT-1 有助于鉴别,前者内皮 GLUT-1 阳性,而后者该标记物为阴性,且皮损出生时就已经出现。

(陈洪晓)

二、疣状血管瘤

【概念】

疣状血管瘤(verrucous hemangioma,VH),又名疣状

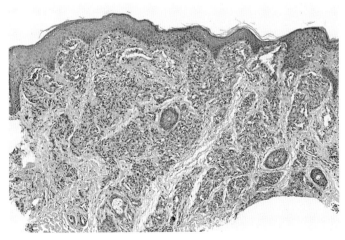

图 2-6-2-1-2B 真皮内显著增生的血管内皮细胞呈团块状、小叶状分布(重庆医科大学附属儿童医院倪思利医师惠赠)

微静脉畸形,2018 年 WHO 皮肤肿瘤分类将其命名更新为疣状静脉畸形(verrucous venous malformation, VM),其本质上是一种血管畸形。

【临床特点】

1. **临床表现**　本病临床少见,无明显性别差异。大多在出生时或婴幼儿时出现,但有时会在儿童期甚至成年后出现,往往因反复破溃感染才被关注。约 95% 发于下肢远端,偶尔见于躯干、龟头。病变轻微隆起皮面,紫红色斑块,不会自发消退,且会随着年龄而缓慢扩大增厚。大多情况下单发,也可多发,可沿 Blaschko 线呈线性或螺旋状分布。可反复出现感染、出血等并发症。相关疾病包括 Cobb 综合征、Kasabach-Merritt 综合征和小汗腺血管瘤性错构瘤,可出现类似疣状血管瘤的损害(图 2-6-2-2-1)。

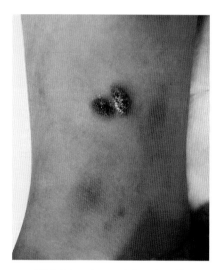

图 2-6-2-2-1　下肢紫红色斑块

2. **治疗**　不会自行消退,主张彻底手术切除,但术后复发率仍高。冷冻、电灼、激光等作为辅助治疗,可防止复发或延缓病灶发展。口服西罗莫司对疣状静脉畸形是否有效,尚需要进一步临床验证。

3. **预后**　如不能完全手术切除,会缓慢、持续性扩展。

【发病机制】

为非家族性病变,在某些患者中发现 *MAP3K3* 基因存在体细胞错义突变。

【病理变化】

镜下观　主要特征为显著增生的表皮,以及真皮、皮下大量扩张的毛细血管及小静脉(图 2-6-2-2-2A)。表皮致密角化过度伴角化不全,可见浆痂,棘层增厚呈乳头瘤样增生。扩张充血的毛细血管及小静脉在大多数情况下累及真皮乳头层、网状层和皮下组织,小叶状生长模式在深部组织中较明显(图 2-6-2-2-2B、图 2-6-2-2-2C)。有丝分裂象很少或无。

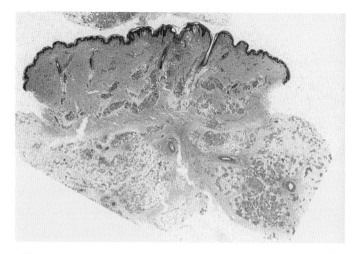

图 2-6-2-2-2A　角化过度,表皮乳头瘤样增生,真皮全层见扩张毛细血管及小静脉

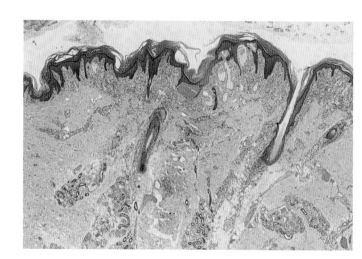

图 2-6-2-2-2B　真皮乳头层多个扩张充血的毛细血管及小静脉

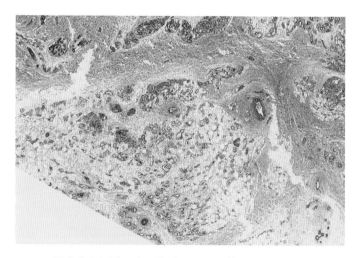

图 2-6-2-2-2C　皮下脂肪层毛细血管呈小叶状生长

D2-40 和 Prox1 阴性,大多数情况下 GLUT-1 阳性,内皮细胞 WT1 阴性支持血管畸形。

【鉴别诊断】

血管角皮瘤　包含孤立性、Fordyce 和 Mibelli 血管角皮瘤,以及弥漫性体部血管角皮瘤 4 种亚型,为一组异质性疾病,临床表现差异很大,但组织病理学表现类似,仅表现为真皮乳头层毛细血管的显著扩张,而 VH 还同时累及真皮网状层及皮下脂肪层。血管角皮瘤可不同程度地表达淋巴管标记 D2-40 和 Prox1,而 VH 则为阴性。

(陈洪晓)

三、樱桃状血管瘤

【概念】

樱桃状血管瘤(cherry hemangioma,CH),又名樱桃血管瘤、老年血管瘤、老年性血管瘤、Campbell-de-Morgan 斑点,系毛细血管瘤的一种亚型,为发生于真皮浅层的良性、获得性小叶状毛细血管增生,而非血管畸形。

【临床特点】

1. **临床表现**　青少年发病占 5%,75 岁以上发病者占 75%,无性别差异。多发性 CH 发病可能与怀孕、肝移植、移植物抗宿主病、免疫抑制环孢素治疗、原发性胆管炎、接触化学品(溴化物、硫芥子气)、家族性鲜红痣等有关。最常见的发病部位是躯干,其次是上肢,下肢少见。表现为单个或多发性、1～5mm 大小的红色丘疹,通常无自觉症状,随年龄增长而增多(图 2-6-2-3-1)。

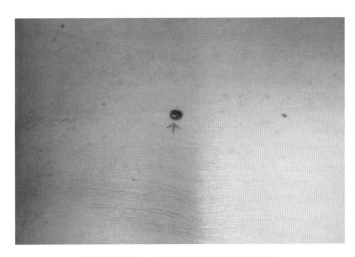

图 2-6-2-3-1　背部单发红色丘疹,质软

2. **治疗**　一般无须治疗,必要时可选择冷冻、电凝、激光、刮除或手术切除。

3. **预后**　良好。

【发病机制】

小部分病例中发现存在 *HRAS* 和 *KRAS* 基因突变。

【病理变化】

镜下观　主要特征为真皮浅层毛细血管瘤,血管壁淡红而透明。病变早期真皮乳头下方明显的内皮细胞和狭窄的毛细血管呈小叶状分布,以后毛细血管随皮损增

长而逐渐扩张。在完全成熟期,可见许多中等扩张的毛细血管,管壁内衬扁平内皮细胞。间质疏松,两侧表皮可呈衣领状包绕真皮内血管瘤(图 2-6-2-3-2A、图 2-6-2-3-2B)。

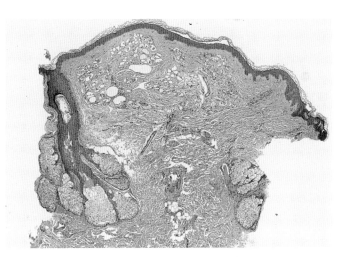

图 2-6-2-3-2A　真皮乳头内血管瘤

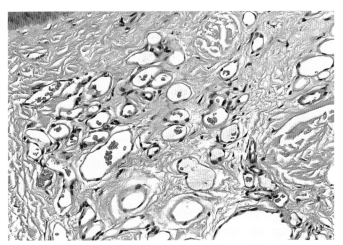

图 2-6-2-3-2B　扩张血管管壁淡红透明,内衬扁平内皮细胞

【鉴别诊断】

小叶性毛细血管瘤　呈外生性息肉样,分叶状结构相对更加明显,内皮细胞肿胀并突向管腔。

(陈洪晓)

四、小叶性毛细血管瘤

【概念】

小叶性毛细血管瘤(lobular capillary hemangioma,LCH),又名化脓性肉芽肿/毛细血管扩张性肉芽肿,为一种常见的皮肤、黏膜良性血管性肿瘤,由毛细血管增生形成小叶状结构而得名。

【临床特点】

1. **临床表现**　发病年龄广泛,无性别差异。其亚型

包括发生于怀孕期间的妊娠肉芽肿、皮下或深层化脓性肉芽肿、静脉内化脓性肉芽肿。通常生长迅速，呈蓝色或红色息肉样外观，表面糜烂，轻微触碰易出血（图 2-6-2-4-1）。偶尔会发生多发性病变，儿童复发性病例可能与多发性卫星状损害有关。可见于鲜红斑痣和其他血管畸形，也可与多种药物和生物制剂有关，包括维 A 酸和 BRAF 抑制剂，罕见于真皮/皮下或静脉注射部位。

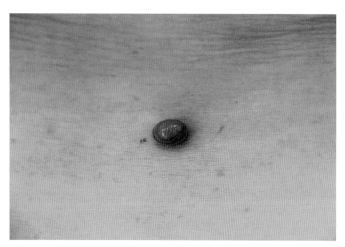

图 2-6-2-4-1 病变呈红色息肉样外观，表面糜烂

2. **治疗** 可选择手术切除、刮除、脉冲染料激光或电凝，或采取局部应用咪喹莫特、局部注射类固醇激素保守治疗。

3. **预后** 良好，约 10% 的病例治疗后复发。

【发病机制】

目前认为是一种肿瘤性血管增生。研究表明，血管内皮细胞表达包括 CD31、ERG 在内的血管标志物，血管周皮细胞中 SMA 阳性。散发性 LCH 和发生于鲜红斑痣的血管瘤可能与 RAS 家族和 *BRAF* 基因突变有关（主要是 c. 1799T>A）。

【病理变化】

镜下观 主要表现为小叶状毛细血管瘤，早期病变为致密的内皮细胞，晚期病变出现更多扩张的血管。表皮常呈衣领状，表面常有糜烂和结痂。

病变呈外生性生长，呈息肉样，两侧表皮向内弯曲呈衣领状包绕肿瘤组织（图 2-6-2-4-2A、图 2-6-2-4-2B）。表皮可完整或糜烂，常发生溃疡。表皮完整时炎症反应缺如，而表皮糜烂、溃疡时浅表部位常见明显的中性粒细胞浸润，但深部炎性反应轻微，可伴有水肿。血管瘤组织常被黏液样基质包绕，基质中散在肥大细胞。有丝核分裂象常见，局灶性细胞学异型特别见于黏膜病变（图 2-6-2-4-2C）。陈旧性损害可见纤维化改变。深部和静脉内化脓性肉芽肿具有类似组织学特征，但缺乏炎症成分。

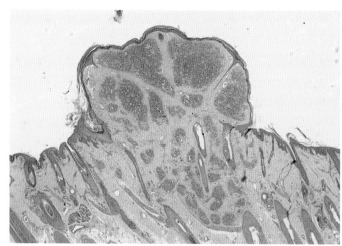

图 2-6-2-4-2A 病变呈外生性生长，似息肉样，两侧表皮向内弯曲呈衣领状包绕肿瘤组织

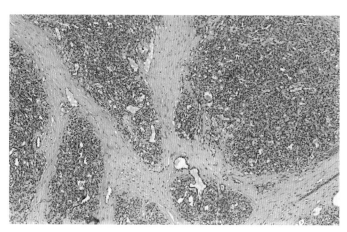

图 2-6-2-4-2B 肿瘤呈小叶性结构，由密集的血管内皮细胞组成，小叶间具有纤维间隔

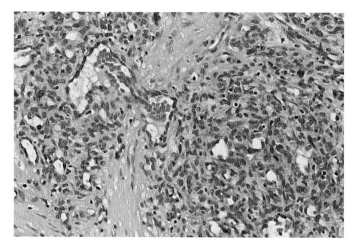

图 2-6-2-4-2C 内皮细胞增生，凸向管腔

【鉴别诊断】

1. **斑块型 Kaposi 肉瘤** 组织病理结构与 LCH 相似，前者红细胞排列于梭形细胞束间，伴裂缝状间隙形成，胞质内见嗜酸性小球，通常 HHV-8 阳性。

2. **杆菌性血管瘤病** 一种感染性血管增生症，主要由革兰氏阴性杆菌汉赛巴尔通体菌感染引起,组织学与 LCH 相似,但通常没有明显的分叶,且深层可见特征性成簇聚集的中性粒细胞,Warthin-Starry 染色可显示巴尔通体。

(陈洪晓)

五、海绵状血管瘤

【概念】

海绵状血管瘤(cavernous hemangioma,CH)表现为真皮/皮下组织中充满血液的大而扩张的血管性增生。目前确切定义尚不明确,与婴儿血管瘤具有相同的发病年龄、性别和解剖分布,往往比婴儿血管瘤更大更深,且病变不会自然消退。

主要包括窦状血管瘤、Maffucci 综合征和蓝色橡皮疱样痣综合征。

【临床特点】

1. 临床表现

(1)窦状血管瘤(sinusoidal haemangioma),又称窦状静脉畸形,为一种罕见的变异型海绵状血管瘤。多见于中年女性,好发于躯干、四肢,特别是乳房的皮下组织内,临床表现为蓝色皮下质软肿物(图 2-6-2-5-1)。

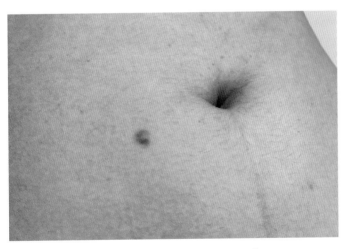

图 2-6-2-5-1 腹部深蓝色皮下结节

(2)Maffucci 综合征(Maffucci syndrome)是一种罕见的存在体细胞镶嵌现象(somatic mosaicism)的、非遗传性中胚层发育不良性疾病,以多发内生软骨瘤合并真皮、皮下组织或内脏的多发血管瘤为主要特征。

(3)蓝色橡皮疱样痣综合征中,海绵状血管瘤可在出生时就已存在或发生于婴儿早期,幼儿期进一步增多并扩大,偶有成年后发病。损害直径从数毫米到 5cm 不等,呈暗红、暗蓝、蓝色、紫色、黑色,质地柔软似橡皮乳头,可压缩,外观具有特征性。皮损可发于皮肤任何部位,口腔黏膜、胃肠道、咽喉、心、肺、肝、脾、胸膜、腹膜、肌肉、骨骼等也可发生。早年亦可发生消耗性凝血病变,DIC 和血小板减少是其严重并发症。

2. 治疗
无自行消退倾向,可选择单纯手术切除治疗,彻底切除后一般不会复发。

3. 预后
良性病变。

【发病机制】

窦状血管瘤病因不明。蓝色橡皮疱样痣综合征可能是血管生成异常,静止性血管扩大。

目前已有文献报道 IDH 基因的体细胞突变与 Maffucci 综合征相关,Pansuriya 等研究发现,77% 的 Maffucci 综合征患者携带 IDH1 和/或 IDH2 突变。

【病理变化】

镜下观 窦状血管瘤呈小叶状,部分与皮下脂肪小叶分界不清。其典型特征是显著扩张充血的薄壁血管腔紧密相连,似筛状或窦状。管腔由单层扁平内皮细胞排列而成,缺乏平滑肌,间质少,通常缺乏小叶状结构(图 2-6-2-5-2A~图 2-6-2-5-2C)。在陈旧性病变中可以看到血栓形成、玻璃样变性、营养不良性钙化甚至梗死灶。

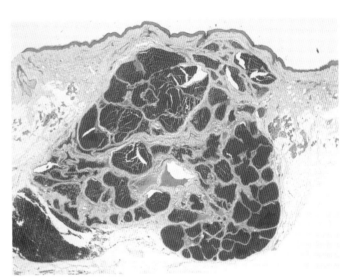

图 2-6-2-5-2A 低倍镜扫视,由大量扩张的毛细血管组成,局部界限不清

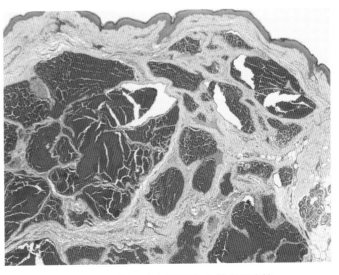

图 2-6-2-5-2B 病变呈筛状,血管相互连接

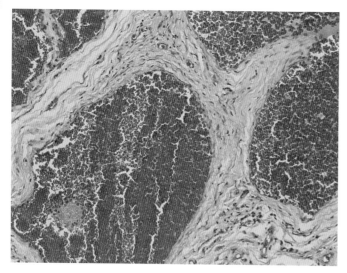

图 2-6-2-5-2C　管壁由单层内皮细胞组成

Maffucci 综合征和蓝色橡皮疱样痣,真皮下部和皮下组织内见大而不规则的充满血液的管腔、血窦,浅表管腔内覆单层内皮细胞,深部发育较好的管壁有平滑肌,管腔内有结缔组织分割。营养不良性钙化也常见。

【鉴别诊断】

窦状血管瘤与高分化血管肉瘤的区别在于后者呈浸润性生长模式,具有多层细胞,细胞有异型性,并可见核分裂象。需要注意的是,发生在胸部的病变,如乳腺的血管肉瘤多是实质性的。

Maffucci 综合征的内生软骨瘤鉴别诊断包括仅表现为多发内生软骨瘤的 Ollier 综合征、骨囊肿、骨巨细胞瘤、骨纤维结构发育不良等有类似影像学表现的疾病。

（陈洪晓）

六、动静脉畸形

【概念】

动静脉血管瘤（arteriovenous hemangioma, AVH）,又称蔓状动脉瘤/肢端动静脉瘤,2018 年 WHO 皮肤肿瘤分类将其命名更新为动静脉畸形（arteriovenous malformation, AVM）,为一种动静脉先天性发育异常导致的血管构造畸形,其特征是动静脉连接异常和高流量的动静脉分流。

【临床特点】

1. **临床表现**　无性别差异,先天发病,但可能要到晚年才有临床表现,大多数为孤立性皮损,直径<1cm。可累及皮肤、皮下组织、骨骼和内脏,好发于头部、颈部和四肢。发生于中老年人嘴唇、口周、鼻子和眼睑的小而浅的血管病变。

浅表亚型为典型的蓝色或红色丘疹或结节（图 2-6-2-6-1）,而累及深部软组织的 AVM 表现为边界不清的蓝色

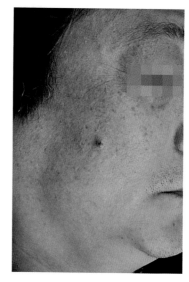

图 2-6-2-6-1　面部单发紫色光滑结节

或红色肿块,可有搏动感,伴有不同程度的动静脉分流,有时会导致局部组织坏死、出血或高输出量心力衰竭。

毛细管畸形-动静脉畸形（CM-AVM）综合征为一种新发现的罕见常染色体显性遗传病,其特征是存在多种小毛细血管畸形及高流量血管畸形的形成,如动静脉畸形（AVM）和/或动静脉瘘（AFV）,通常发生在皮肤、肌肉、大脑和脊椎,很少发生在骨骼中。患病率约为 1/10 万。CM-AVM 可能导致危及生命的并发症,如充血性心力衰竭、AVM 破裂,尤其是颅内病变,可导致极严重的神经系统后遗症。

2. **治疗**　可选择单纯手术切除,对于小而表浅的病变可冷冻或电灼治疗。

3. **预后**　切除不完全的病灶可复发,并通过残余的 AVM 病灶形成新的侧支循环。

【发病机制】

AVM 可能存在 *PIK3CA* 基因突变,已有 *MAP2K1* 基因突变的报道。CM-AVM 发病可能与 *RASA1* 基因突变有关。

【病理变化】

镜下观　病变界限清楚,主要表现为纤维黏液样背景下的小动脉、毛细血管、小静脉与大口径的薄壁动脉和厚壁静脉混合存在,厚壁和薄壁血管内覆单层内皮细胞,厚壁血管倾向于病变中央（图 2-6-2-6-2A、图 2-6-2-6-2B）。在动静脉分流的病变中,动脉迂曲,管壁弹性膜破碎,静脉则显示不规则内膜和/或管壁纤维化。发生在头皮浅层的动静脉血管瘤,其深度受颅骨限制,但组织学表现相似。

【鉴别诊断】

临床上表现为蓝色或红色丘疹或结节时要考虑本

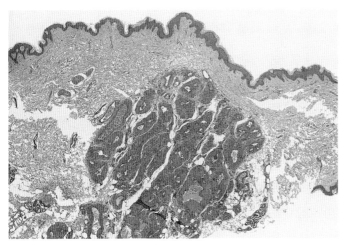

图 2-6-2-6-2A 薄壁动脉和静脉混合存在

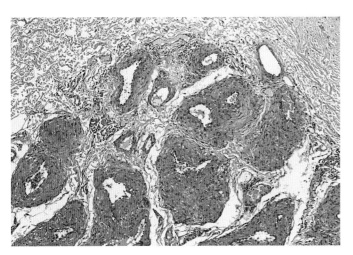

图 2-6-2-6-2B 增生的厚壁血管内衬单层内皮细胞

病,结合相对特征性的组织病理学改变,诊断一般不难,但通常需要仔细的影像学检查,帮助判断病变范围。AVM 中的局灶性、细胞性小血管增生性改变可以模拟婴儿血管瘤,但 GLUT-1 阴性。

（陈洪晓）

七、微静脉血管瘤

【概念】

微静脉血管瘤(microvenular hemangioma, MVH),又称微小毛细血管瘤,为一种相对罕见的获得性血管性肿瘤,可能是静脉畸形的亚型。

【临床特点】

1. **临床表现** 多见于青壮年,男女之比为 1:1.2。好发于躯干,其次是四肢、头颈部。80% 为体积较小(偶尔更大)的单发皮损,红色、紫色或棕色的丘疹、斑片或斑块,多数无自觉症状,偶有痒痛感(图 2-6-2-7-1)。超过10% 的病例患有急性髓细胞白血病、哮喘、高血压、甲状腺功能减退、POEMS 综合征和 Wiskott-Aldrich 综合征。

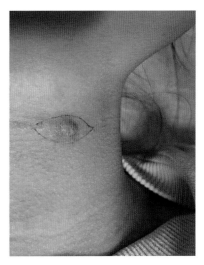

图 2-6-2-7-1 颈部单发淡紫红色丘疹(广州金域医学检验中心王海伦教授提供)

2. **治疗** 由于本病具有自限性,对于较大的或多发性皮损,主张定期随访观察,单发皮损可选择手术切除。

3. **预后** 良性病变,多数皮损具有自限性,常于数月后消退。

【发病机制】

微静脉血管瘤可能与肾小球样血管瘤一样属于反应性增生,部分发生于女性的微静脉血管瘤与怀孕或口服避孕药有关,提示其发生可能与性激素水平有关。

【病理变化】

1. **镜下观** 病变界限不清,真皮全层见薄壁、细长、不规则、分枝状的血管增生,管腔或狭窄或闭塞或轻微扩张,内有少量红细胞,管周绕以血管周皮细胞(图 2-6-2-7-2A、图 2-6-2-7-2B)。血管内皮细胞形态温和,无异型,缺乏核分裂象(图 2-6-2-7-2C)。真皮胶原轻度硬化,不伴炎症细胞浸润,一般无红细胞外溢和含铁血黄素沉积,立毛肌被增生的血管浸润具有相当的特征性。

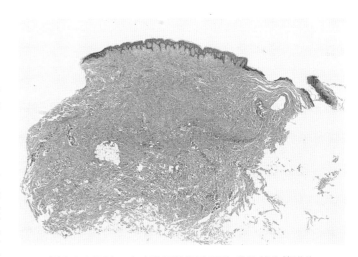

图 2-6-2-7-2A 真皮浅深层见不规则、分枝状血管增生

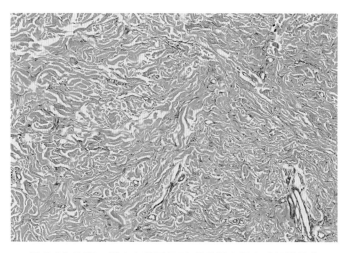

图 2-6-2-7-2B　增生血管不规则,管腔狭窄闭塞或轻微扩张

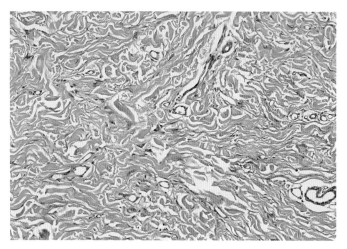

图 2-6-2-7-2C　血管内皮细胞形态温和、无异型,缺乏核分裂象,间质胶原硬化

2. **免疫组化**　血管内皮细胞表达 ERG、CD31 和 CD34,而 Podoplanin(平足蛋白抗体)阴性,血管周皮细胞表达 SMA。

【鉴别诊断】

1. **Kaposi 肉瘤(斑片期和斑块期)**　临床上 MVH 多表现为孤立性皮损,HHV-8 阴性,而 KS 常呈多灶性,且 HHV-8 持续阳性。组织病理上 MVH 呈分枝状,含有红细胞,缺乏异型性和多形性,有血管周皮细胞。而 KS 血管更纤细,不含红细胞,可见扩张的血管围绕正常的血管(岬角征),内皮细胞有异型性,间质内浆细胞和其他炎症细胞较普遍,常有红细胞外溢和含铁血黄素沉积,增生的梭形细胞呈条索状交织排列。

2. **高分化血管肉瘤**　增生的梭形细胞可呈网状交织排列,内皮细胞为多层或乳头状增生,具有异型性改变,常见核分裂象。

其他鉴别诊断包括反应性血管内皮瘤病、鞋钉样血管瘤、簇状血管瘤。

(陈洪晓)

八、鞋钉样血管瘤

【概念】

鞋钉样血管瘤(hobnail hemangioma,HH),又称靶样含铁血黄素沉积性血管瘤(targetoid hemosiderotic hemangioma,THH)/浅表含铁性沉积性淋巴血管畸形,为淋巴内皮源性血管增生性病变,内皮细胞呈鞋钉样。

【临床特点】

1. **临床表现**　本病相对少见,好发于青、中年躯干和四肢,早期研究曾认为男性好发,但事实上似乎性别差异不明显。大多数表现为孤立性红褐色或紫色丘疹,直径 2~3mm,仅部分病例皮损周围绕以狭窄的苍白晕和环状瘀斑,故命名为"靶样含铁血黄素沉积性血管瘤",这种淤血环会随着时间的推移而逐渐消失,遗留丘疹(图 2-6-2-8-1)。某些发生于女性的病变随月经周期变化而改变,提示激素水平变化直接影响该病。

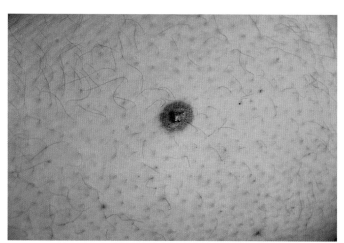

图 2-6-2-8-1　紫黑色丘疹周围可见狭窄的苍白晕和环状瘀斑

2. **治疗**　首选手术切除。

3. **预后**　良性病变。

【发病机制】

病因不明。淋巴内皮标记物 D2-40 阳性,而 CD34 通常阴性或弱阳性,WT1 和有丝核分裂标记物阴性,支持浅表淋巴管畸形的推论。有学者认为,具有鞋钉样内皮细胞的血管瘤为一组谱系疾病,包括淋巴管内乳头状血管内皮瘤和网状血管内皮瘤,而 HH 代表该病谱的良性端。

【病理变化】

1. **镜下观**　主要特征为病变中央扩张的血管伴平头鞋钉样细胞突向管腔,周围小血管增生,有含铁血黄素沉积。

病变位于真皮内,其基底朝向表皮,呈楔形增生。管壁薄、管腔不规则扩张,管腔内皮细胞胞质少,部分向内呈鞋钉状突向管腔（图 2-6-2-8-2A、图 2-6-2-8-2B），可见局灶性乳头状突起和纤维蛋白血栓。真皮中深部的血管不明显，最终变小、变平，无鞋钉样内皮细胞。常见红细胞外渗、含铁血黄素沉积，血管周围轻度淋巴细胞浸润，偶见浆细胞（图 2-6-2-8-2C）。

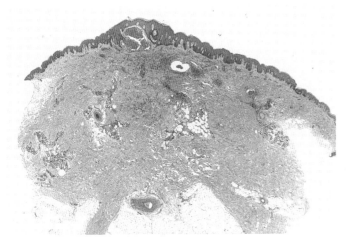

图 2-6-2-8-2A　病变位于真皮内，呈楔形，由薄壁、不规则扩张的血管组成

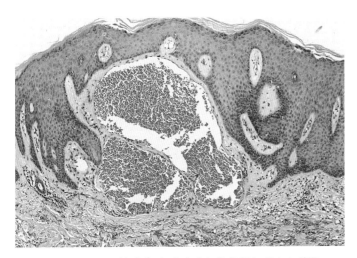

图 2-6-2-8-2B　管壁薄，部分内皮细胞呈鞋钉状突向管腔

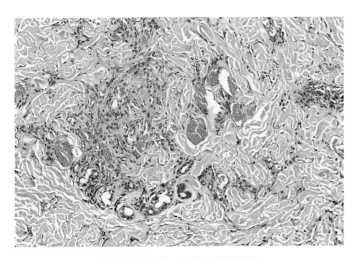

图 2-6-2-8-2C　含铁血黄素沉积

2. 免疫组化　淋巴内皮标记物 D2-40 阳性，WT1 和有丝核分裂标记物阴性。雌激素和孕激素受体一致阴性，但某些病变随月经周期呈周期性变化。

【鉴别诊断】

组织学上需要与斑片期 Kaposi 肉瘤、高分化血管肉瘤、网状血管内皮瘤、乳头状淋巴管血管内皮瘤（Dabska 肿瘤）相鉴别。

（陈洪晓）

九、获得性弹性组织变性血管瘤

【概念】

获得性弹性组织变性血管瘤（acquired elastotic hemangioma，AEH）为一种相对罕见的血管病变，是皮肤获得性血管瘤的一种亚型。

【临床特点】

1. 临床表现　2002 年由 Requena L 等首先报道，认为是皮肤获得性血管瘤的一种临床病理亚型。多见于中老年人，女性多见，好发于曝光部位，也可发生于上肢、颈部、上胸部、肩部、锁骨处、下唇、鼻背，以上肢尤为常见。表现为红色或紫罗兰色单发斑块（图 2-6-2-9-1），皮损生长缓慢，一般无自觉症状。

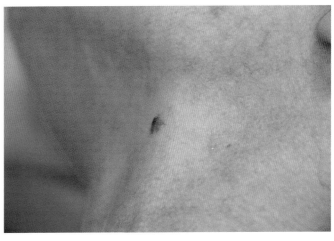

图 2-6-2-9-1　颈部单发紫红色斑丘疹

2. 治疗　可选择手术切除。

3. 预后　生物学行为良性。

【发病机制】

本病具体机制不详，但好发于曝光部位，可能与紫外线密切相关。

【病理变化】

1. 镜下观　病变位于真皮浅中层，毛细血管呈带状增生，与表皮平行，常发生于日光性弹性组织变性的基础上，可见部分血管内皮细胞呈鞋钉样突向管腔（图 2-6-2-

9-2A、图2-6-2-9-2B），但无红细胞外溢及含铁血黄素沉积。真皮乳头层可见一狭窄境界带。

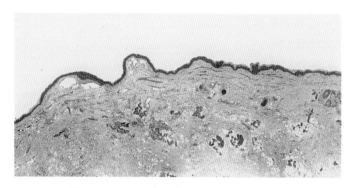

图2-6-2-9-2A 真皮浅层带状毛细血管增生

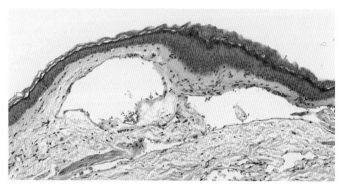

图2-6-2-9-2B 日光性弹性组织变性的基础上毛细血管增生扩张，血管内皮细胞呈鞋钉样突向管腔

2. 免疫组化 毛细血管内皮细胞CD31和CD34阳性，血管周细胞SMA阳性，有报道大多数病例内皮细胞表达D2-40。

【鉴别诊断】

1. **斑块期Kaposi肉瘤** 由形态一致的梭形细胞和假血管性裂隙组成，伴浆细胞浸润和含铁血黄素沉积，免疫组化显示HHV-8阳性。

2. **鞋钉样血管瘤** 皮损为单发红色丘疹或斑疹，周围有一圈苍白晕或淤血环，可呈特征性靶样外观，组织病理为楔形血管增生，其基底朝向表皮，内皮细胞呈鞋钉样，局部血管乳头状突起，红细胞外溢及含铁血黄素沉积可显著，缺乏日光弹力纤维变性改变。

其他鉴别诊断包括樱桃状血管瘤（如老年性血管瘤）、获得性丛状血管瘤。

（陈洪晓）

十、皮肤上皮样血管瘤性结节

【概念】

皮肤上皮样血管瘤性结节（cutaneous epithelioid angiomatous nodule，CEAN）是近期报道的一种良性血管肿瘤，属于具有上皮样内皮细胞特征的谱性血管肿瘤病变之

一，可能是反应性病变。

【临床特点】

1. **临床表现** 本病罕见，发病年龄宽泛（10～82岁），男女之比为2：1。表现为单发的红色或紫红色丘疹或结节，偶见多发性皮损。先前认为皮损多见于躯干和四肢，后来研究发现好发于颈部，偶见于面部及外耳等部位，罕见于鼻腔、阴茎腔和龟头等黏膜部位。

2. **治疗** 可选择单纯手术切除，也有报道局部外用糖皮质激素后皮损消退。

3. **预后** 是一种良性病变，目前尚无术后复发或转移的报道。

【发病机制】

不详。

【病理变化】

1. **镜下观** 病变特点为真皮上部边界清楚的增生性改变，肿瘤细胞为上皮样，胞质丰富、嗜酸性，呈片状分布，几乎没有血管管腔形成，但可见胞质内空泡。细胞无明显异型性，核分裂象偶见，细胞核大、卵圆形、空泡状、嗜碱性（图2-6-2-10-1A、图2-6-2-10-1B）。肿瘤间质稀疏，其间可见散在的单核细胞和嗜酸性粒细胞，可见含铁血黄素沉积及红细胞外渗。

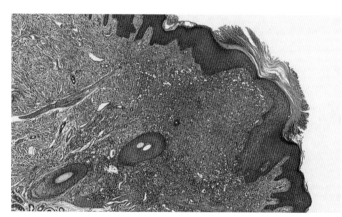

图2-6-2-10-1A 真皮上部边界清楚的增生性改变（Dirk M. Elston教授惠赠）

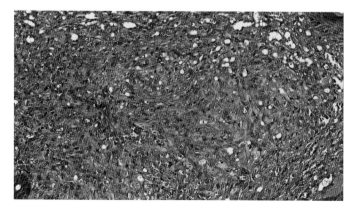

图2-6-2-10-1B 肿瘤细胞呈上皮样，胞质丰富、嗜酸性，可见胞质内空泡（Dirk M. Elston教授惠赠）

2. **免疫组化** 上皮样细胞表达血管内皮标记 CD31、CD34 和 ERG。

【鉴别诊断】

1. **上皮样血管瘤** 好发于头颈部,皮损单发或多发,典型组织病理显示管腔形成更为显著,炎症细胞浸润更明显,包含大量嗜酸性粒细胞。

2. **上皮样血管内皮瘤** 是一种低度恶性肿瘤,好发于深部软组织、内脏器官及骨骼,较少累及皮肤,组织病理显示上皮样细胞具有明显核异型性。

3. **上皮样血管肉瘤** 容易转移,预后差。组织病理显示上皮样内皮细胞呈浸润性生长,伴大片坏死,核异型性更为显著,核分裂象更多见(常大于 10 个/10HPF),免疫组化表达血管内皮标记和 CK。

4. **假肌源性血管内皮瘤(上皮样肉瘤样血管内皮瘤)** 细胞密度低,境界欠清,其胞质更为丰富、嗜酸性更强,且有轻度的细胞异型性,免疫组化表达 CK 和 FOSB。

其他鉴别诊断包括杆菌性血管瘤、转移癌、转移性黑色素瘤。

(陈洪晓)

十一、上皮样血管瘤

【概念】

上皮样血管瘤(epithelioid hemangioma,EH),又名嗜酸性粒细胞增多性血管淋巴样增生或血管淋巴样增生伴嗜酸性粒细胞增多(angiolymphoid hyperplasia with eosinophilia,ALHE)/组织细胞样血管瘤/假化脓性肉芽肿,为一种真皮和/或皮下组织的良性反应性血管增生,通常伴有炎性浸润。

【临床特点】

1. **临床表现** 本病好发于亚洲人,其次是白种人,可发生于各个年龄段,但以青中年好发,女性多见。好发于头皮和颈部,也可见于外耳道、上肢、手部、腋窝、腹股沟、口腔、舌、淋巴结、骨、睾丸和卵巢等部位。约 20% 的患者会出现血嗜酸性粒细胞增多和淋巴结病,发生于皮肤以外的部位时常缺乏炎性成分。单发者占 80%,表现为紫红色斑块、丘疹或结节,多发者常局限于一侧(图 2-6-2-11-1)。一般无自觉症状,偶有疼痛或瘙痒。

2. **治疗** 手术切除为最佳选择,还可选择外用咪喹莫特、冷冻、光动力疗法、皮损内注射糖皮质激素或细胞毒药物、放疗、射频治疗、点阵激光等方法。

3. **预后** 部分可自行消退,约 30% 可能出现局部复发。

【发病机制】

EH 的病因和发病机制尚不明确,是继发于创伤、动

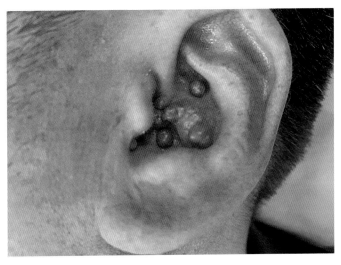

图 2-6-2-11-1 耳部多发淡红色至红色结节

静脉损伤等因素所致的反应性改变,还是内皮细胞来源的肿瘤性增生,意见尚未统一,但似乎后者更被认可。以前认为本病与 Kimura 病重叠的观点是错误的,因为后者在形态学上是一种完全独立的免疫介导的疾病。

【病理变化】

1. **镜下观** 病变主要位于真皮层,偶见于皮下组织或更深组织,低倍镜下见增生的血管形成小叶状团块,中心为厚壁的血管,周围为增生的毛细血管(图 2-6-2-11-2A、图 2-6-2-11-2B)。管腔上皮样内皮细胞胞质丰富、嗜酸性,核呈卵圆形,具有泡状核,部分呈蟹眼样或鹅卵石样突入管腔。间质内浸润细胞以淋巴细胞和嗜酸性粒细胞为主,可见浆细胞,有时嗜酸性粒细胞很少或缺如,淋巴样滤泡少见,晚期可出现间质纤维化,炎症细胞明显减少(图 2-6-2-11-2C)。病变上方表皮可表现为棘层增厚,并可伴有浅表糜烂。

2. **免疫组化** CK 和 HHV-8 阴性,在 75% 的阴性病变中可检测到 CK-AE1/AE3 局灶阳性。

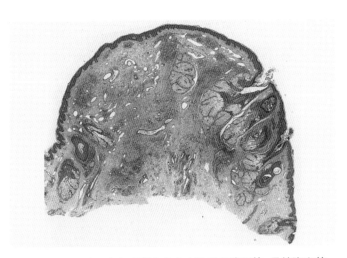

图 2-6-2-11-2A 病变表现为多个小叶状细胞团块,见扩张血管

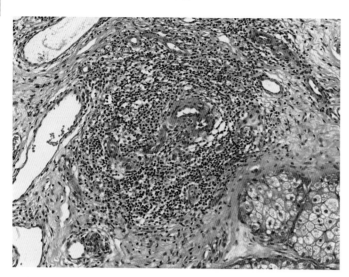

图 2-6-2-11-2B 小叶状团块中心为厚壁血管,周围炎症细胞浸润

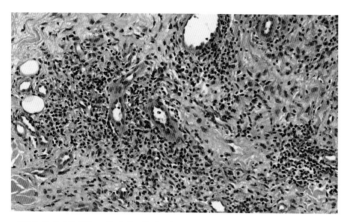

图 2-6-2-11-2C 内皮细胞胞质丰富、嗜酸性,核呈卵圆形,呈蟹眼样突入管腔间质,浸润细胞以淋巴细胞和嗜酸性粒细胞为主,可见浆细胞

【鉴别诊断】

1. 木村病(Kimura disease,KD) 与皮下型 EH 的组织病理表现极为相似,鉴别困难。但 KD 被认为是一种免疫介导性疾病,男性好发,有广泛发生的倾向,通常伴有唾液腺和淋巴结受累,与肾脏疾病尤其是肾病综合征有重要关联,常伴有高 IgE 血症、外周血嗜酸性粒细胞增多。组织病理上显著的炎症细胞浸润和大量的淋巴样滤泡增生,可见嗜酸性脓肿和明显的间质纤维化。血管增生更轻,为薄壁血管样增生,管腔内皮细胞扁平,无显著的嗜酸性上皮样改变。

2. 上皮样血管肉瘤 好发于中老年男性,常表现为出血性肿块,边界不清,可伴持续性疼痛。组织病理上可伴有淋巴细胞浸润,但嗜酸性粒细胞少见,核异型性改变,核分裂象易见,可出现过度着色和胶原分割现象。免疫组化 CD31、CD34、CK、波形蛋白在大多数上皮样血管肉瘤中呈阳性表达。

其他鉴别诊断包括化脓性肉芽肿、淋巴组织增生性疾病。

(陈洪晓)

十二、梭形细胞血管瘤

【概念】

梭形细胞血管瘤(spindle cell hemangioma,SCH),过去又称梭形细胞血管内皮瘤(hemangioendothelioma),是一种血管畸形相关的,由梭形细胞、扩张的管腔和空泡化内皮细胞组成的良性肿瘤。

【临床特点】

1. 临床表现 本病临床罕见,年龄分布广泛,多见于成年人,无性别差异。好发于四肢远端,尤其多见于手足,少见于躯干、头颈部和外阴。典型皮损为皮内和皮下单发或多发性蓝色或暗红色结节,病程缓慢,数年后可出现新发皮损。部分患者可伴发先天性淋巴水肿、Maffucci 综合征(多发性骨内生性软骨瘤合并海绵状血管瘤)、Klippel-Trenaunay 综合征(血管畸形、静脉曲张和软组织及骨肥大三联征)、动静脉瘘,罕见于早发性静脉曲张、急性粒单核细胞白血病、上皮样血管内皮细胞瘤、生殖细胞瘤和小汗腺血管瘤样错构等。

2. 治疗 首选单纯手术切除,还可选择皮损内注射糖皮质激素、冷冻、激光、放疗、细胞毒药物和选择性栓塞等治疗手段。

3. 预后 不伴内脏损害,罕见自行消退。复发情况报道不一,2018 版 WHO 皮肤肿瘤分类认为该病为良性病变,一般不复发,但大多数资料认为切除后复发率可达 58% ~ 60%。

【发病机制】

本病曾一度被认为是低度恶性血管肉瘤,后续研究提出本病为反应性增生或血管畸形。最常见突变形式为 IDH1 p. R132C(64% ~ 81%),其他包括 IDH2 p. R172S、IDH2 p. R172G、IDH2 p. R172T、IDH2 p. R172M。有研究发现,SCH 中的 IDH1 p. R132C 突变与 Maffucci 综合征中的发现相同,支持其为良性病变。

【病理变化】

1. 镜下观 病变累及真皮、皮下组织,界限清楚,没有包膜。不同比例的实性梭形细胞区域与海绵状血管瘤样区相混合为主要特征,可见"静脉石"(图 2-6-2-12-1A)。实性区可见形态温和的梭形细胞、上皮样内皮细胞和"塌陷的"裂隙状血管腔隙;不规则扩张的海绵状血管腔壁薄,腔内常可见血栓,部分病例血栓机化伴静脉石形成(图 2-6-2-12-1B)。梭形细胞胞质淡染,胞核深染、梭形伸长,核仁不太明显(图 2-6-2-12-1C)。还可见部分上皮样肿瘤细胞呈局灶性聚集,部分上皮样肿瘤细胞可见胞质空泡化改变,低倍镜下类似脂肪组织,具有诊断特征(图2-6-2-12-1D)。

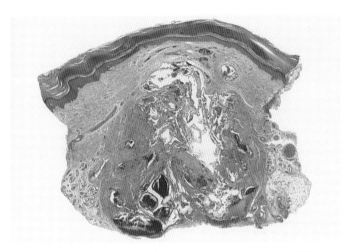

图 2-6-2-12-1A 低倍镜扫视(Tetsunori Kimura 教授惠赠)

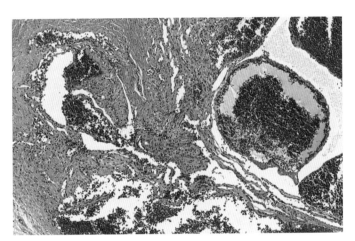

图 2-6-2-12-1B 病变包含梭形细胞和海绵状血管腔 2 种成分,腔内血栓形成(Tetsunori Kimura 教授惠赠)

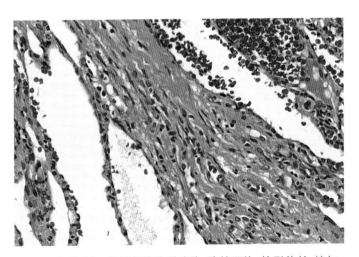

图 2-6-2-12-1C 梭形细胞胞质淡染,胞核深染、梭形伸长,核仁不太明显(Tetsunori Kimura 教授惠赠)

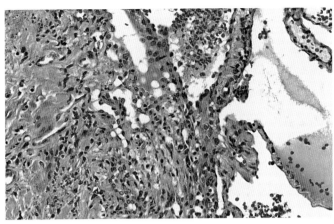

图 2-6-2-12-1D 上皮样肿瘤细胞呈局灶性聚集,部分可见胞质空泡化(Tetsunori Kimura 教授惠赠)

2. 免疫组化 海绵状血管腔样区域及上皮样肿瘤细胞表达血管内皮标志物 CD34、CD31、FLI-1 和 ERG,而肿瘤的梭形细胞表达 SMA,提示其本质为平滑肌细胞或血管周皮细胞。

【鉴别诊断】

主要与斑块期 Kaposi 肉瘤鉴别,Kaposi 肉瘤常发生于免疫系统缺陷综合征的患者,HHV-8 阳性,缺乏 SCH 中的海绵状血管腔样区域及空泡状上皮样细胞,其肿瘤细胞异型性及核分裂象通常较 SCH 显著,且常常含有特征性的玻璃样小球。

(陈洪晓)

十三、共质体性血管瘤

【概念】

共质体是指活细胞内的原生质体通过胞间连丝及质膜本身互相连接成的一个连续整体。在肿瘤性病变中,共质体性多用来形容一些含有核深染、核不规则的畸形细胞和合体样多核细胞肿瘤。共质体性的同义词包括奇异性(bizarre)和多形性(pleomorphic),还有一些肿瘤采纳了退变性和不典型性等名称。

共质体性血管瘤(symplastic hemangioma,SH)系先前出现的血管瘤出现广泛退行性改变,存在多形性退化的血管平滑肌样和间质细胞。曾被称为血管平滑肌脂肪瘤改变伴多形性和奇异的软组织血管肌瘤,现在建议选择古老的血管瘤这一命名。

【临床特点】

1. 临床表现 关于 SH 的报道较少,从目前有限的病例报告来看,先前就已存在的血管瘤通常没有被识别,或者代表的是蔓状动脉瘤,非常类似于恶性肿瘤。本病好发于青年或中老年的四肢或面部,男性稍多见(图2-6-2-13-1)。肿瘤多位于真皮内,偶可位于皮下,极少数发生于深部组织。

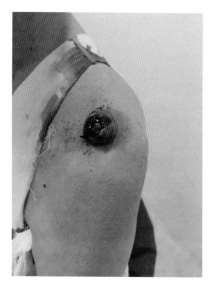

图 2-6-2-13-1　肩膀红色半球状结节伴破溃（太原市中心医院姚丽峰教授惠赠）

2. **治疗**　手术切除。

3. **预后**　良好。

【发病机制】

潜在的发病机制归因于炎症或缺氧。

【病理变化】

1. **镜下观**　以血管壁和间质内的多形性细胞为特点。病变大体上呈息肉状，边界清楚，往往表现为特征性的蜿蜒状动脉瘤或毛细血管样血管瘤（图 2-6-2-13-2A）。管壁厚薄不一，以增厚为多，管腔扩张充血，管腔内可有血栓形成，部分病例可伴有血管内皮乳头状增生（图 2-6-2-13-2B）。管壁中外膜和血管周围的间质内可见核深染而不规则的畸形细胞或合体多核样细胞，核分裂象罕见（图 2-6-2-13-3）。部分病例中偶见病理性核分裂象，但并不意味着恶性。间质水肿通常见黏液样变或出血灶，可见淋巴细胞浸润和肥大细胞。

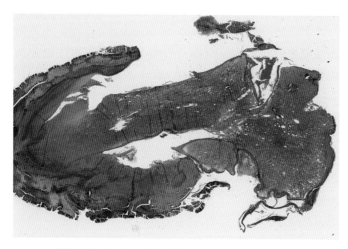

图 2-6-2-13-2A　病变大体上呈息肉状，边界清楚

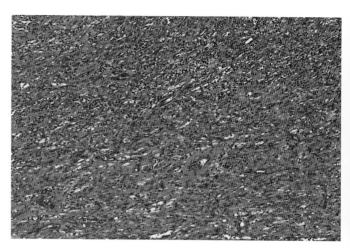

图 2-6-2-13-2B　肿瘤由管壁厚薄不一的血管构成，管腔扩张充血，管腔内可有血栓形成

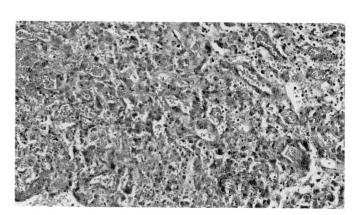

图 2-6-2-13-3　血管壁及周围间质内可见核深染而不规则的畸形细胞或合体多核样细胞（太原市中心医院姚丽峰教授惠赠）

2. **免疫组化**　畸形细胞表达 α-SMA，不表达 CD34 和结蛋白，提示具有血管壁内平滑肌样细胞分化。间质表达 CD34 和 CD68。

【鉴别诊断】

1. **血管肉瘤**　表现为有细胞学异型性的多层内皮细胞增殖，核分裂象多见，血管内皮细胞增生活跃，具有核分裂和多分化潜能。

2. **多形性透明变性血管扩张性肿瘤**　与 SH 有点相似，也是由扩张的血管组成，血管之间的间质内可见核大、深染的畸形细胞或多形性细胞，但与 SH 不同的是，发生于皮下组织或更深的软组织内，表现为显著的簇状增生薄壁血管结构，呈分叶状浸润性生长。畸形细胞分布于扩张的血管之间而非血管壁，核内常可见包涵体，管壁常伴有玻璃样变性或纤维素沉积。免疫组化标记畸形细胞可表达 CD34，而 α-SMA 多为阴性。

3. **多形性血管平滑肌瘤**　血管平滑肌瘤内的平滑肌细胞偶可有退行性变，但血管平滑肌瘤以增生的平滑肌细胞为主，血管成分相对较少，且常呈裂隙样，血管壁内无畸形细胞，血管之间的间质内一般无淋巴细胞浸润。

4. **多核细胞性血管组织细胞瘤**　病变常呈多灶性，紫罗兰色丘疹，镜下由增生的小毛细血管和小静脉组成，多核细胞分布于血管之间致密的胶原纤维内，免疫组化标记提示多核细胞为成纤维细胞性，不表达肌动蛋白。

（陈洪晓）

十四、血管瘤病

【概念】

血管瘤病（angiomatosis）是一种弥漫性血管增生性良性病变，或纵向广泛累及包括皮肤、皮下组织、骨骼肌、骨骼等不同组织，或沿同一组织广泛水平生长。

【临床特点】

1. **临床表现**　好发于女性，发病年龄以儿童和青少年最为常见，成年后的表现尤为突出。皮损分布广泛，最常见于下肢，其次是胸壁、腹部和上肢，罕见的头颈部受累。典型临床表现为皮肤、皮下软组织肿块，甚至骨骼受累，常伴有肢体肥大，还可出现实质器官和中枢神经系统受累，受累区域通常表现为持续肿胀伴疼痛。

2. **治疗**　由于皮损广泛，手术治疗困难，易复发，局部复发率可达60%～90%。

3. **预后**　良性病变。

【发病机制】

不详。

【病理变化】

具有两种组织学模式，两种模式中都存在成熟的脂肪组织与血管混合现象。第一种模式最常见，由管腔较大的静脉、海绵状血管和毛细血管构成，静脉肌层通常不完整，在大的血管壁中可以看到小血管（图2-6-2-14-1A、图2-6-2-14-1B）。第二种模式主要由灶性小叶状结构的毛细血管构成（图2-6-2-14-1C）。其他特征包括周围神经浸润、骨化生、黏液样改变。

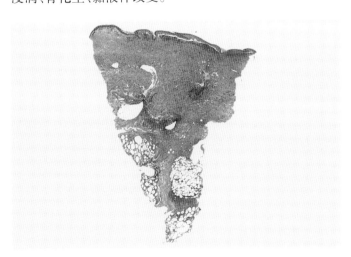

图2-6-2-14-1A　低倍镜扫视，病变弥漫，境界不清（Dirk M. Elston 教授惠赠）

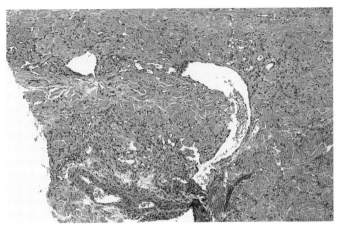

图2-6-2-14-1B　病变由不规则静脉管壁、海绵状血管间隙和毛细血管组成，静脉肌层不完整（Dirk M. Elston 教授惠赠）

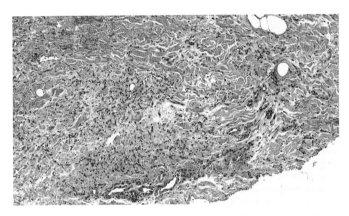

图2-6-2-14-1C　灶状小叶状毛细血管增生（Dirk M. Elston 教授惠赠）

【鉴别诊断】

由于其浸润性生长，影像学检查可能提示以下鉴别诊断：恶性肿瘤、血管脂肪瘤、肌肉内血管瘤、血管畸形、血管角化瘤（浅表）。

（陈洪晓）

参 考 文 献

[1] David E. Elder, Daniela Massi, Richard A. Scolyer, et al. WHO Classification of Skin Tumours. 4th ed. Lyon, France: International Agency for Research on cancer, 2018.

[2] David S. Cassarino. Diagnostic Pathology: Neoplastic Dermatopathology. 3rd ed. Mumbai: Elsevier Health Science, 2021.

[3] David E. Elder, Rosalie Elenitsas, Misha Rosenbach, et al. Lever's Pathology of the Skin. 11th ed. Alphen: Wolters Kluwer, 2015.

[4] Dirk M. Elston, Tammie Ferringer. Dermatopathology. 3rd ed. China: Elsevier, 2018.

[5] Eduardo Calonje, Alexander J. Lazar, Boštjan Luzar. Diagnostic Atlas of Cutaneous Mesenchymal Neoplasia. Amsterdam: Elsevier, 2019.

[6] Eduardo Calonje, Thomas Brenn, Alexander Lazar, et al. McKee's pathology of the skin. 4th ed. Philadelphia: Saunders, 2012.

[7] Hoeger PH, Colmenero I. Vascular tumours in infants. Part I: Be-

nign vascular tumours other than infantile haemangioma. Br J Dermatol,2014,171(3):466-473.

[8] Lara-CorralesI,Somers GR,Ho N. Verrucous hemangioma:a challenging vascular lesion. J Cutan Med Surg,2010,14(3):144-146.

[9] Sandhu I,Singh H. A case report of a patient with linear verrucous hemangioma. SaudiJ Med Med Sci,2016,4(2):118-120.

[10] 赵辨.中国临床皮肤病学.2版.南京:江苏凤凰科技技术出版社,2017.

[11] PansuriyaTC,van EijkR,d'AdamoP,et al. Somatic mosaic IDH1 and IDH2 mutations are associated with enchondroma and spindle cell hemangioma in Ollier disease and Maffucci syndrome. Nat Genet,2011,43(12):1256-1261.

[12] 冉立伟,于思思,兰东.获得性弹性组织变性血管瘤1例国内首报.中国皮肤性病学杂志,2017,31(2):127-130.

[13] Divya Gupta,Rashmi Kumari,Sajini Elizabeth Jacob,et al. Cutaneous epithelioid angiomatous nodule versus epithelioid hemangioma:A dilemma. Indian J Dermatol Venereol Leprol,2017,83(1):99-101.

[14] Chi-Shou Lo,Mei-Ching Lee. Case of a cutaneous epithelioid angiomatous nodule on the foot. Journal of dermatology,2013,40(6):480-481.

[15] 约翰·B.马利肯,帕特丽夏·E.巴罗斯,史蒂文·J.菲斯曼. Mulliken 和 Young 脉管疾病:血管瘤和脉管畸形.2版.郑家伟,范新东,汪文杰,译.天津:天津科技翻译出版有限公司,2018.

[16] Panduranga Kamath M,Bhojwani KM,Bhandarkar AM,et al. Angiolymphoid hyperplasia with eosinophilia of root of nose:a rare phenomenon. J Clin Diagn Res,2014,8(3):144-145.

[17] 胡雪、邹燕、陈卉娇,等.梭形细胞血管瘤8例临床病理及分子遗传学特征分析.中华病理学杂志,2022,51(3):196-201.

[18] 徐松,喻林,王坚. 共质体性血管瘤一例.中华病理学杂志,2013,42(8):554-555.

[19] 普雄明,于世荣.皮肤血管肿瘤:文献回顾与修正.皮肤病与性病,2013,35(1):21-24,28.

第三节 低度交界恶性肿瘤（中间型）

一、Kaposi 肉瘤

【概念】

Kaposi 肉瘤（Kaposi's sarcoma,KS）是一种与人类疱疹病毒8型（HHV-8）感染相关的低度恶性血管肿瘤。

【临床特点】

1. 临床表现 在我国,Kaposi 肉瘤主要发生于新疆维吾尔族人,另外与 HIV 感染相关的 Kaposi 肉瘤和器官移植免疫抑制引起的 Kaposi 肉瘤也有报告。临床通常区分为斑片期、斑块期和肿瘤期,皮疹常发生于四肢、口腔等部位,为暗紫红色斑疹、斑块、结节或肿瘤（图2-6-3-1-1）。

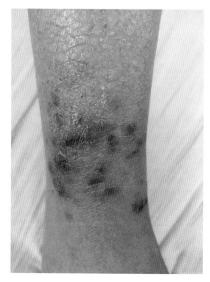

图 2-6-3-1-1　小腿伸侧多发紫红色丘疹

2. 治疗 目前无有效治疗方法,主要治疗方法为控制肿瘤生长,减轻相应症状,方法有手术切除、外部射线治疗、激光治疗和光动力治疗等。当病情进展迅速、皮损广泛或口腔黏膜受累时可考虑系统化疗。

3. 预后 Kaposi 肉瘤的发生与各种原因引起的免疫缺陷有关,患者预后很大程度上取决于患者的原发疾病。

【发病机制】

Kaposi 肉瘤的发生与疱疹病毒8型感染有关,另外HIV 感染、器官移植等免疫抑制是发病诱因。

【病理变化】

1. 镜下观 斑片期表现为真皮浅层散在梭形血管内皮细胞增生,可见到红细胞外溢现象。斑块期增生的内皮细胞数量增多,细胞异型性不明显。斑块期和肿瘤期皮疹血管内皮细胞增生明显,可见明显的裂隙状管腔和血管外红细胞,有时可见到明显的浆细胞浸润,肿瘤细胞可有明显的异型性（图2-6-3-1-2A～图2-6-3-1-2D）。

2. 免疫组化 HHV-8 免疫组化阳性（图2-6-3-1-3A）,血管内皮标记 CD31、CD34 阳性（图2-6-3-1-3B）。Kaposi 肉瘤常表达淋巴管标记,如 D2-40。

【鉴别诊断】

需和假性 Kaposi 肉瘤鉴别,后者往往是淤积性皮炎的继发改变,表现为真皮乳头层血管内皮增生,增生的内皮往往形成小圆形管腔,有含铁血黄素沉积。

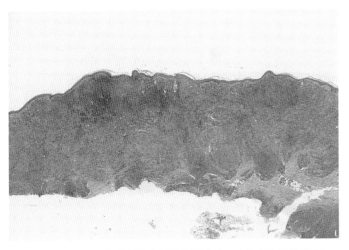

图 2-6-3-1-2A　低倍镜扫视,肿瘤期病变,真皮内弥漫性浸润

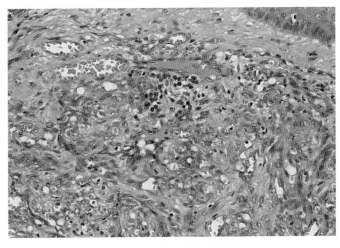

图 2-6-3-1-2D　浆细胞浸润

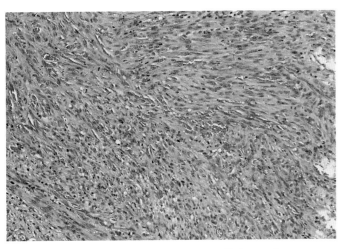

图 2-6-3-1-2B　裂隙状管腔和血管外红细胞

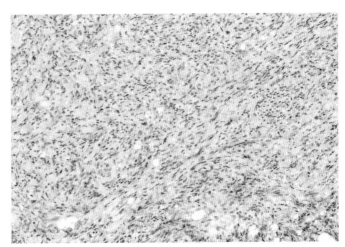

图 2-6-3-1-3A　HHV-8 阳性

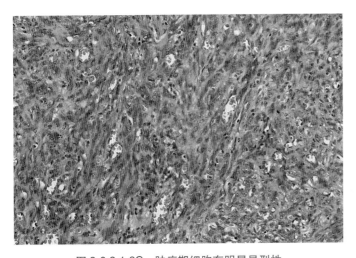

图 2-6-3-1-2C　肿瘤期细胞有明显异型性

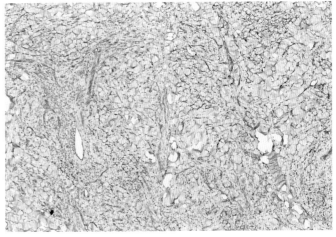

图 2-6-3-1-3B　CD34 阳性

（王　雷）

二、网状血管内皮瘤

【概念】

网状血管内皮瘤（retiform hemangioendothelioma，RH）是一种罕见的以网状血管内皮细胞增生为主要特征的低度恶性肿瘤。

【临床特点】

1. **临床表现** 本病罕见,少见大样本报告。临床表现为斑块或皮下肿瘤,直径通常为数厘米大小,手术后往往多次复发。

2. **治疗** 手术彻底切除。

3. **预后** 约60%的患者手术切除后会出现局部复发,且有极快的转移能力,应注意随访。

【发病机制】

目前尚不明确。

【病理变化】

1. **镜下观** 真皮内浸润生长的肿瘤,在真皮内分割胶原形成网状模式和裂隙状管腔(图2-6-3-2-1A)。多数肿瘤可查见实体性血管内皮细胞增生区域,同时伴有明显的淋巴细胞浸润(图2-6-3-2-1B)。高倍镜下网状血管内皮细胞形成钉突状外观,突入血管腔内,肿瘤细胞具有异型性(图2-6-3-2-1C)。

2. **辅助检查** 增生的内皮细胞表达血管标记(图2-6-3-2-2、图2-6-3-2-3),最近有文献报告本肿瘤表达淋巴管标记。

【鉴别诊断】

需和良性淋巴管内皮瘤鉴别,后者往往在儿童或青年期发病,逐渐进展,病理也形成网状改变,但通常没有淋巴细胞浸润,肿瘤细胞无异型性。

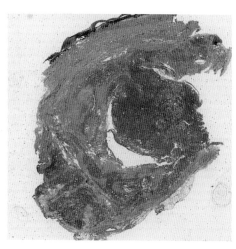

图2-6-3-2-1A 低倍镜扫视,可见肿瘤境界不清(上海市长海医院林万教授及韩换医生惠赠)

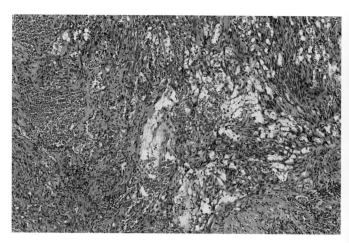

图2-6-3-2-1B 可见实体性血管内皮细胞增生区域,同时伴有明显的淋巴细胞浸润(上海市长海医院林万教授及韩换医生惠赠)

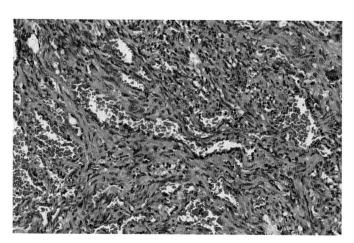

图2-6-3-2-1C 高倍镜下网状血管内皮细胞形成钉突状外观,突入血管腔内,肿瘤细胞具有异型性(上海市长海医院林万教授及韩换医生惠赠)

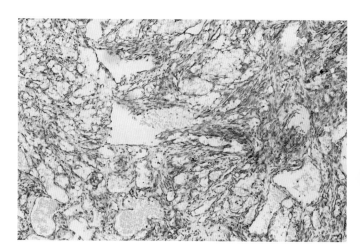

图2-6-3-2-2 CD31阳性(上海市长海医院林万教授及韩换医生惠赠)

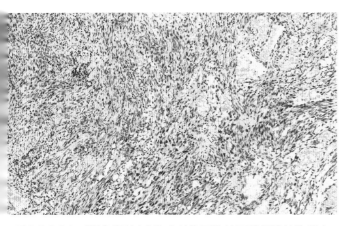

图 2-6-3-2-3　ERG 阳性(上海市长海医院林万教授及韩换医生惠赠)

（王　雷）

三、乳头状淋巴管内血管内皮瘤

【概念】

乳头状淋巴管内血管内皮瘤(papillary intralymphatic angioendothelioma,PILA)是一种发生于儿童的罕见低度恶性血管内皮肿瘤,又称 Dabska 瘤。

【临床特点】

1. 临床表现　发生于儿童,可先天或后天发生。无特定发生部位,但多见于四肢。通常表现为生长缓慢的无症状性斑块或结节。

2. 治疗　完整手术切除,阻止转移或复发。

3. 预后　局部复发率高,但罕见转移。

【发病机制】

目前尚不明确。基于本病内淋巴细胞和内皮细胞的相互作用,以及鞋钉状的高内皮细胞,有人联想到淋巴样器官内淋巴细胞的选择性归巢作用。另外肿瘤细胞强表达血管内皮细胞生长因子受体-3,提示可向淋巴管分化。

【病理变化】

1. 镜下观　表皮大致正常,真皮内肿瘤性血管在低倍镜下呈现海绵状外观,一些管腔内具有乳头状突起,含有纤维性核心及附着的乳头状血管内皮细胞,有时甚至形成类似肾小球样结构。血管内皮细胞呈上皮样形态,胞质染色质略深,核分裂象少见。局部可见类似网状血管内皮瘤样的增生模式。

2. 免疫组化　血管内皮细胞表达血管标记,但也有文献报告部分病例表达淋巴管标记。

【鉴别诊断】

一些反应性血管内皮增生可形成类似的增生模式,也需要和肾小球样血管瘤鉴别。

（王　雷）

四、丛状血管瘤/卡波西样血管内皮瘤

【概念】

丛状血管瘤(tufted hemangioma)或卡波西样血管内皮瘤(Kaposiform hemangioendothelioma),是一种好发于婴幼儿的血管性肿瘤,以致密的血管内皮增生为特点。

【临床特点】

1. 临床表现　丛状血管瘤可见于婴幼儿及成人,皮疹表现为红斑、斑片、斑块或结节(图 2-6-3-4-1)。患者自觉疼痛,与婴幼儿血管瘤有明显区别。卡波西样血管内皮瘤与丛状血管瘤为谱系性疾病,表现为结节、肿瘤性改变,皮疹往往呈暗红色,直径为数厘米,质地坚实。

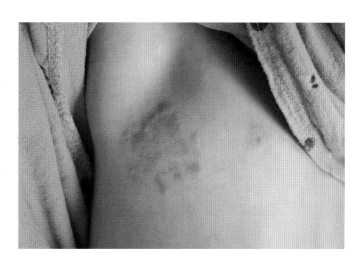

图 2-6-3-4-1　幼儿左腹部淡红色斑丘疹,形状不规则

2. 治疗　广泛手术切除,可辅以环磷酰胺、甲氨蝶呤或干扰素等药物治疗。

3. 预后　无自然消退的情况。

【发病机制】

目前尚不明确。

【病理变化】

1. 镜下观　丛状血管瘤表现为真皮内结节性内皮细胞增生,呈炮弹样分布,增生的内皮细胞排列致密,可形成裂隙状血管,其周围往往可见到不同程度扩张的淋巴管(图 2-6-3-4-2A、图 2-6-3-4-2B)。卡波西样血管内皮瘤表现为真皮内弥漫性内皮细胞增生,增生的内皮细胞致密排列,形成裂隙状管腔,伴有出血现象,类似 Kaposi 肉瘤,但无细胞异型性。在肿瘤周边可见到与丛状血管瘤相重叠的病理改变。

2. 免疫组化　肿瘤细胞部分表达 D2-40 和 Prox1 标记,周围扩张的淋巴管 D2-40 和 Prox1 阳性(图 2-6-3-4-3A、图 2-6-3-4-3B)。

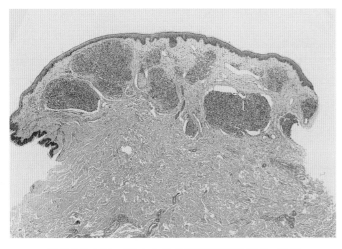

图 2-6-3-4-2A　真皮内肿瘤细胞结节状增生,呈炮弹样散在分布

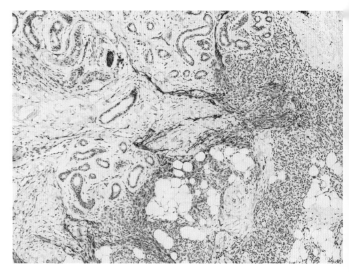

图 2-6-3-4-3B　D2-40 部分阳性

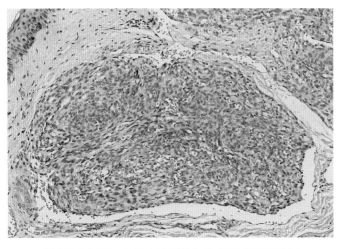

图 2-6-3-4-2B　小叶内裂隙状血管,周边扩张淋巴管

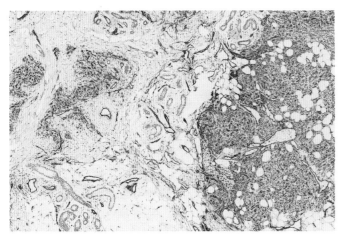

图 2-6-3-4-3A　CD31 弥漫阳性

【鉴别诊断】

婴幼儿血管瘤　是一种以毛细血管小叶增生为特征的良性肿瘤,呈鲜红色或蓝色的结节或斑块,常呈草莓状外观。组织病理表现为真皮和/或皮下显著增生的血管内皮细胞呈团块状分布,但周边无扩张淋巴管,通常表达 GLUT-1,不表达淋巴管标记。

（王　雷）

五、复合性血管内皮瘤

【概念】

复合性血管内皮瘤(composite hemangioedothelioma)是一种有血管分化的肿瘤,具有局部侵袭性,罕见转移,组织学由良性、中间性和恶性成分混合构成。

【临床特点】

1. **临床表现**　临床非常罕见。无性别差异,大多数病例见于成人,年龄范围为 21~71 岁,中位年龄 40 岁,仅有 1 例婴儿期发病。好发于肢端,多见于手足,也可见发生于头颈部。部分患者伴淋巴水肿。典型的临床表现为缓慢生长的单发或多发结节,红棕色或紫红色,直径 0.7~6cm 不等,肿瘤周围可有肿胀导致境界不清。

2. **治疗**　局部广泛切除。对于可疑转移者,建议局域淋巴结清扫。

3. **预后**　局部复发率高,转移取决于发病部位及肿瘤成分构成。

【发病机制】

病因不详。

【病理变化】

1. **镜下观**　真皮深层或皮下浸润性生长,由良性血管瘤、中间型血管内皮瘤和血管肉瘤成分混合构成,肿瘤内可见大量空泡状内皮细胞(假性脂母细胞形态)。良性血管瘤成分包括梭形细胞血管瘤、动静脉畸形和局限性淋巴管瘤;中间性血管内皮瘤成分包括上皮样血管内皮瘤和网状血管内皮瘤;血管肉瘤成分类似分化良好的血管肉瘤。

2. 免疫组化　表达血管内皮标记 CD31、CD34、von-Willebrand 因子。出现 synaptophysin 等神经内分泌标记的肿瘤提示预后不良。

【鉴别诊断】

不同成分,需要与上皮样血管内皮瘤、网状血管内皮瘤、Kaposi 肉瘤、血管肉瘤等鉴别,后续肿瘤仅有本肿瘤的病理特征,缺乏混合性成分。

(王　雷)

六、巨细胞血管母细胞瘤

【概念】

巨细胞血管母细胞瘤是一种非常罕见的血管肿瘤,具有局部破坏性,没有转移潜能。

【临床特点】

1. 临床表现　临床非常罕见。多发生于 2 岁前,约 1/3 为先天发生,也见于成人。好发于肢端软组织、骨组织和皮肤。

2. 治疗　完整手术切除,无法切除者可考虑干扰素治疗。

3. 预后　没有转移潜能。

【发病机制】

病因不详。

【病理变化】

1. 镜下观　真皮至皮下浸润性生长,呈实性结节或丛状排列。结节中央为密集排列的厚壁小血管,部分血管腔隙不明显,管壁内衬肥胖的内皮细胞,小血管周围同心圆状椭圆形至梭形细胞,梭形细胞较弥漫密集时可呈席纹状排列。散在数量不等的组织样细胞和多核巨细胞,间质疏松,有出血、含铁血黄素沉积。肿瘤细胞可出现核分裂象、细胞异型性或坏死。

2. 免疫组化　内皮细胞标记 CD31、CD34、FLI-1、FVIII阳性;椭圆形至梭形细胞表达 α-SMA、vimentin;多核巨细胞表达 CD68。肿瘤细胞几乎不表达 CD45、Desmin、GLUT-1、S100。

【鉴别诊断】

需要与非肿瘤性肉芽肿疾病、丛状纤维组织细胞瘤、Kaposi 血管内皮细胞瘤、肌纤维瘤等鉴别。

(王　雷)

七、假肌源性血管内皮瘤

【概念】

假肌源性血管内皮瘤(pseudomyogenic hemangioendothelioma,PMH),又称上皮样肉瘤样血管内皮瘤,是一种低度恶性血管内皮来源肿瘤。

【临床特点】

1. 临床表现　多发生于成年人,四肢发病相对较多,也可发生于头面部,内脏或骨骼系统。表现为大小不一的结节或肿块,部分表面可有破溃(图 2-6-3-7-1)。

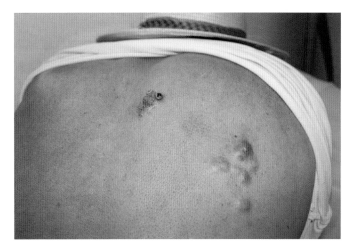

图 2-6-3-7-1　背部多发红色及肤色皮下结节,部分表面破溃

2. 治疗　局部广泛切除。

3. 预后　局部复发与发病部位及病变深度有关,偶见转移报道。

【发病机制】

有报道显示发病可能与 *SERPINE1-FOSB* 融合基因有关。

【病理变化】

1. 镜下观　低倍镜下见真皮甚至累及脂肪层的片状上皮样细胞增生,或者上皮样细胞和梭形细胞混合增生(图 2-6-3-7-2A)。增生的内皮细胞胞质丰富,细胞可有轻度异型性,但核分裂象少见,罕见成熟的血管腔分化。部分肿瘤细胞胞质明显嗜酸性,类似肌细胞分化(图 2-6-3-7-2B、图 2-6-3-7-2C),本病与上皮样肉瘤不容易鉴别。

2. 免疫组化　角蛋白阳性,多数病例 EMA 和 CD34阴性。肿瘤细胞表达 CD31、ERG 等相对特异性血管内皮标记(图 2-6-3-7-3A、图 2-6-3-7-3B),INI-1 弥漫阳性。

【鉴别诊断】

需要与上皮样肉瘤鉴别,上皮样肉瘤不表达血管内皮标记,INI-1 阴性。

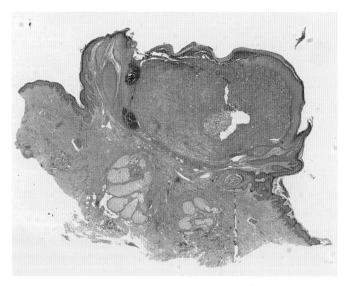

图 2-6-3-7-2A 肿瘤上皮样细胞增生

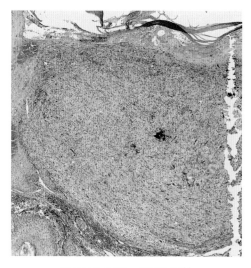

图 2-6-3-7-3A CD31 阳性

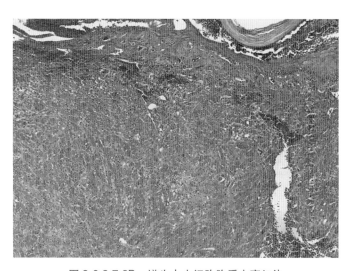

图 2-6-3-7-2B 增生内皮细胞胞质丰富红染

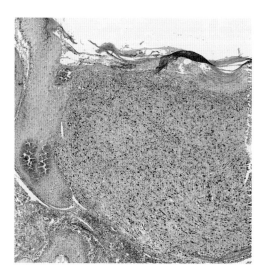

图 2-6-3-7-3B ERG 阳性

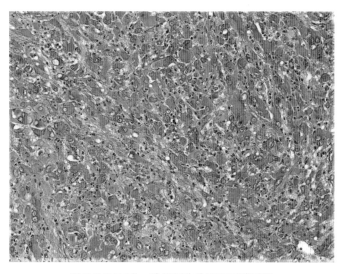

图 2-6-3-7-2C 肿瘤细胞胞质明显嗜酸性

（王　雷）

参 考 文 献

［1］ Radu O，Pantanowitz L. Kaposi sarcoma. Arch Pathol Lab Med，2013，137（2）：289-294.

［2］ Sanders CJ，Canninga-van Dijk MR，Borleffs JC. Kaposi's sarcoma. Lancet，2004，364（9444）：1549-1552.

［3］ Chor PJ，Santa Cruz DJ. Kaposi's sarcoma. A clinicopathologic review and differential diagnosis. J CutanPathol，1992，19（1）：6-20.

［4］ Calonje E，Fletcher CD，Wilson-Jones E，et al. Retiformhemangioendothelioma. A distinctive form of low-grade angiosarcoma delineated in a series of 15 cases. Am J SurgPathol，1994，18（2）：115-125.

［5］ Dabska M. Malignant endovascular papillary angioendothelioma of the skin in childhood. Clinicopathologic study of 6 cases. Cancer，1969，24（3）：503-510.

［6］Schwartz RA,Dabski C,Dabska M. The Dabski tumor：a thirty-year retrospect. Dermatology,2000,201（1）:1-5.

［7］Leen SL,Clarke PM,Chapman J,et al. Composite Hemangioendo-thelioma of the Submandibular Region. Head Neck Pathol,2015,9（4）:519-524.

［8］Rokni GR,Montazer F,Sharifian M. Composite hemangioendothe-lioma of the forehead and right eye：a case report. BMC Dermatol,2017,17（1）:15.

［9］Radu O,Pantanowitz L. Kaposi sarcoma. Composite hemangioendo-thelioma with neuroendocrine marker expression：an aggressive va-riant. Mod Pathol,2017,30（10）:1512.

［10］Crivelli-Ochsner S,Bode-Lesniewska B,Nussbaumer-Ochsner Y. Giant cell angioblastoma in an adult：a unique presentation. Rare Tumors,2013,5（3）:e27.

［11］Yu L,Lao IW,Wang J. Giant cell angioblastoma of bone：four new cases provide further evidence of its distinct clinical and his-topathological characteristics. Virchows Arch,2015,467（1）:95-103.

［12］Mao RJ,Jiang ZM,Zhang HZ,et al. Clinical and pathological characteristics of giant cell angioblastoma：a case report. Diagn Pathol,2012,7:113.

［13］Hornick JL,Fletcher CD. Pseudomyogenic hemangioendothelio-ma：a distinctive,often multicentric tumor with indolent behavior. Am J Surg Pathol,2011,35（2）:190-201.

［14］Billings SD,Folpe AL,Weiss SW. Epithelioid sarcoma-like he-mangioendothelioma. Am J Surg Pathol,2003,27（1）:48-57.

第四节　恶性血管性肿瘤

一、上皮样血管内皮瘤

【概念】

上皮样血管内皮瘤（epithelioid hemangioendothelio-ma,EHE）是一种罕见的恶性血管肿瘤,临床上通常比其他血管内皮瘤具有更强的侵袭性。

【临床特点】

1. 临床表现　本病极为罕见,发病率约为1/1 000 000。可发生于任何年龄,罕见于儿童。可发生于任何部位,主要累及浅表和深部软组织、肺、肝和骨骼。软组织和皮肤的病变多发于四肢,其次是躯干和头颈部。肿瘤通常与先前存在的血管（如静脉）有关。肿瘤细胞阻塞管腔可导致溃疡或疼痛。

2. 治疗　完整切除,必要时辅以放疗或化疗。

3. 预后　本病的预后不同,有些表现出惰性的临床病程,而另一些病例则倾向于转移。预后差的危险因素包括体重减轻和贫血,以及肺部症状,例如咯血、出血性

胸腔积液等。10%~15%的病例可局部复发,20%~30%的病例发生转移。总体死亡率从10%~20%不等。

【发病机制】

一些上皮样血管内皮瘤存在染色体易位t（1;3）（p36.3;q25）,进而形成转录调节因子1的WW域（WWTR1）和钙调蛋白结合转录激活因子1（CAMTA1）的融合蛋白,导致恶性转化。

【病理变化】

1. 镜下观　大多数肿瘤界限不清,呈浸润性生长,排列呈短条索状或巢状,周围常有大量黏液样或透明样基质。有时可见间质钙化或骨化。肿瘤细胞由圆形、多角形或短梭形细胞构成,细胞胞质呈淡红色,核呈空泡状,肿瘤细胞内可见显著的胞质内空腔,为本病的特征性改变,空腔内偶有红细胞,类似于原始血管腔。可有轻到中度细胞异型性和核丝分裂象,可有红细胞外溢。偶尔在结节中央可以见到大的血管腔。

2. 免疫组化　FLI-1、CD31、CD34、ERG阳性,也可表达角蛋白、上皮膜抗原、肌动蛋白等标记。

【鉴别诊断】

需和上皮样血管瘤鉴别,在上皮样血管瘤中,可见大量发育良好的血管,并可见明显的炎症反应。

（王　雷）

二、皮肤血管肉瘤

【概念】

皮肤血管肉瘤（angiosarcoma）是软组织肉瘤的一种亚型,是血管或淋巴管起源的具有高度侵袭性的恶性内皮细胞肿瘤。皮肤血管肉瘤主要分为特发性头颈部血管肉瘤、淋巴水肿相关性血管肉瘤和放射后血管肉瘤。

【临床特点】

1. 临床表现　大约2%的软组织肉瘤和54%的皮肤软组织肉瘤为血管肉瘤。特发性头颈部血管肉瘤好发于老年人的头皮、面部,男性患者多见。临床表现为边界不清,从红色到青紫色的斑片、斑块和结节,呈挫伤样或血肿样损害（图2-6-4-2-1）。可出现面部水肿或眼睑肿胀。淋巴水肿相关性血管肉瘤多发生于乳腺癌根治术后继发慢性淋巴水肿患者,也可继发于其他原因造成的慢性淋巴水肿患者,如先天性淋巴水肿、恶性肿瘤导致的淋巴管堵塞等。多见于上肢,表现为暗红色斑块或包块。放射后血管肉瘤通常继发于乳腺癌或女性生殖系统肿瘤放射治疗后。皮损多位于胸壁和下腹部,表现为红斑、结节性或溃疡性损害。

2. 治疗　首选完整手术切除,术后辅以放疗。无法手术者可尝试VEGF/VEGFR等抑制血管生成的药物或

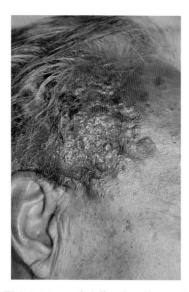

图 2-6-4-2-1 头皮紫红色斑块和结节

化疗。

3. **预后** 本病容易出现局部复发和远距离转移,进展迅速,预后差。

【发病机制】

大多数血管肉瘤自发发生,少数病例可发生于先前存在的血管性皮损。一些病例与淋巴水肿、放射治疗有关。

【病理变化】

1. **镜下观** 高分化肿瘤表现为胶原束之间个别或广泛的血管吻合,产生裂隙样管腔,形成明显的胶原分割现象。常有程度不同的红细胞外溢和含铁血黄素沉积,可伴有淋巴细胞、浆细胞浸润。偶尔可见胞质内空泡及细胞异型性(图 2-6-4-2-2A ~ 图 2-6-4-2-2D)。分化差者可表现为实体性内皮细胞增生,有细胞异型性和核分裂象,但血管腔不明显。

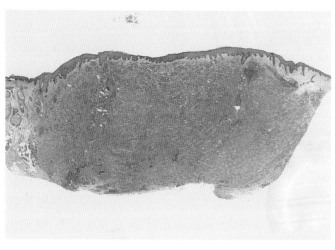

图 2-6-4-2-2A 低倍镜扫视,肿瘤细胞真皮内弥漫性浸润性生长

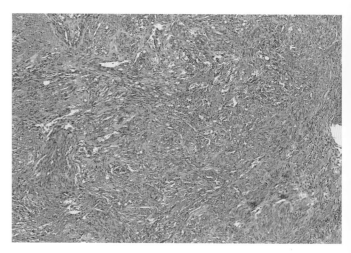

图 2-6-4-2-2B 真皮内多发裂隙样管腔,红细胞外溢

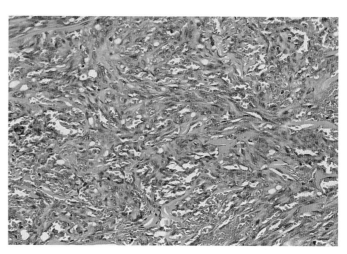

图 2-6-4-2-2C 内皮细胞核多形性

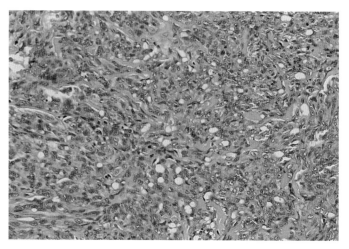

图 2-6-4-2-2D 胞质内空泡形成

2. **免疫组化** 通常表达 CD31、CD34、D2-40、ERG 等血管内皮标志(图 2-6-4-2-3A、图 2-6-4-2-3B)。

【鉴别诊断】

需要与良性血管瘤、淋巴管瘤鉴别,鉴别点在于本病存在内皮细胞异型性。

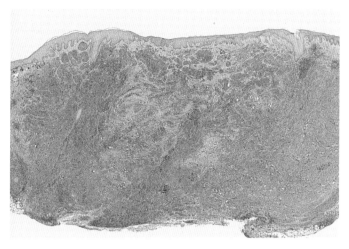

图 2-6-4-2-3A 肿瘤细胞 CD31 阳性

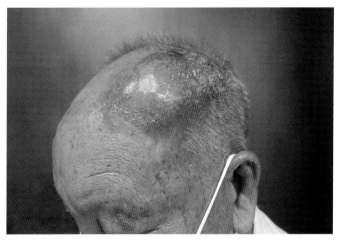

图 2-6-4-3-1 头顶处暗红色斑块

【发病机制】

上皮样血管肉瘤可自发,或在慢性淋巴水肿、放射治疗、长期异物植入的情况下发生。

【病理变化】

1. **镜下观** 损害呈浸润性生长,由片状大的椭圆形或圆形上皮样细胞组成,胞质丰富,嗜酸性或双染性,核呈空泡状,可产生胞质内空腔,偶含红细胞(图 2-6-4-3-2A~图 2-6-4-3-2C)。肿瘤细胞形态相对一致,具有异型性,常见核分裂象、坏死和出血。血管形成也是本病的一个特征。

2. **免疫组化** 表达内皮细胞标志物,包括 CD31、CD34、ERG 和 FLI-1。淋巴标记物如 D2-40 可阳性,可表达角蛋白和上皮膜抗原 EMA。INI 常局灶或弥漫阳性。个别病例可表达 CD30。

【鉴别诊断】

需要与上皮样肉瘤、鳞状细胞癌鉴别,上述肿瘤血管内皮标记物阴性,肿瘤细胞无局部血管腔形成,无胞质内空腔结构。

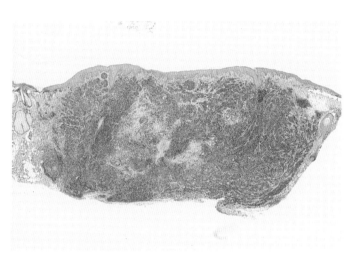

图 2-6-4-2-3B 肿瘤细胞 ERG 阳性

(王 雷)

三、上皮样血管肉瘤

【概念】

上皮样血管肉瘤(epithelioid angiosarcoma)是一种主要发生于深部软组织的罕见恶性血管肿瘤,为上皮样血管肿瘤谱系中恶性一端的肿瘤。

【临床特点】

1. **临床表现** 肿瘤可能发生于任何部位,且发病年龄范围较广。绝大多数病例起源于深部软组织。多见于下肢,也可见于头面部。临床上,上皮样血管肉瘤与传统的血管肉瘤无法区分,表现为红斑或挫伤样损害,或红色至紫色的浸润性肿瘤团块(图 2-6-4-3-1)。

2. **治疗** 可选手术切除。

3. **预后** 本病为侵袭性肿瘤,具有较高的局部复发率和转移潜力。最常见的转移部位是肺,但局部淋巴结转移也很常见。5 年总体生存率为 30%~40%。

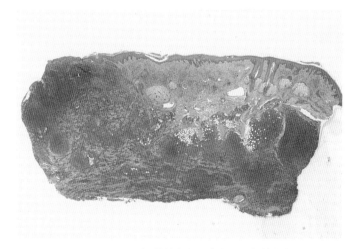

图 2-6-4-3-2A 低倍镜扫视,肿瘤呈浸润性生长

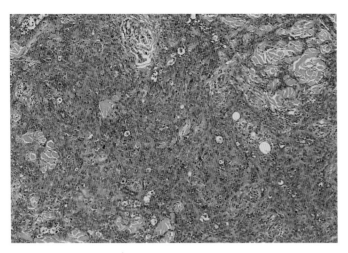

图 2-6-4-3-2B　肿瘤由大的椭圆形或圆形上皮样细胞组成

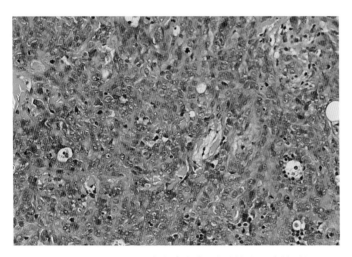

图 2-6-4-3-2C　上皮样细胞胞质丰富,嗜酸性或双染性,核呈空泡状,见胞质内空腔

（王　雷）

参 考 文 献

［1］ Rosenberg A, Agulnik M. Epithelioid Hemangioendothelioma: Update on Diagnosis and Treatment. Curr Treat Options Oncol, 2018, 19(4):19.

［2］ Sardaro A, Bardoscia L, Petruzzelli MF, et al. Epithelioid hemangioendothelioma: an overview and update on a rare vascular tumor. Oncol Rev, 2014, 8(2):259.

［3］ Young RJ, Brown NJ, Reed MW, et al. Angiosarcoma. Lancet Oncol, 2010, 11(10):983-991.

［4］ Florou V, Wilky BA. Current and Future Directions for Angiosarcoma Therapy. Curr Treat Options Oncol, 2018, 19(3):14.

［5］ Shon W, Billings SD. Epithelioid Vascular Tumors: A Review. Adv Anat Pathol, 2019, 26(3):186-197.

［6］ Ko JS, Billings SD. Diagnostically Challenging Epithelioid Vascular Tumors. Surg Pathol Clin, 2015, 8(3):331-351.

第五节　淋巴管肿瘤

一、巨大局限性淋巴水肿

【概念】

淋巴水肿(lymphedema)是由于淋巴液回流障碍所引起的局限性软组织非凹陷性水肿,并以质地坚硬与表皮增生为特征。巨大局限性淋巴水肿(massive localized lymphedema, MLL)是 1988 年由 Farshid and Weiss 报告的一种良性软组织病变,为肥胖病的并发症。

【临床特点】

1. **临床表现**　患者主要为 50~60 岁重度肥胖的女性。在西方国家,随着病理性肥胖的增加,该病的发病率也逐年上升。临床通常表现为长期、无痛、缓慢生长的巨大肿块(图 2-6-5-1-1),单侧发生,罕见双侧,好发于近端肢体的屈侧。也有发生于四肢、阴囊和耻骨弓上的报道。皮损无自觉症状,病变表面皮肤呈鹅卵石样,边界不清,重量可达 7kg 或更重。临床易误诊为肿瘤,尤其是分化良好的脂肪肉瘤。

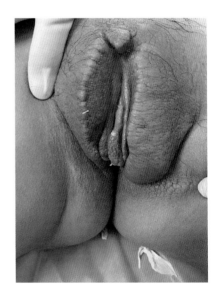

图 2-6-5-1-1　外阴肤色巨大肿块,表面呈鹅卵石样

2. **治疗**　首先治疗方法为手术切除。

3. **预后**　本病复发率较高,可达 50%。

【发病机制】

本病多由重度肥胖引起的局限性慢性淋巴水肿发展而来。某些患者病情复杂,可能源自其他原因如手术和外伤所致慢性淋巴水肿。由甲状腺功能减退导致的病例也有报道。

【病理变化】

1. **镜下观**　主要病变在真皮网状层和皮下组织,其组织间隙中有较多的淋巴液。表皮可呈疣状增生。真皮乳头部分胶原纤维透明变性。肿瘤由成熟的脂肪小叶组成,脂肪小叶间可见增厚的纤维性间隔,间隔内胶原纤维水肿。间隔内可见散在成纤维细胞,胞核可见轻度异型性,多核细胞罕见。脂肪组织为成熟的脂肪细胞,缺乏脂肪母细胞及核分裂象。MLL的另一典型病理特征为脂肪组织与结缔组织交界处血管增生,血管周围见不同程度的淋巴细胞浸润。皮下可见淋巴管扩张。病变晚期可出现纤维化。

2. 辅助检查 可应用 MDM2 和 CDK4 免疫组化染色鉴别 MLL 与非典型脂肪肉瘤,此外,通过 FISH 检测 *HM-GA2* 基因重排在 MLL 的鉴别诊断中也具有重要作用。

【鉴别诊断】

主要与硬化性非典型脂肪组织肿瘤鉴别,后者脂肪细胞异型性明显,很少见到成熟脂肪细胞和间隔交界处的毛细血管簇集性增生。

（王　雷）

二、海绵状淋巴管瘤

【概念】

海绵状淋巴管瘤(cavernous lymphangioma)是由原始淋巴管发育增生形成的肿物,是一种先天性发育畸形,属于错构瘤性质,是肿瘤和畸形之间的交界性病变。

【临床特点】

1. 临床表现 海绵状淋巴管瘤是一种先天性或婴儿期出现的损害,发病率男女均等,好发于深部软组织,多位于真皮或皮下组织内,头颈部(尤其是唇、舌、颊等处)和四肢易发。临床表现为柔软而具有压缩性的肿物,病变界限不清,剖面为多房性囊肿,状如海绵,内含清亮黏液样淋巴液。表面皮色或呈淡红色,穿刺可抽出淡黄色液体。体积可大可小,大者局部组织明显肿胀变性,并影响功能,如巨唇、巨舌等,常导致窒息、肺炎等并发症。一般不自行消退,病程缓慢。个别病例初发于成人,合并局限性淋巴管瘤者非常罕见。

2. 治疗 首先手术切除。

3. 预后 切除后极易局部复发。

【发病机制】

海绵状淋巴管瘤是由于淋巴管先天发育异常,局部淋巴管无法连接至正常淋巴管或静脉系统,造成淋巴液引流障碍所致。淋巴液无法回流,最终形成肿物。目前发病机制尚不明确,也可能与创伤、手术、感染和基因突变等因素有关。

【病理变化】

1. 镜下观 肿瘤发生于真皮或皮下脂肪,境界不清,由大量扩张的淋巴管组成。可见多房性囊腔,囊壁可见

单层排列的内皮细胞,腔内常见淡嗜酸性淋巴液。无不典型内皮细胞,周围间质可不明显,或可由明显的外膜型网硬蛋白纤维组成,伴慢性炎症细胞浸润。

2. 辅助检查 B超、CT检查有助于确诊,了解病变部位和范围。淋巴管内皮细胞特异性标记物 D2-40 等免疫组化染色对于该病的诊断也必不可少。

【鉴别诊断】

组织病理学上很难与水囊状淋巴管瘤鉴别,但常缺乏淋巴管明显囊性扩张、淋巴细胞浸润及散在淋巴滤泡形成。

（王　雷）

三、水囊状淋巴管瘤

【概念】

水囊状淋巴管瘤(cystic hygroma),又称淋巴管发育畸形或淋巴管瘤,是一种充满液体的囊性结构,通常在胎儿期已出现,出生时呈现囊样结构。

【临床特点】

1. 临床表现 一般出现在婴儿期,2/3 的患者于 2 岁前发病,部分病例甚至在产前 B 超时可发现,个别与葡萄酒样痣合并发生,可在成人期发病。临床表现为大的囊性肿块,柔软、透光。好发于颈部、腋部或腹股沟。也有报道发生于阴囊、腹腔和胸腔。由于淋巴管的循环遍布全身,身体任何部位和器官都有可能发生。

2. 治疗 首选治疗方法为切除。

3. 预后 与血管瘤不同,大多数病例不会自愈,部分体积较大的病变感染概率高,易引起蜂窝织炎,如发生于咽部,则会引起生命危险。尽管其复发倾向较海绵状淋巴管瘤小,但如果不做广泛切除也较易复发。

【发病机制】

胚胎时,颈内静脉和锁骨下静脉交界处膨大,形成一名为"颈囊"的囊腔,部分淋巴系统由颈囊发育而成,在胚胎发育过程中若有一部分淋巴组织发生迷走,仍保持胚胎时期的性质,继续发育和增大,呈内含淋巴液和内覆有内皮细胞的多房囊,就会形成水囊状淋巴管瘤。

【病理变化】

1. 镜下观 与海绵状淋巴管瘤在组织学上相似,光镜下见囊性扩张的淋巴管结构,内衬单层内皮细胞,管壁薄厚不一,管壁内可见不完整的平滑肌层,管腔内可见淡嗜酸性淋巴液,偶见淋巴组织。

2. 辅助检查 诊断检查应采用 B 超,以确定囊肿的大小和数量。加强 CT 或 MRI 在术前非常重要,特别是淋巴管瘤与周围组织、器官的关系。

【鉴别诊断】

水囊状淋巴管瘤在组织病理学上很难与海绵状淋巴

管瘤相鉴别,但其薄壁淋巴管呈明显囊性扩张,且常见淋巴细胞浸润及散在淋巴滤泡形成。

(王 雷)

四、局限性淋巴管瘤

【概念】

局限性淋巴管瘤(lymphangioma circumscriptum)是一种淋巴管的发育畸形。

【临床特点】

1. **临床表现** 少见,可发生于各年龄,好发于婴儿期,无性别差异。可发生于皮肤任何部位,好发于颈、上胸及肢体近端。临床表现为局部群集、深在、张力性小水疱,壁厚不易破,外观似青蛙卵(图2-6-5-4-1)。单个水疱大小为1~3mm,一般不超过1cm,有时可融合形成大的肿块,疱液清或呈血性。偶见单发损害,一般无自觉症状。

2. **治疗** 手术切除。

3. **预后** 一般不会自行消退,切除后可复发。

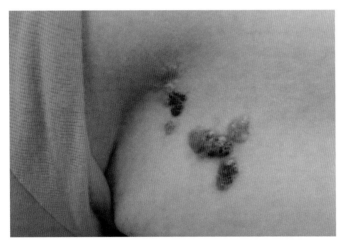

图2-6-5-4-1 局部群集小水疱,似青蛙卵,壁厚

【发病机制】

可能为发育畸形,少部分为获得性,通常在局部淋巴结阻断性摘除或放疗后发生。

【病理变化】

1. **镜下观** 可有角化过度,表皮常呈棘皮病样,局限性淋巴管瘤常位于真皮浅层,由多个扩张的淋巴管组成,可延伸至上方表皮内,管壁相对稍薄(图2-6-5-4-2A、图2-6-5-4-2B)。间质有时见明显的淋巴细胞浸润。深部真皮内有时可见肌性淋巴管。

2. **免疫组化** 淋巴管标记D2-40及Prox-1阳性。

【鉴别诊断】

需要与转移癌、血管瘤、血管角皮瘤等鉴别。

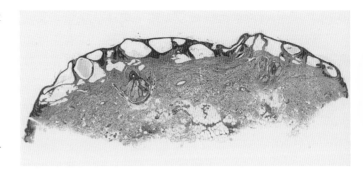

图2-6-5-4-2A 真皮浅层多个扩张的淋巴管

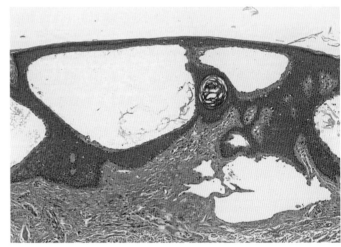

图2-6-5-4-2B 管壁薄,附着单层内皮细胞

(王 雷)

五、良性淋巴管内皮瘤

【概念】

良性淋巴管内皮瘤(benign lymphangioendothelioma),又称获得性进行性淋巴管瘤,是一种少见的淋巴管来源良性肿瘤。

【临床特点】

1. **临床表现** 少见,可发生于各年龄段,中老年人多见。发病无性别差异。可发生于任何部位,但四肢好发,其次为头颈部及躯干。临床表现为单发、界限清楚、逐渐增大的红色或瘀伤样斑片或斑块,其上偶可见小的红色丘疹(图2-6-5-5-1)。通常无症状,偶可伴有疼痛或瘙痒。

2. **治疗** 完全切除可治愈。

3. **预后** 预后良好,少见切除后复发。

【发病机制】

病因不明。

【病理变化】

1. **镜下观** 通常累及真皮浅层,但也可延伸至真皮深层及浅部皮下组织。肿瘤内见相互吻合的、不规则薄壁管腔,增生的管腔将真皮胶原束分割,管腔内衬一层扁

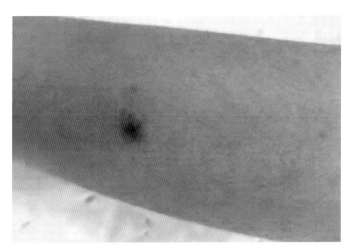

图 2-6-5-5-1 左前臂紫褐色丘疹,呈瘢痕样(广州金域医学检验中心王海伦教授惠赠)

平稀疏的内皮细胞,腔内常常是空的,偶尔见红细胞。通常见不到含铁血黄素沉积,很少见间质内炎症细胞浸润(图 2-6-5-5-2A ~ 图 2-6-5-5-2C)。

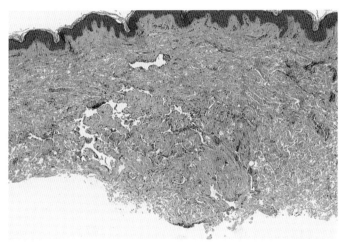

图 2-6-5-5-2A 低倍镜扫视,真皮内扩张性及裂隙状管腔增生(广州金域医学检验中心王海伦教授惠赠)

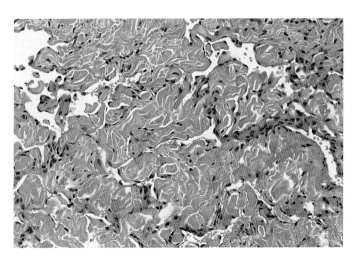

图 2-6-5-5-2B 管壁薄,内衬单层扁平内皮细胞

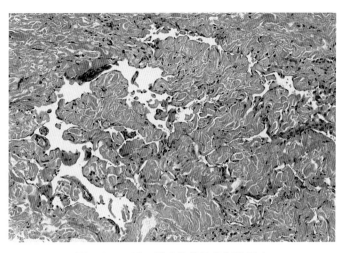

图 2-6-5-5-2C 增生的管腔分割胶原束

2. 免疫组化 淋巴管标记 D2-40 及 Prox-1 阳性。

【鉴别诊断】

1. 血管肉瘤 血管肉瘤主要见于老年人的头面部,病理上细胞有明显的异型性,间质内有浆细胞为主的炎症细胞浸润及含铁血黄素沉积。

2. 网状血管内皮瘤 病理上呈浸润性生长,血管内皮细胞向腔内呈鞋钉状突起,可见由上皮样细胞和梭形细胞组成的实性区域,细胞有非典型性,血管周围有显著的淋巴细胞浸润。

3. 斑片期 Kaposi 肉瘤 可见含铁血黄素沉积及明显红细胞外溢,免疫组化 HHV-8 阳性。

(王 雷)

六、淋巴管瘤病（皮肤和软组织）

【概念】

淋巴管瘤病(lymphangiomatosis)即广泛性淋巴管畸形,是一种先天性淋巴管畸形,广泛累及软组织、皮肤、骨及实质器官。

【临床特点】

1. 临床表现 可出生即有,但大多数为儿童和青少年,无性别差异。临床表现多样,部分病例仅累及一个肢体,表现为受累部位进行性肿胀,继发性皮肤肥厚、水疱形成及色素沉着,合并或不合并骨损害。本病可以与血管瘤病伴发,确诊需要进行淋巴管造影术。极少数病例可合并 Kaposi 样血管内皮瘤。

2. 治疗 病变广泛,切除治疗困难。

3. 预后 仅累及皮肤和软组织的淋巴管瘤病预后良好,同时累及内脏者预后差。

【发病机制】

病因不明。

【病理变化】

1. **镜下观** 病变类似良性淋巴管内皮瘤,但该病存在广泛的真皮结构分离,累及部位更深,通常累及皮下脂肪,偶可累及筋膜及骨骼肌。与良性淋巴管内皮瘤不同的是,淋巴管瘤病可见含铁血黄素沉积。

2. **免疫组化** 淋巴管标记 D2-40 及 Prox-1 阳性。

【鉴别诊断】

需要与良性淋巴管内皮瘤相鉴别,临床上损害累及的范围不同。

(王 雷)

七、多灶性淋巴管内皮瘤合并血小板减少症

【概念】

多灶性淋巴管内皮瘤合并血小板减少症(multifocal lymphangioendotheliomatosis with thrombocytopenia),又称皮肤内脏性血管瘤病伴血小板减少、婴儿出血性血管发育不良,是一种伴有出血、血小板减少的血管性疾病。

【临床特点】

1. **临床表现** 本病罕见,仅见于新生儿,出生后即出现,皮肤表现为多发大小不一的红色斑疹、斑丘疹,皮疹直径大小不一。还可累及肺、胃肠道、肝、脾、骨骼肌和脑等组织。

2. **治疗** 合并严重血小板减少的病例可给予皮质类固醇治疗。有报道血管内皮细胞生长因子抗体贝伐单抗成功治疗单一病例。

3. **预后** 血小板减少是最常见的并发症,但一般为轻度减少,严重者可因为脑、胃肠道出血死亡。部分病例并发败血症。

【发病机制】

尚不明确。

【病理变化】

1. **镜下观** 表现为真皮及皮下扩张的血管,往往形成裂隙状或不规则管腔,血管内皮细胞可突入管腔形成乳头状外观。

2. **免疫组化** 表达血管内皮标记,部分病例证实表达淋巴管标记如 LYVE-1,但也有文献报告不表达淋巴管标记。

【鉴别诊断】

蓝色橡皮疱样痣综合征也有胃肠道损害,但不伴有血小板减少。

(王 雷)

八、放疗后非典型血管增生

【概念】

放疗后非典型血管增生(atypical post-radiation vascular lesions,AVLs)是一种与放射治疗相关的血管不典型增生。

【临床特点】

1. **临床表现** 多发生于恶性肿瘤如乳腺癌、盆腔肿瘤放射治疗之后。从放疗后到皮肤出现丘疹或红斑的间隔为 1~17 年,通常发生于放疗后 3~4 年。表现为放射区域出现的单发或多发红色丘疹,直径通常为数毫米(图 2-6-5-8-1)。

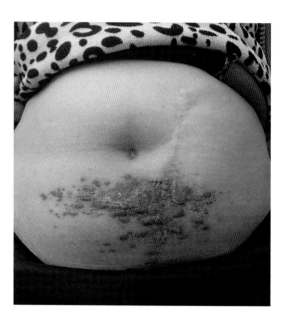

图 2-6-5-8-1 53 岁女性,盆腔肿瘤放疗 1 年,腹部多发紫红色斑丘疹(广州金域医学检验中心王海伦教授惠赠)

2. **治疗** 通常皮损较小,建议完全切除送检,以排除潜在的更为恶性的病变。

3. **预后** 临床多呈良性行为,但考虑放疗区域存在恶性病变的可能,应当进行细致的随访。

【发病机制】

尚不明确,与放射线治疗有关。

【病理变化】

1. **镜下观** 表现为真皮内裂隙状血管或扩张血管增生。增生的血管多为薄壁,内衬单层内皮细胞,通常不出现明显的细胞异型性和核分裂象(图 2-6-5-8-2A ~ 图 2-6-5-8-2D)。

2. **免疫组化** 表达血管标记,多数病例同时表达淋巴管标记。MYC 表达阴性。

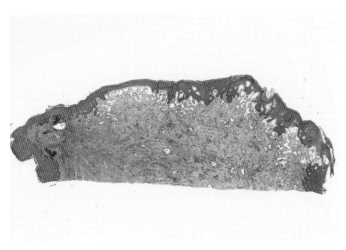

图 2-6-5-8-2A　低倍镜扫视，真皮内扩张性及裂隙状管腔增生
（广州金域医学检验中心王海伦教授惠赠）

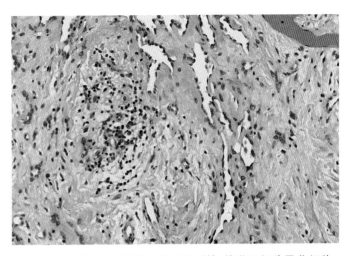

图 2-6-5-8-2D　内皮细胞无明显异型性，伴淋巴细胞及浆细胞浸润

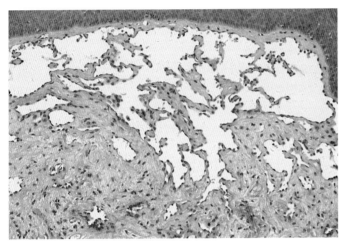

图 2-6-5-8-2B　管壁薄，附着单层内皮细胞

【鉴别诊断】

需要和放射相关血管肉瘤鉴别，后者直径较大，病理上可见到明显的血管内皮细胞呈片状、团块状生长，细胞有异型性，MYC 多阳性。

（王　雷）

参 考 文 献

[1]　Lee S, Han JS, Ross HM, et al. Massive localized lymphedema of the male external genitalia: a clinicopathologicstudyof6cases. Hum Pathol, 2013, 44(2): 277-281.

[2]　Kurt H, Arnold CA, Payne JE, et al. Massive localized lymphedema: a clinicopathologic study of 46 patients withanenrichment for multiplicity. Mod Pathol, 2016, 29(1): 75-82.

[3]　Bogusz AM, Hussey SM, Kapur P, et al. Massive localized lymphedema with unusual presentations: report of 2 cases and review of the literature. Int J SurgPathol, 2011, 19(2): 212-216.

[4]　Davis M, Fenoglio-Preiser C, Haque AK. Cavernous lymphangioma of the duodenum: case report and review of the literature. GastrointestRadiol, 1987, 12(1): 10-12.

[5]　Morris-Stiff G, Falk GA, El-Hayek K, et al. Jejunal cavernous lymphangioma. BMJ Case Rep, 2011, 2011: bcr0320114022.

[6]　Lee DH, Yoon TM, Lee JK, et al. Cavernous Lymphangioma in the Maxillary Sinus. J Craniofac Surg, 2019, 30(8): 2520-2521.

[7]　Gallagher PG, Mahoney MJ, Gosche JR. Cystic hygroma in the fetus and newborn. SeminPerinatol, 1999, 23(4): 341-356.

[8]　Gedikbasi A, Gul A, Sargin A, et al. Cystic hygroma and lymphangioma: associated findings, perinatal outcome and prognostic factors in live-born infants. Arch Gynecol Obstet, 2007, 276(5): 491-498.

[9]　DamaskosC, Garmpis N, Manousi M, et al. Cystic hygroma of the neck: single center experience and literature review. Eur Rev Med Pharmacol Sci, 2017, 21(21): 4918-4923.

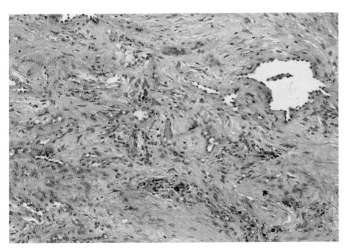

图 2-6-5-8-2C　裂隙性管腔及含铁血黄素沉积

［10］ Noia G,Maltese PE,Zampino G,et al. Cystic Hygroma：A Preliminary Genetic Study and a Short Review from the Literature. Lymphat Res Biol,2019,17(1):30-39.

［11］ Patel GA,Schwartz RA. Cutaneous lymphangioma circumscriptum:frog spawn on the skin. Int J Dermatol,2009,48(12):1290-1295.

［12］ Bikowski JB,Dumont AM. Lymphangioma circumscriptum:treatment with hypertonic saline sclerotherapy. J Am Acad Dermatol,2005,53(3):442-444.

［13］ Wang L,Chen L,Yang X,et al. Benign lymphangioendothelioma:a clinical,histopathologic and immunohistochemical analysis of four cases. J Cutan Pathol,2013,40(11):945-949.

［14］ Hunt KM,Herrmann JL,Andea AA,et al. Sirolimus-associated regression of benign lymphangioendothelioma. J Am Acad Dermatol,2014,71(5):e221-e222.

［15］ Guillou L,Fletcher CD. Benign lymphangioendothelioma (acquired progressive lymphangioma):a lesion not to be confused with well-differentiated angiosarcoma and patch stage Kaposi's sarcoma:clinicopathologic analysis of a series. Am J Surg Pathol,2000,24(8):1047-1057.

［16］ Guillou L,Fletcher CD. Benign lymphangioendothelioma (acquired progressive lymphangioma):a lesion not to be confused with well-differentiated angiosarcoma and patch stage Kaposi's sarcoma:clinicopathologic analysis of a series. Am J Surg Pathol,

2000,24(8):1047-1057.

［17］ Ozeki M,Fujino A,Matsuoka K,et al. Clinical Features and Prognosis of Generalized Lymphatic Anomaly,Kaposiform Lymphangiomatosis,and Gorham-Stout Disease. Pediatr Blood Cancer,2016,63(5):832-838.

［18］ Gomez CS,Calonje E,Ferrar DW,et al. Lymphangiomatosis of the limbs. Clinicopathologic analysis of a series with a good prognosis. Am J Surg Pathol,1995,19(2):125-133.

［19］ North PE,Kahn T,Cordisco MR,et al. Multifocal lymphangioendotheliomatosis with thrombocytopenia:a newly recognized clinicopathological entity. Arch Dermatol,2004,140(5):599-606.

［20］ Yeung J,Somers G,Viero S,et al. Multifocal lymphangioendotheliomatosis with thrombocytopenia. J Am Acad Dermatol,2006,54(5 Suppl):S214-S217.

［21］ Kline RM,Buck LM. Bevacizumab treatment in multifocal lymphangioendotheliomatosis with thrombocytopenia. Pediatr Blood Cancer,2009,52(4):534-536.

［22］ Udager AM,Ishikawa MK,Lucas DR,et al. MYC immunohistochemistry in angiosarcoma and atypical vascular lesions:practical considerations based on a single institutional experience. Pathology,2016,48(7):697-704.

［23］ Brenn T,Fletcher CD. Radiation-associated cutaneous atypical vascular lesions and angiosarcoma:clinicopathologic analysis of 42 cases. Am J Surg Pathol,2005,29(8):983-996.

神经及神经内分泌细胞肿瘤

第一节 起源于外周神经

一、神经瘤

【概念】

神经瘤(neuroma)系外周神经纤维增殖性肿瘤,其中轴突与施万细胞束之比接近1:1,包括孤立性局限性神经瘤、多发性黏膜神经瘤、创伤性神经瘤、Morton神经瘤、指(趾)环层小体神经瘤、上皮鞘神经瘤。

【临床特点】

1. 临床表现

(1)孤立性局限性神经瘤(solitary circumscribed neuroma):又称栅栏状有包膜神经瘤(palisaded encapsulated neuroma),临床表现为中老年人面部的孤立、无自觉症状的肤色丘疹,通常直径不超过1cm(图2-7-1-1-1)。90%的病例发生于面部,特别是鼻、面颊、前额和唇,多位于黏膜和皮肤交界处,少数病例位于四肢,男女发病率相当。

(2)多发性黏膜神经瘤(multiple mucosal neuroma):与多发性内分泌肿瘤(multiple endocrine neoplasia,MEN)

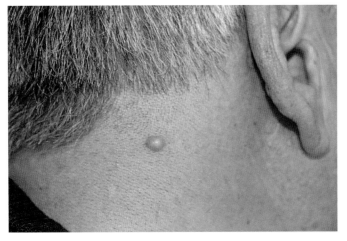

图2-7-1-1-1 颈部孤立的肤色丘疹

综合征2B相关,这是一种罕见常染色体显性遗传病。临床上以甲状腺髓样癌、嗜铬细胞瘤、甲状旁腺功能亢进三者并存为特点。MEN2B患者黏膜神经瘤多发,可见于唇、舌、眼睑等黏膜部位,表现为多发丘疹、结节,部分可融合成斑块。

(3)创伤性神经瘤(traumatic neuroma):并不是真正意义上的肿瘤,而是外周神经损伤后的一种反应性增生。由于创伤或外科手术时周围神经部分损伤或完全切断后,神经干近端再生肿胀增大,而不能与远端连接,便形成了杂乱的神经纤维团块。创伤性神经瘤临床表现为质地坚硬的结节,多单发(图2-7-1-1-2),发病不受年龄和部位的限制。本病往往与外科治疗或创伤有关,最常见于严重外伤的部位和截肢术后,但有时候创伤并非总是很严重;可伴有疼痛,局部加压引起疼痛或疼痛加重,严重者伴有功能障碍,局部麻醉可减轻疼痛。

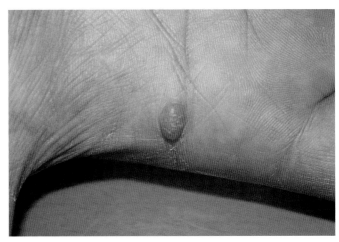

图2-7-1-1-2 手掌孤立肤色结节

(4)Morton神经瘤(Morton neuroma):并非真正的肿瘤,代表神经的退行性变伴反应性纤维组织增生,常发生于足部,常常位于第3、4足趾的末端。好发于成年,行走时出现脚掌远端疼痛,女性较男性更易受累,常不能触及结节或团块。

（5）指（趾）环层小体神经瘤（digital pacinian neuroma）：代表指（趾）末端环层小体的增生，常常伴有疼痛，通常在成年人手指外伤后发生，皮损小，可伴有剧烈疼痛。

（6）上皮鞘神经瘤（epithelial sheath neuroma）：罕见，发病于老年人，病变位于真皮浅层，临床表现为背部孤立性损害，到目前为止仅报道10余例，是一种发生于真皮浅层的良性肿瘤，由增生的神经束及周围鳞状上皮鞘组成，可能是一种反应性神经伴鳞状上皮增生，而非肿瘤性病变。

2. 治疗 孤立性局限性神经瘤、创伤性神经瘤、上皮鞘神经瘤局部切除即可。Morton神经瘤可局部注射麻药、激素等，必要时手术切除。

3. 预后 孤立性局限性神经瘤、创伤性神经瘤、Morton神经瘤、指（趾）环层小体神经瘤、上皮鞘神经瘤属良性肿瘤，预后较好。多发性黏膜神经瘤的预后与其并发的内分泌肿瘤相关。

【发病机制】

不详。

【病理变化】

1. 镜下观

（1）孤立性局限性神经瘤：由施万细胞和神经轴突增生组成的神经瘤，位于由神经束膜衍化形成的包膜内。低倍镜下肿瘤表现为真皮内边界清楚的椭圆形或圆形结节（图2-7-1-1-3A），有时可呈多结节性甚至丛状生长。瘤体周围被致密的纤维组织包裹，包膜完整或不完整。瘤体由交织成束的梭形细胞构成，其间可见裂隙（图2-7-1-1-3B）。细胞核深染呈波浪状，胞质嗜酸性淡染，且边界不清，有时核呈栅栏状，罕见Verocay小体。

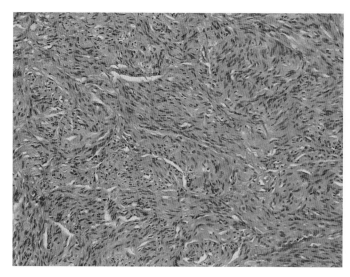

图2-7-1-1-3B 瘤体由交织成束的梭形细胞构成，其间可见裂隙

（2）多发性黏膜神经瘤：由增生的神经组成，界限不清，排列方式紊乱、不规则，有时损害的周围可见一层不完整的、EMA阳性的神经束膜细胞包绕。

（3）创伤性神经瘤：特征性表现是"瘢痕+神经"（图2-7-1-1-4A），新形成的神经与远端神经无法连续，排列完全无规则，轴索再生扭曲伴施万细胞及成纤维细胞增生，形成由成纤维细胞分隔成的小团块状组织（图2-7-1-1-4B、图2-7-1-1-4C）。副指（趾）常常出现创伤性神经瘤的特征性表现。

（4）Morton神经瘤：镜下表现为神经纤维的退行性改变。早期可仅表现为神经纤维水肿，继而纤维化，包绕神经外膜和神经束膜，并可延伸至周围组织内；可见神经周围组织及神经内血管壁玻璃样变性、闭塞；部分病例神经内可见板层状的胶原小结，晚期间质内可见弹力纤维组织。

（5）指（趾）环层小体神经瘤：可见大量增生的环层小体，周围有纤维结缔组织包裹，文献报道环层小体神经瘤可以和血管球瘤并发。

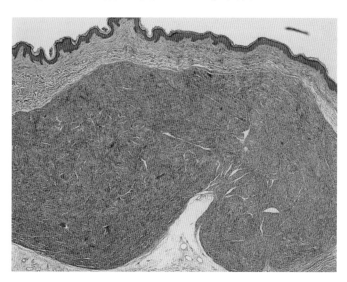

图2-7-1-1-3A 真皮内边界清楚的结节，瘤体周围被致密的纤维组织包裹

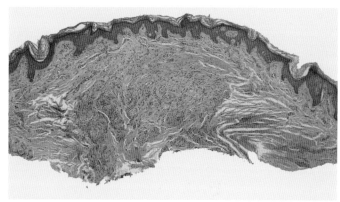

图2-7-1-1-4A 真皮内神经组织排列完全无规则伴周围粗大的胶原，形成"神经+瘢痕"的改变

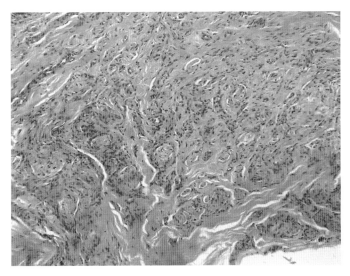

图 2-7-1-1-4B　神经组织形成由纤维细胞分隔成的小团块状组织

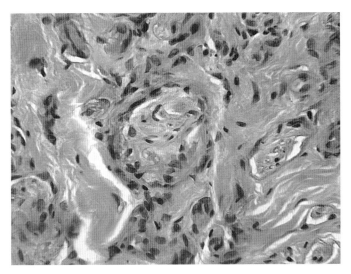

图 2-7-1-1-4C　神经团块内可见胞核呈"S"形的施万细胞,轴突样结构及包绕的神经束膜细胞,伴周围的纤维结缔组织增生

（6）上皮鞘神经瘤:镜下见病变位于真皮浅层,由多个增生的神经束组成,神经束周围可见由鳞状上皮组成的鞘样结构围绕,神经束内可见轴突、施万细胞和神经束膜细胞;上皮鞘细胞形态温和,可见散在的角化不良的细胞,无核异型性和核分裂象,可能来自于毛囊或者汗腺导管的上皮;上皮鞘周围间质内可见疏松的纤维化和多少不等的淋巴细胞浸润。神经束 S100、NF 等阳性,上皮鞘表达 CK,不表达 CEA 和 EMA。

2. 免疫组化　免疫组化示绝大多数细胞 S100 蛋白染色阳性,提示来源于施万细胞,其间散在 NF 阳性的轴突细胞,而外周少数细胞 EMA 阳性,为神经束膜细胞。上皮鞘神经瘤表达 CK,不表达 CEA 和 EMA。

【鉴别诊断】

1. 神经纤维瘤　孤立性局限性神经瘤有特征的结构模式,肿瘤内可以见到大量的轴突及特征性的裂隙样结

构,容易与神经纤维瘤和神经鞘瘤鉴别。

2. 鳞状细胞癌　上皮鞘神经瘤需要与浸润性鳞状细胞癌累及神经和创伤性神经瘤鉴别。鳞状细胞癌累及神经病变部位深,鳞状上皮呈不规则浸润性生长,瘤细胞可见异型性和核分裂象;创伤性神经瘤无上皮鞘。

（巴　伟）

二、神经纤维瘤

【概念】

神经纤维瘤(neurofibroma)是神经鞘起源的良性肿瘤,由施万细胞、成纤维细胞、神经束膜细胞和残余神经轴突组成。

【临床特点】

1. 临床表现　大部分神经纤维瘤为单发病例,不伴有任何系统症状。常常表现为质软的息肉样、结节样损害,可以发生在身体的任何部位(图 2-7-1-2-1)。如果是多发病例,需要考虑神经纤维瘤病(neurofibromatosis,NF),是一种常染色体显性遗传病。1988 年,美国国立卫生研究院(National Institute of Health,NIH)将 NF 分为 NF1 即经典的周围皮肤型(NF1,von Recklinghausen disease)和 NF2 即中央型或听神经型。在这里我们只讨论与皮肤相关的 NF1,NF1 由定位于 17q11.2 的基因突变所致。临床表现以多发性神经纤维瘤、牛奶咖啡斑为特征。多发性神经纤维瘤多分布于躯干及四肢皮下,主要沿着神经走行,呈葡萄状、丛状、串珠状分布,出生时可有,逐年增大,随着瘤体的生长可出现疼痛、压迫等症状(图 2-7-1-2-2)。根据中枢神经系统肿瘤 WHO 分类指南标准,符合以下 2 项或 2 项以上即可诊断 NF1:①6 个牛奶咖啡斑(青春期后直径≥1.5cm,青春期前直径≥0.5cm);②任何类型的神经纤维瘤≥2 个或丛状神经纤维瘤≥1 个;③腋窝或腹股沟雀斑状色素沉着;④视神经毛细胞型

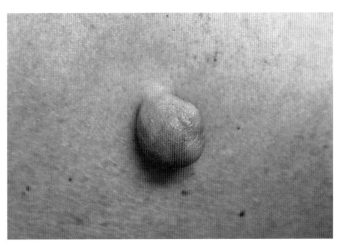

图 2-7-1-2-1　肤色息肉样结节,质软

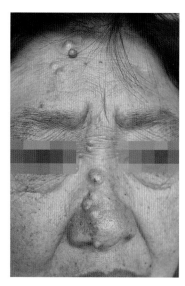

图 2-7-1-2-2　串珠状分布的肤色结节

星形细胞瘤(视神经胶质瘤);⑤≥2 个 Lisch 结节(虹膜错构瘤);⑥蝶骨翼发育不良、缺如,或长骨皮质薄、发育不良;⑦一级亲属患有 NF1。

2. 治疗　单发的神经纤维瘤手术切除即可。神经纤维瘤病 1 型由于病灶数量多,广泛分布,部分病灶侵及较深,无法手术切除所有病变,术后易复发。但当肿物出现压迫症状、功能障碍或高度提示恶性时,首选手术肿物切除。

3. 预后　单发神经纤维瘤预后好。神经纤维瘤病 1 型中,丛状神经纤维瘤占 30% ~50%,有恶变倾向。约 1/3 的丛状神经纤维瘤可伴随相关的恶性外周神经鞘瘤(malignant peripheral nerve sheath tumor, MPNST),与 MPNST 相关的丛状神经纤维瘤中约 50% 可见 MPNST 复发,20% 发生 MPNST 转移。临床上,当肿物突然增大、破溃、出血或出现疼痛时,常提示恶变可能,但是典型的皮肤神经纤维瘤极少发生恶变。

【发病机制】

神经纤维瘤病为常染色体显性遗传病,是基因缺陷使神经嵴细胞发育异常导致多系统损害。根据临床表现和基因定位分为神经纤维瘤病 1 型(NF1)和 2 型(NF2)。NF1 主要的特征为皮肤牛奶咖啡斑和周围神经多发性神经纤维瘤,外显率高,基因位于染色体 17q11. 2;NF2 又称中枢神经纤维瘤或双侧听神经瘤病,基因位于染色体 22q。

【病理变化】

1. 镜下观　神经纤维瘤是由施万细胞、成纤维细胞、神经束膜细胞和细胞外基质内残余神经轴突组成的良性外周神经鞘肿瘤,本质上是一种错构瘤。

根据组织学特点的不同,神经纤维瘤有很多不同的

亚型:

(1) 局限性神经纤维瘤:大部分是单发病例,组织学上表现为界限清楚但无包膜的真皮或者皮下肿瘤,有时可见粗大的神经干。瘤体由疏松排列的梭形细胞构成,胞质丰富、淡染、界限不清,核细长,呈波浪状或"S"形,细胞嵌在黏液样或纤维样基质中,其间散在的肥大细胞是本病的一个特征(图 2-7-1-2-3A、图 2-7-1-2-3B)。黏液含量在同一标本的不同区域是不同的,可发生透明样变,但没有经典的神经鞘瘤的两种构成模式。

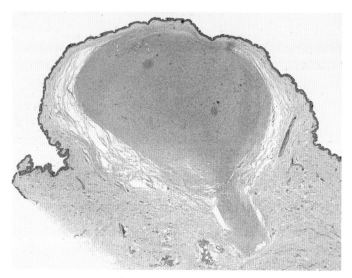

图 2-7-1-2-3A　低倍扫视,呈界限清楚但无包膜的瘤团

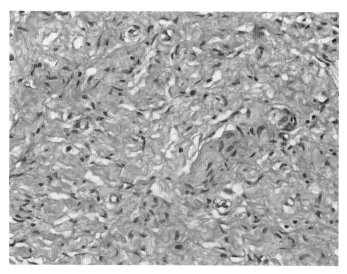

图 2-7-1-2-3B　胞质丰富、淡染,核细长,呈波浪状,基质间可见肥大细胞

根据细胞形态学的变异,又报道了许多亚型:上皮样神经纤维瘤、颗粒细胞神经纤维瘤、伴假菊形团的树突状细胞神经纤维瘤等。

(2) 丛状神经纤维瘤:几乎总是伴有 NF1,镜下见丛状(多结节状)排列的、大小不一的扭曲、膨大的神经束,

丛状结节周围可见神经束膜围绕(图 2-7-1-2-4A)。瘤细胞梭形,核呈波浪状,间质疏松,血管较丰富,可伴有明显的黏液样变性(图 2-7-1-2-4B),可伴有脂肪成分。细胞异型性轻微,偶尔可见退行性变的非典型性,但无瘤细胞密度增高和明显的核分裂活性,若出现上述特征,提示肿瘤已经发生 MPNST 转化。

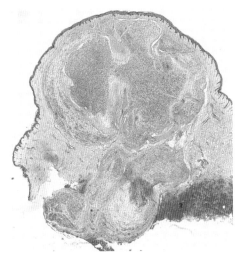

图 2-7-1-2-4A　多结节状排列的、大小不一的扭曲、膨大的神经束

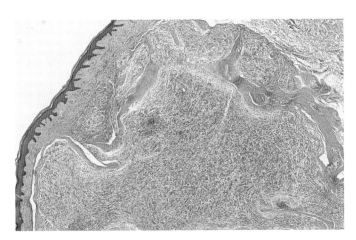

图 2-7-1-2-4B　瘤细胞梭形,核呈波浪状,间质疏松,可伴有明显的黏液样变性

(3) 弥漫性神经纤维瘤:约 10% 与 NF1 相关,是一种在真皮内和皮下弥漫性生长的神经纤维瘤。病变位于真皮层及皮下,瘤细胞常沿结缔组织间隔和脂肪小叶间隔扩展性生长,可包绕皮肤附件,形态上有点类似隆突性皮纤维肉瘤。细胞呈短梭形或卵圆形,常见含有色素的树突状细胞,可见成簇的假 Meissner 小体,可与隆突性皮肤纤维肉瘤相鉴别。

(4) 混合性神经纤维瘤:在典型的神经纤维瘤里面出现施万细胞瘤(神经鞘瘤)样的结节,主要发生在 NF1 的患者。

2. **免疫组化**　神经纤维瘤的免疫组化可见 S100 阳性施万细胞,EMA 阳性神经束膜细胞和 CD34 阳性的成纤维细胞。

【鉴别诊断】

1. **恶性外周神经鞘肿瘤**　通常是大的、深在的肿瘤,细胞核深染伴非典型性、有丝分裂明显伴坏死,一般发生于先前存在的神经纤维瘤病。

2. **施万细胞瘤(神经鞘瘤)**　有 Antoni A 和 Antoni B 结构,常有出血、囊性变等。

3. **隆突性皮肤纤维肉瘤**　属中间型成纤维细胞性肿瘤,瘤细胞轻度异型,核分裂象易见,瘤细胞呈 CD34(+),S100(-)。

4. **神经节神经瘤**　多见于后纵隔和腹膜后,含有扩大的、不规则分散的神经节细胞,主要神经成分可能类似于神经纤维瘤。

5. **丛状纤维组织细胞瘤**　梭形成纤维细胞和组织细胞混合,SMA(+),S100 蛋白(-)。

(巴　伟)

三、神经鞘瘤

【概念】

神经鞘瘤(neurilemmoma)是一种有包膜的良性外周神经鞘肿瘤,主要由施万细胞组成。

【临床特点】

1. **临床表现**　最常见的年龄为 20~50 岁,大多数发生在头颈部、上肢或下肢浅表软组织,也发生在腹膜后、后纵隔和内脏(胃肠道、肾脏等)。本病通常表现为孤立性、无痛皮下包块(图 2-7-1-3-1)。

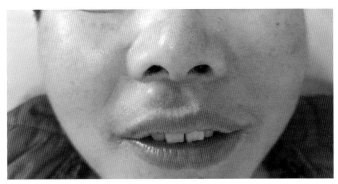

图 2-7-1-3-1　孤立性皮下包块

90% 的神经鞘瘤呈散发性,约 3% 与神经纤维瘤病 2 型(NF2)相关,常染色体显性遗传,致病基因位于 22 号染色体上,发病率为 1:30 000~40 000。双侧前庭神经鞘瘤对 NF2 具有特征性和诊断性价值。在 NF2 中除了神经鞘瘤,脑膜瘤、室管膜瘤和胶质瘤等中枢神经系统肿瘤也是

疾病谱的一部分。

约 2% 与多发性神经鞘瘤相关，又称神经鞘瘤病，表现为多发的皮肤神经鞘瘤，大部分为散发病例，少数为常染色体遗传。神经鞘瘤病的致病基因也位于 22 号染色体上，与 NF2 基因毗邻。

2. 治疗　手术完整切除即可，罕见复发。

3. 预后　散发性神经鞘瘤预后好，与 NF2 相关的神经鞘瘤预后和相关的并发症有关。

【发病机制】

大多数神经鞘瘤中存在体细胞 NF2 基因突变。双侧前庭神经鞘瘤的发生与生殖细胞 NF2 基因突变相关。

【病理变化】

1. 镜下观　界限清楚，常有包膜，但发生于中枢神经系统、实质脏器和黏膜内者常无包膜。镜下典型特征是由交替性分布的 Antoni A 区和 Antoni B 区组成，两区的比例因病例不同而异，两区之间可有移行，也可界限分明。Antoni A 区由短束状平行排列的梭形施万细胞组成，也称束状区，细胞胞质丰富、淡嗜伊红，胞界不清，常见栅栏状排列；部分病例可见瘤细胞排列呈洋葱皮样或旋涡状结构，或形成 Verocay 小体样结构。Antoni B 区，由排列疏松、零乱的星芒状施万细胞组成，也称网状区，可有微囊形成，细胞核常圆形或卵圆形、深染，有时可见核内假包涵体，部分病例可见大而不规则的血管，管腔内常见血栓，管壁厚，多伴有程度不一的透明样变性，有时在血管周围可见含铁血黄素沉积及灶性的反应性泡沫样组织细胞，少数病例间质显著黏液变性，类似神经鞘黏液瘤或其他黏液性软组织肿瘤（图 2-7-1-3-2A~图 2-7-1-3-2C）。

根据组织学特点的不同，神经鞘瘤有很多形态学变异：

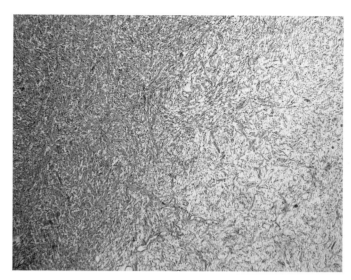

图 2-7-1-3-2B　病变由交替性分布的 Antoni A 区和 Antoni B 区组成

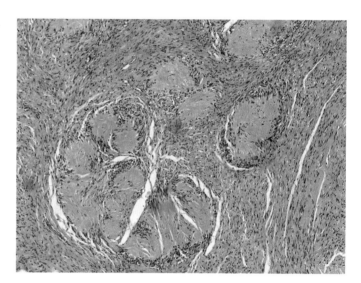

图 2-7-1-3-2C　可见 Verocay 小体样结构

（1）古老型神经鞘瘤：出现明显的退行性变导致的核非典型改变，缺乏有丝分裂，可有囊性变、出血、钙化和透明化，通常出现在时间比较久的肿瘤（特别是深部病例）。

（2）细胞型神经鞘瘤：好发于后纵隔、盆腔和腹膜后的脊柱旁区域，肿瘤界限清楚，包膜完整，瘤细胞较丰富，形态一致，不见栅栏状排列或"Verocay"样结构，也无经典型神经鞘瘤中与束状区交替分布的疏松网状区。细胞核呈梭形或卵圆形，胞质丰富、嗜伊红色，细胞边界不清，至少部分区域细胞核染色质较粗、深染，并显示轻至中度的多形性，多数病例内可见少量的核分裂象，一般不超过 4 个/10HPF，无病理性核分裂象。多数病例在梭形瘤细胞之间可见多少不等的泡沫样组织细胞（黄色瘤细胞）聚集灶，以及伴有明显玻璃样变性的厚壁血管。

（3）丛状神经鞘瘤：有包膜，具有明显的丛状结构，通常比普通神经鞘瘤细胞成分更多，常发生在皮肤或浅

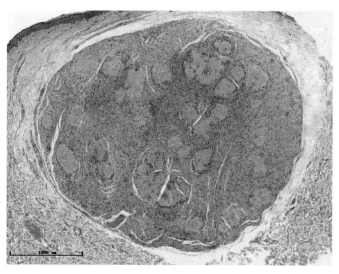

图 2-7-1-3-2A　界限清楚，可见包膜

表软组织中,最常见于头颈部,少见于较深的部位。与NF的联系较弱(不像丛状神经纤维瘤)。

(4) 上皮样神经鞘瘤:多数位于真皮或皮下组织内,偶见于肌内,界限清晰有包膜。镜下较大的肿瘤呈多结节状或分叶状生长,小圆形上皮样施万细胞呈实性片状、单个、小巢状或呈条束状排列;间质为胶原性或部分伴有黏液样变性;瘤细胞胞质较丰富,嗜酸性或浅染,核圆形或卵圆形,染色质均匀,可见小核仁,核无明显的异型性,核分裂象罕见,平均 1 个/10HPF。少数可见退变的核非典型性,表现为核大而染色质浓染不规则,其内可见假包涵体等特征。

(5) 假腺样神经鞘瘤:含有囊性区域,类似于腺样结构的囊腔,由小的圆形肿瘤细胞排列而成,通常含有常规神经鞘瘤的区域。

其他少见的亚型有神经母细胞瘤样神经鞘瘤、微囊性/网状神经鞘瘤等。

2. 免疫组化　神经鞘瘤的免疫组化 S100、vimentin、Leu 7 和 PGP9.5 阳性;肿瘤边缘或血管周围成纤维细胞可表达 CD34,EMA 周边束膜细胞阳性。

【鉴别诊断】

1. 神经纤维瘤　由施万细胞、成纤维细胞和神经束膜细胞混合而成;缺乏 Antoni A 区,而神经鞘瘤的 Antoni B 区与神经纤维瘤相似。

2. 恶性外周神经鞘瘤　常较大较深,细胞学从单一形态到多形态,核分裂易见,常见肿瘤坏死,S100 阴性或灶阳。一般发生于先前存在的神经纤维瘤病。

3. 平滑肌瘤　瘤细胞可呈波浪状,核呈栅栏状排列,胞质嗜伊红染色,常可见肌丝、核较神经鞘瘤更肥大,核两端钝圆,S100 阴性,SMA 阳性。

(巴　伟)

四、恶性外周神经鞘瘤

【概念】

恶性外周神经鞘瘤(malignant peripheral nerve sheath tumor,MPNST)起源于施万细胞,常伴有神经纤维瘤或神经鞘瘤,并在此基础上恶变而来,40% 与 NF1 相关。

【临床特点】

1. 临床表现　非常罕见,大多数是成年人,男女发病率大致相同,但发病年龄范围很广(4~79 岁),大多数发生在头颈部的真皮和/或皮下,表现为疼痛或者无痛的皮下包块。

2. 治疗　常采用手术广泛切除或放疗,但 MPNST 对化疗的反应一般较差。

3. 预后　发生于 NF1 的 MPNST 预后较差,5 年生存率低于 20%。

【发病机制】

MPNST 中,40% 与 NF1 相关,在这些患者中,一生的发病率为 2%~16%。NF1 相关 MPNST 和散发性 MPNST往往涉及 CDKN2A(INK4A)和 Tp53(p53)及其下游基因突变。

【病理变化】

1. 镜下观　MPNST 大部分为中、高级别肉瘤,往往与神经纤维瘤并存。肿瘤细胞通常呈梭形,紧密排列,可以存在细胞致密和稀疏的区域,局灶性黏液样变,肿瘤细胞核深染,呈波浪状,末端呈锥形,细胞异型性及有丝分裂明显,可见多核巨细胞,广泛坏死伴血管周围浸润。

其他少见的形态学变异包括上皮样 MPNST(epithelioid MPNST)和异源分化 MPNST(heterologous differentiation MPNST)。上皮样 MPNST 低倍镜下呈多结节状结构,由大的上皮样细胞构成,丰富的嗜酸性胞质,泡状核,与常见的梭形细胞区域混合存在。异源分化 MPNST 局部区域性向骨肉瘤、软骨肉瘤、横纹肌肉瘤分化。

2. 免疫组化　MPNST 的免疫组化梭形细胞,约 60%的病例 S100(+),但通常局灶性表达,在上皮样 MPNST中呈弥漫表达。

【鉴别诊断】

1. 黑色素瘤

(1) 结缔组织增生性黑色素瘤:表皮通常有原位黑色素瘤的改变(>70% 的病例),常发生在恶性雀斑样痣的基础上。S100 和 SOX10 弥漫强阳性表达,MPNST 通常只显示弱/局部表达。结缔组织增生性黑色素瘤通常 HMB-45、酪氨酸酶和 MART-1/Melan-A 阴性。

(2) 上皮样黑色素瘤:通常可以找到原位黑色素瘤的证据(转移性黑色素瘤除外)。S100 和 SOX10 弥漫强阳性表达,MPNST 通常只显示弱/局部表达。通常 HMB-45、酪氨酸酶、SOX10 和 MART-1/Melan-A 阳性,MPNST的这些标记为阴性。

2. 非典型神经纤维瘤　由大的深染梭形细胞构成,有丝分裂率较低,无坏死,常保留神经纤维瘤的细胞结构特征。

中间型成纤维细胞性肿瘤,瘤细胞具轻度异型性,核分裂象易见,瘤细胞呈 CD34(+),S100(-)。

3. 隆突性皮肤纤维肉瘤　中间型成纤维细胞性肿瘤,瘤细胞轻度异型,核分裂象易见,瘤细胞呈 CD34(+),S100(-)。用 FISH 或 RT-PCR 可以发现融合基因 COL1A1-PDGFRB。

4. 透明细胞肉瘤　好发于四肢末端,通常是深部软组织肿瘤,但在某些情况下可以累及皮肤,呈多结节状或巢状分布,被纤维组织分割,肿瘤细胞呈均匀一致的上皮样细胞和梭形细胞。S100、HMB-45 和 MART-1/Melan-A

在大部分病例呈阳性表达。RT-PCR 方法检测 *EWSR1-ATF1* 或 *WSR1-CREB1* 融合基因阳性。

（巴 伟）

五、真皮神经鞘黏液瘤

【概念】

真皮神经鞘黏液瘤（dermal nerve sheath myxoma）是一种良性的施万细胞分化的神经鞘来源肿瘤，黏液基质丰富，伴界限清晰的小叶状结构。

【临床特点】

1. 临床表现 好发于中青年，肢端多见，手指是最常见的发病部位，胫前皮肤也有报道，但面部非常少见。尽管是良性肿瘤，但复发率高达 50%。口腔内、眼眶、硬膜内和椎旁病例非常罕见。本病与神经纤维瘤病无关，表现为无症状、孤立、肤色结节，直径多小于 3cm（图 2-7-1-5-1）。

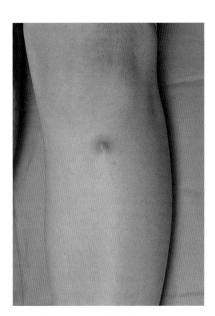

图 2-7-1-5-1 孤立淡红色结节

2. 治疗 单纯切除复发率高达 50%，无转移潜能。

3. 预后 良性肿瘤，预后好。

【发病机制】

尚不明确。

【病理变化】

1. 镜下观 低倍镜下呈大小不等的小叶结构，小叶间为纤维结缔组织分隔，局限于真皮或皮下组织（图 2-7-1-5-2A）。小叶主要由星状或梭形细胞组成，偶见圆形上皮样细胞。瘤细胞排列疏松，间质内含有大量黏液样物质，阿辛蓝染色为阳性（图 2-7-1-5-2B ~ 图 2-7-1-5-2D）。瘤细胞的胞质呈淡嗜伊红色，常见细长的胞质突起，在小叶周边瘤细胞常见胞质内空泡形成印戒样改变。小叶内的瘤细胞无异型性，核分裂象罕见。

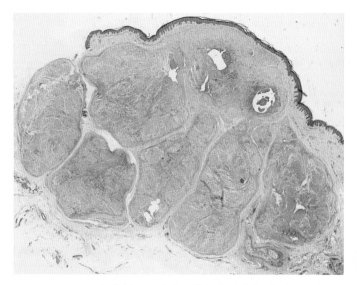

图 2-7-1-5-2A 低倍镜下呈大小不等的小叶结构，小叶间为纤维结缔组织间隔

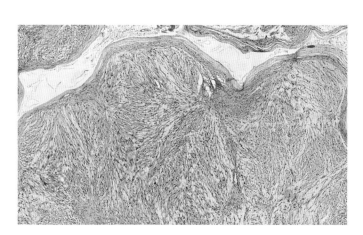

图 2-7-1-5-2B 瘤细胞排列疏松，间质内含有大量黏液样物质

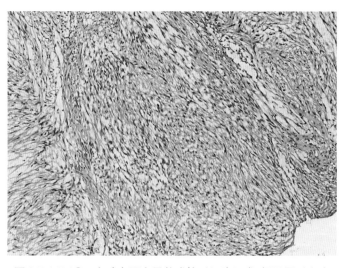

图 2-7-1-5-2C 小叶主要由星状或梭形细胞组成，偶见圆形上皮样细胞

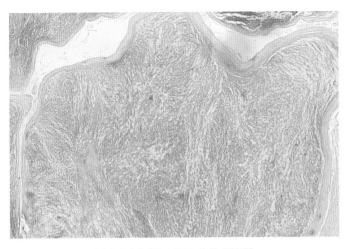

图 2-7-1-5-2D　阿辛蓝染色阳性

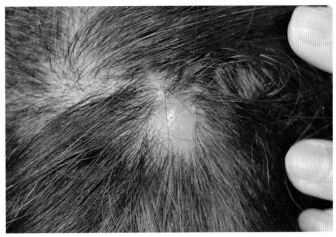

图 2-7-1-6-1　头皮孤立肤色斑块

2. **免疫组化**　神经鞘黏液瘤免疫组化示 S100、SOX10、GFAP 及 vimentin 阳性；小叶周围可见 EMA 阳性的神经束膜细胞；SMA、Desmin、CD68、HMB-45、CD31 均阴性。

【鉴别诊断】

1. **细胞型神经鞘黏液瘤**（cellular neurothekeoma）多见于头颈部和上肢，罕见于手和足，肿瘤边界不清楚，呈结节状生长，瘤细胞上皮样细胞为主伴有丰富的淡染嗜酸性胞质，黏液变性通常不广泛，免疫组化染色不表达 S100 蛋白和 SOX10，表达 CD68、CD10、MITF 等。

2. **丛状神经纤维瘤**　通常为 NF1 患者，丛状结构周围无厚的纤维性包膜围绕，肿瘤罕见广泛的黏液变性，免疫组化除了表达 S100，尚可见 CD34 阳性的成纤维细胞和 NF 阳性的轴突。

3. **浅表血管黏液瘤**　界限不清，由成纤维细胞、双核或多核组织细胞构成，其内可见大量小的、薄壁的形状不规则的血管，S100（-）。

4. **浅表肢端纤维黏液瘤**　可变纤维和黏液样区，无界限清楚的小叶状结构，梭形细胞成分 CD34（+），S100（-）；甲周是好发部位。

（巴　伟）

六、颗粒细胞瘤

【概念】

颗粒细胞瘤（granular cell tumor，GCT）是由具有施万细胞分化，胞质内含有嗜伊红色细颗粒状物质细胞组成的良性肿瘤。

【临床特点】

1. **临床表现**　多发生于 40~60 岁的成年人，男性略多见，头颈部最常见，特别是舌和口腔，其次乳腺及其他实质脏器也可发生。通常表现为孤立的无痛性结节、斑块，或皮下包块，大概有 10% 的患者可以多发（图 2-7-1-6-1）。

2. **治疗**　颗粒细胞瘤完整手术切除预后良好，对于恶性颗粒细胞瘤（非常罕见），转移率可高达 50%。

3. **预后**　肿瘤>5cm，患者年龄>50 岁常常提示预后不良。

【发病机制】

不详。

【病理变化】

1. **镜下观**　低倍镜下肿瘤界限不清楚，无包膜；肿瘤由呈巢状、簇状或片状的上皮样细胞构成（图 2-7-1-6-2A）；胞质呈嗜伊红细颗粒状，部分可见到嗜酸性小球，PAS 染色阳性，瘤细胞核通常小而深染，有时可见较大呈空泡状的核，通常罕见核分裂象，无坏死（图 2-7-1-6-2B）；肿瘤细胞间为宽窄不等的纤维结缔组织间隔；瘤细胞呈片状或条索状分布在胶原纤维束之间（图 2-7-1-6-2C）；30% 的病例可见被覆鳞状上皮呈现假上皮瘤样增生。

Fanburg-Smith 等根据以下 6 个组织学特征对皮肤颗粒细胞的生物学行为进行分类：①存在肿瘤性坏死；②空

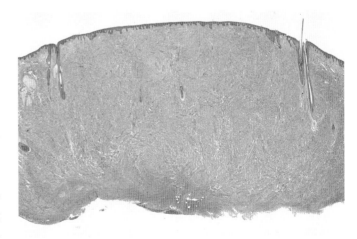

图 2-7-1-6-2A　低倍镜扫视，肿瘤由片状的上皮样细胞构成

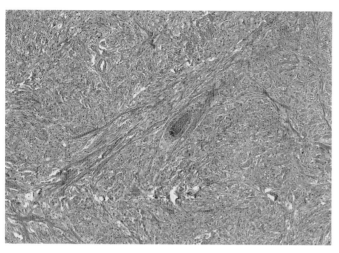

图2-7-1-6-2B 瘤细胞呈片状或条索状分布在胶原纤维束之间

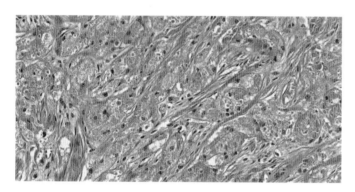

图2-7-1-6-2C 胞质呈嗜伊红细颗粒状,瘤细胞核通常小而深染

泡状核有大的核仁;③核分裂象>2个/10HPF;④高核质比;⑤存在梭形肿瘤细胞;⑥细胞多形性。存在3个或3个以上特征时定义为恶性颗粒细胞瘤,仅有1个或2个上述特征时归类为非典型颗粒细胞瘤,无上述任何特征者定义为良性颗粒细胞瘤。

2. 免疫组化 免疫组化示S100弥漫强阳性、SOX10阳性(核)、Calretinin、CD68、inhibin及nestin均阳性,多数TFE3核阳性。SMA、Desmin、myogenin、GFAP、HMB-45及neurofilament均阴性。

【鉴别诊断】

1. 颗粒性平滑肌瘤、横纹肌瘤 肌细胞来源标记SMA、Desmin、myogenin染色阳性,而S100阴性。

2. 牙龈颗粒细胞瘤 好发于新生儿,瘤细胞不表达S100蛋白。

3. 腺泡状软组织肉瘤 发病年龄较轻,组织学上以假腺泡状结构为主,瘤细胞可见空泡状核和明显的核仁,胞质内可见PAS阳性的棒状结晶,免疫组化染色弥漫表达TFE3,存在 *TFE3* 基因重排,不表达S100蛋白等可资鉴别。

(巴 伟)

七、神经束膜瘤

【概念】

神经束膜瘤(perineurioma)属于良性周围神经鞘肿瘤,特指来源于神经束膜细胞的肿瘤。一般可分为神经内神经束膜瘤、硬化型神经束膜瘤和软组织神经束膜瘤。硬化型最常见于年轻人手部,其特征是具有明显的透明化基质,而软组织神经束膜瘤通常细胞成分较多。这些肿瘤细胞常表达EMA、GLUT-1和claudin-1,而S100阴性。

【临床特点】

1. 临床表现 神经束膜瘤相当罕见,在周围神经鞘肿瘤中占比<0.5%。发病年龄范围广,2~85岁均可发病,平均45岁,多数20~50岁。女性发病稍多,女男比为1.1~1.2:1。好发于头颈部浅表皮下软组织,有15%累及头颈部,也常见于下肢和上肢的软组织,其次是躯干,很少情况下会影响颌骨(下颌骨),4%的患者口腔会受到影响。(图2-7-1-7-1)

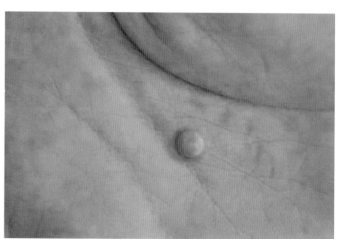

图2-7-1-7-1 手掌孤立肤色结节

大多数呈孤立性、无痛性肿块,硬化型通常累及真皮浅层,可能与某些综合征或家族遗传有关,比如神经纤维瘤病2型、痣样基底细胞癌综合征(Gorlin综合征),有趣的是,两者都有脑膜瘤。神经束膜瘤可能来源于蛛网膜帽细胞。

基因检测可有染色体22号单体遗传。研究发现,硬化型中出现10号染色体畸变,t(2;10)(p23;q24)和单体10,表明此类型中存在10q的重排和/或缺失。

2. 治疗 完整、广泛手术切除。

3. 预后 局部复发不常见(<5%),在没有完全切除的情况下,后期可能复发并进展,细胞的多形性和边缘浸润生长不影响临床结局。

【发病机制】

不详。

【病理变化】

1. 镜下观 位于皮下浅层或真皮,边界清楚,局部可见胶原包膜,可以看到浸润边界,但并没有明显的浸润,纺锤形的肿瘤细胞出现在多种模式中,呈束状、梭状或风车、洋葱皮样、板层状等,肿瘤可为少细胞或富细胞区,后者具有交替区域,由双极性淡染而饱满的纺锤形细胞组成,这些细胞具有苍白嗜酸性细长的细胞质,细胞核多样,可呈椭圆形、锥形、拉长、三角形、弯曲、压缩、扭曲或波浪状,具有精细分布的染色质,核内假性包涵体少见,孤立的多形性细胞(古老型)是不常见的(图2-7-1-7-2A、图2-7-1-7-2B)。

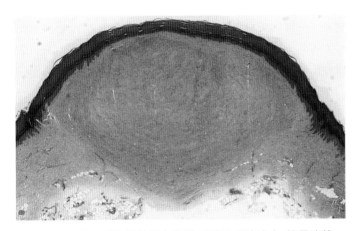

图2-7-1-7-2A 硬化型神经束膜瘤,病变位于真皮内,境界清楚,间质硬化

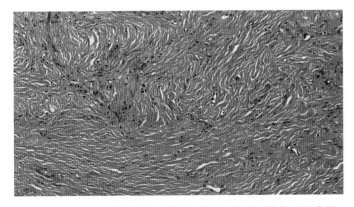

图2-7-1-7-2B 硬化型神经束膜瘤,真皮内纺锤形及梭形细胞呈交织状排列,胶原增生硬化

背景间质可以胶原化,黏液样或混合型,圆形到椭圆形的胶原蛋白沉积物可能存在于硬化型,胶原和细胞之间有裂隙,有丝分裂罕见,可能存在退化和出血,钙化(钙化点或化生骨)偶尔也可以见到。

慢性炎症反应不常见,有独特的与周围神经关联性,通常是神经的"细枝",不存在血管透明化。网状型:梭形细胞交织成条索状的花边状生长方式;硬化型:小梁或轮辐状模式中的上皮样细胞和梭形细胞存在于明显致密的硬化间质内;神经内型:周围神经细胞在神经纤维周围形成同心层(假洋葱鳞茎);颗粒型和上皮样亚型也可以见到。

2. 免疫组化 EMA在所有的病例中弥漫强阳性(图2-7-1-7-3A);claudin-1:几乎所有细胞膜呈明显颗粒状阳性分布;GLUT-1:通常点状膜阳性(图2-7-1-7-3B);CD34:65%的肿瘤可能是阳性的;平滑肌肌动蛋白(约20%)和S100(约5%)阳性;胶原蛋白Ⅳ的膜强阳性。

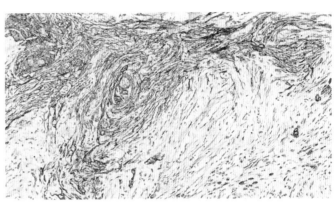

图2-7-1-7-3A EMA弥漫阳性

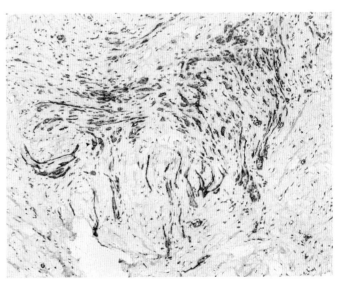

图2-7-1-7-3B GLUT-1阳性

3. 电镜 细长的细胞质,具有不完整的基底层(基底膜)和胞吞小泡,并形成紧密的连接,轴突缺失。

【鉴别诊断】

1. 神经纤维瘤和神经鞘瘤 神经纤维瘤有胞核呈"S"形的施万细胞和成纤维细胞,S100和CD34都可以有阳性表达。神经鞘瘤有特征性Verocay小体。

2. 孤立性纤维瘤 梭形细胞,血管模式的细胞瘤具有更丰富的胶原化的间质,EMA阴性。

3. 肌上皮瘤 上皮性肿瘤呈巢状、条索状或簇状排列,有时有导管分化,但通常呈纺锤形或浆细胞样细胞。S100和SMA阳性可鉴别。

4. 隆突性皮肤纤维肉瘤 呈浸润性生长模式,肿瘤细胞CD34弥漫阳性。

(魏 国)

八、皮肤神经内分泌癌

【概念】

皮肤神经内分泌癌(cutaneous neuroendocrine carcinoma),又称默克尔细胞癌(Merkel cell carcinoma,MCC),是一种罕见的好发于日光损伤部位的高度侵袭性皮肤神经内分泌细胞恶性增殖性疾病。

【临床特点】

1. 临床表现 皮肤神经内分泌癌罕见,在美国每年发病小于500例,好发于老年人(大于65岁)。男性多于女性,约为2.5:1;白种人比其他种族发病更普遍。

临床特征不明显,是一种容易局部复发、淋巴结及远处转移发生率高的侵袭性肿瘤,表现为真皮内的结节或斑块、快速增大的真皮肿块,可以出现溃疡和/或出血(图2-7-1-8-1)。临床分期应包括影像学,特别是胸部和腹部CT扫描。

在许多MCC病例中发现了6号染色体呈三倍体,在一些研究中高达50%;1号染色体短臂(1p36)缺失也很常见。

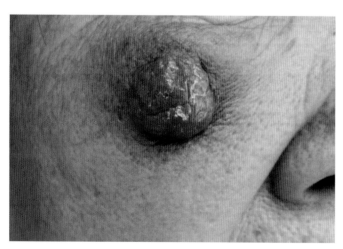

图2-7-1-8-1 右侧颊部2.5cm×2.5cm暗红色隆起性结节

2. 治疗

(1)手术方法:完整且扩大切除以确保完全局部切除;可考虑前哨淋巴结(SLN)活检,但SLN似乎对区域淋巴结受累不太敏感,许多SLN阴性的患者仍可进展到远处转移。

(2)辅助治疗:通常选用放疗,部分病例可以缓解;化疗效果较差,不能提高整体生存率。

3. 预后 整体预后较差,复发率高达30%、转移率高达75%。即使有治疗,致死率仍然较高;高龄、头颈部、肿瘤体积大和免疫抑制会导致更糟糕的预后。

【发病机制】

不详。

【病理变化】

1. 镜下观 高度非典型性侵袭性基底样肿瘤,由浸润条索、小梁、巢、结节和片状区域组成(图2-7-1-8-2A、图2-7-1-8-2B);瘤细胞胞质稀少,核大,颗粒状至泡状染色质,核仁不清晰的基底样肿瘤细胞,水洗样的细胞核是常见的独特特征(图2-7-1-8-2C),而此特征不存在于基底细胞癌;有丝分裂象丰富;见较多凋亡小体;区域性坏死通常存在,特别是在较大的肿瘤中;细胞核受到挤压,呈流水状,类似于小细胞癌;很大比例的病例中发现淋巴管受侵袭,通常发生在肿瘤的周围;可能存在部分肿瘤消退。

尽管是一种典型的真皮内肿瘤,但是也有多达20%的病例会有表皮累及(呈Pagetoid扩散),单纯的表皮Pagetoid样浸润的(原位癌)病例也有报道。

在少数病例中可能存在鳞状或附属器(包括毛囊、导管或腺体)分化;很少出现黑素细胞分化,这些发现表明MCC可能产生于原始的多能性(干细胞)细胞,可沿着多个不同的方向分化,而不是特定的神经内分泌细胞;很少有纺锤体细胞或类肉瘤分化,类似于不典型的纤维棘皮瘤、平滑肌肉瘤、骨肉瘤或横纹肌肉瘤。

细胞学特征呈高核质比的基底样细胞,胞质稀少,核大,颗粒透明的染色质,核仁不明显。

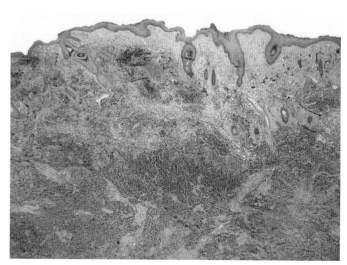

图2-7-1-8-2A 真皮内可见由嗜碱性细胞构成的肿瘤团块,细胞呈片状或条索状分布

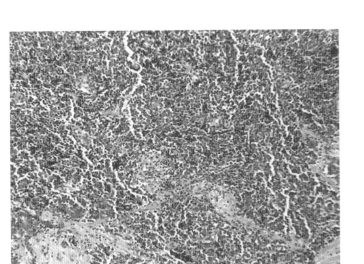

图 2-7-1-8-2B 真皮内可见由嗜碱性细胞构成的肿瘤团块,细胞呈片状或条索状分布

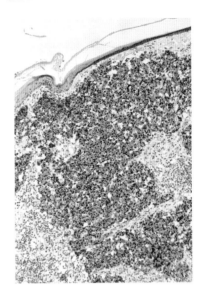

图 2-7-1-8-3 肿瘤细胞 CK20 核周点状阳性

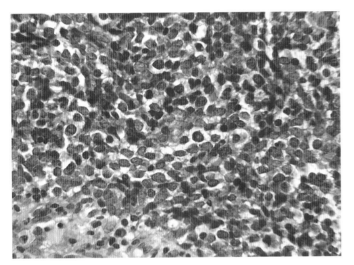

图 2-7-1-8-2C 水洗样细胞具有特征性

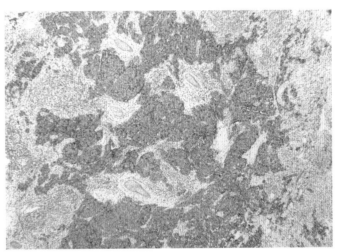

图 2-7-1-8-4 肿瘤细胞 Syn 阳性

2. **免疫组化** 在确诊和排除转移性神经内分泌癌方面具有重要意义。角蛋白(PAN-CK、CK20、CK8/18/CAM5.2)常呈核周点状染色(图 2-7-1-8-3);神经内分泌标志物阳性(图 2-7-1-8-4、图 2-7-1-8-5),包括神经细胞黏附分子(CD56)、突触素(Syn)和 NFP[可能在 CK20(-)病例中有用];TTF-1、黑素细胞标记物和淋巴标记物染色阴性;推测预后的指标包括 CD44、p53 和 BCL-2。

【鉴别诊断】

1. **基底细胞癌** 少见细胞异型性和有丝分裂活性;大多数病例显示肿瘤周边的细胞呈栅栏状排列、黏液基质和肿瘤回缩形成收缩间隙;在高级/多形性表现的基底细胞癌中,MCC 应始终列为鉴别;EpCAM/BER-EP4/CD326 大多数阳性,而 CK20、色甘氨酸和突触素则为阴性。

2. **转移性小细胞癌** 尤其是肺起源,其中 TTF-1 为阳性,CK20 为阴性;来自其他部位的小细胞癌是 TTF-1(-);临床病史和全面的检查对排除转移很重要。

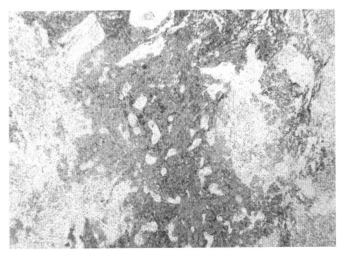

图 2-7-1-8-5 肿瘤细胞 CD56 阳性

3. **小细胞黑色素瘤** 罕见的黑色素瘤变异;通常可以看到真表皮连接部位有成巢的肿瘤细胞和广泛的 Pagetoid 扩散;细胞表现出更丰富的细胞质,突出的核仁,

711

并可能看到细胞质色素沉着和核内假包涵体;S100、HMB-45、MART-1/Melan-A 典型阳性;细胞角蛋白、CK20 和神经内分泌标记阴性。

4. 淋巴瘤 缺乏 MCC 脊髓样和小梁生长模式,包括 CD45、CD3 或 CD20 在内的各种淋巴标记应为阳性,神经内分泌标志物 CK20 阴性。

5. 小圆蓝细胞瘤 这些肿瘤包括神经母细胞瘤、原始神经外胚层肿瘤,虽然细胞形态学相似,但免疫组化染色不同。

6. 横纹肌肉瘤 在皮肤中非常罕见(通常是从其他部位转移),大多数病例发生在儿童身上,通过免疫组化可资鉴别。

(魏 国)

参 考 文 献

[1] Eduardo Calonje, Thomas Brenn, Alexander Lazar, et al. McKee's pathology of the skin. 4th ed. Philadelphia: Saunders, 2012.

[2] Leblebici C, Savli TC, Yeni B, et al. Palisaded Encapsulated(Solitary Circumscribed) Neuroma: A Review of 30 Cases. Int J Surg Pathol, 2019, 27(5): 506-514.

[3] David S. Cassarino. Diagnostic Pathology: Neoplastic Dermatopathology. 3rd ed. Mumbai: Elsevier Health Science, 2021.

[4] Cardoso TA, dos Santos KR, Franzotti AM, et al. Traumatic neuroma of the penis after circumcision--Case report. An Bras Dermatol, 2015, 90(3): 397-399.

[5] Chen W, Zhang H, Huang J, et al. Traumatic neuroma in mastectomy scar: Two case reports and review of the literature. Medicine (Baltimore), 2019, 98(15): e15142.

[6] Di Caprio F, Meringolo R, Shehab Eddine M, et al. Morton's interdigital neuroma of the foot: A literature review. Foot Ankle Surg, 2018, 24(2): 92-98.

[7] Flora A, Kim RH, Lara Rivero AD, et al. Epithelial sheath neuroma: A case series. JAAD Case Rep, 2020, 6(3): 240-242.

[8] Noparstak M, Zaycosky M, Saeed S. Epithelial sheath neuroma with extension to the subcutis. J Cutan Pathol, 2018. Online ahead of print.

[9] Ferner RE, Gutmann DH. Neurofibromatosis type 1(NF1): diagnosis and management. Handb Clin Neurol, 2013, 115: 939-955.

[10] Asthagiri AR, Parry DM, Butman JA, et al. Neurofibromatosis type 2. Lancet, 2009, 373(6799): 1974-1986.

[11] Cimino PJ, Gutmann DH. Neurofibromatosis type 1. Handb Clin Neurol, 2018, 148: 799-811.

[12] Ruggieri M, Pratico AD, Serra A, et al. Childhood neurofibromatosis type 2(NF2) and related disorders: from bench to bedside and biologically targeted therapies. Acta Otorhinolaryngol Ital, 2016, 36(5): 345-367.

[13] Qiu M, Tian XJ, Ma LL, et al. Multiple primary neoplasms with renal neurilemmoma: a case report and literature review. Beijing Da Xue Xue Bao Yi Xue Ban, 2015, 47(4): 714-717.

[14] Hruban RH, Shiu MH, Senie RT, et al. Malignant peripheral nerve sheath tumors of the buttock and lower extremity. A study of 43 cases. Cancer, 1990, 66(6): 1253-1265.

[15] Schaefer IM, Fletcher CD. Malignant peripheral nerve sheath tumor(MPNST) arising in diffuse-type neurofibroma: clinicopathologic characterization in a series of 9 cases. Am J Surg Pathol, 2015, 39(9): 1234-1241.

[16] Angervall L, Kindblom LG, Haglid K. Dermal nerve sheath myxoma. A light and electron microscopic, histochemical and immunohistochemical study. Cancer, 1984, 53(8): 1752-1759.

[17] Gehrke JC, Hamson KR, Havey AD. Dermal nerve sheath myxoma of the hallux: a case report. Foot Ankle Int, 1994, 15(12): 666-668.

[18] Mobarki M, Dumollard JM, Dal Col P, et al. Granular cell tumor a study of 42 cases and systemic review of the literature. Pathol Res Pract, 2020, 216(4): 152865.

[19] Ordóñez NG, Mackay B. Granular cell tumor: a review of the pathology and histogenesis. Ultrastruct Pathol, 1999, 23(4): 207-222.

[20] Folpe AL. Selected topics in the pathology of epithelioid soft tissue tumors. Mod Pathol, 2014, 27(Suppl 1): S64-S79.

[21] Wen-lin Xiao, Ling-fa Xue, Yao-xiang Xu. Soft tissue perineurioma of the tongue: report of a case and review of the literature. World J Surg Oncol, 2014, 12: 11.

[22] Fausto J Rodriguez, Andrew L Folpe, Caterina Giannini, et al. Pathology of peripheral nerve sheath tumors: diagnostic overview and update on selected diagnostic problems. Acta Neuropathol, 2012, 123(3): 295-319.

[23] Ioannis G Koutlas, Bernd W Scheithauer, Andrew L Folpe. Intraoral perineurioma, soft tissue type: report of five cases, including 3 intraosseous examples, and review of the literature. Head Neck Pathol, 2010, 4(2): 113-120.

[24] Fang WS, Emerson LL, Hunt JP, et al. An unusual sinonasal tumor: soft tissue perineurioma. AJNR Am J Neuroradiol, 2009, 30(2): 437-439.

[25] Jason L Hornick, Elizabeth A Bundock, Christopher DM Fletcher. Hybrid schwannoma/perineurioma: clinicopathologic analysis of 42 distinctive benign nerve sheath tumors. Am J Surg Pathol, 2009, 33(10): 1554-1561.

[26] Kemal Kosemehmetoglu, Julie A Vrana, Andrew L Folpe. TLE1 expression is not specific for synovial sarcoma: a whole section study of 163 soft tissue and bone neoplasms. Mod Pathol, 2009, 22(7): 872-878.

[27] Yoon Seup Kum, Jeong Kyu Kim, Chang Ho Cho, et al. Intraneural reticular perineurioma of the hypoglossal nerve. Head Neck, 2009, 31(6): 833-837.

[28] Mauzo SH, Ferrarotto R, Bell D, et al. Molecular characteristics and potential therapeutic targets in Merkel cell carcinoma. J Clin Pathol, 2016, 69(5):382-390.

[29] A Servy, E Maubec, P E Sugier, et al. Merkel cell carcinoma: value of sentinel lymph-node status and adjuvant radiation therapy. Ann Oncol, 2016, 27(5):914-919.

[30] Cirillo F. Spontaneous Regression of primitive Merkel cell carcinoma. Rare Tumors, 2015, 7(4):5961.

[31] Adam Grundhoff, Nicole Fischer. Merkel cell polyomavirus, a highly prevalent virus with tumorigenic potential. Curr Opin Virol, 2015, 14:129-137.

[32] Alok T Saini, Brett A Miles. Merkel cell carcinoma of the head and neck: pathogenesis, current and emerging treatment options. Onco Targets Ther, 2015, 8:2157-2167.

[33] Xavier Sastre-Garau, Martine Peter, Marie-Françoise Avril, et al. Merkel cell carcinoma of the skin: pathological and molecular evidence for a causative role of MCV in oncogenesis. J Pathol, 2009, 218(1):48-56.

[34] Huichen Feng, Masahiro Shuda, Yuan Chang, et al. Clonal integration of a polyomavirus in human Merkel cell carcinoma. Science, 2008, 319(5866):1096-1100.

第二节　起源于异位神经组织

一、异位脑膜瘤

【概念】

表现在皮肤上的脑（脊）膜皮损通常被称为"皮肤脑（脊）膜瘤"，这个名称容易让人联想到肿瘤起源，实际上大多数皮损可能为错构瘤或为发育缺陷，所以更倾向于使用脑（脊）膜异位这一名称。皮损分为三型，皮肤中的脑膜病变通常被称为皮肤脑膜瘤。然而，只有Ⅲ型病变是颅内脑膜瘤的扩展或转移。Ⅰ型和Ⅱ型可能是发育性，缺乏骨骼缺陷。Ⅰ型是最常见的脑膜异位症，是先天性的，也被称为异位脑膜错构瘤和滞留性脑膜膨出。

【临床特点】

1. 临床表现　异位脑膜瘤（ectopic meningioma）较为罕见，发病率不足脑膜瘤的 2%。发病年龄范围很广（最常见于儿童和年轻人），其中脑膜上皮错构瘤，通常发生在新生儿或婴儿。发病男女无明显差异，最常见于头颈部、头皮、椎旁区皮肤和皮下组织。其中脑膜上皮错构瘤最常见于后头皮、鼻窦道，很少发生在其他部位，包括眼眶（与视神经硬脑膜鞘无关）、颅骨、骨及口咽。

临床症状差异很大，取决于起源。皮肤或皮下组织起源：通常是无痛，生长缓慢的肿块，可能误诊为皮赘或表皮囊肿（图 2-7-2-1-1）。鼻窦道起源常有鼻塞、流涕及

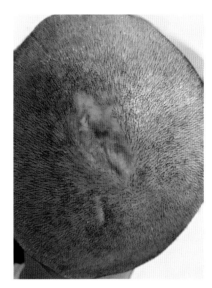

图 2-7-2-1-1　头皮形状不规则及质地不均匀的肤色斑块

鼻衄。其他起源可能会有鼻窦炎、疼痛、头痛及癫痫活动等。必须结合影像学排除颅内肿瘤局部侵袭、骨硬化伴骨组织局灶性破坏及颅骨的解剖缺陷扩大。

2. 治疗　完全手术切除。

3. 预后　与中枢神经系统肿瘤相似，总体预后取决于肿瘤的分级和切除的完整性；复发并不罕见；罕见恶性（间变性）脑膜瘤的远处转移；脑膜错构瘤是良性的，复发罕见。

【发病机制】

不详。

【病理变化】

1. 镜下观　常侵犯周围组织，形态学谱类似于中枢神经系统肿瘤。Ⅰ型，脑膜上皮细胞排列呈假血管间隙，小到大簇的脑膜上皮细胞（图 2-7-2-1-2A ~ 图 2-7-2-1-2C）。

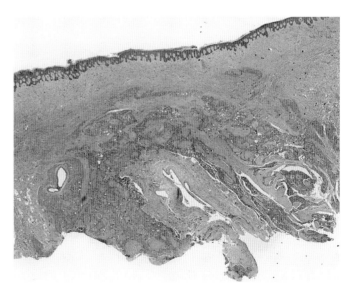

图 2-7-2-1-2A　Ⅰ型，异位脑膜瘤低倍镜

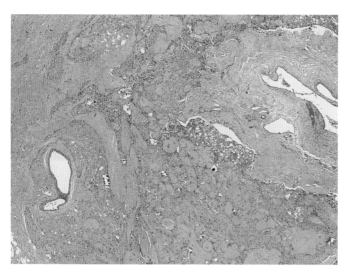

图 2-7-2-1-2B Ⅰ型,脑膜上皮细胞排列呈假血管间隙,小到大簇的脑膜上皮细胞

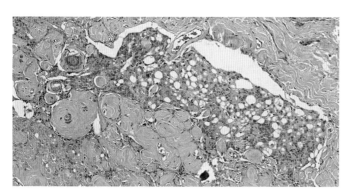

图 2-7-2-1-2C Ⅰ型,脑膜细胞呈梭形或卵圆形,核规则,核染色质均匀

Ⅱ型,少量散在分布的实性脑膜细胞巢,细胞巢相对更大。Ⅲ型,常见肿瘤由梭形或卵圆形脑膜细胞组成,核规则,核染色质均匀,核仁小,排列呈涡纹状或席纹状。有时可见到边界不清的卵圆形细胞呈片状分布,形成合胞体样结构;其他变异形态:过渡型、成纤维细胞型、沙样瘤小体型、非典型型及其他型。

2. **免疫组化** EMA、孕酮受体阳性;claudin-1、S100、p63 可阴可阳;色氨酸、突触素、CD31、SMA 阴性。

【鉴别诊断】

1. **中枢神经系统原发性脑膜瘤** 可能生长为(或转移到)颅外/椎管外软组织,必须始终通过影像学排除。

2. **Ⅰ型脑膜瘤** 脑膜上皮细胞排列呈假血管间隙,若发生于头皮,容易与血管肉瘤混淆,ERG、CD31 可鉴别。

(魏 国)

二、浅表尤因肉瘤/外周原始神经外胚层瘤

【概念】

浅表尤因肉瘤(Ewing sarcoma,ES)/外周原始神经外胚层瘤(peripheral primitive neuroectodermal tumor,PNET)属于真皮和皮下浅层原发性恶性小圆蓝色细胞瘤。可能源于神经外胚层分化,证据包括形态学、超微结构、免疫组化;经典 ES/PNET 的皮肤/浅表变异型,必须排除深部肿瘤的皮肤转移。

【临床特点】

1. **临床表现** 本病较罕见,报道例数少于 100 例,最常见于青少年和年轻人,女性多于男性。好发于四肢,也可以累及躯干、头颈、会阴部。

临床常表现为小结节,通常少于 1 年(图 2-7-2-2-1);可能会有疼痛感;临床上,可能会被误诊为良性肿瘤或囊肿。

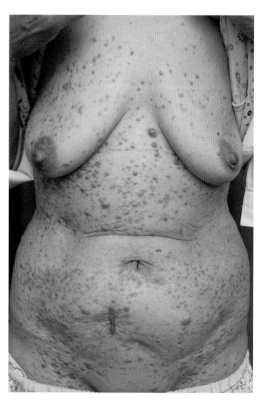

图 2-7-2-2-1 躯干多发大小不一的红色丘疹及结节,表面光滑,部分融合形成斑块

分子遗传学检查可显示少于 5% 的病例存在染色体易位 t(21;22)(q22;q12),导致 *EWSR1-ERG* 基因融合;涉及 *EWSR1* 其他基因变异型少见(<1%),其他替代物极少见。

2. **治疗** 完全手术切除,化疗及放疗。

3. **预后** 必须严格排除来自深部 ES/PNET 的皮肤转移;真正的皮肤 ES/PNET 显示比较好的预后,复发率和转移率较低。

【发病机制】

不详。

【病理变化】

1. **镜下观** 肿瘤位于真皮或皮下,界限清楚或轻度

浸润,可能出现包膜,类似于深部 ES/PNET,单一形态的小圆形肿瘤细胞,均一的染色质,小或不存在核仁,有限的或稀少的苍白色嗜酸性细胞质,叶状和/或模糊小叶,细小纤维血管间质,有丝分裂象往往很丰富,坏死常见,可以是单细胞或区域性的,可能存在细胞间花环(PNET 形态学),但往往不能很好地形成(图 2-7-2-2-2A ~ 图 2-7-2-2-2C)。少见的变异型:大细胞型(非典型性)、金刚石瘤样型、梭形细胞型和硬化型。

2. **免疫组化**　弥漫性强表达 CD99(膜染色)(图 2-7-2-2-3);核 FLI-1(+)和 ERG(+);超过 25% 的病例局灶性低分子量角蛋白表达;S100、突触素、色甘氨酸及 CD56 非常有限地表达;淋巴细胞、肌样和黑素细胞标志物阴性。

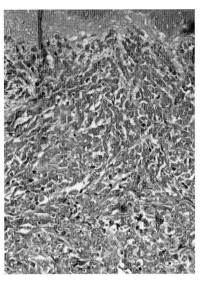

图 2-7-2-2-2C　肿瘤细胞胞质染色均一,呈粉尘状,核呈圆形或卵圆形,核膜清晰,局部可见有丝分裂象

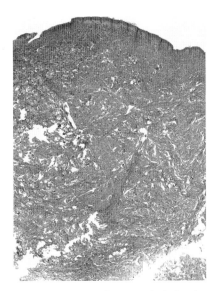

图 2-7-2-2-2A　肿瘤位于真皮内,肿瘤细胞呈小片状在胶原间分布

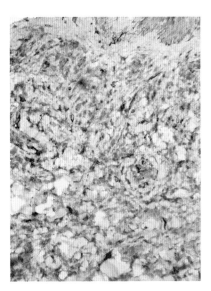

图 2-7-2-2-3　CD99 阳性(膜染色)

3. **电镜**　拉长、交错的细胞质过程。初期的细胞间连接,很少有桥粒、中间丝、微管;膜结合致密核心神经分泌颗粒(图 2-7-2-2-4A、图 2-7-2-2-4B);肌丝或黑素小体一般不存在;糖原通常很丰富。

【鉴别诊断】

1. **转移性 ES/PNET**　细胞形态学、免疫组化、基因与 ES/PNET 都是相同的,需要临床和相关影像学检查辅助排查。

2. **Merkel 细胞癌**　通常发生于老年/年长的成年人,免疫组化显示 EMA(+)、keratins(+)及 CK20(+)特征性核周点状表达;Synaptophysin(+),chromogranin(+),NSE(+),CD99(-);缺乏 *EWSR1* 易位。

3. **肺泡横纹肌肉瘤**　核变异程度更大;可能含有花

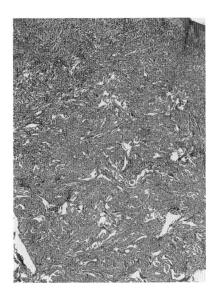

图 2-7-2-2-2B　单一形态的小圆形肿瘤细胞紧密成片

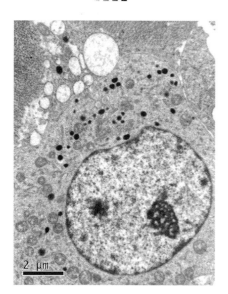

图 2-7-2-2-4A　电镜下完整的细胞结构

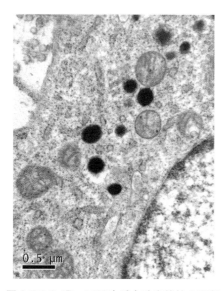

图 2-7-2-2-4B　可见胞质内致密的核心颗粒

环细胞或横纹肌细胞;免疫组化显示 Desmin(+)、Nuclear myogenin(+)、MYOD1(+)及 CD99(+);特征性 FOXO1 易位;缺乏 EWSR1 易位。

4. **淋巴母细胞淋巴瘤**　大多数发生在儿童,与 ES/PNET 的组织学和免疫组化可重叠;免疫组化显示 CD99(强+)、FLI-1(+)、TdT(+)、CD43(+)、CD45(-),但缺乏 EWSR1 易位。

5. **小细胞黑色素瘤**　包括原位黑色素瘤,免疫组化通常 S100(+)、HMB-45(+),而 CD99(-),缺乏 EWSR1 易位。

6. **转移性小细胞癌**　通常是年长的成人,在肺或者其他部位存在原发性肿瘤,免疫组化显示 Keratin(+)、EMA(+)、Synaptophysin(+)、CD56(+),而 CD99(-),缺乏 EWSR1 易位。

7. **转移性神经母细胞瘤**　组织病理学鉴别很困难。儿童好发;表达肾上腺素,代谢、排泄儿茶酚胺及其代谢产物;可以包含成熟的神经成分:神经节细胞和神经纤维网(神经毡)。免疫组化显示 NB84(+),CD99(-),缺乏 EWSR1 易位。

8. **滑膜肉瘤(分化不良型)**　通常含有更常规的单相纺锤形或双相形态的区域。免疫组化显示 Keratin(+)、Nuclear TLE-1(+)、CD99(+)、FLI-1 及 ERG(-),特征性的 SS18(SYT)重排,缺乏 EWSR1 易位。

(魏　国)

参 考 文 献

[1] Melanie D Fox, Steven D Billings, Briana C Gleason, et al. Cutaneous meningioma:a potential diagnostic pitfall in p63 positive cutaneous neoplasms. J Cutan Pathol,2013,40(10):891-895.

[2] Jayson R Miedema, Daniel Zedek. Cutaneous meningioma. Arch Pathol Lab Med,2012,136(2):208-211.

[3] Yuguang Liu, Chuanwei Wang, Shugan Zhu, et al. Clinical characteristics and treatment of ectopic meningiomas. J Neurooncol, 2011,102(1):81-87.

[4] G Dekker, HB Louw, M Pienaar, et al. Meningioma presenting as an oropharyngeal mass--an unusual presentation. S Afr Med J, 2007,97(5):342.

[5] The International Agency for Research on Cancer, P. E. LeBoit, G. Burg. Pathology and Genetics:Skin Tumors. Lyon:IARC Press,2006.

[6] Yin P Hung, Christopher DM Fletcher, Jason L Hornick. Evaluation of NKX2-2 expression in round cell sarcomas and other tumors with EWSR1 rearrangement:imperfect specificity for Ewing sarcoma. Mod Pathol,2016,29(4):370-380.

[7] Caroline Renard, Dominique Ranchère-Vince. Ewing/PNET sarcoma family of tumors:towards a new paradigm? Ann Pathol,2015, 35(1):86-97.

[8] Ryo Shibuya, Atsuji Matsuyama, Mitsuhiro Nakamoto, et al. The combination of CD99 and NKX2. 2, a transcriptional target of EWSR1-FLI1,is highly specific for the diagnosis of Ewing sarcoma. Virchows Arch,2014,465(5):599-605.

[9] Jennifer M Boland, Andrew L Folpe. Cutaneous neoplasms showing EWSR1 rearrangement. Adv Anat Pathol,2013,20(2):75-85.

[10] Angel Fernandez-Flores,Jose M Suarez-Peñaranda,Soledad Alonso. Study of EWS/FLI-1 rearrangement in 18 cases of CK20+/ CM2B4+ Merkel cell carcinoma using FISH and correlation to the differential diagnosis of Ewing sarcoma/peripheral neuroectodermal tumor. Appl Immunohistochem Mol Morphol,2013,21(5): 379-385.

[11] Isidro Machado, Victor Traves, Julia Cruz, et al. Superficial small round-cell tumors with special reference to the Ewing's sarcoma family of tumors and the spectrum of differential diagnosis. Semin Diagn Pathol,2013,30(1):85-94.

[12] M Delaplace,C Lhommet,G de Pinieux, et al. Primary cutaneous

Ewing sarcoma: a systematic review focused on treatment and outcome. Br J Dermatol, 2012, 166(4): 721-726.

[13] Isidro Machado, Beatriz Llombart, Silvia Calabuig-Fariñas, et al. Superficial Ewing's sarcoma family of tumors: a clinicopathological study with differential diagnoses. J Cutan Pathol, 2011, 38 (8): 636-643.

[14] Ciğdem Vural, Omer Uluoğlu, Nalan Akyürek, et al. The evaluation of CD99 immunoreactivity and EWS/FLI1 translocation by fluorescence in situ hybridization in central PNETs and Ewing's sarcoma family of tumors. Pathol Oncol Res, 2011, 17 (3): 619-625.

肌肉、脂肪、软骨及骨的肿瘤

第一节 肌肉相关的肿瘤

一、先天性平滑肌错构瘤

【概念】

先天性平滑肌错构瘤(congenital smooth muscle hama-rtoma)是先天性的真皮平滑肌束增生。

【临床特点】

1. 临床表现 本病罕见发生,好发于男性,最常发生于腰骶部和四肢,包括口腔在内的其他部位亦可累及。常表现为色素沉着斑或斑块,并伴有以毛囊为中心的丘疹或粗大毛发(图2-8-1-1-1)。少见表现为皮肤明显出现皱褶的线性和萎缩性斑块。大多数患者会出现假性Darier征。偶尔出现多发性或泛发性皮损,也可出现家族性病例。生殖器获得性平滑肌错构瘤可能表现为慢性阴囊淋巴水肿,导致平滑肌增生。在鲜红斑痣中也可出现类似平滑肌错构瘤的局灶性变化。临床分为局限型、毛囊型、多灶型和弥漫型。

2. 治疗 无须治疗,必要时手术切除。

3. 预后 切除后极少复发。

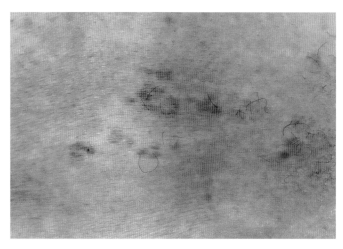

图2-8-1-1-1 以毛囊为中心的斑疹、斑丘疹,中央有粗大毛发

【发病机制】

不详。

【病理变化】

1. 镜下观 轻度角化过度,棘层可轻度肥厚,基底层色素加深,真皮内大量杂乱排列的成熟平滑肌束,可与毛囊相连(图2-8-1-1-2A、图2-8-1-1-2B)。

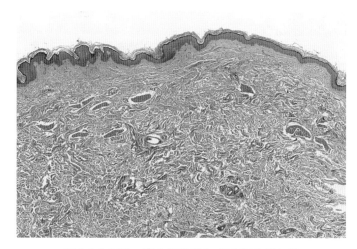

图2-8-1-1-2A 表皮轻度增生,基底层色素加深

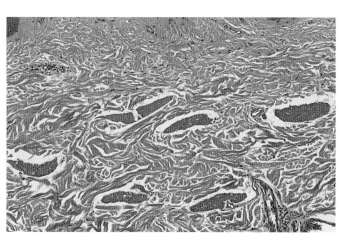

图2-8-1-1-2B 真皮内大量杂乱排列的成熟平滑肌束

2. 免疫组化 肿瘤细胞平滑肌肌动蛋白、结蛋白和高分子量钙调结合蛋白弥漫阳性。

【鉴别诊断】

需要与 Becker 痣、毛发平滑肌瘤相鉴别。组织病理上 Becker 痣也表现为平滑肌束增生，但往往伴有棘层肥厚，皮突增宽呈直角样，基底层黑素细胞增多，因组织病理学上的重叠性，需要结合临床进一步鉴别，Becker 痣非先天性，往往伴有多毛，通常位于肩胛区。

毛发平滑肌瘤组织病理上主要表现为真皮内胶原束间平滑肌束群集性增生，而非杂乱无章地排列。

（顾黎雄）

二、平滑肌瘤

【概念】

平滑肌瘤（leiomyoma）是指起源于平滑肌组织的良性肿瘤，皮肤平滑肌瘤临床上可分为毛发平滑肌瘤、外生殖器平滑肌瘤和血管平滑肌瘤。

【临床特点】

1. 临床表现　毛发平滑肌瘤（pilar leiomyoma）好发于年轻人，最常发生于躯干和四肢（图 2-8-1-2-1）。皮损可以单发或多发，表现为小而缓慢生长的丘疹，直径通常小于 1cm，伴有疼痛（尤其是压迫或暴露于寒冷环境时）。可出现带状分布的斑块样损害。部分多发性平滑肌瘤与 HIV 感染、慢性淋巴细胞性白血病和红细胞增多有关。

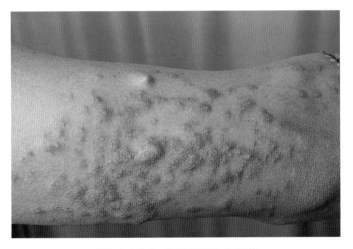

图 2-8-1-2-1　肢端多发肤色结节

外生殖器平滑肌瘤好发于中年人，女性常发生于大阴唇和乳晕，男性常发生于阴囊。皮损表现为境界清楚的无痛性结节，直径较毛发平滑肌瘤更大。

血管平滑肌瘤（angioleiomyoma）好发于 30~60 岁的成人，常发生于四肢（尤其是小腿）的真皮深部或皮下组织，表现为孤立性生长缓慢的结节，直径常小于 2cm，受压时伴有疼痛（图 2-8-1-2-2）。

2. 治疗　单发的平滑肌瘤可外科手术切除，几乎不

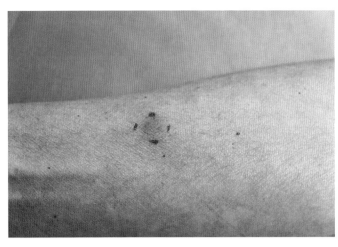

图 2-8-1-2-2　手臂单发皮下结节，有压痛

复发，预后良好。多发的肿瘤必要时手术治疗。

3. 预后　很少恶变。

【发病机制】

细胞遗传学研究提示血管平滑肌瘤常见 22 号染色体上存在基因片段的缺失。

【病理变化】

1. 镜下观　肿瘤细胞梭形，细胞核两头钝圆，呈"雪茄"样，胞质呈显著嗜酸性。毛发平滑肌瘤和外生殖器平滑肌瘤表现类似，肿瘤位于真皮内，境界不清，与周边结缔组织相混杂，表皮通常不累及，肿瘤细胞呈不规则或条束状排列（图 2-8-1-2-3A、图 2-8-1-2-3B）。血管平滑肌瘤则为境界清楚的肿瘤组织，周边相对平滑，表现为编织状排列的平滑肌束分布于血管壁周围，胞质内可见空泡（图 2-8-1-2-4A、图 2-8-1-2-4B）。

2. 免疫组化　肿瘤细胞平滑肌肌动蛋白（图 2-8-1-2-5）、结蛋白、钙结合蛋白和高分子量钙调结合蛋白弥漫阳性。

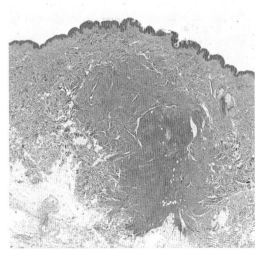

图 2-8-1-2-3A　肿瘤位于真皮内，境界不清，与周边结缔组织相混杂

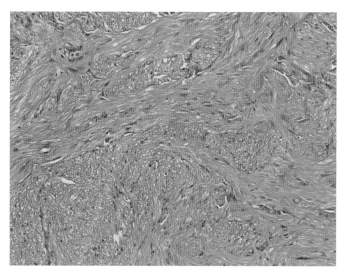

图 2-8-1-2-3B 肿瘤细胞呈不规则或条束状排列,可见"雪茄"样核

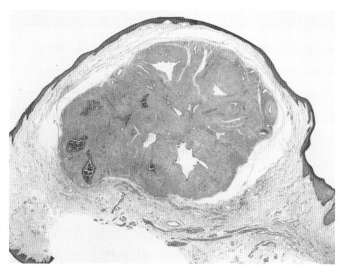

图 2-8-1-2-4A 血管平滑肌瘤为境界清楚的肿瘤组织,周边相对平滑

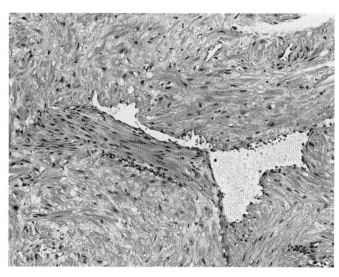

图 2-8-1-2-4B 编织状排列的平滑肌束分布于血管壁周围,胞质内可见空泡

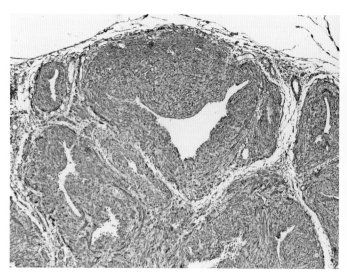

图 2-8-1-2-5 平滑肌肌动蛋白弥漫阳性

【鉴别诊断】

需要和皮肤纤维瘤、皮肤平滑肌肉瘤相鉴别。皮肤纤维瘤临床上表现为单发淡褐色丘疹,组织病理上表现为皮突延长,真皮内成纤维细胞及组织细胞交织增生,可见胶原分割,并非平滑肌束增生;皮肤平滑肌肉瘤往往见到明显的细胞异型性及核分裂象,可资鉴别。

(顾黎雄)

三、平滑肌肉瘤

【概念】

皮肤平滑肌肉瘤(leiomyosarcoma)是起源于真皮平滑肌细胞的恶性肿瘤。

【临床特点】

1. **临床表现** 平滑肌肉瘤较为罕见,主要发生于深部组织,特别是腹部或腹膜后,而浅表的平滑肌肉瘤包括真皮平滑肌肉瘤和皮下平滑肌肉瘤。真皮平滑肌肉瘤常见于年轻人,男性好发,最常发生于四肢,其次为头皮和躯干,表现为质地坚实的孤立性结节,直径 0.5 ~ 3cm 不等,常无症状,亦可伴有疼痛(图 2-8-1-3-1)。皮下平滑肌肉瘤与深部平滑肌肉瘤密切相关,通常发生于四肢(特别是大腿),男性略为好发。

2. **治疗** 首选大范围手术切除。真皮平滑肌肉瘤预后良好,特别是距切缘至少 10mm 的根治性手术切除后。而皮下平滑肌肉瘤的预后较差,应更大范围地切除,可联合辅助放疗。

3. **预后** 皮肤平滑肌肉瘤常见局部复发,但转移很少见。皮下平滑肌肉瘤局部常复发,约 50% 的患者可发生肿瘤转移。若肿瘤直径大于 5cm,则提示预后不佳。外阴和阴囊平滑肌肉瘤预后要好于其他部位病变。

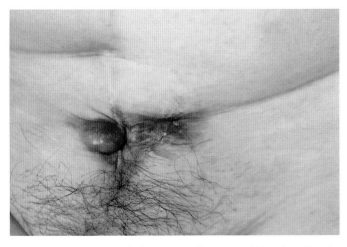

图 2-8-1-3-1　下腹部半球状红色结节及不规则的红色斑块,质地坚实

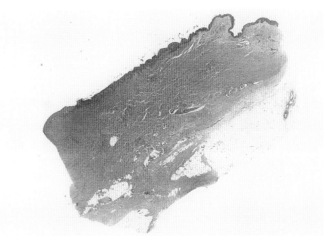

图 2-8-1-3-2B　低倍镜下肿瘤呈弥漫性生长

【发病机制】

不详。

【病理变化】

1. **镜下观**　皮肤和皮下平滑肌肉瘤由具有嗜酸性胞质的束状梭形细胞交织排列组成,细胞核两头钝圆呈雪茄样,细胞核栅栏状排列和队列状排列也并不少见(图 2-8-1-3-2A)。肿瘤呈弥漫性生长(皮肤型常见)或结节状生长(皮下型常见)(图 2-8-1-3-2B)。皮下型的细胞学异型性更为显著。皮肤型中显著的细胞学异型性常提示转移性平滑肌肉瘤,特别是转移性子宫平滑肌肉瘤;而原发性皮肤型平滑肌肉瘤一旦具有明显异型性,则可能会更具侵袭性(图 2-8-1-3-2C)。皮肤和皮下平滑肌肉瘤很少呈上皮样细胞改变。平滑肌肉瘤可与良性平滑肌瘤非常相似,但前者通常有明显异型性和有丝分裂(图 2-8-1-3-2D),可见坏死和出血。

2. **免疫组化**　肿瘤细胞平滑肌肌动蛋白、结蛋白、钙结合蛋白和高分子量钙调结合蛋白通常弥散阳性,也可呈局灶性阳性。PAS 染色可能显示核周糖原。

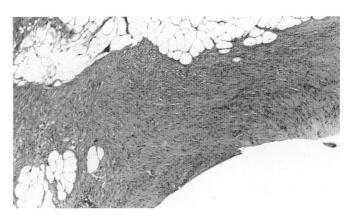

图 2-8-1-3-2C　呈明显侵袭性,向皮下脂肪组织间浸润

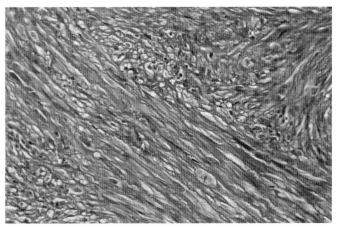

图 2-8-1-3-2D　核异型性明显,见核分裂象

【鉴别诊断】

需要和梭形细胞黑色素瘤、梭形细胞鳞状细胞癌和血管肉瘤等相鉴别。这些肿瘤均表现为梭形细胞增生,虽然形态上有些差别,但仍需借助免疫组化来帮助鉴别。

（顾黎雄）

四、横纹肌间质错构瘤

【概念】

横纹肌间质错构瘤(rhabdomyomatous mesenchymal

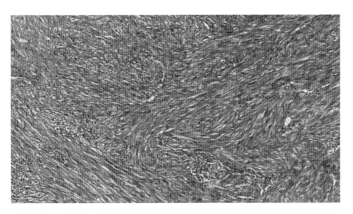

图 2-8-1-3-2A　嗜酸性胞质的束状梭形细胞交织排列,细胞核两头钝圆呈雪茄样

hamartoma，RMH），又称横纹肌错构瘤，是一种非常罕见的先天性病变。

【临床特点】

1. 临床表现　横纹肌间质错构瘤表现为单发或多发的丘疹或皮赘样损害，偶见斑块样损害（图 2-8-1-4-1）。好发于头颈部（尤其是面中部），也可发生于在阴道、口腔、眼眶及手指等部位。偶有病例伴有包括唇裂、巩膜炎、皮样囊肿等在内的其他疾病。

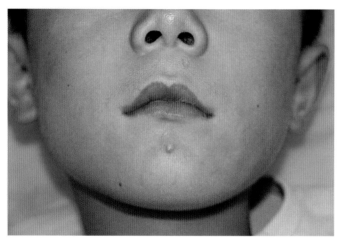

图 2-8-1-4-1　下颌单发肤色丘疹

2. 治疗　由于该病有自行消退的报道，因此无须积极治疗，必要时可手术切除。

3. 预后　预后良好。

【发病机制】

不详。

【病理变化】

镜下观　真皮网状层大量成熟横纹肌束伴有数量不等的脂肪及纤维组织（图 2-8-1-4-2A、图 2-8-1-4-2B）。

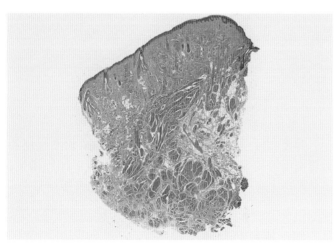

图 2-8-1-4-2A　低倍镜扫视

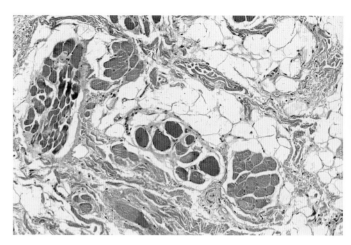

图 2-8-1-4-2B　真皮网状层大量成熟横纹肌束伴有数量不等的脂肪及纤维组织

【鉴别诊断】

需要与副耳、皮赘和额肌下脂肪瘤相鉴别。

（顾黎雄）

五、横纹肌瘤

【概念】

横纹肌瘤（rhabdomyoma）是来源于成熟横纹肌细胞的良性肿瘤。

【临床特点】

1. 临床表现　横纹肌瘤很少见，通常发生于深部组织，偶尔可累及浅层皮下组织，皮肤横纹肌瘤可分为成年型或胎儿型。成年型常发生于中老年男性的头颈部，偶尔发生于儿童躯干，常表现为孤立性皮下肿块。胎儿型大多数发生于 1 岁以下的儿童，多位于面颈部，亦可累及上呼吸道。

2. 治疗　外科手术切除。

3. 预后　预后良好。

【发病机制】

细胞遗传学研究提示成年型横纹肌瘤可能存在 15 号和 22 号染色体之间的相互易位，10 号染色体长臂也有异常。胎儿型横纹肌瘤可发生于痣样基底细胞癌综合征的患者，该综合征与 PTCH 突变相关。

【病理变化】

1. 镜下观　成年型横纹肌瘤可见边界清楚的小叶形成，小叶内由大圆形、多边形或条带状细胞组成，含有大量嗜酸性胞质。肿瘤细胞内可见横纹和棒状包涵体样结构（图 2-8-1-5-1A、图 2-8-1-5-1B）。而胎儿型横纹肌瘤几乎全部由黏液样基质中的不成熟圆形至梭形的横纹肌母细胞组成，而位于周边的细胞逐渐趋向于成熟，表现为更为明显的嗜酸性胞质。

2. 免疫组化　特异性肌动蛋白、肌红蛋白和结蛋白

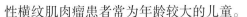

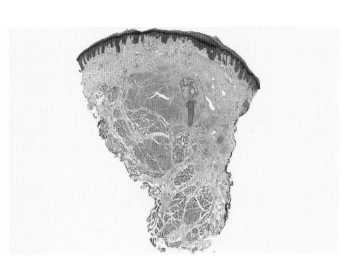

图 2-8-1-5-1A　低倍镜下肿瘤位于真皮中下部（Dirk M. Elston 教授惠赠）

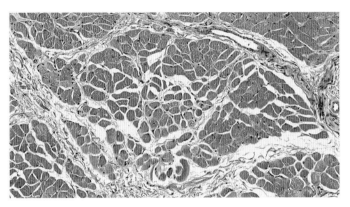

图 2-8-1-5-1B　肿瘤呈小叶状分布，小叶内可见嗜酸性的大圆形、多边形或条带状细胞，细胞内可见横纹（Dirk M. Elston 教授惠赠）

呈阳性。S100 蛋白和 SMA 可局灶阳性。

【鉴别诊断】

成年型横纹肌瘤需和颗粒细胞瘤、网状组织细胞瘤、高分化横纹肌肉瘤相鉴别。胎儿型横纹肌瘤需和胚胎性横纹肌肉瘤相鉴别。

（顾黎雄）

六、横纹肌肉瘤

【概念】

横纹肌肉瘤（rhabdomyosarcoma）是一种原始间叶性恶性肿瘤，其具有骨骼肌分化倾向。可分为胚胎性横纹肌肉瘤、腺泡性横纹肌肉瘤和多形性横纹肌肉瘤。

【临床特点】

1. 临床表现　发生于皮肤的横纹肌肉瘤极为罕见，仅占所有横纹肌肉瘤的 0.7%。已报道的皮肤横纹肌肉瘤中，好发于男性，面部好发部位，发生年龄非常小的患者以腺泡性组织学亚型为主。发生于其他部位的横纹肌肉瘤中胚胎性的患者超出了腺泡性患者，而且这种腺泡

性横纹肌肉瘤患者常为年龄较大的儿童。

2. 治疗　大范围的手术切除联合放疗和/或化疗。

3. 预后　预后取决于原发肿瘤部位、年龄、切除的完整性、是否发生转移等。有报道 5 年生存率可达 70%。

【发病机制】

在分子遗传学水平上，腺泡性横纹肌肉瘤的特征是 t（2;13）（q35;q14）的染色体易位，导致 PAX3 与 FOXO1A 融合；较少出现 t(1;13)（p36;q14）的染色体易位，其可导致 PAX7 与 FOXO1A 融合。胚胎性横纹肌肉瘤通常具有 11p 缺失。而多形性横纹肌肉瘤则显示出复杂的核型。

【病理变化】

1. 镜下观

（1）胚胎性横纹肌肉瘤：通常由小圆或梭形未分化细胞组成，散布于黏液性基质中。明显的横纹母细胞表现多样，胞质呈嗜酸性，可呈带状或蝌蚪状。其特殊亚型还包括葡萄状横纹肌肉瘤、梭形细胞横纹肌肉瘤和间变性横纹肌肉瘤。

（2）腺泡性横纹肌肉瘤：肿瘤细胞呈巢状分布，其间由纤维间隔分开（图 2-8-1-6-1A），肿瘤细胞巢中央常因细胞的分离而形成腺泡状改变（图 2-8-1-6-1B）。少数情况下形成实体性的生长方式。肿瘤细胞常为大圆形，易见横纹肌母细胞，排列呈乳头状、实体状或散在性。与胚胎性相比，腺泡性横纹肌肉瘤的肿瘤细胞核更大且染色质更为丰富。花环状多核巨细胞是其共同特征（图 2-8-1-6-1B）。腺泡性的组织学缺乏特征性融合基因。

（3）多形性横纹肌肉瘤：由明显异形的梭形细胞和大量多边形横纹肌母细胞组成。胞质深嗜伊红，体积大，有时难以见到横纹结构。

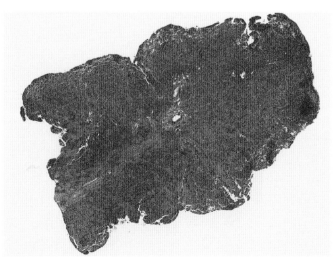

图 2-8-1-6-1A　肿瘤细胞呈巢状分布，其间由纤维间隔分开（Dirk M. Elston 教授惠赠）

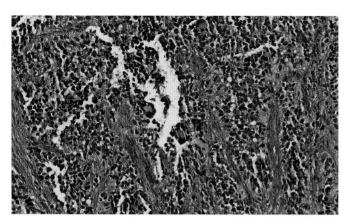

图 2-8-1-6-1B　肿瘤大而圆,细胞巢中央分离形成腺泡状改变,可见花环状多核巨细胞(Dirk M. Elston 教授惠赠)

2. 免疫组化　肿瘤细胞表达结蛋白 Desmin、肌红蛋白 myoglobin、特异性肌动蛋白 MSA、MyoD1 和 myogenin。偶可表达 S100 蛋白和肌动蛋白 SMA。

【鉴别诊断】

胚胎性和腺泡性横纹肌肉瘤应当与其他小圆形肿瘤细胞相鉴别,如神经母细胞瘤、外周原始神经外胚层瘤、黑色素瘤、淋巴瘤和小细胞癌等。多形性横纹肌肉瘤应当和未分化多形性肉瘤、多形性平滑肌肉瘤及其他伴横纹肌母细胞分化的恶性肿瘤相鉴别。

(顾黎雄)

参 考 文 献

[1] Copi LRP,Peraro TF,Copi I,et al. Congenital smooth muscle hamartoma. An Bras Dermatol,2019,94(3):376-377.

[2] Malik K,Patel P,Chen J,et al. Leiomyoma cutis:a focused review on presentation,management,and association with malignancy. Am J Clin Dermatol,2015,16(1):35-46.

[3] Wong GN,Webb A,Gyorki D,et al. Cutaneous leiomyosarcoma:dermal and subcutaneous. Australas J Dermatol,2020,61(3):243-249.

[4] Kaddu S,Beham A,Cerroni L,et al. Cutaneous leiomyosarcoma. Am J Surg Pathol,1997,21(9):979-987.

[5] Jensen ML,Jensen OM,Michalski W,et al. Intradermal and subcutaneous leiomyosarcoma:a clinicopathological and immunohistochemical study of 41 cases. J Cutan Pathol,1996,23(5):458-463.

[6] Khalaf MG,Haddad R,Akiki M,et al. Multifocal adult rhabdomyoma of the head and neck:case report and systematic review of the literature. Int J Oral Maxillofac Surg,2021,50(3):327-334.

[7] Dasgupta R,Fuchs J,Rodeberg D. Rhabdomyosarcoma. Semin Pediatr Surg,2016,25(5):276-283.

[8] Dasgupta R,Rodeberg DA. Update on rhabdomyosarcoma. Semin Pediatr Surg,2012,21(1):68-78.

[9] Rudzinski ER. Histology and fusion status in rhabdomyosarcoma.

Am Soc Clin Oncol Educ Book,2013:425-428.

[10] Mazza JM,Linnell E,Votava HJ,et al. Biopsy-proven spontaneous regression of a rhabdomyomatous mesenchymal hamartoma. Pediatr Dermatol,2015,32(2):256-262.

[11] Hao J,Diao QC,Wang SP,et al. Rhabdomyomatous mesenchymal hamartoma:case report and literature review. Int J Dermatol,2015,54(10):1183-1185.

第二节　脂肪相关的肿瘤

一、脂肪瘤样痣

【概念】

脂肪瘤样痣,又称浅表脂肪瘤样痣(nevus lipomatosus superficialis),是一种少见的皮肤错构瘤,主要表现为真皮内脂肪组织的沉积。

【临床特点】

1. 临床表现　浅表脂肪瘤样痣常发生于儿童早期或青春期,无性别差异,表现为多发性丘疹、息肉或斑块样损害,直径可达 2cm,常单侧分布于臀部、大腿上部或下背部,皮损也可泛发呈米其林轮胎样外观的皮肤皱褶,称为经典型(图 2-8-2-1-1)。该病可与头皮脂溢性皮炎、毛囊皮脂腺囊性错构瘤、皮样囊肿和 Fordyce 血管角皮瘤同时出现。孤立型多见于成人,表现为纤维上皮性息肉或皮赘,常被称为带蒂脂肪纤维瘤。

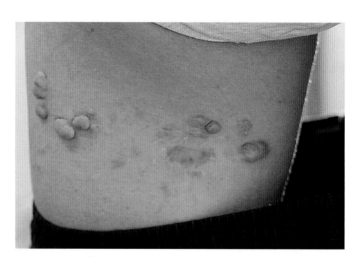

图 2-8-2-1-1　单侧下肢多发性丘疹、息肉样损害

2. 治疗　局部手术切除。

3. 预后　预后良好。

【发病机制】

不详。

【病理变化】

镜下观　数量不等的成熟脂肪小叶沉积于真皮浅

层,而这些脂肪小叶位于小血管周围。纤维组织疏松、弹力纤维和皮肤附属器减少也是其特征之一(图 2-8-2-1-2A、图 2-8-2-1-2B)。

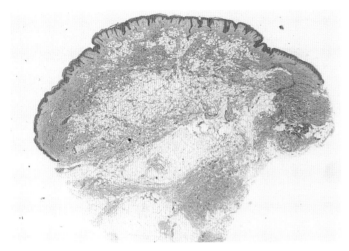

图 2-8-2-1-2A　数量不等的成熟脂肪小叶沉积于真皮浅层

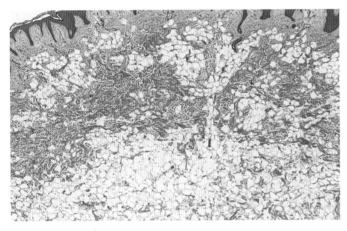

图 2-8-2-1-2B　脂肪小叶位于小血管周围,可见纤维组织疏松,皮肤附属器减少

【鉴别诊断】

经典型脂肪瘤样痣需要与结缔组织痣、表皮痣等相鉴别,虽然临床上均可出现多发性丘疹或斑块,但组织病理上,后两者均缺乏真皮内成熟脂肪组织沉积,可以帮助鉴别;单发型脂肪瘤样痣需要与皮赘、神经纤维瘤等相鉴别,临床上均可表现为单发的息肉样皮损,但组织病理差别较大,皮赘主要为疏松纤维及小血管增生,缺少成熟脂肪组织,而神经纤维瘤主要是施万细胞及束膜细胞等增生。

(顾黎雄)

二、脂肪瘤

【概念】

脂肪瘤(lipoma)是由成熟脂肪细胞组成的良性肿瘤,是最常见的结缔组织肿瘤。

【临床特点】

1. 临床表现　好发于中年人,肥胖人群中更为多见,儿童发生非常少见。临床常常单发,表现为生长缓慢的无痛性肿块,若压迫周围神经,可出现疼痛(图 2-8-2-2-1)。病变多位于躯干,其次为四肢近端,少见于面部(尤其是前额)、头皮和手足。某些综合征可伴有多发性脂肪瘤,如 PTEN 错构瘤-肿瘤综合征和 Frohlich 综合征等。

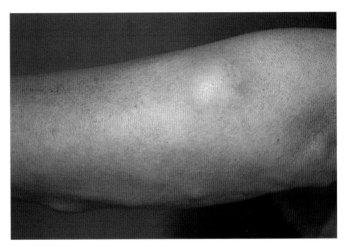

图 2-8-2-2-1　右上肢多发皮下肿块

2. 治疗　手术切除。

3. 预后　脂肪瘤是良性肿瘤,局部切除几乎可以完全治愈,罕见复发,几乎不会发生发展为脂肪肉瘤。

【发病机制】

脂肪瘤在多达 75% 的病例中均显示染色体异常,最常发生于 12q13～15 的重排,表现为位于其中的 *HMGA2* 基因和位于 3q27～28 的 *LLP* 基因融合。

【病理变化】

镜下观　由成熟脂肪细胞组成,被纤维间隔分割成小叶状,小叶内脂肪细胞排列紧密,大小形态基本一致,内含脂滴,将细胞质和细胞核挤到一侧(图 2-8-2-2-2A、图 2-8-2-2-2B)。脂肪瘤如受到长期慢性创伤,可出现退行性变,包括纤维化、局灶性脂肪坏死和黏液样变。如脂肪细胞间出现较多胶原分隔,称为纤维脂肪瘤;如间质出现较多黏液样变,称为黏液脂肪瘤;如伴有软骨化生或骨化生,则分别称为软骨脂肪瘤或骨脂肪瘤。当小血管增多伴管腔内血栓形成时,称为血管脂肪瘤(图 2-8-2-2-3A、图 2-8-2-2-3B)。

【鉴别诊断】

脂肪瘤需与脂肪瘤样脂肪肉瘤和假性脂肪瘤相鉴别。脂肪瘤样脂肪肉瘤的脂肪小叶大小不等,且脂肪细胞也不一致,可见核深染的梭形细胞和脂肪母细胞。假性脂肪瘤为一种人工现象,缺乏细胞核。

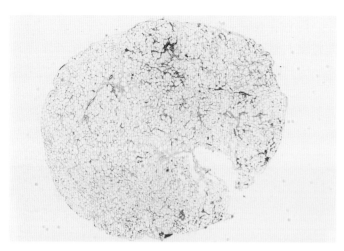

图 2-8-2-2-2A　低倍镜扫视,病变呈境界清楚的成熟的脂肪细胞瘤团

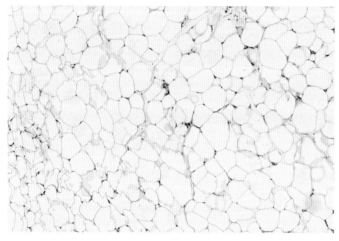

图 2-8-2-2-2B　小叶内脂肪细胞排列紧密,将细胞质和细胞核挤到一侧

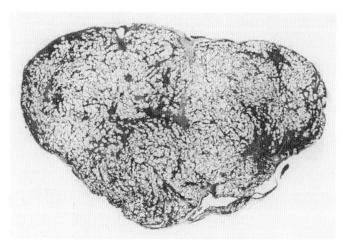

图 2-8-2-2-3A　低倍镜见肿瘤边界清楚

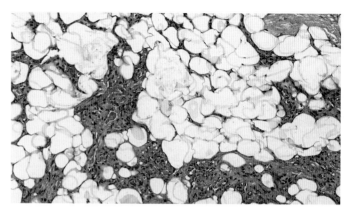

图 2-8-2-2-3B　肿瘤由成熟的脂肪细胞组成,其内可见不规则分布的网状小血管,管腔内血栓形成

（顾黎雄）

三、梭形细胞/多形性脂肪瘤

【概念】

梭形细胞/多形性脂肪瘤(spindle cell lipoma/pleomorphic lipoma,SCL/PL)是一种由梭形细胞、成熟脂肪组织和绳索样胶原构成的良性脂肪细胞肿瘤。

【临床特点】

1. **临床表现**　梭形细胞/多形性脂肪瘤是脂肪瘤的特殊亚型,占所有脂肪源性肿瘤的 1.5%。好发于男性,女性患者仅占 10%,平均发病年龄大于 50 岁,20 岁以下的患者非常罕见。

皮损表现为无痛性、缓慢生长、可移动、界限清楚的皮下结节,直径通常为 3~5cm(很少>10cm),最常累及后颈部、背部皮下组织,也可发生于一些少见部位如面部、前额、口腔、躯干、四肢,少数病例呈多发性和家族性。

2. **治疗**　局部切除。

3. **预后**　本病为良性肿瘤,预后良好,局部复发和转移非常罕见。

【发病机制】

与 13 号和 16 号染色体部分缺失有关。

【病理变化】

1. **镜下观**　梭形细胞脂肪瘤由比例不等的增生性梭形细胞、成熟脂肪细胞和绳索样胶原纤维组成(图 2-8-2-3-1A),伴程度不等的黏液样间质,此外,常见散在分布的肥大细胞(图 2-8-2-3-1B)。梭形细胞形态一致,胞质可有突起呈星芒状或树突状,无明显异型性和核分裂象,多呈平行排列,核呈栅栏状分布。肿瘤内血管通常较少,多为厚壁小血管,可见血管周围透明化或纤维化。多形性脂肪瘤与梭形细胞脂肪瘤基本相似,但以含有数量不等的小花环状多核巨细胞为特征(图 2-8-2-3-1C),具有致密的

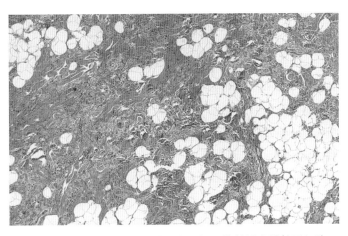

图 2-8-2-3-1A　梭形细胞脂肪瘤由比例不等的增生的梭形细胞、成熟脂肪细胞和绳索样胶原纤维组成（江苏省人民医院贡其星教授提供）

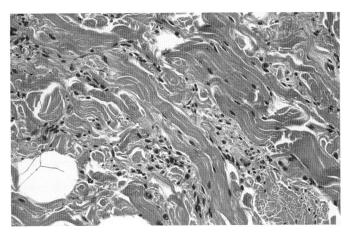

图 2-8-2-3-1B　肿瘤间见散在分布的肥大细胞（江苏省人民医院贡其星教授提供）

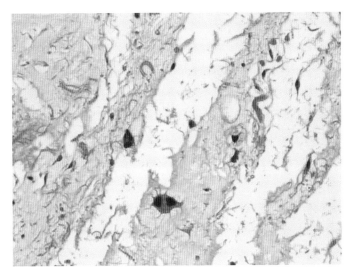

图 2-8-2-3-1C　多形性脂肪瘤，有数量不等的小花环状多核巨细胞（江苏省人民医院贡其星教授提供）

嗜酸性细胞质和放射状排列的细胞核。偶可见多泡状脂肪母细胞。肿瘤可只表现为 SCL 的形态或 PL 的形态，也可表现为 SCL 和 PL 的混合形态。

除了经典的病理特征外，某些病例还表现出特殊亚型：

（1）寡脂肪型或乏脂肪型：肿瘤中缺乏或仅有少量或缺乏成熟脂肪组织成分，可见大量的胶原及黏液样基质，或以梭形细胞为主。

（2）假血管瘤样型：具有明显的狭缝状间隙，类似于血管瘤样变化。

（3）成纤维细胞型：可见少量梭形细胞散在分布于大量胶原纤维束中。

（4）黏液样型：间质黏液样变性明显。

（5）富脂肪型：含有大量脂肪组织，梭形细胞散在分布，纤维成分较少。

2. **免疫组化**　SCL/PL 弥漫强阳性表达 CD34（图 2-8-2-3-2A）、S100（图 2-8-2-3-2B），SMA 及 Desmin 阴性，*RB1* 基因失表达。

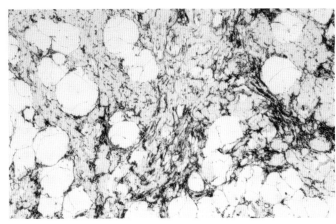

图 2-8-2-3-2A　CD34 弥漫强阳性（江苏省人民医院贡其星教授提供）

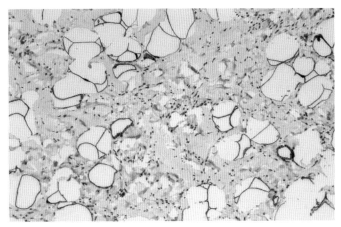

图 2-8-2-3-2B　S100 弥漫强阳性（江苏省人民医院贡其星教授提供）

【鉴别诊断】

1. **非典型脂肪瘤样肿瘤/高分化脂肪肉瘤**　肿瘤通

常发生于深部软组织(尤其是腹膜后高分化脂肪肉瘤),体积相对较大。脂肪细胞之间的纤维间隔内常可见核深染的梭形或不规则形细胞,间质内无绳索样胶原纤维,少见有肥大细胞,免疫组化标记示 MDM2(+)、CDK4(+),少数 SCL 病例也可呈局灶性表达,大部分病例 FISH 检测显示 *MDM2* 基因扩增。

2. **神经纤维瘤**　主要由交织排列的梭形细胞组成,胞质淡红染,核深染,两端尖,波浪状或弯曲状,瘤细胞之间可见胡萝卜丝样的胶原纤维,免疫组化标记显示大多数梭形细胞 S100(+),混合成纤维细胞 CD34(+)。

3. **富于细胞性血管纤维瘤**　大多数病例发生在女性下生殖道,也可发生于男性同一区域或腹腔内。可与 SCL 的形态学重叠,但可见大量玻璃样变性的血管,间质内胶原纤维纤细。

4. **乳腺型肌成纤维细胞瘤**　梭形肌成纤维细胞样细胞呈交叉束状排列,增厚、粗糙的胶原纤维束是其主要特征。

5. **孤立性纤维瘤**　肿瘤内多细胞区和少细胞区相互交织,可见明显的分支状鹿角形血管,具有血管周细胞样分布模式及管周玻璃样变性,少数病例也可见到瘤内脂肪组织(脂肪瘤性孤立纤维瘤)。

6. **黏液样脂肪肉瘤**　发病年龄通常比 SCL/PL 更年轻,肿瘤通常呈小叶生长模式,含有纤细的分支状或丛状血管网,常可见到单泡状或印戒样脂肪母细胞。瘤细胞不表达 CD34,细胞和分子检测显示 t(12;16)易位。

7. **梭形细胞脂肪肉瘤**　目前具有争议的肿瘤,可能与 SCL 有关。梭形细胞排列呈松散的束状,混杂有脂肪母细胞,缺乏绳索样胶原纤维,免疫组化表达 CD34 和 S100,分子检测显示 13q14 丢失或缺失。

8. **隆突性皮肤纤维肉瘤**　发病人群普遍较年轻,镜下见形态一致的梭形细胞特征性地席纹状排列,间质呈局部或广泛的黏液样变性,周围脂肪组织或骨骼肌明显炎症细胞浸润(蜂窝状浸润),肥大细胞不常见。细胞遗传学示 t(17;22)易位与 *COL1A1-PDGFRB* 基因融合。

9. **神经鞘瘤**　通常包含离散的 Antoni A 区和 B 区,肿瘤内脂肪不常见。

10. **巨细胞成纤维细胞瘤**　最常见于 6 岁以下儿童,最显著的特征是血管瘤样的裂隙中被覆一层不连续的多核巨细胞,假性血管间隙不明显的肿瘤可以类似于 PL。

(苏忠兰)

四、软骨样脂肪瘤

【概念】

软骨样脂肪瘤(chondroid lipoma,CL)是一种良性脂肪组织肿瘤,包含脂肪母细胞、成熟脂肪组织和软骨样基质。

【临床特点】

1. **临床表现**　软骨样脂肪瘤是一种罕见的良性肿瘤,好发于 20~40 岁的成年人,男女比例约为 1:4,肿瘤常发生于四肢近端皮下、浅筋膜、深层软组织或骨骼肌内,也可累及躯干、头部和颈部(尤其是口腔),表现为无痛、缓慢生长的肿物,大小 1.5~11cm(平均 4cm),病程长短不一,近半数病例有近期扩大史。

2. **治疗**　局部完整切除。

3. **预后**　本病为良性肿瘤,手术切除后不复发或转移。

【发病机制】

病因不明。

【病理变化】

1. **镜下观**　肿瘤组织境界清楚,常被纤维结缔组织分隔成数个小叶,大量嗜伊红细胞、单泡和多泡状脂肪母细胞、成熟脂肪细胞排列呈巢状、片状和条索状,细胞间可见明显的黏液样或玻璃样变的软骨样基质,瘤细胞核小,无明显的核异型性或核分裂象(图 2-8-2-4-1A)。肿瘤内含有分散的厚壁和薄壁血管(图 2-8-2-4-1B),常见出血和含铁血黄素沉积,可有纤维化、钙化及化生骨质表现。

2. **免疫组化**　S100 蛋白表达阳性,少数病例局灶性表达角蛋白,SMA、HMB-45、EMA 阴性。

3. **细胞遗传学**　特征性的染色体易位 t(11;16)(q13;p12-13)和 *C11orf95-MKL2* 基因融合,*MDM2* 或 *CDK4* 基因无扩增。

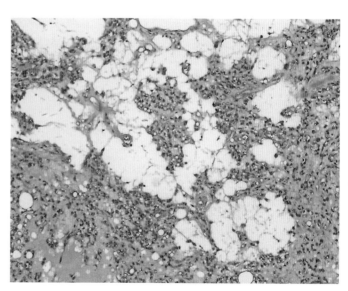

图 2-8-2-4-1A　纤维结缔组织分隔成数个小叶(江苏省人民医院贡其星教授提供)

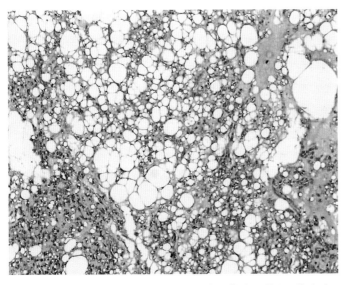

图 2-8-2-4-1B　肿瘤内含有分散的厚壁和薄壁血管（江苏省人民医院贡其星教授提供）

【鉴别诊断】

1. **非典型脂肪瘤样肿瘤/高分化脂肪肉瘤**　肿瘤通常较大，生长缓慢，非典型脂肪小叶被含有深染间质细胞的厚纤维间隔分隔开，可见数量不等的多泡脂肪母细胞及明显的黏液样间质。

2. **黏液样脂肪肉瘤**　肿瘤细胞由形态一致的圆形或卵圆形原始非脂肪性间叶细胞、印戒样脂肪母细胞组成，分布于黏液样基质中，常可见特征性的丛状毛细血管网（鹿角状血管）。

3. **骨外黏液样软骨肉瘤**　可见形态一致的梭形或星状细胞排列呈条索状或网状结构分布在黏液样基质中，无脂肪组织或脂肪母细胞。

4. **软组织软骨瘤**　常发生在手和足，肿瘤含有真正的透明软骨，而缺乏脂肪细胞成分。

5. **肌上皮瘤**　肌上皮细胞可含有胞质内空泡，但不呈多泡状，大多数病例显示弥漫性角蛋白（+）和/或 S100（+），不同程度地表达 SMA、EMA、calponin、GFAP、Desmin。

（苏忠兰）

五、冬眠瘤

【概念】

冬眠瘤（hibernoma）是一种罕见的包含棕色脂肪的良性脂肪组织肿瘤，其起源于胎儿残留的棕色脂肪组织。

【临床特点】

1. **临床表现**　冬眠瘤是一种由棕色脂肪细胞组成的良性肿瘤，多发生于 20～40 岁的成年人，60 岁以上的老年人和儿童少见，无明显性别差异。

最常见于大腿，其次为颈部、手臂、躯干、背部、肩部

和腹膜后，少数累及乳房、肾脏或纵隔。

临床上表现为皮下缓慢生长的无痛性肿块，约 10% 的病例发生于肌肉内，肿瘤大小通常为 1～24cm（平均 9.3cm）。

2. **治疗**　完整切除。

3. **预后**　良性肿瘤，局部完整切除后不复发。

【发病机制】

病因暂不明确，可能与遗传因素相关。

【病理变化】

1. **镜下观**　肿瘤境界清楚，由小叶状或片状排列的多边形或类圆形瘤细胞组成（图 2-8-2-5-1A），瘤细胞胞质丰富，嗜伊红色，颗粒状，或呈多空泡状，细胞核小，核仁明显，罕见有丝分裂，瘤细胞间可见成熟脂肪细胞（图 2-8-2-5-1B），肿瘤间质内血管丰富（图 2-8-2-5-1C）。冬眠瘤的特殊亚型包括：

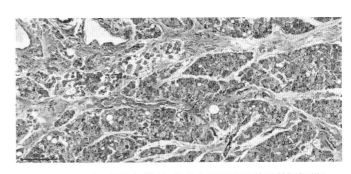

图 2-8-2-5-1A　低倍扫描（江苏省人民医院贡其星教授提供）

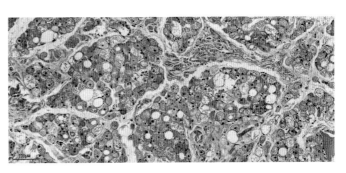

图 2-8-2-5-1B　瘤细胞间可见成熟脂肪细胞（江苏省人民医院贡其星教授提供）

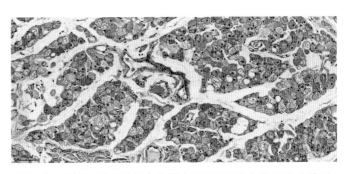

图 2-8-2-5-1C　肿瘤间质内血管丰富（江苏省人民医院贡其星教授提供）

（1）脂肪瘤样亚型:最常发生于大腿,肿瘤内棕色脂肪成分较少,大多数为成熟的脂肪组织。

（2）黏液样亚型:主要发生在男性头颈部,可见黏液样间质分隔组成细胞。

（3）梭形细胞亚型:主要发生于颈项部,肿瘤含有梭形细胞成分、粗胶原纤维束、散在的肥大细胞和成熟的脂肪组织。

2. **免疫组化** 肿瘤细胞不同程度地表达 S100 蛋白,梭形细胞亚型中梭形细胞成分可表达 CD34。

3. **特殊染色** 油红 O 染色阳性,呈细颗粒状。

4. **细胞遗传学** 11q13-21 结构重排导致 MEN1/AIP 共同缺失,*MDM2* 无扩增。

【鉴别诊断】

1. **正常棕色脂肪** 儿童和年轻人比老年人更丰富,通常见于颈部、腋窝、纵隔和脊旁区域。

2. **脂肪瘤(常规)** 肿瘤细胞主要为成熟的脂肪细胞,无多泡状脂肪细胞,瘤内血管不多。

3. **脂肪母细胞瘤** 通常发生在婴儿(<3 岁),肿瘤呈分叶状,伴有黏液样间质和脂肪母细胞,可能含有棕色脂肪细胞。

4. **非典型脂肪瘤/高分化脂肪肉瘤** 增厚的纤维间隔内可见核深染的不典型细胞,可能出现具有深染扇形核的脂肪母细胞,FISH 检测示 *MDM2* 扩增。

5. **颗粒细胞瘤** 瘤细胞较大,多为多边形,胞质内充满细小嗜伊红性颗粒。肿瘤内无多泡状细胞,瘤细胞胞质内无脂滴,油红 O 染色阴性,可与之鉴别。免疫组化标记示肿瘤弥漫性表达 S100。

6. **黏液样脂肪肉瘤** 肿瘤内有纤细的网状血管结构,脂肪母细胞常见,罕见冬眠瘤样细胞,细胞遗传学示特征性的染色体 t(12;16)或 t(12;22)易位。

7. **成人横纹肌瘤** 细胞较大,为多边形,含有丰富的嗜酸性细胞质,有些瘤细胞内可见横纹和杆状结晶。免疫组化示 Desmin(+),myogenin(+),S100(-)。

8. **软骨样脂肪瘤** 肿瘤由嗜伊红细胞、空泡状细胞和成熟脂肪细胞排列呈巢状、岛状或束状结构,细胞间可见明显的黏液样或透明变的软骨样基质。

（苏忠兰）

六、不典型脂肪瘤样肿瘤/脂肪肉瘤

【概念】

不典型脂肪瘤样肿瘤/脂肪肉瘤(atypical lipomatous tumour/liposareoma)为具有局部侵袭性的中间恶性间叶性肿瘤。

【临床特点】

1. **临床表现** 不典型脂肪瘤样肿瘤/脂肪肉瘤是脂肪肉瘤中最常见的类型,占全部脂肪肉瘤的 40%～45%。好发于中老年人,发病高峰年龄为 50～60 岁,儿童极为罕见。男女均可发生,无明显的差异。

肿瘤最常见于四肢深部软组织,多累及大腿,其次好发于腹膜后、睾丸旁区、腹股沟、纵隔等处。临床起病多隐匿,主要表现为深在性、缓慢生长的无痛性包块,直径通常>5cm,尤其发生在腹膜后的肿瘤可长至很大(超过20cm),压迫到邻近器官时可引起相应症状。

2. **治疗** 手术完整切除。

3. **预后** 可手术治疗的部位在完全切除后很少复发,位于腹腔内、腹膜后、纵隔或睾丸旁的病变经常局部复发,可能致命。肿瘤可发生去分化,概率为:四肢<2%,腹膜后>20%。

【发病机制】

病因不明。

【病理变化】

1. **镜下观** 可分为 4 种组织学类型。

（1）脂肪瘤样脂肪肉瘤:此型最多见,肿瘤由成熟的脂肪组织和少量单泡及多泡状脂肪母细胞构成,被纤维间隔分隔成大小不等的脂肪小叶,小叶内脂肪细胞的大小和形状有显著性差异,在纤维性分隔内可见散在的核深染、外形不规则的异型梭形细胞、畸形细胞和多核样细胞。必须强调的是,出现脂肪母细胞不是诊断脂肪肉瘤的依据,脂肪母细胞可以出现在一些良性肿瘤中,而脂肪肉瘤也可以没有脂肪母细胞。另外,肿瘤内还可见到瘤细胞侵犯大血管壁和明显的黏液样间质,罕见软骨样基质改变。

（2）硬化性脂肪肉瘤:可见散在的核深染的奇异型间质细胞,伴少量多泡状脂肪母细胞,间质有致密的纤维性胶原。

（3）炎症性脂肪肉瘤:多发生于腹膜后,肿瘤中有明显的炎症细胞浸润(主要为淋巴细胞、浆细胞),常掩盖其中的脂肪成分,还可见少数分散的奇异型多核间质细胞和脂肪母细胞。

（4）梭形细胞型脂肪肉瘤:可能与梭形细胞脂肪瘤有关,肿瘤由非典型性脂肪瘤性成分、轻度非典型神经样梭形细胞、纤维性和/或黏液样基质构成,又称为纤维瘤样脂肪瘤性肿瘤。

肿瘤中异源分化很少见,有时可以看到平滑肌或横纹肌分化、骨化生。

2. **细胞和分子遗传学** 特征性的环形和巨大棒状染

色体,包含来自 12q14-15 区域的扩增序列,FISH 检测显示 *MDM2* 和 *CDK4* 扩增。

【鉴别诊断】

1. **脂肪瘤**　肿瘤呈小叶生长模式,脂肪细胞没有或只有轻微的异型性,无脂肪母细胞,FISH 检测 *MDM2* 和/或 *CDK4* 无扩增。

2. **梭形细胞/多形性脂肪瘤**　通常发生在老年男性患者的颈部、肩部或上背部皮下组织,由不同数量的梭形细胞、核深染圆形细胞和多核巨细胞组成,瘤细胞无明显异型性,伴程度不等的黏液样间质,间质内可见绳状胶原纤维束及分散的肥大细胞,FISH 检测 *MDM2* 和 *CDK4* 无扩增。

3. **血管脂肪瘤**　年轻人多发,临床上表现为疼痛性的皮下结节,前臂为最常见发生部位。镜下可见肿瘤内成熟脂肪组织被小血管分隔,血管内通常含有纤维蛋白血栓。

4. **炎性肌成纤维细胞瘤**　主要发生于儿童和青少年,可见混合炎症细胞背景下梭形肌成纤维细胞束状排列,无脂肪母细胞。免疫组化 Desmin(+),有些病例可表达 ALK。

5. **去分化脂肪肉瘤**　从 ALT/WDLPS 成分突然或逐渐过渡到高级的非脂源性肿瘤成分,非典型的非脂源性肿瘤成分具有不同的形态学特征。FISH 检测示 *MDM2* 和 *CDK4* 强表达。

6. **血管平滑肌肉瘤**　属于具有血管周上皮样细胞分化的肿瘤(PEComa),多发于肾及肾周软组织,常与结节性硬化症相关,免疫组化示 HMB-45(+)可加以鉴别。

(苏忠兰)

参 考 文 献

[1] Jain A,Sharma A,Sharda R,et al. Nevus Lipomatosus Cutaneous Superficialis:a Rare Hamartoma. Indian J Surg Oncol, 2020, 11(1):147-149.

[2] Yotsumoto Y,Harada A,Tsugawa J,et al. Infantile macrocephaly and multiple subcutaneous lipomas diagnosed with *PTEN* hamartoma tumor syndrome:A case report. Mol Clin Oncol, 2020, 12(4):329-335.

[3] 唐丽华,刘绮颖,喻林,等. 梭形细胞脂肪瘤/多形性脂肪瘤 65 例临床病理学分析. 中华病理学杂志,2018,47(4):263-268.

[4] Chen S,Huang H,He S,et al. Spindle cell lipoma:clinicopathologic characterization of 40 cases. Int J Clin Exp Pathol, 2019, 12(7):2613-2621.

[5] David E. Elder,Daniela Massi,Richard A. Scolyer,et al. WHO classification of skin tumours. Lyon:International Agency for Research on Cancer,2018.

[6] 展瑞,赵光明,郭凌川,等. 梭形细胞/多形性脂肪瘤 8 例临床病理观察. 临床与实验病理学杂志,2019,35(3):295-298.

[7] Brian J. Hall,Clay J. Cockerell. Diagnostic Pathology:Nonneoplastic Dermatopathology. 2nd ed. Philadelphia:Elsevier,2016.

[8] Eduardo Calonje,Thomas Brenn,Alexander Lazar,et al. 麦基皮肤病理学——与临床的联系. 4 版. 孙建方,高天文,涂平,译. 北京:北京大学医学出版社,2017.

[9] 王坚,朱雄增. 软组织肿瘤病理学. 2 版. 北京:人民卫生出版社,2017.

[10] Huang C,Guo W,Qu W,et al. Characteristics of chondroid lipoma:A case report and literature review. Medicine(Baltimore), 2019,98(19):e15587.

第三节　软骨及骨的肿瘤

一、皮肤骨瘤

【概念】

皮肤骨瘤(osteoma cutis)是指以真皮和/或皮下脂肪组织发生异位性骨化为特征的一组疾病,可分为原发性和继发性。

【临床特点】

1. **临床表现**　皮肤骨瘤是一种罕见的良性肿瘤,约占所有皮肤骨化的 14%。各年龄段均可发生,原发性病例通常在出生时或幼儿时期出现,继发性病例通常在成年后,女性比男性略多见。

皮肤骨瘤最常见的部位是女性的面部和男性的头皮,其他受累部位包括乳房、臀部和四肢。皮肤骨瘤很少出现在黏膜,如舌头。

临床可表现为质硬的丘疹、斑块或结节,皮损可多发(图 2-8-3-1-1)。

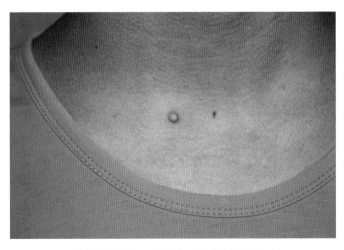

图 2-8-3-1-1　病变为白色皮下结节,质硬

2. **治疗**　根据肿瘤的严重程度、范围、位置和病因可采用不同的治疗方式,小而浅表的病变可局部外用维 A 酸乳膏,但效果有限。其他侵入性治疗方式包括手术切除、激光等。

3. **预后**　绝大多数病例预后较好,无恶性转化潜能,遗传性患者可能会出现多种功能障碍。

【发病机制】

原发性与 Albright 遗传性骨营养不良或其他遗传综合征相关。继发性与先前存在的病变有关,如痣、肿瘤、瘢痕和囊肿破裂。有研究表明,皮肤骨瘤与 *GNAS1* 基因突变有关。

【病理变化】

镜下观　典型特征为皮下组织和真皮中见成片分布的同心圆排列的板层骨,有些病例可见中央管和骨水泥线,骨组织区域周围可见成骨细胞,偶见破骨细胞,骨结构可经皮清除(图 2-8-3-1-2)。继发骨化中常出现相关或前体病变,如痣、表皮囊肿、瘢痕、基底细胞癌、创伤等。免疫组化和特殊染色对皮肤骨瘤的诊断通常没有帮助。

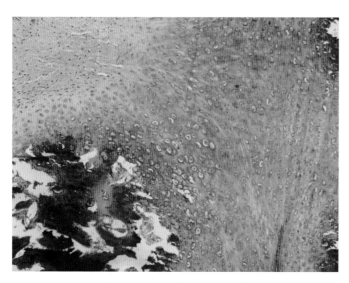

图 2-8-3-1-2　真皮中见骨结构

【鉴别诊断】

1. **皮肤钙质沉着症**　真皮内可见致密嗜碱性结节,通常缺乏成形良好的骨,可形成继发骨化的外周缘。

2. **甲下骨软骨瘤**　表现为甲下单个质硬结节,肿瘤由成熟软骨组成,覆于板层骨上。

3. **骨化性肌炎**　肿瘤以纤维组织增生为特征,伴有大量的新骨形成,同时还可有软骨形成。

4. **骨肉瘤**　在皮肤中异常罕见,大多数情况下可能是转移性或来自侵犯真皮的潜在骨肿瘤。可见高度不典型的上皮样、梭形和多核巨细胞增殖。

(苏忠兰)

二、甲下骨软骨瘤

【概念】

甲下骨软骨瘤(subungual osteochondromas),又称外生骨疣,是发生于足趾、手指末节趾(指)骨的单发良性骨肿瘤。

【临床特点】

1. **临床表现**　骨软骨瘤占原发性骨肿瘤的 12% ~ 25%,占骨良性肿瘤的 40% ~ 50%,最常见于四肢长骨干骺端,很少累及手足骨,而甲下骨软骨瘤极为罕见。好发于 20 ~ 30 岁的年轻人,男性更多见。约 80% 的病例发生于𧿹趾(图 2-8-3-2-1),也可发生于其他足趾或手指,表现为甲板下方缓慢生长的肉色或红色的质硬结节,早期无明显症状,当肿瘤逐渐增大侵及甲床时,可有压痛,趾(指)甲常受到损害,出现甲畸形、甲下角化过度、甲剥离或脱落、甲沟炎或甲周组织感染等。X 线多表现为趾骨远端的骨性隆起,基部宽大或狭窄如蒂状,肿瘤与底层骨皮质和髓质相连。

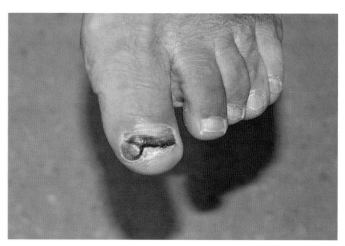

图 2-8-3-2-1　𧿹趾甲侧下方可见增生的肉色肿物

2. **治疗**　无症状的患者可以定期随访,有症状的病变可局部手术切除。

3. **预后**　手术后少见复发,但恶变概率为 4.2%。

【发病机制】

病因不明,与慢性创伤、长期刺激、慢性感染、软骨囊激活和遗传异常相关。

【病理变化】

镜下观　肿瘤组织可分为 3 层结构:外层为纤维层,中层为分化成熟的透明软骨帽,内层为软骨化骨(为成熟的板层骨,骨小梁之间有成熟的脂肪组织)(图 2-8-3-2-2A、图 2-8-3-2-2B)。

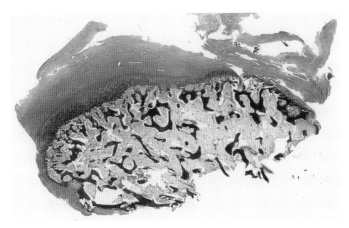

图 2-8-3-2-2A　低倍镜下,见肿瘤组织分为 3 层结构

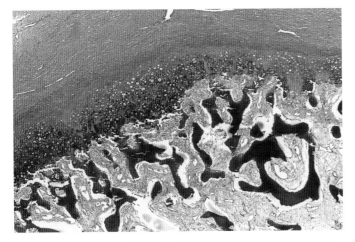

图 2-8-3-2-2B　外层为纤维层,中层为分化成熟的透明软骨帽,内层为软骨化骨

【鉴别诊断】

1. 甲周纤维瘤　典型的皮疹表现为指(趾)甲近端甲皱襞或甲下无痛性肉红色结节,镜下见真皮内致密的纤维结节、扩张的毛细血管及非典型星状肌成纤维细胞。

2. 甲下外生骨疣(又称 Dupuytren 外生骨疣)　甲下外生骨疣与骨软骨瘤均为与骨皮质相连的骨性隆起,但其髓腔与附着骨不相连,且甲下外生骨疣的软骨帽为纤维软骨,有向软骨分化成熟的梭形细胞增殖。

3. 奇异性骨旁骨软骨瘤样增生　好发于手足骨旁,以指(趾)骨中节和近节的骨旁软组织内多见。肿瘤由分化成熟的骨、软骨及纤维 3 种成分以不同的比例混合构成,分层结构不如甲下外生性骨疣和骨软骨瘤明显;有特征性的"蓝骨"(即病变中的骨小梁在脱钙后的 HE 切片上呈蓝色的骨或软骨基质)和透明软骨细胞的异型性。

4. 纤维骨性假瘤　最常见于趾或指骨旁,表现为典型或不典型成纤维细胞增生、成骨细胞浸润和不同成熟程度的类骨质形成。

5. 皮质旁骨肉瘤　好发于男性四肢长骨一端,指、趾部少见。常见恶性间质侵袭,细胞异型性及肿瘤样成骨

表现,可伴骨质破坏。

(苏忠兰)

三、骨肉瘤

【概念】

骨肉瘤(osteosarcoma),又称成骨肉瘤,是一种骨组织中最常见的原发性、恶性、成骨性肿瘤,特点是具有增殖的肿瘤细胞直接形成骨或骨样组织。

【临床特点】

1. 临床表现　骨肉瘤为最常见的原发恶性骨肿瘤,总人群发病率约为每年 3.4/100 万,好发于 15~25 岁的青少年和 60 岁以上的老年人,男女患者比例约为 3∶2。最常见的病变部位为长骨干骺端,如股骨远端、胫骨近端、肱骨近端。骨肉瘤患者的首发表现为疼痛,随着病情发展,疼痛程度加剧,发展为持续性疼痛,局部可触及包块,伴明显的压痛,肿块表面皮温增高,浅表静脉显露。肿块增大,可造成关节活动受限和肌肉萎缩。

在 2013 年 WHO 第 4 版软组织与骨肿瘤分类中,骨肉瘤被分为低级别中心型骨肉瘤、普通骨肉瘤、毛细血管扩张型骨肉瘤、小细胞骨肉瘤、继发性骨肉瘤、骨旁骨肉瘤、骨膜型骨肉瘤和高级别表面骨肉瘤,其中最常见的为普通型骨肉瘤。

2. 治疗　保肢手术辅以新辅助化疗、个体化治疗和介入治疗等。

3. 预后　高度恶性,易发生早期转移,5 年生存率低。

【发病机制】

病因及发病机制尚不明确,与化学物质、电离辐射、病毒感染和基因突变有关。

【病理变化】

镜下观　骨肉瘤是由肉瘤细胞及其所产生的骨样组织和新生骨质构成(图 2-8-3-3-1A)。瘤细胞呈明显的多形性和异型性,可见上皮样、浆细胞样、小圆形、透明、单核或多核巨细胞和梭形细胞等,在同一病例中,常同时看到两种以上的瘤细胞(图 2-8-3-3-1B)。瘤细胞分泌的基质将其包埋并连接起来,形成大小不等、形态各异的片状结构,表现为致密、粉染、无规则形态的细胞间物质,即瘤性骨样组织,伴不等量的肿瘤骨、软骨和纤维组织形成。

根据肿瘤中骨样基质的有无和类型对普通骨肉瘤进行划分,可分为 3 种主要亚型:成软骨型骨肉瘤、成纤维型骨肉瘤和成骨型骨肉瘤。成软骨型骨肉瘤有明显的软骨样基质,以恶性软骨为主要成分;成纤维型骨肉瘤的大部分肿瘤组织呈纤维肉瘤样结构,瘤细胞间常见局灶性分布的少量瘤骨;成骨型骨肉瘤的肿瘤细胞类似恶性骨

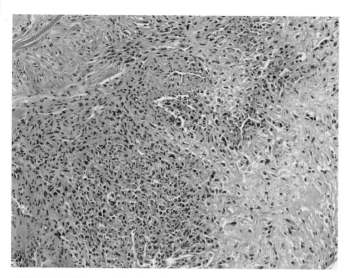

图 2-8-3-3-1A 可见肉瘤细胞及其所产生的骨样组织和新生骨质构成(江苏省人民医院贡其星教授提供)

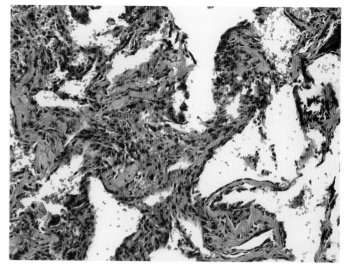

图 2-8-3-3-2 毛细血管扩张型骨肉瘤(江苏省人民医院贡其星教授提供)

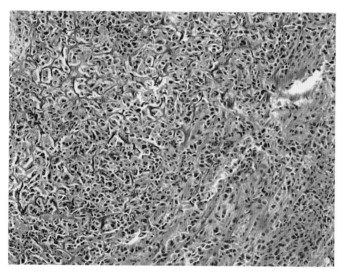

图 2-8-3-3-1B 两种以上的瘤细胞(江苏省人民医院贡其星教授提供)

母细胞,并含有丰富的骨基质。

其他少见类型:

(1) 低级别中心型骨肉瘤:细胞呈交织状排列,浸润周围的宿主骨小梁和骨髓,并产生大量胶原,类似于促纤维增生性纤维瘤的表现。梭形或三角形肿瘤细胞有轻度不典型性和少量核分裂象。肿瘤内可见多种成骨现象,肿瘤性骨以编织骨为主,可向板层骨过渡,偶可见散在小灶性不典型软骨。

(2) 毛细血管扩张型骨肉瘤:可见含有大量肿瘤细胞衬覆的充满血液的大腔隙,细胞核染色质丰富,有明显异型性和病理性核分裂象。肿瘤性骨样组织的数量一般很少或没有,且非常纤细呈花边状,间质中含有大量反应性破骨细胞样多核巨细胞(图 2-8-3-3-2)。

(3) 小细胞骨肉瘤:以小至中等的较为幼稚的短梭

形、圆形或卵圆形肿瘤细胞和肿瘤性骨样组织形成为主要特点。肿瘤性骨质组织多为小灶性分布,呈花边状将肿瘤细胞包绕起来。局部区域还可存在血管外皮的瘤样结构。

(4) 继发性骨肉瘤:多发生在 Paget 病、放疗后、慢性炎症、骨纤维结构不良及良性肿瘤或肿瘤样病变的基础上,病理组织学类型大部分是传统型高级别骨肉瘤。

(5) 骨旁骨肉瘤:细胞成分较少的基质中可见形态良好的骨小梁平行排列,周围可有或无骨母细胞衬覆。间质中的梭形细胞呈轻度异型,约 50% 的肿瘤有软骨分化,可在肿瘤内形成软骨结节或软骨帽。

(6) 骨膜骨肉瘤:肿瘤由大量分叶状软骨组织形成,伴有钙化或软骨内骨化,软骨成分有不同程度的细胞不典型性。基质有时呈黏液样。近骨膜处可见细花边样骨样组织形成。

(7) 高级别表面骨肉瘤:镜下所见类似普通型骨肉瘤,具有更显著的形态多样性及组织异型性,核分裂象更丰富。

【鉴别诊断】

1. 尤因肉瘤 瘤细胞呈现为片状或巢状分布的小圆细胞形,细胞核圆形,核仁小。不明显,核分裂象少见。免疫组化显示肿瘤细胞特异性的 CD99 阳性表达。

2. 软骨肉瘤 低倍镜下,可见蓝-灰色软骨基质和大小不等、不规则形状的软骨小叶。肿瘤细胞大小、形状不一,轻度到中度异型性,核大浓染,常见双核细胞;间质黏液变性和软骨样基质液化是软骨肉瘤的常见表现;可见坏死和核分裂象。

3. 骨母细胞瘤 可见富于血管的结缔组织中含有丰富的骨母细胞、骨样基质和骨,骨母细胞增生活跃,无明显异型性和病理性核分裂,沿骨样组织边缘排列,可见破骨细胞样多核巨细胞。

4. 骨软骨瘤　可见典型的三层结构:即由骨质组成的基底和瘤体(内含骨小梁结构和骨髓)、透明软骨帽及纤维性的软骨膜。

5. 骨化性肌炎　镜下可见明显分带结构,内层是增生的成纤维细胞,中间层为骨母细胞和不成熟的骨样组织,外周为成熟骨组织。组织细胞可有异型,但无非典型性核分裂。

(苏忠兰)

参 考 文 献

[1] Limaiem F,Sergent SR. Osteoma Cutis. Treasure Island(FL):Stat-Pearls Publishing,2020.

[2] Elli FM,Barbieri AM,Bordogna P,et al. Screening for GNAS genetic and epigenetic alterations in progressive osseous heteroplasia:first Italian series. Bone,2013,56(2):276-280.

[3] Brian J. Hall,Clay J. Cockerell. Diagnostic Pathology:Nonneoplastic Dermatopathology. 2nd ed. Philadelphia:Elsevier,2016.

[4] Alabdullrahman LW,Byerly DW. Osteochondroma. Treasure Island(FL):StatPearls Publishing,2020.

[5] Navarro-Flores E,López-López D,Becerro-de-Bengoa-Vallejo R,et al. Surgical Treatment on Subungual Osteochondromas in Paediatric Feet:A Case Series Study. J Clin Med,2020,9(4):1122.

[6] Tambe SA,Ansari SMM,Nayak CS,et al. Surgical Management of Onychopapilloma, Onychomatricoma, and Subungual Osteochondroma:Case Series. J Cutan Aesthet Surg,2018,11(3):143-147.

[7] Czarnecka AM,Synoradzki K,Firlej W,et al. Molecular Biology of Osteosarcoma. Cancers,2020,12(8):2130.

[8] Mirabello L,Troisi RJ,Savage SA. Osteosarcoma incidence and survival rates from 1973 to 2004:data from the Surveillance,Epidemiology,and End Results Program. Cancer,2009,115(7):1531-1543.

[9] Fletcher CD,Bridge JA,Hogendoorn PC,et al. WHO classification of tumours of soft tissue and bone. Lyon:IARC Press,2013.

第九章

组织细胞相关性疾病

第一节　组织细胞增生症 L 组

一、朗格汉斯细胞组织细胞增生症

【概念】

朗格汉斯细胞组织细胞增生症(Langerhans cell histiocytosis,LCH)是一种罕见的组织细胞疾病,最常累及骨和皮肤,活检可发现"肾形核"样组织细胞浸润,伴或不伴肺、淋巴结、肝、脾和垂体病变。

【临床特点】

1. 临床表现　疾病累及的区域和范围一定程度上因患者年龄而异。急性播散性多系统疾病最常见于 3 岁以下儿童,而累及单个器官的慢性病程者则更常见于年长儿童和成人。根据受累部位和范围的不同,LCH 患者的临床表现也不同。约 55% 的患者局限于单个器官系统(例如骨),而其余患者则表现为多系统受累。一项纳入 1 741 例 LCH 患者的回顾性研究显示,患者在诊断时的部位受累情况(按发生率从高到低排列):骨 77%,皮肤 39%,淋巴结 19%,肝脏 16%,脾脏 13%,口腔黏膜 13%,肺 10%,中枢神经系统 6%。

一般来讲,根据病变累及范围可将患者分为两组:

单系统 LCH:患者可为任意年龄,通常无全身性症状(如体重减轻或发热)。可发现以下器官/系统之一存在单灶性或多灶性受累:骨、皮肤、淋巴结(另一处 LCH 病变的引流淋巴结除外)、肺、CNS 或其他较少见的部位(例如甲状腺和胸腺)。

多系统 LCH:两个及以上器官/系统受累,不论是否有"危险器官"受累。危险器官包括造血系统、肝脏和/或脾脏,危险器官受累提示预后较差。尽管曾认为肺属于"危险器官",但新的研究表明其对预后的影响较小。相比之下,"有 CNS 风险"的区域包括蝶骨、眶骨、筛骨或颞骨,这些区域受累表明 CNS 受累的风险增加。

皮肤受累见于约 40% 的患者,最常见的皮肤表现包括褐色至淡紫色丘疹,以及类似于脂溢性皮炎或念珠菌感染的皮疹,还可出现脓疱性、紫癜性、瘀点性、水疱性或丘疹性结节性损害(图 2-9-1-1-1)。发生在腹股沟、腹部、背部或胸部的红色丘疹,直径 1~10mm,易被误诊为脂溢性皮炎或真菌感染。少见情况下,婴儿可能出现褐色至淡紫色丘疹(先天性自愈性网状组织细胞增生症,即 Hashimoto-Pritzker 病),若为单发,没有其他部位受累,通常良性,即使不治疗,一般也可在 1 岁前消退。一项研究显示,在就诊时有孤立性皮肤 LCH 的新生儿中,40% 的患儿可进展为多系统受累,故还需进行密切的随访。口腔病变表现为口腔内肿块、牙龈炎、黏膜溃疡和牙齿松动。

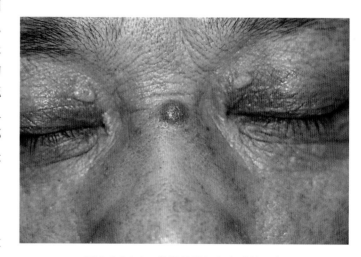

图 2-9-1-1-1　鼻梁单发红色半球状丘疹

2. 治疗　对于单系统 LCH 患者,通常根据受累部位和病灶数量选择治疗方法,以减少毒性,可采取泼尼松单药治疗、长春碱联合泼尼松治疗、骨病灶刮除,以及对皮肤病变的外用治疗等。有些患者也可采取密切观察,疾病进展时予以治疗。多系统 LCH 患者采用长春碱+泼尼松龙或阿糖胞苷单药作为初始诱导化疗。后续治疗取决于 6 周时疾病缓解情况,以及诊断时"危险器官"是否受累。

3. 预后　多器官受累患者预后的最重要预测因素是

疾病在前 6 周内对系统治疗的反应。肝脾和骨髓等高危器官受累与预后不良有关。

【发病机制】

通常认为组织细胞疾病源自单核吞噬细胞（巨噬细胞和树突状细胞）或组织细胞，一般分为 LCH 和非朗格汉斯细胞组织细胞增生症。LCH 中异常细胞的形态学和免疫表型与皮肤朗格汉斯细胞相似，故命名为 LCH。但进一步评估血液和骨髓中病理性树突状细胞发现，LCH 来源于伴有 MAP2 激酶通路激活的髓系树突状细胞，髓系树突状细胞可表达与皮肤朗格汉斯细胞相同的抗原（CD1a、CD207），故以前将其命名为 LCH，实际上，其来源并非皮肤中的朗格汉斯细胞。

【病理变化】

1. 镜下观　在早期病变中，以朗格汉斯细胞为主伴嗜酸性粒细胞浸润，肿瘤细胞外观均匀一致，呈椭圆形，含丰富的嗜酸性胞质，具有大的折叠或肾形泡状核，具有薄的核膜，核仁不明显，细胞核可见到纵向核沟（咖啡豆形状），有丝分裂数量不等（图 2-9-1-1-2A、图 2-9-1-1-2B）。肿瘤细胞间可见数量不等的嗜酸性粒细胞，还可见到数量不等的小淋巴细胞、浆细胞和稀疏的中性粒细胞（图 2-9-1-1-2C）。在充分发展的皮损中，细胞呈致密的带状浸润，真表皮交界处界面模糊，可见大量渗出的红细胞和表皮内朗格汉斯细胞微脓肿形成。在晚期病变中，可见泡沫样组织细胞和纤维化。

2. 免疫组化　Langerin（CD207）是朗格汉斯细胞最敏感、最特异的标记（图 2-9-1-1-3A）。朗格汉斯细胞通常还表达 CD1a、CD4 和 S100（图 2-9-1-1-3B），并且波形蛋白、CD68 和 HLA-DR 也呈阳性。

3. 电镜　标志性特征为 Birbeck 颗粒，外观呈网球拍样的细胞器，长 200~400nm，宽 33nm。

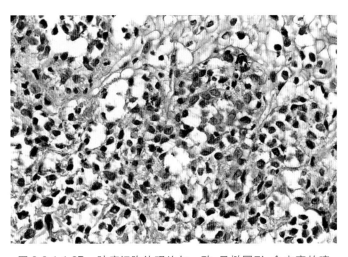

图 2-9-1-1-2B　肿瘤细胞外观均匀一致，呈椭圆形，含丰富的嗜酸性胞质，纵向核沟（咖啡豆形状）（重庆医科大学附属第一医院任发亮教授惠赠）

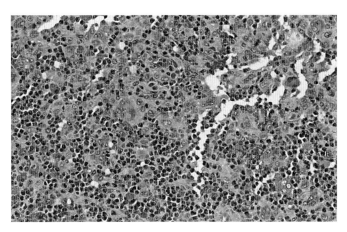

图 2-9-1-1-2C　嗜酸性粒细胞浸润

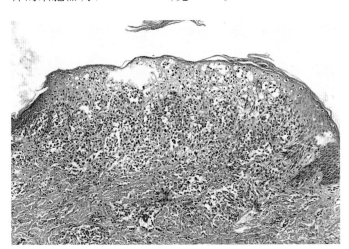

图 2-9-1-1-2A　真皮浅层带状浸润，界面模糊，见朗格汉斯细胞微脓肿（重庆医科大学附属第一医院任发亮教授惠赠）

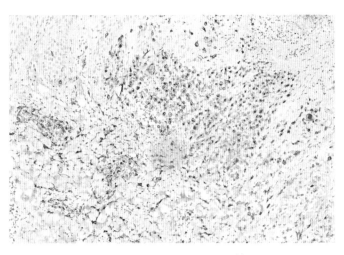

图 2-9-1-1-3A　Langerin 阳性

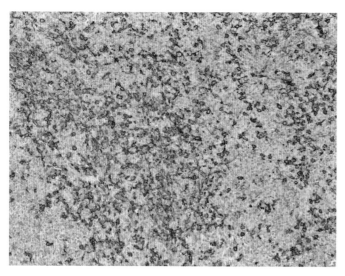

图 2-9-1-1-3B CD1a 阳性

【鉴别诊断】

朗格汉斯细胞组织细胞增生症需与其他组织细胞和树突细胞肿瘤区分,包括组织细胞肉瘤、滤泡树突细胞肿瘤、指突状树突细胞肿瘤,以及急性白血病累及皮肤。以上疾病多数情况下可以通过免疫组化进行鉴别。当炎症背景比较轻,伴有明显细胞异型和有丝分裂时,需要考虑朗格汉斯细胞组织细胞肉瘤。

(陈柳青)

二、未定类树突细胞肿瘤

【概念】

未定类树突细胞肿瘤(indeterminate dendritic cell tumor,IDCT)非常罕见,由未定类树突细胞组成,此类细胞具有朗格汉斯组织细胞的超微结构和免疫表型特征,但无 Birbeck 颗粒。

【临床特点】

1. 临床表现 病变可单发也可多发。单发皮疹通常表现为直径不超过 1cm 的红色结节,质软,可出现溃疡。多发性皮损表现为相继出现的红棕色丘疹,直径从几毫米到 1cm 不等(图 2-9-1-2-1)。病变几乎仅累及皮肤,而不伴有系统症状。大多数病例均可全部或部分消退而无复发。

2. 治疗 目前报道多种治疗方法,但无长期随访数据。部分患者皮损可自行消退,对于多发性皮疹,可使用化疗或者电子束照射。PUVA 或 UVB 对部分患者显示出良好疗效,但无长期随访数据。还有报道可使用沙利度胺进行治疗。

3. 预后 预后一般良好。

【发病机制】

未定类组织细胞的起源仍有争论。有学者认为

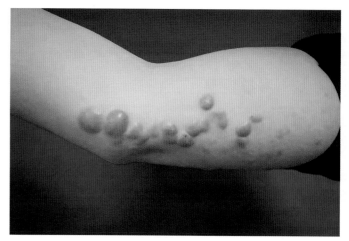

图 2-9-1-2-1 多发红棕色丘疹(南方医科大学皮肤病医院黄莉宁副主任医师惠赠)

它们是尚未获得 Birbeck 颗粒的未成熟朗格汉斯前体细胞,或源自朗格汉斯细胞,但向淋巴结迁移的过程中丢失了 Birbeck 颗粒,还有学者认为源于表皮树突状细胞。

【病理变化】

1. 镜下观 真皮及皮下朗格汉斯细胞样细胞浸润,不累及表皮。肿瘤细胞通常为椭圆形,少数情况下,可呈梭形,具有丰富的嗜酸性细胞质和椭圆形细胞核,偶见核沟。有时可见多核巨细胞、淋巴细胞,但罕见嗜酸性粒细胞(图 2-9-1-2-2A、图 2-9-1-2-2B)。

2. 免疫组化 未定类树突细胞 S100 和 CD1a 阳性,但 Langerin 为阴性(图 2-9-1-2-3A ~ 图 2-9-1-2-3C)。B 细胞和 T 细胞标记为阴性,CD30、CD21、CD23 及 CD35 阴性。CD4、CD45、CD68、CD163、FⅩⅢa、溶菌酶和 HLA-DR 既可阴性,也可阳性。

3. 电镜 电子显微镜下看不到 Birbeck 颗粒。

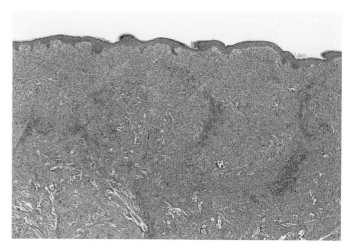

图 2-9-1-2-2A 真皮内弥漫性肿瘤细胞浸润,表皮不受累

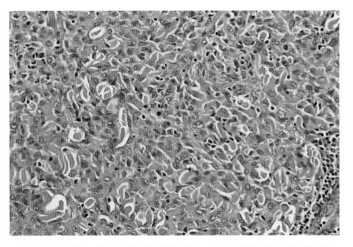

图 2-9-1-2-2B 肿瘤细胞椭圆形,具有丰富的嗜酸性细胞质和椭圆形细胞核

图 2-9-1-2-3C 肿瘤细胞 Langerin 阴性

【鉴别诊断】

未定类树突细胞肿瘤需与 LCH 鉴别。无 Birbeck 颗粒、Langerin(CD207)阴性和无亲表皮性支持未定类树突细胞肿瘤。CD1a 和 S100 同时阳性可将未定类树突细胞肿瘤与其他类型的非朗格汉斯细胞组织细胞增生症鉴别开。

(陈柳青)

三、脂质肉芽肿病

【概念】

脂质肉芽肿病,又名 Erdheim Chester 病(Erdheim-Chester disease,ECD),是一种罕见、多系统受累的组织细胞疾病。以前认为其属于非朗格汉斯组织细胞增生性疾病,但近来研究认为,其可与朗格汉斯组织细胞增生性疾病同时出现,称为"混合性组织细胞增生症"。本病最常见的表现是长骨多灶性硬化性病变,活检可见大片泡沫样组织细胞,伴或不伴组织细胞浸润骨外组织。

【临床特点】

1. 临床表现 好发于成年男性,平均诊断年龄段为 50~60 岁,男性发病率约为女性的 3 倍。临床表现因受累范围和部位而异。大多数患者在诊断时有骨受累,绝大多数患者还至少有 1 处骨外受累。部分患者并无症状,而是在行影像学检查时发现。多系统受累患者的临床病程可能快速进展。其中最常见的临床表现为骨痛(26%)、神经系统表现(23%)、尿崩症(22%)和全身症状(20%)。

20%~32% 的病例可累及皮肤,最常见的表现为眼眶周围黄色斑块。皮疹也可能发生在躯干、四肢、头皮和面

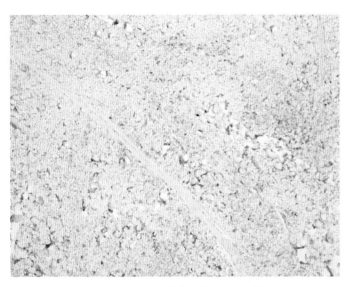

图 2-9-1-2-3A 肿瘤细胞 S100 阳性

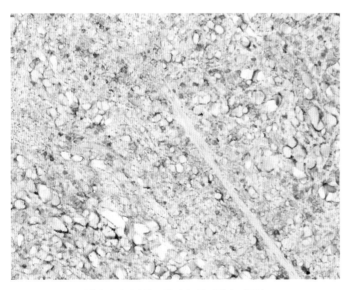

图 2-9-1-2-3B 肿瘤细胞 CD1a 阳性

部。腿部、背部和躯干上也可能出现红色至褐色斑片和斑块(图 2-9-1-3-1)。

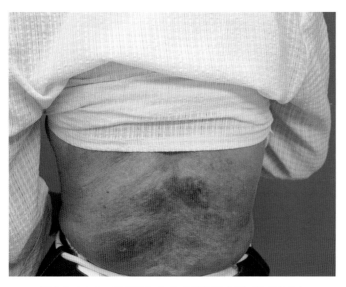

图 2-9-1-3-1　腰部黄红色斑块(75 岁女性,骨痛 3 年)

2. **治疗**　如果患者无症状,也无器官功能障碍或 CNS 受累证据,建议观察。如果患者无症状,但有 CNS 受累或器官功能障碍证据,建议对症治疗。对于有 ECD 相关症状和/或器官功能障碍或 CNS 受累(无论有无症状)证据,建议进行治疗。对于有 *BRAF V600E* 突变的患者,建议采用维莫非尼(BRAF 抑制剂)初始治疗。如果维莫非尼治疗无效,可使用另一种 BRAF 抑制剂、MEK 抑制剂或 α 干扰素治疗。如果维莫非尼治疗有效,但存在显著的治疗相关毒性,可减少剂量或暂时中断治疗以减轻不良反应。如果患者有其他信号分子如 *NRAS*、*KRAS*、*ARAF*、*PIK3CA*、*MAP2K1* 和 *ALK* 突变,建议初始治疗使用克吡替尼或其他 MEK 抑制剂。对于未检测到突变的患者,建议从另一个部位取样重复活检,或使用另一种基因型分型方法。如果重复活检仍未发现突变,建议初始治疗使用 α 干扰素,而不是靶向治疗或全身性化疗。不建议使用全身性化疗作为初始治疗。

3. **预后**　目前无治愈 ECD 的方案,本病预后较差,中枢神经系统受累与结局不良有关。

【发病机制】

ECD 由髓系祖细胞的克隆性增殖引起,在患者树突状细胞、成熟单核细胞、定向髓系祖细胞和 CD34⁺细胞中检出特征性 *BRAF V600E* 突变证实了这一点。携带 *BRAF V600E* 突变的造血干细胞可以在体外和小鼠异种移植模型中重现 ECD 的表型。大多数 ECD 患者存在 BRAF 或 MAPK 信号通路中其他组分的体细胞突变。一些研究发现,约半数 ECD 患者存在 *BRAF V600E* 突变,但若采用更

敏感的检测技术,检出率很可能更高。*BRAF* 突变后,通过激活 RAS/RAF/MEK/MAPK 信号通路来促进细胞增殖和存活。在 ECD 患者中还报道过 *NRAS*、*KRAS*、*ARAF*、*PIK3CA*、*MAP2K1* 和 *ALK* 突变。

【病理变化】

1. **镜下观**　镜下可见不同程度的纤维化,其间可见大量泡沫样组织细胞浸润,可见 Touton 细胞,反应性小淋巴细胞、浆细胞和中性粒细胞经常混杂其中(图 2-9-1-3-2A、图 2-9-1-3-2B)。但组织病理学表现可能变化很大,可没有典型的泡沫样组织细胞浸润、非特异性炎症伴纤维化,或者仅有纤维化而很少有组织细胞。

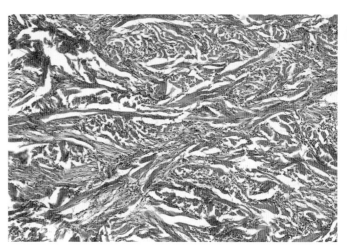

图 2-9-1-3-2A　纤维化明显,胶原间炎症细胞浸润

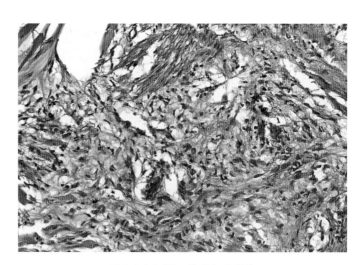

图 2-9-1-3-2B　泡沫细胞浸润

2. **免疫组化**　ECD 细胞表达 CD14、CD68、CD163、FXⅢa 和 Fascin 蛋白,不表达 CD1a 和 Langerin,S100 罕见阳性。

3. **基因检测**　除标准的组织学和免疫表型分析外,还应对活检标本采用二代测序手段进行分子检测,以识别 *BRAF V600E* 和其他相关突变,如 *NRAS*、*KRAS*、*ARAF*、*PIK3CA*、*MAP2K1* 和 *ALK*。

【鉴别诊断】

从病理上本病很难与黄色肉芽肿相鉴别,准确的诊断需要临床与病理相结合,并借助影像学资料及基因测序帮助鉴别。朗格汉斯细胞组织细胞增生症表达 CD1a、S100 和 Langerin,可与本病区别。

（陈柳青）

四、混合性组织细胞增生症（LCH 合并 ECD）

【概念】

组织细胞增生症是一组异质性疾病,主要包括朗格汉斯细胞组织细胞增生症(LCH)和非朗格汉斯细胞组织细胞增生症(non-LCH)。朗格汉斯细胞组织细胞增生症和非朗格汉斯细胞组织细胞增生症合并出现比较罕见。但文献报道 LCH 可以和 Erdheim-Chester 病（ECD）合并发生,这种联系可能和 *BRAF V600E* 突变有关。

【临床特点】

1. 临床表现 男女发病率基本相同,诊断时平均年龄为 43 岁,通常 ECD 与 LCH 同时被诊断或者晚于 LCH 出现,暂时未发现 ECD 早于 LCH 出现的情况。混合性组织细胞增生症中最常见的 LCH 特异性改变为溶骨性病变及皮肤黏膜受累。ECD 特异性病变为骨和大血管病变。

2. 治疗 IFN-α 是最常用的药物,IFN-α 的疗效低于先前报道的对于单独的 ECD 患者的疗效。对于在 ECD 和 LCH 病变中检测出 *BRAF V600E* 突变阳性的患者,BRAF 抑制剂(如维罗非尼)可能有效。61% 的患者需要 2~4 线治疗,但仅部分有效。

3. 预后 5 年生存率为 65%。

【发病机制】

混合性组织细胞增生症 LCH 及 ECD 病变中均可以发现 *BRAF V600E* 突变,提示本病和 *BRAF V600E* 突变有关。

【病理变化】

1. 镜下观 LCH 和 ECD 的组织病理学改变与经典的 LCH 及 ECD 相同,部分患者可在同一切片中的不同区域见到典型的 LCH 和 ECD 的病变(图 2-9-1-4-1A、图 2-9-1-4-1B)。

2. 免疫组化 Langerin(CD207)是朗格汉斯细胞最敏感、最特异的标记。ECD 细胞表达 CD14、CD68、CD163、FⅩⅢa 和 Fascin 蛋白,不表达 CD1a 和 Langerin,S100 罕见阳性。混合性组织细胞增生症(LCH 合并 ECD)中可出现混杂性表达(图 2-9-1-4-2A、图 2-9-1-4-2B)。

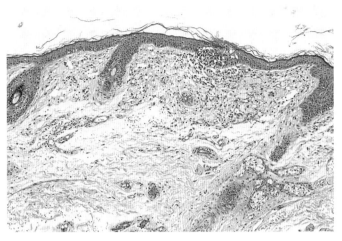

图 2-9-1-4-1A 真皮浅层组织细胞浸润,部分进入表皮(中山市人民医院李琛主任医师提供)

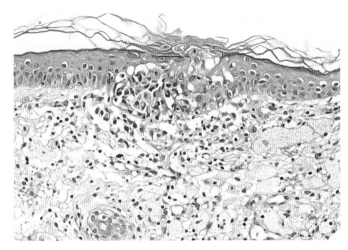

图 2-9-1-4-1B 泡沫样细胞和朗格汉斯细胞混杂,朗格汉斯细胞进入表皮(中山市人民医院李琛主任医师提供)

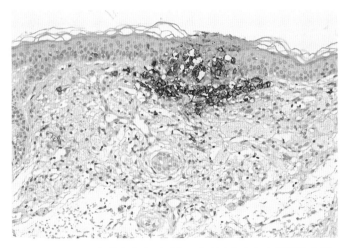

图 2-9-1-4-2A 朗格汉斯细胞 CD1a 阳性(中山市人民医院李琛主任医师提供)

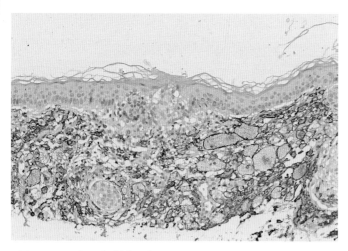

图 2-9-1-4-2B　泡沫样细胞 CD163 阳性（中山市人民医院李琛主任医师提供）

3. 基因检测　混合性组织细胞增生症 LCH 及 ECD 病变中均可以发现 *BRAF V600E* 突变。

【鉴别诊断】

本病需与单纯的 LCH 和 ECD 鉴别。因为 ECD 通常与 LCH 同时被诊断或者晚于 LCH 出现，故诊断 LCH 后，需要警惕和随访，排除同时出现或后续出现 ECD 的可能。

（陈柳青）

参 考 文 献

[1] Grois N，Potschger U，Prosch H，et al. Risk factors for diabetes insipidus in langerhans cell histiocytosis. Pediatr Blood Cancer，2006，46（2）：228-233.

[2] Odame I，Li P，Lau L，et al. Pulmonary Langerhans cell histiocytosis：a variable disease in childhood. Pediatr Blood Cancer，2006，47（7）：889-893.

[3] Newman B，Hu W，Nigro K，et al. Aggressive histiocytic disorders that can involve the skin. J Am Acad Dermatol，2007，56（2）：302-316.

[4] Lau L，Krafchik B，Trebo MM，et al. Cutaneous Langerhans cell histiocytosis in children under one year. Pediatr Blood Cancer，2006，46（1）：66-71.

[5] Nicholson HS，Egeler RM，Nesbit ME. The epidemiology of Langerhans cell histiocytosis. Hematol Oncol Clin North Am，1998，12（2）：379-384.

[6] Emile JF，Abla O，Fraitag S，et al. Revised classification of histiocytoses and neoplasms of the macrophage-dendritic cell lineages. Blood，2016，127（22）：2672-2681.

[7] Martin Flores-Stadler E，Gonzalez-Crussi F，Greene M，et al. Indeterminate-cell histiocytosis：immunophenotypic and cytogenetic findings in an infant. Med Pediatr Oncol，1999，32（4）：250-254.

[8] Wang CH，Chen GS. Indeterminate cell histiocytosis：a case report. Kaohsiung J Med Sci，2004，20（1）：24-30.

[9] Logemann N，Thomas B，Yetto T. Indeterminate cell histiocytosis successfully treated with narrowband UVB. Dermatol Online J，2013，19（10）：20031.

[10] Toth B，Katona M，Harsing J，et al. Indeterminate cell histiocytosis in a pediatric patient：successful treatment with thalidomide. Pathol Oncol Res，2012，18（2）：535-538.

[11] Jang KA，Ahn SJ，Choi JH，et al. Histiocytic disorders with spontaneous regression in infancy. Pediatr Dermatol，2000，17（5）：364-368.

[12] Rezk SA，Spagnolo DV，Brynes RK，et al. Indeterminate cell tumor：a rare dendritic neoplasm. Am J Surg Pathol，2008，32（12）：1868-1876.

[13] Cavalli G，Guglielmi B，Berti A，et al. The multifaceted clinical presentations and manifestations of Erdheim-Chester disease：comprehensive review of the literature and of 10 new cases. Ann Rheum Dis，2013，72（10）：1691-1695.

[14] Milne P，Bigley V，Bacon CM，et al. Hematopoietic origin of Langerhans cell histiocytosis and Erdheim-Chester disease in adults. Blood，2017，130（2）：167-175.

[15] Durham BH，Roos-Weil D，Baillou C，et al. Functional evidence for derivation of systemic histiocytic neoplasms from hematopoietic stem/progenitor cells. Blood，2017，130（2）：176-180.

[16] Emile JF，Abla O，Fraitag S，et al. Revised classification of histiocytoses and neoplasms of the macrophage-dendritic cell lineages. Blood，2016，127（22）：2672-2681.

[17] Goyal G，Heaney ML，Collin M，et al. Erdheim-Chester disease：consensus recommendations for evaluation，diagnosis，and treatment in the molecular era. Blood，2020，135（22）：1929-1945.

[18] Hervier B，Haroche J，Arnaud L，et al. Association of both Langerhans cell histiocytosis and Erdheim-Chester disease linked to the BRAF V600E mutation. Blood，2014，124（7）：1119-1126.

第二节　组织细胞增生症 C 组

一、皮肤非朗格汉斯细胞增生症

【概念】

皮肤非朗格汉斯细胞增生症包括两大家族：黄瘤性肉芽肿家族及非黄瘤性肉芽肿家族。其中黄瘤性肉芽肿家族根据皮损单发、多发、泛发、所累及身体区域和患者年龄，可分为以下几种疾病：幼年黄色肉芽肿（juvenile xanthogranuloma，JXG）、良性头部组织细胞增生症（benign cephalic histiocytosis，BCH）、泛发性发疹性组织细胞增生症（generalized eruptive histiocytosis，GEH）、进行性结节性组织细胞增生症（progressive nodular histiocytosis，PNH）。非黄瘤性肉芽肿家族分为：皮肤 Rosai-Dorfman 病、坏死性黄色肉芽肿。

（一）幼年黄色肉芽肿

【概念】

幼年黄色肉芽肿（juvenile xanthogranuloma，JXG）一

种良性的、自愈性的非朗格汉斯组织细胞增生症。主要见于婴幼儿、儿童，皮肤或其他脏器可见无症状的黄色结节或斑块，是最常见的皮肤非朗格汉斯细胞增生症。

【临床特点】

1. 临床表现　常累及婴幼儿。JXG 可能在出生时就存在。40%~70% 的 JXG 在 1 岁内发病，男女比约为 1.4∶1。

JXG 皮损通常发生在头部、颈部和躯干部皮肤，但也可发生在手臂、腿部、足部和臀部。皮损通常为单发性，但也可能出现多发性病变，尤其在 6 个月以下的婴儿更易出现多发病变。皮损通常表现为红色或黄色结节，直径 0.5~2cm（图 2-9-2-1-1A、图 2-9-2-1-1B），早期病变往往颜色更红，隆起更明显，但随着病变成熟，脂质化越来越多，颜色更偏向黄色，且常会呈半球状或扁平状。偶尔可观察到病变上有细小的毛细血管扩张。本病也可有皮肤外受累，包括眼、肺、肝、脾、淋巴结、骨和胃肠道。部分患者可并发神经纤维瘤病 1 型和幼年粒单核细胞白血病。

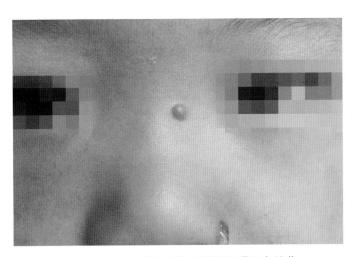

图 2-9-2-1-1A　JXG 皮损，面部光滑黄红色结节

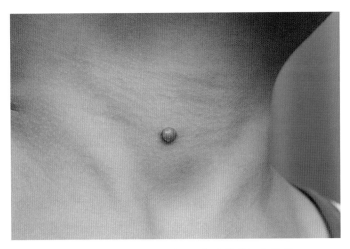

图 2-9-2-1-1B　JXG 皮损，颈部光滑黄红色结节

2. 治疗　本病累及内脏时一般不需治疗，可随访观察。但眼部病变常需要治疗，例如虹膜损害外用糖皮质激素软膏。对于引起症状的全身性病变，若未自行消退，可能需要治疗，治疗方法包括手术切除、放疗和化疗。死亡极为罕见，通常发生于有中枢神经系统受累或肝脏大面积受累和肝功能衰竭的婴儿。

3. 预后　JXG 是一种良性自限性疾病，预后普遍良好，皮损可在几年内自行消退，可遗留色素沉着、轻度萎缩或皮肤松弛。

【发病机制】

病因不明，属于组织细胞增生症、单核吞噬细胞系统疾病。

【病理变化】

1. 镜下观　早期表现为真皮致密的组织细胞浸润，组织细胞胞质呈嗜酸性（图 2-9-2-1-2A）。成熟期皮损中组织细胞胞质发生脂化，形成泡沫样黄瘤样改变，并可见特征性的 Touton 巨细胞（核呈花环状排列于泡沫状胞质边缘）（图 2-9-2-1-2B、图 2-9-2-1-2C），也可见散在淋巴细胞、嗜酸性粒细胞、中性粒细胞和肥大细胞浸润。不累及表皮和附属器，但表皮可变薄，罕见情况下可形成溃疡。

2. 免疫组化　对确诊很重要，通常 XⅢa 因子、CD68、CD163、CD14 和肌成束蛋白（fascin）阳性。S100 和 CD1a 染色阴性。

【鉴别诊断】

1. 朗格汉斯细胞组织细胞增生症　皮损表现更多样，可表现为丘疹、结节、溃疡、糜烂。除皮肤表现外，尿崩症、肝脾肿大、淋巴结肿大和骨髓受累亦常见，单个皮损通常小于 JXG 皮损。免疫组化 S100、CD1a 和 Langerin 阳性，有助于鉴别。

2. 丘疹性黄瘤　丘疹性黄瘤主要发生于血脂正常的

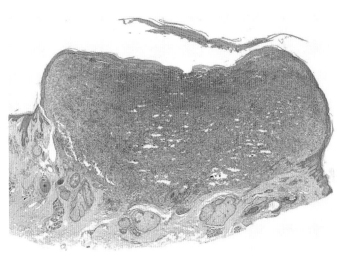

图 2-9-2-1-2A　低倍镜扫视呈"抱球状"

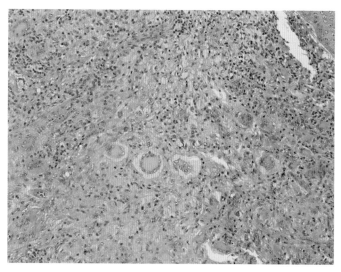

图 2-9-2-1-2B　真皮 Touton 巨细胞的核呈花环样排列,见散在淋巴细胞及嗜酸性粒细胞

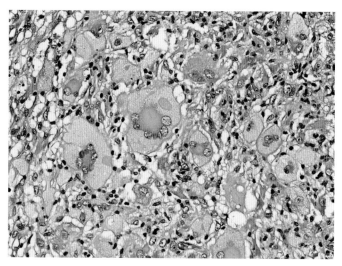

图 2-9-2-1-2C　Touton 巨细胞的胞质内红外粉,胞核环状排列

成年人,组织病理难以与 JXG 鉴别,一项纳入 10 例丘疹性黄瘤患者的病例系列研究显示,ⅩⅢa 因子免疫染色呈阴性。临床上丘疹性黄瘤少见于儿童,且皮损在躯干多见,头部和四肢相对少见。

3. **结节性黄瘤**　最常发生于受压部位,如臀部、膝部、肘部;表现为坚硬的无症状性深黄色结节,见于高胆固醇血症和高低密度脂蛋白血症患者。组织学上,结节性黄瘤由泡沫细胞在真皮内聚集而成,无 Touton 细胞或其他炎症细胞。

4. **播散性黄瘤**　播散性黄瘤多见于成人,常累及皮肤黏膜部位。皮损表现为大量红斑状、黄褐色丘疹和结节对称分布于躯干、面部和双上肢。患者通常有尿崩症。组织学和免疫组化特征与 JXG 相同。

5. **黄瘤性肉芽肿家族的其他疾病**　包括成人黄色肉芽肿(adult xanthogranuloma,AXG)及孤立性网状组织细胞瘤(solitary reticulohistiocytoma,SRH)。AXG 通常为单发性和持续性,组织病理及免疫组化与 JXG 类似。SRH,又称巨细胞网状组织细胞瘤,多见于成人,常表现为头部单发皮损,组织病理以巨噬细胞和毛玻璃样巨细胞占主导。

（二）良性头部组织细胞增生症

【概念】

良性头部组织细胞增生症(benign cephalic histiocytosis,BCH)为一种好发于儿童面部的自愈性非朗格汉斯细胞组织细胞增生症。

【临床特点】

1. **临床表现**　本病少见,1971 年首先由 Gianotti 等报道。好发于 3 岁以前的婴幼儿,男女发病相当。皮损为红到棕红色的斑丘疹,直径 2～5mm(图 2-9-2-1-3)。皮损初发于面部,随后在头部、耳后和颈部出现,亦可累及躯干、上肢。黏膜和内脏大多不受累。

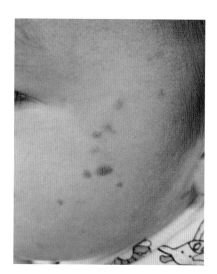

图 2-9-2-1-3　面部多发黄红色丘疹

2. **治疗**　因本病有自愈性,以对症治疗为主。

3. **预后**　皮疹常在数月至数年后可自行消退,一般不遗留瘢痕。

【病理变化】

1. **镜下观**　本病有三种组织学模式:真皮乳头型、弥漫型、苔藓样型,三种模式中都看不到 Touton 巨细胞,泡沫细胞少见。

（1）真皮乳头型:组织细胞在真皮乳头浸润,细胞呈多形性,胞质嗜酸性,染色质丰富,有时可见锯齿状的核及大核仁,淋巴细胞及嗜酸性粒细胞散在(图 2-9-2-1-4A、图 2-9-2-1-4B)。

（2）弥漫型:组织细胞弥漫分布于真皮,细胞形态较单一,呈规则的圆形,胞质较少。

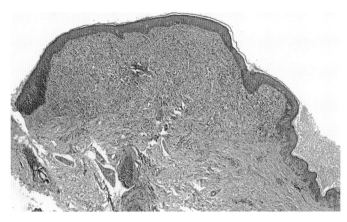

图 2-9-2-1-4A　真皮乳头组织细胞浸润

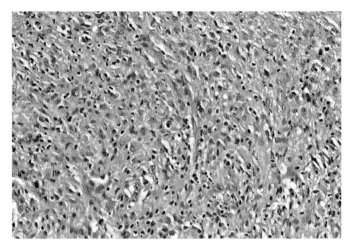

图 2-9-2-1-4B　组织细胞呈多形性,胞质嗜酸性,染色质丰富

（3）苔藓样型:小圆形组织细胞及少量淋巴细胞在真皮浅层围管性苔藓样浸润。

2. 免疫组化　CD11b、CD14b、CD68、HAM56 和ⅩⅢa因子阳性。

3. 电镜　组织细胞胞质内有逗号状小体和蠕虫样小体,还可见相邻组织细胞间桥粒样连接。

【鉴别诊断】

1. 幼年黄色肉芽肿　JXG 的皮损多为半球状结节,皮损可分布广泛,可以仅为单个皮损,组织病理可见 Touton 巨细胞。

2. LCH　LCH 组织病理可见咖啡豆样朗格汉斯细胞浸润真皮,免疫组化 CD1a、CD207、S100 阳性。电镜下可见 Birbeck 颗粒。

3. 泛发性发疹性组织细胞瘤病　本病主要见于成人,皮损呈向心性广泛分布,反复发生,组织细胞与 BCH 类似。

（三）泛发性发疹性组织细胞增生症

【概念】

泛发性发疹性组织细胞增生症（generalized eruptive histiocytosis,GEH）为一种多见于成人的罕见疾病,皮疹表现为反复发生的、大量红至棕色的小丘疹,呈向心性分布。病程常自限,不需要治疗。

【临床特点】

1. 临床表现　本病成人多见,儿童约占 1/3,好发于男性。临床表现为反复发生的、大量红至棕色丘疹。每次发病可见上百个小丘疹,广泛分布于面、躯干及肢体近端,直径常小于 1cm。成人患者皮疹分布对称,可累及黏膜;儿童患者皮疹一般不对称,且不累及黏膜。

2. 治疗　由于本病能自然消退,不必治疗。

3. 预后　本病一般无内脏受累,皮损可自行消退,遗留色素沉着斑或小的瘢痕。

【发病机制】

病因不明,有学者认为 GEH 可能代表了巨噬细胞疾病的早期阶段,包括幼年黄色肉芽肿、播散性黄瘤病和进展性结节性组织细胞增生症。

【病理变化】

1. 镜下观　真皮浅中层形态一致的组织细胞浸润,偶尔可呈苔藓样浸润模式,可见淋巴细胞,黄瘤细胞少见,没有巨细胞。

2. 免疫组化　溶解酶、α_1-抗胰蛋白酶、CD11b、CD14b、CD68、Mac387 和ⅩⅢa因子阳性。

3. 电镜　电镜下可见胞质内明显的高密度小体,偶尔可见蠕虫样和同心圆层状小体。

【鉴别诊断】

1. LCH　儿童多见,皮损表现可以更多样,组织病理及免疫组化可加以鉴别。

2. BCH　儿童多见,皮损常局限于头面部,组织病理难以鉴别。

3. 播散性黄瘤　早期皮损可类似于本病,但随着病情发展,皮损可融合成斑块,常分布于身体屈侧。皮损累及喉部、口、眼是其特征性表现。本病常伴发尿崩症。

（四）进行性结节性组织细胞增生症

【概念】

进行性结节性组织细胞增生症（progessive nodular histiocytosis,PNH）为一种罕见的血脂蛋白正常的组织细胞性疾病,以侵犯皮肤和黏膜,进行性发展为特征,也可累及脾脏。

【临床特点】

1. 临床表现　本病多见于 30～50 岁成人,皮损有两种表现形式:浅表型黄瘤样丘疹或结节、深部纤维结节,常累及头面部、颈部、躯干及四肢。眼结膜、口腔和喉黏膜亦可受累。陈旧的皮损尚未消退,而新的皮损不断发生是本病的特点。

2. 治疗　本病无特效疗法,如结节增大,中央破溃引起疼痛者可手术切除,但易复发。

3. 预后　本病进行性发展,很少自行消退。

【发病机制】

病因不明,有学者认为 GEH 可能代表了巨噬细胞疾病的早期阶段,包括幼年黄色肉芽肿、播散性黄瘤病和进行性结节性组织细胞增生症。

【病理变化】

1. 镜下观　真皮可见纺锤形组织细胞弥漫性浸润,呈螺旋状生长,其间可见黄瘤样组织细胞及 Touton 巨细胞。

2. 免疫组化　CD68 阳性,S100 和 CD1a 阴性。

【鉴别诊断】

1. JXG　儿童多见,病程呈自限性,组织病理早期组织细胞常有丰富胞质、形态单一,成熟期病变可呈泡沫样,可见 Touton 巨细胞;晚期病变可变现为纤维瘤样改变。

2. GEH　成人多见,皮损泛发,但可自行消退;组织病理黄瘤细胞少见,没有巨细胞。

3. 播散性黄瘤　早期皮损可类似于本病,但随着病情发展,皮损可融合成斑块,常分布于身体屈侧。皮损累及喉部、口、眼是其特征性表现,且常有内脏器官受累。

（五）皮肤 Rosai-Dorfman 病

【概念】

皮肤 Rosai-Dorfman 病（RDD）是 Rosai-Dorfman 病的一种亚型,仅有皮肤受累,而无其他系统受累。该病与本章第三节内容有部分重叠,是病谱性疾病。

【临床特点】

1. 临床表现　皮肤 RDD 的平均年龄在 43.5 岁,男女比例 1:2,在亚洲和白种人中更常见。患者通常缺乏全身性或皮肤外表现,长期随访,疾病进程仍局限于皮肤。皮损单发或多发、表现多样,大多表现为红色到红棕色或黄瘤样的丘疹、结节、斑块,也可表现为肿瘤样或痤疮样（图 2-9-2-1-5）。

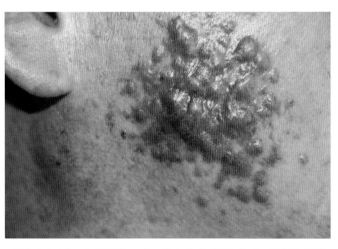

图 2-9-2-1-5　右面部片状分布的红棕色丘疹、结节,部分融合形成斑块

2. 治疗　多数皮损无症状、有自愈性,无须治疗。如有毁损性皮损、播散性皮损或损害致身体不适,可尝试使用放疗、手术切除或系统性糖皮质激素。有病例报道称使用沙利度胺、伊马替尼、2-氯脱氧腺苷和氯法拉滨可改善病情。

3. 预后　通常呈惰性自限性疾病,可有疾病加剧及缓解交替的迁延过程。伴免疫异常的患者预后差。其他预后不良的征象包括播散性结节性疾病或累及肝、肾或下呼吸道。

【病理变化】

1. 镜下观　病变主要在真皮,真皮内可见带状或片状浸润的组织细胞,伴淋巴细胞、中性粒细胞及浆细胞,呈现出深染区和淡染区外观（图 2-9-2-1-6A）。典型病例可见伸入运动,即组织细胞吞入完整的淋巴细胞和浆细胞,也可吞入中性粒细胞或红细胞（图 2-9-2-1-6B）。本病组织细胞胞质丰富淡染,核呈泡状（图 2-9-2-1-6C）。部分病例可表现为席纹状硬化及浆细胞浸润,相对于经典结节型 RDD,此种组织病理模式在皮肤 RDD 中更常见。

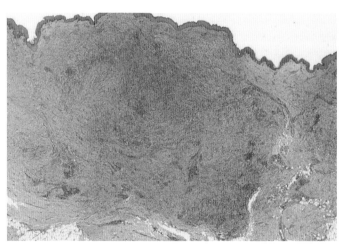

图 2-9-2-1-6A　低倍下真皮内炎症细胞结节性浸润,见深染区和淡染区

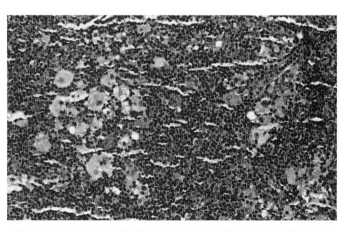

图 2-9-2-1-6B　组织细胞、淋巴细胞、浆细胞成片分布,可见伸入运动

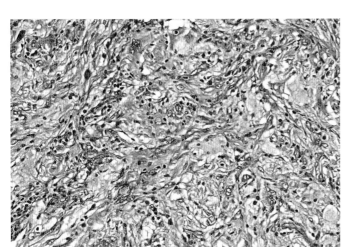

图 2-9-2-1-6C 组织细胞胞质丰富淡染,核呈泡状

2. **免疫组化** CD68、S100、CD11c、CD14、laminin5、溶解酶阳性(图 2-9-2-1-7A、图 2-9-2-1-7B),部分组织细胞也可表达ⅩⅢa 因子和 Mac387;CD1a 阴性。部分病例浆细胞 IgG4 免疫组化阳性。

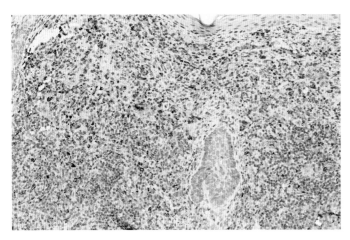

图 2-9-2-1-7A CD68 组织细胞阳性

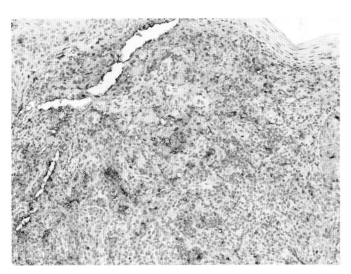

图 2-9-2-1-7B S100 组织细胞阳性

【鉴别诊断】

1. **幼年黄色肉芽肿** 临床表现为半球形丘疹或结节,典型组织学表现为单个核细胞、有或没有 Touton 巨细胞及梭形细胞组成的混合性真皮浸润。病灶无包膜,但界限清楚,致密的组织细胞浸润到真皮和皮下脂肪层上部,而伸入运动不可见。免疫组化 S100 呈阴性。

2. **IgG4 相关性皮病** 表现为席纹状硬化及浆细胞浸润的皮肤 RDD 需与 IgG4 相关性皮病鉴别,IgG4 相关性皮病累及的系统更广,诊断须结合临床、血清学、病理及影像学评估。

3. **结节病** 结节病的皮肤表现多样,可表现为丘疹、结节、斑疹,组织病理真皮内可见以组织细胞和巨噬细胞为主的肉芽肿性结节,周围散在淋巴细胞,无伸入运动。免疫组化 S100 阴性。

（六）渐进性坏死性黄色肉芽肿

【概念】

渐进性坏死性黄色肉芽肿(necrobiotic xanthogranuloma,NXG)是一种罕见的进行性多系统肉芽肿性疾病,累及皮肤及皮下组织。80% 的患者伴有浆细胞发育不良或淋巴增生性疾病引起的单克隆丙种球蛋白病。眼科并发症很常见。详见第一篇第五章。

（王 涛）

二、皮肤非朗格汉斯细胞增生症伴一个主要系统受累

黄瘤性肉芽肿家族包括播散性黄瘤、多中心网状组织细胞增生症。

（一）播散性黄瘤

【概念】

播散性黄瘤(xanthoma disseminatum,XD),又名播散性黄色铁质沉着性组织细胞增生症(disseminated xantho-siderohistiocytosis),临床典型病例常表现为皮肤黄瘤、黏膜黄瘤及尿崩症三联征。

【临床特点】

1. **临床表现** 本病罕见,可发生于成人和儿童,其中大约 60% 的病例在 25 岁前发病,男性比女性发病率略高。皮肤损害常表现为面部、躯干、四肢多发黄色、黄红色或棕色丘疹,常对称分布,好发于屈侧及间擦部位(图 2-9-2-2-1A、图 2-9-2-2-1B)。约半数患者可出现黏膜损害,上呼吸道、口腔黏膜、角膜及眼结膜均可受累,可并发声嘶、呼吸道窘迫、口腔闭合困难、视力受损等。约 40% 的患者可有下丘脑及垂体受累而表现为尿崩症,对血管升压素敏感。偶有患者可伴发单克隆丙种球蛋白血症。

生症伴继发性脂质堆积。

【病理变化】

1. **镜下观** 初期皮损表现为真皮内致密的组织细胞,可见少量泡沫细胞及其他炎症细胞浸润;成熟皮损泡沫细胞更常见,此外,还可见淋巴细胞、浆细胞及 Touton 巨细胞(图 2-9-2-2-2A、图 2-9-2-2-2B)。

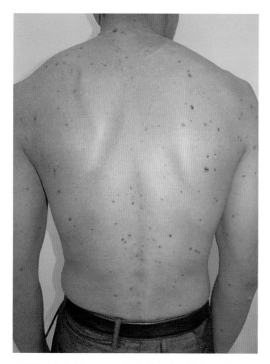

图 2-9-2-2-1A 躯干多发黄红色、棕色丘疹(华中科技大学同济医学院附属协和医院陈思远教授惠赠)

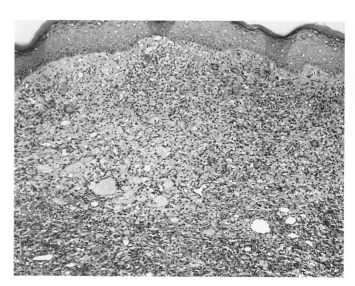

图 2-9-2-2-2A 真皮内致密的组织细胞、泡沫细胞浸润(华中科技大学同济医学院附属协和医院陈思远教授惠赠)

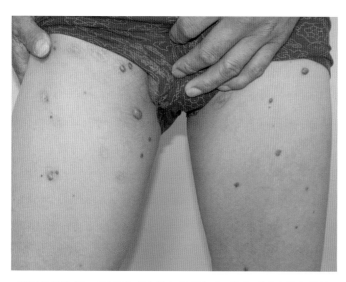

图 2-9-2-2-1B 双下肢对称性多发黄红色、棕色丘疹(华中科技大学同济医学院附属协和医院陈思远教授惠赠)

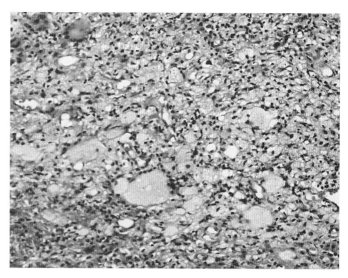

图 2-9-2-2-2B 高倍镜下可见较多淋巴细胞及散在 Touton 巨细胞

2. **治疗** 无系统治疗的对照研究,可尝试使用手术、放疗、冷冻、激光治疗,或环孢素、环磷酰胺、2-氯脱氧腺苷等系统治疗。对于合并有气道梗阻的患者,可予放疗。糖皮质激素通常无效。

3. **预后** XD 的皮损常持续存在,偶可自行消退,但常需要数年,某些患者甚至长达 40 年。极罕见病例有器官功能障碍,以及除下丘脑、垂体外的中枢神经系统受累。

【发病机制】

本病发病机制不清,可能是一种反应性组织细胞增

2. **免疫组化** 显示非 LCH 的典型标记,包括 CD68、CD163、XIII a 因子、组织细胞溶菌酶、α_1-抗胰蛋白酶、CD11b、CD14、CD11c 阳性。

【鉴别诊断】

1. **幼年黄色肉芽肿** 本病常见于婴幼儿,皮损常直径更大,有大结节型和小结节型,可有眼、肺等受累表现,但尿崩症不常见;多数成人皮损表现为单发。组织病理

真皮组织细胞浸润模式常呈境界清楚的结节状,亦有苔藓样浸润,巨细胞较 XD 更多见,免疫组化二者表现相似。

2. 泛发性发疹性组织细胞瘤(GEH) 本病的皮损表现及组织病理与 XD 难以鉴别,但 GEH 黏膜受累更少见,无内脏受累。GEH 病程常自限,不需要治疗。GEH 的组织病理黄瘤细胞少见,通常巨细胞不可见,部分病例在真皮中可见梭形细胞。免疫组化二者均表达非朗格汉斯细胞标记。部分学者认为 GEH 可能为包括 XD 在内的其他非 LCH 组织细胞增生症的早期阶段。

3. 丘疹性黄瘤 本病主要见于血脂正常的成年人,皮损在躯干常见,头面、四肢相对少见。组织病理与本病类似,但免疫组化ⅩⅢa 因子通常为阴性。

4. 脂质肉芽肿病 本病最突出的表现为对称性长骨受累,约有 98% 存在双侧对称性长骨骨干骨质硬化,其他常见受累的内脏包括心脏、中枢神经系统,仅有约 1/4 的患者有皮肤受累。组织病理难以与 XD 鉴别。

（二）多中心网状组织细胞增生症

【概念】

多中心网状组织细胞增生症(multicentric reticulohistiocytosis,MRH)为一种好发于成人的非朗格汉斯细胞组织细胞增生症,皮损常表现为丘疹、结节,常伴有系统受累,表现为损毁性关节炎,部分患者可伴有恶性肿瘤。组织细胞具有特征性的"磨玻璃样"外观。

【临床特点】

1. 临床表现 本病少见,好发于 30~40 岁女性及高加索人,儿童病例罕见。皮损好发于头部、手、耳朵及肢体关节区域,表现为肤色、粉红至红棕色或黄色丘疹或结节,直径从数毫米至 2cm,皮损初期好发于曝光部位。甲周小丘疹可呈串珠状排列而形成特征性的"珊瑚珠"外观(图 2-9-2-2-3A、图 2-9-2-2-3B)。大约一半的患者可有黏

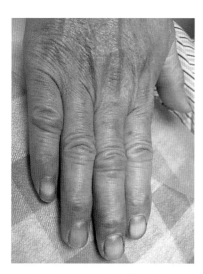

图 2-9-2-2-3A 甲周小丘疹

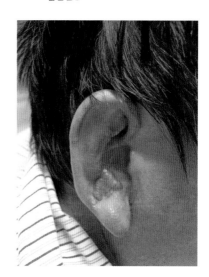

图 2-9-2-2-3B 耳部红棕色斑块

膜受累。病程后期可出现对称性、侵蚀性多关节炎,约 45% 的患者可出现关节毁损,以手、腕、膝关节最常受累。鼻及耳软骨破坏可造成毁容。此外,本病可伴高脂血症、PPD 试验阳性、自身免疫性疾病及恶性肿瘤。本病其他少见的系统受累包括心、肺、眼、肝、肾、甲状腺及骨髓。

2. 治疗 本病的治疗目标为控制疾病症状,对于疾病进展的控制总体无效。文献报道口服激素、免疫抑制剂、TNF 抑制剂、羟氯喹、异烟肼可能对于症状缓解有效。

3. 预后 预后不一,皮损可自然消退或持续存在。约半数患者多年后关节症状可稳定或减轻;然而,其他患者疾病会持续加重而致关节障碍或毁损性关节病。

【发病机制】

发病机制不清,56% 的患者 PPD 试验阳性,且文献报道抗结核治疗对部分病例有效,提示分枝杆菌可能是本病的诱因,但缺乏病损组织病理中找到分枝杆菌的直接证据。也有学者认为本病为机体对潜在的自身免疫病及肿瘤的免疫反应。

【病理变化】

1. 镜下观 真皮内淋巴细胞及组织细胞浸润,偶伴嗜酸性粒细胞及浆细胞。组织细胞胞质丰富、嗜酸性、内含均匀的细小颗粒,呈特征性的"磨玻璃"样外观(图 2-9-2-2-4A、图 2-9-2-2-4B);细胞核可为单核或多核,排列无规则,常有棱角。

2. 免疫组化 单核巨噬系统标记阳性,包括溶菌酶、α-抗胰蛋白酶、CD68(图 2-9-2-2-4C)、CD163、CD11b、CD14、HAM56;S100 常阴性。文献中报道ⅩⅢa 因子为阴性。

【鉴别诊断】

1. 泛发性发疹性组织细胞增生症 本病多见于成人,儿童亦可发病。皮疹多为向心性分布,一般无系统受

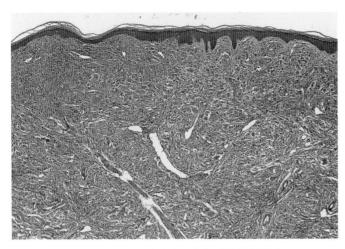

图 2-9-2-2-4A　真皮内组织细胞弥漫性浸润

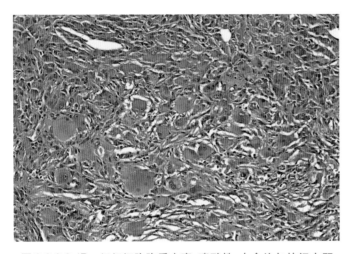

图 2-9-2-2-4B　组织细胞胞质丰富、嗜酸性、内含均匀的细小颗粒，呈特征性的"磨玻璃"样外观

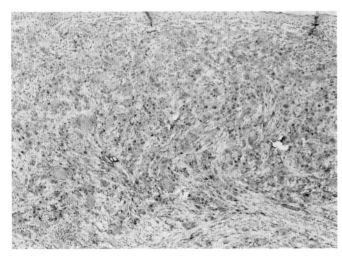

图 2-9-2-2-4C　CD68 阳性

累，病程常自限，不需要治疗。组织病理表现为均匀一致的真皮组织细胞浸润，无 MRH 特征性的磨玻璃样改变，免疫组化表达相似。

2. 皮肤 Rosai-Dorfman 病（RDD）　本病皮损的临

床表现可与 MRH 类似，但无毁损性关节炎、恶性肿瘤或其他系统受累。在 MRH 早期尚无系统受累而仅有皮损时，单从临床表现难以鉴别两者，组织病理可鉴别。皮肤 RDD 可见伸入运动，部分病例可见席纹状硬化及浆细胞；MRH 组织细胞可见特征性磨玻璃样改变的胞质。免疫组化 S100 在皮肤 RDD 中为阳性，在 MRH 中为阴性。

3. 结缔组织病　MRH 皮疹初期常在曝光部位，后期出现毁损性关节炎，需与类风湿关节炎、皮肌炎相鉴别。类风湿关节炎的病情活动度常与血清类风湿因子平行，可有抗瓜氨酸化蛋白抗体阳性，且可有类风湿结节、肺间质炎症改变等其他表现；皮肌炎的典型皮疹为眶周水肿性紫红斑、向阳疹、Gottron 丘疹、Gottron 征等，此外可能会出现对称性近端肌无力表现，血清 CK 可有升高、皮肌炎抗体谱阳性。组织病理示表皮正常或萎缩，基底细胞液化变性，真皮浅层可有黏蛋白沉积及以淋巴细胞为主的炎症细胞浸润。

（王　涛）

参 考 文 献

［1］Jean L. Bolognia, Julie V. Schaffer, Lorenzo Cerroni. 皮肤病学. 4 版. 朱学骏, 王宝玺, 孙建方, 等译. 北京: 北京大学医学出版社, 2019.

［2］赵辨. 中国临床皮肤病学. 2 版. 南京: 江苏凤凰科学技术出版社, 2017.

［3］Eduardo Calonje, Thomas Brenn, Alexander Lazar, et al. 麦基皮肤病理学——与临床的联系. 4 版. 孙建方, 高天文, 涂平, 译. 北京: 北京大学医学出版社, 2017.

［4］Bruce-Brand C, Schneider JW, Schubert P. Rosai-Dorfman disease: an overview. J Clin Pathol, 2020, 73（11）: 697-705.

［5］Luder CM, Nordmann TM, Ramelyte E, et al. Histiocytosis-cutaneous manifestations of hematopoietic neoplasm and non-neoplastic histiocytic proliferations. J Eur Acad Dermatol Venereol, 2018, 32（6）: 926-934.

［6］Emile JF, Abla O, Fraitag S, et al. Revised classification of histiocytoses and neoplasms of the macrophage-dendritic cell lineages. Blood, 2016, 127（22）: 2672-2681.

［7］Rodriguez-Galindo C, Allen CE. Langerhans cell histiocytosis. Blood, 2020, 135（16）: 1319-1331.

［8］Islam AD, Naguwa SM, Cheema GS, et al. Multicentric reticulohistiocytosis: a rare yet challenging disease. Clin Rev Allergy Immunol, 2013, 45（2）: 281-289.

［9］Hernandez-Martin A, Baselga E, Drolet BA, et al. Juvenile xanthogranuloma. J Am Acad Dermatol, 1997, 36（3 Pt 1）: 355-369.

［10］Iglesias-Girard L, Roy SF, Chapdelaine H, et al. Disseminated Xanthosiderohistiocytosis With Monoclonal Gammopathy-A Rare Form of Xanthoma Disseminatum. JAMA Dermatol, 2020, 156（11）: 1270-1272.

第三节 组织细胞增生症 R 组

一、窦组织细胞增生症伴巨大淋巴结病

【概念】

窦组织细胞增生症伴巨大淋巴结病(sinus histiocytosis with massive lymphadenopathy,SHML),又称 Rosai-Dorfman 病(RDD),是一组临床表现多样的异质性疾病,1965 年首先报道,多为散发性。1978 年首先报道家族性病例,近年来认为与 *SLC29A3* 基因突变有关。本病的典型临床表现为无痛性颈部淋巴结肿大、发热、中性粒细胞增多。

目前发现的家族性 RDD 主要有两种类型,一种为 H 综合征(Faisalabad 组织细胞增生综合征)谱系疾病的皮肤表现,另一种与自身免疫性淋巴增生综合征(autoimmune lymphoproliferative syndrome,ALPS)相关。

【临床特点】

1. **临床表现** H 综合征的临床特征为主要发生在躯干下部和下肢的色素沉着和硬结、肝脾肿大、感音神经性听力下降、心脏异常、高促性腺激素性性腺功能减退、身材矮小、抗体阴性的胰岛素依赖性糖尿病、拇外翻、面部毛细血管扩张。

自身免疫性淋巴组织增生综合征(ALPS)是一种与 Fas 介导的细胞凋亡缺陷相关的遗传性疾病,其特征通常是儿童时期出现淋巴结病,脾肿大,高球蛋白血症和自身免疫现象。41% 确诊为 ALPS 的患者淋巴结活检组织病理可发现与 RDD 类似的组织病理表现,包括核呈泡状、胞质丰富的组织细胞,伸入运动可见,免疫组化 S100 染色阳性。

2. **治疗** 目前针对家族性 RDD 的报道较少,一般治疗同散发性。目前有报道认为西罗莫司治疗 ALPS 相关者较有针对性。有报道称 IL-6R 托珠单抗(tocilizumab)治疗 *SLC29A3* 基因突变阳性的伴有胰岛素依赖的糖尿病的色素性多毛性皮病(pigmented hypertrichotic dermatosis with insulin-dependent diabetes,PHID)疗效较好,同时也有司妥昔单抗(siltuximab)成功治疗散发性 RDD 的病例报道,推测 IL-6R 治疗家族性 RDD 可能也有一定的疗效。

3. **预后** 本型的预后相关报道较少,目前的观点认为 ALPS 相关的 RDD,ALPS 的症状可能更重,但 RDD 样的皮损往往为自限性。

【发病机制】

H 综合征是一种由 *SLC29A3* 基因突变引起的常染色体隐性遗传综合征。*SLC29A3* 编码定位于溶酶体和线粒体的核苷转移子 hENT3,其功能障碍或表达缺失可导致类似于线粒体疾病和溶酶体疾病的临床综合征。

ALPS 相关 RDD 与 Fas 介导的凋亡有关,主要由 *TNFRSF6* 的突变引起。

【病理特点】

1. **镜下观** 本病的诊断主要依靠淋巴结组织病理。受累淋巴结显示淋巴窦扩张,其内有丰富的淋巴细胞、浆细胞、中性粒细胞及组织细胞。组织细胞胞质丰富、核呈泡状,可见特征性的伸入运动现象,即组织细胞摄入完整的淋巴细胞、浆细胞、中性粒细胞或红细胞。皮肤组织病理可见真皮致密的组织细胞浸润,组织细胞核呈泡状,核仁较小,胞质丰富、呈嗜酸性,边缘呈羽毛状,伸入运动现象可见。淋巴细胞、浆细胞、中性粒细胞真皮内散在分布。偶见浆细胞围绕厚壁静脉、淋巴细胞聚集、纤维化和多核组织细胞。

2. **免疫组化** 组织细胞 S100 阳性、单核巨噬细胞标记阳性,包括 CD68、CD163、CD11c、CD14、层粘连蛋白 5 和溶菌酶;ⅩⅢa 因子可为阳性;部分病例浆细胞可有 IgG4 阳性;CD1a 一般为阴性。

【鉴别诊断】

1. 其他组织细胞增生症,包括幼年黄色肉芽肿,组织病理及免疫组化可加以鉴别;幼年黄色肉芽肿仅表达单核巨噬系统标记,不表达 S100。

2. **结节病** 结节病的皮肤表现多样,可表现为丘疹、结节、斑疹,组织病理真皮内可见以组织细胞和巨噬细胞为主的肉芽肿结节("裸结节"),周围散在淋巴细胞。伸入运动现象及 RDD 特殊的组织病理表现不可见。

3. **霍奇金淋巴瘤、非霍奇金淋巴瘤** 有淋巴结受累的 RDD 须与淋巴瘤相鉴别,组织病理可资鉴别。霍奇金淋巴瘤典型的病理表现为 R-S 细胞;两者病理均可见异形淋巴细胞。

4. **Kikuchi 病** 为一种好发于年轻女性的坏死性淋巴结炎,可能为机体对感染的一种免疫应答。临床主要表现为发热、淋巴结肿大,此外还可有皮疹、关节炎、脱发、乏力、肝脾肿大。皮疹可表现为类似风疹或药疹的一过性皮疹,偶伴瘙痒,其他可见表现包括面部红斑、红色斑疹、丘疹或斑块,散在分布的硬化病变。淋巴结组织病理可见副皮质区坏死及组织细胞浸润。皮肤组织病理可见界面皮炎改变、角质形成细胞坏死、核碎裂,真皮淋巴组织细胞浸润,免疫组化主要为 CD68、CD163 阳性的组织细胞和 CD3 阳性的淋巴细胞。

(王 涛)

二、散发性窦组织细胞增生症伴巨大淋巴结病

【概念】

散发性窦组织细胞增生症是窦组织增生症最常见的类型,包含四种临床亚型:经典结节型、结外型、肿瘤相关型和免疫相关型。

【临床特点】

1. **临床表现**　经典型 RDD 主要表现为无痛性双侧颈淋巴结肿大,可有发热、盗汗、体重下降。其平均发病年龄为 20.6 岁,非洲裔多发,男性比女性略常见(男女比为 1.4∶1)。腹股沟、腹膜后及纵隔淋巴结可有肿大。

约有 40% 的患者存在结外受累,常见受累的器官包括皮肤(10%)、鼻腔(11%)、骨(5%~10%)、眶组织(11%)及中枢神经系统(主要为硬脑膜受累)。皮肤及软组织受累的主要表现为境界清楚的丘疹或肿物,可伴或不伴卫星灶。骨受累主要表现为境界清楚的溶骨性损害。与经典型 RDD 不同,结外型 RDD 在中年女性中好发,中位年龄为 45.1 岁。

2. **治疗**　本病为自限性疾病,无症状的患者可考虑密切观察随访,暂不治疗。对于无系统受累的患者,单一的结外皮损首选手术切除,或出现鼻腔、颅内、脊柱、气道等压迫症状者,有条件也应首选手术切除,也可选择局部放疗。顽固性复发性病变、病变范围较广或累及多系统者,可选择系统治疗,包括糖皮质激素、维 A 酸、免疫抑制剂(西罗莫司、甲氨蝶呤)、化疗(克拉屈滨、长春新碱、烷化剂等)、免疫调节剂(沙利度胺、雷那度胺、氨苯砜)等。个别报道发现免疫相关型,利妥昔单抗有一定疗效;检测到 *KIT* 突变者,甲磺酸伊马替尼可能有效;检测到 *KRAS* 突变者,卡比替尼(cobimetinib)可能有一定疗效;同时也有司妥昔单抗(siltuximab)治疗有效的报道。

针对皮肤 RDD 的治疗方法主要包括,手术切除、局部放疗、皮损冷冻、皮损内注射糖皮质激素、外用咪喹莫特、光动力、脉冲染料激光等。对于多发皮损或难治性皮损,也可选择系统治疗。

3. **预后**　有关本病预后的大样本报道较少,一般来说,结节型或皮肤型 RDD 的患者预后良好,常常会自行消退,有报道称,20% 的 RDD 患者未经治疗可自行消退,而 70% 未经治疗自行消退的患者会复发。7%~12% 的患者可能死亡。多病灶或结外型预后差,特别是累及肾脏、肝脏及下呼吸道者预后较差。

【发病机制】

本病病因不明,可能与病毒感染,如乙肝病毒、人类疱疹病毒(特别是 HHV-6)、EB 病毒、HIV 等,此外,本病可能存在 *NRAS*、*KRAS*、*MAP2K1* 和 *ARAF* 的体细胞突变。

部分病例可检测出 *BRAF V600E* 野生型。部分病例与免疫系统疾病相伴发,包括葡萄膜炎、克罗恩病、干燥综合征、Ⅻ因子缺乏症、狼疮等。此外,亦有活检组织病理示同时存在 LCH 及边缘带淋巴瘤。

【病理变化】

1. **镜下观**　淋巴结病理表现为淋巴结扩大,大量组织细胞浸润,组织细胞胞质丰富,颜色苍白,核大、淡染,核仁明显,罕见有丝分裂象。部分组织细胞胞质内可见淋巴细胞、红细胞及粒细胞,即伸入运动。髓索内、小静脉周围可见大量浆细胞浸润。

皮肤组织病理与淋巴结病理类似,部分可见明显的间质纤维化,病变呈结节状累及真皮和皮下组织,伴有大量淋巴细胞、浆细胞及嗜酸性粒细胞浸润。

2. **免疫组化**　组织细胞表达 S100 蛋白,CD68、CD163、CD14、CD11c 阳性,CD-1a、CD-207 阴性。

【鉴别诊断】

1. **幼年黄色肉芽肿**　临床也可表现为黄红色结节,组织病理无深入运动,组织细胞常常ⅩⅢA 因子阳性,S100 阴性或灶状阳性。

2. **多中心网状组织细胞增生症**　皮肤表现为面部、肢端黄棕色透明丘疹、结节,常常伴关节受累,组织细胞胞质呈嗜酸性毛玻璃样,S100 常为阴性。

此外,仅有淋巴结受累者,还需要除外淋巴结结核、结节病、淋巴瘤等。

(王　涛)

参 考 文 献

[1] Jean L. Bolognia, Julie V. Schaffer, Lorenzo Cerroni. 皮肤病学. 4 版. 朱学骏,王宝玺,孙建方,等译. 北京:北京大学医学出版社,2019.

[2] 赵辨. 中国临床皮肤病学. 2 版. 南京:江苏凤凰科学技术出版社,2017.

[3] Eduardo Calonje, Thomas Brenn, Alexander Lazar, et al. 麦基皮肤病理学——与临床的联系. 4 版. 孙建方,高天文,涂平,译. 北京:北京大学医学出版社,2017.

[4] Bruce-Brand C, Schneider JW, Schubert P. Rosai-Dorfman disease:an overview. J Clin Pathol,2020,73(11):697-705.

[5] David S. Cassarino. Diagnostic Pathology:Neoplastic Dermatopathology. 3rd ed. Mumbai:Elsevier Health Science,2021.

[6] Eduardo Calonje, Thomas Brenn, Alexander Lazar, et al. McKee's pathology of the skin. 4th ed. Philadelphia:Saunders,2012.

第四节　组织细胞增生症 M 组

【概念】

组织细胞增生症 M 组,主要指恶性组织细胞和树突细胞肿瘤,是异常组织细胞或树突细胞增生所致的一组

罕见恶性肿瘤(表2-9-4-0-1),亚类包括既往报道的恶性组织细胞病和近年诊断的组织细胞肉瘤、朗格汉斯细胞肉瘤、交指状树突细胞肉瘤、滤泡树突细胞肉瘤。本组肿瘤诊断的困难之处是缺乏精确的组织学诊断标准,也缺乏临床特征。本病临床必须具有进展迅速的病程,除了镜下表现为间变性肿瘤细胞、非典型有丝分裂象外,诊断主要依据免疫表型,至少表达其中2种组织细胞或树突细胞免疫标志:CD68、CD163、CD4、溶菌酶(lysozyme)。亚类的诊断也主要依靠免疫表型。本节主要介绍组织细胞肉瘤的临床特点、病理、鉴别诊断。

表2-9-4-0-1 恶性组织细胞和树突细胞肿瘤

原发性恶性组织细胞和树突细胞肿瘤,累及部位	细胞亚类
皮肤	
淋巴结	组织细胞
消化系统	或
中枢神经系统	交指状树突细胞
其他部位或播散性	或
继发性恶性组织细胞和树突细胞肿瘤,继发于	朗格汉斯细胞
滤泡淋巴瘤	或
淋巴细胞性白血病/淋巴瘤	未定类树突细胞
急性淋巴母细胞性白血病	或
组织细胞增生症(LCH,RDD,其他)	不能分类
其他造血系统肿瘤	

继发性恶性组织细胞和树突细胞肿瘤,发生于另一个血液系统肿瘤之后或同时发生。比如,滤泡淋巴瘤、毛细胞白血病、慢性淋巴母细胞白血病、急性淋巴母细胞白血病、慢性粒单核细胞白血病、LCH。继发性恶性组织细胞和树突细胞肿瘤缘于血液肿瘤异常表达组织细胞或树突细胞免疫标志的间变进程,或缘于血液细胞增殖的转向分化。

【临床特点】

1. 临床表现 组织细胞肉瘤是一种罕见肿瘤,由组织细胞恶性增殖所致。肿瘤细胞有成熟组织细胞的形态特点和免疫表型。多见于成年人,中位年龄52岁。绝大多数病例发生于淋巴结外器官,多累及结肠、皮肤、软组织。临床表现为孤立的肿块,但常伴系统症状,如发热、体重减轻。发生于皮肤的,可表现为躯干肢端孤立的或多发的结节,可出现破溃(图2-9-4-0-1)。肠道病变常表现为肠梗阻。骨骼病变表现为溶骨性损害。罕见情况下,表现为系统性疾病,多部位受累,伴肝脾肿大、全血细胞减少等,称"恶性组织细胞增生症"。

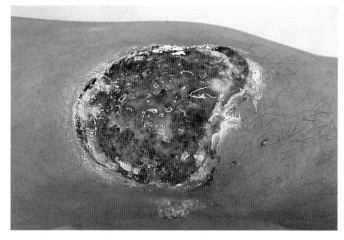

图2-9-4-0-1 朗格汉斯细胞肉瘤:增生性斑块、溃疡形成(南方医科大学皮肤病医院黎明主任医师提供)

2. 治疗 对于局限性肿瘤,推荐手术切除。失去手术机会的,以CHOP方案(环磷酰胺+多柔比星+长春新碱+泼尼松)为主,联合放疗等。

3. 预后 本病为侵袭性肿瘤,对治疗反应差。大部分患者发现时即为晚期,死亡率为60%~80%。局限性小的肿瘤预后较好。

【发病机制】

病因未明。文献报道了一些病例发生于纵隔恶性畸胎瘤、淋巴瘤患者,推测本病可能起源于多潜能干细胞,或淋巴系细胞的转向分化。

【病理变化】

1. 镜下观 组织病理表现为弥漫增生的多形性间变性肿瘤细胞。肿瘤细胞体积大,胞质丰富嗜酸性,常有微空泡。细胞核大,圆形、卵圆形或不规则扭曲核,偏心分布(图2-9-4-0-2A、图2-9-4-0-2B)。多叶核、空泡状、梭形等形状也常见,有时表现为梭形肉瘤样区域、霍奇金淋巴

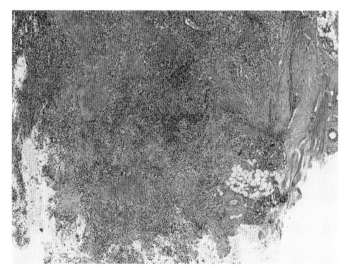

图2-9-4-0-2A 朗格汉斯细胞肉瘤,肿瘤细胞弥漫性增生,累及脂肪小叶

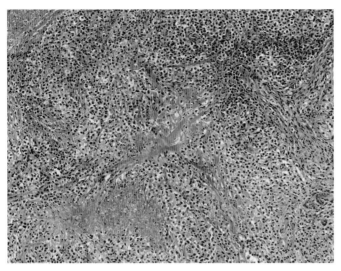

图 2-9-4-0-2B　朗格汉斯细胞肉瘤,细胞核大,圆形、卵圆形,见核分裂象,局灶性坏死

瘤中的 R-S 细胞。有显著的细胞异型和有丝分裂象。有时出现组织细胞吞噬红细胞、核尘、淋巴细胞,是本病的特征之一。

2. 免疫组化　组织细胞肉瘤表达组织细胞免疫标志:CD68、CD163、溶菌酶(lysozyme),不表达朗格汉斯细胞标志(CD1a、Langerin)和滤泡树突细胞标志(CD21、CD35);且角蛋白(-)、EMA(-)、Melan-A(-)、HMB-45(-)、T 细胞 B 细胞免疫标志(-)、髓细胞标志(-)。此外,CD4、CD45、CD45RO、HLA-DR 常阳性。朗格汉斯细胞肉瘤表达 CD1a 和 Langerin(图 2-9-4-0-3A、图 2-9-4-0-3B)。

【鉴别诊断】

本病临床无特异性表现。组织病理上表现为弥漫的间变性多形性大细胞形态,容易与大细胞淋巴瘤、黑色素瘤、未分化癌等相混淆,鉴别诊断依据免疫组化角蛋白(-)、EMA(-)、Melan-A(-)、HMB-45(-)、T 细

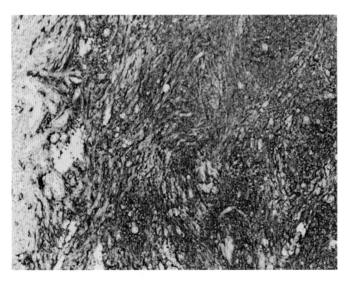

图 2-9-4-0-3A　朗格汉斯细胞肉瘤,CD1a 阳性

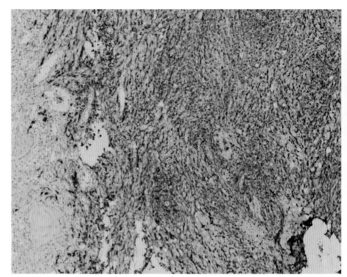

图 2-9-4-0-3B　朗格汉斯细胞肉瘤,Langerin 阳性

胞 B 细胞免疫标志(-),髓细胞标志(-)来除外上皮来源恶性肿瘤、黑色素瘤、淋巴瘤、软组织肿瘤等其他恶性肿瘤。鉴别本组肿瘤的亚类(表 2-9-4-0-1),主要依靠以下免疫标志:朗格汉斯细胞(CD1a、Langerin),滤泡树突细胞(CD21、CD23、CD35),交指状树突细胞肿瘤(S100、vimentin),未定类树突细胞(S100、CD1a)等。

(任发亮)

参 考 文 献

[1] Jean-F. Emile, Oussama Abla, Sylvie Fraitag, et al. Revised classification of histiocytoses and neoplasms of the macrophage-dendritic cell lineages. Blood, 2016, 127(22): 2672-2681.

[2] Steven H. Swerdlow, Elias Campo, Nancy L. Harris, et al. WHO Classification of Tumours of Haematopoietic and Lymphoid Tissues. 4th ed. Lyon: IARC Press, 2017.

[3] David E. Elder, Daniela Massi, Richard A. Scolyer, et al. WHO Classification of Skin Tumours. 4th ed. Lyon: IARC Press, 2018.

第五节　组织细胞增生症 H 组

【概念】

组织细胞增生症 H 组,即噬血细胞性淋巴组织细胞增生症(hemophagocytic lymphohistiocytosis, HLH),又称嗜血细胞综合征(hemophagocytic syndrome, HPS)。HLH 是一种罕见的、常常致命的免疫系统强烈激活的综合征,临床特征包括发热、血细胞减少、肝脾肿大、高铁蛋白血症。HLH 分为原发性、继发性、原因不明三大类(表 2-9-5-0-1)。

表 2-9-5-0-1 组织细胞和树突细胞肿瘤 H 组(HLH)

原发性 HLH(孟德尔遗传,单基因)

淋巴细胞细胞毒功能缺陷相关的 HLH,致病基因如 *FHL2-5*、*XLP1*、*RAB27A*、*LYST*

疾病举例:Griscelli 综合征 2 型、Chediak-Higashi 综合征

炎症小体激活异常相关的 HLH,致病基因如 *XLP2*、*NLRC4*

影响炎症通路疾病相关的 HLH,致病基因如 *SLC7A7*、*HMOX1*

疾病举例:赖氨酸尿蛋白不耐受症(lysinuric protein intolerance)

原因不明的家族性 HLH

继发性 HLH(非孟德尔遗传)

感染相关的 HLH,比如 EBV、CMV、细菌、真菌、寄生虫等

恶性肿瘤相关的 HLH,比如淋巴瘤、白血病、实体瘤、化疗

风湿性疾病相关的 HLH,MAS-HLH

医源性免疫异常相关的 HLH

移植相关的 HLH

HLH(原因不明)

【临床特点】

1. **临床表现** 参考 HLH-2004 诊断标准,符合以下 2 条标准中的 1 条即可确诊:

(1) 分子生物学异常符合 HLH。

(2) 符合以下 8 条中的 5 条:①发热;②脾肿大;③外周血细胞≥2 系减低:Hb<90g/L,PLT<100×10⁹/L,中性粒细胞计数<1.0×10⁹/L;④高甘油三酯血症和/或低纤维蛋白原血症,甘油三酯≥3.0mmol/L,纤维蛋白原≤1.5g/L;⑤骨髓、脾或淋巴结内有噬血现象;⑥NK 细胞活性降低或缺失;⑦血清铁蛋白≥500μg/L;⑧可溶性 CD25(或可溶性 IL-2 受体)≥2 400U/L。

原发性 HLH 是符合孟德尔遗传规律的免疫性疾病,又称家族性 HLH。起病早,一般是 1 岁以内出现临床症状。患儿可能遭遇一次到数次急性临床发作,触发因素有感染、疫苗接种。确诊需要分子诊断。

继发性 HLH 可发生在任何年龄,首发症状常常与感染、恶性肿瘤、风湿疾病相关,尤其是 EBV、淋巴瘤。如果 HLH 发生在风湿疾病患者,既往称为巨噬细胞活化综合征(macrophage activation syndrome,MAS),这一种情况建议使用"MAS-HLH"名称来代表 HLH 的一个亚型。

部分病例有皮肤表现,皮肤表现是多样的,最常见的是暂时性泛发的斑丘疹,也可见到出血性紫癜样斑疹、红皮病、麻疹样红斑。尽管皮疹是非特异的,但结合病史比如发热、肝脾淋巴结肿大、血细胞减少等,应快速考虑此诊断。皮肤活检结果常常是非特异的,骨髓活检或淋巴结肝脾活检对诊断是必要的。

本节介绍一例 HLH,继发于皮下脂膜炎样皮肤 T 细胞淋巴瘤(subcutaneous panniculitis-like T cell lymphoma,SPTCL),临床表现符合 HLH 的诊断标准。SPTCL 表现为右大腿皮肤弥漫浸润性肿胀,外观为暗红棕色皮肤,界限不清(图 2-9-5-0-1)。骨髓活检也提示噬血现象。

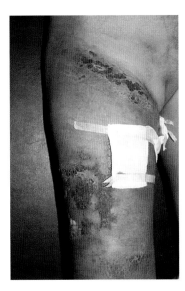

图 2-9-5-0-1 右大腿弥漫性肿胀,呈暗红棕色外观

2. **治疗** 一线治疗均为控制高炎症反应,标准治疗方案的药物包括地塞米松、依托泊苷、环孢素。对于原发性 HLH,治愈的唯一方法是造血干细胞移植。

3. **预后** 本病有较高的致死率,总体来说,仅有 50% 的患者可治愈。

【发病机制】

尽管 HLH 有多种病因,但 HLH 所有亚型都和免疫失调有关,免疫失调导致高细胞因子血症,并引起器官和组织中活化巨噬细胞累积。

【病理变化】

镜下观 受累组织可见淋巴细胞和组织细胞浸润,组织细胞吞噬一种或多种血细胞,尤其累及脾脏、骨髓、淋巴结、肝脏。淋巴瘤相关性 HLH 可见到异型淋巴细胞。本节举例 SPTCL,受累皮肤组织可见较多淋巴细胞浸润脂肪小叶,淋巴细胞可见轻度异型,部分淋巴细胞核大深染,沿脂肪细胞边缘呈花环样排列。可见个别体积较大的组织细胞吞噬 2~3 个淋巴细胞(图 2-9-5-0-2A、图 2-9-5-0-2B)。骨髓活检组织病理显示骨髓淋巴细胞增多,组织细胞吞噬红细胞现象多见(图 2-9-5-0-3A、图 2-9-5-0-3B)。

【鉴别诊断】

本病是一组异质性病因导致的临床综合征,鉴别诊断主要是原发病的诊断,包括基因学、病原学、病理学等方面的检查。

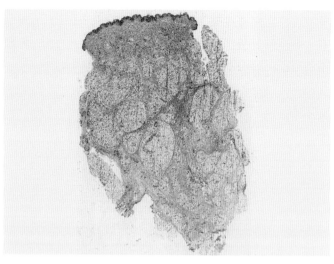

图 2-9-5-0-2A　低倍镜扫视,广泛的淋巴细胞浸润脂肪层

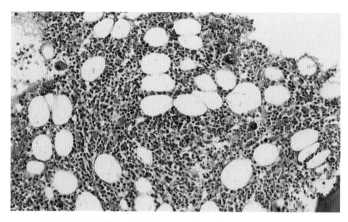

图 2-9-5-0-3B　高倍镜下,组织细胞吞噬大量红细胞

(任发亮)

参 考 文 献

[1] Jean-F. Emile, Oussama Abla, Sylvie Fraitag, et al. Revised classification of histiocytoses and neoplasms of the macrophage-dendritic cell lineages. Blood, 2016, 127(22):2672-2681.

[2] Henter JI, Horne A, Arico M, et al. HLH-2004:Diagnostic and therapeutic guidelines for hemophagocytic lymphohistiocytosis. Pediatr Blood Cancer, 2007, 48(2):124-131.

[3] 任发亮,陶玥,朱进,等. 儿童皮下脂膜炎样 T 细胞淋巴瘤合并嗜血细胞综合征一例附文献复习. 中国麻风皮肤病杂志, 2017, 33(11):667-671.

[4] Amy S. Paller, Anthony J. Mancini. Hurwitz Clinical Pediatric Dermatology. 4th ed. Amsterdam:Elsevier, 2011.

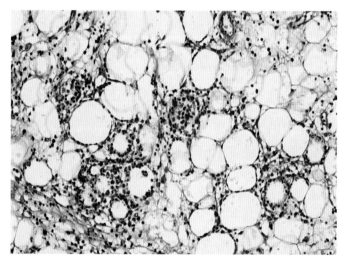

图 2-9-5-0-2B　高倍镜下,异型淋巴细胞沿脂肪细胞边缘排列,
可见组织细胞吞噬淋巴细胞

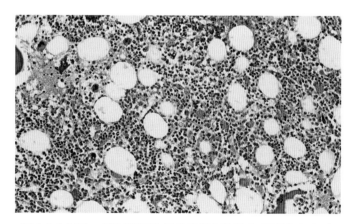

图 2-9-5-0-3A　低倍镜扫视,骨髓淋巴细胞增多,可见组织细胞
吞噬红细胞

第十章

淋巴瘤及骨髓增生性疾病

第一节　T 细胞及 NK 细胞来源

一、蕈样肉芽肿

【概念】

蕈样肉芽肿(mycosis fungoides,MF)是原发皮肤 T 细胞淋巴瘤中最常见的类型,起源于皮肤成熟 T 淋巴细胞,属于低度恶性非霍奇金淋巴瘤。本病特指临床上表现为斑片、斑块、肿瘤三期病变,进展缓慢的典型病例,其组织学特征为具有脑回状胞核的、体积小到中等的淋巴细胞亲表皮性浸润。

【临床特点】

1. **临床表现**　本病虽然少见,却是最常见的原发皮肤 T 细胞淋巴瘤,发生率约占原发皮肤 T 细胞淋巴瘤的 50%。多累及中老年人,但儿童及青年人也可发生。

本病根据皮损形态可分为斑片期、斑块期和肿瘤期,病程呈慢性进行性,自斑片期进入斑块期,最终发展至肿瘤期可达数年甚至数十年之久。本病也可呈红皮病改变,临床和 Sézary 综合征无法区别。

(1) 斑片期:皮损好发于臀部和躯干的非曝光部位,表现为界限不清的红斑,伴细小干燥性鳞屑,由于表皮萎缩和真皮弹力纤维的缺失,使皮疹有轻度皱褶感(图 2-10-1-1-1A、图 2-10-1-1-1B)。皮疹可为红色、黄红、淡褐色,多伴有色素沉着或减退。斑片可长期存在,仅 12% 的患者可进一步发展。难以忍受的瘙痒常为早期或唯一的自觉症状,常规治疗难以缓解,严重瘙痒对本病早期诊断有一定帮助。

(2) 斑块期:皮损往往呈厚的不规则隆起性斑块,表面紧张、发亮、凹凸不平,可泛发全身,也可局限于某些部位(图 2-10-1-1-2)。

(3) 肿瘤期:通常在斑块性损害的基础上逐渐出现肿瘤,可有破溃,除肿瘤外,常常还可见到斑片期和斑块期皮损(图 2-10-1-1-3A ~ 图 2-10-1-1-3C)。

虽然蕈样肉芽肿主要累及皮肤,但疾病末期,所有器官均可受累,例如淋巴结、肝、脾、肺、肾、骨髓等。早期淋巴结肿大可能是皮病性淋巴结炎,晚期淋巴结可见肿瘤细胞累及,但研究表明,无论组织学表现是否有肿瘤浸润,

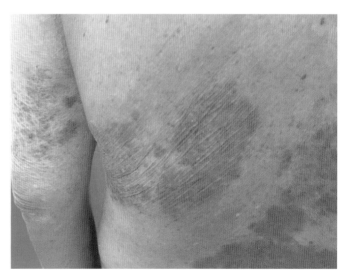

图 2-10-1-1-1A　斑片期,背部及上肢红斑,干燥性鳞屑,轻度皱褶感

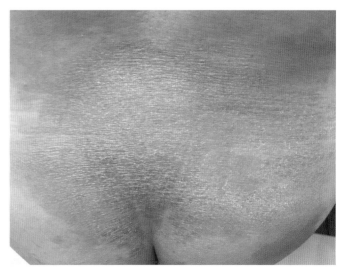

图 2-10-1-1-1B　斑片期,腰骶部干燥性红斑及细碎鳞屑,轻度浸润

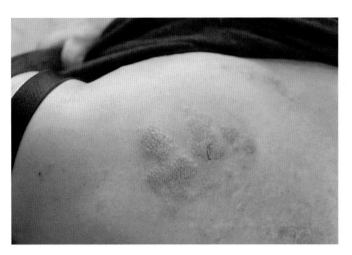

图 2-10-1-1-2　斑块期,不规则隆起性斑块

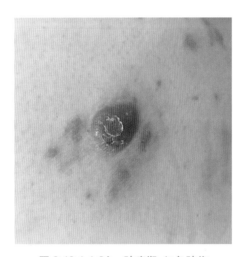

图 2-10-1-1-3A　肿瘤期,红色肿物

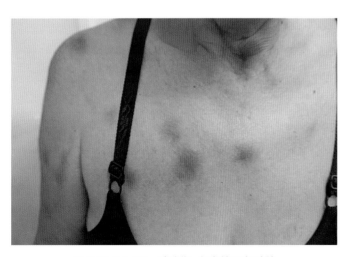

图 2-10-1-1-3B　肿瘤期,多发性红色肿块

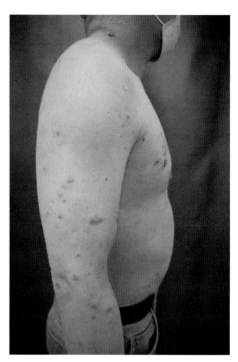

图 2-10-1-1-3C　肿瘤期,多发性丘疹、斑块伴溃疡

淋巴结肿大均提示预后不良。患者末梢血象一般无特殊变化,晚期患者可见贫血,个别有嗜酸性粒细胞、淋巴细胞或单核细胞增高的报道。

本病病程呈慢性进行性,个体差异大,疾病时轻时重,或缓解与加重交替,可长达数年乃至二三十年,甚至个别达 30 年以上。

2. 治疗　治疗目的包括清除皮损、提高生活质量、延长无病生存率及总体生存率。早期可采用对症处理或皮肤靶向治疗(skin-directed therapy);晚期考虑化疗。

3. 预后　病程呈慢性进展性,多数患者预后较好,各期预后不同,5 年生存率 88%。主要的预后评价指标是淋巴结肿大、肿瘤和皮肤溃疡,一旦三者全部出现,中位生存期仅 1 年。

【发病机制】

和许多恶性肿瘤一样,蕈样肉芽肿的病因和发病机制是多因素的,特异的致病因子和确切的发病机制仍然不明确。

【病理变化】

1. 镜下观　典型的组织学表现为真皮内有数量不等的淋巴样细胞浸润,部分细胞移入表皮,形成 Pautrier 微脓疡。疾病早期细胞异型不明显,只有少数 Pautrier 微脓疡,所以异常的病理模式和详细的临床检查在早期诊断中更为重要。

(1) 斑片期:诊断困难,有时需要多次取材才能确诊。表皮常无变化,也可为银屑病样增生,真皮乳头层可见数量不等的单一核细胞片状或带状浸润(图 2-10-1-1-4A)。表皮海绵水肿不明显,常有单个细胞亲表皮,细胞核周围常有空晕,浸润细胞常集中在表皮基底层形成串珠样改变(图 2-10-1-1-4B、图 2-10-1-1-4C),但形成 Pautrier 微脓疡很少见。细胞异型不明显,有的病例可以发现亲表皮的细胞体积比真皮细胞大。由于增生的胶原纤维围绕皮突分布,使得真皮乳头层变宽,纤维化明显(图 2-10-1-1-4D)。

(2) 斑块期:表皮通常为银屑病样增生,淋巴细胞亲表皮现象明显,Pautrier 微脓肿较红斑期多见(图 2-10-1-1-5A),真皮上部见单一核细胞密集带状或斑片状浸润;浸润细胞中出现相当多的所谓蕈样肉芽肿细胞,即细胞大小不规则、有深染的脑回状核(图 2-10-1-1-5B)。附属器(尤其毛囊皮脂腺和汗腺)周围可见蕈样肉芽肿细胞浸润,并可见亲附属器上皮的现象;除淋巴细胞外,还可有组织细胞、嗜酸性粒细胞及浆细胞浸润。

(3) 肿瘤期:细胞亲表皮现象不明显,真皮内有大量密集的细胞浸润,可累及皮下组织,浸润细胞核异型,深染,核分裂象易见(图 2-10-1-1-6A、图 2-10-1-1-6B)。

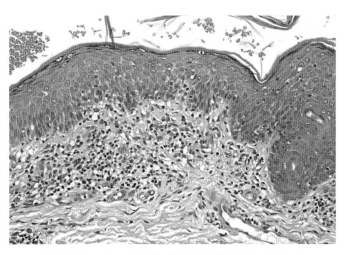

图 2-10-1-1-4C　斑片期,基底层浸润细胞串珠样改变

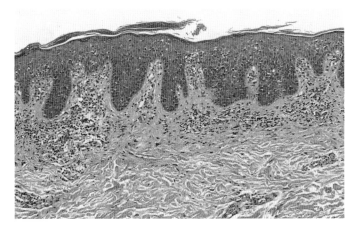

图 2-10-1-1-4A　斑片期,表皮银屑病样增生,真皮乳头层单一核细胞浸润,部分向表皮内移入

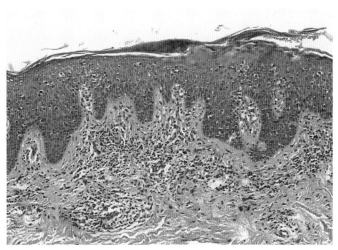

图 2-10-1-1-4D　斑片期,真皮乳头层纤维化

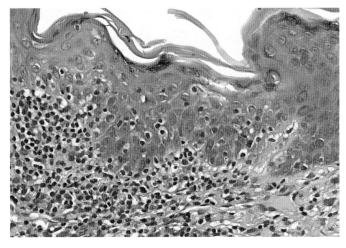

图 2-10-1-1-4B　斑片期,细胞核周围空晕

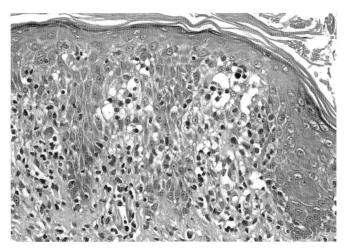

图 2-10-1-1-5A　斑块期,淋巴细胞亲表皮,可见 Pautrier 微脓疡

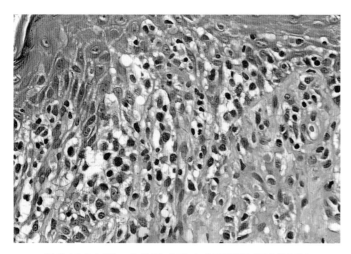

图 2-10-1-1-5B　斑块期,细胞大小不规则、细胞核深染

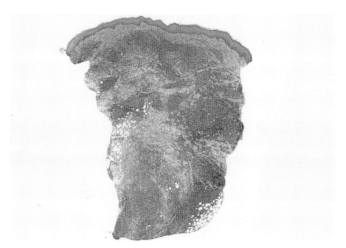

图 2-10-1-1-6A　肿瘤期,真皮内密集肿瘤细胞浸润,可累及皮下脂肪

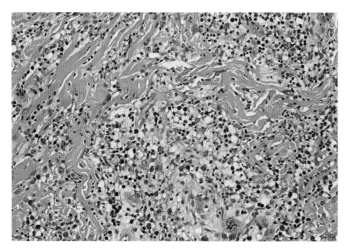

图 2-10-1-1-6B　肿瘤期,浸润细胞核异型,深染

50% 的肿瘤期患者可以发生大细胞转化现象,表现为细胞出现母细胞样,具有大而泡状的核及明显的核仁(图 2-10-1-1-6C);大细胞比例超过 25% 或形成微结节改变。

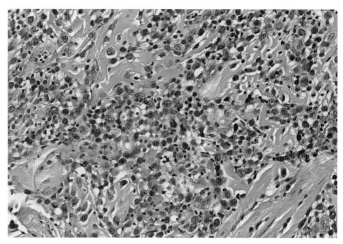

图 2-10-1-1-6C　肿瘤期大细胞转化,浸润细胞体积大,具有大而泡状的核及明显的核仁

2. **辅助诊断**　肿瘤表达 α/β 型辅助记忆 T 细胞免疫表型:βF1⁺、CD3⁺、CD4⁺、CD5⁺、CD8⁻(图 2-10-1-1-7、图 2-10-1-1-8);少部分病例表达细胞毒 T 细胞免疫表型:βF1⁺、CD3⁺、CD4⁻、CD5⁺、CD8⁺,个别表达 γ/δ 型 T 细胞免疫表型:βF1⁻、CD3⁺、CD4⁻、CD5⁺、CD8⁺。在后两种情况下,需要结合临床除外侵袭性细胞毒淋巴瘤(例如原发皮肤 CD8⁺ 侵袭性亲表皮性细胞毒性 T 细胞淋巴瘤和 γ/δ T 细胞淋巴瘤),不同免疫表型的蕈样肉芽肿预后类似。发生大细胞转化的时候,部分大细胞还表达 CD30(图 2-10-1-1-9)。

大部分患者 *TCR* 重排阳性。

【鉴别诊断】

早期蕈样肉芽肿诊断较为困难,需要密切结合临床、组织学、免疫组化和分子遗传学特点来进行,诊断不明确时重复取材,长期随访是必要的。

相对早期蕈样肉芽肿,斑块期和肿瘤期皮损具有一

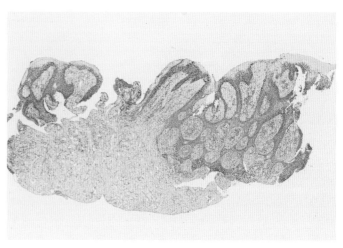

图 2-10-1-1-7　肿瘤细胞 CD4 阳性

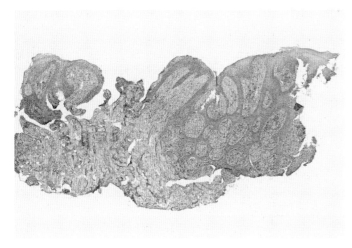

图 2-10-1-1-8 肿瘤细胞 CD8 阴性

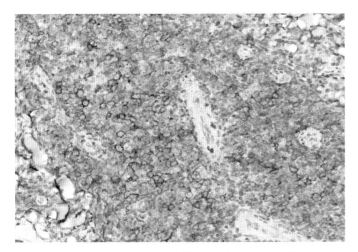

图 2-10-1-1-9 发生大细胞转化时,大细胞表达 CD30

些典型的特点,组织学诊断相对容易,需要与其他原发皮肤的 T 细胞淋巴瘤相鉴别,结合临床表现、病史及组化表型不难鉴别。蕈样肉芽肿发生大细胞转化时,由于大细胞常常表达 CD30,需要和原发皮肤 CD30 阳性淋巴增殖性疾病相鉴别。

(陈 浩)

二、嗜毛囊性蕈样肉芽肿

【概念】

嗜毛囊性蕈样肉芽肿(folliculotropic mycosis fungoides,FMF)是一种罕见的、以脑回样 T 细胞浸润毛囊为特征的蕈样肉芽肿临床病理变异型。

【临床特点】

1. 临床表现 本病好发于头颈部,表现为群集分布的毛囊性丘疹、痤疮样损害或质硬的斑块(图 2-10-1-2-1A、图 2-10-1-2-1B),有时也可表现为肿瘤。皮损常继发秃发,痒感较经典型蕈样肉芽肿明显。

2. 治疗 由于肿瘤细胞主要位于真皮毛囊周围,常

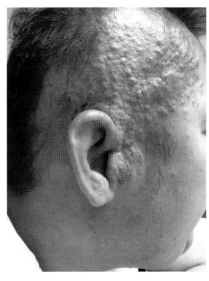

图 2-10-1-2-1A 头皮多发暗红色毛囊性丘疹,伴有秃发

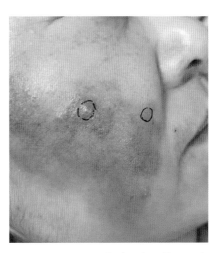

图 2-10-1-2-1B 面部暗红色斑块及丘疹

规的皮肤靶向治疗(如 PUVA,外用氮芥)疗效欠佳,而全身皮肤电子束照射常有效,但很少能维持完全缓解。另外,可考虑 PUVA 联合应用维 A 酸类药物或干扰素。局部放射治疗适用于持续存在的肿瘤性皮损。

3. 预后 本病 5 年生存率为 70%~80%,孤立性病变预后和经典型蕈样肉芽肿预后相当,但肿瘤期皮损出现 FMF、有系统受累的 FMF 时,较经典型蕈样肉芽肿预后差。

【发病机制】

不详。

【病理变化】

1. 镜下观 组织学特征为单一核细胞亲毛囊浸润,而亲表皮不明显(图 2-10-1-2-2A、图 2-10-1-2-2B),多数病例毛囊上皮变性伴黏蛋白沉积(毛囊黏蛋白病),但也可以没有黏蛋白沉积,在 WHO-EORTC 分类中命名为嗜毛囊性蕈样肉芽肿。

2. 免疫组化 本病免疫表型类似经典型蕈样肉芽

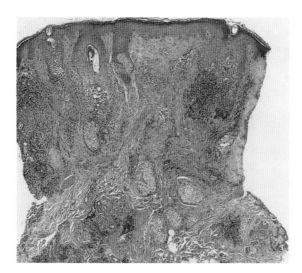

图 2-10-1-2-2A　低倍镜扫视,毛囊周围密集单一核细胞浸润

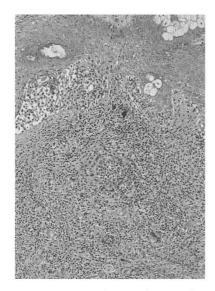

图 2-10-1-2-2B　异型淋巴细胞累及毛囊上皮

肿,即 βF1⁺、CD3⁺、CD4⁺、CD5⁺、CD8⁻(图 2-10-1-2-3、图 2-10-1-2-4)。

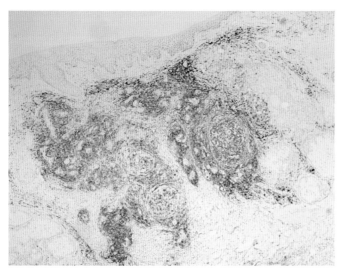

图 2-10-1-2-3　毛囊上皮内浸润淋巴细胞 CD4 阳性

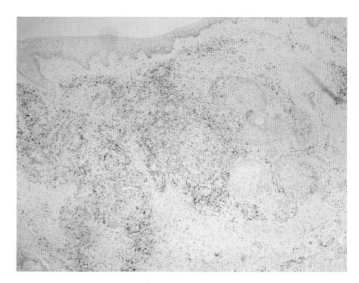

图 2-10-1-2-4　毛囊上皮内浸润淋巴细胞 CD8 阴性

【鉴别诊断】

需与毛发扁平苔藓、嗜酸性毛囊炎、假淋巴瘤性毛囊炎等鉴别。毛发扁平苔藓呈带状浸润,有明显的胶样小体,无异型性亲毛囊的淋巴细胞。嗜酸性毛囊炎偶尔可出现毛囊性黏蛋白病,但无异型亲毛囊的淋巴细胞。

(陈　浩)

三、Paget 样网状细胞增生病

【概念】

Paget 样网状细胞增生病(Pagetoid reticulosis)少见,且仅指局限型(Woringer-Kolopp 型),而非播散型(Ketron-Goodman 型),后者目前被归类于原发皮肤 CD8⁺ 侵袭性亲表皮性细胞毒性 T 细胞淋巴瘤或皮肤 γ/δ T 细胞淋巴瘤。

【临床特点】

1. **临床表现**　本病表现为红色至红棕色,孤立性银屑病样角化过度性斑片或斑块(图 2-10-1-3-1),好发于肢端,容易误诊为湿疹、银屑病和鲍温病等。

2. **治疗**　本病首选放射治疗或外科切除,部分病例外用氮芥或糖皮质激素治疗有效。

3. **预后**　预后较好,没有累及内脏器官的报道,有的病例会逐渐演变为经典型蕈样肉芽肿。

【发病机制】

不详。

【病理变化】

1. **镜下观**　表皮角化过度和/或角化不全,伴棘层肥厚,常呈银屑病样增生,增生的表皮内(尤其是棘层下

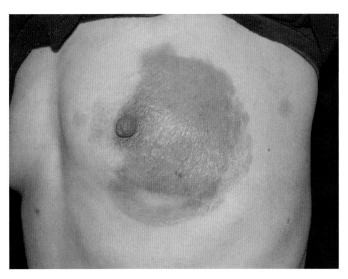

图 2-10-1-3-1 胸部红色银屑病样斑块(华中科技大学同济医学院附属协和医院陈思远教授惠赠)

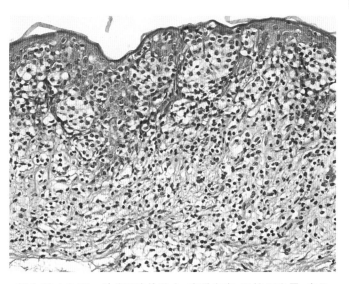

图 2-10-1-3-2B 肿瘤细胞体积大,胞质丰富,见核周空晕,类似 Paget 细胞,成巢分布(华中科技大学同济医学院附属协和医院陈思远教授惠赠)

1/3)可见单一核细胞单个或成巢分布,类似 Paget 病和黑色素瘤的改变,浸润细胞体积大,核深染、形态不规则,核仁明显,胞质丰富,常见核周空晕(图 2-10-1-3-2A、图 2-10-1-3-2B)。真皮浅层血管周围可见稀疏的淋巴细胞和组织细胞混合浸润。

2. 免疫组化 表皮内异型 T 细胞表达 $CD3^+$、$CD4^+$、$CD8^-$,或 $CD3^+$、$CD4^-$、$CD8^+$ 表型(图 2-10-1-3-3A ~ 图 2-10-1-3-3C),存在 *TCR* 克隆性重排。

【鉴别诊断】

本病需要与掌跖蕈样肉芽肿、原发皮肤 $CD8^+$ 侵袭性亲表皮性细胞毒性 T 细胞淋巴瘤进行鉴别。

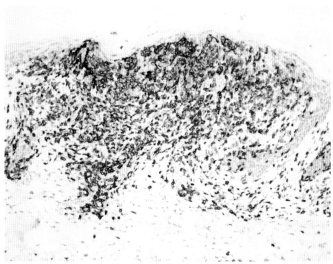

图 2-10-1-3-3A 肿瘤细胞 CD3 阳性(华中科技大学同济医学院附属协和医院陈思远教授惠赠)

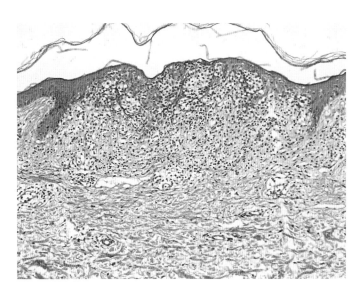

图 2-10-1-3-2A 表皮棘层肥厚,见单一核细胞单个或成巢分布(华中科技大学同济医学院附属协和医院陈思远教授惠赠)

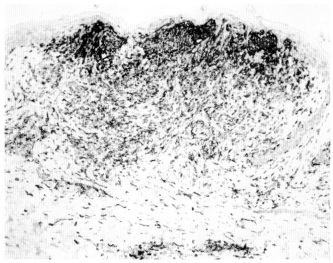

图 2-10-1-3-3B 肿瘤细胞 CD4 阳性(华中科技大学同济医学院附属协和医院陈思远教授惠赠)

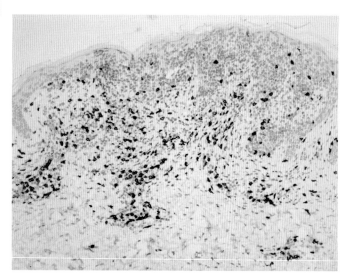

图 2-10-1-3-3C 肿瘤细胞 CD8 阴性(华中科技大学同济医学院附属协和医院陈思远教授惠赠)

（陈 浩）

四、肉芽肿性皮肤松弛症

【概念】

肉芽肿性皮肤松弛症(granulomatous slack skin)是蕈样肉芽肿的一种独特的临床病理变异型。

【临床特点】

1. **临床表现** 本病较为少见,特征性表现为皮肤皱襞处发生的局限性皮肤松弛下垂,好发于腋窝和腹股沟(图 2-10-1-4-1A、图 2-10-1-4-1B)。

2. **治疗** 放射治疗可能有效,但经验有限,有手术切除皮损有效的报道。

3. **预后** 多数患者病程极为缓慢,预后良好,但也有累及内脏的报道,而且本病继发其他淋巴瘤的风险高,有

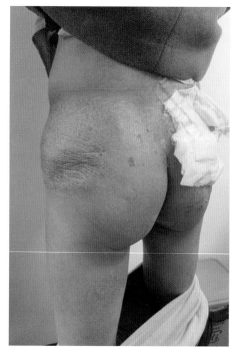

图 2-10-1-4-1B 髂部暗红色斑块伴皮肤松弛(中国医学科学院南京皮肤病研究所孙建方教授惠赠)

文献报道,1/3 的本病患者合并霍奇金淋巴瘤,也有与经典型蕈样肉芽肿伴发的病例报道。

【发病机制】

不详。

【病理变化】

1. **镜下观** 充分发展的皮损可见真皮全层及皮下脂肪内单一核细胞、多核巨细胞形成的肉芽肿样浸润(图 2-10-1-4-2A),单一核细胞可有异型改变,多核巨细胞核仁数目较多(图 2-10-1-4-2B),弹力纤维染色常常可以发现

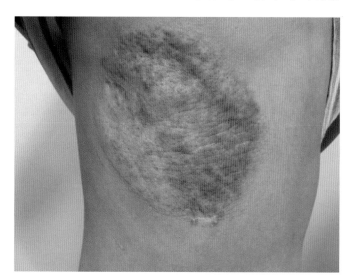

图 2-10-1-4-1A 胸侧局限性皮肤松弛(中国医学科学院南京皮肤病研究所孙建方教授惠赠)

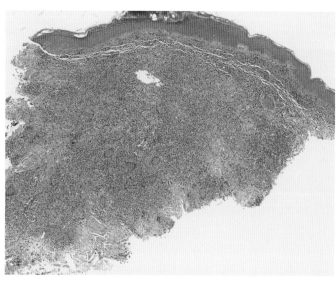

图 2-10-1-4-2A 真皮全层单一核细胞、多核巨细胞浸润(Dirk M. Elston 教授惠赠)

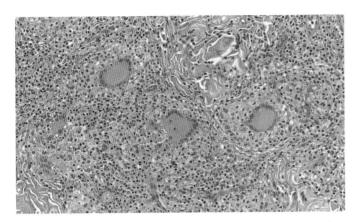

图 2-10-1-4-2B 单一核细胞可见异型改变,多核巨细胞核仁数目较多(Dirk M. Elston 教授惠赠)

多核巨细胞内有吞噬的弹力纤维,有时表皮也可见局灶性异型单一核细胞浸润。

2. **辅助检查** 肿瘤细胞表达 CD3⁺、CD4⁺、CD8⁻ 表型,存在 TCR 克隆性重排。多核巨细胞表达 CD68。

【鉴别诊断】

本病需与肉芽肿性蕈样肉芽肿及其他伴有明显肉芽肿性炎的淋巴瘤进行鉴别。

(陈 浩)

五、Sézary 综合征

【概念】

WHO-EORTC 和 2008 年 WHO 分类将 Sézary 综合征(Sézary's syndrome)定义为具有红皮病表现的、伴广泛淋巴结病变的、皮肤、淋巴结和外周血存在相同克隆的、脑回状核的 T 淋巴细胞三联征的 T 细胞淋巴瘤,诊断本病还需要达到的标准是:外周血 Sézary 细胞绝对值计数 > 1 000/mm³;CD4/CD8 比值>10 和/或肿瘤丢失 1 个以上的 T 细胞抗原。

【临床特点】

1. **临床表现** 本病少见,仅占原发皮肤淋巴瘤的 5% 左右。好发于 60 岁以上老年人,以男性多见。

泛发的浅表淋巴结肿大和剧烈瘙痒的红皮病,腋窝、腹股沟等皱褶处并不受累。红皮病常伴有水肿及大量脱屑,病期稍长者则皮肤浸润肥厚(图 2-10-1-5-1A)。由于剧烈瘙痒,常伴有色素沉着。也可合并掌跖角化过度(图 2-10-1-5-1B)、脱发、甲营养不良。在红皮病发生以前,有些患者表现为非特异性湿疹样红斑、脱屑,以后逐渐蔓延全身。

2. **治疗** 早期一般采用对症治疗,晚期患者考虑化疗。

3. **预后** 患者一般预后较差,5 年生存率为 10% ~ 20%,中位生存期为 45 ~ 48 个月,内脏受累的患者预后

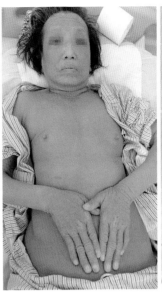
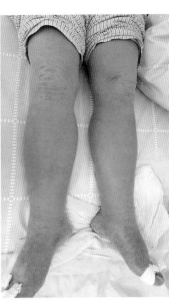

图 2-10-1-5-1A 躯干及四肢弥漫性红斑伴脱屑(女,65 岁,皮损剧烈瘙痒,耳后、下颌、颈部、锁骨上窝、腋窝、腹股沟可触及多个肿大淋巴结。T 淋巴细胞亚群:CD3⁺CD4⁺:CD3⁺CD8⁺ = 21:1;外周血细胞形态呈细胞淋巴样,形态不规则边缘不整齐)(南方医科大学皮肤病医院顾有守教授惠赠)

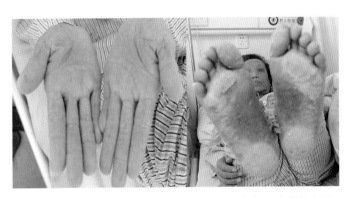

图 2-10-1-5-1B 掌跖角化(南方医科大学皮肤病医院顾有守教授惠赠)

更差。

【发病机制】

不详。

【病理变化】

1. **镜下观** 本病组织病理表现与蕈样肉芽肿难以区分,表现为真皮上部单一核细胞呈致密带状浸润,浸润细胞以中小淋巴细胞为主,表皮常表现为角化过度伴灶状角化不全,轻度棘层增厚,但淋巴细胞亲表皮现象不明显,偶尔也可见到 Pautrier 微脓肿(图 2-10-1-5-2A、图 2-10-1-5-2B)。有时除了多少不等的 Sézary 细胞外,还有嗜酸性粒细胞、浆细胞等浸润,甚至可以发生肉芽肿性反应。但 1/3 的患者组织学表现常不特异,表现为真皮上部血管周围灶状的单一核细胞浸润。对疑似病例应多次及多部位活检。

肿大的淋巴结早期表现为皮病性淋巴结炎改变。晚

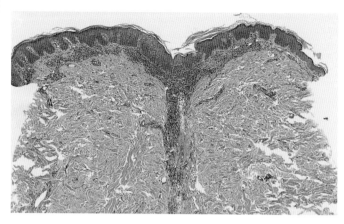

图 2-10-1-5-2A　真皮上部单一核细胞呈致密带状浸润

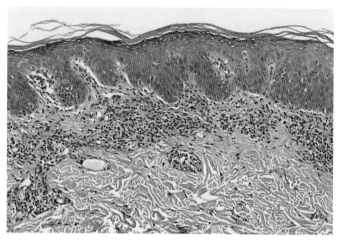

图 2-10-1-5-2B　表皮角化过度伴灶状角化不全,轻度棘层增厚,中小淋巴细胞浸润为主,淋巴细胞亲表皮现象不明显

期则可见其正常结构被 Sézary 细胞代替。

2. 免疫组化　免疫表型和分子遗传学:肿瘤细胞主要显示 T 辅助淋巴细胞表型,即 CD2$^+$、CD3$^+$、CD4$^+$和 CD8$^-$。

3. 相关辅助检查　大部分病例存在 TCR 克隆性重排。流式细胞术能精确检测 CD4$^+$细胞比例,对诊断有重要价值。

外周血白细胞增多,通常为(10～30)×10^9/L,外周血出现异常单一核细胞,即 Sézary 细胞,一般占白细胞总数的 10%～20% 以上。

【鉴别诊断】

本病需要临床结合病理来确诊,外周血找到较多的、有相对特征的 Sézary 细胞(一般应在 10% 以上),对诊断有一定的意义。但是,其他皮肤病如接触性皮炎、特应性皮炎、红皮病性银屑病、红皮病性湿疹、假淋巴瘤性药物反应及健康老年人的外周血中也能找到少量不典型细胞,因此不能单凭周围血中的细胞检查一次即确诊。

（陈　浩）

六、成人 T 细胞白血病/淋巴瘤

【概念】

成人 T 细胞白血病/淋巴瘤(adult T cell leukemia/lymphoma,ATLL)由人类 T 细胞白血病病毒 1 型(HTLV-1)所致,主要发生在成人,在日本、加勒比海、南美洲等地区流行。本病是具有多种临床表现的淋巴系统恶性增殖性疾病,常伴皮肤受累,可出现剥脱性皮炎样、丘疹或溃疡结节性皮疹。肿瘤细胞核具有多形性,表达 CD25。

【临床特点】

1. 临床表现　本病少见,主要发生于 HTLV-1 感染流行区,如日本、加勒比海、南美东北部、美国东南部、非洲中部等地区。常见于成人,儿童罕见。

本病可有前驱期,一旦确诊,可有四种亚型:急性型、慢性型、焖燃型、淋巴瘤型。急性型最常见,特征性地处于白血病期,循环中有大量肿瘤淋巴细胞,有高钙血症,乳酸脱氢酶(LDH)升高常见,半数患者出现皮损。慢性型循环中淋巴细胞增多,但异型淋巴细胞数量少,无高钙血症,LDH 正常或轻度升高,可出现剥脱性皮炎样等皮疹。焖燃型淋巴细胞计数正常,但循环中异常 T 细胞多于 5%,无高钙血症,LDH 正常或轻度升高,常有皮疹。淋巴瘤型的特征是明显的淋巴结肿大,常处于进展期,高钙血症比例不定,外周血淋巴细胞增高不明显。

皮损有异质性,可表现为丘疹、结节、肿瘤、斑块或红斑/红皮病,少数表现为汗疱疹样、瘢痕疙瘩样、肉芽肿样或大疱样。

2. 治疗　治疗前应对患者进行完整的评估。该病的治疗多依据临床分型不同而不同,慢性型或焖燃型可予对症支持治疗,病情进展时应采用更积极的治疗方案。急性型、淋巴瘤型、预后较差的慢性型患者应采用化疗、免疫治疗等方法。

3. 预后　不同亚型预后差异很大。急性型和淋巴瘤型临床病程呈侵袭性,在不进行治疗的情况下,生存期仅数月。大多数慢性型或焖燃型较惰性,不治疗的情况下可存活数年。

【发病机制】

与 HTLV-1 感染相关,前病毒 DNA 通过病毒基因转录随机整合到宿主 DNA。ATLL 还存在复杂核型及各种克隆性染色异常。

【病理变化】

1. 镜下观　病变表现为淋巴细胞在血管周围、结节或弥漫性浸润(图 2-10-1-6-1A)。组织学上肿瘤细胞表现多样,多形性小、中、大细胞,间变性大细胞、霍奇金样细胞和透明细胞均可见到(图 2-10-1-6-1B)。循环中肿瘤细胞的特征是核呈多形性并分叶,有时似三叶草,染色质深,核仁不明显。

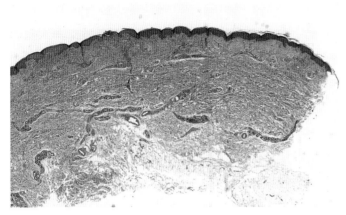

图 2-10-1-6-1A　淋巴细胞在血管周围、结节或弥漫性浸润

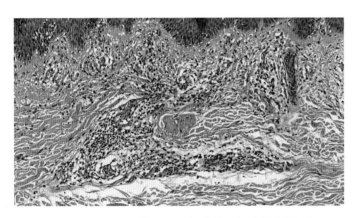

图 2-10-1-6-1B　血管周围见中、小淋巴细胞团灶状浸润

2. 免疫组化　肿瘤细胞免疫表型是 CD2⁺、CD3⁺（图 2-10-1-6-2）、CD4⁺、CD5⁺（图 2-10-1-6-3）、CD25⁺、CD7⁻。CD8 偶有阳性。大的转化细胞可表达 CD30，但 ALK 和细胞毒性分子阴性。肿瘤通常表达趋化因子受体 CCR4 和 FOXP3。

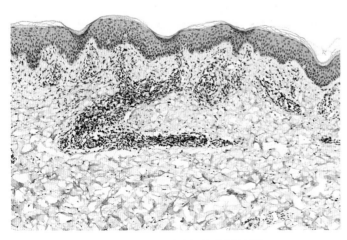

图 2-10-1-6-2　肿瘤细胞 CD3 阳性

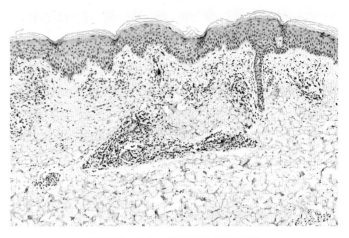

图 2-10-1-6-3　肿瘤细胞 CD5 阳性

【鉴别诊断】

鉴别诊断包括其他 T 淋巴细胞恶性肿瘤，如蕈样肉芽肿、Sézary 综合征、T 淋巴母细胞淋巴瘤/白血病、间变性大细胞淋巴瘤和血管免疫母细胞性 T 细胞淋巴瘤。本病与蕈样肉芽肿和 Sézary 综合征有很多相似之处，本病急性发作和缺乏斑片期皮损是有用的鉴别点。间变性大细胞淋巴瘤主要侵犯淋巴结和皮肤，但外周循环可存在恶性肿瘤细胞。其肿瘤细胞可能为 CD4⁺ 和 CD7⁻，与本病相似，免疫组化染色有助于鉴别。

（陈　浩）

七、皮下脂膜炎样 T 细胞淋巴瘤

【概念】

皮下脂膜炎样 T 细胞淋巴瘤（subcutaneous panniculitis-like T cell lymphoma，SPTCL）是局限于皮下脂肪组织（没有真皮和/或表皮受累）、瘤细胞表达 α/β 细胞毒表型、通常是 CD8⁺、EB 病毒阴性、临床过程惰性的一种恶性 T 细胞淋巴瘤。

过去称为恶性组织细胞增生症或组织细胞吞噬性脂膜炎的一些病例，现在认为可能是 SPTCL；同样，有的 SPTCL 过去曾诊断为 Weber-Christian 脂膜炎；还有报道发现，狼疮性脂膜炎和本病的部分患者有一定程度的重叠。

【临床特点】

1. 临床表现　本病较为少见，占非霍杰金淋巴瘤的比例小于 1%。常见于成人，偶尔也见于儿童，约 20% 的患者年龄小于 35 岁，女性比男性稍多。主要累及下肢，也可发生于躯干、面、颈和胸部。

常常表现为单发或多发的皮下结节和斑块，溃疡少见，临床表现类似结节性红斑、狼疮性脂膜炎或其他脂膜炎性疾病(图 2-10-1-7-1)。SPTCL 很少播散至皮肤以外的器官。部分患者在诊断之前数年甚至十年,表现为良性的脂膜炎样改变,病程缓慢。

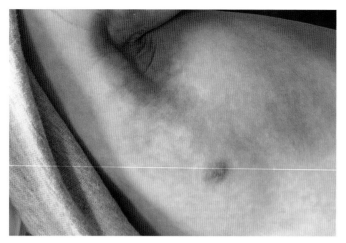

图 2-10-1-7-1 左侧胸壁及左上臂内数个淡红色皮下结节及不规则浸润性斑块

50% 的患者伴有全身症状,如发热、肌痛、疲劳不适、体重减轻等,还可有血细胞减少和肝酶升高等异常。约 20% 的患者具有自身免疫性疾病,特别是 SLE。伴有自身免疫病时,还可出现自身抗体。小部分患者在疾病进展期可伴发噬血细胞综合征,引起死亡。但噬血细胞综合征的发生率低于呈脂膜炎样皮损的皮肤 γ/δ T 细胞淋巴瘤或 NK/T 细胞淋巴瘤。

2. **治疗** 治疗可采用 CHOP 方案或以阿霉素为基础的方案系统化疗和放疗。肿瘤细胞亲血管和发生嗜血细胞综合征是预后不良的指标。

3. **预后** 大部分 SPTCL 患者病程较长,皮疹可反复出现但不累及其他器官,发生嗜血细胞综合征的比例较低,5 年的生存率超过 80%,所以大部分患者不需要太积极的治疗。

【发病机制】

不详。

【病理变化】

1. **镜下观** 组织学表现为肿瘤细胞在皮下组织类似脂膜炎样浸润(图 2-10-1-7-2A),肿瘤细胞为小或中等(偶尔为大的)、多形性 T 淋巴细胞,核深染。除了皮下脂肪外,其他区域几乎没有肿瘤细胞。肿瘤细胞围绕单个脂肪细胞的边缘排列,形成花边样外观(图 2-10-1-7-2B)。坏死很常见,核碎裂和细胞吞噬现象也较常见。可存在组织细胞浸润形成肉芽肿,也可伴有反应性的小淋巴细胞增生。虽然肿瘤细胞围绕单个脂肪细胞边缘排列,形成花边样改变对诊断本病有帮助,但并不是本病特有的组织学改变,其他累及皮下脂肪的淋巴瘤均可具有类似

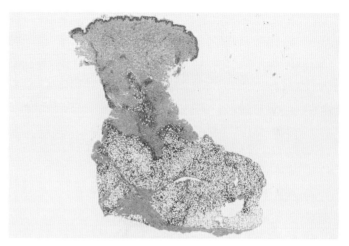

图 2-10-1-7-2A 肿瘤细胞浸润局限在皮下脂肪小叶

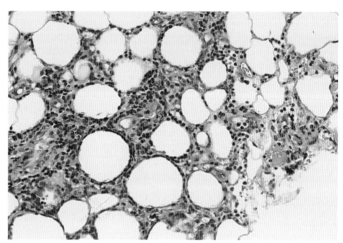

图 2-10-1-7-2B 肿瘤细胞围绕单个脂肪细胞的边缘排列,形成花边样外观

的组织学特点。

2. **辅助检查** 肿瘤细胞显示 α/β T 细胞表型(βF1$^+$、CD3$^+$、CD4$^-$、CD8$^+$),也常常表达细胞毒标记物 TIA-1、颗粒酶 B 和穿孔素(图 2-10-1-7-3~图 2-10-1-7-6);

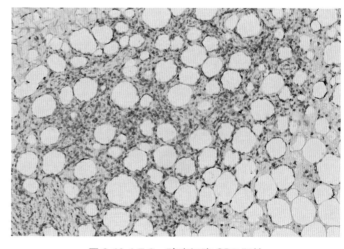

图 2-10-1-7-3 肿瘤细胞 CD3 阳性

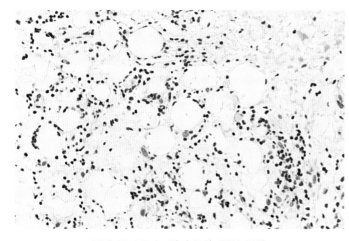

图 2-10-1-7-4 肿瘤细胞 CD4 阴性

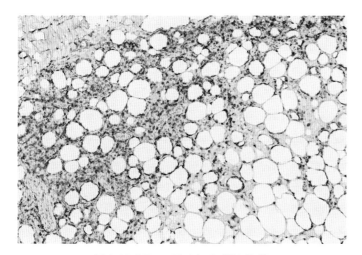

图 2-10-1-7-5 肿瘤细胞 CD8 阳性

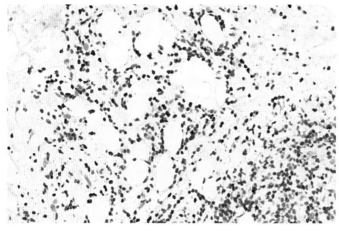

图 2-10-1-7-6 肿瘤细胞 TIA-1 阳性

很少表达 CD30 和 CD56,EB 病毒的原位杂交常阴性。常可检测到 T 细胞受体基因的单克隆性重排。

【鉴别诊断】

由于病变位于皮下脂肪层,且常局限于皮下脂肪组织的一小部分,故取材一定要大和深,必要时可多处取材。依据临床表现、组织病理及免疫组化常可作出诊断,

必要时进行 TCR 基因重排检测。该病需要与累及皮下脂肪组织的淋巴瘤相鉴别,主要是皮肤 γ/δ T 细胞淋巴瘤和 NK/T 细胞淋巴瘤鼻型。前者肿瘤细胞浸润不限于皮下,真皮和/或表皮可受累(常伴显著的亲表皮现象);肿瘤细胞 α/β T 细胞标记物阴性,而表达 γ/δ T 细胞表型,且常常表达 CD56。后者肿瘤细胞在真皮层浸润显著,偶尔可累及表皮,常有较为明显的血管受累,细胞表达 CD56。偶尔肿瘤期 MF 和 CD30 阳性间变大细胞淋巴瘤也可累及皮下脂肪,与本病不同的是,MF 常具有典型的临床皮损演变过程,肿瘤细胞常常累及真皮和皮下,大部分病例表达 CD4。ALCL 的肿瘤细胞常呈间变性改变,且表达 CD4 和 CD30。

前文提及,20% 的本病患者伴有自身免疫性疾病,尤其是 SLE,而且有报道发现,狼疮性脂膜炎患者可以伴发本病。二者在临床和组织学上有一定程度的重叠,浆细胞较多,在病灶周围出现滤泡样增生可提示狼疮性脂膜炎;而较多的 CD3 和 CD8 阳性细胞,且这些细胞具有较高的增殖指数(Ki-67 阳性率高)有助于本病的诊断。

(陈 浩)

八、结外 NK/T 细胞淋巴瘤

【概念】

结外 NK/T 细胞淋巴瘤(extra-nodal NK/T cell lymphoma of nasal type),曾被称为致死性中线肉芽肿、多形性网状细胞增生病、血管中心性 T 细胞淋巴瘤等。本病是一种与 EBV 感染相关的、以血管破坏和组织坏死为特点的结外淋巴瘤。绝大多数肿瘤细胞表达 NK 细胞表型,少数表达细胞毒 T 细胞表型,故称为 NK/T 细胞淋巴瘤。皮肤是除鼻腔外,本病最常累及的器官。本病病程进展快,死亡率高,大部分患者在确诊后数月内死亡。

【临床特点】

1. 临床表现 常见于成年男性,最常累及鼻腔和鼻咽部,其次为皮肤,皮损也可为首发症状,疾病也可累及胃肠道、睾丸和中枢神经系统等。鼻部受累常表现为鼻塞或鼻衄,可扩展至邻近组织,严重者可造成面中线广泛毁损和溃疡形成。皮肤表现为多发的红色或紫色斑块和肿瘤,常伴有溃疡(图 2-10-1-8-1A、图 2-10-1-8-1B)。好发于躯干和四肢。本病可伴有发热、不适、体重减轻等全身症状,部分可并发嗜血细胞综合征。

2. 治疗 治疗首选系统化疗。

3. 预后 本病是一种高度侵袭性的肿瘤,其中位生存期短于 12 个月,5 年生存率为 0,原发皮肤的肿瘤预后相对较好。提示预后较差的因素包括:疾病处于进展期,肿瘤侵犯骨髓和皮肤,外周血存在高滴度的 EBV 的 DNA

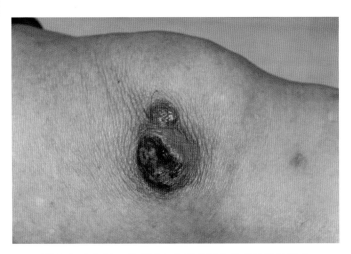

图 2-10-1-8-1A　膝部暗红色浸润性斑块伴破溃结黑痂

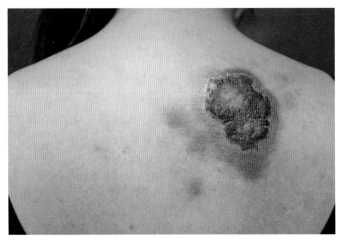

图 2-10-1-8-1B　背部浸润性红色斑块，表面破溃结痂

定量，骨髓发现 EBV 阳性细胞。

【发病机制】

本病与 EBV 密切相关。已发现多种细胞遗传学异常，具体机制尚不明确。

【病理变化】

1. 镜下观　表皮常破溃，偶可见表皮假上皮瘤样增生，30% 的患者有肿瘤细胞灶状亲表皮现象。瘤细胞在真皮内弥漫性浸润，常累及皮下脂肪层，常见肿瘤呈血管中心性和血管破坏性浸润，同时伴有广泛的细胞凋亡和带状分布的坏死及淋巴细胞核尘。瘤细胞形态从小细胞、中等细胞至大细胞，甚至间变性大细胞均可见。多数病例以中等大小瘤细胞为主，混有数量不等的小细胞和大细胞。肿瘤细胞核不规则，染色质呈细颗粒状，通常核仁不明显，胞质淡染至透亮，核分裂象易见（图 2-10-1-8-2A ~ 图 2-10-1-8-2D）。肿瘤以小细胞为主时，常常伴较多的炎症细胞浸润，容易误诊为炎症。

2. 辅助检查　大多数肿瘤细胞表达 CD2、CD3ε（胞质型）、CD56、细胞毒性颗粒相关蛋白（粒酶 B、穿孔素和

TIA-1）和 EBER；CD43、CD45RO 也可阳性。其他 T 细胞标记包括 sCD3（膜型）、CD4、CD5、CD8、TCRβ、TCRδ，常为阴性。对于少数 CD56 阴性的病例，表达 EBER 和细胞毒性蛋白对于诊断有帮助（图 2-10-1-8-3A ~ 图 2-10-1-8-2C）。

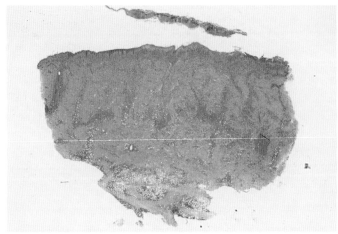

图 2-10-1-8-2A　肿瘤细胞弥漫性浸润，累及皮下脂肪组织

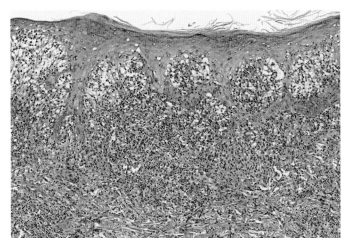

图 2-10-1-8-2B　肿瘤细胞亲表皮

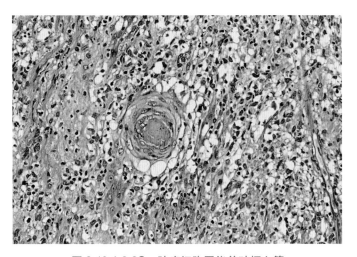

图 2-10-1-8-2C　肿瘤细胞围绕并破坏血管

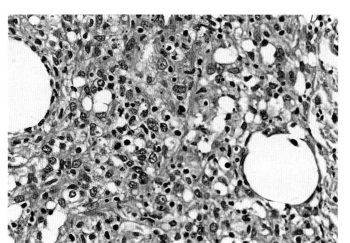

图 2-10-1-8-2D　肿瘤细胞核不规则,胞质淡染至透亮,核分裂象易见

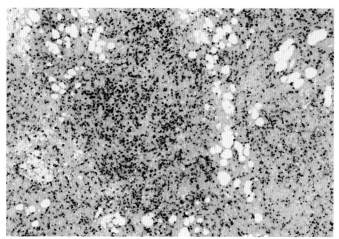

图 2-10-1-8-3C　肿瘤细胞 EBER 原位杂交阳性

大多数肿瘤细胞 TCR 基因重排为胚系构型,偶可呈细胞毒 T 细胞受体重排。

【鉴别诊断】

本病需与淋巴瘤样肉芽肿病鉴别,后者是一种 EB 病毒阳性的 B 细胞克隆性增殖性病变。

（陈　浩）

九、淋巴瘤样丘疹病

【概念】

淋巴瘤样丘疹病(lymphomatoid papulosis,LyP)是原发性皮肤 CD30[+]淋巴细胞增殖性疾病谱系中较良性的一端,好发于年轻人,表现为慢性、复发性、自愈性丘疹坏死或丘疹结节。目前认为是一种低度恶性的皮肤 T 细胞淋巴瘤。10% ~ 20% 的患者皮损可以先发、并存或继发于另一种淋巴瘤,例如 MF、霍奇金淋巴瘤、间变性大细胞淋巴瘤,本病患者发生其他非淋巴性肿瘤的概率也较高。

【临床特点】

1. 临床表现　本病多见于成年男性,亦可发生于儿童及老人,平均发病年龄为 45 岁,男女发病比例为 2 : 1。皮损好发于躯干及四肢近端,呈多形性。

表现为泛发的红棕色丘疹和结节,其大小不等,但通常小于 1cm,表面常有出血、坏死及溃疡(图 2-10-1-9-1)。单个皮损一般 3 ~ 12 周可自行消退,留有色素沉着或萎缩性瘢痕,皮疹反复成批出现,间隔期长短不一,由于皮损成批出现,可同时见到不同时期的皮损。

2. 治疗　大部分患者不需要特殊治疗。治疗的主要目的在于控制症状,减少复发次数。

3. 预后　5 年生存率达 100%。10% ~ 20% 的患者可与蕈样肉芽肿、霍奇金淋巴瘤、间变大细胞淋巴瘤及其他血液系统恶性肿瘤伴发,故本病患者应注意随访观察。

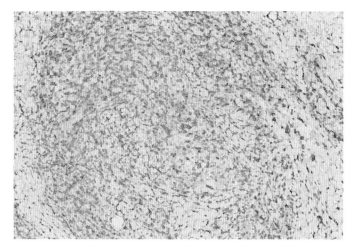

图 2-10-1-8-3A　肿瘤细胞 CD3 阳性

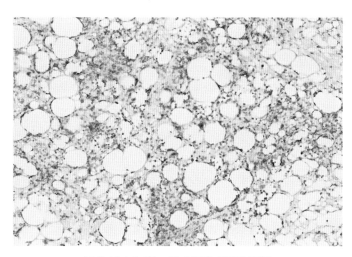

图 2-10-1-8-3B　肿瘤细胞 CD56 阳性

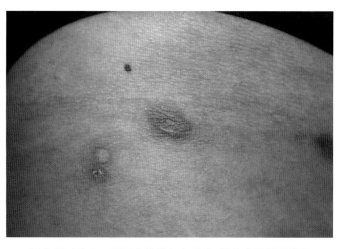

图 2-10-1-9-1　躯干多发紫红色丘疹,部分出现坏死结痂

【发病机制】

不详。

【病理变化】

1. 镜下观　病理分型很多,主要类型为 A、B、C 三型,WHO 和 WHO-EROTC 还收录了新近报道的亚型,各种类型可同时在同一患者身上出现,或于疾病的不同时期出现,个别皮损可兼具几型特点,皮损组织学亚型和预后无关,只是组织学需要与不同的疾病相鉴别。

A 型(组织细胞型):真皮内浸润呈楔形,在较多小淋巴细胞、组织细胞、中性粒细胞及嗜酸细胞组成的炎性背景下,可见散在或群集的间变性大细胞(图 2-10-1-9-2A、图 2-10-1-9-2B),有时可见与 R-S 细胞类似的多核巨细胞。

B 型(蕈样肉芽肿型):此型少见(少于 10%),表皮常萎缩,真皮内淋巴细胞呈带状或楔形浸润,浸润细胞由小至中等大小淋巴样细胞组成,细胞形态不规则,多呈脑回状,染色质深,有亲表皮性(图 2-10-1-9-3A、图 2-10-1-9-3B),组织相类似蕈样肉芽肿。

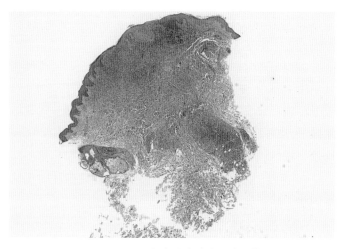

图 2-10-1-9-2A　A 型,真皮内肿瘤细胞呈楔形浸润

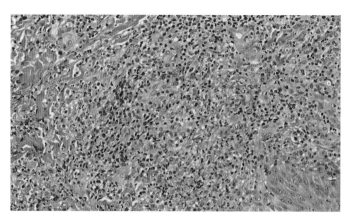

图 2-10-1-9-2B　A 型,在较多小淋巴细胞、组织细胞、中性粒细胞及嗜酸细胞组成的炎性背景下,可见散在或群集的间变性大细胞

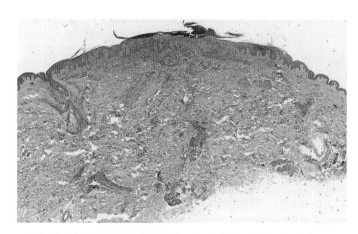

图 2-10-1-9-3A　B 型,真皮内淋巴细胞呈楔形浸润,真皮浅层可见淋巴细胞呈带状浸润

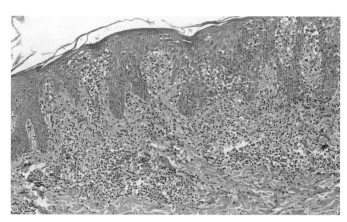

图 2-10-1-9-3B　B 型,浸润细胞由小至中等大小淋巴样细胞组成,细胞形态不规则,多呈脑回状,染色质深,有亲表皮性

C 型(间变大细胞淋巴瘤样型):表现为真皮内较多形态单一的、CD30$^+$大细胞结节状浸润,而炎症细胞较少(图 2-10-1-9-4A、图 2-10-1-9-4B)。病理学上与间变大细胞淋巴瘤难以区别,诊断需结合临床。

D 型:中小异型淋巴细胞明显亲表皮,肿瘤细胞表达 CD8 和 CD30,类似原发性皮肤 CD8$^+$侵袭性亲表皮细胞毒 T 细胞淋巴瘤。

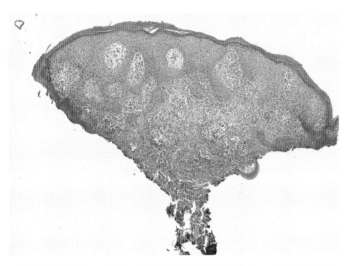

图 2-10-1-9-4A　C 型,表现为真皮内较多形态单一的肿瘤细胞呈结节状浸润

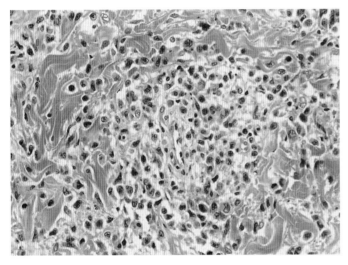

图 2-10-1-9-4B　C 型,可见散在小淋巴细胞及局部成片分布的大的不典型淋巴细胞

E 型:中小、多形性细胞(CD8⁺、CD30⁺)呈现血管中心性、血管破坏性浸润伴出血、坏死(图 2-10-1-9-5A、图 2-10-1-9-5B)。

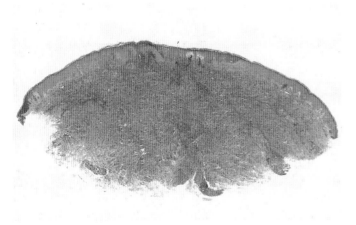

图 2-10-1-9-5A　E 型,肿瘤细胞以血管为中心浸润

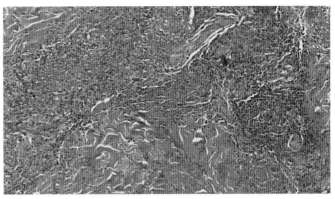

图 2-10-1-9-5B　E 型,肿瘤细胞围绕血管浸润,可见血管壁破坏及血栓形成,红细胞溢出明显

F 型:即亲毛囊性 LyP,病理表现为毛囊周围真皮浅层非典型淋巴细胞和炎症细胞浸润,其中可见多核的 R-S 样细胞。

LyP 伴 6p25.3 重排型:此型特征是有 *DUSP22-IRF4* 易位,组织学见具有脑回样核的小细胞(CD30 弱阳性)亲表皮浸润,真皮内可见中到大的细胞(CD30 强阳性)浸润。

2. 辅助检查　肿瘤细胞阳性表达 CD30 是本病特点,A 型和 C 型可见 CD30⁺细胞呈串状或片状分布(图 2-10-1-9-6),大部分瘤细胞呈 T 辅助细胞表型,即 CD3⁺、CD4⁺、CD8⁻;D 和 E 型表达 CD8(图 2-10-1-9-7)。60%~70% 的皮损有 T 细胞受体 β 或 γ 基因单克隆重排。

【鉴别诊断】

本病临床及组织学需与下列疾病相鉴别:急性苔藓痘疮样糠疹,二者临床表现相似,病理学上,急性苔藓痘疮样糠疹中浸润细胞多数 CD8⁺,缺少 CD30⁺间变性大细胞;原发性皮肤间变性大细胞淋巴瘤,成人多见,临床为单发或多发的结节、肿瘤或斑块,直径多大于 1cm,表面

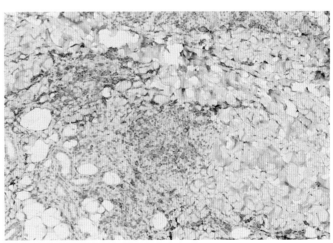

图 2-10-1-9-6　C 型,CD30⁺肿瘤细胞呈片状分布

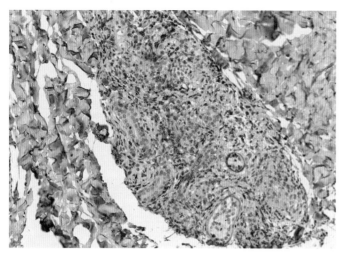

图 2-10-1-9-7　E 型,血管周围肿瘤细胞 CD8⁺

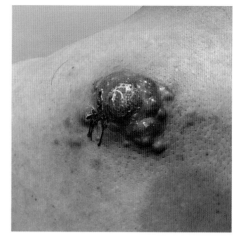

图 2-10-1-10-1A　背部簇集紫红色结节,相互融合,表面可见结痂

常有破溃。病理学上真皮内瘤细胞弥漫性浸润,常累及皮下脂肪,75% 以上的肿瘤细胞表达 CD30;丘疹型蕈样肉芽肿,B 型淋巴瘤样丘疹病需要和丘疹型蕈样肉芽肿鉴别,两者组织学类似,但在临床,前者的皮疹可反复出现和消退,可与后者鉴别。

（陈　浩）

十、原发性皮肤 CD30⁺间变性大细胞淋巴瘤

【概念】

原发性皮肤 CD30⁺间变性大细胞淋巴瘤(primary cutaneous CD30⁺ large cell lymphoma)是指肿瘤细胞呈间变性、多形性或免疫母细胞样改变的一种原发于皮肤的 T 细胞淋巴瘤,75% 以上的肿瘤细胞表达 CD30 抗原,且没有诊断 MF 或其他皮肤 T 细胞淋巴瘤的依据。患者预后良好。

【临床特点】

1. 临床表现　本病多发生于成人,平均发病年龄为 60 岁,男女发病比例为 2~3:1。儿童很少发生。

临床表现多样,常常表现为局限性紫红色丘疹、结节、斑块或肿瘤,表面常有浅溃疡(图 2-10-1-10-1A)。皮损好发于肢端,部分患者原发皮疹周围可出现卫星灶(图 2-10-1-10-1B),20% 的患者表现为多发皮损。约 10% 的病例有皮肤外器官受累,最主要累及局部淋巴结。皮损可部分或完全自行消退,约半数患者可复发。

2. 治疗　治疗首选观察,单发者或病变局限可采用手术切除或放疗。若皮损泛发,可口服小剂量甲氨蝶呤或 PUVA 照射。少数进展迅速或有皮肤外受累的患者可以考虑多种药物联合化疗。

3. 预后　本病预后良好,10 年生存率超过 90%。

【发病机制】

不详。

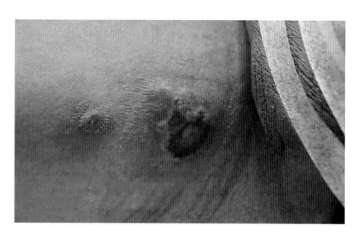

图 2-10-1-10-1B　股部增生性斑块,周边见卫星灶

【病理变化】

1. 镜下观　真皮内肿瘤细胞呈团块或弥漫性浸润,常侵及皮下脂肪甚至更深层组织,表皮可萎缩或显著增生,但亲表皮现象不明显(图 2-10-1-10-2A)。肿瘤细胞表现出间变细胞特点,即体积大,胞质丰富,胞核圆形、卵圆形或不规则,有明显的嗜酸性核仁,有时可见类似 R-S 细胞的多核巨细胞,20%~25% 的病例细胞不呈间变性细胞改变,而呈多形性或免疫母细胞样改变(图 2-10-1-10-2B)。肿瘤细胞周围常有中性粒细胞、嗜酸性粒细胞、组织细胞、淋巴细胞和浆细胞等反应性细胞浸润。

溃疡性皮损常有明显的表皮增生和大量的炎症细胞浸润,组织学类似淋巴瘤样丘疹病。其他组织学亚型还有小细胞型、淋巴组织细胞型、肉瘤样型、少细胞型和炎症型。

2. 辅助检查　75% 以上的肿瘤细胞表达 CD30,大多数肿瘤表达 T 辅助细胞表型(CD3⁺、CD4⁺、CD8⁻)和细胞毒性蛋白(颗粒酶 B、穿孔素及 TIA-1),少数患者(少于 5%)CD8 可阳性,也可表达 CD56,但不表达 CD15 和间变性大细胞淋巴瘤酪氨酸激酶(ALK),偶可表达 EMA(图

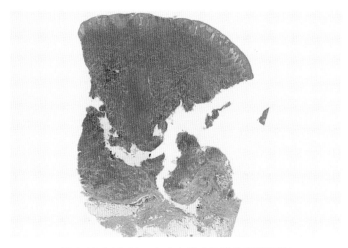

图 2-10-1-10-2A　真皮内肿瘤细胞弥漫性浸润

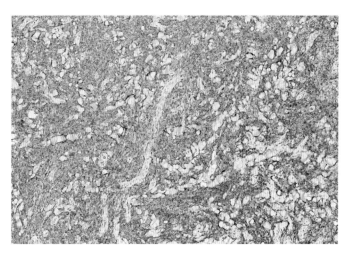

图 2-10-1-10-3B　肿瘤细胞 CD4 阳性

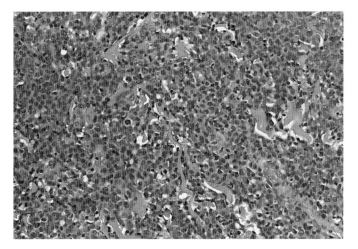

图 2-10-1-10-2B　肿瘤细胞体积大,胞质丰富,胞核圆形、卵圆形或不规则,有明显异型性

图 2-10-1-10-3C　肿瘤细胞 CD8 阴性,反应性小淋巴细胞阳性

2-10-1-10-3A ~ 图 2-10-1-10-3E)。

大部分患者显示 TCR 基因克隆性重排,没有染色体 t(2;5)(p23;q35)。

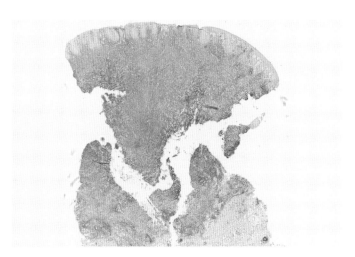

图 2-10-1-10-3A　肿瘤细胞 CD3 阳性

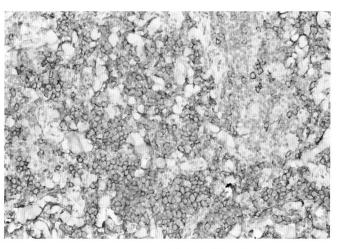

图 2-10-1-10-3D　肿瘤细胞 CD30 阳性

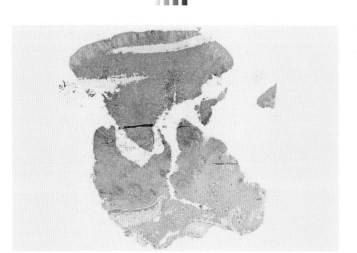

图 2-10-1-10-3E　肿瘤细胞 ALK 阴性

【鉴别诊断】

本病无论临床还是病理表现均变化较大,很容易误诊,需要和多种疾病,包括癌和肉瘤相鉴别。对于淋巴造血系统肿瘤来说,本病需要与表达 CD30 抗原的多种疾病相鉴别,与系统性 CD30[+] 间变性大细胞淋巴瘤不同,本病通常不表达 EMA 和 ALK,也没有 t(2;5)(p23;q35);结合临床病史可除外肿瘤期 MF 发生大细胞转化;与霍奇金病不同的是,后者以结内损害为主,可见数目不等的 R-S 细胞,除了表达 CD30 以外,还表达 CD15 和 CD20;和表达 CD30 的炎性疾病(例如药疹和病毒感染)不同的是,本病 CD30[+] 细胞常常成片分布,占浸润细胞的 75% 以上;与淋巴瘤样丘疹病不同的是,后者好发于青年,常为广泛分布的多发性丘疹,组织学浸润细胞较浅表,肿瘤细胞相对较少,但有时两者表现有重叠,鉴别很困难,可以放在交界性病变范畴,需要长期随访。

(陈　浩)

十一、原发性皮肤 CD8 阳性侵袭性嗜表皮细胞毒性 T 细胞淋巴瘤

【概念】

原发性皮肤 CD8 阳性侵袭性嗜表皮细胞毒性 T 细胞淋巴瘤(primary cutaneous CD8 positive aggressive epider-motropic cytotoxic T cell lymphoma)是以亲表皮性 CD8[+] 细胞毒性 T 淋巴细胞增生为特点,且具有侵袭性生物学行为的淋巴瘤。过去本病被归于暴发性 MF 或泛发性 Paget 样网状细胞增生病(Ketron-Goodmam 型)。在 WHO-EORTC 皮肤淋巴瘤分类和 2008 年 WHO 淋巴造血组织肿瘤分类中,本病均被作为暂定类型淋巴瘤单独介绍。

【临床特点】

1. **临床表现**　一般发生于成年人,男性稍多见。表现为局限性或泛发的发疹性丘疹、结节和肿瘤,中间破溃

坏死(图 2-10-1-11-1)。也可表现为角化过度的斑片和斑块。临床类似皮肤 γ/δ T 细胞淋巴瘤和肿瘤期 MF 皮损。

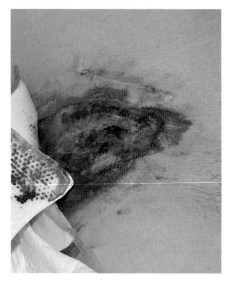

图 2-10-1-11-1　腹部溃疡性皮损,紫癜性边缘(北京协和医院渠涛教授惠赠)

2. **治疗**　目前治疗以系统化疗为主。

3. **预后**　预后差,中位生存期 32 个月,5 年预期生存率为 0。本病常累及不常见的部位,如肺、睾丸和中枢神经系统。

【发病机制】

不详。

【病理变化】

1. **镜下观**　表皮常坏死,棘层肥厚或萎缩,伴有不同程度的水肿,有时形成表皮内水疱。肿瘤细胞亲表皮是本病的重要特点,肿瘤细胞可呈带状分布或 Paget 病样模式。真皮内可见肿瘤细胞苔藓状或弥漫性分布,细胞多形性,以中、小细胞多见,有时表现为免疫母细胞样。(图 2-10-1-11-2A、图 2-10-1-11-2B)

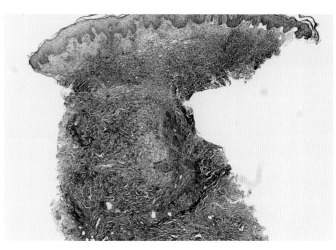

图 2-10-1-11-2A　真皮浅层水肿,肿瘤细胞侵犯表皮及血管(北京协和医院渠涛教授惠赠)

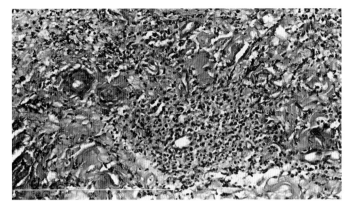

图 2-10-1-11-2B　中等大小淋巴细胞,侵犯血管壁(北京协和医院渠涛教授惠赠)

2. **辅助检查**　肿瘤细胞表达 βF1、CD3、CD8、粒酶 B、穿孔素、TIA-1 和 CD45RA,而不表达 CD45RO、CD2、CD4、CD5 和 CD56。EB 病毒原位杂交一般阴性。(图 2-10-1-11-3)

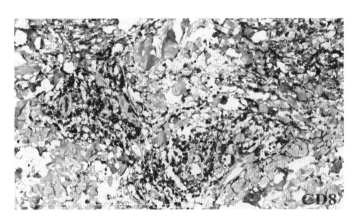

图 2-10-1-11-3　肿瘤细胞表达 CD8(北京协和医院渠涛教授惠赠)

肿瘤细胞呈单克隆性 TCR 基因重排。

【鉴别诊断】

由于 50% 以上的 Paget 网状细胞增生症,γ/δ T 细胞表型 MF,部分淋巴瘤样丘疹病和原发性皮肤间变大细胞淋巴瘤也可以表达 CD8[+],均需与本病鉴别。本病不同之处主要在于:本病起病较急,疾病进展较快,皮疹一般多发,起病即表现为斑块和肿块,且易破溃,预后较差。

如前所述,本病与皮肤 γ/δ T 细胞淋巴瘤鉴别困难,两种疾病是否代表了同一种侵袭性皮肤细胞毒性 T 淋巴瘤的不同表型或变异型,尚有待进一步探讨和明确。

(陈　浩)

十二、原发皮肤肢端 CD8 阳性淋巴增殖性疾病

【概念】

原发皮肤肢端 CD8 阳性淋巴增殖性疾病(primary cutaneous acral CD8 positive lymphoproliferative disorder)是一种少见的皮肤 T 细胞肿瘤,好发生于肢端,特别是耳部,也有手足受累的报道。其特征是中等大小的 CD8[+] 细胞毒性 T 细胞弥漫性浸润,病变限于局部,临床表现为惰性。

【临床特点】

1. **临床表现**　少见,成年人发病(中位年龄 53 岁),男性稍多见。发生于肢端特别是耳部,其次为鼻和脚。表现为红色丘疹或结节(图 2-10-1-12-1)。病变限于局部不扩散,临床过程为惰性。

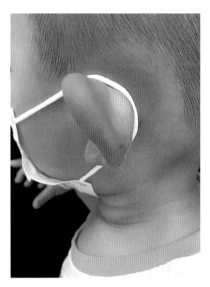

图 2-10-1-12-1　耳轮局部肿胀有浸润感,耳郭背侧可见一淡红色丘疹

2. **治疗**　不需要化疗,局部切除或放疗可治愈。

3. **预后**　预后好。偶有复发,但不扩散。

【发病机制】

不详。

【病理变化】

1. **镜下观**　肿瘤淋巴细胞中等大小,也混有小细胞(反应性 B 细胞,包括淋巴滤泡),弥漫浸润真皮,与表皮间常有无浸润带隔开,但偶见局灶累及表皮,通常不累及皮肤附属器(图 2-10-1-12-2A、图 2-10-1-12-2B)。

2. **辅助检查**　肿瘤细胞 CD8 弥漫阳性(图 2-10-1-12-3),CD3(图 2-10-1-12-4)和 T 细胞核内抗原(TIA)1 阳性,CD4(图 2-10-1-12-5)、CD56 和 EBER 阴性,pan-T 细胞抗原(CD2、CD5、CD7)有不同程度丢失,细胞毒性蛋白(颗粒酶 B、穿孔素)阴性,CD68 呈高尔基点状染色阳性,Ki-67 增殖指数低下(<10%)。

TCR 基因克隆性重排。

【鉴别诊断】

需与 MF、原发性皮肤 CD8[+] 侵袭性亲表皮细胞毒 T

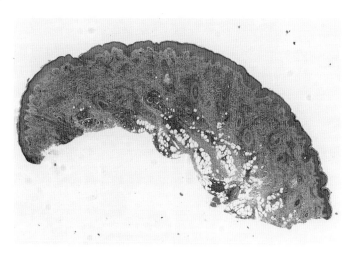

图 2-10-1-12-2A 低倍镜可见肿瘤在真皮内浸润,累及皮下脂肪层

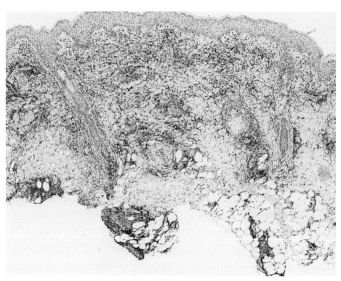

图 2-10-1-12-4 肿瘤细胞 CD3 阳性

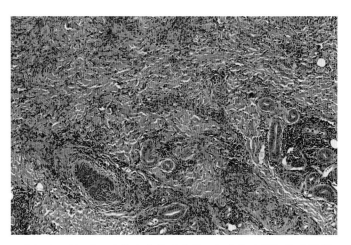

图 2-10-1-12-2B 中等大小的肿瘤淋巴细胞在胶原间及附属器周围弥漫浸润,附属器上皮无明显受累

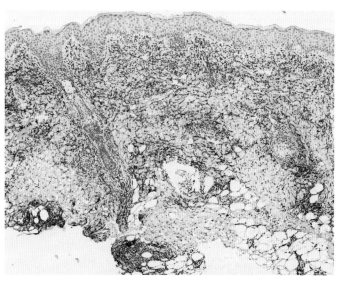

图 2-10-1-12-5 肿瘤细胞 CD4 阴性

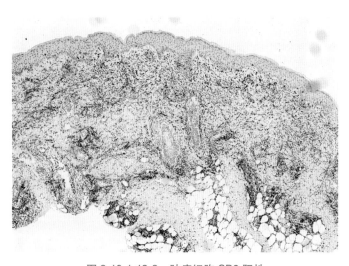

图 2-10-1-12-3 肿瘤细胞 CD8 阳性

细胞淋巴瘤、母细胞性浆细胞样树突细胞肿瘤(BPDCN)等鉴别。MF 肿瘤细胞亲表皮,多数病例 CD4+、CD8-。有报道极少数 CD8+,但临床呈现典型的斑片、斑块和结节不伴中心坏死的慢性病变发展过程。原发性皮肤 CD8+ 侵袭性亲表皮细胞毒 T 细胞淋巴瘤的肿瘤细胞具有亲表皮性,同时呈现真皮带状或结节状浸润,常破坏皮肤附件结构并呈现血管中心性浸润。临床表现为侵袭性过程。肿瘤细胞 CD8+、CD3+、βF1+,但 CD56-、TCRγδ-。母细胞性浆细胞样树突细胞肿瘤常累及皮肤,呈现弥漫真皮浸润并可累及皮下,但通常不累及表皮,无血管浸润和坏死。细胞核染色质细腻,除表达 CD4 和 CD56 外,还表达 CD123 和 TCL1。

（陈 浩）

十三、原发性皮肤 CD4$^+$ 小/中等 T 细胞淋巴增殖性疾病

【概念】

原发性皮肤 CD4$^+$ 小/中等 T 细胞淋巴增殖性疾病（primary cutaneous CD4-positive small/medium T cell lymphoproliferative disorder）是 2018 年 WHO 淋巴血液系统肿瘤中新的分型。既往该病被称为原发性皮肤 CD4$^+$ 小/中多形性 T 细胞淋巴瘤（primary cutaneous CD4-positive small/medium polymorphic T cell lymphoma），是原发于皮肤的、预后良好的 T 细胞淋巴瘤中的一种，临床主要以单发结节为主要表现，病理可见小到中等大、多形性 CD4$^+$ T 细胞浸润真皮。因为其良好的预后和非肿瘤性的临床特征，此病已经被归为淋巴细胞增殖性疾病。

【临床特点】

1. 临床表现　发病率极低，约占 2% 的皮肤 T 细胞淋巴瘤，患者多为成年人，儿童也可受累。

主要表现为单发的肿物，好发于面部、颈部、躯干上半部。肿物通常为红色或者紫红色，极少见溃疡（图 2-10-1-13-1）。很少出现多发性皮损或者肿瘤生长过快的情况，如有，则提示肿瘤可能更具侵袭性，也可能应归为原发性皮肤外周 T 细胞淋巴瘤，未定类。

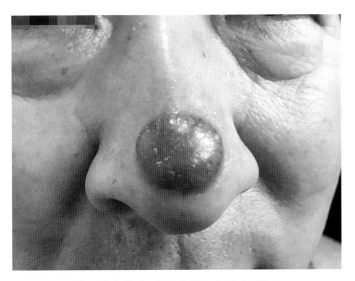

图 2-10-1-13-1　鼻尖单发红色半球状结节

2. 治疗　通常为局部手术切除或者局部放射治疗，也可以二者联合。部分患者的皮损可以自动消退。多发性皮损患者可考虑干扰素治疗，有系统受累者可行化疗。

3. 预后　较好，5 年生存期约为 80%。

【发病机制】

病因不明。

【病理变化】

1. 镜下观　真皮内致密的异型淋巴细胞呈弥漫性或者结节性浸润（图 2-10-1-13-2A），可累及皮下脂肪，一般无亲表皮性，或者仅表现为局灶的亲表皮性。异型淋巴细胞主要为小到中等大，可伴有少量大的异型性淋巴细胞（图 2-10-1-13-2B），但一般不超过 30%。部分病理可伴有反应性淋巴细胞和/或组织细胞。

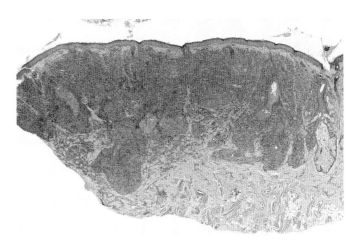

图 2-10-1-13-2A　真皮淋巴细胞呈弥漫性浸润

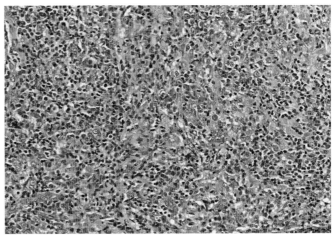

图 2-10-1-13-2B　异型淋巴细胞小到中等大，混杂少量大的异型性淋巴细胞

2. 辅助检查　肿瘤细胞 CD3$^+$、CD4$^+$、CD8$^-$、CD30$^-$；CD7 偶尔阴性，全 T 细胞抗原丢失很少见，肿瘤细胞可表达 PD-1（图 2-10-1-13-3A ~ 图 2-10-1-13-3D）。Ki-67 增殖指数通常较低，一般为 5%，最多 20%。

大部分病例 TCR 基因单克隆性重排。EBV 阴性。

【鉴别诊断】

1. 假性淋巴瘤　假性淋巴瘤临床上通常也表现为单发的紫红色结节，好发于面颈部、上肢，病理上也可以见到致密的小到中等大淋巴细胞浸润，但是通常可见生发中心，淋巴细胞既表达 CD4，也表达 CD8，异型性多不

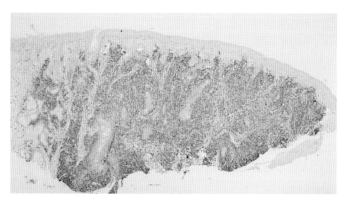

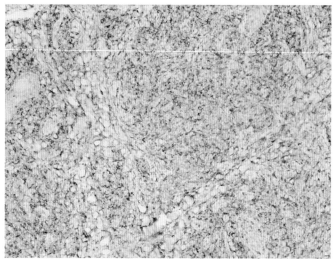

图 2-10-1-13-3A 肿瘤细胞弥漫 CD4 阳性

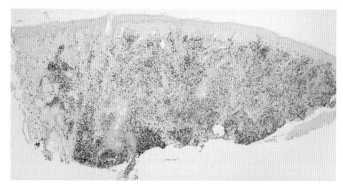

图 2-10-1-13-3B CD8 反应性小淋巴细胞阴性

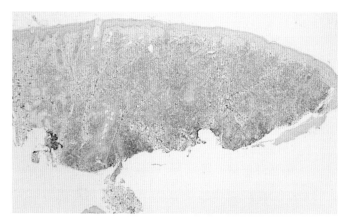

图 2-10-1-13-3C 肿瘤细胞 CD30 阴性

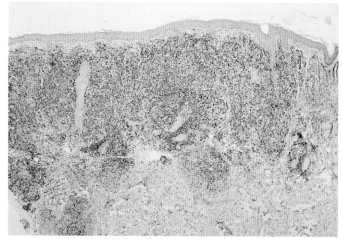

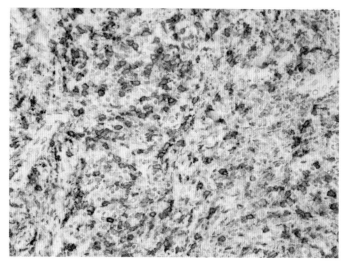

图 2-10-1-13-3D 肿瘤细胞 PD-1 阳性

明显,同时多伴有嗜酸性粒细胞和浆细胞混合浸润。通常 TCR 呈多克隆性重排。

2. 原发性皮肤间变性大细胞淋巴瘤 该病一般也表现为单发的结节或者肿物,通常预后良好,但是该病临床可以出现溃疡。病理可以见到致密的淋巴细胞浸润,但是浸润的淋巴细胞以大细胞为主,且 CD30$^+$,有别于本病。

3. 原发性皮肤边缘区淋巴瘤 该病也通常表现为上肢或者躯干单发的红色丘疹或者结节,少见溃疡,预后较好。病理上可见致密的淋巴细胞浸润,但偶尔可见生发中心,并伴有明显的浆细胞浸润。淋巴细胞表达 B 细胞免疫表型。

4. Paget 样网状细胞增多症(单发型蕈样肉芽肿) 该病也可以表现为单发的皮损,但是通常为四肢的斑块性损害。病理上可见明显的致密淋巴细胞浸润,但是亲表皮性明显,以中到大异型淋巴细胞为主,且肿瘤性 T 细胞既可以为 CD4$^+$,也可以为 CD8$^+$ 的免疫表型,通常 CD30$^+$。

(汪旸)

十四、皮肤 γ/δ T 细胞淋巴瘤

【概念】

皮肤 γ/δ T 细胞淋巴瘤（cutaneous γ/δ T cell lymphoma）是以成熟活化的、具有细胞毒性表型的 γ/δ T 细胞浸润皮肤呈克隆性增殖形成的皮肤 T 细胞淋巴瘤。本病包括具有 γ/δ T 细胞表型的皮下脂膜炎样 T 细胞淋巴瘤。

【临床特点】

1. 临床表现 属于罕见皮肤 T 细胞淋巴瘤的一种，发病率约占 1%。好发于成人，儿童罕见，无性别差异。

在没有蕈样肉芽肿病史的基础上，出现进展迅速的泛发性斑块或者结节、肿物，常伴有糜烂或者溃疡（图2-10-1-14-1A、图 2-10-1-14-1B）。好发于四肢，其他部位（包括黏膜）也可受累，但是淋巴结、脾脏、骨髓受累不常见。噬血细胞综合征是常见的合并症。大部分患者会伴随系统症状，包括发热、盗汗和体重减轻。

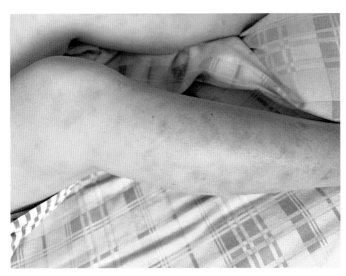

图 2-10-1-14-1A 下肢多发性红色皮下结节（南方医科大学南方医院王琦教授惠赠）

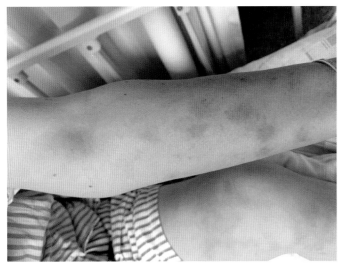

图 2-10-1-14-1B 上肢多发性红色皮下结节（南方医科大学南方医院王琦教授惠赠）

2. 治疗 系统化疗为主。

3. 预后 预后差，中位生存期为 12~15 个月，化疗抵抗者病情进展更为迅速。有皮下脂肪受累者比仅有表皮、真皮受累者生存率更低。

【发病机制】

病因不明。

【病理变化】

1. 镜下观 通常可见真皮内致密的淋巴细胞结节性或者弥漫性增生浸润，有显著的亲表皮性，皮下脂肪层也可受累（图 2-10-1-14-2A）。淋巴细胞亲血管浸润或者血管破坏现象明显。肿瘤细胞形态学不固定，特征为小、中和大的多形性细胞，细胞核大、深染，核仁明显。有皮下脂肪受累者可见淋巴细胞在脂肪细胞周围呈环状排列的现象（图 2-10-1-14-2B、图 2-10-1-14-2C）。在伴有噬血细胞综合征的病例中可见大的巨噬细胞吞噬肿瘤性淋巴细胞或者其他血细胞的现象。

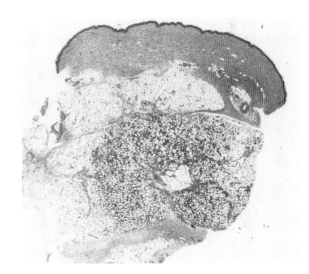

图 2-10-1-14-2A 皮下脂肪小叶致密淋巴细胞浸润（南方医科大学南方医院王琦教授提供）

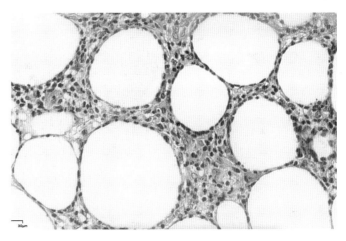

图 2-10-1-14-2B 淋巴细胞在脂肪细胞周围呈环状排列（南方医科大学南方医院王琦教授提供）

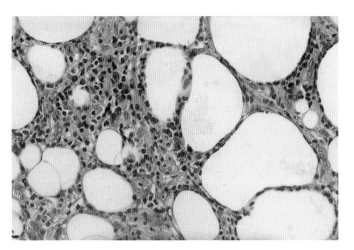

图 2-10-1-14-2C 细胞核大、深染（南方医科大学南方医院王琦教授提供）

2. 辅助检查 肿瘤细胞表型：βF1$^-$、CD2$^+$、CD3$^+$、CD5$^-$、CD7$^{+/-}$、TIA-1$^+$、CD56$^+$；大多病例不表达 CD4 或者 CD8，但是仍有少部分病例 CD8$^+$（图 2-10-1-14-3A～图 2-10-1-14-3E）。通常 TCR 基因单克隆性重排，EBV 检测阴性。

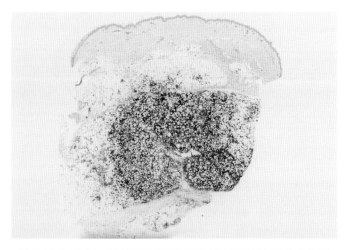

图 2-10-1-14-3A 肿瘤细胞 CD3 阳性（南方医科大学南方医院王琦教授提供）

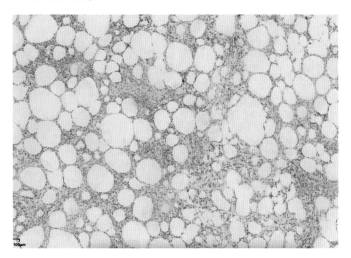

图 2-10-1-14-3B 肿瘤细胞 CD56 弱阳性（南方医科大学南方医院王琦教授提供）

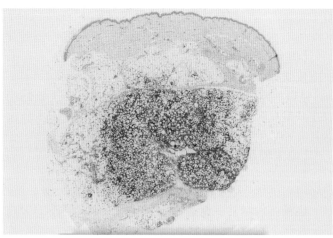

图 2-10-1-14-3C 肿瘤细胞 CD8 阳性（南方医科大学南方医院王琦教授提供）

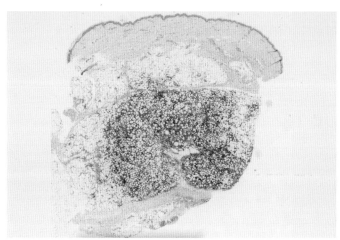

图 2-10-1-14-3D 肿瘤细胞 TIA-1 阳性（南方医科大学南方医院王琦教授提供）

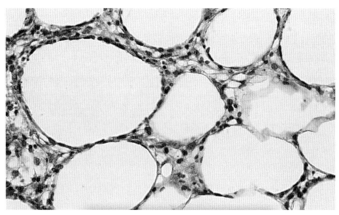

图 2-10-1-14-3E 肿瘤细胞 βF1 阴性（南方医科大学南方医院王琦教授提供）

【鉴别诊断】

1. 结外 NK/T 细胞淋巴瘤鼻型 该型淋巴瘤也可表现为进展迅速的、溃疡性肿物或者斑块，且不限于面中部，可累及身体其他部位甚至泛发全身。组织学也可见大量淋巴细胞浸润真皮，亲表皮及亲血管性明显。其临床病理表现和皮肤 γ/δ T 细胞淋巴瘤有时难以区分。但是免疫组化提示结外 NK/T 细胞淋巴瘤的肿瘤细胞一般不表达 T 细胞表型标记，且 EBV 原位杂交多为阳性。

2. 原发皮肤侵袭性亲表皮 CD8$^+$ 细胞毒性 T 细胞淋巴瘤　临床表现和皮肤 γ/δ T 细胞淋巴瘤相似，均可表现为泛发性的斑片、斑块，几乎均发生溃疡。二者疾病进展都非常迅速。病理表现也类似，淋巴细胞呈弥漫或者结节状增生浸润，亲表皮性及皮肤附属器浸润均显著，EBV 检测均为阴性。但是原发皮肤侵袭性亲表皮 CD8$^+$ 细胞毒性 T 细胞淋巴瘤的肿瘤细胞血管中心性浸润或者血管破坏不常见，且免疫组化提示肿瘤细胞表达 α/β T 细胞表型（βF1$^+$、TCRγ/δ$^-$）是主要区别。

（汪　旸）

十五、血管免疫母细胞性 T 细胞淋巴瘤

【概念】

血管免疫母细胞性 T 细胞淋巴瘤（angioimmunoblastic T cell lymphoma，AITL）是一种来源于成熟的滤泡辅助性 T 细胞，伴有高内皮小静脉增生的外周 T 细胞淋巴瘤。既往也称为血管免疫母细胞性淋巴结病。

【临床特点】

1. 临床表现　约占 35% 的外周 T 细胞淋巴瘤，1%~2% 的非霍奇金淋巴瘤。老年患者多见，儿童皮肤受累报道少。无性别差异。

该病通常有系统症状，包括发热、体重减轻、盗汗等，淋巴结肿大常见。70% 的患者出现骨髓受累。肝脾肿大也可见。仅有皮肤受累者罕见，但皮损可以作为该病的首发症状，见于 20%~50% 的患者。皮损形态不唯一，从红斑、斑块到结节、肿物均可见。最常见的是泛发性红色斑丘疹（图 2-10-1-15-1）。该病血检结果有时类似于自身免疫病，可以出现血沉升高，类风湿因子阳性或者其他自身免疫抗体阳性，蛋白电泳可以看到多克隆丙种球蛋白升高现象。

2. 治疗　以糖皮质激素、干扰素、系统化疗为主，部分病例报道在化疗的基础上，分别联合血管内皮生长因子抗体（贝伐单抗）、CD20 单抗（利妥昔单抗）、CD52 单抗（阿伦单抗）、组蛋白去乙酰化酶抑制剂等，由于病例数都不多，因此疗效还需进一步验证。

3. 预后　预后差，5 年中位生存率约为 32%。

【发病机制】

病因不明。

【病理变化】

1. 镜下观　真皮血管周围小到中等大的多形性淋巴

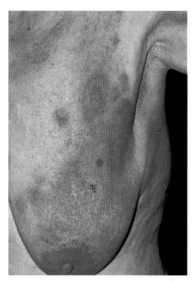

图 2-10-1-15-1　胸前浸润性红斑（北京协和医院渠涛教授惠赠）

细胞浸润并混有浆细胞、嗜酸性粒细胞、组织细胞等。可见到典型的伴有明显内皮细胞线状排列的小静脉（高内皮性小静脉）数量增加（图 2-10-1-15-2A、图 2-10-1-15-2B）。

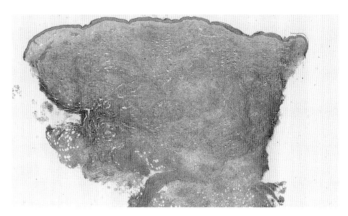

图 2-10-1-15-2A　真皮内肿瘤细胞块状及间质性浸润，随深度浸润加重（北京协和医院渠涛教授惠赠）

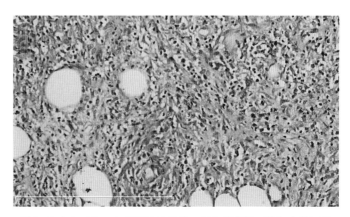

图 2-10-1-15-2B　皮下脂肪边缘单一核细胞浸润，见免疫母细胞及反应性小淋巴细胞（北京协和医院渠涛教授惠赠）

2. 辅助检查　肿瘤性 T 细胞免疫表型通常为 CD3⁺、CD4⁺、CD10⁺、βF1⁺、CD5⁻、CD7⁻、CD8⁻、CXCL13⁺、ICOS⁺、PD-1⁺、BCL-6⁺。CD21⁺滤泡树突状细胞网不规则增生（图 2-10-1-15-3A、图 2-10-1-15-3B）。

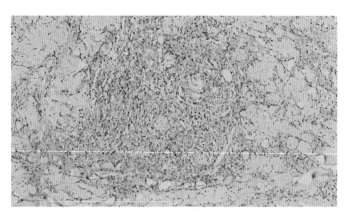

图 2-10-1-15-3A　肿瘤细胞 CD4 阳性（北京协和医院渠涛教授惠赠）

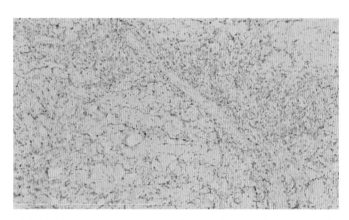

图 2-10-1-15-3B　肿瘤细胞 PD-1 阳性（北京协和医院渠涛教授惠赠）

反应性 B 淋巴细胞的免疫球蛋白重链（IgH）重排为多克隆性重排，EBV 检测可阳性；但是肿瘤性 T 细胞的 TCR 基因重排多为单克隆性重排，EBV 检测阴性。

【鉴别诊断】

1. 蕈样肉芽肿　由于血管免疫母细胞性淋巴瘤的临床表现多样，因此有时和蕈样肉芽肿难以区分。病理上蕈样肉芽肿早期的淋巴细胞也多以小到中等大淋巴细胞为主，因此需要鉴别。但是蕈样肉芽肿少见高内皮静脉，且肿瘤性 T 细胞一般不表达滤泡辅助性 T 细胞的表型，所以 CD10、CXCL13 可以作为鉴别的主要免疫标记。

2. 伴嗜酸性粒细胞增多的血管淋巴样增生　该病临床多为头面部的暗红色结节，也好发于老年患者。病理上表现为真皮内增多的不规则血管，且内皮细胞多向腔内凸起，血管周围淋巴细胞呈结节状浸润，可以伴有嗜酸性粒细胞、组织细胞等。需要与早期的血管免疫母细胞性 T 细胞淋巴瘤鉴别。伴嗜酸性粒细胞增多的血管淋巴样增生的淋巴细胞无异型性，且 TCR 重排为多克隆性，同时可以表达 T 细胞和 B 细胞的免疫表型。

（汪　旸）

十六、母细胞性浆细胞样树突细胞肿瘤

【概念】

母细胞性浆细胞样树突细胞肿瘤（blastic plasmacytoid dendritic cell neoplasm，BPDCN）是一种来源于浆细胞样树突细胞，具有亲皮肤性和白血病样播散的恶性侵袭性肿瘤。

【临床特点】

1. 临床表现　该病罕见，男女发病比例大约为 3.3:1。大部分患者为老年人，平均发病年龄为 61~67 岁。偶有青年人、幼儿患病的报道。

该病一般多器官受累，皮肤是最易受累部位（占 64%~100%），其次为骨髓、外周血和淋巴结。皮肤一般表现为"瘀伤样"的紫红色斑块或者肿物（图 2-10-1-16-1A、图 2-10-1-16-1B），可以单发也可以泛发，溃疡少见，可累及黏膜。皮损形态类似于髓系白血病累及皮肤的改变。约半数患者发病时已有淋巴结累及。血小板减少、贫血和中性粒细胞减少也很常见。对于发病时仅有皮肤受累者，疾病发展为白血病样播散的时间长短不一，通常在几周到几个月之间。

2. 治疗　系统化疗为主，部分患者可考虑异体干细胞移植术。单发皮损者可进行局部放疗，但也应同时进行系统化疗。

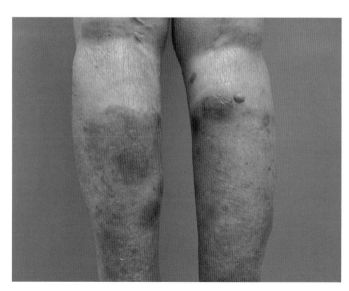

图 2-10-1-16-1A　下肢多发性紫红色肿块，呈瘀伤样（南方医科大学皮肤病医院陈永锋教授提供）

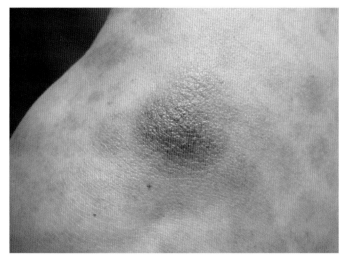

图 2-10-1-16-1B 瘀伤样紫红色肿块（南方医科大学皮肤病医院陈永锋教授提供）

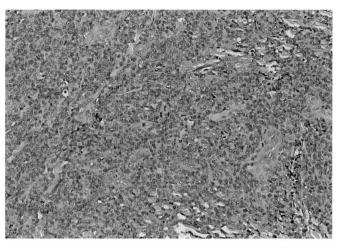

图 2-10-1-16-2B 肿瘤细胞中等大小,形态似母细胞,细胞核不规则、核不大,细胞质灰蓝色

3. **预后** 母细胞性浆细胞样树突细胞肿瘤具有极高的侵袭性,预后极差,5 年生存率为 0。中位生存期为 10.0~19.8 个月,患者常在发病 1 年内死亡。大部分患者(80%~90%)在多药化疗后出现复发。有研究表明,年龄小于 40 岁,50% 以上的肿瘤细胞表达 TdT 是独立预后影响因素,提示患者预后较好。

【发病机制】

病因不明。

【病理变化】

1. **镜下观** 肿瘤不累及表皮,通常真皮浅层可见无浸润带,但常侵犯皮下组织(图 2-10-1-16-2A)。真皮内形态单一的肿瘤细胞弥漫性浸润,肿瘤细胞中等大小,形态似母细胞,细胞核不规则、核不大,细胞质灰蓝色、不丰富(图 2-10-1-16-2B)。血管破坏、肉芽肿性反应都很少见。

2. **辅助检查** 肿瘤细胞一般表达 CD4、CD56(图 2-10-1-16-3A、图 2-10-1-16-3B),不同程度地表达 TdT,一般表达 CD123(提示其与 2 型浆细胞样树突细胞有关)(图

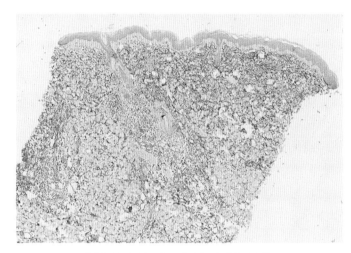

图 2-10-1-16-3A 肿瘤细胞 CD4 阳性

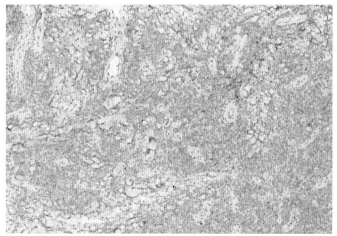

图 2-10-1-16-3B 肿瘤细胞 CD56 阳性

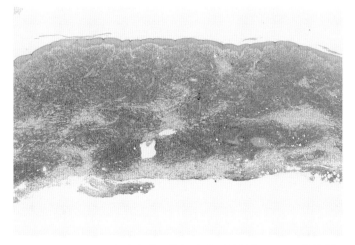

图 2-10-1-16-2A 真皮内单一核细胞弥漫性浸润,可见无浸润带

2-10-1-16-3C)。部分病例肿瘤细胞表达 CD2、CD7 和 CD45 RA。CD68 在 50%~80% 的病例中阳性。S100 可表达于 25%~30% 的病例,且儿童病例多见。BCL-2 一般阳性(不同于正常的浆细胞)。大部分病例表达 TCL-1(淋巴样原癌基因)。

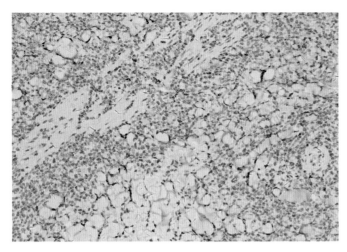

图 2-10-1-16-3C 肿瘤细胞 CD123 阳性

EBV 检测阴性。TCR 基因重排或 J_H 基因重排一般阴性。但不除外因为存在某些反应性淋巴细胞,而出现寡克隆性细胞群。

【鉴别诊断】

髓系白血病皮肤受累 该病也可表现为局限或者泛发的紫红色斑块、结节或者肿瘤。病理上也表现为真皮弥漫性浸润的中等大肿瘤细胞,和表皮之间有无浸润带,皮下组织也常受累。免疫表型显示肿瘤细胞 CD4+,少数也可表达 CD56、CD123,因此和母细胞性浆细胞样树突细胞肿瘤鉴别起来比较困难。据报道,目前的 BCL11A、CD2AP、ICSBP/IRF8 抗体多在母细胞性浆细胞样树突细胞肿瘤中阳性,而在髓系白血病中通常阴性。

(汪 旸)

十七、系统性 T 细胞及 NK 细胞肿瘤累及皮肤

(一)前 T 淋巴细胞白血病

【概念】

前 T 淋巴细胞白血病(T cell prolymphocytic leukemia)是一种罕见的造血系统肿瘤,约 1/3 的患者有皮肤受累,表现为丘疹、斑块、肿瘤或者红皮病。难以与原发皮肤 T 细胞淋巴瘤受累区分。

【临床特点】

该病的临床表现和蕈样肉芽肿难以区分,可表现为丘疹、斑块、结节、肿瘤,甚至进展为红皮病,难以与 Sézary 综合征鉴别。患者一般均有已知的白血病病史。该病进展迅速,预后很差。在系统化疗的基础上,可考虑使用 CD52 单抗。

【发病机制】

病因不明。

【病理变化】

组织病理显示有单一的小淋巴细胞浸润,有时伴有亲表皮现象,肿瘤细胞免疫表型大多为:βF1+、CD2+、CD3+、CD4+、CD7+、CD8−、CD52+、TdT−、CD1a−;但是约 1/4 的病例为 CD4、CD8 双阳性。TCR 基因为单克隆性重排。

【鉴别诊断】

该病仅靠临床和病理难以和 Sézary 综合征区别。

(二)侵袭性自然杀伤细胞白血病

【概念】

侵袭性自然杀伤细胞白血病(aggressive natural killer cell leukemia)为自然杀伤细胞的异常增殖,可累及皮肤、血液、骨髓等的系统性肿瘤。有人认为该病为结外 NK/T 细胞淋巴瘤鼻型的白血病表现形式。

【临床特点】

好发于青少年男性,多为亚裔。临床表现为泛发的丘疹、斑块和肿瘤(图 2-10-1-17-1)。也可累及血液、肝脾和骨髓。预后很差,一般以系统化疗、骨髓移植治疗为主。

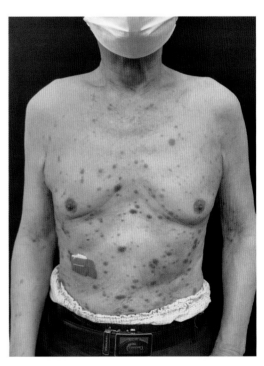

图 2-10-1-17-1 躯干多发大小不一的红色丘疹及结节

【发病机制】

和 EBV 感染密切相关。

【病理变化】

组织病理学与结外 NK/T 细胞淋巴瘤类似(图 2-

10-1-17-2A ~ 图 2-10-1-17-2C);肿瘤细胞形态不一，表达 CD2、CD56(图 2-10-1-17-3)和细胞毒性蛋白，CD3⁻,但胞质 CD3ε⁺。EBV 原位杂交阳性,TCR 基因呈胚系构型。

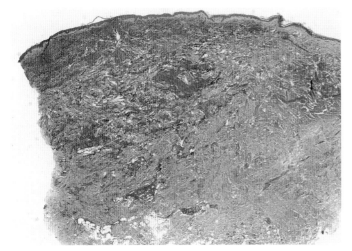

图 2-10-1-17-2A 低倍镜扫视,肿瘤细胞弥漫性浸润

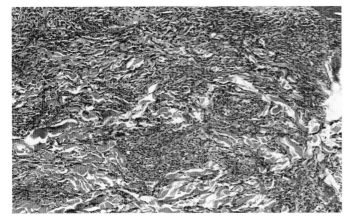

图 2-10-1-17-2B 肿瘤细胞弥漫分布在胶原间及血管周围

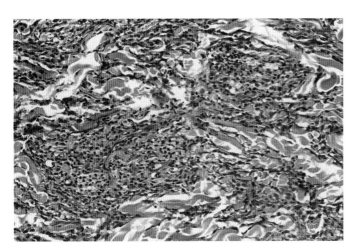

图 2-10-1-17-2C 肿瘤细胞形态不一,胞质淡染至透亮

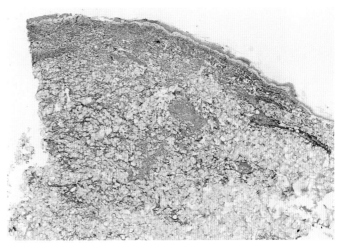

图 2-10-1-17-3 CD56 阳性

【鉴别诊断】

该病和结外 NK/T 细胞淋巴瘤鼻型有重叠,难以鉴别。

(汪 旸)

参 考 文 献

Alaggio R,Amador C,Anagnostopoulos I,et al. The 5th edition of the World Health Organization Classification of Haematolymphoid Tumours:Lymphoid Neoplasms. Leukemia,2022,36(7):1720-1748.

第二节　B 细胞来源

一、皮肤浆细胞增生症

【概念】

皮肤浆细胞增生症(cutaneous plasmacytosis)是一种罕见的以成熟浆细胞浸润皮肤,同时可能伴有其他器官受累的疾病。

【临床特点】

1. 临床表现　好发于东亚人,尤其是日本人。中年人易患,儿童罕见。男性发病率略高于女性。

好发于面部、颈后、躯干部。皮损通常多发且对称。皮损主要是红棕色到深棕色的斑疹、斑块(图 2-10-2-1-1A、图 2-10-2-1-1B),典型的皮损可以出现中间高、外周平的形态。40% 的患者可以伴有瘙痒。皮损可以自动消退,但是可能反复再起。该病可以出现淋巴结、骨髓、血液受累,可以合并高丙种球蛋白血症,以 IgG、IgA 为主。

2. 治疗　外用可以考虑激素、钙调磷酸酶抑制剂类药膏。局部光疗、放疗也可作为替代治疗。系统治疗可以考虑激素、沙利度胺、环磷酰胺等。最新单抗治疗方面也可考虑 IL-6 单抗及利妥昔单抗。

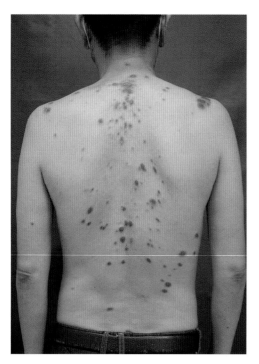

图 2-10-2-1-1A　背部多发红棕色斑丘疹

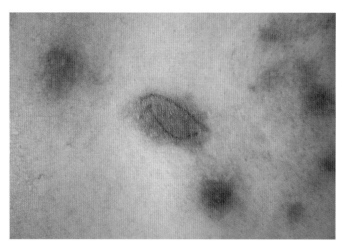

图 2-10-2-1-1B　红棕色斑丘疹

3. **预后**　大部分呈良性、慢性病程。极少病例可进展为淋巴瘤、白血病。

【**发病机制**】

部分学者认为该病为多中心 Castleman 病的一种亚型，和 IL-6 升高、HHV-8 的感染有密切关系。也有人认为该病为 IgG4 相关疾病的一种。

【**病理变化**】

表皮可轻度增厚，基底层色素可增多。真皮浅、深层血管周围及附属器周围中度致密的成熟浆细胞浸润（图2-10-2-1-2A、图 2-10-2-1-2B）。浆细胞为多克隆性，表达 CD38、CD138、Lambda 和 Kappa（图 2-10-2-1-3A～图 2-10-2-1-3D）。

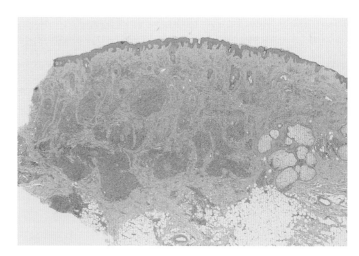

图 2-10-2-1-2A　真皮浅、深层血管周围及附属器周围致密炎症细胞浸润

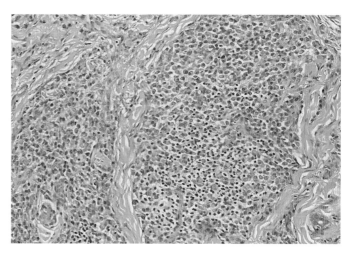

图 2-10-2-1-2B　浸润细胞为成熟浆细胞

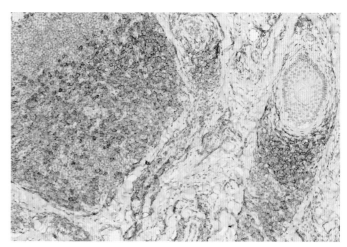

图 2-10-2-1-3A　浆细胞 CD38 阳性

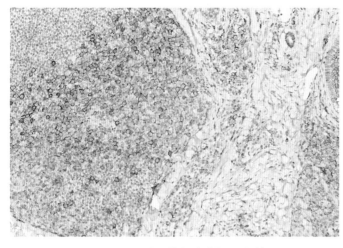

图 2-10-2-1-3B　浆细胞 CD138 阳性

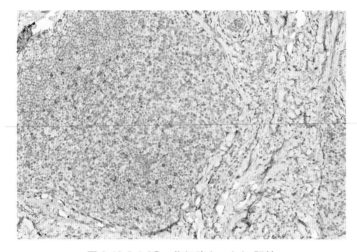

图 2-10-2-1-3C　浆细胞 Lambda 阳性

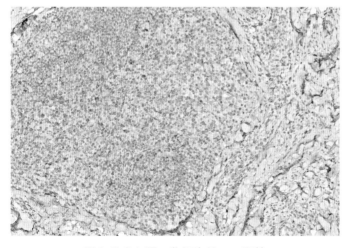

图 2-10-2-1-3D　浆细胞 Kappa 阳性

【鉴别诊断】

1. **二期梅毒**　二期梅毒疹也可表现为红色斑块伴有鳞屑性的损害，部分甚至出现肉芽肿表现。病理也可见浆细胞浸润。所以临床上需要与皮肤浆细胞增生症鉴别。一般皮肤浆细胞增生症临床上鳞屑出现得较少，病

理上主要以浆细胞浸润为主。梅毒螺旋体抗体免疫组化染色和血液梅毒螺旋体抗体检测可帮助排除。

2. **原发性皮肤边缘区淋巴瘤**　该病也可出现暗红色斑块、结节，病理上可见大量浆细胞浸润。但是该病的肿瘤细胞呈单克隆性增生，浆细胞有轻链限制性表达，而本病多为多克隆性增生。

（汪　旸）

二、原发性皮肤边缘区淋巴瘤

【概念】

原发性皮肤边缘区淋巴瘤（primary cutaneous marginal zone B cell lymphoma）是原发性皮肤 B 细胞淋巴瘤的一种低度恶性亚型，由肿瘤性小 B 细胞、浆细胞和反应性 T 细胞组成，和 MALT 淋巴瘤关系密切，既往又称免疫细胞瘤、皮肤浆细胞瘤。

【临床特点】

1. **临床表现**　好发于 50~60 岁成年人，但也可见于儿童。男性发病多于女性，占原发性皮肤 B 细胞淋巴瘤的 30%~40%，也是儿童及青少年最常见的皮肤 B 细胞淋巴瘤。

好发于四肢（上肢多于下肢）和躯干，可以多发，也可以单发。通常表现为红棕色到紫红色的结节或斑块，少见溃疡（图 2-10-2-2-1）。皮疹可以自行消退，也可反复发生。患者通常没有发热、夜间盗汗、体重减轻和不适感。血清 LDH 一般正常。该病患者患胃肠道疾病和自身免疫性疾病的概率增高。

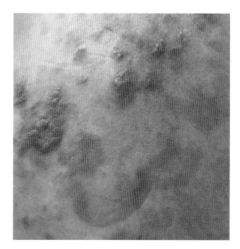

图 2-10-2-2-1　背部多发红棕色丘疹及结节，局部呈簇状融合

2. **治疗**　单发或者皮损较少者，可以手术切除、局部放疗或者局部激素注射治疗。由于该病可能和包氏疏螺旋体感染有关，因此系统使用抗生素也是有效治疗方案之一。皮损多发者，可以考虑干扰素注射、CD20 单抗（利

妥昔单抗)治疗。

3. **预后** 预后好,5 年生存率超过 98%,但复发比较常见,皮肤外播散极少见(不到 4%),且更多见于皮损多发者。

【发病机制】

该病因慢性抗原刺激导致,如文身、疫苗注射和蜱虫叮咬。据报道,该病和包氏疏螺旋体感染有关。

【病理变化】

1. **镜下观** 真皮可见弥漫或者结节状淋巴细胞浸润,通常表皮不受累,同时伴有反应性滤泡增生(图 2-10-2-2-2A、图 2-10-2-2-2B),增生的滤泡周围有小到中等大的肿瘤细胞,细胞核不规则,胞质丰富淡染(边缘带 B 细胞),在外周主要是浆细胞(图 2-10-2-2-2C)。同时可伴有反应性的淋巴细胞、嗜酸性粒细胞、组织细胞浸润。

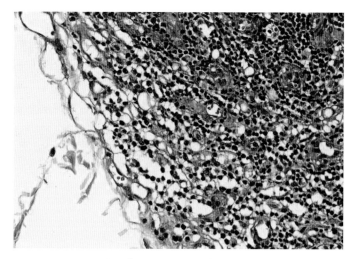

图 2-10-2-2-2C 滤泡周围小到中等大肿瘤细胞及浆细胞

2. **辅助检查** 肿瘤细胞表达:CD20$^+$(图 2-10-2-2-3),CD79a$^+$,BCL-2$^+$,CD5$^-$,CD10$^-$,BCL-6$^-$。反应性生发中心表达:BCL-6$^+$、CD10$^+$、BCL-2$^-$。浆细胞表达:CD79a$^+$、CD138$^+$、CD20$^-$,有轻链限制性。

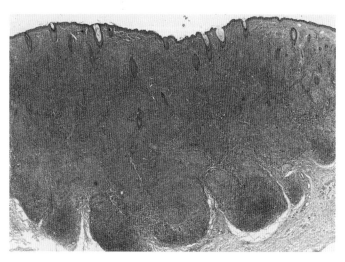

图 2-10-2-2-2A 真皮内弥漫性、结节状淋巴细胞浸润

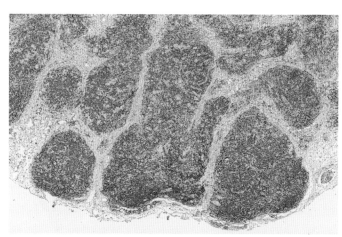

图 2-10-2-2-3 肿瘤细胞 CD20 阳性

大部分病例可检测出单克隆 IgH 基因重排。

【鉴别诊断】

1. **皮肤淋巴细胞浸润症** 通常也可以表现为单发的斑块或结节,病理可表现为弥漫或结节状浸润的淋巴细胞及其他炎症细胞。但皮肤淋巴细胞浸润症的淋巴细胞一般异型性不明显,无轻链限制性表达,基因重排一般多克隆性。

2. **原发性皮肤滤泡中心型淋巴瘤** 该病也可表现为单发或者多发的红色斑块或者结节,溃疡少见,预后好,病理上可见肿瘤性生发中心,易与原发性皮肤边缘区淋巴瘤的反应性生发中心混淆,但后者的生发中心极性存在,有吞噬核碎片的组织细胞,且增殖指数较高。

3. **慢性 B 淋巴细胞白血病累及皮肤** 临床可以表现为单发或者多发的紫红色到红棕色的结节或者肿物,

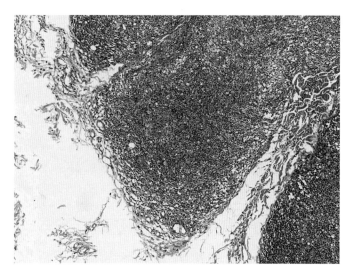

图 2-10-2-2-2B 反应性滤泡增生

病理上可见大量密集的淋巴样细胞浸润,但该病一般无浆细胞,且肿瘤细胞表达 CD5 和 CD23,这两点可以和原发性皮肤边缘区淋巴瘤相鉴别。

(汪 旸)

三、原发性皮肤滤泡中心型淋巴瘤

【概念】

原发性皮肤滤泡中心型淋巴瘤(primary cutaneous follicle-center lymphoma,PCFCL)起源于滤泡中心细胞,包括中心细胞和多少不等的中心母细胞,是一种惰性淋巴瘤,预后好。如果肿瘤细胞以中心母细胞和免疫母细胞为主,呈现均一的大细胞弥漫性浸润,则需诊断腿型原发性皮肤弥漫大 B 细胞淋巴瘤,预后较前者差。另外,淋巴结内滤泡中心型淋巴瘤也会累及皮肤,需要与 PCFCL 相鉴别,反过来,诊断 PCFCL 时,需要全身检查,排除淋巴结滤泡中心型淋巴瘤累及皮肤。

【临床特点】

1. **临床表现** 成年人发病,儿童极少见。大多数皮损位于头皮和前额,表现为斑块或肿瘤,周围常常有小丘疹(图 2-10-2-3-1)。当肿瘤位于背部时,周围出现丘疹和红斑,又称背部网状组织细胞瘤或 Crosti 淋巴瘤。皮外组织累及罕见。

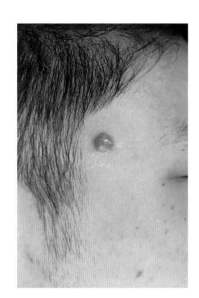

图 2-10-2-3-1 颞部单发红色半球形结节

2. **治疗** 手术切除或放射治疗,但常常局部复发。

3. **预后** 肿瘤惰性进展,相对于弥漫性大 B 细胞淋巴瘤-腿型和结内滤泡中心型淋巴瘤累及皮肤,预后好,5 年生存率为 95%。

【发病机制】

肿瘤细胞来源于滤泡中心 B 淋巴细胞,据报道,41%~47% 的 PCFCL 病例发生 t(14;18)(q32;q21),造

成编码 BCL-2 基因和免疫球蛋白重链并置在一起,但是进一步 PCR 检测不能将并置在一起的基因扩增出来,相反,90% 的结内滤泡型淋巴瘤出现这种染色体易位,并且 PCR 扩增阳性,提示这两种原发部位不同的淋巴滤泡中心细胞型淋巴瘤存在着不同的发病机制。

【病理变化】

1. **镜下观** 肿瘤主要位于真皮内,可深至皮下脂肪层,不侵犯表皮,肿瘤细胞与表皮间可见无浸润带(图 2-10-2-3-2A)。

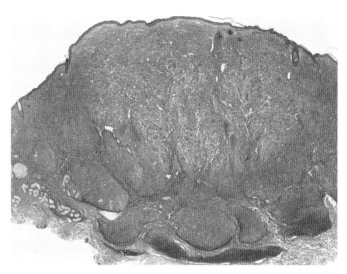

图 2-10-2-3-2A 肿瘤主要位于真皮内,深至皮下脂肪层,不侵犯表皮

肿瘤细胞的组织模式分为滤泡型、弥漫型或二者混合型。大多数病例为弥漫型,或弥漫型与少量淋巴滤泡样结构混合(图 2-10-2-3-2B),单纯的滤泡型较少见。病理类型与预后无关。

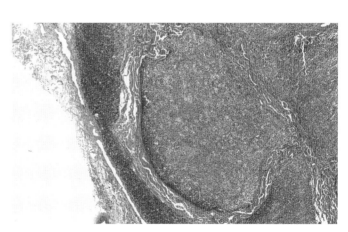

图 2-10-2-3-2B 肿瘤局部可见滤泡样结构

弥漫型中的肿瘤细胞形态多样,滤泡中心细胞形态多变,如大的中心细胞、多叶状细胞、中心母细胞、免疫母细胞等(图 2-10-2-3-2C)。弥漫性大 B 细胞淋巴瘤仅由

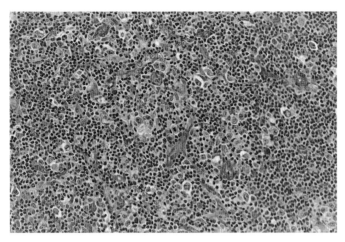

图 2-10-2-3-2C 弥漫型中肿瘤细胞形态多样,见大的中心细胞、中心母细胞和免疫母细胞

中心母细胞和免疫母细胞构成,细胞形态单一,这点与 PCFCL 弥漫型不同。

淋巴滤泡样结构大小不一,可以相互融合;滤泡周围套区缺如或很少;滤泡主要由中心细胞、中心母细胞组成。中心细胞又称有裂细胞,7~9μm,细胞核不规则,可见深沟或线状凹陷,与脑回状核相似,核仁不清楚。中心母细胞 15~18μm,1~3 个核仁,分布于核膜;缺乏中心细胞(明区)和中心母细胞(暗区)分布;吞噬核碎片的巨噬细胞缺如或很少;有时滤泡中心细胞呈梭形;周围组织细胞、嗜酸性粒细胞及浆细胞反应性浸润,这点与淋巴结内滤泡中心性淋巴瘤累及皮肤不同,后者肿瘤浸润较为单一。

肿瘤细胞可围绕皮肤附属器,有时肿瘤细胞进入附属器上皮内,这个特点也见于其他类型的皮肤 B 细胞淋巴瘤,如边缘区 B 细胞淋巴瘤,但肿瘤细胞一般不侵犯血管壁。

2. 免疫组化 肿瘤细胞表达 B 细胞抗原,如 CD20 和 CD79a。常常表达 BCL-6,不同程度地表达 CD10、BCL-2 和 CD43,如果过度表达 CD10 和 BCL-2,提示结内滤泡型淋巴瘤累及皮肤。CD10 和 BCL-6 在滤泡样结构之间有部分阳性细胞。Mum-1 一般不表达。大多数病例 BCL-2 阴性。增生指数较反应性淋巴滤泡低。浆细胞为多克隆性,这点与边缘区 B 细胞淋巴瘤不同。

【鉴别诊断】

弥漫型 PCFCL 常常出现大的淋巴样细胞,不容易误诊为反应性病变,但出现淋巴滤泡样结构时,需要与皮肤淋巴样增生(LH)相鉴别,LH 内淋巴滤泡细胞呈现区带状分布,有更多中心母细胞和免疫母细胞,而 PCFCL 内滤泡无分区,细胞形态较单一;LH 内可见巨噬细胞,而 PCFCL 缺乏;PCFCL 在滤泡间可见 CD10⁺/BCL-6⁺细胞;PCFCL 增生指数比 LH 低。一半左右的 PCFCL IgH 重排阳

性,但是约 10% 的 LH 同样出现重排,因此,重排结果需要谨慎解释。

免疫组化 IgM 可鉴别 PCFCL 和 PCDLBCL-LT,后者常常阳性。

（渠　涛）

四、腿型原发性皮肤弥漫大 B 细胞淋巴瘤

【概念】

腿型原发性皮肤弥漫大 B 细胞淋巴瘤(primary cutaneous diffuse large B cell lymphoma of leg type,PCDLBCL-LT)属于原发性皮肤弥漫性大 B 细胞淋巴瘤的一型,占所有原发性皮肤淋巴瘤的 4% 和原发皮肤 B 细胞淋巴瘤的 20%。肿瘤细胞主要由中心母细胞和免疫母细胞构成,下肢是好发部位,预后差。

【临床特点】

1. 临床表现 通常发生于老年人,平均年龄 76 岁,女性多见。大多数发生于下肢,10%~15% 也可出现其他部位病变。淋巴瘤可扩散至皮肤以外的器官,特别是累及中枢神经系统。

临床表现为单侧或双侧下肢红色肿物,单个或多个,生长迅速,破溃常见(图 2-10-2-4-1)。有报道可发生于慢性静脉功能不全的基础之上。

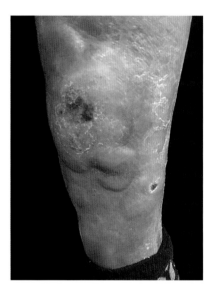

图 2-10-2-4-1 腿多发红色斑块,局部融合,可见破溃结痂

2. 治疗 按系统性弥漫性大 B 细胞淋巴瘤治疗,采用利妥昔单抗联合 CHOP 化疗方案,单发肿瘤进行局部放射治疗。

3. 预后 5 年生存率大约为 50%。

【发病机制】

肿瘤细胞来源于生发中心后 B 细胞。细胞遗传学显示肿瘤出现多种突变,可能与发病相关。①NF-κB 通路

上的多个基因突变,特别是 *MYD88*^{L265P} 突变,与预后差相关。②*MYC*、*BCL-6* 和 *IGH* 等基因出现易位。③超过一半的病例 18q21.31-q21.33 发生扩增,此基因片段内包含 *BCL-2* 和 *MALT1* 基因,基因拷贝的增加可以解释肿瘤高表达 BCL-2。④9p21.3 缺失,内含 *CDKN2A* 基因,研究发现与预后差相关。这些突变在 PCFCL 很少出现。

【病理变化】

1. **镜下观** 真皮内大细胞弥漫性浸润,主要由中心母细胞和免疫母细胞构成,前者细胞核内有多个核仁,位于核膜,后者有一个明显核仁,位于中央(图 2-10-2-4-2A、图 2-10-2-4-2B)。肿瘤细胞浸润单一,反应性淋巴细胞少。

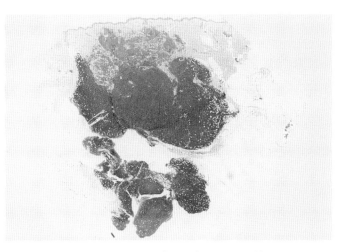

图 2-10-2-4-3A 肿瘤细胞 CD79a 阳性

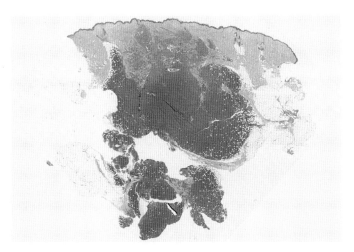

图 2-10-2-4-2A 真皮内大细胞弥漫性浸润,累及皮下脂肪

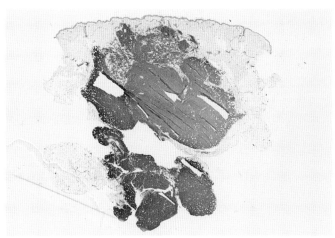

图 2-10-2-4-3B 肿瘤细胞 BCL-2 阳性

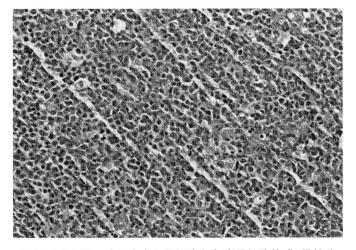

图 2-10-2-4-2B 主要由中心母细胞和免疫母细胞构成,见核分裂象

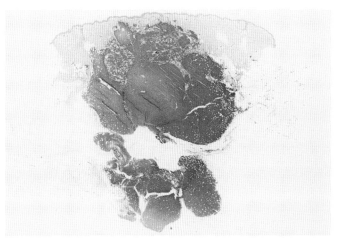

图 2-10-2-4-3C 肿瘤细胞 Mum-1 阳性

2. **免疫组化** 表达 B 细胞标记,如 CD20 和 CD79a(图 2-10-2-4-3A)。与滤泡中心型淋巴瘤不同,PCDLBCL-LT 表达 BCL-2(图 2-10-2-4-3B)、Mum-1(图 2-10-2-4-3C)、Myc、FOXP1 和细胞内 IgM。超过 90% 的病例 Myc 和 BCL-2 双表达。大部分病例表达 BCL-6,不表达 CD10。增殖指数高。

【鉴别诊断】

1. **弥漫型原发皮肤滤泡中心性淋巴瘤** 主要发生于头面部或躯干,组织学中大量反应性 T 细胞,CD21 显示不完整的树突状细胞网,免疫表型 BCL-2、Mum-1、IgM 和 Myc 均阴性。

2. 医源性免疫缺陷相关性淋巴组织增生性疾病（iatrogenic immunodeficiency-associated LPD） 临床表现为单发、界限清楚的溃疡，累及皮肤、口咽部及胃肠道，与年龄或医源性免疫抑制剂有关（如 MTX、AZA、CsA、TNF 抑制剂）。疾病为自限性，惰性进程。停用免疫抑制剂后，病变自行消退。组织学上，可见霍奇金病样大肿瘤细胞，EB 病毒检测阳性，炎症细胞背景。转化的大淋巴细胞表达 PAX5，不同程度地表达 CD20，表达非滤泡中心细胞标记，如表达 Mum-1，不表达 CD10 和 BCL-6，但 CD30 可阳性。

（渠　涛）

五、淋巴瘤样肉芽肿病

【概念】

淋巴瘤样肉芽肿病（lymphomatoid granulomatosis，LG）由 EBV 感染驱动的 B 淋巴细胞增生性疾病，通常发生在免疫抑制的基础上，以血管破坏为主要病理特点，病变内常常有反应性 T 淋巴细胞。本病主要累及肺脏，肺外组织为皮肤、肾脏、肝脏和 CNS 等。

【临床特点】

1. 临床表现 中年人发病，男性多见。40%~60% 的病例中出现皮肤受累，可以为首发症状，皮疹常常累及躯干和下肢，表现为红色或紫红色丘疹、结节和斑块，出现溃疡和焦痂。90% 以上有肺部受累，但不累及上呼吸道。

2. 治疗 干扰素及多方案化疗可改善预后。

3. 预后 淋巴瘤样肉芽肿病的自然病程变化较大，部分患者呈慢性病情，反复发作，有些皮损可以自行消退。大多数病例进行性进展，累及肺部等内脏时，显著影响预后，是引起病死率的主要因素，中位生存期 14 个月。

【发病机制】

免疫缺陷和 EB 病毒感染可能参与了淋巴瘤样肉芽肿病的发病。如克隆性增生的 B 淋巴细胞中可以检测到 EB 病毒；细胞毒 T 细胞功能缺陷、CD8[+] T 细胞数量降低；肿瘤发生于 HIV/AIDS、Wiskott-Aldrich 综合征和器官移植患者；与伊马替尼（imatinib）治疗相关等。

【病理变化】

1. 镜下观 肿瘤常常累及皮下脂肪层，病变包括小淋巴细胞、大淋巴细胞（免疫母细胞样）、组织细胞和反应性 T 细胞等，累及血管壁，形成类似淋巴细胞性血管炎样改变，可以引起局部脂肪细胞坏死，形成肉芽肿性反应（图 2-10-2-5-1A~图 2-10-2-5-1C）。

肿瘤细胞也可累及真皮，以血管、皮肤附属器和神经束周围浸润为主。

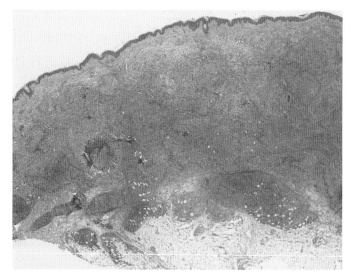

图 2-10-2-5-1A 低倍镜可见肿瘤在真皮内全层浸润（上海市长海医院林万教授及韩换医生惠赠）

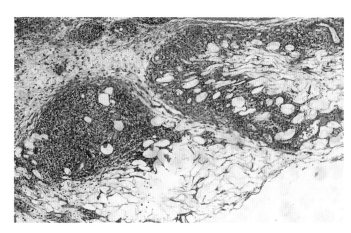

图 2-10-2-5-1B 常累及皮下脂肪层，可见局部脂肪细胞坏死（上海市长海医院林万教授及韩换医生惠赠）

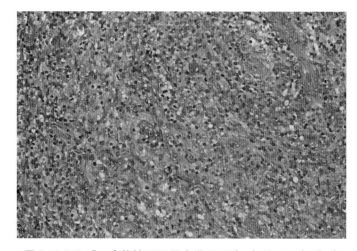

图 2-10-2-5-1C 高倍镜下可见小淋巴细胞、大淋巴细胞（免疫母细胞样）、组织细胞和反应性 T 细胞等，病变累及血管壁（上海市长海医院林万教授及韩换医生惠赠）

根据大淋巴细胞数量，可将组织学改变进行分级。

2. 免疫组化 肿瘤细胞阳性表达 CD20、CD43、PAX-5；CD30 表达不一。反应性 T 淋巴细胞主要表达 CD4。

原位杂交 EBER⁺（Ⅰ级阳性细胞少，皮肤较肺脏阳性率低）。IgH 基因重排阳性。

【鉴别诊断】

1. **淋巴细胞性血管炎** 如苔藓样糠疹、色素性紫癜性皮肤病、冻疮和某些感染性发疹。这些疾病的临床表现与淋巴瘤样肉芽肿病不同，组织病理上淋巴细胞性血管炎累及血管较表浅，无细胞异型性，无 B 细胞克隆性增生。

2. **肉芽肿性多血管炎** 临床上，肉芽肿性多血管炎主要累及上呼吸道，组织病理为中性粒细胞坏死性血管炎，伴有肉芽肿性炎症，无异型性细胞。淋巴瘤样肉芽肿病一般无中性粒细胞浸润。

3. **结外 NK/T 细胞淋巴瘤** 临床上主要累及上呼吸道，特别是鼻腔，破坏鼻甲及硬腭，与淋巴瘤样肉芽肿病不同，累及肺部不常见。组织病理中 NK/T 细胞淋巴瘤同样出现 EB 病毒阳性，侵犯血管，但肿瘤细胞可以累及表皮，肿瘤细胞较单一，表现为小到中等大小淋巴细胞样细胞，免疫表型有助于鉴别，NK/T 细胞淋巴瘤表达 CD2、CD56 和 CD3ε，细胞毒蛋白阳性。

（渠 涛）

六、系统性 B 细胞淋巴瘤累及皮肤

（一）套细胞淋巴瘤

【概念】

套细胞淋巴瘤（mantle cell lymphoma，MLL）是结内 B 淋巴细胞性淋巴瘤，累及皮肤少见。

【临床特点】

1. **临床表现** 中老年人发病，男性多见。淋巴瘤起源于淋巴结，但常常扩散至淋巴结外，累及骨髓、脾脏、肝脏和胃肠道。皮肤受累是系统性扩散的一部分，表现为四肢或躯干单发或多发性红色肿块。病例常常出现 B 症状，如发热、体重减轻和盗汗。实验室检查异常包括低白蛋白血症、贫血、LDH 和 β₂ 微球蛋白升高。

2. **治疗** 系统性化疗和骨髓移植，预后差，中位生存率不超过 5 年。

3. **预后** 组织病理中 Ki-67 指数高、肿瘤细胞母细胞化或细胞多形态均影响预后。

【发病机制】

大多数病例中出现 t（11；14）（q13；q32）易位，引起 *PRAD1/CCND1* 基因调节失调，*Cyclin D1* 过度表达。有报道发生 *CCND1* 和轻链基因易位突变。

【病理变化】

1. **镜下观** 肿瘤细胞位于真皮和皮下脂肪层，弥漫性浸润，细胞形态单一，呈现小或中等大小淋巴细胞，细

胞核不规则，少数病例出现母细胞化，肿瘤细胞呈淋巴母细胞样或大的中心母细胞样。

2. **免疫组化** 表达 B 淋巴细胞标记 CD20 和 CD79a，几乎所有病例表达 BCL-2 和 Cyclin D1。CD5、CD43 和 SOX-11 阳性。CD10 和 BCL-6 常常阴性。

3. **细胞遗传学** FISH 显示 t（11；14）（q13；q32）易位。RT-PCR 检查 *Cyclin D1* 的表达明显增加。

【鉴别诊断】

免疫表型有助于 MLL 与慢性淋巴细胞性白血病/小淋巴细胞性淋巴瘤、皮肤淋巴滤泡中心性淋巴瘤、原发性皮肤边缘区 B 细胞淋巴瘤和腿型原发性皮肤弥漫大 B 细胞淋巴瘤等肿瘤鉴别。慢性淋巴细胞性白血病/小淋巴细胞性淋巴瘤 CD5⁺CD23⁺/CD10⁻；皮肤淋巴滤泡中心性淋巴瘤 CD5⁻/CD10⁺；原发性皮肤边缘区 B 细胞淋巴瘤和腿型原发性皮肤弥漫大 B 细胞淋巴瘤 CD5⁻/CD10⁻；所有这些淋巴瘤 Cyclin D1 和 SOX-11 均阴性。

（二）慢性淋巴细胞性白血病/小淋巴细胞性淋巴瘤

【概念】

慢性淋巴细胞性白血病/小淋巴细胞性淋巴瘤（B-chronic lymphocytic leukemia/small lymphocytic lymphoma，B-CLL/SLL）是一种惰性 B 淋巴细胞来源的白血病，其诊断的重要标准是外周血中持续 3 个月以上淋巴细胞计数 ≥5×10⁹/L。如果外周血的淋巴细胞<5×10⁹/L，无骨髓受累证据，淋巴结或其他组织中浸润与慢性淋巴细胞性白血病细胞特征相似的肿瘤细胞，这种病变称为小淋巴细胞性淋巴瘤。

【临床特点】

1. **临床表现** 慢性淋巴细胞性白血病多见于中老年人，平均发病年龄 65 岁，男性多见，是西方国家较常见的成人白血病，但在亚洲的发病率显著减少。1%~2% 的病例累及皮肤，多发生于面部、头皮、躯干上部和四肢，临床表现为局限性或泛发性红丘疹，结节或斑块（图 2-10-2-6-1），皮疹一般不破溃，如果发生于面部，形成所谓的“狮面”。少见情况下，患者表现为瘙痒性红皮病。

部分病例发生于皮肤感染的基础上，如发生于带状疱疹后的皮肤上，或者发生在伯氏疏螺旋体感染后，这些病变需要与假性淋巴瘤鉴别。同样，常常发现淋巴瘤细胞浸润至表皮性肿瘤内，如鳞状细胞癌或基底细胞癌。

2. **治疗** 系统性治疗应依据血液学异常来制定方案，如系统性应用氟达拉滨、克拉屈滨或者给予阿仑单抗（alemtuzumab）等。单个皮肤受累皮疹选择手术切除或局部放疗。

3. **预后** B-CLL/SLL 累及皮肤通常不影响肿瘤的预后。

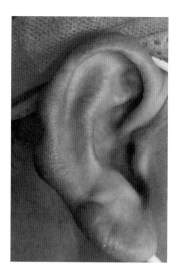

图 2-10-2-6-1 耳轮处暗红色斑块(南方医科大学皮肤病医院黄莉宁副主任医师惠赠)

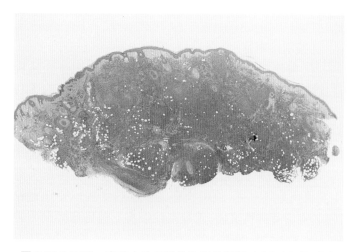

图 2-10-2-6-2A 真皮内肿瘤细胞弥漫性浸润,累及皮下脂肪小叶,见无浸润带(南方医科大学皮肤病医院黄莉宁副主任医师惠赠)

【发病机制】

B-CLL/SLL 的发病机制仍然未完全明确。研究发现,慢性自身抗原刺激引起 B 淋巴细胞克隆性增生。流行病学资料显示,西方国家的病例显著高于亚洲国家,提示肿瘤与种族易感性相关。报道发现,50% 的肿瘤病例出现 13q14. 3 缺失,造成一些基因产物的缺失,与肿瘤发生有一定联系。

【病理变化】

1. 镜下观 肿瘤主要位于真皮内,与表皮之间常常出现无浸润带,大多数病例肿瘤细胞累及皮下脂肪层(图 2-10-2-6-2A)。在真皮内,肿瘤细胞呈片状或结节状致密浸润,围绕在血管和皮肤附属器周围,肿瘤细胞也可以出现弥漫性浸润(图 2-10-2-6-2B)。

肿瘤细胞主要由小淋巴细胞组成,细胞核深染,胞质极少(图 2-10-2-6-2C)。肿瘤内常常掺杂少量幼淋巴细胞(prolymphocyte)和副免疫母细胞(paraimmunoblast),前者中等大小,核仁明显,后者中到大细胞,泡状核,单个嗜酸性核仁位于细胞核中央。如果出现了大量的母细胞化的 B 细胞,提示转化为大细胞淋巴瘤,又称 Richter 综合征,预后显著变差。

2. 免疫组化 CD20、CD5、CD23、CD43 和 BCL-2 阳性,而 CD10、BCL-6 及 Cyclin D1 阴性。(图 2-10-2-6-3A ~ 图 2-10-2-6-3E)

【鉴别诊断】

CLL 需要与其他小 B 细胞淋巴瘤侵犯皮肤相鉴别,CLL 外周血淋巴细胞显著升高,表达特征性免疫表型,鉴别不难。

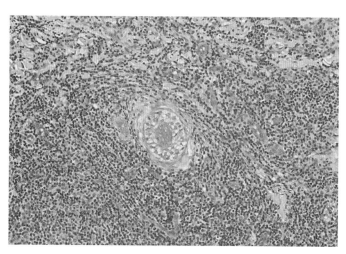

图 2-10-2-6-2B 肿瘤细胞围绕毛囊浸润(南方医科大学皮肤病医院黄莉宁副主任医师惠赠)

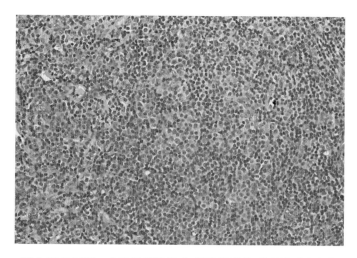

图 2-10-2-6-2C 小淋巴细胞组成,细胞核深染,胞质极少(南方医科大学皮肤病医院黄莉宁副主任医师惠赠)

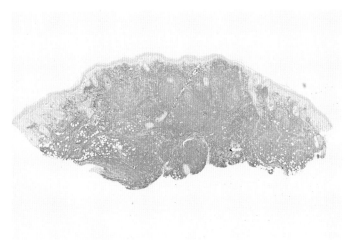

图 2-10-2-6-3A　肿瘤细胞 CD20 阳性

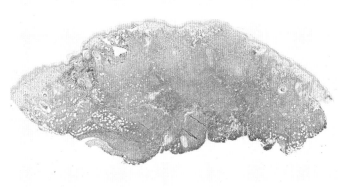

图 2-10-2-6-3D　肿瘤细胞 BCL-6 阴性

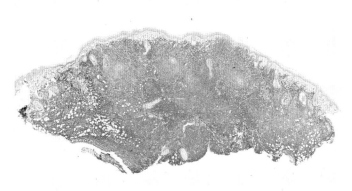

图 2-10-2-6-3B　肿瘤细胞 CD5 阳性

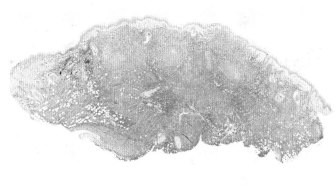

图 2-10-2-6-3E　肿瘤细胞 Cyclin D1 阴性

（渠　涛）

七、血管内大 B 细胞淋巴瘤

【概念】

血管内大 B 细胞淋巴瘤（intravascular large B cell lymphoma）主要发生于多个器官的血管内,以累及毛细血管为主,不形成血管外肿瘤,一般不累及淋巴结,皮肤是较常累及的部位,临床表现多种多样。

【临床特点】

1. 临床表现　临床上主要分为两大类型,经典型（主要发生于西方国家）累及皮肤和神经系统;另一种常伴有噬血综合征,主要发生于亚洲人群,表现为外周血全血下降和多器官衰竭。

皮肤型是一种独特的类型,常常在确诊时肿瘤仅局限于皮肤,以女性多见。

皮疹表现为红斑、青灰色斑块或结节、溃疡,伴有水肿、毛细血管扩张,自觉疼痛,与炎性皮肤病相似。发生在上肢、下肢或腹部（图 2-10-2-7-1）。

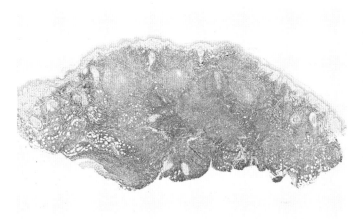

图 2-10-2-6-3C　肿瘤细胞 BCL-2 阳性

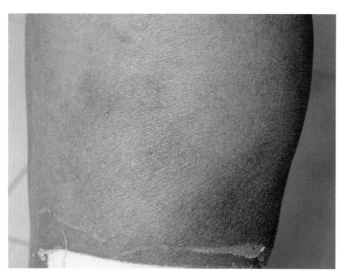

图 2-10-2-7-1 小腿处暗红色皮下结节（中国医科大学附属第一医院郑松教授惠赠）

2. 治疗 化疗治疗。自应用利妥昔单抗以来，生存率显著提高。

3. 预后 一般来讲，血管内大 B 细胞淋巴瘤预后差。皮肤型生存期相对较长。

【发病机制】

免疫组化显示淋巴瘤细胞不表达 CD29 和 CD54，这两个蛋白与淋巴细胞游离出血管至关重要，提示血管内大 B 细胞淋巴瘤只在血管内增生的机制。

【病理变化】

1. 镜下观 肿瘤细胞位于皮下脂肪内的血管腔内。肿瘤细胞呈大淋巴细胞，核仁清楚，核分裂象易见（图 2-10-2-7-2A、图 2-10-2-7-2B）。

随机活检外观正常的皮肤至皮下脂肪层是确诊的重要条件。

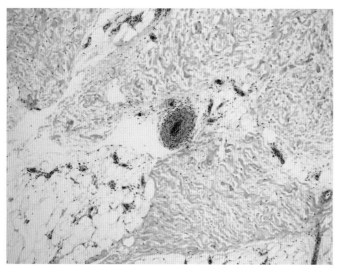

图 2-10-2-7-2A 皮下脂肪血管腔内单一核细胞浸润（中国医科大学附属第一医院郑松教授惠赠）

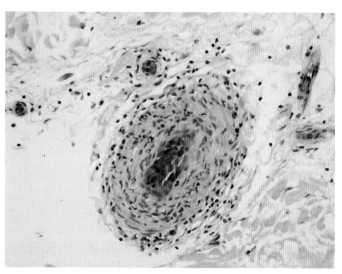

图 2-10-2-7-2B 肿瘤细胞呈大淋巴细胞，核深染（中国医科大学附属第一医院郑松教授惠赠）

2. 免疫组化 肿瘤细胞表达 B 细胞抗原，如 CD20、CD79a 等（图 2-10-2-7-3）。大部分肿瘤细胞表达 Mum-1。

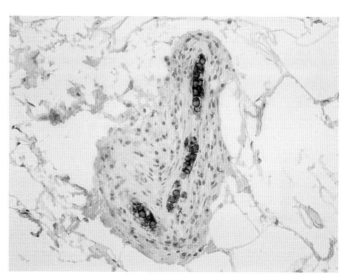

图 2-10-2-7-3 肿瘤细胞表达 CD20（中国医科大学附属第一医院郑松教授惠赠）

【鉴别诊断】

1. 血管内 NK/T 细胞淋巴瘤 血管内肿瘤细胞表达 CD2、CD3ε 和 CD56，或者 CD2、CD3 和 CD5 等。

2. 血管内间变大细胞淋巴瘤 肿瘤细胞表达 CD30，而不表达 EBER 和 ALK。

3. 组织细胞或 T 细胞淋巴管内良性增生 肉芽肿性唇炎组织病理中出现淋巴管内组织细胞团，无异型性，CD68 和 CD163 阳性。皮肤受到持续性外伤时，皮肤淋巴管内见到 CD30 阳性的 T 淋巴细胞，这些细胞表达所有 T 细胞标记，不表达 CD56 和 EBER。

（渠 涛）

八、假性淋巴瘤/反应性淋巴组织增生

【概念】

又称皮肤 B 淋巴样增生、皮肤淋巴细胞瘤等。皮肤淋巴样组织反应性增生以 B 淋巴细胞增生为主。

【临床特点】

1. **临床表现**　由于皮肤 B 细胞性假性淋巴瘤的诱因多种多样,其发生人群、部位均有很大差异,通常发生于面部、胸部或上肢,也可以发生于乳晕区或外生殖器区。通常表现为单发红色或紫红色斑块或结节,一般不破溃(图 2-10-2-8-1)。

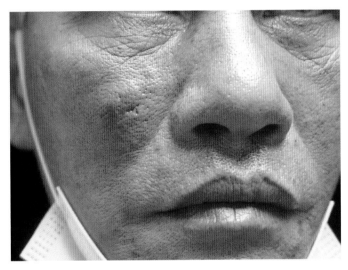

图 2-10-2-8-1　右侧面部暗红色斑块

2. **治疗**　单个结节手术切除,也可选择病变内注射糖皮质激素或干扰素。有证据显示,假性淋巴瘤与伯氏疏螺旋体感染相关,可以选择多西环素、红霉素类或头孢类抗生素。顽固性病变,应用放射治疗。

3. **预后**　部分病例自行消退,有些病例呈慢性过程,也有转化为淋巴瘤的报道,因此,需要长期随诊。

【发病机制】

皮肤以 B 淋巴细胞为主的淋巴组织反应性增生,诱因包括节肢昆虫叮咬、伯氏疏螺旋体感染、注射药物或疫苗反应、金属或文身染料反应等,实际上,大部分病例常常找不到诱因,推测与持续性抗原刺激引起淋巴组织增生有关。

【病理变化】

1. **镜下观**　真皮内结节状或弥漫性淋巴样组织反应性增生常常存在淋巴滤泡(图 2-10-2-8-2A、图 2-10-2-8-2B),典型的次级淋巴滤泡中心为大的中心母细胞形成暗区,中心细胞形成明区,掺杂树突状细胞、吞噬核碎片的巨噬细胞(图 2-10-2-8-2C),外周为密集套细胞(图 2-10-2-8-2D),滤泡间主要为以 T 细胞为主的小淋巴细胞、组

织细胞、浆细胞和嗜酸性粒细胞。增生的淋巴组织可累及皮下脂肪层。

表皮病理改变不特异,出现细胞间水肿、表面结痂或少量淋巴细胞移入表皮,真皮表皮间可见无浸润带。

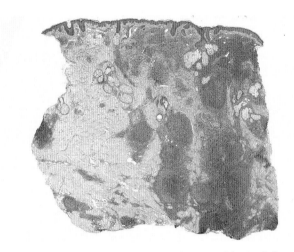

图 2-10-2-8-2A　真皮内结节状淋巴样组织增生

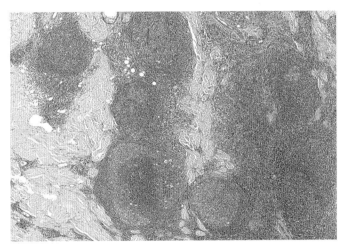

图 2-10-2-8-2B　局部形成滤泡样结构

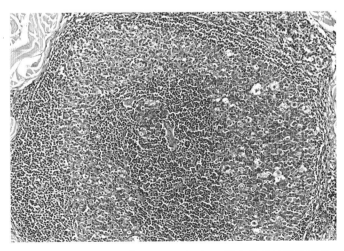

图 2-10-2-8-2C　淋巴滤泡见明区和暗区,混杂吞噬核碎片巨噬细胞

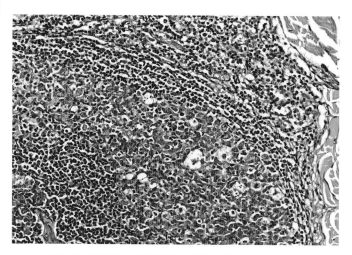

图 2-10-2-8-2D　淋巴滤泡外围见密集套区淋巴细胞

2. **免疫组化**　淋巴滤泡内以 B 淋巴细胞抗原表达为主,如 CD20 等,这些细胞同时表达 CD10 和 BCL-6,不表达 BCL-2。CD21、CD23、CD35 显示完整的滤泡树突网。滤泡间淋巴细胞以 T 细胞抗原表达为主,一般不表达 CD10。浆细胞无轻链限制性表达。

【鉴别诊断】

1. **原发性皮肤边缘区淋巴瘤**　肿瘤细胞来源于边缘区淋巴细胞,滤泡间 B 淋巴细胞增生,胞质淡染,肿瘤细胞可侵入生发中心,CD21 显示更加清楚,肿瘤细胞异常表达 CD43,浆细胞有轻链限制性表达。需要注意的是,边缘区淋巴瘤内可以出现反应性淋巴滤泡。

2. **皮肤滤泡中心型淋巴瘤**　肿瘤内淋巴滤泡无明区和暗区之分,无巨噬细胞,核分裂象不常见,增生指数较本病低,滤泡之间有部分细胞表达 CD10 和 BCL-6。

（渠　涛）

参 考 文 献

Alaggio R, Amador C, Anagnostopoulos I, et al. The 5th edition of the World Health Organization Classification of Haematolymphoid Tumours: Lymphoid Neoplasms. Leukemia, 2022, 36(7): 1720-1748.

黑素细胞来源的肿瘤

第一节 黑素细胞良性肿瘤

一、单纯性黑子

【概念】

单纯性黑子为色素过度沉着斑,其表皮黑素细胞数量增加。

【临床特点】

1. 临床表现 最常见于儿童,亦可发生于任何年龄。单纯性黑子常为散在皮损,与日光照射部位无关,可发生于任何部位,包括眼结膜及皮肤黏膜交界处。皮损为小的界限清楚的斑疹,色素分布均匀,颜色从褐色到黑色不等,直径通常只有数毫米(图 2-11-1-1-1)。

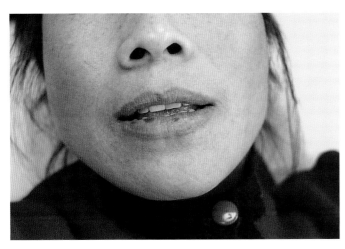

图 2-11-1-1-1 下唇部多发色素性斑疹

特殊类型有泛发性黑子、多发性黑子综合征(豹斑综合征)、Peutz-Jeghers 综合征、Laugier-Hunziker 综合征、Carney 综合征等。

(1)泛发性黑子:表现为无数小的色素斑(图 2-11-1-1-2),可发生于出生时、儿童期或成年,无任何其他异常。不累及黏膜。可有家族史。也有呈小片状或大片状排列的节段性黑子的报道。

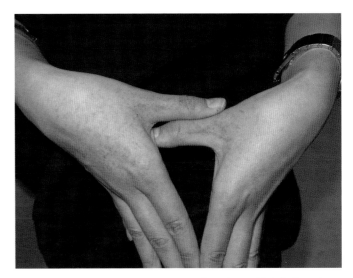

图 2-11-1-1-2 泛发性黑子,双手背泛发均一的小色素斑疹

(2)多发性黑子综合征:又称豹斑综合征(LEOP-ARD综合征),是极为罕见的显性遗传病,特征性表现为皮肤上出现数千个深褐色的斑点,但不累及黏膜。黑子始发于婴儿期,数量逐渐增加。大多数斑点从针尖到 5mm 大小,但一些斑疹直径也可达 5cm。除黑子(L)外,还包括心电图传导异常(E)、眼距过宽(O)、肺动脉狭窄(P)和生殖器异常(A)、生长迟缓(R)和神经性耳聋(D)。并非每个病例都出现所有这些表现。

(3)Peutz-Jeghers 综合征:是一种少见的显性遗传性疾病,表现为口周的深褐色斑点,临床类似于黑子,在唇红缘、口腔黏膜可见类似斑点。少数病例仅表现为色素异常,多数病例在胃肠道中通常存在多发性息肉,主要在小肠。近来研究已证明患者罹患胃肠道和胃肠外肿瘤的风险增高。女性患者发生乳腺和妇科肿瘤的风险极高。

2. 治疗 单纯性黑子和相关病变通常不需要积极治疗,为了美容目的,可以选择激光治疗。

3. 预后 预后良好,通常不需要积极治疗。

【发病机制】

单纯性黑子的发病机制不明,和日光没有明显相关性。综合征中的黑子表现与遗传相关。

【病理变化】

镜下观　黑子通常表现为表皮突延长,基底层黑素细胞数量增加,黑素细胞和基底层角质形成细胞中的黑素增加,表皮中的黑素细胞在延长的表皮突尖端和侧面呈局灶性相连,但在表皮突之间增生细胞并不呈连续性,不形成细胞巢。有时在表皮的上层也可见黑素,包括角质层。真皮乳头内可见轻度炎症细胞浸润与噬黑素细胞。(图 2-11-1-1-3A、图 2-11-1-1-3B)

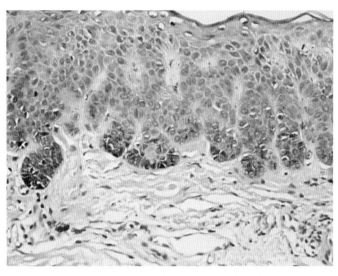

图 2-11-1-1-3A　表皮突延长,基底层黑素细胞数量增加,黑素细胞和基底层角质形成细胞中的黑素增加,但不成巢

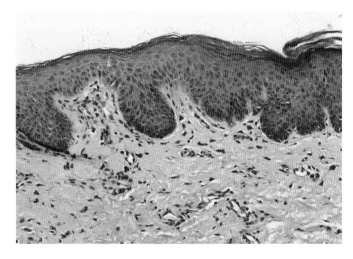

图 2-11-1-1-3B　真皮乳头内可见轻度炎症细胞浸润与噬黑素细胞

【鉴别诊断】

临床上,单纯性黑子与交界痣难以区分,组织病理可以有助于鉴别,交界痣增生的黑素细胞形成痣细胞巢。

(陈思远)

二、先天性黑素细胞痣

【概念】

先天性黑素细胞痣(congenital melanocytic nevus)为出生即有,含有黑素细胞增生的皮损。

【临床特点】

1. **临床表现**　先天性黑素细胞痣见于 1%~2% 的新生儿,通常在出生时或出生后不久出现。可以分为三种类型:小痣,直径小于 1.5cm(图 2-11-1-2-1);中等大痣,直径大于 1.5cm,但小于 20cm(图 2-11-1-2-2);巨痣,直径大于 20cm(图 2-11-1-2-3)。出生时一般为浅棕色至深褐色斑,但随着年龄的增长,常出现疣状和多毛。巨大的先天性痣有 3.8%~18% 的风险发展成黑色素瘤。

2. **治疗**　有些学者建议切除先天性巨痣,但通常需复杂的手术程序,因此美观要求可能会受到质疑,即便尽力切除皮损,终身随访也是很有必要的。小到中等大小的先天性色素痣,手术切除后疗效满意,但随着皮损的

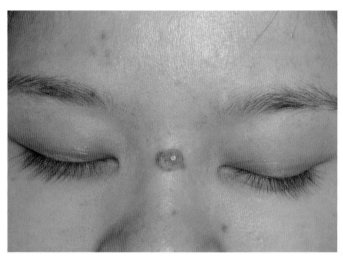

图 2-11-1-2-1　先天性黑素细胞痣,小痣

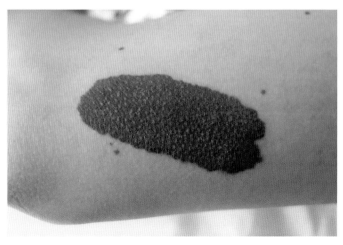

图 2-11-1-2-2　先天性黑素细胞痣,中等大痣

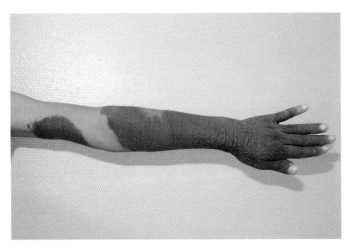

图 2-11-1-2-3　先天性黑素细胞痣,巨痣

增大,满意度会显著降低。大多数未治疗的先天性痣,其自然病程会逐渐减轻,但一些治疗可能会出现不良反应,基于这些考虑,可以选择随访,而非手术切除。

3. 预后　先天性黑素细胞痣可发生黑色素瘤,定期随访是必要的。

【发病机制】

关于先天性痣的发生,提出了双重起源学说,很可能皮损的真皮部分直接来源于神经嵴前体,而非表皮痣细胞"滴落"的过程,也有证据表明这些皮损和普通的痣在遗传学上是不同的。已报道个别先天性痣中有 *NRAS*、*BRAF* 和 *Tp53* 的癌基因突变。然而,同一患者出现多发性先天性巨痣的发病机制仍不明确。

也有研究发现,先天性色素痣可能仅仅来源于皮肤干细胞,而不是正常黑素细胞的迁移,或在正常黑素细胞迁移后遗留,以及浅层黑素细胞具有一定程度的分化能力所致。

【病理变化】

镜下观　小到中等大小先天性黑素细胞痣可以是交界痣、复合痣或皮内痣,在真皮中的位置可以较浅,也可累及浅层和深层。黑素细胞通常成巢,可累及毛囊、汗腺导管及腺体、皮脂腺(图 2-11-1-2-4A);胶原束间可见散在的黑素细胞,黑素细胞可以向下扩展至网状真皮深处,甚至皮下组织。

最近研究发现,有的先天性黑素细胞痣可以模拟黑色素瘤的组织病理特点,包括:不对称、边界不清,真表皮交界处之上可见散在的单个黑素细胞,但这些改变通常较轻,未见到明显均一的细胞异型性和有丝分裂(图 2-11-1-2-4B)。偶尔在婴儿的先天性黑素细胞痣的真表皮交界处和/或真皮内可见细胞的异型性。

先天性巨痣通常比小到中等先天性黑素细胞痣更为复杂。一般包括三种模式:复合痣或皮内痣、"神经痣",以

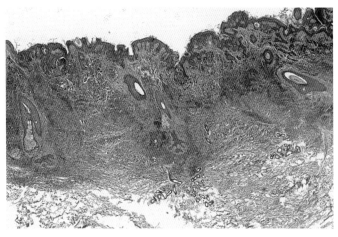

图 2-11-1-2-4A　先天性黑素细胞痣,痣细胞围绕在毛囊、皮脂腺及汗腺等附属器周围

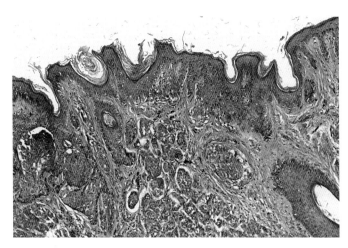

图 2-11-1-2-4B　真表皮交界处之上可见散在的单个黑素细胞,未见到明显均一的细胞异型性和有丝分裂

及蓝痣的模式。大多数情况下,以复合痣和皮内痣为主。

【鉴别诊断】

临床上,需要与获得性黑素细胞痣相鉴别,模拟黑色素瘤的先天性黑素细胞痣需要与黑色素瘤相鉴别。

(陈思远)

三、获得性黑素细胞痣

【概念】

获得性黑素细胞痣(acquired melanocytic nevus)是由痣细胞组成的良性肿瘤,又称痣细胞痣,包括交界痣、复合痣和皮内痣。

【临床特点】

1. 临床表现

(1) 交界痣:临床表现为扁平或稍隆起的棕色或棕黑色斑,直径数毫米(图 2-11-1-3-1),无毛,可发于任何部位的皮肤,出生前后至成年均可发生。但发生于掌、跖和阴囊者多为交界痣;交界痣可转变为复合痣或皮内痣。

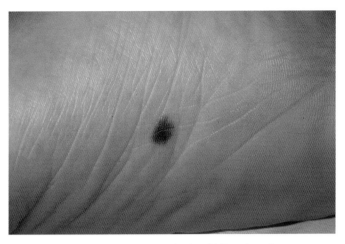

图 2-11-1-3-1　交界痣,扁平的棕黑色斑疹

（2）复合痣:损害隆起,表面光滑,有时呈疣状。多为棕色,少见肤色(图 2-11-1-3-2)。一般边界清晰。直径约数毫米。有的复合痣系由交界痣转变而来,在转化阶段则具有二者的特点,临床难以鉴别。

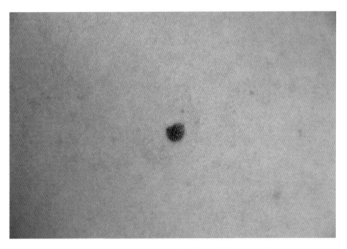

图 2-11-1-3-2　复合痣,棕黑色的斑丘疹

（3）皮内痣:损害多呈圆顶形或乳头瘤状,有时带蒂或附黑毛(图 2-11-1-3-3)。损害的颜色自棕黑色至肤色不等。皮内痣比较稳定,恶变为黑色素瘤者甚少。

2. 治疗　普通色素痣一般不需要积极治疗,美观需要可切除皮损,或临床上不典型的皮损,为排除黑色素瘤而行手术切除。痣的数量增加,尤其是体积较大的痣,应密切观察。

3. 预后　普通色素痣预后良好,体积较大的痣,应密切观察。

【发病机制】

目前认为是由表皮内的黑素细胞产生。自 1926 年 Masson 提出痣细胞的神经来源学说以来,已被人们广泛接受。但对真皮下部呈神经结样的梭形痣细胞,究竟是来自表皮黑素细胞或来自施万细胞,意见不一。

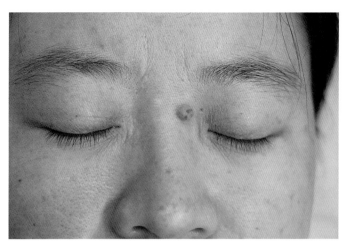

图 2-11-1-3-3　皮内痣,肤色的圆顶状丘疹

【病理变化】

1. 镜下观　交界痣组织病理表现为痣细胞在表皮下部接近真皮处形成若干表皮内的痣细胞巢。痣巢界限清楚,痣细胞与角质形成细胞之间无结缔组织存在。交界痣的痣细胞通常呈卵圆形或近似圆形。胞质清晰,具有一定的胞界。核大,呈圆形或椭圆形。形态类似上皮样细胞。痣细胞内常含有较多黑素(图 2-11-1-3-4A、图 2-11-1-3-4B)。

复合痣组织学上兼有交界痣和皮内痣的特点,痣细胞巢既可见于表皮内,也可见于真皮内。在真皮上部的痣细胞常呈卵圆形,含有较多黑素;在真皮深部者多呈梭形,含黑素少或无黑素(图 2-11-1-3-5)。

皮内痣组织病理表现为痣细胞位于真皮内,在真皮上部的痣细胞形似上皮样细胞,聚集成巢,常含有黑素。在真皮中、下部的痣细胞形似淋巴样细胞或梭形细胞,痣细胞在真皮中的位置越深,形状则越呈梭形,很少含有黑素(图 2-11-1-3-6A～图 2-11-1-3-6C)。有时在痣细胞巢中可见多核痣细胞存在,其核常排列呈玫瑰花结状或集聚在细胞中央。这种多核痣细胞仅在成熟的痣中出现,象征着痣的良性特征。

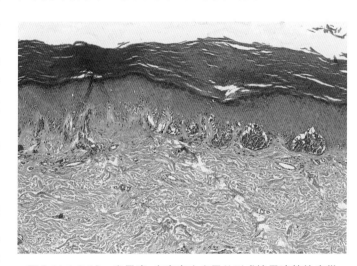

图 2-11-1-3-4A　交界痣,在真表皮交界处形成境界清楚的痣巢

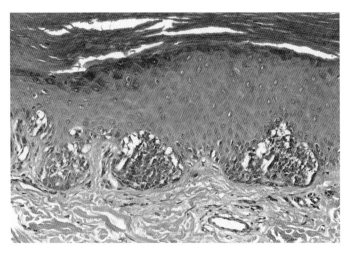

图 2-11-1-3-4B　交界痣,痣细胞形态类似上皮样细胞,常含有较多黑素,与角质形成细胞之间无结缔组织存在

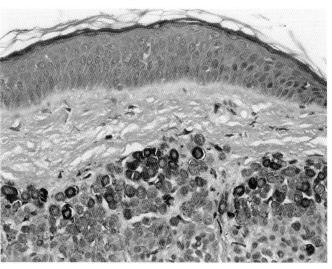

图 2-11-1-3-6B　真皮上部的痣细胞形似上皮样细胞,聚集成巢,常含有黑素

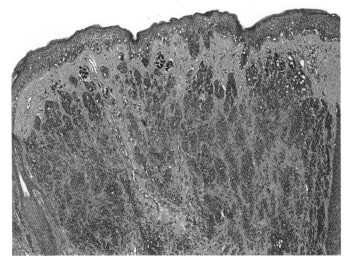

图 2-11-1-3-5　复合痣,痣细胞巢既可见于表皮内,亦可见于真皮内

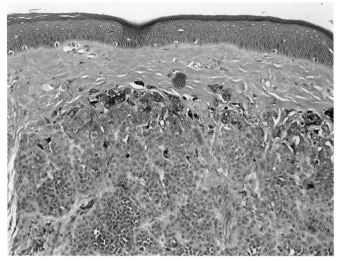

图 2-11-1-3-6C　真皮上部的痣细胞形似上皮样细胞,聚集成巢,常含有黑素

2. 免疫组化　HMB45 在复合痣及皮内痣中通常显示为真皮浅层痣细胞阳性,而深部痣细胞阴性,有助于与黑色素瘤区分。p53 在黑素细胞痣中表达缺失,而在黑色素瘤中显示阳性。

【鉴别诊断】

需要和发育不良痣、黑色素瘤鉴别。肤色皮疹需要和皮肤纤维瘤、软纤维瘤、神经纤维瘤等鉴别。

（陈思远）

四、发育不良痣

【概念】

发育不良痣(dysplastic nevus)是指具有临床、组织结构和细胞非典型性的色素性病变,可分为家族性和散发

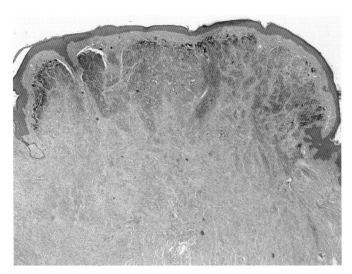

图 2-11-1-3-6A　皮内痣,痣细胞位于真皮内,可见成熟现象

性非典型/发育不良痣。临床提示黑色素瘤发生风险增加。目前对其分型存在争议,因其与常见的获得性黑素细胞痣有重叠的临床病理特征,因此有人认为只是另一种类型的获得性色素痣。

【临床特点】

1. **临床表现**　青年人和老年人均可发生。任何部位都可出现(尤其是家族性病例),如躯干、四肢、臀部和外生殖器,包括面部、头皮。小心部分活检显示"非典型"的病变发生于老年人面部或长期阳光暴露的皮肤,这些病例可能模仿早期雀斑样黑色素瘤。皮损表现为中央小的丘疹,一般直径 8~10mm,边界不规则,色素沉着不均一,周围见黄褐色斑,边界模糊(图 2-11-1-4-1)。

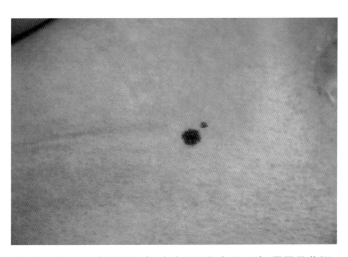

图 2-11-1-4-1　发育不良痣,中央呈深褐色斑丘疹,周围见黄褐色斑,边界模糊

2. **治疗**　手术完整切除,严重不典型痣需距离边缘扩大切除 5mm。中度发育不良痣只需要简单切除即可,不需要扩大切除。

3. **预后**　一旦充分切除,局部复发的风险非常低,发生黑色素瘤的风险也很小。

【病理变化】

镜下观　表现为伴有结构紊乱和不对称的交界痣或复合痣,在复合痣中,真表皮交界处细胞巢扩展超过了真皮成分(肩带现象)(图 2-11-1-4-2A),通常超过 3 个皮突。相邻皮肤黑素细胞增生单个分布或成巢,并相互融合(桥接现象)(图 2-11-1-4-2B)。可见局部黑素细胞呈Paget 样扩散,但通常局限于病灶中心(图 2-11-1-4-2C)。真皮内痣细胞从浅层到深层逐渐变小并呈梭形(成熟现象)。表皮下平行于表皮的纤维增生,呈层状排列。痣细胞巢周围可见环状纤维增生。网状真皮内可见血管增生。真皮内见慢性炎症伴色素失禁(图 2-11-1-4-2D)。痣细胞丰富有棕灰色细胞质,可见核多形性(在中度和重度病变中更明显),核染色质密集深染(图 2-11-1-4-2E)。

【鉴别诊断】

需与普通的获得性黑素细胞痣、先天性黑素细胞痣及黑色素瘤相鉴别。

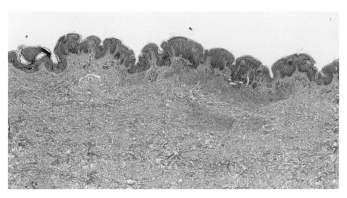

图 2-11-1-4-2A　真表皮交界处细胞巢扩展超过真皮成分(肩带现象)

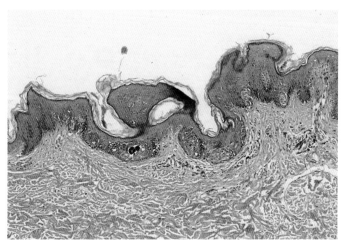

图 2-11-1-4-2B　相邻皮肤黑素细胞增生单个分布或成巢,并相互融合(桥接现象)

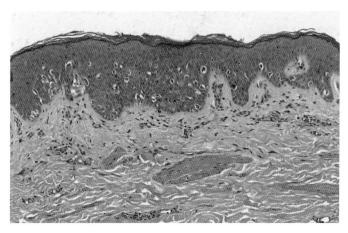

图 2-11-1-4-2C　可见局部黑素细胞呈 Paget 样扩散,但通常局限于病灶中心

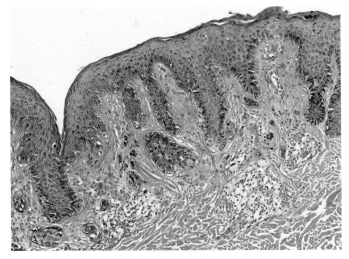

图 2-11-1-4-2D　痣细胞巢周围可见环状纤维增生,真皮内见慢性炎症伴色素失禁

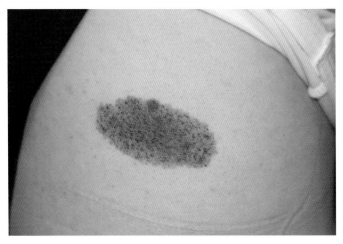

图 2-11-1-5-1　斑痣,浅棕色到褐色斑的基础上出现多个聚集的色素斑或小丘疹

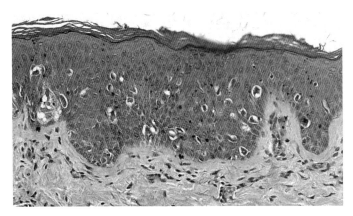

图 2-11-1-4-2E　中度和重度发育不良痣中可见部分黑素细胞核膜模糊,核有多形性

（陈思远）

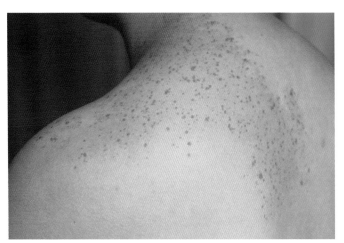

图 2-11-1-5-2　斑痣,单侧带状大范围分布的变异型

五、斑痣

【概念】

斑痣(nevus spilus)是指较大的、浅色素沉着的斑片状病变,其上分布着大量小的色素沉着斑和丘疹。

【临床特点】

1. **临床表现**　发生在出生时或婴儿期,但通常在1岁内发生。无性别差异。主要表现为在浅棕色至褐色斑的基础上,出现多个聚集性色素斑或小丘疹(图 2-11-1-5-1)。无毛发增生,皮损多孤立,偶有单侧带状分布的报道(图 2-11-1-5-2)。

2. **治疗**　一般无须治疗,为了美容目的可以选择手术治疗。

3. **预后**　充分切除,预后良好。

【病理变化】

镜下观　组织学上,色素增加的病灶代表不同发育阶段的普通痣,包括交界痣、复合痣或皮内痣,少数患者可见 Spitz 痣和蓝痣。而背景的色素沉着斑成分包括正常皮肤、单纯黑子样或痣样表现(图 2-11-1-5-3A、图 2-11-1-5-3B)。

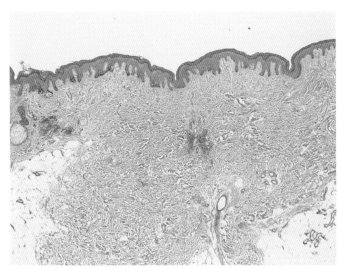

图 2-11-1-5-3A　病理上表现为复合痣特点,呈多灶性分布

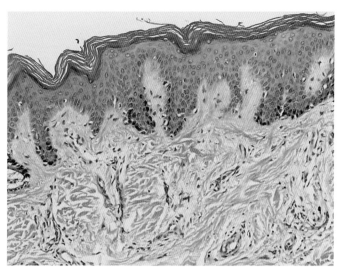

图 2-11-1-5-3B　上方表皮呈单纯性黑子表现

【鉴别诊断】

主要与黑色素瘤相鉴别。

（陈思远）

六、特殊部位色素痣

【概念】

特殊部位色素痣（nevi of special sites）是一组发生在特殊部位的良性黑素细胞痣，具有不典型的组织学特征，可模仿发育不良痣或黑色素瘤。其组织病理学不典型与特殊的解剖学部位相关，并不代表生物学行为上的侵袭性。

【临床特点】

1. 临床表现　特殊部位包括头皮、耳部等容易被紫外线照射部位，乳房、生殖器等容易摩擦部位，以及腋窝、乳房、脐部、膝盖等弯曲、褶皱部位。特殊部位色素痣大部分表现为浅至深棕色斑疹或丘疹，与普通色素痣在临床上无法区分，但一部分特殊部位色素痣也可出现不对称、边界欠清晰及直径偏大（大于0.6cm）的特点。（图2-11-1-6-1~图2-11-1-6-3）

2. 治疗　手术切除。

3. 预后　预后良好。

【发病机制】

特殊部位色素痣的临床及组织学的不典型特征可能与解剖学部位的物理摩擦、紫外线照射、外伤等相关。

【病理变化】

1. 镜下观　特殊部位色素痣在镜下容易出现组织学上的不对称和外周界限不清的特点。部分可表现为在表皮突顶端及两侧出现较大的黑素细胞巢（图2-11-1-6-4A）。真表皮交界处可出现随机分布的黑素细胞巢，偶可见单个黑素细胞在真表皮连接处增生，类似发育不良痣

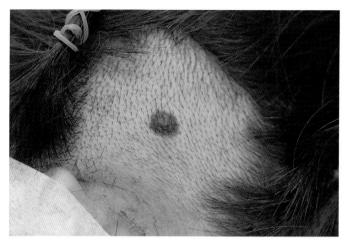

图 2-11-1-6-1　头皮色素痣，黑褐色丘疹，界限不清，直径约0.8cm

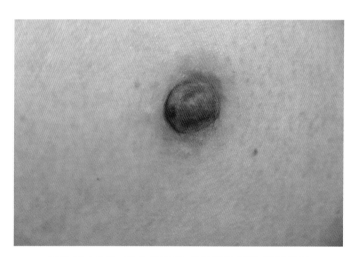

图 2-11-1-6-2　乳头色素痣，单发黑色斑疹，境界较清

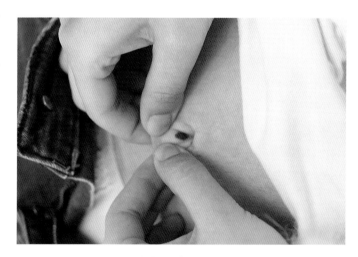

图 2-11-1-6-3　脐部色素痣，黑色斑疹，直径约0.6cm，境界清楚

（图2-11-1-6-4B、图2-11-1-6-4C）。黑素细胞巢的形状千变万化，经常出现形状怪异的巢，巢内细胞黏附性差，可出现裂隙。毛囊附属器结构容易受累。

肢端及创伤部位，可见到表皮中孤立的黑素细胞局

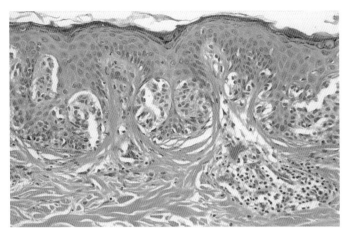

图 2-11-1-6-4A 表皮突顶端及两侧出现较大的黑素细胞巢

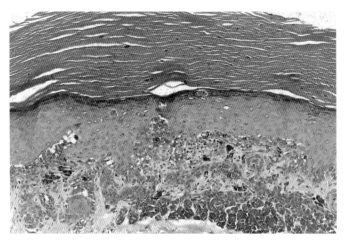

图 2-11-1-6-5 可见 MANIAC 现象及黑素细胞 Paget 样扩散，但在病变中位置局限

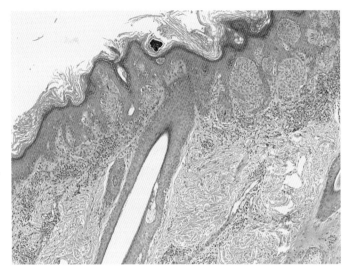

图 2-11-1-6-4B 真皮表皮交界处可出现随机分布的黑素细胞巢，细胞巢大小不一

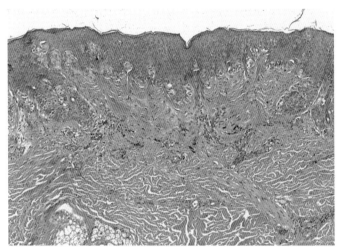

图 2-11-1-6-6 黑素细胞巢周围可出现纤维增生

表现为细胞核深染，核仁不明显，但核膜光滑，罕见情况下也可出现严重但十分局限的细胞异型性。

2. **免疫组化** Ki-67 标记下的组织中，可见真表皮处的黑素细胞轻度增生活跃，但阳性指数一般不超过 10%，真皮内的部分常为阴性。

【鉴别诊断】

1. **发育不良痣** 组织学上的不对称性，常见肩带现象及桥接现象，局部可见黑素细胞 Paget 样扩散，细胞学上的非典型性明显，特征是细胞质颜色加深，细胞核可见多形性和深染，有丝分裂象增多。

2. **黑色素瘤** 通常表现为明显和弥漫性黑素细胞 Paget 样扩散，黑素细胞巢大小不一，黑素细胞可见明显的细胞异型性，核仁增大或深染，核膜增厚，核多形性明显。

（刘业强）

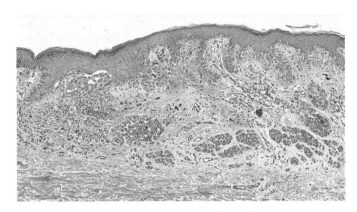

图 2-11-1-6-4C 偶可见单个黑素细胞在真表皮连接处增生

灶性向上迁移，部分报道描述为"melanocytic acral nevus with intraepithelial ascent of cells（MANIAC）"（图 2-11-1-6-5）。而真皮内黑素细胞成分在细胞学上通常是温和的，可见成熟现象。黑素细胞巢周围可有纤维增生或炎症细胞浸润，但一般程度较轻（图 2-11-1-6-6）。局部区域偶尔可见个别有丝分裂，部分黑素细胞可出现轻度非典型性，

七、肢端痣

【概念】

肢端痣（acral nevus）是发生于掌跖部位的色素痣，临

床常无明显特征性,病理上因解剖部位的特殊性,可出现某些非典型特征导致诊断困难。

【临床特点】

1. 临床表现　有色人种中更常见,一项日本研究表明,日本人中肢端痣的比例可高达10%。肢端痣的临床表现可与普通色素痣无明显区别,通常直径小于1cm,但部分也可出现形状不对称、颜色不均匀及界限欠清晰等危险特征(图2-11-1-7-1),为临床诊断带来一定困难。由于在有色人种中黑色素瘤的主要发病类型为肢端型,因此肢端痣与黑色素瘤的鉴别十分重要。

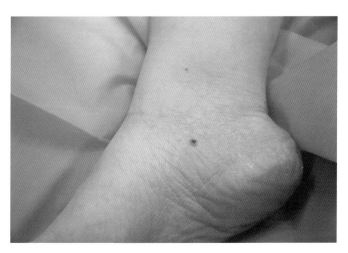

图2-11-1-7-1　足部黑色斑疹,色素欠均匀

2. 治疗　手术切除。

3. 预后　预后良好。

【发病机制】

临床及组织学的不典型特征可能与解剖学部位的物理摩擦、外伤相关。

【病理变化】

镜下观　肢端痣的痣细胞巢在镜下相对较对称,常沿真表皮交界处连续分布,而不是以嵌套模式分布。痣细胞巢周围常有裂隙,因此与邻近的角质形成细胞很好区分。通常细胞学表现良好,罕见有丝分裂象,少数病例可见轻度异型性(图2-11-1-7-2A~图2-11-1-7-2C)。

与发育不良痣不同的是,肢端痣一般没有"肩带"现象,此外,肢端痣常出现表皮内的黑素细胞上移,部分报道将这种现象描述为"melanocytic acral nevus with intraepithelial ascent of cells(MANIAC)"。MANIAC常与细胞Paget样扩散的不良特征共同出现,而研究统计MANIAC通常在外伤后及反复刺激后的肢端痣中更常见(图2-11-1-7-2D)。肢端痣的另一个特点是在角质层中,可观察到色素分布,有时表现为黑色素柱,可能与肢端部位反复物理摩擦有关,角质层中色素保留也可能与MANIAC相关。

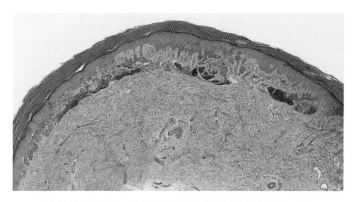

图2-11-1-7-2A　低倍镜下可见黑素细胞巢相对较对称

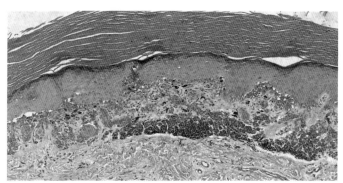

图2-11-1-7-2B　常见黑素细胞巢沿真表皮交界处连续分布

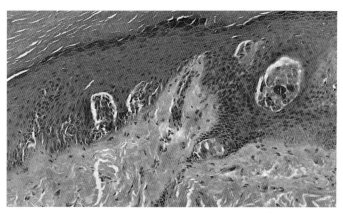

图2-11-1-7-2C　痣细胞巢周常有裂隙,与邻近的角质形成细胞很好区分

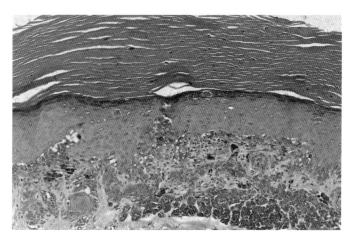

图2-11-1-7-2D　可见MANIAC现象及黑素细胞Paget样扩散,但在病变中位置局限,角质层内可见黑色素柱

【鉴别诊断】

1. **发育不良痣**　组织学上的不对称性,常见肩带现象及桥接现象,局部可见黑素细胞 Paget 样扩散,细胞学上的非典型性明显,特征是细胞质颜色加深,胞核可见多形性和深染,有丝分裂象增多。

2. **黑色素瘤**　通常表现为明显和弥漫性黑素细胞 Paget 样扩散,黑素细胞巢大小不一,黑素细胞可见明显的细胞异型性,核仁增大或深染,核膜增厚,核多形性明显。

（刘业强）

八、黏膜色素痣

【概念】

黏膜色素痣(mucosal nevus)是发生在黏膜部位的良性黑素细胞痣,常见于口腔黏膜及外阴、生殖器部位,临床少见,因部位隐匿不易发现。

【临床特点】

1. **临床表现**　口腔黏膜色素痣发病率低,任何年龄均可发生,报道中更常见于女性患者,大多数口腔黏膜色素痣是获得性发病,少见先天性发病。好发部位为硬腭、唇红和颊黏膜。大部分口腔黏膜色素痣表现为色素沉着性丘疹或斑疹,少见结节及息肉样外观,颜色从灰色、棕色、深色、白色、蓝色和黑色不等,也可呈无色,大部分直径小于1cm,有报道显示口腔黏膜色素痣平均直径在 0.5cm。因位置隐匿,通常仅在口腔检查时被发现。口腔黏膜色素痣最常见的组织学亚型是黏膜内痣,其次是蓝痣。蓝痣最常见于硬腭部位,而黏膜内痣最常见于颊黏膜。

外阴、生殖器部位的色素痣比较少见,主要发生在外阴(大阴唇、小阴唇和阴蒂),但也可出现在会阴、耻骨和男性生殖器(图 2-11-1-8-1)。

2. **治疗**　手术切除。

3. **预后**　通常预后良好,部分存在恶变潜能。

【发病机制】

黏膜色素痣的临床及组织学的不典型特征可能与解剖学部位的外伤、物理摩擦等相关。个别病例中存在 *BRAF* 突变,少见 *NRAS* 及 *HRAS* 突变。

【病理变化】

1. **镜下观**　口腔黏膜色素痣的主要组织学亚型分为:交界痣、复合痣、黏膜内痣、蓝痣(普通型和细胞型)、联合痣和发育不良痣。镜下表现与皮肤色素痣的组织学表现无明显差异。部分口腔黏膜色素痣可合并黑素细胞雀斑样增生,有个案报道可合并黏液性间质改变。

外阴、生殖器部位的色素痣组织学类型包括皮内痣、交界痣、复合痣、雀斑样痣及蓝痣,也可出现发育不良痣(图 2-11-1-8-2A、图 2-11-1-8-2B)。大部分病变镜下表现对称,界限清晰。部分病例具有轻度组织学不良特征,但生物学行为良好,称为生殖器型非典型黑素细胞性痣(atypical melanocytic nevus of the genital type,AMNGT)。AMNGT 中可出现轻度到中度细胞异型性,但通常在病变区域内分布均匀,少数可出现局限的细胞 Paget 样扩散,有成熟现象的 AMNGT 容易与黑色素瘤及发育不良痣相区分。间质反应也可在 AMNGT 中出现,通常表现为在真皮乳头层及网状层以痣巢为中心的纤维化。部分报道显示 AMNGT 中真皮内成分出现有丝分裂的比例高达 7%,因此不能单纯依靠有丝分裂比例来区分 AMNGT 和黑色素瘤。

2. **免疫组化**　口腔黏膜色素痣的 S100 呈弥漫性核和胞质染色;HMB-45 呈阳性,但染色不规则或呈斑片状,因为成熟的痣细胞没有染色。Ki-67 增殖指数平均为 3%。

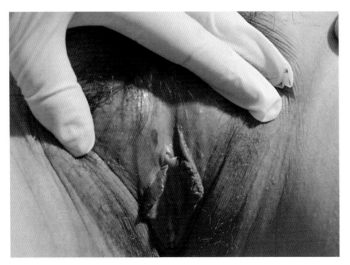

图 2-11-1-8-1　小阴唇黑色斑疹

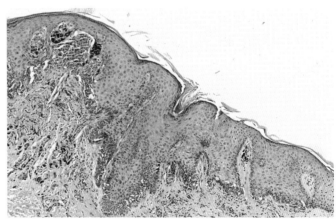

图 2-11-1-8-2A　黏膜痣,真皮表皮交界处黑素细胞增生,部分聚集成巢

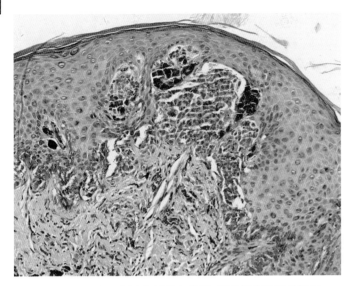

图 2-11-1-8-2B　黑素细胞核仁明显,细胞巢内黏附性降低

【鉴别诊断】

1. 口腔黏膜色素痣需要与口腔黑素斑、汞合金文身、口腔黑棘皮瘤、口腔黑色素瘤等相鉴别,在病理上主要与后两者鉴别。

（1）口腔黑素斑:是口腔中最常见到的黑素细胞病变,通常单发,为境界清楚的黑素斑疹或斑片,病理上表现为表皮基底层尤其是表皮突顶端的黑素颗粒增加,而黑素细胞数目不增加。

（2）口腔黑色素瘤:病变早期可见表皮有假上皮瘤样增生,瘤细胞呈 Paget 样分布及水平扩散常见,细胞异型性明显,结节状生长期可见异型上皮样瘤细胞或梭形黑素细胞成巢向黏膜固有层侵犯,部分病例可缺乏色素颗粒。

2. **生殖器区域黏膜黑色素瘤**　与其他部位的黑色素瘤组织学表现无明显差异,可有恶性雀斑痣样型、结节型、浅表扩散型等不同类型的黑色素瘤表现,部分报道显示,该区域恶性雀斑痣样型最常见。

（刘业强）

九、晕痣

【概念】

晕痣(halo nevus),又称 Sutton 痣、离心性色素脱失痣,临床表现为中央良性色素痣,周围伴有局限性色素脱失,组织学上通常为痣细胞周围有密集的淋巴细胞浸润,其发病无明显性别差异,好发生于青少年,可多发。

【临床特点】

1. **临床表现**　好发于儿童和年轻人,可见于身体的任何部分,但背部更为常见。40 岁以上患者少见,常需警惕黑色素瘤可能。晕痣可出现退化,即中央的色素痣可逐渐出现色素脱失成为粉红色,直到中央的色素痣消失,

之后可形成一局限性色素减退斑或复色。当患者的组织学表现为晕痣样的痣细胞周围伴致密炎症,但临床未见环绕白斑时,仅叫"晕痣"现象,不能称为真正的晕痣。（图 2-11-1-9-1）

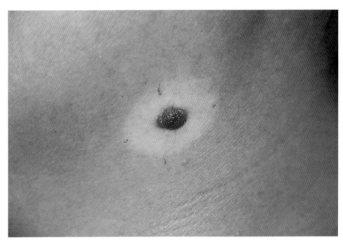

图 2-11-1-9-1　中央黑色丘疹,周围白斑

2. **治疗**　手术切除。

3. **预后**　大部分预后良好,但 40 岁以上者需警惕黑色素瘤可能。

【发病机制】

文献认为,晕痣周围的白斑是对黑素细胞抗原的反应。致密的炎症中含有大量的 T 细胞,包括可能诱导黑素细胞凋亡的细胞毒性 $CD8^+$ T 细胞。

【病理变化】

1. **镜下观**　晕痣中的痣可以是任何类型,但通常是复合痣。在真表皮交界处和真皮内的黑素细胞周围有致密的炎症细胞浸润(图 2-11-1-9-2A、图 2-11-1-9-2B)。炎症细胞的类型主要由淋巴细胞和散在的组织细胞和噬黑素细胞组成(图 2-11-1-9-2C)。早期黑素细胞病变以巢为主,晚期以单个黑素细胞为主,甚至可能出现黑素细胞完全消失。真皮内的黑素细胞成分常可见成熟现象。可出现黑素细胞的反应性非典型性,但应为低级别(轻度/中度),有丝分裂象罕见。严重的非典型性应该考虑黑色素瘤可能。

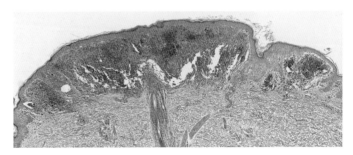

图 2-11-1-9-2A　低倍镜扫视

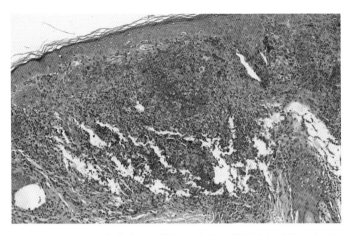

图 2-11-1-9-2B　在真表皮交界处和真皮内的黑素细胞周围有致密的炎症细胞浸润

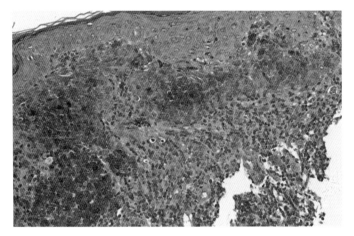

图 2-11-1-9-2C　炎症细胞的类型主要由淋巴细胞和散在的组织细胞、噬黑素细胞组成

2. 免疫组化　当镜下炎症细胞密集浸润时，可能很难确定有丝分裂是炎症细胞，还是黑素细胞。通常使用免疫组化标记辅助判定，如 S100、SOX10、Melan-A、HMB-45 等（图 2-11-1-9-3）。

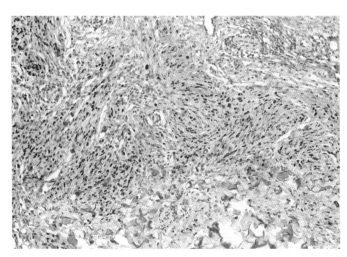

图 2-11-1-9-3　SOX10 标记下黑素细胞核阳性

【鉴别诊断】

1. **湿疹样痣**　色素痣合并湿疹反应，临床上在色素痣周围可见到湿疹样皮损，组织学上除色素痣特点外，表皮可出现海绵水肿，真皮内通常伴有嗜酸性粒细胞的轻度炎症反应。

2. **黑色素瘤**　在某些情况下可能会出现严重的炎症反应，但通常比晕痣显示更多的斑片状浸润，显示出更大程度的细胞异型性和不对称性，通常也会出现 Paget 样扩散。常见真皮内有丝分裂象、p16 缺失和 Ki-67 增殖指数升高。

（刘业强）

十、湿疹样痣

【概念】

湿疹样痣（Meyerson's nevus）的临床表现为色素痣周围伴湿疹样改变，组织学上通常可见黑素细胞增生、表皮浆痂及海绵水肿形成，同时伴有浅层血管周围炎症改变。常见于成年男性，儿童患者少见。

【临床特点】

1. **临床表现**　湿疹样痣典型的临床表现是在色素痣周围出现红斑及鳞屑（图 2-11-1-10-1），伴有瘙痒症状。常见于既往有湿疹病史的成年男性，可多发。未经治疗，湿疹样皮损可自行缓解或消退，但中央的色素痣无变化。此现象最初在 1971 年被 Meyerson 报道，此后人们观测到瘢痕疙瘩、节肢动物叮咬、脂溢性角化病、基底细胞癌和鳞状细胞癌周围也可出现合并湿疹样改变的现象，统称为 Meyerson 现象。

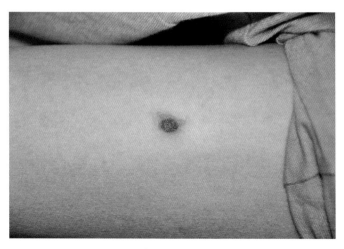

图 2-11-1-10-1　色素痣表面及周围可见红斑及鳞屑

2. **治疗**　外用糖皮质激素可治疗色素痣周围的湿疹样皮损；也有报道在切除色素痣后，湿疹样皮损可自行消退。

3. **预后**　大部分预后良好。

【发病机制】

部分报道观测到湿疹样痣容易在夏季发病,推测紫外线照射可能与该病出现相关。有人认为 Meyerson 现象与 CD4$^+$淋巴细胞的细胞间黏附分子1表达增加有关。

【病理变化】

1. **镜下观**　镜下可见色素痣合并湿疹样改变,表皮可出现角化不全伴浆痂形成,棘层可有不同程度的增生伴海绵水肿形成,真皮浅层血管周围可见以淋巴细胞为主的炎症细胞浸润,有时可伴有较多嗜酸性粒细胞及肥大细胞。色素痣的组织学类型与普通色素痣通常无明显差异。(图 2-11-1-10-2A ~ 图 2-11-1-10-2C)

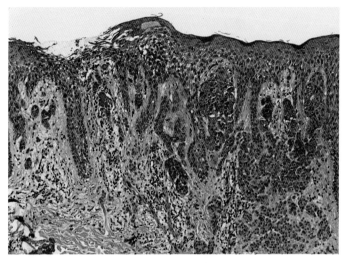

图 2-11-1-10-2C　表皮角化不全,局部见糜烂,棘层海绵水肿形成,真皮浅层血管周围以淋巴细胞为主的炎症细胞浸润

【鉴别诊断】

1. **晕痣**　中央良性色素痣周围伴有局限性色素脱失,组织学上可见痣细胞周围有密集的淋巴细胞浸润,但无表皮浆痂形成及海绵水肿。

2. **黑色素瘤**　在某些情况下可能会出现严重的炎症反应,但通常比湿疹样痣显示更多的斑片状浸润,显示出更大程度的细胞异型性和不对称性,通常也会出现 Paget 样扩散。常见真皮内有丝分裂象、p16 缺失和 Ki-67 增殖指数升高。

(刘业强)

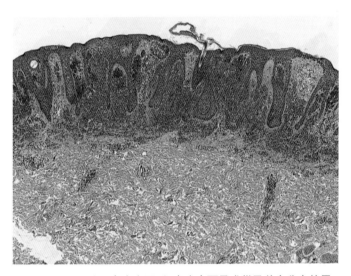

图 2-11-1-10-2A　表皮突下延,真皮内可见成巢及单个分布的黑素细胞

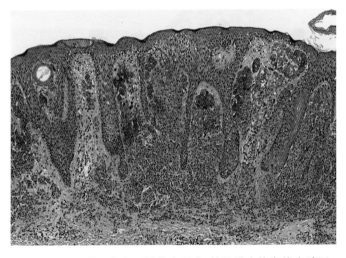

图 2-11-1-10-2B　表皮可见浆痂形成,棘层增生伴海绵水肿形成,真皮内可见成巢的黑素细胞

2. **免疫组化**　当镜下炎症细胞密集浸润时,可能很难分辨黑素细胞。通常使用免疫组化标记辅助判定,如 S100、SOX10、Melan-A、HMB-45 阴性。

十一、复发痣

【概念】

复发痣(recurrent nevus),又称假性黑色素瘤,是由黑素细胞痣部分去除后,残留的黑素细胞增殖引起,导致原部位重新出现色素性病变合并瘢痕形成。

【临床特点】

1. **临床表现**　通常因色素痣不彻底治疗而造成复发,化学剥脱、冷冻、激光及手术等治疗不彻底,均可导致复发痣的发生。发病人群以年轻女性多见,背部区域相对高发,而复发痣的原始组织学类型无明显偏倚。临床表现为形状不规则、颜色不均匀的色素沉着性斑疹(图 2-11-1-11-1)、斑片或丘疹合并瘢痕改变,色素沉着区域可呈弥散状或斑点状,偶可见色素减退伴瘢痕改变。不对称的形状及不均匀的颜色常易与黑色素瘤混淆。

2. **治疗**　彻底的手术切除。

3. **预后**　通常预后良好。

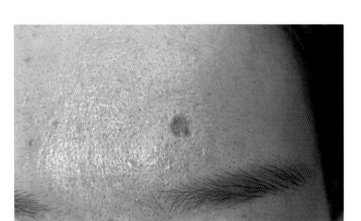

图 2-11-1-11-1 额部灰褐色凹陷性瘢痕,其内色素不均匀

【发病机制】

良性色素痣由化学剥脱、冷冻、激光及手术等治疗不彻底造成。

【病理变化】

镜下观 复发痣中黑素细胞增生一般见于真表皮交界处和真皮浅层覆盖瘢痕区域。黑素细胞常呈梭形细胞,可出现轻度到中度的细胞学异型性,但有丝分裂少见。覆盖瘢痕上方的表皮突变平,可见黑素细胞在基底层的连续性增生,但通常不会超过真皮内瘢痕组织的宽度,偶可出现黑素细胞在表皮内 Paget 样扩散(图 2-11-1-11-2A ~ 图 2-11-1-11-2C)。瘢痕样增生的胶原纤维间也可见到黑素细胞巢存在。真皮浅层可见慢性炎症细胞浸润及噬色素细胞。

【鉴别诊断】

消退期黑色素瘤 黑色素瘤晚期出现消退现象时,也可出现表皮萎缩变平,黑素细胞减少,真皮纤维化伴慢性炎症细胞浸润,但在黑色素瘤中可见残存黑素细胞的异型性更加明显,并且患者的发病部位无有创治疗经过。

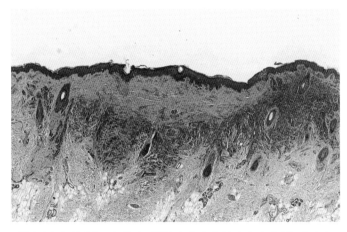

图 2-11-1-11-2A 复发痣,覆盖瘢痕上方的表皮突变平,瘢痕上方基底层及下方真皮内均可见黑色细胞

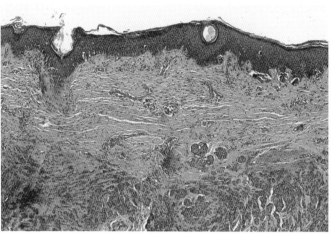

图 2-11-1-11-2B 可见基底层的黑色细胞增生,局部有成巢趋势,真皮浅层可见瘢痕样增生的胶原纤维

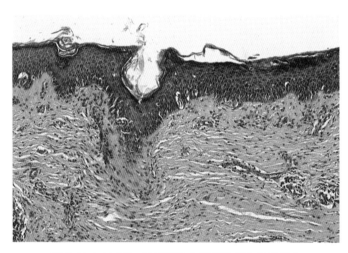

图 2-11-1-11-2C 黑素细胞在基底层呈连续性增生

(刘业强)

十二、深部穿通痣

【概念】

深部穿通痣(deep penetrating nevus,DPN),又名<u>丛状梭形细胞痣</u>,是一种罕见的良性黑素细胞痣,组织学上以楔形和丛状生长模式为特征,有时被认为是蓝痣的变异型。

【临床特点】

1. **临床表现** 好发于 10 ~ 30 岁的患者,但各年龄段均有报道,无明显性别差异。好发部位为头颈部及四肢,但也可发生在结膜和黏膜。

临床常表现为直径 0.2 ~ 1cm 的不规则暗褐色至黑色,或蓝色的丘疹或结节,常被误诊为黑色素瘤或蓝痣(图 2-11-1-12-1)。部分非典型深部穿通痣可出现区域淋巴结转移,提示有向黑色素瘤发展的潜能。

2. **治疗** 对于无组织学非典型性的 DPN 可行手术完整切除;对于非典型 DPN 建议完整切除及前哨淋巴结活检。

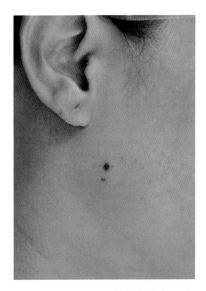

图 2-11-1-12-1　面部单发黑素丘疹

3. **预后**　典型 DPN 常预后良好。非典型 DPN 中观测到约 33% 合并淋巴结受累,但在治疗后的随访中极少复发及转移。

【发病机制】

可能与 WNT/β-catenin 和/或 MAPK 信号通路的突变相关。

【病理变化】

镜下观　低倍镜下整体呈楔形(倒三角形)轮廓,界限清楚,形状对称,向下延伸至真皮深层和皮下脂肪组织(图 2-11-1-12-2A)。真皮内成分深达网状层,沿(包裹)血管、神经和附属器向下生长,但并不破坏其结构(图 2-11-1-12-2B)。通常上部即楔形底部的细胞呈小圆形,分布常与表皮平行,而深部成分呈梭形、束状或丛状结构分布,周围常可见较多噬色素细胞(图 2-11-1-12-2C、图 2-11-1-12-2D)。

高倍镜下可见有上皮样、圆形或梭形细胞核,核膜光滑,染色质分布均匀,少数病例局部可见轻度核异型性,核仁明显,核分裂象罕见。大部分病例的真皮成分周围可见轻度炎症细胞浸润,通常无多核巨细胞。

【鉴别诊断】

1. **黑色素瘤**　黑色素瘤除可在真表皮交界处出现非典型的黑素细胞或黑素细胞巢,通常真皮内成分缺乏成熟现象,细胞异型性明显,核仁突出,过度有丝分裂(>3/mm^2),神经、淋巴管及血管侵犯常见。

2. **细胞性蓝痣**　由上皮样细胞巢及周边围绕的噬色素细胞、梭形细胞组成,细胞核仁不明显,缺乏明显的细胞学异型性、核分裂和坏死。通常形态对称、边界清楚,低倍镜下可呈"哑铃"状,周围区域通常表现为传统的蓝痣样图案。

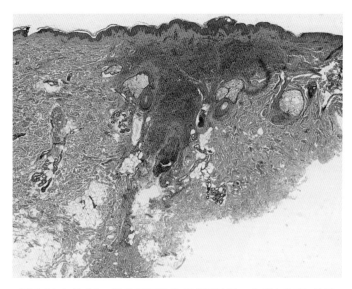

图 2-11-1-12-2A　低倍镜下整体呈楔形(倒三角形)轮廓,界限清楚,形状对称,向下延伸至真皮深层

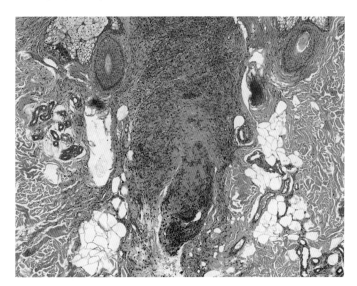

图 2-11-1-12-2B　真皮内的成分深达网状层,沿(包裹)血管、神经和附属器向下生长,但并不破坏其结构

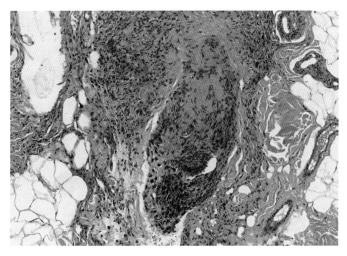

图 2-11-1-12-2C　深部成分呈梭形、束状或丛状结构分布,细胞多呈梭形外观,周围常可见较多噬色素细胞

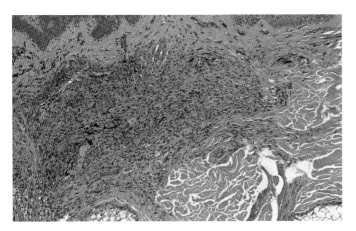

图 2-11-1-12-2D　真皮浅部的黑素细胞常与表皮平行,多呈小圆形外观

（刘业强）

十三、倒置的 A 型痣

【概念】

通常 A 型痣细胞位于真皮浅层,偶尔 A 型痣细胞位于真皮深层,呈上皮样,内含色素颗粒,多成巢分布,周围围绕着 B 型或 C 型痣细胞,称为倒置的 A 型痣(inverted type A nevus,ITAN)。

【临床特点】

1. 临床表现　Huynh P. M. 等对 5 例倒置的 A 型痣患者(男性 2 例,女性 3 例,年龄 37~80 岁)进行观察,发现其形态为圆形至椭圆形,边界清楚,直径 2.5~10mm,除 1 例中央有蓝灰至蓝黑的色素沉着灶外,其余均为棕褐色至浅褐色(图 2-11-1-13-1)。

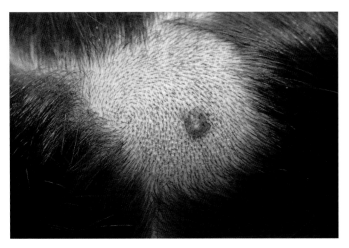

图 2-11-1-13-1　单发棕褐色丘疹

2. 治疗　手术切除。

3. 预后　良好,极少恶变。

【发病机制】

病因不明。

【病理变化】

镜下观　在真皮浅层痣细胞的背景下,其底部有单个或多个群集的上皮样/梭形 A 型痣细胞巢,周围常围绕着较多的噬黑素细胞;如向真皮深部延伸,则穿插在皮肤附属器和/或神经血管束间(图 2-11-1-13-2A)。

上皮样/梭形的痣细胞巢的体积通常较小,不形成膨胀性的融合性结节;上皮样/梭形的痣细胞巢周围常被大量的噬黑素细胞围绕(图 2-11-1-13-2B);在真皮内及皮肤附属器周围,A 型痣细胞常与 B 型痣细胞混杂在一起(图 2-11-1-13-2C);A 型痣细胞的胞质丰富,内含有细小尘埃状的色素颗粒,核形规则,缺乏核仁或核仁不明显,细胞核无明显的多形性(图 2-11-1-13-2D)。

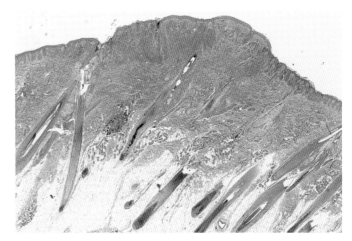

图 2-11-1-13-2A　在真皮浅层痣细胞的背景下,其底部有单个或多个群集的上皮样 A 型痣细胞巢,周围常围绕着较多的噬黑素细胞

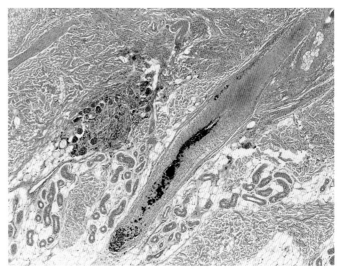

图 2-11-1-13-2B　上皮样的痣细胞巢的体积通常较小,巢周围常被大量的噬黑素细胞围绕

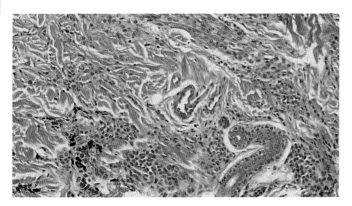

图 2-11-1-13-2C　真皮内及皮肤附属器周围,A 型痣细胞常与 B 型痣细胞混杂在一起

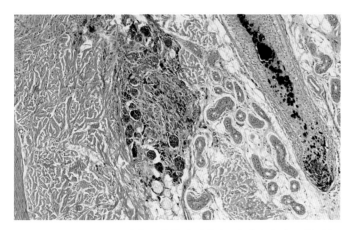

图 2-11-1-13-2D　A 型痣细胞的胞质丰富,内含有色素颗粒,核形规则,细胞核无明显的多形性

【鉴别诊断】

深部穿通痣　是一种具有复合痣、蓝痣和 Spitz 痣特点的色素痣。病变累及真皮网状层或皮下脂肪,并与周围的立毛肌和/或神经血管束融合。镜下病变边界清楚,呈楔形,基底部朝向表皮,与表皮宽幅相邻,其顶端向下扩展至皮下脂肪层。细胞排列呈巢状或丛状成簇分布,可见散在较大、浓染、多形性细胞核。上述特点均与倒置的 A 型痣不同,可资鉴别。

(万　川)

十四、普通型蓝痣

【概念】

普通型蓝痣(common blue nevus)由 Tieche M. 在 1906 年首次描述并命名,是一种良性的黑素细胞病变,命名源自其特征性表现蓝色丘疹。

【临床特点】

1. 临床表现　普通型蓝痣可出现在任何年龄或先天即有,但常见于儿童期和青年时期,女性多见。据报道,普通型蓝痣在亚洲人种中更为普遍。

典型皮损为孤立性、体积小、边界清、圆顶状的丘疹,呈蓝色、蓝黑色或蓝灰色,其直径常为 0.5~1cm(图 2-11-1-14-1)。病变好发于手足背、头皮、面部及臀部,还可发生在皮肤以外的部位,如口腔黏膜、结膜、巩膜、淋巴结、宫颈、前列腺、阴道等。

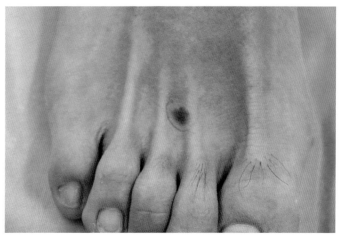

图 2-11-1-14-1　足背单发蓝黑色丘疹

2. 治疗　可采用手术切除治疗。

3. 预后　普通型蓝痣为良性病变,预后良好。

【发病机制】

蓝痣的黑素细胞来源于胚胎发育过程的神经嵴细胞沿神经腹侧向皮肤迁移。本病呈蓝色是由于黑素颗粒对可见光的短波长成分的优先散射造成的,即所谓的 tyndall 效应。

【病理变化】

1. 镜下观　表皮通常正常,缺乏交界部位活性成分。以真皮内富含色素的双极性、树突状黑素细胞,伴随有明显增多的噬黑素细胞为特征(图 2-11-1-14-2A)。

黑素细胞可累及真皮各层,可聚集于皮肤附属器、血管及神经周围,不成巢分布,无成熟现象;细胞核无明显的多形性,缺乏有丝分裂象(图 2-11-1-14-2B)。

成纤维细胞及胶原纤维的数量常有一定程度的增加,间质不同程度地硬化红染。

2. 免疫组化　普通型蓝痣的树突状黑素细胞 S100、SOX10、HMB-45 和 MART-1 阳性。HMB-45 在蓝痣中常表现为均匀着色。

【鉴别诊断】

1. 皮肤纤维瘤　临床均表现为褐色或蓝色丘疹,当伴有含铁血黄素沉积时类似于蓝痣,Perl 染色或免疫组化 MART-1 标记可资鉴别。

2. 文身　有文身史,但组织病理上,文身主要是一些颜色各异的色素颗粒沉积,并无黑素细胞增生,免疫组化 MART-1 标记可鉴别有无黑素细胞增生。

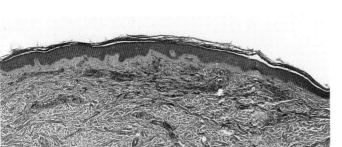

图 2-11-1-14-2A　表皮正常,真皮内可见与表皮平行的富含色素的双极性、树突状黑素细胞,伴随有明显增多的噬黑素细胞

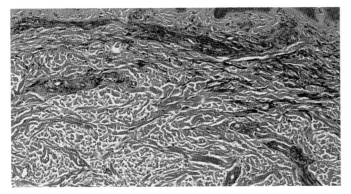

图 2-11-1-14-2B　可见黑素细胞在胶原间及血管、附属器周围分布,但无成巢及成熟现象,间质胶原硬化红染

（万　川）

十五、细胞性蓝痣

【概念】

细胞性蓝痣(cellular blue nevus,CBN)是蓝痣的常见亚型,1925 年由 Darier 首次报道,1953 年 Allen 和 Spitz 将其确立为一个独特病种。

【临床特点】

1. 临床表现　CBN 可发生在任何年龄,但常见于 40 岁以下成人,女性患者多见,男女比例为 1:2.2。

典型皮损为坚实的、圆顶状结节,呈蓝黑色或蓝灰色,体积通常比普通型蓝痣大,其直径常为 1~3cm,更大者少见。病变好发于臀部或骶尾部,也可以出现在头部、颈部和四肢。常为单发,也可多发(图 2-11-1-15-1)。

2. 治疗　可采用手术完整切除。

3. 预后　预后良好。

【发病机制】

同普通型蓝痣。

【病理变化】

1. 镜下观　通常表现为双相模式的镜下特征,包括与普通型蓝痣无法区分的区域,以及由梭形黑素细胞组

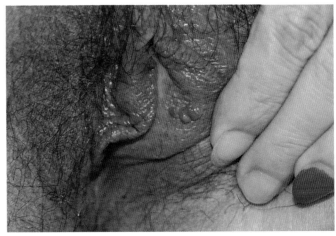

图 2-11-1-15-1　多发蓝黑色结节

成的结节状、密集的细胞区域。这些细胞区域不仅可与表浅的普通型蓝痣样成分连接,而且向下延伸为膨胀性球状结节,并具有"推挤状"边缘(图 2-11-1-15-2A~图 2-11-1-15-2C)。

肿瘤细胞可在真皮深部或皮下脂肪组织围绕皮肤附属器和神经血管束周围延伸,使病变呈沙漏状或哑铃状外观。

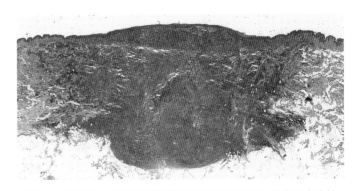

图 2-11-1-15-2A　低倍镜下可见富含色素的瘤团,底缘呈膨胀性生长

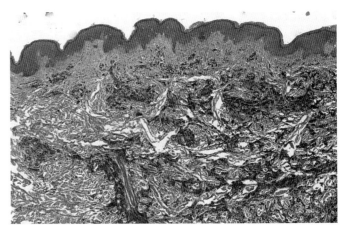

图 2-11-1-15-2B　可见与普通型蓝痣无法区分的区域,富含色素的树突状黑素细胞在胶原间及附属器周围分布

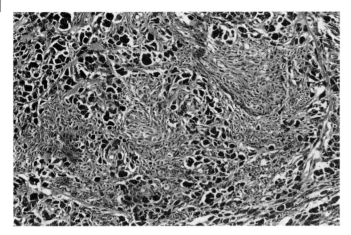

图 2-11-1-15-2C　梭形黑素细胞组成的结节状、密集性细胞区域

构成细胞区域的黑素细胞呈椭圆形、纺锤状、梭形或上皮样,胞质淡染,透明或色素颗粒少,胞核通常呈小泡状,染色质细微,核仁不明显;大多数情况下,在细胞区域中可发现核分裂活性,但通常很低,很少超过 1~2 个/HPF;可伴有不同数量的富含色素的噬黑素细胞;有时可见花环样多核巨细胞。

肿瘤细胞如呈多巢状分布,可形成齿槽样生长模式,周围围绕着胶原束和致密的纤维间隔。

大的肿瘤细胞团块可发生黏液样变性、出血和间质透明化,但坏死少见。

2. 免疫组化　CBN 的黑素细胞 S100、SOX10、HMB-45、MART-1 和 BAP1 阳性。

【鉴别诊断】

恶性蓝痣　恶性蓝痣的定义为在先前存在的普通型蓝痣或 CBN 的基础上出现恶变,或在黑色素瘤的组织学上具有蓝痣的特点。组织学上,恶性蓝痣表现为严重的细胞异型性、明显的核分裂象,可见肿瘤坏死区域、大的膨胀性结节;免疫组化通常 HMB-45 和 BAP1 阴性,Ki-67 增殖指数高,可与 CBN 区分。

（万　川）

十六、真皮黑素细胞病变

【概念】

真皮黑素细胞病变(dermal melanocytic lesions)为原发于真皮的黑素细胞增多性病变,临床呈蓝灰色。依发病部位的不同,分蒙古斑、太田痣、颧部褐青色痣和伊藤痣,它们具有类似的组织学改变。

【临床特点】

1. 临床表现

（1）蒙古斑:表现为均匀的蓝色或蓝灰色斑,边界不清,好发于骶尾区域(图 2-11-1-16-1)。出生时或出生不久后发病,常在儿童期逐渐消失,极少数持续存在。在亚

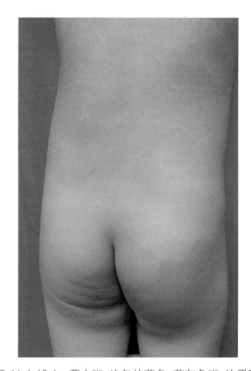

图 2-11-1-16-1　蒙古斑,均匀的蓝色、蓝灰色斑,边界不清

洲和非洲种族的婴儿中更常见。

（2）太田痣:为蓝灰色的色素斑,呈斑点状或融合成斑片。出生或青春期前发病。常单侧受累,最常分布于三叉神经分布的眼和上颌骨区域(图 2-11-1-16-2)。约 5% 为双侧性。2/3 的患者累及同侧巩膜,是太田痣的典型特征。

（3）颧部褐青色痣:又称"获得性双侧太田痣样斑",皮损位于双侧颧部,表现为蓝灰色至灰褐色斑点或斑片(图 2-11-1-16-3)。主要见于 20~40 岁亚裔女性。

（4）伊藤痣:外观与太田痣相同,主要在于受累部位不同。伊藤痣位于锁骨上、肩胛区和三角肌区。

2. 治疗　蒙古斑一般可自行消退,太田痣、颧部褐青色痣和伊藤痣可采用激光治疗。

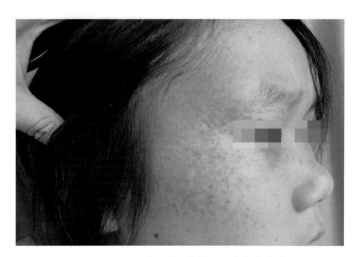

图 2-11-1-16-2　太田痣,单侧眶周蓝灰色色素斑

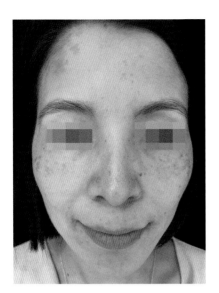

图 2-11-1-16-3　颧部褐青色痣,额部双侧颧部灰褐色斑点及斑片

3. 预后　一般预后良好,可定期随访。

【发病机制】

蒙古斑被认为是胚胎发生期间,真皮黑素细胞延迟消退的结果。太田痣、颧部褐青色痣和伊藤痣中黑素细胞的数量较蒙古斑多,提示痣样或错构瘤样病变,而非反应性或肿瘤性。

【病理变化】

镜下观　蒙古斑表现为真皮中部和深部见细长、略呈波浪状的树突状黑素细胞增生。这些黑素细胞含有色素,稀疏分布于胶原束间,通常平行于表皮。病变中无噬黑素细胞,上部表皮正常。

太田痣、颧部褐青色痣和伊藤痣的组织病理表现与蒙古斑类似,表现为细长的、含有色素的树突状黑素细胞散在分布于胶原束间,但黑素细胞数量比蒙古斑更多且更表浅;可见表皮下方及基底层黑素细胞内色素颗粒增多(图 2-11-1-16-4A、图 2-11-1-16-4B)。

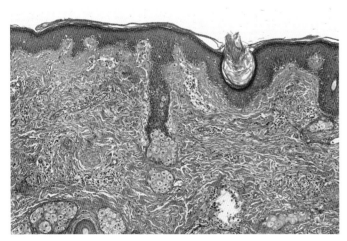

图 2-11-1-16-4A　太田痣低倍镜表现

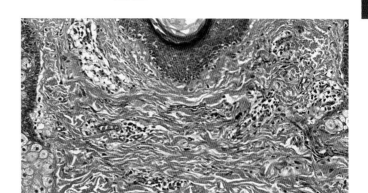

图 2-11-1-16-4B　太田痣,细长的、含有色素的树突状黑素细胞散在分布于胶原束间

【鉴别诊断】

1. 普通型蓝痣　树突状黑素细胞成分更多,且伴有明显增多的噬黑素细胞,临床为蓝色或蓝灰色丘疹,可资鉴别。

2. 黄褐斑　位于日光照射部位,呈黄褐色,不会累及黏膜。组织学表现为表皮黑素细胞正常或略增加,真皮乳头层可有少量噬黑素细胞及黑素颗粒,可资鉴别。

(万　川)

十七、联合痣

【概念】

联合痣(combined nevus)是指两种或两种以上不同类型的色素痣共同出现在一个病变中。

【临床特点】

1. 临床表现　表现为形态可变的、蓝色至黑色皮损(图 2-11-1-17-1)。临床上可能出现异常的丘疹或结节,而模拟黑色素瘤。男女发病率相同,主要发生于儿童和青年。发病部位依次为躯干、头颈、上肢、下肢、会阴和臀部,包括结膜在内的黏膜也可能受累。

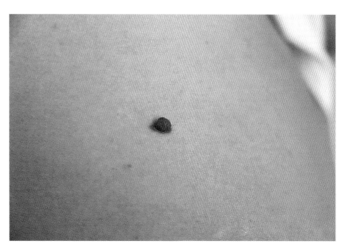

图 2-11-1-17-1　皮内痣联合深部穿通痣,临床表现为黑色半球形丘疹

2. **治疗**　完整手术切除。

3. **预后**　同普通类型色素痣。

【发病机制】

病因不明。

【病理变化】

镜下观　组织学类型包括普通痣合并深部穿通痣或蓝痣(图 2-11-1-17-2A ~ 图 2-11-1-17-2C);斯皮茨痣合并普通痣、蓝痣或深部穿通痣(图 2-11-1-17-3A ~ 图 2-11-1-17-3C);亦有报道联合痣出现在先天性色素痣、发育不良痣和斑痣等类型。

痣的成分可以是彼此相对独立,也可以是混合存在,因此精确描述其特征有时较为困难。

【鉴别诊断】

黑色素瘤　虽然联合痣中偶尔可出现核分裂象,但不会出现黑色素瘤的组织学特征,如膨胀性结节或弥漫性生长模式、坏死、明显的核仁及细胞异型性等,可资鉴别。

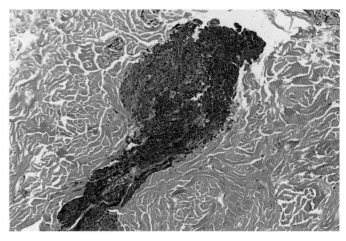

图 2-11-1-17-2C　真皮网状层可见富含色素的梭形黑素细胞呈束状分布,形成深部穿通痣成分

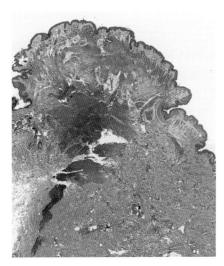

图 2-11-1-17-2A　皮内痣联合深部穿通痣

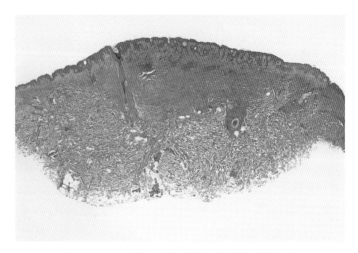

图 2-11-1-17-3A　复合痣联合结缔组织增生痣

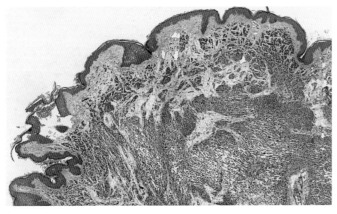

图 2-11-1-17-2B　皮内痣联合深部穿通痣,病变上部可见上皮样黑素细胞成巢分布,形成皮内痣成分

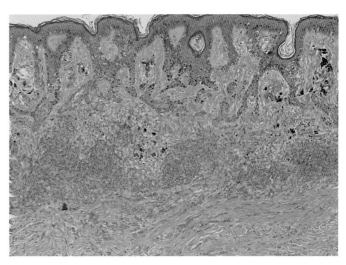

图 2-11-1-17-3B　复合痣联合结缔组织增生痣,真皮上部可见真表皮交界处及真皮内黑素细胞成巢分布形成复合痣成分

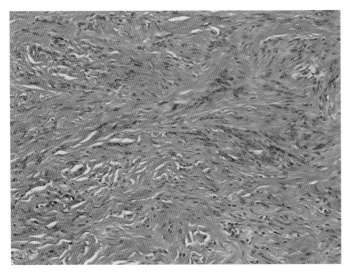

图 2-11-1-17-3C 可见梭形黑素细胞分布于真皮中下部,胶原增生明显,形成结缔组织增生痣成分

（万　川）

十八、斯皮茨痣

【概念】

斯皮茨痣(Spitz nevus)是 Sophie Spitz 在 1948 年首次描述并命名,曾被称为良性幼年黑色素瘤(已不再使用)、梭形和/或上皮样色素痣。

【临床特点】

1. **临床表现** 主要发生在儿童和青少年,1/2～2/3 的病例发生在 20 岁以下的人群中,老年患者罕见。

典型临床表现为迅速生长的、粉红色至红色,呈圆顶状丘疹或结节(图 2-11-1-18-1)。直径一般不超过 6mm,偶可见体积较大者(直径 1cm 或更大)。皮损好发于面部、头颈部和下肢,多为单发,也可多发或群集。

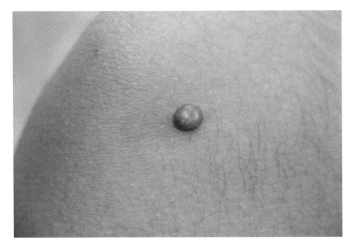

图 2-11-1-18-1 粉红色圆顶状结节

2. **治疗** 应予以完整切除。

3. **预后** 一般预后良好,可定期随访。

【发病机制】

病因不明。

【病理变化】

1. **镜下观** 斯皮茨痣在结构模式上与普通色素痣相似,体积小而对称,边界清晰。以复合痣样模式最为常见,但亦可见交界痣或皮内痣样模式(图 2-11-1-18-2A)。

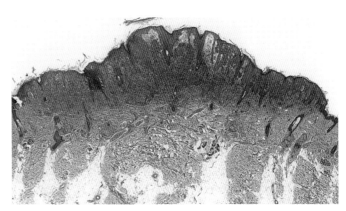

图 2-11-1-18-2A 低倍镜下呈复合痣样,病变对称,境界清楚

表皮的改变包括棘层肥厚、角化过度和颗粒层增厚。由于细胞巢的垂直排列,表皮突通常延长。表皮内成分通常不超过真皮内成分,并排列成巢,巢与巢之间不发生融合或其大小形状上无太大差异。细胞巢呈垂直排列,巢与巢之间间隔均匀,在真皮表皮交界处的细胞巢上方可出现人工裂隙。尽管交界部位活性是斯皮茨痣的病变特征,但细胞通常不浸润至表皮上层。在表皮上层可能偶尔有单个细胞浸润,但不会像黑色素瘤出现 Paget 样扩散。Kamino 小体是淡染的嗜酸性小体(现已知是由基底膜带的物质所组成),通常位于真表皮交界处,PAS 染色阳性(图 2-11-1-18-2B)。

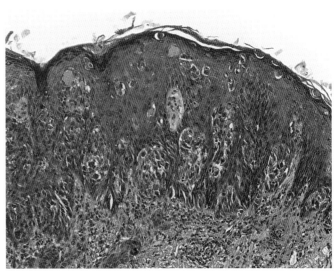

图 2-11-1-18-2B 真表皮交界处可见 Kamino 小体

斯皮茨痣的典型病理特征为具有体积大的上皮样或梭形黑素细胞,常常排列成巢。细胞巢由梭形细胞和上皮样细胞混合而成,但通常梭形细胞占多数。梭形细胞的胞质丰富,胞核居中且有明显的核仁,染色质细腻分散或呈轻微的泡状。梭形细胞在细胞巢中通常呈束状排列(图 2-11-1-18-2C)。上皮样细胞的体积大,胞质丰富,胞核大。上皮样细胞可以是圆形、椭圆形、多角形、菱形或多角形,胞核可为圆形、椭圆形、不规则形或多分叶状(图 2-11-1-18-2D)。多核的上皮样细胞亦可以出现。某些情况下,少数上皮样细胞的胞质或核轮廓非常不规则;这些细胞的体积可以非常大,也可以有奇异的形状;胞质有时呈毛玻璃样。

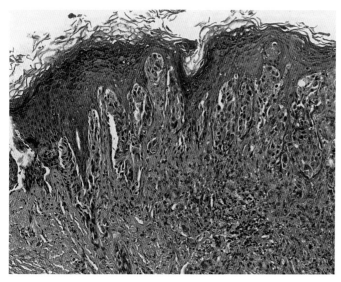

图 2-11-1-18-2C　细胞巢以梭形细胞为主,核仁明显,胞质丰富,呈束状排列

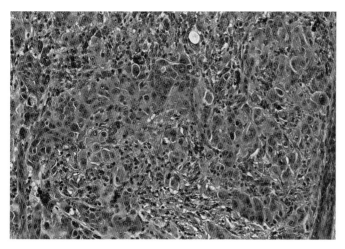

图 2-11-1-18-2D　上皮样细胞的体积大,胞质丰富,胞核大,胞质有时呈毛玻璃样

斯皮茨痣的另一个突出特征是病变在水平方向上从一端到另一端,细胞大小形态均匀一致。随着病变深度的增加,细胞从病变顶部到底部发展而成熟,细胞体积逐

渐变小、胞质逐渐减少。在真皮更深层,细胞巢被单个细胞浸润模式所替代。

2. 免疫组化　斯皮茨痣可表达黑素细胞标记 S100、Mart-1/Melan-A 和 HMB-45,但 HMB-45 仅在表皮和真皮表浅部位表达。增殖指数标记如 Ki-67/MIB-1 染色阳性率通常较低。

【鉴别诊断】

黑色素瘤　斯皮茨痣结构对称、边界清晰,有成熟现象,缺乏 Paget 样扩散、明显的细胞异型性及核分裂象等。免疫组化如 Ki-67、HMB-45 也可用于鉴别诊断。

(万　川)

十九、色素性梭形细胞痣

【概念】

色素性梭形细胞痣(pigmented spindle cell nevus,PSCN)由 Richard Reed 于 1973 年首次报道,故又称 Reed 痣,曾被视为是斯皮茨痣的色素性变异型,现认为 PSCN 是一种独特的色素痣。

【临床特点】

1. 临床表现　主要发生在青年人,女性相对多见。典型临床表现为小的(直径通常 3~6mm)、呈黑褐色或黑色、平坦或略隆起于皮面的斑丘疹,边界清楚(图 2-11-1-19-1)。皮损好发于大腿、手臂、背部、腹部和小腿,多为单发。

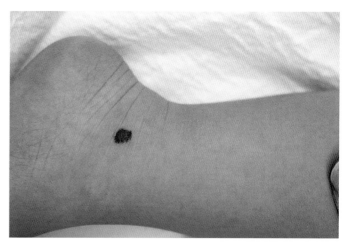

图 2-11-1-19-1　单发黑色丘疹,形状欠规则

2. 治疗　手术完整切除。

3. 预后　预后良好。

【发病机制】

病因不明。

【病理变化】

镜下观　PSCN 在结构模式上可表现为交界痣或复合痣模式,呈高度对称性,左右两边对称,侧缘和底缘界

限清楚,常累及真皮乳头层,深度较浅而均一。

真皮表皮交界处见细长、梭形、富含色素、紧凑排列的黑素细胞。梭形细胞巢呈垂直方向排列,局限于表皮和真皮乳头内,一般不形成裂隙,Kamino 小体常常缺如(图 2-11-1-19-2A、图 2-11-1-19-2B)。黑素细胞多是单一形态,但也可能出现多形性。黑素细胞偶可进入表皮,呈散在分布。黑素细胞在真皮浅表部位呈带状浸润,无纤维化或硬化,通常不会累及真皮网状层。有时在病变底部见成熟现象。

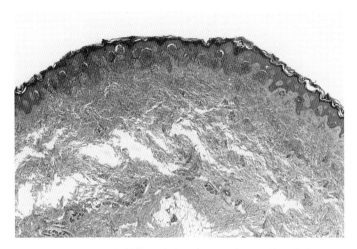

图 2-11-1-19-2A 低倍镜见病变左右两边对称,侧缘和底缘界限清楚

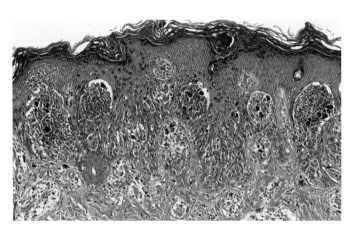

图 2-11-1-19-2B 真皮表皮交界处见细长、梭形、富含色素、紧凑排列的黑素细胞巢,呈垂直方向排列

【鉴别诊断】

1. **斯皮茨痣** 主要发生在儿童和青少年,典型临床表现为圆顶状粉红色丘疹。斯皮茨痣的病理特征为具有体积大的上皮样和梭形黑素细胞,色素相对较少,有丰富的血管和结缔组织增生的间质改变,均与 PSCN 不同,可资鉴别。

2. **浅表扩散性黑色素瘤** 与黑色素瘤相比,PSCN

更小,结构对称,外侧缘具有清楚的边界,且表皮内黑素细胞缺乏 Paget 样扩散,真皮内黑素细胞有成熟现象,异常的核分裂象罕见,可资鉴别。

(万　川)

二十、副神经节瘤样真皮黑素细胞肿瘤

【概念】

副神经节瘤样真皮黑素细胞肿瘤(paraganglioma-like dermal melanocytic tumor, PDMT)是 2004 年由 Deyrup 等首次描述并命名,是一种非常罕见的、具有独特临床和病理改变的原发性真皮黑素细胞肿瘤,其组织病理学表现类似副神经节瘤,但免疫组化有黑素细胞性病变的特征。

【临床特点】

1. **临床表现** 主要发生在成人女性,Deyrup 等报道的 8 例 PDMT 中 6 例为女性,年龄范围 18～53 岁(平均 35 岁)。

典型临床表现为肤色的、表面无色素沉着的结节,直径范围 0.5～4.2cm(平均 1.4cm)。皮损好发于四肢,多为单发,亦可多发。

2. **治疗** 应予以完整切除。

3. **预后** 目前资料报道预后良好,迄今无局部复发或淋巴结转移的报道。

【发病机制】

病因不明。

【病理变化】

1. **镜下观** 表皮通常正常,无真表皮交界成分,可见境界带。真皮内见由肿瘤细胞组成的局限性或多发性结节状病灶,边界清楚。肿瘤细胞大小较一致,呈圆形或梭形;胞质丰富,透明至嗜双色性;染色质细小,核仁呈点彩状或不明显。肿瘤细胞之间被细小的纤维隔开,分隔成大小不等的小叶状、巢状或短绳状,这些细胞又称细胞球(zellballen 模式)。

肿瘤组织无坏死,周围可有淋巴细胞浸润。肿瘤细胞无异型性,核分裂象少见。

2. **免疫组化** PDMT 表达黑素细胞标记 S100、Mart-1/Melan-A 和 HMB-45,不表达 pan-CK、SMA、神经丝相关蛋白(NF)和神经元特异性烯醇化酶(NSE)。增殖指数标记如 Ki-67 染色阳性率低。

3. **细胞遗传学** 缺乏透明细胞肉瘤中存在的典型的 t(12;22)(q13;q12)易位。

【鉴别诊断】

1. **透明细胞肉瘤** 透明细胞肉瘤位置较深,位于筋膜/韧带中。核仁明显,可见散在的肿瘤巨细胞。存在特征性 t(12;22)(q13;q12)易位,产生 *EWS/ATF1* 融合蛋白。

2. **黑色素瘤** PDMT 病变呈结节状,边界清晰,缺乏任何不典型的特征,如肿瘤组织坏死灶、肿瘤细胞核大、细胞异型性、核分裂象等。免疫组化如 Ki-67 可用于鉴别诊断。

（万 川）

参 考 文 献

[1] Clark WH Jr, Elder DE, Guerry DIV, et al. A study of tumor progression: the precursor lesions of superficial spreading and nodular melanoma. Hum Pathol, 1984, 15(12): 1147-1165.

[2] Ryu HJ, Jeong JT, Kye YC, et al. Generalized lentiginosis with strabismus. Int J Dermatol, 2002, 41(11): 780-782.

[3] Coppin BD, Temple IK. Multiple lentigines syndrome (LEOPARD syndrome or progressive cardiomyopathic lentiginosis). J Med Genet, 1997, 34(7): 582-586.

[4] Jeghers H, McKusick BA, Katz KH. Generalized intestinal polyposis and melanin spots of the oral mucosa, lips and digits. N Engl J Med, 1949, 241(26): 1031-1036.

[5] Eduardo Calonje, Thomas Brenn, Alexander Lazar, et al. 麦基皮肤病理学——与临床的联系. 4 版. 孙建方, 高天文, 涂平, 译. 北京: 北京大学医学出版社, 2017.

[6] Walton RG, Jacobs AH, Cox AJ. Pigmented lesions in newborn infants. Br J Dermatol, 1976, 95(4): 389-396.

[7] Rivers JK, MacLennan R, Kelly JW, et al. The eastern Australian childhood nevus study: prevalence of atypical nevi, congenital nevus-like nevi, and other pigmented lesions. J Am Acad Dermatol, 1995, 32(6): 957-963.

[8] Kopf AW, Bart RS, Hennessey P. Congenital nevocytic nevi and malignant melanomas. J Am Acad Dermatol, 1979, 1(2): 123-130.

[9] Rhodes AR. Melanocytic precursors of cutaneous melanoma. Estimated risks and guidelines for management. Med Clin North Am, 1986, 70(1): 3-37.

[10] Strungs I. Common and uncommon variants of melanocytic naevi. Pathology, 2004, 36(5): 396-403.

[11] Duffy K, Grossman D. The dysplastic nevus: from historical perspective to management in the modern era: part Ⅱ. Molecular aspects and clinical management. J Am Acad Dermatol, 2012, 67(1): 19.

[12] Kelly JW, Crutcher WA, Sagebiel RW. Clinical diagnosis of dysplastic melanocytic nevi. A clinicopathologic correlation. J Am Acad Dermatol, 1986, 14(6): 1044-1052.

[13] Vaidya DC, Schwartz RA, Janniger CK. Nevus spilus. Cutis, 2007, 80(6): 465-468.

[14] Johr RH, Schachner LS, Stolz W. Management of nevus spilus. Pediatr Dermatol, 1998, 15(5): 407-410.

[15] Eduardo Calonje, Thomas Brenn, Alexander Lazar, et al. McKee's pathology of the skin. 4th ed. Philadelphia: Saunders, 2012.

[16] David S. Cassarino. Diagnostic Pathology: Neoplastic Dermatopathology. 3rd ed. Mumbai: Elsevier Health Science, 2021.

[17] Coras B, Landthaler M, Stolz W, et al. Dysplastic Melanocytic Nevi of the Lower Leg: Sex-and Site-Specific Histopathology. The American Journal of Dermatopathology, 2010, 32(6): 599-602.

[18] H. Marangon Júnior, Souza PEA, Soares RV, et al. Oral Congenital Melanocytic Nevus: A Rare Case Report and Review of the Literature. Head Neck Pathol, 2015, 9(4): 481-487.

[19] Leticia Ferreira, Bruno Jham, Rouba Assi, et al. Oral melanocytic nevi: a clinicopathologic study of 100 cases. Oral surgery, oral medicine, oral pathology oral radiology, 2015, 120(3): 358-367.

[20] Petkovic M, Susic SM, Toncic RJ. An Unusual Presentation of Halo Nevus in a Child. Dermatol Pract Concept, 2019, 9(4): 304-305.

[21] Cook-Norris RH, Zic JA, Boyd AS. Meyerson's naevus: A clinical and histopathological study of 11 cases. Australasian Journal of Dermatology, 2010, 49(4): 191-195.

[22] Roy King, Brett A Hayzen, Robert N Page, et al. Recurrent nevus phenomenon: a clinicopathologic study of 357 cases and histologic comparison with melanoma with regression. Modern Pathology, 2009, 22(5): 611-617.

[23] Huynh PM, Glusac EJ, Bolognia JL. The clinical appearance of clonal nevi (inverted type A nevi). Int J Dermatol, 2004, 43(12): 882-885.

[24] Dadras SS, Lu J, Zembowicz A, et al. Histological features and outcome of inverted type-A melanocytic nevi. J Cutan Pathol, 2018, 45(4): 254-262.

[25] Phillip H. McKee, Eduardo Calonje. Diagnostic Atlas of Melanocytic Pathology. New York: Mosby Elsevir, 2009.

[26] David E. Elder. 利弗皮肤组织病理学. 陶娟, 黄长征, 刘业强, 译. 北京: 科学出版社, 2019.

[27] Sugianto JZ, Ralston JS, Metcalf JS, et al. Blue nevus and "malignant blue nevus:" A concise review. Semin Diagn Pathol, 2016, 33(4): 219-224.

[28] Zembowicz A. Blue Nevi and Related Tumors. Clin Lab Med, 2017, 37(3): 401-415.

[29] Lyon VB. The Spitz nevus: review and update. Clin Plast Surg,

2010,37（1）:21-33.

[30] Ritter A, Tronnier M, Vaske B, et al. Reevaluation of established and new criteria in differential diagnosis of Spitz nevus and melanoma. Arch Dermatol Res,2018,310（4）:329-342.

[31] Sau P, Graham JH, Helwig EB. Pigmented spindle cell nevus: a clinicopathologic analysis of ninety-five cases. J Am Acad Dermatol,1993,28（4）:565-571.

[32] Webber SA, Siller G, Soyer HP. Pigmented spindle cell naevus of Reed: a controversial diagnostic entity in Australia. Australas. J Dermatol,2011,52（2）:104-108.

[33] Bär M, Tschandl P, Kittler H. Differentiation of pigmented Spitz nevi and Reed nevi by integration of dermatopathologic and dermatoscopic findings. Dermatol Pract Concept, 2012, 2（1）:13-24.

[34] Deyrup AT, Althof P, Zhou M, et al. Paraganglioma-like dermal melanocytic tumor: A unique entity distinct from cellular blue nevus, clear cell sarcoma, and cutaneous melanoma. Am J Surg Pathol,2004,28（12）:1579-1586.

[35] Deba PS, Bryan T, Bo W. Paraganglioma-like dermal melanocytic tumor: A case report. Cases J,2008,1（1）:48.

[36] Anca MC, Raluca C, Marius R. Paraganglioma-like dermal melanocytic tumor: A case report with particular features. Int J Clin Exp Pathol,2010,3（2）:222-225.

第二节　黑色素瘤

一、表浅播散型黑色素瘤

【概念】

表浅播散型黑色素瘤（superficial spreading melanoma,SSM）是黑色素瘤中的常见类型,也称 Paget 样黑色素瘤。

【临床特点】

1. **临床表现**　多见于成年人,男女发病率相等。可发生于身体任何部位,好发于男性背部及女性腿部等间断曝光部位（图 2-11-2-1-1）。皮损开始为黄褐色、棕色、黑色等多种色泽的斑疹或斑片（原位期）,直径通常 1~2cm 大小,边界不规则。若不及时治疗,晚期可侵袭性生长,出现结节。

2. **治疗**　原位期可手术完整切除,切除边缘 5mm。侵袭性生长后治疗主要是手术完整切除,切除边缘取决于 Breslow 厚度。

3. **预后**　原位期,预后良好,大多数患者可通过手术切除治愈,据报道其 5 年和 10 年的生存率可达 100%。侵袭性生长后,预后评估取决于 Breslow 厚度、有无溃疡

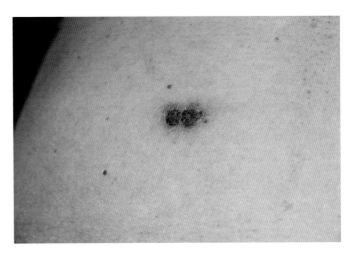

图 2-11-2-1-1　男性背部黑色斑块,形状不规则

及有丝分裂象比例等。

【发病机制】

发生在浅肤色人群（Fitzpatrick 皮肤类型）Ⅰ型或Ⅱ型的病例近 2/3,与紫外线辐射突变有关。在 2018 年《WHO 皮肤肿瘤分类》（表 2-11-2-1-1）中,本病被归为低累积光损伤黑色素瘤,发生途径为通路Ⅰ。

【病理变化】

1. **镜下观**　病变为原位或呈侵袭性。典型表现为非树突状异型黑素细胞不对称增生,单个或呈簇状散布于表皮各层,与 Paget 病表现类似（图 2-11-2-1-2）。肿瘤细胞呈上皮样,胞质丰富,胞核呈多形囊泡状,核仁明显,呈嗜酸性,可见核异型（图 2-11-2-1-3A、图 2-11-2-1-3B）。核分裂象增多。原位生长期,病变不累及真皮,以水平方式分布为主。侵袭性生长期累及真皮,异型黑素细胞在真皮内呈瘤团或结节状生长,缺乏成熟现象（图 2-11-2-1-3A、图 2-11-2-1-3B）。色素分布不均匀。通常不伴有结缔组织增生和/或亲神经。

2. **免疫组化**　常规黑素细胞标记阳性,p16 表达丢失,Ki-67（图 2-11-2-1-4）增殖指数升高（常 >10% ~ 15%）。Melan-A/MART1 通常在表皮内和毛囊内黑素细胞表达。值得注意的是,单纯原位病变时,S100 不太适合可视化表皮内黑素细胞,建议使用 Melan-A/MART1 标记（图 2-11-2-1-5）。

3. **基因检查**　侵袭性 SSM 常显示 *BRAF p. V600E* 的功能增强。具有 *BRAF* 突变的黑色素瘤具有以下形态学特征:黑素细胞上移增加、表皮内黑素细胞巢状形成、黑素细胞更大,呈上皮样,富含色素。具有 *NRAS* 突变的黑色素瘤则缺乏上述特征。另外也可见 *TERT* 启动子突变,或出现 *CDKN2A*、*Tp53*、*PTEN* 功能丧失。

表 2-11-2-1-1　2018 年《WHO 皮肤肿瘤分类》黑色素瘤前体和中间病变及其在黑色素瘤发病机制 9 条途径中的相关基因变化

紫外线(UV)影响程度:	低UV	高UV		低至无(或可变/偶然)UV					
路径:	I	II	III	IV	V	VI	VII	VIII	IX
路径终点	低累积光损伤黑色素瘤/浅表扩散性黑色素瘤	高累积光损伤黑色素瘤/恶性雀斑样黑色素瘤	结缔组织增生性黑色素瘤	Spitz 黑色素瘤	肢端黑色素瘤	黏膜黑色素瘤	先天痣中的黑色素瘤	蓝痣中的黑色素瘤	葡萄膜黑色素瘤
良性(痣)	黑素细胞痣		? 无异型性的表皮内黑色素增殖	Spitz 痣	? 肢端雀斑样痣	? 黑变病	先天性痣	蓝痣	? 葡萄膜痣
中间(低度发育不良和黑色素细胞痣)	低度发育不良; Bap-1 灭活痣; 深穿通性痣	? 无异型性的表皮内黑色素细胞增殖/发育不良	? 无异型性的表皮内黑色素细胞增殖/发育不良	非典型 Spitz 痣	表皮内非典型黑色素细胞增殖/发育不良	非典型黑变病/发育不良/表皮内非典型黑色素增殖	先天性痣内增生结节	细胞性蓝痣	?
中间(高度发育不良/原位和黑色素细胞瘤)	高度发育不良; Bap-1 灭活黑色素细胞恶性潜能未定的黑色素细胞肿瘤; 深穿通性黑色素瘤/恶性潜能未定的黑色素细胞瘤; 色素性上皮样黑色素瘤/恶性潜能未定的黑色素细胞瘤	表皮内非典型黑色素细胞增殖/发育不良	原位黑色素瘤	恶性潜能未定 Spitz 样肿瘤/恶性潜能未定的黑色素细胞肿瘤	肢端原位黑色素瘤	黏膜原位黑色素瘤	? 先天性痣内原位黑色素改变	非典型细胞性蓝痣	?
恶性	浅表扩散性黑色素瘤(垂直生长期); BIN 黑色素瘤(垂直生长期); DPN 中的黑色素瘤(垂直生长期); PEM 中的黑色素瘤(垂直生长期)	恶性雀斑样黑色素瘤(垂直生长期)	结缔组织增生性黑色素瘤(垂直生长期)	恶性 Spitz 肿瘤(垂直生长期)	肢端黑色素瘤垂直生长期	黏膜雀斑样黑色素瘤(垂直生长期)	先天性痣中的黑色素瘤(垂直生长期)	蓝痣中的黑色素瘤(垂直生长期)	葡萄膜黑色素瘤
常见突变	*BRAF V600E, NRAS*; (*BRAF* or *NRAS*) + *BAP1*; (*BRAF, MEK1, NRAS*) + (*CTNNB1* or *APC*); (*BRAF + PRKAR1A*) or *PRKCA*; *TERT, CDKN2A, TP53, PTEN*	*NRAS, BRAFnon-V600E, KIT, NF1*; *TERpT, CDKN2A, TP53, PTEN, RAC1*	*NF1, ERBB2, MAP2K1, MAP3K1, BRAF, EGFR, MET*; *TERTp, NFKBIEp, NRAS, PIK3CA, PTPN11*	*HRAS, ALK, ROS1, RET, NTRK1, NTRK3, BRAF, MET*; *CDKN2A*	*KIT, NRAS, BRAF, HRAS, KRAS, NTRK3, ALK, NF1*; *CDKN2A, TERTp, CCND1, GAB2*	*KIT, NRAS, KRAS, or BRAF*; *NF1, CDKN2A, SF3B1, CCND1, CDK4, MDM2*	*NRAS, BRAF V600E* (small lesions), *BRAF*	*GNAQ, GNA11, or CYSLTR2*; *BAP1, EIF1AX, SF3B1*	*GNAQ, GNA11, CYSLTR2, or PLCB4*; *BAP1, SF3B1, EIF1AX*

颜色代码:突变:红色;功能增强:蓝色;功能丧失:黄色,功能改变:黑色,启动子突变:黑色,扩增:绿色;绿色,扩增;紫色:重排。

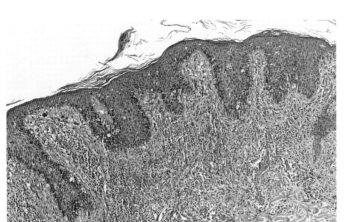

图 2-11-2-1-2　原位表浅播散型黑色素瘤,异型黑素细胞单个或簇集状散布于表皮各层

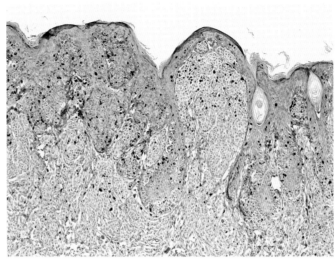

图 2-11-2-1-4　Ki-67 增殖指数升高,热点区域约 15%

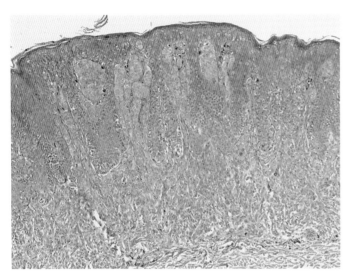

图 2-11-2-1-3A　侵袭性生长时,异型黑素细胞散布于表皮各层,真皮内可见异型黑素细胞瘤团生长,缺乏成熟现象

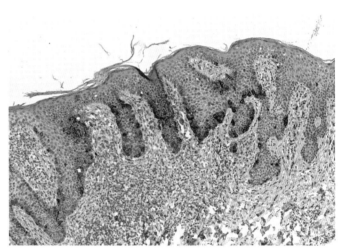

图 2-11-2-1-5　原位表浅播散型黑色素瘤,肿瘤细胞 Melan-A 阳性

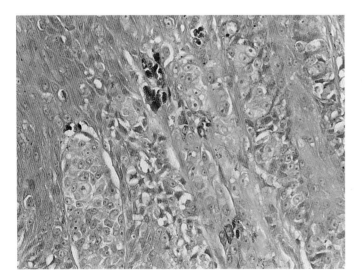

图 2-11-2-1-3B　肿瘤细胞呈上皮样,胞质丰富,胞核呈囊泡状,核仁明显,呈嗜酸性,可见核异型及核分裂象

【鉴别诊断】

1. **发育不良痣**　低倍镜下病变结构对称,界限相对清楚,见肩带现象,单个黑素细胞散在于表皮突两侧,相邻黑素细胞巢连接,有丝分裂未见/罕见。

2. **特殊部位创伤痣**　有疑似创伤病史,特殊发生位置及解剖部位。在角质层可找到角化不全,或在 Paget 样扩散的黑素细胞上方角质层内可见血痂。免疫组化标记 p16 通常为阳性;Ki-67 增殖指数低,可与 SSM 相鉴别。

3. **Reed 痣**　表皮增生,少见萎缩,侧缘界限清楚,黑素细胞往往呈巢状增生,少见 Paget 样排列。黑素细胞主要呈梭形,细胞可不典型,但往往形态单一,不像 SSM 中黑素细胞可有多形性改变。

4. **乳房和乳房外 Paget 病**　当黑素细胞呈上皮样,胞质丰富及 Paget 样扩散时,需要与 Paget 病相鉴别,Paget 病肿瘤细胞多位于基底角质形成细胞上方,不在真表皮交界处。免疫组化标记 CK7、EMA、CEA 阳性,而

S100 和 MART-1/Melan-A 阴性。

（刘业强）

二、*BAP1* 失活性黑素细胞肿瘤

【概念】

BAP1 失活性黑素细胞肿瘤（*BAP1*-inactivated melanocytic tumors，BIMT）指于 2011 年 Wiesner 等人发现的、具有 *BAP1* 核表达缺失的一组不典型黑素细胞肿瘤。

【临床特点】

1. 临床表现 BIMT 通常通过连续获得 *BRAF V600E* 突变（常见获得性痣成分）和 *BAP1* 基因失活（上皮样黑素细胞成分）而发展。

在组织学和临床上，这些病变中的大多数是惰性的，应被称为 *BAP1* 灭活黑素细胞痣。然而，另一些病变可能获得额外的遗传畸变，并表现出明显的组织病理学异型性，被归类为 *BAP1* 失活黑素细胞肿瘤/黑色素瘤。*BAP1* 还是目前已知葡萄膜黑色素瘤（uveal melanoma，UM）唯一易感基因，30%~40% 的原发性 UM 和 85% 的转移性 UM 患者存在 *BAP1* 突变。

皮肤的 BIMT 临床表现常为肤色或红棕色、圆顶状边界清楚丘疹（图 2-11-2-2-1）。葡萄膜也是 BIMT 的好发位置。

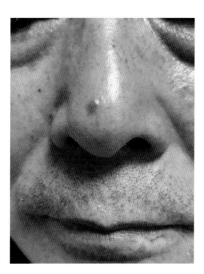

图 2-11-2-2-1 鼻部红棕色圆顶形丘疹

2. 治疗 目前临床尚无针对 *BAP1* 的特定靶向药物。与其余类型黑色素瘤一样，标准的治疗方法是广泛切除。当边缘难以判定时，手术范围取决于侵入深度和 Mohs 手术；术后需长期随访。此外，对于 *BAP1* 缺失的患者，维罗非尼和考比替尼的联合治疗可能优于无突变的患者。

3. 预后 在 UM 中，*BAP1* 突变与肿瘤更快及更高的风险相关，通常需要对 UM 患者进行筛查。

【发病机制】

BAP1 的缺失使其在细胞核与 *HCF1*、*YY1*、*OGT*、*KDM1B*、*FOXK1/2* 中等蛋白质结合受阻，影响去泛素化，从而影响 DNA 损伤反应调节、细胞周期和细胞增殖、细胞死亡、细胞代谢等多种细胞活动。在 2018 年《WHO 皮肤肿瘤分类》中，本病被归为低累积光损伤黑色素瘤，发生路径为通路 I。

【病理变化】

1. 镜下观 皮肤 *BAP1* 灭活的皮肤痣/黑素细胞瘤主要由真皮内黑素细胞组成，具有不同程度的非典型性，包括了表现为明显的良性病变和微小异型性（*BAP1*-inactivated nevi）及具有明确细胞质边界的上皮样细胞、丰富的嗜中性细胞质、多形性泡状核和突出的核仁的非典型肿瘤（*BAP1*-inactivated melanocytomas）。常见表现为较大的上皮样黑素细胞与相邻小椭圆形黑素细胞（常见的痣成分）区域的混合黑素细胞痣（图 2-11-2-2-2A、图 2-11-2-2-2B）。在大多数皮损中，野生型 *BAP1* 等位基因被灭活（通过各种体细胞畸变），导致免疫组织化学中核 *BAP1* 表达丧失。大多数病变还带有 *BRAF V600E* 突变。

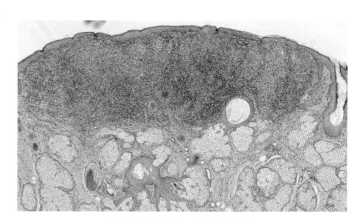

图 2-11-2-2-2A 低倍镜扫视

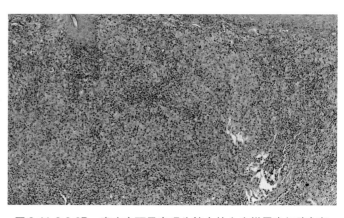

图 2-11-2-2-2B 真皮内可见表现为较大的上皮样黑素细胞与相邻小椭圆形黑素细胞的混合黑素细胞痣

2. **免疫组化**　其特征是免疫组织化学上 *BAP1* 表达缺失(图 2-11-2-2-3),其余 S100(图 2-11-2-2-4)及 SOX10 等黑素细胞常见免疫组化标记阳性。

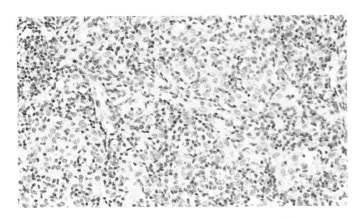

图 2-11-2-2-3　*BAP1* 部分黑素细胞表达缺失

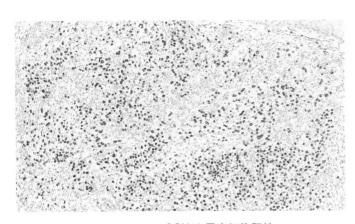

图 2-11-2-2-4　SOX10 黑素细胞阳性

【鉴别诊断】

与皮肤黑色素瘤或葡萄膜黑色素瘤相同。

（刘业强）

三、恶性雀斑/恶性雀斑样痣黑色素瘤

【概念】

恶性雀斑(lentigo maligna,LM)及恶性雀斑样痣黑色素瘤(lentigo maligna melanoma,LMM)通常发生在老年患者的头部和颈部(曝光部位)。LM 的病程发展虽然缓慢,但仍具有侵袭性,可发展为 LMM。

【临床特点】

1. **临床表现**　恶性雀斑/恶性雀斑样痣黑色素瘤好发于老年人,通常大于 60 岁。好发部位为曝光部位,头颈部多见,是白种人最常见的黑色素瘤,在有色人种中发病相对较少。LM 一般表现为浅棕色至浅褐色的斑片,形状不规则,颜色欠均匀并且边界不清晰,病变直径甚至可达 5~10cm,肿瘤出现后缓慢向周围进展,数十年后可出现浸润性生长(图 2-11-2-3-1)。原病变基础上出现丘疹、

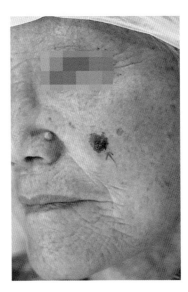

图 2-11-2-3-1　黑褐色斑片的基础上可见黑色结节

斑块、结节或者溃疡,提示 LM 进展成为 LMM。合并消退现象的病例,可在消退区域出现色素减退。

2. **治疗**　与其他类型黑色素瘤一样,广泛切除是标准治疗方法。当边缘难以判定时,手术范围取决于侵入深度;术后需长期随访,无法判断时,需多次治疗后活检明确。

3. **预后**　手术边缘至少为 5mm,治愈率为 90%~95%。

【发病机制】

恶性雀斑/恶性雀斑样痣黑色素瘤的发病与长期紫外线暴露高度相关。在 2018 年《WHO 皮肤肿瘤分类》中,本病被归为高累积光损伤黑色素瘤,发生途径为通路Ⅱ。

【病理变化】

1. **镜下观**　LM 在镜下通常表现为大量不典型黑素细胞在表皮基底层呈连续性增生或成巢分布(图 2-11-2-3-2A),细胞巢常与周围角质形成细胞形成裂隙。表皮突

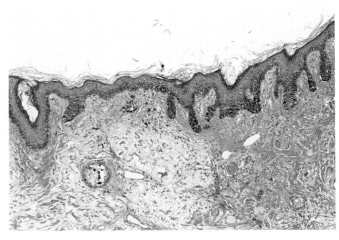

图 2-11-2-3-2A　恶性雀斑,大量的不典型黑素细胞在表皮基底层呈连续性增生或成巢分布,真皮内日光弹性组织变性明显

可出现萎缩变平。不典型的黑素细胞增生常可累及毛囊和汗腺导管结构。在真皮浅层常见淋巴细胞、组织细胞及噬色素细胞为主的炎症细胞浸润,造成基底层界限模糊。真皮内日光弹性组织变性明显。不典型的黑素细胞一般为椭圆形或梭形,有明显的核多形性,多角形核常见,核仁深染,且胞质固缩(图2-11-2-3-2B)。

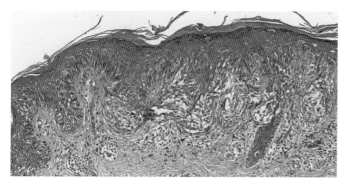

图2-11-2-3-2B　恶性雀斑,不典型的黑素细胞呈椭圆形或梭形,有明显的核多形性

当进展至LMM时,真表皮交界处及真皮内可见成片或条索状的异型细胞巢,常可见瘤巨细胞(图2-11-2-3-3A)。真皮内病变成分侵袭性明显,缺乏成熟现象,大部分病例可出现结缔组织增生及亲神经现象(图2-11-2-3-3B)。LMM的慢性炎症细胞浸润通常比LM更严重,可形成淋巴滤泡。缺乏色素颗粒的病例在病理诊断上十分困难,通常需要免疫组化辅助判断。

2. 免疫组化　常规黑素细胞免疫组织化学标记阳性。

在评估原位雀斑样恶性黑色素瘤需要表皮内黑素细胞的数量及病变范围时,Melan-A/MART1、MITF和SOX10相对S100更加适用。

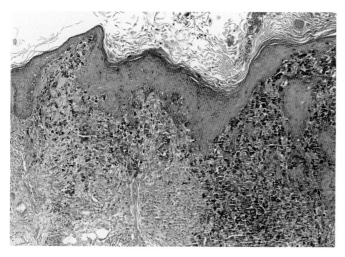

图2-11-2-3-3A　恶性雀斑样痣黑色素瘤,真表皮交界处及真皮内可见成片或条索状的异型细胞巢

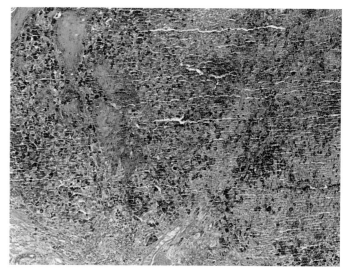

图2-11-2-3-3B　恶性雀斑样痣黑色素瘤,真皮内病变成分侵袭性明显,缺乏成熟现象

可溶性腺苷酸环化酶(soluble adenylate cyclase,sAC)也可用于恶性雀斑的诊断及边缘评估,但要警惕日光损伤皮肤的良性黑素细胞有时也可显示阳性。

BRAF V600E组化阳性可作为启动治疗的充分证据,但判读结果时必须谨慎。

3. 基因学检查　可出现 *NRAS*、*BRAF*(*non-p. V600E*)、*KIT*、*RAC1* 的功能增强,另外也可见 *TERT* 启动子突变,或出现 *NF1*、*CDKN2A*、*Tp53*、*PTEN* 功能丧失。

【鉴别诊断】

1. 色素性梭形细胞痣　表皮增生,病变对称,边缘清楚,肿瘤细胞呈纺锤形,可表现为非典型性,但通常为形态单一。

2. 发育不良痣　细胞学一般呈轻度到中度异型性,无附属器累及现象,真皮成分随着深度的增加而成熟。表皮萎缩及真皮内日光弹性组织变性不常见。

3. 表浅播散型黑色素瘤　与恶性雀斑相比,交界处部分表现出更明显的成巢及Paget样扩散,真皮内成分通常由明显的上皮样细胞巢组成,结缔组织增生不常见。

(刘业强)

四、结缔组织增生性黑色素瘤

【概念】

结缔组织增生性黑色素瘤(desmoplastic melanoma,DM),又名促结缔组织增生性/嗜神经性黑色素瘤(desmoplastic/neurotropic melanoma),通常好发于老年人日光暴露部位的皮肤,由梭形细胞和致密的胶原间质组成。

【临床特点】

1. **临床表现** DM 是梭形细胞黑色素瘤的一种特殊变体,占各类黑色素瘤的 4% 以下,主要发生在 60~80 岁的白色人种,在亚洲人群中罕见。通常表现为坚硬、肤色、黄褐色或粉红色的斑块或结节(图 2-11-2-4-1、图 2-11-2-4-2),通常没有色素,由于其非特征性表现,DM 可能被误认为各种良性病变,如瘢痕、皮肤纤维瘤、神经纤维瘤等。

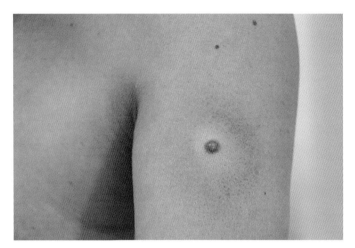

图 2-11-2-4-1 单发圆顶状褐色结节,表面光滑,质韧

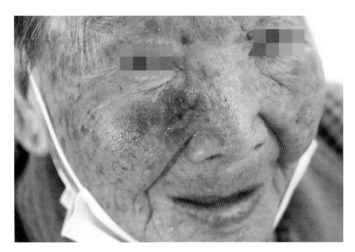

图 2-11-2-4-2 面部黑褐色斑块,颜色不均匀,形状欠规则,有浸润感

2. **治疗** 尽早及彻底的手术切除。

3. **预后** DM 与结节性黑色素瘤的生物学行为类似。其预后与 Breslow 厚度、Clark 分级和有丝分裂比例相关。部分研究证明,DM 的局部复发率及远处转移率较高,但向邻近淋巴结转移率较低,因此前哨淋巴结活检阴性结果对其是否出现转移的参考价值较低。

【发病机制】

发病与长期紫外线暴露相关。在 2018 年《WHO 皮肤肿瘤分类》中,本病被归为高累积光损伤黑色素瘤,发生途径为通路Ⅲ。

【病理变化】

1. **镜下观** DM 的组织学类型可分为单纯型和混合型。单纯型 DM 的结缔组织增生区域大于 90%;混合型 DM 的梭形细胞密集增生域大于 10%。

DM 在镜下统一表现为边界不清的梭形细胞肿瘤,具有高度浸润性的生长方式。其覆盖区域表皮可能显示原位黑色素瘤,通常为恶性雀斑(图 2-11-2-4-3)。肿瘤间质内有明显的纤维化及胶原增生,呈席纹样排列,类似瘢痕表现;间质可有黏液样改变。梭形细胞排列呈束状,并与瘢痕样区域合并。

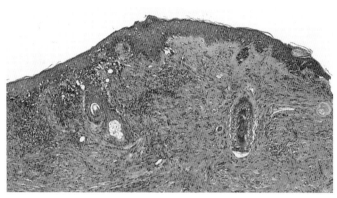

图 2-11-2-4-3 面部的 DM 病例在上方表皮显示恶性雀斑改变

单纯型 DM 的细胞常表现为轻度异型性的梭形细胞,核仁深染,胞核形状不规则,胞质嗜酸性,有丝分裂象少见;由于细胞密度低而纤维化明显,容易与瘢痕及皮肤纤维瘤等疾病混淆。混合型 DM 的细胞通常更饱满,核仁突出,常为泡状核,细胞密度更高(图 2-11-2-4-4A、图 2-11-2-4-4B)。

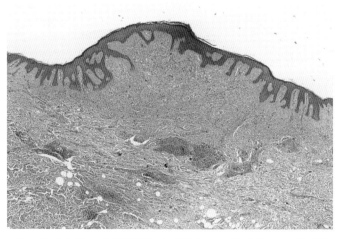

图 2-11-2-4-4A 单纯型 DM,表皮增生,梭形细胞增生瘤团周围可见淋巴细胞团灶状分布

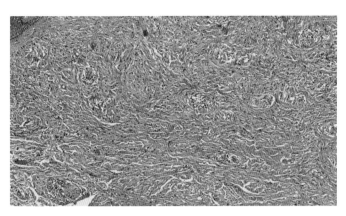

图 2-11-2-4-4B　单纯型 DM,肿瘤呈梭形细胞增生,间质明显的纤维化及胶原增生,呈席纹样排列

　　肿瘤周围可见淋巴滤泡样炎症细胞浸润区域。DM中亲神经现象常见,可能与本病的高复发率相关(图 2-11-2-4-4C、图 2-11-2-4-4D)。复发性 DM 的肿瘤细胞成分更少,不易与手术造成的瘢痕区域区分。

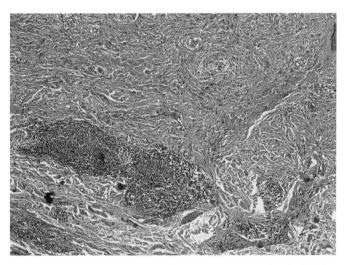

图 2-11-2-4-4C　单纯型 DM,肿瘤周围可见淋巴细胞团灶状浸润

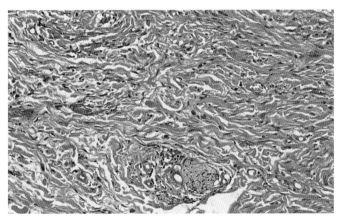

图 2-11-2-4-4D　可见病变底缘亲神经现象

　　2. 免疫组化　S100 强阳性,而其他黑素细胞标志物如 Melan-A 可局部表达,MITF、SOX10 可有阳性表达,HMB-45 通常阴性(图 2-11-2-4-5 ~ 图 2-11-2-4-7B)。另

外,NSE、vimentin 及 SMA 可呈阳性。p53 常被认为是 DM 的阳性表达抗体,但在国内报道的少量 DM 病例中呈阴性结果,对于 p53 在中国人群 DM 标记中的意义还需要进一步观察。

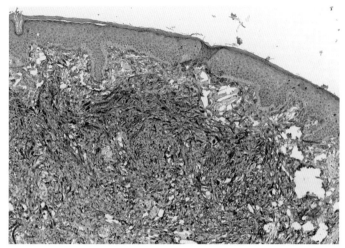

图 2-11-2-4-5　S100 阳性

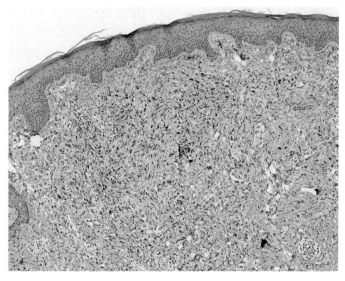

图 2-11-2-4-6　SOX10 阳性

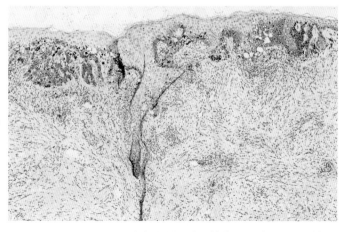

图 2-11-2-4-7A　DM 中表皮覆盖的恶性雀斑区域 MITF 阳性

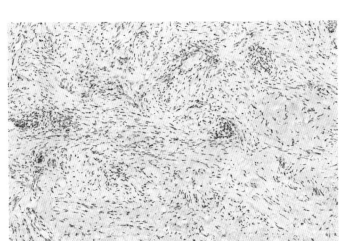

图 2-11-2-4-7B　真皮内病变中梭形细胞 MITF 显示弱阳性

3. 基因学检测　可出现 *NF1* 功能丧失及 *ERBB2*、*MAP2K1*、*MAP3K1*、*BRAF*、*EGFR*、*MET* 扩增；或见到 *TERT*、*NFKBIE* 启动子突变，以及 *NRAS*、*PIK3CA*、*PTPN11* 功能增强。

【鉴别诊断】

1. 瘢痕　镜下见增生的致密胶原束，通常平行于表皮，其内增生的血管垂直于表皮，有明确的外伤及有创治疗经过可帮助鉴别。

2. 结缔组织增生性斯皮茨痣　好发于年轻人，而不是老年人，病变中常可见散在的上皮样细胞，淋巴滤泡样炎症细胞浸润区域不常见，免疫组化 S100 及 HMB-45 一般阳性。

3. 皮肤纤维瘤　镜下表现为梭形细胞与结缔组织增生交织排列，可见胶原分割。缺乏细胞核异型性和有丝分裂象，病变内淋巴细胞浸润少。细胞性皮肤纤维瘤可局部表达 CD34，而 S100 及 SOX10 阴性。

（刘业强）

五、非典型/交界型和恶性斯皮茨肿瘤

【概念】

非典型/交界型斯皮茨肿瘤（atypical/borderline Spitz tumors，AST）是指一类具有不典型组织学特征或恶性潜能未定的斯皮茨痣。恶性斯皮茨肿瘤（malignant Spitz tumors）是指一类具有斯皮茨痣样特征的黑色素瘤。这两类斯皮茨肿瘤一般好发于年轻患者，临床较罕见。

【临床特点】

1. 临床表现　AST 的定义及划分仍存在一定争议，主要用于划分一类具有一定不良组织学特征且难以判定预后的斯皮茨肿瘤，这类肿瘤的发病率尚不明确，部分文献报道占斯皮茨痣的 6%～8%。

AST 临床上通常与良性斯皮茨痣不易区分，常表现为红色或褐色的半球形丘疹或结节，直径可大于 1cm，少

见形成溃疡。好发人群为青年女性，一般在 20～30 岁。

恶性斯皮茨肿瘤更容易好发于老年人，但也有罕见的儿童病例，因此年龄不能作为判定良恶的标准。临床表现上恶性斯皮茨肿瘤皮损相对较大，形态欠对称（图 2-11-2-5-1）。

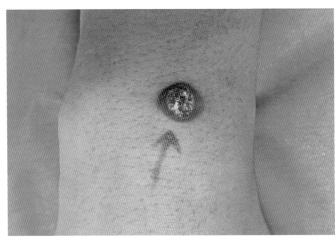

图 2-11-2-5-1　恶性斯皮茨肿瘤，手腕单发红色半球状结节，表皮糜烂结痂

2. 治疗　AST 的标准治疗是手术完全切除，切除边缘要求 ≥5mm；对于恶性斯皮茨肿瘤，应与 Breslow 深度相同的侵袭性黑色素瘤进行同等范围的手术治疗，对于这类患者，前哨淋巴结的活检仍存争议，目前更倾向前哨淋巴结活检，对判定预后有意义而非治疗作用。

3. 预后　AST 和恶性斯皮茨肿瘤的预后通常难以预测，只有少数患者进展到转移和死亡，即使淋巴结受累的患者，通常也有相对较好的预后，因为大多数肿瘤不会进一步扩散。

【发病机制】

目前仍不明确，部分患者的发病可能与日光照射相关，少数患者合并有染色体变异。在 2018 年《WHO 皮肤肿瘤分类》中，本病被归为在阳光遮挡部位或与紫外线照射无已知疾病联系的黑色素瘤，发生路径为通路Ⅳ。

【病理变化】

1. 镜下观　AST 目前仍无统一的诊断标准。同良性斯皮茨痣一样，AST 由梭形细胞及上皮样细胞混合而成，镜下可呈对称分布且境界清楚，表皮可有增生，并可见真表皮交界处不规则的痣细胞巢及痣细胞巢融合现象，也可见到单个痣细胞在表皮内呈 Paget 样分布（图 2-11-2-5-2A、图 2-11-2-5-2B）。但 AST 真皮内成分通常不会随着痣细胞位置向下而出现成熟，这点与大多数典型的良性斯皮茨痣不同。Kamino 小体分布较少，同时也可见到痣细胞的异型性，核染色质浓染，核仁增大、不规则。与传统的良性斯皮茨痣相比，常可见核分裂象（每平方毫米

成分通常浸润较深，很少或没有成熟现象，部分病例可能存在淋巴管及血管侵犯。细胞异型性明显，且核分裂象比 AST 更活跃，并且位置通常深于皮损底部，异常核分裂象多见(图 2-11-2-5-3A~图 2-11-2-5-3D)。

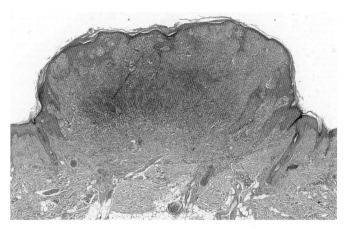

图 2-11-2-5-2A 非典型斯皮茨肿瘤，低倍镜下病变呈半球状突起，病变对称，无明显成熟现象

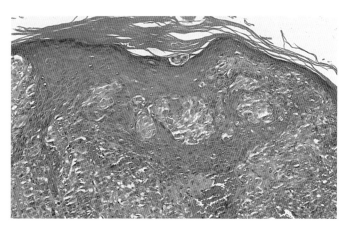

图 2-11-2-5-2B 非典型斯皮茨肿瘤，表皮增生，真表皮交界处可见不规则的痣细胞巢，部分融合，单个痣细胞在表皮内呈 Paget 样扩散，可见 Kamino 小体

2~6 个细胞)，偶可见到位置较深的核分裂象及异常核分裂象(图 2-11-2-5-2B、图 2-11-2-5-2C)。

恶性斯皮茨肿瘤镜下通常不对称、境界欠清，表皮萎缩，真表皮交界处瘤细胞巢的不规则分布及融合，瘤细胞在表皮内呈全层 Paget 样分布，少见 Kamino 小体，真皮内

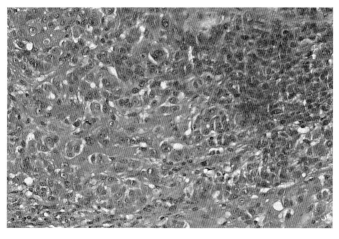

图 2-11-2-5-2C 非典型斯皮茨肿瘤，可见痣细胞的异型性，核染色质浓染，核仁增大，可出现核分裂象

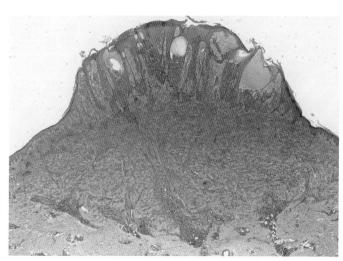

图 2-11-2-5-3A 恶性斯皮茨肿瘤，表皮萎缩，真皮内可见肿瘤细胞浸润性生长

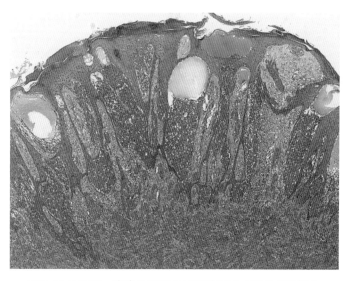

图 2-11-2-5-3B 真表皮交界处瘤细胞巢不规则分布及融合

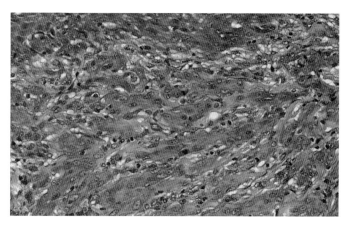

图 2-11-2-5-3C 细胞可见异型性，核仁染色加深，核分裂象明显增多

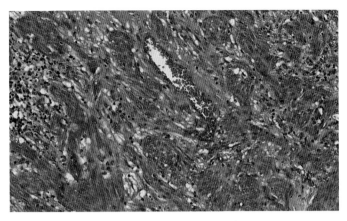

图 2-11-2-5-3D　局部可见血管侵犯

2. 免疫组化　HMB-45 在 AST 及恶性斯皮茨肿瘤中常弥漫表达,而在良性斯皮茨痣中常在上部阳性而下部转阴;p16 在恶性斯皮茨肿瘤常表达缺失(图 2-11-2-5-4),而在 AST 中可能出现不完全缺失;Ki-67 显示恶性斯皮茨肿瘤的增殖率相对较低,但可见少数大而异型的细胞核呈强阳性。需要警惕 ALK 阳性的斯皮茨肿瘤往往为无黑色素性肿瘤,其阳性结果可以用于推荐 ALK 抑制剂治疗。

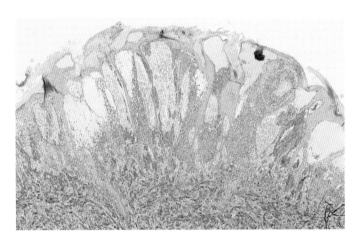

图 2-11-2-5-4　恶性斯皮茨肿瘤 p16 部分局部表达缺失

3. 基因学检查　恶性斯皮茨肿瘤的荧光原位杂交技术(fluorescence in situ hybridization,FISH)与比较基因组杂交(comparative genome hybridization,CGH)检测常为阳性。可出现 *HRAS* 功能增强,以及 *ALK*、*ROS1*、*RET*、*NTRK1*、*NTRK3*、*BRAF*、*MET* 重排,或可见 *CDKN2A* 功能丧失。

【鉴别诊断】

1. 良性斯皮茨痣　好发人群为儿童和青少年,常见于下肢和躯干。组织学上皮损对称且境界清楚,缺乏明显的细胞学异型性和多形性,表皮及真皮浅层 Kamino 小体常见,通常有成熟现象,而少见核分裂象及异常核

分裂。

2. 细胞性蓝痣　临床常呈单发的蓝灰色丘疹及结节,一般不累及表皮,由上皮样细胞巢及周边围绕的噬色素细胞、梭形细胞组成,通常分布于真皮全层,并可累及皮下组织。

（刘业强）

六、肢端雀斑样黑色素瘤

【概念】

肢端雀斑样黑色素瘤(acral lentiginous melanoma,ALM)是亚洲人群与非洲人群中最常见的黑色素瘤,白种人少见。ALM 通常好发于肢端,尤其是掌跖及甲下等无毛发区域。

【临床特点】

1. 临床表现　肢端雀斑样黑色素瘤是一种好发于肢端无毛发区域的黑色素瘤,是亚洲人群与非洲人群最常见的黑色素瘤,在亚洲人群和非洲人群中的发病率分别达 50% 及 70% 以上,而在白种人中的发病率仅占 2%,常见于 60 岁以上老年人。

发生在非甲下区域的 ALM 早期通常表现为颜色不均匀及边界不规则的斑疹或斑片,此时肿瘤通常处于水平生长期,随后皮损可迅速增大增厚出现斑块或结节,表明肿瘤进入垂直生长期,此期病变表面还可出现溃疡及出血(图 2-11-2-6-1)。

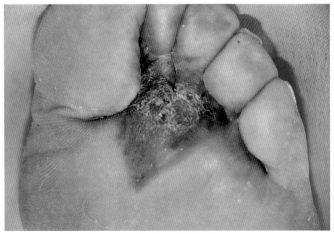

图 2-11-2-6-1　足趾屈侧黑色斑片中央可见斑块形成,斑片周围境界不清楚,颜色不均匀

位于甲下区域的 ALM 可表现为指(趾)甲区域颜色欠均匀的纵行条带状色素沉着,随着肿瘤的发展,可出现病变向甲周区域如甲皱襞、甲下皮及指(趾)腹扩散,即 Hutchinson 现象(图 2-11-2-6-2)。也可因肿瘤的垂直生长出现甲板增厚及破坏。

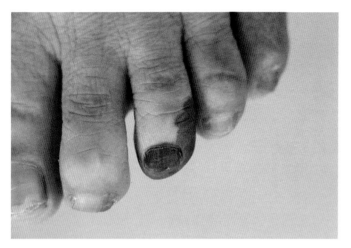

图 2-11-2-6-2 Hutchinson 现象,指(趾)甲区域颜色色素沉着,向甲周区域如甲皱襞、甲下皮及指(趾)腹扩散

另外值得注意的是,ALM 也可呈无色素性病变(图 2-11-2-6-3),由于病变位于肢端,通常容易与急性痛风性关节炎、甲真菌病、病毒疣、黏液囊肿、化脓性肉芽肿等良性疾病混淆。

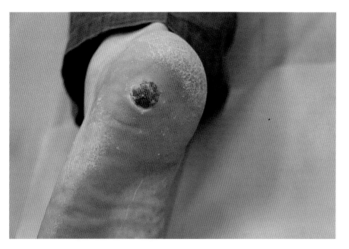

图 2-11-2-6-3 无色素型肢端雀斑样黑色素瘤,足底红色结节,表面糜烂破溃

2. **治疗** 与其余类型黑色素瘤一样,标准的治疗方法是广泛切除,手术切除范围与肿瘤的 Breslow 厚度与直径相关。对于失去手术机会的侵袭性 ALM 患者,依据实际情况可以考虑生物化学、分子靶向及放化疗等治疗手段。

3. **预后** 有研究表明,ALM 患者和非 ALM 患者在黑色素瘤特异性生存率和无病生存率方面没有显著差异。但因 ALM 发病部位隐匿,容易因就诊时间过晚而延误治疗,导致死亡率增加。

【发病机制】

同其他类型黑色素瘤一样,该病发病机制复杂,与遗传、环境等多种因素相关。有学者推测 ALM 的发病与创

伤史相关,但目前尚未得到证实。在 2018 年《WHO 皮肤肿瘤分类》中,本病被归为在阳光遮挡部位或与紫外线照射无已知疾病联系的黑色素瘤,发生路径为通路 V。

【病理变化】

1. **镜下观** ALM 早期缺乏特征性,表皮可有不同程度的增生,可见异型黑素细胞在基底水平单个分布增加,异型黑素细胞通常有多角形的细胞核,染色质浓集,核仁明显,真皮内可见明显的色素失禁。进一步发展后,表皮可逐渐出现角化过度、颗粒层及棘层增厚,角质层可见到"色素性角化不全"(色素颗粒在角质层无规律分布)(图 2-11-2-6-4A ~ 图 2-11-2-6-4C);异型黑素细胞在表皮内呈 Paget 样扩散,并可在真表皮交界处成巢,单个不典型黑素细胞与巢交替出现,巢的大小及形状均不规则,可相互融合,逐渐向真皮内垂直生长(图 2-11-2-6-5A ~ 图 2-11-2-6-5C)。

侵袭性的 ALM 在表皮全层均可见异型黑素细胞分布,局部区域在真皮内浸润,呈结节状,伴有纤维分隔,异型的黑素细胞呈短梭形,有丝分裂象多见(图 2-11-2-6-5D)。真皮浅层可见大量炎症细胞呈带状浸润。

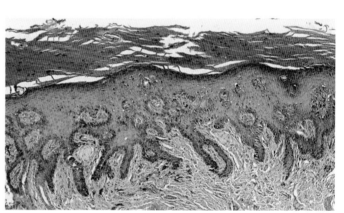

图 2-11-2-6-4A 异型黑素细胞在基底水平单个分布增加,呈连续性生长

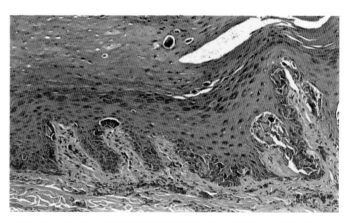

图 2-11-2-6-4B 异型黑素细胞通常有多角形细胞核,核仁明显,真皮内可见明显的色素失禁

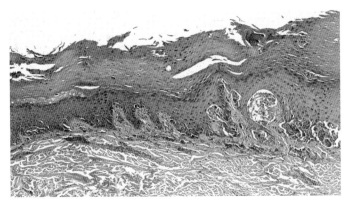

图 2-11-2-6-4C　角质层可见到"色素性角化不全"现象

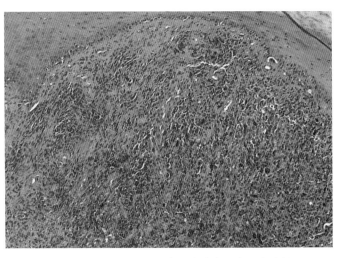

图 2-11-2-6-5C　异型黑素细胞在真皮内垂直生长

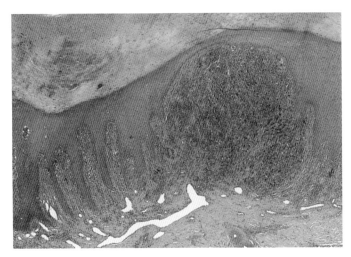

图 2-11-2-6-5A　基底层黑素细胞连续性增生伴真皮内黑素细胞结节状生长

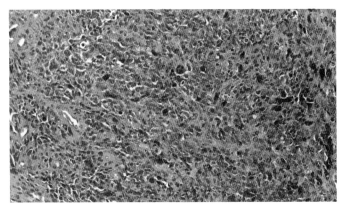

图 2-11-2-6-5D　异型的黑素细胞呈短梭形,有丝分裂象多见

2. 免疫组化　同黑色素瘤的其余三种经典类型。

3. 基因学检测　可出现 *KIT*、*NRAS*、*BRAF*、*HRAS*、*KRAS* 功能增强,及 *NTRK3*、*ALK* 重排,或可见 *NF1*、*CD-KN2A* 功能丧失;另可见 *TERTp* 启动子突变,*CCND1*、*GAB2* 扩增也可见到。

【鉴别诊断】

肢端痣　也可出现表皮内单个黑素细胞的 Paget 样扩散及细胞巢大小不一。但通常境界清楚,病变对称,色素沉着均匀,增生的黑素细胞缺乏异型性,真皮内成分可见成熟现象,炎症反应少见。

(刘业强)

七、黏膜黑色素瘤

【概念】

黏膜黑色素瘤(mucosal melanoma,MM)指发生于黏膜部位的黑色素瘤,一般见于口腔、外阴、生殖器等处,发病率较低,但因发病隐匿,通常预后不佳。

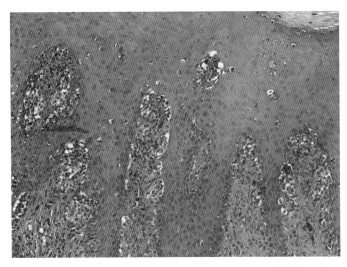

图 2-11-2-6-5B　异型黑素细胞在表皮内呈 Paget 样扩散,并可在真表皮交界处形成大小不一的巢

阴茎黑色素瘤要好。

【临床特点】

1. 临床表现 口腔黑色素瘤(oral melanoma)极其罕见,占所有黑色素瘤的比例小于1%。好发年龄为60~70岁,儿童患者罕见,日本和西非人群更常见。80%发生于硬腭和上颌牙槽,也可累及下颌牙龈、颊黏膜、口底和舌头。临床表现常为边界不规则的不对称、无痛性色素性斑片,斑片可呈黑色、紫色、红色、灰色或无色素,随着病情发展可出现结节样损害,可观察到卫星灶改变。晚期患者可出现患处疼痛、溃疡、牙齿松动。50%的患者就诊时可合并颈部淋巴结甚至远处淋巴结转移。

生殖器部位的黏膜黑色素瘤仅占2%或更少,女性最常见于外阴,男性最常见于龟头。皮损颜色通常为棕色至黑色改变,形态通常为斑疹、结节到息肉样改变(图2-11-2-7-1)。27%的外阴黑色素瘤可呈无色素性表现,需要与鳞状细胞癌或Paget病鉴别。黑色素瘤消退区域可呈红色、灰色或白色外观。

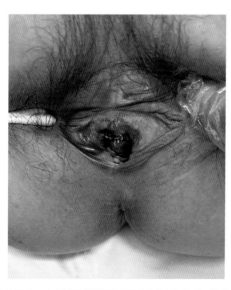

图2-11-2-7-1 小阴唇及阴道口不规则黑色斑片,颜色欠均匀

2. 治疗 口腔黑色素瘤由于邻近组织结构复杂且重要,增加了根治性切除手术的难度,影响疾病的预后。

生殖器区域黏膜黑色素瘤的首选治疗也为手术切除,早期切除的时间与预后密切相关。

化疗及放疗对黏膜黑色素瘤患者的生存期延长通常没有帮助。

3. 预后 口腔黑色素瘤总体预后不良,中位生存期2年,5年生存率为5%~10%;肝、脑和肺转移率高。Broslew厚度>5mm、血管侵犯、溃疡等表现往往提示更糟糕的预后。

生殖器区域黏膜黑色素瘤5年生存率为17%~55%。最近的研究发现,外阴黑色素瘤的预后比阴道和

【发病机制】

口腔黑色素瘤的发病原因目前仍不明确,与先前存在的黏膜痣或生理性色素沉着无关。生殖器区域黏膜黑色素瘤发病原因同样不明确,但6%的人与原发部位的色素痣有关。已有报道黏膜黑色素瘤中*NRAS*及*KIT*基因突变频率增加。在2018年《WHO皮肤肿瘤分类》中,黏膜黑色素瘤被归为在阳光遮挡部位或与紫外线照射无已知疾病联系的黑色素瘤,发生路径为通路Ⅵ。

【病理变化】

1. 镜下观 口腔黑色素瘤早期可见表皮假上皮瘤样增生,黏膜上皮内可见瘤细胞呈Paget样扩散,基底层瘤细胞水平扩散增加,逐渐向固有层发展;结节状生长期可见异型上皮样瘤细胞或梭形黑素细胞成巢向黏膜固有层侵犯,部分病例可缺乏色素颗粒(图2-11-2-7-2A、图2-11-2-7-2B)。浸润细胞可呈多角形、纺锤形、小细胞形等,具有多形性,核仁突出(图2-11-2-7-2C)。约1/3的病例有骨或软骨侵犯。血管和神经侵犯往往不易被注意到。核分裂一般不常见,但在侵袭性肿瘤中明显增多。肿瘤上方可见溃疡或表皮萎缩,但瘤旁可见假上皮瘤样增生。

生殖器区域黏膜黑色素瘤与其余部位的黑色素瘤组织学表现无明显差异,可有恶性雀斑样痣型(图2-11-2-7-3A~图2-11-2-7-3C)、结节型、浅表扩散型等不同类型黑色素瘤表现,偶报道促结缔组织增生性黑色素瘤及嗜神经型黑色素瘤的表现。

2. 免疫组化 S100、Melan-A、MITF(图2-11-2-7-4)及HMB45等常规黑素细胞标记阳性。PNL-2(图2-11-2-7-5)在黏膜黑色素瘤也有较好的敏感性,可与上述免疫组化联合使用。

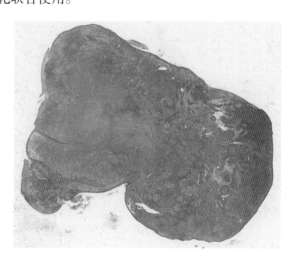

图2-11-2-7-2A 口腔黑色素瘤,低倍镜扫视可见一结节状生长肿瘤团块

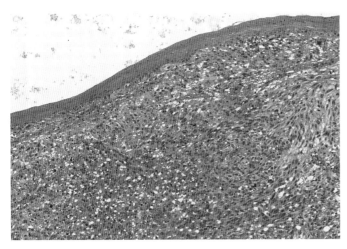

图 2-11-2-7-2B 口腔黑色素瘤,黏膜上皮萎缩,基底层可见肿瘤细胞成巢,固有层下见梭形肿瘤细胞呈结节状生长

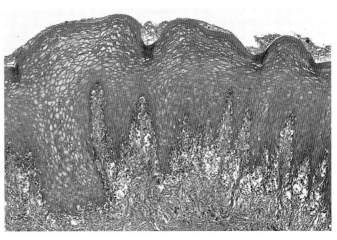

图 2-11-2-7-3B 阴道恶性雀斑型黑色素瘤伴浸润性生长,黏膜上皮基底层可见连续性分布的单个或成巢的肿瘤细胞,细胞巢大小不一,有融合倾向

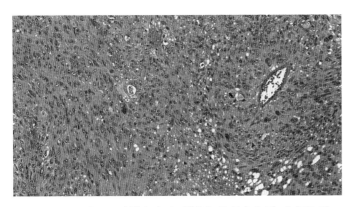

图 2-11-2-7-2C 口腔黑色素瘤,浸润细胞呈多角形、小细胞形,具有多形性,核仁突出,可见核分裂象

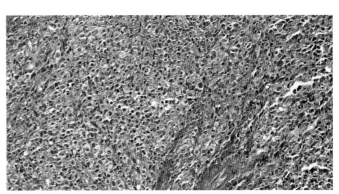

图 2-11-2-7-3C 阴道恶性雀斑型黑色素瘤伴浸润性生长,真皮内浸润的肿瘤细胞呈上皮样,异型性明显

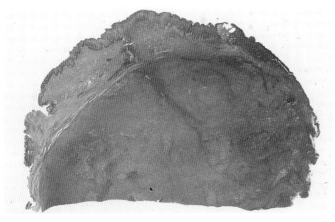

图 2-11-2-7-3A 阴道恶性雀斑型黑色素瘤伴浸润性生长:真表皮交界处黑素细胞连续性增生伴成巢,并向真皮内浸润性生长

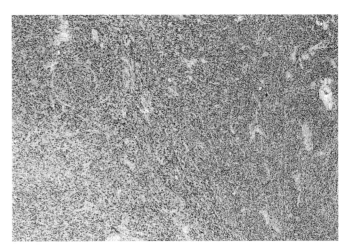

图 2-11-2-7-4 阴道恶性雀斑型黑色素瘤伴浸润性生长,MITF阳性

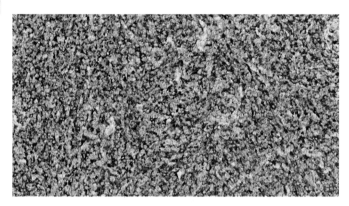

图 2-11-2-7-5 阴道恶性雀斑型黑色素瘤伴浸润性生长,PNL-2阳性

3. 基因学检测 可出现 *KIT*、*NRAS*、*KRAS*、*BRAF*、*NF1* 功能增强,*CDKN2A* 功能丧失,*SF3B1* 功能改变,以及 *CCND1*、*CDK4*、*MDM2* 扩增。

【鉴别诊断】

1. **口腔梭形细胞鳞癌** 需要与无色素口腔黑色素瘤鉴别,瘤细胞也可呈梭形细胞形态,通常有明显的多形性及核分裂象增多,但黑色素瘤相关免疫组化标记阴性和上皮标记物阳性可鉴别。

2. **口腔多形性肉瘤** 梭形细胞恶性肿瘤,无表皮受累表现,不起源于表皮,黑色素瘤及上皮免疫组化标志物阴性。

3. **非典型生殖器痣** 好发于年轻患者,通常组织学上可见成熟现象,可出现黑素细胞 Paget 样扩散,但往往是局灶分布,细胞异型性不明显。

（刘业强）

八、恶性蓝痣

【概念】

恶性蓝痣(malignant blue nevus)包括起源于蓝痣的黑色素瘤和一类具有蓝痣特征的原发性黑色素瘤,这组疾病临床发病率极低,多见于男性。

【临床特点】

1. **临床表现** 起源于蓝痣的黑色素瘤,一般为细胞性蓝痣和普通蓝痣,但起源于细胞性蓝痣的更为多见。

恶性蓝痣非常罕见,通常发生在成人,多见于男性,好发于头皮。临床上表现为蓝色、蓝灰色或蓝黑色的结节(图 2-11-2-8-1)。早期研究认为,恶性蓝痣具有明显的侵袭性,但近期的研究表明,恶性蓝痣的恶性潜能与典型黑色素瘤相似,和患者的年龄、发病位置、Breslow 厚度等特征相关。

2. **治疗** 手术彻底切除为首选治疗,前哨淋巴结活检常可用于分期,但治疗效果一般。

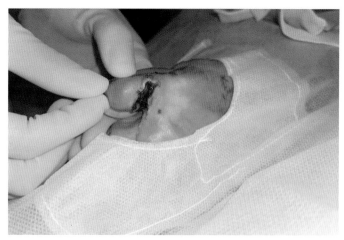

图 2-11-2-8-1 足部黑色斑块伴溃疡形成(上海长征医院余宏宇教授惠赠)

3. **预后** 与典型黑素瘤相似,与肿瘤 Breslow 厚度及分期等相关。

【发病机制】

发病机制尚不明确,可能与日光损伤相关。在 2018年《WHO 皮肤肿瘤分类》中,本病被归为在阳光遮挡部位或与紫外线照射无已知疾病联系的黑色素瘤,发生路径为通路Ⅷ。

【病理变化】

1. **镜下观** 低倍镜下,恶性蓝痣不对称,边界不清晰,通常由胞核深染的梭形细胞及噬色素细胞组成(图 2-11-2-8-2A);非典型梭形细胞成巢分布,可见膨胀性生长,并向皮下组织延伸,组织内可出现深部坏死灶(图 2-11-2-8-2B)。细胞学上的非典型性通常非常明显,可见异常核分裂象,并且一般>2 个/10HPF(图 2-11-2-8-2C)。

部分起源于蓝痣的病例可能存在良性蓝痣区域。与良性蓝痣不同,恶性蓝痣的部分病例可有真表皮交界处的瘤细胞巢及瘤细胞 Paget 样扩散,肿瘤周围间质增生。

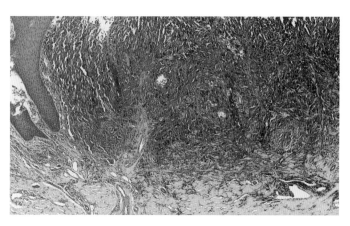

图 2-11-2-8-2A 低倍镜扫视,肿瘤由胞核深染的梭形细胞及噬色素细胞组成(上海长征医院余宏宇教授惠赠)

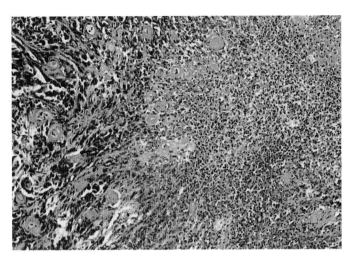

图 2-11-2-8-2B　组织内可出现深部坏死灶（上海长征医院余宏宇教授惠赠）

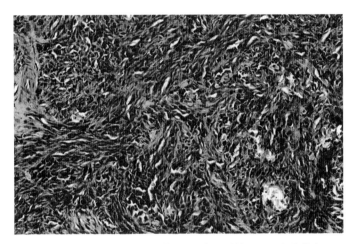

图 2-11-2-8-2C　成巢分布的梭形细胞异型性明显（上海长征医院余宏宇教授惠赠）

2. **免疫组化**　黑素细胞表达常见的黑素细胞标志物，包括 MART-1/Melan-A、HMB-45 和 S100。

3. **基因学检查**　可出现 *GNAQ*、*GNA11*、*CYSLTR2*、*EIF1AX*、*SF3B1* 功能增强，*BAP1* 功能丧失。

【鉴别诊断】

1. **细胞性蓝痣**　为真皮内椭圆形、梭形黑素细胞增殖，通常形态对称、边界清楚，低倍镜下可呈"哑铃"状，周围区域通常表现为传统的蓝痣样图案。细胞缺乏明显的细胞学异型性、核分裂和坏死。

2. **非典型细胞蓝痣**　与细胞性蓝痣表现有重叠，但异型性增加。镜下可表现出不对称和浸润性特征，可见核分裂象，但并不活跃，一般少见坏死区域。

（刘业强）

九、结膜黑色素瘤

【概念】

结膜黑色素瘤（conjunctival melanoma，CM）发病罕见，仅占眼部恶性肿瘤的 2%~3%，好发年龄为 50~60 岁，好发于球结膜、角膜缘结膜和睑结膜部位。

【临床特点】

1. **临床表现**　53%~75% 的 CM 起病于具有非典型表现的原发性获得性黑变病（primary acquired melanosis，PAM），其余大部分病例为原发性，与 PAM 不相关，少数病例与先前存在的黑素细胞痣有关。临床常表现为无症状凸起的色素性斑块或结节，表面光滑，颜色从浅棕色到深棕色不等，极少数病例为无色素性（图 2-11-2-9-1）。因富含血管，易破溃出血。球结膜靠近角膜缘区域是最常见好发部位。CM 的复发率高达 60%，起源于 PAM 的 CM 患者通常比原发性 CM 更容易复发。

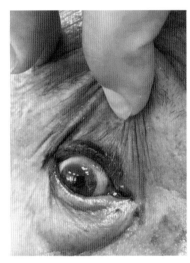

图 2-11-2-9-1　上眼睑境界不清的黑色斑片，颜色不均匀（上海交通大学医学院附属第九人民医院束木娟教授惠赠）

当临床上出现延伸至角膜并附着于巩膜的损害、体积较大并有色素不均匀、导致巩膜活动受限或导致泪腺导管出现阻塞的损害时，需要排除 CM 可能。

2. **治疗**　手术彻底切除为首选方式。辅助冷冻治疗、放疗或局部化疗或可降低复发风险。

3. **预后**　与 PAM 相关的结膜黑色素瘤局部复发风险较高。5 年生存率为 87%~95%，10 年生存率为 70%~86%。10 年后，50% 的肿瘤会在局部复发，大约 25% 会转移。

【发病机制】

CM 的发病机制尚不明确，但大部分病例与具有不典型性的 PAM 相关。在 2018 年《WHO 皮肤肿瘤分类》中，本病被归为在阳光遮挡部位或与紫外线照射无已知疾病联系的黑色素瘤，发生路径为通路Ⅸ。

【病理变化】

1. **镜下观**　CM 可以由 1 种或 4 种不同类型的细胞

组合而成:小多边形细胞、上皮样细胞、气球细胞和梭形细胞。部分上皮样细胞内可见嗜酸性胞质。

通常肿瘤具有显著的细胞学异型性,细胞核大且核仁深染,核分裂象多见。表皮内瘤细胞常呈 Paget 样扩散,并向两侧水平扩展,瘤细胞可呈结节状向固有层内浸润生长,但通常会伴有上方结膜成分的消耗。肿瘤没有随位置向下而逐渐成熟的现象,常可见到间质内新生毛细血管与淋巴管扩张。肿瘤底部可见斑片状或带状炎症细胞浸润。(图 2-11-2-9-2A ~ 图 2-11-2-9-2C)

2. 免疫组化　表达常见的黑素细胞标志物,包括 MART-1/Melan-A、HMB-45 和 S100。

3. 基因学检查　可见 *GNAQ*、*GNA11*、*CYSLTR2*、*PL-CB4* 功能增强,或 *SF3B1*、*EIF1AX* 功能改变,及 *BAP1* 功能丧失。

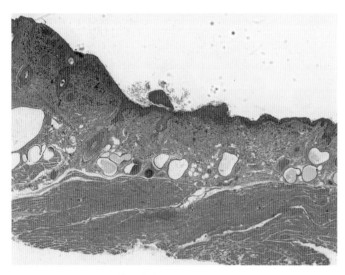

图 2-11-2-9-2A　结膜恶性雀斑痣样黑色素瘤,低倍镜扫视,可见肿瘤细胞呈水平及垂直生长模式

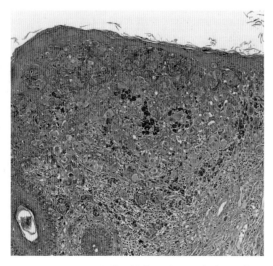

图 2-11-2-9-2B　结膜恶性雀斑痣样黑色素瘤,高倍镜下可见上皮样及气球样的肿瘤细胞呈浸润性生长

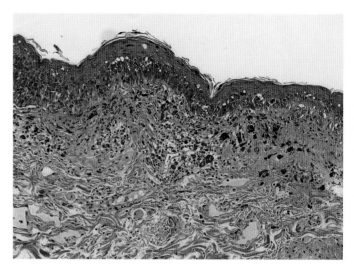

图 2-11-2-9-2C　结膜恶性雀斑痣样黑色素瘤,基底层可见连续性的梭形肿瘤细胞分布

【鉴别诊断】

1. 结膜痣　临床表现为颜色均匀的黑色斑疹及斑丘疹,无溃疡。病理上可由小的多边形细胞组成,但细胞缺乏异型性,无核分裂象。

2. 低分化鳞状细胞癌　常见于结膜的恶性肿瘤,低分化者应与无色素的上皮样 CM 进行鉴别,两种细胞均有明显异型性,常需要免疫组化标记鉴别。

(刘业强)

十、结节性黑色素瘤

【概念】

结节性黑色素瘤(nodular melanoma,NM)主要为真皮内侵袭性黑色素瘤,组织学上缺乏水平生长期,多发于中老年人,预后通常不佳。

【临床特点】

1. 临床表现　NM 的平均发病年龄为 49 岁,好发部位为男性背部及女性小腿,但在曝光部位发病率更高。

临床常呈隆起的、坚固的、圆顶状斑块或结节(图 2-11-2-10-1)。颜色各异,可呈黑色、棕色、淡红色,甚至无色,颜色可不均匀。肿瘤生长迅速,缺乏水平生长期,直接进入垂直生长期,常合并有溃疡和出血。病变周围可见卫星灶。

2. 治疗　广泛切除是标准治疗,手术切除范围与肿瘤的 Breslow 厚度与直径相关。

3. 预后　取决于 Broslew 厚度、溃疡和有丝分裂指数。淋巴管侵犯和淋巴结转移是严重的不良预后指标。转移的中位生存期为 4.4 个月。

【发病机制】

在 2018 年《WHO 皮肤肿瘤分类》中,本病的发病属

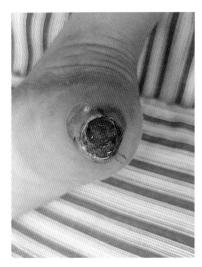

图 2-11-2-10-1 足跟隆起的黑色肿块,表面糜烂破溃

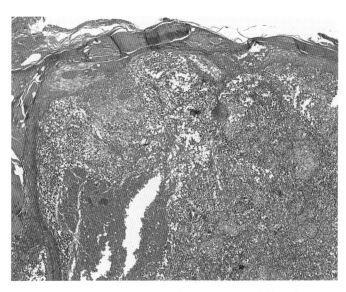

图 2-11-2-10-2B 病变上方表皮可出现消耗变薄及破溃

于可变途径,机制复杂。

【病理变化】

1. **镜下观** 病变主要位于真皮,呈结节状生长,病变上方表皮可出现消耗变薄及破溃,病变边缘一般不累及真表皮交界处,或结节状病变边缘累及表皮的范围不超过 3 个表皮嵴(图 2-11-2-10-2A、图 2-11-2-10-2B)。在病变边缘可见异常黑素细胞巢的融合,巢内可见不同数量的色素颗粒沉着(图 2-11-2-10-2C)。少数病例皮损甚至完全缺乏色素,但仔细观察经常会发现细小黑色颗粒。肿瘤内可能会发现局灶性至片状坏死区域(图 2-11-2-10-2D)。

瘤细胞呈上皮样细胞形态,胞核呈泡状,核仁突出,核分裂象增多,常位于真皮成分深处(图 2-11-2-10-2E)。

2. **免疫组化** S100、SOX10、HMB45、MITF、Melan-A、Tyrosinase 标记阳性。PHH3(图 2-11-2-10-3)其有助于识别肿瘤中的有丝分裂期细胞,并可与"伪有丝分裂结构,即发生凋亡或固缩的细胞核类似于有丝分裂"区分开。

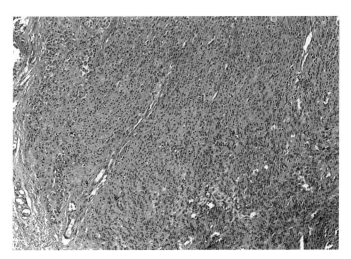

图 2-11-2-10-2C 病变边缘异常黑素细胞巢的融合,巢内可见散在色素颗粒

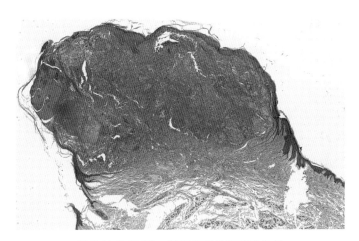

图 2-11-2-10-2A 镜下病变呈结节性生长

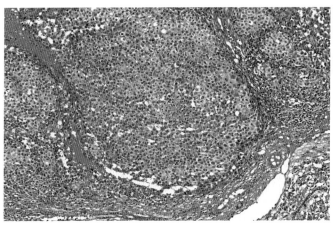

图 2-11-2-10-2D 肿瘤内局灶性坏死区域

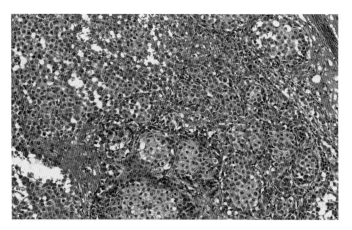

图 2-11-2-10-2E 瘤细胞呈上皮样细胞形态,胞核呈泡状,核仁突出,核分裂象增多

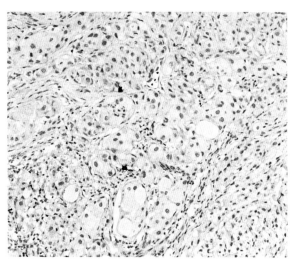

图 2-11-2-10-3 部分肿瘤细胞 PHH3 阳性

【鉴别诊断】

1. **表浅播散型黑色素瘤** 通常真表皮交界处受累更显著,横向延伸远远超出真皮成分,真皮成分通常比结节性黑色素瘤中的成分更宽,主要由不规则的瘤细胞巢组成,少见结节状/片状生长区域。

2. **良性斯皮茨痣** 好发于儿童,肿瘤由梭形细胞和上皮样细胞混合组成,边界清楚、皮损对称,表皮常有增生,可见 Kamino 小体,核分裂性少见,并且通常在肿瘤上部。

(刘业强)

十一、痣样黑色素瘤

【概念】

痣样黑色素瘤(naevoid melanoma)是恶性黑色素瘤的一种少见亚型,组织病理学上容易误诊为良性痣。

【临床特点】

1. **临床表现** 痣样黑色素瘤临床上表现为小的圆顶状丘疹、结节或呈疣状,棕褐色到深棕色,也可无色素性,颜色均匀或分布不匀,常为孤立性病变,与良性痣不易区分(图 2-11-2-11-1)。

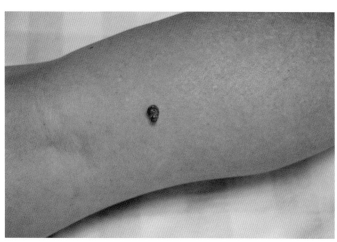

图 2-11-2-11-1 小腿屈侧单发黑素疣状结节

任何部位均可发病,躯干及四肢近端多见。约占所有皮肤原发性侵袭性黑色素瘤的 1%,尚未有确切的发病率统计。男女均可发病,年龄范围也相当广泛,尚可见于儿童。在青少年和年轻人中常见疣状增生,通常表现为复合痣或皮内痣样。在中老年患者中如出现疣状增生,要高度怀疑黑色素瘤。

2. **治疗** 以手术完整切除治疗为主,当病变 Breslow 厚度大于 1mm、Clark 分级 IV 级、出现溃疡或真皮内核分裂象增多时,可行前哨淋巴结活检用于分期。

3. **预后** 与经典黑色素瘤相似,根据分期、Breslow 厚度、有无溃疡和有丝分裂活性决定。

【发病机制】

可能与太阳/紫外线辐射有关,与大多数类型的黑色素瘤相似。

【病理变化】

1. **镜下观** 通常在低倍镜下主要呈圆顶状或疣状,与良性色素痣的相似度较高,皮损可对称、成巢、缺乏浸润性生长,形态可一致,不仔细观察细胞学及细微结构易误诊。典型表现为结构轻度不对称、边界不清、桥接现象少见或无桥接、细胞呈弥漫或巢状分布、底缘呈推挤性生长、缺乏成熟现象。模拟 A 型痣细胞时,细胞轻度异型性改变,核仁明显,有丝分裂象增多,可见病理性核分裂象。当真皮深部浸润性生长、细胞异型改变、缺乏成熟现象时,应高度怀疑黑色素瘤(图 2-11-2-11-2A~图 2-11-2-11-2C)。

2. **免疫组化** HMB-45 着色模式通常为整个真皮成分呈强阳性,而良性色素痣真皮深部常不着色。另外,S100、MIB-1、Cyclin D1 常在病变部位表达,有助于鉴别。

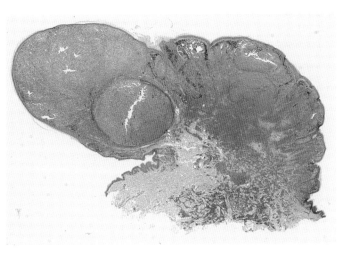

图 2-11-2-11-2A　低倍镜扫视,病变缺乏成熟现象

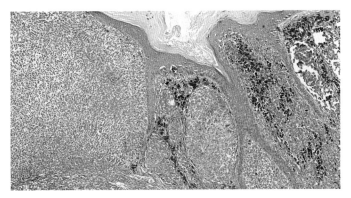

图 2-11-2-11-2B　肿瘤细胞形态呈一致小的上皮样黑素细胞

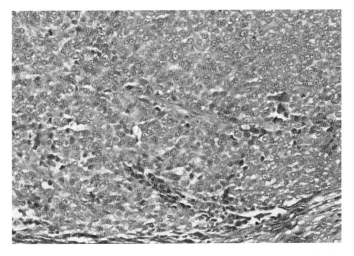

图 2-11-2-11-2C　肿瘤细胞轻度异型性改变,核仁明显,有丝分裂象增多

【鉴别诊断】

1. **良性黑素细胞痣**　多表现为皮内痣或复合痣模式,结构对称,无细胞异型性及核分裂象,尤其是底部细胞。免疫组化 HMB-45 真皮深部常不着色。

2. **发育不良痣**　通常为复合痣模式,多不成片,缺乏明显的核仁和有丝分裂活性。

3. **先天性黑素细胞痣中的增生性结节**　与痣样黑色素瘤的区分较困难,在增生性结节的病变上部也可出现核分裂象。需要强调的是,增生性结节的特点是多发性结节的大小和形状相仿,结节内细胞与位于结节周边的先天性痣细胞逐渐移行,而境界清楚的增生性结节在起源于先天性色素痣真皮成分的痣样黑色素瘤中更常见。

（刘业强）

十二、转移性黑色素瘤

【概念】

转移性黑色素瘤(metastatic melanoma)恶性程度高,通常局限于原发灶附近的皮肤,也可发生远处转移,出现播散性或全身性转移病变。

【临床特点】

1. **临床表现**　皮损表现为均匀着色的小斑疹或丘疹,也可表现为大结节或斑块,边界清晰,较对称。颜色通常为黑色,但也可呈灰色或蓝色,抑或无色素性改变。病变极少会部分或完全消退(图 2-11-2-12-1)。可单发或多发,通常局限于原发灶附近的皮肤,也常见于完全不相关区域(图 2-11-2-12-2)。播散性皮肤转移较常见,并伴有内脏受累。多于疾病初发5~10年内出现转移,可能与Breslow 厚度成比例。未知原发灶的转移性黑色素瘤患者,与其性别比率、发病年龄、家族史、生存率、复发模式、进一步转移及其未知的皮肤原发病灶有关。

2. **治疗**　局部皮肤及皮下黑色素瘤转移应切除,保证切缘干净。广泛转移需系统治疗,包括靶向治疗及化疗等。

3. **预后**　出现卫星灶及"移行转移"常与远端区域

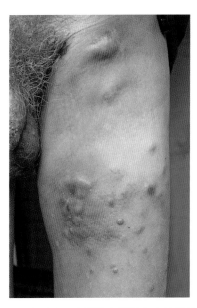

图 2-11-2-12-1　左下肢多发肤色斑块及结节

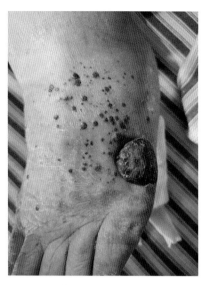

图 2-11-2-12-2　原发皮损周围可见多灶转移的黑色丘疹

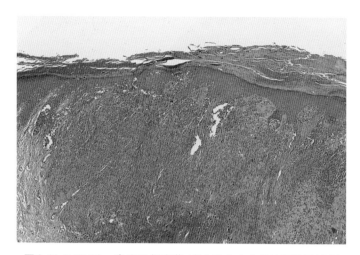

图 2-11-2-12-3A　表皮局部变薄,真皮乳头中大量瘤细胞及瘤细胞巢,可侧面表皮呈衣领状

的复发有关。有远端转移患者预后很差,研究显示,总体中位生存期为 7.5 个月。

【发病机制】

可能与太阳/紫外线辐射有关,与大多数类型的黑色素瘤相似。

【病理变化】

1. 镜下观　此处主要讲述两个亚型:伴有表皮浸润及不伴有表皮浸润的转移性黑色素瘤。

(1) 亲表皮转移性黑色素瘤:表皮浸润和真皮内浸润同时存在,与原发性黑色素瘤不易区分。表现为界限分明的皮肤结节、广泛的淋巴管、血管浸润、真皮乳头中大量瘤细胞浸润及瘤细胞巢上方表皮萎缩(图 2-11-2-12-3A、图 2-11-2-12-3B)。表皮病变部分的宽度通常等于或小于真皮部分。有时侧面表皮呈衣领状。

(2) 不伴表皮累及的转移性黑色素瘤:病变呈结节状,黑素细胞从中央核心呈索状和线状分布,瘤细胞异型性明显,可见广泛坏死,无或少见炎症细胞浸润。可有或无黑素沉积(图 2-11-2-12-4A、图 2-11-2-12-4B)。

2. 免疫组化　同传统黑色素瘤组化标记。在转移性黑色素瘤中,CD117(c-kit)表达缺失,p53 和 Ki-67 指数表达增强,有一定区分意义,但不完善。绝大多数转移性黑色素瘤(90%)对 PNL2 具有免疫反应性。PRAME 及 5-hmC 可用于区分结节性痣与转移性黑色素瘤。目前尚无绝对区分原发性和转移性黑色素瘤的免疫组化标记。

【鉴别诊断】

1. 原发性黑色素瘤　某些情况下在组织病理学上是相同的,如有表皮受累、炎症反应、邻近部位痣、消退现象和附属器受累等,多提示原发性黑色素瘤。与亲表皮转移性黑色素瘤相对不易区分,此时侵血管是转移性疾病的强烈指标。

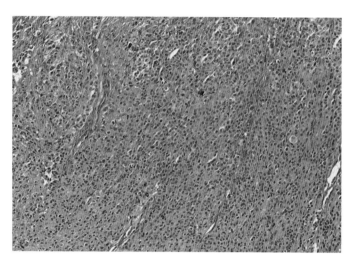

图 2-11-2-12-3B　肿瘤细胞异型性明显,在真皮内浸润生长,可见广泛血管侵犯

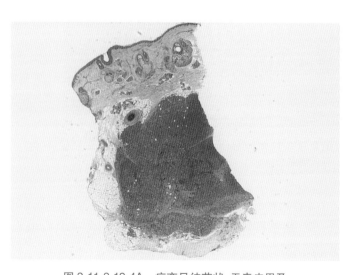

图 2-11-2-12-4A　病变呈结节状,无表皮累及

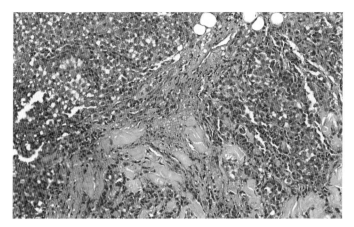

图 2-11-2-12-4B 瘤细胞异型性明显,中央可见灶状坏死区域

2. **透明细胞肉瘤** 主要累及四肢深部软组织、躯干或四肢。两者具有相似的病理和免疫组织化学特性,S100、HMB-45 等均可阳性,FISH 检测有利于鉴别,导致 EWSR1-ATF1 融合的特征性 t(12;22)(q13;q12)易位在透明细胞肉瘤中高达 90% 以上,而在黑色素瘤中从未发现。

3. **原发真皮黑色素瘤** 特征是位于真皮和/或皮下深层的边界清楚的黑素细胞结节,两者通常都不显示溃疡、消退或原位成分。较难鉴别。免疫组化标记 MIB-1 阳性,增殖指数通常低于转移性黑色素瘤。

(刘业强)

十三、其他少见黑色素瘤类型

【概念】

其他少见黑色素瘤类型(other unusual and rare variants of melanoma)包括横纹肌样黑色素瘤、气球细胞/透明细胞黑色素瘤、软骨样、骨样及黏液样黑色素瘤等。

【临床特点】

1. **临床表现** 各少见类型无特异表现,可为丘疹、斑块或结节(图 2-11-2-13-1),常不规则或不对称,可类似于瘢痕或皮肤纤维瘤等。

2. **治疗** 同传统黑色素瘤治疗原则。

3. **预后** 预后与 Breslow 厚度相关,同传统黑色素瘤。似乎比促结缔组织增生性黑色素瘤预后更差,通常表现为广泛的转移性疾病,并且与较高的 BRAF 突变发生率有关。

【病理变化】

1. **镜下观**

(1) 横纹肌样黑色素瘤:肿瘤细胞呈上皮样外观,胞质丰富,可见嗜酸性的透明包涵体。肿瘤细胞核仁明显,呈嗜酸性(图 2-11-2-13-2A~图 2-11-2-13-2C)。

(2) 气球细胞/透明细胞黑色素瘤:肿瘤细胞有丰富淡染的颗粒状胞质,呈透明至空泡状(图 2-11-2-13-3A、图 2-11-2-13-3B)。

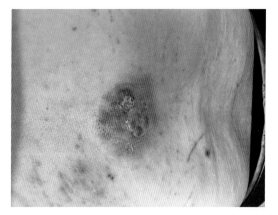

图 2-11-2-13-1 横纹肌样黑色素瘤,背部不规则红色结节,有明显浸润感,边界欠清

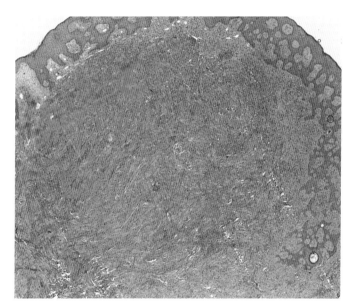

图 2-11-2-13-2A 横纹肌样黑色素瘤,低倍镜扫视,肿瘤在真皮内呈浸润性生长

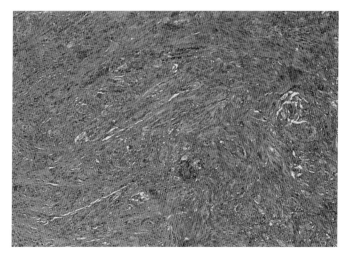

图 2-11-2-13-2B 横纹肌样黑色素瘤,肿瘤细胞呈交织样排列

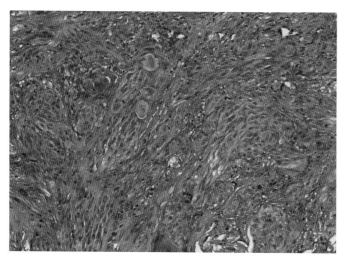

图 2-11-2-13-2C　横纹肌样黑色素瘤,肿瘤细胞呈上皮样外观,胞质丰富,可见核分裂象增多

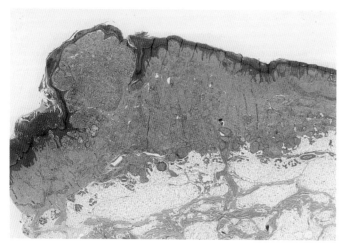

图 2-11-2-13-3A　气球细胞/透明细胞黑色素瘤,低倍镜扫视

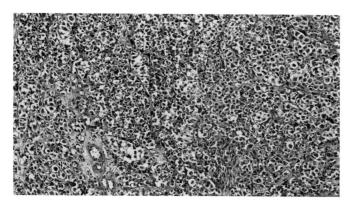

图 2-11-2-13-3B　气球细胞/透明细胞黑色素瘤,肿瘤细胞有丰富淡染的颗粒状胞质,呈透明至空泡状

（3）黏液样黑色素瘤:主要特点为黏液样基质中散布非典型的上皮样或梭形的肿瘤细胞,细胞内色素沉积量不一。

2. **免疫组化**　S100、SOX10、p75 为敏感性较高的标记(图 2-11-2-13-4、图 2-11-2-13-5)。

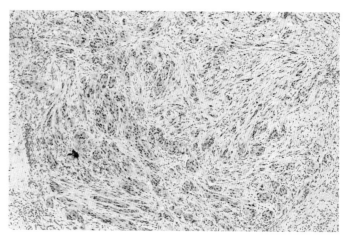

图 2-11-2-13-4　横纹肌样黑色素瘤,SOX10 阳性

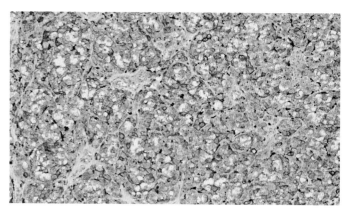

图 2-11-2-13-5　气球细胞/透明细胞黑色素瘤,MITF 阳性

3. **辅助检查**　突变基因检测等。

【鉴别诊断】

1. **梭形细胞鳞癌**　可表现为相似的组织学特征,但其病理上具有鳞状细胞癌特征,伴有显著多形性,如可见到角化不良细胞或细胞间桥等。上皮来源标记如 CK、CK5/6 等阳性有助于鉴别。

2. **非典型纤维黄瘤**　为排他性诊断,好发于老年人头颈部等光暴露部位,与其鉴别相对较困难,部分可见软骨或骨样分化,可见破骨样多核巨细胞,伴明显胶原硬化。免疫组化标记 vimentin、CD68、CD10、SMA、CD99 可阳性,S100 多为阴性。

3. **平滑肌肉瘤**　不典型梭形细胞肿瘤,胞核细长,核周可见空泡,免疫组化标记 MSA、SMA、Desmin 均阳性。

（刘业强）

十四、儿童黑色素瘤

【概念】

儿童黑色素瘤(childhood melanoma)是发生在儿童的恶性黑素细胞肿瘤,临床罕见,只有不到 1% 的黑色素瘤发生于儿童或青少年时期。

【临床特点】

1. **临床表现**　50% 可能源于原有的前驱病变,如普通痣、先天性色素痣、发育不良痣等。30% 可由先天性巨痣(多直径≥20cm)发展而来。临床表现与成人黑色素瘤类似,可出现颜色改变及出血等。

病变主要位于躯干(图 2-11-2-14-1)和四肢,也可见于头颈部,少见于黏膜及脑膜部位。其发病率占所有儿童恶性肿瘤的 1%~3%,占所有黑色素瘤的比例<0.5%。10 岁以上儿童的发病率相对较高,多见于白种人。

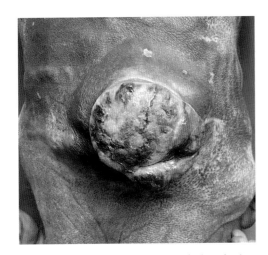

图 2-11-2-14-1　儿童先天性色素痣恶变,躯干先天性色素痣皮损上出现巨大增生性肿块,表面溃疡(上海交通大学医学院附属上海儿童医学中心邓丹教授惠赠)

2. **治疗**　与成人黑色素瘤相似,适当时应进行前哨淋巴结定位和活检。

3. **预后**　其生物学行为与成人无异,预后也类似,需评估肿瘤厚度、Clark 分级与是否有溃疡形成等。

【发病机制】

危险因素包括日光敏感、过度日晒、多发性痣、先天性巨痣、发育不良痣、黑色素瘤家族史、着色性干皮病、免疫缺陷和放射性照射等。

【病理变化】

1. **镜下观**　最典型为先天性巨痣恶变而来,表现为真皮内境界清楚的、具有明显异型性细胞学特征的结节。典型表现为(图 2-11-2-14-2A、图 2-11-2-14-2B):结构不对称,边界不清;表皮消耗;无/有溃疡;瘤细胞呈 Paget 样扩散;随着真皮深度增加而缺乏成熟现象;真皮深部可见有丝分裂;真皮内可见较多黑色素;缺乏 Kamino 小体;瘤细胞异型性改变,核深染,核仁明显;炎症细胞浸润。

可表现为多种亚型:痣样、小细胞型、促结缔组织增生型(着色性干皮症患者)、色素合成型、Spitz 样和恶性蓝痣,此外还有浅表播散型、肢端雀斑痣样和结节性黑色

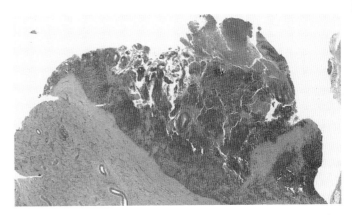

图 2-11-2-14-2A　低倍镜扫视(上海交通大学医学院附属上海儿童医学中心邓丹教授惠赠)

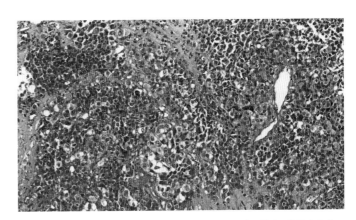

图 2-11-2-14-2B　瘤细胞异型性改变,核深染,核仁明显(上海交通大学医学院附属上海儿童医学中心邓丹教授惠赠)

素瘤。儿童黑色素瘤的组织学特征与成人黑色素瘤的组织学特征基本相同。

2. **免疫组化**　S100、HMB-45、MART-1/Melan-A、MITF、SOX10 和酪氨酸酶等可均阳性。

3. **辅助检查**　对于存在多数常见染色体畸变的病例,FISH 检测可能有帮助。

【鉴别诊断】

1. **Spitz 痣**　多累及儿童头颈部,通常直径小于1cm,以大的梭形和/或上皮样细胞为特征,病理上结构对称,可见成熟现象,痣巢围绕皮突两侧或呈 Paget 样扩散,痣巢周边可见裂隙;可见 Kamino 小体。

2. **发育不良痣**　表现为色素性丘疹、斑点和斑块。病理上真表皮交界处的黑素细胞巢分化良好,真皮深部无有丝分裂,无色素,真皮乳头层可见同心形或板层状纤维增生,可见痣巢分隔的细长的棒状皮突及桥接现象。

3. **先天性色素痣中的增生性结节**　在细胞密度高和较大胞核区域可见有丝分裂增多,通常非黑素细胞如平滑肌、神经或皮脂腺细胞也存在。皮损可随着时间推移变得更柔软,停止生长,然后变小或完全退化。

（刘业强）

十五、动物型黑色素瘤

【概念】

动物型黑色素瘤(animal-type melanoma,ATM),也称黑素合成型黑色素瘤(pigment-synthesizing melanoma,PSM),是一种极为罕见的黑色素瘤亚型,因与马及实验室动物中见到的黑素细胞肿瘤表现类似,因而被称为动物型黑色素瘤。表现为真皮内非对称性的大量富含色素成分的真皮内细胞团。

【临床特点】

1. 临床表现 动物型黑色素瘤的临床表现通常为蓝色、黑褐色或黑色的斑块或结节,直径多≥1cm。

四肢是最常见的发病部位,其次是头颈部和躯干。多见于成年人,男女发病无明显差异。尚无确切发病率统计。多为慢性病程,可近期出现快速增长。

2. 治疗 同黑色素瘤的治疗原则一致,手术切除为主,建议前哨淋巴结定位及活检。

3. 预后 出现淋巴结转移者多见,但远处转移相对少见,死亡率较低,也有报道出现淋巴结转移和远处转移者,预后较差,短期随访表明其预后好于传统的转移性黑色素瘤。

【发病机制】

尚不十分明确,可能与 Carney 综合征有关。

【病理变化】

1. 镜下观 组织学上可见含大量色素的黑色素瘤细胞紧密聚集,瘤细胞不仅占据真皮乳头层和网状层,还常浸润至皮下脂肪层。表皮可萎缩或增生,有时可见明显的瘤细胞浸润。瘤细胞为梭形、树突状或者上皮样,呈簇状或结节状分布,有时也可呈局灶性席纹状分布。上皮样细胞倾向于占据肿瘤的中心部分,周边梭形黑素细胞较多,呈浸润性排列,可不同程度地围绕附属器浸润。瘤细胞胞质丰富,胞核大,呈囊泡状,核仁明显,坏死罕见,核分裂象少见,有时表现为轻度局灶性异型性改变,淋巴细胞浸润不常见,神经周围浸润少见。消退现象及血管内转移少见。

2. 免疫组化 同传统黑色素瘤标记。

【鉴别诊断】

1. 上皮样蓝痣 两者不易鉴别,如核异型性增加、核仁明显、有丝分裂象增多及表皮受累等更倾向于动物型黑色素瘤的诊断。有时诊断困难,有学者认为上皮样蓝痣(包括散发的和有 Carney 综合征背景的)和 ATM 为一谱系性疾病,可称为色素性上皮样黑色素细胞瘤,存在争议。

2. 恶性蓝痣 多由良性蓝痣恶变而来,组织学特征

上常可见到从良性前驱皮损向黑色素瘤的突然转变。在类似于普通或细胞性蓝痣的区域,细胞着色较少或完全不着色,色素的分布很不均匀;而 ATM 中整个皮损呈致密均匀的黑色色调。具有明显的核多形性。有丝分裂活性很高。经常出现坏死,有利于鉴别。

3. 深部穿通痣 表现为对称分布的楔形损害,黑素细胞呈巢状或垂直方向的束状分布,在基底部消失,缺乏像 ATM 一样均匀分布的色素,可见血管及附属器周围肿瘤细胞浸润,有丝分裂未见。

(刘业强)

参 考 文 献

[1] Amin A,Hedayat,Joel A,et al. BAP1-Deficient Tumor/Nevus with Germline Aberration:A Potential Pitfall in assessing Melanocytic Neoplasms with Single Nucleotide Polymorphism array. Journal of cutaneous pathology,2019,46(9):672-677.

[2] Louie BH,Kurzrock R. BAP1:Not just a BRCA1-associated protein. Cancer Treatment Reviews,2020,90:102091.

[3] Murali R,Wiesner T,Scolyer RA. Tumours associated with BAP1 mutations. Pathology,2013,45(2):116.

[4] Thomas Wiesner,Anna C Obenauf,Rajmohan Murali,et al. Germline mutations in BAP1 predispose to melanocytic tumors. Nat Genet,2011,43(10):1018-1021.

[5] Harbour JW,MD Onken,Roberson E,et al. Frequent Mutation of BAP1 in Metastasizing Uveal Melanomas. Science,2010,330(6009):1410-1413.

[6] Michele Carbone,Laura Korb Ferris,Francine Baumann,et al. BAP1 cancer syndrome:malignant mesothelioma,uveal and cutaneous melanoma,and MBAITs. Journal of Translational Medicine,2012,10(1):179.

[7] Wiesner T,Obenauf AC,Murali R,et al. Germline mutations in BAP1 predispose to melanocytic tumors. . Nature Genetics,2011,43(10):1018-1021.

[8] Thomas Wiesner,Rajmohan Murali,Isabella Fried,et al. A Distinct Subset of Atypical Spitz Tumors is Characterized by BRAF Mutation and Loss of BAP1 Expression. American Journal of Surgical Pathology,2012,36(6):818-830.

[9] Webster JD,Pham TH,X Wu,et al. The tumor suppressor BAP1 cooperates with BRAFV600E to promote tumor formation in cutaneous melanoma. Pigment Cell & Melanoma Research,2018,32(2):269-279.

[10] Ewens KG,Lalonde E,Richards-Yutz J,et al. Comparison of Germline versus Somatic BAP1 Mutations for Risk of Metastasis in Uveal Melanoma. BMC Cancer,2018,18(1):1172.

[11] Eduardo Calonje,Thomas Brenn,Alexander Lazar,et al. McKee's pathology of the skin. 4th ed. Philadelphia:Saunders,2012.

[12] David SC,Soheil SD,Matthew RL,et al. Diagnostic Pathology

Neoplastic Dermatopathology. 2nd ed. Salt Lake City：Amirsys Inc,2016.

［13］Guido Massi·Philip E. LeBoit. Histological Diagnosis of Nevi and Melanoma. 2nd ed. New York：Springer,2014.

［14］Wisell J. Germline mutations in BAP1 predispose to melanocytic tumors. Yearbook of Pathology and Laboratory Medicine,2013, 2013：95-96.

［15］Harbour JW,MD Onken,Roberson E,et al. Frequent Mutation of BAP1 in Metastasizing Uveal Melanomas. Science,2010,330 （6009）：1410-1413.

［16］Michele Carbone,Laura Korb Ferris,Francine Baumann,et al. BAP1 cancer syndrome：malignant mesothelioma,uveal and cutaneous melanoma,and MBAITs. Journal of Translational Medicine,2012,10（1）：179.

［17］Wiesner T,Obenauf AC,Murali R,et al. Germline mutations in BAP1 predispose to melanocytic tumors. Nature Genetics,2011, 43（10）：1018-1021.

［18］Thomas Wiesner,Rajmohan Murali,Isabella Fried,et al. A Distinct Subset of Atypical Spitz Tumors is Characterized by BRAF Mutation and Loss of BAP1 Expression. American Journal of Surgical Pathology,2012,36（6）：818-830.

［19］Webster JD,Pham TH,X Wu,et al. The tumor suppressor BAP1 cooperates with BRAFV600E to promote tumor formation in cutaneous melanoma. Pigment Cell & Melanoma Research,2018,32 （2）：269-279.

［20］Amin A,Hedayat,Joel A,et al. BAP1-Deficient Tumor/Nevus with Germline Aberration：A Potential Pitfall in assessing Melanocytic Neoplasms with Single Nucleotide Polymorphism array.

Journal of cutaneous pathology,2019,46（9）：672-677.

［21］Louie BH,Kurzrock R. BAP1：Not just a BRCA1-associated protein. Cancer Treatment Reviews,2020,90：102091.

［22］Murali R,Wiesner T,Scolyer RA. Tumours associated with BAP1 mutations. Pathology,2013,45（2）：116.

［23］Massi D,De Giorgi V,Mandalà,et al. The complex management of atypical Spitz tumours. Pathology,2016,48（2）：132-141.

［24］Ritter A,Tronnier M,Vaske B,et al. Reevaluation of established and new criteria in differential diagnosis of Spitz nevus and melanoma. Archives for Dermatological Research,2018,310（4）：329-342.

［25］Yoshiyuki N,F Yasuhiro. Diagnosis and Management of Acral Lentiginous Melanoma. Current Treatment Options in Oncology, 2018,19（8）：42.

［26］Phan A,Touzet S,Dalle S,et al. Acral lentiginous melanoma：a clinicoprognostic study of 126 cases. Digest of World Core Medical Journals,2010,155（3）：561-569.

［27］Wada M,Ito T,Tsuji G,et al. Acral lentiginous melanoma versus other melanoma：A single-center analysis in Japan. The Journal of Dermatology,2017,44（4）：932-938.

［28］Saggini A,Cota C,Lora V,et al. Uncommon Histopathological Variants of Malignant Melanoma. Part 2. Am J Dermatopathol, 2019,41（5）：321-342.

［29］Stas M,van den Oord JJ,Garmyn M,et al. Minimal deviation and/or naevoid melanoma：is recognition worthwhile? A clinicopathological study of nine cases. Melanoma Res,2000,10： 371-380.

第十二章

异位组织

第一节 先 天 性

一、副指

【概念】

副指,又称多指畸形(polydactyly),指除正常手指以外的单发或多发赘生指畸形,是人群中比较常见的肢指远端重复性畸形,常与短指、并指等畸形同时存在,多为常染色体显性遗传。

【临床特点】

1. 临床表现 副指在国内的平均发病率为0.095%。国外统计显示不同种群发病率不同,其中亚洲人和美国白人发病率为0.08%~0.14%。男性多于女性,大致为1.5:1。发病部位多见于正常手指的侧缘,尤其是拇指、小指外侧;单侧多于双侧,右手多于左手,比例为2:1,双手发病率占10%左右。

本病出生即有,表现为尺侧、桡侧或中央区域多余的手指结构,可发生于指骨近节、指骨末节或掌指关节等部位。赘生指外形结构差别较大,可以仅包裹血管和神经,亦可包括骨性结构的完整手指。生长角度也有差异,可平行或垂直于手掌,亦可弯曲,与手掌桡尺侧缘形成不规则角度。单侧或双侧存在,可单个手指多指,亦可多个手指多指,可单独发生,亦可伴随并指等其他症状。

副指症状典型,其中拇指多指畸形最常见,按照Wassel分类法,共分为7型,即Ⅰ型:远节指骨分叉型(图2-12-1-1-1A);Ⅱ型:远节指骨复指型(图2-12-1-1-1B);Ⅲ型:近节指骨分叉型;Ⅳ型:近节指骨复指型;Ⅴ型:掌骨分叉型(图2-12-1-1-1C);Ⅵ型:掌骨复指型;Ⅶ型:三节指骨型。其中Ⅰ、Ⅱ型属远节型,Ⅲ、Ⅳ型属近节型,Ⅴ、Ⅵ型属掌骨型,其中Ⅳ型最多见。

副指是一种先天性畸形,多独立发生,亦可伴多种综合征,如面-指发育不良综合征、Meckel综合征等多种综合征。

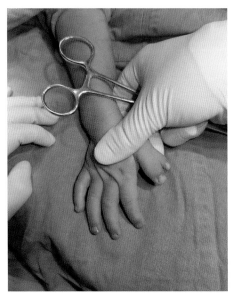

图2-12-1-1-1A Ⅰ型赘生指,远节指骨分叉型(广州中医药大学第一附属医院李悦教授惠赠)

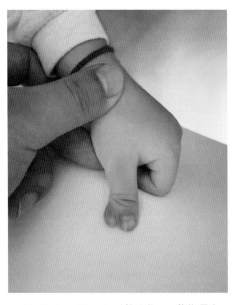

图2-12-1-1-1B Ⅱ型赘生指,远节指骨复指型(广州中医药大学第一附属医院李悦教授惠赠)

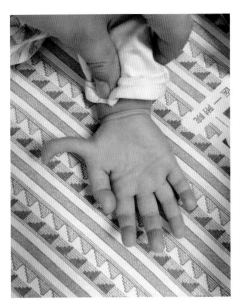

图 2-12-1-1-1C Ⅴ型赘生指,掌骨分叉型(广州中医药大学第一附属医院李悦教授惠赠)

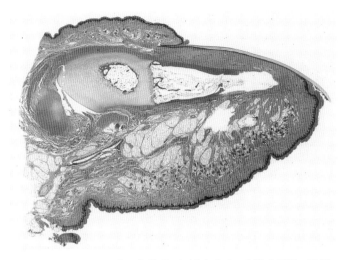

图 2-12-1-1-2A 正常手指结构,包括真表皮、毛囊皮脂腺、甲板甲床甲母及皮下组织、软骨与骨组织等(中山大学孙逸仙纪念医院雍娟娟教授惠赠)

2. **治疗** 手术切除。手术原则:切除副指,保留正指。应注意切除彻底,否则遗留畸形;避免损伤骨骺,影响发育。

3. **预后** 早期疗效比较满意,但随着患儿的发育,可能出现继发性畸形,故术后应长期定期随访,直至发育停止。

【发病机制】

确切病因不明,近年来的研究表明,副指与多条染色体多段区域中的多个基因突变有关,目前已经定位有2q31(Ⅰ型)、7p15-11.23(Ⅱ型)、7q36(Ⅲ型)和13q21-32(Ⅳ型)。此外,环境污染、病毒感染、接触放射线或有害药品、食品也是致畸的高危因素。以上各种致畸因素都有可能导致外胚层顶脊发育异常,拇指侧顶脊向近位延长及其退缩迟缓,形成副指畸形。

【病理变化】

1. **镜下观** 正常指结构,甲、皮肤及附属器、皮下软组织(脂肪、血管、神经、肌肉等)和指骨,部分病例仅见成熟皮肤和皮下软组织(图2-12-1-1-2A、图2-12-1-1-2B)。

可分为三类:

(1) 软组织多指:仅有软组织赘生物,没有骨、关节、肌腱等组织。

(2) 单纯多指:有指骨、肌腱和血管神经束,附着于掌骨。

(3) 复合型多指:有完整的指骨、肌腱、血管神经束和掌骨组织。

【鉴别诊断】

1. **先天性外伤性神经瘤** 小指尺侧或拇指桡侧可见

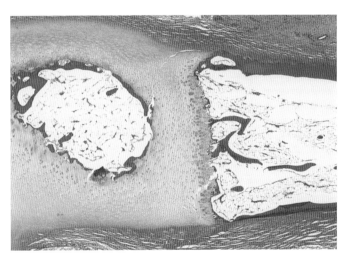

图 2-12-1-1-2B 软骨组织、软骨增生区、骨骺区、骨小梁、骨领,骨髓腔内见大量脂肪组织(中山大学孙逸仙纪念医院雍娟娟教授惠赠)

疣状或索状硬结,表面光滑,正常皮色,出生即有。镜下可见真皮内有大量神经束,神经轴索及神经鞘细胞呈团状增生,团块内细胞排列呈编织状。

2. **获得性指(趾)纤维角化瘤** 临床表现与副指类似,但组织病理上主要是增生的胶原纤维,与表皮垂直走行,可伴小血管增多,缺乏大血管和神经。

3. **甲周外生性骨疣** 真皮内单个压痛性结节,指(趾)末节肿胀,镜下为成熟软骨覆于一层板层骨上。需要结合影像学检查结果和临床病史作出诊断。

(齐 庆)

二、副耳

【概念】

副耳(accessory tragus)是外耳的常见先天性畸形,表现为耳屏前方或颊部、颈部突起的结构,可单侧或双侧同时存在,肤色,大小、数目、形态多样,内多含软骨组织。由第一鳃弓发育异常所致,可伴有其他颌面畸形。

【临床特点】

1. 临床表现　副耳的发病率在 5.6/10 000 ~ 47/10 000。通常婴儿多见,亦可出现在儿童。多位于耳屏前方,亦可出现在耳屏前至口角的连线上、胸锁乳突肌区域、胸骨上方(图 2-12-1-2-1)。

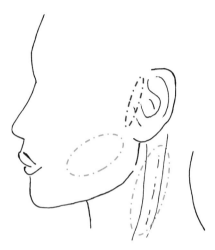

图 2-12-1-2-1　副耳的多发部位(红圈)位于耳屏前方,少见部位(蓝圈)是耳屏前至口角的连线上、胸锁乳突肌区域

出生即有,副耳形态各异,为单个或多个高出皮面的突起,球状或柱状(图 2-12-1-2-2),带蒂或无蒂,通常直径3~10mm;肤色,无痛痒,表面可覆有毳毛,触之柔软或软骨硬度;多为单侧,亦可见双侧发生。

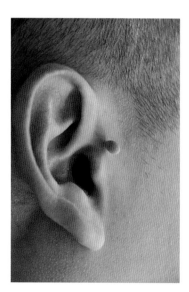

图 2-12-1-2-2　耳屏前肤色赘生物

副耳多数是一种单独存在的发育异常,也可伴有发育异常的综合征,如:Goldenhar 综合征(眼-耳-脊柱发育异常综合征),Townes-Brocks 综合征,Treacher-Collins 综合征(下颌骨、面骨发育不全综合征),VACTERL 综合征,Wolf-Hirschhron 综合征(4p-综合征)等。

2. 治疗　手术切除。

3. 预后　手术切除效果良好,一般不复发。副耳软骨组织应完全切除,否则将导致切口愈合缓慢,诱发软骨炎、软骨皮炎。

【发病机制】

在胚胎发育中,耳郭形成始于孕第 4 周,由第一、第二鳃弓形成 6 个丘状结节,再相互融合形成耳郭结构。其中,耳屏来源于第一腮弓第 1 个丘状结节。随着胚胎期下颌骨的生长,原始耳郭结构从颈部两侧向头部两侧迁移,至正常生理位置。病理状态下,6 个丘状结节相互融合出现异常,使耳屏停留于原始耳郭结构向上迁移路线上的任何位置,被认为是副耳形成的可能机制。

【病理变化】

1. 镜下观　副耳具有正常外耳郭相似的组织结构,由表皮、真皮、毛囊皮脂腺、皮下脂肪及软骨等组成(图 2-12-1-2-3A ~ 图 2-12-1-2-3C)。镜下呈外生性,息肉样,表皮网篮状角化,内含毛囊皮脂腺、汗腺、脂肪等,中央可见软骨成分是特异性标志。

【鉴别诊断】

1. 软纤维瘤(皮赘)　好发于中老年人,为有蒂或者无蒂的皮肤良性肿瘤,常发生于颈、躯干、腹股沟等处,外生突起于皮面,呈肤色,表面光滑,触之柔软,可单发或多发。组织病理显示,软纤维瘤由疏松结缔组织、纤维细胞、胶原纤维、血管等组成,一般无毛囊皮脂腺、外泌汗

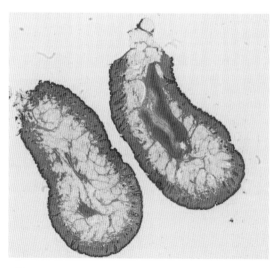

图 2-12-1-2-3A　低倍镜扫视(中山大学孙逸仙纪念医院雍娟娟教授惠赠)

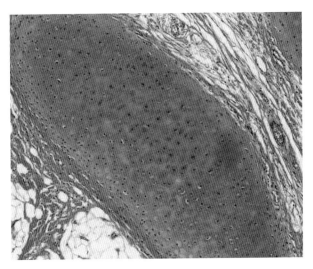

图 2-12-1-2-3B 软骨组织（中山大学孙逸仙纪念医院雍娟娟教授惠赠）

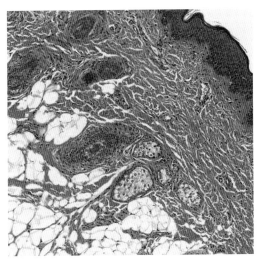

图 2-12-1-2-3C 毛囊、皮脂腺及脂肪组织（中山大学孙逸仙纪念医院雍娟娟教授惠赠）

腺、软骨组织等结构。少数情况下，部分副耳无软骨成分，可结合临床病史与软纤维瘤鉴别。

2. **耳瘘** 出生即有，常与第一、第二鳃弓发育异常有关，男性单侧多见。耳瘘是与外界相通的盲管结构，瘘口常位于耳轮脚前，可因感染化脓排出具有臭味的分泌物。镜下可见真皮内瘘管，管壁为纤维结缔组织，内覆复层鳞状上皮或假复层纤维柱状上皮，伴炎症反应，深部管壁见或不见弹性软骨。

（齐 庆）

三、副乳（房）

【概念】

副乳（房）（accessory breast）指乳腺嵴上的非正常乳房区出现的乳房结构，包括乳腺小叶、导管或间质成分，伴有或不伴有乳头、乳晕，好发于腋窝、腋前区、乳房下胸壁等部位。

【临床特点】

1. **临床表现** 副乳（房）在人群中女性的发病率为 2%~6%。副乳属于先天性乳房畸形，出生时即存在，但在青春期、怀孕或者哺乳期受到雌激素影响后表现更加明显。发病女性多于男性，男女比约为 1:3。

本病可发生在乳腺嵴的任何部位，好发于腋窝、腋前区、乳房下胸壁，偶见于面、耳、颈、背、臀和外阴等部位。乳腺嵴是指胚体两侧的腹外侧面表皮增厚形成从腋窝到腹股沟的纵行凸起，又称乳线（图 2-12-1-3-1）。

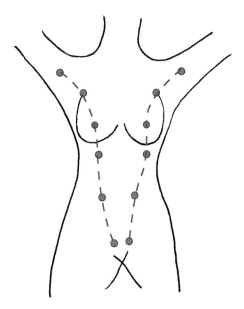

图 2-12-1-3-1 乳腺嵴，是指胚体两侧的腹外侧面表皮增厚形成从腋窝到腹股沟的纵行凸起，又称乳线

副乳表现为正常皮色或有轻度色素沉着的隆起，可单发、对称分布或多发，大小为 1~5cm，边界清楚，触之柔软（图 2-12-1-3-2）；形式多样，可有或无乳腺腺体组织，可伴或不伴有乳头、乳晕组织。具有腺体的副乳在经前、妊娠及哺乳期可出现胀痛，甚至泌乳。副乳腺可出现与正常部位乳腺相同的疾病，已有报道纤维腺瘤、纤维囊性病、副乳腺炎、副乳癌等。副乳患者可伴有其他发育畸形。副乳患者的泌尿生殖系统肿瘤发病率高于正常人群。临床上，副乳多散发，少数有家族聚集性，表现为常染色体显性遗传。

根据成分不同，副乳有以下的 8 种形式（Kajava Categories）：

（1）多乳房畸形：有完整的乳房组织，包括乳头、乳晕、乳腺组织。

（2）有乳头、乳腺组织，无乳晕。

（3）有乳晕、乳腺组织，无乳头。

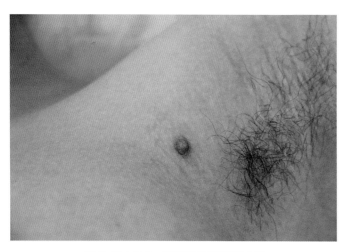

图 2-12-1-3-2　腋窝褐色圆顶状丘疹

（4）异位乳腺组织：只有异位乳腺组织。

（5）假乳房畸形：有乳头和乳晕，乳腺组织被脂肪组织代替。

（6）多乳头畸形：只有乳头。

（7）多乳晕畸形：只有乳晕。

（8）多毛畸形：只有毛发（乳头毛发）。

2. 治疗　手术，包括单纯切除和吸脂术。

3. 预后　单纯切除能完全切除多余的乳腺组织且不复发，吸脂术后可能有残余乳腺，但切口小、美观。术后可能出现血肿、出血、感染等症状。

【发病机制】

在人类胚胎发育的第 6 周，乳腺嵴开始发生，为左右对称的外胚层脊状增厚，连接上下肢肢芽，起于腋窝，沿躯干两侧，止至腹股沟中部。随着胚胎发育，胸廓区乳腺嵴发育成正常乳房，其余部分乳腺嵴萎缩消退。病理状态下，乳线上非乳房区域，部分乳腺嵴成分未完全消退，残留形成副乳。

【病理变化】

镜下观　副乳病理确诊可通过细针抽吸或切除活检实现。在组织病理下，表皮乳头瘤样增生，棘层肥厚，基底细胞色素沉着，可见乳头乳晕结构；真皮层毛囊、皮脂腺、平滑肌增多，皮下可见乳腺导管、小叶及乳腺间质（图2-12-1-3-3A、图2-12-1-3-3B），和正常乳腺一样受内分泌激素的影响，发生周期性改变。

【鉴别诊断】

1. 脂肪瘤　由成熟脂肪细胞构成的良性肿瘤，可以发生在身体的任何地方，大小不一，边界清楚，皮色或黄色，单个或多个同时存在。触诊质地柔软，活动度良好，无触痛。真皮内可见异位的成熟脂肪组织，同时伴有胶原纤维、弹力纤维及血管等变化。

2. 表皮囊肿　临床上，好发于面部或躯干，半圆形隆

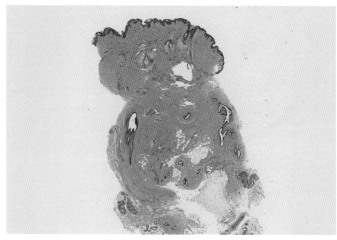

图 2-12-1-3-3A　真皮内可见皮脂腺、乳腺导管结构及平滑肌增多

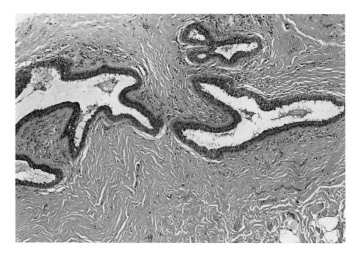

图 2-12-1-3-3B　真皮深部乳腺导管结构

起，表面可有开口，大小不等，肤色，触之有囊性感。一般无自觉症状，感染时，伴红肿热痛。病理上，囊肿位于真皮内，囊壁为复层鳞状上皮，表皮囊肿的囊内容物为角蛋白。

3. 皮肤纤维瘤　好发于成年女性的四肢，特别是小腿伸侧，典型皮损为缓慢生长的圆形或卵圆形坚实结节，表面平滑或粗糙，常为单个，直径数毫米至 1cm，颜色棕红、黄褐至黑褐色不等。一般无自觉症状。病变主要位于真皮中下部，可分为纤维型和细胞型两种，前者主要由幼稚的胶原纤维交织状排列，其中可见成纤维细胞；后者由大量成纤维细胞组成，仅有少量胶原纤维。

（齐　庆）

参 考 文 献

［1］Deng H, Tan T, Yuan L. Advances in the molecular genetics of non-syndromic polydactyly. Expert Rev Mol Med, 2015, 17: e18.

［2］回蕾, 孔旭, 陶凯. 先天性多指畸形. 中国美容整形外科杂志, 2017, 28 (10): 629-632+572.

［3］邓长飞,代礼,牟玮,等.中国855例副耳的流行病学研究.中华预防医学杂志,2011,45(2):188-189.

［4］Jansen T,Romiti R,Altmeyer P. Accessory tragus:report of two cases and review of the literature. Pediatric dermatology,2000,17(5):391-394.

［5］Giron Gladys L,Friedman Ira,Feldman Sheldon. Lobular carcinoma in ectopic axillary breast tissue. Am Surg,2004,70(4):312-315.

［6］Patel PP,Ibrahim AM,Zhang J,et al. Accessory breast tissue. Eplasty,2012,12:ic5.

第二节 后 天 性

皮肤子宫内膜异位症

【概念】

皮肤子宫内膜异位症(cutaneous endometriosis),指子宫内膜异位种植于皮肤组织内,多与手术、创伤瘢痕组织相关,表现为淡蓝色或棕色结节,有不同程度的疼痛,与月经周期相关。

【临床特点】

1. **临床表现** 本病临床较罕见,皮肤子宫内膜异位症占子宫内膜异位症的0.5%~1%,多发于孕龄期女性。常见于腹部或外阴手术部位瘢痕内,尤其是剖宫产术后,也可自然发生于脐部或腹股沟。多为单个柔软、有韧性或坚硬的结节(图2-12-2-0-1),颜色可能是红、蓝、棕、黑和肉色,颜色的不同取决于出血量及异位子宫内膜组织的深度;可有出血、疼痛,轻度压痛。在月经期皮损增大或出血是其特点。

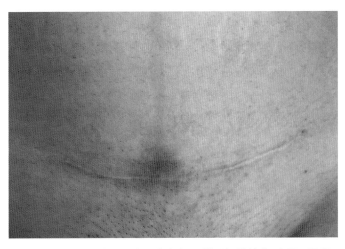

图2-12-2-0-1 剖宫产手术后瘢痕内,可触及韧性结节,表面可见褐色色素沉着(南方医科大学皮肤病医院黄莉宁副主任医师惠赠)

2. **治疗**

(1) 药物治疗:包括有口服避孕药、促性腺激素释放激素、达那唑,有缩小肿瘤、缓解症状的效果。

(2) 手术治疗:手术范围包括所有病变累及部位,在不影响局部解剖结构的基础上力争达到切缘干净,对较大的腹壁和筋膜缺损可采用补片或皮瓣移植。

3. **预后** 预后较好,手术可治愈,完全切除后一般不复发。

【发病机制】

子宫内膜异位症的发病机制有以下几种学说:

(1) 种植学说:月经期经血逆流,脱落的子宫内膜由输卵管流入腹腔,形成子宫内膜异位病灶。

(2) 化生内膜:体腔上皮细胞在性腺激素、炎症、机械因素的刺激下化生为子宫内膜。

(3) 淋巴转移或血行转移:罕见,出现在肺部、脑膜、心包、四肢及其他远端的子宫内膜异位症。

(4) 医源性的内膜转移:多见于腹部手术、剖宫产手术等手术过程中子宫内膜的转移。

(5) 免疫防御功能缺陷:随经血逆流至腹腔的子宫内膜如同异物,会激活体内的免疫系统,当免疫功能缺陷时会发展成为子宫内膜异位症。

(6) 胚胎期残留学说。

【病理变化】

1. **镜下观** 病灶散在分布,主要由数量不等的子宫内膜样腺体和间质构成。周期性改变不如子宫内膜明显。腺体形状不规则,大小不一,腺上皮细胞呈单层或假复层,立方或高柱状,胞质嗜碱性,可见纤毛细胞。间质细胞核呈卵圆形至梭形,胞质少,随月经周期胞质增多,呈前蜕膜化改变。有时仅见间质成分,或腺上皮和间质成分都难以辨认,含铁血黄素沉积、组织细胞增生、纤维化和慢性炎症改变,提示反复出血,可能存在异位病灶(图2-12-2-0-2A~图2-12-2-0-2C)。

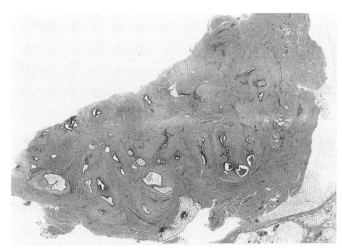

图2-12-2-0-2A 真皮内数量不等的子宫内膜样腺体(南方医科大学皮肤病医院黄莉宁副主任医师惠赠)

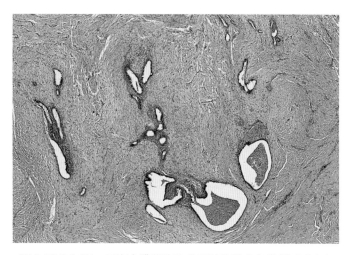

图 2-12-2-0-2B　子宫内膜腺体及其周围的淡蓝色间质成分（南方医科大学皮肤病医院黄莉宁副主任医师惠赠）

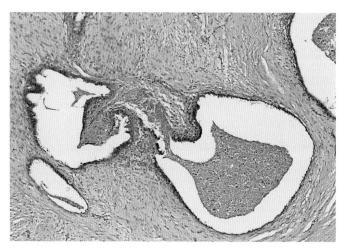

图 2-12-2-0-2C　腺上皮细胞呈单层柱状上皮细胞、胞质嗜碱性，腔内有无定形物质红染；腺体周边嗜碱性间质细胞，核大，卵圆形，嗜碱性（南方医科大学皮肤病医院黄莉宁副主任医师惠赠）

2. 免疫组化　CD10 标记子宫内膜间质，雌激素受体（ER）、孕激素受体（PR）免疫染色可标记子宫内膜腺体和间质的细胞核。在蜕膜化的子宫内膜异位症中，ER、PR 染色可为阴性，但 CD10 仍然为阳性。

【鉴别诊断】

1. 玛丽约瑟夫结节（Sister Mary Joseph nodule） 是恶性肿瘤转移到脐部形成的结节样病变，最常见的原发来源是腹腔内腺癌，多见于老年人。细胞具有异型性，可见核分裂象，无子宫内膜间质，CD10 免疫染色可用于鉴别。

2. 血管瘤　增生期血管瘤呈鲜红色隆起或草莓样斑块，可出现溃疡、出血等并发症，持续性出血表现与月经周期无关。皮肤镜可见界限清晰的红色腔隙。

3. 瘢痕疙瘩　皮肤内结缔组织过度增生所引起的良性肿瘤，常继发于皮肤外伤或自发形成。呈肤色或棕色结节状、条索状或片状瘢痕，高出皮肤表面，蟹足状向外伸展，表面光滑发亮，质地坚硬。一般不出血，无自觉症状。真皮内可见增生的胶原纤维交织排列，边界不清，病变后期纤维组织可呈玻璃样变。

4. 皮肤输卵管异位症　也可表现为脐周丘疹，镜下可见腺体样结构、输卵管上皮样细胞和显著的纤毛，缺乏子宫内膜间质成分。

5. 卵黄管残留　临床表现为脐周息肉。可见来自胃或小肠的肠黏膜上皮细胞，真皮内有管状或囊状结构，肠黏膜上皮细胞可被 CK20、CDX-2 染色。

6. 乳头状汗腺腺瘤　大多数发生在 40～50 岁女性的外阴或肛周部位，肿瘤单发，小而境界清楚，圆形或卵圆形结节状。此瘤位于真皮，界限清楚，有完整包膜，一般与上方表皮不相连。瘤内可见管状和囊状结构，乳头状折叠伸入囊腔内和顶浆分泌现象，腔内可见嗜伊红物质。间质 CD10 染色为阴性。

（齐　庆）

参 考 文 献

[1] Loh Seung-Hee, Lew Bark-Lynn, Sim Woo-Young. Primary Cutaneous Endometriosis of Umbilicus. Ann Dermatol, 2017, 29(5): 621-625.

[2] Chatzikokkinou P, Thorfinn J, Angelidis IK, et al. Spontaneous endometriosis in an umbilical skin lesion. Acta Dermatovenerol Alp Pannonica Adriat, 2009, 18(3): 126-130.

后 记

金秋十月，丹桂飘香，《临床病理诊断与鉴别诊断——皮肤疾病》终于付梓。这本书凝聚了众多皮肤病理人的辛勤汗水和无私奉献，更汇聚着同行老师们的关怀与期待！

信手翻开即将寄往出版社的最终审订书稿，一个个鲜活的病案跃然纸上，一张张精彩的图片细致入微，不禁思绪万千。书稿已成而言犹未尽，为了弥补缺憾，以歌陈志，以声寄情，谨附上为本书首发式准备的皮肤病理人专属歌曲——《红蓝世界》。

通常来说，后记应该侧重介绍本书的编写思路、编写过程，以及表达对创作团队的感激之情，然而，我想在后记中着重推荐一首歌曲《红蓝世界》，因为这首歌代表了我们的心声。医者，精于术而仁于心。一方面，皮肤病理医师需要有科学家的学识，艺术家的眼光，哲学家的思辨，"堪破"显微镜下细胞形态红蓝神奇世界的"天机"，得出正确诊断；另一方面，对患者有"丹青入丹心"天使般的关爱，体会"患者成就医者"的真谛，将感恩之心融于医疗实践，不舍昼夜，"邀晨晖和星辰做羽衣，还你天籁的美丽"，解除患者的痛苦和疾患。

《临床病理诊断与鉴别诊断——皮肤疾病》是大病理家庭中皮肤病理人的一点贡献，由于编者团队大病理基础知识相对薄弱，也恳请各位大病理老师在使用本书过程中多提宝贵意见，以便我们再版之际及时修订。皮肤病理是国内皮肤病学专业中发展较晚的亚专业，从业人数较少，最早的皮肤病理学组成立于20世纪80年代，发展晚于欧美国家，很多前沿的皮肤病理知识还处于学习探索的阶段，恳请读者们在使用中多多批评指正，也希望国内皮肤病理青年才俊多多实践，"读一卷书行千万里，真相已触手可及"，为中国皮肤病理学贡献智慧。

近年来，中国皮肤病理的发展形势喜人，在全国皮肤科住院医师规范化培训中，皮肤病理的考核已成为重要环节。皮肤病理专科医师培训试点工作经过北京大学第一医院终身教授朱学骏老师等人的积极争取，已经明确由皮肤科医师分会组织。近年来，越来越多的有为之士投身皮肤病理学科，我们有理由相信，中国皮肤病理学的春天已经到来，并将在不远的未来闪耀于国际舞台。

"我在方寸之地寻你，走近是多远的距离。踏遍青山又少年，只因我和你"，借本书出版之际，我们向为中国皮肤病理做出杰出贡献的老一辈皮肤病理专家，包括我的老师华中科技大学同济医学院附属协和医院皮肤科王椿森教授等人致以崇高的敬意！

刘业强

2023 年 10 月 18 日

红蓝世界

作词：李佳 刘业强
作曲：刘灏

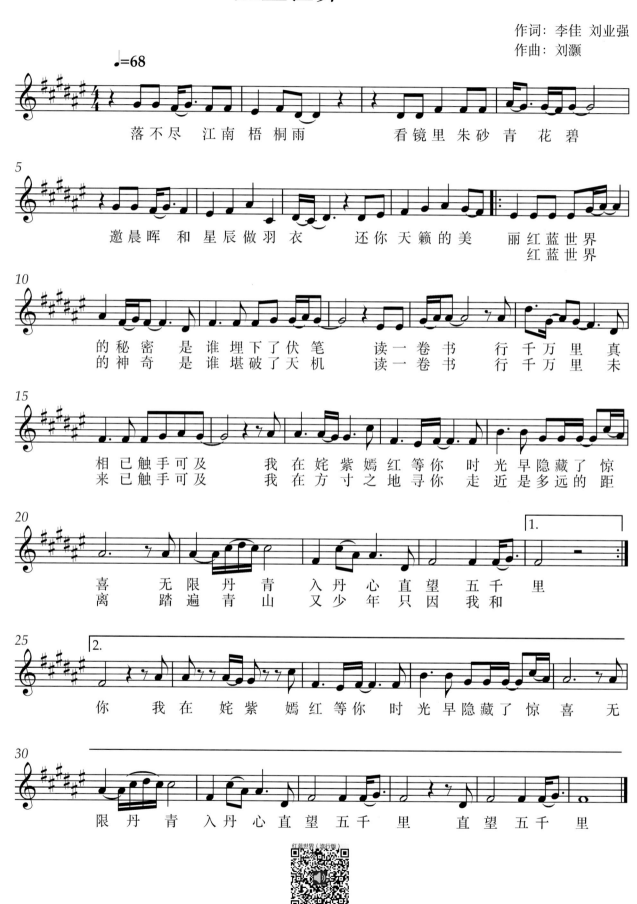

落不尽 江南梧桐雨　看镜里朱砂青 花 碧
邀晨晖 和星辰做羽衣　还你天籁的美　丽红蓝世界
　　　　　　　　　　　　　　　　　　　红蓝世界

的秘密 是谁埋下了伏笔　读一卷书　行千万里 真
的神奇 是谁堪破了天机　读一卷书　行千万里 未

相已触手可及　我 在姹紫嫣红等你 时光早隐藏了惊
来已触手可及　我 在方寸之地寻你 走近是多远的距

喜　无限丹青 入丹心直望 五千 里
离　踏遍青山 又少年只因我和

你 我在姹紫嫣红等你 时光早隐藏了惊喜 无

限丹青 入丹心直望 五千 里　直望 五千 里

870

红蓝世界

作词：李佳 刘业强
作曲：刘灏

1=♯F 4/4 ♩=68

0 2 2 12· 1 1 | 7̣ 1 6̣ 6̣ 0 | 0 6̣ 6̣ 1 1 1 | 3 2· 2 1 2 2 — |
落不尽 江南梧桐雨 　看镜里朱砂青花碧

0 2 2 12· 1 | 7̣ 1 3 5̣ | 6̣ 5 6̣· 0 6̣ 7̣ | 1 2 3 2 1 |
邀晨晖 和星辰做羽衣 　还你天籁的美

‖: 7 7 7 7 2 3 3 | 3 1 2 1 1· 6̣ | 1· 1 1 2 2 3 2 | 2 — 0 7̣ 7̣ |
丽 红蓝世界 　的秘密 是谁 埋下了伏笔 读一
丽 红蓝世界 　的神奇 是谁 堪破了天机 读一

2 3 3 3 — 0 3 | 6̣· 2 3 2 1· 6̣ | 1· 1 1 2 3 2 | 2 — 0 0 3 | 3· 3 2 2· 5 |
卷书 行千万里 真相 已触手可及 　我在姹紫嫣
卷书 行千万里 未来 已触手可及 　我在方寸之

1· 7̣ 1 1· 1 | 4· 4 2 2 2 2 5 3 | 3 — — 0 3 | 3 3 5 6 5 5 — | 1 5 3 3· 6̣ |
红 等你 时光 早隐藏了惊喜 无限丹青 入丹 心直
地 寻你 走近 是多远的距离 踏遍青山 又少 年只

[1.] 1 — 1 12· | 1 — 0 0 :‖ [2.] 1 — 0 0 3 | 3 0 0 3 2 2 0 0 5 | 1· 7̣ 1 1· 1 |
望 五千里 　　你 我在 姹紫 嫣红等你 时
因 我和

4· 4 2 2 2 2 5 3 | 3 — — 0 3 | 3 3 5 6 5 5 — | 1 5 3 3· 6̣ |
光 早隐藏了惊喜 无限丹青 入丹 心直

1 — 1 12· | 1 — 0 0 6̣ | 1 — 1 12· | 1 — — — ‖
望 五千里 　直望 五千里